Guccione

Fisioterapia Geriátrica

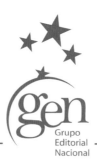

Grupo
Editorial
Nacional

Guccione
Fisioterapia Geriátrica

DALE AVERS, PT, DPT, PhD, FAPTA
Professor
Department of Physical Therapy Education
College of Health Professions
SUNY Upstate Medical University
Syracuse, New York

RITA A. WONG, PT, EdD, FAPTA
Professor
Associate Provost, Research and Graduate Education
Marymount University
Arlington, Virginia

TRADUÇÃO

DOUGLAS FUTURO

REVISÃO TÉCNICA

RICARDO THIAGO PANIZA AMBROSIO
Fisioterapeuta e Biólogo
Pós-Graduado em Medicina Tradicional Chinesa (CEATA), Fisioterapia
Cardiorrespiratória (Universidade Gama Filho) e Terapia Manual (UNICID)
Mestre em Pesquisa em Cirurgia pela Faculdade de Ciências Médicas da
Santa Casa de São Paulo (FCMSCSP)

4ª edição

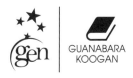

- **Atendimento ao cliente: (11) 5080-0751 | faleconosco@grupogen.com.br**

- Traduzido de
GUCCIONE'S GERIATRIC PHYSICAL THERAPY, FOURTH EDITION
Copyright © 2020 by Elsevier, Inc. All rights reserved.
Previous editions copyrighted 2012, 2000 and 1993.
This edition of *Guccione's Geriatric Physical Therapy, 4th Edition,* by Dale Avers and Rita A. Wong is published by arrangement with Elsevier, Inc.
ISBN: 978-0-323-60912-8
Esta edição de *Guccione's Geriatric Physical Therapy,* 4ª edição, de Dale Avers e Rita A. Wong, é publicada por acordo com a Elsevier, Inc.

- Direitos exclusivos para a língua portuguesa
Copyright © 2022 by
GEN | Grupo Editorial Nacional S.A.
Publicado pelo selo Editora Guanabara Koogan Ltda.
Travessa do Ouvidor, 11
Rio de Janeiro – RJ – 20040-040
www.grupogen.com.br

- Capa: Bruno Gomes

- Imagem da capa: Ridofranz

- Editoração eletrônica: Estúdio Castellani

Nota

Este livro foi produzido pelo GEN | Grupo Editorial Nacional, sob sua exclusiva responsabilidade. Profissionais da área da Saúde devem fundamentar-se em sua própria experiência e em seu conhecimento para avaliar quaisquer informações, métodos, substâncias ou experimentos descritos nesta publicação antes de empregá-los. O rápido avanço nas Ciências da Saúde requer que diagnósticos e posologias de fármacos, em especial, sejam confirmados em outras fontes confiáveis. Para todos os efeitos legais, a Elsevier, os autores, os editores ou colaboradores relacionados a esta obra não podem ser responsabilizados por qualquer dano ou prejuízo causado a pessoas físicas ou jurídicas em decorrência de produtos, recomendações, instruções ou aplicações de métodos, procedimentos ou ideias contidos neste livro.

- Ficha catalográfica

CIP-BRASIL. CATALOGAÇÃO NA PUBLICAÇÃO
SINDICATO NACIONAL DOS EDITORES DE LIVROS, RJ

A97g
4. ed.

Avers, Dale
    Guccione fisioterapia geriátrica / Dale Avers, Rita A. Wong ; tradução Douglas Futuro ; revisão técnica Ricardo Thiago Paniza Ambrosio. – 4. ed. – Rio de Janeiro : GEN | Grupo Editorial Nacional S.A. Publicado pelo selo Editora Guanabara Koogan Ltda., 2022.
    728 p. : il. ; 28 cm.

    Tradução de: Guccione's geriatric physical therapy
    Inclui bibliografia e índice
    ISBN 9788595158788

    1. Fisioterapia para idosos. 2. Idosos - Reabilitação. I. Wong, Rita A. II. Futuro, Douglas. III. Ambrosio, Ricardo Thiago Paniza. IV. Título.

21-73705   CDD: 615.820846
                                              CDU: 615.8-053.9

Camila Donis Hartmann - Bibliotecária – CRB-7/6472

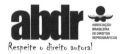
Respeite o direito autoral

À minha mãe, por ser um modelo exemplar de envelhecimento bem-sucedido e de amor. Você é uma inspiração para mim e para muitos outros.

Dale Avers

Ao meu marido, Al, pelo apoio e incentivo inabaláveis; e aos meus filhos e netos, que se tornam mais preciosos a cada dia.

Rita A. Wong

COLABORADORES

Alia A. Alghwiri, PT, PhD
Professor
Department of Physical Therapy
  School of Rehabilitation
  Sciences
The University of Jordan
Amman, Jordan

Brady Anderson, PT, DPT
Physical Therapist
Jackson Memorial Hospital
Miami, Florida

**Dale Avers, PT, DPT, PhD,
FAPTA**
Professor
Department of Physical Therapy
  Education
College of Health Professions
SUNY Upstate Medical
  University
Syracuse, New York

Katherine Beissner, PT, PhD
Professor and Dean
College of Health Professions
SUNY Upstate Medical University
Syracuse, New York

Elizabeth J. Bergman, PhD
Associate Professor & Chair
Department of Gerontology
Ithaca College
Ithaca, New York

**Marghuretta D. Bland, PT, DPT,
MSCI, NCS**
Associate Professor
Program in Physical Therapy
Program in Occupational
  Therapy
Department of Neurology
Washington University School of
  Medicine
Saint Louis, Missouri

Richard Briggs, PT, MA
Principle Consultant
Hospice Physical Therapy
Associates
Chico, California

Lawrence P. Cahalin, PT, PhD, CCS
Professor
Department of Physical Therapy
University of Miami Miller School
  of Medicine
Coral Gables, Florida

Tzurei Chen, PT, PhD
Assistant Professor
School of Physical Therapy and
  Athletic Training
College of Health Professions
Pacific University
Hillsboro, Oregon

Cory Christiansen, PT, PhD
Associate Professor
Physical Therapy Program
School of Medicine
University of Colorado –
  Anschutz
Medical Campus
Aurora, Colorado

**Kevin K. Chui, PT, DPT, PhD, GCS,
OCS, CEEAA, FAAOMPT**
Director & Professor
School of Physical Therapy and
  Athletic Training
College of Health Professions
Pacific University
Hillsboro, Oregon

Charles D. Ciccone, PT, PhD, FAPTA
Professor
Department of Physical Therapy
College of Health Sciences and
  Human Performance
Ithaca College
Ithaca, New York

**Cathy Haines Ciolek, PT, DPT, GCS,
CDP, CADDCT, FAPTA**
President
Living Well with Dementia® LLC
Wilmington, Delaware

**Moira Gannon Denson, MA, ASID,
IIDEC, IIDA, LEED**
Associate Professor
Department of Interior Design

School of Design, Arts, and
  Humanities
Marymount University
Arlington, Virginia

Cathy S. Elrod, PT, PhD
Professor
Department of Physical Therapy
Malek School of Health
  Professions
Marymount University
Arlington, Virginia

Christine E. Fordyce, PT, DPT, GCS
Executive Director
Kindred at Home
Liverpool, New York

Jenny Forrester, PT, DPT
Core Advanced Physical Therapist
University of Maryland Medical
  Center
Department of Rehabilitation
  Services
Baltimore, Maryland

Christian Garcia, PT, DPT
Physical Therapist
West Gables Rehabilitation Hospital
Miami, Florida

Rosanna Gelaz, PT, DPT, GCS
St. Catherine's West Rehabilitation
  Hospital
Hialeah Gardens, Florida

Jared M. Gollie, PhD, CSCS
Postdoctoral Research Fellow
Polytrauma/TBI Rehabilitation
Research Program
Washington DC Veterans Affairs
  Medical Center
Washington, DC
Adjunct Faculty
Department of Health, Human
  Function, and Rehabilitation
  Sciences
School of Medicine and Health
  Sciences
The George Washington University
Washington, DC

Greg W. Hartley, PT, DPT, GCS, FNAP, CEEAA
Director of Rehabilitation &
  Assistant Hospital Administrator
Assistant Professor of Clinical
  Physical Therapy
University of Miami Miller School
  of Medicine
Department of Physical Therapy
Coral Gables, Florida

Catherine E. Lang, PT, PhD
Professor
Associate Director for Movement
  Science PhD Program
Program in Physical Therapy
Program in Occupational Therapy
Department of Neurology
Washington University School of
  Medicine
Saint Louis, Missouri

Paul LaStayo, PT, PhD, CHT
Professor
Department of Physical Therapy
  and Athletic Training
College of Health
University of Utah
Salt Lake City, Utah

Alan Chong W. Lee, PT, DPT, PhD, GCS, CWS
Professor
Physical Therapy Department
Mount Saint Mary's University
  Los Angeles
Los Angeles, California

Sin Yi Lee, PT, Appl Geron
Principle Physiotherapist
Tan Tock Seng Hospital
Singapore

Daniel Liebzeit, RN, PhD
Advanced Fellow in Geriatrics
Geriatric Research, Education
  and Clinical Center
William S. Middleton Memorial
  Veterans Hospital
Madison, Wisconsin

Robin L. Marcus, PT, PhD, OCS
Professor
Department of Physical Therapy
  and Athletic Training
College of Health
University of Utah
Salt Lake City, Utah

Caitlin Miller, PT, DPT
Physical Therapist
Department of Physical Therapy
  and Athletic Training
Department of Orthopaedics
University of Utah
Salt Lake City, Utah

David M. Morris, PT, PhD, FAPTA
Professor and Chair
Department of Physical Therapy
School of Health Professions
University of Alabama at
  Birmingham
Birmingham, Alabama

Karen Mueller, PT, PhD
Professor
College of Health and Human
  Services
Department of Physical Therapy
Northern Arizona University
Flagstaff, Arizona

Cynthia E. Neville, PT, DPT, CWS
National Director of Pelvic Health
  & Wellness
FYZICAL Therapy & Balance
  Centers
Bonita Springs, Florida
Adjunct Professor
Department of Rehabilitation
  Sciences
Marieb College of Health &
  Human
  Services
Florida Gulf Coast University
Fort Myers, Florida

Brian W. Pulling, BS
Masters by Research Candidate
Body in Mind Research Group
School of Health Sciences
University of South Australia
Adelaide, South Australia,
  Australia

Paul Reidy, Msc, PhD
Postdoctoral Fellow
Department of Physical Therapy
  and Athletic Training
College of Health
University of Utah
Salt Lake City, Utah

Julie D. Ries, PT, PhD
Professor
Department of Physical Therapy

Malek School of Health Professions
Marymount University
Arlington, Virginia

Elizabeth Ruckert, PT, DPT, NCS, GCS
Assistant Professor
Program in Physical Therapy
School of Medicine & Health Sciences
George Washington University
Washington, DC

Carol Sames, PhD
Associate Professor
Department of Physical Therapy
College of Health Professions
Upstate Medical University
Syracuse, New York

Ellen Strunk, PT, MS, GCS, CEEAA, CHC
President and Principal Consultant
Rehab Resources and Consulting, Inc.
Birmingham, Alabama

Anne Thackeray, PT, PhD, MPH
Assistant Professor
Department of Physical Therapy
  and Athletic Training
University of Utah
Salt Lake City, Utah

Martha Townsend, PA-C, DPT
Lead Advanced Practice Provider
US Acute Care Solutions
Arvada, Colorado

Chris L. Wells, PT, PhD, CCS, ATC
EBP & Research Coordinator
Department of Rehabilitation Science
University of Maryland Medical
  Center
Baltimore, Maryland
Clinical Associate Professor,
  Adjunct II
Department of Physical Therapy &
  Rehabilitation Science
University of Maryland, School of
  Medicine
Baltimore, Maryland

Susan L. Wenker, PT, PhD, GCS-Emeritus, Advanced CEEAA
Assistant Professor (CHS)
Department of Family Medicine
  and Community Health
Doctor of Physical Therapy Program
University of Wisconsin–Madison
Madison, Wisconsin

Susan L. Whitney, DPT, PhD, NCS, ATC, FAPTA
Professor
Department of Physical Therapy,
  School of Health and
Rehabilitation Science, and
  Department of Otolaryngology,
  School of Medicine
University of Pittsburgh
Pittsburgh, Pennsylvania

Christopher Wilson, PT, DPT, DScPT, GCS
Assistant Professor

Physical Therapy Program,
  Human Movement Sciences
  Department
School of Health Sciences
Oakland University
Rochester, Michigan

Rita A. Wong, PT, PhD, FAPTA
Professor
Associate Provost,
Research and Graduate
  Education
Marymount University
Arlington, Virginia

Sheng-Che Yen, PT, PhD
Associate Clinical Professor
Director, Laboratory for
  Locomotion Research
Associate Director, PhD
  Program in Human Movement
  and Rehabilitation Sciences
Department of Physical
  Therapy,
Movement and Rehabilitation
  Sciences
Bouvé College of Health Sciences,
  Northeastern University
Boston, Massachusetts

PREFÁCIO

Surpreendentemente, grande parte da ciência que sustenta a fisioterapia geriátrica tem menos de 30 anos. Foi apenas em 1990 que Fiatarone publicou o estudo que descreveu os profundos efeitos do exercício progressivo e de alta resistência em idosos frágeis. Então, iniciou-se uma avalanche de pesquisas sobre os efeitos dos exercícios em adultos idosos, bem como estimularam-se investigações para desafiar as crenças sobre a inevitabilidade da trajetória descendente da saúde dessa população. Em todas as áreas da ciência geriátrica, foram feitos avanços notáveis na compreensão dos efeitos sistêmicos, clínicos e biopsicossociais no processo de envelhecimento. De particular interesse para os fisioterapeutas são as consequências intencionais e não intencionais do estilo de vida no processo de envelhecimento. Contudo, compreender a ciência não é suficiente para fornecer intervenções a um adulto idoso. O fisioterapeuta também usa habilidades biopsicossociais e clínicas para ajudar o idoso a gerenciar a complexidade individual. A quarta edição deste livro reflete a amplitude de conhecimento e intervenções necessárias para fornecer as melhores práticas da fisioterapia para idosos. O desenvolvimento de profissionais de fisioterapia geriátrica reflexivos e competentes, foco contínuo deste texto, é promovido por meio de análise, síntese e aplicação da prática baseada em evidências e da opinião de especialistas dentro de um contexto funcional nesta edição. Além disso, o texto aumentou seu foco internacional, com a adição de vários autores estrangeiros, refletindo a globalização dos cuidados de fisioterapia geriátrica.

A quarta edição inclui vários novos capítulos que refletem a aplicação da ciência à prática clínica. Embora a organização básica do texto não tenha mudado, o leitor notará algumas mudanças. Por exemplo, foi adicionado um capítulo sobre aspectos psicossociais do envelhecimento, refletindo a natureza holística do atendimento ao paciente.

Há também novos capítulos que tratam das principais práticas e intervenções para cada adulto idoso, em todos os sistemas e patologias, como medidas de desempenho funcional e educação do paciente. Outros capítulos inéditos são: *Idoso Frágil*; *Prejuízo do Controle Motor e Reabilitação Neurológica em Adultos Idosos*; *Capacidade Aeróbica e Manejo do Paciente com Limitações Cardiovasculares e Pulmonares*; e *Tratamento de Cuidados Agudos no Adulto Idoso*. Alguns capítulos abordam questões especiais e suas intervenções, havendo novo conteúdo sobre manejo de condições ortopédicas pós-cirúrgicas e cuidado.

Esta quarta edição traz uma mudança no título para *Guccione Fisioterapia Geriátrica*. Andrew Guccione, o primeiro editor e conceitualizador desta obra, sempre teve o objetivo de fornecer um texto sobre fisioterapia geriátrica da mais alta credibilidade, com base na ciência atual e no pensamento clínico de especialistas, que avançasse na prestação de cuidados fisioterapêuticos a adultos mais velhos. Somos gratos a ele por sua visão e por seu incentivo e esperamos que este texto reflita sua intenção e seu compromisso com a excelência.

Dale Avers, PT, DPT, PhD, FAPTA
Rita A. Wong, PT, EdD, FAPTA

AGRADECIMENTOS

Este livro é uma colaboração criativa dos melhores cientistas e especialistas em fisioterapia geriátrica. Somos gratos a essa equipe altamente respeitada e apaixonada e temos o orgulho de chamá-los de colegas. Damos as boas-vindas aos nossos novos autores e agradecemos a experiência de autores anteriores e atuais. Também somos gratos àqueles que nos inspiraram ao longo do caminho, cujos exemplos e reflexões influenciaram nosso pensamento, especialmente Davis Gardner (1926-2019); e aos nossos pacientes e alunos, com os quais continuamos a aprender.

O compromisso da Elsevier com a excelência é demonstrado pela atenção cuidadosa e conscienciosa que Elizabeth (Betsy) McCormac deu ao conteúdo deste texto. Sua paciência e seus conselhos intermináveis foram valiosos.

Dale Avers, PT, DPT, PhD, FAPTA
Rita A. Wong, PT, EdD, FAPTA

SUMÁRIO

1 Fisioterapia Geriátrica no Século 21: Princípios Gerais e Abordagens para a Prática, *1*
Cathy Elrod

2 Demografia e Tendências do Envelhecimento, *17*
Dale Avers

3 Alterações Fisiológicas Relacionadas à Idade: Visão Geral, *38*
Carol Sames

4 Aspectos Psicossociais do Envelhecimento, *55*
Susan Wenker, PT, PhD e Daniel Liebzeit, PhD, RN

5 Design de Ambientes: Acomodação de Alterações Sensoriais e Limitações de Mobilidade no Adulto Idoso, *85*
Moira Gannon Denson, MA, ASID, IDEC, IIDA, LEED AP, e Rita Wong, EdD, PT, FAPTA

6 Farmacologia Geriátrica, *102*
Charles D. Ciccone

7 Medidas de Desempenho Funcional e Avaliação para Adultos Mais Velhos, *138*
Dale Avers

8 Exercício e Atividade Física para Adultos Mais Velhos, *166*
Dale Avers

9 Alterações na Marcha e na Mobilidade Relacionadas à Idade, *201*
Julie D. Ries

10 Equilíbrio e Quedas em Adultos Mais Velhos, *220*
Alia A. Alghwiri e Susan L. Whitney

11 Educação do Paciente: Implicações para a Prática do Fisioterapeuta, *241*
Elizabeth Ruckert e Katherine Beissner

12 Cuidar do Adulto Idoso, *266*
Elizabeth J. Bergman e Brian W. Pulling

13 Idoso Frágil, *283*
Dale Avers

14 Tratamento do Paciente Idoso com Doença Aguda e Clinicamente Complexo, *309*
Chris L. Wells e Martha Townsend

15 Redução da Mobilidade Articular em Adultos Idosos, *344*
Kevin Chui, Sheng-Che Yen, Tzurei Chen e Cory Christiansen

16 Desempenho Muscular Prejudicado em Adultos Idosos, *365*
Robin L. Marcus, Paul Reidy e Paul LaStayo

17 Prejuízo do Controle Motor e Reabilitação Neurológica em Adultos Idosos, *378*
Catherine E. Lang e Marghuretta D. Bland

18 Capacidade Aeróbica e Manejo do Paciente com Limitações Cardiovasculares e Pulmonares, *400*
Brady Anderson, Christian Garcia e Lawrence P. Cahalin

19 Problemas Cognitivos em Adultos Idosos, *425*
Cathy Haines Ciolek e Sin Yi Lee

20 Manejo de Condições Ortopédicas Pós-Cirúrgicas no Adulto Idoso, *453*
Anne Thackeray e Caitlin Miller

21 Manejo de Doenças Tegumentares em Adultos Idosos, *486*
Alan Chong W. Lee

22 Manejo do Assoalho Pélvico em Homens e Mulheres Idosos, *502*
Cynthia E. Neville

23   Bem-Estar em Idosos, *527*

David M. Morris e Rita A. Wong

24   Tratamento de Cuidados Agudos no Adulto Idoso, *544*

Chris L. Wells e Jenny Forrester

25   Gestão de Cuidados Pós-Agudos do Idoso, *574*

Greg W. Hartley e Rosanna Gelaz

26   Gestão de Saúde Domiciliar do Adulto Idoso, *593*

Christine E. Fordyce

27   Hospice e Fim da Vida, *614*

Karen Mueller, Christopher Wilson e Richard Briggs

28   Atleta Sênior, *648*

Jared M. Gollie

29   Políticas de Saúde para Fisioterapeutas e Idosos, *667*

Ellen Strunk

Índice Alfabético, *702*

Guccione

Fisioterapia Geriátrica

Fisioterapia Geriátrica no Século 21: Princípios Gerais e Abordagens para a Prática

Cathy Elrod

VISÃO GERAL DO CAPÍTULO

Introdução, 1
Envelhecimento, 1
Saúde, função e deficiência, 2
   Classificação Internacional
     de Funcionalidade,
     Incapacidade e
     Saúde (CIF), 2
Princípios-chave na fisioterapia
  geriátrica, 6

Papel da atividade física e do
  exercício na maximização do
  envelhecimento ideal, 6
A ladeira escorregadia do
  envelhecimento, 6
Envelhecimento, 7
Objetividade no uso de ferramentas
  de resultados, 8
Prática baseada em evidências, 8

Autonomia do paciente, 10
fisioterapeuta na geriatria, 10
  Equipe de cuidados
    geriátricos, 10
  Competências geriátricas, 10
  Prática especializada, 11
  Tomada de decisão clínica, 11
Resumo, 16
Referências bibliográficas, 16

INTRODUÇÃO

Todos os fisioterapeutas, não apenas aqueles que trabalham em ambientes tradicionalmente identificados como "geriátricos", devem possuir uma base sólida do conhecimento básico sobre geriatria e ser capazes de aplicar esse conhecimento a uma variedade de adultos mais velhos. Embora os princípios fundamentais do tratamento do paciente sejam semelhantes, independentemente da idade do paciente, existem características e considerações exclusivas no tratamento de idosos que podem melhorar muito os resultados.

A primeira geração *baby boomer* completou 65 anos em 2011. Esse grupo, nascido após a Segunda Guerra Mundial, é muito maior que a geração anterior, tanto em termos de número de crianças nascidas durante essa época (1946 a 1965) como no aumento da longevidade daqueles desse recorte. O histórico relatório do Institute of Medicine (IOM), *Retooling for an Aging America*,[1] de 2008, fornece argumento convincente para a ampla escassez de cuidadores formais e informais para adultos mais velhos, em todos os níveis da força de trabalho de saúde (profissionais, técnicos, trabalhadores de assistência direta não qualificados e cuidadores familiares). Essa escassez inclui a falta de fisioterapeutas e assistentes de fisioterapia. O relatório apresenta inúmeras recomendações para aumentar o número de profissionais de saúde e aprofundar sua formação técnica. O objetivo deste livro é fornecer uma base sólida para auxiliar os fisioterapeutas que trabalham com idosos.

O U.S. Census Bureau relata que, em 2016, 15% da população tinha 65 anos ou mais; para 2030, acredita-se que um em cada cinco estadunidenses será um adulto mais velho.[2] Com pouquíssimas exceções, a maioria do volume de casos do fisioterapeuta médio consistirá, em breve, de pessoas da terceira idade. Apesar disso, os fisioterapeutas tendem a pensar sobre a geriatria apenas em termos de cuidados prestados a indivíduos frágeis, residentes de casas de repouso, hospitais ou ambientes de assistência domiciliar. Embora esses, de fato, sejam ambientes importantes para a prática da fisioterapia geriátrica, esses profissionais devem estar preparados para fornecer serviços eficazes para o alto volume de pacientes idosos, que pode variar dos muito saudáveis aos muito frágeis, em ambientes hospitalares ou ambulatoriais.

ENVELHECIMENTO

Ao trabalhar com o idoso, é importante compreender o conceito de envelhecimento e a lógica por trás da alta variabilidade e especificidades entre os idosos nesse processo. O envelhecimento normal – ou as típicas mudanças observadas no funcionamento fisiológico dos adultos mais velhos – representa uma combinação de declínio normal e inevitável, relacionado ao envelhecimento, e de fatores modificáveis associados ao estilo de vida, como atividade física, nutrição e controle do estresse. Para muitos idosos, uma proporção substancial do declínio "normal" na capacidade funcional relacionado à idade representa um "descondicionamento", pois grande parte deles não se envolve em atividades e exercícios físicos suficientes para obter benefícios para a saúde. Esse decaimento pode ser parcialmente reversível com a modificação do estilo de vida.

As trajetórias de envelhecimento que vão além do envelhecimento típico foram descritas por uma variedade de termos, como *envelhecimento saudável, envelhecimento ideal, envelhecimento bem-sucedido* e *envelhecimento ativo*.[3] Em 1997, Rowe e Kahn[4] publicaram um modelo de envelhecimento bem-sucedido que inclui os seguintes componentes: (1) ausência de doença e deficiência, (2) alto funcionamento cognitivo e físico e (3) envolvimento ativo com a vida. Embora ajudá-los a evitar doenças e incapacidades relacionadas a adoecimentos seja uma consideração central para todos os profissionais de saúde, a realidade é que a maioria deles possui, ao menos, uma condição crônica de saúde e muitos, sobretudo entre os muito idosos, vivem com limitações funcionais e incapacidades associadas às sequelas de uma ou mais condições crônicas de saúde. Brummel-Smith expandiu os conceitos de Rowe e Kahn na descrição do "envelhecimento ideal" como um termo mais inclusivo que "envelhecimento bem-sucedido". Brummel-Smith define o envelhecimento ideal como "a capacidade de funcionamento adequado em domínios como: físico, funcional, cognitivo, emocional, social e espiritual, para a satisfação de alguém e apesar de suas condições médicas[5]". Essa conceituação reconhece a importância de otimizar a capacidade funcional em idosos independentemente da presença ou ausência de condição crônica de saúde. Recentemente, a American Geriatrics Society (Sociedade Americana de Geriatria) publicou um artigo sobre envelhecimento saudável, *White Paper on Healthy Aging,* no qual recomenda que essa definição inclua "conceitos centrais da geriatria, como cultura, função, engajamento, resiliência, significado, dignidade e autonomia, além de minimizar doença".[6]

SAÚDE, FUNÇÃO E DEFICIÊNCIA

A Organização Mundial da Saúde (OMS) define *saúde* como um "estado de completo bem-estar físico, psicológico e social, e não apenas a ausência de doença ou enfermidade".[7] De acordo com essa definição, "saúde" é melhor entendida como um ponto-final nos principais domínios da existência humana: físico, psicológico e social. Em contraste à presunção da "saúde completa" como o objetivo esperado de sessão terapêutica, os fisioterapeutas trabalham em todo o espectro, desde o bem-estar até o fim da vida, para garantir resultados associados ao alcance de níveis máximos de função, independentemente da etapa em que alguém esteja colocado no espectro.

Existem várias tentativas de construção de um modelo de estado de saúde que traduza a relação entre saúde e função ou, de modo preciso, que descreva o processo de como os indivíduos se tornam deficientes (deficiência) e identifique fatores, incluindo intervenções terapêuticas, que podem suavizar a deficiência (processo de habilitação). O modelo médico tradicional de deficiência assume uma relação causal entre doença e enfermidade e, nessa

perspectiva limitada, a deficiência depende sobretudo das características do indivíduo (i. e., de sua patologia) que demandam intervenções para atenuá-las, as quais somente podem ser fornecidas por um profissional de saúde. Fundamentalmente, o modelo social da deficiência amplia o foco da concentração exclusiva nas deficiências físicas do indivíduo relacionadas à doença para incluir os ambientes físicos e sociais do indivíduo que podem impor limitações incapacitantes e possibilitar a mitigação das limitações.[8] Modelos subsequentes dos processos gêmeos de incapacidade e habilitação exploraram ainda mais a relação entre o ambiente e a independência funcional. Na década de 1960, o sociólogo Saad Nagi caracterizou a deficiência como uma condição formada por quatro componentes distintos que evoluem sequencialmente à medida que um indivíduo perde o bem-estar: doença ou patologia, dano, limitações funcionais e deficiência.[9,10] Seu trabalho está associado ao modelo biopsicossocial, que reconhece a importância de fatores psicológicos e sociais na experiência da doença do paciente. No fim da década de 1980 e início da década de 1990, Jette, Verbrugge e Guccione começaram a explorar o processo de deficiência como uma estrutura, visando ajudar os fisioterapeutas a dominar os princípios práticos de sua atividade profissional.[11-15] Eles propuseram um organograma multifatorial que incluía a influência das capacidades individuais e da demanda ambiental sobre a deficiência (Figura 1.1).

Uma elaboração posterior do modelo de Nagi, apresentada por Brandt e Pope, em um artigo de 1997, publicado pelo IOM[16], introduziu o conceito de habilitação a partir de um modelo revisado que explicava o equilíbrio entre a incapacidade inevitável e a reversível, conforme a confluência de fatores incapacitantes e habilitadores na interface de uma pessoa com o meio ambiente. Se rampas fossem introduzidas para permitir o acesso à casa, ou exercícios terapêuticos melhorassem o desempenho funcional, então o indivíduo com uma condição neuromuscular impeditiva experimentaria um "processo de incapacitação-capacitação". O modelo IOM conta com três dimensões: a pessoa, o ambiente e a interação pessoa-ambiente. Essa conceituação, por sua vez, permite-nos compreender como dois idosos apresentando deficiências semelhantes associadas a acidente vascular encefálico direito podem ter diferentes graus de deficiência, de acordo com a sua singularidade como indivíduo e com o ambiente em que vive. Os fisioterapeutas podem usar essas informações para promover o envelhecimento ideal no idoso.

Classificação Internacional de Funcionalidade, Incapacidade e Saúde (CIF)

De maneira autônoma, A OMS também assumiu a tarefa de desenvolver uma estrutura conceitual para descrever e classificar as consequências das doenças. Em 1980, eles apresentaram a Classificação Internacional de Deficiências, Incapacidades e Desvantagens (CIDID), do inglês *International Classification of Impairments, Disabilities,*

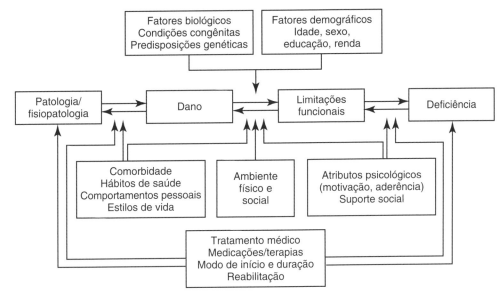

Figura 1.1 Um modelo expandido sobre a deficiência. (*Adaptada com permissão de Guccione AA. Arthritis and the process of disablement. Phys Ther. 1994;74:410.*)

and Handicaps.[17] Em resposta às preocupações sobre a CIDID, a OMS desenvolveu uma Classificação Internacional de Funcionalidade, Incapacidade e Saúde (CIF), do inglês *International Classification of Functioning, Disability and Health*, revisada substancialmente em 2001, para "fornecer linguagem e estrutura padronizadas e unificadas para a descrição da saúde e dos estados relacionados à saúde".[18] Em 2007, o IOM endossou a adoção dessa estrutura "como um meio de promover uma comunicação clara e construir uma base coerente de resultados de pesquisas nacionais e internacionais para informar a tomada de decisão pública e privada."[19] A House of Delegates for the American Physical Therapy Association, na composição de 2008, também adotou a terminologia da CIF, incentivando o processo de incorporação da linguagem da CIF em todas as publicações, documentos e comunicações relevantes da associação (http://www.apta.org/uploadedFiles/APTAorg/About_Us/Policies/PracticeEndorsementICF.pdf#search=%22 HOD%20 P06-08%22. Acessado em 30 de junho de 2019).

O modelo da CIF, ilustrado na Figura 1.2, emprega uma abordagem biopsicossocial que é compatível com muitos dos conceitos propostos por Nagi e pelos trabalhos do IOM sobre ativação e desativação. Ele foi projetado para abranger todos os aspectos da saúde e das situações associadas ao funcionamento humano e suas restrições. As principais definições operacionais que permitem a interpretação e aplicação do modelo da CIF estão listadas no Boxe 1.1. Há vários níveis dentro do esquema de classificação taxonômica da CIF de funcionalidade humana e deficiência. O primeiro consiste nas categorias amplas de funções e estruturas corporais, atividade e participação, além dos fatores ambientais. Normalmente, os fisioterapeutas estarão mais interessados na seção que discute atividades e participação e a

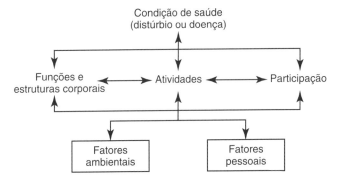

Figura 1.2 Modelo da Classificação Internacional de Funcionalidade, Incapacidade e Saúde (CIF). (*De Organização Mundial de Saúde. International Classification of Functioning, Disability, and Health: ICF. Geneva, Switzerland: World Health Organization; 2001:18.*)

subseção sobre mobilidade, que delineia ações associadas à (1) mudança e manutenção da posição corporal; (2) carregar, mover e manusear objetos; (3) andar e mover-se; e (4) locomoção usando transporte. A CIF tenta fornecer uma linguagem comum para descrever o comportamento dos pacientes e as situações ambientais que precisam ser levadas em consideração ao tomar decisões clínicas, especialmente no que diz respeito à otimização do desempenho humano de adultos mais velhos.

Condição de saúde. Em contraste com o foco na doença, a condição de saúde é um estado patológico contínuo que é delineado por determinado conjunto de sinais e sintomas. A CIF inclui qualquer condição de saúde que afasta o indivíduo do "estado de completo bem-estar físico, psicológico e social" e se baseia na aceitação da evolução do bem-estar como uma meta alcançável.[18] A *Classificação Internacional de Doenças*, 11ª revisão (CID-11), também é um produto da OMS que oferece um esquema de classificação com uma lista abrangente de condições de saúde.

BOXE 1.1	**Definições da Classificação Internacional de Funcionalidade, Incapacidade e Saúde (CIF).**

Condição de saúde: termo genérico para doença (aguda ou crônica), distúrbio, lesão ou trauma; também pode incluir outras circunstâncias, como gestação, envelhecimento, estresse, anomalia congênita ou predisposição genética; codificado usando a *Classificação Internacional de Doenças*, 11ª revisão.

- *Funções corporais*: funções fisiológicas dos sistemas do corpo, incluindo funções psicológicas
- *Estruturas corporais*: partes estruturais ou anatômicas do corpo, como órgãos, membros e seus componentes classificados de acordo com os sistemas do corpo
- *Deficiência*: perda ou anormalidade na estrutura corporal ou função fisiológica (incluindo funções mentais)
- *Atividade*: execução de uma tarefa ou ação por um indivíduo; representa a perspectiva individual de funcionamento
- *Limitação de atividades*: dificuldades que um indivíduo pode ter na execução de atividades
- *Participação*: envolvimento de uma pessoa em uma situação de vida; representa a perspectiva social de funcionamento
- *Restrição de participação*: problemas que um indivíduo pode enfrentar no envolvimento em situações da vida
- *Funcionamento*: termo genérico para funções corporais, estruturas corporais, atividades e participação; denota os aspectos positivos

da interação entre um indivíduo (com uma condição de saúde) e os fatores contextuais desse indivíduo (fatores ambientais e pessoais)

- *Incapacidade*: termo abrangente para deficiências, limitações de atividades e restrições de participação; denota os aspectos negativos da interação entre um indivíduo (com uma condição de saúde) e os fatores contextuais desse indivíduo (ambiente e fatores pessoais)
- *Fatores contextuais*: fatores que, juntos, constituem o contexto completo da vida de um indivíduo e, em particular, o contexto no qual os estados de saúde são classificados na CIF; existem dois componentes de fatores contextuais: fatores ambientais e fatores pessoais
  - *Fatores ambientais*: constituem um componente da CIF e estão relacionados a todos os aspectos do mundo externo ou extrínseco que formam o contexto da vida de um indivíduo e, como tal, têm impacto sobre o funcionamento dessa pessoa; eles incluem o mundo físico e suas características, o mundo físico feito pelo homem, outras pessoas em diferentes relações e papéis, atitudes e valores, sistemas e serviços sociais e políticas, regras e leis
  - *Fatores pessoais*: fatores contextuais relacionados ao indivíduo, como idade, sexo, *status* social, experiência de vida e assim por diante, que atualmente não estão classificados na CIF, mas que os usuários podem incorporar em sua aplicação da classificação

(De World Health Organization. *International Classification of Functioning, Disability, and Health*: *ICF*. Geneva, Switzerland: World Health Organization; 2001.)

Comprometimento da estrutura ou da função corporal. Deficiências – definidas como alterações nas estruturas ou funções anatômicas, fisiológicas ou psicológicas – evoluem, geralmente, como consequência de doenças, processos patológicos ou lesões, alterando o estado de saúde normal da pessoa e contribuindo para a doença do indivíduo. Deficiências físicas como dor e diminuição da amplitude de movimento (ADM) no ombro podem, por exemplo, ser manifestações, sintomas ou indícios de doenças temporárias ou permanentes ou de processos patológicos para alguns, mas não necessariamente para todos os pacientes adultos mais velhos. Muitas vezes, a gênese de uma deficiência não é clara. A má postura, por exemplo, não é uma doença nem um estado patológico, mas o encurtamento muscular e a rigidez capsular, resultantes desse hábito, podem se apresentar como grandes prejuízos durante o exame clínico. Assim, nem todos os idosos são pacientes porque possuem uma doença. Alguns indivíduos são tratados por fisioterapeutas porque suas deficiências são uma causa suficiente para intervenção, independentemente da presença (ou ausência) de doença ou patologia ativa.

Considerando que grande parte da fisioterapia é direcionada para remediar ou minimizar deficiências, a elaboração adicional do conceito de deficiência é particularmente útil na fisioterapia geriátrica. Schenkman e Butler propuseram que as deficiências podem ser classificadas de três maneiras: efeito direto, indireto e composto.[20] As deficiências diretas são aquelas cujo efeito de uma doença, síndrome ou lesão estão relativamente confinadas a um único sistema. Por exemplo, eles observam que a fraqueza pode ser classificada como um comprometimento

neuromuscular que é um efeito direto de uma neuropatia motora na extremidade inferior. Deficiências indiretas são deficiências em outros sistemas que podem afetar "indiretamente" o problema subjacente. Por exemplo, o treinamento de deambulação de um paciente com neuropatia motora periférica pode exercer pressão excessiva nas articulações e ligamentos, resultando em novos comprometimentos musculoesqueléticos. A combinação da fraqueza da neuropatia motora primária e da tensão ligamentar de forças excessivas nas articulações pode levar à diminuição da dor como um efeito composto.

Usando a disfunção neurológica como veículo, Schenkman e Butler descreveram um conceito de três categorias de deficiência, categorizando os sinais e sintomas clínicos em deficiências que têm efeito direto, indireto ou composto, reunindo, em uma relação coesa, os diversos dados do histórico de saúde e dos achados do exame clínico. Por exemplo, considere uma mulher de 79 anos com doença vascular periférica grave (DVP). No exame clínico, o fisioterapeuta observa que essa paciente perdeu a sensibilidade abaixo do joelho direito. A perda sensorial é uma deficiência que seria classificada como um efeito direto da DVP. Como a paciente está deambulando menos e não pode sentir todo o arco de movimentos (AM) do tornozelo, a perda da amplitude de movimentos pode ser um efeito indireto da DVP da paciente sobre o sistema musculoesquelético. A combinação do comprometimento direto (perda sensorial abaixo do joelho) e do comprometimento indireto (diminuição da amplitude de movimentos no tornozelo) pode ajudar a explicar a alteração de equilíbrio, outro achado clínico que pode ser entendido como um efeito composto, resultante de outros comprometimentos. Dessa forma, a junção dos dados clínicos permite que o fisioterapeuta descubra as inter-relações entre a DVP de um paciente, a perda de sensação e da amplitude de movimento limitado e dos déficits de equilíbrio. Sem uma estrutura que classifica os dados clínicos do paciente em categorias relevantes, o terapeuta não pode compreender como os problemas surgiram e, portanto, como intervir. O tratamento que consiste apenas em atividades de equilíbrio seria inadequado, porque se deve lidar com a perda da ADM, assim como se deve ensinar o paciente a compensar a perda sensorial para reduzir as deficiências.

Limitação de atividade. Embora a maioria de nós preveja que nossos sistemas corporais se deteriorarão à medida que envelhecemos, a dificuldade para realizar atividades cotidianas talvez identifique com mais clareza quando os adultos estão perdendo a saúde. As limitações de atividade resultam de deficiências e consistem na incapacidade de um indivíduo de realizar suas funções e tarefas habituais, como pegar algo em uma prateleira elevada ou carregar um pacote. Como medidas de comportamentos no nível de uma pessoa, e não condições anatômicas ou fisiológicas, as limitações no desempenho das atividades não devem ser confundidas com doenças ou deficiências que englobam disfunções em tecidos, órgãos e sistemas específicos que se apresentam clinicamente na forma dos sinais e sintomas do paciente. Embora a maioria dos idosos que procura atendimento por uma condição de saúde apresente, provavelmente, pelo menos dois diagnósticos médicos, cada um dos quais se manifestará em deficiências específicas dos sistemas cardiopulmonar, tegumentar, musculoesquelético ou neuromuscular; a deficiência nem sempre acarreta limitações de atividade. Não se pode presumir que um indivíduo será incapaz de realizar as ações e papéis da vida diária em virtude de possuir uma deficiência. Por exemplo, um adulto com osteoartrite (doença) pode apresentar perda da ADM (comprometimento) e apresentar grande dificuldade para se transferir da cama para a cadeira (ação). Outro indivíduo com osteoartrite e perda igual da ADM pode transferir-se facilmente da cama para a cadeira, escolhendo usar um dispositivo auxiliar ou participando de um programa de fortalecimento muscular supervisionado. Às vezes, os pacientes superam deficiências múltiplas, até mesmo permanentes, pela simples força de sua motivação.

O grau em que as limitações nas atividades físicas funcionais podem estar associadas a deficiências ainda não foi totalmente definido por meio de pesquisas, e há urgência em atualizar a epidemiologia da deficiência e a ação/função entre os idosos. Os poucos estudos relatados na literatura suportam uma relação geralmente linear, mas modesta, entre deficiências como força e estado funcional, talvez porque o estado funcional requer um nível relativamente baixo de força e, portanto, experimenta um efeito teto. Esses dados são essenciais para (1) identificar resultados funcionais relevantes de uma intervenção e (2) estabelecer a relação dose-resposta para uma intervenção eficaz, conhecida por reduzir deficiências em um grau ou magnitude determinado e suficiente para produzir uma mudança clínica importante no *status* funcional de um indivíduo.

Restrição de participação. Ao revisar a CIDID, a OMS rejeitou o termo *desvantagem* (*handicap*) e introduziu um conceito alternativo, a *participação*, que está associada à sua definição específica de *atividade* e *limitação de atividade*.[18] É definida como "envolvimento em situações da vida" e é caracterizada pelo desempenho de ações e tarefas de uma pessoa no ambiente real desse indivíduo. A *restrição de participação* é caracterizada pela discordância entre o desempenho real de um indivíduo em um papel particular e as expectativas da comunidade quanto ao que é normal ou tipicamente esperado do comportamento de um adulto. Ser incapaz de cumprir os papéis sociais desejados também está associado ao termo *deficiência*.[9] O significado de deficiência é retirado da comunidade em que o indivíduo vive e dos critérios de normalidade dentro desse grupo social. O termo *deficiente* conota determinado *status* na sociedade. Rotular uma pessoa como deficiente requer julgamento, geralmente por um profissional, de que os comportamentos de um indivíduo são de alguma forma inadequados com base na compreensão do profissional das expectativas de que a atividade deve ser realizada de maneiras que são típicas para a idade de uma pessoa, bem como ambiente cultural e social.

A CIF redefiniu o termo *deficiência* para refletir os aspectos negativos somáticos da interação entre um indivíduo que tem uma condição de saúde e o ambiente em que ele ou ela está inserido, considerando, naturalmente, os fatores pessoais presentes. Ele abrange dano, limitações de atividade e restrições de participação. Assim, *deficiência* é o termo mais amplo na estrutura da CIF e remete à conceituação do IOM que localiza a deficiência na interface das capacidades e habilidades, fatores pessoais e ambiente biopsicossocial de uma pessoa.

A evidência sugere que as limitações de atividade e restrições de participação em uma população de adultos mais velhos mudam com o tempo e nem todos apresentam declínio funcional. Se seguirmos qualquer coorte de adultos mais velhos ao longo do tempo, haverá mais limitações de atividades e restrições subsequentes na participação geral dentro do grupo, mas alguns indivíduos realmente irão melhorar e outros manterão seu nível funcional. Restringir o uso do termo *deficiente* para descrever apenas o declínio funcional geral e a longo prazo em populações de adultos mais velhos nos encoraja a entender as limitações de atividade e as restrições de participação de um adulto mais velho em um contexto dinâmico sujeito a mudanças, especialmente após intervenções terapêuticas. As restrições de participação dependem das capacidades do indivíduo e das expectativas que são impostas a ele por aqueles presentes no ambiente social imediato, isto é, na maioria das vezes, a família do paciente e cuidadores. Fisioterapeutas que avaliam os pacientes a partir de uma perspectiva do estado de saúde baseiam-se em uma ampla apreciação de um adulto idoso como uma pessoa que vive em determinado contexto social, dono de características individuais. Mudar as expectativas de um contexto social – por exemplo, explicar aos membros da família qual nível de assistência é apropriado para um adulto mais velho após um acidente vascular encefálico – pode ajudar a atenuar a deficiência, assim como fornecer ao paciente dispositivos de assistência ou aumentar a capacidade física de uso deles.

PRINCÍPIOS-CHAVE NA FISIOTERAPIA GERIÁTRICA

Papel da atividade física e do exercício na maximização do envelhecimento ideal

A falta de atividade física (estilo de vida sedentário) é um grande problema de saúde pública em todas as faixas etárias. Em 2014, 26,9% dos adultos entre 65 e 74 anos e 35,3% com idade ≥ 75 anos relataram não realizar nenhuma atividade física em seu tempo de lazer.[21] O estilo de vida sedentário aumenta a taxa de declínio funcional relacionado à idade e reduz a capacidade de sustentabilidade do exercício para recuperar a reserva fisiológica após uma lesão ou doença. É fundamental que os fisioterapeutas abordem abertamente o sedentarismo como parte do plano de cuidados para seus pacientes adultos mais velhos.

O exercício pode ser a ferramenta mais importante de um fisioterapeuta para afetar positivamente a função e aumentar, consequentemente, a atividade física em seus pacientes.[22] Apesar de um conjunto de evidências bem definido para orientar as decisões ideais sobre intensidade, duração e modo de prescrição de exercícios, os terapeutas frequentemente subutilizam os exercícios, com um impacto negativo sobre o potencial dos resultados ideais em menor tempo. A subutilização de prescrições de exercícios bem formuladas pode estar associada a fatores como preconcepções de idade, que reduzem as expectativas de altos níveis de função, à falta de reconhecimento das normas funcionais baseadas na idade e que podem ser usadas, por sua vez, para definir metas e resultados e distinguir restrições impostas por fontes pagadoras em relação ao número de visitas ou aos tipos de intervenções (p. ex., prevenção), os quais são cobertos e reembolsados pelas operadoras de saúde. Os fisioterapeutas devem aproveitar todas as oportunidades para aplicar as recomendações científicas em programas de atividade física e exercícios que estimulem mudanças positivas no estilo de vida para, assim, maximizar o envelhecimento saudável.

A ladeira escorregadia do envelhecimento

Intimamente ligado ao conceito de envelhecimento saudável está o conceito de "ladeira escorregadia" do envelhecimento (Figura 1.3). A ladeira, originalmente proposta por Schwartz,[23] representa o declínio geral da capacidade fisiológica (ou "vigor"), observado com o aumento da idade. A curva é arbitrariamente traçada por década no eixo x, para que a localização real de qualquer indivíduo ao longo do eixo y – independentemente da idade – possa

ser modificada em uma direção positiva ou negativa, com base em fatores como estilo de vida e doenças preexistentes que influenciam o funcionamento fisiológico.

Schwartz incorporou limites de *status* funcional em vários pontos ao longo dessa ladeira. Conceitualmente, esses limites representam os principais pontos de impacto em que pequenas mudanças na capacidade fisiológica podem ter um grande impacto na função, participação e deficiência. Esses quatro níveis funcionais distintos são rotulados de modo descritivo: diversão, função, fragilidade e fracasso. Diversão, o nível mais alto, representa um estado fisiológico que permite a participação irrestrita no trabalho, em casa e nas atividades de lazer. A pessoa que cruza o limiar para a função continua a realizar a maioria das atividades laborais, sejam elas domésticas ou profissionais, mas talvez precise modificar o seu desempenho e se auto restringirá substancialmente ou adaptará as atividades de lazer (diversão) devido ao declínio da capacidade fisiológica. A passagem da função para a fragilidade ocorre quando o gerenciamento das atividades básicas da vida diária (ABVDs; caminhar, tomar banho, ir ao banheiro, comer etc.) consome uma porção substancial da capacidade fisiológica, com limitações substanciais na capacidade de participar de atividades comunitárias, requerendo assistência externa para realizar muitas atividades domésticas ou de trabalho. O limite final para a falência é alcançado quando um indivíduo requer assistência para as ABVDs, bem como para as atividades diárias instrumentais, e pode estar completamente restrito ao leito.

O conceito dos limiares funcionais e do movimento descendente que ocorre da diversão à fragilidade ajuda a explicar a aparente desconexão que frequentemente é observada entre a extensão das alterações das funções fisiológicas (deficiências) e das alterações do estado funcional. Para uma pessoa que está oscilando entre os limiares de função e fragilidade, por exemplo, um desafio fisiológico relativamente pequeno – um surto de gripe ou uma

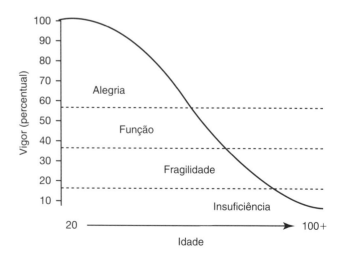

Figura 1.3 A ladeira escorregadia do envelhecimento descreve o declínio geral da capacidade fisiológica geral observada com o passar dos anos e seu impacto sobre a função. (*Adaptada de Schwartz RS. Sarcopenia and physical performance in old age: introduction. Muscle Nerve. 1997;20[Suppl 5]:S10-S12.*)

breve hospitalização – provavelmente fará com que a pessoa alcance o nível de "fragilidade", com suas limitações funcionais associadas. Quando uma pessoa se move para um nível funcional inferior (em um ponto menor na curva do eixo *y*), existe a necessidade de um esforço substancial e, normalmente, um período mais longo para construir a capacidade fisiológica para voltar a um nível superior (ponto maior no eixo *y*). Clegg et al., conforme ilustrado na Figura 1.4, descreveram esse fenômeno ao redor de um descritor de limiar comparável de "dependência funcional".[24] Mudanças no estilo de vida, incluindo o aumento das atividades de exercícios, podem aumentar os esforços para um movimento ascendente ao longo da ladeira escorregadia. Além disso, quanto mais a pessoa é capaz de se mover acima de um limite chave, uma maior quantidade de reserva fisiológica está disponível para proteção contra um declínio agudo em um sistema fisiológico. Um papel importante da fisioterapia é maximizar a habilidade fisiológica relacionada ao movimento (vigor) de pacientes/clientes adultos mais velhos para mantê-los em seu nível funcional ideal e com a maior reserva fisiológica.

Envelhecimento

A percepção de um indivíduo como idoso ou geriátrico é uma construção social que pode diferir muito entre culturas e grupos sociais. Uma pesquisa da Pew Foundation[25] descobriu que, em média, uma amostra representativa da população dos EUA percebe os 68 anos como a idade em que uma pessoa cruza o limiar para ser classificada como idosa. Entretanto, a idade do informante da pesquisa influenciou as percepções: os respondentes com menos de 30 anos identificaram a velhice como começando aos 60 anos; aqueles entre 30 e 64 anos indicaram 70 anos como início da velhice; e aqueles com mais de 64 anos indicaram que a velhice começa aos 74 anos. A idade de 65 anos, idade típica em que os indivíduos nos EUA se tornam elegíveis para o Medicare, provavelmente é a idade mais comum identificada por pesquisadores, médicos e defensores de políticas sociais ao categorizar indivíduos como idosos.

Na realidade, perceber um indivíduo específico como idoso frequentemente está associado mais à aparência física e ao estado de saúde da pessoa que à sua idade cronológica. Uma pessoa de 80 anos que é independente, ativa e saudável pode não ser descrita como velha pelas pessoas ao seu redor, enquanto uma pessoa de 60 anos que é incapaz, tem vários problemas crônicos de saúde e precisa de ajuda nas atividades diárias, fisicamente desafiadoras, provavelmente será percebido e descrito como um idoso.

O envelhecimento, o estereótipo e o preconceito em relação aos idosos prevalecem na cultura ocidental, incluindo nos ambientes de saúde.[26] As atitudes negativas sutis em relação aos idosos que são frequentemente identificadas entre os profissionais de saúde tornam-se mais óbvias e influentes na velhice quando combinadas com uma percepção do paciente de sua baixa motivação, baixa adesão ou mau prognóstico. O preconceito de idade pode resultar em um tratamento diferente para as mulheres em comparação com os homens se elas forem menos encorajadas e vistas como muito frágeis em relação a pacientes mais velhos para seguir as diretrizes de atividade física amplamente endossadas, o que pode levar a uma comunicação ineficaz se a condição de saúde for vista como apenas sendo associada à "velhice".[27,28]

Muitas interações com fisioterapeutas ocorrem em pontos muito vulneráveis na vida de um adulto mais velho. Por exemplo, é comum primeiro avaliar um adulto mais velho durante uma hospitalização aguda de uma doença súbita e significativa, em uma unidade de enfermagem especializada para reabilitação após fratura de quadril ou em um atendimento ambulatorial durante um surto incapacitante de dor lombar. Ao formular um prognóstico e ao fazer recomendações para a intensidade das intervenções, é fácil recorrer aos estereótipos que sugerem que pacientes idosos possuem baixo potencial de melhora e baixa motivação para reabilitação. É verdade que alguns idosos iniciam a fisioterapia muito abaixo, considerando a ladeira escorregadia do envelhecimento (estágios de fragilidade e fracasso). A reabilitação pode ser particularmente desafiadora devido ao nível funcional anterior, exigindo que o indivíduo tome decisões conscientes sobre onde deseja colocar seus esforços na presença de reservas de energia substancialmente limitadas; caso em que metas não alcançáveis por meio da reabilitação física podem orientar suas decisões. Entretanto, para a maioria dos pacientes mais velhos, a fisioterapia adequadamente agressiva pode afetar substancialmente a capacidade funcional e a qualidade de vida. Os fisioterapeutas que permitem que os estereótipos da idade influenciem seu julgamento tendem a fazer suposições que subestimam a capacidade funcional anterior dos indivíduos e o potencial futuro de melhoria. Não deixe que os estereótipos atrapalhem o julgamento sobre a capacidade dos adultos mais velhos e o benefício a ser alcançado por uma reabilitação apropriadamente agressiva.

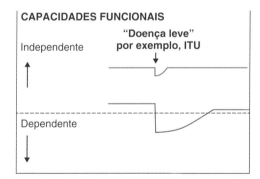

Figura 1.4 A vulnerabilidade da população idosa frágil para uma alteração súbita no estado de saúde após uma doença leve. A linha superior representa uma pessoa idosa com bom condicionamento físico que, após um estresse menor como uma infecção, experimenta uma deterioração relativamente pequena na função e depois retorna para homeostase. A linha inferior representa um idoso frágil que após um estresse similar experimenta uma deterioração maior que pode se manifestar na forma de dependência funcional que não retorna para a homeostasia inicial. *ITU*, infecção do trato urinário. *Reimpressa com permissão da Elsevier (Clegg A, Young J, Iliffe S, Rikkert MO, Rockwood K. Frailty in elderly people. The Lancet. 2013;381(9868):752-762).*

Objetividade no uso de ferramentas de resultados

Os adultos mais velhos tornam-se cada vez mais dissimilares com o aumento da idade. Uma pessoa com idade semelhante pode ser frágil e residir em uma casa de repouso ou ser um atleta sênior participando de um triatlo. As diferenças podem não ser atribuídas apenas à idade e podem desafiar o terapeuta a definir metas e expectativas apropriadas. Marcadores funcionais são úteis para evitar a estereotipagem inadequada e compreensão do potencial funcional de um adulto mais velho. Os testes funcionais, especialmente aqueles com valores normativos, podem fornecer uma descrição mais objetiva e universalmente compreendida do desempenho real em relação a adultos mais velhos com idades semelhantes, servindo como uma linguagem comum e como uma linha de base para medir o progresso. Descrever a atividade de um homem de 82 anos em termos de velocidade de marcha (0,65 m/s), teste de caminhada de 6 minutos (175 m), teste de equilíbrio de Berg (26/56) e elevação cronometrada de cinco repetições da cadeira (0), por exemplo, fornece uma informação mais acurada que "um homem mais velho que requer assistência de dois para se transferir, anda 20 metros utilizando um andador e cuja força está DLF (dentro dos limites funcionais)". Testes confiáveis, validados e adaptados para população brasileira quando necessário e responsivos, apropriados para uma ampla gama de habilidades, aprimoram a prática e fornecem informações valiosas para nossos pacientes e fontes de referência.

Prática baseada em evidências

A prática baseada em evidências é uma abordagem para a tomada de decisão clínica sobre o cuidado de um paciente individual que integra três fontes de informação separadas, mas igualmente importantes, na tomada de decisão clínica sobre o cuidado de um paciente. A Figura 1.5 ilustra essas três fontes de informação: (1) melhores evidências científicas disponíveis, (2) experiência clínica e julgamento do profissional do movimento e (3) preferências e circunstâncias do paciente.[29] O termo *prática baseada em evidências*, às vezes, induz as pessoas a pensar que a evidência científica é o único fator a ser considerado ao usar essa abordagem para informar uma decisão de cuidado ao paciente. Embora a literatura científica seja um componente essencial e substantivo para uma tomada de decisão clínica confiável, é apenas um dos três componentes essenciais. Um rótulo alternativo, e talvez mais preciso, para essa abordagem é a *prática informada em evidências*.

O profissional da área de saúde geriátrico competente deve ter um bom conhecimento da literatura científica atual e ser capaz de interpretar e aplicar essa literatura no contexto da situação de um paciente individual. Esse profissional também deve ter experiência clínica para realizar com habilidade os testes e as medidas adequados para o diagnóstico, assim como interpretar os achados à luz das características do paciente relacionadas à idade e

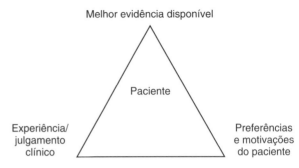

Figura 1.5 Elementos-chave da prática informada pela evidência.

específicas da condição e, em seguida, aplicar com habilidade as intervenções apropriadas para melhor gerenciar o problema. Tudo isso é feito utilizando uma comunicação clara e completa com o paciente para garantir que seus objetivos e preferências sejam um componente central do desenvolvimento de um plano de cuidados.

A incorporação das melhores evidências na tomada de decisão clínica é um norteador da prática clínica de qualidade. Vivemos na era da informação. Para quase todos os tópicos, uma grande quantidade de informações pode ser acessada em segundos com uma pesquisa na web. O desafio é identificar e aplicar rapidamente as melhores evidências. A melhor evidência é confiável, clinicamente importante e aplicável à situação específica do paciente.

Ao se deparar com uma situação clínica desconhecida, o clínico reflete sobre o conhecimento e a experiência anteriores e pode identificar evidências ausentes necessárias para orientar sua tomada de decisão. Normalmente, um processo de quatro etapas é usado para localizar e aplicar as melhores evidências: (1) fazer uma pergunta clínica pesquisável, (2) pesquisar na literatura e localizar evidências, (3) avaliar crítica e metodologicamente as evidências e (4) determinar a aplicabilidade da evidência para uma situação específica do paciente.

Fontes de evidência. Os fisioterapeutas devem ser competentes para encontrar e avaliar a qualidade, importância e aplicabilidade das muitas fontes de evidência disponíveis. Conforme representado no Boxe 1.2, cada evidência se enquadra em um continuum de conceitos e teorias fundamentais à agregação de estudos empíricos de alta qualidade e clinicamente aplicáveis. Em uma revisão casual de estudos publicados, às vezes é difícil determinar exatamente onde um tipo específico de evidência se enquadra no continuum de evidência e uma revisão mais detalhada frequentemente é necessária.

A pesquisa de mais alta qualidade para responder a uma questão clínica (ou seja, buscar a evidência mais forte que oferece a maior certeza sobre as implicações dos resultados) normalmente é derivada das recomendações emergentes de uma revisão sistemática, sempre que possível, com metanálise válida que agrega vários estudos de alta qualidade com foco direto na questão clínica. Entretanto, apenas uma proporção muito pequena de evidências associadas ao manejo da fisioterapia em idosos está suficientemente desenvolvida para apoiar revisões sistemáticas

BOXE 1.2	*Continuum* de evidências: estudos que representam os primeiros conceitos fundamentais por meio da integração das descobertas de vários estudos.

Conceitos e teorias fundamentais	Teste inicial de conceitos fundamentais	Teste definitivo de aplicabilidade clínica	Agregação da evidência clinicamente aplicável
Estudos descritivos Relatos de caso Artigos de ideias (com base em teorias e observações) "Pesquisa de bancada" (pesquisa de modelo celular ou animal para teste inicial de teorias) Opiniões de especialistas na área (com base na experiência e revisão da literatura)	Desenhos de estudos de caso único Teste em "normais" (sem aplicabilidade clínica real) Pequenos estudos de coorte (avaliando a segurança e o potencial de benefício com pacientes reais) Ensaios clínicos,* fases I e II	Estudos bem controlados com validade interna e validade externa altas claramente identificadas: • Diagnóstico • Prognóstico • Intervenção • Resultados • Ensaios clínicos,* fases III e IV	Revisão sistemática e metanálise Diretrizes de prática clínica baseada em evidências

*Testes clínicos:
Fase I: examina um pequeno grupo de pessoas para avaliar a segurança do tratamento, determinar a faixa de dosagem segura e identificar os efeitos adversos.
Fase II: examina um grupo um pouco maior de pessoas para avaliar a eficácia e segurança do tratamento.
Fase III: examina um grande grupo de pessoas para confirmar a eficácia do tratamento, monitorar os efeitos adversos, compará-los aos tratamentos comumente usados e examinar mais detalhadamente a segurança.
Fase IV: estudos pós-comercialização delineiam informações adicionais, incluindo os riscos documentados, benefícios e uso ideal.

que geram recomendações fortes e definitivas. Além disso, a variedade de fatores que contribuem para o estado de saúde dos adultos mais velhos dificulta a agregação dos vários estudos ou a aplicação das descobertas diretamente à sua situação específica. A melhor evidência consiste, mais comumente, na integração das descobertas de um ou vários estudos individuais, de qualidade variada, feitos por profissionais que incorporam essas evidências em seus julgamentos clínicos. O profissional informado deve ser capaz de localizar, categorizar, interpretar e sintetizar rapidamente as evidências disponíveis, além de julgar sua relevância para a situação particular.

Encontrando evidências. O PubMed geralmente é o melhor banco de dados para a pesquisa de evidências biomédicas. Ele é um produto da U.S. National Library of Medicine (NLM), do National Institutes of Health (NIH); portanto, seu acesso é gratuito. Esse banco de dados fornece citações e resumos de uma lista extensa de periódicos biomédicos, a maioria em inglês, mas também inclui os principais periódicos biomédicos não ingleses. Todos os periódicos indexados no PubMed devem atender a padrões de alta qualidade, proporcionando certo nível de conforto sobre o uso de periódicos indexados como fontes confiáveis. A central PubMed fornece um *link* para todos os artigos em texto completo disponíveis gratuitamente.

O *Cumulative Index of Nursing and Allied Health Literature* (CINAHL) (Índice Cumulativo de Literatura de Enfermagem e Saúde Aliada) é um banco de dados que se concentra especificamente na literatura de enfermagem e saúde integrada. O CINAHL pode ser acessado por meio de assinatura paga ou por meio da associação a uma biblioteca ou organização profissional, como a American Physical Therapy Association (APTA). Os critérios para indexação no CINAHL são menos rígidos que no PubMed. Assim, embora haja uma sobreposição com muitos periódicos

indexados em ambas as bases de dados, aqueles indexados no CINAHL, mas não no PubMed, tendem a ser periódicos menores que contêm estudos com maior probabilidade de representar conceitos fundamentais.

Finalmente, uma simples pesquisa no Google pode ser um ponto de partida inicial razoável. É fácil de usar, é familiar à maioria e lida com termos de pesquisa específicos que outros mecanismos de pesquisa podem achar difíceis. Entretanto, o leitor deve prestar atenção especial à fonte das evidências de qualidade e tendências. O Google Scholar, que limita a pesquisa a trabalhos acadêmicos, é uma ferramenta simples para pesquisar amplamente a literatura revisada por pares. Uma desvantagem é que o Scholar não se limita à medicina, portanto, pode retornar uma variedade de resultados entre as disciplinas; entretanto, ele se vincula ao texto completo, quando disponível.

Todos os profissionais de saúde devem ter uma estratégia para revisar regularmente as evidências atuais em sua área de especialidade. Uma simples revisão do índice de periódicos centrais na área de tópico pode ser útil. A maioria dos periódicos enviará a você uma lista do índice e dos artigos recém-publicados quando você se inscrever para recebê-los. Os principais periódicos revisados por pares em geriatria e fisioterapia geriátrica estão listados no Boxe 1.3. Além disso, escolha um ou dois periódicos principais em uma área de subespecialidade aplicável profissionalmente de sua escolha (acidente vascular encefálico, artrite, osteoporose etc.) e verifique o índice regularmente.

Uma segunda abordagem é acessar um *site* como o AMEDEO (http://www.amedeo.com), que é um serviço gratuito que fornece e-mails regulares, agregando citações de artigos específicos para qualquer área de interesse em uma ampla gama de especialidades de saúde. As citações normalmente são tiradas de pesquisas contínuas de artigos recém-publicados em periódicos essenciais na área de especialidade (ou um subconjunto desses periódicos,

BOXE 1.3	Revistas-chave particularmente relevantes para a fisioterapia geriátrica.

Journal of the American Geriatric Society
Journals of Gerontology: Series A, Biological Sciences and Medical Sciences
Journal of Geriatric Physical Therapy
Physical Therapy

conforme solicitado) e enviados a você por meio de uma lista por e-mail. O PubMed também permite que um indivíduo identifique e salve uma estratégia de pesquisa específica dentro dele, fazendo com que a pesquisa seja executada automaticamente de forma periódica para identificar novas citações e tenha as novas citações encaminhadas automaticamente por e-mail. A abordagem PubMed permite que você seja o mais específico sobre as características dos estudos de interesse e pesquisas na mais ampla variedade de periódicos.

Fontes de tradução de evidências. Diretrizes de prática clínica, particularmente aquelas baseadas em uma revisão sistemática da literatura e consenso de especialistas na aplicação das evidências à prática clínica, podem ser fontes eficientes de evidências. Ao examinar as diretrizes de prática, confirme a abrangência e análise objetiva da literatura na qual a diretriz se baseia. A força da evidência deve ser baseada na qualidade, consistência e número de estudos que suportam a recomendação.

Autonomia do paciente

As evidências científicas e a experiência do profissional de saúde são combinadas com as preferências e as motivações do paciente para chegar a uma decisão compartilhada e informada sobre objetivos e intervenções. A autonomia do paciente está fundamentada no princípio de que o paciente tem o direito de tomar suas próprias decisões sobre seus cuidados de saúde. Há uma tendência de os profissionais de saúde se comportarem de maneira paternalista com os pacientes idosos, presumindo que esses pacientes sejam menos capazes que os adultos mais jovens para tomar decisões sobre sua saúde e reabilitação. A realidade da prática clínica é que os fisioterapeutas encontram uma ampla variedade de capacidades de tomada de decisão em seus pacientes idosos. Os fisioterapeutas têm a responsabilidade de garantir que seus pacientes (e familiares/cuidadores, conforme o caso) tenham todas as informações pertinentes necessárias para tomar decisões de cuidados de saúde relacionadas à terapia e, sobretudo, que essas informações sejam compartilhadas de uma maneira que seja compreensível para o paciente, com o profissional livre de preconceitos. O paciente deve compreender os riscos, os benefícios e os danos potenciais; a quantidade de esforço e a conformidade associada às várias opções, bem como o provável prognóstico.

Os pacientes devem ter a oportunidade de expressar suas preferências e ficar satisfeitos por o profissional da saúde tê-lo escutado com precisão e sem preconceitos. Os objetivos e as preferências do paciente idoso talvez sejam muito diferentes do que o fisioterapeuta presume (ou acredita que ele desejaria para si em circunstâncias semelhantes). Parte da "arte" da fisioterapia é abordar criativamente os objetivos do paciente, usando evidências adequadas, habilidades clínicas e recursos disponíveis.

FISIOTERAPEUTA NA GERIATRIA

Equipe de cuidados geriátricos

Os fisioterapeutas que trabalham com adultos mais velhos devem estar preparados para servir como profissionais autônomos de cuidados primários e como consultores, educadores (paciente e comunidade), pesquisadores clínicos (contribuintes e avaliadores críticos), gerentes de caso, defensores do paciente, membros da equipe interdisciplinar e gerentes de prática.[30] Embora nenhuma dessas atividades seja papel exclusivo da fisioterapia geriátrica, o que é único é a notável variabilidade entre os pacientes idosos e a regularidade com que o fisioterapeuta geriátrico encontra pacientes com necessidades particularmente complexas. Diferentemente de uma pessoa jovem, os adultos mais velhos são propensos a apresentar várias comorbidades complicadoras, além da condição que os levou à fisioterapia. Pacientes com diagnósticos similares demonstram, geralmente, grande variabilidade no estado funcional inicial e talvez lidem simultaneamente com tensões psicossociais significativas, como perda do cônjuge, perda de um aspecto importante da independência ou mudança de residência. Assim, questões como depressão, medo, reação à mudança e questões familiares podem compor os aspectos físicos e fornecer um desafio a mais ao fisioterapeuta. O fisioterapeuta deve ser criativo e atento às pistas funcionais dadas pelas deficiências modificáveis ou acomodativas subjacentes, e escutar atentamente o paciente para garantir que o estabelecimento de metas realmente corresponda aos pontos acordados.

Além disso, é provável que o paciente mais velho seja acompanhado por vários profissionais de saúde, tornando o fisioterapeuta mais um membro de uma equipe, seja ela formal ou informalmente identificada. Como tal, o fisioterapeuta deve compartilhar informações, consultar os outros membros da equipe, reconhecer sinais e sintomas que sugerem a necessidade de acompanhamento por outros profissionais, coordenar serviços, orientar paciente e cuidador/família e, por fim, defender as necessidades dos pacientes e suas famílias.

Competências geriátricas

Após o relatório da IOM, de 2008, sobre a necessidade crítica de "reequipar" a força de trabalho da saúde,[1] 21 organizações profissionais que representam 10 diferentes profissões da saúde (incluindo fisioterapia) se reuniram para desenvolver um documento unificado sobre as competências essenciais aplicáveis em todas as disciplinas da saúde. As *Multidisciplinary Competencies in the Care of Older Adults at the Completion of the Entry-Level Health Professional Degree* (Competências Multidisciplinares no Cuidado de Idosos na Conclusão do Curso de Graduação Profissional em Saúde)[31] surgiram e foram, posteriormente, endossadas por 31 organizações profissionais, incluindo a APTA.

Seis domínios de competência essenciais emergiram como críticos para todas as profissões ao atender adultos mais velhos: (1) promoção e segurança da saúde, (2) avaliação e exame, (3) planejamento e coordenação de cuidados em todo o espectro de cuidados, (4) cuidados interdisciplinares e em equipe, (5) apoio do cuidador e (6) sistemas de saúde e benefícios. As declarações de competência e subcompetência listadas em cada domínio foram específicas o suficiente para fornecer estrutura e direcionamento gerais para cada profissão se operacionalizar para permitir a personalização de acordo com as necessidades de cada profissão. Cada ocupação foi incentivada a fornecer diretrizes que adaptassem as competências aos profissionais em sua área.

Ao longo dos próximos anos, três diferentes forças-tarefas nacionais, nomeadas pela Academy of Geriatric Physical Therapy (Academia de Fisioterapia Geriátrica), usando o documento de competência multidisciplinar como modelo, personalizarão o documento original para três níveis de praticante de fisioterapia:[32] conclusão do programa de estudo de entrada para o fisioterapeuta, conclusão do programa de estudo de nível inicial para assistente de fisioterapeuta e conclusão do programa de estudo pós-profissional de um fisioterapeuta, como programas de residência em geriatria. Os conceitos e competências embutidos em cada domínio são capturados nos vários capítulos deste livro. Uma revisão das competências atesta a amplitude e profundidade do conhecimento, habilidades e atitudes necessárias para as melhores práticas como fisioterapeuta geriátrico.

Prática especializada

Jensen et al.[33] forneceram percepções convincentes sobre o processo de passagem do fisioterapeuta iniciante ao especialista na prática clínica de fisioterapia. Todos os especialistas, independentemente da área de especialidade, foram considerados altamente motivados, marcados por um forte compromisso com a aprendizagem ao longo da vida. Os especialistas procuraram mentores e descreveram claramente o papel que cada mentor tinha em seu desenvolvimento, seja para a tomada de decisão aprimorada, para responsabilidades profissionais, para valores pessoais ou para desenvolvimento de habilidades técnicas. Os especialistas tinham um conhecimento profundo de sua prática especializada e usavam a autorreflexão regularmente para identificar os pontos fortes e fracos de seu conhecimento ou utilizavam processos de pensamento para orientar seu aperfeiçoamento contínuo. O especialista não "culpou o paciente" se um tratamento não ocorreu conforme o esperado. Em vez

disso, o especialista refletiu profundamente sobre o que poderia ter feito de maneira diferente para permitir que o paciente fosse bem-sucedido.

Os especialistas clínico-geriátricos entrevistados por Jensen et al. forneceram reflexões sobre como eles progrediram de iniciantes para especialistas. Ao descreverem seus caminhos de recém-generalistas graduados a especialistas clínico-geriátricos, eles notaram que não iniciaram suas carreiras esperando pela especialização em geriatria. Cada um buscou uma experiência de prática generalista como um recém-formado e se viu, gradualmente, gravitando em direção ao paciente adulto mais velho, conforme as oportunidades surgiam. Eles reconheceram o talento que possuíam para trabalhar com idosos e foram chamados à ação por suas percepções de que muitos idosos em risco estavam recebendo cuidados inadequados. Acreditaram firmemente nos princípios do envelhecimento ideal e tiveram uma consideração genuína pelas capacidades dos adultos mais velhos quando houve a oportunidade de participar plenamente da reabilitação deles. Esses especialistas modelam a excelência clínica ao não se contentar com menos do que o paciente é capaz. Os fisioterapeutas são profissionais essenciais em geriatria. O fisioterapeuta, portanto, deve abraçar esse papel essencial, reconhecer o desafio positivo e dominar o manejo de um grupo complexo e variável de pacientes.

Os fisioterapeutas que consideram a geriatria gratificante e estimulante gostam de ser criativos e de serem desafiados a guiar os pacientes por um labirinto complexo para atingir o nível mais alto de envelhecimento saudável. Navegar por uma solução eficaz em meio a um conjunto complexo de problemas do paciente é profissionalmente afirmativo e quase nunca enfadonho ou rotineiro.

Tomada de decisão clínica

A complexidade da tomada de decisão clínica pode ser assustadora devido ao grande volume de informações e às considerações detalhadas exclusivas de cada indivíduo. Entretanto, os fisioterapeutas que fazem do desempenho humano relacionado ao movimento o foco central de seu processo de tomada de decisão e abordam sistematicamente cada etapa da tomada de decisão com uma estratégia organizacional clara para coletar e utilizar informações, acharão mais fácil identificar e aplicar informações pertinentes. Muitas abordagens são organizadas em torno dos cinco componentes do *Guide to Physical Therapist Practice's Patient/Client* (Guia para a Prática da Fisioterapia) (Figura 1.6). Schenkman e Butler argumentam que a análise de atividades no contexto ambiental é uma das habilidades que define o fisioterapeuta e é essencial para uma tomada de decisão eficaz.[20] Eles também incluem o processo de habilitação-incapacidade, já descrito, como um princípio organizacional fundamental para formular hipóteses clínicas que orientam a análise, síntese e julgamentos feitos por fisioterapeutas sobre o manejo da fisioterapia de seus pacientes individuais (Figura 1.7).

DIAGNÓSTICO
Tanto o processo quanto o resultado da avaliação dos dados do exame, que o fisioterapeuta organiza em grupos, síndromes ou categorias definidas para ajudar a determinar o prognóstico (incluindo o plano de cuidados) e as estratégias de intervenção mais adequadas.

PROGNÓSTICO
(incluindo plano de cuidados)
Determinação do nível ideal de melhoria que pode ser alcançado por meio de intervenção e a quantidade de tempo necessária para atingir esse nível. O plano de cuidados especifica as intervenções a serem utilizadas e seu tempo e frequência.

AVALIAÇÃO
Um processo dinâmico no qual o fisioterapeuta faz julgamentos clínicos com base nos dados coletados durante o exame. Esse processo também pode identificar possíveis problemas que requerem consulta ou encaminhamento a outro provedor.

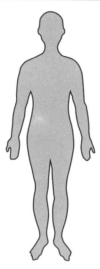

EXAME
O processo de obtenção de um histórico, realização de uma revisão de sistemas e seleção e administração de testes e medidas para reunir dados sobre o paciente/cliente. O exame inicial é uma triagem abrangente e um processo de teste específico que leva a uma classificação diagnóstica. O processo de exame também pode identificar possíveis problemas que necessitem de consulta ou encaminhamento para outro profissional.

INTERVENÇÃO
Interação proposital e qualificada do fisioterapeuta com o paciente/cliente e, se apropriado, com outros indivíduos envolvidos no cuidado do paciente/cliente, usando vários procedimentos e técnicas de fisioterapia para produzir mudanças na condição que são consistentes com o diagnóstico e prognóstico. O fisioterapeuta realiza um reexame para determinar as mudanças no estado do paciente/cliente e para modificar ou redirecionar a intervenção. A decisão de reexaminar pode ser baseada em novos achados clínicos ou na falta de progresso do paciente/cliente. O processo de reexame também pode identificar a necessidade de consulta ou encaminhamento a outro profissional.

RESULTADOS
Resultados do tratamento do paciente/cliente que incluem o impacto das intervenções de fisioterapia nos seguintes domínios: patologia/fisiopatologia (doença, distúrbio ou condição); danos, limitações funcionais e deficiências; redução/prevenção de risco; saúde, bem-estar e preparo físico; recursos da sociedade; e satisfação do paciente/cliente.

Figura 1.6 Os elementos da abordagem paciente/cliente. (*Redesenhada de American Physical Therapy Association. Guide to Physical Therapist Practice. Alexandria, VA: American Physical Therapy Association; 2001:32.*)

Exame. Os adultos mais velhos, em geral, iniciam a fisioterapia com um encaminhamento que pode conter alguns fatos úteis sobre seu histórico médico ou o motivo médico para o encaminhamento. Nessas circunstâncias, a primeira pergunta a se fazer é: "De acordo com os fatos sobre o paciente que estavam disponíveis antes do exame, alguma deficiência ou limitação de atividade foi identificada antes mesmo de o paciente ser visto pela primeira vez?". A coleta de dois tipos de dados clínicos deve ser integrada ao formato do primeiro encontro clínico. Em primeiro lugar, conforme resumido no Boxe 1.4, há uma série de fatores identificados na literatura e revisados em outra parte deste texto que podem influenciar a trajetória de um paciente desde a doença até a deficiência. Os fisioterapeutas sempre devem levar em consideração essas influências potencialmente habilitadoras-desabilitadoras como parte do exame do paciente. Informações adicionais que ajudariam a definir metas e projetar intervenções e informações de outras disciplinas também podem ser muito úteis. Dados sobre as condições de saúde e medicamentos atuais do indivíduo, por exemplo, são muito relevantes.

Se o objetivo geral é otimizar a função do paciente, então uma das primeiras etapas é verificar o nível atual de função do paciente. Sempre que a capacidade de comunicação

do paciente está intacta, a entrevista inicial começa permitindo que os pacientes identifiquem o que eles veem como as principais limitações de atividade que levaram à necessidade de fisioterapia. Na formulação de uma estratégia hipotético-dedutiva para fazer julgamentos clínicos, Rothstein e Echternach enfatizam o valor de ouvir enquanto os pacientes identificam seus problemas e permitem que os indivíduos expressem o objetivo desejado do tratamento em seus próprios termos.[34] Ao falar com o paciente, o fisioterapeuta começa a desenvolver não apenas um relacionamento profissional, mas também

BOXE 1.4   Componentes do histórico do paciente.

HISTÓRIA

Prévia
- Demografia
- História Social
- Trabalho/escola/jogo
- Ambiente de vida
- Estado geral de saúde
- Hábitos de saúde
- Saúde comportamental
- História familiar
- História clínica/cirúrgica

Atual
- Condições atuais
- Queixa principal
- Função atual
- Nível de atividade
- Medicamentos
- Testes Laboratoriais/clínicos
- Revisão de outros sistemas

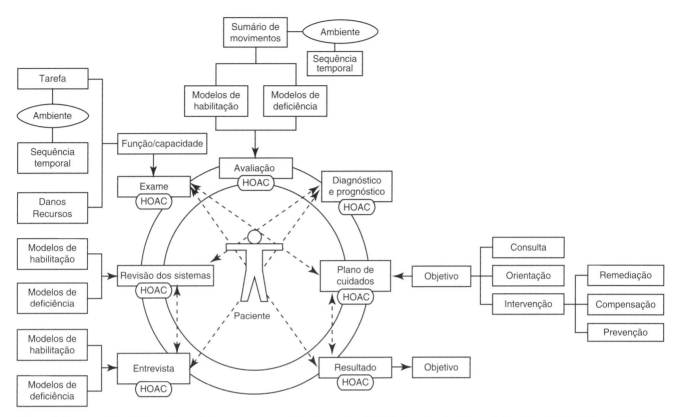

Figura 1.7 O modelo de Schenkman de integração e análise de tarefas. HOAC, Hypothesis-Oriented Algorithm for Clinicians (algoritmo orientado por hipóteses para clínicos). (*Redesenhada de Schenkman M, Duetsch JE, Gill-Body KM. An integrated framework for decision making in neurologic physical therapist practice. Phys Ther. 2006;86:1683.*)

uma apreciação da compreensão do paciente da própria situação. A contribuição do paciente em termos de preferências, motivações e objetivos são peças centrais de "evidências" em uma abordagem baseada em evidências para a tomada de decisão.[35] Isso é especialmente pertinente no atendimento prestado a indivíduos idosos, que podem encontrar sua capacidade de controlar seus próprios destinos pessoais, então comprometidos por julgamentos profissionais feitos "em seus melhores interesses". Quando o paciente não consegue se comunicar com eficácia, o terapeuta pode recorrer a informações de uma pessoa próxima. A família e os amigos do paciente podem dar algumas dicas sobre o que o paciente consideraria como objetivo da intervenção. O fisioterapeuta também pode formular a hipótese sobre os déficits funcionais de um paciente com base na experiência anterior com pacientes semelhantes.

Dados da história, bem como o histórico de tratamento clínico do paciente, permitem ao terapeuta formular a hipótese de que certas deficiências ou limitações de atividade podem existir em virtude da(s) condição(ões) médica(s) do indivíduo e características pessoais e sociodemográficas. Suponha que o fisioterapeuta aprenda com a história de uma paciente que tem um diagnóstico médico de doença de Parkinson, com 81 anos e que mora sozinha. O diagnóstico da doença de Parkinson sugere a possibilidade das seguintes deficiências: perda de controle motor e tônus anormal, déficits na amplitude de movimento, alteração postural e diminuição da resistência para

atividades funcionais. A partir de pesquisas epidemiológicas sobre quais limitações de atividades são prováveis para mulheres que vivem sozinhas, questões específicas sobre a independência nas atividades de vida diária instrumentais (AIVDs), com testes e medidas específicas conforme indicado, seriam apropriadas para incluir no exame. O isolamento social, por exemplo, pode levar à depressão, o que pode agravar ainda mais as dificuldades funcionais de uma pessoa.

Como há muita variabilidade (p. ex., aptidão física, cognição, condições crônicas) em adultos mais velhos, um rastreamento de todos os sistemas é crucial para garantir que o fisioterapeuta não deixe de detectar um achado crítico. A triagem começa com um histórico completo do paciente, já que o fisioterapeuta depende fortemente da apresentação clínica e de quaisquer sinais ou sintomas que indiquem a necessidade de testes de triagem ou perguntas específicas.[36] Os terapeutas devem reconhecer, por exemplo, quando os sinais tegumentares podem ser indicativos de distúrbios sistêmicos dos tecidos conjuntivos ou de doença oncológica, quando o paciente se beneficiaria concomitantemente dos serviços de outros profissionais de saúde, e quando sinais e sintomas associados podem sugerir outras deficiências que se beneficiariam da fisioterapia. A combinação do histórico do paciente e da triagem dos sistemas leva a testes e medidas mais focados. À medida que os fisioterapeutas se esforçam para ser eficientes, eles percebem que realizar todos os testes para descartar um diagnóstico potencial leva um tempo proibitivo.

Os especialistas confiam no "reconhecimento de padrões", bem como na geração inicial de hipóteses, para interpretar os dados coletados.[37] Simultaneamente a essas observações e julgamentos provisórios, o fisioterapeuta pode chegar à conclusão de que os sinais e sintomas não são consistentes com qualquer padrão de doença que está no âmbito da prática do fisioterapeuta e pode encaminhar o paciente para outro profissional de saúde.

O terapeuta inicialmente faz uma hipótese terapêutica a respeito da causa subjacente de quaisquer déficits observados durante a história e revisão de sistemas e, em seguida, seleciona testes e medidas específicos que provavelmente confirmariam suas suspeitas sobre um diagnóstico provisório. O processo de confirmar ou refutar as impressões clínicas é a substância do exame. Sem saber o que procura, é difícil saber quando o encontra. Sem essa lista importante de possíveis condições ou problemas, um terapeuta pode se perder na infinidade de deficiências e déficits funcionais que podem estar presentes. Assim, a hipótese clínica (ou hipóteses) fornece o foco para o exame.

Durante o exame, o terapeuta deve começar realizando uma análise detalhada das atividades funcionais (p. ex., transferência da cama para uma cadeira) que também leva em consideração o ambiente no qual a tarefa está sendo realizada. As atividades funcionais informarão como as deficiências observadas afetam a função. A análise do movimento está no cerne do estabelecimento de um diagnóstico que pode apontar para uma intervenção no domínio da prática do fisioterapeuta. Os fisioterapeutas estão bem-preparados para identificar disfunções no nível das ações, examinando o componente das tarefas orientadas para o movimento. Testes e medidas específicos são usados no exame para esclarecer e caracterizar a natureza e extensão das limitações da atividade e, ainda, implicar deficiências e outros fatores que impedem o desempenho. A incapacidade de subir escadas em um idoso está associada à fraqueza dos extensores do joelho e do quadril? E quanto aos déficits de equilíbrio devido à perda sensorial nos pés e tornozelos? Dessa forma, ampliar o exame para focar na observação e crítica do desempenho de ações e tarefas é crucial para garantir uma avaliação completa da incapacidade do paciente de realizar atividades direcionadas a objetivos específicos. A incapacidade de realizar os movimentos necessários para executar atividades direcionadas a objetivos específicos é particularmente relevante para a prática do fisioterapeuta, pois dessa maneira eles capturam a complexa integração de sistemas que permite a um indivíduo manter uma postura, fazer a transição para outras posturas ou sustentar um movimento seguro e eficiente.

Avaliação e diagnóstico. Após o exame, o terapeuta avalia os dados fazendo julgamentos clínicos sobre seu significado e sua relevância para a condição do paciente e para confirmar ou rejeitar as hipóteses levantadas. O terapeuta, então, cria a hipótese de quais descobertas contribuem para os déficits funcionais do paciente e qual

será o foco da instrução e da intervenção direta relacionada ao paciente.

Não é incomum que pacientes mais velhos tenham deficiências e limitações de atividades múltiplas, muitas das quais podem ser identificadas por um fisioterapeuta e tratadas por meio de procedimentos de fisioterapia. Entretanto, o objetivo geral da avaliação é duplo: (1) indicar quais deficiências no funcionamento impedem uma pessoa de alcançar o bem-estar ideal e (2) identificar as ações e tarefas que estão mais associadas ao nível atual de função do paciente que devem ser corrigidas para que o paciente alcance um nível funcional ideal. Um elemento de avaliação de dados sobre a capacidade do paciente de realizar atividades funcionais é determinar se a maneira como as ações e tarefas realizadas representam um importante desvio quantitativo ou qualitativo da maneira como a maioria das pessoas da mesma idade as executaria. Na ausência de normas para o desempenho funcional estratificado por idade, o terapeuta deve trazer experiência anterior com pacientes semelhantes para apoiar esse julgamento. Mesmo que o terapeuta conclua que o desempenho do paciente é diferente do "normal", esse julgamento não implica que uma pessoa não pode atender às expectativas socialmente impostas sobre o que significa ser independente ou permanentemente incapacitado. Além disso, a identificação da deficiência por si só pode não explicar totalmente a incapacidade de realizar uma atividade, pois a motivação do indivíduo para realizar a atividade, bem como o ambiente em que é realizada, pode afetar o cumprimento da meta. Assim, o fisioterapeuta deve revisar as limitações de atividade à luz de outros achados clínicos que identificam as deficiências do paciente e outros fatores psicológicos, sociais e ambientais que modificam a função para determinar se um paciente ficará incapacitado. Após a conclusão da avaliação, os fisioterapeutas estabelecem um prognóstico e um plano de cuidados, se necessário.

Os fisioterapeutas são incentivados a adotar uma abordagem integrada para diagnosticar os déficits no desempenho humano. A desconstrução do movimento nesse contexto requer o exame da complexa interação das capacidades sensoriais perceptuais, biomecânicas, neuromotoras, respiratórias e circulatórias, bem como a influência da motivação pessoal, cognição, comportamento e ambiente no movimento. Os fisioterapeutas devem determinar se a limitação da atividade está no nível de tarefa, ação e/ou deficiência. Em última análise, o fisioterapeuta apresentará uma hipótese ou várias hipóteses ligando a incapacidade de realizar uma ação a uma deficiência específica ou grupo de deficiências. Considere, por exemplo, a gama de deficiências que podem explicar o déficit na execução das ações necessárias para realizar as tarefas que compõem a limitação de atividade que é relatada como "não consigo acessar minha caixa de correio para pegar minha correspondência". Além disso, suponha que saibamos que o indivíduo é portador de uma visão subnormal, vive em um andar térreo sem elevador, reluta em sair de casa, especialmente à luz do dia forte, tem osteoartrite em um joelho e está sob medicação para os estágios iniciais de uma insuficiência cardíaca. Cada componente dessa atividade (receber a correspondência) envolve uma série de tarefas a serem realizadas (p. ex., abrir uma porta, descer escadas, abordar as irregularidades do terreno, manusear travas) que requerem ações específicas (p. ex., ficar de pé, andar, pisar, virar, puxar, agarrar, carregar). É bastante provável que várias deficiências, como diminuição da força muscular, redução da mobilidade articular, limitação do equilíbrio dinâmico ou diminuição da resistência, precisam fazer parte das hipóteses e serem confirmadas para explicar essa limitação de atividade.

Prognóstico e plano de atendimento. O fisioterapeuta usa os dados coletados no processo de avaliação e diagnóstico para estabelecer um prognóstico, que é uma previsão sobre o nível ideal de função que o paciente atingirá e o tempo que será necessário para atingir esse nível. Feito isso, o terapeuta e o paciente podem então concordar mutuamente sobre os objetivos esperados do tratamento, que geralmente estão relacionados aos resultados esperados do tratamento. Portanto, os resultados funcionais do tratamento devem ser declarados em termos centrados no paciente (comportamentais). Com base nessas metas antecipadas e nos resultados esperados, o fisioterapeuta então completa um plano terapêutico que especifica as intervenções a serem implementadas, incluindo sua frequência, intensidade e duração.

Quando a atenção do terapeuta se volta para o planejamento da intervenção, a questão-chave é: das deficiências que se supõe causais às limitações de atividade do paciente, qual delas requer a intervenção do fisioterapeuta? Além disso, se as deficiências do paciente não podem ser remediadas inicialmente ou mesmo com tratamento extensivo, o fisioterapeuta então determinará como o paciente pode compensar usando outras habilidades para realizar a ação ou tarefa, também determinará como a tarefa pode ser adaptada para que a atividade possa ser realizada dentro das restrições que a condição do paciente impõe à situação. A base de evidências atual para determinar a proporção, o tempo e a sequência ideais de remediação, compensação e adaptação dos planos de atendimento iniciais e subsequentes é fraca. Portanto, os fisioterapeutas devem considerar o equilíbrio entre cada uma dessas três abordagens de intervenção de modo dinâmico, dependendo da persistência de déficits na estrutura ou função, disponibilidade de recursos compensatórios sem consequências negativas não intencionais para outro funcionamento, probabilidade de recuperação completa com remediação adicional e superação dos desafios ambientais. Se for decidido que as deficiências e limitações de atividade de um indivíduo são passíveis de intervenção fisioterapêutica, o terapeuta deve estabelecer um cronograma para avaliar a eficácia da intervenção. Se o paciente atinge os objetivos previstos para as alterações nas deficiências, mas também não atinge os resultados funcionais esperados, essa é uma indicação de que o terapeuta teorizou incorretamente a relação entre as deficiências do paciente e estado funcional.

Nesse caso, o terapeuta pode reexaminar o paciente para modificar o plano de cuidados.

Embora vários procedimentos e técnicas possam ser usados para remediar uma deficiência ou minimizar uma limitação de atividade, aqueles que apresentam maior probabilidade de promover o resultado e que consideram o custo-benefício devem ser escolhidos para inclusão no plano de cuidados. A combinação de intervenções diretas usadas com qualquer paciente em particular variará de acordo com as deficiências e limitações de atividades que são abordadas pelo plano de cuidados para aquele indivíduo. Três pacientes podem ter a mesma limitação de atividade como uma incapacidade de se transferir independentemente da cama para a cadeira, mas requerem programas de intervenção totalmente diferentes. Se o primeiro indivíduo não apresenta força suficiente nos joelhos para ficar em pé, o plano de cuidados incorporaria exercícios de fortalecimento para remediar a deficiência e melhorar a função do paciente. Se o segundo paciente não tivesse amplitude de movimentos suficiente no quadril devido a contraturas de flexão para permitir a postura ereta, a intervenção se concentraria em aumentar a ADM no quadril para melhorar a função. O terceiro indivíduo pode possuir todos os pré-requisitos musculoesqueléticos e neuromusculares para permitir a função, mas ainda requer instrução apropriada para fazê-lo com segurança e com mínimo esforço. Cada indivíduo pode atingir um nível semelhante de independência funcional, mas nenhum dos três teria recebido exatamente o mesmo tratamento para atingir o mesmo resultado.

A maioria das intervenções diretas usada por fisioterapeutas visa remediar deficiências que estão por trás das limitações de atividades. Embora os fisioterapeutas às vezes apliquem exercícios terapêuticos na posição de função (p. ex., exercícios de equilíbrio em pé) ou tentem simular o ambiente em que a atividade funcional é realizada (p. ex., uma escadaria), a atividade funcional em si não deve ser confundida com os elementos centrais do plano de cuidados do fisioterapeuta, ou seja, o exercício terapêutico e o treinamento funcional. É particularmente útil para o terapeuta que trabalha com pacientes adultos mais velhos compreender que existem algumas deficiências que não mudarão, não importa quanta intervenção direta seja fornecida. Essa percepção diminuirá o tratamento desnecessário. Nesses casos, os fisioterapeutas ainda podem alcançar resultados positivos para os pacientes, ensinando-os como compensar suas deficiências, agregando outras capacidades ou modificando o ambiente para reduzir as demandas da tarefa. Uma das consequências benéficas de uma desconstrução cuidadosa de uma limitação de atividade em tarefas e ações é que essa análise indica quais tipos de resultados são mais adequados para demonstrar o sucesso da intervenção. Os resultados mais imediatos da remediação de deficiências podem ser encontrados em uma capacidade melhorada de realizar ações, um tanto independentes de fatores pessoais e ambientais que estão fora do controle do fisioterapeuta. Em comparação, as limitações de atividade são normalmente medidas em relação a medidas de resultados mais amplas, como atividades básicas e instrumentais da vida diária.

Capítulos relevantes deste livro fornecem recomendações para medidas funcionais válidas e confiáveis para avaliar os resultados de um episódio de tratamento de fisioterapia.

RESUMO

Os princípios-chave subjacentes à prática contemporânea de fisioterapia geriátrica descritos neste capítulo são tecidos ao longo deste livro. A necessidade é grande e abundam as oportunidades para fisioterapeutas talentosos e comprometidos com o envelhecimento ideal que estejam prontos para aplicar as melhores evidências, desenvolvendo totalmente sua experiência clínica e trabalhando em colaboração com seus pacientes e outros profissionais de saúde. É um momento repleto de oportunidades para ser um fisioterapeuta com foco geriátrico. Entretanto, seja como um fisioterapeuta com foco geriátrico ou um fisioterapeuta que ocasionalmente trata pacientes mais velhos, o número e a complexidade dos pacientes idosos entre o número de casos de todos os fisioterapeutas irão aumentar nas próximas décadas, enfatizando a relevância clínica do material neste livro.

REFERÊNCIAS BIBLIOGRÁFICAS

1. Institute of Medicine. *Retooling for an Aging America: Building the Health Care Workforce*. Washington, DC: National Academies Press; 2008.
2. Vespa J, Armstrong D, Medina L. Demographic Turning Points for the United States: Population Projections for 2020 to 2060. US Census Bureau. https://www.census.gov/content/dam/ Census/library/publications/2018/demo/P25_1144.pdf. Published 2018. Accessed December 17, 2018.
3. Friedman SM, Mulhausen P, Cleveland ML, et al. Healthy aging: American Geriatrics Society white paper executive summary. *J Am Geriatr Soc*. 2019;67:17–20.
4. Rowe JW, Kahn RL. Successful aging. *Gerontologist*. 1997;37(4): 433–440.
5. Brummel-Smith K. Optimal aging, part I: demographics and definitions. *Ann Long Term Care*. 2007;15(11):26–28.
6. Friedman SM, Mulhausen P, Cleveland ML, et al. *American Geriatrics Society White Paper on Healthy Aging*. https://geriatricscareonline.org/ProductAbstract/american-geriatricssociety-white-paper-on-healthy-aging/CL025/?param2=search. Published 2018. Accessed December 18, 2018.
7. World Health Organization. *FrequentlyAskedQuestions*. http://www.who.int/suggestions/faq/en/. Accessed December 16, 2018.
8. Oliver M. *Understanding Disability: From Theory to Practice*. New York: St. Martin's Press; 1996.
9. Nagi S. Some conceptual issues in disability and rehabilitation. In: Sussman M, ed. *Sociology and Rehabilitation*. Washington, DC: American Sociological Association; 1965.
10. Nagi S. Disability concepts revisited: implications for prevention. In: Pope A, Tarlov A, eds. *Disability in America: Toward a National Agenda for Prevention*. Washington, DC: National Academies Press; 1991.
11. Jette AM. Diagnosis and classification by physical therapists: a special communication. *Phys Ther*. 1989;69(11):967–969.
12. Guccione AA. Physical therapy diagnosis and the relationship between impairments and function. *Phys Ther*. 1991;71(7):499–503.
13. Guccione AA. Arthritis and the process of disablement. *Phys Ther*. 1994;74(5):408–414.
14. Jette AM. Physical disablement concepts for physical therapy research and practice. *Phys Ther*. 1994;74(5):380–386.
15. Verbrugge LM, Jette AM. The disablement process. *Soc Sci Med*. 1994;38(1):1–14.
16. Brandt E, Pope A. *Enabling America: Assessing the Role of Rehabilitation Science and Engineering*. Washington, DC: National Academies Press; 1997.
17. World Health Organization. *International Classification of Impairments, Disabilities, and Handicaps: A Manual of Classification Relating to the Consequences of Disease*. Geneva, Switzerland: World Health Organization; 1980. https://insights.ovid.com/crossref?an=00004356-198012000-00032. Accessed December 17, 2018.
18. World Health Organization. *International Classification of Functioning, Disability and Health*. Geneva, Switzerland: World Health Organization; 2001. http://www.who.int/classifications/icf/en/. Accessed December 17, 2018.
19. Institute of Medicine (US) Committee on Disability in America. In: Field MJ, Jette AM, eds. *The Future of Disability in America*. Washington, DC: National Academies Press; 2007. http://www.ncbi.nlm.nih.gov/books/NBK11434/. Accessed December 17, 2018.
20. Schenkman M, Butler R. A model for multisystem evaluation, interpretation, and treatment of individuals with neurologic dysfunction. *Phys Ther*. 1989;69(7):538–547.
21. Watson KB, Carlson S, Gunn J, et al. Physical inactivity among adults aged 50 years and older—United States, 2014. *MMWR*. 2016;65(36): 954–958.
22. U.S. Department of Health and Human Services. *Physical Activity Guidelines for Americans*. 2nd ed. Washington, DC: U.S. Department of Health and Human Services; 2018.
23. Schwartz RS. Sarcopenia and physical performance in old age: introduction. *Muscle Nerve*. 1997;20(S5):10–12.
24. Clegg A, Young J, Iliffe S, Rikkert MO, Rockwood K. Frailty in elderly people. *Lancet*. 2013;381(9868):752–762.
25. Taylor P, Morin R, Parker K, Cohn D, Wang W. *Growing Old in America: Expectations vs. Reality*. Washington, DC: Pew Research Center; 2009. http://www.pewsocialtrends.org/2009/06/29/growing-old-in-america-expectations-vs-reality/. Accessed December 18, 2018.
26. Levy SR, Macdonald JL. Progress on understanding ageism. *J Soc Issues*. 2016;72(1):5–25.
27. Chrisler JC, Barney A, Palatino B. Ageism can be hazardous to women's health: ageism, sexism, and stereotypes of olderwomen in the healthcare system. *J Soc Issues*. 2016;72(1): 86–104.
28. Austin S, Qu H, Shewchuk RM. Age bias in physicians' recommendations for physical activity: a behavioral model of healthcare utilization for adults with arthritis. *J Phys Act Health*. 2013;10(2): 222–231.
29. Fetters L, Tilson J. *Evidence Based Physical Therapy*. 2nd ed. Philadelphia: FA Davis; 2019.
30. Avers D. Scope of practice in geriatric physical therapy. *Gerinotes*. 2006;13(5):14–17.
31. Semla T, Barr J, Beizer J, et al. *Multidisciplinary Competencies in the Care of Older Adults at the Completion of the Entry-Level Health Professional Degree* https://www.americangeriatrics.org/geriatrics-profession/core-competencies. Published 2018. Accessed January 13, 2019.
32. Academy of Geriatric Physical Therapy. *Essential Competencies in the Care of Older Adults at the Completion of a Physical Therapist Postprofessional Programof Study*. https://geriatricspt.org/essential-competencies/index.cfm. Published 2011. Accessed January 13, 2019.
33. Jensen G, Gwyer J, Hack LM, Shepard K. *Expertise in Physical Therapy Practice*. 2nd ed. Philadelphia: Saunders; 2007. https://evolve.elsevier.com/cs/product/9781416002147?role=student. Accessed December 19, 2018.
34. Rothstein JM, Echternach JL. Hypothesis-Oriented Algorithm for Clinicians. A method for evaluation and treatment planning. *Phys Ther*. 1986;66(9):1388–1394.
35. Sackett D, Haynes R, Tugwell P, Guyatt G. *Clinical Epidemiology: A Basic Science for Clinical Medicine*. 2nd ed. Boston: Lippincott Williams & Wilkins; 1991.
36. Goodman C, Heick J, Lazaro R. *Differential Diagnosis for Physical Therapists: Screening for Referral*. 6th ed. St. Louis: Saunders; 2018.
37. May BJ, Dennis JK. Expert decision making in physical therapy—a survey of practitioners. *Phys Ther*. 1991;71(3): 190–202. discussion 202–206.

Demografia e Tendências do Envelhecimento

Dale Avers

VISÃO GERAL DO CAPÍTULO

Introdução, 17
Demografia, 18
  Definindo o adulto "idoso", 18
  Pirâmides populacionais, 18
  Estimativas da população dos EUA
    e estrutura etária, 19
  Expectativa de vida, 20
  Crescimento de populações por
    raça e etnia, 20
  Distribuição por sexo e estado civil, 22

Arranjos e ambientes de
  vida, 23
Status econômico, 25
Mortalidade, 25
  Causas de morte, 25
Morbidade, 25
  Condições crônicas, 25
  Participação social, 27
Função, 31
  Função física e deficiência, 31

Atividades de vida diária, 32
Saúde e utilização de cuidados
  de saúde, 33
  Autoavaliação da saúde, 33
  Utilização de serviços de saúde e
    despesas, 33
  Desafios e possibilidades
    futuras, 35
Referências bibliográficas, 36

INTRODUÇÃO

A população idosa, mais comumente relacionada a indivíduos com 65 anos ou mais, é um grupo diverso, tanto que é impossível descrever com precisão um indivíduo de 82 anos. Uma pessoa de 82 anos pode escalar as faces rochosas mais desafiadoras,[1] correr uma maratona, caminhar em alta velocidade regularmente, ter uma vida sedentária, mas independente, uma vida frágil e à beira da morte. Quais são as implicações dessa variabilidade em como se envelhece na prática da fisioterapia? O objetivo deste capítulo é revisar as características sociodemográficas dos idosos na América e, em seguida, relacionar esses fatores à mortalidade, morbidade e função nessa população. Ao fazer isso, descobriremos que retratos conflitantes de pessoas idosas como ativas e saudáveis ou doentes e frágeis não são incorretas nem contraditórias, porém mais apropriadamente aplicadas a apenas alguns segmentos de uma população cada vez mais heterogênea.

Embora os fisioterapeutas implementem planos de cuidados individualizados, eles também tendem a categorizar os pacientes de acordo com as várias características físicas, psicológicas e sociais que esperam encontrar associadas a tais características. Saber que indivíduos com certas características – por exemplo, ser de determinada idade ou sexo – apresentam maior probabilidade de experimentar um problema de saúde específico pode ajudar os fisioterapeutas a antecipar algumas apresentações clínicas, colocando o progresso de um indivíduo em perspectiva e, às vezes, até alterando os resultados por meio de prevenção medidas. Também é útil saber a prevalência de uma condição particular (i. e., o número de casos dessa condição em uma população) e sua incidência (o número de novos casos de uma condição em uma população dentro de um período específico). Para além do exame de uma única pessoa, os fisioterapeutas podem usar essas informações para planejar e desenvolver serviços que atenderão às necessidades de uma sociedade em envelhecimento, cujos membros abrangem um continuum de saúde, enfermidade e morte.

Entretanto, quando se considera uma demografia como a alta prevalência de demência em mulheres com mais de 85 anos, é fácil estereotipar todas as mulheres de 85 anos como confusas ou desmotivadas. Esse estereótipo, embora não intencional, é chamado de preconceito de idade. Ageísmo é o estereótipo negativo que leva ao preconceito e, portanto, à prática discriminatória,[2] como baixas expectativas ou prescrição inadequada de exercícios. Embora um estudo de dados demográficos possa parecer promover facilmente a estereotipagem devido à natureza das estatísticas populacionais, visualizar esses dados demográficos da perspectiva da diversidade da população idosa ajudará a diminuir os estereótipos e otimizar o cuidado centrado em cada idoso.

Há uma advertência crítica para qualquer uma das inferências sobre envelhecimento ou pessoas idosas que podem ser extraídas dos dados fornecidos posteriormente.

Muito do que sabemos nos EUA sobre gerontologia e geriatria deriva de duas coortes específicas. Muitos da primeira coorte, nascidos entre 1885 e 1920 – e chegando aos 65 anos entre 1950 e 1985 –, vieram para a América ou como crianças imigrantes empobrecidas ou como crianças nascidas em famílias recém-chegadas à América. Assim, o surgimento inicial da pesquisa gerontológica na década de 1970 é amplamente baseada nesses indivíduos, cuja saúde e vitalidade na idade adulta foram determinadas muito antes dos avanços médicos e da prosperidade econômica que marcaram o "século americano". Seus filhos, nascidos entre 1910 e 1945, que completaram 65 anos entre 1975 e 2010, e os pais dos *baby boomers* constituem a segunda coorte, cujas experiências definem nossa compreensão atual do envelhecimento. A pesquisa geriátrica e gerontológica está, nesse grupo, contextualmente situada nos eventos definidores da primeira metade do século 20: duas guerras mundiais e a Grande Depressão. Portanto, sempre que analisamos o envelhecimento em termos de saúde física ou bem-estar social, devemos reconhecer que nossos entendimentos se baseiam em uma coorte única e não necessariamente no que será a norma no futuro. Uma terceira coorte muito diferente de adultos mais velhos, chamada de geração *baby boom* pós-Segunda Guerra Mundial, nasceu entre 1946 e 1965. Essa coorte começou a fazer 65 anos em 2011. Típico dessa geração, podemos esperar que as teorias gerontológicas e a prática geriátrica – fisioterapia geriátrica incluída – mudarão acentuadamente em meados do século 21 para acomodar novas descobertas que emergem do estudo científico dessa terceira coorte marcadamente distinta. Muitos *boomers* serão mais ativos em seus últimos anos. Eles continuarão a pedalar, caminhar, nadar, velejar e esquiar. Eles serão mais propensos a se deslocar e ir para onde está a ação física e intelectual. Os *baby boomers* esperam trabalhar, pelo menos, meio período após a aposentadoria e serão adeptos da tecnologia em comparação com seus pais. Essas tendências serão descritas neste capítulo.

DEMOGRAFIA

Definindo o adulto "idoso"

Compreender como um segmento específico de uma população passa a ser classificado como "mais velho" é a primeira questão gerontológica. O critério cronológico que é atualmente usado para identificar o adulto mais velho na América é estrito e arbitrário e, em geral, o adulto mais velho é definido aos 65 anos. Porém, o aparecimento de alguns problemas de saúde "geriátricos" em indivíduos mais velhos pode ocorrer no início da década dos 50 anos. E os atletas com mais de 40 anos podem ser chamados de "atletas *masters*". À medida que a idade média da população aumenta e mais indivíduos vivem até a 9ª e a 10ª décadas, podemos esperar que nossa noção de quem é "mais velho" mude.

Pirâmides populacionais

As pirâmides populacionais são úteis para visualizar grandes tendências da população em formato gráfico. A partir de uma pirâmide populacional, você pode ver o tamanho de vários grupos de idade por ano e sexo e como eles se comparam ao longo de várias gerações. Historicamente, conforme ilustrado na pirâmide de 1960 da Figura 2.1, uma pirâmide idade-sexo apresentava as barras mais longas do gráfico na parte inferior da pirâmide, indicando uma grande população de bebês e crianças, com declínios em direção ao topo devido à taxa de mortalidade. Entretanto, a forma dessa pirâmide mudou gradualmente ao longo do tempo, de modo que, em 2060, a pirâmide é projetada para refletir uma forma mais retangular, indicando uma taxa muito lenta de crescimento populacional, conforme mostrado na pirâmide de 2060 da Figura 2.1. Essa lenta taxa de crescimento reflete uma menor taxa de natalidade nos anos mais recentes e vidas mais longas para os nascidos nas gerações anteriores. Por exemplo, na pirâmide atual de 2020 (Figura 2.2), o ponto mais agudo reflete o último indivíduo da geração da Segunda Guerra Mundial e a maior parte da pirâmide é mais retangular, indicando, como na pirâmide de 2060, um crescimento populacional lento (declínio da taxa de natalidade) e o envelhecimento da população (índice de mortalidade em declínio).

Outra maneira de raciocinar sobre a estrutura da população é examinar as taxas de dependência. As taxas de dependência fornecem um indicador da carga potencial sobre a população em idade ativa (i. e., pagadora de impostos, podendo sofrer variações de acordo com

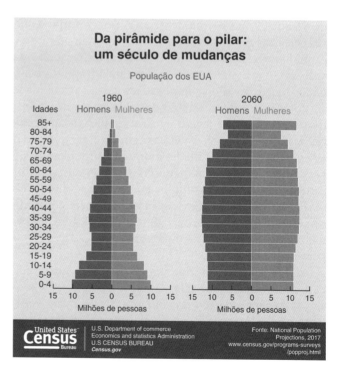

Figura 2.1 Da pirâmide de 1960 para o pilar de 2060. (De *National Population Projections. 2017. http://www.census.gov/programs-surveys/popproj.html.*)

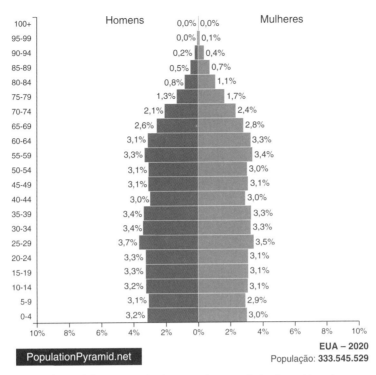

Figura 2.2 A pirâmide de 2020. (*De PopulationPyramid.net.*)

a legislação de cada país). A dependência de jovens é a proporção da população com menos de 20 anos para a população de 20 a 64 anos, enquanto a dependência de idosos é a proporção da população de 65 anos ou mais para a população de 20 a 64 anos. Embora a proporção de dependência de jovens seja projetada para aumentar ligeiramente entre 2020 e 2040, indicando taxa de natalidade ligeiramente maior em comparação com aqueles entre 20 e 64 anos, a proporção de dependência de idosos deve disparar, aumentando em mais de 50% até 2030.[3] As implicações dessas observações são que a força de trabalho reduz, diminuindo os gastos econômicos gerais e as receitas fiscais. Ao mesmo tempo, há aumento dos gastos do governo com o pagamento de pensões e seguridade social e aumento dos custos com saúde. Essa maior dependência dos serviços governamentais, com menos pessoas contribuindo para o orçamento federal por meio da força de trabalho, criará problemas orçamentários e conduzirá as políticas públicas. Embora essas implicações possam ser vistas como uma crise econômica, dois fatores podem ser vistos como mitigadores dessa crise potencial. A imigração pode introduzir um maior volume de adultos mais jovens em idade produtiva na força de trabalho, e as crianças nascidas nas décadas de 1980 e 1990, que entram na força de trabalho, compensarão parcialmente a saída da geração *boomer*. Há muito debate sobre o significado da alta taxa de dependência da velhice, debate que conduzirá as políticas. Mas, como será mencionado muitas vezes ao longo deste capítulo, os fisioterapeutas podem impactar positivamente os efeitos dessa tendência, ajudando os idosos a permanecerem saudáveis e, portanto, menos dependentes.

Estimativas da população dos EUA e estrutura etária

O número de norte-americanos com 65 anos ou mais continua a crescer em um ritmo sem precedentes. Em 2015, a melhor estimativa disponível para pessoas com 65 anos ou mais era de 47,8 milhões,[4] refletindo as principais mudanças na estrutura populacional dos EUA no século passado. Em 1900, os indivíduos que haviam atingido o 65º aniversário representavam apenas 4% da população total. Em 1940, eles eram 6,9% da população e, em 1950, chegavam a 8,2%. Embora representassem pouco menos de 10% da população em 1970, atualmente representam quase 15% da população dos EUA.[4] Em 2020, pela primeira vez na história, pessoas com 65 anos ou mais constituirão 20% da população e ultrapassarão o número de crianças com menos de 5 anos.

Os indivíduos nascidos entre os anos 1946 e 1965 (a coorte *baby boomers*) representam atualmente quase 25% da população geral dos EUA. Essa coorte de *boomers* será responsável pela maior parte do crescimento da população com 65 anos ou mais entre os anos 2010 e 2030. Em 2030, prevê-se que os adultos mais velhos representem quase 20% do total da população dos EUA.[5] A Figura 2.3 ilustra o impacto da geração *baby boomer* no envelhecimento nos EUA.

Apesar do grupo *baby boomer* "jovens-velhos" ser o principal responsável pelo rápido aumento da população idosa em geral, o segmento da população mais velha que está crescendo mais rapidamente é o grupo "velho-velho", isto é, indivíduos com mais de 85 anos. Indivíduos com mais de 85 anos cresceram de pouco mais de 100 mil em 1900 para 6 milhões em 2014 e projeta-se 20 milhões

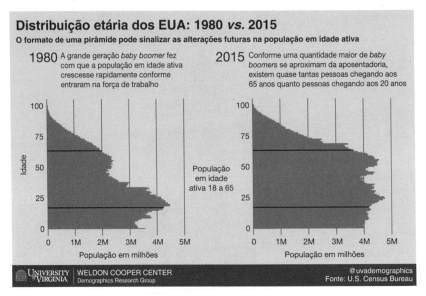

Figura 2.3 Impacto da geração *baby boomer* sobre o envelhecimento nos EUA. (*De Weldon Cooper Center, Demographics Research Group @uvademographics. Fonte: U.S. Census Bureau. http://statchatva.org/2016/11/02/in-most-of-the-united-states-the-working-age-population-is-now-shrinking/.*)

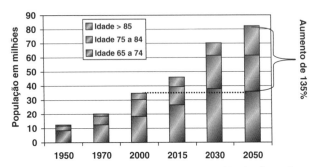

Fonte: (NP-T4) Projections of the Total Resident Population by 5 Year Age Groups, Race, and Hispanic Origin with Special Age Categories: Middle Series, 1999 to 2100

População de norte-americanos com 65 anos ou mais, em milhões

Figura 2.4 Crescimento das populações acima dos 65 e 85 anos. (*De https://www.ncbi.nlm.nih.gov/pmc/articles/PMC1464018/; Knickman JR, Snell EK. The 2030 problem: caring for aging baby boomers. Health Serv Res. 2002;37(4):849-884.*)

em 2060 (Figura 2.4).[6] Em 2014, as mulheres idosas representavam 66% da população de 85 anos ou mais. Entre 1980 e 2016, a população centenária experimentou um crescimento de 44%, aumento percentual maior que a população total. Em 2016, havia 81.896 pessoas com 100 anos ou mais (0,2% do total da população com 65 anos ou mais), número que é mais que o dobro da cifra de 1980 de 32.194.[7] Mais de 80% dos centenários eram mulheres.

Expectativa de vida

Uma criança nascida em 2016 pode esperar viver 78,6 anos, 30 anos a mais que uma criança nascida em 1900 (47,3 anos). Na primeira metade do século 20, a mortalidade diminuiu principalmente como resultado dos avanços na saúde no nascimento e na primeira infância, especialmente a mortalidade infantil. Entretanto, em 2000, as mudanças na expectativa de vida foram o resultado principal

da redução da mortalidade em idades mais avançadas, não menos importante do que foi o aumento dramático no número de adultos que viveram até os 80 anos ou mais. Em 1900, uma pessoa que vivia até os 65 anos podia esperar mais 12 anos de vida. Em 2016, a expectativa de vida adicional cresceu para 19,4 anos: 20,6 anos para mulheres; 18 anos para homens.[7] Apesar dos ganhos obtidos para ambos os sexos, a expectativa de vida feminina continua a superar a masculina, embora a diferença tenha começado a diminuir. Há certa preocupação de que, devido a uma variedade de fatores (p. ex., história pregressa de tabagismo, níveis atuais de obesidade, desigualdades socioeconômicas e questões ambientais), especialmente para mulheres com 50 anos ou mais, a expectativa de vida comece a diminuir em vez de aumentar, conforme evidenciado na diminuição da expectativa de vida desde o nascimento, de 78,7 anos, em 2016, para 78,6 anos, em 2017, conforme ilustrado na Figura 2.5.[8,9]

Diferenças raciais sobre a expectativa de vida foram apresentadas. As mulheres brancas, geralmente, vivem mais, enquanto as mulheres negras e os homens brancos têm a mesma expectativa de vida, e os homens negros apresentam a taxa mais baixa de sobrevivência.[10] A Tabela 2.1 ilustra as projeções na expectativa de vida para os anos 2012 e 2050 por sexo, raça e origem hispânica no nascimento, se o indivíduo sobreviver até os 65 e 85 anos.[10]

Crescimento de populações por raça e etnia

A população mais velha dos EUA está se tornando cada vez mais diversa racial e etnicamente à medida que, de modo geral, a população minoritária cresce e experimenta um aumento da longevidade, além da diminuição da população branca não hispânica.[11] Entre 2016 e 2030, projeta-se que a população branca (não hispânica) com 65 anos ou mais aumente apenas 39%, em comparação

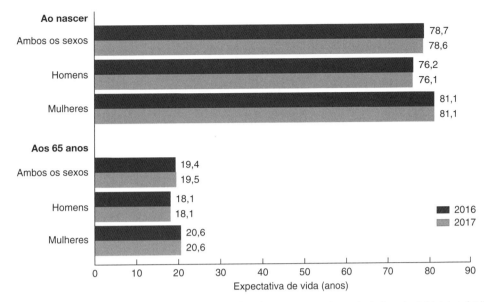

Figura 2.5 Expectativa de vida para os anos 2016 e 2017. (*De https://www.cdc.gov/nchs/products/databriefs/db328.htm.*)

TABELA 2.1	Projeções de expectativa de vida por sexo, raça e origem hispânica nas idades 0, 65 e 85 anos.						
		0 ano		65 anos		85 anos	
		2012	2050	2012	2050	2012	2050
Raça ou origem hispânica	Sexo			Anos acrescentados		Anos acrescentados	
Brancos não hispânicos, asiáticos ou ilhéus do Pacífico	M	77,1	82,2	18,1	20,6	6	7
	F	81,7	86,2	20,7	23,5	7,1	8,5
Negros não hispânicos, índios americanos ou nativos do Alasca	M	71,7	79	16,3	19,2	6,3	7
	F	78	83,5	19,5	22,3	7,4	8,4
Hispânicos (de qualquer raça)	M	78,9	82,2	19,5	20,6	7,1	7
	F	83,7	86,2	22,1	23,5	8	8,5

Fonte: U.S. Census Bureau 2012 National Projections.

com 89% para populações de minorias étnicas e raciais mais velhas.[7] As minorias étnicas e raciais aumentaram de 6,9 milhões (19% da população adulta mais velha), em 2006, para 11,1 milhões em 2016 (23% dos adultos mais velhos) e a projeção é que aumentem para 21,1 milhões em 2030 (28% dos adultos mais velhos). A Figura 2.6 fornece uma análise desse crescimento por grupo racial e étnico.[12]

Um dos desafios mais significativos que o fisioterapeuta geriátrico vai enfrentar será a crescente diversidade entre os adultos mais velhos. De 2015 a 2060, o número de adultos mais velhos negros nos EUA quase triplicará e, por sua vez, o número de idosos hispânicos mais que quintuplicará, enquanto o número de brancos não alcançará nem o dobro. Esse aumento é resultado tanto de taxas de natalidade mais altas quanto de imigração. Hispânicos e asiáticos estão mudando o equilíbrio entre maioria e minoria, assim como fizeram os imigrantes do sul e do leste da Europa há um século, quando seu número ultrapassou

o de imigrantes do norte e do oeste da Europa. A imigração é impulsionada em grande parte por jovens da Ásia e da América Latina atraídos por oportunidades econômicas, e que também envelhecerão um dia.

Embora a maioria dos anciãos nascidos no exterior esteja nos EUA há muitos anos, o número de recém-chegados mais velhos, especialmente da Ásia e da América Latina, está aumentando. Os imigrantes mais velhos que chegam normalmente são os pais de filhos que são cidadãos dos EUA; frequentemente, esses filhos financiam a imigração de seus pais para que possam ajudá-los nos cuidados infantis e nas tarefas domésticas.[13] Os recém-chegados são diferentes dos mais velhos que chegaram antes. Eles estão menos familiarizados com os costumes americanos e são menos fluentes em inglês. Na média, eles são mais desfavorecidos socioeconomicamente que os idosos nascidos nos EUA ou imigrantes de longa data. Sem empregos, pensões ou benefícios do governo, eles e elas muitas vezes procuram os filhos em busca de apoio.[13] Evidentemente,

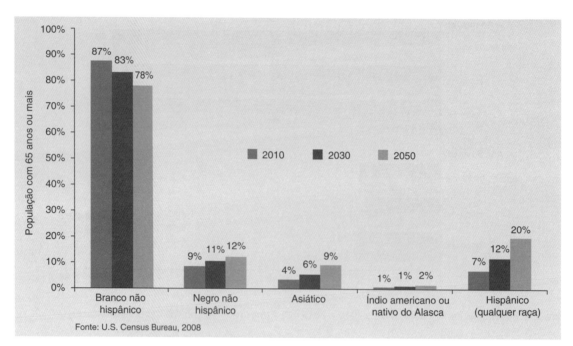

Figura 2.6 População norte-americana com 65 anos ou mais e diversidade 2010–50. (*De Centers for Disease Control and Prevention. State of Aging and Health in America 2013. https://www.cdc.gov/aging/agingdata/data-portal/state-aging-health.html. Acessado em 9 de fevereiro de 2019.*)

o fisioterapeuta geriátrico deve estar preparado para se comunicar em outros idiomas, além do inglês, e para praticar a humildade cultural,* especialmente em áreas cada vez mais diversas. Por exemplo, aproximadamente 60% dos residentes do Distrito de Columbia são negros e 60% dos residentes do Havaí são asiáticos/ilhéus do Pacífico. No Novo México, Califórnia e Texas – os estados com a maior proporção de hispânicos –, mais de 30% das pessoas com mais de 65 anos não são brancas.[14] Aproximadamente um terço dos adultos mais velhos na Califórnia (35%), no Novo México (35%) e no Havaí (30%), em 2014, falavam em casa um idioma diferente do inglês. Cerca de um quarto dos adultos no Texas (26%) e em Nova York (25%) não falavam inglês em casa.[14]

Distribuição por sexo e estado civil

A proporção de homens para mulheres muda ao longo da vida humana. Para cada 100 nascimentos de mulheres, ocorrem 105 nascimentos de homens. Com o passar do tempo, o número de homens continua a exceder o de mulheres até a terceira década (idades entre 20 e 29). Por causa de eventos de vida, como guerras e acidentes, a partir dessa idade, as mulheres ultrapassam cada vez mais os homens: para cada 100 mulheres na faixa etária de 65 a 74 anos, encontramos apenas 86 homens. E esse número continua caindo para 72 para 100 mulheres na faixa etária de 75 a 84 anos. Para a faixa etária de 85 anos ou mais, a proporção entre sexos se torna ainda mais pronunciada, expandindo-se para surpreendentes 49 homens

para cada 100 mulheres. Claramente, o envelhecimento é dominado por mulheres.

Em 2017, uma porcentagem maior de homens mais velhos era casada em comparação com mulheres mais velhas – 70% dos homens, 46% das mulheres. As viúvas representavam 33% de todas as mulheres idosas em 2017. Havia uma taxa três vezes maior de viúvas (8,9 milhões) que viúvos (2,5 milhões).[7] As taxas de divórcio e separação aumentaram desde 1980, quando aproximadamente 5,3% da população idosa era divorciada ou separada/cônjuge ausente em comparação com 15% em 2017.[7]

Há muito tempo se pensa, com base em um estudo, que pessoas casadas (especialmente homens) apresentam uma mortalidade mais baixa em todas as idades que seus pares solteiros.[15] Porém, um exame mais minucioso revela que o estudo fez uma suposição de que indivíduos divorciados ou viúvos nunca foram casados, uma deturpação óbvia.[16] O que se sabe é que dois grupos de pessoas vivem mais tempo: os que se casaram e permaneceram casados e os que permaneceram solteiros. Isso é verdade para homens e mulheres. O que parece importar para a longevidade é a consistência, não o casamento.[16,17] Entretanto, as mulheres podem se sair melhor que os homens quando vivem sozinhas, enquanto os homens se dão relativamente melhor quando vivem com outras pessoas, geralmente uma esposa.[17] Isso pode ser por conta de uma maior liberdade para perseguir os próprios interesses, se o indivíduo for solteiro e mulher, adicionado ao efeito positivo da socialização. Os homens estão menos satisfeitos com o número de amigos que têm, enquanto as mulheres estão sempre mais satisfeitas com o número de amigos que têm, independentemente da situação de vida.[17] Porém, os *boomers* masculinos são, geralmente, um grupo mais independente e, portanto, essa tendência pode mudar.

---

*O leitor deve consultar os capítulos sobre princípios psicossociais e educação do paciente nesta obra para discussões sobre humildade cultural (ver Capítulos 4 e 11).

Além dos encargos de cuidar e das implicações socio-econômicas de ser parceiro, a perda de uma outra pessoa significativa traz seu próprio conjunto de desafios psicos-sociais para o indivíduo na sociedade contemporânea. Qualquer indivíduo cuja identidade esteja ligada a ser um casal ou parte de um relacionamento de longo prazo pode experimentar uma grave interrupção dos papéis sociais quando deixado sozinho. Essa ruptura dificulta a busca de autovalidação por meio do reconhecimento, da estima e do afeto de outra pessoa que pode ter estado presente em um relacionamento conjugal ou de parceria.

Arranjos e ambientes de vida

Conforme demonstrado na Figura 2.7, que ilustra os da-dos de 2017, 59% dos idosos residentes em comunidades viviam com o cônjuge ou parceiro. A maioria era homens (72%), em comparação com 48% das mulheres mais ve-lhas. Essa proporção diminuiu com a idade, principal-mente para as mulheres. Das mulheres com 75 anos ou mais, 66% moravam sozinhas.[7]

Os arranjos de vida diferem por raça e origem his-pânica para adultos mais velhos. Por exemplo, adultos mais velhos negros e brancos não hispânicos apresenta-vam maior probabilidade de viver sozinhos em compa-ração com adultos idosos asiáticos e hispânicos (Figura 2.8).[6] Além disso, mulheres mais velhas de grupos negros e brancos não hispânicos apresentavam quase o dobro de probabilidade de viver sozinhas (43% negras e 37% bran-cas não hispânicas), bem como mulheres idosas asiáticas e hispânicas (20% asiáticas e 23% hispânicas). Cerca de 30% dos homens negros mais velhos viviam sozinhos, em

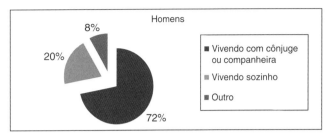
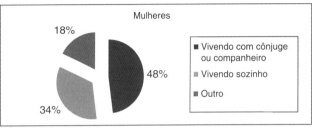

Figura 2.7 Tipo de vida por sexo de 65 anos ou mais. (*Fonte: U.S. Census Bureau, Current Population Survey, Annual Social and Economic Supplement/U.S. Census Bureau, American Community Survey; Current Population Survey, Annual Social and Economic Supplement 1967 to present; Table AD3. Living arrangements of adults 65 to 74 years old, 1967 to present; Table AD3. Living arrangements of adults 75 and over, 1967 to present.*)

comparação com 20% dos homens brancos não hispâ-nicos e apenas 10% dos homens asiáticos mais velhos.[6]

O Pew Research Center descobriu que as famílias de núcleos multigeracionais estavam aumentando, impul-sionadas em parte pela perda de empregos e execuções hipotecárias nos últimos anos, mas também por causa de fatores sociais, incluindo o casamento tardio dos filhos e a onda de imigração que ocorre desde 1980.[18] Desde 1990,

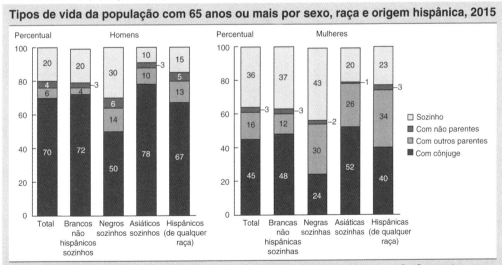

Figura 2.8 Tipos de vida por sexo, raça e origem hispânica. (*Fonte: U.S. Census Bureau, Current Population Survey, Annual Social and Economic Supplement.*)

a proporção de pessoas com 65 anos ou mais que vivem em lares familiares multigeracionais cresceu para 20%, em comparação com 17%, em 1990.[18] As minorias raciais e os hispânicos apresentavam uma probabilidade muito maior de viver em casas multigeracionais que os adultos mais velhos brancos não hispânicos.[19] Desses idosos que moram com os filhos, 58% eram chefes de família.

A maioria das moradias ocupadas por idosos (88%) em 2011 a 2015 consistia em moradias unifamiliares (68%) ou apartamentos/condomínios (19%). Casas unifamiliares em anexo (6%), casas móveis ou reboques (6%), ou barcos, veículos recreativos, vans e afins (0,1%) constituíam o restante das unidades ocupadas por idosos.[19] Das unidades habitacionais ocupadas por idosos, 44% foram construídas em 1969 ou antes, o que tem implicações para a capacidade de envelhecimento no local. Provavelmente, reformas e reparos serão necessários em casas antigas para torná-las seguras e acessíveis; 24% alugaram suas casas; aproximadamente 44% dos chefes de família mais velhos gastaram mais de um terço de sua renda em custos de habitação – 36% para proprietários e 78% para locatários.[7]

A maioria dos indivíduos com 65 anos ou mais (93%) vive em ambientes comunitários tradicionais, conforme descrito anteriormente, mas pode receber ajuda por meio de cuidados informais de familiares e amigos, suporte domiciliar (p. ex., refeições), assistentes de cuidados pessoais, cuidados do adulto durante o dia e residências de idosos. A moradia residencial com serviços como alimentação, assistência medicamentosa, limpeza doméstica e transporte é uma opção para quem escolhe ou não pode viver por conta própria. Aproximadamente 3% vivem em residências com serviços como moradia assistida.[6] Outros 3,1% vivem em instituições de longa permanência (1,5 milhão), o que diminuiu desde o ano 2000 (5%). A porcentagem de residentes em estabelecimentos de cuidados de longa duração aumenta dramaticamente com a idade, conforme mostrado na Figura 2.9. Daqueles que residem em instituições de longa permanência, apenas 1% são pessoas com idade entre 65 e 74 anos; 4% são pessoas com 75 a 84 anos e 15% são pessoas com 85 anos ou mais.[7] Além disso, mulheres e pessoas com demência eram mais propensas a se mudarem para instituições de cuidados de longa permanência durante os últimos meses de vida.[20] A maioria dos residentes de cuidados de longo prazo é formada por brancos não hispânicos (76%, em comparação com 14% negros não hispânicos e 5,2% de hispânicos).[21] Obviamente, fisioterapeutas que trabalham em um ambiente de reabilitação de curto ou longo prazo tratarão de pacientes que são considerados "velhos", que podem estar perto do fim da vida, um ponto de consideração e consciência.

O número crescente de adultos mais velhos combinado com o valor da independência tem levado a indústria a desenvolver outras opções residenciais que forneçam serviços não relacionados à saúde. Daqueles com 85 anos ou mais, 15% vivem em moradias comunitárias com serviços não relacionados à saúde.[6] Em 2014, aproximadamente 180 mil idosos receberam atendimento em centros de atendimento para adultos e 780 mil indivíduos

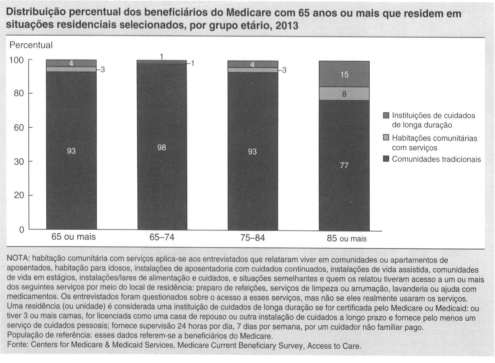

Figura 2.9 Distribuição percentual dos beneficiários do Medicare com 65 anos ou mais que residem em situações residenciais selecionadas, por grupo etário, 2013. (*Fonte: Centers for Medicare & Medicaid Services, Medicare Current Beneficiary Survey, Access to Care. U.S. Department of Health and Human Services. Key Indicators of Well-Being / ACL Administration for Community Living. https://acl.gov/ aging-and-disability-in-america/data-andresearch/key-indicators-well-being. Publicado em 2018. Acessado em 6 de fevereiro de 2019.*)

com 65 anos ou mais viviam em comunidades de cuidados residenciais, como centros de vida assistida.[6] Porém, apenas 59% do custo das opções residenciais são cobertos pelo setor público, enquanto 41% são custeados de modo privado pelos idosos.[22] Por conta de o número de indivíduos com 85 anos ou mais aumentar a partir de 2030, os economistas alertam para a crise que se aproxima no fornecimento de cuidados de longo prazo para todos que possam precisar. Novamente, uma possibilidade para os fisioterapeutas é criar a expectativa de que os idosos possam envelhecer com sucesso e permanecer independentes para envelhecer (como a maioria dos idosos deseja) e ajudá-los a fazer isso. As projeções do trabalho feito no fim da década de 1990 sugerem que a redução da taxa de deficiência em 1,5% ao ano nas próximas décadas manteria o nível atual de carga econômica sobre os cuidados de longo prazo.[23] Na verdade, existem alguns dados que sugerem que os índices de deficiência estão diminuindo a uma taxa de 2,2% ao ano (1999-2004), impulsionadas por melhorias na saúde. Entretanto, existem preocupações sobre se essas tendências recentes serão sustentadas devido à prevalência de obesidade.[24]

Status econômico

Considerar os idosos um grupo homogêneo tendencia qualquer compreensão de sua situação econômica. A heterogeneidade desse grupo populacional talvez seja mais bem ilustrada quando se considera quem está financeiramente bem e quem é economicamente vulnerável entre os adultos mais velhos. De modo geral, a entrada do estrato mais jovem de idosos, que se beneficiam de pensões de previdência privada e de aposentadorias, melhorou o bem-estar econômico dos idosos como um todo, pois a proporção de idosos que vivem na pobreza diminuiu de 35%, em 1959, para 9,3% em 2016.[7] Entretanto, a pobreza aumenta depois dos 75 anos, frequentemente com mais mulheres na pobreza que homens, com hispânicos e negros mais velhos experimentando maior privação econômica que os brancos não hispânicos.[7] Além disso, embora os adultos mais velhos possam ter menos propensão para entrar na pobreza que os indivíduos com menos de 18 anos, as pessoas com 65 anos ou mais que entram na pobreza apresentam menor probabilidade de fazer a transição que os mais jovens.

Os benefícios da previdência social representavam 33% da renda agregada da população idosa e 90% ou mais da renda total recebida por 33% dos beneficiários.[7] Os quatro itens de maior orçamento, responsáveis por quase 80% das despesas de um adulto mais velho foram para moradia (33%), transporte (17%), alimentação (12,6%) e gastos com saúde, que aumentaram com a idade de 12,2% para aqueles com 65 a 74 anos, para 15,6% naqueles com 75 anos ou mais.[25] Os custos de saúde, nos EUA, incorridos em média por consumidores mais velhos em 2016 consistiam em US$ 4.159 (69%) para seguros, US$ 913 (15%) para serviços médicos, US$ 715 (12%) para medicamentos e US$ 207 (3%) para suprimentos médicos.[7]

MORTALIDADE

Causas de morte

Conforme mostrado na Tabela 2.2, doenças cardíacas e câncer são as principais causas de morte entre mulheres e homens com mais de 65 anos de todas as raças e etnias, sendo responsáveis por quase metade de todas as mortes em 2016.[26,27] Apesar da posição das doenças cardíacas como a principal causa de morte desde antes de 1980, e o acidente vascular encefálico como uma das quatro principais causas de morte, as taxas de mortalidade ajustadas por idade nos EUA por doença cardíaca e acidente vascular encefálico diminuíram nos últimos 35 anos, muito provavelmente devido a melhorias na detecção e tratamento de hipertensão, bem como melhorias nos atendimentos de emergência e cuidados intensivos. Entretanto, as taxas de mortalidade por diabetes e doenças respiratórias aumentaram dramaticamente no mesmo período, conforme demonstrado na Tabela 2.2. Devido ao papel da atividade física, exercícios e mudança de comportamento na prevenção primária e secundária, bem como na reabilitação de todas essas condições, os fisioterapeutas são capazes de dar uma contribuição importante para o bem-estar da população geriátrica.

MORBIDADE

Condições crônicas

As doenças crônicas são amplamente definidas como condições que duram 1 ano ou mais e necessitam de atenção médica contínua ou limitam as atividades de vida diária, ou ambos. A gestão de cuidados de saúde de doenças crônicas é responsável por mais de 90% dos custos anuais de saúde de US$ 3,3 trilhões nos EUA (todas as idades) e é responsável pela maioria das mortes no país.[28] Aproximadamente, 60% dos adultos (indivíduos com 18 anos ou mais) apresentam pelo menos uma doença/condição crônica e 12% apresentavam cinco ou mais, conforme ilustrado na Figura 2.10.[29] O risco de apresentar uma condição crônica aumenta com a idade. Com base em dados de 2012 dos beneficiários do Medicare, residentes na comunidade, 63% dos indivíduos com idade entre 65 e 74 anos eram portadores de várias doenças crônicas, que aumentaram para 78% naqueles com idade entre 76 e 84 anos e para 83% entre aqueles com 85 anos ou mais.[30] Especificamente, a doença de Alzheimer (a quinta causa de morte entre pessoas mais velhas) e doenças infecciosas como gripe e pneumonia afetam os adultos mais velhos em taxas mais altas.[30]

Individualmente, à medida que aumenta o número de doenças crônicas, aumenta o risco de morrer prematuramente, de ser hospitalizado e até de receber orientações conflitantes de profissionais de saúde. As condições crônicas mais comuns para adultos com mais de 65 anos e os comportamentos de risco que causam a maioria das doenças crônicas estão listados na Tabela 2.3.[31,32]

Além de ser a principal causa da maioria das mortes de idosos, as doenças/condições crônicas frequentemente

TABELA 2.2	Principais causas de morte e número de mortes para aqueles com 65 anos ou mais, 1980 e 2016.				
	1980		**2016**		
Posição	Causa da morte	Mortes	Causa da morte	Mortes	
1	Doenças do coração	595.406	Doenças do coração	507.118	
2	Neoplasias malignas	258.389	Neoplasias malignas	422.927	
3	Doenças cerebrovasculares	146.417	Doenças respiratórias inferiores crônicas	131.002	
4	Pneumonia e influenza	45.512	Doenças cerebrovasculares	121.630	
5	Doenças pulmonares obstrutivas crônicas	43.578	Doença de Alzheimer	114.883	
6	Aterosclerose	28.081	Diabetes melito	56.452	
7	Diabetes melito	24.844	Lesões não intencionais	42.479	
8	Lesões não intencionais	24.844	Influenza e pneumonia	53.141	
9	Nefrite, síndrome nefrótica e nefrose	12.968	Nefrite, síndrome nefrótica e nefrose	41.095	
10	Doença hepática crônica e cirrose	9.519	Septicemia	30.405	
	Total	1.341.848	Total	2.003.458	

Fonte: National Vital Statistics System. Vital Statistics for the United States, 1980. Volume II – Mortality, Part A. 1985; Public-Use 2016 Mortality File. Xu JQ, Murphy SL, Kochanek KD, Bastian B, Arias E. Deaths: final data for 2016. National Vital Statistics Reports. Hyattsville, MD: National Center for Health Statistics; 2018, vol. 67. Disponível em: https://www.cdc.gov/nchs/products/nvsr.htm. See Appendix I, National Vital Statistics (NVSS).

afetam a qualidade de vida e a capacidade de realizar atividades importantes e essenciais, tanto dentro como fora de casa. As limitações físicas que frequentemente acompanham as condições crônicas, como a artrite e o AVE, são preocupações especiais para os profissionais de fisioterapia. A perda da capacidade de cuidar de si pode significar perda de independência e levar à necessidade de um ambiente mais restritivo, como a necessidade de cuidados residenciais. A incapacidade de realizar atividades diárias

pode afetar adversamente o envolvimento de um indivíduo com a vida e com o prazer de estar com a família e amigos. Isso pode resultar em isolamento social e depressão.

Muitas das doenças, deficiências e morte prematuras decorrentes dessas condições podem ser evitadas com comportamentos mais saudáveis, ambientes mais favoráveis e melhor acesso a serviços de saúde preventivos. Os esforços para prevenir doenças crônicas e suas sequelas serão o foco principal dos profissionais de saúde e outros

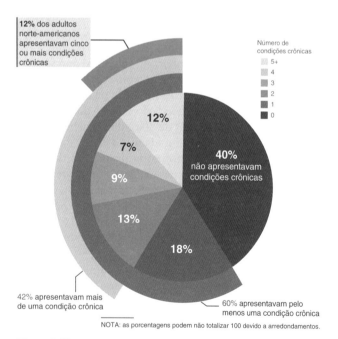

Figura 2.10 Prevalência das condições crônicas. (*De Buttorff C, Ruder T, Bauman M. Multiple Chronic Conditions in the United States. Santa Monica, CA: Rand Corporation; 2017. https://www.rand.org/content/dam/rand/pubs/tools/TL200/TL221/RAND_TL221.pdf. Para ter permissão: www.rand.org/pubs/permission.*)

TABELA 2.3	Dez doenças crônicas e comportamentos mais comuns para adultos com 65 anos ou mais.	
Doença	**Porcentagem de idosos**	**Comportamentos que causam a maioria das doenças crônicas***
Hipertensão	58%	Tabagismo e exposição ao tabagismo passivo
Hiperlipidemia	47%	
Artrite	31%	Desnutrição, incluindo dietas pobres em frutas e vegetais, mas ricas em sódio e gorduras saturadas
Doença cardíaca isquêmica	29%	
Diabetes melito	27%	
Doença renal crônica	18%	
Insuficiência cardíaca	14%	Falta de atividade física
Depressão	14%	Uso excessivo de álcool
Doença de Alzheimer e demência	11%	
Doença Pulmonar obstrutiva crônica	11%	

*De https://www.cdc.gov/chronicdisease/about/index.htm. Adaptada de https://www.ncoa.org/blog/10-common-chronic-diseases-preventiontips/.

nos próximos anos, oferecendo aos fisioterapeutas a oportunidade de melhorar por décadas a saúde dos estadunidenses. Entretanto, muito precisa ser feito para promover estilos de vida saudáveis. As baixas taxas de adultos mais velhos que praticam atividades físicas mínimas, discutidas a seguir, é um campo que os fisioterapeutas devem abordar.

Participação social

A *Classificação Internacional de Funcionalidade, Incapacidade e Saúde* (CIF) da Organização Mundial da Saúde (Figura 2.11) define participação como o envolvimento

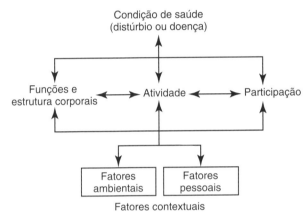

Figura 2.11 A classificação da Organização Mundial da Saúde para *função, deficiência e saúde.*

em uma situação de vida no nível social.[33] A participação inclui atividades e tarefas dentro do papel social. Nesta seção, a participação social será discutida em termos de atividade física, trabalho e recreação.

Trabalho. Cada vez mais, os idosos estadunidenses estão trabalhando, e trabalhando mais, mais que nunca. A taxa de participação na força de trabalho para estadunidenses mais velhos, conforme apresentado na Figura 2.12, tem crescido continuamente desde 2002 e deve continuar a crescer[34] do menor segmento de qualquer grupo de idade para mais do que a força de trabalho do grupo etário entre 16 a 24 anos. Os trabalhadores mais velhos agora representam mais de 20% da força de trabalho. Esses números estão aumentando mais rapidamente para as mulheres mais velhas, conforme mostrado na Figura 2.13.[7,35] Embora o número de trabalhadores mais velhos que trabalham menos de 35 horas por semana tenha diminuído desde 2000, eles ainda representam 40% da força de trabalho em meio período, a maior porcentagem de qualquer faixa etária.[35] Idosos asiáticos (20,2%) e brancos (19%) apresentam uma probabilidade um pouco maior de trabalhar após os 65 anos que negros mais velhos (16,7%).[36]

As pessoas estão trabalhando até mais tarde na vida por uma série de razões. Eles são mais saudáveis e têm uma expectativa de vida mais longa que as gerações anteriores. Eles possuem nível educacional mais elevado, o que aumenta a probabilidade de permanecerem na força de trabalho. Mudanças nas regulamentações federais

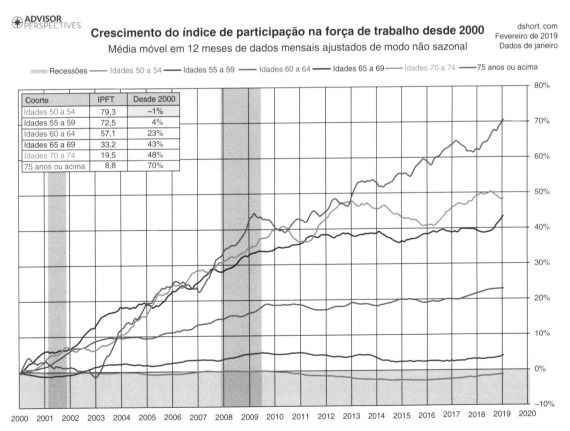

Figura 2.12 Crescimento do índice de participação na força de trabalho (IPFT) desde 2000, de 50 anos até mais de 75 anos. (*De https://www.advisorperspectives.com/dshort/updates/2019/02/05/demographic-trends-for-the-50-and-older-work-force.*)

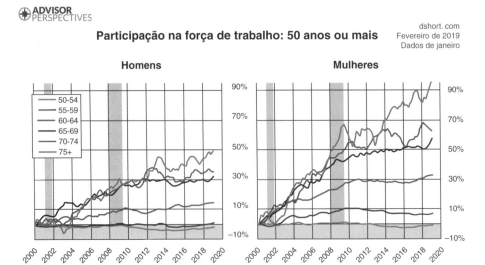

ADVISOR PERSPECTIVES

Participação na força de trabalho: 50 anos ou mais

dshort. com
Fevereiro de 2019
Dados de janeiro

Figura 2.13 Índices de crescimento da força de trabalho: 50 anos ou mais. (*https://www.advisorperspectives.com/dshort/updates/2019/08/06/demographictrends-for-the-50-and-older-work-force?utm_source=dshort_feed&utm_medium=rss&utm_capaign=item+link.*)

aumentaram a idade mínima na qual indivíduos podem receber todos os benefícios da Previdência Social, e a aposentadoria obrigatória em uma idade específica para a maioria das ocupações normalmente não é permitida. Portanto, os idosos que desejam ou precisam permanecer no mercado de trabalho podem fazê-lo se forem fisicamente capazes de realizar as tarefas de seu emprego. E parece que a geração *baby boomer* está trabalhando em idades mais avançadas que as gerações anteriores, especialmente as mulheres. A Figura 2.13 ilustra que a taxa de mulheres na força de trabalho aumentou cerca de 96% desde a virada do século em comparação com os homens, que aumentou em 49%.[34]

O tipo de trabalho desenvolvido com frequência por adultos mais velhos é o gerencial, profissional e trabalhos voluntários; as ocupações relacionadas à computação e à matemática, à preparação de alimentos e à construção são menos prováveis.[36] Curiosamente, como mostrado na Figura 2.14, os adultos mais velhos apresentam taxas de trabalho autônomo muito mais altas que os trabalhadores mais jovens.[35] Talvez os anos de experiência e conhecimento do setor posicionem melhor os adultos mais velhos para serem autônomos.

Voluntariado. As estimativas máximas relativas aos idosos que participam de atividades voluntárias variam, mas, geralmente, é aceito que aproximadamente um quarto dos indivíduos com mais de 50 anos participa de algum tipo de atividade voluntária; é provável que esse número aumente como uma anedota para a aposentadoria. O voluntariado parece ser mais adequado para idosos mais jovens, pois a taxa de voluntariado começa a cair após os 70 anos. Os indivíduos tendem a continuar a fazer voluntariado à medida que envelhecem se a atividade for profissional ou gerencial, com uma retenção de 74,8%. As mulheres são um pouco mais propensas que os homens a dizer que esperam realizar trabalho voluntário quando forem mais velhas (83% das mulheres *vs.* 77%

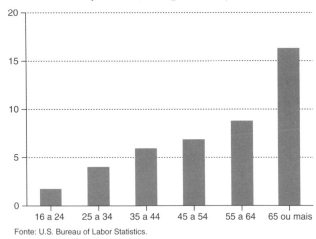

Trabalho autônomo (trabalho não corporativo) por idade, 2016 (percentual)

Fonte: U.S. Bureau of Labor Statistics.

Figura 2.14 Índices de trabalho autônomo. (*Fonte: U.S. Bureau of Labor Statistics. https://www.bls.gov/careeroutlook/2017/article/olderworkers.htm.*)

dos homens).[37] Indivíduos com mais de 65 anos apresentavam uma propensão ligeiramente maior para trabalhar como voluntários em grupos seculares em comparação com os idosos entre 50 e 64 anos, que eram ligeiramente mais propensos a se voluntariar com grupos religiosos.[37]

O voluntariado traz muitos benefícios para os idosos e para a sociedade, benefícios que os fisioterapeutas devem estar cientes. Os voluntários tendem a ser mais ativos fisicamente, têm um maior senso de autoestima e controle pessoal, experimentam maior socialização e são mais propensos a praticar bons comportamentos de saúde.[38] O voluntariado pode reduzir a probabilidade de fragilidade e quedas e melhorar a atividade física.[39] O voluntariado é conhecido por melhorar o bem-estar psicológico e, portanto, pode reduzir os sintomas depressivos e o declínio cognitivo[40] e até está relacionado a uma vida mais longa.

A sociedade também se beneficia, embora isso não tenha sido estudado extensivamente. Por exemplo, um melhor desempenho acadêmico foi visto em um programa de voluntariado para adultos mais velhos focado em escolas K-6 (correspondente ao Ensino Fundamental, no Brasil).[41] Em antecipação à onda de aposentadoria dos *boomers* idosos, o voluntariado pode ser uma solução para necessidades não atendidas que não são preenchidas por trabalhadores mais jovens. Idealmente, à medida que os benefícios do voluntariado se tornam mais aparentes, outras oportunidades para aqueles que não são fisicamente capazes se tornarão um foco para que todos os adultos mais velhos, independentemente de suas capacidades físicas, possam obter os benefícios oriundos do voluntariado e do envolvimento contínuo.

Cuidadores. Um papel significativo dos indivíduos mais velhos é o de cuidar, seja do cônjuge, de um amigo ou dos netos. Em 2011, apesar de a maioria dos cuidadores informais ter sido formada por pessoas de meia-idade, os cônjuges mais velhos forneceram 31% do total de horas de cuidados informais.[6] Cerca de dois terços dos idosos que precisam de cuidados recebem apenas cuidados informais fornecidos pela família ou amigos.[6,18] Ser avô ou avó é outro papel significativo para indivíduos mais velhos. Oitenta por cento das pessoas com 65 anos ou mais têm netos. Em 2016, aproximadamente 1 milhão de avós com 60 anos ou mais eram responsáveis pelas necessidades básicas de um ou mais netos menores de 18 anos que viviam com eles. Desses cuidadores, 58% eram avós e 42% eram avôs,[7] e eram mais propensos a serem negros e hispânicos que brancos. Uma quantidade maior de idosos cuidando dos netos vem sendo observada desde 2007, quando a economia sofreu uma desaceleração significativa. Mas o aumento mais acentuado desde a recessão foi entre os brancos, com um aumento de 9%, em comparação com um aumento de apenas 2% entre os avós negros e nenhuma mudança entre os avós hispânicos.[42] Adultos mais velhos com filhos com deficiência intelectual e de desenvolvimento acabam cuidando deles quando se tornam adultos. Vinte e quatro por cento desses deficientes tinham cuidadores com 60 anos ou mais.[7] Uma conclusão desses dados demográficos é a importância do envolvimento da família e a necessidade de educação adequada em relação ao cuidado. O Capítulo 12 deste livro fornece uma visão mais profunda das ramificações da prestação de cuidados intensivos nos últimos anos.

Atividades de lazer. Em 2014, os norte-americanos mais velhos gastaram, em média, mais de um quarto do seu tempo em atividades de lazer. A quantidade de tempo gasto em atividades de lazer aumentou com a idade, de modo que norte-americanos com mais de 75 anos relataram gastar 33% de seu tempo em atividades de lazer.[6] As atividades de lazer são atividades preferidas e agradáveis das quais participa durante o tempo livre, caracterizadas como representativas de liberdade e como provisão de satisfação intrínseca.[43] As atividades de lazer podem fornecer suporte social, aumentar a participação social e ajudar a pessoa a se adaptar a possíveis restrições de doenças e condições crônicas, recuperar do estresse e superar eventos negativos da vida (p. ex., perda do cônjuge).[43] Chang et al. descobriram que as atividades de lazer, especialmente as físicas, tiveram um efeito positivo no funcionamento físico e psicossocial.[43] Entretanto, a maioria dos idosos se envolve em atividades passivas de lazer. Quando questionados sobre como se envolveram em atividades de lazer específicas nas últimas 24 horas, 90% relataram falar com a família ou amigos, 83% lendo e 77% assistindo uma hora ou mais de televisão.[44] Assistir televisão representou mais da metade (56%) do tempo de lazer diário.[6] Isso é preocupante, porque hábitos sedentários, deficiência motora e déficits cognitivos estão ligados a 4 a 5 ou mais horas em frente da televisão por dia.[45-47]

As atividades físicas não são menos importantes que o trabalho para manter uma sensação de bem-estar. Claramente, mais homens e mulheres de hoje estão mantendo interesse na participação em esportes recreativos que desenvolveram mais cedo na vida. Outros estão descobrindo os prazeres dos esportes recreativos como adultos mais velhos, conforme descrito no Capítulo 28 sobre o atleta sênior em outras partes deste livro. Muitos adultos gostam de dançar e fazer jardinagem, o que requer um grau relativamente alto de equilíbrio, flexibilidade e força.[48] Mesmo atividades sedentárias, como colecionar selos ou jogar xadrez, exigem certo grau de capacidade física nas mãos e membros superiores e, portanto, podem ser medidas funcionais dos resultados da intervenção para alguns idosos. Incluir a participação em atividades de lazer menos passivas seria uma meta digna que os fisioterapeutas poderiam encorajar.

Atividade física. Os fisioterapeutas estão cientes dos muitos benefícios de se envolver nas atividades físicas listadas na Figura 2.15. A atividade física, que compreende atividades aeróbicas e de fortalecimento muscular, geralmente é medida em termos das diretrizes federais de atividade física de 2008, de 150 minutos/semana de atividade moderadamente intensa. Infelizmente, a atividade física normalmente diminui com a idade e, embora o número de pessoas que relatam os níveis recomendados tenha aumentado desde 1998, a Figura 2.16 ilustra que apenas cerca de 12% das pessoas com 65 anos ou mais relataram atingir esse valor recomendado.[6] Os homens são mais propensos a aderir à diretriz (15%) que as mulheres (9%). Brancos não hispânicos com 65 anos ou mais relataram níveis mais altos de atividade física que indivíduos negros não hispânicos (9%) e hispânicos (7%).[6] Ao olhar para exercícios aeróbicos e de fortalecimento separadamente, o quadro melhora. Trinta e sete por cento dos adultos mais velhos relataram participar de pelo menos 150 minutos de exercícios aeróbicos por semana, e 17% relataram se envolver em atividades de fortalecimento muscular pelo menos duas vezes por semana.[6] Claramente, essas estatísticas têm espaço para melhorias com muitos benefícios para o indivíduo e para a sociedade nível.

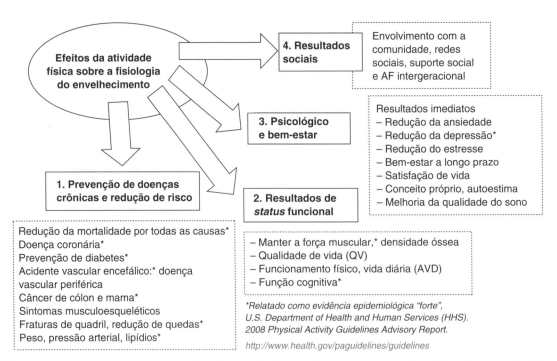

Figura 2.15 Uma estrutura conceitual para os benefícios da atividade física em idosos. (*De Updating the evidence for physical activity: summative reviews of the epidemiological evidence, prevalence, and interventions to promote "active aging." Gerontologist. 2016;56 [Suppl 2]:S268-S280. https://doi.org/10.1093/geront/gnw031. Gerontologist / © The Author 2016. Published by Oxford University Press on behalf of the Gerontological Society of America. All rights reserved.*)

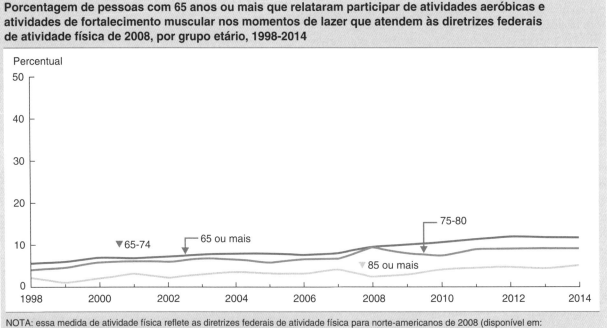

Figura 2.16 Idosos que atendem à diretriz federal de atividade física de 2008 por faixa etária. (*De Edwards JJ, Khanna M, Jordan KP, et al. Older Americans 2016: key indicators of well-being. Federal Interagency Forum on Aging-Related Statistics. https://doi.org/10.1136/ann-rheumdis2013-203913. Publicado em 2016. Fonte: Centers for Disease Control and Prevention, National Center for Health Statistics, National Health Interview Survey.*)

FUNÇÃO

As limitações na função física e na mobilidade geram muitas consequências, incluindo acesso reduzido a bens e serviços, o que leva a resultados de saúde ruins. Idosos com mobilidade limitada têm, por exemplo, menos acesso a mercearias e supermercados, com menor oferta de opções nutricionais, o que afeta os resultados de saúde.[49] Outra consequência é o aumento do risco de lesões e problemas de saúde relacionados à atividade sedentária. As consequências de lesões e as sequelas de problemas de saúde podem levar a uma vida restrita à residência ou institucional. A deficiência motora, definida como dificuldade para caminhar 400 metros, subir um lance de escadas ou ficar em pé por longos períodos de tempo, está associada à redução da socialização, depressão e fragilidade, que novamente representa uma cascata de efeitos indesejáveis levando a uma qualidade ruim de vida.[50] Está bem estabelecido que a prevalência de limitações funcionais e deficiência está associada ao envelhecimento.[51] Para ajudar a mitigar esses efeitos adversos, o fisioterapeuta deve reconhecer que muitas das deficiências motoras e limitações funcionais podem ser abordadas por meio de aconselhamento sobre estilo de vida e serviços de fisioterapia.

Função física e deficiência

Em geral, a função física independente diminui com a idade, e esse declínio é influenciado por uma série de fatores biológicos, psicológicos e sociais. A função não é um fenômeno estático e as transições individuais no estado funcional são mais a norma que a exceção. Função também é um fenômeno sociológico. As atividades de função física podem ser subdivididas em cinco áreas: mobilidade, que inclui transferências e deambulação; autocuidado básico e higiene pessoal (atividades de vida diária [AVDs]); atividades mais complexas essenciais para um adulto que vive na comunidade, conhecidas como AVDs instrumentais (AIVDs); trabalhos; e recreação.

A Figura 2.17 ilustra que, em 2014, 22% das pessoas que moram na comunidade com 65 anos ou mais relataram pelo menos uma deficiência, definida por limitações de visão, audição, mobilidade, comunicação, cognição e autocuidado. Desses, dois terços dos indivíduos apresentavam dificuldade para andar ou subir escadas.[58] Esse mesmo relatório documenta que 42% dos adultos residentes na comunidade com 85 anos ou mais identificaram dificuldade de mobilidade. A dificuldade de viver independente, como ir aos serviços de saúde ou fazer compras, foi a segunda deficiência mais citada, seguida por séria dificuldade de audição, cognição, capacidade de tomar banho ou de vestir-se ou problemas visuais.[52]

Educação e níveis econômicos mais baixos afetaram negativamente a independência. Por exemplo, 13% dos adultos mais velhos com deficiência viviam na pobreza, em comparação com 7% dos sem deficiência que viviam na pobreza.[52] Da mesma forma, as mulheres e as pessoas de *status* de minoria racial e étnica também tinham maior probabilidade de relatar uma deficiência.[52]

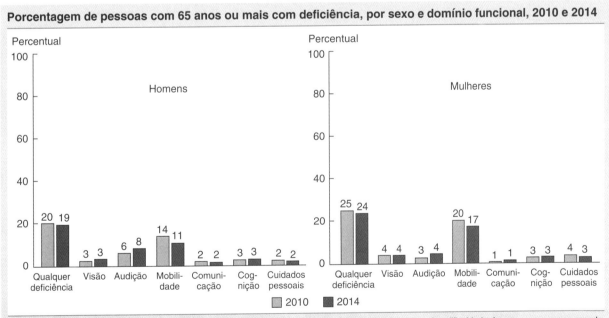

Figura 2.17 Porcentagem de pessoas com 65 anos ou mais com deficiência, por sexo e domínio funcional, 2010 e 2014. (*Fonte: Centers for Disease Control and Prevention, National Center for Health Statistics, National Health Interview Survey.*)

Atividades de vida diária

Atividades básicas de vida diária. As AVDs básicas incluem todas as tarefas e atividades fundamentais necessárias para a sobrevivência, higiene e autocuidado em casa. AVDs consistem em comer, tomar banho, se arrumar, vestir-se, locomover para a cama e fazer transferências. Conforme representado na Figura 2.18 e com base nos dados de 2016, 20% dos indivíduos com 85 anos ou mais precisaram de assistência com uma ou mais AVDs, em comparação com 7% daqueles com 75 a 84 anos e 3,4% daqueles com 65 a 74 anos. Em 2013, cerca de dois terços das pessoas que relataram dificuldade com um ou mais AVDs recebeu assistência pessoal ou passou a utilizar equipamento especial; 7% receberam apenas assistência pessoal, 35% utilizaram apenas equipamentos e 25% utilizaram ambos.[6]

A incapacidade de realizar AVDs, especialmente ir ao banheiro e tomar banho, muitas vezes significa uma transição para alguma forma de vida restrita à residência, conforme indicado por quase 70% dos idosos em cuidados residenciais usando assistência para AVDs.[53] O número de condições crônicas afeta negativamente a capacidade de desempenho das AVDs, conforme mostrado na Figura 2.19, com limitações de AVDs aumentando com o número de condições crônicas.

Atividades de vida diária instrumentais. As atividades de vida diária instrumentais abrangem oito áreas de enfoque listadas no Boxe 2.1. Em 2013, 13,6% das pessoas com 65 anos ou mais relataram alguma limitação nas AIVDs. O aumento da idade afetou negativamente as limitações, com 15,4% daqueles com 85 anos ou mais relatando limitações nas AIVDs, em comparação com apenas 9,8% daqueles com 65 a 74 anos. O número de condições crônicas também afeta adversamente as limitações de AIVDs, conforme mostrado na Figura 2.20.

Relação entre AVDs e AIVDs. A maioria dos idosos que vive em comunidade geralmente é independente, tanto nas AVDs quanto nas AIVDs. Entretanto, conforme o

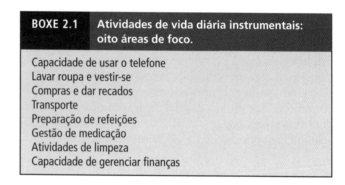

BOXE 2.1	**Atividades de vida diária instrumentais: oito áreas de foco.**
	Capacidade de usar o telefone
	Lavar roupa e vestir-se
	Compras e dar recados
	Transporte
	Preparação de refeições
	Gestão de medicação
	Atividades de limpeza
	Capacidade de gerenciar finanças

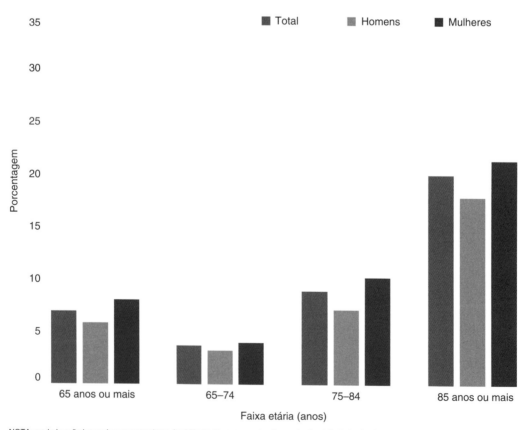

NOTA: os dados são baseados em entrevistas domiciliares de uma amostra da população civil não institucionalizada. As necessidades de cuidados pessoais, ou atividades de vida diária, incluem comer, tomar banho, vestir-se e se locomover dentro de seu domicílio.

Fonte: NCHS, National Health Interview Survey, Family Core component.

Figura 2.18 Porcentagem de adultos com 65 anos ou mais que precisaram de assistência nas atividades do dia a dia, janeiro a junho de 2018. (_Fonte: National Center for Health Statistics, National Health Interview Survey, Family Care Component._)

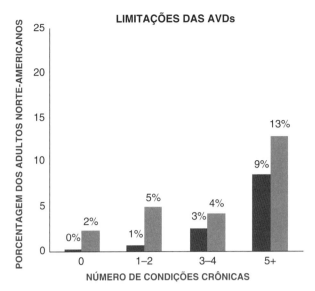

Figura 2.19 Relação das limitações das atividades de vida diária (AVDs) e número de condições crônicas. (*De Buttorff C, Ruder T, Bauman M. Multiple Chronic Conditions in the United States. Santa Monica, CA: Rand Corporation; 2017. https://www.rand.org/content/dam/rand/pubs/tools/TL200/TL221/RAND_TL221.pdf.*)

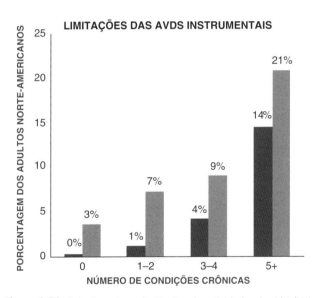

Figura 2.20 Relação entre as limitações das atividades de vida diária instrumentais (AIVDs) e o número de doenças crônicas (*De Buttorff C, Ruder T, Bauman M. Multiple Chronic Conditions in the United States. Santa Monica, CA: Rand Corporation; 2017. https://www.rand.org/content/dam/rand/pubs/tools/TL200/TL221/RAND_TL221.pdf.*)

número de limitações aumenta, o risco de moradias residenciais com serviços, incluindo cuidados de longa duração, também aumenta. Por exemplo, conforme ilustrado na Figura 2.21, 67% das pessoas que vivem em uma instituição de cuidados de longo prazo apresentaram três ou mais limitações nas AVDs, em comparação com apenas 17% daquelas que vivem em outras instalações residenciais com serviços ou das 9% que vivem em comunidade.[6] As limitações nas AIVDs frequentemente ocorrem primeiro, especialmente na presença de problemas cognitivos. Em uma pesquisa com uma grande amostra de indivíduos de 60 a 69 anos feita na Noruega, a baixa autoavaliação

de saúde e depressão foram os fatores de risco mais fortes para a necessidade de assistência em uma ou mais AVDs. Tempo excessivo para sentar-se, inatividade física e tempo de sono curto ou prolongado foram os fatores de risco de estilo de vida mais importantes para deficiência nas AVDs/AIVDs.[54] Novamente, a oportunidade para os fisioterapeutas é clara.

Mobilidade. Aqueles que relataram não ter limitação de mobilidade compunham a maioria das pessoas com mais de 65 anos; porém, semelhante àqueles com limitações nas AVDs e AIVDs, grupos de idade mais avançada relataram maiores dificuldades de mobilidade. Por exemplo, apenas 26% das pessoas com 85 anos ou mais não relataram limitações de mobilidade. A maioria desses indivíduos mais velhos também relatou limitações em AVDs e AIVDs (65,3% relataram dificuldades com mobilidade, AVDs e AIVDs, em comparação com 25,5% daqueles com idade entre 65 e 74 anos).[55] Limitações de mobilidade aumentaram para residentes de instituições de longa permanência, com um número surpreendente de 93,2% de maiores de 85 anos relatando uma combinação de limitações de mobilidade, AVDs e AIVDs.[56] Adultos idosos negros não hispânicos e hispânicos de qualquer idade tinham maior probabilidade de relatar limitações de mobilidade.[56] Curiosamente, um estudo descobriu uma associação entre menor proximidade de bens e serviços e presença de barreiras à dificuldade de locomoção, visto que esses idosos relataram maior incapacidade de locomoção que outros idosos,[57] o que oferece uma oportunidade de considerar o impacto do ambiente na mobilidade.

SAÚDE E UTILIZAÇÃO DE CUIDADOS DE SAÚDE

Autoavaliação da saúde

Em 2017, apesar de 45% dos idosos residentes em comunidade avaliarem sua saúde como excelente ou muito boa (em comparação com 64% para adultos de 18 a 64 anos), negros não hispânicos e hispânicos tinham maior probabilidade de classificar sua saúde como regular ou ruim. Cerca de 31% das pessoas com 60 anos ou mais relataram combinações de peso/altura que as colocaram na categoria de obesos. Apenas 9% se declararam fumantes e 8% relataram consumo excessivo de álcool.[7] Não surpreendentemente, aqueles que residiam em instituições de longa permanência apresentavam probabilidade muito menor de classificar sua saúde como muito boa ou excelente (10,5%). Na verdade, a maioria dos indivíduos que reside em instituições de longa permanência classificou sua saúde como regular ou ruim: 68% dos indivíduos de 65 a 74 anos, 68,2% dos indivíduos de 75 a 84 anos, e 60,2% dos indivíduos de 85 anos ou mais.[56]

Utilização de serviços de saúde e despesas

Conforme ilustrado na Figura 2.22, os custos dos cuidados de saúde aumentam com a idade, com os idosos mais

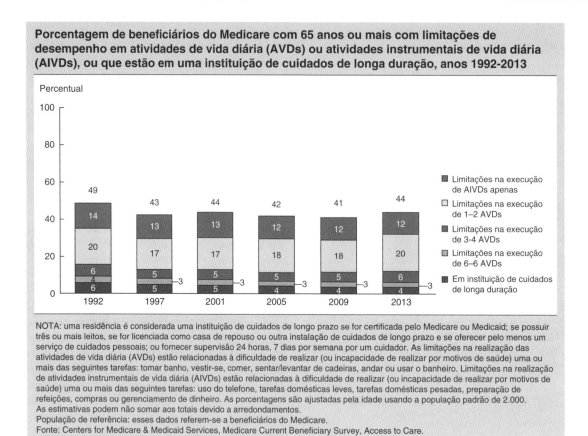

Porcentagem de beneficiários do Medicare com 65 anos ou mais com limitações de desempenho em atividades de vida diária (AVDs) ou atividades instrumentais de vida diária (AIVDs), ou que estão em uma instituição de cuidados de longa duração, anos 1992-2013

NOTA: uma residência é considerada uma instituição de cuidados de longo prazo se for certificada pelo Medicare ou Medicaid; se possuir três ou mais leitos, se for licenciada como casa de repouso ou outra instalação de cuidados de longo prazo e se oferecer pelo menos um serviço de cuidados pessoais; ou fornecer supervisão 24 horas, 7 dias por semana por um cuidador. As limitações na realização das atividades de vida diária (AVDs) estão relacionadas à dificuldade de realizar (ou incapacidade de realizar por motivos de saúde) uma ou mais das seguintes tarefas: tomar banho, vestir-se, comer, sentar/levantar de cadeiras, andar ou usar o banheiro. Limitações na realização de atividades instrumentais de vida diária (AIVDs) estão relacionadas à dificuldade de realizar (ou incapacidade de realizar por motivos de saúde) uma ou mais das seguintes tarefas: uso do telefone, tarefas domésticas leves, tarefas domésticas pesadas, preparação de refeições, compras ou gerenciamento de dinheiro. As porcentagens são ajustadas pela idade usando a população padrão de 2.000. As estimativas podem não somar aos totais devido a arredondamentos.
População de referência: esses dados referem-se a beneficiários do Medicare.
Fonte: Centers for Medicare & Medicaid Services, Medicare Current Beneficiary Survey, Access to Care.

Figura 2.21 Porcentagem de inscritos no Medicare com 65 anos ou mais que possuem limitações nas atividades de vida diária (AVDs) ou atividades de vida diária instrumentais (AIVDs) ou que estão em uma instituição de cuidados de longa duração. (*Fonte: Edwards JJ, Khanna M, Jordan KP, et al. Older Americans 2016: Key Indicators of Well-Being. Federal Interagency Forum on Aging-Related Statistics; https://acl. gov/aging-and-disability-in-america/data-and-research/key-indicators-well-being. Publicado em 2018. Acessado em 6 de fevereiro de 2019.*)

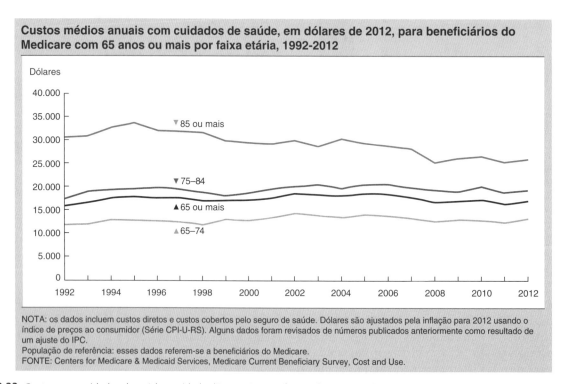

Custos médios anuais com cuidados de saúde, em dólares de 2012, para beneficiários do Medicare com 65 anos ou mais por faixa etária, 1992-2012

NOTA: os dados incluem custos diretos e custos cobertos pelo seguro de saúde. Dólares são ajustados pela inflação para 2012 usando o índice de preços ao consumidor (Série CPI-U-RS). Alguns dados foram revisados de números publicados anteriormente como resultado de um ajuste do IPC.
População de referência: esses dados referem-se a beneficiários do Medicare.
FONTE: Centers for Medicare & Medicaid Services, Medicare Current Beneficiary Survey, Cost and Use.

Figura 2.22 Custos com cuidados de saúde por idade. (*Fonte: Centers for Medicare & Medicaid Services, Medicare Current Beneficiary Survey, Cost and Use. U.S. Department of Health and Human Services. Key Indicators of Well-Being / ACL Administration for Community Living. https:// acl.gov/aging-anddisability-in-america/data-and-research/key-indicators-well-being. Publicado em 2018. Acessado em 6 de fevereiro de 2019.*)

velhos (a partir dos 85 anos) incorrendo em custos mais elevados que para qualquer outro grupo. Em 2016, os consumidores com 65 anos ou mais tiveram uma média de gastos diretos de US$ 5.994, um aumento de 38% desde 2006, consideravelmente menos que os consumidores mais jovens (US$ 4.331). Os idosos respondem por 34% de todo o uso de medicamentos prescritos, com 48% de todos os idosos relatando tomar um medicamento prescrito, um aumento importante em comparação com os 39% prescritos 10 anos antes.

Dos indivíduos mais velhos com 75 anos ou mais, 25% relataram 10 ou mais visitas a um profissional de saúde no ano passado, em comparação com 13% dos adultos com 45 a 64 anos. O tipo de provedor visitado difere com a idade. Quanto mais jovem a pessoa, mais exclusivamente ela consultou um médico, enquanto os adultos mais velhos eram mais propensos a procurar provedores não médicos (p. ex., enfermeiro, assistente médico) (41,3%). A utilização de serviços especializados, como saúde domiciliar e hóspice, aumenta com a idade, conforme mostrado na Figura 2.23.[6]

O número de doenças crônicas aumenta a utilização e os custos dos cuidados de saúde. Por exemplo, 14% das pessoas com uma a duas doenças crônicas visitaram o pronto-socorro em 1 ano, em comparação com 32% daqueles com cinco ou mais doenças crônicas.[29] O dobro de medicamentos, em média, são usados por aqueles com cinco ou mais condições/doenças crônicas em comparação com aqueles com três ou quatro condições,[29] sendo que as pessoas com cinco ou mais doenças tiveram, em média, 20 consultas médicas por ano, em comparação com 12 consultas para aqueles com três ou quatro condições.[29] Essa maior utilização por aqueles com mais doenças crônicas resulta em uma estatística impressionante em relação àqueles com cinco ou mais doenças crônicas que respondem por 41% do total dos gastos com saúde, enquanto representam apenas 12% da população.[29]

Desafios e possibilidades futuras

As mudanças nas características demográficas da população dos EUA representam um desafio crítico e uma oportunidade para os fisioterapeutas geriátricos. Duas coortes diferentes envelhecerão simultaneamente: a coorte da Segunda Guerra Mundial e da Grande Depressão, que compõe a categoria dos velhos-velhos, e a coorte dos *boomers*, que compõe a categoria dos jovens-velhos. Será necessária uma abordagem flexível para lidar com essas coortes diferentes, com expectativas individualizadas que respondam à visão de cada adulto mais velho para o seu próprio envelhecimento. Além disso, espera-se que os idosos vivam mais tempo do que nunca, mas a qualidade de suas vidas nesses anos adicionais ainda é uma questão de conjectura. Envelhecer com múltiplas condições/doenças

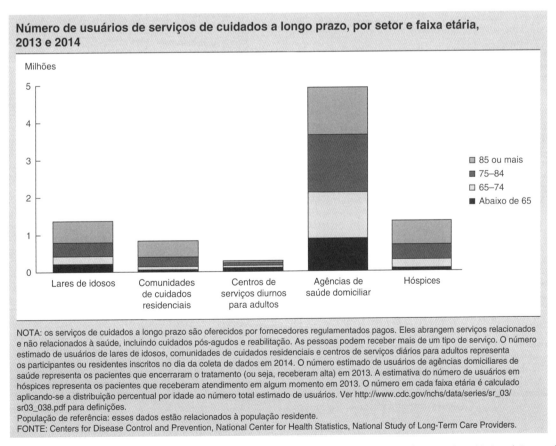

Figura 2.23 Uso de serviços especializados por idade. (*Fonte: Centers for Disease Control and Prevention, National Center for Health Statistics, National Study of Long-Term Care Providers.*)

crônicas e pouca participação em atividades físicas e outros comportamentos de estilo de vida saudáveis agrava ainda mais a propensão ao declínio físico com a idade avançada. Os déficits funcionais são os resultados esperados de doenças ou efeitos permanentes de uma lesão; por sua vez, as limitações funcionais predizem diminuição da participação social, aumento da utilização de serviços, maior morbidade e morte. A profissão de fisioterapeuta está em uma posição única para adicionar vida aos anos, à medida que a ciência médica adiciona anos à vida.

REFERÊNCIAS BIBLIOGRÁFICAS

1. Climbing Staff. Forever: 80-years-old and still climbing. *Climbing Magazine*. https://www.climbing.com/videos/forever-80-years-old-and-still-climbing/. Published 2017. Accessed February 5, 2019.
2. Levy SR, Macdonald JL. Progress on understanding ageism. *J Soc Issues*. 2016;72(1):5–25. https://doi.org/10.1111/josi.12153.
3. Tippett R. Population Aging and Growing Dependency | StatChat. University of Virginia. http://statchatva.org/2012/11/20/population-aging-and-growing-dependency/. Published 2012. Accessed February 12, 2019.
4. U.S. Census Bureau. *Older Americans Month: May 2017*. https://www.census.gov/newsroom/facts-for-features/2017/cb17-ff08.html. Published 2017. Accessed February 5, 2019.
5. U.S. Census Bureau. *Nation's Older Population to Nearly Double*. https://www.census.gov/newsroom/press-releases/2014/cb14-84.html. Published 2014. Accessed February 5, 2019.
6. Edwards JJ, Khanna M, Jordan KP, et al. Older Americans 2016: key indicators of well-being. Federal Interagency Forum on Aging-Related Statistics. https://doi.org/10.1136/annrheumdis-2013-203913.
7. Administration on Aging, Administration for Community Living, U.S. Department of Health and Human Services. *A Profile of Older Americans: 2017*. Washington, DC; 2018. https://acl.gov/aging-and-disability-in-america/data-and-research/profile-older-americans. Accessed February 10, 2019.
8. Avendano M, Kawachi I. Why do Americans have shorter life expectancy and worse health than do people in other high-income countries? *Annu Rev Public Health*. 2014;35:307–325. https://doi.org/10.1146/annurev-publhealth-032013-182411.
9. Murphy SL, Xu J, Kochanek KD, Arias E. Mortality in the United States, 2017. CDC/National Center for Health Statistics. https://www.cdc.gov/nchs/products/databriefs/db328.htm. Published 2018. Accessed February 7, 2019.
10. Ortman JM, Velkoff VA, Hogan H. An Aging Nation: The Older Population in the United States. https://www.census.gov/library/publications/2014/demo/p25-1140.html. Published 2014. Accessed February 11, 2019.
11. U.S. Census Bureau. Older People Projected to Outnumber Children. Newsroom. https://www.census.gov/newsroom/pressreleases/2018/cb18-41-population-projections.html. Published 2018. Accessed February 6, 2019.
12. Centers for Disease Control and Prevention. *State of Aging and Health in America 2013*. Centers for Disease Control and Prevention, U.S. Department of Health and Human Services. https://www.cdc.gov/aging/agingdata/data-portal/state-aginghealth.html. Published 2013. Accessed February 9, 2019.
13. O'Neil K, Tienda M. Age at immigration and the incomes of older immigrants, 1994 2010. *J Gerontol Ser B Psychol Sci Soc Sci*. 2015;70(2):291–302. https://doi.org/10.1093/geronb/gbu075.
14. Fox-Grange W. AARP Blog – The Growing Racial and Ethnic Diversity of Older Adults. Thinking Policy. https://blog.aarp.org/2016/04/18/the-growing-racial-and-ethnic-diversity-of-olderadults/. Published 2016. Accessed February 6, 2019.
15. Rand Corporation. *Health, Marriage, and Longer Life for Men*. RAND: Santa Monica, CA; 1998. https://www.rand.org/pubs/research_briefs/RB5018/index1.html. Accessed 6 February 2019.
16. dePaulo B. No, Getting Married Does Not Make You Live Longer. *Psychology Today*. https://www.psychologytoday.com/us/blog/living-single/200902/no-getting-married-does-not-makeyou-live-longer. Published 2009. Accessed February 6, 2019.
17. dePaulo B. Is It True That Single Women and Married Men Do Best? *Psychology Today*. https://www.psychologytoday.com/us/blog/living-single/201701/is-it-true-single-women-andmarried-men-do-best. Published 2017. Accessed February 6, 2019.
18. Pew Research Center. The Return of the Multi-Generational Family Household. Social & Demographic Trends. http://www.pewsocialtrends.org/2010/03/18/the-return-of-the-multi-generational-family-household/. Published 2010. Accessed February 7, 2019.
19. Johnson JH, Appold SJ. *Older U.S. Adults: Demographics, Living Arrangements, and Barriers to Aging in Place*. Kenan Institute White Paper. 2017. www.kenaninstitute.unc.edu/wpcontent/uploads/2017/AgingInPlace_06092017.pdf.
20. Aaltonen M, Forma L, Pulkki J, Raitanen J, Rissanen P, Jylha M. Changes in older people's care profiles during the last 2 years of life, 1996-1998 and 2011-2013: a retrospective nationwide study in Finland. *BMJ Open*. 2017;7(11): e015130. https://doi.org/10.1136/bmjopen-2016-015130.
21. Harris-Kojetin L, Sengupta M, Park-Lee E, et al. Long-term care providers and services users in the United States: data from the National Study of Long-Term Care Providers, 2013–2014. *Vital Health Stat*. 2016;3(38):x xii, 1–105. https://www.cdc.gov/nchs/data/series/sr_03/sr03_038.pdf.
22. Knickman JR, Snell EK. The 2030 problem: caring for aging baby boomers. *Health Serv Res*. 2002;37(4):849–884. https://doi.org/10.1034/J.1600-0560.2002.56.X.
23. Singer BH, Manton KG. The effects of health changes on projections of health service needs for the elderly population of the United States. *Proc Natl Acad Sci USA*. 1998; 95(26):15618–15622. http://www.ncbi.nlm.nih.gov/pubmed/9861019. Accessed 11 February 2019.
24. Manton KG. Recent declines in chronic disability in the elderly U.S. population: risk factors and future dynamics. *Annu Rev Public Health*. 2008;29(1):91–113. https://doi.org/10.1146/annurev.publhealth.29.020907.090812.
25. Foster AC. A closer look at spending patterns of older Americans: beyond the numbers: U.S. Bureau of Labor Statistics. *Beyond Numbers Pricing Spend*. 2016;5(4). https://www.bls.gov/opub/btn/volume-5/spending-patterns-of-olderamericans.htm. Accessed 7 February 2019.
26. Centers for Disease Control and Prevention/National Center for Health Statistics. FastStats – Older Persons Health. https://www.cdc.gov/nchs/fastats/older-american-health.htm. Published 2017. Accessed February 7, 2019.
27. Centers for Disease Control and Prevention. LCOD by Race/Ethnicity All Males 2015 – Health Equity. https://www.cdc.gov/healthequity/lcod/men/2015/race-ethnicity/index.htm. Published 2015. Accessed February 7, 2019.
28. Centers for Disease Control and Prevention. Health and Economic Costs of Chronic Disease. National Center for Chronic Disease Prevention and Health Promotion. https://www.cdc.gov/chronicdisease/about/costs/index.htm. Published 2018. Accessed February 8, 2019.
29. Buttorff C, Ruder T, Bauman M. Multiple chronic conditions in the united states. Santa Monica; Rand Corporation: 2017. https://www.rand.org/content/dam/rand/pubs/tools/TL200/TL221/RAND_TL221.pdf.
30. Centers for Disease Control and Prevention. Healthy Aging | At a Glance Reports | Publications | Chronic Disease Prevention and Health Promotion. National Center for Chronic Disease Prevention and Health Promotion. https://www.cdc.gov/chronicdisease/resources/publications/aag/healthy-aging.htm. Published 2016. Accessed February 8, 2019.
31. National Aging Team. 10 Most Common Chronic Diseases [Infographic] – Healthy Aging Blog | NCOA. NCOA Blog Healthy Living. https://www.ncoa.org/blog/10-common-chronicdiseases-prevention-tips/. Published 2017. Accessed February 8, 2019.
32. Centers for Disease Control and Prevention. About Chronic Diseases. National Center for Chronic Disease Prevention and Health Promotion. https://www.cdc.gov/chronicdisease/about/index.htm. Published 2018. Accessed February 8, 2019.
33. Theis KA, Murphy L, Hootman JM, Wilkie R. Social participation restriction among US adults with arthritis: a population-based study using the International Classification of Functioning, Disability and Health. *Arthritis Care Res*. 2013;65(7):1059–1069. https://doi.org/10.1002/acr.21977.
34. Mislinski J. Demographic Trends for the 50-and-Older Work Force – dshort. Advisor Perspectives. https://www.advisorperspectives.com/dshort/updates/2019/02/05/demographictrends-for-the-50-and-older-work-force. Published 2019. Accessed February 9, 2019.

35. Toosi M, Torpey E. Older workers: labor force trends and career options: career outlook. Bureau of Labor Statistics. https://www.bls.gov/careeroutlook/2017/article/older-workers.htm. Published 2017. Accessed February 9, 2019.

36. Desilver D. More older Americans are working than in recent years. Pew Research Center. http://www.pewresearch.org/fact-tank/2016/06/20/more-older-americans-are-working-andworking-more-than-they-used-to/. Published 2016. Accessed February 9, 2019.

37. Cohen B. Trends in Volunteerism Among Older Adults: Fact Sheet 03 – Sloan Center on Aging and Work at Boston College. Center on Aging and Work. https://www.bc.edu/research/agingandwork/archive_pubs/FS03.html. Published 2010. Accessed February 9, 2019.

38. Fried LP, Carlson MC, Freedman M, et al. A social model for health promotion for an aging population: initial evidence on the Experience Corps model. *J Urban Health.* 2004;81 (1):64 78. https://doi.org/10.1093/jurban/jth094.

39. Fried LP, Carlson MC, McGill S, et al. Experience Corps: a dual trial to promote the health of older adults and children's academic success. *Contemp Clin Trials.* 2013;36(1):1 13. https://doi.org/10.1016/j.cct.2013.05.003.

40. Piliavin JA, Siegl E. Health benefits of volunteering in the Wisconsin longitudinal study. *J Health Soc Behav.* 2007;48 (4):450 464. https://doi.org/10.1177/002214650704800408.

41. Morrow-Howell N, Hinterlong J, Rozario PA, Tang F. Effects of volunteering on the well-being of older adults. *J Gerontol B, Psychol Sci Soc Sci.* 2003;58(3):S137 S145.

42. Livingston G, Parker K. Since the start of the great recession, more children raised by grandparents. *Pew Res Cent Publ.* 2010;7. http://pewresearch.org/pubs/1724/sharpincrease-children-with-grandparent-caregivers.

43. Chang P-J, Wray L, Lin Y. Social relationships, leisure activity, and health in older adults. *Health Psychol.* 2014;33 (6):516–523. https://doi.org/10.1037/hea0000051.

44. Taylor P, Morin R, Parker K, Cohn D, Wang W. Growing Old in America: Expectations vs. Reality. http://www.pewresearch.org/wp-content/uploads/sites/3/2010/10/Getting-Old-in-America.pdf. Published 2009.

45. Owen N, Healy GN, Matthews CE, Dunstan DW. Too much sitting: the population health science of sedentary behavior. *Exerc Sport Sci Rev.* 2010;38(3):105–113. https://doi.org/10.1097/JES.0b013e3181e373a2.

46. Lindstrom HA, Fritsch T, Petot G, et al. The relationships between television viewing in midlife and the development of Alzheimer's disease in a case-control study. *Brain Cogn.* 2005; 58(2):157–165. https://doi.org/10.1016/j.bandc.2004.09.020.

47. García-Esquinas E, Andrade E, Martínez-Gómez D, Caballero FF, López-García E, Rodríguez-Artalejo F. Television viewing time as a risk factor for frailty and functional limitations in older adults: results from 2 European prospective cohorts. *Int J Behav Nutr Phys Act.* 2017;14 (1):54. https://doi.org/10.1186/s12966-017-0511-1.

48. Singh B, Kiran U. Recreational activities for senior citizens. *Int J Humanit Soc Sci.* 2014;19(4):2279–2837.

49. Satariano WA, Guralnik JM, Jackson RJ, Marottoli RA, Phelan EA, Prohaska TR. Mobility and aging: new directions for public health action. *Am J Public Health.* 2012;102 (8):1508–1515. https://doi.org/10.2105/AJPH.2011.300631.

50. Fried LP, Guralnik JM. Disability in older adults: evidence regarding significance, etiology, and risk. *J Am Geriatr Soc.* 1997;45(1): 92–100.

51. Palazzo C, Ravaud JF, Papelard A, Ravaud P, Poiraudeau S. The burden of musculoskeletal conditions. *PLoS One.* 2014; 9(3):e90633, https://doi.org/10.1371/journal.pone.0090633.

52. U.S. Census Bureau. Mobility Is Most Common Disability Among Older Americans. Newsroom. https://www.census.gov/newsroom/press-releases/2014/cb14-218.html. Published 2014. Accessed February 10, 2019.

53. Khatutsky G, Catherine O, Wiener JM, et al. Residential care communities and their residents in 2010: a national portrait. DHHS Publication No. 2016-1041. *Natl Cent Heal Stat.* 2016.

54. Storeng SH, Sund ER, Krokstad S. Factors associated with basic and instrumental activities of daily living in elderly participants of a population-based survey: the Nord-Trøndelag Health Study, Norway. *BMJ Open.* 2018;8(3):e018942. https://doi.org/10.1136/BMJOPEN-2017-018942.

55. Gennuso KP, Matthews CE, Colbert LH. Reliability and validity of 2 self-report measures to assess sedentary behavior in older adults. *J Phys Act Health.* 2015;12(5):727–732.https://doi.org/10.1123/jpah.2013-0546.

56. Centers for Medicare & Medicaid Services. Health and Health Care of the Medicare Beneficiary Survey. https://www.cms.gov/Research-Statistics-Data-and-Systems/Research/MCBS/Data-Tables-Items/2013HHC.html?DLPage=1&DLEntries=10& DLSort=0&DL SortDir=descending; 2013. Published 2013. Accessed February 10, 2019.

57. Satariano WA, Kealey M, Hubbard A, et al. Mobility disability in older adults: at the intersection of people and places. *Gerontologist.* 2016;56(3):525–534. https://doi.org/10.1093/geront/gnu094.

Alterações Fisiológicas Relacionadas à Idade: Visão Geral

Carol Sames

VISÃO GERAL DO CAPÍTULO

Introdução, 38
Envelhecimento: um declínio na
  homeostase, 39
Sistema musculoesquelético, 41
  Tecido esquelético, 41
  Tecido muscular, 42

Composição corporal, 43
Tecido conjuntivo e colágeno, 44
Sistema cardiovascular, 45
Sistema nervoso, 47
Função sensorial, 48
Sistema imunológico, 48

Eixo hormonal, 49
Exercício para reversão de
  declínio/prevenção de doença
  e estilo de vida sedentário, 50
Resumo, 51
Referências bibliográficas, 51

INTRODUÇÃO

O envelhecimento é um processo fundamental que afeta todos os nossos sistemas e tecidos, causando inúmeras alterações e danos nas vias moleculares. A velocidade e a magnitude das alterações em cada sistema podem diferir de pessoa para pessoa, mas o declínio fisiológico é uma parte inevitável da vida. Como tal, o envelhecimento é o fator de risco mais significativo para a maioria das doenças não transmissíveis, incluindo doenças cardiovasculares, câncer, diabetes e doenças neurológicas.[1]

Embora haja uma infinidade de teorias que descrevem os mecanismos propostos para o processo de envelhecimento, não existe uma teoria unificadora e singular que explique satisfatoriamente todas as alterações pelas quais o corpo passa. Os mecanismos propostos incluem estresse oxidativo, alterações mitocondriais, dano/reparo do DNA, comprimento dos telômeros e genotoxicidade que interagem com a genética, escolhas de estilo de vida e ambiente para impactar o envelhecimento biológico. Embora enormes avanços tenham sido feitos em nossa compreensão sobre o processo de envelhecimento, ainda há muito a descobrir sobre a ciência do declínio relacionado à idade. O reconhecimento de que a inflamação de todo o corpo é um contribuinte importante para o declínio relacionado à idade é um desvio significativo dos conceitos como desgaste e lesão e do conceito do relógio biológico com base na programação genética. Além disso, pesquisas com gêmeos idênticos identificaram que, dependendo da variável de resultado, 25 a 50% do declínio com a idade tem uma base genética, que se torna mais forte com maior longevidade.[2] A maioria das alterações relacionadas à idade é consequência de escolhas de estilo de vida, como ingestão inadequada de nutrientes,

excesso de peso corporal (que sobrecarrega os tecidos, aumenta a inflamação e predispõe a doenças) e variáveis como tabagismo, ingestão excessiva de álcool e estilo de vida sedentário. A ausência de atividade física pode ter o maior impacto sobre o envelhecimento bem-sucedido.[3-8]

Mesmo que o declínio relacionado à idade possa resultar na perda de força, potência, resistência aeróbia, massa óssea e capacidade vital, temos reserva de tecido suficiente em cada um de nossos sistemas para passar de 80 a 90 anos sem enfermidade. Por exemplo, atletas *masters* (> 40 anos) que competem em eventos de resistência e ultra resistência (> 6 horas) demonstram melhora em seu desempenho de resistência em um ritmo mais rápido que seus colegas mais jovens em natação, ciclismo e corrida.[9]

Como grande parte do declínio com o envelhecimento está relacionado ao estilo de vida, os fisioterapeutas estão em uma posição única para intervir ao longo do caminho, com resultados promissores em qualquer idade. Na verdade, há um crescente corpo de evidências indicando que o exercício é um modificador poderoso do declínio relacionado à inatividade, mesmo para sarcopenia, o desgaste muscular decorrente da idade.[3-5,8,10,11] Perda de força e massa muscular esquelética são inevitáveis com o envelhecimento e podem ser ainda mais exacerbadas por uma série de variáveis, como nutrição e doenças; entretanto, o estilo de vida sedentário provavelmente é o que cobra o maior preço.[4,5,10,11] Na posição mais recente sobre exercício e atividade física para adultos mais velhos, o American College of Sports Medicine (ACSM) afirma que embora nenhuma quantidade de atividade física possa interromper o processo de envelhecimento biológico, há fortes evidências de que o exercício regular pode minimizar os efeitos fisiológicos de um estilo de vida sedentário e aumentar a expectativa de vida ativa, limitando o desenvolvimento e progressão de doenças crônicas e condições incapacitantes.[12] De modo geral, homens e mulheres que incluem atividades físicas em sua rotina diária devem ter massa muscular e força suficientes para realizar todas as atividades fundamentais da vida diária ao longo de sua vida.

O envelhecimento e a longevidade são controlados por várias alterações celulares e subcelulares em todos os tecidos que interagem com o estilo, as escolhas de vida e os fatores ambientais. A intenção deste capítulo é descrever o que ocorre em alguns sistemas, visando compreender as consequências funcionais do envelhecimento, conforme se apresentam clinicamente ao fisioterapeuta. Por exemplo, o declínio natural na densidade mineral óssea pode predispor os pacientes à osteoporose por meio de alterações celulares e hormonais que podem ser exacerbadas com escolhas de estilo de vida, como sedentarismo e desnutrição. Não é incomum que pessoas com osteoporose manifestem alterações posturais que afetam o equilíbrio, diminuem a capacidade e a força da musculatura respiratória e encurtam o comprimento do passo e da passada. Depois que as alterações celulares forem descritas neste capítulo, outros eventos relacionados à inatividade e estilo de vida que contribuem ainda mais para o declínio sistêmico serão abordados. Assim, para desenvolver um plano de tratamento eficaz, o fisioterapeuta deve considerar todas as sequelas dos distúrbios à saúde.

Embora não haja um único tecido ou sistema que não sofra alterações relacionadas à idade, apenas os sistemas que os fisioterapeutas tratam diretamente ou afetam a capacidade de prestar o cuidado são o foco deste capítulo. Os sistemas gastrointestinais ou geniturinários, por exemplo, não serão discutidos em detalhes. Musculoesquelético, alterações cognitivas com o envelhecimento e intervenções por meio de exercícios para melhorar a função em adultos mais velhos serão abordadas em capítulos posteriores. Nesse sentido, este capítulo é uma visão geral do processo de envelhecimento em sistemas específicos; ele começará com uma discussão sobre o declínio da homeostase e da demografia na perda funcional e habilidade com o envelhecimento. A seguir, serão introduzidas as alterações com o envelhecimento no sistema musculoesquelético, tecidos conjuntivos e sistemas cardiovascular, nervoso, somatossensorial, imunológico e endócrino. Por fim, serão apresentadas pesquisas sobre exercícios para reverter o declínio e prevenir doenças, além das consequências da adoção de um estilo de vida sedentário. Uma discussão abrangente sobre redução do desempenho muscular, desempenho motor, cognição, exercício e aptidão física para adultos mais velhos e bem-estar para idosos adulto será abordado nos capítulos subsequentes.

ENVELHECIMENTO: UM DECLÍNIO NA HOMEOSTASE

A homeostase está relacionada aos processos fisiológicos que mantêm um ambiente interno estável do corpo e é um elemento fundamental no processo de envelhecimento.

O grau no qual o corpo pode se adaptar a estressores fisiológicos e manter a homeostase influenciará a suscetibilidade a doenças e lesões. Essa capacidade é conhecida como homeostase adaptativa. À medida que os indivíduos envelhecem, a capacidade expansiva da faixa homeostática adaptativa diminui, e tem sido sugerido que esse declínio contribui para a maior incidência de desenvolvimento de doenças entre as populações mais velhas.[13] Com o envelhecimento, a capacidade de tolerar estressores diminui, mas permanece parcialmente modificável com adaptações ao estilo de vida. A teoria do estresse físico (TEF), proposta por Mueller e Maluf,[14] capta a essência da homeostase. A premissa básica da TEF é que as alterações no nível relativo de estresse físico causam uma resposta adaptativa previsível em todos os tecidos biológicos.[14] A Figura 3.1 ilustra a relação entre vários níveis de estresse físico e as respostas adaptativas do tecido. A Figura 3.2 fornece uma imagem conceitual da relação do envelhecimento bem-sucedido e malsucedido com uma tolerância para desafios à homeostase e o efeito de vários níveis de desafio na homeostase.

O idoso que envelhece com sucesso mantém elevada capacidade de tolerar o estresse fisiológico, ao passo que a pessoa que está envelhecendo sem sucesso geralmente tem uma baixa tolerância a estressores fisiológicos que desafiam a homeostase do corpo em envelhecimento. A capacidade de melhorar a tolerância ao estresse fisiológico e, assim, criar uma janela de homeostase mais ampla é possível usando princípios incorporados na TEF. A faixa de tolerância aumenta em resposta ao exercício e diminui com o acréscimo de doenças crônicas e maior inatividade. O indivíduo mais velho com tolerância muito baixa a estressores fisiológicos é altamente suscetível à doença e possui baixa capacidade de combater os efeitos da doença: um surto de gripe pode matar.

Quando uma pessoa está em homeostase, o exercício resulta em alterações positivas robustas com adaptação sistêmica. A força e o equilíbrio podem aumentar, bem como a resistência aeróbia e muscular. Quando o

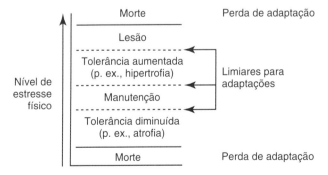

Figura 3.1 Efeito de vários níveis de estresse físico (inadequadamente baixo a excessivamente alto) sobre a capacidade do tecido de se adaptar e manter a homeostase. (*Reimpressa com permissão de Mueller MJ, Maluf KS: Tissue adaptation to physical stress: a proposed "Physical Stress Theory" to guide physical therapist practice, education, and research. Phys Ther 82(4):383–403, 2002.*)

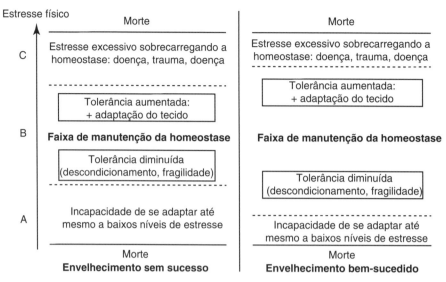

Figura 3.2 Uma descrição das diferenças na faixa de tolerância da homeostase e capacidade de adaptação ao estresse em indivíduos que envelheceram sem sucesso e aqueles que envelheceram com sucesso. As linhas pontilhadas representam os limites da homeostase centrados em torno da faixa de estresse físico que mantém o tecido em equilíbrio fisiológico e o efeito do estresse aumentado ou diminuído na tolerância a desafios à homeostase. **A.** Capacidade inadequada de adaptação (manutenção da homeostase do tecido) mesmo contra pequenos estresses. **B.** Nível de estresse que mantém a tolerância da homeostase no mesmo nível. **C.** Nível de estresse que sobrecarrega a capacidade do tecido de manter a homeostase.

idoso inativo com doença crônica estável pratica exercícios, também ocorrem alterações positivas, embora não na mesma magnitude que suas contrapartes ativas. Em ambos os conjuntos de circunstâncias, ocorre um alargamento da janela de homeostase, proporcionando maior tolerância ao estresse fisiológico, e reduzindo, consequentemente, a possibilidade de passar da homeostase para a doença. Quanto mais ampla for a janela de homeostase, maior será a chance de sobrevivência e de manutenção da independência na função física; maior será a reserva física e a resiliência – a capacidade do corpo de recorrer a um "poço" de função imunológica, força e resistência, entre outros recursos para atender às demandas da vida. Um dos maiores desafios da prática da fisioterapia é promover e manter uma reserva fisiológica suficiente para manter a homeostase mesmo na presença de grandes estressores. Assim, o fisioterapeuta deve promover e aumentar o bem-estar e a qualidade de vida em todos os atendimentos.

Ao discutir as alterações fisiológicas relacionadas ao envelhecimento, é importante definir vários termos. *Caquexia* normalmente diz respeito a um declínio inevitável na perda muscular (e corporal) que não pode ser contido nutricionalmente.[15,16] A caquexia é uma perda muscular rápida e implacável que frequentemente ocorre antes da morte e está associada ao câncer em estágio terminal, à doença pulmonar obstrutiva crônica (DPOC), à insuficiência cardíaca congestiva (ICC) e a certas doenças infecciosas em resposta a uma ou mais patologias que acometem o corpo. Embora alguns adultos jovens com mais reserva muscular possam se recuperar de um estado caquético, a maioria das pessoas não progride bem e raramente os adultos mais velhos se recuperam da caquexia. A caquexia da velhice geralmente precede a morte e, embora a causa da caquexia não seja

bem definida, acredita-se que seja a consequência de um aumento maciço de citocinas inflamatórias, o que será discutido posteriormente neste capítulo.[17,18]

O outro termo que deve ser definido é *sarcopenia*, que é a perda de massa muscular da velhice.[19] Descrita pela primeira vez por Rosenberg, em 1989, como a diminuição progressiva da massa e força muscular durante o envelhecimento. Atualmente, não há uma definição universalmente aceita; entretanto, uma expansão do conceito agora inclui um declínio na força muscular, na potência e na qualidade funcional.[16,20] A sarcopenia está presente se a massa muscular, conforme determinada pela absorciometria de raios X de dupla energia, estiver dois ou mais desvios padrões abaixo dos valores obtidos para adultos jovens.[15,20] Estima-se que entre 22 e 33% dos idosos residentes na comunidade são portadores de sarcopenia e, para aqueles com mais de 80 anos, esse número se aproxima de 50%, com uma porcentagem maior para homens que para mulheres.[21-23] Como as fisiopatologias da caquexia e da sarcopenia são diferentes, não é surpreendente que respondam de modo diferente ao treinamento de força. De fato, o músculo sarcopênico é capaz de responder ao exercício de treinamento de força, com aumentos significativos na massa e na força muscular. Há fortes evidências, ainda, de que o treinamento de resistência progressiva tem um efeito profundo em praticamente todos os mecanismos fisiológicos no sistema nervoso e muscular em indivíduos mais velhos, incluindo aqueles com problemas de mobilidade.[24-26] Em contraste, o músculo caquético não responde ao treinamento de resistência progressiva, e o tratamento de fisioterapia para melhorar a força em indivíduos com essa condição é, geralmente, injustificado.

A sarcopenia frequentemente é a marca registrada do aumento da deficiência em adultos idosos. Na sociedade ocidental, até 42% dos indivíduos com mais de 60 anos têm dificuldade para realizar as atividades da vida diária; 15 a 30% relatam não conseguir levantar ou carregar 4,5 kg; e mais de 30% têm algum tipo de deficiência física.[27] Como a sarcopenia está associada ao aumento da limitação funcional em adultos idosos, o número crescente desses indivíduos com diminuição da capacidade funcional oferece oportunidades ilimitadas de impacto positivo por meio da fisioterapia. Uma discussão detalhada da sarcopenia está incluída em outro capítulo deste livro. Alterações físicas ocorrem em todos os sistemas no adulto idoso. As alterações nos sistemas mais aplicáveis à fisioterapia relacionadas à idade são apresentadas nas seções a seguir. O potencial para aumento da função dos tecidos e órgãos por meio da fisioterapia também é discutido.

SISTEMA MUSCULOESQUELÉTICO

Tecido esquelético

O tecido esquelético é notavelmente suscetível a alterações em resposta ao estado nutricional, atividade/inatividade, sustentação de peso, hormônios e medicamentos.[28] O pico de massa óssea é atingido na maturidade esquelética (20 a 30 anos) e é seguido por um declínio de evolução lenta e progressiva (Figura 3.3). Em mulheres na pós-menopausa, essa perda é mais grave, com um aumento da taxa de reabsorção óssea imediatamente após a menopausa, indicando claramente uma influência hormonal na densidade óssea nas mulheres.[29] A explicação mais provável para esse aumento na reabsorção é a queda na produção de estrogênio ovariano que acompanha a menopausa.[29] A perda óssea começa a acelerar aproximadamente 2 a 3 anos antes da última menstruação e essa aceleração termina 3 a 4 anos após a menopausa. No intervalo de alguns anos ao redor da menopausa, as mulheres perdem 2% da massa óssea a cada ano.[30] Depois disso, a perda óssea diminui para cerca de 1 a 1,5% ao ano nas mulheres, a menos que haja uma condição subjacente ou imobilização que aumente essa velocidade.[31] Homens também perdem massa óssea com a idade, mas sua aceleração de perda óssea começa após os 75 anos.[32]

O osso é composto por três tipos de células: o osteoclasto, que decompõe o osso; o osteoblasto, que produz e aumenta a densidade mineral óssea; e o osteócito, que mantém o osso. Esses três tipos de células formam a unidade metabólica básica (UMB) do osso, conforme sugerido por Frost.[33] Na remodelação óssea normal, observa-se um equilíbrio entre a atividade dos osteoblastos e dos osteoclastos. Com o envelhecimento, ocorrem alterações na maturação e função do osteoblasto e do osteoclasto, o que resulta em maior perda óssea que substituição. Assim, com o avançar da idade, a UMB favorece o catabolismo ósseo em vez do anabolismo ósseo. Com o início da menopausa, a taxa de remodelação óssea aumenta, o que impacta a velocidade da perda óssea.[34] Essa perda leva a uma arquitetura esquelética desordenada e a um aumento do risco de fratura.[34]

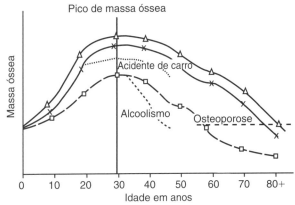

Figura 3.3 Perfis de massa óssea de três mulheres ao longo da vida. A *linha superior* (Δ) representa o estilo de vida normal, incluindo nutrição adequada, cálcio, exercício ocasional ou sem levantamento de peso, algum tempo ao ar livre (exposição à vitamina D), doenças mínimas relacionadas à inatividade, incluindo obesidade, ingestão modesta de álcool e sem drogas que levam à redução da massa óssea. A *linha do meio* (X) reflete a massa óssea ideal em uma mulher que adotou um estilo de vida saudável ao longo de sua vida. O estilo de vida saudável inclui nutrição adequada, incluindo ingestão de proteínas e cálcio, um programa regular de exercícios com levantamento de peso, exposição de rotina ao sol, carga mínima de doenças, consumo modesto de álcool e nenhum medicamento que diminua a massa óssea. A *linha de baixo* (□) reflete uma das várias possibilidades: cálcio inadequado durante a adolescência e/ou amenorreia na adolescência ou no início da vida adulta, ou anorexia na adolescência com ingestão inadequada de cálcio e proteínas. A anorexia frequentemente também resulta em baixos valores de estrogênio. Pontos principais: A ingestão de cálcio durante a adolescência é crítica; a perda de estrogênio sérico normal resulta em perda óssea acelerada com a idade ou falha em maximizar o estoque ósseo na juventude; más escolhas de estilo de vida (p. ex., alcoolismo, estilo de vida sedentário, má nutrição) diminuem a massa óssea em todas as idades; e comprometimento físico sério (p. ex., acidente de carro com repouso prolongado na cama) tem consequências para a vida toda.

BOXE 3.1 | **Fatores de risco não modificáveis e modificáveis para perda óssea.**

Fatores de risco não modificáveis para perda óssea
Genética: mulheres com estruturas pequenas
Raça caucasiana
Mulheres hispânicas
Idade: mulher com mais de 50 anos
História familiar de osteoporose
Prematuridade ao nascer
Baixa de estrogênio: menopausa
Doença de má absorção infantil
Transtorno convulsivo – uso de Dilantin
Perda de massa muscular associada à idade

Fatores de risco modificáveis
Ingestão de cálcio: necessidade de 1200 mg/dia ou mais
Ingestão excessiva de álcool: o máximo permitido não está definido
Tabagismo
Índice de massa corporal baixo (<18,5)
Baixa de estrogênio: amenorreia, anorexia
Baixa de estrogênio: histerectomia total com anexectomia
Inatividade, imobilização
Substituir refrigerante por leite, especialmente entre crianças
Ingestão insuficiente de proteína em todas as idades
Vitamina D inadequada
Hipertireoidismo
Uso de prednisona e cortisona, hiperparatireoidismo

Outros fatores além do envelhecimento podem afetar a saúde óssea de homens e mulheres ao longo da vida, sendo responsáveis por mais declínio na massa óssea que o próprio envelhecimento. Alguns desses fatores não são modificáveis, mas muitos fatores que afetam a massa óssea são modificáveis com o estilo de vida. Fatores que são modificáveis com o estilo de vida e aqueles que não são modificáveis estão resumidos no Boxe 3.1. É importante perceber que o estrogênio é fundamental para a manutenção da massa óssea em homens e mulheres. Recentemente, tornou-se evidente que a testosterona e o estrogênio são mediadores independentes da saúde óssea em homens.[35,36] Assim, qualquer condição que afete os hormônios sexuais (p. ex., câncer de próstata, câncer de mama) afeta automaticamente a saúde do esqueleto em ambos os sexos.

A osteoporose tem sido tradicionalmente diagnosticada com base em escores T inferiores a 2,5 na coluna lombar, quadril e colo do fêmur e/ou um raio de 33%. A American Association of Clinical Endocrinologists e a American College of Endocrinology (AACE/ACE) concordaram recentemente com o novo diagnóstico clínico proposto pela National Bone Health Alliance de que a osteoporose também pode ser diagnosticada em pacientes com osteopenia (escores T entre 1,0 e 2,5) e aumento do risco usando a Ferramenta de Avaliação de Risco de Fratura (*Fracture Risk Assessment Tool* – FRAX).[28] Wright et al. estimam que 10 milhões de norte-americanos são portadores de osteoporose, com um registro anual de 2 milhões de fraturas relacionadas à osteoporose, com mais de 70% delas ocorrendo em mulheres.[37] Devido ao menor tamanho dos ossos das mulheres em comparação com os homens, elas são muito mais suscetíveis a desenvolver osteoporose após a menopausa.

O fato de as mulheres osteoporóticas dos tempos futuros serem criadas entre os jovens de hoje preocupa gravemente o Centers for Disease Control and Prevention (CDC).[38] As mulheres jovens não ingerem leite, são altamente sedentárias, não utilizam seus músculos, não saem de casa rotineiramente para a exposição ao sol, e estão comendo alimentos nutricionalmente pobres, sem cálcio, proteínas e vitamina D. Cada dia gasto sem os blocos de construção do osso rouba do sistema esquelético uma quantidade maior de mineral.[38] Durante a adolescência, a massa óssea aumenta tremendamente e é durante as idades de 12 a 18 que o perfil esquelético final é determinado. Assim, se um adolescente não cumprir as recomendações dietéticas mínimas de cálcio, vitamina D e proteína; se não praticar exercícios regularmente e se não obtiver exposição solar adequada, certamente as chances de saírem da adolescência com um perfil esquelético de um adulto mais velho serão maiores. No outro extremo do espectro de idade, estão as mulheres mais velhas e sedentárias na pós-menopausa que apresentam alto risco de fratura, tornando-se mais osteoporóticas e frágeis, com risco elevado de quedas.[33,37] Uma análise retrospectiva recente demonstrou que o custo anual associado às fraturas osteoporóticas excede os custos de câncer de mama, infarto do miocárdio ou acidente vascular encefálico em mulheres com 55 anos ou mais.[39]

O exercício é fundamental para a saúde e prevenção da osteoporose. A força aplicada pela contração dos músculos exerce tensão sobre o osso e ajuda a manter a densidade mineral óssea; a inatividade priva o osso de um estímulo crítico para a atividade osteoblástica. O impacto da perda óssea que ocorre durante a descarga extrema do espaço foi estimado em 5 a 1,0% *por dia* porque as contrações musculares não estão produzindo nenhuma demanda sobre o osso, destacando ainda mais a importância do suporte de carga e do treinamento de resistência para a saúde óssea.[40] As AACE/ACE *Clinical Practice Guidelines* recomendam que exercícios regulares (p. ex., caminhar 30 a 40 minutos; treinamento de resistência 2 a 3 dias/semana) devem ser defendidos ao longo da vida.[33] O treinamento de resistência progressiva é um forte estímulo para melhorar e manter a massa óssea durante o processo de envelhecimento.[41] As melhorias mais acentuadas na densitometria óssea (DMO) ocorrem por meio do treinamento de resistência de alta intensidade, com três sessões por semana e duas a três séries por sessão.[41] Uma metanálise recente concluiu que as melhorias induzidas pelo exercício na DMO da coluna lombar e do colo femoral seriam reduzir o risco de fratura osteoporótica em aproximadamente 10%.[42] Usando dados do Longitudinal Aging Study, Furrer et al. concluíram que uma força maior da garra da mão e desempenho físico foram relacionados à alta qualidade óssea e redução do risco de fratura em homens, enquanto nas mulheres um nível de moderado a alto de atividade física foi associado a redução do risco de fratura.[43]

Vários estudos indicaram que os exercícios combinados com a terapia de reposição hormonal (dehidroepiandrosterona [DHEA], testosterona, estrogênio ou estrogênio/progesterona combinados) podem adicionar densidade mineral óssea à estrutura osteopênica de homens e mulheres mais velhos. Villareal et al. demonstraram que mulheres idosas frágeis (com mais de 75 anos) em terapia de reposição hormonal (TRH) também apresentaram aumentos significativos de aproximadamente 3,5% na DMO da coluna lombar com 9 meses de treinamento de resistência e exercícios aeróbicos.[44,45] Em um dos poucos estudos que incluía homens, DHEA foi administrado por 2 anos a indivíduos de ambos os sexos com idades entre 65 e 75 anos. Mulheres em uso de DHEA aumentaram a DMO da coluna em 1,7% no primeiro ano e em 3,6% após 2 anos de suplementação. Nenhum aumento ósseo foi observado em homens.[46] Dada a tendência atual de aumento da osteoporose em homens, terapias bem-sucedidas são necessárias. Discussão adicional da intervenção farmacológica é discutida em outra parte deste livro.

Tecido muscular

O tecido muscular sofre uma série de alterações fisiológicas com o envelhecimento, incluindo alterações na atrofia da fibra muscular, tipo de fibra muscular, função contrátil, estrutura e composição muscular que, em última análise, impactam o desempenho físico, velocidade, força e qualidade do movimento, podendo levar à incapacidade funcional.[47] Aos 70 anos, observa-se uma redução de cerca de 20 a 40% na massa muscular.[48] O declínio médio da massa muscular ao longo da vida é de 0,37% ao ano nas mulheres e 0,47% nos homens, acelerando em indivíduos com 75 anos ou mais a uma taxa de 0,64 a 0,70%/ano nas mulheres, e 0,80 a 0,98%/ano nos homens.[49] Em nível celular, estudos relataram uma diminuição significativa no tamanho da fibra muscular em adultos idosos.[50] A composição da fibra muscular também parece ser afetada pelo processo de envelhecimento. As fibras do tipo I ou de contração lenta são consideradas oxidativas ou mais aeróbias por natureza, enquanto as fibras do tipo II ou de contração rápida são glicolíticas e usadas em condições anaeróbias. Uma redução de 10 a 40% nas fibras do tipo II foi observada em adultos idosos.[51] A perda de fibras do tipo II em adultos mais velhos pode ser problemática porque essas fibras estão relacionadas à força e à potência musculares, que são necessárias para levantar de uma cadeira ou levantar cargas pesadas. O envelhecimento também está associado a uma diminuição no conteúdo contrátil absoluto e relativo do musculoesquelético em homens e mulheres, o que reduz a força por unidade de área do musculoesquelético, sendo observado ao nível da fibra única e do músculo inteiro.[52,53] Alterações na estrutura muscular que ocorrem com o envelhecimento incluem níveis mais elevados de tecido adiposo intermuscular, que está associado a uma diminuição no desempenho físico e mobilidade limitada em adultos mais velhos.[54,55] A inflamação crônica de baixo grau relacionada à idade está associada à remodelação patológica do músculo esquelético, o que contribui para a redução da função muscular.[56] Níveis mais altos de citocinas estão associados a menor massa muscular, menor força geral e declínio físico entre adultos mais velhos.[57,58] Alterações no acoplamento excitação-contração, liberação de cálcio do retículo sarcoplasmático e redução no número de mitocôndrias, DNA mitocondrial e síntese de proteína muscular também podem reduzir o desempenho muscular com o envelhecimento.[54,59-61]

Tal como acontece com a saúde óssea, o exercício tem um efeito positivo significativo sobre o desempenho muscular e a função física. Os exercícios de alta intensidade demonstraram ser uma intervenção eficaz para melhorar o funcionamento físico em idosos, incluindo a melhora da força, hipertrofia e o desempenho de algumas atividades simples e complexas, como levantar da cadeira.[62] Em duas metanálises, Peterson et al. identificaram dois aspectos importantes do treinamento de resistência para promover adaptações positivas: o primeiro é que o treinamento de alta intensidade está associado a maiores ganhos na força muscular e o segundo é que o maior volume de treinamento (número total de séries por sessão) está associado a maiores ganhos na massa corporal magra (MCM) após o controle de fatores como idade, duração do treinamento, gênero, intensidade e frequência do treinamento.[63,64] Uma discussão detalhada sobre as alterações musculares durante o envelhecimento e as recomendações de exercícios podem ser encontradas em outra parte deste livro.

Composição corporal

Observa-se uma alteração gradual na composição corporal com o envelhecimento, de modo que a massa magra diminui e a massa gorda aumenta proporcionalmente (Figura 3.4). A perda de massa magra e o ganho de massa gorda contribuem para uma diminuição na taxa metabólica de repouso de 1 a 2% por década após os 20 anos.[65] Como a massa magra é mais metabolicamente ativa (em termos de energia) que a massa gorda, a taxa metabólica de repouso (TMR) diminui. Portanto, a perda de massa magra acarreta redução da TMR com menos calorias totais utilizadas em repouso, o que desequilibra a equação energética, predispondo o indivíduo a ganhar peso com o tempo, sem alteração na ingestão calórica. De 1999 a 2000 nos EUA, a prevalência de obesidade em adultos foi de 36,5%, com uma porcentagem maior para mulheres que para homens.[66] Desde 1999-2000, a prevalência de obesidade adulta aumentou de 30,5 para 37,7% entre 2013 e 2014.[66] Apesar da obesidade em última análise resultar de um desequilíbrio de energia, muitos fatores contribuem para seu desenvolvimento, incluindo genética, comportamento do metabolismo, ambiente, cultura, *status* socioeconômico e certas condições clínicas, como distúrbio da tireoide, síndrome de Cushing e síndrome do ovário policístico, além de determinados fármacos.[67]

A presença de tecido adiposo intra-abdominal (gordura visceral) é um aspecto normal do envelhecimento e é um preditor independente de doença cardiovascular, fatores de risco associados e mortalidade por todas as causas. A gordura visceral secreta citocinas pró-inflamatórias e proteína C reativa, que promovem e sustentam a inflamação crônica de baixo grau além do processo de envelhecimento.[68,69] Acredita-se que o aumento da gordura intra-abdominal também predispõe indivíduos mais velhos, principalmente mulheres, à elevação dos níveis de lipídios e à pré-diabetes.[70] O aumento da gordura visceral também aumenta o

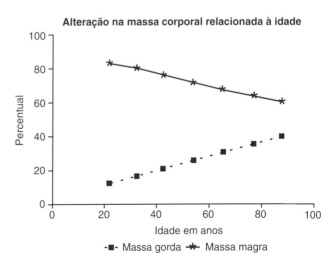

Figura 3.4 Alteração típica na massa gorda e magra em um homem idoso. A massa magra, que é principalmente muscular, diminui continuamente após a terceira década. A massa gorda aumenta concomitantemente. Nesse indivíduo, o peso corporal não mudou ao longo dos 60 anos representados.

risco de hipertensão, triglicerídeos, síndrome metabólica, diabetes do tipo 2, doença da vesícula biliar e certos tipos de câncer.[67] As mulheres são particularmente vulneráveis a essas doenças após a menopausa, pois os efeitos protetores do estrogênio são reduzidos e as mulheres possuem mais massa gorda total que homens em todas as idades.[45] O exercício desempenha um papel importante no controle da gordura intra-abdominal.[71] Quando a frequência cardíaca aumenta em resposta ao exercício aeróbico e os músculos estão envolvidos no treinamento de resistência, a taxa metabólica se eleva, consumindo gordura como "combustível". Homens e mulheres de todas as idades que são consistentemente ativos não adicionam gordura intra-abdominal na mesma medida que aqueles que são sedentários.[69-71] Consequentemente, homens e mulheres ativos apresentam menos inflamação do corpo inteiro e menos doenças relacionadas à obesidade.[70-73]

A síndrome da obesidade osteosarcopênica é um termo recente que descreve a tríade osteopenia, obesidade e sarcopenia.[57,74] Anteriormente, acreditava-se que a obesidade tinha papel protetor nos ossos e músculos, fornecendo carga mecânica para ambos; entretanto, agora é reconhecido que o tecido adiposo, particularmente a gordura visceral, secreta citocinas pró-inflamatórias que promovem e sustentam a inflamação crônica de baixo grau (ICBG) além do processo de envelhecimento.[68,69] Os mecanismos da ICBG causam alterações em todos os três tecidos simultaneamente e promovem maior deposição de gordura, mantendo a diminuição da massa óssea e muscular e aumento do tecido adiposo à medida que a gordura se infiltra no tecido muscular e ósseo.[57,58]

Tecido conjuntivo e colágeno

O tecido conjuntivo provavelmente é o tipo de tecido mais ubíquo no corpo, encontrado em ossos, músculos, vasos sanguíneos, pele, tendões, ligamentos, fáscia, cartilagem e outros tecidos do corpo. Alterações sutis ocorrem em todos os tecidos conjuntivos com o envelhecimento, mas apenas três dessas alterações serão discutidas aqui: perda de água da matriz extracelular, aumento nas ligações cruzadas de colágeno e perda de fibras de elastina.[75-77]

Os tecidos conjuntivos são compostos de colágeno, que fornece resistência à tração substancial, e de uma matriz extracelular semilíquida circundante, que se liga à água, permitindo que as fibras de colágeno deslizem facilmente umas pelas outras. A composição da matriz extracelular muda ao longo dos anos, de modo que o conteúdo de água diminui consideravelmente. A consequência mais óbvia da diminuição do conteúdo de água no tecido conjuntivo é a perda de altura que ocorre quando a água é perdida dos discos intervertebrais.[78] A cartilagem articular também perde água com a idade e se torna mais suscetível à degradação (osteoartrite). Simultaneamente, ocorre uma redução na taxa de renovação do colágeno, associada a um aumento na formação de ligações cruzadas entre as moléculas de colágeno.[77] Esse crescimento no número de ligações cruzadas de colágeno e a perda de água alteram

a função biomecânica com duas alterações clínicas observáveis aparentes: a redução de movimento concomitante ao aumento na rigidez e à perda da capacidade de absorver choques.[77]

A perda de elastina – que é outra proteína do tecido conjuntivo que funciona com o colágeno para retornar as estruturas à sua forma original após a deformação – ocorre com o envelhecimento.[79] Uma redução da elastina é abundantemente evidente na pele envelhecida, que não tem mais seu turgor e tende a ficar flácida ou apresentar rugas. O envelhecimento dos tendões, ligamentos e músculos também demonstra uma redução no funcionamento da elastina, contribuindo ainda mais para a alteração na função.[79] Por mais inconcebível que seja considerar jogadores de beisebol ou basquete de 35 anos "muito velhos" para seu esporte, alterações relacionadas ao tecido conjuntivo são um dos principais contribuintes para lesões e diminuição do desempenho no atletismo. Além dos tendões e músculos, os órgãos internos não são mais mantidos no lugar e as alterações nos tecidos conjuntivos relacionadas à idade contribuem para a tendência de prolapso uterino, problemas de bexiga, constipação intestinal e hérnia em adultos idosos. O Boxe 3.2 resume as três principais alterações relacionadas à idade sobre tecidos conjuntivos: diminuição do conteúdo de água da matriz extracelular, aumento no número de ligações cruzadas de colágeno e perda de elastina.

Do ponto de vista do exercício, trabalhar em direção à amplitude final torna-se cada vez mais importante com o avançar da idade para evitar perdas de amplitude de movimento por limitação de função. Mesmo que o alcance da extremidade das articulações diminua com o avançar dos anos, o alcance ainda deve ser suficiente para realizar todas as atividades da vida diária, incluindo alcançar armários altos e descer até o chão. A perda de alcance *não*

BOXE 3.2	Principais alterações relacionadas à idade nos tecidos conjuntivos e consequências clínicas associadas.
Alteração relacionada à idade	**Consequência clínica**
Perda de água da matriz	Encolhimento da cartilagem articular, discos vertebrais
	Redução da capacidade de absorver choque
	Redução da amplitude de movimento
Aumento no número de ligações cruzadas de colágeno	Tecidos "mais rígidos", maior tensão passiva dentro dos tecidos
	É necessário mais esforço para mover
	Perda da amplitude final de movimento
Perda de fibras elásticas	Pele e órgãos flácidos
	Menor "flexibilidade" de tendões, ligamentos, fáscia

deve impedir a realização de quaisquer atividades básicas – ela apenas reduz o potencial para extremos. A rigidez, por outro lado, tem várias implicações clínicas. Do ponto de vista biomecânico, a rigidez implica uma falta de "elasticidade" que se traduz, por exemplo, em uma maior probabilidade de avulsão do tendão em vez de ruptura. A rigidez também significa que a tensão passiva dentro dos tecidos está aumentada. Dito de outra forma, a proporção da tensão total (i. e., a tensão muscular total como a soma das tensões ativa e passiva) que pode ser atribuída à rigidez passiva aumenta com a idade. Acople o aumento do "arrasto" passivo ao declínio da força muscular que ocorre com o envelhecimento e a consequência é um maior esforço muscular para o movimento. O aumento da rigidez do tecido é um fator que contribui para a diminuição da resistência muscular com a idade.

Quando a perda de água se torna excessiva, como na presença de osteoartrite, os exercícios podem precisar limitar atividades de alto impacto/força, como pular de superfícies altas. Embora os exercícios pliométricos sejam recomendados como um excelente estímulo para aumentar a massa óssea e a força muscular, deve-se tomar cuidado ao escolher exercícios que equilibrem o estímulo ao osso e a capacidade da superfície articular e do músculo absorverem impactos de alta força.

Sistema cardiovascular

As alterações funcionais fundamentais no sistema cardiovascular que ocorrem com o envelhecimento estão resumidas no Boxe 3.3. Essas alterações cardiovasculares associadas à idade diminuem o limiar para alterações, que se manifestam como aumento de doença cardiovascular (DCV), morbidade e mortalidade cardiovascular.[80] A prevalência de DCV aumenta nas pessoas com mais de

---

BOXE 3.3	Principais alterações relacionadas à idade nos tecidos cardiovasculares e consequências clínicas associadas.
Alteração anatômica/ fisiológica com o envelhecimento	**Consequências clínicas**
Diminuição da frequência cardíaca máxima	Menor possibilidade de sobrecarga de trabalho aeróbico
Declínio no VO₂ máx.	Menor possibilidade de sobrecarga de trabalho aeróbico
Tecidos vasculares mais rígidos e menos complacentes	Hipertensão
	Tempo de enchimento ventricular mais lento com redução do débito cardíaco
Perda de células do nó sinoatrial	Frequência cardíaca mais lenta
	Menor frequência cardíaca máxima
Contratilidade reduzida das paredes vasculares	Frequência cardíaca mais lenta
	VO₂ máx. inferior
	Menor possibilidade de sobrecarga de trabalho aeróbia
Espessamento da membrana basal no capilar	Redução da absorção arteriovenosa de O₂

65 anos, especialmente naquelas com mais de 80 anos, e deverá aumentar cerca de 10% até 2020.[81]

Provavelmente, a alteração mais notável e clinicamente importante é o declínio na frequência cardíaca (FC) máxima, que impacta diretamente a capacidade aeróbia máxima representada pela capacidade máxima de oxigênio do exercício.[82] A fórmula comumente usada de 220 menos a idade, desenvolvida por Fox et al., fornece uma diretriz relativa para uma alteração esperada na FC máxima, mas foi demonstrado que subestima a FC máxima em populações mais velhas.[83,84] A magnitude da redução associada à idade na FC máxima de exercício foi estimada em cerca de 30% entre 20 e 85 anos.[85]

A participação em exercícios ao longo da vida evita o declínio da FC máxima? Nessa conjuntura, a pesquisa não respondeu a essa afirmação e os cientistas não compreendem totalmente o processo que causa o declínio na FC máxima, embora fatores que contribuem para esse resultado tenham sido identificados, incluindo aumento da rigidez do coração com enchimento mais lento do ventrículo esquerdo, sensibilidade reduzida à estimulação simpática e uma diminuição relacionada à idade no número de células no nó sinoatrial (SA).[86,87]

O declínio da capacidade aeróbia máxima, que é representado pela capacidade máxima ou de pico de oxigênio do exercício (pico de VO₂), é uma marca registrada do envelhecimento, sendo a medida universalmente aceita de aptidão cardiorrespiratória.[88] Com o declínio da FC máxima, é um fator concomitante e relacionado ao declínio do pico de VO₂. A diminuição associada à idade na capacidade aeróbia máxima aumenta progressivamente de 3 a 6% na terceira e quarta décadas de vida para menos de 20% por década após os 70 anos.[89] A presença de doença vascular e cardiovascular, entretanto, pode diminuir ainda mais a capacidade aeróbia máxima. Sabe-se que as diminuições da capacidade aeróbia da vida adulta são mais rápidas em homens que em mulheres, sugerindo uma diferença nas alterações da morfologia cardíaca associadas à idade.[90]

O débito cardíaco máximo reflete o pico de VO₂ e, consequentemente, a capacidade aeróbia máxima. O débito cardíaco é a quantidade de sangue bombeado pelo coração durante 1 minuto e é expresso como FC multiplicada pelo volume sistólico (VS). O volume sistólico também diminui com a idade, refletindo alterações no funcionamento ventricular. Portanto, o débito cardíaco máximo durante o exercício é reduzido com o envelhecimento porque tanto a FC quanto o VS diminuem com a idade. Essa redução no débito cardíaco durante o exercício reflete alterações que afetam o fornecimento de oxigênio aos músculos em trabalho e a capacidade dos músculos de usar o oxigênio disponível, além de reduções na FC e VS.

Também existe uma correlação entre a massa muscular e o pico de VO₂, que é o principal motivo pelo qual os homens apresentam valores de pico de VO₂ máximo mais elevados que as mulheres.[89,90] Quanto maior for a massa magra em qualquer idade, maior será a capacidade aeróbia máxima.[89] Indivíduos sarcopênicos têm capacidade aeróbia muito baixa.[49,50,91] Hipoteticamente, adicionar massa muscular ao indivíduo sarcopênico aumentará a adaptação ao exercício aeróbio, que é outra razão convincente para idosos frágeis com sarcopenia participarem de treinamento de resistência.

Os fisioterapeutas tratam regularmente os idosos que apresentam uma longa história de inatividade e episódios periódicos de repouso relacionados a doenças. Assim, é bastante comum que pacientes com mais de 60 anos tenham valores de pico de VO_2 na faixa de 13 a 18 mℓ O_2/kg/min, o que se traduz em incapacidade de subir um lance de escadas sem descansar e na incapacidade de andar por 450 metros. A maioria dos fisioterapeutas tem enfrentado o desafio do idoso descondicionado e com comorbidades, impondo ainda mais o declínio relacionado à inatividade em um corpo com capacidade cardiovascular mínima e que atinge um alto percentual da FC máxima apenas ao ir da cama ao banheiro. Esse cenário, refletindo enorme perda de reserva cardiovascular, é um dos principais contribuintes para perda da homeostase, fragilidade e perda da capacidade funcional.

Devido às alterações fundamentais nos tecidos conjuntivos, ao aumento da reticulação do colágeno, à alteração da composição da matriz e à perda de elastina, todo o sistema vascular, incluindo o coração e os vasos periféricos, é mais rígido e menos complacente.[75-77] Estudos transversais e longitudinais demonstraram que as artérias elásticas centrais dilatam com a idade, levando a um aumento no tamanho do lúmen com suas paredes, as quais se tornam mais espessas.[92] O mais notável é o aumento da pressão arterial sistólica que ocorre com a idade, consequência do enrijecimento vascular nas grandes artérias enquanto a pressão diastólica diminui.[92] A diminuição da pressão diastólica reduz o impulso para a perfusão coronária que ocorre quando o coração está "em repouso".[92] A combinação de aumento da pressão sistólica e diminuição da pressão diastólica que ocorre com a idade pode ser problemática durante o exercício, quando o suprimento de oxigênio reduz ao passo que a demanda de oxigênio aumenta. A elevação da pressão arterial sistólica com a idade aumenta a pós-carga do ventrículo esquerdo e, combinada com o aumento da rigidez da aorta, faz com que o coração bombeie com mais força contra maior resistência, levando à hipertrofia ventricular esquerda. A contratilidade do ventrículo esquerdo diminui com o envelhecimento, o que resulta na redução do débito cardíaco, um dos principais componentes do pico de VO_2 e da capacidade aeróbia. Na experiência do autor, a maioria dos clientes com mais de 70 anos atendida em fisioterapia é medicada para hipertensão. Consequentemente, do ponto de vista da segurança do exercício, o fisioterapeuta deve estar atento a aumentos da pressão arterial inaceitavelmente elevados. É imperativo que os adultos mais velhos realizem aquecimento antes de exercícios aeróbicos intensos para acomodar a troca de oxigênio arteriovenosa mais lenta, tecidos vasculares mais rígidos, redução na produção do sistema nervoso simpático e menor capacidade aeróbia associada à idade avançada.

Talvez, como consequência de alterações do tecido conjuntivo, disfunção endotelial e perda de óxido nítrico vasodilatador, a membrana basal da parede capilar se torne mais espessa com a idade, reduzindo a extração eficiente de oxigênio.[92,93] Assim, a troca de oxigênio e nutrientes da vasculatura para tecidos de trabalho ocorre mais lentamente. A diferença entre o conteúdo de oxigênio no sangue arterial e venoso misto (uma diferença – VO_2) representa a quantidade de oxigênio usada pelo corpo e aumenta com o exercício devido às demandas metabólicas do músculo em atividade. Como a perfusão tecidual ocorre mais lentamente em adultos mais velhos, a "queima" ou aumento do lactato produzido pelos músculos em atividade leva mais tempo para ceder durante as fases iniciais do exercício, necessitando de um aquecimento mais longo que os habituais 3 minutos antes de uma atividade com mais vigor. Não se sabe se o espessamento da membrana ocorre em idades mais avançadas em homens e mulheres com uma história de exercício ao longo da vida. Doenças da vasculatura periférica, como diabetes e doença vascular periférica (DVP), aumentam ainda mais a espessura da membrana basal, o que pode resultar na redução da capacidade aeróbia e na falta de perfusão de oxigênio para os tecidos da pele levando a lesões e não cicatrização de úlceras.

Periférico para a discussão do declínio do sistema cardiovascular relacionado à idade é um assunto de enorme importância para a fisioterapia: a anestesia. Homens e mulheres de todas as idades são afetados pela anestesia inalatória, porém os efeitos são mais perceptíveis em adultos mais velhos que já perderam uma quantidade significativa de reserva cardiovascular. Embora o mecanismo seja desconhecido, a anestesia inalatória oblitera as mitocôndrias e, portanto, a capacidade de fornecer adenosina trifosfato (ATP) durante o exercício fica gravemente comprometida.[94] Assim, após a cirurgia com anestesia inalatória, as resistências muscular e cardiovascular ficam comprometidas.[94] Os fisioterapeutas costumam atender os pacientes durante o dia de cirurgia de artroplastia total de um quadril e osteossíntese de uma fratura de quadril, mesmo quando os pacientes ficam exaustos com o mínimo esforço. Não é surpresa que a melhora espontânea comece a se manifestar 2 meses após a cirurgia, muito tempo depois do término da fisioterapia, quando os efeitos da anestesia inalatória se dissipam. A fase inicial da fisioterapia após a cirurgia dos membros inferiores é eficaz para ensinar aos pacientes o essencial: transferências, uso do andador, exercícios em casa, padrão de marcha adequado e estratégias de mobilidade; entretanto, as evidências sugerem fortemente que a terapia que visa ao fortalecimento e às adaptações de resistência dada aos pacientes nos dias seguintes à cirurgia para fratura de quadril é ineficaz.[95] A enorme devastação para o sistema de fornecimento de energia, com repouso no leito, trauma da cirurgia e inatividade, indicam que talvez a intervenção fisioterapêutica seja mais eficaz entre 2 e 3 meses após a alta hospitalar. Os fisioterapeutas precisam reavaliar a eficácia da intervenção nessas condições de tratamento.

Um aspecto do envelhecimento cardiovascular precisa ser enfatizado. Embora a frequência cardíaca máxima, o volume sistólico, o débito cardíaco e a capacidade aeróbia sejam reduzidos, não há razão para que os exercícios em idosos saudáveis sejam restritos a um nível de baixa intensidade por medo de um ataque cardíaco ou de um acidente vascular encefálico. Na realidade, as evidências prospectivas do Physicians 'Health Study e do Nurses' Health Study sugerem que a morte súbita cardíaca (MSC) ocorre a cada 1,5 milhão de episódios de esforço vigoroso em homens e a cada 36,5 milhões de horas de esforço moderado a vigoroso em mulheres, o que é baixo risco para intensidade vigorosa.[96,97] O risco de MSC ou infarto do miocárdio da parede anterior (IMA) é maior em adultos de meia-idade e mais velhos que em indivíduos mais jovens, devido à maior prevalência de DCV nas populações mais velhas; também é maior em sedentários *versus* indivíduos ativos, independentemente da idade.[98] O risco relativo de MSC e IMA durante exercícios vigorosos de intensidade quase máxima está diretamente relacionado à presença de DCV e/ou sintomas de esforço, e está inversamente relacionado ao nível habitual de atividade física, implicando inatividade como fator de risco muito maior para MSC que a atividade física.[96,98,99]

Sistema nervoso

Existem alterações fundamentais nos sistemas nervosos central e periférico com o envelhecimento que têm uma importância significativa para o funcionamento. A desaceleração do sistema nervoso é um aspecto inerente ao envelhecimento e estudos de condução nervosa de idosos encontraram velocidades de condução mais baixas no sistema nervoso periférico em adultos mais velhos.[100,101] A unidade motora é a unidade funcional básica do sistema neuromuscular que permite a produção de força muscular e movimento. A unidade motora é formada pelo neurônio motor alfa e pelas fibras musculares que ele inerva. Com o envelhecimento, observa-se uma perda de unidades motoras com alterações morfológicas e de formação, em conjunto com a alteração da estimulação do sistema nervoso, afetando a potência, a força e a resistência muscular. Além da perda de neurônios motores, observam-se desnervação e reinervação das fibras musculares, e esse processo ocorre principalmente após os 60 anos.[102] O processo de desnervação e reinervação leva à sobrevivência de unidades motoras maiores, porém em uma fração reduzida, o que impacta o recrutamento e diminui o desempenho e o controle motor fino em idosos.[103] O envelhecimento também reduz a codificação da taxa (i. e., as taxas de disparo do potencial de ação em que as unidades motoras disparam), o que altera a produção de força e a velocidade de contração muscular. A duração da contração do tibial anterior durante a contração voluntária máxima foi 23% mais longa, e a taxa máxima de produção de força foi menor em adultos mais velhos que em controles mais jovens.[104]

A desaceleração da velocidade do movimento é uma das principais manifestações clínicas de uma desaceleração do sistema nervoso. Wojcik et al. identificaram que homens e mulheres na categoria idosa "jovem" (65 a 74 anos) já apresentam risco elevado de cair, pois o tempo de resposta a uma queda induzida era muito lento para a recuperação.[105] Nesse estudo, os indivíduos estavam inclinados para frente quando colocados em um colete que os impedia de cair, mas, quando o colete foi solto e os indivíduos tendiam a tropeçar e cair, a maioria dos idosos jovens e saudáveis não conseguiu colocar as pernas de volta sob o corpo com a rapidez necessária para dar um passo adequado e evitar uma queda.[105] As mudanças sensorimotoras decorrentes do envelhecimento que diminuem a força motora, o tempo de reação e os reflexos contribuem para a dificuldade de equilíbrio e para os movimentos mais lentos e deliberados que são frequentemente vistos em adultos mais velhos.[106]

A desaceleração das respostas reflexas também é uma marca registrada do envelhecimento na velocidade de condução do potencial de ação do axônio periférico e aferente, que está relacionada a declínios na densidade de neurônios não mielinizados e mielinizados. A maior parte da desaceleração ocorre centralmente, mas a descamação da mielina foi demonstrada anatomicamente nos nervos periféricos, o que certamente diminuirá a velocidade de condução. Deve-se enfatizar que a maioria dos estudos sobre alterações na velocidade de movimento foi realizada em indivíduos saudáveis, não naqueles com doenças que afetariam ainda mais a velocidade de movimento. Além disso, os potenciais efeitos de embotamento de muitos medicamentos não foram considerados.

Embora o envelhecimento do músculo seja tratado completamente em outras fontes, deve ser enfatizado que outra faceta do declínio relacionado à idade é a atrofia neuronal em todo o sistema nervoso central, com uma redução de aproximadamente 40% no volume/tamanho aos 80 anos.[107] Evidências sugerem que a fraqueza muscular relacionada à idade não é inteiramente explicada pela atrofia muscular, porém, está evidenciado que a comunicação entre o cérebro e os músculos esqueléticos é prejudicada com o avanço da idade.[108] Muitas alterações neurológicas associadas ao envelhecimento estão mecanicamente ligadas ao déficit da função muscular esquelética e, portanto, a atrofia neuronal e a degeneração axonal afetam a perda muscular e o desempenho em adultos idosos.[108] De fato, o músculo não é o único tecido que sofre perda de inervação; a inervação diminui em todos os tecidos, com resultados de longo alcance que afetam os sistemas simpático, parassimpático, sensorial e motor.

Antes que o declínio relacionado à idade comece, a relação recíproca dos sistemas nervosos parassimpático e simpático é delicadamente equilibrada e preparada para participar da fuga ou da luta, ou descansar e digerir. Com a idade, o equilíbrio da produção do sistema nervoso simpático e parassimpático é alterado (embora mal definido) o que afeta a desaceleração da motilidade gástrica (junto com o sistema nervoso entérico), possíveis problemas com o controle da bexiga, hipertensão e hipotensão, e déficits no controle do fluxo sanguíneo de e para a periferia.[109]

Um dos fenômenos mais complexos e mal compreendidos do envelhecimento é a alteração da estimulação sensorial somática.[110] É comum que sintomas vagos de dor em uma área do corpo representem um evento totalmente não relacionado. É um enorme desafio para os fisioterapeutas discernir se e quando algo está errado com um paciente mais velho com base em queixas somáticas vagas. A dor abdominal pode refletir uma série de possíveis problemas, desde simples indigestão a pancreatite, câncer, obstrução intestinal, peritonite, ataque cardíaco iminente ou hérnia inguinal. A dor lombar pode refletir uma simples irritação muscular ou articular, mas também pode refletir um aneurisma da aorta abdominal, apendicite, infecção da bexiga e câncer. A observação cuidadosa dessas queixas é importante, especialmente se as queixas forem acompanhadas de alterações repentinas na função e no sensório, o surgimento de febre ou aumento ou intensificação dos sintomas.

O Boxe 3.4 resume as alterações fisiológicas do sistema nervoso e o impacto na função.

Função sensorial

Os sistemas sensoriais periféricos, incluindo os sistemas visual, proprioceptivo, auditivo, olfatório, tátil e vestibular fornecem *feedback* do ambiente que aumenta a interação com o mundo externo. Esses sistemas sensoriais ficam prejudicados com a idade, independentemente da presença de doença vascular ou neuropatia, o que pode contribuir para aumentar o isolamento e a incapacidade de se conectar com o mundo exterior. Reduções na função visual relacionadas à idade, incluindo acuidade visual, campo de visão e sensibilidade ao contraste, são universais em indivíduos mais velhos. Também é conhecido que a audição diminui com a idade, sendo a presbiacusia um fenômeno difundido entre indivíduos com 80 anos ou mais.[111] Pesquisas sugerem que a perda da função sensorial é um componente crítico da saúde e da qualidade de vida em adultos idosos. A deficiência visual está correlacionada com depressão, baixa qualidade de vida, declínio cognitivo e mortalidade.[112] Além disso, a perda auditiva associa-se a uma velocidade de marcha mais lenta, baixa cognição e mortalidade.[113,114] A percepção tátil diminui com a idade devido à diminuição da velocidade de condução nervosa, alteração em tipos específicos de corpúsculos e alterações no sistema nervoso central, e está associada ao declínio cognitivo.[115] A análise transversal dos participantes do Baltimore Longitudinal Study of Aging (BLSA) revelou que múltiplas deficiências sensoriais reduziram o desempenho físico entre os indivíduos na idade avançada média (idades de 70 a 79).[116] Correia et al. usaram dados do National Social Life, Health, and Aging Project (NSHAP), um estudo longitudinal de base populacional de adultos de 57 a 85 anos, e descobriram que o comprometimento multissensorial foi prevalente em adultos mais velhos dos EUA, com 66% dos indivíduos tendo dois ou mais déficits sensoriais, 27% tendo um comprometimento sensorial e 6% não tendo deficiências sensoriais.[117] Esses mesmos investigadores, usando o banco de dados NSHAP, desenvolveram uma medida integrada de disfunção sensorial chamada "deficiência sensorial global" e descobriram que ela previa comprometimento da função física, disfunção cognitiva, perda de peso significativa e mortalidade para 5 anos em adultos mais velhos. Os autores concluíram que a avaliação multissensorial pode identificar idosos vulneráveis, oferecendo a oportunidade de intervenção precoce para mitigar resultados adversos.[118] Ao trabalhar com idosos, é importante que os fisioterapeutas identifiquem as alterações sensoriais para entender como essas alterações afetam a função física, a qualidade de vida e a capacidade de interagir em seu ambiente para que as adaptações possam ser feitas para maximizar os resultados de saúde. O leitor deve procurar em outras partes deste livro essas informações, a fim de uma discussão mais completa das alterações sensoriais com o envelhecimento.

Sistema imunológico

Existem inúmeras teorias postuladas para explicar a biologia do envelhecimento. Essas teorias são divididas em dois grupos principais: teorias extrínsecas ou estocásticas que propõem que o envelhecimento é causado por danos aleatórios às moléculas celulares, como mutações de DNA, DNA mitocondrial, mecanismos de reparo de DNA, dano por radicais livres, estresse oxidativo e desgaste geral, e teorias não estocásticas que se concentram em teorias genéticas do desenvolvimento, como a replicação de fibroblastos, enzimas telomerase e genes que estão associados à redução ou aumento de certas doenças. Na realidade, as evidências sugerem que tanto fatores ambientais quanto genéticos impactam o processo de envelhecimento.[119] Embora muitas das teorias atuais provavelmente tenham alguma veracidade, poucas impactam significativamente a prática da fisioterapia. Recentemente, entretanto, um

BOXE 3.4	Principais alterações relacionadas à idade no sistema nervoso e consequências clínicas associadas.
Alterações anatômicas/ fisiológicas	**Consequências clínicas**
Descamação/perda de mielina	Retardo da condução nervosa
Perda axonal	Redução de fibras musculares
	Perda de sensação fina
Disfunção do sistema nervoso autônomo	Função sistêmica mais lenta (p. ex., cardiovascular, gastrointestinal) com alteração da estimulação sensorial
Perda de neurônios sensoriais	Capacidade reduzida de discernir entre calor/frio, dor
Tempo de resposta mais lento (velocidade de reação)	Maior risco de quedas

aspecto do declínio relacionado à idade emergiu como um dos principais contribuintes para a perda de reserva de músculos e órgãos com importância considerável para a fisioterapia. Agora é evidente que, com o avançar da idade, ocorre um aumento da inflamação sistêmica por causa das alterações no sistema imunológico. Aumentos importantes nas citocinas pró-inflamatórias conhecidas, como interleucina 1, 6 e 10 (IL-1, IL-6, IL-10); proteína C reativa (PCR); e o fator de necrose tumoral – α (TNF-α) ocorrem com o avanço da idade, o que está significativamente associado à perda de massa muscular, à obesidade e à perda da função física.[5,7,17,56,57,120,121] Não apenas o aumento de citocinas inflamatórias resulta em desgaste do músculo, mas também diminui a função de outros sistemas orgânicos, o que reduz a reserva e diminui a janela de homeostase. O aumento de citocinas inflamatórias também está associado à síndrome metabólica, que é um importante fator de risco para DCV.[122]

O aumento da inflamação sistêmica também é um fator subjacente no desenvolvimento de doenças relacionadas à idade, como doença de Alzheimer, aterosclerose, câncer e diabetes.[18,120,123] Assim, teoriza-se que o controle do estado inflamatório pode permitir um envelhecimento mais bem-sucedido.[8,124,125]

Quatro abordagens principais para o tratamento do aumento da inflamação sistêmica foram consideradas: anti-inflamatórios, uso de antioxidantes por meio da dieta, restrição calórica e exercícios, que é muito superior ao impacto mínimo observado com o uso de anti-inflamatórios e antioxidantes.[18,126,127] Uma sessão de exercícios resulta em uma redução significativa nos marcadores de inflamação, como IL-1, IL-6 e TNF-α e um aumento no fator neurotrófico derivado do cérebro (FNDC).[121,123,126] Sessões cumulativas de exercícios reduzem ainda mais a inflamação, o que deve permitir que os praticantes de exercícios crônicos resistam a infecções fatais e patógenos agressivos.[128] Homens e mulheres que são fisicamente ativos apresentam menos inflamação sistêmica que aqueles que são sedentários, o que pode ser o principal motivo pelo maior bem-estar para aqueles que se exercitam, que também apresentam uma janela mais ampla de homeostase. Como a gordura visceral secreta citocinas pró-inflamatórias, como IL-1, IL-6, IL10, PCR e TNF-α, a atividade física consistente pode ajudar a reduzir o acúmulo de gordura visceral, reduzindo assim o processo inflamatório, que afeta os ossos, os músculos e a saúde cardiovascular.

Esses achados atuais sugerem que a fisioterapia pode desempenhar um papel importante no controle da inflamação sistêmica, aumentando a "reserva" sistêmica, reduzindo o risco de doenças e retardando o declínio funcional por meio do uso de exercícios. Um estudo prospectivo com 19.000 participantes do Cooper Institute Aerobic Center em Dallas, Texas, descobriu que níveis mais elevados de condicionamento físico na meia-idade estavam associados a riscos menores de desenvolver demência por todas as causas mais tarde na vida (70 a 85 anos). A magnitude e a direção da associação foram semelhantes com ou sem AVE prévio, sugerindo que níveis de aptidão mais elevados no início da vida podem diminuir o risco de demência na vida tardia, independentemente da doença cerebrovascular.[129]

Eixo hormonal

Uma das realidades do envelhecimento é a alteração da função das glândulas endócrinas, a diminuição da produção de hormônios, a perda da capacidade de resposta dos tecidos-alvo do hormônio ou combinações múltiplas.[130-132] O eixo hipotálamo-hipófise-gonadal é um regulador da glândula endócrina central que afeta a temperatura corporal, a ingestão de nutrientes, o balanço energético, os ciclos de sono/vigília, o comportamento sexual, os ciclos produtivos, o balanço hídrico e eletrolítico, a adaptação ao estresse e os ciclos circadianos.[133] Como resultado, o hipotálamo é o regulador mestre da homeostase, bem como a fonte e o alvo da continuidade dos ajustes regulatórios durante o envelhecimento.[133] Nas mulheres, as alterações nos hormônios estimulantes do hipotálamo e da glândula pituitária anterior diminuem a produção de estradiol ovariano, que inicia a interrupção da menstruação (menopausa). As alterações nos homens ocorrem mais lentamente que nas mulheres, com diminuições na testosterona total e livre (andropausa).

O envelhecimento do eixo hipotálamo-hipófise-gonadal tem importância clínica porque uma redução nos hormônios sexuais afeta negativamente a massa muscular e óssea, acúmulo de tecido adiposo visceral, sensibilidade à insulina, metabolismo de lipoproteína de baixa densidade (LDL), libido e cognição.[134] A perda dos hormônios sexuais foi determinado como um contribuinte para a redução da massa muscular e, em particular, da força muscular.[135,136] Na verdade, os homens hipogonadais mais velhos que recebem reposição de testosterona ganham uma quantidade significativa de massa magra, embora os dados sugiram que o aumento na massa não é acompanhado por muita alteração de força, a menos que exercícios de resistência e testosterona sejam administrados conjuntamente.[132]

Sipila et al. investigaram 187 mulheres com 75 anos e determinaram que maior concentração de estradiol sérico e maior força muscular estavam independentemente associadas a uma baixa incidência de fraturas de membros relacionadas a quedas, mesmo após ajuste para densidade óssea.[137] Um estudo recente de gêmeas na pós-menopausa, uma em TRH e a outra não, comprovou ainda mais a eficácia do estrogênio. As mulheres em terapia de reposição hormonal estavam entre 5 e 15 anos na pós-menopausa. A altura do salto vertical, a marcha rápida e a força de preensão foram maiores nas gêmeas que utilizavam hormônios. Curiosamente, a força de extensão do joelho não era maior.[136] A TRH foi associada a claros benefícios cardiovasculares. Uma redução significativa nas taxas de doença cardíaca hipertensiva (DCH) de 18 a 54% foi relatada, assim como um aumento na expectativa de vida de 12 a 38%.[138]

As alterações hormonais também afetam o equilíbrio hídrico em adultos idosos, tornando-os suscetíveis à desidratação. A secreção de vasopressina (hormônio antidiurético) é aumentada, mas a ação nos dutos coletores é subnormal no idoso, levando ao aumento da taxa de fluxo de urina, o que, combinado com a diminuição da sede, leva a uma capacidade reduzida de conservar água, levando à redução do volume plasmático.[139] O envelhecimento também afeta a glândula tireoide, além da quantidade de iodo ingerida na dieta. Quando a glândula tireoide está hipoativa, menos hormônios são produzidos, o que pode reduzir o metabolismo e causar sintomas como fraqueza, fadiga e ganho de peso. Quando a glândula tireoide está hiperativa, observa-se um aumento das arritmias cardíacas e perda de peso.

A reposição de um hormônio pode não ser suficiente para superar um déficit específico, pois os hormônios tendem a trabalhar em sinergia uns com os outros. Por exemplo, foi demonstrado que a testosterona aumenta o fator de crescimento semelhante à insulina-I (IGF-I), que estimula a síntese de proteínas no músculo.[135] Se os níveis de IGF-I já estiverem baixos, entretanto, talvez a utilidade da testosterona seja limitada. Um investigador recomendou a reposição hormonal, especialmente para os homens, pois eles perdem massa muscular em um ritmo mais rápido que as mulheres. Sua conclusão foi que talvez em estudos futuros vários hormônios devam ser administrados simultaneamente, visto que valores baixos em um hormônio provavelmente refletem deficiências em outros hormônios.[140] A suplementação hormonal ainda é uma ciência em evolução e o futuro entendimento de como os hormônios podem influenciar a saúde e o bem-estar esperado nas próximas décadas.

Do ponto de vista da reabilitação, é importante entender que o sistema endócrino sofre alterações significativas durante o envelhecimento que, combinadas com alterações fisiológicas nos tecidos e sistemas, impactam a função e os planos de tratamento subsequentes. Digno de nota é a perda de massa muscular e óssea que afeta a força, a potência e a resistência; regulação da temperatura corporal; regulação de água e soluto; fadiga; e desenvolvimento de comorbidades como diabetes, DCV e aumento da adiposidade.

EXERCÍCIO PARA REVERSÃO DE DECLÍNIO/PREVENÇÃO DE DOENÇA E ESTILO DE VIDA SEDENTÁRIO

Está se tornando evidente que um estilo de vida que inclui exercícios/atividade física consistentes pode ser extremamente influente na prevenção do declínio físico e de doenças. Aqueles que se exercitam regularmente têm menos incidência de doenças cardiovasculares, osteoartrite, diabetes, doenças vasculares, síndrome metabólica e doença de Alzheimer.[141] A força excepcional da atividade física regular para melhorar a saúde pode ser observada em indivíduos com DCV estabelecida. Uma metanálise recente confirmou os resultados de metanálises anteriores de que a reabilitação cardíaca baseada em exercícios reduz a mortalidade cardiovascular, reduz as internações

hospitalares e melhora a qualidade de vida relacionada à saúde.[142] Atletas *masters* e praticantes de exercícios habituais mais velhos representam um exemplo único de envelhecimento excepcional para manter o desempenho físico e a função.

Nas últimas três décadas, houve um aumento no número de atletas *masters* (> 40 anos) em eventos de resistência e ultra resistência (> 6 horas) que foi acompanhado por uma melhora em seu desempenho em um ritmo mais rápido que atletas mais jovens.[143] Embora declínios relacionados à idade no desempenho de resistência tenham sido bem descritos na literatura, a melhora no desempenho de atletas *masters* tem aumentado de maneira constante e mais impressionante nas categorias da faixa etária mais velha (> 60 anos). Lee et al., que compararam corredores e não corredores em um subgrupo com mais de 50 anos, encontraram redução significativa no risco ajustado de mortalidade cardiovascular e por todas as causas, mesmo naqueles indivíduos que correram de 5 a 10 min/dia em velocidades lentas < 10 km/h.[144] O *Master Athletes Model* representa uma visão única sobre a visualização do desempenho de resistência máxima e funcionamento fisiológico com o aumento da idade.

Apesar da abundância de benefícios associados à atividade física regular (AF), apenas 41% dos adultos estadunidenses alcançam as diretrizes mínimas estabelecidas pelo American College of Sports Medicine (ACSM).[145] Indivíduos com 55 anos ou mais são mais sedentários que seus pares mais jovens, mesmo quando é considerada a caminhada, uma atividade popular e facilmente acessível para adultos mais velhos, com níveis de atividade caindo ainda mais a cada década de envelhecimento subsequente.[146] As diretrizes atuais do ACSM recomendam 150 minutos de AF moderada ou 75 minutos de AF vigorosa por semana em episódios de 10 minutos; exercícios de resistência dos principais grupos musculares duas a três vezes por semana; e exercícios de flexibilidade duas a três vezes por semana.[88] As evidências de pesquisas subjacentes a muitas dessas recomendações demonstram a prevenção primária e secundária de doenças cardiovasculares; redução na mortalidade por todas as causas; redução do câncer de mama e cólon; perda de peso; melhora da aptidão óssea, articular e muscular; redução do risco de quedas e lesões e prevenção ou mitigação de limitações funcionais em idosos com e sem doença crônica.[88] Nenhuma combinação de medicamentos disponíveis hoje pode replicar os benefícios associados à atividade física consistente, levando o ACSM a desenvolver uma iniciativa intitulada "Exercício é Remédio".

Em simultâneo com a diminuição dos níveis de atividade em adultos, ocorre o aumento do tempo gasto em atividades sedentárias, o que foi demonstrado ser um fator de risco para doenças cardiovasculares, diabetes melito tipo 2 e mortalidade por todas as causas.[147,148] Nas economias desenvolvidas, estilos de vida modernos são caracterizados por aumento de oportunidades de ser sedentário durante o trabalho, o transporte e a vida doméstica.[149] Uma revisão sistemática e metanálise recente demonstrou que o aumento do tempo sedentário, *independente da atividade física*, está associado a um risco aumentado de DCV, mortalidade por todas as causas, diabetes melito tipo 2, incidência de câncer e mortalidade.[150] Os mesmos autores também sugerem que "os efeitos deletérios associados ao tempo sedentário diminuíram em magnitude entre os indivíduos que participaram de níveis mais altos de atividade física em comparação com níveis mais baixos".[150]

Existe um limite para a atividade física protetora? As evidências sugerem um aspecto de benefício dose-resposta para frequência, intensidade e duração (volume) de treinamento cardiovascular e de resistência. Por exemplo, é possível ganhar força com um estímulo que é 50% de uma repetição máxima (1RM); entretanto, mais força é adquirida se a carga for mais alta.[151] O mesmo vale para o treinamento cardiovascular; benefícios adicionais à saúde são obtidos com maior intensidade, frequência e duração. Vários estudos epidemiológicos em grande escala documentaram uma relação dose-resposta entre o treinamento cardiovascular e o risco de DCV, e mortalidade prematura em homens e mulheres.[152,153] A metanálise de Biswas descobriu que os efeitos deletérios associados ao tempo sedentário diminuíram em magnitude entre pessoas que participaram de níveis mais altos de atividade física em comparação com níveis mais baixos.[150] Com toda a probabilidade, há um limite de atividade que é protetora, mas difere de indivíduo para indivíduo com base na genética, dotação natural de massa muscular e capacidade cardiovascular, predisposição para doenças com base na história familiar, autoeficácia, integridade dos tecidos moles e uma série de outros fatores fisiológicos e comportamentais.

Como especialistas em movimento, é importante entender que o cumprimento das diretrizes de atividade do ACSM *e* a redução do tempo de sedentarismo devem ser vistos como intervenções separadas, mas ainda relacionadas. Isso é especialmente importante quando se trabalha com indivíduos de baixo funcionamento, que já têm níveis de atividade reduzidos e são ainda mais suscetíveis às consequências negativas do sedentarismo.

RESUMO

O envelhecimento é um processo inevitável e o declínio ocorre em todos os tecidos e sistemas. Entretanto, com uma abordagem de estilo de vida cuidadosa, é possível prevenir ou atenuar a gravidade de algumas doenças e adiar (possivelmente evitar) o declínio funcional e a fragilidade. Na verdade, a atividade física é a ferramenta mais potente dos fisioterapeutas para otimizar a função ao longo de toda a vida. A inatividade deve ser considerada tão contribuinte para deficiências e perda de função quanto uma patologia ou doença. Os fisioterapeutas podem utilizar os princípios defendidos na teoria do estresse físico para ajudar a orientar a modulação do exercício para adultos mais velhos para o nível apropriado de modo a obter ganhos positivos no funcionamento do tecido e homeostase, evitando os danos aos tecidos de estresse excessivamente alto e declínio fisiológico

de estresse insuficientemente baixo. É apropriado que os fisioterapeutas considerem o impacto das alterações relacionadas à idade no plano de reabilitação e bem-estar de seus pacientes idosos. Entretanto, os fisioterapeutas devem tomar cuidado para não subutilizar a reabilitação ativa; em vez disso, eles precisam ajustar a reabilitação para atender às necessidades exclusivas do paciente mais velho. Os fisioterapeutas devem usar sua compreensão das alterações relacionadas à idade e à doença no funcionamento dos tecidos para criar um plano de reabilitação e bem-estar. Esse plano deve ser baseado em um exame cuidadoso das deficiências, tarefas e atividades específicas que afetam a função; na integração de todos os dados de avaliação (incluindo objetivos e preferências do paciente) para informar o prognóstico; depois, o direcionamento cuidadoso das estruturas e tarefas que podem fornecer o maior ganho funcional; finalmente, a determinação da intensidade da intervenção para otimizar a adaptação positiva ao estresse.

REFERÊNCIAS BIBLIOGRÁFICAS

1. Wagner KH, Cameron-Smith D, Wessner B, Franzke B. Biomarkers of aging: from function to molecular biology. *Nutrients.* 2016;8(6):338.
2. Scheike TH, Holst KK, Hjelmborg JB. Measuring early or late dependence for bivariate lifetimes of twins. *Lifetime Data Anal.* 2015; 21(2):280–299.
3. Chakravarty EF, Hubert HB, Lingala VB, Fries JF. Reduced disability and mortality among aging runners: a 21-year longitudinal study. *Arch Intern Med.* 2008;168(15): 1638–1646.
4. Faulkner JA, Davis CS, Mendias CL, Brooks SV. The aging of elite male athletes: age-related changes in performance and skeletal muscle structure and function. *Clin J Sport Med.* 2008;18(6):501–507.
5. Buford TW, Cooke MB, Manini TM, et al. Effects of age and sedentary lifestyle on skeletal muscle NF-kappaB signaling in men. *J Gerontol A Biol Sci Med Sci.* 2010;65(5):532–537.
6. Lightfoot JT, De Geus JC, Booth FW, et al. Biological/genetic regulation of physical activity level: consensus from GenBioPac. *Med Sci Sports Exerc.* 2018;50(4):863–873.
7. Hsu FC, Kritchevsky SB, Liu Y, et al. Association between inflammatory components and physical function in the health, aging, and body composition study: a principal component analysis approach. *J Gerontol A Biol Sci Med Sci.* 2009;64(5):581–589.
8. Marzetti E, Lees HA, Wohlgelmuth SE, Leeuwenburgh C. Sarcopenia of aging: underlying cellular mechanisms and protection by caloric restriction. *Exp Gerontol.* 2010;45:138–148.
9. Lepers R, Stapley PJ. Master athletes are extending the limits of human endurance. *Front Phys.* 2016;7:613.
10. Binder EF, Yarasheski KE, Steger-May K, et al. Effects of progressive resistance training on body composition in frail older adults: results of a randomized, controlled trial. *J Gerontol A Biol Sci Med Sci.* 2005;60(11):1425–1431.
11. Bean JF, Kiely DK, LaRose S, et al. Increased velocity exercise specific to task training versus the National Institute on Aging's strength training program: changes in limb power and mobility. *J Gerontol A Biol Sci Med Sci.* 2009;64(9): 983–991.
12. Chodzko-Zajko WJ, Proctor DN, Fiatarone Singh MA, et al. Exercise and physical activity for older adults. *Med Sci Sports Exerc.* 2009; 44(7):1510–1530.
13. Lomeli N, Bota DA, Davies KJA. Diminished stress resistance and defective adaptive homeostasis in age-related diseases. *Clin Sci.* 2017; 131:2573–2599.
14. Mueller MJ, Maluf KS. Tissue adaptation to physical stress: a proposed "Physical Stress Theory" to guide physical therapist practice, education, and research. *Phys Ther.* 2002;82(4): 383–403.
15. Evans WJ. Skeletal muscle loss: cachexia, sarcopenia, and inactivity. *Am J Clin Nutr.* 2010;91(4):1123S–1127S.
16. Morley JE. Anorexia of ageing: a key component in the pathogenesis of both sarcopenia and cachexia. *J Cachexia Sarcopenia Muscle.* 2017;8:523–526.

17. Michaud M, Balardy L, Moulis G, et al. Proinflammatory cytokines, aging, and age-related diseases. *J Am Med Dir Assoc.* 2013; 14:877–882.

18. Schaap LA, Pluijm SM, Deeg DJ, et al. Higher inflammatory marker levels in older persons: associations with 5-year change in muscle mass and muscle strength. *J Gerontol A Biol Sci Med Sci.* 2009; 64(11): 1183–1189.

19. Cruz-Jentoft AJ, Baeyens JP, Bauer JM, et al. Sarcopenia: European consensus on definition and diagnosis: report of the European Working Group on Sarcopenia in Older People. *Age Ageing.* 2010; 39(4):412–423.

20. Baumgartner RN, Koehler KM, Gallagher D, et al. Epidemiology of sarcopenia among the elderly in New Mexico. *Am J Epidemiol.* 1998; 147(8):755–763.

21. Patel HP, Syddall HE, Jameson K, et al. Prevalence of sarcopenia in community dwelling older people in the UK using the European Working Group on Sarcopenia in Older People definition: findings from the Hertfordshire cohort study (HCS). *Age Ageing.* 2013; 42(3): 378–384.

22. Cruz-Jentoft AJ, Landi F, Schneider SM, et al. Prevalence of and interventions for sarcopenia in ageing adults: a systematic review. Report of the International Sarcopenia Initiative, *Age Ageing.* 2014; 43(6):748–759.

23. Lang T, Streeper T, Cawthon P, et al. Sarcopenia: etiology, clinical consequences, intervention, and assessment. *Osteoporos Int.* 2010; 21(4):543–559.

24. Burton LA, Sumukadas D. Optimal management of sarcopenia. *Clin Interven.* 2010;5:217–228.

25. Russ DW, Gregg-Cornell K, Conaway MJ, Clark BC. Evolving concepts on the age-related changes in "muscle quality". *J Cachexia Sarcopenia Muscle.* 2012;3:95–109.

26. Chale A, Choutier GJ, Hau C, Phillips EM, Dallal GE, Fielding RA. Efficacy of whey protein supplementation on resistance exercise-induced changes in lean mass, muscle strength, and physical function in mobility-limited older adults. *J Gerontol A Biol Sci Med Sci.* 2013; 68(6):682–690.

27. Centers for Disease Control and Prevention. Adults with disabilities: physical activity is for everybody. CDC Vital Signs. Atlanta: Centers for Disease Control and Prevention; 2014. https://www.cdc.gov/ncbddd/disabilityandhealth/pa.html. Accessed March 29, 2018.

28. Camacho PM, Petak SM, Binkley N, et al. American Association of Clinical Endocrinologists and American College of Endocrinology clinical practice guidelines for the diagnosis and treatment of postmenopausal osteoporosis. *Endocr Pract.* 2016;22(Suppl 4):1–42.

29. Management of osteoporosis in postmenopausal women. 2010 position statement of the North American Menopause Society. *Menopause.* 2010;17(1):25–54.

30. Recker RR, Lappe J, Davies K, Heaney R. Characterization of perimenopausal bone loss: a prospective study. *J Bone Miner Res.* 2000; 15:1965–1973.

31. Pouilles JM, Tremollieres F, Ribot C. Vertebral bone loss in peri-menopause: results of a 7-year longitudinal study. *Presse Med.* 1996; 25:277–280.

32. Riggs BL, Melton LJ, Robb RA, et al. A population-based assessment of rates of bone loss at multiple skeletal sites: evidence for substantial trabecular bone loss in young adult women and men. *J Bone Miner Res.* 2008;23(2):205–214.

33. Frost HM. An approach to estimating bone and joint loads and muscle strength in living subjects and skeletal remains. *Am J Hum Biol.* 1999;11(4):437–455.

34. Cosman F, deBeur SJ, LeBoff MS, et al. Clinician's guide to prevention and treatment of osteoporosis. *Osteoporos Int.* 2014;25: 2359–2381.

35. Khosla S. Update in male osteoporosis. *J Clin Endocrinol Metab.* 2010;95(1):3–10.

36. Vandenput L, Ohlsson C. Estrogens as regulators of bone health in men. *Nat Rev Endocrinol.* 2009;5(8):437–443.

37. Wright NC, Looker AC, Saag KG, et al. The recent prevalence of osteoporosis and low bone mass in the United States based on bone mineral density at the femoral neck or lumbar spine. *J Bone Min Res.* 2014;29(11):2520–2526.

38. Faulkner RA, Bailey DA. Osteoporosis: a pediatric concern. *Med Sport Sci* 2007;51:1–12.

39. Singer A, Exuzides A, Spangler L, et al. Burden of illness for osteoporotic fractures compared with other serious diseases among postmenopausal women in the United States. *Mayo Clin Proc.* 2015; 90:53–62.

40. Sibonga JD, Evans HJ, Sung HG, et al. Recovery of spaceflight-induced bone loss: bone mineral density after long-duration missions as fitted with an exponential function. *Bone.* 2007;41(6):973–978.

41. Gomez-Cabello A, Ara I, Gonsalez-Aguero A, et al. Effects of training on bone mass in older adults: a systematic review. *Sports Med.* 2012;42(4):301–325.

42. Kelly GA, Kelly KS, Kohrt WM. Effects of ground and joint reaction force exercise on lumbar spine and femoral neck bone mineral density in postmenopausal women: a metaanalysis of randomized controlled trials. *BMC Musculoskelet Disord.* 2012;13:177.

43. Furrer R, van Schoor NM, de Haan A, Lips P, de Jongh RT. Gender-specific associations between physical functioning, bone quality, and fracture risk in older people. *Calcif Tissue Int.* 2014;94: 522–530.

44. Villareal DT, Steger-May K, Schechtman K, et al. Effects of exercise training on bone mineral density in frail older women and men: a randomised controlled trial. *Age Ageing.* 2004;33(3):309–312.

45. Villareal DT, Binder EF, Yarasheski KE, et al. Effects of exercise training added to ongoing hormone replacement therapy on bone mineral density in frail elderly women. *J Am Geriatr Soc.* 2003;51(7): 985–990.

46. Weiss EP, Shah K, Fontana L, et al. Dehydroepiandrosterone replacement therapy in older adults: 1– and 2–y effects on bone. *Am J Clin Nutr.* 2009;89(5):1459–1467.

47. Reid KF, Fielding RA. Skeletal muscle power: a critical determinant of physical functioning in older adults. *Exerc Sport Sci Rev.* 2012; 40:4–12.

48. Kalyani RR, Corriere M, Ferrucci L. Age-related and diseaserelated muscle loss: the effects of diabetes, obesity, and other diseases. *Lancet.* 2014;2:819–829.

49. Mitchell WK, Williams J, Atherton P, Lavin M, Lund J, Narici M. Sarcopenia, dynapenia, and the impact of advancing age on human skeletal muscle size and strength; a quantitative review. *Front Physiol.* 2012;3:260.

50. Goodpaster BH, Parks SW, Harris TB, et al. The loss of skeletal muscle strength, mass and quality in older adults: the health, aging and body composition study. *J Gerontol A Biol Sci Med Sci.* 2006; 61:1059–1064.

51. Nilwik R, Snijders T, Leenders M, et al. The decline in skeletal muscle mass with aging is mainly attributed to a reduction in type II muscle fiber size. *Exp Gerontol.* 2013;48:492–498.

52. Kent-Braun JA, Ng AV, Young K. Skeletal muscle contractile and noncontractile components in young and older women and men. *J Appl Physiol.* 2000;88:662–668.

53. Russ DW, Gregg-Cornell K, Conaway MJ, Clark BC. Evolving concepts on the age-related changes in "muscle quality". *J Cachexia Sarcopenia Muscle.* 2012;3:95–109.

54. Kragstrup TW, Kjaer M, Mackey AL. Structural, biochemical, cellular, and functional changes in skeletal muscle extracellular matrix with aging. *Scand J Med Sci Sports.* 2011;21:749–757.

55. Delmonico MJ, Harris TB, Visser M, et al. Longitudinal study of muscle strength, quality, and adipose tissue infiltration. *Am J Clin Nutr.* 2009;90:1579–1585.

56. Schaap LA, Pluijm SM, Deeg DJ, Visser M. Inflammatory markers and loss of muscle mass and strength. *Am J Med.* 2006;119:526.e9–526.e17.

57. Ilich JZ, Kelly OJ, Inglis JE, et al. Interrelationship among muscle, fat, and bone: connecting the dots on cellular, hormonal, and whole body levels. *Ageing Res Rev.* 2014;15:51–60.

58. Zhang P, Peterson M, Su GL, Wang SC. Visceral adiposity is negatively associated with bone density and muscle attenuation. *Am J Clin Nutr.* 2015;101:337–343.

59. Payne AM, Jimenez-Moreno R, Wang ZM, Messi ML, Delbono O. Role of Ca2+, membrane excitability, and Ca2+ stores in failing muscle contraction with aging. *Exp Gerontol.* 2009;44:261–273.

60. Conley KE, Jubrias SA, Esselman PC. Oxidative capacity and ageing in human muscle. *J Physiol.* 2000;526(Part1): 203–210.

61. Short KR, Bigelow ML, Kahl J, Singh R, Coenen-Schimke J. Decline in skeletal muscle mitochondrial function with aging in humans. *PNAS.* 2005;102:5618–5623.

62. Liu CJ, Latham NK. Progressive resistance strength training for improving physical function in older adults. *Cochrane Database Sys Rev.* 2009;3:CD002759.

63. Peterson MD, Rhea MR, Sen A, Gordon PM. Resistance exercise for muscular strength in older adults: a metaanalysis. *Ageing Res Rev.* 2010;9(3):226–237.

64. Peterson MD, Sen A, Gordon PM. Influence of resistance exercise on lean body mass in aging adults: a meta-analysis. *Med Sci Sport Exerc.* 2011;43(2):249–258.

65. Elia M, Ritz P, Stubbs RJ. Total energy expenditure in the elderly. *Eur J Clin Nutr.* 2000;54(Suppl 3):S92–S103.

66. Ogden CL, Carroll MD, Fryar CD, Flegal KM. Prevalence of obesity among adults and youth: United States 2011-2014. NCSH Data Brief. No. 219; November 2015. https://www. cdc.gov/nchs/data/databriefs/db219.pdf. Accessed April 13, 2018.

67. Centers for Disease Control and Prevention. Division of Nutrition, Physical Activity, Evaluation and Treatment of Overweight and Obesity in Adults. http://www.cdc.gov/obesity/causes/index.html. Accessed April 13, 2018.

68. Ilich JZ, Kelly OJ, Kim Y, Spicer MT. Low-grade chronic inflammation perpetuated by modern diet as a promoter of obesity and osteoporosis. *Arch Indust Hygiene Toxicol.* 2014;65:139–148.

69. Liu P-Y, Hornbuckle LM, Panton LB, Kim J-S, Ilich JZ. Evidence for the association between abdominal fat and cardiovascular risk factors in overweight and obese African American women. *J Am Coll Nutri.* 2012;31:126–132.

70. Racette SB, Evans EM, Weiss EP, et al. Abdominal adiposity is a stronger predictor of insulin resistance than fitness among 50–95 year olds. *Diabetes Care.* 2006;29(3):673–678.

71. Pratley RE, Hagberg JM, Dengel DR, et al. Aerobic exercise training-induced reductions in abdominal fat and glucosestimulated insulin responses in middle-aged and older men. *J Am Geriatr Soc.* 2000;48(9):1055–1061.

72. Hurley BF, Hanson ED, Sheaff AK. Strength training as a countermeasure to aging muscle and chronic disease. *Sports Med.* 2011;41(4):289–306.

73. Kelly GA, Kelly KS. Impact of progressive resistance training on lipids and lipoproteins in adults: a meta-analysis of randomized controlled trials. *Prev Med.* 2009;48(1):9–19.

74. JafaiNasablan P, Inglis JE, Reilly W, Kelly OJ, Ilich JZ. Aging human body: changes in bone, muscle and body fat with consequent changes in nutrient intake. *J Endocrine.* 2017;234:R37–R51.

75. Vaughan-Thomas A, Dudhia J, Bayliss MT, et al. Modification of the composition of articular cartilage collagen fibrils with increasing age. *Connect Tissue Res.* 2008;49(5):374–382.

76. Hall DA. The ageing of connective tissue. *Exp Gerontol.* 1968;3 (2):77–89.

77. Freemont AJ, Hoyland JA. Morphology, mechanisms and pathology of musculoskeletal ageing. *J Pathol.* 2007;211:252–259.

78. Frobin W, Brinckmann P, Kramer M, et al. Height of lumbar discs measured from radiographs compared with degeneration and height classified from MR images. *Eur Radiol.* 2001;11:263–269.

79. Barros EM, Rodrigues CJ, Rodrigues NR, et al. Aging of the elastic and collagen fibers in the human cervical interspinous ligaments. *Spine J.* 2002;2:57–62.

80. North BJ, Sinclair DA. The intersection between aging and cardiovascular disease. *Circ Res.* 2012;110:1097–1108.

81. Heidenreich PA, Trogdon JG, Khavjou OA, et al. Forecasting the future of cardiovascular disease in the United States: a policy statement from the American Heart Association. *Circulation.* 2011;123:933–944.

82. Huang G, Gibson CA, Tran ZV, Osness WH. Controlled endurance exercise training and Vo2max changes in older adults: a meta-analysis. *Prev Cardiol.* 2005;8(4):217–225.

83. Gellis RL, Goslin BR, Olson RE. Longitudinal modeling of the relationship between age and maximal heart rate. *Med Sci Sports Exerc.* 2007;39(5):822–829.

84. Zhu N, Suarez-Lopez JR, Sidney S, et al. Longitudinal examination of age-predicted symptom-limited exercise maximum HR. *Med Sci Sports Exerc.* 2010;42(8): 1519–1527.

85. Goldspink DF, George KP, Chantler PD, et al. A study of presbycardia, with gender differences favoring ageing women. *Int J Cardiol.* 2009;137(3):236–245.

86. Vaitkevicius PV, Fleg JL, Engel JH, et al. Effects of age and aerobic capacity on arterial stiffness in healthy adults. *Circulation.* 1993;88(4 Pt 1):1456–1462.

87. Lakatta EG, Levy D. Arterial and cardiac aging: major stakeholders in cardiovascular disease enterprises: part II: the aging heart: links to heart disease. *Circulation.* 2003;107 (2):346–354.

88. Riebe D. *ACSM's Guidelines for Exercise Testing and Prescription.* 10th ed. Philadelphia: Wolters-Kluwer; 2018: 81,162,168,171, 5–8.

89. Fleg JL, Morrell CH, Bos AG, et al. Accelerated longitudinal decline of aerobic capacity in healthy adults. *Circulation.* 2005; 112(5): 674–682.

90. Weiss EP, Spina RJ, Holloszy JO, Ehsani AA. Gender differences in the decline in aerobic capacity and its physiological determinants during the later decades of life. *J Appl Physiol.* 2006;101(3): 938–944.

91. Steffl M, Bohannon RW, Sontakova L, Tufano JJ, Shiells K, Holmerova I. Relationship between sarcopenia and physical activity in older people: a systematic review and metaanalysis. *Clin Inter Aging.* 2017;12:835–845.

92. Lakatta EG, Levy D. Arterial and cardiac aging: major shareholders in cardiovascular disease enterprises: part I: aging arteries: a "set-up" for vascular disease. *Circulation.* 2003;107(1):139–146.

93. Franzoni F, Galetta F, Morizzo C, et al. Effects of age and physical fitness on microcirculatory function. *Clin Sci (Lond).* 2004; 106(3):329–335.

94. Miro O, Barrientos A, Alonso JR, et al. Effects of general anaesthetic procedures on mitochondrial function of human skeletal muscle. *Eur J Clin Pharmacol.* 1999;55(1):35–41.

95. Magaziner J, Hawkes W, Hebel JR, et al. Recovery from hip fracture in eight areas of function. *J Gerontol A Biol Sci Med Sci.* 2000; 55(9):M498–M507.

96. Albert CM, Mittleman MA, Chae CU, Lee IM, Hennekens CH, Manson JE. Triggering of sudden death from cardiac causes by vigorous exertion. *Med Sci Sports Exerc.* 2000;32(Suppl 9): 1355–1361.

97. Whang W, Manson JE, Hu FB, et al. Physical exertion, exercise, and sudden cardiac death in women. *JAMA.* 2006;295 (12): 1399–1403.

98. American College of Sports Medicine, American Heart Association. Exercise and acute cardiovascular events: placing the risks into perspective. *Med Sci Sports Exerc.* 2007;39 (5):886–897.

99. Franklin BA, McCullough P. Cardiorespiratory fitness: an independent and additive marker of risk stratification and health outcomes. *Mayo Clin Proc.* 2009;84(9):776–779.

100. Verdu E, Ceballos D, Vilches JJ, Navarro X. Influence of aging on peripheral nerve function and regeneration. *J Peripher Nerv Syst.* 2005;5:191–208.

101. Rivner MH, Swift TR, Malik K. Influence of age and height on nerve conduction. *Muscle Nerve.* 2001;24:1134–1141.

102. Brown WF, Strong MJ, Snow R. Methods for estimating number of motor units in biceps-brachialis muscles and losses of motor units with aging. *Muscle Nerve.* 1988;11:423–432.

103. Reid KF, Fielding RA. Skeletal muscle power: a critical determinant of physical functioning in older adults. *Exerc Sport Sci Rev.* 2012;40:4–12.

104. Connelly DM, Rice CL, Roos MR, Vandervoort AA. Motor unit firing rates and contractile properties in tibialis anterior of young and old men. *J Appl Physiol.* 1999;1999 (87):843–852.

105. Wojcik LA, Thelen DG, Schultz AB, et al. Age and gender differences in single-step recovery from a forward fall. *J Gerontol A Biol Sci Med Sci.* 1999;54(1):M44–M50.

106. Tarawneh R, Galvin JE. Neurologic signs in the elderly. In: Fillit HM, Rockwood K, Woodhouse K, eds. *Brocklehurst's Textbook of Geriatric Medicine and Gerontology.* 7th ed. Philadelphia: Saunders; 2010:101–105.

107. Ward NS. Compensatory mechanisms in the aging motor system. *Ageing Res Rev.* 2006;5:239–254.

108. Manini TM, Hong SL, Clark BC. Aging and muscle: a neuron's perspective. *Curr Opin Nutr Metab Care.* 2013;16:21–26.

109. Phillips RJ, Walter GC, Powley TL. Age-related changes in vagal afferents innervating the gastrointestinal tract. *Auton Neurosci.* 2010;153(1–2):90–98.

110. Yun AJ, Lee PY, Bazar KA. Many diseases may reflect dysfunctions of autonomic balance attributable to evolutionary displacement. *Med Hypotheses.* 2004;62 (6):847–851.

111. Lin FR, Niparko JK, Ferrucci L. Hearing loss prevalence in the United States. *Arch Intern Med.* 2011;171(20):1851–1852.

112. Wang JJ, Mitchell P, Simpson JM, et al. Visual impairment, age-related cataract, and mortality. *Arch Ophthalol.* 2001;119:1186–1190.

113. Li L, Simonsick EM, Ferrucci L, et al. Hearing loss and gait speed among older adults in the United States. *Gait Posture.* 2013;38: 25–29.

114. Genther DJ, Betz J, Pratt S, et al. Association of hearing impairment and mortality in older adults. *J Gerontol Ser A Biol Sci Med Sci.* 2014;70A:85–90.

115. Yang J, Ogasa T, Ohta Y, et al. Decline of human tactile angle discrimination in patients with mild cognitive impairment and Alzheimer's disease. *J Alzheimer's Dis.* 2010;22:225–234.

116. Gadkaree SK, Sun DQ, Li C, et al. Does sensory function decline independently or concomitantly with age? Data from the Baltimore Longitudinal Study of Aging. *J Aging Res.* 2016;2016:1–8.

117. Correia C, Lopez KJ, Wroblewski KE, et al. Global sensory impairment in older adults in the United States. *J Am Geriatr Soc.* 2016;64:306–313.

118. Pinto JM, Wroblewski KE, Huisingh-Scheetz M, et al. Global sensory impairment predicts morbidity and mortality in older U.S. adults. *J Am Geriatr Soc.* 2017;65:2587–2595.

119. Lange J, Grossman S. Theories of aging. In: Mauk KL, ed. *Gerontological Nursing Competencies for Care.* 2nd ed. Sudbury, MA: Janes & Bartlett; 2009:50–73.

120. Kalogeropoulos A, Georgiopoulou V, Psaty BM, et al. Inflammatory markers and incident heart failure risk in older adults: the Health ABC (Health, Aging, and Body Composition) study. *J Am Coll Cardiol.* 2010;55(19): 2129–2137.

121. Freund A, Orjalo AV, Desprez PY, Campisi J. Inflammatory networks during cellular senescence: causes and consequences. *Trends Mol Med.* 2010;16(5):238–246.

122. Licastro F, Candore G, Lio D, et al. Innate immunity and inflammation in ageing: a key for understanding age-related diseases. *Immun Ageing.* 2005;2:8.

123. Chung HY, Cesari M, Anton S, et al. Molecular inflammation: underpinnings of aging and age-related diseases. *Ageing Res Rev.* 2009;8(1):18–30.

124. Opalach K, Rangaraju S, Madorsky I, et al. Lifelong calorie restriction alleviates age-related oxidative damage in peripheral nerves. *Rejuvenation Res.* 2010;13(1):65–74.

125. Dirks Naylor AJ, Leeuwenburgh C. Sarcopenia: the role of apoptosis and modulation by caloric restriction. *Exerc Sport Sci Rev.* 2008;36(1):19–24.

126. Zoico E, Rossi A, Di Francesco V, et al. Adipose tissue infiltration in skeletal muscle of healthy elderly men: relationships with body composition, insulin resistance, and inflammation at the systemic and tissue level. *J Gerontol A Biol Sci Med Sci.* 2010;65(3): 295–299.

127. Calvani R, Miccheli A, Landi F, et al. Current nutritional recommendations and novel dietary strategies to manage sarcopenia. *J Frailty Aging.* 2013;2:38–53.

128. Witkowski S, Hagberg JM. Progenitor cells and age: can we fight aging with exercise? *J Appl Physiol.* 2007;102 (3):834–835.

129. DeFina LF, Willis BL, Radford NB, et al. The association between midlife cardiorespiratory fitness levels and later life dementia. *Ann Intern Med.* 2013;158:162–168.

130. Roubenoff R. Physical activity, inflammation, and muscle loss. *Nutr Rev.* 2007;65(12 Pt 2):S208–S212.

131. Roddam AW, Appleby P, Neale R, et al. Association between endogenous plasma hormone concentrations and fracture risk in men and women: the EPIC-Oxford prospective cohort study. *J Bone Miner Metab.* 2009;27 (4):485–493.

132. Sattler FR, Castaneda-Sceppa C, Binder EF, et al. Testosterone and growth hormone improve body composition and muscle performance in older men. *J Clin Endocrinol Metab.* 2009;94(6): 1991–2001.

133. Diamanti-Kandarakis E, Dattilo M, Macut D, et al. Aging and anti-aging: a combo-endocrinology overview. *Eur J Endocr.* 2017;176: R283–R308.

134. Faubion SS, Kuhle CL, Shuster LT, Rocca WA. Long-term health consequences of premature or early menopause and considerations of premature or early menopause and considerations for management. *Climacteric.* 2015;18: 483–491.

135. Bhasin S. The brave new world of function-promoting anabolic therapies: testosterone and frailty. *J Clin Endocrinol Metab.* 2010; 95(2):509–511.

136. Ronkainen PH, Kovanen V, Alen M, et al. Postmenopausal hormone replacement therapy modifies skeletal muscle composition and function: a study with monozygotic twin pairs. *J Appl Physiol.* 2009;107(1):25–33.

137. Sipila S, Heikkinen E, Cheng S, et al. Endogenous hormones, muscle strength, and risk of fall-related fractures in older women. *J Gerontol A Biol Sci Med Sci.* 2006;61(1):92–96.

138. Mikkola TS, Tuomikoski P, Lyytinen H, et al. Estradiol-based postmenopausal hormone therapy and risk of cardiovascular and all-cause mortality. *Menopause.* 2015;22:976–983.

139. Tian Y, Serino R, Verbalis JG. Downregulation of renal vasopressin V2 receptor and aquaporin-2 expression parallels age-associated defects in urine concentration. *Am J Physiol Renal Physiol.* 2004; 287:F797–F805.

140. Morley JE. Developing novel therapeutic approaches to frailty. *Curr Pharm Des.* 2009;15(29):3384–3395.

141. Physical Activity Guidelines Advisory Committee. Physical Activity Guidelines Advisory Committee Report. Washington. DC: U.S. Department of Health and Human Services; 2008.

142. Anderson L, Oldridge N, Thompson DR, et al. Exercise-based cardiac rehabilitation for coronary heart disease. *J Am Coll Cardiol.* 2016;67:1–12.

143. Zaryski C, Smith DJ. Training principles and issues for ultraendurance athletes. *Curr Sports Med Rep.* 2005;43:165–170.

144. Lee DC, Pate RR, Lavie CJ, et al. Leisure-time running reduces all-cause and cardiovascular mortality risk. *J Am Coll Cardiol.* 2014;64: 472–481.

145. Zhao G, Li C, Ford ES. Leisure-time aerobic physical activity, muscle-strengthening activity and mortality risks among US adults: the NHANES linked mortality study. *Br J Sports Med.* 2014;48: 244–249.

146. Centers for Disease Control and Prevention. Vital signs: walking among adults—United States, 2005 and 2010. *Morb Mortal Wkly Rep.* 2012;61:595–601.

147. Dunstan DW, Barr ELM, Healy GN, et al. Television viewing time and mortality: the AusDiab Study. *Circulation.* 2010;121: 384–391.

148. Grontved A, Hu F. Television viewing and risk of type 2 diabetes, cardiovascular disease, and all-cause mortality: a meta-analysis. *JAMA.* 2011;305:2448–2455.

149. Stamatakis E, Hamer M, Dunstan DW. Screen-based entertainment time, all-cause mortality and cardiovascular events: population-based study with ongoing mortality and hospital events follow up. *J Am Coll Cardiol.* 2011;57:292–299.

150. Biswas A, Oh PI, Faulkner GE, et al. Sedentary time and its association with risk for disease incidence, mortality, and hospitalization in adults. *Ann Intern Med.* 2015;162: 123–132.

151. Bamman MM. The exercise dose response: key lessons from the past. *Am J Physiol Endocrinol Metab.* 2008;294(2): E230–E231.

152. Naci H, Ioannidis J. Comparative effectiveness of exercise and drug interventions on mortality outcomes: metaepidemiological study. *BMJ.* 2013;347:f5577.

153. Yu S, Yarnell JW, Sweetman PM, Murray L. What level of physical activity protects against premature death? The Caerphilly study. *Heart.* 2003;89(5):502–506.

Aspectos Psicossociais do Envelhecimento

Susan Wenker, PT, PhD e Daniel Liebzeit, PhD, RN

VISÃO GERAL DO CAPÍTULO

Introdução, 55
Teorias psicossociais, 55
 Perspectiva histórica, 55
 Teoria dominante, 56
Envelhecimento de sucesso, 57
 Influências culturais, 58
 Personalidade, 59
 Resiliência, 60
 Sabedoria, 60
 Perda, 60
 Solidão, 61
 Luto, 61
Motivação e engajamento, 62
 Personalização, 63

Suporte social, 63
Metas centradas no
 paciente, 64
Personalidade, 65
Estratégias eficazes para ajudar
 a motivar o idoso, 65
Transições de vida, 66
 Aposentadoria ou perda de
 emprego, 66
 De pai para avô, 67
 Relocação, 67
Gênero e identidade
 sexual, 68
Sexo e intimidade, 69

Sexo, 69
Intimidade, 69
Espiritualidade, 70
Condições de saúde mental e
 cuidados informados para
 trauma, 70
 Cuidados informados para
 trauma, 71
 Depressão, 72
 Ansiedade, 76
 Transtorno bipolar, 77
 Suicídio, 78
Resumo, 79
Referências bibliográficas, 79

INTRODUÇÃO

O contexto psicossocial de um adulto mais velho pode afetar o atendimento fornecido por profissionais de saúde, especificamente por fisioterapeutas. Estes, por sua vez, estão mais bem preparados para fornecer intervenções de qualidade quando a pessoa é avaliada de forma biopsicossocial, não apenas pelas deficiências físicas e limitações de atividades isoladas. Este capítulo aborda várias considerações psicossociais para o adulto idoso que podem informar o terapeuta sobre o contexto psicossocial do indivíduo.

TEORIAS PSICOSSOCIAIS

Perspectiva histórica

O trabalho de Carl Jung sobre o envelhecimento, desenvolvido durante as décadas de 1920 e 1930, pode ser visto como o estudo pioneiro mais significativo do pensamento gerontológico moderno.[1] Ele identificou a vida tardia como um processo de se voltar psicologicamente para dentro. Existiam duas teorias contrastantes na década de 1960: teoria da atividade[2] e teoria do desengajamento.[3]

 A teoria da atividade afirmava que o envelhecimento bem-sucedido significava a manutenção das atividades e atitudes de meia-idade até a terceira idade, o que parecia expressar o desejo dos indivíduos idosos.[2] A teoria do desligamento, por outro lado, postulava que uma pessoa que vive um envelhecimento bem-sucedido desejaria, com o tempo, desvincular-se de uma vida ativa.[3] Essas duas teorias, que permaneceram populares até recentemente, foram assimiladas pela teoria de Neugarten, em que a personalidade é o elemento que prevê esse tipo de envelhecimento.[4,5] A percepção pessoal e o modo de enfrentamento do envelhecimento, bem como a capacidade anterior de adaptação e as expectativas de vida – renda, saúde, interações sociais, liberdades e restrições – eram todas vistas como parte da coalescência da personalidade e, portanto, jogadas na complexidade do envelhecimento bem-sucedido.[6]

 Mais recentemente, Rowe e Kahn desenvolveram o modelo de três fatores, que acrescentou o ajuste social, o engajamento à saúde e o funcionamento cognitivo como pilares para definir envelhecimento bem-sucedido.[7,8] Generatividade *versus* estagnação, o sétimo estágio da expectativa proposto por Erickson[9], propõe que os desafios englobam o domínio bem-sucedido da vida profissional, da atividade criativa e da criação de uma família, valorando a importância dessas contribuições para a próxima geração. O oitavo e último estágio, integridade *versus* desespero, envolve uma avaliação de vida como tendo sido gratificante e satisfatória. O desespero do ego surge quando alguém vê a vida como uma trajetória fracassada ou improdutiva, causando depressão e raiva, e/ou quando uma pessoa passa a encontrar muitos defeitos em si mesma e no mundo ao redor.[10]

Outra teoria influente frequentemente associada à de Erickson são as tarefas de integridade do ego de Robert Peck.[11] Essa abordagem trata sobre a diferenciação do ego, a transcendência do corpo e a transparência do ego, que envolve superar as limitações físicas e valorizar as recompensas compensatórias das vidas cognitiva, social e emocional. Relaciona-se à antecipação positiva da morte por meio da construção de um legado e do enfrentamento dos desafios da vida de maneira positiva e construtiva. Baltes e Baltes reconheceram a escolha e a ação humana,[12] como Kahana e Kahana em sua teoria da pró-atividade.[13] Da mesma forma, a teoria do desenvolvimento de Tornstam sobre o envelhecimento positivo, denominada *gerotranscendência*, concentra-se na construção de um legado e em preocupações existenciais, o que neutraliza a projeção errônea de valores de meia-idade, padrões de atividade e expectativas na velhice.[14]

A teoria da seletividade socioemocional de Carstensen et al. se aplica a modelos de envelhecimento bem-sucedido.[15] Essa teoria sugere que os adultos mais velhos priorizam as metas emocionais e ajustam a regulação emocional e a interação social para maximizar as experiências positivas à medida que enfrentam o tempo de vida cada vez mais limitado. Baltes e Baltes descrevem, em sua otimização seletiva com a teoria de compensação, como objetivos pessoais são ajustados de modo flexível em reação às perdas relacionadas à idade.[12]

A teoria da gestão do terror é outra abordagem relevante, em que a consciência da eventual morte de uma pessoa cria um terror existencial; uma maneira de controlar esse terror, por sua vez, é afirmando cosmovisões culturais, o modo pessoal de percepção do mundo.[16] Ao fazer isso, a pessoa alcança alguma imortalidade, o que é consistente com a crença de que o espírito de uma pessoa permanecerá na mesma cultura após a morte. A velhice pode ser vista como o espaço em que o tempo futuro é percebido como mais limitado e/ou a mortalidade é destacada, mas pode-se derivar o significado emocional da vida, afirmando e internalizando os valores de sua cultura.[17]

Teoria dominante

Atualmente, a teoria do curso de vida é a teoria dominante[18], usada de forma intercambiável com termos como *duração da vida*, *história da vida* e *ciclo da vida*.[19] Entretanto, existem características distintas do curso da vida. A teoria contextualiza o envelhecimento com base na coorte de nascimento, principais eventos sociais e fatores pessoais. As experiências incluem situações sociais de nível macro e de nível micro, assim como circunstâncias pessoais. As experiências sociais de nível macro incluem situações e eventos históricos que influenciam amplamente a sociedade. Esses eventos, como a Grande Depressão, a Segunda Guerra Mundial, o Movimento de Mulheres e o atentado às Torres Gêmeas em 11 de setembro de 2001, afetam crianças mais jovens impressionáveis de maneira diferente dos adultos, o chamado "efeito de coorte". Por exemplo, a geração do milênio que experimentou os efeitos do 11 de setembro pode colocar mais sua confiança no governo para mantê-la segura, ao contrário da coorte dos *baby boomers*, os quais desenvolveram, em geral, uma desconfiança no governo em resposta à Guerra do Vietnã.

Outro exemplo do efeito da história sobre o envelhecimento é o contexto sociopolítico do movimento gay. Essa era criou um estigma social para a identidade lésbica, gay ou bissexual (LGB) e a ausência de direitos igualitários para casais do mesmo sexo e indivíduos LGB. Essas restrições limitaram as ações de adultos LGB mais velhos ao longo do curso da vida.[19,20] Além disso, lésbicas, gays, bissexuais ou transgêneros (LGBT) que cresceram na era McCarthy, quando a homossexualidade era severamente estigmatizada e o *Diagnostic and Statistical Manual of Mental Disorders* (Manual Estatístico de Transtornos Mentais DSM) rotulou a homossexualidade como um transtorno de personalidade sociopata (removido em 1973), têm um ponto de vista diferente quando comparados às pessoas LGBT que envelheceram durante o fim dos anos 1960 e 1970, quando a sociedade começou a demonstrar maior abertura para a sexualidade fora da heterossexualidade, a qual se enquadra nos costumes dominantes.[21]

A unidade familiar e as construções sociais são aspectos do nível micro que ocorrem dentro de cada família. Em gerações anteriores, por exemplo, os pais morriam quando seus filhos eram jovens adultos ou adolescentes. Ainda hoje, muitos adultos mais velhos vivem bem seus 80 anos e, possivelmente, assim viverão seus 90 anos. Portanto, as famílias vivenciam relacionamentos mais longos, positivos e negativos, entre filhos, netos e pais. Esses relacionamentos podem criar um propósito para o adulto mais velho, talvez como um cuidador que, ao mesmo tempo, contribui para a unidade familiar. Entretanto, os adultos mais velhos são capazes de enfrentar sofrimentos emocional, financeiro e social adicionais causados por essas relações familiares estendidas em diferentes níveis (Boxe 4.1).

A aplicação da teoria do curso de vida ao atendimento ao paciente fornece *insights* sobre as experiências dos pacientes, bem como sobre as determinantes sociais da saúde e do curso de vida. Os fisioterapeutas podem melhorar o cuidado centrado no paciente com esse conhecimento. A anamnese pode esclarecer ao terapeuta as lutas e os sucessos experimentados pelo paciente. Uma avaliação da personalidade do paciente, de suas experiências, das redes de apoio e das condições psicoemocionais preexistentes e potenciais pode facilitar a administração adequada de intervenções fisioterapêuticas e encaminhamento apropriado para um assistente social ou outro especialista em saúde mental, caso seja necessário e desejado.

BOXE 4.1	Exemplo de transição de vida.

Vejamos o caso de Betty e Rachel. Betty está se mudando de uma casa onde criou sua família para um ambiente de vida assistida devido a problemas de saúde relacionados a uma doença pulmonar obstrutivo crônica (DPOC). Betty tem dois filhos adultos e netos morando na área e eles a visitam pelo menos uma vez por semana. Ela sobreviveu a dois eventos importantes na vida: a baixa militar de seu marido e a morte de uma criança em um acidente com veículo motorizado (AVM). Betty está triste com a alteração, mas se sente apoiada por sua família.

Rachel está passando pela mesma alteração, mas está de luto pela perda da casa da família. Rachel teve um filho que vive em um outro estado e agora não pode ver os netos por causa de sua saúde. Além disso, ela passou por poucos eventos negativos na vida e foi criada em uma família de classe média alta financeiramente segura. Ela ficou isolada devido à DPOC e à incapacidade de sair de casa, limitando assim seus sistemas de suporte social. A perda de sua casa e independência contribuem para a solidão. Rachel sente uma mistura de emoções, incluindo raiva e tristeza como um resultado dessas alterações.

Alguns meses se passam e Betty cai na casa de repouso. A família de Betty a visita no hospital, auxilia em seu retorno à unidade de vida assistida e facilita o fornecimento de fisioterapia em casa. Rachel também cai no centro, mas depende da comunidade e da assistente social do hospital para facilitar sua admissão ao hospital e alta de volta para a unidade de vida assistida. Betty está animada para a fisioterapia, pois ela voltará para visitar seus amigos e familiares. Rachel, por outro lado, não tem interesse em receber fisioterapia, pois não tem certeza dos benefícios, temendo cair novamente. A falta de suporte social predomina na reabilitação de Rachel e contribui para o abandono da reabilitação.

ENVELHECIMENTO DE SUCESSO

Os conceitos de envelhecimento bem-sucedido para terapeutas e adultos mais velhos são informados pelas teorias mencionadas anteriormente. A conceituação de idosos sobre envelhecimento bem-sucedido afeta suas expectativas e percepções ao receberem cuidados clínicos. Assim, é importante compreender como pesquisadores e pacientes pensam e definem o envelhecimento bem-sucedido.

O conceito de envelhecimento bem-sucedido intrigou filósofos e cientistas por muitos anos.[6] O termo foi introduzido pela primeira vez na literatura científica em 1961 por Robert J. Havinghurst, no qual ele afirma que a ciência da gerontologia tem o propósito prático de "adicionar vida aos anos", com o objetivo de aumentar o prazer e a satisfação durante os últimos estágios da expectativa de vida de um indivíduo.[22] Desde então, surgiram muitos modelos e definições, e os mais relevantes para os fisioterapeutas são discutidos a seguir.

No modelo biopsicossocial, os conceitos biológicos e psicossociais são integrados. Um dos modelos mais aceitos e aplicados é o modelo Rowe e Kahn de envelhecimento bem-sucedido, definido como a prevenção de doenças e deficiências, a manutenção das altas funções cognitiva e física e o envolvimento com a vida.[7] Entretanto, muitos não experimentam todos os aspectos de um processo de envelhecimento positivo. Muitas pessoas envelhecem "com sucesso", adaptando-se a condições adversas de saúde. Além disso, o modelo biopsicossocial não leva em consideração a perspectiva do indivíduo, que se torna cada vez mais importante em pessoas com quase 100 anos.[23] Expandindo os três domínios do envelhecimento bem-sucedido desenvolvidos por Rowe e Kahn, Baltes e Baltes destacaram a importância das estratégias psicológicas e comportamentais, apresentando o envelhecimento bem-sucedido como um processo adaptativo de seleção, otimização e estratégias de compensação.[12] Abrange critérios subjetivos e objetivos, reconhecendo explicitamente a variação individual e cultural.[12] A teoria de proatividade de Kahana e Kahana reconhece que os adultos mais velhos são propensos a enfrentar estressores normativos da doença crônica, perdas sociais e falta de adequação pessoa-ambiente.[13] Entretanto, a manutenção de uma boa qualidade de vida, de acordo com essa teoria, é possível quando os idosos recorrem a recursos internos e externos de enfrentamento.[10] Adaptações comportamentais proativas podem incluir promoção da saúde, ajuda ao semelhante e o planejamento da vida futura, com um suporte na ordenação, substituição de função e modificações ambientais. Portanto, o envelhecimento bem-sucedido pode ser visto como um resultado e, concomitantemente, como um processo com elementos subjetivos e objetivos.[10]

As definições de envelhecimento bem-sucedido têm atraído críticas quando os valores dos idosos não são levados em consideração. Três temas emergiram de modo consistente (boa saúde, satisfação/felicidade e manter-se ativo) em um estudo com homens canadenses idosos.[24] Nele, 83% dos participantes sentiram que haviam envelhecido com sucesso.[24] Em um estudo feito entre centenários, por outro lado, as autoavaliações demonstraram que 46,5% dos idosos se sentiam bem-sucedidos e relataram ter saúde boa, muito boa ou excelente, apesar desta não ser o fato clínico.[23,25] Em um estudo de Cho et al., cerca de metade de todos os centenários no Georgia Centenarian Study poderia ser classificada como idosos bem-sucedidos, se as definições de saúde subjetiva, felicidade percebida e *status* econômico percebido fossem usados nas definições de envelhecimento bem-sucedido.[26] Em contraste, nenhum dos centenários seria classificado como "bem-sucedido" se os critérios de Rowe e Kahn fossem usados. Os estudos supracitados demonstram a necessidade de considerar os valores e a percepção dos indivíduos sobre o seu envelhecimento, bem como os critérios objetivos, isto é, "Centenários saudáveis não existem, mas centenários autônomos, sim".[27]

Apesar da definição biopsicológica que incorpora um componente subjetivo e um componente econômico ser popular, não existe uma definição simples e consensual para envelhecimento bem-sucedido. A inclusão de informações subjetivas (p. ex., percepção da qualidade de vida e da felicidade) parece ser especialmente valiosa para indivíduos longevos que apresentam com frequência declínios na saúde física. Adaptação e resiliência parecem ser aspectos relevantes, embora subestimados, do envelhecimento bem-sucedido. Talvez, o envelhecimento bem-sucedido deva, em última análise, ser sobre o que os adultos mais velhos valorizam, em vez de idealizar a saúde com base nos níveis de função física e fisiológica observados em indivíduos mais jovens.[28] Uma pesquisa com 53 homens idosos de Nova Jersey revelou que as relações e os suportes sociais, a satisfação positiva com a vida e a percepção da boa saúde também podem ser aspectos importantes para o envelhecimento bem-sucedido, além da atividade física e da saúde.[29]

Além disso, o envelhecimento bem-sucedido inclui a capacidade de funcionamento em muitos domínios (físico, funcional, cognitivo, emocional, social e espiritual) para a satisfação de uma pessoa, apesar de suas condições clínicas, por isso se demanda adaptação às alterações (p. ex., doenças e eventos da vida, como relocação) ao longo da vida. Essas experiências contribuem para o desenvolvimento da resiliência. Ademais, o envelhecimento bem-sucedido é influenciado pela personalidade, autodeterminação, atitudes e resiliência de um indivíduo. Ter expectativas realistas, porém otimistas, de envelhecer como uma pessoa mais jovem também contribui para um envelhecimento saudável. É mais provável que uma pessoa aceite as alterações que acompanham a velhice se uma atitude positiva for cultivada na juventude. Por exemplo, o otimismo previu melhor sucesso antes, durante e após a cirurgia cardíaca em idosos.[30]

Embora o envelhecimento bem-sucedido seja um estado percebido individualmente, a pesquisa identificou cinco fatores que interagem para produzi-lo: satisfação com a vida (uma sensação de ter uma vida gratificante com poucos arrependimentos), um sistema de suporte social, boa saúde física e mental, segurança financeira e controle sobre a própria vida. Aqueles que se sentem bem apoiados por outras pessoas demonstram comportamentos de saúde mais positivos, incluindo exercícios, melhores hábitos nutricionais e diminuição de comportamentos de risco, como uso de tabaco e álcool.[31,32] Alternativamente, os sintomas depressivos estão associados a ter redes sociais menores, menos suporte social e menos relacionamentos íntimos.[33,34] Certa quantidade de segurança financeira proporciona uma sensação de paz e despreocupação sobre o que uma situação financeira incerta pode trazer. Por último, o controle pessoal que permite alguma independência e dignidade pode produzir um senso de autoestima que contribui para um envelhecimento bem-sucedido e para a longevidade.[35-37] Considerar os fatores psicossociais de um indivíduo no momento da fisioterapia pode ajudar a maximizar os resultados terapêuticos e os relacionamentos. Para os fins deste capítulo, consideramos o envelhecimento bem-sucedido uma estrutura a partir da qual os fisioterapeutas podem avaliar os aspectos psicossociais do paciente mais velho.

Influências culturais

Um elemento adicional a ser considerado ao definir o envelhecimento bem-sucedido é a influência da cultura (Boxe 4.2). Culturas individuais têm entendimentos únicos dentro de cada comunidade e interagem de maneiras diferentes para promover ou diminuir o conceito de envelhecimento com sucesso.[38] Indivíduos em culturas mais independentes aprendem a valorizar a autonomia pessoal e a singularidade desde o nascimento, enquanto indivíduos em culturas mais interdependentes aprendem a se ver mesmo inseridos em unidades sociais e priorizar as necessidades do grupo em detrimento das suas próprias.[17] Os países orientais podem ser caracterizados por relações familiares e sociais que promovem a abertura de espírito e a tolerância, enquanto nos países ocidentais, a atividade, o envolvimento e a vitalidade apresentam maior probabilidade de estarem associados ao envelhecimento bem-sucedido.[38] Consistente com as teorias de desenvolvimento do ciclo de vida, Fung postula que, à medida que as pessoas envelhecem, moldam seu mundo de modo a maximizar seu bem-estar, mas o fazem dentro dos limites e definições de suas respectivas culturas.[17]

Em um estudo multicultural sobre envelhecimento bem-sucedido, Fry encontrou semelhanças, bem como diferenças entre as culturas, com o declínio da saúde e da funcionalidade emergindo como o fator específico mais importante que prejudica o envelhecimento saudável.[38] Entretanto, pesquisas comparativas também revelaram a importância de mecanismos compensatórios para o declínio funcional relacionado à idade, como controle de riqueza, pessoas e conhecimento, e como esses fatores facilitam o bem-estar mais adiante na vida. Essas características assumem maior ou menor importância em diferentes culturas.

A variação individual também influencia os valores culturais. Por exemplo, um conjunto de avós imigrantes pode se recusar a falar com seus netos nascidos nos EUA em sua língua materna para ajudá-los a aprender inglês. Outro grupo de avós imigrantes pode imergir seus netos

---

BOXE 4.2 | **Exemplos de influências culturais.**

Uma compreensão das tendências a predisposições culturais básicas ou uma apreciação da individualidade de cada paciente e família pode tornar a comunicação com os pacientes e familiares mais eficaz e respeitosa. A seguir, exemplos específicos de tendências e predisposições culturais que podem informar a comunicação e o cuidado mais eficazes.

Um exemplo são os pacientes da China. Eles podem perceber que o comportamento de uma pessoa é o reflexo da família.[251] Assim, o paciente pode ser muito complacente com os exercícios para evitar desgraçar a família, mesmo que o paciente possa não ter interesse em exercícios. Um segundo exemplo é o de indivíduos mais velhos em culturas asiáticas. A maioria dos idosos acredita que é dever da criança cuidar do mais velho em troca dos anos em que o idoso cuidou da criança. Pacientes da Índia e do Paquistão podem resistir a diagnósticos de estresse emocional grave ou deficiências cognitivas porque isso reflete mal na família (talvez afetando as chances de outros membros da família se casarem). Humildade cultural com o paciente,[251] consciência de que se pode aprender com o outro, pode ser aprimorado fazendo perguntas e pesquisando a literatura para aumentar a compreensão das origens culturais.

nascidos nos EUA em sua cultura natal apenas falando sua língua original ou por meio de refeições e rituais culturalmente relacionados.

A influência da cultura é particularmente relevante com o aumento da diversidade nos EUA. Afro-americanos, nativos norte-americanos, asiático-americanos, ilhéus do Pacífico e hispânicos constituem os quatro principais grupos padrão, com a maior migração ocorrendo da América Latina e da Ásia.[21] Os imigrantes tendem a ser mais jovens, e os imigrantes idosos tendem a conviver com seus filhos devido a recursos financeiros limitados, pela preferência por viver com um ente querido que está envelhecendo e por ajudar a cuidar de adultos mais velhos conforme eles envelhecem.[39] Em geral, em comparação com 1965, o número de imigrantes mais velhos (65 anos ou mais) está diminuindo.[40] Entretanto, os imigrantes mais jovens estão envelhecendo e, ao se tornarem cidadãos dos EUA, trazem seus pais idosos para os Estados Unidos para morar com eles. Esse relacionamento costuma ser benéfico para ambos os grupos, já que os adultos mais velhos cuidam dos netos e, às vezes, ajudam nas questões financeiras.[41]

Personalidade

A personalidade tem sido considerada como um mecanismo explicativo promissor para a longevidade em um processo de envelhecimento saudável.[42] A personalidade frequentemente é descrita em termos das cinco grandes personalidades: extroversão, amabilidade, consciência, neuroticismo e abertura para experiências. As alterações de personalidade podem ser categorizadas por meio da conclusão de perfis. Pode-se usar uma variedade de métodos para caracterizar a personalidade de uma pessoa. Um perfil de personalidade comum é o Indicador de Tipo de Myers-Briggs.[43,44] Exceto pelo neuroticismo, as quatro categorias de Myers-Briggs se correlacionam com as cinco grandes personalidades. A Tabela 4.1 fornece um resumo das cinco grandes personalidades e uma comparação com os Indicadores de Personalidade Myers-Briggs. Uma pessoa com personalidade extrovertida, por exemplo, tende a ser mais extrovertida e buscar papéis de liderança, enquanto alguém com maior neuroticismo tende a se sentir mais ansioso e menos otimista.

A personalidade pode ser avaliada de várias maneiras: alteração de nível médio, consistência na classificação de ordem, consistência estrutural e diferenças individuais.[45,46] Ao focar as alterações de nível médio e nas diferenças individuais, a personalidade tende a mudar na idade adulta, mas os adultos mais velhos mantêm essa alteração na terceira idade.[45,46] Por exemplo, a consciência tende a aumentar no meio da idade adulta, talvez por causa das demandas da educação dos filhos, no entanto, estabiliza após os 40 anos.[43] Os achados relativos às alterações de personalidade podem variar dependendo da maneira como são avaliados.

A saúde física afeta a personalidade, especificamente em adultos com mais de 80 anos.[45] Os idosos que são mais

TABELA 4.1	Resumo dos cinco grandes traços de personalidade.[43,44]	
Traço	**Característica**	**Indicador de tipo Myers-Briggs**
Extroversão	Abordagem energética para interações sociais; propensos a buscar papéis de liderança e ter emoções positivas	Extroversão-introversão
Amabilidade	Altruísta, confiante, funciona melhor em grupos, maior risco de problemas interpessoais	Pensamento-sentimento
Consciência	Pensa antes de agir, adia a gratificação, chega cedo ou a tempo para os compromissos	Pensamento-sentimento e julgamento-percepção
Neuroticismo	Sente-se ansioso, triste e tenso, experimenta o esgotamento do emprego, mas sente-se comprometido com o trabalho	N/A
Aberto	Aprende algo só pelo prazer de aprender, tem muitos anos de estudo, atitudes conservadoras	Extroversão-introversão Pensamento-sentimento Julgamento-percepção Sensação-intuição

ativos demonstram alterações menos pronunciadas na consciência, na extroversão e na abertura.[47] Alternativamente, a saúde física deficiente prediz declínios no grau de extroversão e abertura na vida adulta.[48] A presença de doenças crônicas pode levar a uma diminuição da estabilidade emocional, extroversão, consciência e abertura para experiências; a presença adicional de processos de doença acelera essas alterações de personalidade.

Os adultos mais velhos que se desligam de eventos sociais culturalmente aceitos (p. ex., jogar cartas, ir ao cinema) também experimentam uma diminuição acelerada na vivência de novas experiências.[49] Os fisioterapeutas estão em uma boa posição para orientar pacientes, familiares e cuidadores sobre as relações entre bem-estar físico, isolamento social e alterações de personalidade. Intervenções educacionais que auxiliam o paciente a conectar a saúde física à saúde mental podem aumentar a adesão do paciente. Por exemplo, integrar uma caminhada com um amigo, vizinho ou parceiro pode melhorar a saúde física e mental.

Alterações eugênicas e patológicas relacionadas à idade podem afetar a maneira como os adultos mais velhos veem e participam de seu ambiente físico e social. O envelhecimento eugênico inclui alterações fisiológicas e sensoriais que ocorrem naturalmente com a idade, diferenciando entre alterações patológicas e alterações devido à má nutrição, diminuição da atividade física, e assim por diante.[50] Deficiências auditivas, como resultado do envelhecimento eugênico, foram a única alteração sensorial em idosos que experimentaram esse isolamento aumentado e resultou em um declínio na extroversão e abertura para experiências.[51] Alterações patológicas como a doença de Alzheimer contribuem para um aumento substancial no neuroticismo e declínio na extroversão.[52] Um estudo descobriu que as características de baixa abertura à experiência e alto neuroticismo distinguiu aqueles que cometeram suicídio e aqueles que morreram de causas naturais.[53]

Resiliência

Resiliência é um traço de personalidade que modera os efeitos do estresse, aumenta a adaptação e está ligada ao envelhecimento bem-sucedido.[54,55] A resiliência foi proposta para ajudar os idosos a se ajustarem às alterações e desafios que podem surgir com o envelhecimento.[56] Indivíduos resilientes tendem a manifestar comportamentos adaptativos, especialmente no que diz respeito ao funcionamento social, moral e físico.[57] Algumas pesquisas descobriram que em comparação com jovens adultos, os idosos têm níveis mais elevados de resiliência, sobretudo em relação à regulação emocional e à resolução de problemas.[58] Redes familiares mais fortes, renda familiar mais alta e bom estado de saúde física e mental foram identificados como preditores potenciais de maior resiliência em adultos mais velhos.[56]

A resiliência, um componente da personalidade de um indivíduo, desenvolve-se e muda ao longo do tempo por meio de experiências contínuas com o ambiente físico e social.[59,60] A resiliência, ao contrário dos fatores básicos da personalidade, pode ser mais um processo dinâmico influenciado por eventos e desafios da vida.[61-63] Um estudo descobriu que a presença de doença ou disfunção mental ou física pode realmente promover níveis mais elevados de resiliência em adultos mais velhos, especialmente quando relacionada ao suporte social.[58] Nas doenças crônicas em particular, os indivíduos devem aprender a acomodar e fazer ajustes nas suas vidas diárias, o que pode, por sua vez, aumentar seu senso de resiliência.[64]

Sabedoria

A sabedoria, quando discutida em relação ao envelhecimento, é uma tomada de decisão social e um conhecimento pragmático sobre a vida e o relativismo de valores (tolerância para os sistemas de valores de outra pessoa ou cultura).[65,66] A idade por si só não constitui uma pessoa ser sábia. As teorias sobre a sabedoria variam,[67] mas têm elementos consistentes. A sabedoria inclui a adaptação e o ajuste à vida, o desenvolvimento de uma vida permeada de valores e o reconhecimento e aceitação das limitações humanas.[67]

A sabedoria é uma consideração importante, visto que a sabedoria é um sinal de envelhecimento bem-sucedido[66] e depende de experiências, habilidades de enfrentamento

e resiliência. Os fisioterapeutas em início de carreira podem não apreciar totalmente a amplitude e a profundidade das experiências que um adulto mais velho enfrentou. Integrar essas experiências e respeitar essa sabedoria pode melhorar os resultados. Pacientes idosos podem estar na melhor posição para decidir quais terapias ou estratégias serão eficientes para sua recuperação, com base em suas experiências e seus objetivos para o futuro. Eles podem ter convivido com várias doenças ou condições crônicas por muitos anos e falado com vários profissionais de saúde, então eles, provavelmente, valorizam um profissional de saúde atento às suas ideias e preferências de cuidados.[68,69] O conhecimento sobre sua capacidade de adaptação em relação à saúde ou à condição física e sobre suas próprias limitações pode ajudar a informar planos de cuidados mais adequados.

Perda

Frequentemente, a perda está associada à morte e ao morrer. Entretanto, os adultos mais velhos experimentam a perda de várias maneiras, incluindo a perda de outras pessoas, a perda de controle e a perda de função e envolvimento em seus ambientes sociais. A perda envolve fazer ajustes, enfrentar, identificar e aplicar estratégias. Essas estratégias, por sua vez, podem ter resultados positivos ou negativos em relação ao bem-estar psicossocial do indivíduo.

Os adultos mais velhos experimentam, em geral, a perda de outras pessoas, como a morte de um parceiro. Após a morte de um parceiro, os adultos mais velhos lutam, muitas vezes, para encontrar o significado para a perda e a continuação de sua vida.[70] Fatores como sua capacidade de prever a perda e a qualidade das conexões sociais podem afetar sua capacidade de lidar com a perda e com os sentimentos de solidão.[71] A perda de um parceiro foi associada ao risco de suicídio em adultos mais velhos, especialmente em homens idosos.[72] Entretanto, observa-se uma variação na duração do luto, o que pode levar a um ajuste positivo ou a resultados negativos, incluindo menor qualidade de vida ou morte após a perda.[73] É importante identificar aqueles com luto crônico e ajudá-los a encontrar suporte adicional, encaminhando a profissionais competentes.[73]

A perda de outras pessoas não se limita à morte de um parceiro, inclui também a morte de outros familiares e amigos. Além disso, a perda de outras pessoas pode estar relacionada a pessoas conhecidas. Em geral, ter várias redes de suporte social e de alta qualidade parece ser uma proteção para os idosos contra consequências negativas, incluindo ideação suicida, depressão, declínio funcional e declínio da saúde física e cognitiva.

Os adultos mais velhos também podem ter perda de controle, sobretudo sobre a tomada de decisões médicas. Eles relatam que se sentem impotentes ao receber atenção médica e com a incapacidade de controlar seus cuidados e resultados de saúde.[74] Um estudo descobriu que os objetivos dos pacientes idosos estão, muitas vezes, mal alinhados com os objetivos dos médicos e cuidadores, representando uma necessidade de tomada de decisão compartilhada e uma apreciação das preferências do paciente.[75]

Mais recentemente, a função também foi analisada em termos de espaço de movimento fora de casa.[76-78] Aqueles com maior espaço de movimento relatam taxas mais lentas de declínio cognitivo e melhor sobrevivência.[76,78] Por outro lado, a incapacidade de mover-se para lugares fora de casa significa, muitas vezes, uma diminuição ainda maior nas interações dentro de seus ambientes sociais.[77] O reconhecimento precoce de quaisquer sinais de perda de função (envolvimento de alto nível em seus ambientes sociais ou funções físicas mais básicas) e a busca de oportunidades para apoiar o envolvimento em atividades normais dentro e fora de casa são importantes para promover um envelhecimento saudável e maior qualidade de vida para idosos.

Solidão

A solidão é um sentimento subjetivo e negativo relacionado à falta de interações sociais e a fatores internos, como personalidade e autoeficácia.[79] Ela ocorre com maior frequência entre idosos que vivem em áreas rurais que entre os que vivem em áreas urbanas; e está associada a: idade avançada, viuvez, baixo nível de educação e baixa renda.[80] Uma perda, como pela morte do cônjuge, pode contribuir para a solidão, assim como a perda de função, as variações na acuidade visual e auditiva, ou mesmo da mobilidade.[80] Os adultos mais velhos também relatam que a piora da saúde ou a falta da saúde de amigos contribuem para os sentimentos de solidão.[80]

Conexões sociais negativas podem piorar a saúde física e mental dos idosos. Por exemplo, as mulheres experimentariam piores condições de saúde mental se o aumento nos suportes sociais também criasse um aumento nas obrigações de suporte aos outros.[80] A identificação de suportes sociais positivos e negativos é importante, pois os suportes negativos são preditivos de piora do bem-estar psicológico e do aumento do sofrimento.[81] A qualidade dos suportes sociais é tão importante quanto a quantidade de suportes.

A solidão pode levar a resultados negativos importantes para a saúde; além disso, ela tem sido associada a um risco aumentado de doenças cardiovasculares,[82] hipertensão arterial,[82-84] uma resposta aumentada ao estresse, com níveis mais altos de cortisol,[85] e modificações nas vias ligadas aos glicocorticoides e aos processos[86] inflamatórios. A solidão é o principal fator para o aumento da depressão, do suicídio e das tentativas de suicídio.[79] Ademais, a solidão está associada a um fraco desenvolvimento psicológico, à insatisfação com família, amigos e conhecidos[34,87] e ao aumento do declínio funcional e da mortalidade.[88]

A solidão pode se desenvolver quando a perda do cônjuge ou parente ou um declínio na saúde inibe a continuação ou o desenvolvimento de novos relacionamentos.[89] O envolvimento limitado em atividades típicas (p. ex., trabalho, lazer, atividades sociais) também pode contribuir

para a desmoralização e a depressão. Entretanto, os terapeutas não podem presumir que uma pessoa idosa esteja sozinha ou deprimida. A depressão só está associada à mortalidade em idosos quando os sentimentos de solidão estão presentes.[90] Portanto, os fisioterapeutas podem querer verificar suas próprias suposições e ouvir ativamente o paciente para identificar suas necessidades e fornecer intervenções adequadas ao paciente.

A maneira como os suportes sociais fornecem efeitos protetores varia entre os grupos sociais.[91] Nas culturas chinesas, os idosos buscam apoio dentro de um círculo íntimo e próximo (cônjuge e filhos) e depois mudam para círculos externos (amigos).[87] Fiori et al. descobriram que o isolamento social está relacionado a um menor bem-estar entre adultos mais velhos nos EUA, mas esse achado não foi confirmado em adultos mais velhos no Japão.[33] Talvez outros fatores culturais moderem uma relação potencial entre o isolamento social e o bem-estar.

Além disso, os suportes sociais podem diferir por identidade de gênero. Tobiasz-Adamczyk et al. identificaram várias diferenças entre mulheres e homens.[81] No grupo de idosos (mais de 80 anos), o tamanho dos suportes sociais e seu efeito no bem-estar subjetivo foram mais significativos para as mulheres. Na faixa etária de 65 a 79 anos, um aumento semelhante no grau de participação em atividades sociais levou a um maior grau de medidas positivas relacionadas à saúde nas mulheres. Entretanto, a relação entre os resultados de saúde e solidão não foi moderada por gênero.[81]

Os fisioterapeutas podem encontrar benefícios na identificação das fontes de suporte social dos idosos. A identificação de suportes sociais positivos e negativos pode facilitar uma avaliação das necessidades do paciente. Algumas necessidades podem estar fora do escopo da fisioterapia e resultar em colaborações com outros profissionais de saúde. Em última análise, o cuidado interprofissional colaborativo pode melhorar o atendimento e os resultados do paciente.

Luto

O luto pode ser resultado de uma perda em qualquer idade. Muitos profissionais de saúde estão familiarizados com os estágios do luto identificados por Kubler-Ross et al.[92] Entretanto, essa teoria tem limitações: os estágios ocorrem fora da sequência ou são totalmente salteados. Os adultos mais velhos que experienciam a perda de um parceiro estão mais propensos a vivenciar luto crônico ou de longo prazo que outros tipos de perda, porém o luto pode variar com base em circunstâncias como prontidão para a perda ou natureza da perda.[73] Devido à possibilidade de luto crônico ou de longo prazo em idosos, os terapeutas que se sentem à vontade para falar com pacientes mais velhos sobre o luto podem explorar estratégias de enfrentamento. Em muitos casos, o luto de um indivíduo pode não ser mitigado ou minimizado, pois certas culturas e grupos sociais podem promover um comportamento mais estoico. Entretanto, o fisioterapeuta pode defender o paciente e consultar outros profissionais de saúde ou pessoas de confiança na comunidade (p. ex., um religioso).

Os profissionais de saúde podem monitorar a duração do processo de luto para ajudar na prevenção do luto prolongado, pois este pode ser prejudicial ao bem-estar de uma pessoa. São esperados alguns distúrbios do sono e ansiedade. Entretanto, sintomas que duram mais de 2 meses, um sentimento de culpa não relacionado à perda, pensamentos de morte não relacionados à sobrevivência, uma preocupação mórbida com a inutilidade e alucinações além de ouvir e ver o falecido são todos sinais de luto prolongado.[93] Os fisioterapeutas podem reconhecer esses sinais e consultar outros profissionais de saúde para fornecer ao paciente recursos adicionais de enfrentamento.

As ramificações psicológicas de qualquer tipo de perda podem ter efeitos duradouros que incluem o funcionamento físico. A perda do cônjuge ou de outra pessoa importante pode causar estresse traumático, ansiedade e depressão.[94] O luto prolongado também pode contribuir para a diminuição da memória e do funcionamento executivo.[95] A perda de funções mais básicas, como incontinência urinária ou fecal, pode levar a sentimentos de inutilidade, impotência e vergonha; perda de autoestima e isolamento social.[96] Sobreviventes idosos de eventos catastróficos generalizados também experimentam um risco maior de erosão da coesão social, criando um risco adicional de depressão.[97] O aumento da idade, as dificuldades financeiras, a saúde geral precária e o isolamento social podem complicar ainda mais a cura de uma perda e levar a limitações no desempenho das atividades de vida diária (AVDs).[94]

MOTIVAÇÃO E ENGAJAMENTO

A motivação é um fator importante na capacidade e disposição do adulto mais velho para participar de atividades funcionais e envolver-se em comportamentos saudáveis, como exercícios. Entretanto, os terapeutas frequentemente encontram pacientes adultos mais velhos que parecem desinteressados ou relutantes em se envolver no plano de tratamento de fisioterapia. Sua falta de engajamento afeta os resultados e pode ter consequências indesejadas, como a geração de conflitos éticos, que ocorre quando o terapeuta tenta persuadir ou mesmo forçar o paciente a participar. A falta de engajamento também pode afetar o financiamento pelas operadoras de saúde, o que pode privar o idoso da reabilitação necessária. O Boxe 4.3 lista

BOXE 4.3	Princípios éticos relacionados à motivação do paciente.

Autonomia – permitindo a recusa
Justiça – mobilização precoce como uma forma de ser eficiente com os recursos de um hospital ou limitações de seguro de saúde
Dever – fazer o melhor
Beneficência – fornecendo tratamentos que são benéficos
Não ilegalidade – não causar nenhum dano

BOXE 4.4	Dilemas éticos ao tentar motivar um paciente.

Persuasão
Incentivos
Alavancagem interpessoal
Ameaças

os vários princípios éticos presentes em um encontro típico com um paciente. O Boxe 4.4 descreve dilemas éticos que podem ocorrer ao tentar envolver um paciente que reluta em participar.[98] A persuasão é o menos problemático, pois mostra respeito pela autonomia da pessoa; contudo, incentivos, influência interpessoal e ameaças são eticamente problemáticos em maior grau.

Compreender a complexa dinâmica da motivação e engajamento e utilizar estratégias eficazes pode ajudar a alcançar os resultados desejados do paciente. Reconhecer a diferença entre os termos *motivação*, *conformidade*, *envolvimento* e *capacitação* é um começo para alcançar os resultados desejados. A Tabela 4.2 descreve esses termos.

A motivação só pode se tornar um fator quando o indivíduo mais velho não está apresentando o comportamento desejado, ou seja, não cumpre os desejos ou intenções do terapeuta. É nesse momento que o paciente é rotulado como desmotivado ou não complacente. Muitas vezes, o termo *desmotivado* é evocado quando o paciente está em desacordo com o plano do terapeuta.

Conforme discutido no Capítulo 11, os adultos mais velhos tendem a possuir uma autorregulação interna que orienta o comportamento, o que contrasta com as crianças e os adultos mais jovens, que geralmente são mais influenciados por reforços externos. Os adultos mais velhos também tendem a ser mais otimistas e a se concentrar no que é positivo. Assim, embora haja uma tendência de usar estratégias motivacionais que enfoquem as perdas (p. ex.,

TABELA 4.2	Termos fundamentais para a definição de termos da psicologia do atendimento ao paciente.	
Termo	**Definição**	
Motivação	Impulso interior que move ou leva uma pessoa a agir. Relacionada à necessidade, impulso ou desejo de agir de certa maneira para alcançar determinado fim	
Conformidade	Faz o que os outros querem ou pedem, em vez de ser impulsionado por um desejo interior	
Engajamento	Presença psicológica. Os indivíduos sentem um grande interesse no sucesso da tarefa e/ou esforço	
Empoderamento	Um processo de reconhecer, promover e aumentar a capacidade das pessoas de atender às suas próprias necessidades, resolver seus próprios problemas e mobilizar os recursos necessários para se sentirem no controle de suas próprias vidas	

se você não for à terapia não será capaz de voltar para casa, deambular de maneira independente ou ser capaz de andar sem um dispositivo de apoio), os adultos mais velhos respondem melhor quando são enfatizados os resultados positivos de se envolver em um comportamento, evitando o arrependimento e maximizando a satisfação associada a um comportamento.[99] Especificamente, os indivíduos mais velhos estão interessados nos benefícios imediatos dos comportamentos, como melhora da capacidade funcional e do humor, sensação geral de bem-estar ou maior resistência e capacidade de carregar sacolas de compras ou roupas para lavar. Em contraste, eles não respondem bem aos benefícios de longo prazo, como a possibilidade de evidência de diminuição de doença cardiovascular. Além disso, os indivíduos mais velhos tendem a se concentrar mais nas emoções positivas que nas negativas.[100] Portanto, os desapontamentos após a alteração de comportamento (p. ex., melhorias mais lentas na força) têm menos probabilidade de prejudicar o novo comportamento que os mais jovens.

A autoeficácia e as expectativas de resultado são dinâmicas e avaliadas e aprimoradas por quatro fontes de informação:[101] (1) experiência de domínio atuante ou desempenho bem-sucedido da atividade de interesse; (2) persuasão verbal, ou encorajamento verbal, fornecida por uma fonte confiável de que o indivíduo é capaz de realizar a atividade de interesse; (3) experiência adquirida por observação, ou observar indivíduos realizando uma atividade específica; e (4) estados fisiológicos e afetivos, como dor, fadiga ou ansiedade associados a determinada atividade. A teoria da autoeficácia sugere que quanto mais forte a autoeficácia do indivíduo e as expectativas de resultado, maior a probabilidade de ele iniciar e persistir em determinada atividade.

As crenças, tanto em relação aos resultados (expectativas de resultados) quanto em relação ao que os idosos acreditam que são capazes de fazer (expectativas de autoeficácia), influenciam a motivação para se envolver em comportamentos de promoção da saúde[102] (alteração de comportamento). As sensações físicas associadas a um plano de tratamento, como dor, medo de cair ou exacerbar problemas médicos subjacentes ou efeitos adversos de medicamentos, influenciam as crenças e o comportamento real. Alguns adultos mais velhos acreditam, por exemplo, que o exercício irá exacerbar a dor da artrite e, portanto, não se engajam em um programa regular de exercícios. Essas sensações desagradáveis e suas crenças sobre elas devem ser tratadas e eliminadas para facilitar a motivação.

Personalização

O cuidado individualizado ou centrado na pessoa e a demonstração de cuidado têm uma influência importante na motivação dos idosos para realizar determinada atividade. O cuidado individualizado inclui reconhecer as diferenças e necessidades individuais, usar gentileza e humor, capacitar os adultos mais velhos a tomar parte ativa em seus cuidados, usar persuasão verbal suave para realizar uma atividade e o reforço positivo após a realização da atividade.[103] Um componente essencial do cuidado individualizado é permitir que as pessoas saibam *exatamente* o que você recomenda. Podem ser instruções simples por escrito sobre qual programa de exercícios praticar ou que medicamento tomar, porque é importante como a atividade deve ser realizada ou como o medicamento deve ser tomado. É fundamental reavaliar como o indivíduo está realizando o comportamento de interesse à medida que demonstra cuidado e lembrança a cada interação de cuidado. Em parte, o cuidado individualizado é eficaz porque o adulto mais velho deseja simplesmente retribuir o cuidado prestado a ele ou ela, fazendo o que o terapeuta pedir (p. ex., fazer determinado exercício ou uma adaptação em casa, como uma barra de apoio). Uma vez que o comportamento é iniciado, entretanto, é provável que o indivíduo mais velho experimente os benefícios associados ao comportamento e, assim, continue a aderir por razões além da reciprocidade inicial para o cuidado recebido.

Demonstrações de cuidado e confiança nas habilidades necessárias para ajudar o indivíduo (p. ex., ajudar com as transferências) são fundamentais para motivar os adultos mais velhos nessa área. O cuidado pode ser demonstrado por comportamentos e atividades percebidas pelo indivíduo como expressões de amor, atenção, preocupação, respeito e apoio. Outro aspecto importante do cuidar é estabelecer algumas diretrizes ou limites em relação aos comportamentos. Isso não está relacionado a punições ou ameaças. Em vez disso, o terapeuta deve se concentrar em ser firme e informar os indivíduos sobre a atividade que precisam fazer e por que precisam fazê-la. Por exemplo, um indivíduo idoso pode precisar se levantar e caminhar até o banheiro para evitar lesões cutâneas, otimizar a continência e recuperar a força e a função. Além disso, o cuidado individualizado inclui reconhecer as diferenças e as necessidades individuais, usar gentileza e humor, capacitar os idosos a tomarem parte ativa em seus cuidados, usar persuasão verbal gentil para realizar uma atividade e usar reforço positivo após o desempenho, ou mesmo tentativas de execução.[104]

Suporte social

Redes de suporte social, incluindo família, amigos, pares e profissionais de saúde são determinantes importantes do comportamento.[105,106] Repetidamente, a motivação para praticar exercícios é influenciada pelo ambiente social do indivíduo e/ou do ambiente de cuidado. Essas interações sociais podem alterar as trajetórias de recuperação ao interromper a progressão das limitações funcionais para a deficiência. A influência de qualquer membro da rede social do indivíduo pode ser positiva ou negativa, dependendo de sua filosofia e crenças relacionadas ao exercício. Os suportes sociais podem servir diretamente como motivadores externos poderosos para (1) incentivar, (2) ajudar o adulto mais velho a se sentir cuidado, e (3) ajudar o idoso a estabelecer metas, como recuperar as habilidades de autocuidado e ser capaz de retornar sozinho para casa. Os suportes sociais também podem afetar indiretamente a motivação, fortalecendo as crenças do indivíduo em sua capacidade de participar de atividades de reabilitação, por exemplo, ou de se envolver em um programa de exercícios regulares.

Metas centradas no paciente

A capacidade de desenvolver objetivos pessoais e avaliar o desempenho de alguém em relação a esse objetivo pode influenciar na motivação para se envolver em determinado comportamento.[101] Metas articuladas dão aos idosos algo no que trabalhar e ajudam a motivá-los a aderir a uma atividade específica de promoção da saúde. Em primeiro lugar, é fundamental estabelecer quais motivos estão sendo abordados na interação motivacional. Se as metas forem estabelecidas sem a contribuição do indivíduo mais velho, é improvável que ele ou ela esteja disposto a participar das atividades necessárias para atingir a meta. Os resultados mostram que os pacientes envolvidos no estabelecimento de metas estruturadas, como descrito na Tabela 4.3, experimentaram maior autonomia e percepção de relevância que aqueles cujos objetivos foram definidos pelo terapeuta. Para indivíduos com deficiência cognitiva e que não conseguem articular objetivos, é útil revisar registros antigos e conversar com familiares, amigos e cuidadores que conheceram o indivíduo anteriormente. As metas podem então ser desenvolvidas com base em sua vida e realizações anteriores.[107] Entretanto, a entrada de terapeutas é importante para o desenvolvimento de metas e motivação, pois a meta delineia para o indivíduo o que os outros acreditam que ele ou ela é capaz de fazer em uma área funcional específica, por exemplo. Metas articuladas devem ser curtas e de longo prazo. Metas de curto prazo devem informar ao indivíduo mais velho exatamente o que ele deve fazer diariamente (p. ex., caminhar por 20 minutos; fazer 10 movimentos de sentar-ficar de pé). Metas de longo prazo devem se concentrar mais nas metas finais que o indivíduo deseja alcançar, como ser capaz de deambular sem um dispositivo de auxílio, cuidar de si mesmo, caminhar até o supermercado ou viajar. As metas são mais eficazes quando são (1) relacionadas a um comportamento específico, (2) desafiadoras, mas realisticamente atingíveis e (3) alcançáveis em um futuro próximo.[101] Duas estratégias de como usar metas centradas no paciente são descritas na Tabela 4.3. O processo de esclarecimento de metas gira em torno do esclarecimento das preocupações. O esclarecimento das preocupações é um processo multifacetado que inclui a identificação pelo paciente dos problemas pessoais funcionais e incapacitantes causados por sua patologia e/ou deficiências, a classificação desses problemas quanto à importância e a especificação dos elementos para atingir esse objetivo.[108] O modelo da Reabilitação Médica Avançada (RMA) é um plano estruturado para aplicar a ciência da mudança comportamental e os princípios da intensidade da reabilitação ao objetivo terapêutico de um paciente.[109] O objetivo é envolver os pacientes em reabilitação para trabalhar mais e, portanto, alcançar melhores resultados. Os três princípios estão listados na Tabela 4.3. No modelo RMA, o *feedback* está sempre vinculado à meta, com uso de gráficos de progresso.

TABELA 4.3	Modelos para aumentar o engajamento por meio de metas centradas no paciente.	
	Método de esclarecimento de metas Ozer-Payton-Nelson	**Reabilitação médica avançada**
Princípio	O aumento da participação do paciente no estabelecimento de metas e no planejamento do tratamento melhora os resultados e a satisfação do paciente.	1. Vincular atividades a objetivos 2. Paciente como chefe 3. Otimizar a intensidade
Processo de definição de metas	Por meio de uma entrevista centrada no paciente, descubra as preocupações e metas do paciente com o objetivo de permanecer no nível mais alto possível. Avance somente com permissão do paciente.	Entreviste o paciente para identificar atividades diárias agradáveis que representam a vida que ele mais deseja restaurar.
	Cinco níveis de participação do paciente: 1. Escolha aberta/livre ("O que você gostaria de ser capaz de fazer?") 2. Múltipla escolha (p. ex., "Você gostaria de andar mais rápido ou subir escadas?") 3. Escolha confirmada (p. ex., "Gostaria que eu lhe oferecesse uma sugestão ou recomendação?") 4. Escolha forçada (p. ex., "Tudo bem se eu disser o que você deve fazer?") 5. Prescrição (sem opção)	Uma vez que as metas são estabelecidas, a autoeficácia e as expectativas de resultados desempenham papéis influentes. As expectativas de resultados são particularmente relevantes para adultos mais velhos.
	Integre objetivos pessoais ao encontro terapêutico.	Obtenha fotos da casa do paciente para orientar as adaptações e a solução de problemas pelo paciente. Frequentemente, incorpore o objetivo do paciente na conversa terapêutica, por exemplo, "você está ganhando força para voltar a subir escadas". Vincule o progresso ao objetivo do paciente.

Personalidade

Por último, a personalidade, a autodeterminação e a resiliência do indivíduo têm uma influência importante na motivação. Os adultos mais velhos relatam que é a sua própria personalidade, isto é, a determinação, suas próprias resoluções firmes e a aderência a essas resoluções que os motivam a realizar tarefas específicas.[110]

Os adultos mais velhos formam um grupo heterogêneo com experiências de vida muito ricas e diversificadas. Consequentemente, os fatores que facilitam a motivação em um podem não funcionar tão efetivamente para outro indivíduo. Conforme observado anteriormente, o modelo de motivação pode ser usado para explorar os muitos fatores que influenciam a motivação e o comportamento em adultos mais velhos. Ao fazer isso, as intervenções podem ser desenvolvidas para abordar especificamente as áreas identificadas que podem estar influenciando negativamente a motivação do indivíduo para se envolver em determinada atividade.

Estratégias eficazes para ajudar a motivar o idoso

A orientação teórica para intervenções motivacionais com idosos é extremamente importante para garantir o sucesso de qualquer intervenção voltada para o aumento da atividade física ou funcional. Apreciar as técnicas que podem ser usadas no desenvolvimento de intervenções baseadas na teoria também é útil. A Tabela 4.4 descreve intervenções específicas que foram usadas com sucesso no passado e podem ser consideradas blocos de construção úteis para intervenções motivacionais mais abrangentes.

Examinar o ambiente no qual as intervenções motivacionais estão ocorrendo, embora básicas, é importante para garantir interações bem-sucedidas. Por exemplo, se o adulto mais velho não consegue ver ou ouvir o que o terapeuta está lhe dizendo para fazer, ele não realizará a atividade e, portanto, será rotulado de desobediente ou desmotivado. Intervenções simples, como eliminar o ruído de fundo e falar devagar, em tom baixo e volume alto, podem ajudar muito nessas situações. Para perdas auditivas profundas, ou se o terapeuta possui uma fala mansa, um dispositivo externo que amplifica o som pode ser usado. Além disso, estabeleça um ambiente no qual o idoso não se sinta estressado por ter que se mover rapidamente. Se estiver estressado é provável que o indivíduo congele e não consiga realizar nada.

Finalmente, é importante reconhecer e valorizar a heterogeneidade dos idosos e o fato de que o que é eficaz para motivar um indivíduo pode não ser útil quando se trabalha com outro. Além disso, múltiplas intervenções (p. ex., prestar atendimento individualizado, estabelecer metas, incentivar verbalmente e garantir experiências de domínio) podem ser necessárias para motivar o indivíduo mais velho da maneira ideal.

Superando o medo. O medo de cair é comum entre os idosos e ocorre em 42 a 73% dos que caíram.[111] Esse medo está associado à redução da atividade física, diminuição

TABELA 4.4	Intervenções para fortalecer a motivação.
Componentes de motivação	**Intervenções específicas para melhorar a motivação**
Crenças	Intervenções para fortalecer as crenças de eficácia: 1. Incentivo verbal da capacidade de desempenho 2. Exponha o adulto mais velho a modelos de comportamento (outros semelhantes que realizam a atividade com sucesso) 3. Diminua as sensações desagradáveis associadas à atividade 4. Incentive o desempenho/prática real da atividade 5. Oriente sobre os benefícios do comportamento e reforce e destaque esses benefícios
Sensações físicas desagradáveis (dor, medo)	1. Facilitar o uso apropriado de medicamentos para a dor a fim de aliviar o desconforto 2. Use medidas alternativas, como calor/gelo para aliviar a dor associada à atividade 3. Terapia cognitivo-comportamental: • Explore pensamentos e sentimentos relacionados às sensações • Ajude o paciente a desenvolver uma atitude mais realista em relação à dor – isto é, a dor não causará mais danos aos ossos • Técnicas de relaxamento e distração • Exposição gradual para superar o medo de cair
Cuidado individualizado	1. Demonstrar bondade e carinho para com o paciente 2. Uso de humor 3. Reforço positivo após um comportamento desejado 4. Reconhecimento das necessidades e diferenças individuais, como definir um período de descanso ou oferecer um lanche favorito 5. De forma clara e simples, escrever/informar ao paciente qual atividade é recomendada
Suporte social	1. Avalie a presença e adequação da rede social 2. Oriente outra(s) pessoa próxima (s) a encorajar/reforçar verbalmente o comportamento desejado 3. Use suportes sociais como fonte de identificação de objetivos
Identificação de objetivo	1. Desenvolva metas realistas adequadas com o adulto mais velho 2. Defina metas que possam ser cumpridas em um curto espaço de tempo – diária ou semanalmente – também como uma meta de longo prazo para trabalhar nessa direção 3. Defina metas que são desafiadoras, mas alcançáveis 4. Estabeleça metas claras e específicas

da participação em atividades funcionais, menor percepção do estado de saúde física e menor qualidade de vida e satisfação com a vida.[111] Ao tentar aumentar a participação em atividades funcionais e o tempo despendido em atividades físicas, é importante diminuir ou eliminar o medo de cair. A maioria das pesquisas feitas para lidar com o medo enfocou o medo da dor lombar. As intervenções utilizadas, entretanto, são baseadas na teoria e podem ser eficazes se traduzidas em medo de cair.

As intervenções para diminuir o medo da dor lombar são baseadas na terapia cognitivo-comportamental e incluem o tratamento de Atividade Graduada ou Exposição Graduada.[112] A Atividade Graduada começa pela descoberta da quantidade de atividade que cada paciente pode realizar antes que a dor ocorra. Em seguida, o paciente é inscrito em um programa que começa com aquele nível de exercício ou atividade. O terapeuta orienta o paciente na construção da tolerância, aumentando lentamente a duração, intensidade e frequência do exercício ou atividade que causou dor. Estratégias educacionais são incorporadas à intervenção para ensinar ao paciente que a dor não é prejudicial em termos de problemas subjacentes nas costas e que o exercício/atividade recomendado é benéfico, apesar da dor que pode ocorrer. O reforço positivo é fornecido à medida que o indivíduo trabalha para alcançar o sucesso e superar o medo associado à atividade.

Em contraste, o tratamento da Exposição Graduada envolve apresentar ao participante material que produz ansiedade (p. ex., uma atividade que causa dor) por um tempo suficiente para diminuir a intensidade de sua reação emocional. Em última análise, a situação temida não faz mais com que o indivíduo fique ansioso ou evite a atividade. O tratamento de exposição pode ser realizado em situações da vida real, o que é chamado "exposição *in vivo*"; ou pode ser feito por meio da imaginação, o que é chamado "exposição imaginária". A intervenção da Exposição Graduada começa pela observação de quais atividades causam medo (p. ex., caminhar, subir escadas, girar o tronco) e, em seguida, fazer com que o indivíduo se envolva nessa atividade repetidamente. À medida que o medo associado à atividade diminui, a frequência, a intensidade e a duração da atividade aumentam.

Outras intervenções para diminuir o medo de cair incluem atividades físicas (caminhada, fortalecimento, atividades de equilíbrio, Tai Chi), programas educacionais e uso de protetores de quadril. Existem algumas evidências, embora limitadas, para a eficácia dessas intervenções na redução do medo de cair.[113,114] Os resultados são melhores quando as intervenções são combinadas, como quando um programa de comportamento é combinado com um programa de exercícios.

A motivação em idosos é um fator complexo e multidimensional que deve ser avaliado individualmente. A avaliação deve incluir implicações intrapessoais, interpessoais, ambientais e de motivação de políticas sociais mais amplas. As intervenções podem então ser individualizadas baseadas em onde os desafios são identificados. Avaliar a motivação e intervir é um processo contínuo, e

a persistência e a determinação para superar problemas motivacionais são necessários por parte dos profissionais de saúde e cuidadores. Trabalhando juntos, a motivação pode ser tratada e melhorada no que diz respeito à função e atividade física. Ao fazer isso, o indivíduo será capaz de obter e manter seu mais alto nível de função e ótima qualidade de vida.

TRANSIÇÕES DE VIDA

O suporte social pode ser mais importante quando os adultos mais velhos passam por várias fases da vida. As transições ocorrem quando eles adotam e se ajustam a novos papéis na vida. Exemplos de transições de vida incluem aposentadoria ou perda do emprego, e relocação de pai para avô.

Aposentadoria ou perda de emprego

O trabalho muitas vezes pode se tornar parte da identidade de um indivíduo. A teoria do papel sugere que as pessoas experimentarão um declínio em seu bem-estar psicossocial quando saírem de um emprego porque a ocupação fornece um senso de propósito e identidade.[115] A perda desse papel pode levar ao aumento de encargos financeiros, que tem sido relacionado a menor satisfação com a vida, menor bem-estar subjetivo e diminuição dos contatos sociais. Nessas ocasiões, as desvantagens da aposentadoria podem ser mais evidentes e incluir perda de identidade, diminuição da situação financeira e depressão caso ocorra o isolamento.

Mesmo assim, muitos adultos mais velhos se adaptam positivamente à transição para fora da força de trabalho. Um grande estudo multinacional encontrou evidências de bem-estar psicossocial positivo geral após a aposentadoria voluntária em homens e mulheres.[116] Os adultos mais velhos que optam por se aposentar podem perceber mais controle sobre sua decisão e, portanto, ter resultados mais positivos.

A aposentadoria ou perda de emprego muitas vezes é a primeira grande transição de vida para os idosos, e muitos optam por continuar a trabalhar.[93] A decisão de permanecer na força de trabalho, mesmo em menor grau ou em uma função diferente, pode oferecer benefícios para a saúde física e mental.[117] Alguns adultos mais velhos podem considerar o voluntariado uma forma de recuperar a identidade e o senso de propósito depois de deixar seu trabalho anterior, aumentando seu bem-estar psicológico.[118]

Além disso, os fisioterapeutas podem prescrever melhor as intervenções, ao reconhecer que após a aposentadoria, uma "corrida pelo açúcar" pode ser experimentada pelo aposentado.[117] Uma corrida pelo açúcar ocorre quando os aposentados estão satisfeitos com suas vidas imediatamente após a aposentadoria e, em seguida, experimentam um declínio acentuado na felicidade. Esse declínio acentuado pode ser o resultado de vários efeitos psicológicos, incluindo perturbação parcial da identidade, diminuição da autoconfiança e uma busca por um envolvimento significativo na sociedade.[93] Isso pode ajudar o fisioterapeuta a entender por que os comportamentos do paciente e a adesão a uma prescrição de exercícios talvez mudem. O fisioterapeuta pode precisar ajustar o programa de forma que pareça contraintuitiva em relação ao nível anterior de envolvimento do paciente. Entretanto, o paciente pode desistir completamente da terapia se o terapeuta prescrever uma intervenção excessiva enquanto ocorre um declínio acentuado.[116]

Em outros, a maneira como alguém deixa a força de trabalho pode afetar a forma como o indivíduo vivencia a aposentadoria. Uma aposentadoria não planejada ou forçada devido a "enxugamento", eliminação de empregos ou problemas de saúde está relacionada a uma menor satisfação entre os idosos. A menor satisfação pode ser secundária a dificuldades financeiras, estresse, diminuição da autoimagem e estar "fora do tempo" (o que significa que eles não estão experimentando as mesmas transições normativas culturais que seus pares).[119] Mosca e Barrett analisaram dados do Irish Longitudinal Study on Ageing e determinaram que aposentadorias forçadas levam a um declínio na saúde mental, com aumento do risco de depressão para pessoas com 50 anos ou mais.[120] Mandal e Roe analisaram dados do Health and Retirement Study e observaram descobertas semelhantes, inclusive que um retorno a outro emprego diminuiu o efeito negativo de uma aposentadoria forçada.[121] Os fisioterapeutas estão em posição de ajudar os aposentados durante essa transição, ao identificar os potenciais efeitos psicológicos e ao usar orientação apropriada.

O reconhecimento de que a aposentadoria pode criar uma sensação de paz, alegria e otimismo ou ansiedade, tédio e perda, por exemplo, pode informar como deve ser a comunicação do terapeuta com o paciente e como ajustar seu tratamento.[122] O terapeuta também pode ser capaz de conectar o aposentado a organizações e grupos comunitários que deem suporte a seus interesses atuais ou envolvam o paciente em uma nova habilidade. Em qualquer caso, os adultos mais velhos terão um resultado mais positivo após a aposentadoria se encontrarem um significado contínuo em suas vidas.

De pai para avô

Outra transição de vida ocorre quando os adultos mais velhos têm netos e assumem novas responsabilidades, como a paternidade durante os anos previstos de aposentadoria. Assumir a responsabilidade da criação dos netos pode não ser uma escolha; pode ser imposto aos adultos mais velhos devido à incapacidade de seu (s) filho (s) de cuidar do neto. O número de avós que assumem o papel de guardiões primários está aumentando. Em 2005, 2,5 milhões de avós estavam assumindo responsabilidades dos pais para criar seus netos.[123] O estresse pode ocorrer quando um adulto mais velho que costumava sustentar uma família por meio da força de trabalho passa a cuidar de um neto.

Criar uma criança pequena traz uma série de estressores e benefícios psicológicos. Os estressores incluem a custódia legal limitada, já que garantir a custódia total significa que eles devem levar seus próprios filhos ao tribunal. A decisão de obter a custódia total acrescenta um estresse emocional relacionado ao aumento da carga financeira, porque fundos do governo estadual ou federal podem ser necessários para passar pelo processo legal, embora os fundos possam ser limitados. Os avós podem ter estresse emocional adicional, levando à depressão e ao isolamento de amigos.[124]

Um estado de depressão pode levar à diminuição da energia para cuidar de si mesmos. Ingerir alimentos saudáveis e praticar exercícios podem ser limitados e, assim, levar à diminuição da atividade e da mobilidade geral.[123,124] Além da depressão, os avós podem experimentar abuso de álcool e drogas, além de aumento de outras condições médicas, incluindo doenças cardíacas secundárias ao estresse emocional adicional enquanto cuidam de seus netos.[124]

Apesar dos desafios potenciais, muitos adultos mais velhos também terão benefícios ao criar os netos. Juntos, avós e netos demonstram maior carinho e apreço e um senso mais positivo de valor um pelo outro. O envolvimento íntimo com os netos pode fornecer uma rede social de amigos mais jovens. Além disso, os avós podem ter um sentimento de gratificação por serem capazes de criar seus netos.[124]

Os efeitos físicos e emocionais negativos observados em alguns avós variam entre os grupos sociais. O terapeuta que cria um ambiente de confiança e respeito com o paciente entenderá como atender melhor o paciente e onde ele está em termos de tempo e recursos para a fisioterapia. Por exemplo, um forte senso de cuidado familiar faz parte da cultura chinesa e apenas um em cada cinco sino-americanos relatam carga de cuidado, pressão ou efeitos negativos sobre a saúde.[125] Em vez disso, os cuidadores chineses relataram níveis mais baixos de sintomas depressivos, ansiedade, estresse e solidão. Essas descobertas contrastam com os avós afro-americanos que vivem em áreas rurais do sul dos EUA, que muitas vezes se tornaram avós entre o meio da década de 1920 e fim da década de 1930.[126] Os fisioterapeutas que integram com o contexto do paciente terão uma melhor compreensão da dose de exercício adequada a ser prescrita ao paciente. A frequência e a duração da terapia podem ser modificadas com base nas prioridades e recursos adicionais dos pacientes, pois eles podem estar colocando as necessidades de seus netos acima das suas.

Relocação

Com a perda de funções e saúde, dentre outras, muitos adultos mais velhos acabam encarando a relocação como uma importante transição de vida.[127] A relocação geralmente envolve a alteração de casa onde permaneceram durante grande parte da vida adulta. Em alguns casos, os idosos devem se mudar para ambientes cada vez mais favoráveis, como uma comunidade de aposentados ou asilos.[128] Mais frequentemente, eles se mudam dentro da comunidade para locais que são mais acessíveis devido ao seu estado atual de saúde e função.[128] Os dados sugerem que as preferências dos adultos mais, velhos, por arranjos de moradia e cuidados variam, mas muitas vezes não correspondem à situação de vida atual.[129] Alguns idosos podem escolher se mudar ou racionalizar a alteração, já que eles não podem mais funcionar independentemente em seu ambiente atual, não querem ser um fardo para a família e os amigos, ou eles têm problemas de saúde.[127] Outros podem estar menos envolvidos na escolha de onde morar e receber cuidados.

Apesar de esse novo ambiente poder apoiar seu nível de saúde ou função, os adultos mais velhos podem lutar com o aumento da sensação de desconexão, a perda de autonomia e de independência após a relocação.[127] Além disso, eles podem resistir para sair da casa em que estavam familiarizados e tinham suas memórias, bem como uma sensação de controle.[130] Evitar a relocação para fora de casa pode ser uma fonte de motivação para os idosos trabalharem, a fim de melhorar sua saúde ou função física. Assim, discutir metas realistas que se relacionam com as preferências dos pacientes pode ajudá-los a melhorar a saúde e o funcionamento, permanecendo independentes por mais tempo.[131-134] Mesmo no caso de relocação, a manutenção da função física e da saúde, além de ajudar os pacientes a manter um senso de escolha em seu novo ambiente, pode ajudá-los a manter um senso de autonomia durante a transição de vida.[127]

O cenário de Jean fornece um exemplo de transições e efeitos que podem ter no bem-estar de uma pessoa. Jean queria envelhecer em sua casa onde morou durante 50 anos, mas uma queda que resultou em uma fratura no tornozelo exigiu sua reabilitação. Seus filhos decidiram que não era seguro para ela voltar para casa. Sem muita interação com a mãe, os dois filhos adultos, que viviam em um estado diferente, fizeram arranjos para que sua mãe mudasse para uma vida assistida. Eles desconsideraram a vizinhança que Jean estava deixando ou para qual mudaria, bem como o acesso a serviços religiosos ou ao fato de que ela perderia contato com seu grupo de bridge.

Dependente de outras pessoas para se locomover, Jean ficou isolada devido à nova situação de moradia. Ela estava introvertida por natureza e não fazia amigos com facilidade. Ela também tinha um espírito independente e resistia em receber ajuda. O suporte familiar e social limitado de Jean, em conjunto com a participação limitada na tomada de decisões, contribuíram para a ansiedade e a depressão. Esse exemplo fornece uma visão sobre o efeito bola de neve que uma transição de vida pode ter na perda e o impacto a longo prazo no bem-estar de um idoso.

GÊNERO E IDENTIDADE SEXUAL

A sexualidade e a identidade de gênero de um paciente podem desempenhar um papel no fornecimento de fisioterapia. Existem poucas informações sobre os idosos que se identificam como LGBT. Uma revisão da literatura indica que poucos adultos LGBT mais velhos foram incluídos como participantes do estudo, com a menor quantidade de informações sobre os idosos que se identificam como transgêneros.[135]

A interseccionalidade é uma consideração importante no tratamento de idosos LGBT, o que é minimamente discutida na literatura. A pesquisa revela preocupações de homens homossexuais idosos sobre preconceitos que podem ser exibidos a eles em sua vida posterior, mais porque eles eram homossexuais que porque eram "velhos".[136] Outro exemplo é que uma mulher afro-americana mais velha que se identifica como transexual pode ter fatores de confusão como hipertensão, macro e micro agressões e uma renda mais baixa com base no sexo de nascimento, identificação de gênero e raça.

A literatura varia em relação à satisfação com a vida dos idosos LGBT. A literatura existente sugere que uma grande parte dos adultos que se identificam como LGBT relatam alto grau de satisfação com a vida, porém 55% relatam falta de companhia e 53% se sentem isolados. Além disso, mais de 50% dos indivíduos em um estudo nacional de saúde com idosos LGBT foram diagnosticados com depressão por um profissional de saúde e 39% relataram ideações suicidas.[137]

Os preditores de psique positiva incluem aceitar e administrar uma identidade gay ou lésbica, viver com um parceiro e ser abertamente gay ou lésbica.[138] Muitos adultos mais velhos enfrentam fatores negativos que afetam o bem-estar psicossocial; entretanto, a comunidade LGBT também carrega fatores negativos adicionais como homofobia internalizada, estigma e vitimização com base na orientação sexual, com um histórico de discriminação.[138] Fatores negativos que afetam o bem-estar psicossocial podem ser moderados por um alto grau de resiliência, qualidade e número de suportes sociais e habilidades de enfrentamento bem-sucedidas.[138,139]

Semelhante a outros grupos de idosos, a resiliência pode contribuir para maior grau de envelhecimento bem-sucedido em idosos LGBT. Idosos resilientes administram melhor seus níveis de estresse e apresentam níveis mais baixos de depressão.[139] LGBT idosos experimentam mais isolamento em relação às contrapartes heterossexuais e cisgênero, não se casam com tanta frequência quanto seus pares e tendem a viver sozinhos,[139] o que contribui para o isolamento e a solidão. O medo de macro e micro agressões pode impedir que os idosos LGBT se conectem e encontrem outras pessoas em sua comunidade. Além disso, os cuidados frequentemente são fornecidos por amigos ou "famílias de escolha" (compostas por amigos próximos), porque muitos idosos LGBT não têm filhos.[140]

Um dos desafios dos fisioterapeutas que tratam de idosos LGBT é uma compreensão limitada dos fatores contextuais que variam entre as coortes. Como podem ter sobrevivido à discriminação severa, muitos adultos LGBT mais velhos passaram a maior parte de suas vidas "no armário" ou mascarando sua orientação sexual. Essa falta de conhecimento, combinada com o treinamento limitado que os terapeutas recebem na prestação de cuidados para pacientes LGBT, cria um vácuo de consciência. Os fisioterapeutas autorreflexivos identificarão seus preconceitos e posição. Reconhecer áreas de crescimento promove abertura e um senso de empatia. Os terapeutas também podem desenvolver empatia aumentando sua consciência sobre a comunidade LGBT, reconhecendo que a unidade "família" pode parecer diferente da família nuclear tradicional e ao buscar recursos da comunidade disponíveis para os pacientes. A Tabela 4.5 fornece competências e diretrizes adicionais para a prestação de serviços para adultos LGBT mais velhos.[141]

SEXO E INTIMIDADE

Sexo

Independentemente dos estereótipos negativos, as pessoas de qualquer idade precisam sentir amor e ter relacionamentos íntimos. O Center for Sexual Health Promotion indica que 46% dos homens e 33% das mulheres com mais de 70 anos relatam que se masturbam, e 43% dos homens e 22% das mulheres da mesma faixa etária afirmam ter relações sexuais.[142] O ato sexual é complexo e envolve o corpo, a mente e as emoções.[143] O sexo é a resposta física e emocional aos estímulos sexuais e permite a afirmação geral da vida e da alegria.

Os fisioterapeutas que entendem que a sexualidade é uma dimensão central ao longo da vida ficarão mais confortáveis

TABELA 4.5	Resumo de 10 competências e estratégias no tratamento de adultos mais velhos LGBT.
Refletir sobre o preconceito pessoal e profissional e aprender como a cultura, a mídia e os sistemas de saúde influenciam as decisões.	
Descrever como os contextos sociais e culturais podem, historicamente, influenciar negativamente o cuidado de idosos LGBT.	
Comparar e contrastar as diferenças entre os adultos mais velhos LGBT e as identidades que se cruzam.	
Relacionar teorias atuais e perspectivas de saúde social atualizadas para se envolver em uma prática culturalmente sensível.	
Integrar o efeito que o contexto social, o ambiente e as estruturas mais amplos podem ter sobre uma pessoa ao concluir uma avaliação.	
Demonstrar empatia e sensibilidade ao completar a parte do histórico do exame, tendo o cuidado de usar a linguagem apropriada.	
Descrever as maneiras pelas quais a política atual (organizacional e social) pode marginalizar os adultos LGBT mais velhos.	
Advogar em prol de idosos LGBT.	
Facilitar a conexão de idosos, cuidadores e famílias LGBT com a comunidade.	
Fornecer aos idosos LGBT, seus cuidadores e suas famílias as ferramentas para serem apoiadas na comunidade e navegar pelos serviços sociais e de saúde do envelhecimento.	

LGBT, lésbica, gay, bissexual e transgênero.
Dados de Center for Sexual Health Promotion. Center for Sexual Health Promotion. https://sexualhealth.indiana.edu/index.html. Acesso em 11 de janeiro de 2019.

discutindo sexo no que se refere às restrições de atividade do paciente. Alterações fisiológicas, como o ressecamento dos tecidos vaginais e a impotência, bem como a perda de um ente querido, podem criar uma sensação de luto e a necessidade de se reconectar com outras pessoas de maneiras diferentes. O fisioterapeuta pode desempenhar vários papéis ao discutir sobre sexo com um paciente, papéis que se estendem além das posições sexuais para prevenção de lesões (p. ex., uma articulação) ou procedimento pós-cirúrgico. O fisioterapeuta pode ajudar o idoso a identificar recursos e um local seguro para essas discussões.

Intimidade

Intimidade é ter um relacionamento pessoal próximo, familiar e, geralmente, afetuoso ou amoroso com outro grupo ou pessoa.[144] Cinco tipos de intimidade são possíveis.[145,146] A intimidade emocional ocorre quando as pessoas confiam e se conectam com outras. Elas compartilham histórias, medos, alegrias e dores; a intimidade intelectual está relacionada com as ideias que você tem e valoriza, por exemplo, compartilhar uma música, lugar ou *hobby* favorito; a intimidade física tem a ver com o toque físico, enquanto a intimidade experiencial se refere às atividades que as pessoas compartilharam, como andar de bicicleta, fazer caminhadas ou tirar férias. Por último, a intimidade espiritual consiste naqueles momentos em que você se sente conectado a outra pessoa com o mínimo de interação, como pode ocorrer em um culto ou em uma sessão de ioga.

Os relacionamentos íntimos de idosos podem mudar ao longo do tempo, dependendo se estão em um relacionamento com um parceiro, se o parceiro já faleceu, se eles estão se reconectando após uma perda e a qualidade das amizades íntimas. Entretanto, o desejo de intimidade não diminui com a idade.[145] A morte de outro ente querido, o afastamento de filhos e netos, as condições clínicas crônicas e as alterações relacionadas à idade, como diminuição dos hormônios sexuais, falta de privacidade e o abuso de álcool e drogas ilícitas, podem afetar um relacionamento íntimo. Além disso, doença, dor e sofrimento, um estado de fragilidade e pensamentos recorrentes de morte podem levar a uma diminuição na demonstração espontânea de afeto. A diminuição do afeto e da intimidade entre as pessoas pode levar ao isolamento, à solidão e à depressão.[143]

Os adultos mais velhos precisam se reconciliar com o fato de estarem sozinhos e possuírem capacidade de amar e ser amados. Dowrick sugere que eles precisam encontrar intimidade dentro de si antes de serem capazes de se comunicar honesta e abertamente com os outros.[147] O terapeuta pode ser o primeiro profissional de saúde a identificar que a perda de um ente querido por uma pessoa afetou suas atividades funcionais. Colaborações interprofissionais tornam-se mais valiosas quando as necessidades psicossociais são abordadas antes ou em conjunto com a fisioterapia.

O caso de Tom é um exemplo de melhores resultados secundários à colaboração de um fisioterapeuta com outros prestadores de cuidados de saúde. Tom é um homem de 79 anos que, recentemente, imigrou para os EUA. Ele tem uma rede social limitada, não fala inglês e conta com um intérprete para a comunicação verbal. O intérprete insiste que Tom necessita de uma massagem nas costas para ajudá-lo a andar melhor, mas a equipe (composta por enfermeira, médica e fisioterapeuta) acredita fortemente que uma consulta de terapia é a melhor opção. Após o exame, o fisioterapeuta não consegue identificar limitações nas deficiências que estariam relacionadas a um declínio em sua capacidade para deambular. Ele volta para a equipe e compartilha os achados do exame e da avaliação. A equipe, então, determina que um encaminhamento para um massagista pode ser o próximo passo em seus cuidados, pois também descobriram que sua esposa havia morrido antes de sua imigração para os EUA. A equipe reconheceu que Tom pode estar em luto pela ausência de sua esposa e do país natal, resultando em sentimentos de solidão e desconforto pela falta de intimidade. Esse isolamento poderia contribuir para a depressão, o que complicaria ainda mais sua saúde. Tom completou duas sessões com o massoterapeuta e continuou a se reunir com a equipe para discutir suas necessidades de saúde física e mental. Após essas intervenções, ele voltou ao seu nível anterior de função sem intervenções de fisioterapia. O caso de Tom destaca os benefícios do cuidado colaborativo, de uma abordagem integrada.

Os fisioterapeutas que trabalham em vida assistida e outros ambientes comunitários podem se beneficiar ao reconhecer que os idosos podem estar vivendo separados, mas estão juntos. Existe um conjunto único de barreiras para adultos mais velhos que residem em ambientes comunitários para a obtenção de intimidade física e emocional. Filhos adultos podem não querer que seus pais se tornem íntimos de outro residente por vários motivos. Potencialmente, o filho está de luto pela perda de um dos pais ou um dos pais se encontra em ambiente comunitário com demência e não se lembra do (ex) cônjuge. As crianças também podem ter medo de alteração financeira ou da herança. Em qualquer caso, comunicar eficazmente as preocupações com as pessoas apropriadas fornece espaço para conversas abertas que minimizarão o estresse.

Além de relacionamentos íntimos recém-formados, os idosos também podem carecer de espaços privados para demonstrar intimidade física. Prejuízos cognitivos em alguns deles podem tornar difícil para a equipe decidir se a demonstração de intimidade é consensual. Por último, os adultos mais velhos recém-íntimos podem não querer se casar, mas podem fornecer informações sobre as condições clínicas de seus entes queridos. Entretanto, o conhecimento dessas condições clínicas pode não ser bem recebido pelos filhos adultos, o que pode criar atritos entre a família e os parceiros íntimos. Quando fazem parte da equipe, os fisioterapeutas podem facilitar estratégias eficazes de comunicação e auxiliar na educação e aprendizagem de outras pessoas sobre como fazer o paciente se sentir confortável e seguro.

ESPIRITUALIDADE

A definição de espiritualidade mudou com o tempo, de uma profunda conexão religiosa para um estado geral de bem-estar.[148-150] Alguns consideram a espiritualidade como um componente do envelhecimento bem-sucedido,[151] e os adultos mais velhos podem, em alguns casos, tornar-se mais religiosos com a idade.[150,152] A espiritualidade tem sido relacionada a resultados positivos de saúde física e mental,[148] pois ela tende a melhorar as habilidades de enfrentamento dos pacientes, além de promover estilos de vida saudáveis, contribuir para um maior interesse em programas preventivos (p. ex., testes de pressão arterial e risco de quedas) e encorajar a busca por informações nutricionais por meio de grupos de apoio e programação. Uma fé forte tem efeitos positivos na qualidade de vida e nas questões de fim de vida porque tem sido correlacionada com uma atitude mais positiva e comportamentos de autoaprimoramento.[151]

A pesquisa comprova os benefícios da espiritualidade na mitigação de problemas de saúde mental.[148] Os benefícios são observados em um grupo diversificado de idosos, isto é, de diferentes raças, estados de doença e gêneros. Os adultos mais velhos com uma forte conexão espiritual experimentam uma diminuição do estresse, uma melhora no bem-estar emocional geral e o aumento da autoestima. Além disso, aqueles com uma conexão espiritual demonstrarão menor grau de paranoia e menor taxa de depressão e ansiedade.

Os fisioterapeutas frequentemente limitam as discussões sobre espiritualidade durante as sessões. Entretanto, a identificação das necessidades espirituais dos pacientes ajudará no fornecimento dos melhores cuidados. Por exemplo, os pacientes podem se envolver menos na sessão se acreditarem que um poder superior controla seu destino. Indivíduos com essa crença podem parecer menos motivados, mas estão seguindo o caminho que sua fé está ditando. Respeitando suas crenças, o fisioterapeuta pode, portanto, determinar quais estratégias são benéficas.

CONDIÇÕES DE SAÚDE MENTAL E CUIDADOS INFORMADOS PARA TRAUMA

As condições de saúde mental não são exclusivas dos idosos. Entretanto, o tempo no qual eles controlam a doença pode variar significativamente. Frequentemente, esses pacientes já lidaram com sua condição de saúde mental por um período significativo de suas vidas. Por outro lado, as condições de saúde mental podem ocorrer mais tarde na vida, como após traumas repetidos (p. ex., incêndios, furacões, abuso). Os pacientes podem se beneficiar quando os terapeutas têm uma consciência elevada para colaborar com outros prestadores de cuidados de saúde ao desenvolver um plano de cuidados com base nas experiências de vida do paciente. Além disso, o conhecimento dos médicos sobre os sinais e sintomas de condições de saúde mental no idoso, bem como o gerenciamento mais adequado das condições, pode melhorar a saúde e os resultados relacionados para o paciente.

As seções a seguir discutem as condições de saúde mental que acompanham uma pessoa até a velhice ou que ocorrem na meia-idade. Sinais e sintomas, terapias farmacológicas comuns e intervenções psicológicas e o efeito que a condição pode ter na fisioterapia serão discutidos.

Cuidados informados para trauma

O termo *Cuidados informados para trauma* (CIT, do inglês *trauma informed care*), existe desde 2004; entretanto, o aumento do uso e da consciência sobre o tema foi observado a partir de 2011.[153] Os terapeutas podem pensar primeiro no transtorno de estresse pós-traumático (TEPT) em relação aos CIT.[154] Entretanto, para entender o que são CIT e como fornecê-los, devemos primeiro definir trauma. A palavra *trauma* possui vários significados. O National Institute of General Medical Sciences define trauma como uma lesão grave no corpo, seja por uma força contundente ou uma lesão penetrante.[155] A National Association of State Mental Health Program Directors (NASMHPD) define trauma, por sua vez, como a experiência de violência e vitimização incluindo grave negligência, abuso sexual, abuso físico, violência doméstica e/ou testemunho de violência.[156] Essa experiência deixa a pessoa com intenso medo, horror e desamparo,[157] que produz extremo estresse e pode sobrecarregar a capacidade da pessoa de lidar com a situação. Terapeutas que estão cientes de que pacientes tratados para problemas de saúde mental podem ter sofrido traumas repetidos de natureza interpessoal, intencional e prolongada, e que ocorreram na infância, adolescência ou idade adulta, podem ter mais empatia pela situação do paciente.[158] Essas definições, com a consciência de quão profundamente enraizada a experiência pode ser, têm implicações para fisioterapeutas e assistentes de fisioterapia.

Os adultos mais velhos podem experimentar traumas de várias maneiras. Eles podem ter sofrido agressões físicas ou mentais quando crianças ou durante um relacionamento adulto. Outros exemplos incluem traumas relacionados ao clima, como sobreviventes a tornados, furacões, inundações e incêndios. Por último, os adultos mais velhos podem viver em bairros perigosos, em que assaltos, roubos e tiros são ocorrências comuns. Esses eventos, mesmo quando afetam indiretamente a pessoa, podem criar problemas de saúde mental induzidos por trauma.

Cada pessoa experimenta um evento e responde de maneira diferente. Um trauma semelhante ou uma série de traumas exibirão resultados diferentes em cada pessoa. Portanto, os terapeutas devem demonstrar consideração positiva e incondicional quando ouvem a história de um paciente. Pacientes com histórico de trauma podem ter problemas que afetam sua saúde biopsicossocial, criando uma complexidade que se estende além das preocupações neuromusculares e musculoesqueléticas nas quais os fisioterapeutas são especificamente treinados. Por exemplo, os pacientes podem ser tratados para problemas de saúde mental, vícios e saúde física, ou podem ser perpetradores de crimes.[156]

O acesso a recursos sobre as várias intervenções oferecerá melhor suporte ao paciente e fornecerá CIT. O modelo de Harris e Fallot usa cinco princípios orientadores:

segurança, confiabilidade, escolha, colaboração e capacitação.[159] Fisioterapeutas e assistentes de fisioterapia podem não receber treinamento formal, mas precisam estar cientes dos sinais e sintomas e saber quando envolver outros prestadores de cuidados de saúde. De acordo com o NASMHPD, os CIT começam com uma compreensão dos efeitos neurológicos e biopsicossociais que o trauma propicia a um indivíduo.[158]

As diretrizes gerais para a prática de CIT são fornecidas na Tabela 4.6. A integração das diretrizes no Boxe 4.5 pode ser útil no gerenciamento dos CIT. Os U.S. Preventive

TABELA 4.6	Diretrizes gerais para fornecimento de Cuidados Informados para Trauma.[159]
Reconhecer de alta prevalência de trauma	
Avaliar histórias e sintomas traumáticos	
Reconhecer a cultura e práticas que são retraumatizantes	
Cuidar de modo colaborativo com cuidadores/apoiadores	
Orientar a equipe para entender a função do comportamento (raiva, repetição, compulsão, automutilação)	
Usar uma linguagem neutra ao desenvolver objetivos	

BOXE 4.5	Exemplo de cuidados informados sobre trauma integrados na prática.

O cenário a seguir fornece um exemplo concreto de como os provedores de terapia podem integrar os cuidados informados sobre o trauma (CIT) em sua prática. Deana é uma fisioterapeuta que trabalhou com adultos idosos nos últimos 25 anos. Ela está familiarizada com a alta prevalência de abuso de idosos, especificamente abuso emocional e financeiro. Deana está avaliando a Sra. Harmon para uma dor no quadril esquerdo. As informações da Sra. Harmon indicam que ela está morando com seu neto, Joe, que tem 40 anos e trabalha no turno noturno. A Sra. Harmon mora com Joe há 10 anos, pois ela não tem filhos vivos e Joe é seu único neto na região. Joe está presente com a Sra. Harmon hoje e Deana descobre que Joe levou o carro da Sra. Harmon, então ela não pode dirigir, e ele gradualmente assumiu a responsabilidade por suas finanças. Deana tenta descobrir os motivos, mas Joe interrompe e indica que é melhor para sua avó.

Joe sai da sala para o exame e Deana aproveita para perguntar à Sra. Harmon se ela se sente segura. A Sra. Harmon diz que sim, mas também indica que nunca tem dinheiro para gastar e sente falta dos amigos. Ela não pode mais jantar com eles porque não pode dirigir, e seu neto não quer levá-la. Deana pergunta se a Sra. Harmon se sentiria confortável se Deana contatasse uma assistente social da comunidade para ajudá-la a se reconectar com amigos de táxi ou outros meios. Além disso, Deana pergunta por que Joe está administrando suas finanças, e a Sra. Harmon indica que não tem certeza. Ela afirma que a transição aconteceu ao longo do tempo. Deana sugere que uma assistente social da comunidade também pode ajudá-la a determinar se ela precisa dessa assistência, pois parece que Joe pode estar limitando suas atividades sociais. A Sra. Harmon concorda com esse plano.

Esse cenário se alinha com as diretrizes de CIT no sentido de que o terapeuta não faz suposições sobre a situação. O fisioterapeuta usa seu conhecimento sobre CIT para fazer perguntas apropriadas, determinar as necessidades e interesses do paciente e fornecer recursos adicionais. O fisioterapeuta permaneceu objetivo, evitando suposições de que o paciente e o cuidador estavam em um relacionamento abusivo.

Services indicam que uma ferramenta de triagem confiável para identificar o abuso de idosos ou adultos vulneráveis no ambiente de atenção primária ainda não foi identificada.[175] A integração das diretrizes de CIT em sessões diárias promoverá a confiança e levará a melhores resultados para os pacientes. Os fisioterapeutas podem encontrar recursos adicionais no *site* do National Center for Trauma Informed Care (https://www.nasmhpd.org/content/national-center-trauma-informed-care-nctic0). Uma discussão completa sobre o abuso de idosos está incluída no Capítulo 12 deste livro.

Depressão

A conexão entre depressão, fragilidade e falta de crescimento é costumeiramente esquecida. Em geral, os profissionais médicos correlacionam a falha de desenvolvimento com uma ingestão nutricional pobre e um declínio na função. Entretanto, a fragilidade e o déficit de desenvolvimento são complexos e envolvem aspectos físicos, funcionais, sociais e psicológicos da saúde.[160] A depressão, embora não seja uma parte normal do envelhecimento, é comum em adultos mais velhos.

A depressão é a condição de saúde mental mais comum entre adultos com 65 anos ou mais em todo o mundo. A prevalência de depressão varia de 11 a 16% na população geral de idosos e 1 a 2% daqueles que vivem na comunidade[161] e é mais prevalente entre as idades de 50 a 64 (19,3%) em relação às idades de 65+ anos (10,5%).[162] Essa diferença pode estar relacionada ao estresse durante os anos anteriores à aposentadoria. Também existem diferenças de gênero entre homens e mulheres com mais de 50 anos; 19,1% das mulheres e 11,7% dos homens têm depressão ao longo da vida.[162]

A prevalência de depressão também varia entre raça e ambiente de saúde. A prevalência de depressão por raça foi de 6,4% para brancos não hispânicos, 4,2% para afro-americanos, 7,2% para hispânicos e 3,8% para outros.[18] A prevalência de depressão em vários ambientes de cuidados de saúde varia entre 0 e 45% para idosos hospitalizados e 30 e 44% para aqueles que recebem cuidados de saúde em instalações comunitárias.[163-165]

As taxas de depressão entre adultos mais velhos demonstram que existem diferenças raciais/étnicas significativas.[163] As razões para essas disparidades incluem uma renda inferior a 150% da linha de pobreza federal para uma renda de duas pessoas, barreiras de custo financeiro para medicamentos e cuidados de saúde, acesso limitado a cuidados de saúde e crenças culturais. É mais provável que os afro-americanos acreditem que os sintomas vão melhorar com o tempo, sem intervenções, e o risco de estigma e vergonha de suas comunidades os impede de procurar ajuda.

Fatores que contribuem para a depressão. A causa da depressão é desconhecida. De acordo com os Centers for Disease Control and Prevention, vários fatores podem aumentar a probabilidade de uma pessoa ficar deprimida,

como ter um parente de sangue que tem depressão, passando por uma grande alteração de vida ou sofrendo de um trauma recente ou problema clínico crônico. Qualquer diagnóstico médico pode contribuir para a depressão. Entretanto, a literatura aponta algumas condições específicas que podem contribuir para essa doença, incluindo câncer, acidente vascular encefálico e dor crônica. A Tabela 4.7 fornece uma lista de outras condições que contribuem para a depressão.[166,167] Doenças menos consideradas, como a doença do olho seco (DOS), também foram associadas a sintomas depressivos e a um risco aumentado de sofrimento psicológico grave e ansiedade.[168,169] Além disso, certos tipos de personalidade têm sido associados à depressão: extroversão, neuroticismo e consciência. Condições comórbidas, sexo feminino, isolamento social percebido e desconexão social também estão associados à depressão.[170-172]

Por fim, os eventos da vida, como as transições etárias e as respostas a elas, podem contribuir para a depressão. Uma alteração na situação de vida pode criar uma sensação de isolamento e solidão. A aposentadoria não planejada ou a perda de um emprego podem levar a um senso reduzido de propósito. A perda de parentes e amigos próximos pode levar a um período prolongado de luto.[164] Esses eventos podem naturalmente resultar na piora do humor e, quando não detectados e não atenuados, podem contribuir para a depressão.

Resultados negativos da depressão. Os efeitos negativos da depressão são de longo alcance. A depressão pode complicar ainda mais as condições existentes comuns entre adultos mais velhos, incluindo insuficiência cardíaca congestiva,[170-172] diabetes e artrite.[173,174] Além disso, a depressão pode levar a um declínio na qualidade de vida secundariamente a quedas, isolamento, mortalidade e cognição prejudicada,[161,174-176] também pode aumentar o risco de desenvolver câncer de fígado e de pulmão, assim como aumentar o risco de fraturas de quadril.[177-179] A depressão é uma das condições prioritárias abrangidas pelo

TABELA 4.7	Condições médicas específicas que contribuem para a depressão.[167,168]
• Câncer	
• Acidente vascular encefálico	
• Dor crônica	
• Artrite reumatoide	
• Hipotireoidismo	
• Doença de obstrução pulmonar crônica	
• Diabetes	
• Deficiência de vitamina B_{12}	
• Demências	
• Lúpus	
• Esclerose múltipla	
• Doença do olho seco	

World Health Organization's mental health Gap Action Programme (mhGAP).[180] O mhGAP visa aumentar os serviços para pessoas com transtornos mentais, neurológicos e usuários de substâncias psicoativas por meio de cuidados prestados por profissionais de saúde que não são especialistas em saúde mental. A Organização Mundial da Saúde também liderou uma campanha global de 2 anos contra a depressão.

A depressão também pode afetar os cuidadores e sua saúde. O estresse emocional relatado por cuidadores foi associado a uma maior probabilidade de o assistido relatar sintomas depressivos. Cuidadores que exibem características de ressentimento, descortesia, relutância e crítica levaram a reações negativas adicionais por parte do destinatário do cuidado.[181] Portanto, é importante considerar quais sistemas de apoio existem para adultos idosos com depressão e fornecer recursos para eles conforme necessário para minimizar seus níveis de estresse.

Diagnóstico da depressão. O diagnóstico da depressão deve ser feito por um médico ou um representante médico. Geralmente, diagnosticar e tratar a depressão em adultos mais velhos pode ser um desafio secundário a condições pre-existentes, subnotificação de sintomas depressivos, demência e luto. Além disso, muitos adultos mais velhos resistem à ideia de ter problemas de saúde mental e não admitem prontamente a necessidade de ajuda. Os profissionais de saúde podem descartar sinais e sintomas de depressão em idosos secundários a múltiplas comorbidades e aos efeitos da medicação, complicando o diagnóstico de depressão. A Tabela 4.8 fornece um resumo dos sinais e sintomas de depressão no idoso, incluindo uma sensação de tristeza, irritabilidade e concentração reduzida.[182]

Desafios semelhantes estão presentes no tratamento. A depressão costuma ser difícil de tratar devido à menor necessidade percebida de tratamento, resultando em uma taxa mais baixa de comportamentos de busca por tratamento e, por consequência, em um pior prognóstico para pacientes mais velhos com maior transtorno depressivo.[183]

TABELA 4.8	Sinais e sintomas comuns de depressão em adultos mais velhos.
Uma sensação de tristeza	
Irritabilidade	
Alterações somáticas e cognitivas que afetam a função	
Redução da autoestima	
Redução do apetite	
Redução da energia	
Sentimentos de inutilidade	
Perda de interesse ou alegria	
Redução da concentração	
Ansiedade	

Dados de Hajjar R, Nardelli GG, Gaudenci EM, Santos A da S. Depressive symptoms and associated factors in elderly people in the primary health care. *Rev Rede Enferm Nordeste*. 2018;18(6):727–733.

O DSM-5 fornece várias categorias de diagnóstico envolvendo depressão.[184] Os fisioterapeutas podem encontrar pacientes com vários diagnósticos, incluindo distúrbio depressivo maior, transtorno de ajustamento com ou sem ansiedade, ou humor deprimido.[185] A depressão sempre deve ser suspeitada antes de se considerar a demência, devido ao impacto significativo que um diagnóstico de demência pode ter na vida de um paciente. Além disso, a depressão pode coexistir com a demência, especialmente a demência inicial, todavia os sintomas podem melhorar quando a depressão é tratada.

Escalas de depressão. Três escalas de depressão são amplamente utilizadas para o rastreamento da depressão e são frequentemente relatadas na literatura: a Escala de Depressão Geriátrica (EDG) (versões de 30 e 15 itens),[186,187] a Escala de Depressão do Center for Epidemiologic Studies (CES-D),[188,189] e o SelfCARE (D).[187,189,190] A Tabela 4.9 fornece um resumo dessas ferramentas.

Geralmente, as escalas fazem afirmações sobre sentimentos ou situações, e o examinado indica a frequência com que cada item ocorre. As escalas EDG[191] e CES-D diminuem a ênfase nos sinais somáticos de depressão. Embora cada medida tenha um sistema de pontuação exclusivo, pontuações mais altas refletem sintomas mais graves. Todas as medidas têm uma pontuação de corte estatisticamente predeterminada na qual os sintomas depressivos são significativos e exigem tratamento adicional. Deve-se ter cuidado ao testar indivíduos com deficiências cognitivas, pois os resultados podem não refletir a depressão.[192]

Tratamento da depressão. Em geral, o uso de múltiplas intervenções é mais eficaz para amortecer ou auxiliar no tratamento da depressão. Essas intervenções incluem uso de medicamentos e psicoterapia, com prescrição de atividade física e exercícios. Os suportes sociais também são essenciais para atenuar os efeitos negativos da depressão e, ao mesmo tempo, minimizar os declínios funcionais.[192,193] A Tabela 4.10 fornece um resumo dos tratamentos alternativos para a depressão.[194]

Intervenções farmacológicas. Apesar de relatos anteriores de subtratamento da depressão em adultos mais velhos, um estudo de Ivanova et al. sugere que os médicos prescrevem antidepressivos para a maioria dos pacientes idosos com depressão.[195] Entretanto, as revisões da Cochrane identificaram pouquíssima evidência quanto aos benefícios dos antidepressivos em adultos mais velhos; a maioria dos achados está relacionada a adultos de meia-idade.[196] Os efeitos adversos são comuns com medicamentos usados para tratar ansiedade e depressão. Os pacientes podem optar por renunciar aos medicamentos, devido à recusa em aceitar o diagnóstico/tratamento e ao abandono, já que aproximadamente 40% dos pacientes mais velhos aos quais foi recomendada nova terapia antidepressiva não compraram o antidepressivo.[195] Os terapeutas devem estar cientes de que alguns pacientes podem responder rapidamente aos efeitos antidepressivos dessas drogas; isto é, alguns pacientes que recebem inibidores seletivos da recaptação da serotonina apresentam efeitos

TABELA 4.9	Escalas comuns de depressão.[186-191]				
Escala	**Nº de itens**	**Pontuação total**	**Acurácia diagnóstica**	**Como é medida**	**Item de amostra**
Escala de Depressão Geriátrica (EDG)	15 (curto) ou 30 (longo)	30	O EDG-30 produziu uma sensibilidade de 84% e especificidade de 95% com uma pontuação de corte de 11/12; um corte de 14/15 diminuiu a taxa de sensibilidade para 80%, mas aumentou a especificidade para 100%* Em uma amostra de idade > 85 anos e um ponto de corte de 3 a 4 de 15, a sensibilidade e especificidade da EDG-15 foram 88 e 76%, respectivamente[†]	Pontuação sim/não	"Você sente que sua vida está vazia?"
Escala do Center for Epidemiological Studies Depression (CES-D)	10 ou 20	60	O CES-D revelou uma sensibilidade de 40% e especificidade de 82% para detectar depressão leve[‡] Sensibilidade, 97 a 100% com uma pontuação de corte de 16 Especificidade, 84 a 93%	Pontuação por frequência Uma pontuação de corte de 16 foi sugerida para diferenciar pacientes com depressão leve de indivíduos normais, com uma pontuação de 23 e superior indicando depressão significativa	"Senti que não conseguia me livrar da tristeza, mesmo com a ajuda de meus amigos e familiares."
SelfCARE (D)	12	5 para atendimento ambulatorial	Ambulatorial: sensibilidade de 77% e especificidade de 98%[†] Prática geral e atendimento domiciliar: sensibilidade na faixa de 90%, mas a especificidade em atendimento domiciliar foi de 53% vs. 86% na prática geral[¶]	Escala autoaplicável em escala Likert	

*Yesavage JA, Brink TL, Rose TL, et al. (1982). Development and validation of a geriatric depression screening scale: a preliminary report. J Psychiatr Res 17:37–49.
[†]de Craen AJ, Heeren TJ, Gussekloo, J (2003). Accuracy of the 15-item geriatric depression scale (GDS-15) in a community sample of the oldest old. Int J Geriatr Psychiatry, 18(1),63–66.
[‡] Lyness JM, Noel TK, Cox C, et al. (1997). Screening for depression in elderly primary care patients. A comparison of the Center for Epidemiologic StudiesDepression Scale and the Geriatric Depression Scale. Arch Intern Med, 157(4),449–454.
[¶] Williams LS, Brizendine EJ, Plue L, et al. (2005). Performance of the PHQ-9 as a screening tool for depression after stroke. Stroke, 36(3),635–638.

TABELA 4.10	Intervenções alternativas para mitigar a depressão.
Prática consistente de exercício
Cercar e envolver-se em suportes sociais positivos
Meditar corpo-mente
Higiene do sono de alta qualidade (p. ex., estabelecer uma rotina de hora de dormir, limitar o uso do tempo de tela, manter horários regulares para acordar, usar a cama apenas para dormir e fazer sexo)
Interagir com a natureza
Repetir afirmações positivas pela manhã
Refletir sobre atributos positivos em sua vida (registro, diário, compartilhar com outra pessoa)
Interagir com animais de estimação

benéficos em 1 semana após o início do tratamento com o medicamento. Outros pacientes, entretanto, podem levar 6 ou mais semanas desde o início da terapia medicamentosa até que ocorra uma melhora nos sintomas depressivos. Esse intervalo de tempo substancial é crítico porque o paciente pode realmente ficar mais deprimido antes que o humor comece a melhorar. Os terapeutas devem, portanto, procurar sinais de que a depressão está piorando, especialmente durante as primeiras semanas de terapia com antidepressivos. Um aumento suspeito nos sintomas depressivos deve ser levado ao conhecimento do membro apropriado da equipe de saúde (p. ex., médico ou psicólogo). Uma discussão aprofundada da farmacologia para depressão é encontrada no Capítulo 6 deste livro.

Psicoterapia. A psicoterapia para adultos mais velhos com depressão é benéfica e frequentemente usada em combinação com terapia farmacológica.[197] A terapia cognitiva demonstrou sucesso na remediação dos sintomas quando combinada com terapia farmacológica continuada.[197,198] A psicoterapia é particularmente útil em adultos mais velhos com diagnóstico tardio de depressão no contexto de comorbidades. Pacientes com diagnóstico de doenças crônicas, como doença pulmonar obstrutiva crônica (DPOC), insuficiência cardíaca, doença de Parkinson, acidente vascular encefálico, deficiência cognitiva e ideações suicidas, demonstraram diminuição dos sintomas depressivos com psicoterapia.[167]

Vários tipos de psicoterapias estão disponíveis. A terapia cognitivo-comportamental (TCC) combina elementos de abordagens comportamentais e cognitivas. A TCC envolve o desafio de pensamentos pessimistas e negativos, recompensando atividades e pensamentos que sejam envolventes e positivos. A inclusão da TCC em programas de prevenção de quedas provavelmente aumentará os efeitos dos programas de exercícios tanto sobre as quedas quanto sobre o medo de cair.[199] A terapia psicodinâmica se concentra nas características de personalidade comuns na depressão. A terapia de resolução de problemas provou ser particularmente eficaz no tratamento da depressão em adultos mais velhos, enquanto as terapias interpessoais têm resultados mistos no tratamento da depressão.[200,201]

Fisioterapia. Devido à natureza da depressão, os idosos com depressão podem ter uma capacidade funcional reduzida.[202] A ligação entre a gravidade da depressão e o declínio funcional tem sido consistente em todos os grupos étnicos. Além disso, um declínio nas atividades de vida diária instrumentais (AIVDs) está associado à gravidade da depressão.[195] A relação entre depressão e deficiência provavelmente é bidirecional, com a depressão sendo um fator de risco independente para deficiência e a deficiência sendo um fator de risco para depressão.[193,203]

Sintomas como apatia, perda de prazer nas atividades e lentidão psicomotora reduzem a capacidade do indivíduo idoso de participar das atividades cotidianas e até realizar AIVDs. Os efeitos do descondicionamento da idade e da doença combinam-se com a depressão para resultar em um maior esforço percebido para tarefas menores do dia a dia. Além disso, os sintomas depressivos foram associados a uma recuperação mais lenta nos primeiros 6 meses após uma fratura de quadril. Em geral, os pacientes experimentam uma recuperação funcional mais fraca na reabilitação quando têm depressão e sintomas de dor exacerbada.[204,205] Reconhecer que as deficiências físicas e afetivas podem afetar os resultados da reabilitação[206-209] ajudará o fisioterapeuta a fazer perguntas pertinentes e prescrever intervenções apropriadas.

Os pesquisadores indicam um efeito positivo do exercício/atividade na redução dos sintomas depressivos em pessoas idosas. O exercício pode aumentar as crenças de autodomínio e autoeficácia; também pode fornecer distração de pensamentos negativos. Os aumentos nos transmissores de endorfina e monoamina no cérebro como resultado do exercício também podem reduzir a depressão. O exercício/atividade demonstrou ter uma redução comparável na depressão em comparação com a medicação antidepressiva.[210,211]

A melhora dos sintomas depressivos pode ser necessária antes do início do exercício.[212] As barreiras à participação em programas de exercícios por pessoas idosas com depressão incluem o acesso aos serviços, o nível de energia disponível para os exercícios e 20% de chance de abandono do programa de exercícios,[213] durante ou após os sintomas serem atenuados.[214] Entretanto, tomar antidepressivos não atenua a taxa de abandono de 20%.[213]

Apesar dos benefícios dos exercícios, sua dosagem durante as interações com os tratamentos padrão (p. ex., antidepressivos) é pouco compreendida.[215] Os estudos variam em seus achados e, na maioria das vezes, aplicam exercícios projetados para a população em geral. De acordo com Dunn et al., as recomendações gerais de exercícios para a saúde pública são benéficas para pessoas deprimidas e com diagnóstico de sintomas depressivos maiores.[216] Inicialmente, os exercícios podem precisar ser prescritos em blocos de 10 minutos e progredir para uma duração mais longa. Entretanto, Legrand e Heuze sugerem que atividades cardiovasculares moderadas a vigorosas, realizadas pelo menos três a cinco vezes por semana, foram mais eficazes na redução da depressão clínica moderada que exercícios leves em uma frequência mais baixa.[217] Foi demonstrado que a intensidade autosselecionada de exercícios aeróbicos têm benefícios psicológicos superiores, mas esses resultados são controversos.[218] A dosagem é um princípio importante, levando-se em consideração os fatores contextuais e médicos dos pacientes.

O exercício aeróbico é consistentemente recomendado na literatura.[219,220] Os modos de atividade recomendados incluem caminhada interna ou externa, uso de bicicleta ergométrica ou exercícios *crossfit*. As recomendações de intensidade variam de moderada a vigorosa, dependendo das necessidades individuais e comorbidades. A frequência dos exercícios varia de três a quatro sessões por semana, entre 20 e 40 minutos por sessão, por 8 a 14 semanas. Como em qualquer prescrição de exercício, quanto mais adaptada às necessidades do paciente, mais eficaz será a intervenção.[220,221] Recomendações específicas podem ser adequadas ao tratar uma pessoa com depressão grave e alterações diurnas. O paciente deve ser informado de que, em casos raros, as sensações corporais relacionadas às alterações induzidas pelo exercício podem desencadear ataques de pânico, para apoiar o paciente e diminuir o risco de abandono da atividade.[222] Consulte o Boxe 4.6 para outras recomendações de programas de exercícios e atividades para pessoas idosas com depressão.

Trabalhando com o paciente idoso deprimido. A depressão pode afetar muitos aspectos do tratamento fisioterapêutico. A pessoa com depressão pode ter mais dificuldade com fadiga e pode expressar pensamentos negativos ou autocríticos. O curso da terapia pode ser mais longo, porque a apatia que pode estar presente e a energia extra

---

BOXE 4.6	Recomendações para programas de exercícios/atividades para pessoas idosas com depressão.

- Rastreie possíveis condições clínicas que possam limitar a participação em exercícios
- Forneça várias opções de exercício/atividade para que o indivíduo possa escolher atividades agradáveis para si mesmo
- Reconheça possíveis barreiras, como questões de acessibilidade e baixos níveis de energia.

necessária requerem mais tempo para atingir os objetivos. O estabelecimento de metas pode ser mais difícil com o adulto mais velho deprimido, contudo, uma vez que as metas individuais são identificadas, o fisioterapeuta pode ajudar o paciente a ver a relevância no plano de tratamento e reconhecer o progresso. Gerenciar o paciente com depressão pode ser psicologicamente difícil para o terapeuta. A pesquisa demonstrou que a maioria das pessoas responde negativamente e interage menos com pessoas que exibem comportamentos depressivos.[223] Os profissionais de saúde não estão imunes a essas respostas naturais. É importante lembrar que, para pacientes que sofrem de depressão, grandes quantidades de energia podem ser necessárias para realizar até tarefas simples.

Os fisioterapeutas podem precisar de abordagens flexíveis ao trabalhar com uma pessoa idosa que está deprimida. Os especialistas concordam que uma abordagem prática que enfatiza os sentimentos de domínio do paciente é mais eficaz que uma alegria forçada para combater o afeto deprimido. Os terapeutas podem ser mais úteis ao desencorajar a autopercepção negativa do paciente e enfatizar a realização e promover a autoeficácia.[224] O incentivo e o reconhecimento dos esforços do paciente devem ser frequentes. A pessoa com depressão pode ter dificuldade em visualizar objetivos em um futuro distante, então os fisioterapeutas precisam estabelecer objetivos realistas em etapas alcançáveis. A realização de metas de curto prazo pode aumentar o senso de domínio da pessoa e melhorar a motivação. Além disso, pessoas com depressão podem precisar de assistência e treinamento para melhorar suas habilidades interativas, a fim de maximizar a eficácia de suas redes de apoio.[223]

Apatia. A apatia, ou a falta de interesse, preocupação ou emoção, foi conceituada como o oposto da motivação.[225] Embora a apatia seja comumente observada em pessoas com demência e depressão, ela pode ocorrer independentemente de qualquer uma dessas duas condições.[225] Infelizmente, a presença de apatia está associada a uma diminuição nas atividades funcionais e físicas em idosos e tem efeitos adversos nos resultados da reabilitação.[226]

O tratamento medicamentoso para apatia pode ser um primeiro passo útil, até necessário, para envolver adultos mais velhos com apatia. Inúmeras intervenções farmacológicas têm sido usadas para diminuir a apatia e melhorar a participação em atividades de reabilitação com alguns efeitos positivos. Os melhores resultados para pessoas com demência e apatia ocorrem com inibidores da acetilcolinesterase.[227] Houve alguma evidência de eficácia para a memantina, mas menos evidência para estimulantes, antagonistas de cálcio e antipsicóticos. Não havia evidências para apoiar o uso de antidepressivos ou anticonvulsivantes.[227]

As intervenções comportamentais, entretanto, devem ser iniciadas da mesma forma. Elas enfocam a estrutura e a estimulação de modo que o indivíduo seja encorajado a se envolver em atividades que ele ou ela possa facilmente realizar com sucesso. Atividades novas e diferentes, como participar de um programa de visitas para animais de estimação ou uma aula de Tai Chi, geralmente tendem a ser boas fontes de estímulo e motivação. Indivíduos com apatia provavelmente dirão *não* para participar de qualquer uma das atividades que são recomendadas ou para as quais são convidados. Em situações em que a apatia é profunda e persistente, pode ser necessário ignorar o "não" e envolver o indivíduo – mesmo que por um curto período – na atividade. Isso, às vezes, pode ser feito caminhando com a pessoa até a atividade e sentando-se com ela por um tempo. O curso da terapia pode ser mais longo, porque a apatia que pode estar presente e a energia extra necessária exigem mais tempo para atingir os objetivos. O incentivo persistente e regular para participar de atividades na comunidade ou dentro de uma instalação, ou o incentivo para participar de atividades simples de banho e vestimenta, é fundamental. Com muita frequência, os profissionais de saúde e os cuidadores leigos param de pedir para os idosos apáticos que se envolvam em atividades e, dessa forma, propagam a doença.

Ansiedade

A literatura tem debatido a prevalência de ansiedade em adultos mais velhos, mas os transtornos de ansiedade na idade avançada são duas vezes mais prevalentes que a demência entre adultos mais velhos e quatro a oito vezes mais prevalentes que os transtornos depressivos maiores.[224] A Anxiety and Depression Association of American (ADAA) indica que a ansiedade é tão comum em adultos que envelhecem quanto em populações mais jovens; e adultos mais velhos são frequentemente diagnosticados com um transtorno de ansiedade na juventude.[228] Diagnosticar ansiedade mais tardiamente na vida pode ser difícil devido a comorbidades, especialmente a depressão.[224] Embora não seja um transtorno formalmente reconhecido, uma coexistência de ansiedade e depressão é referida como "depressão ansiosa".[229]

O transtorno de ansiedade generalizada (TAG) é a forma mais comum de ansiedade em idosos e, quando combinado com a depressão, requer 50% a mais de tempo para responder ao tratamento e diminui a chance de uma recuperação completa.[230] A Tabela 4.11 fornece um resumo

TABELA 4.11	Sintomas de transtorno de ansiedade geral.
Preocupação excessiva com saúde, família, dinheiro e trabalho	
As preocupações contribuem para a interrupção das atividades sociais e interferem no trabalho, na escola ou na família	
Inquietação ou sentimento tenso ou limítrofe	
Ficar facilmente cansado	
Dificuldade de concentração ou lacunas mentais	
Irritabilidade	
Tensão muscular	
Perturbação do sono (dificuldade para adormecer ou permanecer adormecido ou sono agitado e insatisfatório)	

Dados de Stanley MA, Wilson NL, Novy DM, et al. Cognitive behavior therapy for generalized anxiety disorder among older adults in primary care: a randomized clinical trial. *JAMA.* 2009;301(14):1460–1467.

dos sintomas de TAG, como se preocupar por longos períodos de tempo que afeta a vida diária dos pacientes. Os adultos mais velhos com TAG também podem ter sintomas que se sobrepõem à depressão, como inquietação, dificuldade de concentração e irritabilidade.

Quando a ansiedade é esperada, fazer perguntas apropriadas durante a entrevista facilitará a identificação dos fatores contribuintes. Muitos fatores aumentam o risco de ansiedade em adultos mais velhos, incluindo fragilidade, doenças médicas e perdas durante os últimos anos de suas vidas. A falta de suporte social de alta qualidade, um evento traumático recente, efeitos adversos de medicamentos e autoavaliação de saúde negativa também contribuem para a ansiedade em adultos mais velhos.[231] A Tabela 4.12 fornece perguntas específicas a serem feitas aos pacientes durante a entrevista. A colaboração com outros profissionais de saúde otimizará o atendimento, pois todos terão um objetivo comum centrado no paciente.

Várias opções estão disponíveis para gerenciar transtornos de ansiedade. A TCC e a terapia de compromisso de aceitação (TCA) ajudam a pessoa a mudar a relação com seus sintomas e fazer escolhas melhores. As abordagens farmacológicas podem incluir inibidores seletivos da recaptação da serotonina; entretanto, existem preocupações devido aos efeitos adversos em pacientes mais velhos, frágeis ou clinicamente enfermos.[232,233] As terapias alternativas incluem meditação, ioga e exercícios. Os fisioterapeutas podem prescrever exercícios específicos para o paciente. Por exemplo, se uma pessoa apresenta alterações diurnas, os exercícios devem ser incorporados no fim do dia.[215]

A colaboração com membros da comunidade ajudará os pacientes a maximizar sua capacidade de serem ativos. Em geral, pacientes de qualquer idade com ansiedade e depressão tendem a aderir melhor aos exercícios quando os fisioterapeutas colaboram com outros profissionais de saúde. Pacientes com ansiedade e depressão graves podem requerer tratamento de sintomas de saúde mental antes de iniciar a fisioterapia. Portanto, o tratamento de comorbidades, com a orientação da família e dos cuidadores e a colaboração com outros profissionais de saúde, melhorará os resultados do paciente em relação à saúde física e mental.[232]

Transtorno bipolar

O transtorno bipolar afeta aproximadamente 0,1% das pessoas com mais de 64 anos.[234] Assim como acontece com outras condições de saúde mental, diagnosticar o transtorno bipolar em adultos mais velhos é um desafio porque eles não apresentam sinais típicos de exaltação ou de comportamento de risco.[234] Em vez disso, os sintomas podem incluir agitação, irritabilidade, confusão, psicose e hiperatividade. Os adultos mais velhos costumam alternar mais rapidamente entre a depressão e a mania e podem apresentar os dois quadros ao mesmo tempo. Eles podem apresentar problemas de memória, prejuízo da percepção e do julgamento, além de dificuldades para resolver problemas.

O primeiro aparecimento da mania pode ocorrer no início ou no fim da vida. A mania pode ser desencadeada por qualquer uma das várias situações:[235] eventos traumáticos da vida, como a morte de um ente querido significativo; perda significativa de sono ao longo do tempo;[236] e eventos relacionados à realização de objetivos.[237] Adultos mais velhos com transtorno bipolar podem cair em um de dois subgrupos.[237-239] O primeiro grupo é diagnosticado com mania na meia-idade e os sintomas podem permanecer latentes por até 15 anos com sintomas depressivos repetidos. Esse grupo tende a ter parentes de primeira geração com transtornos afetivos. O segundo grupo experimenta o primeiro aparecimento na idade avançada. Esse grupo tem uma propensão genética mais baixa, com uma maior prevalência de distúrbios neurológicos concomitantes. Pessoas diagnosticadas com mania tardiamente apresentam uma taxa de mortalidade de 34 a 50% maior dentro de 3 a 5 anos após o diagnóstico que indivíduos diagnosticados anteriormente.

Não apenas os adultos mais velhos apresentam sintomas diferentes em relação aos jovens que sofrem de transtorno bipolar, mas também os sintomas podem simular os da demência. Os sintomas da doença bipolar também podem estar relacionados a efeitos adversos negativos dos medicamentos.[238] As condições bipolares podem ser diferenciadas da demência, visto que a mania dura aproximadamente 1 semana e não é explicada por uma condição clínica. Uma marcha atáxica pode estar presente, uma história familiar de transtornos do humor está presente e a pessoa está alerta e talvez apresente qualquer um dos dois sintomas apresentados na Tabela 4.13. Além disso,

TABELA 4.12	Perguntas da entrevista para identificar a ansiedade em adultos mais velhos.
Você se preocupa com frequência?	
Você se concentra no "e se" na vida?	
Você tem dificuldade em parar de se preocupar?	
O seu sono é interrompido ou você tem dificuldade em adormecer à noite?	
Você sente dores de cabeça, dores no corpo ou tensão por causa de sua preocupação?	

Geriatrics & Aging journal. (Cassidy K-L, Rector NA. The Silent Geriatric Giant: Anxiety Disorders in Late Life. *Geriatrics & Aging*. 2008;11(3):150–56.)

TABELA 4.13	Sintomas cognitivos do transtorno bipolar em idosos.
Grandiosidade	
Discurso pressionado	
Agitação psicomotora	
Voo de ideias	
Aumento da atividade direcionada a metas	
Comportamentos excessivos	

Dados de Bipolar Disorder in the Elderly: Differential Diagnosis and Treatment Psychiatric Times. http://www.psychiatrictimes.com/addiction/bipolar-disorderelderly-differential-diagnosis-and-treatment. Publicado em 2 de janeiro de 2019. Acessado em 2 de janeiro de 2019.

a pessoa pode ser facilmente distraída e tende a relatar redução do sono.[238]

As opções de tratamento incluem farmacoterapia para humor e convulsões, terapia eletroconvulsiva (TEC) e psicoterapia. Entretanto, os medicamentos usados em adultos jovens apresentam um risco maior de efeitos adversos na população idosa. Por exemplo, o lítio apresenta um nível sérico aumentado e meia-vida mais longa em adultos mais velhos. A eletroconvulsoterapia é usada quando a doença não responde aos medicamentos, ou naqueles que necessitam de alívio dos sintomas rapidamente devido ao perigo para si próprios ou para os outros, ou desnutrição. Em geral, o lítio e a TEC não devem ser usados juntos devido ao aumento da confusão.

Os benefícios da psicoterapia foram relatados em populações mais jovens, mas são menos estabelecidos em pacientes mais velhos. Pessoas que controlaram a mania ao longo da vida podem se tornar resistentes a terapias farmacológicas, demonstrar uma psicopatologia elevada e podem ser vulneráveis a recorrências.[239]

O fisioterapeuta não diagnostica o transtorno bipolar, mas estar ciente dos sinais e sintomas, com o reconhecimento de comorbidades, contribuirá para o cuidado ideal para o paciente idoso, solicitando encaminhamento para profissionais competentes, quando julgar necessário. O fisioterapeuta pode não ser capaz de prescrever intervenções até que a condição do paciente seja tratada clinicamente. Entretanto, pode fornecer ao paciente e à família orientações de atividades e recursos comunitários para ajudá-los a diminuir o estresse, melhorar o sono e diminuir o risco de depressão.

Suicídio

Embora adultos jovens e de meia-idade tenham uma taxa de suicídio mais alta que adultos mais velhos, o suicídio é a 17ª causa de morte entre pessoas com 65 anos ou mais.[240,241] As taxas de suicídio tendem a aumentar com o tempo, e o risco de suicídio tende a seguir o nascimento coortes. Por exemplo, desde 2007, os *baby boomers* apresentaram a maior taxa de suicídio.[242] Historicamente, essa faixa etária teve a taxa mais baixa, e o mais preocupante é que essa tendência continuará na velhice. Além disso, os homens brancos mais velhos têm uma taxa de suicídio sete vezes maior que as mulheres.[243] Homens brancos com 85 anos ou mais têm uma taxa quatro vezes maior de suicídio que a taxa geral dos EUA.[241,243-245] Em comparação com as populações mais jovens, os adultos mais velhos tendem a ser mais deliberados no seu planejamento de suicídio, com os três principais meios de cometer suicídio em pessoas com 50 anos ou mais sendo armas de fogo (67%), sufocação (14%) e envenenamento (12%).[246,247] Embora os adultos mais velhos tentem o suicídio com menos frequência, eles têm mais sucesso, com uma proporção de quatro tentativas por suicídio consumado em comparação com 200 tentativas para uma morte em grupos de idades mais jovens.[240]

Perguntar aos pacientes se eles estão pensando em suicídio e obter uma resposta pode ser tão desafiador quanto buscar respostas sobre um possível abuso. Essa afirmação é corroborada pelos dados que sugerem que 77% dos idosos que cometem suicídio visitaram seu médico de atenção primária naquele mesmo ano e 45% dos idosos visitaram um médico de atenção primária no mês em que cometeram suicídio.[248] Os fisioterapeutas podem consultar o paciente antes que ele consulte seu médico de atenção primária, especialmente com acesso direto. Portanto, os fisioterapeutas precisam ser diligentes em reconhecer os sinais e sintomas do suicídio e ter conhecimento sobre os recursos do paciente e as funções de outros profissionais de saúde.

Fatores de risco. Os fatores de risco para suicídio entre pessoas mais velhas diferem daqueles entre os jovens. Além de uma prevalência mais alta de depressão, os fatores de risco de suicídio em pessoas mais velhas incluem isolamento social, eventos de vida estressantes, discórdia familiar, suporte social insuficiente, solidão, perda de um ente querido significativo e várias condições médicas que limitam significativamente sua função ou vida expectativa.[247,249,250] Além disso, os idosos usam mais frequentemente métodos altamente letais e já fizeram tentativas anteriores de suicídio.[247] Os adultos mais velhos que são suicidas tendem a ser mais frágeis, têm um plano bem desenvolvido e estão mais determinados a ter sucesso que os adultos mais jovens. A confluência desses fatores contribui para a importância de reconhecer os sinais precocemente e iniciar um tratamento agressivo e intervenções em múltiplos níveis.

Usar uma linguagem comum para descrever três níveis de prevenção ajudará os fisioterapeutas a discutir os fatores de risco do paciente com outros profissionais de saúde. A prevenção universal concentra-se em toda a população. Exemplos de estratégias universais de prevenção incluem exames de depressão e fornecimento de materiais educacionais. A prevenção seletiva se concentra em pessoas com fatores de risco, mas que não apresentam pensamentos ou comportamentos suicidas. Exemplos de estratégias de prevenção seletiva incluem melhorar a função e a consciência do cuidador sobre as perdas que podem afetar a pessoa idosa (p. ex., perda da carteira de motorista, visão, mobilidade). A prevenção indicada concentra-se em idosos que tentaram o suicídio ou estão em alto risco de suicídio. Essas intervenções incluem a implementação de políticas em nível organizacional para identificar e gerenciar o suicídio na velhice e estratégias para ajudar uma pessoa de alto risco.

Os fisioterapeutas podem identificar fatores de risco e perguntar se o paciente se sente deprimido ou está tendo pensamentos suicidas. Um paciente que respondeu sim à pergunta "Nas últimas 2 semanas você teve algum pensamento de se machucar ou se matar?" devem ser feitas perguntas de acompanhamento adicionais sobre tentativas anteriores de suicídio. Se um plano de suicídio foi desenvolvido, a probabilidade percebida da pessoa de realizar o plano e quais fatores preventivos, se houver, podem impedir a pessoa de realizar o plano, devem ser determinados.[246] O fisioterapeuta, o médico e os outros prestadores de cuidados de saúde podem trabalhar em colaboração para fornecer intervenções de prevenção o mais cedo possível.

RESUMO

Os fisioterapeutas melhoram a capacidade de fornecer cuidados centrados no paciente quando podem ajudar a atender às necessidades psicossociais e físicas do paciente. Uma apreciação e uma consideração positivas em relação aos fatores psicossociais dos pacientes levarão a melhores relacionamentos com os pacientes, a cuidados colaborativos e à capacidade de atender os pacientes em cada fase de seu processo de reabilitação. Os casos e as dicas fornecidos neste capítulo ajudarão os profissionais a reconhecerem áreas a serem consideradas caso os pacientes sejam identificados como "não aderentes" e, em vez disso, o terapeuta pode descobrir que as necessidades dos pacientes podem ser mais completamente compreendidas e integradas ao seu tratamento.

REFERÊNCIAS BIBLIOGRÁFICAS

1. Jung C. *Modern Man in Search of a Soul (WS Dell, CF Baynes, trans.).* New York: A Harvest Book; 1933.
2. Havighurst RJ. Successful aging. *Process Aging Soc Psychol Perspect.* 1963;1:299–320.
3. Cumming E, Henry WE. *Growing Old, the Process of Disengagement.* New York, NY: Basic Books; 1961.
4. Neugarten BL. Adult personality: toward a psychology of the life cycle. In: *Middle Age Aging*; 1968:137–147.
5. Havighurst RJ. Personality and patterns of aging. *Gerontologist.* 1968;8(1):20–23.
6. Martin P, Kelly N, Kahana B, et al. Defining successful aging: a tangible or elusive concept? *Gerontologist.* 2014;55 (1):14–25.
7. Rowe JW, Kahn RL. Successful aging. *Gerontologist.* 1997;37(4): 20–23.
8. Rowe JW, Kahn RL. Human aging: usual and successful. *Science.* 1987;237(4811):143–149.
9. Erikson EH, Erikson JM. *The Life Cycle Completed (Extended Version).* New York, NY: WW Norton & Company; 1998:143–149.
10. Snyman S, van Zyl M, Müller J, Geldenhuys M. International Classification of Functioning, Disability and Health: catalyst for interprofessional education and collaborative practice. In: *Leading Research and Evaluation in Interprofessional Education and Collaborative Practice.* New York, NY: Springer; 2016: 285–328.
11. Peck RF, Berkowitz H. Personality and adjustment in middle age. In BL Neugarten (Ed) *Personality in Middle and Late Life.* New York, NY: Empirical Studies; 1964.
12. Baltes PB, Baltes MM. Psychological perspectives on successful aging: the model of selective optimization with compensation. *Success Aging Perspect Behav Sci.* 1990;1(1):1–34.
13. Kahana E, Kahana B. Conceptual and empirical advances in understanding aging well through proactive adaptation. In VL Bengtson (Ed.), *Adulthood and aging: Research on continuities and discontinuities.* New York, NY: Springer Publishing; 1996:18–40.
14. Tornstam L. *Gerotranscendence: A Developmental Theory of Positive Aging.* New York, NY: Springer Publishing Company; 2005.
15. Carstensen LL, Fung HH, Charles ST. Socioemotional selectivity theory and the regulation of emotion in the second half of life. *Motiv Emot.* 2003;27(2):103–123.
16. McCoy SK, Pyszczynski T, Solomon S, Greenberg J. Transcending the self: a terror management perspective on successful aging. *Death Attitudes Older Adult.* 2000; 37–63.
17. Fung HH. Aging in culture. *Gerontologist.* 2013;53(3): 369–377.
18. Stowe JD, Cooney TM. Examining Rowe and Kahn's concept of successful aging: importance of taking a life course perspective. *Gerontologist.* 2014;55(1):43–50.
19. Mortimer JT, Shanahan MJ. *Handbook of the Life Course.* New York, NY: Springer Science & Business Media; 2007.
20. Fredriksen-Goldsen KI, Muraco A. Aging and sexual orientation: a 25-year review of the literature. *Res Aging.* 2010;32 (3):372–413. https://doi.org/10.1177/0164027509360355.
21. Grieco EM, Trevelyan E, Larsen L, Acosta YD, Gambino C. The size, place of birth, and geographic distribution of the foreign-born population in the United States: 1960 to 2010. Population Division Working Paper No. 96. Washington, D.C.: U.S. Census Bureau; 2012. https://www.census.gov/library/working-papers/2012/demo/POP-twps0096.html. Accessed July 2, 2019.
22. Psychosocial Disorders. TheFreeDictionary.com. https://medicaldictionary.thefreedictionary.com/Psychosocial+Disorders. Published January 2, 2019. Accessed January 2, 2019.
23. Araújo L, Ribeiro O, Teixeira L, Paúl C. Successful aging at 100 years: the relevance of subjectivity and psychological resources. *Int Psychogeriatr.* 2016;28(2):179–188.
24. Tate RB, Lah L, Cuddy TE. Definition of successful aging by elderly Canadian males: the Manitoba follow-up study. *Gerontologist.* 2003;43(5):735–744.
25. Araujo L, Teixeira L, Ribeiro O, Paul C. Looking at objective and subjective health in centenarians: always in agreement? *Innov Aging.* 2018;2(Suppl 1):691. https://doi.org/10.1093/geroni/igy023.2570.
26. Cho J, Martin P, Poon LW. The older they are, the less successful they become? Findings from the Georgia Centenarian Study. *J Aging Res.* 2012;2012:695854.
27. Andersen-Ranberg K, Schroll M, Jeune B. Healthy centenarians do not exist, but autonomous centenarians do: a population-based study of morbidity among Danish centenarians. *J Am Geriatr Soc.* 2001;49(7):900–908.
28. Glass TA. Assessing the success of successful aging. Part 1. *Ann Intern Med.* 2003;139(5):382–383.
29. Ferri C, James I, Pruchno R. Successful aging: definitions and subjective assessment according to older adults. *Clin Gerontol.* 2009; 32(4):379–388.
30. Giltay EJ, Geleijnse JM, Zitman FG, Hoekstra T, Schouten EG. Dispositional optimism and all-cause and cardiovascular mortality in a prospective cohort of elderly Dutch men and women. *Arch Gen Psychiatry.* 2004;61(11):1126–1135. https://doi.org/10.1001/archpsyc. 61.11.1126.
31. Uchino BN. Social support and health: a review of physiological processes potentially underlying links to disease outcomes. *J Behav Med.* 2006;29(4):377–387. https://doi.org/10.1007/s10865-006-9056-5.
32. Uchino BN. Understanding the links between social support and physical health: a life-span perspective with emphasis on the separability of perceived and received support. *Perspect Psychol Sci.* 2009;4(3):236–255.
33. Fiori KL, Antonucci TC, Cortina KS. Social network typologies and mental health among older adults. *J Gerontol Ser B.* 2006;61(1):P25–P32. https://doi.org/10.1093/geronb/61.1. P25.
34. Kawachi I, Berkman LF. Social ties and mental health. *J Urban Health.* 2001;78(3):458–467. https://doi.org/10.1093/jurban/78.3.458.
35. Curtis RG, Windsor TD, Luszcz MA. Perceived control moderates the effects of functional limitation on older adults' social activity: findings from the Australian Longitudinal Study of Ageing. *J Gerontol B Psychol Sci Soc Sci.* 2015;72 (4): 571–581.
36. DeVellis BM, DeVellis RF. Self-efficacy and health. *Handb Health Psychol.* 2001;235–247.
37. Levy BR, Slade MD, Kasl SV, Kunkel SR. Longevity increased by positive self-perceptions of aging. *J Pers Soc Psychol.* 2002;83(2): 261–270.
38. Fry C, Dickerson-Putman J, Draper C, et al. Culture and the meaning of a good age. In: Sokolovsky J. *The Cultural Context of Aging: Worldwide Perspectives.* Westport, CT: Praeger; 2009: 99–115. https://www.researchgate.net/publication/232425845_Culture_and_the_Meaning_of_a_Good_Old_Age. Accessed January 16, 2019.
39. Angel JL, Angel RJ, Markides KS. Late-life immigration, changes in living arrangements, and headship status among older Mexican-origin individuals. *Soc Sci Q.* 2000;81(1): 389–403.
40. Batalova JBJ. Senior immigrants in the United States. migrationpolicy.org. https://www.migrationpolicy.org/article/senior-immigrants-united-states. Published May 30, 2012. Accessed January 2, 2019.
41. How culture influences health beliefs. https://www. euromedinfo.eu/how-culture-influences-health-beliefs.html/. Published January 2, 2019. Accessed January 2, 2019.

42. Arnold J, Dai J, Nahapetyan L, et al. Predicting successful aging in a population-based sample of Georgia centenarians. *Curr Gerontol Geriatr Res.* 2010;989315:1–9. https://doi. org/10.1155/2010/989315.

43. Furnham A. The big five versus the big four: the relationship between the Myers-Briggs Type Indicator (MBTI) and NEOPI five factor model of personality. *Personal Individ Differ.* 1996;21(2):303–307. https://doi.org/10.1016/0191-8869(96) 00033-5.

44. The Myers & Briggs Foundation. https://www.myersbriggs. org/home.htm?bhcp=1. Published January 1, 2019. Accessed January 1, 2019.

45. John OP, Robins RW, Pervin LA. *Handbook of Personality: Theory and Research.* 3rd ed. New York, NY: Guilford Press; 2008.

46. Roberts BW, Mroczek D. Personality trait change in adulthood. *Curr Dir Psychol Sci.* 2008;17(1):31–35.

47. Luchetti M, Barkley JM, Stephan Y, Terracciano A, Sutin AR. Five-factor model personality traits and inflammatory markers: new data and a meta-analysis. *Psychoneuroendocrinology.* 2014;50:181–193. https://doi.org/10.1016/j. psyneuen. 2014.08.014.

48. Wagner J, Ram N, Smith J, Gerstorf D. Personality trait development at the end of life: antecedents and correlates of mean-level trajectories. *J Pers Soc Psychol.* 2016;111 (3):411.

49. Schwaba T, Bleidorn W. Individual differences in personality change across the adult life span. *J Pers.* 2018;86(3):450–464.

50. Lewis CB, Bottomley JM. *Geriatric Rehabilitation: A Clinical Approach.* 3rd ed. Upper Saddle River, NJ: Pearson Education Inc.: 2008. https://www.pearson.com/us/highereducation/program/Lewis-Geriatric-Rehabilitation-A-Clinical-Approach-3rd-Edition/PGM320089.html. Accessed January 17, 2019.

51. Berg AI, Johansson B. Personality change in the oldest-old: is it a matter of compromised health and functioning? *J Pers.* 2014;82(1):25–31. https://doi.org/10.1111/jopy.12030.

52. Wahlin T-BR, Byrne GJ. Personality changes in Alzheimer's disease: a systematic review. *Int J Geriatr Psychiatry.* 2011;26(10):1019–1029. https://doi.org/10.1002/gps.2655.

53. Duberstein PR. Openness to experience and completed suicide across the second half of life. *Int Psychogeriatr.* 1995;7(2): 183–198.

54. Rowe JW, Kahn RL. Successful aging and disease prevention. *Adv Chronic Kidney Dis.* 2000;7(1):70–77.

55. Wagnild G. Resilience and successful aging: comparison among low and high income older adults. *J Gerontol Nurs.* 2003;29(12): 42–49.

56. Wells M. Resilience in older adults living in rural, suburban, and urban areas. *Online J Rural Nurs Health Care.* 2012;10 (2): 45–54.

57. Lee TY, Cheung CK, Kwong WM. Resilience as a positive youth development construct: a conceptual review. *Sci World J.* 2012; 2012:390450. doi:https://doi.org/10.1100/2012/390450 (web archive link).

58. Gooding P, Hurst A, Johnson J, Tarrier N. Psychological resilience in young and older adults. *Int J Geriatr Psychiatry.* 2012;27(3): 262–270.

59. Lee H-S, Brown SL, Mitchell MM, Schiraldi GR. Correlates of resilience in the face of adversity for Korean women immigrating to the US. *J Immigr Minor Health.* 2008;10(5): 415–422. https://doi.org/10.1007/s10903-007-9104-4.

60. Hegney DG, Buikstra E, Baker P, et al. Individual resilience in rural people: a Queensland study, Australia. *Rural Remote Health.* 2007; 7(4):620.

61. Grotberg EH. *Resilience for Today: Gaining Strength from Adversity.* Westport, CT: Greenwood Publishing Group; 2003.

62. Hardy SE, Concato J, Gill TM. Resilience of communitydwelling older persons. *J Am Geriatr Soc.* 2004;52(2): 257–262. https://doi.org/10.1111/j.1532-5415.2004.52065.x.

63. Hardy SE, Concato J, Gill TM. Stressful life events among community-living older persons. *J Gen Intern Med.* 2002;17 (11):841–847. https://doi.org/10.1046/j.1525-1497.2002. 20105.x.

64. Charmaz K. *Good Days, Bad Days: The Self in Chronic Illness and Time.* New Brunswick, NJ: Rutgers University Press; 1993.

65. Lim KTK, Yu R. Aging and wisdom: age-related changes in economic and social decision making. *Front Aging Neurosci.* 2015;7:120. https://doi.org/10.3389/fnagi.2015.00120.

66. Parisi JM, Rebok GW, Carlson MC, et al. Can the wisdom of aging be activated and make a difference societally? *Educ Gerontol.* 2009; 35(10):867–879. https://doi.org/10.1080/03601270902782453.

67. Brugman GM. Twenty – wisdom and aging. In: Birren JE, Schaie KW, Abeles RP, Gatz M, Salthouse TA, eds. *Handbook of the Psychology of Aging.* 6th ed. Burlington, VT: Academic Press; 2006: 445–476. https://doi.org/10.1016/B978-012101264-9/50023-9.

68. Alejandro R-SO, Ariadna G-ES, Lorenzo R-CJ, David C-MR. Preferences and expectations of the older adult care. *Arch Gen Intern Med.* 2017;1(3):1–2. http://www.alliedacademies.org/abstract/. Accessed 10 January 2019.

69. Etkind SN, Bone AE, Lovell N, Higginson IJ, Murtagh FEM. Influences on care preferences of older people with advanced illness: a systematic review and thematic synthesis. *J Am Geriatr Soc.* 2018;66(5):1031–1039. https://doi.org/10.1111/jgs.15272.

70. Golsworthy R, Coyle A. Spiritual beliefs and the search for meaning among older adults following partner loss. *Mortality.* 1999; 4(1):21–40.

71. Van Baarsen B, Smit JH, Snijders TA, Knipscheer KP. Do personal conditions and circumstances surrounding partner loss explain loneliness in newly bereaved older adults? *Ageing Soc.* 1999;19(4): 441–469.

72. Erlangsen A, Jeune B, Bille-Brahe U, Vaupel JW. Loss of partner and suicide risks among oldest old: a populationbased register study. *Age Ageing.* 2004;33(4):378–383.

73. Ott CH, Lueger RJ, Kelber ST, Prigerson HG. Spousal bereavement in older adults: common, resilient, and chronic grief with defining characteristics. *J Nerv Ment Dis.* 2007;195(4):332–341.

74. Walker R, Johns J, Halliday D. How older people cope with frailty within the context of transition care in Australia: implications for improving service delivery. *Health Soc Care Community.* 2015; 23(2):216–224. https://doi.org/10.1111/hsc.12142.

75. Kuluski K, Gill A, Naganathan G, Upshur R, Jaakkimainen RL, Wodchis WP. A qualitative descriptive study on the alignment of care goals between older persons with multi-morbidities, their family physicians and informal caregivers. *BMC Fam Pract.* 2013;14(1):133.

76. Jacobs JM, Hammerman-Rozenberg A, Stessman J. Frequency of leaving the house and mortality from age 70 to 95. *J Am Geriatr Soc.* 2018;66(1):106–112.

77. Pristavec T. Social participation in later years: the role of driving mobility. *J Gerontol B Psychol Sci Soc Sci.* 2018;73 (8):1457–1469.

78. Silberschmidt S, Kumar A, Raji MM, Markides K, Ottenbacher KJ, Al Snih S. Life-space mobility and cognitive decline among Mexican Americans aged 75 years and older. *J Am Geriatr Soc.* 2017;65(7): 1514–1520.

79. Singh A, Misra N. Loneliness, depression and sociability in old age. *Ind Psychiatry J.* 2009;18(1):51–55. https://doi.org/10. 4103/0972-6748. 57861.

80. Savikko N, Routasalo P, Tilvis RS, Strandberg TE, Pitkälä KH. Predictors and subjective causes of loneliness in an aged population. *Arch Gerontol Geriatr.* 2005;41(3): 223–233.

81. Tobiasz-Adamczyk B, Galas A, Zawisza K, et al. Genderrelated differences in the multi-pathway effect of social determinants on quality of life in older age—the COURAGE in Europe project. *Qual Life Res.* 2017;26(7):1865–1878.

82. Thurston RC, Kubzansky LD. Women, loneliness, and incident coronary heart disease. *Psychosom Med.* 2009;71(8):836–842. https://doi.org/10.1097/PSY.0b013e3181b40efc.

83. Hawkley LC, Thisted RA, Masi CM, Cacioppo JT. Loneliness predicts increased blood pressure: five-year cross-lagged analyses in middle-aged and older adults. *Psychol Aging.* 2010;25(1):132–141. https://doi.org/10.1037/a0017805.

84. Steptoe A, Shankar A, Demakakos P, Wardle J. Social isolation, loneliness, and all-cause mortality in older men and women. *Proc Natl Acad Sci.* 2013;110(15):5797–5801. https://doi.org/10.1073/pnas.1219686110.

85. Doane LD, Adam EK. Loneliness and cortisol: momentary, day-to-day, and trait associations. *Psychoneuroendocrinology.* 2010;35(3):430–441. https://doi.org/10.1016/j.psyneuen.2009. 08.005.

86. Hackett RA, Hamer M, Endrighi R, Brydon L, Steptoe A. Loneliness and stress-related inflammatory and neuroendocrine responses in older men and women. *Psychoneuro-endocrinology.* 2012;37(11): 1801–1809. https://doi.org/10.1016/j.psyneuen.2012.03.016.

87. Li H, Ji Y, Chen T. The roles of different sources of social support on emotional well-being among Chinese elderly. *PLOS ONE.* 2014;9(3):e90051. https://doi.org/10.1371/journal.pone.0090051.

88. Perissinotto CM, Cenzer IS, Covinsky KE. Loneliness in older persons: a predictor of functional decline and death. *Arch Intern Med.* 2012;172(14):1078–1084. https://doi.org/10.1001/archinternmed. 2012.1993.

89. Holmén K, Furukawa H. Loneliness, health and social network among elderly people—a follow-up study. *Arch Gerontol Geriatr.* 2002;35(3):261–274.

90. Stek ML, Vinkers DJ, Gussekloo J, Beekman ATF, van der Mast RC, Westendorp RGJ. Is depression in old age fatal only when people feel lonely? *Am J Psychiatry.* 2005;162(1):178–180. https://doi.org/10.1176/appi.ajp. 162.1.178.

91. Gierveld J de J, Havens B. Cross-national comparisons of social isolation and loneliness: introduction and overview. *Can J Aging Rev Can Vieil.* 2004;23(2):109–113. https://doi. org/10.1353/cja. 2004.0021.

92. Küubler-Ross E, Wessler S, Avioli LV. On death and dying. *JAMA.* 1972;221(2):174–179.

93. *Effects of Life Transitions on the Elderly – Geriatrics.* Merck Manuals Professional Edition. https://www.merckmanuals. com/professional/geriatrics/social-issues-in-the-elderly/effectsof-life-transitions-on-the-elderly. Published January 1, 2019. Accessed January 1, 2019.

94. Bui E, Chad-Friedman E, Wieman S, et al. Patient and provider perspectives on a mind–body program for grieving older adults. *Am J Hosp Palliat Med.* 2018;35(6):858–865. https://doi.org/10.1177/1049909117743956.

95. Pérez HCS, Ikram MA, Direk N, Tiemeier H. Prolonged grief and cognitive decline: a prospective population-based study in middle-aged and older persons. *Am J Geriatr Psychiatry.* 2018;26(4):451–460. https://doi.org/10.1016/j. jagp.2017.12.003.

96. Farage MA, Miller KW, Berardesca E, Maibach HI. Psychosocial and societal burden of incontinence in the aged population: a review. *Arch Gynecol Obstet.* 2008;277(4):285–290. https://doi.org/10.1007/s00404-007-0505-3.

97. Lê F, Tracy M, Norris FH, Galea S. Displacement, county social cohesion, and depression after a large-scale traumatic event. *Soc Psychiatry Psychiatr Epidemiol.* 2013;48(11):1729–1741. https://doi.org/10.1007/s00127-013-0698-7.

98. Anderson L, Delany C. From persuasion to coercion: responding to the reluctant patient in rehabilitation. *Phys Ther.* 2016;96(8):1234–1240.

99. Courtney MR, Spivey C, Daniel KM. Helping patients make better decisions: how to apply behavioral economics in clinical practice. *Patient Prefer Adherence.* 2014;8:1503.

100. With age comes happiness: here's why. *Scientific American.* https://www.scientificamerican.com/article/with-age-comeshappiness-here-s-why/. Accessed January 30, 2019.

101. Bandura A, Freeman W, Lightsey R. *Self-efficacy: The exercise of control.* New York, NY:WHFreeman/Times Books/Henry Holt & Co. 1997.

102. McAuley E, Szabo A, Gothe N, Olson EA. Self-efficacy: implications for physical activity, function, and functional limitations in older adults. *Am J Lifestyle Med.* 2011;5 (4):361–369.

103. Resnick B, Vogel A, Luisi D. Motivating minority older adults to exercise. *Cultur Divers Ethnic Minor Psychol.* 2006;12(1):17.

104. American Geriatrics Society Expert Panel on Person-Centered Care, Brummel-Smith K, Butler D, et al. Person-centered care: a definition and essential elements. *J Am Geriatr Soc.* 2016;64 (1):15–18.

105. Resnick B, Orwig D, Magaziner J, Wynne C. The effect of social support on exercise behavior in older adults. *Clin Nurs Res.* 2002;11(1):52–70.

106. Jackson T. Relationships between perceived close social support and health practices within community samples of American women and men. *J Psychol.* 2006;140(3): 229–246.

107. Galik EM, Resnick B, Pretzer-Aboff I. "Knowing what makes them tick": motivating cognitively impaired older adults to participate in restorative care. *Int J Nurs Pract.* 2009;15 (1):48–55.

108. Tripicchio B, Bykerk K, Wegner C, Wegner J. Increasing patient participation: the effects of training physical and occupational therapists to involve geriatric patients in the concerns-clarification and goal-setting processes. *J Phys Ther Educ.* 2009;23(1):55–63.

109. Lenze EJ, Host HH, Hildebrand MW, et al. Enhanced medical rehabilitation increases therapy intensity and engagement and improves functional outcomes in postacute rehabilitation of older adults: a randomized-controlled trial. *J Am Med Dir Assoc.* 2012;13(8):708–712.

110. Judge TA, Ilies R. Relationship of personality to performance motivation: a meta-analytic review. *J Appl Psychol.* 2002;87 (4):797.

111. Deshpande N, Metter EJ, Bandinelli S, Lauretani F, Windham BG, Ferrucci L. Psychological, physical and sensory correlates of fear of falling and consequent activity restriction in the elderly: the InCHIANTI Study. *Am J Phys Med Rehabil Acad Physiatr.* 2008; 87(5):354.

112. George SZ, Zeppieri Jr G, Cere AL, et al. Arandomized trial of behavioral physical therapy interventions for acute and sub-acute low back pain (NCT00373867). *Pain* 2008;140(1):145–157.

113. Whipple MO, Hamel AV, Talley KM. Fear of falling among community-dwelling older adults: a scoping review to identify effective evidence-based interventions. *Geriatr Nur (Lond).* 2018;39(2):170–177.

114. Zijlstra GR, Van Haastregt JC, Van Rossum E, Van Eijk JTM, Yardley L, Kempen GI. Interventions to reduce fear of falling in community-living older people: a systematic review. *J Am Geriatr Soc.* 2007;55(4):603–615.

115. Hardy ME, Conway ME. *Role Theory: Perspectives for Health Professionals.* Norwalk, CT: Appleton&Lange; 1988.

116. Asenova A. The effect of retirement on mental health and social inclusion of the elderly. Paper. http://www.econ.msu. edu/seminars/docs/AsenovaPaper.pdf. Accessed July 2, 2019.

117. Retiring minds want to know. http://www.apa.org/monitor/2014/01/retiring-minds.aspx. Published January 2, 2019. Accessed January 2, 2019.

118. Greenfield EA, Marks NF. Formal volunteering as a protective factor for older adults' psychological well-being. *J Gerontol B Psychol Sci Soc Sci.* 2004;59(5):S258–S264.

119. Hershey DA, Henkens K. Impact of different types of retirement transitions on perceived satisfaction with life. *Gerontologist.* 2014; 54(2):232–244. https://doi.org/10.1093/geront/gnt006.

120. Mosca I, Barrett A. The impact of voluntary and involuntary retirement on mental health: evidence from older Irish adults. *J Ment Health Policy Econ.* 2016;19(1):33–44.

121. Mandal B, Roe B. Job loss, retirement and the mental health of older Americans. *J Ment Health Policy Econ.* 2008;11 (4):167–176.

122. Osborne JW. Psychological effects of the transition to retirement. Canadian Journal of Counselling and Psychotherapy. 2012;46 (1):45–58.

123. Brandon Gaille. 23 Statistics on Grandparents Raising Grandchildren. https://brandongaille.com/21-statistics-ongrandparents-raising-grandchildren/. Published May 2017. Accessed January 2, 2019.

124. Hayslip B, Kaminski PL. Grandparents raising their grandchildren: a review of the literature and suggestions for practice. *Gerontologist.* 2005;45(2):262–269. https://doi.org/10.1093/geront/45.2.262.

125. Tang F, Xu L, Chi I, Dong X. Psychological well-being of grandparents caring for grandchildren among older Chinese Americans: burden or blessing? *J Am Geriatr Soc.* 2016;64 (11):2356–2361. https://doi.org/10.1111/jgs.14455.

126. Clottey E, Scott A, Alfonso M. Grandparent caregiving among rural African Americans in a community in the American South: challenges to health and wellbeing. *Rural Remote Health.* 2015; 15(3):3313.

127. Jungers CM. Leavinghome:anexaminationof late-liferelocation among older adults. *J CounsDev.* 2010;88(4):416–423.

128. Granbom M, Perrin N, Szanton S, Cudjoe T, Gitlin LN. Household accessibility and residential relocation in older adults. *J Gerontol Ser B.* 2018; [ahead of print].

129. Kasper JD, Wolff JL, Skehan M. Care arrangements of older adults: what they prefer, what they have, and implications for quality of life. *Gerontologist.* 2018; [ahead of print] https://doi.org/10.1093/geront/gny127.

130. Golant SM. The quest for residential normalcy by older adults: Relocation but one pathway. *JAging Stud.* 2011;25(3):193–205.

131. Boltz M, Resnick B, Chippendale T, Galvin J. Testing a familycentered intervention to promote functional and cognitive recovery in hospitalized older adults. *J Am Geriatr Soc.* 2014;62(12):2398–2407.

132. Gill TM, Gahbauer EA, Han L, Allore HG. Functional trajectories in older persons admitted to a nursing home with disability after an acute hospitalization. *J Am Geriatr Soc.* 2009;57(2):195–201. https://doi.org/10.1111/j.1532-5415. 2008.02107.x.

133. Harris-Kojetin L, Sengupta M, Park-Lee E, Valverde R. Longterm care services in the United States: 2013 overview. *Vital Health Stat 3.* 2013;(37):1–107.

134. Wu HY, Sahadevan S, Ding YY. Factors associated with functional decline of hospitalised older persons following discharge from an acute geriatric unit. *Ann Acad Med Singap.* 2006;35(1):17–23.

135. Choi SK, Meyer IH. LGBT Aging: A Review of Research Findings, Needs, and Policy Implications. https://escholarship.org/uc/item/03r9x8t3. Published August 2016. Accessed January 2, 2019.

136. Kushner B, Neville S, Adams J. Perceptions of ageing as an older gay man: a qualitative study. *J Clin Nurs.* 2013;22 (23–24):3388–3395.

137. Cameron K. Top 3 Health Issues in LGBT Seniors – Healthy Aging Blog. NCOA. https://www.ncoa.org/blog/top-3-health-issues-lgbt-seniors/. Published June 15, 2017. Accessed January 2, 2019.

138. Fredriksen-Goldsen KI, Emlet CA, Kim H-J, et al. The physical and mental health of lesbian, gay male, and bisexual (LGB) older adults: the role of key health indicators and risk and protective factors. *Gerontologist*. 2013;53(4):664–675. https://doi.org/10.1093/geront/gns123.

139. Fredriksen-Goldsen K, Kim H-J, Emlet C, et al. The aging and health report: disparities and resilience among lesbian, gay, bisexual, and transgender older adults. *Seattle Inst Multigenerational Health*. https://digitalcommons.tacoma. uw.edu/socialwork_pub/117. Published November 2011.

140. Grossman AH, D'Augelli AR, Hershberger SL. Social support networks of lesbian, gay, and bisexual adults 60 years of age and older. *J Gerontol Ser B*. 2000;55(3):P171–P179. https://doi.org/10.1093/geronb/55.3.P171.

141. Fredriksen-Goldsen KI, Hoy-Ellis CP, Goldsen J, Emlet CA, Hooyman NR. Creating a vision for the future: key competencies and strategies for culturally competent practice with lesbian, gay, bisexual, and transgender (LGBT) older adults in the health and human services. *J Gerontol Soc Work*. 2014;57(2–4):80–107. https://doi.org/10.1080/01634372.2014.890690.

142. Center for Sexual Health Promotion. https://sexualhealth. indiana.edu/index.html. Accessed January 11, 2019.

143. Sexuality in Later Life. National Institute on Aging. https://www.nia.nih.gov/health/sexuality-later-life. Published January 2, 2019. Accessed January 2, 2019.

144. Definition of intimacy. https://www.dictionary.com/browse/intimacy. Published January 2, 2019. Accessed January 2, 2019.

145. *Intimacy and Older People – Older People's Health Issues*. Merck Manuals Consumer Version. https://www. merckmanuals.com/home/older-people%E2%80%99shealth-issues/social-issues-affecting-older-people/intimacyand-older-people. Accessed January 11, 2019.

146. Guest Editor's Message: Addressing the Elephant in the Room: Dealing with Matters of Sexuality and Sexual Orientation in Care Management Practice – Aging Life Care Association. https://www.aginglifecarejournal.org/guest-editors-messageaddressing-the-elephant-in-the-room-dealing-with-mattersof-sexuality-and-sexual-orientation-in-care-managementpractice/. Accessed January 17, 2019.

147. Dowrick S. *The Almost Perfect Marriage: One Minute Relationship Skills*. Crows Nest, NSW, Australia: Allen & Unwin; 2013.

148. Hill PC, Pargament KI. Advances in the conceptualization and measurement of religion and spirituality: implications for physical and mental health research. *Am Psychol*. 2003;58 (1):64–74. https://doi.org/10.1037/0003-066X.58.1.64.

149. Ortiz LPA, Langer N. Assessment of spirituality and religion in later life. *J Gerontol Soc Work*. 2002;37(2):5–21. https://doi. org/10.1300/J083v37n02_02.

150. Lavretsky H. Spirituality and aging. *Aging Health*. 2010;6:749–769. https://doi.org/10.2217/ahe.10.70.

151. Crowther MR, Parker MW, Achenbaum WA, Larimore WL, Koenig HG. Rowe and Kahn's model of successful aging revisited positive spirituality—the forgotten factor. *Gerontologist*. 2002;42(5):613–620. https://doi.org/10.1093/geront/42.5.613.

152. Seifert LS. Toward a psychology of religion, spirituality, meaning-search, and aging: past research and a practical application. *J Adult Dev*. 2002;9(1):61–70. https://doi.org/10.1023/A:1013829318213.

153. Becker-Blease KA. As the world becomes trauma–informed, work to do. *J Trauma Dissociation*. 2017;18(2):131–138. https://doi.org/10.1080/15299732.2017.1253401.

154. Jones E, Wessely S. A paradigm shift in the conceptualization of psychological trauma in the 20th century. *J Anxiety Disord*. 2007;21(2):164–175. https://doi.org/10.1016/j.janxdis.2006. 09.009.

155. Physical Trauma. https://www.nigms.nih.gov/education/pages/Factsheet_Trauma.aspx. Published January 2, 2019. Accessed January 2, 2019.

156. National Association of State Mental Health Program Directors. Center for Innovation in Trauma-Informed Approaches. https://www.nasmhpd.org/content/national-centertrauma-informed-care-nctic-0. Accessed January 13, 2019.

157. American Psychiatric Association. *Diagnostic and Statistical Manual of Mental Disorders (DSM-5®)*. Washington, DC: American Psychiatric Publishing; 2013.

158. Jennings A. Models for developing trauma-informed behavioral health systems and trauma-specific services. Alexandria, VA: National Technical Center for State Mental Health Planning (NTAC); 2004. www.theannainstitute.org/MDT.pdf. Accessed June 29, 2019.

159. Harris ME, Fallot RD. *Using Trauma Theory to Design Service Systems*. San Francisco, CA: Jossey-Bass; 2001.

160. Rocchiccioli JT, Sanford JT. Revisiting geriatric failure to thrive: a complex and compelling clinical condition. *J Gerontol Nurs*. 2009; 35(1):18–24. https://doi.org/10.3928/00989134-20090101-08.

161. Babatsikou F, Konsolaki E, Notara V, Kouri M, Zyga S, Koutis C. Depression in the elderly: a descriptive study of urban and semi-urban Greek population. International Journal of Caring Sciences. 2017;10(3):1286. www. internationaljournalofcaringsciences.org/docs/19_bbatsikou_original_10_3.pdf.

162. Benson WF. CDC promotes public health approach to address depression among older adults. Accessed at: https://www.cdc. gov/aging/pdf/cib_mental_health.pdf.

163. Andrade L, Caraveo-Anduaga JJ, Berglund P, et al. The epidemiology of major depressive episodes: results from the International Consortium of Psychiatric Epidemiology (ICPE) surveys. *Int J Methods Psychiatr Res*. 2003;12 (1):3–21. https://doi.org/10.1002/mpr.138.

164. Mojtabai R, Olfson M. Major depression in communitydwelling middle-aged and older adults: prevalence and 2- and 4-year follow-up symptoms. *Psychol Med*. 2004;34 (4):623–634. https://doi.org/10.1017/S0033291703001764.

165. Waugh CE, Fredrickson BL. Nice to know you: positive emotions, self–other overlap, and complex understanding in the formation of a new relationship. *J Posit Psychol*. 2006;1 (2):93–106. https://doi.org/10.1080/17439760500510569.

166. Depression in Older Adults – HelpGuide.org. https://www. helpguide.org/articles/depression/depression-in-olderadults. htm. Published November 2018. Accessed January 2, 2019.

167. Raue PJ, McGovern AR, Kiosses DN, Sirey JA. Advances in psychotherapy for depressed older adults. *Curr Psychiatry Rep*. 2017; 19(9):57. https://doi.org/10.1007/s11920-017-0812-8.

168. Kim KW, Han SB, Han ER, et al. Association between depression and dry eye disease in an elderly population. *Invest Ophthalmol Vis Sci*. 2011;52(11):7954–7958. https://doi.org/10.1167/iovs.11-8050.

169. Na K-S, Han K, Park Y-G, Na C, Joo C-K. Depression, stress, quality of life, and dry eye disease in Korean women: a population-based study. *Cornea*. 2015;34(7):733. https://doi.org/10.1097/ICO.0000000000000464.

170. Barkow K, Maier W, Üstün TB, Gänsicke M, Wittchen H-U, Heun R. Risk factors for depression at 12-month follow-up in adult primary health care patients with major depression: an international prospective study. *J Affect Disord*. 2003;76(1):157–169. https://doi.org/10.1016/S0165-0327 (02)00081-2.

171. Cole MG, Dendukuri N. Risk factors for depression among elderly community subjects: a systematic review and meta-analysis. *Am J Psychiatry*. 2003;160(6):1147–1156. https://doi.org/10.1176/appi.ajp.160.6.1147.

172. Strine TW, Mokdad AH, Balluz LS, et al. Depression and anxiety in the United States: findings from the 2006 Behavioral Risk Factor Surveillance System. *Psychiatr Serv*. 2008;59 (12):1383–1390. https://doi.org/10.1176/ps.2008.59.12.1383.

173. Frasure-Smith N, Lespérance F, Talajic M. Depression following myocardial infarction: impact on 6-month survival. *JAMA*. 1993;270(15):1819–1825. https://doi.org/10.1001/jama.1993. 03510150053029.

174. Romanelli J, Fauerbach JA, Bush DE, Ziegelstein RC. The significance of depression in older patients after myocardial infarction. *J Am Geriatr Soc*. 2002;50(5):817–822. https://doi.org/10.1046/j.1532-5415.2002.50205.x.

175. Lebowitz BD. The future of clinical research in mental disorders of late life. *Schizophr Res*. 1997;27(2):261–267. https://doi.org/10.1016/S0920-9964(97)00064-9.

176. Sutcliffe C, Burns A, Challis D, et al. Depressedmood, cognitive impairment, and survival in older people admitted to care homes in England. *Am J Geriatr Psychiatry*. 2007;15(8):708–715. https://doi.org/10.1097/JGP.0b013e3180381537.

177. Bakken MS, Engeland A, Engesæter LB, Ranhoff AH, Hunskaar S, Ruths S. Increased risk of hip fracture among older people using antidepressant drugs: data from the Norwegian Prescription Database and the Norwegian Hip Fracture Registry. Age Ageing. 2013;42(4):514–520.

178. Cheng B-H, Chen P-C, Yang Y-H, Lee C-P, Huang K-E, Chen VC. Effects of depression and antidepressant medications on hip fracture. *Medicine (Baltimore)*. 2016;95 (36). https://doi.org/10.1097/MD.0000000000004655.

179. Jia Y, Li F, Liu YF, Zhao JP, Leng MM, Chen L. Depression and cancer risk: a systematic review and meta-analysis. *Public Health*. 2017;149:138–148. https://doi.org/10.1016/j.puhe. 2017.04.026.

180. World Health Organization. Depression. http://www.who.int/mental_health/management/depression/en/. Accessed January 30, 2019.

181. Ejem DB, Drentea P, Clay OJ. The effects of caregiver emotional stress on the depressive symptomatology of the care recipient. *Aging Ment Health*. 2015;19(1):55–62. https://doi.org/10.1080/13607863.2014.915919.

182. Hajjar R, Nardelli GG, Gaudenci EM, Santos Á da S. Depressive symptoms and associated factors in elderly people in the primary health care. *Rev Rede Enferm Nordeste*. 2018;18(6):727–733. https://doi.org/10.15253/2175-6783.2017000600004.

183. Manetti A, Hoertel N, Le Strat Y, Schuster J-P, Lemogne C, Limosin F. Comorbidity of late-life depression in the United States: a population-based study. *Am J Geriatr Psychiatry*. 2014;22(11):1292–1306. https://doi.org/10.1016/j.jagp.2013.05.001.

184. Major Depressive Disorder. https://www.coursehero.com/file/30383538/DSM5-DiagnosticCriteria-MajorDepressive Disorderpdf/. Published January 2, 2019. Accessed January 2, 2019.

185. HealthyPlace. Adjustment Disorder DSM-5 Criteria. https://www.healthyplace.com/ptsd-and-stress-disorders/adjustment-disorder/adjustment-disorder-dsm-5-criteria. Published January 2, 2019. Accessed January 2, 2019.

186. Yesavage JA, Brink TL, Rose TL, et al. Development and validation of a geriatric depression screening scale: a preliminary report. *J Psychiatr Res*. 1982;17(1):37–49. https://doi.org/10.1016/0022-3956 (82)90033-4.

187. Watson LC, Pignone MP. Screening accuracy for late-life depression in primary care: a systematic review. *J Fam Pract*. 2003;52(12):956.

188. Radloff LS. The CES-D Scale: a self-report depression scale for research in the general population. *Appl Psychol Meas*. 1977;1 (3):385–401. https://doi.org/10.1177/014662167700100306.

189. Upadhyaya AK, Stanley I. Detection of depression in primary care: comparison of two self-administered scales. *Int J Geriatr Psychiatry*. 1997;12(1):35–37. https://doi.org/10.1002/(SICI)1099-1166(199701)12:1<35::AIDGPS447>3.0.CO;2-H.

190. Banerjee S, Shamash K, Macdonald AJD, Mann AH. The use of the selfCARE(D) as a screening tool for depression in the clients of local authority home care services—a preliminary study. *Int J Geriatr Psychiatry*. 1998;13(10):695–699. https://doi.org/10.1002/(SICI)1099-1166(1998100) 13:10<695::AID-GPS850>3.0.CO;2-7.

191. Wancata J, Alexandrowicz R, Marquart B, Weiss M, Friedrich F. The criterion validity of the Geriatric Depression Scale: a systematic review. *Acta Psychiatr Scand*. 2006;114 (6):398–410.

192. Bosworth HB, Hays JC, George LK, Steffens DC. Psychosocial and clinical predictors of unipolar depression outcome in older adults. *Int J Geriatr Psychiatry*. 2002;17(3):238–246. https://doi.org/10.1002/gps.590.

193. Hays JC, Steffens DC, Flint EP, Bosworth HB, George LK. Does social support buffer functional decline in elderly patients with unipolar depression? *Am J Psychiatry*. 2001;158 (11):1850–1855. https://doi.org/10.1176/appi.ajp.158.11.1850.

194. Johnstone M. I Had a Black Dog: His Name Was Depression. Literary Ames. https://literaryames.wordpress.com/2015/03/01/i-had- a-black-dog-his-name-was-depression-by-matthewjohnstone/. Published March 1, 2015. Accessed January 2, 2019.

195. Ivanova JI, Bienfait-Beuzon C, Birnbaum HG, Connolly C, Emani S, Sheehy M. Physicians' decisions to prescribe antidepressant therapy in older patients with depression in a US managed care plan. *Drugs Aging*. 2011;28(1):51–62. https://doi.org/10.2165/11539900-000000000-00000.

196. Arroll B, Elley CR, Fishman T, et al. Antidepressants versus placebo for depression in primary care. *Cochrane Database Syst Rev*. 2009;3:CD007954. https://doi.org/10.1002/14651858. CD007954.

197. Mottram PG, Wilson K, Scally L, Vassilas C. Psychotherapeutic treatments for older depressed people. *Cochrane Database Syst Rev*. 2000;4:CD007954. https://doi.org/10.1002/14651858.CD004853.

198. Mann JJ. The medical management of depression. *N Engl J Med*. 2005;353(17):1819–1834. https://doi.org/10.1056/NEJMra050730.

199. Zijlstra GR, Van Haastregt JC, Ambergen T, et al. Effects of a multicomponent cognitive behavioral group intervention on fear of falling and activity avoidance in community-dwelling older adults: results of a randomized controlled trial. *J Am Geriatr Soc*. 2009;57(11):2020–2028.

200. Kiosses DN, Alexopoulos GS. Problem-solving therapy in the elderly. *Curr Treat Options Psychiatry*. 2014;1(1):15–26. https://doi.org/10.1007/s40501-013-0003-0.

201. Kiosses DN, Leon AC, Areán PA. Psychosocial interventions for the acute treatment of late-life major depression: a systematic review of evidence-based treatments, predictors of treatment outcomes and moderators of treatment effects. *Psychiatr Clin North Am*. 2011;34(2):377–401. https://doi. org/10.1016/j.psc.2011.03.001.

202. Huang BY, Cornoni-Huntley J, Hays JC, Huntley RR, Galanos AN, Blazer DG. Impact of depressive symptoms on hospitalization risk in community-dwelling older persons. *J Am Geriatr Soc*. 2000;48(10):1279–1284.

203. Lenze EJ, Rogers JC, Martire LM, et al. The association of latelife depression and anxiety with physical disability: a review of the literature and prospectus for future research. *Am J Geriatr Psychiatry*. 2001;9(2):113–135. https://doi.org/10.1097/00019442-200105000-00004.

204. Morrison RS, Magaziner J, McLaughlin MA, et al. The impact of post-operative pain on outcomes following hip fracture. *Pain*. 2003;103(3): 303–311. https://doi.org/10.1016/S0304-3959(02)00458-X.

205. Williams CS, Tinetti ME, Kasl SV, Peduzzi PN. The role of pain in the recovery of instrumental and social functioning after hip fracture. *J Aging Health*. 2006;18(5):743–762. https://doi.org/ 10.1177/0898264306293268.

206. Cully JA, Gfeller JD, Heise RA, Ross MJ, Teal CR, Kunik ME. Geriatric depression, medical diagnosis, and functional recovery during acute rehabilitation. *Arch Phys Med Rehabil*. 2005; 86(12): 2256–2260. https://doi.org/10.1016/j. apmr.2005.07.292.

207. Hama S, Yamashita H, Shigenobu M, et al. Depression or apathy and functional recovery after stroke. *Int J Geriatr Psychiatry*. 2007;22(10):1046–1051. https://doi.org/10. 1002/gps.1866.

208. Lieberman D, Friger M, Lieberman D. Inpatient rehabilitation outcome after hip fracture surgery in elderly patients: a prospective cohort study of 946 patients. *Arch Phys Med Rehabil*. 2006;87(2): 167–171. https://doi.org/10.1016/j. apmr.2005.10.002.

209. Patrick L, Knoefel F, Gaskowski P, Rexroth D. Medical comorbidity and rehabilitation efficiency in geriatric inpatients. *J Am Geriatr Soc*. 2001;49(11):1471–1477. https://doi.org/10.1046/j.1532-5415.2001.4911239.x.

210. Krogh J, Nordentoft M, Sterne JA, Lawlor DA. The effect of exercise in clinically depressed adults: systematic review and meta-analysis of randomized controlled trials. *J Clin Psychiatry*. 2011; 72(4):529.

211. Schuch FB, Vancampfort D, Richards J, Rosenbaum S, Ward PB, Stubbs B. Exercise as a treatment for depression: a meta-analysis adjusting for publication bias. *J Psychiatr Res*. 2016;77:42–51. https://doi.org/10.1016/j.jpsychires. 2016.02.023.

212. Otto MW, Church TS, Craft LL, Greer TL, Smits JAJ, Trivedi MH. Exercise for mood and anxiety disorders. *Prim Care Companion J Clin Psychiatry*. 2007;9(4):287–294.

213. MacGillivray S, Arroll B, Hatcher S, et al. Efficacy and tolerability of selective serotonin reuptake inhibitors compared with tricyclic antidepressants in depression treated in primary care: systematic review and meta-analysis. *BMJ*. 2003;326(7397):1014.

214. Stathopoulou G, Powers MB, Berry AC, Smits JA, Otto MW. *Exercise Interventions for Mental Health: A Quantitative and Qualitative Review*. Centre for Reviews and Dissemination. https://www.ncbi.nlm.nih.gov/books/NBK73406/. Published 2006. Accessed January 2, 2019.

215. Ströhle A. Physical activity, exercise, depression and anxiety disorders. *J Neural Transm*. 2008;116(6):777. https://doi. org/10.1007/s00702-008-0092-x.

216. Dunn AL, Trivedi MH, Kampert JB, Clark CG, Chambliss HO. Exercise treatment for depression: efficacy and dose response. *Am J Prev Med*. 2005;28(1):1–8. https://doi.org/10.1016/j.amepre.2004.09.003.

217. Legrand F, Heuze JP. Antidepressant effects associated with different exercise conditions in participants with depression: a pilot study. *J Sport Exerc Psychol*. 2007;29(3):348–364. https://doi.org/10.1123/jsep.29.3.348.

218. Ekkekakis P. Let them roam free? *Sports Med.* 2009;39(10): 857–888.

219. Stanton R, Reaburn P. Exercise and the treatment of depression: a review of the exercise program variables. *J Sci Med Sport.* 2014; 17(2):177–182. https://doi.org/10.1016/j. jsams.2013.03.010.

220. Strecher V, Wang C, Derry H, Wildenhaus K, Johnson C. Tailored interventions for multiple risk behaviors. *Health Educ Res.* 2002; 17(5):619–626.

221. Segar M, Jayaratne T, Hanlon J, Richardson CR. Fitting fitness into women's lives: effects of a gender-tailored physical activity intervention. *Womens Health Issues.* 2002;12(6):338–347. https:// doi.org/10.1016/S1049-3867(02) 00156-1.

222. Ströhle A, Feller C, Onken M, Godemann F, Heinz A, Dimeo F. The acute antipanic activity of aerobic exercise. *Am J Psychiatry.* 2005;162(12):2376–2378. https://doi.org/10.1176/appi.ajp.162.12. 2376.

223. Gilbert P, Procter S. Compassionate mind training for people with high shame and self-criticism: overview and pilot study of a group therapy approach. *Clin Psychol Psychother.* 2006;13 (6):353–379. https://doi.org/10.1002/cpp.507.

224. Blazer DG. Self-efficacy and depression in late life: a primary prevention proposal. *Aging Ment Health.* 2002;6(4):315–324. https:// doi.org/10.1080/1360786021000006938.

225. Marin RS. Apathy: a neuropsychiatric syndrome. *J Neuropsychiatry Clin Neurosci.* 1991;3(3):243–254.

226. Lenze EJ, Munin MC, Dew MA, et al. Apathy after hip fracture: a potential target for intervention to improve functional outcomes. *J Neuropsychiatry Clin Neurosci.* 2009;21(3):271–278.

227. Berman K, Brodaty H, Withall A, Seeher K. Pharmacologic treatment of apathy in dementia. *Am J Geriatr Psychiatry.* 2012; 20(2): 104–122.

228. Anxiety and Depression Association of America. Older Adults. https://adaa.org/living-with-anxiety/older-adults. Accessed January 2, 2019.

229. Silverstone PH, von Studnitz E. Defining anxious depression: going beyond comorbidity. *Can J Psychiatry.* 2003;48 (10):675–680.

230. Stanley MA, Wilson NL, Novy DM, et al. Cognitive behavior therapy for generalized anxiety disorder among older adults in primary care: a randomized clinical trial. *JAMA.* 2009;301 (14): 1460–1467.

231. Cassidy K-L, Rector NA. The silent geriatric giant: anxiety disorders in late life. *Geriatr Aging.* 2008;11(3):150–156.

232. Mulsant BH, Whyte E, Lenze EJ, et al. Achieving long-term optimal outcomes in geriatric depression and anxiety. *CNS Spectr.* 2003;8(S3):27–34. https://doi.org/10.1017/S1092852900008257.

233. Anxiety and Depression Association of America. Symptoms. https://adaa.org/understanding-anxiety/generalized-anxietydisorder-gad/symptoms. Published April 2018. Accessed January 2, 2019.

234. Lives TB. Bipolar Disorder and Seniors. *Bipolar Lives.* https:// www.bipolar-lives.com/bipolar-disorder-and-seniors.html. Accessed January 2, 2019.

235. Johnson SL, Cueller AK, Ruggero C, et al. Life events as predictors of mania and depression in bipolar I disorder. *J Abnorm Psychol.* 2008;117(2):268–277. https://doi.org/10.1037/0021-843X. 117.2.268.

236. Malkoff-Schwartz S, Frank E, Anderson BP, et al. Social rhythm disruption and stressful life events in the onset of bipolar and unipolar episodes. *Psychol Med.* 2000;30 (5):1005–1016.

237. Nusslock R, Alloy LB, Abramson LY, Harmon-Jones E, Hogan ME. Impairment in the achievement domain in bipolar spectrum disorders: role of behavioral approach system hypersensitivity and impulsivity. *Minerva Pediatr.* 2008;60(1):41–50.

238. Trinh N, Forester BP. Bipolar disorder in the elderly: differential diagnosis and treatment. *Psychiatric Times.* http://www.psychiatrictimes.com/addiction/bipolar-disorderelderly-differential-diagnosis-and-treatment. Published December 1, 2007. Accessed January 2, 2019.

239. Diagnostic Considerations in Geriatric Bipolar Disorder. http:// imaging.ubmmedica.com/CME/pt/content/2007/0712/table1_Trinh. gif. Published January 2, 2019. Accessed January 2, 2019.

240. Conwell Y, Van Orden K, Caine ED. Suicide in older adults. *Psychiatr Clin North Am.* 2011;34(2):451–468. https://doi. org/10.1016/j. psc.2011.02.002.

241. Centers for Disease Control and Prevention. WISQARS (Web-based Injury Statistics Query and Reporting System). Injury Center. https://www.cdc.gov/injury/wisqars/index. html. Published December 3, 2018. Accessed January 2, 2019.

242. Baby Boomer Suicide Rate Rising, May Go Higher with Age. Healthline. https://www.healthline.com/health-news/baby-boomer-suicide-rate-rising-031515. Published March 13, 2015. Accessed January 17, 2019.

243. SAMHSA and AOA. Older Americans Behavioral Health Issue Brief 4: Preventing Suicide in Older Adults. 2012. https://www. sprc.org/resources-programs/older-americansbehavioral-health-issue-brief-4-preventing-suicide-olderadults. Accessed June 29, 2019.

244. Mental Health America. Preventing Suicide in Older Adults. http://www.mentalhealthamerica.net/preventing-suicideolder-adults. Published April 28, 2015. Accessed January 2, 2019.

245. NIMH. Suicide. https://www.nimh.nih.gov/health/statistics/suicide. shtml. Published April 2019. Accessed January 2, 2019.

246. Dombrovski AY, Szanto K, Siegle GJ, et al. Lethal forethought: delayed reward discounting differentiates highand low-lethality suicide attempts in old age. *Biol Psychiatry.* 2011;70(2):138–144. https://doi.org/10.1016/j. biopsych.2010.12.025.

247. SAMHSA. Promoting Emotional Health and Preventing Suicide. https://store.samhsa.gov/product/Promoting-Emotional-Health-and-Preventing-Suicide/SMA15-4416. Published August 2015. Accessed January 2, 2019.

248. Nelson JC. Diagnosing and treating depression in the elderly. *J Clin Psychiatry.* 2001;62(Suppl 24):18–22.

249. Conwell Y, Duberstein PR, Hirsch JK, Conner KR, Eberly S, Caine ED. Health status and suicide in the second half of life. *Int J Geriatr Psychiatry J Psychiatry Late Life Allied Sci.* 2010;25(4): 371–379.

250. Van Orden KA, Stone DM, Rowe J, McIntosh WL, Podgorski C, Conwell Y. The Senior connection: design and rationale of a randomized trial of peer companionship to reduce suicide risk in later life. *Contemp Clin Trials.* 2013;35(1):117–126.

251. Chang E, Simon M, Dong X. Integrating cultural humility into health care professional education and training. *Adv Health Sci Educ.* 2012;17(2):269–278. https://doi.org/10.1007/s10459-010-9264-1.

Design de Ambientes: Acomodação de Alterações Sensoriais e Limitações de Mobilidade no Adulto Idoso

Moira Gannon Denson, MA, ASID, IDEC, IIDA, LEED AP, e Rita Wong, EdD, PT, FAPTA

VISÃO GERAL DO CAPÍTULO

Introdução, 85
Princípios gerais de design, 85
Teorias gerais do design de ambiente, 86
Alterações sensoriais que impactam a independência e o bem-estar dentro do ambiente, 86
  Visão, 87
  Audição, 91

Olfato, 92
Tato, 92
Impacto das alterações sensoriais na condução, 93
Adaptação de ambientes de convivência para acomodar alterações sensoriais, 95
Lares para idosos, 95

Clínicas de fisioterapia, 96
Escadas, 96
Espaço pessoal/de convivência, 97
Considerações especiais para indivíduos com demência, 98
Estratégias de ensino/consultoria, 99
Resumo, 100
Referências bibliográficas, 101

INTRODUÇÃO

De acordo com Sanford e Hernandez, "consumidores de todas as idades e capacidades querem viver, trabalhar e se divertir em ambientes saudáveis e de suporte que sejam bem projetados, funcionem de acordo com suas necessidades e capacidades e aumentem o bem-estar".[1] Os fisioterapeutas costumam encarar as modificações do meio ambiente apenas através da lente da classificação de deficiências de movimento e incapacidades. Apesar de esta ser uma visão importante, acomodar déficits sensoriais (visão, audição, olfato e toque) pode ser igualmente importante.

Os fisioterapeutas podem promover a manutenção de um funcionamento independente, do bem-estar e da melhoria da qualidade de vida de idosos, garantindo que a revisão de seus sistemas, avaliação, intervenções de tratamento, recomendações de encaminhamento e metas de resultados considerem as alterações sensoriais e opções para acomodá-las. O terapeuta deve reconhecer a relação entre alterações sensoriais e desafios ambientais comuns, estar ciente das possíveis adaptações para acomodar tais desafios, reconhecer quando e como buscar recomendações de outros profissionais de saúde e design de ambiente e orientar o paciente e/ou cuidadores sobre as modificações ambientais e funcionais básicas para minimizar o risco de lesões e aumentar a independência.

Este capítulo se concentrará predominantemente nos déficits sensoriais que afetam a interação e o funcionamento dos adultos mais velhos em sua casa e comunidade, sugerindo adaptações ambientais comumente disponíveis

para acomodar déficits sensoriais de visão, audição, olfato e tato. O capítulo começa com uma visão geral dos princípios de design e teorias que orientam a abordagem de um designer de ambientes, continua com uma descrição das alterações sensoriais que ocorrem com o envelhecimento, trata de estratégias gerais para acomodar essas alterações e, em seguida, fornece sugestões para modificações ambientais básicas para lidar com a mobilidade reduzida e, por fim, apresenta sugestões de design de ambiente em lares para idosos e de convivência e em espaços de clínicas de fisioterapia que sejam próprias para idosos.

PRINCÍPIOS GERAIS DE DESIGN

Os designs de ambientes podem aumentar a independência e a saúde geral dos idosos quando acomodam as alterações relacionadas à idade na sensação e no funcionamento físico. O ambiente ideal varia de acordo com as necessidades dos indivíduos, no entanto, deve suportar as alterações sensoriais e físicas, enquanto promove a satisfação, a segurança e o bem-estar.

A pressão do ambiente diz respeito à extensão na qual um ambiente exige uma resposta comportamental. *Competência*, como um termo de design, é a capacidade de resposta do indivíduo de modo adaptativa aos desafios de saúde funcional, papéis sociais, funções sensorimotoras, perceptivas e cognitivas. À medida que as dificuldades do ambiente físico superam a competência de resposta do indivíduo idoso, as questões de segurança, autoimagem, interações interpessoais e estresse podem ser afetadas adversamente. Em contextos de alta demanda do ambiente, indivíduos com níveis significativos de competência suportarão maiores níveis de pressão, enquanto indivíduos com baixa capacidade exibirão, provavelmente, comportamento desadaptativo. Os indivíduos em tais situações devem melhorar sua competência (i. e., melhorar o funcionamento físico, psicológico ou emocional) ou alterar seu ambiente físico para responder de forma adequada à demanda. Muitas vezes, uma abordagem que combina as estratégias de reabilitação e as adaptações ambientais orientadas constitui a melhor opção para promover a independência e o bem-estar. Alterações ambientais simples, como aumento de iluminação, fornecimento de pontos de referência facilmente identificáveis para indicação ou diminuição do ruído de fundo, podem promover alterações significativas no comportamento e na interação dentro do ambiente.[2,3]

As adaptações ambientais são aplicáveis a todos os aspectos do espaço pessoal e aos ambientes coletivos: residências de idosos, lares de longa permanência, clínicas de fisioterapia, espaços de trabalho, lojas, bibliotecas, restaurantes, academias de ginástica, jardins e componentes ambientais, como escadas, escadas rolantes, esteiras rolantes, elevadores e direção de automóveis. Considerações especiais devem ser feitas para a adaptação do ambiente para indivíduos com demência.

TEORIAS GERAIS DO DESIGN DE AMBIENTE

O desenvolvimento da pesquisa de design de ambiente relacionado à idade fornece uma variedade maior de abordagens e filosofias (teorias) para ajudar a promover o funcionamento independente de indivíduos mais velhos. Estar ciente dessas diferentes abordagens pode ajudar os fisioterapeutas a orientar pacientes e famílias no reconhecimento das opções disponíveis entre designers, arquitetos ou construtores ao considerar projetos ambientais amigáveis ao idoso.

Aging-in-place e o *design universal* são filosofias únicas com aplicações inteligentes para projetos residenciais, que visam à acessibilidade funcional e à usabilidade específica.[1,4] No passado, o *aging-in-place* era o objetivo final. Contudo, o design universal é a teoria mais amplamente aceita devido ao seu objetivo mais amplo de melhorar o design para todos os níveis de capacidade de grupos de idade por meio de princípios gerais específicos, isto é, o design universal pretende ser mais inclusivo.

O Certified Aging-in-Place Specialist (CAPS) é um programa de designação da National Association of Home Builders (NAHB) em parceria com a American Association of Retired Persons (AARP). Os indivíduos com a designação CAPS receberam treinamento para orientar usuários finais, por meio de um "*kit* de peças" (ou ferramentas), para a reforma de um espaço de convivência próprio para o envelhecimento. Além disso, designers de interiores e arquitetos frequentemente recebem formação especializada em design para o envelhecimento, completam programas de graduação com módulos sobre design universal ou recebem créditos de educação continuada (*continuing education credits* [CEUs]) como parte do licenciamento contínuo, com atualizações em soluções de design inovadoras que podem melhorar a qualidade da criação de ambientes para indivíduos com e sem deficiência. Centros de pesquisa, como o Center for Inclusive Design and Environmental Access (IDeA)da Universidade de Buffalo,[5,6] são fontes para informações sobre estratégias de design universal.

Teorias centradas no usuário, como *design empático* e *design centrado no ser humano*, não apenas colocam o usuário no centro do processo de design para melhorar a função, mas também sugerem que compreender as necessidades emocionais do usuário é fundamental para a saúde geral.[7] O design centrado no ser humano (DCH) começa com os usuários e os inclui no planejamento dos espaços que habitarão.[7] O design empático é praticado por designers que buscam um entendimento profundo da experiência do usuário. Eles fazem isso imergindo na experiência do usuário (por meio de estudos de observação comportamental), ao mesmo tempo que dão ao usuário a propriedade (por meio de estratégias de design participativo). O designer, portanto, permanece engajado no processo de design.

ALTERAÇÕES SENSORIAIS QUE IMPACTAM A INDEPENDÊNCIA E O BEM-ESTAR DENTRO DO AMBIENTE

O declínio relacionado à idade na acuidade dos sistemas sensoriais é uma parte normal do envelhecimento. A extensão e a idade de início do declínio normal relacionado à idade são variáveis. Alguns sentidos podem sofrer alterações já aos 40 anos, enquanto outros, incluindo visão e olfato, podem não começar a declinar até os 50 ou 60 anos. Fatores ambientais, como exposição prolongada à música alta ou exposição excessiva aos raios ultravioleta B, impactam a trajetória de declínio relacionado à idade na audição ou visão, respectivamente. Normalmente, o declínio ocorre gradualmente e pode passar despercebido até que o indivíduo ou um membro da família observe desafios substanciais ao funcionamento independente da pessoa no meio ambiente. Os déficits multissensoriais podem agravar ainda mais o desafio. Por exemplo, à medida que a visão fica prejudicada, os indivíduos tendem a depender mais da audição e do tato para se mover no ambiente. Declínios substanciais em vários sentidos diminuem a capacidade de acomodar perdas.

Ao longo da vida, os indivíduos contam com pistas sensoriais para perceber e interpretar informações de seu entorno e, em seguida, para responder de forma adequada. Conforme a pessoa envelhece, ocorre um declínio na acuidade sensorial em conjunto com uma desaceleração da recepção, da integração e da resposta aos estímulos sensoriais.[8,9] Consequentemente, os idosos podem perder pistas ambientais que teriam notado quando mais jovens, podem interpretar erroneamente as dicas do meio ambiente ou podem sofrer privação sensorial, resultando em perda de independência, preocupações com a segurança ou diminuição da qualidade de vida. Indivíduos com deficiências sensoriais podem necessitar de limiares de estimulação mais elevados para continuar a funcionar no ambiente. A Tabela 5.1 fornece exemplos de acomodações para melhorar o funcionamento na presença de perda sensorial, descritas com mais detalhes nas seções a seguir.

Visão

A visão é importante na identificação de pistas ambientais, bem como na distinção dos riscos ambientais e na manutenção do equilíbrio e da comunicação. À medida que as pessoas envelhecem, o declínio da visão e da percepção visual pode levar à perda ou à má interpretação das pistas visuais, o que impacta negativamente a independência funcional. Devido ao declínio gradual na maioria das perdas sensoriais, o indivíduo mais velho pode não estar ciente do impacto até que ocorra uma circunstância adversa, como queda ou acidente. Tanto as alterações visuais normais relacionadas à idade quanto as condições patológicas do olho e do sistema visual ocorrem com mais frequência com o aumento da idade e contribuem para a redução da visão em idosos.[10] A Tabela 5.2 descreve as quatro condições patológicas mais comuns que afetam a visão em idosos. Alterações em três níveis amplos de funcionamento visual podem impactar a visão geral: (1) alterações anatômicas que impactam a projeção de luz através da lente e na retina, (2) estruturas na retina que respondem a impulsos visuais e transmitem esses impulsos para o cérebro, e (3) o processamento perceptivo da informação visual para interpretação nos centros corticais superiores.[11] A adaptação às deficiências visuais geralmente envolve o uso de recursos visuais, modificações ambientais e alterações comportamentais para minimizar o impacto funcional dessas deficiências.

Campo visual. Alguma redução do campo visual de uma pessoa tipicamente está associada a alterações anatômicas relacionadas à idade, como diminuição do tamanho da pupila, o que diminui a quantidade de luz que atinge a retina periférica; redução do metabolismo da retina; relaxamento da pálpebra superior; e perda do tecido adiposo retrobulbar, que faz com que os olhos retraiam mais profundamente em suas órbitas.[10] A redução da visão

TABELA 5.1	Exemplos de acomodações para melhorar o funcionamento de indivíduos mais velhos que experimentam perda sensorial.
Alteração sensorial	**Exemplos de acomodações**
Visão Campo visual	Baixa altura para sinais direcionais e informativos
Acuidade	Auxílios visuais (óculos, lentes de contato); lupas; livros e dispositivos com letras grandes; *software* de computador com letras grandes
Iluminação	Lentes absorventes de UV; aumento da luz de tarefa; abajur do tipo pescoço de ganso; Lâmpadas de 200 a 300 watts
Brilho	Abajures, cortinas ou persianas para suavizar a luz; cobertura de lâmpadas para ocultar a fonte de luz, iluminação indireta para refletir no teto antes de redirecionar para a sala; cera sem brilho em pisos de vinil; carpete; papel de parede ou tintas foscos; evitar materiais brilhantes, como vidro ou móveis de plástico e acessórios de metal
Adaptação ao escuro	Luzes noturnas com lâmpadas vermelhas; lanternas de bolso; temporizadores de luz automáticos; interruptores de luz no ponto de entrada de uma sala; luzes sob escadas e armários
Cor	Cores vivas e quentes (vermelhos, laranjas, amarelos); evite tons pastel; evite tons monótonos
Contraste	Detalhes brilhantes em fundos escuros (letras brancas/fundo preto); cores quentes para realçar corrimãos, degraus; individuais ou toalhas de mesa que contrastem com pratos, piso
Percepção de profundidade	Evite superfícies de piso lisas; as superfícies do assento e da bancada nos banheiros devem contrastar com o piso
Audição	Aparelhos auditivos; amplificadores de bolso; aumentar os graves e diminuir os agudos em rádios e televisões; alarmes de fumaça, telefones e campainhas com pistas visuais, como luzes piscando; materiais acústicos isolantes para minimizar o ruído de fundo. Cortinas de janela com proteção acústica ajudam com o brilho, além das propriedades de redução de ruído acústico
Paladar e Olfato Paladar	Uso de cores para aumentar a intensidade do sabor percebido; uso de especiarias, ervas e condimentos para realçar o sabor dos alimentos; sentir se há abaulamentos em produtos enlatados para detectar deterioração; verificar a data de armazenamento de alimentos congelados
Olfato	Adaptar detectores de fumaça com campainhas altas; tampas de segurança de mola corta gás em fogões; ventilar cozinhas nos lares para idosos para permitir que os residentes experimentem os aromas da culinária; colocar flores em áreas de estar
Toque Sensibilidade tátil	Introduzir texturas ao ambiente por meio de tapeçarias, carpetes, estofados texturizados; usar cobertores macios e roupas texturizadas
Sensibilidade térmica	Evitar temperaturas extremas dos aparelhos de ar-condicionado, monitorar a temperatura da água quente do banho, almofadas de aquecimento

TABELA 5.2	Condições visuais patológicas comuns ao idoso.	
Condição	**Sintomas**	**Acomodações**
Catarata	A visão fica turva, borrada ou reduzida. Mais difícil de ver à noite. Sensibilidade ao brilho e à luz. Halos podem ser vistos ao redor das luzes. Desbotamento ou amarelecimento das cores	Incidir luz brilhante no objeto de foco Limitar a condução noturna
Degeneração macular	Ponto cego no centro do campo visual As palavras e imagens impressas podem parecer distorcidas ou desfocadas no centro da visão As cores estão desbotadas ou sem brilho Campo visual enevoado Dificuldade de transição das condições de pouca luz para condições de luz forte A visão lateral não é afetada Pode afetar apenas um olho	Incidir luz brilhante sobre o objeto de foco
Glaucoma	Pontos cegos se desenvolvem no campo visual com perda gradual da visão lateral Maior sensibilidade à luz e brilho Dificuldade para discriminar tons de cor Visão noturna reduzida Afeta ambos os olhos	Aparelhos de auxílio visuais baixos (p. ex., lupas ou telescópios, visores, filtros, fendas de leitura, suportes etc.) Bengala comprida Guias de assinatura *Software* de ampliação de tela de computador
Retinopatia diabética	Pontos visuais (flutuantes) Visão embaçada Visão flutuante Visão colorida prejudicada Áreas escuras ou vazias no campo de visão Geralmente afeta os dois olhos	Monitore e mantenha os níveis plasmáticos de glicose

periférica (a capacidade de detectar movimento, forma ou cor em qualquer lado da cabeça enquanto olha para frente) afeta a capacidade de detectar pessoas ou objetos nos campos visuais laterais. Isso é especialmente verdadeiro com o glaucoma. Durante as atividades de marcha, o terapeuta pode querer evitar ficar de lado e ficar mais à frente para permitir a orientação visual. Uma diminuição no campo visual superior pode fazer com que um indivíduo não visualize sinais de trânsito e placas de ruas, sinais de orientação ou riscos ambientais, como galhos de árvores pendurados que estejam nessa área do campo visual superior. Uma diminuição na visão periférica inferior pode levar a um aumento do risco de queda devido à diminuição da consciência dos perigos de tropeçar em objetos posicionados nos campos visuais inferiores.[12] Motoristas mais velhos, com limitações gerais significativas do campo visual ou com limitações nos campos visuais inferiores ou esquerdos, apresentam maior probabilidade de se envolver em acidente de trânsito que motoristas comparáveis que apresentem um campo visual normal.[13]

Acuidade visual. A acuidade visual, isto é, a capacidade dos olhos de discriminar pequenos detalhes de objetos no campo visual, incluindo palavras e letras, geralmente diminui com a idade, embora a extensão do declínio seja bastante variável. A redução gradual da acuidade visual ocorre entre 50 e 70 anos, com maior taxa de declínio após os 70 anos. Fatores responsáveis por essa diminuição incluem diminuição da transparência da córnea e do cristalino, perda de flexibilidade da lente do olho e capacidade prejudicada da íris para mudar a largura de modo

a se acomodar para a luz fraca ou brilhante. Essas alterações afetam a quantidade de luz que pode atingir a retina e a capacidade de os olhos adaptarem seu foco na retina independentemente da distância do objeto (objetos próximos e distantes) e de adaptar a visão sob várias condições de iluminação. Entretanto, é provável que os fatores óticos por si só sejam insuficientes para explicar totalmente a perda de acuidade, com a probabilidade de que alterações relacionadas à idade na retina e no cérebro também sejam fatores contribuintes. Isso inclui fatores como perda de fotorreceptores e células ganglionares na retina, bem como alterações metabólicas, condensação do gel vítreo e alterações anatômicas ou funcionais nas vias neurais visuais.[14]

Funcionalmente, a incapacidade de focar claramente em uma variedade de distâncias ocorre gradualmente e afeta primeiro a visão para perto (presbiopia). Os recursos visuais podem ser benéficos para melhorar a acuidade visual de idosos. Os óculos de leitura melhoram a acuidade da visão para perto, mas devem ser removidos para ver claramente à distância. Lentes progressivas (bifocais e trifocais), disponíveis tanto como óculos quanto como lentes de contato, permitem a melhora da acuidade na visão para perto e longe, bem como na "distância do computador" para trifocais. Entretanto, elas podem representar perigo para a visualização de escadas, como ainda será explorado neste capítulo. As lupas simples de mão ou mesa que aumentam as letras pequenas costumam ser benéficas, pois a perda de acuidade se torna mais pronunciada. Já as lupas iluminadas penduradas no pescoço podem ser úteis quando uma pessoa está costurando ou realizando um trabalho próximo. Muitos dispositivos domésticos, de escritório e recreativos do dia a dia (p. ex., copos de medição, dispositivos de cronometragem, cartas de jogar) estão disponíveis para compra com letras grandes.

As tecnologias para visão subnormal estão avançando rapidamente com a capacidade aprimorada de ampliar a impressão, melhorar a iluminação de fundo e diminuir o brilho. À medida que a tecnologia avançou, muitos computadores, *tablets* e *smartphones* foram adaptados ou dispõem de adaptações para aumentar ou melhorar a exibição visual de texto e objetos em suas telas. Embora as tecnologias para visão subnormal estejam cada vez mais disponíveis, a maioria dos estudos publicados atualmente com adultos mais velhos adverte que muitos deles não têm o mesmo nível de familiaridade e conforto com computadores e *smartphones* que os adultos jovens.[15] Entretanto, à medida que os *baby boomers* se tornam os adultos mais velhos de hoje, eles apresentam maior probabilidade de ter trabalhado ou de ter experiência doméstica com computadores e tecnologia inteligente que as gerações anteriores. À medida que esses indivíduos começam a experimentar alterações visuais relacionadas à idade, a pressão do consumidor por dispositivos amigáveis para adultos mais velhos, que sejam acessíveis e fáceis de usar, sem dúvida estimulará a inovação. Podemos antecipar aprimoramentos contínuos para clareza de imagem e ampliação de texto, brilho reduzido, contraste aprimorado, recursos de microfone de voz para texto de alta qualidade e opções de leitura de tela para texto. Os sistemas inteligentes que acomodam mais facilmente as limitações visuais, auditivas ou táteis comuns em idosos, bem como em indivíduos com deficiências cognitivas, continuarão a crescer e melhorar.

Iluminação. Os níveis de iluminação são classificados como (1) fotópico, condição de iluminação razoavelmente brilhante equivalente à luz do dia normal; (2) escotópico, condição de pouca luz semelhante ao anoitecer; ou (3) mesotópico, visão em luz muito baixa, semelhante a estar ao ar livre à noite com apenas a lua e as estrelas como fontes de luz. A visão em condições fotópicas tende a ser a menos afetada pelas alterações visuais relacionadas à idade na ausência de processos patológicos. O declínio da acuidade visual é particularmente perceptível em situações de baixa iluminação (escotópica) e é prevalente em pessoas com catarata. Aos 60 anos, alterações anatômicas nas estruturas oculares (como espessamento das lentes, perda de flexibilidade da estrutura associada, miose pupilar) podem resultar na transmissão de apenas 20% da luz ambiental através do olho, tornando a visão sob condições de pouca luz particularmente desafiadora. Como resultado dessas alterações, os indivíduos mais velhos precisam de duas a quatro vezes mais luz que os mais jovens.[3] O aumento da iluminação do ambiente é uma estratégia-chave para acomodar o declínio da acuidade visual.

As luminárias montadas na parede e a iluminação periférica de lâmpadas de piso são superiores a uma fonte de teto central porque não formam sombras em cantos críticos e áreas de móveis. A iluminação de fundo não deve ser tão brilhante quanto a da área para a qual

direcionamos a atenção. A iluminação que se concentra diretamente na tarefa, em vez da iluminação suspensa, é recomendada para atender às necessidades de indivíduos mais velhos para leitura, desempenho de tarefas e outros trabalhos próximos. Usar lâmpadas de leitura que permitem aumentar a potência da lâmpada é uma das maneiras mais simples de fornecer iluminação adequada para a tarefa. Outra maneira de modificar a quantidade necessária de iluminação independentemente da potência da lâmpada é simplesmente mover a fonte de luz para mais perto do material da tarefa, porque a quantidade efetiva de iluminação é inversamente proporcional à distância da fonte de luz à superfície. Lâmpadas em pescoço de ganso (Figura 5.1) ou lâmpadas pequenas de alta intensidade com interruptores de três vias são úteis para alcançar a proporção adequada de iluminação de fundo para tarefas.

Brilho. Ao aumentar a iluminação, corre-se o risco de aumentar o brilho, o que também pode inibir a visão clara. O brilho resulta da dispersão de luz difusa na retina à medida que ela passa por meio de refração levemente opaca, reduzindo o contraste da imagem retinal.[3] Alterações degenerativas que ocorrem na córnea também podem contribuir para o brilho. Por sua vez, o brilho direto ocorre quando a luz atinge o olho diretamente de sua fonte. Um exemplo é a luz natural não controlada que entra em uma sala escura através de uma janela ou a luz excessiva de lâmpadas expostas. Por outro lado, o brilho indireto pode ser o resultado da luz refletida em outra superfície, como reflexos de papel altamente brilhante, superfícies de piso polidas ou revestimentos de plástico em móveis ou superfícies externas de edifícios altamente polidas e sinalização de alto brilho.

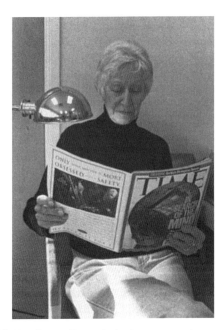

Figura 5.1 Uso de uma lâmpada do tipo pescoço de ganso para aumentar a iluminação efetiva sem aumentar a potência da lâmpada. (*De Melore GG. Visual function changes in the geriatric patient and environmental modifications. In Melore GG, ed. Treating Vision Problems in the Older Adult. St. Louis, MO: Mosby; 1997. Usada com permissão.*)

Modificar as fontes de luz diminui o brilho. Uma iluminação difusa e suave é preferível a fontes de luz única. Abajures devem ser usados para suavizar a luz. O brilho das janelas pode ser minimizado pelo uso de cortinas transparentes, venezianas, janelas de vidro fumê ou cortinas. O uso de bandô ou de iluminação indireta que esconde a fonte de luz também é recomendado. Dispositivos fluorescentes podem ser usados para reduzir o brilho, mas devem ser verificados para garantir que não criem outro perigo para indivíduos mais velhos na forma de cintilação. Além disso, as lâmpadas fluorescentes "brancas" são recomendadas porque permitem escolher uma luz "fria" para minimizar a acentuação dos azuis, verdes e amarelos criados por lâmpadas fluorescentes de estilo antigo.

Outro método para controlar o brilho é reduzir o número de superfícies reflexivas. Posicionar fontes de luz de modo a evitar o reflexo de superfícies brilhantes, como pisos encerados, é útil. O uso de carpete, papel de parede, tintas e painéis foscos é preferível ao uso de tintas de alto brilho. Móveis de vidro, plástico e brilhantes devem ser evitados ou cobertos com superfícies texturizadas para minimizar os efeitos do brilho. Os terapeutas podem sugerir que os construtores substituam os lustres de metal por opções de baixo reflexo. Dispositivos de assistência, incluindo barras de apoio e andadores, não devem ser feitos de materiais brilhantes.

A consciência dos impactos adversos do brilho em áreas públicas pode levar a um design aprimorado. Arquitetos e designers podem cobrir os mapas orientadores de shoppings e placas de ônibus com materiais sem brilho em vez de plásticos altamente refletivos, por exemplo. Mercearias e drogarias podem evitar exibir produtos embalados em plástico. Crachás, placas de rua e materiais de publicidade para indivíduos mais velhos podem ser preparados em superfícies que minimizem o brilho.

As áreas externas também são vulneráveis ao brilho, especialmente quando há luz solar intensa ou superfícies úmidas e brilhantes em dias de chuva ou neve. Proteção contra o sol e sombra adequada de árvores são recomendados para limitar o brilho da luz solar direta. Se não for possível fornecer o controle adequado do brilho, os indivíduos mais velhos devem ser incentivados a usar óculos escuros, viseiras, chapéus com abas ou guarda-chuvas. Muitos indivíduos mais velhos consideram o brilho que ocorre ao anoitecer particularmente problemático já que objetos mal iluminados são colocados contra um céu brilhante após o pôr do sol. O brilho noturno que ocorre com os faróis que se aproximam também pode ser perigoso. O uso de vias bem iluminadas e rodovias divididas pode minimizar esse risco para indivíduos mais velhos.[13,16]

Adaptação ao escuro. Os adultos mais velhos precisam de mais tempo para que seus olhos se adaptem (tornam-se visualmente mais sensíveis) ao se moverem de ambientes com muita ou pouca luz. Para uma pessoa na casa dos 70 anos, os olhos podem levar 10 minutos a mais para se adaptar que para uma pessoa na casa dos 20 anos.[17] Muitos fatores contribuem para essas alterações. O pensamento tradicional é que as alterações estruturais e metabólicas no cristalino e na pupila são os principais fatores. Pesquisas mais recentes sugerem que alterações bioquímicas, especialmente o tempo necessário para regenerar a rodopsina, uma proteína sensorial contendo pigmentos encontrada nos bastonetes da retina, contribuem substancialmente para a demora na adaptação em ambientes de luz baixa.[17] Pessoas mais velhas têm dificuldade de se adaptar a alterações abruptas e extremas de luz, sobretudo ao sair de um teatro escuro no meio de um dia claro.[8,9] Usar óculos escuros antes de sair pode ajudar na adaptação.

O uso de uma luz noturna é recomendado para ajudar a superar a diminuição da capacidade dos olhos de se adaptarem ao escuro. A luz vermelha estimula os cones, mas não os bastonetes, permitindo uma melhor visão noturna para uma pessoa idosa no escuro e reduzindo o tempo necessário para adaptação ao ambiente. Pessoas mais velhas devem carregar uma lanterna de bolso, como a incluída em um *smartphone*, para auxiliar na transição para ambientes mal iluminados. Melhorar a iluminação no ponto de entrada de uma área, por meio de interruptores de luz próximos à entrada de uma sala, interruptores de luz ativados por voz ou ativação por detecção de movimento, também é recomendado. Temporizadores automáticos ou luzes acesas constantemente em áreas mal iluminadas podem ajudar na adaptação a ambientes escuros.

Cor. A capacidade de perceber, diferenciar e distinguir cores diminui com o envelhecimento como resultado de alterações nos cones da retina, nas células bipolares e ganglionares da retina e nas vias visuais que terminam no córtex occipital. O espessamento e o amarelecimento da lente com o tempo levam à diminuição da sensibilidade à luz e, portanto, geram mais dificuldade em distinguir entre cores com comprimentos de onda mais curtos, como azuis, verdes e violetas, frequentemente descritos como cores frias. Os níveis de matiz e saturação são particularmente afetados pelo envelhecimento. Entretanto, o brilho parece ser preservado. Cores com comprimentos de onda mais longos, como vermelhos, laranjas e amarelos, geralmente descritos como cores quentes, são mais fáceis de diferenciar e, portanto, são boas escolhas como pontos focais contra fundos nitidamente contrastantes. Com o envelhecimento, além da perda da discriminação de cores na extremidade azul do espectro de cores, há uma perda de sensibilidade à discriminação de cores em todo o espectro. Como resultado, as cores pastéis claras podem ser difíceis de distinguir umas das outras e os tons monótonos podem se misturar nas sombras, dificultando a movimentação em torno de móveis escuros e superfícies de piso escuras quando eles se unem. É necessária uma iluminação ideal ou contraste de cor mais alto para minimizar esse risco.

Cores frias e quentes podem ser incluídas em um esquema de cores ao projetar ambientes de vida para indivíduos mais velhos. Embora as cores frias sejam mais difíceis de distinguir, elas têm efeitos calmantes que podem ser particularmente benéficos para pessoas agitadas. Essas cores frias são particularmente adequadas para quartos porque promovem calma e tranquilidade. Entretanto, cores vivas e quentes são mais bem visualizadas, e seu uso deve ser incentivado para estimulação sensorial. Elas são consideradas acolhedoras e edificantes e são adequadas para entradas, salas diurnas e salas de jantar, especialmente em instalações de cuidados residenciais. O contraste de amarelos, vermelhos e laranjas brilhantes com cores frias de azul, verde e violeta pode ajudar a minimizar as dificuldades associadas à perda de percepção de profundidade. O objetivo com o uso da cor é usar o contraste para ajudar os indivíduos mais velhos a distinguir entre objetos e seus fundos.[16-18] Também é importante que o uso da cor seja esteticamente agradável.[19,20]

Contraste. A capacidade de diferenciar os graus de brilho parece diminuir com a idade. Em particular, a sensibilidade ao contraste para frequências espaciais médias e altas diminui progressivamente com a idade, enquanto a sensibilidade ao contraste para frequências espaciais baixas permanece a mesma.[11] Normalmente, os indivíduos mais velhos apresentam dificuldade para visualizar objetos com baixo contraste. Eles precisam de mais de duas vezes mais luz para ver objetos de baixo contraste com o mesmo grau de clareza que as pessoas mais jovens. Estudos anteriores atribuíram essa capacidade diminuída a um aumento na dispersão de luz secundária a alterações oculares relacionadas à idade. Estudos mais recentes indicam que alterações na retina, nas vias neurais e no cérebro também contribuem.[10]

O uso de contraste nítido melhora o desempenho visual de indivíduos mais velhos. Detalhes brilhantes em fundos escuros são mais fáceis de distinguir que baixo contraste ou detalhes escuros em fundos claros. O uso de cores quentes — vermelhos, laranjas e amarelos — é recomendado para destacar alvos visuais importantes, como corrimãos, degraus, cruzamentos e sinais de trânsito. Pisos e tapetes devem contrastar com madeira e paredes. Naqueles indivíduos com perda visual significativa, o alto contraste pode ser usado para aumentar a independência nas atividades diárias. Bordas de cores fortemente contrastantes em pratos e copos ajudam a identificar as bordas das superfícies para comer e beber. O uso de uma toalha de mesa que contrasta fortemente com o chão aumenta a capacidade de ver as bordas da mesa, ajudando, assim, a evitar traumas mecânicos contra móveis e objetos e quedas. O uso do tom é outra forma de melhorar o contraste no ambiente. Combinar um tom mais claro com um mais escuro é um exemplo de tons contrastantes. Terapeutas e designers devem aplicar esse princípio em qualquer área onde o indivíduo mais velho precise de uma pista sensorial para navegar com segurança, como portas, maçanetas, corrimãos e revestimentos de móveis.[19,21]

Percepção de profundidade. A capacidade de discriminar cores e a convergência de dados da visão binocular (dados visuais de ambos os olhos) são os principais contribuintes para a percepção de profundidade e integração espacial de objetos. A visão binocular contribui para a nossa capacidade de construir uma construção 3-D do ambiente.[10] A percepção de profundidade permite que uma pessoa construa com precisão as relações espaciais que contribuem

para a capacidade de estimar, por exemplo, a distância relativa entre objetos ou a altura dos meios-fios ou para discriminar entre objetos em uma prateleira.[11] Indivíduos que funcionam principalmente com visão monocular (visão de apenas um olho) terão deficiências para obter dicas de profundidade. Relacionado à percepção de profundidade está a "figura-fundo", a habilidade de separar visualmente o objeto de foco de um fundo difuso. Com o aumento da idade, a capacidade de reconhecer uma figura visual simples embutida em um fundo de figura complexa diminui. Usar padrões complexos em uma superfície de chão pode criar perigo se os indivíduos perceberem os padrões diferentes da figura-fundo, como alterações na altura da superfície ou de objetos. Móveis com diferentes superfícies horizontais e verticais que contrastam com o piso e as paredes podem melhorar a segurança na visualização das superfícies durante a transferência de um móvel para outro (ou da cadeira de rodas para o móvel).

Audição

A audição de um indivíduo possibilita um elo que permite sua identificação com o ambiente e sua comunicação de modo eficaz. A presbiacusia, perda auditiva relacionada à idade, é a causa mais comum de perda auditiva neurossensorial em idosos, pois resulta em uma diminuição da sensibilidade ao som, diminuição da capacidade de discriminar palavras em um ambiente ruidoso, lentidão no processamento e interpretação de sons e dificuldade de localização do som.[22,23] Tu e Friedman[24] relatam que a presbiacusia está independentemente associada ao declínio cognitivo, à demência, à depressão e à solidão. Essa perda pode levar a uma diminuição da consciência das pistas ambientais, da capacidade de comunicação e, em última instância, ao isolamento social. Com o envelhecimento, ocorrem alterações fisiológicas e funcionais no sistema auditivo. Tanto o sistema auditivo periférico, que inclui as estruturas do próprio ouvido, quanto o sistema nervoso central, que integra e dá sentido ao som, são afetados. As frequências de tom alto geralmente são afetadas antes das frequências de tom baixo.[23] Os cientistas atribuem a perda auditiva relacionada à idade a três fatores: perda condutiva, perda neurossensorial e perda condutiva e neurossensorial combinada.

A perda auditiva condutiva resulta da disfunção do ouvido externo, da orelha média ou de ambos, resultando na diminuição da transmissão da vibração das ondas sonoras para a orelha interna. A orelha interna pode receber e analisar o som que chega até ele. Portanto, aumentar a intensidade do sinal por meio de uma fala mais alta ou de amplificação mecânica, como um aparelho auditivo, pode ajudar a restaurar a capacidade de ouvir.

Com uma perda condutiva, a deficiência auditiva ocorre em todas as frequências sonoras. Uma intervenção apropriada ao falar com indivíduos mais velhos com perda auditiva condutiva é aumentar o volume do alto-falante para permitir que a pessoa ouça o sinal com mais clareza e entenda a fala. Para indivíduos com perda auditiva profunda, uma estratégia apropriada pode ser falar diretamente no ouvido do indivíduo. Dispositivos como temporizadores, despertadores, detectores de fumaça e campainhas podem ser modificados ou alterados para que o sinal fique dentro do alcance de audição de pessoas idosas ou para adicionar uma dica visual, como uma luz piscando.

A perda auditiva neurossensorial ocorre quando há dano à cóclea ou ao oitavo nervo craniano. A presbiacusia é o tipo mais comum de perda auditiva neurossensorial. Ela pode estar associada a uma série de alterações nas estruturas cocleares da orelha interna: alterações degenerativas nas fibras nervosas, alterações vasculares arterioscleróticas na estria vascular, perda de elasticidade nas membranas basais ou perda de pelos ganglionares ao longo da via auditiva. Uma pessoa com presbiacusia continua a ouvir o tom, mas não consegue entender o que é ouvido, principalmente em ambientes altos. As amplificações podem ser de benefício limitado porque esses dispositivos podem amplificar sons ininteligíveis. Consoantes de alta frequência, como s, t, f e g são cada vez mais difíceis de entender, especialmente na presença de ruído de fundo, que mascara os sons consonantais fracos ou aqueles articulados rapidamente.[22]

As tecnologias de amplificação que permitem a amplificação seletiva de frequência podem ser úteis. Alguns dispositivos auxiliares de escuta, como amplificadores de bolso com fones de ouvido externos e microfones, também podem ser benéficos. Muitos locais públicos, em alguns países, agora oferecem sistemas de amplificação de voz, sem fio, que um indivíduo com deficiência auditiva pode inserir (como um dispositivo do tipo Bluetooth) no ouvido. O alto-falante então usa um microfone adaptado que amplifica o som diretamente para o dispositivo Bluetooth do ouvinte. O uso de menor frequência e tom de sinais de televisão, sistemas de som ou rádio, que pode ser conseguido ajustando os graves para cima e para baixo, pode ajudar a compensar a perda de alta frequência.

Indivíduos com perda auditiva neurossensorial bilateral grave a profunda podem ser candidatos a implantes cocleares se não puderem se beneficiar da amplificação convencional. Com esses implantes, o nível de percepção da fala é previsto pela duração da surdez, duração do uso do implante e capacidade auditiva antes do implante. Conforme a tecnologia para implantes melhora, melhores resultados são alcançados, incluindo maior capacidade de detectar som em intensidades mais baixas, melhor reconhecimento de palavras e maiores escores de qualidade de vida relacionada à saúde.[25,26]

Terapeutas ou designers podem minimizar o ruído de fundo que compete com a capacidade de audição da pessoa idosa pelo uso de materiais acústicos, como cortinas, móveis estofados e tapetes, que absorvem o ruído. O isolamento com gesso cartonado em áreas barulhentas, como cozinhas ou refeitórios comunitários, também ajuda a melhorar a audição das pessoas. Vedações de janela podem minimizar o ruído externo. Em instituições e edifícios públicos, deve-se prestar atenção à eliminação de ruídos estranhos de dispositivos comumente usados, como motores associados a máquinas de lavar louça, ar-condicionado ou aquecedores; iluminação fluorescente que cria um som de zumbido; e música de fundo alta. Curiosamente, pesquisas recentes com ratos descobriram que o exercício tinha um efeito protetor na perda auditiva, o que criou hipóteses que relacionam os efeitos protetores do exercício sobre as alterações vasculares arterioscleróticas.[27] Mais pesquisas com humanos são necessárias para avaliar o impacto potencial do exercício para retardar o início da perda auditiva e diminuir a extensão da perda auditiva em adultos mais velhos.

Estratégias específicas para usar durante a comunicação com um adulto mais velho com perda auditiva estão listadas no Boxe 5.1.

Olfato

A sensibilidade do olfato diminui gradualmente com a idade, conforme a exposição a poluentes ambientais ou ao fumo.[28] Um declínio no sentido olfatório também pode estar associado a doenças do sistema respiratório, e pode ser uma indicação precoce de algum distúrbio neurológico, como a doença de Parkinson ou Alzheimer.[29,30] Com o avançar da idade, a natureza gradual da perda do olfato pode fazer com que um indivíduo mais velho não perceba a extensão da perda, o que pode colocar a pessoa em risco de ferimentos, por exemplo, por um incêndio não detectado, fumaça ou comida estragada.[31]

É extremamente importante que os idosos que experimentam um declínio na capacidade olfatória e vivem sozinhos empreguem adaptações ambientais, como detectores de fumaça, com campainhas altas, e tampas de mola de segurança para as bocas de gás em um fogão. Se a perda sensorial for profunda, a troca de aparelhos a gás por elétricos pode estar indicada.

Tato

O tato envolve muitos processos separados, rotulados coletivamente como sentidos somestésicos: toque e pressão, temperatura, dor e movimento dos membros. As pessoas

---

BOXE 5.1	**Estratégias a serem utilizadas na comunicação com um idoso com perda auditiva.**

- Olhe de frente para o paciente; faça contato com os olhos
- Diga o nome da pessoa antes de iniciar uma conversa
- Fale claramente, em um ritmo normal, quando estiver na frente do paciente
- Projete ligeiramente a voz, como ao falar para um grupo
- Incorpore recursos visuais
- Troque as pilhas do aparelho auditivo do idoso regularmente (intervalos de cerca de 2 semanas)
- Evite mascar chiclete ou cobrir a boca ao falar, para permitir que o indivíduo use pistas visuais
- Não fale no ouvido da pessoa
- Elimine ruídos de fundo ou distrações visuais
- Reformule a frase se a repetição não for eficaz
- Ao dar instruções específicas (como um compromisso), anote
- Minimize conversas paralelas

empregam o toque para conscientização e respostas protetoras. Nossos sentidos somestésicos são usados para interagir com o ambiente e perceber as múltiplas características de um objeto.[22] Por exemplo, uma superfície pode ser lisa ou áspera, macia ou dura, quente ou fria.

As evidências sugerem que a sensação de toque diminui com a idade e varia de indivíduo para indivíduo. Muitas das perdas na sensibilidade ao toque são o resultado de doenças como diabetes ou neuropatias estenóticas que ocorrem com maior frequência em pessoas mais velhas, e não como resultado do processo normal de envelhecimento. Limiares aumentados para toque, especialmente texturas, temperatura e movimento dos membros, têm implicações na capacidade do indivíduo mais velho de obter informações sensoriais importantes do ambiente.

A diminuição da acuidade ao toque pode afetar a capacidade de indivíduos mais velhos de localizar estímulos. Como resultado, os idosos podem ter problemas para diferenciar ou manipular objetos menores. A diminuição da velocidade de reação à estimulação tátil pode causar danos a uma pessoa idosa que leva mais tempo para se dar conta de estímulos nocivos, como temperaturas extremas, irritantes químicos ou pressão de uma pedra no sapato. A introdução de textura no ambiente pode ser valiosa para auxiliar o funcionamento independente de indivíduos mais velhos, especialmente se houver comprometimento em outros sentidos. O uso de textura em corrimãos, maçanetas e superfícies de parede pode aumentar a segurança do ambiente.

Sensibilidade térmica. Alterações na circulação vascular e perda de tecido subcutâneo, alterações normais relacionadas ao envelhecimento, podem resultar em mudanças na sensibilidade térmica e comprometimento da capacidade de lidar com temperaturas ambientais extremas. Uma consequência é o desconforto que as pessoas mais velhas podem sentir com o frio, mesmo em um dia considerado quente para uma pessoa mais jovem. O ar-condicionado pode não ser tolerado, especialmente no ambiente institucional. Entretanto, eles têm capacidade termorreguladora inferior para as adaptações necessárias à exposição ao calor.[32]

Além disso, temperaturas extremas, como a água quente do banho ou uma almofada de aquecimento, podem não ser detectadas prontamente por indivíduos mais velhos. Como consequência, eles podem sofrer queimaduras devido à incapacidade de reação rápida a essas temperaturas. Para acomodar o declínio sensorial na percepção de temperaturas, sensores nos controles do aparelho e recursos de equilíbrio de pressão que evitam picos de calor e frio são recomendados.[33,34] Além disso, a montagem do sifão na parede traseira de uma pia fornece espaço para acessibilidade para cadeira de rodas e ajuda a prevenir queima caso o sifão seja feito de tubos com isolamento extra. A Figura 5.2 ilustra o sifão montado na parede com tubos extra isolados. Para maior conforto, os arquitetos podem sugerir a instalação de aquecedores radiantes sob pisos frios (ladrilhos ou madeira).

IMPACTO DAS ALTERAÇÕES SENSORIAIS NA CONDUÇÃO

Dirigir é um símbolo de independência para a maioria dos idosos e configura-se uma necessidade para muitos que se deslocam para o trabalho, para atividades de lazer ou para outras atividades instrumentais da vida diária. As alterações sensoriais relacionadas à idade afetam o desempenho de direção, assim como reduzem os reflexos e as respostas motoras. A visão deficiente não resulta necessariamente em uma direção insegura, já que muitos idosos restringem sua direção aos horários do dia em que as condições de

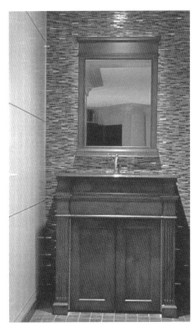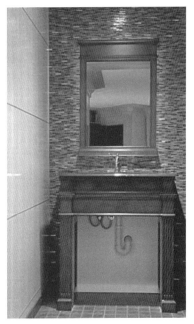

Figura 5.2 Pia do tipo Kohler remodelada para liberar espaço para usuários de cadeiras de rodas. Sifão para a pia montado na parede (para liberar espaço para os joelhos) com tubo horizontal e isolamento extra. (*Cortesia de Cynthia Leibrock*.)

luz são favoráveis. Entretanto, vários estudos relacionam deficiências visuais específicas com comportamentos que causam acidentes, encontrando relações positivas entre as habilidades do motorista, a acuidade visual, a percepção de profundidade e a sensibilidade ao contraste.[13,35,36]

O declínio da acuidade visual relacionado à idade é altamente individualizado, e a deterioração da acuidade estática sob iluminação ideal, iluminação reduzida e ofuscamento não é, geralmente, significativa antes dos 60 anos. Os motoristas mais velhos devem reconhecer a importância da correção visual adequada com óculos ou lentes de contato, entendendo que podem precisar modificar os padrões de direção em condições de pouca luz.

A acuidade visual dinâmica, isto é, a capacidade de detectar um objeto em movimento, é uma tarefa mais complexa que a acuidade visual estática. A deterioração dessa habilidade começa mais cedo e acelera com o aumento da idade. Estudos demonstraram uma relação significativa entre a acuidade visual dinâmica e a quantidade de condução e envolvimento em acidentes. Outra habilidade conceitualmente crítica para uma direção segura é a percepção de movimento. A capacidade do motorista de detectar movimento no ambiente em relação a ele mesmo é crítica para identificar situações iminentemente perigosas. As alterações visuais discutidas anteriormente, como a sensibilidade ao brilho, o campo visual reduzido e a capacidade de discriminar figuras de primeiro e segundo plano, aumentam o desafio de dirigir, especialmente em condições adversas, como quando está chovendo, à noite ou durante o dia, em horários de sol forte. O declínio do campo visual é outro fator a considerar. Os idosos devem estar atentos à presença de pedestres ou veículos no campo lateral; aqueles que apresentam declínios na visão periférica devem ser ensinados a compensar virando a cabeça ou usando espelhos retrovisores. Entretanto, é importante dissociar as mãos no volante da visão, pois muitos enxergarão o volante na direção do olhar visual. Da mesma forma, os motoristas que experimentaram perda no campo visual superior devem ser alertados para a necessidade de olhar para cima para evitar a perda de sinais de trânsito e placas suspensas.

A percepção de profundidade também diminui com a idade, agravando-se com o aumento da suscetibilidade ao brilho, a perda de acuidade visual, a adaptação ao escuro, as alterações nas necessidades de iluminação e a percepção de contraste e cores alteradas. Os motoristas mais velhos precisam ser capazes de julgar as distâncias entre seu veículo e outros objetos em movimento ou estáticos, o que é crítico para julgar distâncias de carros que se aproximam, mantendo distâncias adequadas, ultrapassando outros veículos com segurança, entrando em uma rodovia ou freando antes de chegar a um cruzamento. Aqueles que têm dificuldade com a percepção de profundidade e são incapazes de compensar essa perda devem ser fortemente orientados a evitar dirigir.

Como os indivíduos mais velhos têm problemas com a adaptação ao escuro, eles podem ter dificuldade com alterações na iluminação provenientes de faróis ou postes de rua. Como resultado, dirigir à noite pode representar um risco à segurança, e idosos podem precisar limitar a direção ao horário diurno. Além disso, motoristas mais velhos podem ser limitados na direção noturna por intolerância ao brilho, por isso devem ser instruídos a olhar para os faróis que se aproximam, viajar em rodovias divididas ou em estradas bem iluminadas. As modificações no design do veículo, introduzidas a partir dos modelos de 1986, mostraram-se benéficas para esses indivíduos que apresentam diminuição da visão noturna e dificuldade com o brilho. Isso inclui alterações nos faróis, luzes traseiras e sinais direcionais que estão na lateral do veículo. Eles também incluem conceitos de design que resultam em uma redução do brilho do para-brisas e do painel e instalação de desembaçadores e limpadores de vidro traseiro.[13,36]

O impacto da diminuição da discriminação de cores na direção é questionável. Entretanto, alguns sugerem que motoristas mais velhos podem demorar o dobro do tempo de motoristas mais jovens para detectar o acender de uma luz de freio, porque as cores vermelhas podem parecer mais fracas com o envelhecimento. A luz de freio traseira alta, introduzida em modelos de veículos de 1986, pode servir como uma acomodação para os idosos.

Além da perda visual, os idosos podem ter dificuldade devido às alterações auditivas relacionadas à idade; podem, especificamente, ser incapazes de ouvir buzinas de outros motoristas alertando sobre perigos que se aproximam; inclusive, podem ser incapazes de localizar a fonte de tais sinais. Avisos de mau funcionamento do veículo, como sensores de freio, também podem passar despercebidos com a diminuição da audição. Os motoristas mais velhos podem compensar essa perda aderindo a um cronograma rígido de manutenção do veículo.

Os especialistas em segurança no trânsito consideram que os impedimentos finais para uma direção segura são perigos específicos do trânsito, por exemplo, sinais mal colocados e mal projetados. Esses sinais devem ser de tamanho suficiente e devem fornecer contraste de cor adequado para que os motoristas mais velhos possam vê-los. Os semáforos representam outra dificuldade: os perigos relacionados às alterações de semáforo em cruzamentos ocorrem quando motoristas mais velhos reagem lentamente às alterações de luz do verde para vermelho. Como os motoristas noturnos contam com as linhas delineadoras do meio e da beira da estrada como pistas visuais, alguns especialistas acreditam que aumentar a largura desses marcadores de 10 para 20 centímetros beneficiaria os motoristas noturnos mais velhos. Motoristas mais velhos com déficits visuais podem ter dificuldade em rodovias de duas pistas e rodovias mais antigas que possuem rampas de acesso e de saída próximas. Os projetos de rodovias mais recentes nos EUA, que incluem rodovias de quatro pistas com ampla separação e melhor delineamento de rampas de acesso e de saída, são valiosos para motoristas mais velhos.[36] Programas de segurança ao dirigir e avaliação da capacidade de dirigir, especificamente adaptados para idosos, estão prontamente disponíveis nos formatos on-line e presencial. Dois exemplos são fornecidos nas referências.[37,38]

ADAPTAÇÃO DE AMBIENTES DE CONVIVÊNCIA PARA ACOMODAR ALTERAÇÕES SENSORIAIS

Lares para idosos

Os lares para idosos projetados com base em conceitos tradicionais derivados do modelo médico podem não atender às necessidades da população idosa com múltiplas condições crônicas e deficiências sensoriais. Para melhorar a qualidade de vida desses indivíduos, arquitetos e administradores são desafiados a incorporar princípios de design que criem ambientes para suportar alterações relacionadas à idade e melhorar o desempenho funcional de indivíduos com perdas sensoriais.

A iluminação apropriada pode oferecer maior independência e aumentar a segurança de indivíduos mais velhos com déficits visuais. Embora a iluminação direta e incandescente acrescente calor, pode não fornecer iluminação adequada, além de poder criar áreas de luz e sombras. Portanto, os especialistas não recomendam iluminação direta para uso em corredores. É, entretanto, apropriada como iluminação suplementar. Em vez disso, os cuidadores e administradores devem fornecer lâmpadas de mesa e lâmpadas ao lado de cadeiras para leitura e trabalho. A iluminação fluorescente indireta "branca" é recomendada para uso em corredores porque esse tipo de iluminação fornece iluminação adequada e uniforme, minimizando o brilho. Os especialistas sugerem lâmpadas brancas quentes que forneçam um tom mais suave. A cintilação deve ser minimizada, pois ela pode ser perigosa, por meio de uma programação regular para verificar os reatores das lâmpadas fluorescentes e substituir as lâmpadas gastas.

Escolha protetores de janela para minimizar o efeito do brilho. O objetivo é permitir a entrada de luz suficiente pelas janelas e, ao mesmo tempo, minimizar o brilho. O uso de cortinas transparentes com trama simples proporciona translucidez sem brilho. As cortinas também podem servir para absorver ruídos de fundo estranhos.

Tetos e revestimentos de parede em lares para idosos devem ser escolhidos para suportar os déficits sensoriais de residentes mais velhos. Os tetos cobertos com placas acústicas são especialmente projetados para absorver ruídos e sons estranhos que interferem na discriminação da fala. Os designers recomendam o uso desses materiais em corredores, salas de jantar e outras áreas onde o ruído de fundo é predominante. Os revestimentos de parede podem ser escolhidos para servir a vários propósitos. A cor pode ser usada para orientação de residentes. A escolha de tintas ou tecidos de cores diferentes para as várias áreas da residência pode fornecer um significado, especialmente para residentes com déficits cognitivos. O uso de contraste nas molduras das portas pode servir como pontos de referência adicionais e ajudar os residentes a localizar seus quartos pessoais. O contraste de cores entre paredes e pisos pode fornecer informações sensoriais valiosas para minimizar quedas. Revestimentos de parede texturizados que são macios ao toque trazem o benefício adicional de dicas táteis para idosos e residentes com deficiência visual.

Padrões repetitivos, aleatórios e vívidos que criam ilusões visuais e relações instáveis do tipo figura-fundo devem ser evitados, especialmente em escadas.

Os revestimentos para pisos devem ser selecionados para aumentar a mobilidade dos residentes mais velhos. Vinil ou linóleo, facilmente encontrados em alguns países, são populares porque são fáceis de limpar e oferecem pouca resistência à mobilidade da cadeira de rodas. As superfícies de vinil podem, entretanto, ser uma grande fonte de brilho, que os designers sugerem controlar com o uso de cera não transparente. Uma alternativa ao vinil é o uso de carpete, que os administradores geralmente evitam devido à preocupação com manchas e odores. Projetos mais recentes, incluindo fibras tingidas com solução e suporte de barreira de líquido, minimizaram esses problemas. O fio de carpete com laçada baixa, tecida sob maior tensão pode minimizar o atrito, tornando-se uma opção aceitável para indivíduos que usam cadeiras de rodas para mobilidade.

Em um estudo sobre o impacto de carpetes *versus* pisos de vinil em hospitais em relação às quedas de idosos com lesão, 17% dos indivíduos que caíram em carpetes sofreram ferimentos contra 46% dos indivíduos que caíram em pisos de vinil, o que representou uma diferença estatisticamente significativa.[39] Os resultados desse estudo suportam a hipótese de que os indivíduos que caem em uma superfície mais flexível apresentam menor probabilidade de se ferir que aqueles que caem em uma superfície não flexível (piso de vinil). Entretanto, também existem preocupações de que as superfícies excepcionalmente altas (carpetes de fio alto) possam ser uma força desestabilizadora no equilíbrio, aumentando assim o risco de queda. Estudos recentes sobre o tipo de revestimento de piso compatível (mais compatível que vinil, mas não carpete) demonstram diminuição do risco de lesões relacionadas a quedas sem ter um efeito negativo no equilíbrio.[40,41] Apesar desse benefício importante, esse tipo de piso tem demorado para ser aceito devido a preocupações com custos de instalação e características desconhecidas de longevidade e manutenção.[40]

Móveis selecionados para lares de idosos devem ser funcionais e, ao mesmo tempo, propícios às alterações sensoriais. O uso de estofamento em tecido pode fornecer pistas táteis e eliminar problemas de brilho criado pelo estofamento de vinil. A escolha de uma cor que contraste com o piso pode servir como uma dica visual valiosa para residentes com deficiências visuais. Padrões repetitivos e ilusórios devem ser evitados. Os administradores devem evitar a compra de móveis sujeitos a tombamento, como cadeiras e mesas leves.

O brilho pode ser um problema inesperado em banheiros que tendem a ter uma iluminação forte, mas também em superfícies altamente reflexivas, como pisos de vinil; pias, banheiras e vasos sanitários de porcelana; e barras de toalhas e barras de apoio cromadas. As sugestões para minimizar o brilho incluem o uso de acessórios coloridos que podem fornecer contraste adicional com o piso e revestimentos de parede. Eles são esteticamente agradáveis e podem servir como um importante recurso de segurança para indivíduos mais velhos com déficits visuais que podem ter dificuldade em avaliar a distância e diferenciar as superfícies quando o vaso sanitário, a banheira ou a barra de apoio são da mesma cor que o chão.

As áreas de refeições comuns podem representar vários desafios de design em lares para idosos. Além dos problemas usuais com iluminação e controle de brilho, existe o problema adicional de controle de ruído. Como os arquitetos geralmente localizam áreas de jantar adjacentes à cozinha, o ruído de fundo das máquinas de lavar louça e processadores de alimentos pode contribuir para a dificuldade que os residentes com deficiência auditiva podem ter e pode causar mais isolamento social desses indivíduos. Recomenda-se o uso de bons materiais isolantes ou a localização de áreas de jantar longe das cozinhas para minimizar esse problema. Os administradores podem reduzir ainda mais o ruído de fundo por meio do uso de toalhas de mesa e da colocação de blocos de papel entre as xícaras e os pires.

Para os idosos que moram em casa de repouso, há muitos odores desagradáveis de equipamentos de limpeza, *sprays* higienizadores e substâncias destinadas a mascarar odores desagradáveis. Os administradores e outros ignoram, muitas vezes, os odores agradáveis associados a experiências de vida positivas. A ausência de cheiros "bons" prejudica a qualidade de vida desses indivíduos. Devem ser criadas oportunidades para estimular experiências de vida positivas com cheiros agradáveis. Flores com fragrâncias leves ou difusores com cheiros sutis de óleos essenciais projetados para acalmar ou estimular, podem ser colocados em áreas de estar para melhorar a experiência sensorial do idoso.

Clínicas de fisioterapia

Para que os adultos mais velhos recebam o máximo benefício da intervenção fisioterapêutica, é crucial que os arquitetos e designers incorporem as recomendações discutidas anteriormente para acomodar as perdas sensoriais que ocorrem com o envelhecimento quando eles renovam ou constroem novas instalações. Essas orientações incluem o controle de fontes de luz; redução do brilho; e escolha de tetos, revestimentos de parede e revestimentos de piso adequados, conforme mencionado anteriormente. Os materiais que cobrem os tatames e as mesas de tratamento devem contrastar com os revestimentos de piso, para que os pacientes mais velhos recebam uma dica visual específica que aumente a segurança durante as transferências.

Um problema significativo em muitas clínicas de fisioterapia é o ruído de fundo. As sugestões para minimizar esse ruído incluem confinar equipamentos que produzem ruído substancial (como turbilhões) em salas separadas isoladas com material acústico. Outra recomendação é criar salas de tratamento individuais em vez de separar as áreas de tratamento com cortinas. Isso não só proporcionará privacidade para indivíduos mais velhos, mas também servirá como meio para limitar o ruído de fundo. Música de fundo e o uso de dispositivos de intercomunicação devem

ser desencorajados porque servem como distrações adicionais para os idosos com perda auditiva. O carpete de fio baixo ou o piso compatível devem ser considerados para melhorar a deambulação, absorver o som, aumentar a segurança e minimizar o brilho.

Escadas

As escadas constituem uma área dentro do ambiente que requer consideração especial, porque são locais comuns de acidentes que podem causar ferimentos, hospitalizações e até morte. A negociação segura de escadas requer integração dos sentidos visual, tátil e cinestésico em combinação com as condições da escada — especialmente crítica para a descida, que, geralmente, é mais perigosa que a subida. A negociação bem-sucedida de escadas exige que os indivíduos façam uma transição do movimento de modo livre em superfícies niveladas para o posicionamento altamente específico dos pés exigido nas escadas. O *feedback* visual é usado inicialmente para avaliar a posição dos degraus da escada e maximizar a precisão do posicionamento dos pés. A inspeção visual dos degraus permite que o usuário verifique os perigos, incluindo degraus quebrados, irregularidades ou obstáculos nas escadas. Os indivíduos confiam em suas sensações cinestésicas e de toque para obter a sensação dos degraus e corrimãos para garantir o posicionamento preciso dos pés. Em indivíduos mais velhos, distrações visuais que desviam a atenção do usuário da tarefa de subir escadas e a presença de um design visualmente enganoso na posição ou profundidade da escada são as principais causas de acidentes (Figura 5.3). A informação visual mais crítica para uma descida bem-sucedida de escadas nos deficientes visuais é uma indicação singular e inequívoca da borda de cada degrau no lance de escadas. Ilusões ópticas criadas por carpetes padronizados ou carpetes de fio alto que mascaram as bordas do piso podem limitar a capacidade dos indivíduos de detectar as bordas do piso e criar um perigo significativo.

Outras considerações ambientais em escadas incluem o uso de iluminação adequada para melhorar o *feedback* visual, que inclui a colocação de interruptores de luz na parte superior e inferior do lance de escadas, usando luzes noturnas localizadas perto do primeiro e do último degrau para fornecer orientação durante a escuridão, controle do brilho de janelas localizadas perto de escadas com uso de cortinas, além de evitar o uso de lâmpadas expostas. Luzes de LED em tira montadas sob o "nariz" de cada degrau, conforme ilustrado na Figura 5.4, podem ser uma opção de baixo custo para fornecer iluminação uniforme. O *feedback* cinestésico pode ser aumentado com o uso de carpete de fio baixo, vinil com nervuras ou faixa de borracha para escadas. As bordas das escadas sem carpete podem ser identificadas por uma faixa de tinta ou fita em uma cor contrastante para aprimorar a detecção da borda da escada.

Óculos multifocais (bifocais, trifocais e lentes progressivas) podem contribuir para a incapacidade de indivíduos mais velhos de lidar com os desafios do ambiente,

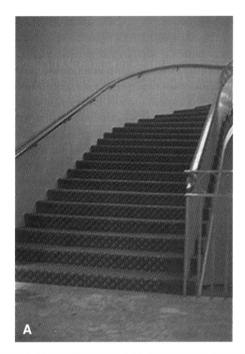

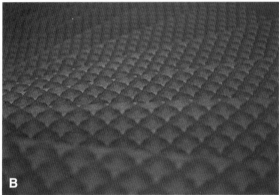

Figura 5.3 Ilusão visual criada pelo design do carpete da escada: (**A**) representando a **distração visual** com carpete se misturando ao fundo e (**B**) fornecendo uma ilustração ampliada que demonstra como o carpete estampado pode criar um **desafio potencial para a percepção de profundidade e discriminação figura-fundo**, dificultando a visualização de cada um dos degraus da escada.

especialmente em escadas. Esses óculos multifocais exigem que o usuário veja o ambiente através das lentes inferiores ao olhar para baixo, que possuem uma distância focal típica de 0,6 metro. Normalmente, as pessoas veem o ambiente a uma distância aproximada de dois passos à frente, a uma distância focal crítica de 1,5 a 2 metros, que é a distância necessária para detectar e discriminar objetos no nível do chão. Como resultado, a visão pode ficar turva e a sensibilidade ao contraste e a percepção de profundidade podem ser adversamente afetadas por indivíduos que usam óculos multifocais, aumentando o risco de queda.[42,43] Um estudo verificou que usuários de lentes multifocais apresentavam chances significativamente maiores de cair que usuários de lentes não multifocais. Nesse estudo, a probabilidade de queda era maior fora de casa e quando os indivíduos estavam subindo ou descendo escadas.[42]

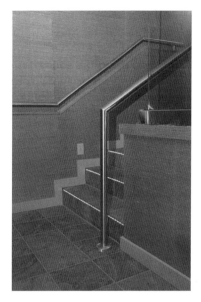

Figura 5.4 Exemplo de modificações de escadas para aumentar a segurança: faixas de iluminação LED na borda do degrau, boa iluminação, extensões nos corrimãos para apoiar o equilíbrio após a última etapa e superfície de parede texturizada que oferece tração durante o apoio na parede para evitar escorregões e quedas. (*Foto cortesia de docktorpaul@mac.com.*)

Espaço pessoal/de convivência

Todas as recomendações identificadas para espaços residenciais ou clínicos podem ser aplicadas ao ambiente doméstico em um nível mais individualizado. Como a casa é o centro da maioria das atividades para os idosos, é fundamental criar um ambiente que suporte a perda sensorial e melhore a independência funcional e o bem-estar. Incorporar os princípios de design e estratégias acomodativas para perdas na visão, audição, olfato e tato não só facilitará a independência, mas também poderá minimizar a ocorrência de acidentes que levam à deficiência ou morte. A adesão a esses princípios de design facilitará o envelhecimento no local ao construir novas moradias ou reformar residências existentes. Recomendações adicionais para a casa são identificadas a seguir. As referências sobre materiais úteis para orientar a renovação básica de projetos universais e as diretrizes de segurança são fornecidas no Boxe 5.2.

As adaptações ambientais para suportar as limitações de mobilidade podem variar desde alterações estruturais de

BOXE 5.2	Envelhecimento no local e recursos e listas de verificação para design universal.

American Association of Retired Persons (AARP): https://assets.aarp.org/www.aarp.org_/articles/families/HousingOptions/200590_HomeFit_rev011108.pdf
National Association of Home Builders: https://www.nahb.org/en/learn/designations/certified-aging-inplace-specialist/related-resources/aging-in-place-remodelingchecklist.aspx
AgingCare: https://www.agingcare.com/articles/grab-bar-safety-tips-139130.htm

alto custo até modificações de segurança de baixo custo. Por exemplo, alargar as portas para 91 centímetros para permitir a passagem da cadeira de rodas; criar um espaço livre de 1,5 metro para um raio de viragem adequado para uma cadeira de rodas pode envolver despesas importantes, dependendo do *layout* existente da casa. Por outro lado, adicionar barras de apoio para banheiro e reforçar barras de apoio existentes colocando blocos de madeira entre vigas ou compensado de madeira são modificações de baixo custo com alto valor de segurança. O raio das barras de apoio deve ser apropriado para uma boa pegada, a uma distância adequada da parede, mas não tão estreito que possa prender o braço no vão se a mão escorregar para fora da barra. Algumas barras de apoio são feitas com materiais texturizados para minimizar o deslizamento.

Na varanda/entrada da casa, uma opção de baixo custo é adicionar um banco para uma pessoa sentar enquanto veste ou tira a roupa ao ar livre. O armazenamento nessa área deve permitir a colocação de bolsas e chaves no balcão, no console ou mesmo em cadeiras de rodas ao entrar ou sair. Tal área deve incluir acesso visual ao ar livre para a visualização da chegada de convidados e para avaliar o tempo de modo a decidir quais roupas são adequadas para o clima.

Existem opções de armários de cozinha que permitem acessibilidade para idosos com deficiência ou em cadeiras de rodas. A solução ideal (embora cara) é fornecer armários de altura ajustável ou armários em alturas variadas. Uma solução não muito cara é instalar dobradiças de prateleira com elevação ajustável para eletrodomésticos, como liquidificadores, e usar recipientes de armazenamento transparentes (frentes de vidro com luzes) para aumentar a visibilidade dos objetos. Os proprietários devem trocar os armários baixos por gavetas que não sejam muito profundas ou muito baixas e inacessíveis. O uso de puxadores de gaveta e portas em vez de botões pode permitir um mínimo de esforço físico. Gavetas e armários de cozinha com fechamento automático minimizam os riscos de gavetas e armários abertos. É necessário levar em consideração as acomodações para o espaço livre da cadeira de rodas ao redor dos objetos para garantir espaço suficiente para manobrar pela cozinha.

No banheiro, os acessórios devem ser acessíveis a partir da posição sentada. O dispositivo de encanamento do sifão do banheiro deve ser virado e sepultado na parede para permitir espaço sob a pia (Figura 5.2). Um chuveiro "sem degrau de transição" para entrada e saída é ideal para o indivíduo em uma cadeira de rodas ou com problemas de equilíbrio significativos, para os quais ficar apoiado em uma perna para fazer a transição sobre a borda da banheira é um risco à segurança. Uma cadeira de banho deve estar disponível para os indivíduos que usam um assento durante o banho. Idealmente, o chuveiro deve ter espaço suficiente para acomodar uma cadeira de banho, além de permitir que uma segunda pessoa ajude o indivíduo, conforme necessário.

Deve haver transições mínimas e ausência de batentes entre as salas. Se as alterações de materiais nos assoalhos entre as salas exigirem algum tipo de transição, use uma transição chanfrada. Se uma transição inclinada entre dois ambientes não puder ser evitada, deve haver um corrimão ou uma barra de apoio segura. Além disso, a transição deve incluir uma alteração com material contrastante ou uma fita de cor contrastante. Um lance de escada deve, preferencialmente, ter corrimãos em ambos os lados. Corrimãos em degraus externos são particularmente importantes. Na ausência de corrimãos, a iluminação ou o uso de materiais com cores contrastantes são particularmente importantes.

No quarto, os indivíduos precisam de espaço de armazenamento adequado para medicamentos ou outras necessidades nas laterais das camas, bem como espaço e assentos adequados para os membros da família. Os tapetes, embora tenham uma aparência agradável, podem ser perigosos e não devem ser usados. A iluminação de teto e a luz de cabeceira adequadas irão aumentar a mobilidade e a segurança e melhorar a capacidade dos indivíduos de se envolverem nas atividades.

Considerações especiais para indivíduos com demência

A doença de Alzheimer e as demências relacionadas alteram significativamente a capacidade de perceber e interpretar o ambiente. A extensão das alterações é altamente individual e depende de vários fatores, incluindo alterações neuropatológicas, perda sensorial, desorientação em relação à hora do dia, uso de medicamentos e o ambiente social e físico. Algumas alterações nos sistemas sensoriais são consistentes com alterações normais relacionadas à idade e processos patológicos comuns (catarata ou degeneração macular). Outras alterações estão relacionadas ao declínio cognitivo que afeta a capacidade da pessoa de perceber, processar e interpretar a estimulação sensorial.

Estabelecer uma comunidade como "comunidade amigável para pacientes com demência" foi um conceito introduzido pela primeira vez pela Alzheimer's Disease International e depois adotado por organizações e comunidades em todo o mundo. O objetivo de uma comunidade amigável para pacientes com demência é estabelecer ambientes que minimizem o isolamento social e promovam a participação e a independência dos indivíduos com demência.[44] Esses ambientes podem ser em casa, na comunidade em geral ou em um lar para idosos. Os defensores das modificações ambientais com o objetivo de criar comunidades amigáveis para pacientes com demência nos lembram que as modificações que estimulam a independência e a conexão social para indivíduos com demência são consistentes com os princípios de design universal que beneficiam todos os indivíduos com danos aos sistemas sensoriais, independentemente da causa subjacente.

Para indivíduos com demência, tanto a baixa estimulação quanto a estimulação excessiva podem causar confusão, ilusões, frustração e agitação. A busca do caminho (encontrar o caminho de um lugar para outro) pode ser problemática em indivíduos com demência. A localização durante o ato de caminhar exige que a pessoa primeiro perceba as informações direcionais/pontos de referência no ambiente, processe as informações, interprete as informações e codifique as informações para uso futuro da memória (mapeamento cognitivo).[18,45] Indivíduos com demência se beneficiam de um ambiente bem planejado com designs descomplicados que fornecem pistas visuais e auditivas aplicáveis, mas não opressivas.

Estudos[43,45,47] demonstram que o *layout* físico do espaço em lares para idosos impacta a localização. A redução da pressão do ambiente pode ajudar a acomodar o declínio da competência cognitiva e melhorar a orientação. Um *layout* ideal minimiza o número de pontos de escolha direcionais que o indivíduo precisa para navegar. Idealmente, os principais destinos estão localizados ao longo de um corredor reto ou circular, limitando assim o número de corredores laterais e curvas. Quanto mais corredores e opções de curvas, mais difícil será a localização. Os corredores devem fornecer pistas de referência claramente identificáveis que estejam presentes independentemente da direção da qual a pessoa se aproxima do ponto de escolha. O ponto de referência pode ser um objeto ou imagem facilmente reconhecível pela maioria das pessoas, como uma imagem grande e facilmente identificável de um pássaro ou flor. Uma figura ou desenho abstrato que não seja facilmente vinculado a um objeto concreto deve ser evitado. Os pontos de referência de localização devem ser com cores de maiores sinalizações e colocados em uma altura que a maioria possa ver facilmente enquanto caminha. Identificar salas específicas com cores específicas e distintas nas portas e paredes conforme o paciente se aproxima da sala pode ajudar a encontrar um caminho. Uma foto claramente visível do residente em uma idade mais jovem pode ajudar o indivíduo a identificar seu próprio quarto. Portas de cores vivas contra um fundo neutro podem ser dicas para guiar as pessoas para entrar e sair fora de espaços que exigem a abertura de portas. Em contraste, as portas que não conduzem a espaços comuns para os residentes podem ser pintadas com uma cor que se mistura com as paredes circundantes e, portanto, são mais difíceis de perceber.

A combinação de alterações sensoriais normais relacionadas à idade experimentadas por todos os adultos mais velhos, em conjunto com a dificuldade adicional para interpretar a estimulação sensorial na presença de demência, requerem adaptações bem pensadas. Percepções visuais erradas, onde indivíduos com demência têm dificuldade em diferenciar a realidade da representação, podem contribuir para a agitação. Eles podem perceber as fotos emolduradas como membros da família assistindo-os ou perceber os programas de televisão como realidade. O brilho refletido pode contribuir para ilusões e equívocos. Tomar cuidado para minimizar ou controlar o brilho e evitar o uso de pisos e revestimentos de parede com muitos padrões pode reduzir esses erros de percepção. O aumento dos níveis de luz durante as atividades pode ser eficaz na redução dos níveis de agitação.

Alguns indivíduos com demência apresentam alucinações auditivas e ruídos "estáticos". Além disso, o ruído pode ser um estressor adicional. As sugestões para diminuir o ruído de fundo incluem o uso de tecidos que absorvam o som, como cortinas, carpetes e tapeçarias; usando jogos americanos em mesas de jantar; uso de móveis estofados e eliminar ou minimizar o uso de sistemas de chamada por alto-falantes em ambientes institucionais. A introdução de música e sons agradáveis, em conjunto com a musicoterapia, é considerada um método terapêutico, também conhecido por ajudar a diminuir a agitação em indivíduos com demência.[46] Entretanto, deve-se ter cuidado para garantir que o conteúdo e o volume sejam apropriados e os sons suaves.

Muitos lares para idosos oferecem espaços ao ar livre ou pátios onde os idosos com demência podem "vagar" por conta própria. São espaços cuidadosamente projetados que permitem uma caminhada segura e livre em uma área confinada. Caminhar e desfrutar de espaços "ao ar livre" ou bem iluminados em um jardim/pátio interno pode diminuir a agitação e melhorar a qualidade de vida de indivíduos com demência.

O toque é importante e pode ter um efeito terapêutico para indivíduos com demência. Massagens nas mãos, o toque caloroso de um abraço e a presença de animais de estimação podem ter um efeito positivo em indivíduos com demência. A termorregulação está relacionada à sensação de toque. É importante considerar os níveis de conforto, principalmente durante as atividades da vida diária. O uso de lâmpadas de aquecimento, roupas de moletom, roupas em camadas e cobertores pode aumentar o nível de conforto. Uma situação que costuma causar agitação é o desconforto associado à percepção de estar com frio durante o banho. As sugestões para evitar essa agitação são reduzir o calafrio pelo uso de roupões atoalhados, expor uma quantidade mínima do corpo durante todo o tempo e incorporar estimulação sensorial agradável para reduzir o trauma do banho. Algumas sugestões específicas incluem controlar os níveis de luz na área de banho com interruptores do tipo *dimmer*; usar tons ricos de laranja, amarelo ou azul nas paredes do banheiro; adicionar uma fragrância à água do banho; e ouvir uma música favorita que seja calmante.

Como os indivíduos com demência experimentam declínios sensoriais no paladar e no olfato, é importante melhorar a nutrição com alimentos enriquecidos com sabor e projetar o ambiente de refeições de modo a maximizar as dicas sensoriais para comer, como garantir iluminação adequada, minimizar ruídos que distraem e realçar cheiros agradáveis de comida, escolhendo mesas e talheres que gerem cor e contraste entre si, usando jogos americanos e toalhas de mesa com padrões simples para realçar o contraste, mas sempre evitar confusão figura-fundo.[48-50]

ESTRATÉGIAS DE ENSINO/CONSULTORIA

Os fisioterapeutas que trabalham com adultos mais velhos são desafiados a incorporar estratégias de ensino para acomodar a perda sensorial nos programas de tratamento. Seu conhecimento único das alterações sensoriais que acompanham o envelhecimento, com o conhecimento das intervenções adequadas, maximizará a experiência de reabilitação e proporcionará aos idosos uma oportunidade de usar as habilidades recém-adquiridas em um ambiente que mantém um controle razoável sobre a capacidade funcional e melhoria da qualidade de suas vidas.

Os fisioterapeutas devem apoiar e encorajar o encaminhamento a especialistas apropriados para avaliação de déficits específicos e prescrição de dispositivos necessários, encorajando o uso de equipamentos adaptativos e tecnologia assistiva para compensar a perda sensorial específica. Os terapeutas também devem ter conhecimento sobre as agências de serviço dentro da comunidade que se especializam em tecnologias assistivas e recursos, para os pacientes identificarem e entrarem em contato.

Os fisioterapeutas podem usar seus conhecimentos e habilidades relacionadas à disfunção de movimento e ergonomia para aumentar ainda mais a independência funcional de indivíduos mais velhos que precisam de acomodações para alterações sensoriais. Os fisioterapeutas podem ser, por exemplo, particularmente úteis no fornecimento de recomendações posicionais para aumentar o conforto de indivíduos mais velhos que usam acomodações para baixa visão que requerem a manutenção de uma distância focal específica. Identificar o melhor posicionamento ergonômico para manter a distância focal enquanto mantém a linha de visão correta, a inclinação da cabeça, a posição das costas e a postura corporal para conforto e eficiência pode ser um componente essencial da utilização de sistemas de baixa visão.

Os terapeutas devem fazer sugestões semelhantes para usuários de computador com deficiência visual. Além disso, podem ter um papel valioso na recomendação de adaptações aos dispositivos prescritos que tratam de problemas simultâneos frequentemente experimentados por pacientes mais velhos e com deficiência visual. Isso pode incluir o uso de suportes de leitura ajustáveis para assegurar um material com letras grandes, ou de suportes especiais, grampos ou faixas, para posicionar dispositivos de aumento para indivíduos com artrite, acidente vascular encefálico ou doença de Parkinson, que podem ter dificuldade em usar o dispositivo prescrito.

Estratégias de ensino específicas que incorporam instrução em técnicas para fortalecer o estímulo sensorial devem fazer parte da intervenção fisioterapêutica para idosos com deficiência sensorial. Os exemplos podem incluir ajustes de volume e tom de rádios e televisores para deficientes auditivos ou o uso de livros com letras grandes para deficientes visuais. Outra técnica é ensinar indivíduos mais velhos a compensar utilizando outros sentidos. Por exemplo, indivíduos com olfato diminuído podem ser ensinados a inspecionar os alimentos visualmente em busca de sinais de deterioração, assim como indivíduos com deficiência visual podem ser encorajados a usar substituições auditivas, incluindo audiolivros e outros produtos semelhantes. A estratégia final é ensinar os idosos a modificarem seu comportamento, realizando, por exemplo, uma pausa ao entrar em uma sala escura quando vem de um ambiente externo bem iluminado.

Devido ao conhecimento das alterações sensoriais relacionadas à idade, mobilidade funcional e modificações ambientais, os fisioterapeutas devem assumir papéis ativos como consultores. Aplicar esse conhecimento como recurso para arquitetos e designers pode gerar projetos que proporcionem um acesso mais seguro de indivíduos mais velhos a uma ampla variedade de edifícios, hospitais, clínicas ambulatoriais e centros comunitários para idosos. Os fisioterapeutas também podem contribuir para o planejamento do projeto para maximizar a independência dos indivíduos em casas de repouso, residências para idosos e instituições de longa permanência durante novas construções ou reformas de instalações existentes.

Incentivar arquitetos e construtores a incorporar design universal e conceitos de envelhecimento no local e considerações de design para permitir a adaptabilidade de estruturas para acomodar alterações sensoriais relacionadas à idade e deficiência pode permitir que indivíduos mais velhos permaneçam em suas próprias casas, e pode ser economicamente mais viável que renovar estruturas que não incorporem tais princípios. Além disso, os terapeutas devem ter um papel ativo na compra de suprimentos para as instalações existentes. Os terapeutas podem maximizar a qualidade de vida dos residentes mais velhos selecionando itens como móveis, revestimentos de paredes, pisos e cortinas que melhorem, e não impeçam, o desempenho funcional. Finalmente, os fisioterapeutas podem estimular o desenvolvimento de produtos apropriados para atender às necessidades de indivíduos mais velhos com perda sensorial, atuando como consultores para empresas que projetam e fabricam esses dispositivos.

RESUMO

É importante que os fisioterapeutas que trabalham com idosos reconheçam as alterações sensoriais que ocorrem com o envelhecimento e entendam os efeitos que essas alterações têm sobre a capacidade dos idosos de funcionar no ambiente. O conhecimento das adaptações no ambiente para acomodar e suportar as perdas que ocorrem na visão, audição, paladar, olfato e tato pode maximizar a experiência da reabilitação, promover independência funcional ideal e melhorar a qualidade de vida.

Os fisioterapeutas devem ser capazes de aplicar essas informações sobre perdas sensoriais e adaptações ambientais aos princípios gerais de design para criar ambientes significativos para idosos. Os terapeutas devem considerar todos os aspectos do ambiente em que os indivíduos mais velhos atuam. Isso inclui espaço de vida pessoal e instituições de longa permanência. Eles devem dar atenção específica ao projeto arquitetônico dos departamentos de fisioterapia e de todos os espaços comunitários. As adaptações de design do ambiente enfatizam o papel dos fisioterapeutas como consultores. Os fisioterapeutas têm conhecimento único das necessidades dos indivíduos idosos e devem ser encorajados a compartilhar esse conhecimento com arquitetos, designers, administradores e outros que lidam com instalações e produtos usados por indivíduos idosos.

REFERÊNCIAS BIBLIOGRÁFICAS

1. Sanford JA, Corry Hernandez S. Universal design, design for aging in place, and rehabilitative design in residential environments. In: Kopec D, ed. *Health and Well-Being for Interior Architecture*. New York: Routledge; 2017:137–147.

2. Chaudhury H, Cooke HA, Cowie H, Razaghi L. The influence of the physical environment on residents with dementia in longterm care settings: a review of the empirical literature. *Gerontologist*. 2018;58(5):e325–e337.

3. Nylen P, Favero F, Glimne S, Fahnehjelm KT, Eklund J. Vision, light and aging: a literature overview on older-age workers. *Work (Reading, Mass)*. 2014;47(3):399. http://kipublications. ki.se/Default. aspx?queryparsed=id:128538405.

4. Leibrock C, Terry JE. *Beautiful Universal Design*. New York: John Wiley & Sons; 1999.

5. University of Buffalo. *School of Architecture and Planning*. http:// ap.buffalo.edu/research/research-centers/center-for-inclusivedesign-and-environmental-access.html.AccessedMarch 24, 2019.

6. Safescore.org. https://safescore.org/checklists. Accessed March 24, 2019.

7. Denson MG. Empathic design matters. In: Kopec D, ed. *Health and Well-Being for Interior Architecture*. New York: Routledge; 2017: 148–158.

8. Guest D, Howard CJ, Brown LA, Gleeson H. Aging and the rate of visual information processing. *J Vis*. 2015;15(14):10. https://doi. org/10.1167/15.14.10.

9. Cid-Fernández S, Lindín M, Díaz F. Information processing becomes slower and predominantly serial in aging: characterization of response-related brain potentials in an auditoryvisual distraction-attention task. *Biol Psychol*. 2016; 113:12–23. https://doi.org/10.1016/j. biopsycho.2015.11.002.

10. Saftari LN, Kwon O. Ageing vision and falls: a review. *J Physiol Anthropol*. 2018;37(1):11–14. https://www.ncbi.nlm.nih.gov/pubmed/29685171. https://doi.org/10.1186/s40101-018-0170-1.

11. Andersen GJ. Aging and vision: changes in function and performance from optics to perception. *Wiley Interdisc Rev Cogn Sci*. 2012;3(3):403–410. https://doi.org/10.1002/wcs.1167. https://onlinelibrary.wiley.com/doi/abs/10.1002/wcs.1167.

12. Black AA, Wood JM, Lovie-Kitchin JE. Inferior field loss increases rate of falls in older adults with glaucoma. *Optom Vis Sci*. 2011; 88:1275–1282.

13. Huisingh C,McGwinGJr,Wood J,Owsley C. The driving visual field and a history of motor vehicle collision involvement in older drivers: a population-based examination. *Invest Ophthalmol Vis Sci*. 2014;56(1):132–138. https://www.ncbi.nlm.nih.gov/pubmed/25395488. https://doi.org/10.1167/iovs.14-15194.

14. Akpek E, Smith RA. *Overview of age-related ocular conditions*. https://www.ajmc.com/journals/supplement/2013/ace011_13may_agingeye/ace011_13may_agingeye_akpek?p=3. Published 2013.

15. Gell NM, Rosenberg DE, Demiris G, LaCroix AZ, Patel KV. Patterns of technology use among older adults with and without disabilities. *Gerontologist*. 2015;55(3):412–421. https://www.ncbi.nlm.nih.gov/pubmed/24379019. https://doi.org/10.1093/geront/gnt166.

16. McKendrick AM, Chan YM, Nguyen BN. Spatial vision in older adults: perceptual changes and neural bases. *Ophthal Physiol Optics*. 2018;38(4):363–375. https://onlinelibrary.wiley.com/doi/abs/10.1111/opo.12565. https://doi.org/10.1111/opo.12565.

17. Owsley C. Aging and vision. *Vision Res*. 2011;51(13):1610–1622. https://doi.org/10.1016/j.visres.2010.10.020.

18. Davis R, Weisbeck C. Creating a supportive environment using cues for wayfinding in dementia. *J Gerontol Nurs*. 2016;42 (3):36–44.

19. Cooper BA, Ward M, Gowland CA, McIntosh JM. The use of the Lanthony New Color Test in determining the effects of aging on color vision. *J Gerontol*. 1991;46:320–324.

20. Green M. Using colour to improve care environments. *Nurs Residential Care*. 2005;7:510–512.

21. Swann J. Visual impairments: environmental considerations. *Nurs Residential Care*. 2008;10:90–92.

22. Linton AD. Age-related changes in the special senses. In: Linton AD, Lach HW, eds. *Matteson & McConnell's gerontological nursing: concepts and practice*. 3rd ed. Philadelphia: Saunders/Elsevier; 2007.

23. Yang CH, Schrepfer T, Schacht J. Age-related hearing impairment and the triad of acquired hearing loss. *Front Cell Neurosci*. 2015;9. https://doi.org/10.3389/fncel.2015.00276.

24. Tu NC, Friedman RA. Age-related hearing loss: unraveling the pieces. *Laryngoscope Investig Otolaryngol*. 2018;3(2):68–72. https:// doi.org/10.1002/lio2.134.

25. Tang L, Thompson CB, Clark JH, et al. Rehabilitation and psychosocial determinants of cochlear implant outcomes in older adults. *Ear Hear*. 33017;38(6):663–671.

26. Sladen DP, Peterson A, Schmitt M, et al. Health-related quality of life outcomes following adult cochlear implantation: a prospective cohort study. *Cochlear Implants Int*. 2017;18 (3):130–135.

27. Han C, Ding D, Lopez MC, et al. Effects of long-term exercise on age-related hearing loss in mice. *J Neurosci*. 2016;36 (44):11308–11319. https://doi.org/10.1523/JNEUROSCI.2493-16.2016.

28. Hummel T, Kobal G, Gudziol H, Mackay-Sim A. Normative data for the "sniffin' sticks" including tests of odor identification, odor discrimination, and olfactory thresholds: an upgrade based on a group of more than 3,000 subjects. *Eur Arch Otorhinolaryngol*. 2007;264(3):237–243.

29. White TL, Sadikot AF, Djordjevic J. Metacognitive knowledge of olfactory dysfunction in Parkinson's disease. *Brain Cogn*. 2016; 104:1–6.

30. Doty RL. Measurement of chemosensory function. *World J Otorhinolaryngol Head Neck Surg*. 2018;4(1):11–28.

31. White TI, Kurtz DB. The relationship between metacognitive awareness of olfactory ability and age in people reporting chemosensory disturbances. *Am J Psychol*. 200;116:99–110.

32. Kenny GP, Yardley J, Brown C, Sigal RJ, Jay O. Heat stress in older individuals and patients with common chronic diseases. *CMAJ*. 2010;182(10):1053–1060.

33. Leibrock C, Harris D. *Design Details for Health Making the Most of Design's Healing Potential*. 2nd ed. Hoboken, NJ: John Wiley & Sons; 2011.

34. Kopec D. *Environmental Psychology for Design*. 2nd ed. New York: Bloomsbury Publishing; 2012.

35. Pitts BJ, Sarter N. What you don't notice can harm you: agerelated differences in detecting concurrent visual, auditory, and tactile cues. *Hum Factors*. 2018;60(4):445–464. https://doi.org/10.1177/0018720818759102.

36. Shinar D, Schieber F. Visual requirements for safety and mobility of older drivers. *Hum Factors*. 1991;33:507–519.

37. District of Columbia, Department of Motor Vehicles. Online Driving Assessment. http://onlinedrivingassessment.dmv.dc. gov/. Accessed July 3, 2019.

38. Driving Assessment for Elderly Drivers. The Drive Safety Team. July 28, 2017. https://drivesafety.com/how-to-assess-the-drivingfitness-of-the-elderly/

39. Healey F. Does flooring type affect risk of injury in older inpatients? *Nurs Times*. 1994;90:40–41.

40. Lachance CC, Jurkowski MP, Dymarz AC, et al. Compliant flooring to prevent fall-related injuries in older adults: a scoping review of biomechanical efficacy, clinical effectiveness, cost-effectiveness, and workplace safety. *PLoS ONE*. 2017;12(2):e0171652.

41. Wright AD, Heckman GA, McIlroy WE, Laing AC. Novel safety floors do not influence early compensatory balance reactions in older adults. *Gait Posture*. 2014;40(1):160–165. https://doi.org/10.1016/j.gaitpost.2014.03.015.

42. Lord, SR. Visual risk factors for falls in older people. *Age Ageing*. 2006;35(Suppl 2):ii42–ii45.

43. Lord SR, Smith ST, Menant JC. Vision and falls in older people: risk factors and intervention strategies. *Clin Geriatr Med*. 2010; 26(4):569–581.

44. Shannon K, Bail K, Neville S. Dementia-friendly community initiatives: an integrative review. *J Clin Nurs*. 2019; 28(11–12):2035–2045.

45. O'Malley M, Innes A, Wiener JM. Decreasing spatial disorientation in care-home settings: how psychology can guide the development of dementia friendly design guidelines. *Dementia*. 2017;16(3): 315–328.

46. Abraha I, Rimland JM, Trotta FM, et al. Systematic review of systematic reviews of nonpharmacological interventions to treat behavioural disturbances in older patients with dementia. The SENATOR-OnTop series. *BMJ Open*. 2017;7. https://doi. org/10.1136/bmjopen-201601275. e012759.

47. Habell M. Specialised design for dementia. *Perspect Public Health*. 2013;133(3):151–157.

48. Bakker R. Sensoryloss,dementia,andenvironments *Generations*. 2003;27:46–51.

49. Brush JA, Calkins MP. Environmental interventions and dementia. *ASHA Leader*. 2008;13:24–25.

50. Burke TJ. Significance of tonal contrast in dementia accommodation. *Geriatrician*. 2003;21:11–15.

CAPÍTULO

6

Farmacologia Geriátrica

Charles D. Ciccone

VISÃO GERAL DO CAPÍTULO

Introdução, 102
Padrão de uso de medicamentos
    em adultos idosos: problemas de
    polimedicação, 103
Resposta alterada aos
    medicamentos, 104
    Alterações farmacocinéticas, 104
    Alterações farmacodinâmicas, 105
Outros fatores que aumentam
    o risco de reações adversas a
    medicamentos em idosos, 106
    Presença de vários estados
        patológicos, 106
    Falta de regulamentação
        e testes adequados para
        medicamentos, 106
    Problemas com educação do
        paciente e não aderência à
        terapia medicamentosa, 107
    Uso inadequado de
        medicamentos, 107
    Fatores adicionais, 107
Reações adversas comuns a
    medicamentos, 108
    Sintomas gastrintestinais, 108

Sedação, 108
Confusão, 108
Depressão, 108
Hipotensão ortostática, 108
Fadiga e fraqueza, 108
Tonturas e quedas, 109
Efeitos anticolinérgicos, 109
Sintomas extrapiramidais, 109
Classes de medicamentos comumente
    usados em adultos idosos, 109
    Medicamentos psicotrópicos, 109
    Antipsicóticos, 112
    Agentes neurológicos, 114
    Tratamento de dor e
        inflamação, 116
    Medicamentos
        cardiovasculares, 118
    Medicamentos respiratórios e
        gastrintestinais, 123
    Agentes hormonais, 124
    Tratamento de infecções, 126
    Quimioterapia do câncer, 127
    Medicamentos usados para tratar
        as incontinências urinária e
        fecal, 129

Estratégias gerais de coordenação
    entre a fisioterapia e o tratamento
    com medicamentos em idosos, 129
    Distinguir entre efeitos de
        medicamentos e sintomas, 130
    Agendamento das sessões de
        fisioterapia de acordo com o
        cronograma de ingestão de
        medicamentos, 130
    Promoção de efeitos sinérgicos
        entre procedimentos de
        fisioterapia e terapia
        medicamentosa, 131
    Evitando interações potencialmente
        prejudiciais entre procedimentos
        de fisioterapia e efeitos de
        medicamentos, 131
    Aprimorando a educação e
        a conformidade com a
        terapia medicamentosa
        em idosos, 131
    Facilitando as discussões
        sobre medicamentos com o
        médico, 131
Referências bibliográficas, 132

INTRODUÇÃO

Os fisioterapeutas que trabalham com qualquer população de pacientes devem estar cientes dos medicamentos usados por eles. Devem ter uma compreensão básica dos efeitos benéficos e adversos de cada medicamento e estar cientes de como medicamentos específicos podem interagir com vários procedimentos de reabilitação. Essa ideia parece especialmente verdadeira para pacientes geriátricos que recebem fisioterapia. Os adultos mais velhos são, de modo geral, mais sensíveis aos efeitos adversos da terapia medicamentosa, e muitas reações adversas a medicamentos (RAMs) impedem o progresso do paciente e sua capacidade de participar de procedimentos de reabilitação. Uma compreensão adequada do regime medicamentoso, entretanto, pode ajudar os fisioterapeutas a reconhecerem e a lidarem com esses efeitos adversos, bem como esses profissionais podem se beneficiar em relação

aos efeitos positivos da terapia medicamentosa em seus pacientes geriátricos.

O objetivo deste capítulo é discutir alguns dos aspectos pertinentes da farmacologia geriátrica, com ênfase nos efeitos que a terapia medicamentosa pode causar em indivíduos idosos que recebem fisioterapia. Inicialmente, há uma descrição sobre o perfil farmacológico do paciente geriátrico, centralizando o motivo pelo qual as RAMs tendem a ocorrer mais comumente em adultos mais velhos. As RAMs específicas que ocorrem em adultos mais velhos são discutidas. Finalmente, os efeitos benéficos e adversos de medicamentos específicos são examinados, considerando seu impacto na reabilitação de adultos mais velhos.

Em geral, idosos apresentam maior probabilidade que jovens adultos de sofrer RAMs graves.[1] O aumento da incidência de efeitos adversos de medicamentos em adultos mais velhos é influenciado por dois fatores principais: o padrão de uso de medicamentos que ocorre em uma população geriátrica e a resposta alterada à terapia medicamentosa em adultos mais velhos.[2,3] Uma série de outros fatores contribuintes, como múltiplos estados patológicos, ausência de testes medicamentosos adequados e problemas com educação e adesão medicamentosa, também aumentam a probabilidade de efeitos adversos em idosos. A influência de cada um desses fatores na resposta aos medicamentos em idosos é discutida brevemente aqui.

PADRÃO DE USO DE MEDICAMENTOS EM ADULTOS IDOSOS: PROBLEMAS DE POLIMEDICAÇÃO

Os adultos mais velhos consomem um número desproporcionalmente grande de medicamentos em relação aos mais jovens.[1] Adultos com mais de 65 anos, por exemplo, constituem cerca de 15% da população dos EUA atualmente,[2] mas compram mais de 30% de todos os medicamentos prescritos.[3] Como cada vez mais a população está atingindo a idade avançada, parece certo que eles continuarão a receber uma parcela desproporcional de medicamentos nas próximas décadas.[4]

Uma explicação lógica para esse uso desproporcional de medicamentos é que os adultos mais velhos sofrem com mais enfermidades.[5] De fato, mais de 80% dos indivíduos com mais de 65 anos sofrem de uma ou mais doenças crônicas, e aproximadamente 36% dos adultos com mais de 65 anos que vivem nos EUA utilizam pelo menos cinco medicamentos.[7] Da mesma forma, subpopulações mais velhas, como residentes de lares de idosos e pacientes idosos frágeis, muitas vezes recebem vários medicamentos, com maior probabilidade de RAMs.[6,7] O uso de produtos de venda livre (sem receita) também é um fator importante na farmacologia geriátrica, especialmente entre os idosos residentes na comunidade que têm maior acesso a esses produtos.[8] Analgésicos de venda livre, preparações para tosse/resfriado, antiácidos, laxantes e outros medicamentos não prescritos frequentemente são administrados por eles mesmos ou por outros idosos para ajudar a resolver vários sintomas. Além disso, frequentemente procuram preparações à base de ervas, vitaminas, minerais e outros suplementos nutricionais, na crença de que tais produtos podem ajudar a promover uma saúde ideal.

Os adultos mais velhos, portanto, dependem fortemente de vários produtos com e sem receita, e os medicamentos frequentemente são essenciais para ajudar a resolver ou aliviar algumas das doenças e outras complicações médicas que ocorrem comumente em adultos mais velhos. Uma distinção deve ser feita, entretanto, entre o uso razoável e apropriado de medicamentos e o fenômeno da polimedicação. Embora as fontes possam variar um pouco na definição exata do termo, a *polimedicação* se refere ao uso excessivo ou inadequado de medicamentos.[9,10] Devido ao uso extensivo de medicamentos nessa população, os idosos geralmente apresentam alto risco de polimedicação.[4,11]

A polimedicação pode ser distinguida de um regime medicamentoso mais razoável por meio dos critérios listados na Tabela 6.1. Desses critérios, o uso de medicamentos para tratar RAMs é especialmente importante. A administração de medicamentos para tratar reações associadas aos medicamentos cria, geralmente, um ciclo vicioso no qual medicamentos adicionais são usados para tratar RAMs, criando mais efeitos adversos, iniciando, assim, o uso de mais medicamentos (Figura 6.1).[9] O ciclo, também conhecido como "efeito em cascata de medicamentos", pode acelerar rapidamente até que o paciente receba uma dúzia ou mais de remédios.

Além do risco de criar o ciclo vicioso visto na Figura 6.1, existem várias desvantagens óbvias da polimedicação em idosos. Como cada medicamento inevitavelmente produzirá alguns efeitos adversos quando usado de modo isolado, o número de efeitos adversos começará a se acumular quando vários agentes forem usados simultaneamente.[9,11] Mais importante, a interação de um medicamento com outro (interação medicamento-medicamento) aumenta o risco de uma reação adversa devido à capacidade de um agente de modificar os efeitos e o metabolismo de outro medicamento. Se muitos medicamentos forem administrados simultaneamente, o risco de RAMs aumenta exponencialmente.[11] Outros aspectos negativos da polimedicação são o risco de diminuição da adesão do paciente ao regime medicamentoso[11,12] e o aumento da carga financeira do uso de grande número de medicamentos desnecessários.[10]

A polimedicação pode ocorrer em adultos mais velhos por uma série de razões. Em particular, os médicos podem contar com a terapia medicamentosa para atingir objetivos que poderiam ser alcançados por meio de métodos não farmacológicos; ou seja, é relativamente fácil prescrever um medicamento para resolver um problema

TABELA 6.1	Características da polimedicação em idosos.
Característica	**Exemplo**
Uso de medicamentos sem motivo aparente	Uso de digoxina em pacientes que não apresentam insuficiência cardíaca
Uso de medicamentos duplicados	Uso simultâneo de dois ou três laxantes
Uso simultâneo de medicamentos que interagem entre si	Uso simultâneo de um laxante e um agente antidiarreico
Uso de medicamentos contraindicados	Uso de ácido acetilsalicílico em úlceras hemorrágicas
Uso de dosagem inadequada	Falha no uso de dose mais baixa de um sedativo benzodiazepínico hipnótico
Uso de terapia medicamentosa para tratar reações adversas a medicamentos	Uso de antiácidos para tratar irritação gástrica induzida por ácido acetilsalicílico
O paciente melhora quando os medicamentos são descontinuados	A retirada de um sedativo-hipnótico resulta em sensório mais claro

(Adaptada de Simonson W. *Medications and the Elderly: A Guide for Promoting Proper Use*. Rockville, MD: Aspen Publications; 1984.)

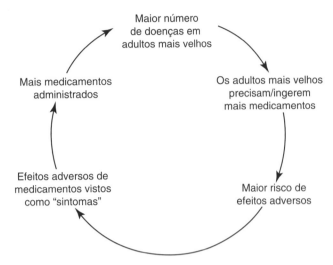

Figura 6.1 Ciclo vicioso da administração de medicamentos que pode levar à polimedicação no idoso.

no idoso, embora outros métodos possam ser usados. Por exemplo, o paciente que cochila ao longo do dia provavelmente não estará com sono na hora de dormir. É muito mais fácil administrar um agente sedativo-hipnótico na hora de dormir que instituir atividades que mantenham o paciente acordado durante o dia e permitam que o sono noturno ocorra naturalmente.

Em alguns casos, o paciente também pode contribuir para a polimedicação. Os pacientes podem obter prescrições de vários médicos, acumulando uma lista formidável de medicamentos prescritos. Os idosos podem receber prescrições de amigos e familiares que desejam "compartilhar" os benefícios de seus medicamentos. Alguns também podem usar medicamentos de venda livre, a ponto de esses agentes interagirem entre si e com seus medicamentos prescritos.

Esse fenômeno pode ser evitado se o regime de medicamentos do paciente for revisado periodicamente e quaisquer medicamentos desnecessários ou prejudiciais forem descontinuados.[13] Além disso, novos medicamentos só devem ser administrados se uma avaliação completa do paciente indicar que o medicamento é realmente necessário para aquele paciente.[14,15] Quando vários médicos estão lidando com o mesmo paciente, esses profissionais devem se certificar de que eles se comunicam entre si sobre o regime medicamentoso do paciente.[10] Os fisioterapeutas podem desempenhar um papel na prevenção da polimedicação, reconhecendo quaisquer alterações na resposta do paciente à terapia medicamentosa e ajudando a identificar corretamente essas alterações como reações a medicamentos, em vez de "sintomas" da doença. Dessa forma, os terapeutas podem ajudar a prevenir a formação do ciclo vicioso ilustrado na Figura 6.1.

RESPOSTA ALTERADA AOS MEDICAMENTOS

Não há dúvida de que a resposta a muitos medicamentos é afetada pela idade e que os efeitos terapêuticos e tóxicos de qualquer medicamento serão diferentes em um adulto mais velho e em um indivíduo mais jovem. Alterações na resposta ao medicamento em idosos podem ser atribuídas a diferenças na forma como o corpo lida com o medicamento (alterações farmacocinéticas), bem como diferenças na forma como o medicamento afeta o corpo (alterações farmacodinâmicas).[16,17] Os efeitos do envelhecimento sobre o medicamento, a farmacocinética e a farmacodinâmica serão discutidos mais adiante.

Alterações farmacocinéticas

Farmacocinética é o estudo de como o corpo lida com um medicamento, incluindo absorção, distribuição, metabolização e excreção. Várias alterações na função fisiológica ocorrem como resultado do envelhecimento que alteram as variáveis farmacocinéticas em idosos. As principais alterações farmacocinéticas associadas ao envelhecimento estão resumidas na Figura 6.2 e são brevemente discutidas aqui. Os efeitos do envelhecimento na farmacocinética têm sido objeto de extensas pesquisas, e o leitor deve consultar vários dos estudos promissores para obter mais informações sobre esse tópico.[17,18]

Absorção de medicamentos. Diversas alterações bem documentadas ocorrem na função gastrintestinal (GI) em adultos mais velhos que podem afetar a forma como os medicamentos são absorvidos pelo trato GI. Essas alterações incluem diminuição da produção de ácido gástrico, diminuição do esvaziamento gástrico, diminuição do fluxo sanguíneo GI, diminuição da área da superfície absortiva e diminuição da motilidade intestinal.[19,20] O efeito dessas alterações na absorção do fármaco, entretanto, é frequentemente inconsistente; ou seja, o envelhecimento não

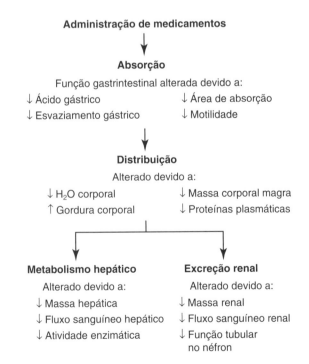

Figura 6.2 Resumo dos efeitos fisiológicos do envelhecimento que podem alterar a farmacocinética em idosos.

parece alterar significativamente a absorção da maioria dos medicamentos administrados por via oral. Isso pode ser devido em parte ao fato de que as alterações mencionadas podem compensar umas às outras. Fatores que tendem a diminuir a absorção (p. ex., diminuição do fluxo sanguíneo gastrintestinal, diminuição da área de superfície de absorção) podem ser contrabalançados por fatores que permitem que o medicamento permaneça no intestino por períodos mais longos (diminuição da motilidade GI), admitindo, assim, mais tempo para absorção. Portanto, a absorção alterada do medicamento não parece ser um fator importante na determinação das alterações farmacocinéticas em idosos.

Distribuição dos medicamentos. Depois que um medicamento é absorvido pelo corpo, ele é distribuído para vários tecidos e compartimentos por meio dos fluidos corporais (p. ex., sistema vascular, fluido intracelular etc.). A distribuição do medicamento pode ser alterada nos adultos mais velhos devido a várias alterações fisiológicas, como diminuição da água corporal total, diminuição da massa corporal magra, aumento da porcentagem de gordura corporal e diminuição das concentrações de proteínas plasmáticas.[21,22] Dependendo do medicamento específico, essas alterações podem afetar a distribuição do medicamento no corpo, alterando potencialmente sua resposta. Os medicamentos que se ligam às proteínas plasmáticas (p. ex., ácido acetilsalicílico, varfarina) podem produzir uma resposta maior porque haverá menos medicamento ligado às proteínas plasmáticas e uma quantidade maior estará livre para atingir o tecido-alvo. Os medicamentos que são solúveis em água (p. ex., álcool, morfina) serão relativamente mais concentrados no corpo porque há menos água corporal para dissolvê-los. O aumento da porcentagem de gordura corporal pode atuar como um reservatório para medicamentos solúveis em lipídios, e problemas relacionados ao armazenamento de medicamentos podem ocorrer com esses agentes. Portanto, esses problemas potenciais na distribuição de medicamentos devem ser antecipados e as dosagens devem ser ajustadas de acordo com os idosos.

Metabolismo dos medicamentos. O principal papel do metabolismo dos medicamentos (biotransformação) é inativá-los e criar subprodutos solúveis em água (metabólitos) que podem ser excretados pelos rins. Embora algum grau da metabolização possa ocorrer nos tecidos de todo o corpo, o fígado é o principal local responsável por esse processo. Com o envelhecimento, ocorrem várias alterações distintas na função hepática que afetam o metabolismo dos medicamentos. A capacidade total de metabolização pelo fígado diminui com a idade por causa de uma redução na massa do fígado, um declínio no fluxo sanguíneo hepático e uma diminuição da atividade das enzimas metabolizadoras de medicamentos.[23,24] Como resultado, medicamentos inativados no fígado permanecerão ativos por períodos mais longos devido à diminuição geral da capacidade de metabolização hepática observada em adultos mais velhos.

Excreção de medicamentos. Os rins são as principais vias de excreção de medicamentos do corpo. Os medicamentos chegam ao rim em sua forma ativa ou como metabólito do medicamento após biotransformação no fígado. Em ambos os casos, é função do rim filtrar o medicamento da circulação e excretá-lo do corpo pela urina. Com o envelhecimento, declínios no fluxo sanguíneo renal, na massa renal e na função dos túbulos renais resultam em uma capacidade reduzida dos rins de excretar medicamentos e seus metabólitos.[25,26] Essas alterações na função renal tendem a ser alguns dos fatores mais importantes que afetam a farmacocinética de medicamentos em idosos, e a função renal reduzida deve ser levada em consideração sempre que medicamentos são prescritos para esses indivíduos.[27,28]

O efeito cumulativo das alterações farmacocinéticas associadas ao envelhecimento é que os medicamentos e seus metabólitos frequentemente permanecem ativos por períodos mais longos, prolongando seus efeitos e aumentando o risco de efeitos adversos tóxicos. Isso é evidenciado pelo fato de que a meia-vida do medicamento (o tempo necessário para eliminar 50% do medicamento restante no corpo) é, muitas vezes, substancialmente mais longa em um indivíduo mais velho que em um adulto mais jovem.[17] A meia-vida de certos medicamentos, como os benzodiazepínicos (p. ex., diazepam e clordiazepóxido), pode estar aumentada em até quatro vezes nos adultos mais velhos.[29] Obviamente, isso representa uma alteração significativa na maneira como o corpo do idoso lida com certos agentes farmacológicos. A farmacocinética alterada em adultos mais velhos deve ser antecipada avaliando as alterações na composição corporal (p. ex., diminuição da água corporal, aumento da porcentagem de gordura corporal) e monitorando as alterações na função orgânica (p. ex., diminuição das funções hepática e renal), para que as dosagens do medicamento possam ser ajustadas e RAMs minimizadas em indivíduos mais velhos.[17]

Por fim, deve-se observar que as alterações farmacocinéticas relacionadas à idade descritas aqui variam consideravelmente de pessoa para pessoa na população geriátrica.[17,30] Essas alterações são, entretanto, consideradas parte do processo de envelhecimento "normal". Qualquer doença ou enfermidade que afete a distribuição, o metabolismo ou a excreção do medicamento causará uma alteração adicional nas variáveis farmacocinéticas, aumentando ainda mais o risco de RAMs em adultos mais velhos.[16,31]

Alterações farmacodinâmicas

Farmacodinâmica é o estudo de como os medicamentos afetam o corpo, incluindo seus efeitos sistêmicos e os mecanismos celulares e bioquímicos de ação dos medicamentos. Alterações no controle de diferentes sistemas fisiológicos podem influenciar a resposta sistêmica a vários medicamentos em idosos.[16,32] Por exemplo, déficits no controle homeostático da circulação (p. ex., diminuição da sensibilidade dos barorreceptores, diminuição da complacência vascular) podem alterar a resposta dos idosos aos medicamentos cardiovasculares. Outras alterações relacionadas à idade, como controle postural prejudicado, função muscular visceral diminuída, respostas termorregulatórias alteradas e declínios na capacidade cognitiva, podem alterar a resposta farmacoterapêutica, bem como os efeitos adversos potenciais que podem ocorrer quando vários agentes são administrados em adultos mais velhos.[18,33] O grau de alteração da resposta sistêmica ao medicamento varia de acordo com a magnitude dessas alterações fisiológicas em cada indivíduo.

Além dessas alterações sistêmicas, a maneira como um medicamento afeta os tecidos em nível celular pode ser diferente no adulto mais velho. A maioria dos medicamentos exerce seus efeitos ligando-se primeiro a um receptor localizado sobre ou dentro de células-alvo específicas que são influenciadas por cada tipo de medicamento. Esse receptor é acoplado, geralmente, de alguma forma ao "maquinário" bioquímico da célula-alvo, de modo que, quando o medicamento se liga ao receptor, ocorre um evento bioquímico que altera a função celular de maneira previsível (Figura 6.3). A ligação da epinefrina (adrenalina) aos receptores β1 nas células do miocárdio causa um aumento na atividade de certas enzimas intracelulares, que, por sua vez, causa um aumento na frequência cardíaca e na força contrátil. Mecanismos semelhantes podem ser descritos para outros medicamentos e seus respectivos receptores celulares. A resposta alterada para certos medicamentos observada em adultos mais velhos pode ser causada por uma ou mais das alterações celulares ilustradas na Figura 6.3. Por exemplo, alterações na atração do receptor de medicamento (afinidade) podem ajudar a explicar um aumento ou diminuição na sensibilidade do idoso para vários fármacos.[28,34] Da mesma forma, alterações na forma como o receptor está ligado ou acoplado à bioquímica interna da célula foram observadas em certos tecidos em função do envelhecimento.[32,35] Finalmente, a resposta bioquímica real de dentro da célula pode ser amortecida devido a alterações na estrutura e na função subcelular que ocorrem com o envelhecimento.[36] Declínios relacionados à idade na função mitocondrial, por exemplo, podem influenciar a forma como a célula responde a vários medicamentos.[37]

Alterações na atividade celular, entretanto, variam de acordo com o tecido e os medicamentos que o afetam. Apesar de alguns tecidos poderem ser mais sensíveis a certos medicamentos (p. ex., aumento da sensibilidade dos tecidos do sistema nervoso central [SNC] a psicotrópicos e opioides), outros tecidos podem ser menos responsivos (p. ex., diminuição da sensibilidade do sistema cardiovascular a agentes beta-adrenérgicos).[35] Alterações relacionadas à idade na resposta celular devem, portanto, ser consideradas de acordo com cada tecido e os medicamentos específicos que afetam esse tecido.

Consequentemente, a farmacodinâmica pode estar alterada em adultos mais velhos como resultado de alterações fisiológicas sistêmicas agindo em combinação com alterações na responsividade ao medicamento que ocorrem em um nível celular ou mesmo subcelular. Essas alterações farmacodinâmicas, com as alterações farmacocinéticas discutidas anteriormente, ajudam a explicar por que a resposta de um indivíduo geriátrico à terapia medicamentosa difere frequentemente da resposta análoga em um indivíduo mais jovem.

OUTROS FATORES QUE AUMENTAM O RISCO DE REAÇÕES ADVERSAS A MEDICAMENTOS EM IDOSOS

Além do padrão de uso de medicamentos e da resposta alterada aos medicamentos observada em idosos, vários outros fatores podem contribuir para o aumento da incidência de RAMs nesses indivíduos. Vários desses fatores adicionais serão apresentados aqui.

Presença de vários estados patológicos

O fato de que os idosos frequentemente sofrem de várias condições crônicas aumenta muito o risco de RAMs.[5,38] A presença de mais de uma doença (comorbidade) frequentemente requer o uso de vários medicamentos, aumentando assim o risco de interações medicamentosas. Ainda mais importante é o fato de que várias doenças e enfermidades alteram as variáveis farmacocinéticas e farmacodinâmicas discutidas anteriormente. As alterações relacionadas à idade no metabolismo hepático e na excreção renal de medicamentos, por exemplo, são afetadas em uma extensão ainda maior se houver doença renal ou hepática. Muitos pacientes mais velhos sofrem de doenças que diminuem ainda mais a função em ambos os órgãos, bem como causam redução da função em outros sistemas fisiológicos. O envolvimento de vários sistemas orgânicos, combinado com a presença de vários medicamentos diferentes, torna a chance de uma RAM quase inevitável em pacientes idosos com múltiplos estados de doença.

Falta de regulamentação e testes adequados para medicamentos

A Food and Drug Administration (FDA) é responsável por monitorar a segurança e eficácia de todos os medicamentos

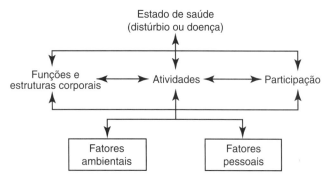

Figura 6.3 Locais potenciais para alterações de respostas celulares em adultos mais velhos. Podem ocorrer alterações (1) na afinidade do receptor de medicamentos, (2) no acoplamento do receptor para um evento bioquímico intracelular, e (3) na capacidade celular de gerar uma resposta bioquímica específica.

comercializados nos EUA. A FDA exige que todos os medicamentos sejam submetidos a extensos testes pré-clínicos (animais) e clínicos (humanos) antes de receberem a aprovação. No que diz respeito aos adultos mais velhos, algumas questões foram levantadas sobre a avaliação de medicamentos em indivíduos geriátricos antes da aprovação pela FDA. Foi reconhecido que um número adequado de pacientes com mais de 65 anos deve ser incluído em vários estágios do teste clínico, especialmente para medicamentos que são direcionados para problemas que ocorrem principalmente em adultos mais velhos (p. ex., demência, doença de Parkinson, e assim por diante).[39,40] Não está claro, entretanto, se os esforços para aumentar os testes de medicamentos em indivíduos geriátricos foram bem-sucedidos em fornecer informações melhoradas sobre a segurança de medicamentos em adultos mais velhos.[39] Os ensaios clínicos, por exemplo, podem carecer de números adequados de indivíduos mais velhos, especialmente indivíduos com mais de 75 anos.[40] Esforços adicionais por parte da FDA e das empresas fabricantes de medicamentos podem ser necessários para ajudar a reduzir o risco de efeitos adversos por meio de melhores testes.

Também existe a preocupação de que muitos medicamentos sejam prescritos em excesso e usados incorretamente em adultos mais velhos. Essa preocupação parece especialmente verdadeira para certas classes de agentes psicotrópicos (p. ex., antipsicóticos, agentes sedativos-hipnóticos).[41] Felizmente, esforços têm sido feitos para instituir regulamentos e diretrizes governamentais que limitam o uso desses medicamentos.[42] Espera-se que a aplicação dos regulamentos existentes e o desenvolvimento de diretrizes para outros tipos de medicamentos reduzirão a incidência do uso impróprio de medicamentos em idosos.

Problemas com educação do paciente e não aderência à terapia medicamentosa

Mesmo o regime medicamentoso mais apropriado e bem planejado será inútil se os medicamentos não forem tomados conforme as instruções. Os pacientes podem experimentar um aumento nos efeitos adversos, especialmente se os medicamentos forem usados em doses excessivas ou pelo motivo errado.[43,44] Por outro lado, os pacientes mais velhos podem parar de tomar seus medicamentos, resultando na falta de efeitos terapêuticos e um possível aumento dos sintomas da doença. O fato de pacientes mais velhos frequentemente negligenciarem a ingestão de seus medicamentos é um dos tipos mais comuns de não adesão ao medicamento.[45,46]

Muitos fatores podem interromper a adesão do indivíduo idoso à terapia medicamentosa. Um declínio na função cognitiva, por exemplo, pode prejudicar a capacidade do idoso de compreender as instruções dadas pelo médico, enfermeiro ou farmacêutico. Isso pode dificultar a capacidade do paciente geriátrico de ingerir os medicamentos de acordo com o esquema de dosagem adequado, especialmente se vários medicamentos estiverem sendo administrados, com um esquema de dosagem diferente para cada medicamento.[45] Outros fatores, como visão deficiente, podem limitar a capacidade do idoso de distinguir um comprimido do outro, e as alterações artríticas podem dificultar a abertura de certos recipientes "à prova de crianças".

Alguns pacientes podem deixar de aderir à terapia medicamentosa porque sentem que seus medicamentos simplesmente não são eficazes; isto é, eles não conseguem verificar qualquer benefício óbvio dos medicamentos.[43] O adulto mais velho também pode parar de ingerir um medicamento devido a um efeito adverso incômodo, mas inevitável.[46,47] Por exemplo, pacientes mais velhos com hipertensão podem se recusar a tomar um diurético porque esse medicamento em particular aumenta o débito urinário e pode exigir várias idas ao banheiro no meio da noite. Para encorajar a autoadesão do paciente, deve-se perceber que esses efeitos adversos incômodos não são triviais e podem representar uma grande fonte de preocupação para o paciente. Portanto, os profissionais de saúde não devem descartar essas queixas, ao contrário, devem fazer um esforço extra para ajudar o paciente a compreender a importância de aderir ao regime medicamentoso sempre que tais efeitos adversos inevitáveis estiverem presentes.

Uso inadequado de medicamentos

Devido às alterações fisiológicas descritas anteriormente, certos medicamentos representam um risco especialmente alto para RAMs em adultos mais velhos. Para identificar esses medicamentos, um painel de especialistas desenvolveu critérios e compilou uma lista específica de medicamentos que provavelmente deveria ser evitada em pessoas com mais de 65 anos.[15,48] Esses critérios, assim como a lista relacionada, são comumente conhecidos como critérios de Beers (ou lista de Beers) porque foram criados originalmente pelo geriatra Mark Beers. Os critérios/lista de Beers foram atualizados periodicamente para indicar medicamentos que devem ser evitados e, assim, ajudar a melhorar a prescrição geriátrica.[7,48] Para obter uma lista atual dos critérios de Beers, o leitor é orientado a acessar o *site* https://www.guidelinecentral.com/summaries/americangeriatrics-society-2015-updated-beers-criteria-forpotentially-inappropriate-medication-use-in-older-adults/#section-420. Outras diretrizes, como a Screening Tool of Older Persons Prescriptions (STOPP) e a Screening Tool to Alert for Right Treatment (START) fornecem critérios que podem ajudar a determinar o uso apropriado ou inadequado de medicamentos em idosos.[15,49,50] Os médicos e farmacêuticos podem consultar esses critérios para evitar o uso de determinados medicamentos em idosos, reduzindo o risco de efeitos adversos graves nessa população, sendo necessário que cada país tenha o seu questionário validado e traduzido transculturalmente.

Fatores adicionais

Outros fatores, incluindo dieta pobre, uso excessivo de produtos sem prescrição, tabagismo e consumo de várias outras substâncias (p. ex., cafeína, álcool), podem ajudar a contribuir para o aumento do risco de efeitos adversos de medicamentos em idosos.[51-54] Esses fatores devem ser levados em consideração na implantação de um programa de prescrição de medicamentos; por exemplo, deve-se perceber que o idoso com uma dieta deficiente em proteínas pode ter níveis de proteína plasmática extremamente baixos, alterando ainda mais a farmacocinética do medicamento e aumentando o risco de um efeito adverso do medicamento. Portanto, é importante considerar todos os aspectos do estilo de vida e do ambiente do idoso que podem afetar a terapia medicamentosa.

REAÇÕES ADVERSAS COMUNS A MEDICAMENTOS

Um RAM é qualquer efeito indesejado e potencialmente prejudicial causado por um medicamento quando o medicamento é administrado na dosagem recomendada.[1] Aqui estão algumas das RAMs mais comuns que podem ocorrer em adultos mais velhos. Claro, essa não é uma lista completa de todas as potenciais RAMs, mas essas são algumas das respostas que os fisioterapeutas devem se atentar ao lidar com pacientes geriátricos em um ambiente de reabilitação ambulatorial ou hospitalar.

Sintomas gastrintestinais

Problemas gastrintestinais, como náuseas, vômitos, diarreia e constipação intestinal, estão entre as reações adversas a medicamentos que ocorrem mais comumente em adultos mais velhos.[55] Essas reações podem ocorrer com praticamente qualquer medicamento, e os sintomas gastrintestinais são especialmente prevalentes em opioides (narcótico) e analgésicos não opioides (anti-inflamatórios não esteroides [AINEs]). Apesar desses sintomas às vezes serem leves e transitórios em pacientes mais jovens, os indivíduos mais velhos geralmente necessitam de ajustes no tipo e na dosagem de medicamentos específicos que causam problemas gastrintestinais.

Sedação

Os adultos mais velhos parecem especialmente suscetíveis à sonolência como efeito adverso de muitos medicamentos. Em particular, os medicamentos que produzem sedação como efeito primário (p. ex., sedativos-hipnóticos), bem como medicamentos com efeitos adversos sedativos (p. ex., analgésicos opioides, antipsicóticos), muitas vezes produzem sonolência excessiva em adultos mais velhos.

Confusão

Vários graus de confusão, desde desorientação leve até *delirium*, podem ocorrer com uma série de medicamentos, como antidepressivos, analgésicos narcóticos e medicamentos com atividade anticolinérgica.[56,57] A confusão também pode indicar que certos medicamentos, como lítio e digoxina, estão se acumulando e atingindo níveis tóxicos no corpo. Indivíduos mais velhos que já estão um pouco confusos podem ser mais suscetíveis a medicamentos que tendem a aumentar ainda mais a confusão.

Depressão

Os sintomas de depressão (p. ex., tristeza intensa e apatia, conforme descrito mais adiante neste texto) podem ser induzidos por certos medicamentos em adultos mais velhos. Medicamentos como barbitúricos, antipsicóticos, álcool e vários agentes anti-hipertensivos (p. ex., clonidina, reserpina, propranolol) foram implicados na produção de depressão como uma RAM em adultos mais velhos.[47,58,59]

Hipotensão ortostática

A hipotensão ortostática (postural) normalmente é descrita como um declínio de 20 mmHg ou maior na pressão arterial sistólica ou um declínio de 10 mmHg ou maior na pressão arterial diastólica que ocorre em até 3 minutos após um indivíduo assumir uma postura mais ereta (p. ex., movendo-se de deitar para sentar ou de sentar para ficar em pé).[60] Devido ao fato de muitos idosos serem relativamente sedentários e apresentarem função cardiovascular diminuída, esses indivíduos tendem a ser mais suscetíveis a episódios de hipotensão ortostática, mesmo sem a influência da terapia medicamentosa.[60,61] Vários medicamentos, entretanto, aumentam a incidência e a gravidade desse declínio da pressão arterial.[62] Em particular, os medicamentos que tendem a baixar a pressão arterial (p. ex., anti-hipertensivos, medicamentos antianginosos) são uma causa comum de hipotensão ortostática em idosos. A hipotensão ortostática geralmente causa tontura e síncope, porque a pressão arterial está muito baixa para fornecer perfusão cerebral adequada e fornecimento de oxigênio ao cérebro. Portanto, a hipotensão ortostática pode precipitar quedas e lesões subsequentes (p. ex., fraturas de quadril, outros traumas) em indivíduos mais velhos.[63,64] Como esses pacientes são especialmente suscetíveis a episódios de hipotensão ortostática durante certos procedimentos de reabilitação (p. ex., treinamento de marcha, atividades funcionais), os fisioterapeutas devem estar especialmente alertas para essa RAM.

Fadiga e fraqueza

A perda de força e a fraqueza muscular podem ocorrer secundariamente por uma série de razões em resposta à terapia medicamentosa. Alguns agentes, como os relaxantes da musculatura esquelética, podem diminuir diretamente a força de contração muscular, enquanto outros medicamentos, como os diuréticos, podem afetar a força muscular alterando o equilíbrio de fluidos e eletrólitos. O uso prolongado de anti-inflamatórios esteroides (glicocorticoides) pode causar ruptura muscular; dor muscular e fraqueza podem ser induzidas em certos pacientes que tomam estatinas para controlar a hiperlipidemia. Indivíduos mais velhos que já estão debilitados serão mais suscetíveis à perda de força como uma RAM.

Tonturas e quedas

A tontura induzida por medicamentos pode ser especialmente prejudicial em adultos mais velhos, devido ao risco aumentado de perda de equilíbrio e queda. Os problemas de tontura são decorrentes de medicamentos que produzem sedação ou de agentes que afetam diretamente a função vestibular. Exemplos de tais agentes incluem sedativos, antipsicóticos, analgésicos opioides, antiepilépticos e anti-histamínicos.[65,66] A tontura também pode ocorrer secundária a medicamentos que causam hipotensão ortostática (ver discussão anterior). Os medicamentos anticolinérgicos (consulte a próxima seção) também são notórios por causar tontura e diminuição dos reflexos posturais que levam a quedas. A tontura induzida por medicamentos e o risco aumentado de quedas podem ser especialmente prevalentes em idosos que já apresentam problemas de equilíbrio, e os fisioterapeutas devem estar especialmente alertas para essas RAMs nesses indivíduos.

Efeitos anticolinérgicos

A acetilcolina é um neurotransmissor importante que controla a função no SNC e também está envolvida com órgãos como coração, pulmões e trato gastrintestinal. Vários medicamentos apresentam efeitos adversos anticolinérgicos, o que significa que esses agentes tendem a diminuir a resposta de vários tecidos à acetilcolina. Em particular, anti-histamínicos, antidepressivos e certos antipsicóticos tendem a exibir efeitos adversos anticolinérgicos. A acetilcolina afeta diversos sistemas fisiológicos em todo o corpo e, portanto, os medicamentos com efeitos anticolinérgicos estão associados a uma ampla gama de RAMs. Os medicamentos com efeitos anticolinérgicos podem produzir efeitos no SNC, como confusão, nervosismo, sonolência e tonturas. Os efeitos anticolinérgicos periféricos incluem boca seca, constipação intestinal, retenção urinária, taquicardia e visão turva. Os idosos parecem ser mais sensíveis aos efeitos anticolinérgicos, possivelmente porque a influência da acetilcolina já começou a diminuir com o envelhecimento. Em qualquer caso, os fisioterapeutas devem estar cientes de que uma gama bastante diversa de RAMs potencialmente graves pode surgir de medicamentos com propriedades anticolinérgicas.

Sintomas extrapiramidais

Medicamentos que produzem efeitos adversos que simulam lesões do trato extrapiramidal simulam sintomas extrapiramidais. Esses sintomas incluem discinesia tardia, pseudoparkinsonismo,, acatisia e outras distonias. Os medicamentos antipsicóticos são comumente associados a um risco aumentado de sintomas extrapiramidais. O problema dos sintomas extrapiramidais como uma RAM antipsicótica é apresentado com mais detalhes posteriormente neste capítulo.

CLASSES DE MEDICAMENTOS COMUMENTE USADOS EM ADULTOS IDOSOS

Esta seção fornece uma breve visão geral sobre a terapia medicamentosa em adultos mais velhos. Foram incluídos alguns dos grupos de medicamentos mais comuns prescritos para idosos. Para cada grupo, são listadas as principais indicações clínicas ou orientações, além de uma breve descrição do mecanismo de ação de cada tipo de medicamento. Os principais efeitos adversos e quaisquer preocupações específicas para fisioterapia em pacientes mais velhos que recebem esses medicamentos também foram discutidos. Exemplos de medicamentos típicos encontrados em cada um dos grupos principais foram indicados em várias tabelas nesta seção. Para obter informações adicionais sobre os agentes específicos listados aqui, o leitor pode consultar uma das fontes listadas no fim deste capítulo.[67-69]

Medicamentos psicotrópicos

Os medicamentos psicotrópicos incluem diversos agentes que afetam o humor, o comportamento e outros aspectos da função mental. Como grupo, os adultos mais velhos apresentam uma alta incidência de transtornos psiquiátricos.[70,71] Os medicamentos psicotrópicos são, portanto, comumente usados em idosos e também estão associados a uma alta incidência de efeitos adversos que podem ter um impacto na reabilitação.[29,71] Os principais grupos de medicamentos psicotrópicos estão listados na Tabela 6.2, e os aspectos pertinentes de cada grupo serão discutidos aqui.

Sedativos-hipnóticos e ansiolíticos. Os medicamentos hipnóticos sedativos são usados para relaxar o paciente e promover estado de sono relativamente normal. Os ansiolíticos têm como objetivo diminuir a ansiedade sem produzir sedação excessiva. Insônia e distúrbios do sono podem ocorrer em indivíduos mais velhos concomitantemente ao envelhecimento normal ou em resposta a problemas médicos e alterações no estilo de vida que ocorrem com a idade avançada.[72,73] Da mesma forma, condições de saúde, depressão e outros aspectos do envelhecimento podem resultar em aumento da sensação de medo e apreensão em idosos.[70] Portanto, o uso de medicamentos sedativos-hipnóticos e ansiolíticos é comumente encontrado em idosos.

Historicamente, um grupo de agentes conhecidos como benzodiazepínicos têm sido os principais medicamentos usados para promover o sono e diminuir a ansiedade em adultos mais velhos (ver Tabela 6.2).[74] Os benzodiazepínicos exercem seus efeitos benéficos aumentando o efeito inibitório central do neurotransmissor ácido γ-aminobutírico (GABA).[75] Esse aumento na inibição mediada pelo GABA parece ser responsável pela diminuição da ansiedade e aumento da sonolência associados a esses medicamentos.

Há um debate considerável, entretanto, se os benzodiazepínicos devem ser administrados a adultos mais velhos, já que tendem a ter meias-vidas longas, o que pode

TABELA 6.2	Grupos de medicamentos psicotrópicos.
	Exemplos comuns
Grupo	**Nome genérico**
Agentes sedativos-hipnóticos	
Benzodiazepínicos	Estazolam
	Flurazepam
	Temazepam
	Triazolam
Outros	Eszopiclona
	Ramelteona
	Suvorexanto
	Zaleplon
	Zolpidem
Agentes ansiolíticos	
Benzodiazepínicos	Clordiazepóxido
	Diazepam
	Lorazepam
Azapironas	Buspirona
Antidepressivos	
Tricíclicos	Amitriptilina
	Imipramina
	Nortriptilina
	Trimipramina
Inibidores da MAO	Isocarboxazida
	Fenelzina
Inibidores seletivos da recaptação da serotonina	Citalopram
	Escitalopram
	Fluoxetina
	Fluvoxamina
	Paroxetina
	Sertralina
Inibidores de recaptação de serotonina-norepinefrina	Desvenlafaxina
	Duloxetina
	Venlafaxina
Outros antidepressivos	Bupropiona
	Maprotilina
	Mirtazapina
	Nefazodona
	Trazodona
Antipsicóticos	
Agentes convencionais	Clorpromazina
	Haloperidol
	Loxapina
	Molindone
	Proclorperazina
	Tioridazina
Segunda geração (antipsicóticos atípicos)	Aripiprazol
	Clozapina
	Iloperidona
	Lurasidona
	Olanzapina
	Paliperidona
	Quetiapina
	Risperidona
	Ziprasidona

MAO, monoamina oxidase.

levar a efeitos prolongados e à dificuldade de eliminação desses medicamentos por esse grupo.[29] Os pacientes mais velhos também parecem ser mais sensíveis aos seus efeitos adversos e problemas como tonturas, confusão, *delirium* e quedas são especialmente problemáticos.[76] Embora uma relação causal não tenha sido estabelecida, existe a preocupação de que essas medicações possam predispor idosos à demência, incluindo a doença de Alzheimer.[77,78] O uso a longo prazo também pode levar à tolerância e dependência, o que pode ser problemático se o medicamento for descontinuado repentinamente.[76]

Apesar dessas preocupações, o uso de benzodiazepínicos em idosos permanece relativamente alto, com muitos pacientes recebendo medicamento, dose ou duração de tratamento inadequados.[74,76] Talvez os benzodiazepínicos possam ajudar o paciente mais velho a lidar com distúrbios ocasionais do sono ou ansiedade aguda, mas devem ser usados na dose mais baixa possível e apenas por curtos períodos enquanto se tenta encontrar métodos não farmacológicos (p. ex., aconselhamento e diminuição do uso de cafeína) para lidar com a insônia ou a ansiedade do paciente.[72,74]

Para tratar essas doenças de modo mais eficaz em adultos mais velhos, foram exploradas recentemente várias estratégias. Com relação aos distúrbios do sono, agentes não benzodiazepínicos, como eszopiclona, zolpidem e zaleplon, agora estão disponíveis em alguns países (ver Tabela 6.2).[79-81] Embora esses novos medicamentos também afetem o receptor GABA, eles parecem se ligar de modo um pouco mais seletivo a esse receptor que os benzodiazepínicos, e podem ter características de eliminação mais favoráveis que as benzodiazepínicas.[82] Outra opção é o suvorexante, que bloqueia os receptores de orexina no cérebro, reduzindo, assim, a capacidade dos neuropeptídios de orexina de promover a vigília.[83] Além disso, tem-se o ramelteona, que estimula os receptores de melatonina do SNC e também pode ser eficaz na promoção do sono em idosos, com menor risco de efeitos residuais e dependência.[84,85] Devido ao importante papel que a melatonina endógena desempenha na promoção do sono, a melatonina também pode ser administrada diretamente como um medicamento para ajudar a melhorar o sono e a reduzir a insônia.[84] Doses terapêuticas de melatonina, portanto, ganharam aceitação como uma substância viável no tratamento para distúrbios do sono em alguns pacientes mais velhos.[86]

Em relação ao tratamento da ansiedade, agentes conhecidos como azapironas (p. ex., buspirona) podem ser usados como uma alternativa aos benzodiazepínicos.[87] Eles parecem diminuir a ansiedade ao estimular diretamente os receptores de serotonina em certas partes do cérebro (núcleo dorsal da rafe), em vez de aumentar a inibição mediada por GABA como os benzodiazepínicos.[87] Mais importante, as azapironas, como a buspirona, não causam sedação, não prejudicam a cognição e a função psicomotora e parecem ter um potencial muito menor para o desenvolvimento de tolerância e dependência física que os agentes tradicionais, como os benzodiazepínicos.[88]

A principal deficiência é que a buspirona não apresenta um efeito muito rápido e não é tão eficaz no tratamento de episódios mais súbitos e graves de ansiedade.

Da mesma forma, certos antidepressivos são considerados tratamentos eficazes para transtornos de ansiedade em adultos mais velhos. Em particular, antidepressivos como escitalopram e paroxetina afetam seletivamente a atividade da serotonina (ver mais adiante), e podem ser eficazes no tratamento da ansiedade.[88] Alguns pacientes apresentam sintomas de depressão combinados com ansiedade, e esses medicamentos certamente parecem uma boa opção. Parece, entretanto, que tais antidepressivos também podem ser eficazes no tratamento da ansiedade, mesmo na ausência de depressão.[89] Outras opções para o tratamento da ansiedade incluem medicamentos antipsicóticos, como quetiapina, e anticonvulsivantes, como a pregabalina.[90] Esses agentes serão discutidos mais adiante em relação às indicações primárias.

Portanto, várias opções não benzodiazepínicas agora estão disponíveis para tratar distúrbios do sono e ansiedade em adultos mais velhos, e podem fornecer uma alternativa mais segura e mais bem tolerada aos benzodiazepínicos mais tradicionais.

Antidepressivos. A depressão é a forma mais comum de doença mental na população em geral, bem como o transtorno mental mais comumente observado em adultos mais velhos.[71,91] Sentimentos de intensa tristeza, desesperança e outros sintomas podem ocorrer em idosos após um evento específico (p. ex., perda do cônjuge, doença aguda) ou em resposta ao declínio gradual na saúde e no estado funcional frequentemente associado ao envelhecimento. A terapia medicamentosa pode ser instituída para ajudar a resolver esses sintomas, em conjunto com outros métodos não farmacológicos, como acompanhamento com psicólogo e terapia comportamental.

Existem vários grupos distintos de medicamentos antidepressivos: tricíclicos, inibidores da monoamina oxidase (MAO) e os medicamentos de "segunda geração" mais novos (ver Tabela 6.2). Todos compartilham um objetivo comum: aumentar a transmissão sináptica nas vias neurais centrais que usam neurotransmissores amina, como norepinefrina, dopamina ou 5-hidroxitriptamina (serotonina). Os antidepressivos, entretanto, variam em sua capacidade de afetar neurotransmissores específicos da amina. Por exemplo, os antidepressivos tricíclicos (ATCs) e os inibidores da MAO tendem a afetar os três neurotransmissores, enquanto os inibidores seletivos da recaptação da serotonina (ISRSs) são mais seletivos para a serotonina que a norepinefrina ou a dopamina. Outros medicamentos de segunda geração também podem ter efeitos específicos em certos neurotransmissores, conforme indicado na Tabela 6.2.

Embora seu efeito sobre os neurotransmissores da amina seja bem documentado, não está exatamente claro como essa alteração na função do neurotransmissor pode melhorar o humor e reduzir os sintomas de depressão. Atualmente, acredita-se que os antidepressivos aumentam a influência do neurotransmissor da amina, que, por sua vez, aumenta a síntese e os efeitos de outras substâncias químicas cerebrais, como o fator neurotrófico derivado do cérebro (FNDC).[92] Acredita-se que o aumento no FNDC aumenta a sinalização e o crescimento sináptico no hipocampo e em outras áreas do cérebro que afetam o humor.[93,94] Os pesquisadores continuam a investigar exatamente como os antidepressivos afetam a neuroquímica cerebral e como o FNDC e outros fatores afetam o humor e o comportamento.

O foco principal no tratamento da depressão em adultos mais velhos tem sido identificar quais agentes produzem os melhores efeitos positivos com o mínimo de efeitos adversos.[91,95] Embora a maioria dos estudos indique que os medicamentos antidepressivos são mais eficazes que o placebo, não parece que nenhum tipo específico de antidepressivo será uniformemente mais eficaz que outro no tratamento da depressão.[91,96] A seleção de medicamentos frequentemente é baseada em efeitos adversos potenciais e no risco relativo de efeitos adversos em determinado paciente.[97] Por exemplo, os antidepressivos tricíclicos devem ser evitados em pacientes em risco de arritmias cardíacas e ISRSs podem aumentar o risco de sangramento anormal.[98,99] Portanto, há um consenso de que a detecção e as intervenções precoces são importantes,[95] mas ainda não existem critérios específicos para a seleção de determinado medicamento.

Os antidepressivos produzem vários efeitos adversos, dependendo do tipo específico de medicamento. Os antidepressivos tricíclicos produzem efeitos anticolinérgicos e podem causar xerostomia, constipação intestinal, retenção urinária e sintomas do SNC, como confusão, prejuízo cognitivo e *delirium*. Os tricíclicos também causam sedação e hipotensão ortostática, e esses medicamentos podem produzir efeitos cardiotóxicos graves nos casos de superdosagem.[99] Os inibidores da monoamina oxidase também produzem hipotensão ortostática e tendem a causar insônia. Os efeitos adversos associados aos medicamentos de segunda geração variam dependendo do agente específico. Certos efeitos que são particularmente problemáticos em adultos mais velhos (i. e., sedação, efeitos anticolinérgicos, hipotensão ortostática) tendem a ocorrer com menos frequência com os ISRSs. Entretanto, eles tendem a causar outros efeitos incômodos, como irritação gastrintestinal e sangramento gastrintestinal superior.[97,98]

Os fisioterapeutas devem estar cientes de que os antidepressivos podem ajudar a melhorar o humor do paciente e aumentar o interesse do paciente pela fisioterapia. Certos efeitos adversos, entretanto, como sedação e confusão, podem prejudicar a capacidade cognitiva do paciente e dificultar a participação ativa de alguns pacientes mais velhos em procedimentos de reabilitação. Assim, a escolha de medicamentos que minimizem esses efeitos pode ser especialmente útil. Os terapeutas também devem estar cientes de que alguns pacientes podem responder muito rapidamente aos efeitos antidepressivos desses medicamentos; ou seja, alguns pacientes que recebem ISRSs experimentam efeitos benéficos dentro de 1 semana após o início do tratamento medicamentoso.[100] Outros pacientes, entretanto, podem levar 6 ou mais semanas desde o início da terapia medicamentosa até que ocorra uma melhora nos sintomas depressivos. Esse intervalo de tempo substancial é crítico porque o paciente pode realmente ficar mais deprimido antes do humor começar a melhorar. Os terapeutas devem, portanto, procurar sinais de que a depressão está piorando, especialmente durante as primeiras semanas de terapia com antidepressivos. Um aumento suspeito nos sintomas depressivos deve ser levado ao conhecimento do membro apropriado da equipe de saúde (p. ex., médico ou psicólogo).

Tratamento do transtorno bipolar. O transtorno bipolar, também conhecido como depressão maníaca, é uma forma de doença mental caracterizada por alterações de humor de um estado de excitação e hiperatividade (mania) para períodos de apatia e disforia (depressão). Embora a causa do transtorno bipolar seja desconhecida, essa condição responde bastante bem ao medicamento lítio.[101] Não está exatamente claro como o lítio previne episódios de depressão maníaca, mas esse medicamento pode prevenir a fase excitável ou maníaca desse transtorno e, portanto, estabilizar a disposição, além de prevenir contra as oscilações de humor características dessa doença.[102]

É importante estar ciente sobre seus pacientes mais velhos que tomam lítio para tratar a depressão maníaca porque esse medicamento pode se acumular rapidamente em níveis tóxicos nesses indivíduos.[103] O lítio é um elemento e não pode ser degradado no corpo para uma forma inativa. O corpo deve, portanto, contar apenas com a excreção renal para eliminar esse medicamento. Como a função renal está reduzida em adultos mais velhos, a eliminação desse medicamento costuma estar prejudicada. O acúmulo de lítio além de determinado nível resulta em toxicidade.[104] Os sintomas de toxicidade leve do lítio incluem gosto metálico na boca, tremor leve nas mãos, náuseas e fraqueza e fadiga muscular. Esses sintomas aumentam à medida que a toxicidade atinge níveis moderados, e outros sinais do SNC, como visão turva e falta de coordenação, podem aparecer. A toxicidade grave pelo lítio pode causar danos cerebelares irreversíveis, e a neurotoxicidade prolongada pelo lítio pode levar ao coma e, inclusive, à morte.[104]

Portanto, os fisioterapeutas que trabalham com pacientes idosos que estão utilizando lítio devem estar continuamente alertas para quaisquer sinais de toxicidade. Essa ideia é especialmente importante se houver qualquer alteração na saúde do paciente ou no nível de atividade que possa causar um comprometimento adicional na excreção de lítio.

Além do lítio, vários outros medicamentos podem ser usados para ajudar a tratar o transtorno bipolar. Em particular, medicamentos antipsicóticos como aripiprazol, quetiapina e olanzapina podem ajudar a estabilizar o humor, especialmente durante a fase maníaca aguda desse transtorno.[101,105] A neuroquímica dos medicamentos antipsicóticos será abordada na próxima seção. Finalmente, certos medicamentos anticonvulsivantes (carbamazepina, gabapentina, lamotrigina, valproato) e antidepressivos tradicionais (fluoxetina, paroxetina, imipramina) podem ser usados como alternativa se o lítio for mal tolerado ou contraindicado.[101]

Antipsicóticos

Os medicamentos antipsicóticos frequentemente são usados para ajudar a normalizar o comportamento em adultos mais velhos. *Psicose* é o termo usado para descrever as formas mais graves de doença mental, caracterizadas por acentuados distúrbios do pensamento e percepções alteradas da realidade.[106] O comportamento agressivo e desordenado também pode acompanhar os sintomas de psicose. Em adultos mais velhos, o comportamento semelhante ao psicótico pode ocorrer devido a síndromes psicóticas reais (p. ex., esquizofrenia, transtornos paranoides graves) ou pode estar associado a várias formas de demência.[107] Em qualquer caso, os medicamentos antipsicóticos podem ser úteis para melhorar o comportamento e a adesão em pacientes mais velhos.

Além disso, os medicamentos antipsicóticos frequentemente são caracterizados como agentes de primeira geração (convencionais) ou de segunda geração (atípicos) (ver Tabela 6.2). Os agentes convencionais já estão no mercado há algum tempo e tendem a produzir efeitos adversos diferentes dos antipsicóticos mais novos de segunda geração (ver adiante). Independentemente de sua classificação, todos esses medicamentos compartilham um mecanismo comum reduzindo até certo ponto a transmissão sináptica nas vias centrais da dopamina.[108,109] Teoriza-se que a psicose pode ser devida ao aumento da influência da dopamina central nas vias do sistema cortical e límbico. Acredita-se que tais medicamentos reduzem essa influência dopaminérgica, ajudando a diminuir o comportamento do tipo psicótico. Os antipsicóticos de segunda geração também parecem afetar certos receptores de serotonina, com um efeito mais moderado nos receptores de dopamina.[110,111] Seu efeito sobre os receptores de serotonina, entretanto, é complexo, com possível estimulação do subtipo do receptor 5-HT1A e bloqueio simultâneo do subtipo do receptor 5-HT2.[111] Esses efeitos complexos nas vias da serotonina e da dopamina podem explicar por que essas vias de segunda geração os agentes são preferíveis em termos de controle da psicose com relativamente menos efeitos adversos que os medicamentos de primeira geração. Também existem evidências de que os medicamentos de segunda geração podem ter outros efeitos positivos, como neuroproteção e aumento do crescimento sináptico (neurogênese) no hipocampo; os pesquisadores continuam a investigar os efeitos desses medicamentos na função do SNC.[111]

Os medicamentos antipsicóticos estão associados a vários efeitos adversos desagradáveis, mas menores, como sedação e efeitos anticolinérgicos (p. ex., xerostomia, boca seca, constipação intestinal). Também pode ocorrer hipotensão ortostática, especialmente nos primeiros dias após o início do tratamento medicamentoso.

Uma preocupação mais séria é a possibilidade de efeitos adversos extrapiramidais.[112] Conforme discutido anteriormente neste capítulo, os sintomas motores que mimetizam lesões no trato extrapiramidal são uma RAM comum associada a esses medicamentos, especialmente em adultos mais velhos.[113] Os pacientes podem apresentar movimentos involuntários da face, mandíbula e extremidades (discinesia tardia), por exemplo, sintomas que se assemelham à doença de Parkinson (pseudoparkinsonismo), extrema inquietação (acatisia) ou outros problemas com movimentos musculares involuntários (distonias).[113] O reconhecimento precoce desses sinais extrapiramidais são importantes porque podem persistir por muito tempo após a suspensão do antipsicótico, ou podem até permanecer permanentemente. Esse fato parece especialmente verdadeiro para a discinesia tardia induzida por medicamentos, que pode ser irreversível se a terapia com medicamentos antipsicóticos não for alterada quando esses sintomas aparecerem.[114]

Portanto, os pacientes em uso de medicamentos antipsicóticos devem ser monitorados intensivamente em relação a quaisquer anormalidades motoras que possam indicar efeitos adversos extrapiramidais induzidos pelo medicamento. O risco desses efeitos é um pouco menor com os antipsicóticos de segunda geração em comparação com os agentes de primeira geração (ver Tabela 6.2).[115] Entretanto, discinesia tardia e outros efeitos adversos motores ainda podem ocorrer com antipsicóticos de segunda geração, especialmente quando são usados por períodos prolongados e em doses mais altas.[116] Os antipsicóticos de segunda geração também podem produzir outros problemas graves, como toxicidade cardiovascular, ganho de peso e distúrbios metabólicos que se assemelham ao diabetes melito.[112,117]

O uso de medicamentos antipsicóticos pode ter efeitos benéficos nos resultados da reabilitação, porque os pacientes podem se tornar mais cooperativos e menos agitados durante a fisioterapia. Os terapeutas devem estar especialmente alertas para o aparecimento de quaisquer sintomas extrapiramidais devido à possibilidade de que esses sintomas podem resultar em efeitos adversos motores permanentes ou de longo prazo. Os terapeutas devem perceber, entretanto, que os antipsicóticos podem, às vezes, ser usados de maneira inadequada em adultos mais velhos.[118,119] Esses medicamentos são aprovados para ajudar a controlar certos sintomas relacionados à psicose, incluindo problemas comportamentais, como agressão e agitação intensa. Eles devem ser usados com cuidado, entretanto (e de preferência) apenas por curtos períodos em adultos mais velhos devido ao aumento do risco de eventos cardiovasculares adversos, como acidente vascular encefálico.[120] Da mesma forma, esses medicamentos não devem ser usados indiscriminadamente como "tranquilizantes" para controlar todos os comportamentos indesejáveis em idosos. Conforme indicado anteriormente, regulamentações governamentais foram instituídas para ajudar a diminuir o uso inadequado e desnecessário desses medicamentos em idosos.[118]

Tratamento da demência. *Demência* é o termo usado para descrever um declínio global na função intelectual, com deficiências acentuadas na cognição, fala, personalidade e outras habilidades.[121] Algumas formas de demência podem ser causadas por fatores específicos, como uma infecção, um distúrbio metabólico ou uma reação adversa a medicamentos com efeitos adversos psicoativos.[122] Essas chamadas "demências reversíveis" costumam ser resolvidas se o fator precipitante for identificado e corrigido. A demência irreversível está tipicamente associada a alterações degenerativas progressivas na estrutura e função cortical, como as que ocorrem na doença de Alzheimer. O tratamento medicamentoso da demência irreversível segue duas estratégias principais: melhorar a função cognitiva e tratar os sintomas comportamentais. Essas estratégias serão discutidas brevemente aqui.

Os medicamentos mais comumente usados para tratar a doença de Alzheimer tentam aumentar a função da acetilcolina no cérebro.[123] É conhecido que a influência da acetilcolina no cérebro começa a diminuir devido à degeneração neuronal inerente à doença de Alzheimer. Portanto, medicamentos que aumentam a atividade colinérgica podem ajudar a melhorar a função intelectual e cognitiva em pessoas com demência do tipo Alzheimer. Como resultado, agentes como tacrina e donepezila, galantamina e rivastigmina foram desenvolvidos para melhorar especificamente a cognição e a função comportamental em pessoas com doença de Alzheimer.[124,125] Esses medicamentos inibem a enzima acetilcolinesterase, diminuindo assim a degradação da acetilcolina e prolongando a atividade desse neurotransmissor no cérebro.

Lamentavelmente, os estimulantes colinérgicos fornecem apenas benefícios moderados em pacientes que estão nos estágios relativamente iniciais da doença,[125] ou seja, esses medicamentos podem ajudar os pacientes a reter mais funções cognitivas e intelectuais durante os estágios leves a moderados da doença de Alzheimer, mas esses benefícios eventualmente são perdidos à medida que a doença progride.[126] Da mesma forma, efeitos adversos como distúrbio gastrintestinal e toxicidade hepática podem limitar o uso desses medicamentos em alguns pacientes.[127] Ainda assim, esses agentes podem ajudar a manter a função cognitiva durante o curso inicial da doença de Alzheimer, permitindo que os pacientes continuem a participar de várias atividades físicas, incluindo fisioterapia.

Uma segunda opção farmacoterapêutica para o tratamento da doença de Alzheimer é a memantina. Esse medicamento bloqueia o receptor *N*-metil-D-aspartato (NMDA) no cérebro,[128] que normalmente responde ao glutamato, um neurotransmissor de aminoácido importante na memória e no aprendizado.[129] Evidentemente, a superestimulação do receptor NMDA pelo glutamato pode contribuir para as alterações neurodegenerativas associadas à doença de Alzheimer. Ao reduzir a atividade do glutamato, a memantina pode ajudar a melhorar a memória e a cognição e reduzir os sintomas de agitação e agressividade.[127]. Além disso, esse medicamento pode oferecer alguma proteção para os neurônios do SNC e, assim, ajudar a diminuir a progressão da doença de Alzheimer.[128] Portanto, a memantina oferece uma opção terapêutica adicional e o uso desse medicamento isolado ou em combinação com inibidores da colinesterase pode ajudar a melhorar os sintomas em pessoas com doença de Alzheimer.[130] Da mesma forma, atualmente estão sendo exploradas outras estratégias farmacológicas que aumentam a cognição ou retardam as alterações degenerativas na doença de Alzheimer, e essas estratégias podem ajudar a fornecer efeitos mais duradouros no futuro.[131]

Por fim, outros medicamentos já discutidos neste capítulo podem ser usados para ajudar a normalizar e controlar o comportamento em pacientes com doença de Alzheimer e outras formas de demência. Em particular, os medicamentos antipsicóticos podem ajudar a melhorar certos aspectos do comportamento, como diminuição das alucinações e dos sentimentos de hostilidade e desconfiança.[132,133] A resposta a esses medicamentos, entretanto, é altamente variável, e os efeitos adversos podem ser problemáticos quando são administrados a pessoas idosas.[118,120]

Conforme observado anteriormente, esforços também estão sendo feitos para diminuir o uso indiscriminado de antipsicóticos em pessoas com doença de Alzheimer. Por exemplo, intervenções não farmacológicas, como atividades terapêuticas, modificação ambiental e suporte/educação para o cuidador devem ser consideradas antes de recorrer à terapia medicamentosa.[134-136] Se a terapia medicamentosa for necessária, a escolha de um medicamento específico deve ser baseada nos sintomas específicos exibidos por cada paciente.[133] Por exemplo, o paciente extremamente ansioso pode responder melhor a um medicamento ansiolítico, o paciente deprimido pode responder a um antidepressivo, e assim por diante.[137] Os antipsicóticos não devem ser considerados uma panaceia para todos os sintomas semelhantes à demência, e o uso de intervenções alternativas pode diminuir a incidência de polimedicação e efeitos adversos relacionados a antipsicóticos.

Agentes neurológicos

Além dos medicamentos que afetam o humor e o comportamento, existem agentes específicos que são importantes no controle de certas condições neurológicas em idosos. O tratamento medicamentoso de duas dessas condições, doença de Parkinson e distúrbios convulsivos, é discutido aqui.

Medicamentos usados para a doença de Parkinson. A

doença de Parkinson é uma das doenças mais prevalentes em adultos mais velhos, com mais de 1% da população com mais de 60 anos acometida.[138] Essa doença é causada pela degeneração dos neurônios secretores de dopamina localizados nos gânglios da base.[139,140] A perda da influência dopaminérgica inicia um desequilíbrio em outros neurotransmissores, incluindo um aumento na influência da acetilcolina. Essa interrupção na atividade do transmissor resulta, em última instância, nos sintomas motores parkinsonianos típicos de rigidez, bradicinesia e tremor de repouso.[138]

O tratamento medicamentoso da doença de Parkinson geralmente se concentra em restaurar o equilíbrio dos neurotransmissores nos gânglios da base.[141] A forma mais comum de se atingir esse efeito é pela administração de 3,4-di-hidroxifenilalanina (dopa), que é o precursor imediato da dopamina. A dopamina propriamente dita não atravessa a barreira hematencefalica, o que significa que a dopamina não se move da corrente sanguínea para o cérebro, onde é finalmente necessária. Entretanto, a levodopa (o lisômero da dopa) passa facilmente da corrente sanguínea para o cérebro, onde pode ser transformada em dopamina e ajudar a restaurar a influência desse neurotransmissor nos gânglios da base.

Frequentemente, a levodopa é administrada por via oral com um medicamento conhecido como carbidopa, que, por sua vez, inibe a enzima que transforma a levodopa em dopamina na circulação periférica, permitindo que a levodopa atravesse o cérebro antes de ser finalmente convertida em dopamina. Se a levodopa for convertida em dopamina antes de chegar ao cérebro, a dopamina será inútil na doença de Parkinson porque fica presa na circulação periférica. O uso simultâneo de carbidopa e levodopa permite que doses menores de levodopa sejam administradas, porque uma menor quantidade será desperdiçada como resultado da conversão prematura em dopamina na periferia.

A terapia com levodopa frequentemente produz efeitos benéficos dramáticos, especialmente durante os estágios leves a moderados da doença de Parkinson. Entretanto, a levodopa está associada a vários efeitos adversos incômodos.[140,142] Em particular, pode causar desconforto gastrintestinal (p. ex., náuseas, vômitos) e problemas cardiovasculares (p. ex., arritmias, hipotensão ortostática), especialmente nos primeiros dias após o início da terapia medicamentosa. Problemas neuropsiquiátricos (p. ex., confusão, depressão, ansiedade, alucinações, distúrbios de controle de impulso) e problemas com movimentos involuntários (p. ex., discinesia) também foram observados em pacientes em terapia com levodopa.[142,143] Talvez o problema mais frustrante, entretanto, seja a tendência para a eficácia da levodopa diminuir após 4 ou 5 anos de uso contínuo.[142] A razão para essa resposta diminuída não é totalmente compreendida, mas pode estar relacionada ao fato de que a reposição de levodopa simplesmente não pode restaurar adequadamente a disfunção do neurotransmissor nos estágios finais da doença; ou seja, essa terapia pode ajudar a suplementar a produção de dopamina endógena na doença de Parkinson precoce a moderada, mas esse efeito é eventualmente perdido quando os neurônios da substância negra degeneram além de certo ponto. Outras flutuações na resposta à levodopa foram observadas com o uso de longo prazo.[142,144] Essas flutuações incluem uma diminuição espontânea na eficácia da levodopa no meio de um intervalo entre doses (fenômeno liga-desliga) ou perda dos efeitos do medicamento no fim de uma dose ciclo (acinesia de fim de dose). As razões para essas flutuações são mal compreendidas, mas podem estar relacionadas a problemas na absorção e no metabolismo da levodopa nos estágios finais da doença de Parkinson.

Felizmente, vários outros agentes estão disponíveis para ajudar a aliviar os sintomas motores associados à doença de Parkinson (Tabela 6.3).[144,145] Medicamentos como bromocriptina e pergolida e outros agonistas da dopamina simulam os efeitos da dopamina e podem ser usados para substituir o neurotransmissor deficiente. Os medicamentos anticolinérgicos (p. ex., biperideno, etopropazina) atuam na diminuição da influência da acetilcolina no cérebro e podem atenuar os efeitos aumentados da acetilcolina que ocorrem quando a influência da dopamina é reduzida. Amantadina, na verdade, é um medicamento antiviral que também exerce efeitos antiparkinsonianos, presumivelmente por bloquear o receptor NMDA e diminuir os efeitos excitatórios dos aminoácidos do SNC. Selegilina e rasagilina inibem a enzima MAO que degrada a dopamina, prolongando seus efeitos nos gânglios basais. Finalmente, medicamentos como o entacapona e o tolcapona inibem a enzima catecol-O-metiltransferase, evitando a destruição prematura da levodopa na corrente sanguínea, permitindo que mais levodopa chegue ao cérebro.

Consequentemente, a terapia com levodopa ainda é a base do tratamento em pessoas com doença de Parkinson, mas vários outros agentes agora estão disponíveis para serem usados em combinação com, ou em vez da, levodopa para criar um regime de medicamentos ideal para cada paciente.[145,146] Entretanto, a farmacoterapia atual da doença de Parkinson apresenta algumas deficiências consideráveis, e o tratamento de pacientes frequentemente é limitado por efeitos inadequados ou efeitos adversos tóxicos, especialmente durante os estágios avançados da doença. Tratamentos medicamentosos adicionais que possam realmente ajudar a retardar as alterações neurodegenerativas inerentes à doença de Parkinson estão sendo considerados.[147] Se comprovados e eficazes, esses tratamentos ofereceriam benefícios substanciais porque ajudariam a retardar a progressão da doença em vez de apenas tratar os sintomas parkinsonianos.

Os fisioterapeutas que trabalham com pacientes com doença de Parkinson devem tentar coordenar as sessões de reabilitação com os efeitos máximos da terapia medicamentosa, sempre que possível. Por exemplo, o agendamento de fisioterapia quando a levodopa e outros medicamentos antiparkinsonianos atingirem os efeitos máximos (geralmente 1 hora após a administração oral), muitas vezes, maximizará a capacidade do paciente de participar ativamente de programas de exercícios e treinamento funcional. Os terapeutas também devem estar cientes dos efeitos adversos potenciais da levodopa, incluindo a tendência de flutuação ou diminuição das respostas com o uso prolongado. Ao trabalhar com pacientes com doença de Parkinson, os fisioterapeutas também podem desempenhar um papel importante na documentação de qualquer declínio ou alteração na eficácia do medicamento.

Medicamentos usados para controlar convulsões. Os distúrbios convulsivos, como a epilepsia, são caracterizados

TABELA 6.3	Grupos de medicamentos neurológicos.
	Nome genérico
Medicamentos usados na doença de Parkinson	
Precursores de dopamina	Levodopa
Agonistas da dopamina	Bromocriptina Pergolida Pramipexol Ropinirole
Medicamentos anticolinérgicos	Benztropina Biperideno Difenidramina Prociclidina Triexifenidil
Inibidores de COMT	Entacapona Tolcapona
Outros	Amantadina Rasagilina Selegilina
Medicamentos usados em distúrbios convulsivos	
Barbitúricos	Fenobarbital Primidona
Benzodiazepínicos	Clonazepam Clorazepato
Ácidos carboxílicos	Divalproex
Hidantoínas	Ethotoin Mefenitoína Fenitoína
Succinimidas	Etossuximida Metsuximida
Iminostilbenos	Carbamazepina Oxcarbazepina
Agentes de segunda geração	Felbamato Gabapentina Lacosamida Lamotrigina Levetiracetam Pregabalina Tiagabina Topiramato Vigabatrina Zonisamida

COMT, catecol-*O*-metiltransferase.

pelo disparo súbito e descontrolado de um grupo de neurônios cerebrais.[148] Essa excitação neuronal descontrolada se manifesta de várias maneiras, dependendo da localização e da extensão do envolvimento neuronal, e as crises são classificadas de acordo com sintomas motores e sensoriais que ocorrem durante uma convulsão. Na população em geral, a causa exata do distúrbio convulsivo costuma ser desconhecida. Em adultos mais velhos, entretanto, a atividade convulsiva pode ser atribuída a uma causa bastante bem definida, como uma lesão do SNC anterior (p. ex., acidente vascular encefálico, trauma), tumor ou doença cerebral degenerativa.[149,150] Se a causa não puder ser tratada por cirurgia ou outro meio significa que o manejo farmacológico continua sendo o principal método de prevenção de convulsões recorrentes.

O objetivo principal dos anticonvulsivantes é normalizar o limiar de excitação no grupo de neurônios hiperexcitáveis que iniciam a convulsão.[151] Idealmente, isso pode ser realizado sem suprimir o nível geral de excitação dentro do cérebro. Vários grupos de medicamentos anticonvulsivantes quimicamente distintos estão em uso atualmente e cada grupo usa um mecanismo bioquímico diferente para diminuir seletivamente a excitabilidade nos neurônios com tendência a convulsões (ver Tabela 6.3). A seleção de determinado medicamento anticonvulsivante depende principalmente do tipo de convulsão presente em cada paciente.[151]

A sedação é o efeito adverso mais comum que os fisioterapeutas devem estar atentos ao trabalhar com pacientes mais velhos que estão em uso de medicamentos anticonvulsivantes.[152,153] Outros efeitos adversos incômodos incluem desconforto gastrintestinal, cefaleia, tontura, incoordenação e reações dermatológicas (p. ex., erupções cutâneas). Em alguns pacientes podem ocorrer problemas mais sérios, como toxicidade hepática e discrasias sanguíneas (anemia aplásica). Além de monitorar esses efeitos adversos, os fisioterapeutas podem desempenhar um papel importante, ajudando a avaliar a eficácia dos medicamentos anticonvulsivantes, observando e documentando quaisquer convulsões que possam ocorrer durante a sessão de reabilitação.

Tratamento de dor e inflamação

O tratamento farmacológico da dor e inflamação é usado em adultos mais velhos para ajudar a resolver os sintomas de condições crônicas (p. ex., artrite reumatoide e osteoartrite), bem como problemas agudos resultantes de trauma e cirurgia.[154] Os medicamentos usados para fins analgésicos e anti-inflamatórios incluem os analgésicos opioides, analgésicos não opioides e glicocorticoides (Tabela 6.4). Esses medicamentos serão discutidos brevemente aqui.

Analgésicos opioides. Os analgésicos opioides compõem o grupo de medicamentos usados para tratar dores constantes e relativamente fortes. Esses agentes, também conhecidos como *narcóticos*, são comumente usados para reduzir a dor em pacientes mais velhos após cirurgia, trauma ou em situações mais crônicas, como câncer.[33] Os opioides variam em termos de sua força analgésica relativa, com medicamentos como morfina e meperidina, com fortes propriedades analgésicas, e medicamentos como a codeína, que tem uma capacidade mais moderada de diminuir a dor. Esses medicamentos exercem seus efeitos benéficos ligando-se a receptores opioides no cérebro e na medula espinal, alterando assim a transmissão sináptica nas vias de mediação da dor.[155] Os analgésicos opioides costumam ser caracterizados

TABELA 6.4	Grupos de medicamentos analgésicos e anti-inflamatórios.
Categoria	**Exemplos comuns** **Nome genérico**
Analgésicos opioides	Codeína Meperidina Morfina Oxicodona Propoxifeno
Analgésicos não esteroides AINEs	Ácido acetilsalicílico Ibuprofeno Cetoprofeno Naproxen Piroxicam Sulindaco
Inibidor COX-2	Celecoxibe
Paracetamol	–
Corticosteroides	Betametasona Cortisona Hidrocortisona Prednisona
Medicamentos antirreumáticos modificadores de doenças*	
Compostos de ouro	Auranofina Tiomalato sódico de ouro
Antimaláricos	Cloroquina Hidroxicloroquina
Inibidores do fator de necrose tumoral	Adalimumabe Certolizumabe Etanercepte Golimumabe Infliximabe
Inibidores de interleucina	Anakinra Sarilumabe Tocilizumabe Ustekinumabe
Outros	Abatacepte Azatioprina Ciclosporina Leflunomida Metotrexato Penicilamina Rituximabe Sulfassalazina Tofacitinibe

*Medicamentos usados para retardar a progressão da artrite reumatoide. *COX*, ciclo-oxigenase; *AINEs*, medicamentos anti-inflamatórios não esteroides.

por sua capacidade de alterar a percepção da dor em vez de eliminar completamente as sensações dolorosas. Esse efeito permite que o paciente se concentre em outras coisas, sem ficar continuamente preocupado com os estímulos dolorosos.

Os fisioterapeutas devem estar cientes de que os analgésicos opioides causam muitos efeitos adversos que podem influenciar a participação do paciente na reabilitação.[156,157] Efeitos adversos, como sedação, alterações de humor (p. ex., euforia ou disforia) e problemas gastrintestinais (p. ex., náuseas, vômitos, constipação intestinal), são bastante comuns. Hipotensão ortostática e depressão respiratória também são efeitos adversos comuns, especialmente nos primeiros dias após o início da terapia com analgésico opioide. A confusão pode ser um problema, especialmente em idosos. Por fim, a administração prolongada ou excessiva de opioides pode causar tolerância e dependência física, além de poder levar ao vício em indivíduos suscetíveis. Aumentos recentes na dependência de opioides e mortes relacionadas a opioides levantaram preocupações sobre a dependência excessiva desses medicamentos no tratamento da dor.[158] Porém, os opioides ainda são muito úteis no tratamento da dor aguda e crônica, mas há consenso de que esses medicamentos devem ser usados com cuidado na dose mínima eficaz durante o menor período de tempo.[157] Alternativas aos opioides devem, portanto, ser exploradas para evitar possíveis efeitos adversos, especialmente quando esses medicamentos são administrados a adultos mais velhos.[159,160]

Analgésicos não opioides. O tratamento da dor leve à moderada geralmente é realizado com o uso de dois tipos de agentes não opioides: AINEs e paracetamol. Os AINEs compõem um grupo de medicamentos que são terapeuticamente semelhantes ao ácido ao acetilsalicílico (ver Tabela 6.4). Semelhantes ao ácido acetilsalicílico, eles produzem quatro efeitos terapêuticos: analgesia, diminuição da inflamação, diminuição da febre (antipirese) e diminuição da agregação plaquetária (efeitos anticoagulantes). O paracetamol parece ter propriedades analgésicas e antipiréticas semelhantes às dos AINEs, mas o paracetamol não possui efeitos anti-inflamatórios ou anticoagulantes significativos. Os AINEs e o paracetamol exercem a maioria, senão todos, de seus efeitos benéficos ao inibir a síntese de um grupo de compostos conhecidos como *prostaglandinas*. As prostaglandinas são produzidas localmente por muitas células e estão envolvidas na mediação de certos aspectos da dor e da inflamação.[161] O ácido acetilsalicílico e outros AINEs inibem a enzima ciclo-oxigenase (COX), que sintetiza prostaglandinas no sistema nervoso central, bem como nos tecidos periféricos, diminuindo assim os efeitos dolorosos e inflamatórios desses compostos por todo o corpo.[162] O paracetamol também inibe a biossíntese de prostaglandinas, mas essa inibição pode ocorrer apenas no sistema nervoso central, sendo responsável pelas diferenças nos efeitos do paracetamol e dos AINE.[161]

Como certas prostaglandinas produzem efeitos benéficos ou citoprotetores no corpo, esforços foram feitos para produzir um tipo de AINE que atuasse somente sobre as prostaglandinas prejudiciais. Esses esforços levam ao desenvolvimento de inibidores da COX-2, como o celecoxibe. Essas medicações são chamadas assim porque tendem a inibir a forma COX-2 da enzima que sintetiza as prostaglandinas que causam dor e inflamação, enquanto preservam a produção das prostaglandinas benéficas produzidas pela enzima COX-1.[163] De fato, os inibidores da COX-2 podem reduzir a dor e a inflamação em alguns pacientes com menos chance de efeitos adversos, como irritação gástrica.[164] Esses benefícios, entretanto, não são universais e alguns pacientes apresentam toxicidade gástrica grave com medicamentos COX-2.[163] Além disso, os inibidores de COX-2 foram associados a problemas cardiovasculares potencialmente graves em algumas pessoas, incluindo infarto do miocárdio e acidente vascular encefálico.[165,166] Esses efeitos adversos foram a principal razão pela qual certos medicamentos COX-2, como o rofecoxibe e o valdecoxibe, foram retirados do mercado.

O risco de problemas cardiovasculares, entretanto, pode não estar limitado apenas aos medicamentos COX-2. Os AINEs tradicionais que inibem a COX-1 e a COX-2 também podem aumentar o risco de infarto e acidente vascular encefálico em pacientes suscetíveis.[167,168] Embora as razões sejam complexas, a inibição de certas prostaglandinas pode afetar a atividade plaquetária e, portanto, levar ao aumento do infarto coronário e obstrução parcial de artérias carótidas por placas ateroscleróticas. A inibição da síntese de prostaglandinas também pode aumentar a pressão arterial, especialmente em pacientes hipertensos.[169] Portanto, os pacientes devem ser examinados cuidadosamente antes de começar a usar AINEs tradicionais e medicamentos seletivos para COX-2, que provavelmente devem ser evitados em pacientes com fatores de risco para doenças cardiovasculares.[167]

Entretanto, muitos pacientes mais velhos podem usar AINEs com segurança e eficácia quando o uso é feito em doses moderadas por curtos períodos.[154] O efeito adverso mais comum é a irritação gastrintestinal; problemas que variam de pequenas dores de estômago a graves ulcerações gástricas podem ocorrer em adultos mais velhos.[166] Toxicidade renal e hepática também podem ocorrer, especialmente se doses mais altas forem usadas por períodos prolongados ou em pacientes com doença renal ou hepática preexistente.[166] Como mencionado anteriormente, os AINEs tradicionais e os medicamentos seletivos para COX-2 podem causar problemas cardiovasculares em pacientes com risco de infarto, hipertensão e insuficiência cardíaca.[167] AINEs prejudicam a função plaquetária, e o risco de sangramento é aumentado, especialmente em idosos que utilizam outros medicamentos anticoagulantes (discutido mais adiante).[170] Alguns estudos sugerem que AINEs podem prejudicar a consolidação óssea e que provavelmente deveriam ser evitados após fraturas e certas cirurgias, como nas artrodeses da coluna vertebral.[171,172] Outros problemas que podem ocorrer em pacientes mais velhos incluem reações alérgicas (p. ex., erupções cutâneas) e possível toxicidade do SNC (p. ex., confusão, problemas auditivos). Em particular, o tinido (um som de zumbido nos ouvidos) pode se desenvolver com o uso prolongado de ácido acetilsalicílico e esse efeito adverso pode ser especialmente incômodo e angustiante para adultos mais velhos.

O paracetamol não produz irritação gástrica apreciável e pode ser ingerido preferencialmente por pacientes mais velhos por esse motivo.[161] Deve-se notar, entretanto, que o paracetamol não possui efeitos anti-inflamatórios e pode ser inferior aos AINEs se houver dor e inflamação. O paracetamol também pode ser mais hepatotóxico que os AINEs em casos de superdosagem ou em pessoas desidratadas, que consomem quantidades excessivas de álcool, e assim por diante.

Glicocorticoides. Os glicocorticoides são esteroides produzidos pelo córtex adrenal que têm vários efeitos fisiológicos, incluindo uma potente capacidade de diminuir a inflamação.[161] Derivados sintéticos dos glicocorticoides produzidos endogenamente podem ser administrados farmacologicamente para capitalizar sobre os poderosos efeitos anti-inflamatórios desses compostos. Esses agentes são usados para tratar a artrite reumatoide e uma variedade de outros distúrbios que possuem um componente inflamatório. Os glicocorticoides exercem seus efeitos anti-inflamatórios por meio de vários mecanismos complexos, incluindo a capacidade de suprimir a função leucocitária e inibir a produção de substâncias pró-inflamatórias, como citocinas, prostaglandinas e leucotrienos, no local da inflamação.[173,174]

Os poderosos efeitos anti-inflamatórios dos glicocorticoides devem ser equilibrados com o risco de vários efeitos adversos graves. Em particular, os fisioterapeutas devem estar cientes de que esses medicamentos produzem um efeito catabólico geral nos tecidos de suporte por todo o corpo.[175,176] Fratura de ossos, ruptura de ligamentos, tendões e músculos e ulcerações na pele podem ocorrer após a administração sistêmica prolongada de glicocorticoides. Esse colapso pode ser especialmente devastador em pacientes idosos que já apresentam algum grau de osteoporose ou perda de massa muscular.[175,176] Os glicocorticoides também produzem outros efeitos adversos graves, incluindo hipertensão, úlcera péptica, agravamento da diabetes melito, glaucoma, aumento do risco de infecção e supressão da produção normal de corticosteroides pelo córtex adrenal. A supressão adrenocortical pode ter resultados devastadores, ou mesmo fatais, se a forma exógena (medicamento) do glicocorticoide for retirada repentinamente, porque o corpo é temporariamente incapaz de sintetizar quantidades adequadas desses compostos importantes. Portanto, esses medicamentos não devem ser descontinuados repentinamente após o uso prolongado, mas devem ser reduzidos gradualmente sob supervisão médica rigorosa. Finalmente, deve-se perceber que os glicocorticoides geralmente tratam a manifestação da doença (inflamação) sem resolver a causa subjacente da doença. Por exemplo, pacientes mais velhos com artrite reumatoide podem parecer muito saudáveis como resultado desse efeito de "mascaramento" dos glicocorticoides, enquanto outras sequelas dessa doença (p. ex., erosão óssea, destruição articular) continuam a piorar.

Outros medicamentos usados em doenças inflamatórias: agentes modificadores de doenças. Como os AINEs e outros medicamentos anti-inflamatórios, em geral, não retardam o processo da doença na artrite reumatoide, esforços têm sido feitos para desenvolver medicamentos que tentam conter a progressão dessa doença.[177,178] Esses chamados "medicamentos antirreumáticos modificadores da doença" (MARMDs) incluem uma variedade de agentes com diferentes propriedades químicas e farmacodinâmicas (ver Tabela 6.4).[177,179] Em geral, esses agentes têm efeitos imunossupressores que enfraquecem a resposta autoimune que se acredita ser a base reumática de doença articular. Alguns medicamentos dessa categoria, como o metotrexato, produzem um efeito não seletivo no sistema imunológico e tentam desacelerar a proliferação de linfócitos e reduzir a produção de vários produtos químicos que promovem a destruição autoimune dos tecidos das articulações.[177] Várias estratégias também foram desenvolvidas para limitar um componente específico da resposta imune. Etanercepte, por exemplo, inibe seletivamente os efeitos do fator de necrose tumoral-α, e anakinra inibe os efeitos da interleucina-1.[180,181] Esses agentes e modificadores de resposta biológica semelhantes (ver Tabela 6.4) podem ajudar a retardar a progressão da artrite reumatoide quando usados isoladamente ou em combinação com outros MARMDs.[178,180]

Os medicamentos antirreumáticos modificadores da doença têm, sido, portanto, bem-sucedidos na interrupção ou mesmo na reversão de algumas das alterações artríticas em certos pacientes com essa doença.[182,183] Portanto, os MARMDs devem ser usados muito no início do curso da artrite reumatoide para que esses medicamentos possam ajudar a prevenir parte da destruição articular grave associada a essa doença.[182] Lamentavelmente, o uso desses MARMDs é limitado em alguns pacientes devido aos efeitos tóxicos, como distúrbio gastrintestinal e insuficiência renal, e esses medicamentos aumentarão o risco de infecção devido a seus efeitos imunossupressores.[179,184,185] A pesquisa continua para determinar quais MARMDs, ou combinações desses agentes, proporcionarão benefícios ideais em pessoas com artrite reumatoide.[183,186]

Medicamentos cardiovasculares

A doença cardiovascular é uma das principais causas de morbidade e mortalidade em idosos. Vários medicamentos são, portanto, usados para prevenir e tratar problemas cardiovasculares em idosos, e muitos desses medicamentos podem afetar diretamente a reabilitação de idosos. Os medicamentos cardiovasculares frequentemente são classificados de acordo com os tipos de doenças que são usados para tratar. O manejo farmacoterapêutico de alguns problemas cardiovasculares comuns observados em idosos é apresentado a seguir, e os medicamentos usados para tratar esses problemas também estão resumidos na Tabela 6.5.

Medicamentos usados na hipertensão geriátrica. Um aumento na pressão arterial é comumente observado em adultos mais velhos, e acredita-se que ele ocorra devido a alterações na função cardiovascular (p. ex., diminuição da complacência dos tecidos vasculares, diminuição da sensibilidade dos barorreceptores) e à redução da função renal (p. ex., diminuição da capacidade de excretar água e sódio), que normalmente ocorrem com o envelhecimento.[187]

TABELA 6.5	Grupos de medicamentos cardiovasculares.		
		Exemplos comuns	
Grupo de medicamentos	**Indicações primárias**	**Nome genérico**	
Bloqueadores-α	Hipertensão	Fenoxibenzamina Prazosina	
Inibidores da enzima de conversão da angiotensina	Hipertensão, ICC	Captopril Enalapril Quinapril Outros medicamentos com nomes genéricos que terminam com "-pril"	
Bloqueadores do receptor de angiotensina II	Hipertensão, ICC	Irbesartana Losartana Valsartana Outros medicamentos com nomes genéricos que terminam com "-sartan"	
Anticoagulantes	Coagulação hiperativa	Heparina * Varfarina Argatrobana Bivalirudina Dabigatrana Desirudina Lepirudina Apixaban Fondaparinux Rivaroxabana	
Betabloqueadores	Hipertensão Angina Arritmias	Atenolol Metoprolol Propranolol Outros medicamentos com nomes genéricos que terminam com "-olol"	
Bloqueadores do canal de cálcio	Hipertensão Angina Arritmias	Diltiazem Nifedipino Verapamil Outros medicamentos com nomes genéricos que terminam com "-ipina"	
Simpatolíticos de ação central	Hipertensão	Clonidina Metildopa	
Glicosídeos digitálicos	ICC	Digoxina	
Diuréticos	Hipertensão, ICC	Clorotiazida Furosemida Espironolactona	
Medicamentos que prolongam a repolarização	Arritmias	Amiodarona Bretílio	
Nitratos orgânicos	Angina	Nitroglicerina	
Depletores adrenérgicos pré-sinápticos	Hipertensão	Guanetidina Reserpina	
Bloqueadores do canal de sódio	Arritmias	Quinidina Tocainida	
Estatinas	Hiperlipidemia	Atorvastatina Rosuvastatina Sinvastatina Outros medicamentos com nomes genéricos que terminam com "-statina"	
Vasodilatadores	Hipertensão	Hidralazina Minoxidil	

ICC, insuficiência cardíaca congestiva.

Um leve aumento na pressão arterial pode não ser necessariamente prejudicial no idoso e pode, de fato, ter um efeito protetor na manutenção do fluxo sanguíneo adequado para o cérebro e outros órgãos.[188] É claro, entretanto, que um aumento excessivo da pressão arterial está associado a vários problemas cardiovasculares, como acidente vascular encefálico, doença arterial coronariana e insuficiência cardíaca; esforços devem ser feitos para manter a pressão arterial dentro de um intervalo aceitável.[187,188]

Entretanto, debates consideráveis sobre quais valores de pressão arterial são ideais em adultos mais velhos têm acontecido. Muitos especialistas acreditam que os valores sistólicos e diastólicos em idosos devem ser abaixo de 140 e 90 mmHg, respectivamente, ou abaixo de 130/80 mmHg em idosos com comorbidades, como insuficiência renal crônica ou diabetes melito.[189,190] Resultados de alguns estudos, entretanto, sugerem que o manejo anti-hipertensivo mais agressivo reduzirá ainda mais o risco de problemas cardiovasculares, especialmente se os valores sistólicos forem de 120 mmHg ou inferiores.[190,191] As diretrizes para o manejo da pressão arterial em adultos mais velhos continuam a ser revisadas e estudos futuros poderão esclarecer os valores de pressão arterial alvo em subgrupos específicos de idosos.

Felizmente, uma grande e diversa gama de agentes anti-hipertensivos está disponível para o tratamento de idosos com hipertensão (ver Tabela 6.5). Os diuréticos atuam nos rins para aumentar a excreção de água e sódio, diminuindo assim a pressão arterial ao reduzir o volume de líquido no sistema vascular. Agentes simpatolíticos (p. ex., betabloqueadores, α-bloqueadores) atuam de várias maneiras para interromper a estimulação simpática do coração e da vasculatura periférica. Os vasodilatadores reduzem a resistência vascular periférica ao relaxar diretamente o músculo liso vascular. Os inibidores da enzima de conversão da angiotensina (ECA) bloqueiam a formação da angiotensina II, um potente vasoconstritor que também produz alterações estruturais adversas nos tecidos vasculares. Da mesma forma, os bloqueadores do receptor da angiotensina (BRAs) evitam que a angiotensina II alcance os tecidos vasculares, reduzindo seus efeitos nocivos sobre o coração e a vasculatura. Por fim, os bloqueadores dos canais de cálcio inibem a entrada de cálcio nas células do músculo cardíaco e nas células do músculo liso vascular, reduzindo assim a contratilidade nesses tecidos.

O(s) agente(s) anti-hipertensivo(s) que será(ão) usado(s) em determinado paciente idoso depende de vários fatores, como a magnitude da hipertensão e de quaisquer outros problemas clínicos existentes naquele paciente. Frequentemente, dois ou mais medicamentos são combinados para fornecer efeitos ideais.[192,193] Combinações comuns de medicamentos usadas como tratamento inicial em adultos mais velhos incluem um inibidor da ECA ou BRA com um bloqueador do canal de cálcio ou diurético.[192,194] Em algumas situações, dois medicamentos anti-hipertensivos podem ser combinados no mesmo comprimido para facilitar a administração e, assim, melhorar a adesão do paciente.[195] Outros medicamentos anti-hipertensivos podem ser adicionados ou substituídos com base nas necessidades individuais de cada paciente.[196] Independentemente de quais agentes são usados inicialmente, um regime de medicamentos anti-hipertensivos bem-sucedido deve ser escolhido para cada paciente e deve incorporar a filosofia "baixa e lenta", isto é, começar com doses baixas e aumentar lentamente as dosagens conforme necessário.

Todos os diversos medicamentos que podem ser usados para controlar a hipertensão estão associados a efeitos adversos específicos. Uma preocupação comum, entretanto, é se a pressão arterial será reduzida farmacologicamente ao ponto de sintomas de hipotensão se tornarem um problema. Os terapeutas devem estar sempre cientes de que podem ocorrer vertigens e síncope como resultado da pressão arterial baixa quando o paciente está parado e, sobretudo, quando o paciente está de pé (hipotensão ortostática). Além disso, qualquer intervenção fisioterapêutica que cause uma redução adicional na pressão arterial deve ser usada com muito cuidado em pacientes geriátricos que estejam ingerindo medicamentos anti-hipertensivos. Tratamentos como calor sistêmico (p. ex., turbilhão grande, tanque Hubbard) e exercícios usando grandes grupos musculares podem causar vasodilatação periférica que exacerba os efeitos dos medicamentos anti-hipertensivos na redução significativa da pressão arterial sistêmica.

Medicamentos usados na insuficiência cardíaca congestiva. A insuficiência cardíaca congestiva é um distúrbio comum em adultos mais velhos e é caracterizada por um declínio progressivo na capacidade de bombeamento cardíaco.[197] À medida que a capacidade de bombeamento do coração diminui, o líquido se acumula nos pulmões e nas extremidades (daí o termo *insuficiência cardíaca congestiva*). O tratamento desse distúrbio se concentra principalmente na redução do estresse excessivo sobre o coração pelo sistema renina-angiotensina e pelo sistema nervoso simpático. Como tal, os medicamentos que reduzem a atividade da renina-angiotensina (inibidores da ECA, BRAs, inibidores diretos da renina) e simpatolíticos (betabloqueadores) tornaram-se o pilar no tratamento da insuficiência cardíaca.[198,199] Diuréticos e vasodilatadores também podem ser adicionados para ajudar a reduzir o volume de líquidos e resistência vascular, respectivamente.[198,199] Finalmente, os digitálicos glicosídios podem ser usados em pacientes específicos para aumentar a capacidade de bombeamento do miocárdio por um mecanismo bioquímico complexo que aumenta a concentração de cálcio nas células do miocárdio.[200]

Cada categoria de medicamento usada para tratar a insuficiência cardíaca está associada a efeitos adversos específicos. Diuréticos, por exemplo, podem causar desequilíbrio hidroeletrolítico se muita água, sódio ou potássio forem excretados pelos rins. Os betabloqueadores e nitratos podem causar hipotensão, levando a vertigens e síncope. Esses efeitos adversos, contudo, são tipicamente relacionados à dosagem, sendo que os agentes são relativamente seguros nas doses usadas para tratar a insuficiência cardíaca em idosos. Da mesma forma, os inibidores da ECA e os BRAs frequentemente são bem tolerados, apesar de hipotensão e hipotensão ortostática poderem ocorrer quando esses medicamentos são administrados pela primeira vez em indivíduos mais velhos. Por outro lado, a digoxina e medicamentos semelhantes estão associados a alguns efeitos adversos comuns e potencialmente graves. Esses agentes podem se acumular rapidamente na corrente sanguínea de um paciente mais velho, resultando em toxicidade digitálica.[200,201] A toxicidade digitálica é caracterizada por sintomas gastrintestinais (p. ex., náuseas, vômito, diarreia), distúrbios do SNC (p. ex., confusão, visão turva, sedação) e arritmia cardíaca. As arritmias podem ser muito graves e fatais se a toxicidade digitálica não for corrigida rapidamente. Os fisioterapeutas devem estar alertas para os sinais de toxicidade digitálica, pois o reconhecimento precoce é essencial para prevenir os efeitos adversos mais graves e potencialmente fatais desses medicamentos.

Tratamento das arritmias cardíacas. Distúrbios do ritmo cardíaco – ou seja, uma frequência cardíaca muito lenta, muito rápida ou irregular – podem ocorrer em adultos mais velhos por vários motivos.[202] Embora algumas arritmias cardíacas sejam assintomáticas e não necessitem de nenhuma intervenção, certos distúrbios do ritmo, como fibrilação atrial e arritmias ventriculares complexas, devem ser tratadas para diminuir o risco de acidente vascular encefálico e morte cardíaca súbita em adultos mais velhos.[203,204] Uma variedade de medicamentos diferentes pode ser usada para estabilizar a frequência cardíaca e normalizar o ritmo cardíaco. Esses agentes normalmente são agrupados em quatro categorias.[205] Os bloqueadores dos canais de sódio (lidocaína, quinidina) controlam a excitabilidade miocárdica ao estabilizar a abertura e o fechamento dos canais de sódio da membrana. Os betabloqueadores (metoprolol, propranolol) normalizam a frequência cardíaca ao bloquear os efeitos de substâncias cardioaceleradoras, como a norepinefrina e a epinefrina. Os medicamentos que prolongam a repolarização cardíaca (amiodarona) estabilizam a frequência cardíaca ao prolongar o período refratário dos potenciais de ação cardíaca. Os bloqueadores dos canais de cálcio (diltiazem, verapamil) diminuem a excitabilidade miocárdica e a condução dos potenciais de ação ao limitar a entrada de cálcio nas células do músculo cardíaco. Embora diferentes medicamentos antiarrítmicos tenham vários efeitos adversos, a reação adversa mais comum é o risco aumentado de arritmias cardíacas;[205,206] ou seja, os medicamentos usados para tratar um tipo de arritmia podem causar inadvertidamente um tipo diferente de distúrbio do ritmo. Os fisioterapeutas devem estar alertas para alterações no ritmo cardíaco monitorando a frequência cardíaca em pacientes mais velhos que estão em uso de medicamentos antiarrítmicos.

Tratamento da angina de peito. Os adultos mais velhos costumam desenvolver dor torácica (angina de peito) como sintoma de doença arterial coronariana. Os nitratos orgânicos, como a nitroglicerina, são os principais medicamentos usados para prevenir episódios de angina de peito.[207] A angina ocorre, geralmente, quando a demanda de oxigênio do miocárdio excede o suprimento de oxigênio do miocárdio. A nitroglicerina diminui a demanda de oxigênio do miocárdio pela vasodilatação da vasculatura periférica.[208] Esta, por sua vez, causa uma diminuição na quantidade de sangue que retorna ao coração (pré-carga cardíaca), bem como a quantidade de pressão no sistema vascular contra a qual o coração deve bombear (pós-carga cardíaca) Consequentemente, a carga de trabalho cardíaca e a demanda de oxigênio são temporariamente reduzidas, permitindo assim que o ataque de angina diminua.[208]

Os nitratos podem ser administrados no início de um ataque de angina, colocando o medicamento sob a língua (via sublingual). Esses medicamentos também podem ser administrados por via transdérmica, com adesivos impregnados com medicamentos que permitem a absorção lenta e constante de nitrato na corrente sanguínea. O uso de adesivos de nitrato ganhou preferência, em determinados países, porque a administração contínua de pequenas quantidades do medicamento pode ajudar a prevenir o aparecimento ou reduzir a gravidade dos ataques de angina.[209]

Várias outras estratégias medicamentosas também podem ser usadas para reduzir a carga de trabalho cardíaca e prevenir o aparecimento de angina de peito. Essas estratégias incluem betabloqueadores, bloqueadores dos canais de cálcio e medicamentos que moderam o sistema renina-angiotensina (inibidores da ECA, BRAs).[207,210] Da mesma forma, o uso de terapia com doses baixas de ácido acetilsalicílico ou outros inibidores plaquetários pode ajudar a prevenir a progressão de ataques de angina para infarto do miocárdio.[210] Deve se ter em mente, entretanto, que a terapia medicamentosa, muitas vezes, aborda os sintomas da doença arterial coronariana (i. e., angina de peito), mas não necessariamente resolve os problemas subjacentes que criaram um desequilíbrio no fornecimento e utilização de oxigênio no coração (p. ex., aterosclerose da artéria coronária). Portanto, a terapia medicamentosa sempre deve ser combinada com exercícios e alterações no estilo de vida que ajudem a restaurar um equilíbrio mais normal entre a oferta e a demanda de oxigênio pelo miocárdio.[207]

Os principais efeitos adversos que podem afetar a fisioterapia estão relacionados aos efeitos vasodilatadores periféricos dos nitratos. A pressão arterial pode diminuir em pacientes em uso de nitroglicerina e tonturas devido à hipotensão é um problema comum. Da mesma forma, a hipotensão ortostática pode ocorrer se o paciente se levantar repentinamente. A cefaleia também pode ocorrer devido à vasodilatação dos vasos meníngeos. Esses efeitos adversos são mais comuns imediatamente após o paciente ingerir uma dose sublingual de ação rápida. Consequentemente, os terapeutas devem estar especialmente preocupados com os efeitos hipotensivos desde os primeiros minutos até 1 hora após o paciente administrar uma dose sublingual de nitratos. A administração contínua de nitrato por meio de adesivos também pode causar tolerância, resultando na perda dos efeitos terapêuticos do medicamento.[209] Portanto, os pacientes costumam alternar o uso do adesivo de nitrato entre várias horas por dia e intervalos sem a substância, em que o adesivo é removido.[209] Por fim, os pacientes em uso de nitratos por via sublingual devem levar seus medicamentos para a fisioterapia, para que possam autoadministrar o nitrato se ocorrerem sintomas anginosos durante a sessão de reabilitação.

Tratamento da hiperlipidemia. Os adultos mais velhos podem apresentar níveis elevados de colesterol e outros distúrbios lipídicos plasmáticos que podem levar a lesões ateroscleróticas e doenças cardiovasculares.[211,212] Portanto, a terapia medicamentosa deve ser combinada com alterações dietéticas para ajudar a melhorar os perfis lipídicos plasmáticos e reduzir o risco de infarto do miocárdio e acidente vascular encefálico.[213] As estatinas constituem o principal grupo de medicamentos usados para tratar distúrbios lipídicos[214] (ver Tabela 6.5). Esses medicamentos, também conhecidos como inibidores da hidroximetilglutarato coenzima A (HMG/Co-A) redutase, bloqueiam uma enzima-chave responsável pela biossíntese do colesterol no fígado.[215] A produção reduzida de colesterol pode ajudar a diminuir o colesterol total e produzir outros efeitos benéficos sobre os lipídios plasmáticos, como redução das lipoproteínas de baixa densidade e aumento das lipoproteínas de alta densidade. Esses agentes também podem produzir uma série de outros efeitos favoráveis, como melhorar a função do endotélio vascular e estabilizar as placas ateroscleróticas dentro da parede vascular.[216]

As estatinas geralmente são bem toleradas, mas alguns pacientes podem desenvolver dor muscular grave e inflamação (miopatia) quando em uso desses medicamentos.[217,218] Embora a razão exata para essas alterações miopáticas não seja clara, esses medicamentos podem prejudicar a função mitocondrial do músculo esquelético e a produção de energia em indivíduos suscetíveis.[219] Portanto, os profissionais de saúde que acompanham esses pacientes devem estar atentos a qualquer sinal de dor muscular e fraqueza. Pacientes com esses sintomas devem ser encaminhados de volta ao médico imediatamente para considerar se essas alterações miopáticas foram induzidas por medicamentos e se a terapia precisa ser alterada ou descontinuada. Também há controvérsia sobre se as estatinas devem ser administradas a adultos além de certa idade.[211] Ou seja, alguns especialistas questionam se esses medicamentos continuam a proporcionar benefícios cardiovasculares em pessoas com mais de 75 anos, já que o risco de lesão muscular parece mais provável nesses indivíduos.[214] Grande parte dessa controvérsia surge da relativa falta de ensaios clínicos randomizados desses medicamentos, com adequada qualidade metodológica, na população muito idosa.[211] Esperamos que pesquisas futuras esclareçam se os benefícios das estatinas compensam os riscos quando usadas em adultos além de certa idade.

Medicamentos usados nos distúrbios de coagulação. A hemostasia excessiva, isto é, a tendência para o sangue coagular muito rapidamente, é um problema comum e sério em adultos mais velhos.[220,221] A formação de coágulos sanguíneos pode resultar em tromboflebite e tromboembolismo. Esses problemas são especialmente importantes no paciente idoso após uma cirurgia ou repouso prolongado no leito, o que pode aumentar o risco de tromboembolismo venoso e subsequente embolia pulmonar.[222,223] O uso de dois anticoagulantes, heparina e varfarina, é um pilar na prevenção de hemostasia excessiva.[224,225] Esses agentes atuam por meio de mecanismos diferentes para prolongar e normalizar o tempo de coagulação sanguínea.[224] Embora a varfarina seja administrada por via oral, as heparinas devem ser administradas por via parenteral (não oral). A forma tradicional ou "não fracionada" da heparina geralmente é administrada por via intravenosa, enquanto as heparinas de "baixo peso molecular", como a enoxaparina e a dalteparina, podem ser administradas por injeção subcutânea. As heparinas de baixo peso molecular também são mais seguras que as formas tradicionais, oferecendo uma via de administração mais conveniente, além de reduzir o risco de efeitos adversos, como hemorragia.

Tradicionalmente, o tratamento anticoagulante é iniciado com heparina parenteral para atingir uma redução rápida da coagulação sanguínea, seguido por um tratamento de longo prazo da coagulação excessiva com o uso de varfarina por via oral. Entretanto, várias outras terapias anticoagulantes orais foram desenvolvidas, incluindo medicamentos que inibem diretamente o fator de coagulação X (p. ex., fondaparinux, rivaroxabana) e medicamentos que inibem diretamente a trombina (p. ex., bivalirudina, dabigatrana) (ver Tabela 6.5).[226,227] Esses medicamentos oferecem certas vantagens em relação à varfarina, incluindo menor necessidade de monitorar periodicamente o tempo de coagulação, menor nível de interações com outros medicamentos e nenhuma restrição alimentar (os pacientes em uso de varfarina devem ter cuidado ao ingerir alimentos que contenham vitamina K).[228,229] Portanto, esses novos medicamentos orais fornecem uma alternativa à varfarina e podem ser incorporados aos regimes anticoagulantes em idosos após cirurgias de artroplastia e outras situações em que a trombose deve ser controlada.

O problema mais comum com a terapia anticoagulante é uma tendência aumentada para hemorragia.[230,231] Embora o risco dependa do medicamento específico, todos os anticoagulantes retardam a coagulação do sangue até certo ponto e podem ocasionar uma hemorragia. Os fisioterapeutas devem ser cautelosos ao lidar com feridas abertas ou procedimentos que potencialmente induzam trauma de tecido (p. ex., percussão torácica, massagem vigorosa) devido ao risco aumentado de hemorragia. Por outro lado, devem encorajar seus pacientes a seguir as orientações médicas quanto ao uso de anticoagulantes, proporcionando a hemostasia normal. Problemas ou efeitos adversos certamente devem ser levados ao conhecimento do médico, mas os pacientes não devem decidir, de modo independente, parar de tomar esses medicamentos, uma vez que o desmame inadequado pode levar à trombogênese grave.

Medicamentos respiratórios e gastrintestinais

Medicamentos usados em distúrbios respiratórios. Os adultos mais velhos podem utilizar medicamentos para tratar doenças respiratórias simples associadas ao resfriado comum e alergias sazonais. Esses medicamentos incluem medicamentos para a tosse (antitussígenos), descongestionantes, anti-histamínicos e medicamentos que ajudam a liberar e aumentar as secreções respiratórias (mucolíticos e expectorantes). Os medicamentos também podem ser utilizados para problemas crônicos e que apresentem maiores riscos, como doença pulmonar obstrutiva crônica (DPOC) e asma brônquica.[232,233] A terapia medicamentosa para asma e DPOC inclui broncodilatadores, como agonistas beta-adrenérgicos (albuterol, epinefrina), derivados de xantina (aminofilina, teofilina) e medicamentos anticolinérgicos (ipratrópio, tiotrópio).[234] Corticosteroides também podem ser administrados para tratar a inflamação do trato respiratório que costuma estar presente nesses problemas respiratórios crônicos.[235,236] Certos medicamentos respiratórios também atuam sinergicamente quando combinados uns com os outros. Em particular, a combinação de um agonista beta-adrenérgicos com um corticosteroide pode ajudar a controlar a broncoconstrição e a inflamação das vias respiratórias, respectivamente, proporcionando assim um controle ideal para muitos pacientes com DPOC ou asma.[234,235]

Esses medicamentos respiratórios estão associados a vários efeitos adversos que podem afetar a fisioterapia do idoso. Em particular, podem ser mais suscetíveis aos efeitos adversos sedativos de medicamentos como anti-histamínicos e antitussígenos. Para alguns dos medicamentos prescritos, os efeitos adversos costumam ser reduzidos se o medicamento puder ser aplicado diretamente nos tecidos respiratórios pela inalação.[237,238] Por exemplo, até mesmo os corticosteroides podem ser usados com segurança em adultos mais velhos se forem inalados em vez de administrados por via oral e distribuídos na circulação sistêmica. As formas inalatórias de medicamentos respiratórios, entretanto, podem causar efeitos adversos sistêmicos, principalmente quando aplicados em doses maiores ou quando usados em excesso.[237,239] Da mesma forma, quando esses medicamentos são administrados sistemicamente, doses menores de broncodilatadores prescritos podem ser necessárias em idosos. Esse fato é especialmente verdadeiro em pacientes mais velhos com função renal ou hepática reduzida, porque o metabolismo e a eliminação da forma ativa do medicamento serão prejudicados. Por fim, alguns pacientes mais velhos podem usar quantidades excessivas de certos produtos de venda livre. Os fisioterapeutas devem atentar-se a até que ponto seus pacientes geriátricos utilizam grandes doses de antitussígenos, anti-histamínicos e outros medicamentos respiratórios de venda livre rotineiramente. Os fisioterapeutas devem informar a seus pacientes que esses medicamentos devem ser usados na dose recomendada para o alívio de curto prazo dos sintomas respiratórios, mas que o uso prolongado ou excessivo não é saudável. Problemas crônicos que não respondem a esses produtos de venda livre devem ser levados ao conhecimento do médico.

Medicamentos usados em doenças gastrintestinais. Medicamentos gastrintestinais, como antiácidos e laxantes, estão entre os medicamentos mais comumente usados em adultos mais velhos.[55,240] Os antiácidos geralmente consistem em uma base que neutraliza o ácido clorídrico, ajudando assim a aliviar o desconforto gástrico causado pelo excesso de secreção de ácido gástrico. Outros medicamentos que diminuem a secreção de ácido gástrico incluem os bloqueadores de H_2 (p. ex., cimetidina, ranitidina), funcionam bloqueando certos receptores de histamina (receptores de H_2) que estão localizados na mucosa gástrica ou pela inibição da bomba de prótons (esomeprazol, omeprazol), que diminuem formação de ácido clorídrico no estômago, com a inibição do transporte de íons H^+ por meio da parede gástrica. Os laxantes estimulam a evacuação e a defecação por meio de vários métodos diferentes, dependendo do medicamento usado. Os medicamentos usados para tratar a diarreia também são comumente tomados por pacientes mais velhos. Esses medicamentos consistem em agentes como opioides (difenoxilato, loperamida) que ajudam a diminuir a motilidade GI e de produtos como os adsorventes (p. ex., caulim, pectina) que ajudam a sequestrar toxinas e irritantes no trato GI que podem causar diarreia.

A principal preocupação para o uso de medicamentos gastrintestinais em adultos mais velhos é o potencial para o uso inadequado e excessivo desses agentes.[241] A maioria desses medicamentos está prontamente disponível na forma de produtos de venda livre. Indivíduos mais velhos podem utilizar esses agentes por conta própria até o ponto em que a atividade gastrintestinal normal fica comprometida. Por exemplo, o idoso que depende do uso diário de laxantes (ou, possivelmente, de vários laxantes por dia) pode apresentar um declínio na regulação normal da evacuação intestinal. Os medicamentos também podem ser usados como substitutos de hábitos alimentares adequados. Os antiácidos, por exemplo, podem ser tomados rotineiramente para disfarçar os efeitos irritantes de certos alimentos que não são bem tolerados pelo idoso. Os antiácidos, entretanto, não devem ser usados indiscriminadamente para o manejo de longo prazo de problemas como a doença do refluxo gastresofágico (DRGE). Os fisioterapeutas podem aconselhar seus pacientes geriátricos que a maioria dos medicamentos de venda livre deve ser usada apenas para breves episódios de desconforto gastrintestinal, e que a DRGE e outros distúrbios gastrintestinais crônicos devem ser levados ao conhecimento do médico. Os terapeutas também podem encorajar seus pacientes a consultar nutricionistas e nutrólogos para que a nutrição adequada e os hábitos alimentares possam servir como uma alternativa mais segura e saudável que o uso prolongado de medicamentos gastrintestinais.

Agentes hormonais

Estratégia geral: uso de hormônios como terapia de reposição. As glândulas endócrinas sintetizam e liberam hormônios que viajam pelo sangue para regular a função fisiológica de vários tecidos e órgãos. Se a produção hormonal for interrompida, versões naturais ou sintéticas desses hormônios podem ser administradas farmacologicamente para restaurar e manter a função endócrina normal. Essa terapia de reposição é comumente usada em adultos mais velhos quando a função endócrina está diminuída devido a fatores relacionados à idade (p. ex., queda dos hormônios ovarianos após a menopausa) ou se a função endócrina é perdida após doença ou cirurgia.[242,243] Alguns dos agentes hormonais mais comumente usados em adultos mais velhos estão listados na Tabela 6.6 e serão discutidos aqui.

Reposição de estrogênio. Os principais hormônios femininos – estrogênio e progesterona – são normalmente produzidos pelos ovários desde a puberdade até aproximadamente a 5ª ou 6ª década, quando ocorre a menopausa. A perda desses hormônios está associada a vários problemas, incluindo sintomas vasomotores (ondas de calor), vaginite atrófica e distrofia atrófica da vulva. A reposição de hormônios ovarianos, especialmente o estrogênio, pode ajudar a resolver todos esses sintomas.[244] Além disso, a reposição de estrogênio pode reduzir substancialmente o risco de osteoporose em mulheres na pós-menopausa.[245] Os efeitos da reposição de estrogênio em outros sistemas fisiológicos, entretanto, são menos claros. Alguns estudos, por exemplo, sugerem que a reposição de estrogênio pode melhorar o perfil lipídico plasmático e, portanto, pode reduzir o risco de doença cardíaca coronária quando doses relativamente baixas de estrogênio são administradas logo após o início da menopausa.[245] Muitos estudos, entretanto, descobriram um risco aumentado de acidente vascular encefálico e tromboembolismo venoso, especialmente quando doses mais elevadas foram administradas a mulheres mais velhas (meados da década dos 60 anos).[245,246] Da mesma forma, os efeitos do estrogênio na função cognitiva em mulheres mais velhas permanecem obscuros. Dados observacionais sugerem que o estrogênio pode reduzir o risco de doença de Alzheimer se iniciado logo após a menopausa, mas que sua reposição pode aumentar o risco de demência quando iniciada em mulheres com mais de 65 anos.

A reposição de estrogênio está, portanto, associada a certos efeitos benéficos, mas existe a preocupação de que a terapia com estrogênio possa aumentar o risco de acidente vascular encefálico e doença tromboembólica venosa. A reposição de estrogênio também pode aumentar o risco de algumas formas de câncer, incluindo câncer de mama e endometrial.[245,246] Entretanto, a relação exata entre a reposição de estrogênio e o risco de câncer e doenças cardiovasculares permanece incerta.[244,245] Os riscos desses problemas variam substancialmente de pessoa para pessoa, e outras variáveis, como dose de estrogênio, via de administração e combinação de estrogênio com progesterona podem influenciar muito nos efeitos adversos da reposição de estrogênio.[244,248] Além disso, uma variável-chave parece ser o momento da reposição de estrogênio em relação ao início da menopausa,

TABELA 6.6	Grupos de medicamentos endócrinos.		
		Exemplos comuns	
Categoria	**Indicação**	**Nome genérico**	
Andrógenos	Deficiência de andrógeno	Metiltestosterona	
		Testosterona	
Estrogênios	Osteoporose	Estrogênios conjugados	
	Sintomas graves da pós-menopausa	Estradiol	
	Alguns cânceres		
Insulina	Diabetes melito	—	
Anti-hiperglicêmicos	Diabetes melito (tipo 2)	Acarbose	
		Clorpropamida	
		Glipizida	
		Liraglutida	
		Metformina	
		Repaglinida	
		Rosiglitazona	
		Sitagliptina	
		Tolbutamida	
Agentes antitireoidianos	Hipertireoidismo	Metimazol	
		Propiltiouracil	
Hormônios tireoideanos	Hipotireoidismo	Levotiroxina (T_4)	
		Liotironina (T_3)	

com uma melhor relação risco-benefício observada se a reposição for iniciada dentro de 10 anos após a ocorrência da menopausa.[245,247]

No momento, há consenso de que a terapia de reposição de estrogênio não está indicada para todas as mulheres após a menopausa, mas que a relação risco-benefício deve ser considerada individualmente para cada mulher.[249,250] Uma mulher com sintomas graves de pós-menopausa que também está em alto risco de desenvolver osteoporose, por exemplo, pode ser uma boa candidata para reposição estrogênica de curto prazo (de preferência 5 anos ou menos). Essa intervenção, é claro, só deve ser considerada se ela não apresentar outros fatores de risco que predisponham ao câncer ou doença cardiovascular.[244,250] Da mesma forma, os compostos mais novos semelhantes ao estrogênio, como raloxifeno e tamoxifeno, são uma opção para certas mulheres. Esses agentes, também conhecidos como moduladores seletivos do receptor de estrogênio (MSREs), estimulam os receptores de estrogênio nos ossos e em certos tecidos cardiovasculares enquanto bloqueiam os receptores de estrogênio nos tecidos mamários e uterinos.[250,251] Essa seletividade pode produzir efeitos benéficos nos ossos e nos sintomas da pós-menopausa, enquanto diminui o risco de câncer de mama.[251] Esforços continuam para desenvolver estratégias hormonais eficazes e mais seguras para mulheres que necessitam de reposição de estrogênio.

Reposição de andrógenos. Em uma situação análoga à das mulheres na pós-menopausa, alguns homens mais velhos podem apresentar uma redução na produção de hormônios masculinos (andrógenos), como a testosterona. A produção de testosterona diminui lentamente com o envelhecimento, mas em alguns homens pode diminuir mais rápido que o normal.[252] A produção inadequada de testosterona está associada a vários problemas, incluindo diminuição da massa corporal magra, aumento da gordura corporal, diminuição da densidade óssea, falta de energia e diminuição da libido.[253] Portanto, faz sentido identificar os homens que podem se beneficiar do uso de andrógenos e fornecer pequenas doses de medicamentos semelhantes à testosterona.[253]

Pesquisa sugere que a reposição de andrógenos pode realmente reduzir a perda muscular associada ao envelhecimento (sarcopenia), aumentar a densidade óssea e fornecer outras melhorias no humor, libido e qualidade de vida em homens mais velhos que não possuem produção endógena adequada de testosterona.[252,253] A principal preocupação, claro, é que a reposição de andrógenos pode estimular o crescimento da próstata e talvez levar ao câncer de próstata. Esse risco, entretanto, parece ser aceitável se andrógenos específicos de baixa dosagem forem usados para tratar deficiências de testosterona em homens mais velhos.[254,255] Originalmente, havia também a preocupação de que a reposição de andrógenos pudesse aumentar o risco de eventos cardiovasculares, como infarto ou acidente vascular encefálico em homens suscetíveis.[256] Essa preocupação foi refutada por estudos recentes e existem evidências razoáveis de que os níveis apropriados de testosterona podem realmente diminuir o risco de doenças cardiovasculares em homens mais velhos.[255,256] Pesquisas futuras continuarão a esclarecer como a reposição de testosterona pode fornecer benefícios ideais para a saúde em homens mais velhos.

Diabetes melito. A insulina normalmente é sintetizada pelas células beta pancreáticas, hormônio que regula o metabolismo da glicose e outros substratos energéticos. O diabetes melito é um distúrbio metabólico complexo causado pela produção inadequada de insulina, pela diminuição dos efeitos periféricos da insulina ou pela combinação de produção inadequada de insulina, assim como pela diminuição dos efeitos da insulina. O diabetes melito insulinodependente consiste em dois tipos principais: tipo 1 e tipo 2 (anteriormente conhecido como diabetes melito e não insulinodependente, respectivamente). O aparecimento de diabetes melito tipo 1 é comumente associado a indivíduos mais jovens, enquanto diabetes melito tipo 2 ocorre muito comumente em adultos mais velhos.[257,258] Da mesma forma, diabetes tipo 2 geralmente ocorre em adultos mais velhos como parte de uma "síndrome metabólica" que consiste em deficiência do metabolismo da glicose, obesidade, hiperlipidemia e hipertensão.[259] Se o diabetes melito não for gerenciado de modo adequado, podem ocorrer efeitos agudos (p. ex., prejuízo no metabolismo da glicose, cetoacidose) e efeitos crônicos (p. ex., neuropatia, doença renal, cegueira, problemas na cicatrização de feridas).

Idealmente, o diabetes melito tipo 2 em adultos mais velhos é controlado com sucesso por meio de dieta, exercícios e manutenção do peso corporal adequado.[259,260] Quando a terapia com medicamentos é necessária, geralmente ela é feita com o uso de medicamentos não insulínicos que reduzem a glicose no sangue e são frequentemente chamados "anti-hiperglicêmicos" (ver Tabela 6.6).[261-263] Dependendo do agente exato, esses medicamentos ajudam a melhorar o metabolismo da glicose, com aumento da liberação de insulina pelo pâncreas, aumento da sensibilidade dos tecidos periféricos à insulina, estabilização da produção de glicose hepática, retardo da absorção de glicose do trato gastrintestinal, ou aumento da excreção urinária de glicose. Em algumas pessoas com diabetes tipo 2, a insulina também pode ser adicionada ao regime de medicamentos para fornecer controle de glicose ideal, especialmente em pacientes que não conseguem atingir os valores de glicose desejados com os medicamentos orais.[264]

O principal problema associado à terapia com medicamentos em pacientes diabéticos mais velhos é que o nível de glicose no sangue pode estar muito reduzido, resultando em sintomas de hipoglicemia.[262] Os fisioterapeutas devem estar alertas para sinais de baixo nível de glicose no sangue, como dor de cabeça, tontura, confusão, fadiga, náuseas e suor.

Distúrbios da tireoide. A glândula tireoide normalmente produz dois hormônios: tiroxina e tri-iodotironina. Esses hormônios afetam uma ampla variedade de tecidos e são os principais responsáveis pela regulação da taxa metabólica basal e outros aspectos do metabolismo sistêmico. A disfunção tireoidiana é muito comum em adultos mais velhos e pode se manifestar como aumento ou diminuição da produção de hormônios tireoidianos.[265,266] O excesso de produção de hormônio tireoidiano (hipertireoidismo, tireotoxicose) produz sintomas como nervosismo, perda de peso, perda de massa muscular e taquicardia. A produção inadequada de hormônios tireoidianos (hipotireoidismo) é caracterizada por ganho de peso, letargia, sonolência, bradicardia e outras características consistentes com um metabolismo corporal lento.

O hipertireoidismo pode ser controlado com medicamentos que inibem a biossíntese do hormônio tireoidiano, como propiltiouracila, metimazol ou altas doses de iodeto.[267,268] Os principais problemas associados a esses medicamentos são reações alérgicas transitórias (p. ex., erupções cutâneas) e discrasias sanguíneas, como anemia aplásica e agranulocitose. Um tratamento mais permanente do hipertireoidismo pode ser pela tireoidectomia cirúrgica ou pela administração de iodo radioativo.[267] O iodo radioativo é absorvido pela glândula tireoide, onde destrói seletivamente os tecidos tireoidianos hiperativos.

O hipotireoidismo geralmente é controlado com muito sucesso por meio da terapia de reposição com uso de versões naturais e sintéticas de um ou ambos os hormônios da tireoide.[269] O problema mais significativo associado à reposição do hormônio tireoideano em pacientes mais velhos é que eles necessitam de doses menores desses hormônios que os indivíduos mais jovens.[242] Doses de reposição muito altas evocam sintomas de hipertireoidismo, como nervosismo, perda de peso e taquicardia. Os fisioterapeutas devem estar alertas para esses sintomas ao cuidar de pacientes mais velhos que utilizam terapia de reposição do hormônio tireoidiano.

Tratamento de infecções

Vários microrganismos, como bactérias, vírus, fungos e protozoários podem invadir e proliferar em indivíduos mais velhos. Frequentemente, o sistema imunológico é capaz de combater esses microrganismos com sucesso, evitando infecções. Ocasionalmente, entretanto, os medicamentos devem ser usados para complementar a resposta imunológica normal do corpo no combate a infecções causadas por microrganismos patogênicos. Os adultos mais velhos frequentemente são suscetíveis a essas infecções, especialmente se seu sistema imunológico já tiver sido comprometido por uma patologia prévia, um estado geral de debilitação ou uso prolongado de medicamentos imunossupressores, como os glicocorticoides. Esses agentes também podem ser administrados profilaticamente antes de uma artroplastia e outras cirurgias para reduzir a chance de infecções em idosos. Dois dos tipos mais comuns de infecções, bacterianas e virais, são apresentados com uma breve descrição da terapia medicamentosa relacionada.

Medicamentos antibacterianos. Apesar de existirem algumas bactérias no corpo contribuindo para a homeostase ou para um estado simbiótico, a infiltração de bactérias patogênicas pode resultar em infecção. Se o sistema imunológico não for capaz de conter ou degradar essas bactérias, medicamentos antibacterianos devem ser administrados. Alguns dos principais grupos de medicamentos antibacterianos são apresentados na Tabela 6.7. Esses agentes costumam ser agrupados de acordo com a forma como inibem ou matam as células bacterianas. Certos medicamentos (p. ex., penicilinas, cefalosporinas) atuam inibindo a síntese da parede celular bacteriana. Outros medicamentos (p. ex., aminoglicosídeos, tetraciclinas) inibem especificamente a síntese de proteínas bacterianas. Medicamentos como as fluoroquinolonas (p. ex., ciprofloxacina) e sulfonamidas

TABELA 6.7	Grupos de medicamentos para o tratamento de infecções.
	Exemplos comuns
	Nome genérico
Medicamentos antibacterianos *Grupos principais*	
Aminoglicosídeos	Gentamicina
	Estreptomicina
Cefalosporinas	Cefaclor
	Cefalexina
Eritromicinas	Eritromicina
Fluoroquinolonas	Ciprofloxacino
	Norfloxacino
Penicilinas	Penicilina G
	Amoxicilina
	Ampicilina
Sulfonamidas	Sulfadiazina
	Sulfisoxazol
Tetraciclinas	Doxiciclina
	Tetraciclina
Medicamentos antivirais *Indicação principal*	
Herpes-vírus	Aciclovir
	Docosanol
Citomegalovírus	Foscarnet
	Ganciclovir
Gripe	Amantadina
	Oseltamivir
Vírus da imunodeficiência humana (HIV)	Delavirdina
	Didanosina
	Efavirenz
	Enfuvirtida
	Nelfinavir
	Raltegravir
	Ritonavir
	Saquinavir
	Zidovudina (AZT)

(p.ex., sulfadiazino) funcionam inibindo seletivamente a síntese e a função do DNA e RNA bacteriano. A escolha por um agente específico de um desses grupos é baseada principalmente no tipo de infecção bacteriana presente em cada paciente.

Os efeitos adversos que tendem a ocorrer com esses agentes variam de medicamento para medicamento, e não é possível, nesse espaço limitado, discutir todas as RAMs antibacterianas possíveis. Com relação ao seu uso em pacientes mais velhos, muitas das precauções discutidas anteriormente tendem a se aplicar. Por exemplo, RAMs tendem a ocorrer com maior frequência devido à redução da diminuição da depuração renal de medicamentos antibacterianos em idosos.[26,270] Portanto, os fisioterapeutas devem estar alertas para quaisquer reações suspeitas, como sintomas gastrintestinais graves (vômitos, diarreia), sinais do SNC (convulsões, vertigem) e reações de hipersensibilidade (erupções cutâneas, dificuldade para respirar). Essas reações são especialmente prevalentes se a função renal já estiver um pouco comprometida. A resistência a medicamentos antibacterianos também é uma grande preocupação em todas as faixas etárias, sobretudo em idosos.[271,272] O uso excessivo e impróprio desses agentes permitiu que certas cepas bacterianas desenvolvessem mecanismos de resistência, tornando esses medicamentos ineficazes contra infecções bacterianas por "superbactérias". Os fisioterapeutas devem estar cientes da necessidade de prevenir a disseminação de infecções bacterianas por meio do uso frequente de lavagem das mãos, limpeza regular dos equipamentos e outras precauções universais.

Medicamentos antivirais. Os vírus são pequenos microrganismos que podem invadir células humanas (hospedeiras) e usar o maquinário bioquímico da célula hospedeira para produzir mais vírus. Como resultado, o vírus frequentemente interrompe ou destrói a função da célula hospedeira, causando sintomas específicos que são indicativos de infecção viral. As infecções virais podem causar síndromes de doenças que vão desde o resfriado comum até condições graves, como a síndrome da imunodeficiência adquirida (AIDS). Como o invasor viral geralmente funciona e coexiste dentro da célula hospedeira, muitas vezes é difícil administrar um medicamento que mate o vírus sem destruir simultaneamente a célula hospedeira. O número de agentes antivirais é, portanto, limitado (ver Tabela 6.7), e esses medicamentos frequentemente atenuam a replicação viral em vez de realmente destruir um vírus que já existe no corpo.

Devido ao número relativamente limitado de agentes antivirais eficazes, o manejo farmacológico da doença viral geralmente se concentra na prevenção da infecção viral por meio do uso de vacinas. As vacinas geralmente são uma forma modificada e inativa do vírus que estimula o sistema imunológico do paciente a produzir anticorpos antivirais específicos. Quando expostos a uma forma ativa do vírus, esses anticorpos ajudam a destruir o invasor viral antes que a infecção se estabeleça.

Os fisioterapeutas devem perceber que os agentes antivirais mostrados na Tabela 6.7 frequentemente são mal tolerados e produzem uma série de efeitos adversos, especialmente em pacientes idosos ou debilitados.[273,274] Portanto, a prevenção da infecção viral pelo uso de vacinas é especialmente importante em idosos. Vacinas contra influenza, por exemplo, são frequentemente defendidas para indivíduos mais velhos antes dos surtos sazonais anuais de "gripe"[275] e uma vacina para pneumonia pneumocócica é recomendada para todos os adultos com 65 anos ou mais (consulte Centers for Disease Control and Prevention em http://www.cdc.gov/vaccines/vpd/pneumo/public/index.html).[a] É claro que algumas vacinas nem sempre são completamente eficazes na prevenção de infecções virais e uma vacina apropriada ainda não foi desenvolvida para certas doenças virais, como a AIDS. Ainda assim, elas representam o método mais eficaz de prevenção de infecções virais em indivíduos mais velhos.

Quimioterapia do câncer

Câncer é o termo usado para descrever doenças que são caracterizadas por uma proliferação celular rápida e descontrolada e pela conversão dessas células a um estado mais primitivo e menos funcional. O câncer frequentemente é tratado de maneira agressiva por meio do uso de uma combinação de várias técnicas diferentes, como cirurgia, radiação e uso de um ou mais agentes quimioterápicos contra o câncer.

Os adultos mais velhos representam a maioria dos pacientes que acabarão por necessitar de alguma forma de medicação anticâncer.[276] Em geral, os regimes de quimioterapia em idosos são semelhantes aos usados em indivíduos mais jovens, com a exceção de que as dosagens são ajustadas de acordo com as alterações no fígado e na função renal ou outras alterações que afetam a farmacocinética do medicamento.[27] Os resultados da quimioterapia do câncer no paciente mais velho também são semelhantes aos observados no indivíduo mais jovem, com a possível exceção de que algumas doenças hematológicas (certas leucemias) não parecem responder tão bem a terapias medicamentosas.[277,278] As principais estratégias quimioterápicas e tipos de agentes anticâncer são apresentados aqui.

Estratégia básica da quimioterapia do câncer. Os medicamentos anticâncer tradicionais atuam inibindo a síntese e a função do DNA e do RNA. Essa ação prejudica a proliferação das células cancerosas, pois elas precisam contar com a rápida replicação do material genético para sintetizar novas células cancerosas. Claro, a função do DNA e do RNA também é prejudicada até certo ponto em células

---

[a]N.R.T.: A Sociedade Brasileira de Imunizações, em parceria com a Sociedade Brasileira de Pneumologia e Tisiologia, elaboraram um documento intitulado "Pneumologia: guia de imunização SBIm/SBPT". Para saber mais, consulte: https://sbpt.org.br/portal/wp-content/uploads/2018/09/guia-pneumologia-sbim-2018-2019.pdf.

não cancerosas saudáveis, e isso é responsável por muitos efeitos adversos graves e pelo alto nível de toxicidade associada aos agentes quimioterápicos tradicionais do câncer.[279,280] As células cancerosas, entretanto, devem sofrer um efeito relativamente maior porque normalmente têm uma taxa mais alta da necessidade de replicar seu material genético para sustentar uma alta taxa de reprodução celular. Recentemente, entretanto, várias estratégias medicamentosas "direcionadas" foram desenvolvidas para enfocar melhor os efeitos de certos medicamentos anticâncer sobre as células malignas enquanto preservam os tecidos humanos normais.[281,282] Algumas das estratégias medicamentosas gerais usadas na quimioterapia do câncer são descritas aqui.

Tipos de medicamentos anticâncer. Os medicamentos anticâncer são classificados de acordo com suas características bioquímicas e mecanismo de ação (Tabela 6.8).[283] Por exemplo, os agentes alquilantes formam fortes ligações entre os ácidos nucleicos na dupla hélice do DNA, de modo que as fitas de DNA dentro da hélice são incapazes de se desenrolar e permitir a replicação do código genético da célula. Os antimetabólitos dificultam a biossíntese normal de ácidos nucleicos e outros componentes metabólicos celulares importantes e necessários para a função celular. Os agentes antimitóticos, por sua vez, inibem diretamente o aparato mitótico responsável por controlar a divisão real de uma célula em duas células idênticas (mitose). Certos antibióticos são eficazes como agentes anticâncer porque são inseridos (intercalados) diretamente na dupla hélice do DNA e inibem a função do DNA ou fazem com que a hélice se quebre no ponto em que o medicamento é inserido. Hormônios e medicamentos que bloqueiam os efeitos hormonais (antiestrogênios, antiandrogênios) são frequentemente usados para atenuar o crescimento de tumores sensíveis aos hormônios, como câncer de mama e de próstata. Certos agentes, como interferons, interleucina-2 e anticorpos monoclonais, são classificados como modificadores de resposta biológica porque esses medicamentos aumentam a capacidade do sistema imunológico de destruir células cancerosas ou inibem seletivamente os mecanismos dentro das células cancerosas que causam a proliferação do câncer. Finalmente, várias outras estratégias "direcionadas", como inibidores de angiogênese e inibidores da tirosinoquinase, tentam inibir uma característica bioquímica específica da célula cancerosa ou tumor, focando assim no efeito do medicamento sobre a célula cancerosa com menos danos às células normais.

Os medicamentos anticâncer, portanto, inibem a replicação e a função da célula cancerosa por meio de um dos mecanismos que acabamos de descrever. Da mesma forma, vários medicamentos diferentes são usados simultaneamente para obter um efeito sinérgico entre as ações antiproliferativas de cada medicamento.

Efeitos adversos e preocupações para a reabilitação. Conforme mencionado, os pacientes que recebem quimioterapia contra o câncer normalmente experimentam

TABELA 6.8	Grupos de medicamentos contra o câncer.
	Exemplos comuns
Grupos principais	**Nome genérico**
Agentes alquilantes	Busulfano Carmustina Ciclofosfamida Mecloretamina
Antimetabólitos	Citarabina Floxuridina Fluoruracila Metotrexato
Agentes antimicrotúbulos	Paclitaxel Vimblastina Vincristina
Antibióticos antineoplásicos	Daunorrubicina Doxorrubicina Idarrubicina
Hormônios	
Estrogênios	Estrogênios conjugados Estradiol
Antiestrogênios	Tamoxifeno
Andrógenos	Testosterona
Antiandrogênios	Flutamida
Terapias direcionadas e biológicas	
Interferons	Aldesleucina Interferona α-2a Interferona α-2b
Anticorpos monoclonais	Bevacizumabe Panitumumabe Rituximabe Traztuzumabe
Inibidores de tirosinaquinase	Imatinib Gefitinib

uma série de efeitos adversos graves de medicamentos. Os efeitos adversos, como distúrbio gastrintestinal (p.ex., anorexia, vômitos), reações na pele (p. ex., queda de cabelo, erupções cutâneas) e toxicidade de vários órgãos são extremamente comuns. Pacientes idosos que recebem quimioterapia contra o câncer são especialmente propensos a certos efeitos adversos, como cardiotoxicidade, neurotoxicidade e distúrbios sanguíneos (p. ex., anemia, trombocitopenia).[27,284,285] Infelizmente, esses efeitos adversos devem ser tolerados devido à natureza grave do câncer e ao fato de que a morte ocorrerá se esses medicamentos não forem usados. Em termos de reabilitação de pacientes idosos, os fisioterapeutas devem reconhecer que esses efeitos adversos inevitavelmente interferirão nos procedimentos de reabilitação. Haverá alguns dias em que o paciente simplesmente não conseguirá participar de nenhum tipo de fisioterapia. Ainda assim, o terapeuta pode fornecer suporte valioso e oportuno para adultos mais velhos que recebem quimioterapia contra o câncer e reafirmar ao paciente que esses efeitos relacionados aos medicamentos frequentemente são inevitáveis devido à natureza citotóxica dos medicamentos.

Medicamentos usados para tratar as incontinências urinária e fecal

O tratamento da disfunção vesical e intestinal compreensivelmente é uma tarefa complexa e difícil. O trato urinário inferior e o intestino são controlados pela complexa interação dos sistemas nervosos autônomo e somático, e há muitos problemas que podem prejudicar a capacidade desses sistemas de regular a função intestinal e da bexiga.[286] Conclui-se que muitos adultos mais velhos apresentam problemas relacionados à incontinência urinária ou fecal, e a terapia medicamentosa frequentemente é usada para ajudar a controlar esses problemas.

A incontinência urinária é categorizada de acordo com a causa do problema ou os fatores que iniciam a micção inadvertida.[287,288] Bexiga hiperativa, por exemplo, descreve sensações de aumento da frequência urinária; ou seja, a pessoa sente a necessidade de urinar com muito mais frequência que o normal. A incontinência de esforço geralmente descreve uma pequena quantidade de perda urinária durante espirros, tosse ou exercícios. O escape de grandes quantidades de urina sem aviso é descrito como incontinência de urgência, e a incapacidade de esvaziar completamente a bexiga pode levar à incontinência por transbordamento. A incontinência funcional ocorre sempre que uma pessoa não consegue ir ao banheiro a tempo devido a restrições físicas (incapaz de ir ao banheiro por dificuldades de sair da cama, cadeira ou cadeira de rodas) ou, simplesmente, uma incapacidade de comunicar a necessidade de urinar (p. ex., pessoas com demência). A incontinência urinária também pode ser temporária, como a incontinência transitória devido a infecções do trato urinário. Finalmente, dois ou mais tipos de incontinência podem ocorrer simultaneamente, resultando em incontinência mista.

Alguns dos medicamentos usados para tratar problemas urinários estão listados na Tabela 6.9. Vários dos medicamentos mais comumente usados tentam relaxar a bexiga bloqueando os efeitos excitatórios da acetilcolina (medicamentos anticolinérgicos)[289,290] ou estimulando receptores beta-adrenérgicos (β3) específicos que causam a inibição das células do músculo liso da bexiga (Mirabegron [Mirbetriq]).[291,292] O estrogênio também pode ajudar a fortalecer os músculos do assoalho pélvico em mulheres após a menopausa,[293,294] e certos antidepressivos podem melhorar o controle dos músculos do esfíncter uretral, resultando em retenção urinária e esvaziamento da bexiga mais normais.[295] Se esses medicamentos não forem eficazes, a injeção de toxina botulínica no músculo liso da bexiga pode ser usada para inibir a liberação de acetilcolina na junção neuromuscular das sinapses colinérgicas na bexiga.[296,297]

Conforme indicado na Tabela 6.9, há uma variação considerável na farmacologia clínica e nos efeitos adversos

relacionados dos medicamentos usados para a incontinência urinária. Da mesma forma, certos medicamentos podem ser mais eficazes em tipos específicos de problemas urinários e, portanto, a terapia medicamentosa deve ser individualizada para cada paciente.[286] Além disso, a adesão do paciente à terapia medicamentosa frequentemente é problemática, com muitos pacientes falhando em seguir o regime medicamentoso recomendado. Existem, entretanto, várias intervenções não farmacológicas que podem ajudar a diminuir a incontinência urinária, incluindo intervenções de fisioterapia que fortalecem a musculatura do assoalho pélvico e melhoram o controle da bexiga.[293,298] Portanto, um programa abrangente de terapia medicamentosa combinada com fisioterapia pode, em última análise, fornecer os melhores resultados para pacientes com incontinência urinária.

Em relação à incontinência fecal, existem muitas razões fisiológicas para esse problema, como diarreia, constipação intestinal, fraqueza dos músculos do esfíncter e danos aos nervos que controlam a defecação. Além disso, os pacientes com demência podem simplesmente não ter consciência de sua função intestinal e ser incapazes de comunicar a necessidade de usar o banheiro adequadamente.

Medicamentos usados para ajudar a controlar a incontinência fecal normalmente tentam corrigir problemas de motilidade gastrintestinal.[299,300] Ou seja, medicamentos antidiarreicos são usados para diminuir o movimento excessivo no trato gastrintestinal inferior e laxantes são usados para tratar a constipação intestinal. Esses medicamentos foram abordados anteriormente neste capítulo. A aplicação direta de medicamentos específicas (fenilefrina, valproato) nos músculos do esfíncter anal pode ajudar a aumentar o tônus do esfíncter, mas o sucesso desses tratamentos pode ser limitado a certos pacientes com fezes amolecidas.[300] Caso contrário, não existem medicamentos que possam diminuir diretamente a incidência de incontinência fecal. Certos medicamentos podem, é claro, melhorar indiretamente a consciência e a capacidade do paciente de comunicar a necessidade de usar o banheiro. Por exemplo, um medicamento antipsicótico ou antidemência pode melhorar a capacidade do paciente de controlar seus intestinos de modo mais eficaz e evitar episódios de incontinência.[301] O sucesso desses métodos indiretos varia muito de uma pessoa para outra e pode não ser muito bem-sucedido em pessoas com demência avançada.

ESTRATÉGIAS GERAIS DE COORDENAÇÃO ENTRE A FISIOTERAPIA E O TRATAMENTO COM MEDICAMENTOS EM IDOSOS

Com base na discussão anterior, está claro que vários medicamentos podem produzir efeitos benéficos e adversos que podem afetar a fisioterapia de idosos de várias formas diferentes. Existem, entretanto, algumas estratégias básicas que os terapeutas podem usar para ajudar a maximizar os aspectos benéficos da terapia medicamentosa

TABELA 6.9	Medicamentos usados para tratar a incontinência urinária.		
Medicamento	**Mecanismo de ação**	**Indicações primárias**	**Efeitos adversos primários**
Anticolinérgicos Darifenacina Fesoterodine Oxibutinina Solifenacina Tolterodina Trospium	Inibir os espasmos da bexiga bloqueando os receptores muscarínicos da acetilcolina na musculatura lisa da bexiga	BHA; incontinência de urgência	Xerostomia, constipação intestinal, retenção urinária, náuseas, tonturas, sonolência; também pode aumentar a confusão em pacientes com demência
Antidepressivos Duloxetina Imipramina	Inibe a recaptação e prolonga os efeitos da serotonina e norepinefrina no SNC (efeitos antidepressivos); também pode causar relaxamento do esfíncter uretral, permitindo um esvaziamento mais completo e menor retenção urinária	Incontinência de esforço	Pensamentos suicidas, fadiga, distúrbios do sono, náuseas, xerostomia, constipação intestinal
Estrogênio	Pode ajudar a restaurar a força e o tônus dos músculos do assoalho pélvico e outros tecidos que dão suporte à bexiga e uretra	Incontinência de esforço (pós-menopausa)	Relativamente poucos efeitos adversos se aplicado localmente via creme vaginal ou anel
Mirabegron	Relaxa a bexiga estimulando receptores beta-adrenérgicos ($\beta3$) específicos no músculo detrusor; permite que a bexiga se encha mais completamente sem aumentar a vontade de urinar	BHA, incontinência de urgência, incontinência de transbordamento	Dor de cabeça, tontura, náuseas, diarreia, constipação intestinal, aumento da pressão arterial
Onabotulinum toxin do tipo A	Inibe a liberação de acetilcolina na junção neuromuscular no músculo detrusor; causa relaxamento e paralisia parcial da bexiga	BHA	Poucos efeitos adversos quando injetados diretamente na bexiga; reações sistêmicas (fraqueza muscular, dificuldade em falar/engolir) pode indicar sobredosagem ou disseminação para a circulação sistêmica

SNC, sistema nervoso central; *BHA*, bexiga hiperativa.

e minimizar os efeitos prejudiciais dos medicamentos ao trabalhar com indivíduos geriátricos. Essas estratégias gerais são resumidas aqui.

Distinguir entre efeitos de medicamentos e sintomas

Ao avaliar um paciente geriátrico, os terapeutas devem tentar levar em consideração os achados subjetivos e objetivos que podem ser causados por RAMs, e não pelas verdadeiras sequelas da doença ou pelos efeitos do envelhecimento. Por exemplo, o paciente que parece confuso e desorientado durante a avaliação inicial da fisioterapia pode, na verdade, estar experimentando uma reação adversa a um psicofármaco, medicamento cardiovascular ou algum outro agente. A distinção correta de sintomas

verdadeiros de RAMs permite um melhor planejamento de tratamento e tomada de decisão clínica.

Conforme discutido anteriormente, os terapeutas também podem tomar medidas para prevenir o uso inadequado de medicamentos e polimedicação, ajudando a distinguir RAMs de sintomas de doenças reais. A distinção entre os sinais relacionados ao medicamento e os verdadeiros sintomas do paciente pode exigir observação cuidadosa e consulta a familiares ou outros profissionais de saúde para verificar se esses sinais tendem a aumentar após cada dosagem. A reavaliação periódica também deve levar em consideração quaisquer alterações na terapia medicamentosa, especialmente se novos medicamentos forem adicionados ao regime do paciente. Por fim, a equipe médica deve ser alertada sobre qualquer alteração na resposta do paciente que possa indicar uma RAM.

Agendamento das sessões de fisioterapia de acordo com o cronograma de ingestão de medicamentos

A fisioterapia deve ser coordenada com o pico dos efeitos do medicamento se a participação ativa do paciente for intensificada pelo tratamento com medicamentos. Por exemplo, medicamentos que melhoram o desempenho motor (agentes antiparkinsonianos), melhoram o humor e o comportamento (antidepressivos, antipsicóticos) e diminuem a dor (analgésicos) podem aumentar a capacidade do paciente idoso de participar de vários procedimentos de reabilitação. Por outro lado, a fisioterapia deve ser agendada quando os efeitos do medicamento são mínimos para pacientes mais velhos que recebem medicamentos que produzem sedação excessiva, tontura ou outros efeitos adversos que possam prejudicar as habilidades cognitivas ou motoras do paciente. Infelizmente, muitas vezes há uma troca entre os efeitos desejáveis e os efeitos adversos com o mesmo medicamento, como o analgésico opioide que também produz sedação. Nesses casos, pode ser necessária alguma tentativa e erro em cada paciente para encontrar um tempo de tratamento que capitalize os benefícios do medicamento com o mínimo de interferência dos efeitos adversos.

Promoção de efeitos sinérgicos entre procedimentos de fisioterapia e terapia medicamentosa

Não se deve perder de vista o fato de que muitos dos procedimentos de reabilitação usados com pacientes geriátricos podem aumentar a terapia medicamentosa. Por exemplo, o paciente com doença de Parkinson pode experimentar grande melhora na função motora por meio de uma combinação de fisioterapia e medicamentos antiparkinsonianos. Em alguns casos, a terapia medicamentosa pode ser reduzida por meio da contribuição de procedimentos de fisioterapia (p. ex., redução de medicamentos para a dor pelo uso simultâneo de estimulação nervosa elétrica transcutânea, agentes físicos, e assim por diante). Essa relação sinérgica entre terapia medicamentosa e fisioterapia pode ajudar a alcançar resultados melhores do que se qualquer uma das intervenções fosse usada isoladamente.

Evitando interações potencialmente prejudiciais entre procedimentos de fisioterapia e efeitos de medicamentos

Algumas intervenções de fisioterapia usadas em idosos podem ter uma interação negativa com alguns medicamentos. Por exemplo, o uso de procedimentos de reabilitação que causam vasodilatação periférica extensa (p. ex., turbilhão, alguns exercícios) pode produzir hipotensão grave no paciente que recebe certos medicamentos anti-hipertensivos. Essas interações negativas devem ser antecipadas e evitadas ao trabalhar com pacientes geriátricos.

Aprimorando a educação e a conformidade com a terapia medicamentosa em idosos

A adesão adequada à terapia medicamentosa é uma área em que os fisioterapeutas podem ter um impacto direto. Os terapeutas podem reforçar a necessidade de aderir ao regime prescrito, e os terapeutas podem ajudar a monitorar se os medicamentos foram utilizados conforme as instruções. Os terapeutas também podem ajudar a educar seus pacientes geriátricos e suas famílias sobre por que medicamentos específicos estão indicados e quais efeitos adversos devem ser esperados e tolerados, em oposição aos efeitos adversos que podem indicar toxicidade de medicamentos.

Facilitando as discussões sobre medicamentos com o médico

Os fisioterapeutas geralmente estão em uma posição ideal para alertar os médicos sobre quaisquer efeitos indesejáveis e potencialmente prejudiciais dos medicamentos em seus pacientes geriátricos. Eventos críticos ou com risco de vida, como problemas cardiovasculares graves (hipertensão não controlada, certas arritmias ventriculares), distúrbios do SNC (convulsões, falta de resposta), hipoglicemia graves e reações anafiláticas são emergências médicas que devem ser levadas imediatamente ao conhecimento do médico.

Existem, entretanto, problemas menos graves que prejudicam o progresso do paciente e a capacidade de participar da reabilitação física. É responsabilidade do fisioterapeuta discutir essas questões com o médico sempre que o terapeuta suspeitar que esses problemas possam estar relacionados a determinado medicamento.

Contudo, certos limites éticos e profissionais não devem ser ultrapassados. Não é apropriado que o terapeuta diga ao médico que ele está administrando o medicamento errado ou que a dose está muito alta. Uma estratégia produtiva é o terapeuta monitorar cuidadosamente o progresso do paciente e documentar objetivamente qualquer falha ou declínio no progresso do paciente.

O fisioterapeuta deve abordar o médico com a ideia de que o problema é a falta de resultados de reabilitação bem-sucedidos, e não um medicamento incorreto ou inadequado. O terapeuta pode, então, com tato e respeito levantar a questão de um efeito adverso do medicamento que possa estar prejudicando o progresso do paciente ou limitando a capacidade do paciente de participar da fisioterapia. Em outras palavras, o terapeuta pode abordar a questão de saber se um medicamento pode estar contribuindo para a falta de progresso ao focar nos resultados da reabilitação, em vez de questionar se o medicamento deve ou não ser prescrito. Esperançosamente, essa estratégia ajudará o terapeuta a manter um bom relacionamento profissional com o médico, ao mesmo tempo em que facilitará os melhores resultados do paciente.

O Boxe 6.1 fornece uma lista de *sites* que são referências úteis para informações atualizadas sobre medicamentos específicos.

BOXE 6.1   *Sites* para atualizações sobre medicamentos.

Drugs.com: http://www.drugs.com
Características:
Caixa de pesquisa
Notícias
Medicamentos A–Z
Medicamentos por condição
Identificador de comprimido
Verificador de interações

Epocrates*: http://online.epocrates.com/home
Características:
Caixa de pesquisa
Lista alfabética de medicamentos
Medicamentos por classe/subclasse
Discrimina as interações medicamentosas
Identificador de comprimido

***Site* da FDA: http://www.fda.gov**
Clique em MEDICAMENTOS
Características:
Destaques (em questões atuais)
Recalls e alertas
Aprovações e liberações
Notícias e anúncios
Segurança medicamentosa
Caixa de busca para medicamentos
Outros

PubMed: http://www.ncbi.nlm.nih.gov/PubMed
Banco de dados bibliográfico computadorizado da National
   Library of Medicine; mais de 3.000 periódicos revisados por
   pares; coberto desde 1966
Características:
Pesquise artigos por tópico, autor ou periódicos
Combine os termos de pesquisa (E, OU etc.) e use o recurso de
   "limites" para refinar busca

WebMD: http://www.webmd.com
Clique em MEDICAMENTOS E SUPLEMENTOS
Características:
Encontre um medicamento
Identificador de comprimido
Notícias sobre medicamentos
Informações sobre medicamentos para dispositivos móveis
   (*downloads* para determinados dispositivos portáteis)
Vitaminas e suplementos
Outros

Nota: esse *site* oferece outros recursos, incluindo uma opção para baixar informações sobre medicamentos.

REFERÊNCIAS BIBLIOGRÁFICAS

1. Oscanoa TJ, Lizaraso F, Carvajal A. Hospital admissions due to adverse drug reactions in the elderly. A meta-analysis. *Eur Clin Pharmacol.* 2017;73:759–770.
2. U.S. Census Bureau. https://www.census.gov/quickfacts/fact/table/US/PST045217. Accessed May 17, 2018.
3. Medical Expenditure Panel Survey. https://meps.ahrq.gov/data_files/publications/st245/stat245.pdf. Accessed May 17, 2018.
4. Kim J, Parish AL. Polypharmacy and medication management in older adults. *Nurs Clin North Am.* 2017;52:457–468.
5. Sánchez-Fidalgo S, Guzmán-Ramos MI, Galván-Banqueri M, et al. Prevalence of drug interactions in elderly patients with multimorbidity in primary care. *Int J Clin Pharm.* 2017;39:343–353.
6. Morin L, Laroche ML, Texier G, Johnell K. Prevalence of potentially inappropriate medication use in older adults living in nursing homes: a systematic review. *J Am Med Dir Assoc.* 2016;17. 862.e1–9.
7. Storms H, Marquet K, Aertgeerts B, Claes N. Prevalence of inappropriate medication use in residential long-term care facilities for the elderly: a systematic review. *Eur J Gen Pract.* 2017;23: 69–77.
8. Qato DM, Wilder J, Schumm LP, et al. Changes in prescription and over-the-counter medication and dietary supplement use among older adults in the United States, 2005 vs 2011. *JAMA Intern Med.* 2016;176:473–482.
9. Wallace J, Paauw DS. Appropriate prescribing and important drug interactions in older adults. *Med Clin North Am.* 2015;99: 295–310.
10. Stefanacci RG, Khan T. Can managed care manage polypharmacy? *Clin Geriatr Med.* 2017;33:241–255.
11. Stewart D, Mair A, Wilson M. SIMPATHY Consortium. Guidance to manage inappropriate polypharmacy in older people: systematic review and future developments. *Expert Opin Drug Saf.* 2017;16: 203–213.
12. Wimmer BC, Cross AJ, Jokanovic N, et al. Clinical outcomes associated with medication regimen complexity in older people: a systematic review. *J Am Geriatr Soc.* 2017;65: 747–753.
13. Thomas RE. Assessing medication problems in those 65 using the STOPP and START criteria. *Curr Aging Sci.* 2016;9:150–158.
14. Cadogan CA, Ryan C, Hughes CM. Appropriate polypharmacy and medicine safety: when many is not too many. *Drug Saf.* 2016;39: 109–116.
15. Vrdoljak D, Borovac JA. Medication in the elderly - considerations and therapy prescription guidelines. *Acta Med Acad.* 2015;44: 159–168.
16. Reeve E, Trenaman SC, Rockwood K, Hilmer SN. Pharmacokinetic and pharmacodynamic alterations in older people with dementia. *Expert Opin Drug Metab Toxicol.* 2017;13:651–668.
17. Schlender JF, Meyer M, Thelen K, et al. Development of a whole-body physiologically based pharmacokinetic approach to assess the pharmacokinetics of drugs in elderly individuals. *Clin Pharmacokinet.* 2016;55:1573–1589.
18. Lucas C, Byles J, Martin JH. Medicines optimisation in older people: taking age and sex into account. *Maturitas.* 2016;93:114–120.
19. Merchant HA, Liu F, Orlu Gul M, Basit AW. Age-mediated changes in the gastrointestinal tract. *Int J Pharm.* 2016;512:382–395.
20. Soenen S, Rayner CK, Jones KL, Horowitz M. The ageing gastrointestinal tract. *Curr Opin Clin Nutr Metab Care.* 2016;19:12–18.
21. Buch A, Carmeli E, Boker LK, et al. Muscle function and fat content in relation to sarcopenia, obesity and frailty of old age—an overview. *Exp Gerontol.* 2016;76:25–32.
22. Gérard S, Bréchemier D, Lefort A, et al. Body composition and anti-neoplastic treatment in adult and older subjects – a systematic review. *J Nutr Health Aging.* 2016;20:878–888.
23. Chan AW, Patel YA, Choi S. Aging of the liver: what this means for patients with HIV. *Curr HIV/AIDS Rep.* 2016;13:309–317.
24. Tajiri K, Shimizu Y. Liver physiology and liver diseases in the elderly. *World J Gastroenterol.* 2013;19:8459–8467.
25. Bitzer M, Wiggins J. Aging biology in the kidney. *Adv Chronic Kidney Dis.* 2016;23:12–18.
26. Gekle M. Kidney and aging – a narrative review. *Exp Gerontol.* 2017; 87(Pt B):153–155.
27. Korc-Grodzicki B, Boparai MK, Lichtman SM. Prescribing for older patients with cancer. *Clin Adv Hematol Oncol.* 2014;12:309–318.
28. Ponticelli C, Sala G, Glassock RJ. Drug management in the elderly adult with chronic kidney disease: a review for the primary care physician. *Mayo Clin Proc.* 2015;90:633–645.
29. de Vries OJ, Peeters G, Elders P, et al. The elimination half-life of benzodiazepines and fall risk: two prospective observational studies. *Age Ageing.* 2013;42:764–770.
30. Waring RH, Harris RM, Mitchell SC. Drug metabolism in the elderly: a multifactorial problem? *Maturitas.* 2017;100:27–32.
31. Sobamowo H, Prabhakar SS. The kidney in aging: physiological changes and pathological implications. *Prog Mol Biol Transl Sci.* 2017;146:303–340.
32. Baker SE, Limberg JK, Ranadive SM, Joyner MJ. Neurovascular control of blood pressure is influenced by aging, sex, and sex hormones. *Am J Physiol Regul Integr Comp Physiol.* 2016;311: R1271–R1275.
33. Naples JG, Gellad WF, Hanlon JT. The role of opioid analgesics in geriatric pain management. *Clin Geriatr Med.* 2016;32:725–735.
34. Janssens J, Lu D, Ni B, et al. Development of precision smallmolecule proneurotrophic therapies for neurodegenerative diseases. *Vitam Horm.* 2017;104:263–311.
35. Spadari RC, Cavadas C, de Carvalho AETS, et al. Role of betaadrenergic receptors and sirtuin signaling in the heart during aging,

heart failure, and adaptation to stress. *Cell Mol Neurobiol.* 2018; 38:109–120.

36. Vatner SF, Park M, Yan L, et al. Adenylyl cyclase type 5 in cardiac disease, metabolism, and aging. *Am J Physiol Heart Circ Physiol.* 2013;305:H1–H8.

37. Yin F, Sancheti H, Liu Z, Cadenas E. Mitochondrial function in ageing: coordination with signalling and transcriptional pathways. *J Physiol.* 2016;594:2025–2042.

38. Zhou L, Rupa AP. Categorization and association analysis of risk factors for adverse drug events. *Eur J Clin Pharmacol.* 2018;74: 389–404.

39. Banzi R, Camaioni P, Tettamanti M, et al. Older patients are still under-represented in clinical trials of Alzheimer's disease. *Alzheimers Res Ther.* 2016;8:32.

40. Shenoy P, Harugeri A. Elderly patients' participation in clinical trials. *Perspect Clin Res.* 2015;6:184–189.

41. Lapeyre-Mestre M. A review of adverse outcomes associated with psychoactive drug use in nursing home residents with dementia. *Drugs Aging.* 2016;33:865–888.

42. Hoyle DJ, Bindoff IK, Clinnick LM, et al. Clinical and economic outcomes of interventions to reduce antipsychotic and benzodiazepine use within nursing homes: a systematic review. *Drugs Aging.* 2018;35:123–134.

43. Kvarnström K, Airaksinen M, Liira H. Barriers and facilitators to medication adherence: a qualitative study with general practitioners. *BMJ Open.* 2018;8.e015332.

44. Mira JJ, Lorenzo S, Guilabert M, et al. A systematic review of patient medication error on self-administering medication at home. *Expert Opin Drug Saf.* 2015;14:815–838.

45. Costa E, Giardini A, Savin M, et al. Interventional tools to improve medication adherence: review of literature. *Patient Prefer Adherence.* 2015;9:1303–1914.

46. Leporini C, De Sarro G, Russo E. Adherence to therapy and adverse drug reactions: is there a link? *Expert Opin Drug Saf.* 2014; 13(Suppl 1):S41–S55.

47. Dharmarajan TS, Dharmarajan L. Tolerability of antihypertensive medications in older adults. *Drugs Aging.* 2015;32:773–796.

48. Fick DM, Semla TP, Beizer J, et al. American Geriatrics Society 2015 Updated Beers criteria for potentially inappropriate medication use in older adults. *J Am Geriatr Soc.* 2015;63: 2227–2246.

49. Blanco-Reina E, Ariza-Zafra G, Ocaña-Riola R, León- Ortiz M. 2012 American Geriatrics Society Beers criteria: enhanced applicability for detecting potentially inappropriate medications in European older adults? A comparison with the Screening Tool of Older Person's Potentially Inappropriate Prescriptions. *J Am Geriatr Soc.* 2014;62: 1217–1223.

50. Lavan AH, Gallagher PF, O'Mahony D. Methods to reduce prescribing errors in elderly patients with multimorbidity. *Clin Interv Aging.* 2016;11:857–866.

51. Cruz-Jentoft AJ, Kiesswetter E, Drey M, Sieber CC. Nutrition, frailty, and sarcopenia. *Aging Clin Exp Res.* 2017;29:43–48.

52. Holton AE, Gallagher P, Fahey T, Cousins G. Concurrent use of alcohol interactive medications and alcohol in older adults: a systematic review of prevalence and associated adverse outcomes. *BMC Geriatr.* 2017;17:148.

53. Kinsey JD, Nykamp D. Dangers of nonprescription medicines: educating and counseling older adults. *Consult Pharm.* 2017;32: 269–280.

54. Stine JG, Chalasani NP. Drug hepatotoxicity: environmental factors. *Clin Liver Dis.* 2017;21:103–113.

55. Baker NR, Blakely KK. Gastrointestinal disturbances in the elderly. *Nurs Clin North Am.* 2017;52:419–431.

56. Salahudeen MS, Duffull SB, Nishtala PS. Anticholinergic burden quantified by anticholinergic risk scales and adverse outcomes in older people: a systematic review. *BMC Geriatr.* 2015;15:31.

57. Swart LM, van der Zanden V, Spies PE, et al. The comparative risk of delirium with different opioids: a systematic review. *Drugs Aging.* 2017;34:437–443.

58. Rehm J, Anderson P, Manthey J, et al. Alcohol use disorders in primary health care: what do we know and where do we go? *Alcohol Alcohol.* 2016;51:422–427.

59. Ringoir L, Pedersen SS, Widdershoven JW, et al. Beta-blockers and depression in elderly hypertension patients in primary care. *Fam Med.* 2014;46:447–453.

60. Arnold AC, Raj SR. Orthostatic hypotension: a practical approach to investigation and management. *Can J Cardiol.* 2017;33: 1725–1728.

61. Frith J, Parry SW. New Horizons in orthostatic hypotension. *Age Ageing.* 2017;46:168–174.

62. Butt DA, Harvey PJ. Benefits and risks of antihypertensive medications in the elderly. *J Intern Med.* 2015;278:599–626.

63. Hartog LC, Schrijnders D, Landman GWD, et al. Is orthostatic hypotension related to falling? A meta-analysis of individual patient data of prospective observational studies. *Age Ageing.* 2017;46: 568–575.

64. Shaw BH, Claydon VE. The relationship between orthostatic hypotension and falling in older adults. *Clin Auton Res.* 2014;24:3–13.

65. Hamed SA. The auditory and vestibular toxicities induced by antiepileptic drugs. *Expert Opin Drug Saf.* 2017;16:1281–1294.

66. Jahn K, Kressig RW, Bridenbaugh SA, et al. Dizziness and unstable gait in old age: etiology, diagnosis and treatment. *Dtsch Arztebl Int.* 2015;112:387–393.

67. Brunton LL, Hilal-Dandan R, Knollmann BC, eds. *The Pharmacological Basis of Therapeutics.* 13th ed. New York: McGraw-Hill; 2018.

68. Ciccone CD. *Pharmacology in Rehabilitation.* 5th ed. Philadelphia: FA Davis; 2016.

69. DiPiro JT, Talbert RL, Yee GC, et al, eds. *Pharmacotherapy: A Pathophysiologic Approach.* 10th ed New York: McGraw- Hill; 2017.

70. Kennedy GJ, Castro J, Chang M, et al. Psychiatric and medical comorbidity in the primary care geriatric patient-an update. *Curr Psychiatry Rep.* 2016;18:62.

71. Kok RM, Reynolds CF. Management of depression in older adults: a review. *JAMA.* 2017;317:2114–2122.

72. Lam S, Macina LO. Therapy update for insomnia in the elderly. *Consult Pharm.* 2017;32:610–622.

73. Nguyen-Michel VH, Vecchierini MF. Exploration of sleep disorders in the elderly: which particularities? *Geriatr Psychol Neuropsychiatr Vieil.* 2016;14:429–437.

74. Markota M, Rummans TA, Bostwick JM, Lapid MI. Benzodiazepine use in older adults: dangers, management, and alternative therapies. *Mayo Clin Proc.* 2016;91:1632–1639.

75. Chua HC, Chebib M. GABA(A) receptors and the diversity in their structure and pharmacology. *Adv Pharmacol.* 2017;79:1–34.

76. Airagnes G, Pelissolo A, Lavallée M, et al. Benzodiazepine misuse in the elderly: risk factors, consequences, and management. *Curr Psychiatry Rep.* 2016;18:89.

77. Billioti de Gage S, Pariente A, Bégaud B. Is there really a link between benzodiazepine use and the risk of dementia? *Expert Opin Drug Saf.* 2015;14:733–747.

78. Pariente A, de Gage SB, Moore N, B. The benzodiazepine-dementia disorders link: current state of knowledge. *CNS Drugs.* 2016; 30:1–7.

79. Burman D. Sleep disorders: insomnia. *FP Essent.* 2017;460:22–28.

80. Matheson E, Hainer BL. Insomnia: pharmacologic therapy. *Am Fam Physician.* 2017;96:29–35.

81. Pollmann AS, Murphy AL, Bergman JC, Gardner DM. Deprescribing benzodiazepines and Z-drugs in communitydwelling adults: a scoping review. *BMC Pharmacol Toxicol.* 2015;16:19.

82. Fitzgerald AC, Wright BT, Heldt SA. The behavioral pharmacology of zolpidem: evidence for the functional significance of α1-containing GABA(A) receptors. *Psychopharmacology.* 2014;231:1865–1896.

83. Wilt TJ, MacDonald R, Brasure M, et al. Pharmacologic treatment of insomnia disorder: an evidence report for a clinical practice guideline by the American College of Physicians. *Ann Intern Med.* 2016; 165:103–112.

84. Liu J, Clough SJ, Hutchinson AJ, et al. MT1 and MT2 melatonin receptors: a therapeutic perspective. *Annu Rev Pharmacol Toxicol.* 2016;56:361–383.

85. Spadoni G, Bedini A, Lucarini S, et al. Pharmacokinetic and pharmacodynamic evaluation of ramelteon: an insomnia therapy. *Expert Opin Drug Metab Toxicol.* 2015;11:1145–1156.

86. Cardinali DP, Golombek DA, Rosenstein RE, et al. Assessing the efficacy of melatonin to curtail benzodiazepine/Z drug abuse. *Pharmacol Res.* 2016;109:12–23.

87. Howland RH. Buspirone: back to the future. *J Psychosoc Nurs Ment Health Serv.* 2015;53:21–24.

88. Bandelow B, Michaelis S, Wedekind D. Treatment of anxiety disorders. *Dialogues Clin Neurosci.* 2017;19:93–107.

89. Driot D, Bismuth M, Maurel A, et al. Management of first depression or generalized anxiety disorder episode in adults in primary care: a systematic metareview. *Presse Med.* 2017;46(Pt 1):1124–1138.

90. Perna G, Alciati A, Riva A, et al. Long-term pharmacological treatments of anxiety disorders: an updated systematic review. *Curr Psychiatry Rep.* 2016;18:23.

91. Tham A, Jonsson U, Andersson G, et al. Efficacy and tolerability of antidepressants in people aged 65 years or older with major depressive disorder - a systematic review and a meta-analysis. *J Affect Disord.* 2016;205:1–12.

92. Björkholm C, Monteggia LM. BDNF - a key transducer of anti-depressant effects. *Neuropharmacology*. 2016;102:72–79.

93. Castrén E, Kojima M. Brain-derived neurotrophic factor in mood disorders and antidepressant treatments. *Neurobiol Dis*. 2017;97 (Pt B):119–126.

94. Leal G, Bramham CR, Duarte CB. BDNF and hippocampal synaptic plasticity. *Vitam Horm*. 2017;104:153–195.

95. Habert J, Katzman MA, Oluboka OJ, et al. Functional recovery in major depressive disorder: focus on early optimized treatment. *Prim Care Companion CNS Disord*. 2016;18:5.

96. Patel K, Abdool PS, Rajji TK, Mulsant BH. Pharmacotherapy of major depression in late life: what is the role of new agents? *Expert Opin Pharmacother*. 2017;18:599–609.

97. Carvalho AF, Sharma MS, Brunoni AR, et al. The safety, tolerability and risks associated with the use of newer generation antidepressant drugs: a critical review of the literature. *Psychother Psychosom*. 2016;85:270–288.

98. Andrade C, Sharma E. Serotonin reuptake inhibitors and risk of abnormal bleeding. *Psychiatr Clin North Am*. 2016;39: 413–426.

99. Sultana J, Spina E, Trifirò G. Antidepressant use in the elderly: the role of pharmacodynamics and pharmacokinetics in drug safety. *Expert Opin Drug Metab Toxicol*. 2015;11:883–892.

100. Taylor MJ, Freemantle N, Geddes JR, Bhagwagar Z. Early onset of selective serotonin reuptake inhibitor antidepressant action: systematic review and meta-analysis. *Arch Gen Psychiatry*. 2006; 63: 1217–1223.

101. Sani G, Perugi G, Tondo L. Treatment of bipolar disorder in a lifetime perspective: is lithium still the best choice? *Clin Drug Investig*. 2017;37:713–727.

102. Richardson T, Macaluso M. Clinically relevant treatment considerations regarding lithium use in bipolar disorder. *Expert Opin Drug Metab Toxicol*. 2017;13:1105–1113.

103. Oruch R, Elderbi MA, Khattab HA, et al. Lithium: a review of pharmacology, clinical uses, and toxicity. *Eur J Pharmacol*. 2014; 740:464–473.

104. Baird-Gunning J, Lea-Henry T, Hoegberg LCG, et al. Lithium poisoning. *J Intensive Care Med*. 2017;32:249–263.

105. Aggarwal A, Schrimpf L, Lauriello J. Aripiprazole long-acting injectable for maintenance treatment of bipolar I disorder in adults. *Clin Schizophr Relat Psychoses*. 2018;11:221–223.

106. Gaebel W, Zielasek J. Focus on psychosis. *Dialogues Clin Neurosci*. 2015;17:9–18.

107. Morgan S. Psychotic and bipolar disorders: behavioral disorders in dementia. *FP Essent*. 2017;455:18–22.

108. Abi-Dargham A. Schizophrenia: overview and dopamine dysfunction. *J Clin Psychiatry*. 2014;75:e31.

109. Rao NP, Remington G. Targeting the dopamine receptor in schizophrenia: investigational drugs in Phase III trials. *Expert Opin Pharmacother*. 2014;15:373–383.

110. Amato D. Serotonin in antipsychotic drugs action. *Behav Brain Res*. 2015;277:125–135.

111. Kusumi I, Boku S, Takahashi Y. Psychopharmacology of atypical antipsychotic drugs: from the receptor binding profile to neuroprotection and neurogenesis. *Psychiatry Clin Neurosci*. 2015;69: 243–258.

112. Holder SD, Edmunds AL, Morgan S. Psychotic and bipolar disorders: antipsychotic drugs. *FP Essent*. 2017;455:23–29.

113. Caroff SN, Campbell EC. Drug-induced extrapyramidal syndromes: implications for contemporary practice. *Psychiatr Clin North Am*. 2016;39:391–411.

114. Lanning RK, Zai CC, Müller DJ. Pharmacogenetics of tardive dyskinesia: an updated review of the literature. *Pharmacogenomics*. 2016; 17:1339–1351.

115. Divac N, Prostran M, Jakovcevski I, Cerovac N. Secondgeneration antipsychotics and extrapyramidal adverse effects. *Biomed Res Int*. 2014;. 656370.

116. Correll CU, Kane JM, Citrome LL. Epidemiology, prevention, and assessment of tardive dyskinesia and advances in treatment. *J Clin Psychiatry*. 2017;78:1136–1147.

117. Orsolini L, Tomasetti C, Valchera A, et al. An update of safety of clinically used atypical antipsychotics. *Expert Opin Drug Saf*. 2016; 15:1329–1347.

118. Kirkham J, Sherman C, Velkers C, et al. Antipsychotic use in dementia. *Can J Psychiatry*. 2017;62:170–181.

119. Thompson Coon J, Abbott R, Rogers M, et al. Interventions to reduce inappropriate prescribing of antipsychotic medications in people with dementia resident in care homes: a systematic review. *J Am Med Dir Assoc*. 2014;15:706–718.

120. Salzman C, Jeste DV, Meyer RE, et al. Elderly patients with dementia-related symptoms of severe agitation and aggression: consensus statement on treatment options, clinical trials methodology, and policy. *J Clin Psychiatry*. 2008;69:889–898.

121. Palm R, Jünger S, Reuther S, et al. People with dementia in nursing home research: a methodological review of the definition and identification of the study population. *BMC Geriatr*. 2016;16:78.

122. Day GS, Tang-Wai DF. When dementia progresses quickly: a practical approach to the diagnosis and management of rapidly progressive dementia. *Neurodegener Dis Manag*. 2014;4:41–56.

123. Khoury R, Patel K, Gold J, et al. Recent progress in the pharmacotherapy of Alzheimer's disease. *Drugs Aging*. 2017;34:811–820.

124. Deardorff WJ, Feen E, Grossberg GT. The use of cholinesterase inhibitors across all stages of Alzheimer's disease. *Drugs Aging*. 2015;32:537–547.

125. Mohammad D, Chan P, Bradley J, et al. Acetylcholinesterase inhibitors for treating dementia symptoms - a safety evaluation. *Expert Opin Drug Saf*. 2017;16:1009–1019.

126. Glynn-Servedio BE, Ranola TS. AChE inhibitors and NMDA receptor antagonists in advanced Alzheimer's disease. *Consult Pharm*. 2017;32:511–518.

127. Buckley JS, Salpeter SR. A risk-benefit assessment of dementia medications: systematic review of the evidence. *Drugs Aging*. 2015; 32:453–467.

128. Wang R, Reddy PH. Role of glutamate and NMDA receptors in Alzheimer's disease. *J Alzheimers Dis*. 2017;57:1041–1048.

129. Zádori D, Veres G, Szalárdy L, et al. Glutamatergic dysfunctioning in Alzheimer's disease and related therapeutic targets. *J Alzheimers Dis*. 2014;42(Suppl 3): S177–S187.

130. Owen RT. Memantine and donepezil: a fixed drug combination for the treatment of agitation of moderate to severe Alzheimer's dementia. *Drugs Today*. 2016;52:239–248.

131. Amirrad F, Bousoik E, Shamloo K, et al. Alzheimer's disease: dawn of a new era? *J Pharm Pharm Sci*. 2017;20:184–225.

132. Kales HC, Gitlin LN, Lyketsos CG. Assessment and management of behavioral and psychological symptoms of dementia. *BMJ*. 2015;350:h369.

133. Porsteinsson AP, Antonsdottir IM. An update on the advancements in the treatment of agitation in Alzheimer's disease. *Expert Opin Pharmacother*. 2017;18:611–620.

134. Abraha I, Rimland JM, Trotta FM, et al. Systematic review of systematic reviews of non-pharmacological interventions to treat behavioural disturbances in older patients with dementia. The SENATOR-OnTop series. *BMJ Open*. 2017;7. e012759.

135. Fakhoury N, Wilhelm N, Sobota KF, Kroustos KR. Impact of music therapy on dementia behaviors: a literature review. *Consult Pharm*. 2017;32:623–628.

136. Millán-Calenti JC, Lorenzo-López L, Alonso-Búa B, et al. Optimal nonpharmacological management of agitation in Alzheimer's disease: challenges and solutions. *Clin Interv Aging*. 2016;11: 175–184.

137. Ford AH. Neuropsychiatric aspects of dementia. *Maturitas*. 2014; 79:209–215.

138. Tysnes OB, Storstein A. Epidemiology of Parkinson's disease. *J Neural Transm*. 2017;124:901–905.

139. Jagadeesan AJ, Murugesan R, Vimala Devi S, et al. Current trends in etiology, prognosis and therapeutic aspects of Parkinson's disease: a review. *Acta Biomed*. 2017;88: 249–262.

140. Kakkar AK, Dahiya N. Management of Parkinson's disease: current and future pharmacotherapy. *Eur J Pharmacol*. 2015;750: 74–81.

141. Devos D, Moreau C, Dujardin K, et al. New pharmacological options for treating advanced Parkinson's disease. *Clin Ther*. 2013; 35:1640–1652.

142. Aquino CC, Fox SH. Clinical spectrum of levodopa-induced complications. *Mov Disord*. 2015;30:80–89.

143. Voon V, Napier TC, Frank MJ, et al. Impulse control disorders and levodopa-induced dyskinesias in Parkinson's disease: an update. *Lancet Neurol*. 2017;16:238–250.

144. Ramirez-Zamora A, Molho E. Treatment of motor fluctuations in Parkinson's disease: recent developments and future directions. *Expert Rev Neurother*. 2014;14:93–103.

145. Reichmann H. Modern treatment in Parkinson's disease, a personal approach. *J Neural Transm*. 2016;123:73–80.

146. Marsili L, Marconi R, Colosimo C. Treatment strategies in early Parkinson's disease. *Int Rev Neurobiol.* 2017;132: 345–360.

147. Lindholm D, Mäkelä J, Di Liberto V, et al. Current disease modifying approaches to treat Parkinson's disease. *Cell Mol Life Sci.* 2016;73:1365–1379.

148. Jefferys JG. Are changes in synaptic function that underlie hyperexcitability responsible for seizure activity? *Adv Exp Med Biol.* 2014;813:185–194.

149. Born HA. Seizures in Alzheimer's disease. *Neuroscience.* 2015;286: 251–263.

150. Wang JZ, Vyas MV, Saposnik G, Burneo JG. Incidence and management of seizures after ischemic stroke: systematic review and meta-analysis. *Neurology.* 2017;89: 1220–1228.

151. Liu G, Slater N, Perkins A. Epilepsy: treatment options. *Am Fam Physician.* 2017;96:87–96.

152. Brodie MJ. Tolerability and safety of commonly used antiepileptic drugs in adolescents and adults: a clinician's overview. *CNS Drugs.* 2017;31:135–147.

153. Motika PV, Spencer DC. Treatment of epilepsy in the elderly. *Curr Neurol Neurosci Rep.* 2016;16:96.

154. Horgas AL. Pain management in older adults. *Nurs Clin North Am.* 2017;52:e1–e7.

155. Stein C. Opioid Receptors. *Annu Rev Med.* 2016;67:433–451.

156. Chan HCS, McCarthy D, Li J, et al. Designing safer analgesics via μ-opioid receptor pathways. *Trends Pharmacol Sci.* 2017;38: 1016–1037.

157. Harned M, Sloan P. Safety concerns with long-term opioid use. *Expert Opin Drug Saf.* 2016;15:955–962.

158. Ballantyne JC. Opioids for the treatment of chronic pain: mistakes made, lessons learned, and future directions. *Anesth Analg.* 2017; 125:1769–1778.

159. Kumar K, Kirksey MA, Duong S, Wu CL. A review of opioidsparing modalities in perioperative pain management: methods to decrease opioid use postoperatively. *Anesth Analg.* 2017;125: 1749–1760.

160. Nicol AL, Hurley RW, Benzon HT. Alternatives to opioids in the pharmacologic management of chronic pain syndromes: a narrative review of randomized, controlled, and blinded clinical trials. *Anesth Analg.* 2017;125:1682–1703.

161. Candido KD, Perozo OJ, Knezevic NN. Pharmacology of acetaminophen, nonsteroidal antiinflammatory drugs, and steroid medications: implications for anesthesia or unique associated risks. *Anesthesiol Clin.* 2017;35:e145–e162.

162. Brouwers H, von Hegedus J, Toes R, et al. Lipid mediators of inflammation in rheumatoid arthritis and osteoarthritis. *Best Pract Res Clin Rheumatol.* 2015;29:741–755.

163. Rayar AM, Lagarde N, Ferroud C, et al. Update on COX-2 selective inhibitors: chemical classification, side effects and their use in cancers and neuronal diseases. *Curr Top Med Chem.* 2017; 17: 2935–2956.

164. Patrignani P, Patrono C. Cyclooxygenase inhibitors: from pharmacology to clinical read-outs. *Biochim Biophys Acta.* 2015; 1851: 422–432.

165. Patrono C. Cardiovascular effects of cyclooxygenase-2 inhibitors: a mechanistic and clinical perspective. *Br J Clin Pharmacol.* 2016; 82:957–964.

166. Pereira-Leite C, Nunes C, Jamal SK, et al. Nonsteroidal antiinflammatory therapy: a journey toward safety. *Med Res Rev.* 2017;37: 802–859.

167. Tacconelli S, Bruno A, Grande R, et al. Nonsteroidal antiinflammatory drugs and cardiovascular safety - translating pharmacological data into clinical readouts. *Expert Opin Drug Saf.* 2017; 16:791–807.

168. Walker C, Biasucci LM. Cardiovascular safety of nonsteroidal anti-inflammatory drugs revisited. *Postgrad Med.* 2018;130: 55–71.

169. Patrono C. Cardiovascular effects of nonsteroidal antiinflammatory drugs. *Curr Cardiol Rep.* 2016;18:25.

170. Ross SJ, Elgendy IY, Bavry AA. Cardiovascular safety and bleeding risk associated with nonsteroidal anti-inflammatory medications in patients with cardiovascular disease. *Curr Cardiol Rep.* 2017;19:8.

171. Giannoudis PV, Hak D, Sanders D, et al. Inflammation, bone healing, and anti-inflammatory drugs: an update. *J Orthop Trauma.* 2015;29(Suppl 12):S6–S9.

172. Marquez-Lara A, Hutchinson ID, Nuñez F, et al. Nonsteroidal anti-inflammatory drugs and bone-healing: a systematic review of research quality. *JBJS Rev.* 2016;4.

173. Ingawale DK, Mandlik SK, Patel SS. An emphasis on molecular mechanisms of anti-inflammatory effects and glucocorticoid resistance. *J Complement Integr Med.* 2015;12:1–13.

174. Petta I, Dejager L, Ballegeer M, et al. The interactome of the glucocorticoid receptor and its influence on the actions of glucocorticoids in combatting inflammatory and infectious diseases. *Microbiol Mol Biol Rev.* 2016;80:495–522.

175. Bodine SC, Furlow JD. Glucocorticoids and skeletal muscle. *Adv Exp Med Biol.* 2015;872:145–176.

176. Seibel MJ, Cooper MS, Zhou H. Glucocorticoid-induced osteoporosis: mechanisms, management, and future perspectives. *Lancet Diabetes Endocrinol.* 2013;1:59–70.

177. Biehl AJ, Katz JD. Pharmacotherapy pearls for the geriatrician: focus on oral disease-modifying antirheumatic drugs including newer agents. *Clin Geriatr Med.* 2017;33:1–15.

178. Smolen JS, Landewé R, Bijlsma J, et al. EULAR recommendations for the management of rheumatoid arthritis with synthetic and biological disease-modifying antirheumatic drugs: 2016 update. *Ann Rheum Dis.* 2017;76:960–977.

179. Ishchenko A, Lories RJ. Safety and efficacy of biological disease-modifying antirheumatic drugs in older rheumatoid arthritis patients: staying the distance. *Drugs Aging.* 2016;33:387–398.

180. Nam JL, Takase-Minegishi K, Ramiro S, et al. Efficacy of biological disease-modifying antirheumatic drugs: a systematic literature review informing the 2016 update of the EULAR recommendations for the management of rheumatoid arthritis. *Ann Rheum Dis.* 2017;76:1113–1136.

181. Wells AF, Curtis JR, Betts KA, et al. Systematic literature review and meta-analysis of tumor necrosis factor-alpha experienced rheumatoid arthritis. *Clin Ther.* 2017;39: 1680–1694.

182. Negoescu A, Ostör AJ. Early recognition improves prognosis in elderly onset RA. *Practitioner.* 2014;258:11–14.

183. Zampeli E, Vlachoyiannopoulos PG, Tzioufas AG. Treatment of rheumatoid arthritis: unraveling the conundrum. *J Autoimmun.* 2015;65:1–18.

184. Hernández MV, Sanmartí R, Cañete JD. The safety of tumor necrosis factor-alpha inhibitors in the treatment of rheumatoid arthritis. *Expert Opin Drug Saf.* 2016;15:613–624.

185. Ramiro S, Sepriano A, Chatzidionysiou K, et al. Safety of synthetic and biological DMARDs: a systematic literature review informing the 2016 update of the EULAR recommendations for management of rheumatoid arthritis. *Ann Rheum Dis.* 2017;76: 1101–1136.

186. Vashisht P, O'dell J. Not all TNF inhibitors in rheumatoid arthritis are created equal: important clinical differences. *Expert Opin Biol Ther.* 2017;17:989–999.

187. Kithas PA, Supiano MA. Hypertension in the geriatric population: a patient-centered approach. *Med Clin North Am.* 2015;99: 379–389.

188. Chrysant SG. Aggressive systolic blood pressure control in older subjects: benefits and risks. *Postgrad Med.* 2018;130:159–165.

189. Garrison SR, Kolber MR, Korownyk CS, et al. Blood pressure targets for hypertension in older adults. *Cochrane Database Syst Rev.* 2017;(8):CD011575.

190. Jarraya F. Treatment of hypertension: which goal for which patient? *Adv Exp Med Biol.* 2017;956:117–127.

191. Aronow WS. Managing hypertension in the elderly: what is different, what is the same? *Curr Hypertens Rep.* 2017;19:67.

192. Ferdinand KC, Nasser SA. Management of essential hypertension. *Cardiol Clin.* 2017;35:231–246.

193. Mancia G, Rea F, Cuspidi C, et al. Blood pressure control in hypertension. Pros and cons of available treatment strategies. *J Hypertens.* 2017;35:225–233.

194. Sato N, Saijo Y, Sasagawa Y. CAMUI Investigators. Visit-tovisit variability and seasonal variation in blood pressure: Combination of Antihypertensive Therapy in the Elderly, Multicenter Investigation (CAMUI) Trial subanalysis. *Clin Exp Hypertens.* 2015;37: 411–419.

195. Burnier M. Antihypertensive combination treatment: state of the art. *Curr Hypertens Rep.* 2015;17:51.

196. Yannoutsos A, Kheder-Elfekih R, Halimi JM, et al. Should blood pressure goal be individualized in hypertensive patients? *Pharmacol Res.* 2017;118:53–63.

197. Dharmarajan K, Rich MW. Epidemiology, pathophysiology, and prognosis of heart failure in older adults. *Heart Fail Clin.* 2017; 13:417–426.

198. Chavey WE, Hogikyan RV, Van Harrison R, Nicklas JM. Heart failure due to reduced ejection fraction: medical management. *Am Fam Physician.* 2017;95:13–20.

199. Wojnowich K, Korabathina R. Heart failure update: outpatient management. *FP Essent.* 2016;442:18–25.

200. Albert CL, Kamdar F, Hanna M. Contemporary controversies in digoxin use in systolic heart failure. *Curr Heart Fail Rep.* 2016;13: 197–206.

201. See I, Shehab N, Kegler SR, et al. Emergency department visits and hospitalizations for digoxin toxicity: United States, 2005 to 2010. *Circ Heart Fail.* 2014;7:28–34.

202. Lee HC, Tl Huang K, Shen WK. Use of antiarrhythmic drugs in elderly patients. *J Geriatr Cardiol.* 2011;8:184–194.

203. Desai Y, El-Chami MF, Leon AR, Merchant FM. Management of atrial fibrillation in elderly adults. *J Am Geriatr Soc.* 2017;65: 185–193.

204. Jacobson JT, Iwai S, Aronow WS. Treatment of ventricular arrhythmias and use of implantable cardioverterdefibrillators to improve survival in older adult patients with cardiac disease. *Heart Fail Clin.* 2017;13:589–605.

205. Malhotra S, Das MK. Delayed and indirect effects of antiarrhythmic drugs in reducing sudden cardiac death. *Future Cardiol.* 2011; 7:203–217.

206. Camm AJ. Hopes and disappointments with antiarrhythmic drugs. *Int J Cardiol.* 2017;237:71–74.

207. Kloner RA, Chaitman B. Angina and its management. *J Cardiovasc Pharmacol Ther.* 2017;22:199–209.

208. Boden WE, Padala SK, Cabral KP, et al. Role of short-acting nitroglycerin in the management of ischemic heart disease. *Drug Des Devel Ther.* 2015;9:4793–4805.

209. Thadani U. Challenges with nitrate therapy and nitrate tolerance: prevalence, prevention, and clinical relevance. *Am J Cardiovasc Drugs.* 2014;14:287–301.

210. Chong CR, Ong GJ, Horowitz JD. Emerging drugs for the treatment of angina pectoris. *Expert Opin Emerg Drugs.* 2016;21:365–376.

211. Hamilton-Craig I, Colquhoun D, Kostner K, et al. Lipidmodifying therapy in the elderly. *Vasc Health Risk Manag.* 2015;11:251–263.

212. Katsiki N, Kolovou G, Perez-Martinez P, Mikhailidis DP. Dyslipidaemia in the elderly: to treat or not to treat? *Expert Rev Clin Pharmacol.* 2018;11:259–278.

213. Anagnostis P, Paschou SA, Goulis DG, et al. Dietary management of dyslipidaemias. Is there any evidence for cardiovascular benefit? *Maturitas.* 2018;108:45–52.

214. Kazi DS, Penko JM, Bibbins-Domingo K. Statins for primary prevention of cardiovascular disease: review of evidence and recommendations for clinical practice. *Med Clin North Am.* 2017;101: 689–699.

215. Oliveira EF, Santos-Martins D, Ribeiro AM, et al. HMG-CoA Reductase inhibitors: an updated review of patents of novel compounds and formulations (2011-2015). *Expert Opin Ther Pat.* 2016;26:1257–1272.

216. Bedi O, Dhawan V, Sharma PL, Kumar P. Pleiotropic effects of statins: new therapeutic targets in drug design. *Naunyn Schmiedebergs Arch Pharmacol.* 2016;389:695–712.

217. Fernandes V, Santos MJ, Pérez A. Statin-related myotoxicity. *Endocrinol Nutr.* 2016;63:239–249.

218. Thompson PD, Panza G, Zaleski A, Taylor B. Statinassociated side effects. *J Am Coll Cardiol.* 2016;67: 2395–2410.

219. Apostolopoulou M, Corsini A, Roden M. The role of mitochondria in statin-induced myopathy. *Eur J Clin Invest.* 2015;45:745–754.

220. Bochenek ML, Schütz E, Schäfer K. Endothelial cell senescence and thrombosis: ageing clots. *Thromb Res.* 2016;147:36–45.

221. Byrnes JR, Wolberg AS. New findings on venous thrombogenesis. *Hamostaseologie.* 2017;37:25–35.

222. Schlaudecker J, Becker R. Inflammatory response and thrombosis in older individuals. *Semin Thromb Hemost.* 2014;40:669–674.

223. Sepúlveda C, Palomo I, Fuentes E. Mechanisms of endothelial dysfunction during aging: predisposition to thrombosis. *Mech Ageing Dev.* 2017;164:91–99.

224. Boey JP, Gallus A. Drug treatment of venous thromboembolism in the elderly. *Drugs Aging.* 2016;33:475–490.

225. Harter K, Levine M, Henderson SO. Anticoagulation drug therapy: a review. *West J Emerg Med.* 2015;16:11–17.

226. Smith M, Wakam G, Wakefield T, Obi A. New trends in anticoagulation therapy. *Surg Clin North Am.* 2018;98: 219–238.

227. Weitz JI, Harenberg J. New developments in anticoagulants: past, present and future. *Thromb Haemost.* 2017;117: 1283–1288.

228. Brandao GM, Junqueira DR, Rollo HA, Sobreira ML. Pentasaccharides for the treatment of deep vein thrombosis. *Cochrane Database Syst Rev.* 2017;(12):CD011782.

229. Thakkar RN, Rathbun SW, Wright SM. Role of direct oral anticoagulants in the management of anticoagulation. *South Med J.* 2017;110:293–299.

230. Hellenbart EL, Faulkenberg KD, Finks SW. Evaluation of bleeding in patients receiving direct oral anticoagulants. *Vasc Health Risk Manag.* 2017;13:325–342.

231. Hur M, Park SK, Koo CH, et al. Comparative efficacy and safety of anticoagulants for prevention of venous thromboembolism after hip and knee arthroplasty. *Acta Orthop.* 2017;88:634–641.

232. Fragoso CA. Epidemiology of chronic obstructive pulmonary disease (COPD) in aging populations. *COPD.* 2016;13: 125–129.

233. Yawn BP, Han MK. Practical considerations for the diagnosis and management of asthma in older adults. *Mayo Clin Proc.* 2017;92: 1697–1705.

234. Miravitlles M, Anzueto A, Jardim JR. Optimizing bronchodilation in the prevention of COPD exacerbations. *Respir Res.* 2017;18:125.

235. Castiglia D, Battaglia S, Benfante A, et al. Pharmacological management of elderly patients with asthma-chronic obstructive pulmonary disease overlap syndrome: room for speculation? *Drugs Aging.* 2016;33:375–385.

236. Melani AS. Management of asthma in the elderly patient. *Clin Interv Aging.* 2013;8:913–922.

237. Hajian B, De Backer J, Vos W, et al. Efficacy of inhaled medications in asthma and COPD related to disease severity. *Expert Opin Drug Deliv.* 2016;13:1719–1727.

238. Lexmond A, Forbes B. Drug delivery devices for inhaled medicines. *Handb Exp Pharmacol.* 2017;237:265–280.

239. Pasha MA, Sundquist B, Townley R. Asthma pathogenesis, diagnosis, and management in the elderly. *Allergy Asthma Proc.* 2017; 38:184–191.

240. Vazquez Roque M, Bouras EP. Epidemiology and management of chronic constipation in elderly patients. *Clin Interv Aging.* 2015; 10:919–930.

241. Serrano-Falcón B, Rey E. The safety of available treatments for chronic constipation. *Expert Opin Drug Saf.* 2017;16: 1243–1253.

242. Curtò L, Trimarchi F.Hypopituitarism in the elderly: a narrative review on clinical management of hypothalamic-pituitarygonadal, hypothalamic-pituitary-thyroid and hypothalamicpituitary- adrenal axes dysfunction. *J Endocrinol Invest.* 2016;39:1115–1124.

243. Jones CM, Boelaert K. The endocrinology of ageing: a minireview. *Gerontology.* 2015;61:291–300.

244. Roberts H, Hickey M. Managing the menopause: an update. *Maturitas.* 2016;86:53–58.

245. Parish SJ, Gillespie JA. The evolving role of oral hormonal therapies and review of conjugated estrogens/bazedoxifene for the management of menopausal symptoms. *Postgrad Med.* 2017;129:340–351.

246. Boardman HM, Hartley L, Eisinga A, et al. Hormone therapy for preventing cardiovascular disease in post-menopausal women. *Cochrane Database Syst Rev.* 2015;(3):CD002229.

247. Henderson VW. Alzheimer's disease: review of hormone therapy trials and implications for treatment and prevention after menopause. *J Steroid Biochem Mol Biol.* 2014;142: 99–106.

248. Canonico M. Hormone therapy and risk of venous thromboembolism among postmenopausal women. *Maturitas.* 2015;82:304–307.

249. Kaunitz AM, Manson JE. Management of menopausal symptoms. *Obstet Gynecol.* 2015;126:859–876.

250. Santen RJ, Kagan R, Altomare CJ, et al. Current and evolving approaches to individualizing estrogen receptor-based therapy for menopausal women. *J Clin Endocrinol Metab.* 2014;99:733–747.

251. Mirkin S, Pickar JH. Selective estrogen receptor modulators (SERMs): a review of clinical data. *Maturitas.* 2015;80:52–57.

252. Corona G, Rastrelli G, Reisman Y, et al. The safety of available treatments of male hypogonadism in organic and functional hypogonadism. *Expert Opin Drug Saf.* 2018;17:277–292.

253. Sandher RK, Aning J. Diagnosing and managing androgen deficiency in men. *Practitioner.* 2017;261:19–22.

254. Kaplan AL, Hu JC, Morgentaler A, et al. Testosterone therapy in men with prostate cancer. *Eur Urol.* 2016;69: 894–903.

255. Traish A. Testosterone therapy in men with testosterone deficiency: are we beyond the point of no return? *Investig Clin Urol.* 2016; 57:384–400.

256. Chrysant SG, Chrysant GS. Cardiovascular benefits and risks of testosterone replacement therapy in older men with low testosterone. *Hosp Pract.* 2018;46:47–55.

257. Lee PG, Halter JB. The pathophysiology of hyperglycemia in older adults: clinical considerations. *Diabetes Care.* 2017;40: 444–452.

258. Mitrakou A, Katsiki N, Lalic NM. Type 2 diabetes mellitus and the elderly: an update on drugs used to treat glycaemia. *Curr Vasc Pharmacol.* 2017;15:19–29.

259. Dominguez LJ, Barbagallo M. The biology of the metabolic syndrome and aging. *Curr Opin Clin Nutr Metab Care.* 2016;19:5–11.

260. Ferriolli E, Pessanha FP, Marchesi JC. Diabetes and exercise in the elderly. *Med Sport Sci.* 2014;60:122–129.

261. Choby B. Diabetes update: new pharmacotherapy for type 2 diabetes. *FP Essent.* 2017;456:27–35.

262. Thrasher J. Pharmacologic management of type 2 diabetes mellitus: available therapies. *Am J Cardiol.* 2017;120:S4–S16.

263. Varghese S. Noninsulin diabetes medications. *Nurs Clin North Am.* 2017;52:523–537.

264. Davoren P. Glucose-lowering medicines for type 2 diabetes. *Aust Fam Physician.* 2015;44:176–179.

265. Hennessey JV, Espaillat R. Diagnosis and management of subclinical hypothyroidism in elderly adults: a review of the literature. *J Am Geriatr Soc.* 2015;63:1663–1673.

266. Tabatabaie V, Surks MI. The aging thyroid. *Curr Opin Endocrinol Diabetes Obes.* 2013;20:455–459.

267. Kravets I. Hyperthyroidism: diagnosis and treatment. *Am Fam Physician.* 2016;93:363–370.

268. Okosieme OE, Lazarus JH. Current trends in antithyroid drug treatment of Graves' disease. *Expert Opin Pharmacother.* 2016; 17:2005–2017.

269. Walsh JP. Managing thyroid disease in general practice. *Med J Aust.* 2016;205:179–184.

270. Barber KE, Bell AM, Stover KR, Wagner JL. Intravenous vancomycin dosing in the elderly: a focus on clinical issues and practical application. *Drugs Aging.* 2016;33: 845–854.

271. Katz MJ, Roghmann MC. Healthcare-associated infections in the elderly: what's new. *Curr Opin Infect Dis.* 2016;29: 388–393.

272. Mitchell SL, Shaffer ML, Loeb MB, et al. Infection management and multidrug-resistant organisms in nursing home residents with advanced dementia. *JAMA Intern Med.* 2014;174:1660–1667.

273. Saab S, Rheem J, Sundaram V. Hepatitis C infection in the elderly. *Dig Dis Sci.* 2015;60:3170–3180.

274. Vespasiani-Gentilucci U, Galati G, Gallo P, et al. Hepatitis C treatment in the elderly: new possibilities and controversies towards interferon-free regimens. *World J Gastroenterol.* 2015;21: 7412–7426.

275. Uyeki TM. Influenza. *Ann Intern Med.* 2017;167: ITC33–ITC48.

276. Li D, Soto-Perez-de-Celis E, Hurria A. Geriatric assessment and tools for predicting treatment toxicity in older adults with cancer. *Cancer J.* 2017;23:206–210.

277. Krug U, Gale RP, Berdel WE, et al. Therapy of older persons with acute myeloid leukaemia. *Leuk Res.* 2017;60:1–10.

278. Thomas X. The management and treatment of acute leukemias in the elderly population. *Expert Rev Hematol.* 2017;10:975–985.

279. Rycenga HB, Long DT. The evolving role of DNA inter-strand crosslinks in chemotherapy. *Curr Opin Pharmacol.* 2018;41:20–26.

280. van Vuuren RJ, Visagie MH, Theron AE, Joubert AM. Antimitotic drugs in the treatment of cancer. *Cancer Chemother Pharmacol.* 2015;76:1101–1112.

281. Kanesvaran R, Roy Chowdhury A, Krishna L. Practice pearls in the management of lung cancer in the elderly. *J Geriatr Oncol.* 2016;7:362–367.

282. Tapia Rico G, Townsend AR, Broadbridge V, Price TJ. Targeted therapies in elderly patients with metastatic colorectal cancer: a review of the evidence. *Drugs Aging.* 2017;34:173–189.

283. Wellstein A. General principles in the pharmacotherapy of cancer. In: Brunton LL, Hilal-Dandan R, Knollmann BC, eds. *The Pharmacological Basis of Therapeutics.* 13th ed. New York: McGraw-Hill; 2018.

284. Accordino MK, Neugut AI, Hershman DL. Cardiac effects of anticancer therapy in the elderly. *J Clin Oncol.* 2014;32.2654-2561.

285. Staff NP, Grisold A, Grisold W, Windebank AJ. Chemotherapy-induced peripheral neuropathy: a current review. *Ann Neurol.* 2017;81: 772–781.

286. Abraham N, Goldman HB. An update on the pharmacotherapy for lower urinary tract dysfunction. *Expert Opin Pharmacother.* 2015;16:79–93.

287. Khandelwal C, Kistler C. Diagnosis of urinary incontinence. *Am Fam Physician.* 2013;87:543–550.

288. Parker WP, Griebling TL. Nonsurgical treatment of urinary incontinence in elderly women. *Clin Geriatr Med.* 2015;31:471–485.

289. Orme S, Morris V, Gibson W, Wagg A. Managing urinary incontinence in patients with dementia: pharmacological treatment options and considerations. *Drugs Aging.* 2015;32:559–567.

290. Samuelsson E, Odeberg J, Stenzelius K, et al. Effect of pharmacological treatment for urinary incontinence in the elderly and frail elderly: a systematic review. *Geriatr Gerontol Int.* 2015;15:521–534.

291. Thiagamoorthy G, Cardozo L, Robinson D. Current and future pharmacotherapy for treating overactive bladder. *Expert Opin Pharmacother.* 2016;17:1317–1325.

292. Wu T, Duan X, Cao CX, et al. The role of mirabegron in overactive bladder: a systematic review and meta-analysis. *Urol Int.* 2014; 93:326–337.

293. Faubion SS, Sood R, Kapoor E. Genitourinary syndrome of menopause: management strategies for the clinician. *Mayo Clin Proc.* 2017;92:1842–1849.

294. Tzur T, Yohai D, Weintraub AY. The role of local estrogen therapy in the management of pelvic floor disorders. *Climacteric.* 2016; 19:162–171.

295. Malallah MA, Al-Shaiji TF. Pharmacological treatment of pure stress urinary incontinence: a narrative review. *Int Urogynecol J.* 2015;26:477–485.

296. Drake MJ, Nitti VW, Ginsberg DA, et al. Comparative assessment of the efficacy of onabotulinumtoxinA and oral therapies (anticholinergics and mirabegron) for overactive bladder: a systematic review and network meta-analysis. *BJU Int.* 2017;120: 611–622.

297. Jhang JF, Kuo HC. Botulinum toxin A and lower urinary tract dysfunction: pathophysiology and mechanisms of action. *Toxins.* 2016;8:120.

298. Olivera CK, Meriwether K, El-Nashar S, et al. Nonantimuscarinic treatment for overactive bladder: a systematic review. *Am J Obstet Gynecol.* 2016;215:34–57.

299. Alavi K, Chan S, Wise P, et al. Fecal incontinence: etiology, diagnosis, and management. *J Gastrointest Surg.* 2015;19: 1910–1921.

300. Omar MI, Alexander CE. Drug treatment for faecal incontinence in adults. *Cochrane Database Syst Rev.* 2013;. CD002116.

301. Buswell M, Goodman C, Roe B, et al. What works to improve and manage fecal incontinence in care home residents living with dementia? A realist synthesis of the evidence. *J Am Med Dir Assoc.* 2017;18:752–760.

Medidas de Desempenho Funcional e Avaliação para Adultos Mais Velhos

Dale Avers

*"Muitos diriam que a qualidade de vida no fim da vida depende, em grande parte, de
sermos capazes de continuar a fazer o que queremos, sem dor, pelo maior tempo possível."*

Jones CJ & Rikli RE 2002

VISÃO GERAL DO CAPÍTULO

Introdução, 138
Objetivos de medir o desempenho
 funcional, 139
Relação entre função e
 deficiências, 140
Tipos de medidas de resultado
 funcionais, 140
 Autorrelato, 140
 Medidas de resultado do
  paciente, 141
 Medidas avaliadas pelo
  observador, 142

Medidas fisiológicas, 142
Seleção de medidas de desempenho
 funcionais, 142
 Segurança, 142
 Validade e confiabilidade, 142
 Precisão diagnóstica, 142
 Efeitos de piso e teto, 142
 Relevância, 143
 Sequência de testes, 144
Medidas de desempenho
 funcionais, 144
 Medidas de autorrelato, 145

Medidas de testes isolados da
 mobilidade, 145
Medidas de mobilidade
 multiatividade, 152
Medidas de equilíbrio, 153
 Testes de equilíbrio estático em
  estado estacionário, 153
 Testes dinâmicos de equilíbrio em
  estado estacionário, 154
 Baterias de teste de desempenho, 155
Resumo, 160
Referências bibliográficas, 160

INTRODUÇÃO

A função é o principal foco da avaliação e intervenção
do fisioterapeuta. Tradicionalmente, os terapeutas avaliam a função por meio da observação do desempenho
do indivíduo, fazendo avaliação subjetiva da quantidade,
qualidade e resultado do movimento ou tarefa funcional.
O uso de medidas de desempenho tem sido impulsionado
pela prática baseada em evidências e pela globalização,
em particular a perspectiva universal da saúde, conhecida como International Classification of Functioning,
Disability, and Health (ICF) da Organização Mundial
da Saúde, conhecida como Classificação Internacional de
Funcionalidade, Incapacidade e Saúde (CIF) no Brasil.
Avaliar a saúde e a deficiência por meio da estrutura do
modelo da CIF (Figura 7.1) requer medidas válidas e
confiáveis de função e de qualidade de vida.[1]

As intervenções do fisioterapeuta enfocam os déficits
funcionais e as deficiências relacionadas. A função é medida por meio de testes de desempenho. Embora alguns
possam sugerir que tratá-la como um todo é suficiente,
outros acreditam que a análise do déficit ou do problema
funcional é necessária para identificar as deficiências mais
relevantes para conduzir as intervenções. Essa análise exigiria as habilidades de um fisioterapeuta; o tratamento da

função, talvez não. Essa síntese de informações do teste
de desempenho físico é conhecida como teste de desempenho funcional,[2] que captura as múltiplas dimensões da
função descritas pelo modelo da CIF. A deficiência é definida como a incapacidade de completar as tarefas necessárias para o desempenho de uma pessoa. A deficiência
é a consequência da alteração da capacidade funcional
e deficiência. Testar objetivamente a deficiência e os níveis funcionais de um indivíduo é o foco deste capítulo.

Observar o desempenho de um idoso é um dos primeiros elementos em qualquer exame do fisioterapeuta geriátrico. Essa observação revela a vontade e a capacidade de
se mover, a qualidade do movimento, as questões de segurança e julgamento e o esforço. Além disso, a observação
é importante porque é sabido que idosos superestimam
sua capacidade de realizar tarefas, especialmente tarefas
que modificam ou realizam com pouca frequência. Assim,
as medidas de autorrelato, que serão discutidas posteriormente, podem superestimar as habilidades de uma pessoa.
A observação também revela quando e como as modificações da tarefa são feitas e a importância de eliminar as
modificações da tarefa. Por exemplo, Marko et al. descobriram que a presença de modificações nas tarefas durante
o desempenho previa fortemente a futura incapacidade

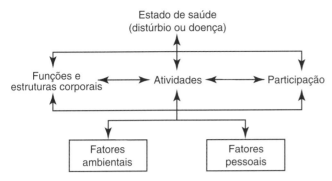

Figura 7.1 Modelo de Classificação Internacional de Funcionalidade, Incapacidade e Saúde, da Organização Mundial da Saúde. (*De World Health Organization. International Classification of Functioning, Disability, and Health: ICF. Geneva, Switzerland: World Health Organization; 2001:18.*)

de mobilidade.[3] Indivíduos que modificaram as tarefas exibiram menos força, e esse déficit de força está diretamente relacionado à modificação da tarefa.

OBJETIVOS DE MEDIR O DESEMPENHO FUNCIONAL

As medidas de desempenho funcional (MDF) atendem a muitos propósitos e vantagens por meio do modelo de atendimento ao paciente, que serão descritos brevemente a seguir.

Registro objetivo e preciso. As medidas de desempenho funcional são registradas por meio de escalas de medida, mais frequentemente em medidas ordinais ou de razão, que podem ser mais objetivas que palavras qualitativas, como razoável, bom ou excelente. MDFs confiáveis e válidas passaram por rigorosas análises científicas de objetividade para ajudar a eliminar as tendências e a subjetividade do examinador, por isso podem fornecer *feedback* em intervalos regulares, propiciando um registro objetivo do desempenho longitudinal do indivíduo.

Medir o que é importante para o indivíduo. Os indivíduos estão interessados em mudanças significativas no desempenho da tarefa, em vez de mudanças de deficiências específicas. As MDFs podem ser usadas para medir um resultado específico que o paciente deseja, fornecendo, assim, um *feedback* acurado sobre um resultado importante.

Informar deficiências. Apesar de as deficiências não serem tão significativas para o paciente quanto o desempenho funcional, elas são importantes para os fisioterapeutas, pois podem fornecer uma porta de entrada para melhorar o desempenho funcional. Uma análise de tarefa de um desempenho específico, como subir escadas, ajudará a identificar áreas problemáticas (p. ex., flexão do joelho ou estabilidade do quadril) que se tornam as deficiências a serem abordadas em uma sessão terapêutica. Para maximizar a eficácia, o terapeuta deve abordar especificamente as deficiências que afetam a tarefa funcional, em vez de adotar uma abordagem aleatória para qualquer deficiência identificada, porque deficiências múltiplas são comuns em adultos mais velhos.

Informar definição de metas. O estabelecimento de metas centradas no paciente é a chave para os resultados ideais da terapia.[4] Conforme mencionado anteriormente, as MDFs podem fornecer *feedback* sobre o que é significativo para o paciente, o que, então, pode ser usado para medir uma meta relevante e significativa. Um paciente pode ter, por exemplo, o desejo de andar rápido o suficiente para acompanhar sua esposa. A velocidade de marcha se torna a MDF para avaliar a realização de uma meta específica, como a velocidade de marcha da esposa do paciente. Da mesma forma, um paciente pode ter um objetivo vago, como "Eu quero voltar para casa", que pode ser explorado para identificar tarefas funcionais específicas e necessárias para ir até sua casa, como subir escadas ou passar por uma porta estreita. Metas usando MDFs que são irrelevantes para o paciente não fornecerão um *feedback* significativo. Uma meta da MDF, por exemplo, de melhorar a velocidade da marcha em 0,10 m/s não será relevante para o paciente, a menos que seja escrita nos termos específicos de suas necessidades.

Comparação com dados normativos baseados na idade. Uma vantagem das MDFs em grupos de idade avançada são as diversas coleções de dados normativos que existem. Esses dados podem ser usados para comparar o desempenho de um indivíduo com o de outros com idade semelhante, o que pode ajudar a identificar sujeitos em risco de declínio e, naturalmente, aqueles que estão em alta forma. Uma mulher de 78 anos pode ser capaz de sentar e levantar sete vezes em 30 segundos. Ao determinar a importância de seu desempenho, o terapeuta pode comparar seu desempenho com um conjunto de dados normativos, como o Teste de Capacidade Física Sênior.[5] Dessas normas, sentar e levantar sete vezes está no quinto percentil para mulheres dessa idade. Compartilhar dados quantitativos com o paciente, sem comentários do terapeuta, pode ser um fator motivador para muitos indivíduos e pode levar a um melhor desempenho.[6] Os espaços em que os padrões da comunidade de tarefas funcionais estão disponíveis (p. ex., velocidade de marcha), podem ter o desempenho de um indivíduo comparado com o padrão. Por exemplo, 1,2 m/s é a velocidade de caminhada necessária para atravessar muitas ruas.[7,8] Entretanto, se o indivíduo tem o objetivo de caminhar até a biblioteca que exige atravessar uma rua, atingir uma velocidade de caminhada de 1,2 m/s pode ser uma meta importante e necessária. Uma meta centrada no paciente poderia então ser escrita da seguinte forma: "Atingir uma velocidade de caminhada da comunidade de 1,2 m/s para atravessar uma rua perto da casa do paciente e permitir que ele caminhe até a biblioteca".

Prognóstico. Muitas pesquisas foram realizadas sobre indicadores prognósticos de MDFs. Assim, a velocidade de caminhada é considerada o preditor mais robusto de eventos adversos à saúde, como deficiência motora e hospitalização.[9] A precisão do diagnóstico é um indicador do valor da capacidade prognóstica da MDF e deve ser considerada antes de fazer decisões baseadas no resultado de uma ferramenta específica. Isso é particularmente relevante ao usar uma MDF para determinar o risco de queda, o que será discutido posteriormente neste capítulo.

RELAÇÃO ENTRE FUNÇÃO E DEFICIÊNCIAS

A relação direta entre função/atividades e deficiências (funções/estruturas do corpo) influencia a atividade (função) e a participação,[2] conforme ilustrado pelo modelo da CIF (Figura 7.1). Puthoff e Nielsen[10] determinaram, por exemplo, que a força e a potência dos membros inferiores estavam relacionadas à função dos membros inferiores, como subir escadas. Portanto, a análise de tarefas é inestimável para abordar o desempenho funcional de modo a observar as adaptações que são usadas para realizar as tarefas. Algumas dessas adaptações são inteligentes e úteis, enquanto outras podem ser inadequadas e indicativas de deficiência motora iminente. Por exemplo, o adulto mais velho que balança o paletó sobre a cabeça para evitar dor ou extensão limitada dos ombros pode ficar satisfeito com o desempenho da tarefa e não sentir a necessidade de abordar os problemas do ombro. Entretanto, um idoso que não consegue levantar-se a partir do chão e limita sua mobilidade para evitar essa tarefa pode exigir uma avaliação mais aprofundada devido às consequências da atividade autolimitada.

O teste de força de músculos específicos (Teste Muscular Manual – TMM) é uma habilidade fundamental para o fisioterapeuta. Entretanto, conforme resumido no Boxe 7.1, o teste muscular tem limitações importantes, especialmente no que se refere ao teste das extremidades inferiores. O conhecimento dessas limitações evitará que o fisioterapeuta classifique incorretamente a força como adequada na presença de déficits de desempenho funcional. O teste de elevação do calcanhar com o paciente em pé foi desenvolvido devido à força inerente do grupo gastrocnêmio-sóleo.[11] Quando um adulto mais velho não consegue levantar o peso corporal apoiado em uma única perna, o terapeuta deve reconhecer as implicações desse desempenho de grau 2 (fraco)[12] como força insuficiente para impulsionar durante a marcha, resultando em uma passada com o pé chato adaptada pela diminuição associada da velocidade da marcha.[13] Da mesma forma, a pessoa que testa o quadríceps como um grau 4 (bom) em um Teste Muscular Manual dificilmente se levantará de uma cadeira sem usar os braços.[14,15] Avaliar a força com precisão é importante na presença da perda de força e potência muscular que ocorre com o envelhecimento.[16] Portanto, de acordo com a perda de força relacionada à idade e prevalência de comportamento sedentário, avaliar a força inicial de um idoso de 80 anos como "normal" (5/5) ou mesmo "boa" (4/5) deve ser considerada exceção, e não normalidade. À luz da limitação do Teste Muscular Manual, o teste de desempenho funcional torna-se uma forma alternativa e precisa de medir a força e o desempenho, especialmente para os membros inferiores. Na verdade, o teste sentar e levantar cronometrado é conhecido por ser um substituto para a força dos membros inferiores.[17,18]

As deficiências são anormalidades tipicamente anatômicas (p. ex., sensação), fisiológicas (p. ex., sinais vitais) ou cognitivas (p. ex., teste Stroop). A prática atual reflete uma mudança de um foco na deficiência para um

---

BOXE 7.1 Limitações do Teste Muscular Manual para avaliação da força em adultos mais velhos.

1. O grau 5 (excelente) engloba uma ampla gama de valores de dinamômetro levando a uma superestimativa (efeito de teto) da força disponível*
2. A execução do teste permite que o paciente determine quanta resistência o terapeuta fornece, levando a uma avaliação imprecisa da força disponível.
3. O teste da quebra pode parecer agressivo, especialmente ao testar indivíduos frágeis, o que leva o avaliador a não desencadear uma contração máxima, levando a uma superestimação ou subestimação da força disponível.
4. O termo subjetivo "bom" pode levar o terapeuta que realiza o teste na direção de uma avaliação de força satisfatória, especialmente quando o teste de desempenho funcional não é feito.
5. Lassidão do paciente, capacidade de entender as ordens, limitações de amplitude de movimento, vontade ou capacidade de gerar uma contração máxima, presença de dor e/ou receio podem afetar a capacidade de gerar esforço total, levando a uma subestimação da força disponível.
6. As posições de teste muscular podem não refletir a maneira como um músculo é usado no desempenho funcional (p. ex., a posição de teste muscular de cadeia aberta do quadríceps não reflete uma posição de cadeia fechada de deambulação, transferências ou ato de subir escadas).

(Modificado de Avers D, Brown M. *Daniels e Worthingham's Muscle Testing*. 10th ed. St. Louis: Elsevier; 2019.)
*Bohannon RW, Corrigan D. A broad range of forces is encompassed by the maximum manual muscle test grade of five. *Percept Mot Ski*. 2000;90(3 Pt 1):747-750.

---

foco na função, pois há poucas evidências para apoiar a melhoria funcional por meio de intervenções focadas em deficiências. Se for determinado, por meio de uma análise do desempenho da função, que uma deficiência deve ser tratada para melhorar o desempenho funcional, vários testes objetivos e confiáveis podem ser usados. As normas do *leg press* foram estabelecidas para grupos com 60 anos ou mais.[19]

TIPOS DE MEDIDAS DE RESULTADO FUNCIONAIS

Autorrelato

Medidas de autorrelato, também conhecidas como resultados relatados pelo paciente, são meios comuns de coletar a percepção do paciente sobre suas deficiências, funções/atividades e, sobretudo, qualidade de vida. Elas frequentemente são preferidas devido a tempo, custo e facilidade de aplicação. Um paciente pode completar um questionário de autorrelato enquanto espera pela consulta com o terapeuta. Medidas de autorrelato são valiosas para definir a perspectiva de mudança do paciente, mas são conhecidas por serem afetadas pela dor e podem não se relacionar com o desempenho real.[2] Por exemplo, a percepção de um paciente para a diminuição da dor após artroplastia de joelho não prevê o desempenho funcional, que costuma piorar após a cirurgia.[20] Na verdade, o desempenho funcional costuma ser inflado na presença de diminuição da dor.[2] A escala numérica analógica da dor é um exemplo popular de autoavaliação no nível de deficiência. O Short Form-36 é um exemplo de avaliação de autorrelato sobre função/atividades e participação.[21]

Indivíduos mais velhos eram mais propensos a relatar desempenho inferior que a categoria mais jovem.[22] Mas, mesmo com desempenho autorrelatado inferior, um estudo mostrou que, da maioria das mulheres que relataram pontuações máximas em função, apenas 7% alcançaram uma pontuação máxima quando avaliadas pelo Teste de Desempenho Físico; e apenas 30% alcançaram uma pontuação máxima para velocidade de caminhada.[23] Esses resultados indicam que as medidas de autorrelato para capacidade física podem não capturar a deficiência pré-clínica, já que as medidas de autorrelato captam a percepção de capacidade de um indivíduo em vez da habilidade real. Os autores sugerem que indagar se foram feitas modificações na tarefa revela mais informações que perguntar se a tarefa pode ser realizada. O autorrelato de desempenho funcional pode ser influenciado pela percepção do esforço envolvido na realização da tarefa, conforme demonstrado

pelo subrelato de mulheres que estavam com sobrepeso (índice de massa corporal [IMC] – 33,0), usavam dispositivo auxiliar e apresentavam múltiplas condições crônicas.

Medidas de resultado do paciente

As medidas de desfecho do paciente são questionários, como a Escala de Depressão do Centro de Estudos Epidemiológicos (*Center for Epidemiological Studies Depression Scale* – CES-D), o Escore de Resultado de Lesões no Joelho e Osteoartrite (*Knee Injury and Osteoarthritis Outcome Score* – KOOS) e o Questionário de Disfunção do Braço, Ombro e Mão (*Disabilities of the Arm, Shoulder, and Hand Questionnaire* – DASH), que questionam o paciente sobre o impacto de uma condição em atividades e papéis específicos na vida. Embora este capítulo seja focado em medidas de desempenho funcional, as medidas de resultados do paciente são úteis para determinar a percepção deste sobre o impacto de uma condição em atividades e papéis sociais específicos. A Tabela 7.1 lista medidas de resultados relevantes para o adulto mais velho que estão disponíveis gratuitamente na *web*.

TABELA 7.1	Medidas de resultado relatadas pelo paciente.
Nome da ferramenta	**Propósito**
Physical Activity Scale for the Elderly (PASE)	Níveis de atividade física
Center for Epidemiological Studies Depression Scale (CES-D)	Depressão
Sickness Impact Profile	Comportamento, relações sociais
Disabilities of the Arm, Shoulder, and Hand Questionnaire (DASH)	Impacto da limitação do ombro
Knee Injury and Osteoarthritis Outcome Score (KOOS)	Impacto da limitação do joelho
Pelvic Floor Distress Inventory-20	Impacto da incontinência
Dizziness Handicap Inventory	Impacto sobre o equilíbrio e problemas vestibulares
Oswestry Disability Index	Impacto da dor na coluna
Pelvic Floor Impact Questionnaire	Impacto da incontinência
Outcome Expectations for Exercise Scale	Avalia a perspectiva de adultos mais velhos sobre os benefícios do exercício
History of Falls Questionnaire	Avalia as circunstâncias de uma queda
Modified Gait Efficacy Scale	Aborda a percepção do adulto mais velho sobre o nível de confiança ao caminhar durante atividades desafiadoras
Self-Efficacy for Exercise Scale	Avalia os fatores que influenciam a adesão a um programa de caminhada para adultos mais velhos
Short Form 12-item Health Survey (SF-12)	Avaliação genérica da qualidade de vida relacionada à saúde
Vestibular Disorders Activities of Daily Living Scale	Impacto da escala de deficiência vestibular
Western Ontario and McMaster Universities Osteoarthritis Index (WOMAC)	Impacto da dor, rigidez e função na osteoartrite do quadril ou joelho
Patient-Specific Functional Scale	Percepção da capacidade de concluir atividades específicas individualizadas das quais os objetivos são derivados
Falls Efficacy Scale	Percepção de equilíbrio e estabilidade durante as atividades da vida diária e medo de cair
Geriatric Depression Scale (GDS)	Avalia depressão e ideação suicida em adultos mais velhos
Stroke Impact Scale	Impacto do AVE no estado de saúde
Activities-Specific Balance Confidence Scale (ABC)	Confiança no equilíbrio para a execução de várias atividades
Functional Assessment of Chronic Illness – Fatigue (FACIT)	Avalia o impacto da fadiga nas atividades funcionais

As medidas estão disponíveis gratuitamente na *web*.

Medidas avaliadas pelo observador

As medidas do observador, fiéis ao seu título, são aquelas medidas que são observadas e, em geral, são clínicas e de natureza física. As medidas de desempenho físico podem ser medidas de deficiências (p. ex., amplitude de movimento ou força muscular), qualidade do movimento ou a capacidade de realizar tarefas específicas.[24] As medidas avaliadas pelo observador podem ser subjetivas (julgamento pessoal envolvido, como ao observar edema ou dor) ou mais objetivas, considerando o uso do tempo e/ou a qualidade de desempenho, de acordo com uma rubrica comum. Nenhuma ferramenta baseada em desempenho pode ser totalmente objetiva, mas minimizar ao máximo o julgamento subjetivo do examinador é o ideal, sendo que ele deve estar ciente das influências sobre o desempenho, como a motivação e a capacidade de entender as instruções, para citar alguns.

Medidas fisiológicas

As medidas de entidades biológicas únicas, como capacidade cognitiva e taxa de esforço ou dor percebida, são chamadas "medidas fisiológicas". O *Mini-Mental Cognitive Index*, o *St. Louis University Mental Status Examination* (SLUMS)[25] e a escala analógica da dor são exemplos de medidas fisiológicas. Elas não são tradicionalmente consideradas medidas de desempenho funcional, entretanto serão discutidas ao longo do texto em capítulos relevantes.

SELEÇÃO DE MEDIDAS DE DESEMPENHO FUNCIONAIS

O fisioterapeuta geriátrico tem um número amplo de ferramentas de medição disponíveis. Entretanto, todas as ferramentas de medição possuem características diferentes que afetam a aplicabilidade dos resultados. A seguir, várias características das ferramentas de medição de desempenho físico serão descritas, e elas devem ser consideradas durante a escolha de uma ferramenta específica. Apenas os testes que estão disponíveis gratuitamente e têm confiabilidade e validade reconhecidas são incluídos neste capítulo. Além disso, é feito um esforço para escolher testes com dados normativos conhecidos para melhor interpretar o teste.

Segurança

Em primeiro lugar, uma ferramenta de medição baseada no desempenho deve ser segura para o paciente. Por exemplo, um paciente que não pode andar com segurança sem um protetor de contato não deve realizar testes que exijam independência no desempenho, como testes de equilíbrio, a não ser que seja possível realizar o teste de forma segura, com um dispositivo de auxílio à marcha. O examinador deve estar ciente da influência do toque físico e até mesmo da vigilância sobre a confiança e o desempenho do paciente, assim como deve reconhecer que o objetivo do teste de desempenho é observar o desempenho do paciente em condições realistas. A segurança é uma questão de julgamento clínico.

Validade e confiabilidade

Para aplicabilidade clínica ou científica, a medição deve ser confiável e válida. Confiabilidade é a extensão em que uma medição é consistente e livre de erros. A validade garante ao usuário que o teste está medindo o que pretende medir. Existem vários tipos de validade, e o leitor é encorajado a revisar cada um deles. As definições são fornecidas no Boxe 7.2.[26] Os testes incluídos neste capítulo têm validade e confiabilidade reconhecidas.

Precisão diagnóstica

A precisão diagnóstica é indicada por valores de sensibilidade (Sn) e especificidade (Sp). Esses valores são usados para calcular razões de probabilidade que informarão a probabilidade de ocorrência do resultado do teste. As razões de probabilidade são calculadas a partir da probabilidade pré-teste (PrPT), combinada com o resultado do teste e o uso de um nomograma para determinar a probabilidade pós-teste (PPoT). Os valores de probabilidade e seus significados são fornecidos na Tabela 7.2. Muitos testes de desempenho funcional têm precisão diagnóstica insuficiente para alterar a probabilidade pré-teste. Testes com precisão diagnóstica insuficiente podem não informar a probabilidade, mas podem fornecer outras informações qualitativas, como quantidade de oscilação, velocidade e confiança.

Determinar o risco de queda é um foco popular de muitas das MDFs usadas por fisioterapeutas. Entretanto, poucas medidas individuais têm precisão diagnóstica suficiente para serem usadas como uma única medida para determinar o risco de queda.[27,28] A base multifatorial de equilíbrio e quedas pode ser responsável por essa baixa precisão diagnóstica de uma única ferramenta. A utilização de duas ferramentas que equilibram os valores de Sn e Sp (p. ex., a Escala de Equilíbrio de Berg e o teste Levantar e Andar Cronometrado) pode melhorar a precisão do diagnóstico.[28] O Boxe 7.3 resume uma extensa revisão de Lusardi et al. que avaliaram a precisão do diagnóstico de ferramentas usadas para medir o risco de queda com base em uma probabilidade pré-teste de 30% (incidência de quedas da literatura).[27] Os autores descobriram que, de 56 medidas avaliadas, 5 questões de histórico médico, 2 medidas de autorrelato e 5 MDFs tinham evidência de qualidade suficientemente alta para serem consideradas. A Figura 7.2 lista os indicadores clínicos encontrados para predizer da melhor forma o risco de uma ou mais quedas com base em uma probabilidade pré-teste de 30%.[27] Quando a acurácia diagnóstica de um teste a ser usado é individualmente insuficiente para determinar o risco de queda, os valores de acurácia diagnóstica não são fornecidos.

Efeitos de piso e teto

Para que uma MDF demonstre uma mudança verdadeira (capacidade de resposta), ela deve refletir uma gama de tarefas com dificuldade crescente. Uma MDF é considerada como efeito de piso quando a maioria dos sujeitos testados estava na extremidade inferior da escala, indicando que a MDF não refletia uma amplitude das habilidades mais baixas.

BOXE 7.2	Definições de propriedades clinimétricas de medidas de desempenho funcional.
Propriedade	**Definição**
Validade	O grau em que um teste testa o que pretende avaliar. Existem muitos tipos de validade, incluindo conteúdo, construção, concorrente, critério, convergente e preditiva
Confiabilidade intraexaminadores	Estabilidade de dados por um indivíduo em dois ou mais ensaios
Confiabilidade teste-reteste	Consistência da medida com aplicações de teste repetidas
Confiabilidade relativa	Medido pelo coeficiente de correlação intraclasse (CCI)
Efeitos de piso e teto	O número de entrevistados que alcançaram a pontuação mais baixa ou mais alta possível
Mudança mínima detectável (MMD)	A quantidade de mudança que deve ser detectada para demonstrar uma diferença real; a menor diferença que ultrapassa o limite de erro com um intervalo de confiança de 90 ou 95%. Isso também é conhecido como confiabilidade absoluta, calculado a partir do erro-padrão de medição (EPM), que quantifica o erro de medição nas mesmas unidades da medição original. Também é conhecido como diferença mínima detectável (DMD). Pode ser considerada uma estimativa conservadora do progresso de um paciente, identificando a menor quantidade de mudança que pode ser considerada como qualquer melhoria
Responsividade	Capacidade de detectar mudanças mínimas ao longo do tempo
Diferença mínima clinicamente importante (DMCI)	Menor diferença em uma variável medida que significa uma diferença importante e não comum na condição do paciente. Também é definido como a menor diferença que *um paciente* perceberia como benéfica
Sensibilidade (Sn)	Capacidade do teste de obter um teste positivo quando a condição-alvo está realmente presente ou uma taxa de verdadeiro positivo. Um valor da proporção de indivíduos com teste positivo e que realmente têm a doença. Um teste com Sn alto é um bom teste de triagem, pois captura mais pessoas com a doença. Um teste negativo com Sn alto excluiria a condição (SnNout)
Especificidade (Sp)	Capacidade do teste de obter um teste negativo quando a condição está realmente ausente ou a taxa de verdadeiro negativo. Um valor da proporção de indivíduos com teste negativo para a condição de todos aqueles que são verdadeiramente normais, ou seja, não têm a condição-alvo. Um resultado positivo para um teste com regras de alta especificidade no diagnóstico (SpPin)
Razão de probabilidade	Utiliza Sn e Sp para calcular um valor de quantas vezes mais probabilidade de um teste positivo ser visto em pessoas com o transtorno do que naqueles sem o transtorno. Um bom teste terá uma razão de probabilidade muito alta
Razão de probabilidade negativa	Utiliza Sn e Sp para calcular um valor de quantas vezes mais probabilidade de um teste negativo ser visto em pessoas com o transtorno do que naqueles sem o transtorno. Um bom teste terá uma razão de probabilidade muito baixa
Probabilidade de pré-teste	Estimativa e julgamento de um médico sobre a probabilidade de uma condição estar presente. Pode ser formado a partir de dados epidemiológicos (p. ex., frequência de quedas em adultos mais velhos) ou do julgamento clínico (p. ex., presença de desequilíbrio e necessidade de assistência para deambular indicando risco de queda)
Probabilidade pós-teste	Probabilidade de pré-teste revisada com base no resultado de um teste

TABELA 7.2	Interpretação da razão de probabilidade.	
(+) Razão de probabilidade (+RP)	(−) Razão de verossimilhança (−RP)	Interpretação da probabilidade
> 10	< 0,1	Gera grandes mudanças, frequentemente conclusivas na probabilidade
5 a 10	0,1 a 0,2	Gera mudanças moderadas na probabilidade
2 a 5	0,2 a 0,5	Gera mudanças pequenas, mas, às vezes, importantes na probabilidade
1 a 2	0,5 a 1	Altera a probabilidade para um grau pequeno e raramente importante

Um efeito de teto é exibido quando uma MDF não tem uma amplitude de tarefas que são desafiadoras o suficiente, o que faz com que muitos indivíduos alcancem uma pontuação máxima. A Escala de Equilíbrio de Berg (EEB) é um exemplo de teste com efeito teto quando usado para avaliar indivíduos de alto funcionamento, ele testa habilidades de equilíbrio de desafio relativamente baixo. Tarefas mais desafiadoras, como pular, andar e virar a cabeça, seriam necessárias para avaliar o equilíbrio nesses níveis mais elevados de desafio. A escolha do teste apropriado é feita levando-se em consideração os efeitos de piso e de teto para obter a imagem mais acurada da função relevante. Alguns testes são mais apropriados para indivíduos com baixa capacidade funcional (p. ex., Escala de Avaliação Postural de AVC [EAP] ou EEB), enquanto outros (p. ex., Escala de Equilíbrio de Fullerton e Escala de Equilíbrio e Mobilidade na Comunidade [no inglês *Community Balance and Mobility Scale*]) são mais apropriados para indivíduos com níveis funcionais elevados. A velocidade de caminhada, em parte devido à sua medida de relação, não exibe efeitos de piso ou teto.

Relevância

A relevância para o paciente é uma característica importante de uma ferramenta de desempenho. Ela aumenta a adesão do paciente e, portanto, afeta o desempenho. Geralmente, os pacientes estão mais preocupados com o desempenho funcional, em vez de deficiências como força; portanto, identificar testes de desempenho que requerem resultados significativos para o paciente pode ser importante.

BOXE 7.3	Precisão diagnóstica de medidas de desempenho funcional para determinar o risco de queda.

Lusardi et al.[27] recomendam que uma estratégia de rastreamento eficaz deve combinar as respostas às questões do histórico médico (citadas adiante) com a capacidade de manter o apoio em um membro único (AMU) por pelo menos 6,5 s e andar a uma velocidade de pelo menos 1,0 m/s. Os autores também encontraram:

- Nenhuma questão do histórico médico atingiu alta sensibilidade (Sn) e especificidade (Sp) para o risco de queda, com perguntas geralmente sendo mais específicas do que sensíveis. As perguntas sobre quedas anteriores, uso de medicamentos psicoativos, necessidade de auxílio nas atividades da vida diária, resposta sim para a pergunta "Você está preocupado com a possibilidade de cair?" e o uso rotineiro de uma bengala ou andador aumentam a probabilidade de queda
- Nenhuma medida de autorrelato é um forte preditor de quedas
- Medidas baseadas no desempenho geralmente têm maior especificidade do que sensibilidade, indicando maior utilidade para determinar o risco de quedas futuras do que as excluir
- A Escala de Equilíbrio de Berg (EEB) aumentou a probabilidade pós-teste (PPoT) mais do que qualquer outra medida de desempenho. Uma pontuação de corte de 50 pontos fornece uma PPoT de 59% para aqueles que pontuam 50 ou menos (um teste positivo)
- A tarefa única Levantar e Andar Cronometrado (LA) em 12 s ou mais fornece uma PPoT de 47% (teste positivo)
- AMU com uma pontuação de < 6,5 s (teste positivo) produziu uma PPoT de 45%
- Sentar para ficar de pé cinco vezes com uma pontuação de 12 s ou mais (teste positivo) gerou uma PPoT de 41%
- A Avaliação de Mobilidade Orientada para o Desempenho (AMOP) com uma pontuação de < 25 pontos (em 28) (teste positivo) rendeu uma PPoT de 42%
- A EEB é mais útil do que o AMOP na determinação do risco de quedas futuras
- Velocidade de deambulação autosselecionada (VDAS) < 1,0 m/s (teste positivo) resultou em uma PPoT de 39%. Uma pontuação de corte de 0,6 m/s rendeu uma PPoT de 61%
- A combinação de testes aumenta a PPoT. Por exemplo, os seguintes resultados de teste aumentaram o PPoT para 80%:
  - AMU (< 6,5 s) (PPoT = 45%) com AMOP (< 1,0 m/s) produziu uma PPoT cumulativa de 55%, adicionando a questão do histórico de quedas anteriores aumentou a PPoT cumulativa para 69%, adicionar o medo de cair autorrelatado aumentou a PPoT cumulativa para 76%, e adicionar o uso rotineiro de um dispositivo auxiliar criou uma PPoT cumulativa total de 80%, o que apresentou um quadro mais acurado do risco de queda.

Categoria	Medida	Ponto de Corte	+RP	−RP	PPoT, % se teste +	PPoT, % se teste −
Questões relacionadas à história clínica	Alguma queda prévia	Sim/Não	1,8	0,8	44	26
	Medicamento psicoativo	Sim/Não	1,4	0,8	38	26
	Necessita de qualquer assistência nas AVDs	Sim/Não	1,4	0,8	38	26
	Relato de medo de queda pelo paciente	Sim/Não	1,4	0,9	38	28
	Uso de equipamento de assistência para deambulação	Sim/Não	1,3	0,9	36	26
Medidas de autorrelato	Escala de Depressão Geriátrica −15	< 6 pontos	1,9	0,9	45	28
	Escala de Eficácia de Quedas – Internacional	> 24 pontos	1,7	0,6	42	20
Medidas funcionais baseadas no desempenho	Escala de Equilíbrio de Berg	< 50 pontos	3,4	0,7	59	23
	Teste Levantar e Andar Cronometrado	> 11 s	2,1	0,8	47	25
	Apoio em um único membro com olhos abertos	< 6,5 s	1,9	0,9	45	28
	Teste sentado-em pé cinco vezes	> 12 s	1,6	0,7	41	20
	Velocidade de deambulação autosselecionada	< 1,0 m/s	1,5	0,6	39	20

Abreviações: +RP, razão de probabilidade positiva; −RP, razão de probabilidade negativa, PPoT, probabilidade pós-teste; PPrt, probabilidade pré-teste; AVD, atividade de vida diária; + resultado de teste positivo; − resultado de teste negativo. [a]À extensão de que os testes são independentes (não relacionados) à PPoT de 1 teste positivo pode ser utilizada como um PPrT para o próximo teste positivo etc., para desenvolver uma estimativa de risco individualizado cumulativa. Como o grau de relação entre os testes não é compreendido no momento, essa estratégia pode inflar a estimativa de risco cumulativo. Recursos *online* como www.easycalculation. com/statistics/post-test-probability.php podem auxiliar na rápida determinação dos valores de risco PPoT.

Figura 7.2 Resumo dos indicadores clínicos úteis para risco de uma ou mais quedas futuras com base na probabilidade pré-teste de 30%. (*De Lusardi MM, Fritz S, Middleton A et al. Determining risk of falls in community dwelling older adults. J Geriatr Phys Ther. 2017;40[1]:1-36. https://doi.org/10.1519/JPT. 0000000000000099.*)

Sequência de testes

A sequência de testes pode determinar o sucesso ou a falha do paciente. Geralmente, os testes menos fatigantes são realizados primeiro e aqueles que exigem mais esforço, por último. A velocidade da marcha ou o SL, por exemplo, pode ser feito primeiro, com o teste sentar-levantar cronometrado ou o de levantar do chão feito por último. Os testes de resistência que precedem os testes que exigem força parecem diminuir significativamente as pontuações dos testes de força.[29] Entretanto, se o indivíduo tem um alto nível de fadiga (cansa-se com facilidade e rapidez), o teste que produzirá mais informações pode ser administrado primeiro. Os testes subsequentes podem ser administrados após repouso suficiente ou em visitas subsequentes.

MEDIDAS DE DESEMPENHO FUNCIONAIS

A seção a seguir descreverá a aplicabilidade de cada medida baseada no desempenho, fornecerá uma breve descrição de sua realização e fornecerá informações clinimétricas úteis. O leitor deve estar ciente da abundância de vídeos e *sites* disponíveis gratuitamente contendo informações resumidas e descrições de realização de testes para MDFs, como o Shirley Ryan AbilityLab (anteriormente RIC),[30] a American Physical Therapy Associations PTnow (disponível para membros)[31] e fisio-pedia.com.[32]

Medidas de autorrelato

Escala de Confiança no Equilíbrio específica para a Atividade.

A Escala de Confiança no Equilíbrio específica para a atividade (Escala CEA) (no original, *Activities-specific Balance Confidence Scale* – ABC) é uma medida de autorrelato da confiança no equilíbrio para a realização de várias atividades sem perder o equilíbrio ou experimentar uma sensação de instabilidade. É uma medida de autorrelato de 16 itens que leva à pergunta "Quão confiante você está de que não perderá o equilíbrio ou ficará instável quando […]" para uma variedade de tarefas básicas e relacionadas à comunidade de dificuldade crescente. Os itens são classificados em uma escala Likert de 0 a 10, sendo 10 o mais confiável. A soma das respostas é dividida pelo número de itens para formar uma porcentagem. Pontuações mais altas indicam mais confiança no equilíbrio. A CEA foi examinada em indivíduos com uma variedade de condições neurológicas e quedas. É um teste confiável e válido para idosos apresentando boa consistência interna, estrutura e validade de critério com o levantar e andar, velocidade de marcha e restrições de atividades.[33,34]

Instruções. O questionário e as instruções estão disponíveis gratuitamente na *web*. Embora o teste seja projetado para que as pessoas leiam e respondam individualmente, pode ser útil ler as perguntas para a pessoa para obter informações mais precisas. O teste leva, aproximadamente, 10 minutos para ser concluído, dependendo do indivíduo.

Interpretação. Uma pontuação média de 80 foi encontrada em um grupo de idosos residentes na comunidade.[33] Os desenvolvedores do teste estabeleceram uma pontuação de ≥ 80 para indicar idosos de alto funcionamento, 50 a 80 para indicar um nível moderado de equilíbrio de confiança, característico dos idosos em lares de idosos e pessoas com condições crônicas de saúde, e < 50 para indicar um baixo nível de funcionalidade física, característico de pacientes de cuidados domiciliares.[35] Uma pontuação de corte de < 67% indica um risco de queda, classificando com precisão as pessoas que caem 84% do tempo.[36] Uma pontuação de < 85% indica dificuldade para caminhar ao ar livre e subir escadas (Sn = 0,73; Sp = 0,70; razão de probabilidade positiva alta [+RP] = 2,43; razão de probabilidade negativa muito baixa [−RP] = 0,04).[37] A mudança mínima detectável (MMD) de 15 pontos foi encontrada durante uma análise Rasch.[38]

Escala de Eficácia de Quedas – Internacional.

A Escala de Eficácia de Quedas – Internacional (*Falls Efficacy Scale-International* – FES-I) foi desenvolvida para expandir a FES original. Ela avalia a preocupação de queda durante as atividades da vida diária. É um questionário de 16 itens sobre a confiança do indivíduo em realizar as tarefas diárias sem cair, com um componente social adicionado ao FES original de 10 itens. Cada item é classificado de 1 ("muito confiante") a 4 ("nada confiante") e as pontuações dos itens são somadas para uma pontuação total possível de 64. Quanto maior a pontuação, maior a preocupação e maior medo de cair. A FES-I foi validada em muitas populações internacionais diferentes e em indivíduos com várias doenças.[39] Também é confiável[40] e responsiva.[41]

Uma versão abreviada da FES-I foi desenvolvida para aumentar a viabilidade da ferramenta. A versão abreviada contém 7 itens classificados em uma escala ordinal de 0 a 4 com pontuação total de 28. Quanto maior a pontuação, maior a preocupação de cair. É altamente correlacionado com a FES-I e sem efeitos de teto e pode avaliar o medo melhor do que a FES-I.[42]

Instruções. A FES-I e o formulário resumido estão disponíveis gratuitamente na *web*. A FES-I e o formulário curto foram elaborados para serem administrados como um questionário de autorrelato, mas pode ser útil para o examinador ler as perguntas para o indivíduo. O teste leva aproximadamente 10 minutos para ser concluído.

Interpretação. As pontuações da FES-I > 23 e as pontuações da versão curta > 10 indicam uma grande preocupação com quedas.[43] A pontuação média para pessoas de 70 a 79 anos foi de 26,7 na FES-I, e de 11,8 na FES curta.[42] Para aqueles com mais de 80 anos, foi obtida uma pontuação média de 33 para a FES-I e 14,4 para a FES curta.[42] Aqueles com autoeficácia baixa para quedas (pontuação FES de ≤ 75) apresentam um risco aumentado de queda e de maiores declínios na capacidade de desempenho de atividades de vida diária (AVDs).[44]

Medidas de testes isolados da mobilidade

Apesar de os terapeutas não administrarem MDF para realizar pesquisas, a consistência e a aderência aos procedimentos publicados é o único modo de gerar resultados dos testes que possam trazer interpretações precisas. A confiabilidade e a validade de uma MDF são estabelecidas a partir de procedimentos específicos descritos pelos autores. Suas conclusões sobre confiabilidade, precisão diagnóstica e valores normativos são baseadas nos procedimentos publicados. Portanto, administrar a MDF da mesma maneira permitirá que o terapeuta faça interpretações precisas com a confiança da confiabilidade da MDF. Entretanto, muitos testes têm procedimentos de execução diferentes, como a velocidade de caminhada, descritos a seguir. Quando essas diferenças existem, elas são listadas como variáveis na realização do teste. A administração de procedimentos variáveis afetará negativamente a precisão de uma MDF. Quando existirem, as recomendações dos procedimentos preferidos são descritas. É importante ressaltar que o médico deve ser consistente na aplicação do teste. Por exemplo, se um dispositivo auxiliar é usado no teste inicial, o mesmo dispositivo auxiliar deve ser usado para cada teste subsequente. Da mesma forma, se o examinador optou por se desviar dos procedimentos publicados, esses desvios devem ser observados na documentação e a interpretação do teste deve ser considerada à luz desses desvios.

Velocidade da caminhada (marcha). A velocidade da caminhada é tão amplamente aplicável a adultos mais velhos e produz tantas informações prognósticas e de capacidade funcional que é considerada o sexto sinal vital. É adequada para administrar em todas as configurações e tem alta confiabilidade inter e intra examinador em todas as configurações.[45,46] A validade e a capacidade de resposta foram demonstradas em vários estudos entre as configurações e diagnósticos.[47]

A diminuição espontânea da velocidade de caminhada (usual, confortável, habitual ou preferida) é um fator de risco consistente para deficiência, compromisso cognitivo, institucionalização, quedas e mortalidade em homens.[48,49] A velocidade de caminhada se correlaciona bem com a capacidade funcional, o estado de saúde futuro e até mesmo a confiança no equilíbrio. Um declínio na velocidade da marcha prediz deficiências cognitivas.[50] A velocidade da marcha prediz a necessidade de reabilitação, dependência nas AVDs,[51] risco de resultados clínicos adversos,[48] deficiência motora, hospitalização e aumento do risco de mortalidade.[51]

Em um estudo transversal com mulheres entre 18 e 89 anos, o declínio na velocidade de caminhada começou por volta dos 65 anos e tornou-se mais pronunciado após os 71 anos. O modelo estimado mostrou que a cada ano subsequente de idade, a velocidade de caminhada diminui em 0,03 m/s, em média. Após os 71 anos, a velocidade de caminhada diminuiu 0,18 m/s por ano, em média. A velocidade média de caminhada de mulheres com mais de 71 anos de 1,15 m/s é 7,8% menor do que a observada uma década antes.[52]

A velocidade de caminhada máxima ou rápida fornece informações sobre as habilidades de caminhada na comunidade. Ser capaz de aumentar a velocidade de caminhada em resposta às demandas ambientais, como pegar um ônibus, é um aspecto importante da mobilidade funcional e da segurança, sendo considerada uma medida mais precisa da mobilidade da pessoa na comunidade.[53] A velocidade de caminhada rápida depende da ativação neuromuscular e produção de força da musculatura do tríceps sural (músculos sóleo e gastrocnêmio), sendo a força de flexão plantar do tornozelo o maior contribuinte de energia para o ciclo da marcha.[54,55]

Instruções. Os protocolos diferem quanto à distância testada e ao tempo de início (início móvel ou início estático). Distâncias menores ou iguais a 4 metros apresentam precisão reduzida e, portanto, não são recomendadas.[47] Usar um caminho reto, sem obstáculos, de 5 a 10 metros sem curvas é o ideal (Figura 7.3).[56] Se não for possível marcar a distância com fita adesiva, o uso de uma corda cortada previamente na distância desejada é uma maneira fácil e portátil de medir a distância.[56] Embora a aceleração não seja necessária para aumentar a precisão ou confiabilidade na clínica,[57,58] o uso de uma distância de aceleração e desaceleração de 2,5 a 3 metros diminui a variabilidade e pode melhorar a precisão quando comparada ao início estático. Um início durante a caminhada aumentou a velocidade de caminhada, em média, em 0,17 m/s em comparação com um início estático.[214] A velocidade de caminhada máxima e velocidade espontânea podem ser testadas. O uso de um dispositivo auxiliar é permitido conforme necessário. Comece a marcar o tempo no momento que o primeiro pé cruzar a linha de partida e finalize quando ele atingir a linha de chegada. O resultado é a velocidade, calculada pela divisão da distância da caminhada pelo tempo da caminhada, normalmente em metros (metros/segundos). Existem muitas calculadoras e aplicativos *online* que controlam a velocidade da caminhada. As instruções devem ser consistentes e podem ser baseadas em tarefas, especialmente para pacientes com doenças neurológicas.[56]

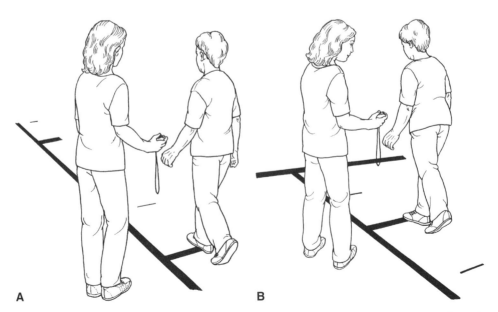

A   B

Figura 7.3 Medindo a velocidade de deambulação. (*De Avers D e Brown M: Daniels and Worthingham's Muscle Testing, ed 10, St. Louis, 2019, Elsevier.*)

Interpretação. As variações normativas das faixas de velocidade de caminhada para idosos residentes na comunidade estão listadas na Tabela 7.3.[57,59] Mudanças na velocidade de caminhada de 0,10 a 0,20 m/s podem ser importantes em vários grupos de pacientes.[57] O declínio acelerado da velocidade de caminhada rápida foi associado à deficiência independente da velocidade de marcha rápida basal, implicando que o teste em intervalos regulares pode ajudar a detectar o declínio da mobilidade.[60] Uma velocidade de caminhada de ≤ 0,8 m/s é preditora de resultados clínicos ruins.[48] Não surpreendentemente, velocidades de marcha mais baixas são relatadas em situações clínicas (cuidados agudos: 0,46 m/s; cuidados subagudos: 0,53 m/s; cuidados ambulatoriais: 0,74 m/s).[47] Velocidades de marcha mais altas (0,35 a 0,37 m/s) no momento da admissão em um ambiente de cuidados de transição demonstraram melhores resultados funcionais, menor permanência na reabilitação e alta para a comunidade do que aqueles com velocidades de marcha na admissão entre 0,26 e 0,30 m/s.[61]

Teste sentar-levantar (da cadeira para a posição em pé).

O teste sentar-levantar (SL) (em inglês, *sit-to-stand*) é uma medida de mobilidade e capacidade de se levantar de uma cadeira e sentar novamente, um componente da habilidade de transferência. Ele visa especificamente à produção de força dos músculos das pernas.[62] As duas versões mais amplamente utilizadas do teste SL são o tempo que o indivíduo leva para da posição sentada para a posição em pé por cinco vezes (SL5X).[63] ou o número de repetições da posição sentada para a posição em pé possíveis em um período de 30 segundos.[64] O teste SL de 1 minuto é usado para quantificar a capacidade de exercício.[65] Ambas as versões mais curtas do SL podem servir como um meio de avaliação aproximado para força[66] e potência[17] dos membros inferiores. A incapacidade de completar o teste SL5X indica uma limitação de desempenho físico.[63] Por exemplo, 51% dos pacientes de atendimento domiciliar não conseguiram completar o teste SL5X.[67] O SL de 30 segundos é adequado para medir o desempenho físico em adultos mais velhos em boa forma física.[68]

TABELA 7.3	Dados normativos para velocidade de caminhada em idosos residentes na comunidade.			
	Homens		**Mulheres**	
Idades	Autosse-lecionado	Máximo	Autosse-lecionada	Máximo
60 a 69	1,59* 1,34†	2,05	1,44 1,24	1,87
70 a 79	1,38 1,26	1,83	1,33 1,13	1,71
80 a 89	1,21 96,8	1,65	1,15 94,3	1,59

Ambos usaram distâncias de aceleração e desaceleração.
*Steffen (2002)[146] distância de 10 metros.
†Bohannon (2011):[57] incluiu distâncias de 3 a 20 metros.

Os testes SL têm sido usados como medidas de resultados após artroplastia de quadril e joelho[69] e para avaliar os resultados após fisioterapia.[70,71] A versão de 30 segundos faz parte da Escala de Equilíbrio de Fullerton (discutido na seção sobre equilíbrio) e a versão cronometrada de cinco repetições faz parte da bateria de desempenho físico curto discutida na seção de mobilidade. Todas as versões do SL têm excelente confiabilidade teste-reteste, validade e capacidade de resposta em vários diagnósticos.[72-75]

Instruções. Teste SL de 30 segundos: os indivíduos devem levantar a partir de uma cadeira padrão (~43 cm) até uma posição totalmente estendida tantas vezes quanto possível, com os braços cruzados sobre o tórax. O número de repetições concluídas em 30 segundos é a pontuação.[64] Se uma pessoa não consegue completar um movimento SL, sua pontuação é zero.

SL5X: o tempo que o indivíduo leva para levantar cinco vezes de uma cadeira de 43 cm de altura. O tempo é a pontuação. Os braços devem estar cruzados sobre o tórax.

A cadeira deve ser colocada contra a parede por motivos de segurança. As costas do indivíduo não devem apoiar no encosto da cadeira no início do teste e não devem tocar no encosto da cadeira a cada repetição. A maneira como o indivíduo fica em pé deve ser monitorada para evitar uma exacerbação da dor no joelho ou no quadril. Problemas típicos são a incapacidade de evitar um posicionamento em valgo do joelho durante as porções de levantar e sentar (indicativo de fraqueza no glúteo médio) e o balanço ou extensão dos braços, o que pode indicar a necessidade de usar impulso para subir na presença de fraqueza nas pernas ou incapacidade de mover o centro de gravidade para a frente suficientemente para subir, implicando em problemas de controle motor ou posicionamento do pé muito para a frente. A Figura 7.4 demonstra a dificuldade para levantar, sendo necessário o uso de braços para direcionar o impulso.

Interpretação. Pontuações normativas para ambas as versões do SL para idosos residentes na comunidade e para atletas seniores (definido como indivíduos com mais de 60 anos que participam de qualquer modalidade esportiva) estão listadas na Tabela 7.4.[76-78.] Uma MMD para o SL5X foi de 2,5 a 4,3 segundos.[63,79] Oito ou menos SLs em 30 segundos está relacionado ao risco de desenvolver deficiência de mobilidade e fragilidade.[80,81] Sarcopenia e pré-fragilidade são indicadas se o SL5X levar 13 segundos ou mais (Sn = 0,86; Sp = 0,53; +RP = 1,83; –RP = 0,62).[82,83] Tiedemann descobriu que uma pontuação de ≥ 12 no SL de 30 segundos em indivíduos com mais de 74 anos identificou a necessidade de avaliação adicional para risco de queda.[73] Uma pontuação de > 15 segundos previu múltiplas quedas (Sn = 0,55; Sp = 0,65; +LR = 1,57; –RP = 0,15).[84] A incapacidade de completar o teste SL5X foi um preditor marginal de quedas (razão de chances [*odds ratio*, OR] = 4,22) e um preditor significativo de AVDs (OR = 24,70) e atividades instrumentais de vida diária (AIVDs) relacionadas com incapacidade (OR = 17,10) durante 3 anos de acompanhamento.[85] Finalmente, ≥ 10 segundos para completar o SL5X prediz um risco de deficiência (Sn = 0,49; Sp = 0,78; +RP = 2,23; –RP = 0,37).[86]

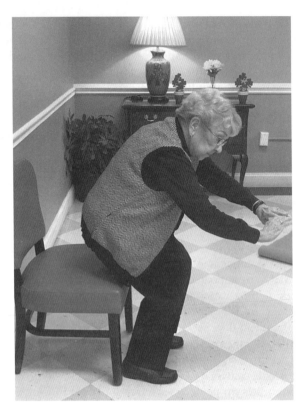

Figura 7.4 Levantar da cadeira (a paciente não conseguia ficar de pé com os braços cruzados).

TABELA 7.4	Normas para levantar de uma cadeira para SL e SL5X em 30 segundos.			
Idade	SL 30 s[78]		SL5X[76]	SL5X para atletas seniores*
Teste	Homens	Mulheres	Homens e mulheres	Homens e mulheres
60 a 64	16,4	14,5	11,4 s	7,26 s
65 a 69	15,2	13,5		
70 a 74	14,5	12,9	12,6 s	8,11 s
75 a 79	14,0	12,5		
80 a 84	12,4	11,3	12,7 s	9,18 s
85 a 89	11,1	10,3		
90 a 94	9,7	8,0		10,39 s

SL5X, sentar e levantar 5 vezes; *SL*, sentar e levantar.
*De Jorde B, Schweinie W, Beacom K, Graphenteen V, Ladwig, A. The five times Sit to Stand test in senior athletes. *JGPT*. 2013;1:47-50.

Levantar do chão. Levantar do chão é uma habilidade necessária para qualquer adulto mais velho. A incapacidade de se levantar do chão após uma queda não prejudicial é responsável por um número significativo de chamadas para serviços de emergência[87] e quase metade das pessoas que caem e não se ferem são incapazes de se levantar do chão sem assistência.[88] A incapacidade de levantar do chão pode ser o preditor mais significativo de quedas com lesões (principalmente fraturas de quadril).[89] O teste é considerado rigoroso e, portanto, pode ser um dos primeiros testes

de desempenho a indicar deficiência de mobilidade.[90] A incapacidade de se levantar do chão está associada a aumento da idade, maior número de comorbidades e menor capacidade funcional.[91] O teste é confiável[92] e válido para independência ou dependência funcional.[91]

Instruções. Ainda não existe um protocolo único. Alguns autores começam com a pessoa em pé e registram o tempo que ela leva para chegar ao chão em decúbito dorsal, depois voltar a ficar em pé, enquanto outros registram apenas o tempo que a pessoa leva para se levantar do chão. Além disso, a posição no solo não é padronizada, com alguns autores iniciando em uma posição sentada alongada, enquanto outros exigem 75% de contato com o solo. Independentemente da preferência do examinador, uma cadeira deve ser colocada nas proximidades. Recomendamos registrar o tempo que leva para voltar a ficar em pé da posição supina. O tempo da transferência começa com o comando: "Vai!". O paciente deve se levantar do chão até uma posição em pé que seja estável, momento em que a marcação do tempo para. É importante documentar a estratégia que o paciente usa e se alguma ajuda foi necessária. A pontuação (quantidade de tempo) deve incluir qualquer ajuda necessária (i. e., uma cadeira ou outra pessoa). Se o examinador deseja cronometrar a pessoa passando de uma posição para outra, o paciente começa em uma posição em pé, com o início da contagem do tempo no comando "Vai!". A demonstração de como se posicionar no chão e do decúbito dorsal desejado é útil, mas não se deve ditar como a pessoa tem de se levantar. Muitas pessoas precisarão da garantia de que há ajuda disponível, caso seja necessária, antes de concordarem com o teste. Na opinião do autor, a transição da posição sentada para o apoio nos quatro membros, como mostrado na Figura 7.5, é o aspecto de planejamento motor mais difícil do teste de elevação do piso.

Interpretação. Não há dados normativos para esse teste. Uma pontuação média de 8,8 segundos foi obtida para deitar no chão e subir novamente, em idosos saudáveis, em comparação com uma média de 20,9 segundos em indivíduos pós-AVE.[92] Nenhuma assistência foi permitida nesse estudo e a média de três tentativas foi usada; portanto, as pontuações podem ter sido afetadas pela fadiga. A técnica de abaixar e subir também foi solicitada. Os autores encontraram correlação entre o SL5X e a capacidade do teste de se levantar do chão para diferenciar entre idosos saudáveis e aqueles com sequelas crônicas de um acidente vascular encefálico (Sn = 0,92; Sp = 0,72; +RP = 3,29; –RP = 0,28).[92] Bergland e Laake concluíram que a dificuldade para subir escadas, caminhar ao ar livre, realizar AIVDs e equilíbrio autorrelatado foram encontrados naqueles que não conseguiam se levantar do chão. Esses indivíduos também eram mais propensos a morar sozinhos e apresentar comorbidades múltiplas.[93]

Teste de subida da escada. O teste de subida da escada (TSE) avalia a capacidade de subir e descer um lance de escadas. É um teste válido, confiável e responsivo sobre a potência das extremidades inferiores.[94] O teste tem elementos variáveis dependendo do número de etapas (2 a

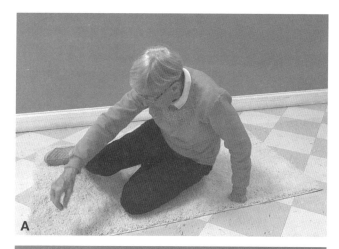

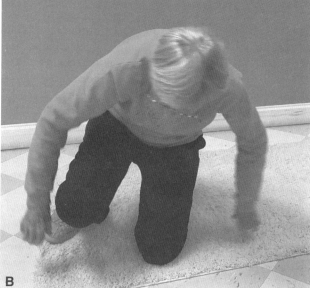

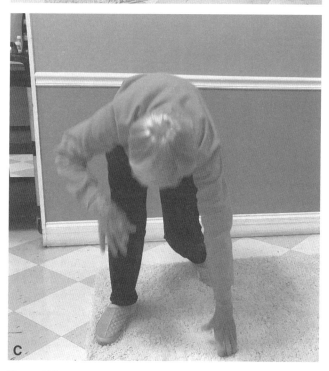

Figura 7.5 Transição da posição de decúbito dorsal (**A**) para apoio nos quatro membros (**B**); em seguida, levantando-se (**C**).

12), ritmo (espontâneo ou o mais rápido possível), cronometrado separadamente (subida e descida), resultado do número de etapas em um tempo especificado ou o tempo de uma série de etapas.

Instruções. Recomenda-se realizar a subida e a descida como um único teste em um lance de pelo menos 10 degraus com instruções para ir o mais rápido, mas com a maior segurança possível.[94] Se o examinador decidir cronometrar a subida e a descida separadamente, são fornecidas instruções se a pessoa deve parar no patamar. Um dispositivo auxiliar e/ou corrimão pode ser usado para garantir a segurança, mas esse uso deve ficar registrado. Uma taxa de esforço percebido (TEP) pode ser coletada para adicionar à interpretação do médico. O número de degraus é dividido pelo tempo na(s) escada(s).

Interpretação. Um estudo com 148 adultos australianos com mais de 60 anos encontrou um tempo de 10,4 segundos para homens e 12,8 segundos (subida e descida) para um lance de 11 degraus.[95] Uma pontuação acima ou abaixo de 15,22 segundos em 12 degraus (subida e descida) ou 7,51 segundos (subida) foi considerada a melhor para discriminar adultos idosos saudáveis dos sobreviventes de AVE (Sn = 1,0; Sp = 0,90; +RP = 10; –RP = 0,11).[96] Nightingale et al. encontraram em sua revisão sistemática que o tempo do TSE aumentou com a idade (tempo médio de 0,23 s/degrau em militares jovens em comparação com 0,49 s/degrau para jovens de 18 a 49 anos e 1,38 segundo ±0,48 s/degrau para aqueles > 65 anos), porém, os dados normativos não puderam ser determinados. A revisão observou que o tempo de descida foi mais rápido do que o tempo de subida, refletindo os dados de uma população mais jovem.[94] Os autores teorizam que o tempo de descida diminui com o envelhecimento e pode ser uma variável mais discriminativa do que o tempo de subida.[94] Escores TSE mais lentos estão ligados com menor autoeficácia para escadas, uso do corrimão durante a descida e comportamento mais cauteloso em mulheres do que em homens em um grupo de idosos saudáveis (> 75 anos). Na verdade, quatro em cinco homens exibiram comportamento de risco ao não usar o corrimão, apesar do desequilíbrio evidente.[97]

Teste levantar e andar cronometrado. O teste levantar e andar cronometrado (TLA) (em inglês, *Timed Up and Go test*) foi desenvolvido originalmente como um teste de mobilidade em uma população frágil, e requer equilíbrio, capacidade de sentar para ficar de pé, caminhar e girar.[98] O TLA tem muitas variações, incluindo ritmo (espontâneo ou rápido), distância (2,44 a 3,05 metros [8 a 10 pés]), mecanismo de giro (andar até a linha e girar, caminhar ao redor do cone e voltar, caminhar até o cone e virar), tipo de cadeira (com ou sem apoio para os braços, com ou sem encosto, altura da cadeira [variação de 40 a 46 cm] e número de tentativas [variação de um a quatro]). O TLA foi testado em muitas populações de pacientes diferentes, incluindo aqueles com acidente vascular encefálico, doença de Parkinson, demência, lesões na coluna, distúrbios vestibulares, osteoartrite, lesão cerebral e outros, bem como em adultos mais velhos em vários ambientes.[99] A confiabilidade teste-reteste é excelente em uma variedade de populações.[100,101] O TLA também é válido e responsivo na reabilitação geriátrica.[98,102]

Embora o TLA não seja útil em idosos saudáveis para identificar declínio funcional,[68] é recomendado como uma ferramenta de triagem para determinar se uma avaliação profundida da mobilidade e intervenção precoce, como prescrição de um dispositivo auxiliar para caminhada, visita domiciliar ou fisioterapia, são necessários.[103] Entretanto, o TLA não fornece informações suficientes sobre déficits de equilíbrio subjacentes[68] e não é recomendado como uma ferramenta para identificar o risco de queda em idosos saudáveis e com alto funcionamento.[104-106] O TLA pode ser mais valioso em pessoas idosas menos saudáveis, com funcionalidade inferior para identificar risco de queda; entretanto, em uma metanálise nenhum ponto de corte foi recomendado.[106] O TLA não é recomendado como um resultado para pessoas com osteoartrite de quadril ou joelho com base em evidências de medição.[107]

Teste levantar e andar com dupla tarefa. O TLA com dupla tarefa (em inglês, *Dual-Task Timed Up and Go*) foi desenvolvido para aumentar o desafio do TLA e, assim, ser um melhor discriminador para identificar quedas.[108] O TLA com dupla tarefa é composto por uma tarefa manual (carregar um copo d'água) ou uma tarefa cognitiva (teste de subtração em série) que é combinado com a execução do TLA. A tarefa manual pode estressar a função física (equilíbrio, marcha, transferências), enquanto a tarefa cognitiva pode estressar a função cognitiva. Geralmente, as pontuações são 1 a 3 segundos mais lentas do que o TLA de tarefa única.[109]

Instruções. As instruções para a aplicação do TLA e do TLA com dupla tarefa estão amplamente disponíveis gratuitamente na *web*. Para diminuir a variabilidade do teste, a padronização é incentivada. O tempo deve começar com o comando "Vai!" (em vez de iniciar quando o indivíduo começa a se mover), o ritmo de caminhada deve ser em uma velocidade espontânea,[98] e o tempo deve ser interrompido quando o indivíduo estiver sentado com as costas apoiadas na cadeira. Um treinamento prático deve preceder o teste real. O uso de um dispositivo auxiliar é permitido. As pontuações podem refletir o melhor desempenho, o desempenho médio de várias tentativas ou o pior desempenho.

Interpretação. Os escores normativos para os testes de 2,44 metros (8 pés) e 3 metros estão listados na Tabela 7.5 e, geralmente, ficam entre 8 e 11 segundos para idosos residentes na comunidade.[59,78,110,111] Um escore de 10 segundos demonstra independência funcional; portanto, esse é um limite mínimo.[112,113] Pontuações de $\geq$ 9 segundos preveem risco de deficiência (Sn = 0,60; Sp = 0,74; +LR = 2,31; –LR = 0,19).[86] Pontuações de < 20 segundos indicam independência nas transferências básicas, habilidades básicas de mobilidade,[98] e um limite para voltar para casa após a reabilitação.[114] Pontuações de > 30 segundos indicam dependência para as transferências.[98] Incapacidade de mobilidade é identificada em $\leq$ 12 segundos.[103] Uma MMD_{90} de 4,09 segundos foi encontrada para indivíduos

TABELA 7.5	Dados normativos para o teste levantar e andar cronometrado e para o teste levantar e andar 2,5 metros.			
	Levantar e andar 2,5 m[78]		Levantar e andar cronometrado[59]	
Idade	Homens	Mulheres	Homens	Mulheres
60 a 64	4,7	5,2	8 s	8 s
65 a 69	5,1	5,6		
70 a 74	5,3	6,0	9 s	9 s
75 a 79	5,9	6,3		
80 a 84	6,4	7,2	10 s	11 s
85 a 90	7,2	7,9		
90 a 94	8,1	9,4		

com doença de Alzheimer e aumenta conforme a gravidade da demência.[101,115] A diferença minimamente clínica importante (DMCI) varia de 0,8 a 1,4 segundo em indivíduos com osteoartrite,[116] 2,9 segundos em indivíduos com sequelas de acidente vascular encefálico,[117] e 4,85 segundos em indivíduos com doença de Parkinson.[118] Uma MMD de 4,0 segundos foi encontrada em indivíduos mais velhos em um centro de cuidados diários para adultos.[119]

Em uma amostra de 120 indivíduos saudáveis residentes na comunidade com idade entre 60 e 87 anos, o tempo médio para completar o TLA de dupla tarefa manual foi de 11,6 segundos, e para o TLA de dupla tarefa cognitiva foi de 9,8 segundos.[109]

Testes de caminhada de distância. Os testes de caminhada de distância foram criados para avaliar a capacidade/resistência aeróbia de um indivíduo em uma distância especificada. O teste de caminhada de distância mais comumente usado é a versão de 6 minutos, mas a versão de 2 minutos é usada para aqueles indivíduos com baixa concentração ou resistência e pode ser útil em clínicas movimentadas. A versão de 400 metros (0,25 milhas) usa o tempo para cobrir uma distância definida, em vez da distância percorrida em 6 minutos.

O teste de caminhada de 6 minutos (TC6M) é uma medida submáxima da capacidade aeróbia, útil para medir a capacidade funcional,[120] e é um indicador válido e confiável de aptidão aeróbia[121] e força dos membros inferiores.[122] É responsivo com uma pequena mudança significativa de 20 metros e com uma grande mudança significativa de 50 metros.[123]

O teste de caminhada de 2 minutos (TC2M) é um teste confiável, válido e responsivo em uma variedade de populações (incluindo pessoas com fragilidade e amputações de membros inferiores) e se correlaciona bem com outros testes de caminhada de distância.[124] Não deve ser usado para medir a aptidão ao exercício devido à falta de validade de critério.[124] Nenhuma DMCI foi estabelecida para o TC2M.

O teste de caminhada de 400 metros ou caminhada em um corredor longo é uma medida de deficiência de mobilidade, pois representa uma distância equivalente de três a quatro quarteirões, um padrão para a mobilidade da comunidade.[7,8] É considerado um teste de capacidade aeróbia[125] e induz maior esforço que o TC6M devido ao ritmo mais rápido.[125] Ele é confiável, válido e responsivo.[125-127] O teste de 400 metros tem um efeito de solo em que um indivíduo deve ser capaz de completar 400 metros para concluir o teste. Na verdade, aqueles que são incapazes de completar essa distância têm um risco três vezes maior de morte durante um período de acompanhamento de 6 anos em comparação com aqueles que finalizaram o teste, e aqueles que o completaram, mas levaram mais de 7 minutos tiveram um aumento risco de mortalidade.[128] Tem-se que 80% que caminharam a um ritmo de 0,6 m/s ou mais devagar não conseguiram concluir o teste de 400 metros.[129]

Instruções. *TC6M*: o percurso de 30 metros (98 pés) deve ser reto (p. ex., corredor) e medido em intervalos de 5 metros. Alternativamente, uma trena de medição com rodas pode ser usada. Os sinais vitais devem ser medidos antes e imediatamente após o teste. A TEP também deve ser registrada. Os descansos em pé são permitidos, mas assim que o indivíduo se sentar, o teste é encerrado. Dispositivos de assistência e auxílio à marcha podem ser usados. Ao administrar o teste, o examinador não deve caminhar com o paciente, evitando assim dar um ritmo para o indivíduo, mas sim ficar em um local central e compartilhar o incentivo e a quantidade de tempo decorrido em intervalos de 1 minuto. Após a conclusão, a distância percorrida deve ser registrada, e corresponde à pontuação.

TC2M: não existe um protocolo estabelecido para o TC2M; entretanto, uma revisão sistemática propôs um protocolo de teste:[124] o participante é orientado para caminhar a maior distância possível em 2 minutos, em um corredor interno plano (de preferência com 30 metros de comprimento), com pontos de retorno marcados por um cone. A linha de partida deve ser visível no chão. Se necessário, o examinador deve caminhar meio metro atrás do indivíduo para não atrapalhar o ritmo da caminhada. Nenhum incentivo deve ser dado ao indivíduo e ele não deve ser encorajado a falar durante o teste. Duas tentativas precedem a terceira tentativa, que é o teste propriamente dito. Um descanso de pelo menos 10 minutos é dado entre cada tentativa. A distância percorrida é medida usando marcações no chão ou com uma trena de medição com roda. Os sinais vitais são medidos antes e depois do teste. O paciente pode descansar em pé, mas o teste é encerrado caso ele precise sentar.

400 metros: um corredor de 20 metros (65 pés) é usado. Cada extremidade é marcada com uma linha que o indivíduo deve cruzar e virar a cada volta, até que 10 voltas sejam concluídas. Os sinais vitais são avaliados antes e depois do teste. Um dispositivo auxiliar pode ser usado. O indivíduo pode parar e descansar, mas não pode se sentar. Se o indivíduo se sentar, o teste é encerrado e nenhuma pontuação é atribuída. Os autores do estudo recomendam atribuir um tempo máximo de 12 minutos (ritmo de 0,56 m/s) aos não finalizadores.

Interpretação. Os escores normativos para o TC6M estão listados na Tabela 7.6. Não existem valores normativos

para o teste de TC2M ou 400 metros; entretanto, uma distância de 91 a 290 metros foi a distância média dos primeiros 2 minutos do TC6M (distância média de 258 a 823 m) em participantes com idade entre 3 e 85 anos.[130] MMDs para várias condições para ambos os 6 minutos e as versões de 2 minutos estão listadas na Tabela 7.7. A DMCI de 14 a 30,5 metros para o TC6M foi encontrada em uma revisão sistemática como clinicamente importante em vários grupos de pacientes.[131] Distâncias no TC6M de < 338 metros são indicativas de risco aumentado de mortalidade por todas as causas.[132] Uma distância < 200 metros é preditiva de hospitalização ou mortalidade em pacientes com doença pulmonar obstrutiva crônica[133,134] e resultado pós-operatório insatisfatório (Sn = 0,82; Sp = 0,84; +LR = 5,13; –RP = 0,02).[134]

Em um estudo com 1.300 indivíduos com idade entre 70 e 79 anos sem limitações de mobilidade relatadas, o tempo médio para completar o teste de 400 metros foi de aproximadamente 5:09 minutos (variação de 4:39-5:48) para homens e 5:36 minutos (variação de 5:06-6:16) para mulheres.[135] Indivíduos > 60 anos e incapazes de caminhar

TABELA 7.6	Valores normativos para o teste de caminhada de 6 min.	
	Teste de caminhada de 6 min* (m)	
Idade	**Homens**	**Mulheres**
60 a 69	560	505
70 a 79	530	490
80 a 89	446	382

*Bohannon RW. Six-minute walk test. A meta-analysis of data from apparently healthy elders. *Topics in Geriatric Rehabilitation*. 2007;23(2):155-160.

TABELA 7.7	Alteração mínima detectável para testes de caminhada de 6 e 2 minutos.	
Doença	**Teste de caminhada de 6 min**	**Teste de caminhada de 2 min**
Osteoartrite	61,34 m*	
Doença de Alzheimer	33,47 m[101]	
Geriátricos	58,21 m[123]	12,2 m[§]
Doença de Parkinson	82 m[100]	
Acidente Vascular Encefálico	60,98 m[123]	13,4 m[214]
Doença Pulmonar Obstrutiva Crônica	25 m[†]	
Amputação de Extremidade Inferior		34,4 m[214]
Poliomielite		22,9 m[214]

*Kennedy DM, Stratford PW, Wessel J, Gollish JD, Penney D. Assessing stability and change of four performance measures: a longitudinal study evaluating outcome following total hip and knee arthroplasty. BMC Musculoskelet Disord. 2005;6(1):3.
§Connelly DM, Thomas BK, Cliffe SJ, Perry WM, Smith RE. Clinical utility of the 2-minute walk test for older adults living in long-term care. Physiother Can. 2009;61(2):78-87.
†Holland AE, Hill CJ, Rasekaba T et al. Updating the minimal important distance for six-minute walk distance in patients with chronic obstructive pulmonary disease. YAPMR. 2010;91(2):221-225.

400 metros (cerca de 0,25 milha) em 7 minutos estão em risco de limitações funcionais significativas. Aqueles que levaram mais de 5:30 minutos para caminhar 400 metros podem estar em risco de dificuldade funcional iminente.[127,136]

Medidas de mobilidade multiatividade

Bateria de Desempenho Funcional Curto. A Bateria de Desempenho Funcional Curto (BDFC), do inglês *Short Physical Performance Battery* (SPPB), é amplamente usada em pesquisas e cada vez mais na prática clínica como um teste da função dos membros inferiores e do estado de saúde global e vulnerabilidade em adultos mais velhos no hospital e na comunidade.[137] Consiste em três tarefas distintas: equilíbrio em pé estático, velocidade de caminhada espontânea e o SL5X. As pontuações obtidas em uma escala de resumo de 12 pontos indicam um gradiente de declínio funcional que demonstrou ser preditivo de incapacidade, institucionalização e mortalidade subsequentes relacionadas à mobilidade.[138] A BDFC tem um alto nível de confiabilidade, validade e capacidade de resposta em uma população idosa que mora na comunidade.[139] A força prevê um terço do desempenho da BDFC, ressaltando a importância da força na mobilidade.[140] Em idosos saudáveis e com maior funcionamento, pode ocorrer um efeito teto.[18]

Instruções. A BDFC possui um protocolo específico e uma planilha de pontuação que está disponível gratuitamente na *web*.

O componente de equilíbrio avalia a capacidade de ficar em pé em três posições (pés alinhados lado a lado; pés semi-alinhados; pés alinhados um à frente do outro) por no máximo 10 segundos cada. A parte da marcha avalia o tempo para completar uma caminhada de 3 a 4 metros em duas tentativas. A porção de força da extremidade inferior mede o tempo para se levantar cinco vezes de uma cadeira padrão. Cada tarefa é pontuada em 4 pontos com base em critérios, com as três pontuações somadas para um máximo de 12 e um mínimo de 0.

Interpretação. Pontuações mais altas indicam melhor função dos membros inferiores. O desempenho resumido de uma BDFC ≤ 10 indica deficiência de mobilidade e é preditivo de mortalidade por todas as causas.[137,141] Indivíduos com pontuação < 4 pontos na alta tiveram um risco maior de reinternação e morte do que aqueles com pontuação de 8 ou superior.[142] Uma mudança de 0,5 pontos é considerada uma pequena mudança significativa e uma mudança de 1 ponto é considerada uma mudança significativa substancial.[123]

Teste de Desempenho Físico. O Teste de Desempenho Físico (TDF), no inglês *Physical Performance Test* (PPT) avalia múltiplos domínios da função física por meio do desempenho de tarefas observadas de atividades de vida diária e mobilidade.[143] Existem duas versões, a de 9 itens que inclui escadas e a de 7 itens. Ambas estão listadas no Boxe 7.4. Uma pontuação máxima de 28 para a versão de 7 itens e de 36 para a versão de 9 itens é possível. Uma pontuação total mais alta indica melhor desempenho físico. A maioria dos itens é cronometrada. O TDF é um teste confiável, responsivo e válido que demonstra consistência interna, construção e validade de critério.[143,144]

Instruções. O formulário de pontuação e o roteiro de instruções são gratuitos e estão disponíveis na *web*. O teste leva aproximadamente 10 minutos e requer equipamentos comumente encontrados: uma jaqueta, um livro, uma colher, uma lata de café, cinco grãos secos, papel e caneta, escadas e um cronômetro.

Interpretação. A Tabela 7.8 fornece médias por sexo e idade para o TDF de 7 e 9 itens.[145,146] O TDF também prevê limitações funcionais nas AVDs antes que as elas fossem detectadas por autorrelato.[147] A DMCI é de 2,4 pontos.[144]

Teste de Desempenho Físico Modificado. O Teste de Desempenho Físico Modificado (TDF-m) foi modificado em relação ao TDF para incluir componentes da BDFC (teste de elevação da cadeira e equilíbrio estático), a fim de capturar as correlações da BDFC com a colocação em

BOXE 7.4	Tarefas de desempenho físico de 7 e 9 itens e tarefas de teste de desempenho físico modificado.		
Teste de desempenho físico		**Teste de desempenho físico modificado**	
9 itens	**7 itens**		
1. Escreva uma frase	1. Escreva uma frase	Equilíbrio estático permanente	Em pé com os pés alinhados lado a lado; em pé com os pés semi-alinhados; em pé com os pés alinhados um à frente do outro
2. Simule comer	2. Simule comer	Levante da cadeira	
3. Levante um livro e coloque-o na estante	3. Levante um livro e coloque-o na estante	Coloque e tirar o casaco	
4. Coloque e tire o casaco	4. Coloque e remova uma jaqueta	Pegue a moeda do chão	
5. Pegue uma moeda do chão	5. Pegue uma moeda do chão	Gire 360°	
6. Gire 360°	6. Gire 360°	Teste de caminhada de 15 metros	
7. Teste de caminhada de 15 metros	7. Teste de caminhada de 15 metros	Suba um lance de escada	
8. Suba um lance de escada		Suba quatro lances de escada	
9. Suba até quatro voos			

TABELA 7.8	Médias do teste de desempenho físico (TDF) e pontuação de corte do teste de desempenho físico modificado.						
	Médias (DP) TDF de 7 itens por idade e sexo		Médias (DP) TDF[b] de 9 itens por idade e sexo		Pontuações de corte de TDF modificado		
Idade	Masculino	Feminino	Masculino	Feminino		Escala de 9 pontos	Escala de 7 pontos
60 a 69[146]	24	23	31 (2)	31 (1)	Não frágil	32 a 36	19,4 a 24,8
70 a 79[146]	22	22	29 (2)	29 (2)	Fragilidade leve	25 a 31	< 19,4
80 a 89[146]	20	20	27 (2)	27 (3)	Fragilidade moderada	17 a 24	
90 a 101[145]	16,1	16,2			É improvável que funcione na comunidade	< 17	

casa de repouso e perda de independência.[148] O TDF-m é um teste de 9 itens com cada item classificado em uma escala de 0 a 4 usando critérios descritivos. A pontuação máxima é 36. O teste não foi examinado quanto à confiabilidade e à validade.

Instruções. O formulário de pontuação e os roteiros com instruções são gratuitos e estão disponíveis na *web*. O teste leva aproximadamente 10 minutos e requer equipamentos comumente encontrados, como uma jaqueta, um livro, escadas e um cronômetro. Omite as tarefas de escrever e comer.

Interpretação. O TDF-m foi considerado preditivo de fragilidade.[148] A Tabela 7.8 lista as pontuações de corte para fragilidade.[148]

MEDIDAS DE EQUILÍBRIO

Testes de equilíbrio estático em estado estacionário

Teste de apoio em um único membro. O objetivo do teste de apoio em um único membro (AUM) é avaliar a postura estática e o controle do equilíbrio. É considerada a mais difícil das três posições estáticas, em pé (pés alinhados lado a lado; pés semi-alinhados; pés alinhados um à frente do outro) devido à área reduzida de suporte de carga e da menor base de apoio.[149] O tempo de AUM diminui com a idade, mas não depende do gênero.[150] Existem variações para o desempenho do teste, incluindo uso de calçados ou descalços, olhos abertos ou fechados, a que altura a perna sem apoio é elevada (p. ex., 5 cm ou coxa paralela ao chão), número de tentativas de teste, pior ou melhor desempenho registrado e tempo máximo para teste (o mais comum é 30 s). O teste AUM tem confiabilidade relativa[151] e validade com medidas funcionais.[152]

Instruções. O teste pode ser realizado com ou sem calçado, pois nem a dominância das pernas nem o calçado afetam o desempenho do teste.[149] As mãos são colocadas nos quadris. O teste pode ser realizado com os olhos abertos ou fechados. Quando a pessoa estiver pronta, é orientada para elevar a perna e o examinador começa a cronometrar. O indivíduo deve ficar em pé sem ajuda apoiado em uma perna, sem que a perna levantada toque a perna de apoio. Quando a perna toca o solo ou a perna de apoio ou as mãos soltam os quadris, o teste é encerrado. O tempo que o indivíduo permanece em uma

posição estável é a pontuação. Recomenda-se que o teste seja realizado até a falha, em vez de definir um tempo predeterminado, pois há um efeito de teto considerável.[152]

Interpretação. As pontuações normativas estão listadas na Tabela 7.9.[150,152] Na média, homens mantiveram AUM por 5,5 segundos a mais que mulheres.[152] O tempo médio de AUM com os olhos fechados foi 3,7 segundos (desvio padrão [DP] = 3,3) para homens e 4,1 segundos (DP = 4,2) para mulheres com 60 anos ou mais.[95] A MMD_{95} é 24,1 segundos, exibindo grande erro de medição (40,8%) e altos valores de mudança mínima (113,1%), tornando improvável que seja um indicador útil de mudança no desempenho do equilíbrio.[153]

Teste de Romberg. O Teste de Romberg avalia o equilíbrio estático em pé e foi originalmente desenvolvido para rastrear mielopatias e neuropatias com disfunção sensorial associada. Sua confiabilidade e validade não foram estabelecidas em parte devido aos sistemas integrados necessários para manter essa posição (sistema nervoso, tronco e tônus muscular do membro inferior).[154]

Instruções. O indivíduo se posiciona sobre uma superfície plana e nivelada com os pés juntos. O uso de calçado é opcional. O tempo começa em "Vai". Essa posição é mantida o maior tempo possível por 30 segundos. O indivíduo pode ser testado com os olhos abertos e com os olhos fechados, conforme indicação médica. A posição dos braços não é padronizada, mas, tradicionalmente, o indivíduo cruza os braços sobre o tórax.

TABELA 7.9	Pontuações normativas para postura unipodal.		
Idade		Média Ponderada (DP)[152]	Média (DP)[150]
Condição		Olhos abertos	Olhos fechados
	Tempo		Homens	Mulheres
60 a 69	30 s 60 s ≥ 120 s	26,4 (1,2) 31,9 (3,1) 63,4 (3,6)	3,1 (2,7)	2,5 (1,5)
70 a 79	30 s 60 s ≥ 120 s	17,6 (1,6) 23,4 (2,9) 52,4 (11,3)	1,9 (0,9)	2,2 (2,1)
80 a 89	30 s 60 s ≥ 120 s	10,1 (0,9) 17,3 (3,8) 20,5 (3,8)	1,3 (0,6)*	1,4 (0,6)*

*Idades 80 a 99.

Interpretação. Os tempos decrescentes indicam maior risco de queda. Um aumento de três vezes na queda foi associado à incapacidade de manter a posição de Romberg com os olhos fechados sobre um coxim de espuma por 20 segundos.[155]

Teste pé ante pé (Romberg aguçado). Com o AUM, a postura pé ante pé (Romberg aguçado) (do inglês *Tandem [Sharpened Romberg] Test*) é a medida mais comum de equilíbrio. A postura pé ante pé exige que o indivíduo fique nessa posição desde o calcanhar até os dedos do pé. O teste geralmente inclui variações como uso de calçado (nenhum ou preferido), número de tentativas e qual tentativa é usada (p. ex., tentativa mais longa *vs.* mais curta), duração máxima do teste, uso de assistência para chegar à posição, pé posicionado à frente (dominante *versus* não dominante), condições de término do teste (p. ex., braços móveis desde a posição inicial, quantidade de balanço permitida) e tipo de superfície (compatível *versus* firme). O teste pé ante pé tem boa confiabilidade relativa,[151] mas a validade e a responsividade não foram determinadas. Em um estudo com idosos jovens (50 a 70 anos), a confiabilidade e a validade para a versão de 10 segundos foram consideradas ruins.[156]

Instruções. O indivíduo é orientado a colocar o calcanhar de um pé na frente e a tocar os dedos do outro pé (geralmente dominante, mas ambos os lados podem ser testados) (Figura 7.6). Se for necessária ajuda para assumir a posição, isso deve ser documentado. Tempos mais longos de 30 segundos são recomendados devido aos efeitos de teto.[157] A posição do braço não é padronizada, mas é recomendado que o paciente cruze os braços sobre o tórax.[30]

Interpretação. O tempo de equilíbrio na postura pé ante pé prediz a função futura em idosos saudáveis.[158,159] A pontuação média para olhos abertos foi de 49 segundos (DP = 21 s) e olhos fechados foi de 29 segundos (DP = 24 s) para idades de 60 a 80+.[146] Auxiliar um indivíduo que não consegue assumir a posição pé ante pé reflete independentemente déficits de equilíbrio e deve ser uma consideração no processo de tomada de decisão.[157]

Testes dinâmicos de equilíbrio em estado estacionário

Teste dos quatro quadrados. O teste dos quatro quadrados (T4Q) (em inglês, *four-square step test*) é um teste clínico composto por passos e mudança de direção para identificar vários incidentes de queda em idosos. O teste requer que o indivíduo dê um passo para a frente, para trás, e lateralmente da direita para a esquerda enquanto o pé está fora do chão. É um teste confiável e válido de equilíbrio dinâmico do indivíduo em pé[160,161] e tem sido usado em uma ampla variedade de condições, como acidente vascular encefálico, osteoartrite e condições vestibulares.[162] O momento de conclusão do teste é a pontuação.

Instruções. As instruções estão amplamente disponíveis na *web*. Um quadrado é formado com quatro bengalas posicionadas ponta a ponta. As bengalas são usadas para evitar que a bengala role se o indivíduo pisar em uma delas. Demonstre o teste e, a seguir, instrua o indivíduo a se mover de um quadrado a outro na sequência mostrada na Figura 7.7 o mais rápido, mas com a maior segurança possível, sem tocar nas bengalas. Se possível, o indivíduo deve ficar voltado para a frente durante toda a sequência. Permita pelo menos um treino. O tempo começa quando o primeiro passo toca o quadrado 2 e termina quando ambos os pés retornam ao quadrado 4. O tempo é a pontuação. O indivíduo pode usar a bengala conforme desejar, mas o teste não é adequado para o uso do andador. A pessoa pode recomeçar se não executar a sequência corretamente, tocar na bengala ou perder o equilíbrio. Portanto, podem ser necessárias várias tentativas para concluir o teste. O melhor de dois T4Qs concluídos corretamente é considerado como a pontuação. Uma pontuação ainda é fornecida se o indivíduo for incapaz de olhar para frente durante toda a sequência.

Interpretação. Uma pontuação de ≥ 15 segundos (Sn = 0,85; Sp = 0,88 a 1,0; +RP = 7,08; –RP = 0,03) indica risco de múltiplas quedas.[160,161] Uma pontuação de corte de > 12

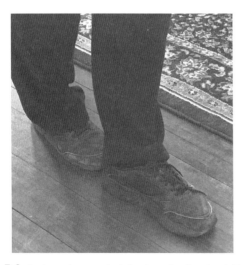

Figura 7.6 Postura de um pé atrás do outro (tandem) (Romberg agudizado).

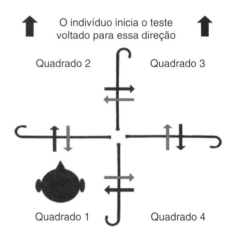

Figura 7.7 Preparação e sequência do teste dos quatro quadrados. (*De Cleary KK, Skornyakov E. Predicting falls in older adults using the four square step test. Physiother Theory Pract. 2017;(10):766-771. doi: https://doi.org/10.1080/09593985.2017.1354951. https://www.semanticscholar. org/paper/Predicting-falls-in-older-adults-using-the-four-ClearySkornyakov/7916b8c9f3f55d905f3d93c7521d7c4171869e5e.*)

(Sn = 0,80; Sp = 0,92; +RP = 10; −RP = 0,13) identificou indivíduos com distúrbios vestibulares que apresentavam um ou mais fatores de risco para quedas.[163] Em indivíduos com amputação transtibial unilateral, uma pontuação de corte de 24 segundos (Sn = 0,92; Sp = 0,93; +RP = 13,14; −RP = 0,01) indicou um risco de múltiplas quedas.[164]

Baterias de teste de desempenho

Escala de Equilíbrio de Berg. A Escala de Equilíbrio de Berg (EEB), ou Escore de Equilíbrio de Berg (do inglês *Berg Balance Score*), é a ferramenta de medição de equilíbrio mais conhecida, originalmente projetada para medir o equilíbrio em indivíduos mais velhos. É composto por 14 itens pontuados em uma escala ordinal de 0 a 4 para um total de 56 pontos (uma pontuação mais alta indica menor risco de queda). Os itens avaliam a capacidade de manter posições estáticas de dificuldade crescente, diminuindo a base de suporte e progredindo para atividades dinâmicas de dificuldade variável (Boxe 7.5). O teste leva de 15 a 20 minutos para ser aplicado. O teste é confiável, válido e responsivo para uma ampla gama de condições, incluindo demência.[165,166]

Uma versão curta do EEB foi desenvolvida para melhorar a utilidade do EEB e remover itens redundantes (p. ex., ficar em pé sem suporte e transferir).[167] O número de itens foi reduzido de 14 (EEB-14) para 7 (EEB-7) (Boxe 7.5) com um sistema de pontuação ordinal reduzido a três níveis dos cinco níveis originais. Chou et al. descobriram que é confiável, válido e responsivo, mas com um efeito solo, reduzindo, assim, sua utilidade em pessoas com déficits graves do equilíbrio.[167]

Instruções. As instruções para o EEB-14 e o formulário de pontuação estão disponíveis gratuitamente na *web*. O equipamento necessário é uma cadeira padrão com apoios de braços, banqueta de altura média, régua e chinelo ou sapato. O EEB-7 requer o mesmo equipamento, exceto o banquinho. As orientações permitem que o indivíduo escolha o membro inferior preferido para o item "ficar em um pé apoiado em um membro", o que pode inflar os escores de equilíbrio, principalmente nos casos de AVE ou cirurgia de membro inferior. Usar o membro prejudicado para pontuação pode apresentar uma imagem mais realista.[168]

Interpretação. Não existe uma interpretação comum. As pontuações normativas estão listadas na Tabela 7.10.[59,145,146] Indivíduos saudáveis de aproximadamente 70 anos tendem a ter pontuações EEB normais (56/56), exibindo a probabilidade de um efeito teto.[169] Em indivíduos com AVE, pontuações de 0 a 20 representam comprometimento do equilíbrio, de 21 a 40 representam um equilíbrio aceitável e de 41 a 56 representam um bom equilíbrio.[170] Pontuações mais baixas de EEB na admissão após AVE previram um maior tempo de internação e em 14 e 30 dias previu nível de deficiência em 90 dias pós-AVE.[170]

A EEB não deve ser usada isoladamente para determinar o risco de quedas em adultos mais velhos, pois nenhuma pontuação de corte pode prever com certeza o risco de quedas.[171] Uma revisão sistemática identificou uma MMD de 2,8 a 6,6 pontos nas pontuações EEB acima de 20.[166] A Tabela 7.11 lista a MMD para os intervalos de pontuações EEB.[172] A MMD aumenta conforme a independência diminui (p. ex., MMD de 3,3 para aqueles que são considerados independentes com uma pontuação média de EEB de 49,2 [DP = 4,4; intervalo de 45 a 56] a uma MMD de 5,9 para aqueles que necessitam de assistência de prontidão com uma pontuação média de EEB de 30,8 [DP = 7,9; intervalo de 25 a 34]).[172]

Avaliação da Mobilidade Orientada pela Performance, de Tinetti. A Avaliação da Mobilidade Orientada pela Performance (AMOP), em inglês *Performance-Oriented Mobility Assessment* (POMA), foi a primeira ferramenta clínica de avaliação do equilíbrio.[173] Ela mede a marcha de um indivíduo e as habilidades de equilíbrio usando 16 itens de equilíbrio e marcha. Cada item é pontuado em uma escala ordinal de 3 pontos (0 a 2) com 28 pontos possíveis. Uma pontuação de 3 indica independência

BOXE 7.5	Escore de Equilíbrio de Berg – versões de 14 e de 7 itens.
EEB original	**Versão curta**
1. Da posição sentada para a em pé	1. Flexionar o tronco com o braço estendido
2. Em pé sem apoio	2. De pé com os olhos fechados
3. Sentado sem apoio	3. Em pé com um pé na frente
4. Da posição em pé para a sentada	4. Virar para olhar para trás
5. Transferências	5. Pegar um objeto do chão
6. De pé com os olhos fechados	6. Em pé apoiado em um só pé
7. Em pé com os pés juntos	7. Da posição sentada para a em pé
8. Flexão do tronco com o braço estendido	
9. Pegar um objeto do chão	
10. Virar para olhar para trás	
11. Girar 360°	
12. Colocar os pés alternados em um banquinho	
13. Ficar de pé com um pé à frente	
14. Em pé apoiado em um só pé	

TABELA 7.10	Pontuações normativas para a Escala de Equilíbrio de Berg de 14 itens.		
Idade	Grupo	N (total da amostra)	Média (DP)
60 a 69	Masculino	15	55 (1,0)
	Feminino	22	55 (2)
70 a 79	Masculino	14	54 (3)
	Feminino	22	53 (4)
80 a 89	Masculino	4	52 (5)
	Feminino	14	52 (4)
90 a 101[145]	Masculino	2	40 (1,4)
	Feminino	15	37 (10)

Steffen 2002 e 2005.

TABELA 7.11	Valores de alteração mínima detectável (AMD) da Escore de Equilíbrio de Berg.	
Intervalos de pontuação EEB	Pontuação média de EEB (DP)	AMD[95]
0 a 24	20,9 (3,8)	4,6
25 a 34	30,9 (3,8)	6,3
35 a 44	39,8 (3,3)	4,9
45 a 56	49,5 (2,9)	3,3

em um item de teste. A porção de equilíbrio (AMOP-E) contém 9 itens para uma pontuação máxima de 16 e a porção de marcha (AMOP-M) contém 7 itens para uma pontuação máxima de 12. O teste é confiável, válido e responsivo.[174-177] A AMOP tem excelente confiabilidade teste-reteste em pessoas com demência.[178] A parte da marcha pode ter um efeito teto.[176]

Instruções. As orientações para a aplicação da AMOP estão disponíveis gratuitamente na *web*. A realização leva de 10 a 15 minutos.

Interpretação. As pontuações médias da AMOP para homens e mulheres coreanos com idade entre 65 e 79 anos foram 26,21 (DP = 3,4) e 25,16 (DP = 4,3), respectivamente.[179] O mesmo estudo encontrou pontuações médias de 23,39 (DP = 6,02) em homens acima da idade de 80 anos e 17,20 (DP = 8,32) em mulheres com mais de 80 anos.[179] O MMD é relatado como 4,0 a 4,2.[176] É um discriminador fraco para o risco de quedas.[27,28,180]

Sistemas de avaliação de equilíbrio (STAE), Mini-STAE e STAE-curto. O teste de sistemas de avaliação de equilíbrio (STAE), no inglês *Balance Evaluation Systems Test* (BESTest), é uma extensa ferramenta de equilíbrio clínico de 36 itens (Tabelas 7.12 e 7.13), desenvolvida para avaliar deficiências de equilíbrio em seis contextos de controle postural: restrições mecânicas, limites de estabilidade, ajustes posturais antecipatórios, respostas posturais reativas, orientação sensorial e marcha. Os resultados do teste permitem que o clínico adapte as intervenções ao sistema de controle postural específico indicado. O teste tem pontuação total de 108 pontos, calculados em porcentagem. Cada contexto é pontuado separadamente em uma escala de 0 a 3 (3 = sem prejuízo). O teste inclui teste de alcance funcional, teste de levantamento do solo, sentar para levantar, postura unipodal, Romberg (olhos abertos e fechados), itens do Índice

TABELA 7.12	Itens do sistema de avaliação de equilíbrio para teste STAE, mini-STAE e STAE-curto.		
Domínio	Teste STAE 36 itens	Itens Mini-STAE 14 itens	STAE-curto 8 itens
Restrições biomecânicas	1. Base de apoio 2. Alinhamento do Centro de Massa (CM) 3. Força e amplitude do tornozelo 4. Força lateral do quadril/tronco 5. Sentar e levantar do chão		X
Limites de estabilidade	6. Sentar verticalmente e inclinação lateral 7. Amplitude funcional para a frente 8. Amplitude funcional lateral		X
Transições – ajuste postural antecipatório	9. Sentar para levantar 10. Elevar o tronco apoiado nos dedos dos pés 11. Apoiar o corpo em uma perna 12. Toque alternado na Escada 13. Elevação do braço em pé	X X X	X (testar cada perna conta como 2 itens)
Resposta postural reativa	14. Resposta no local – para a frente 15. Resposta no local – para trás 16. Correção compensatória do passo – para a frente 17. Correção compensatória do passo – para trás 18. Correção compensatória de passo – lateral	X X X	X (testar cada perna conta como 2 itens)
Orientação sensorial	19. Integração sensorial para equilíbrio (Teste Clínico Modificado de Interação Sensorial no Equilíbrio [TCISE]) 20. Inclinação – olhos fechados	X Olhos abertos e fechados sobre uma superfície de espuma X	X Olhos fechados sobre uma superfície de espuma
Estabilidade na marcha	21. Nível de marcha superfície de 6 metros 22. Mudança na velocidade da marcha 23. Caminhar com giro da cabeça – horizontal 24. Caminhar com giros de eixo 25. Passar por cima de obstáculos 26. Levantar e andar cronometrado 27. Levantar e andar cronometrado com dupla tarefa	X X X X X	X

TABELA 7.13	Pontuações normativas para o teste STAE, Mini-STAE e STAE-curto.		
	60 a 69	70 a 79	80 a 89
Pontuação máxima			
Teste STAE %	91,4	85,4	79,4
Mini-STAE	24,7/28	21,0/28	19,6/28
STAE-curto	20,5/24	18,8/24	15,0/24

Dinâmico da Marcha, levantar e andar cronometrado e levantar e andar cronometrado com duas tarefas. É um teste confiável e válido para idosos residentes na comunidade com e sem déficits de equilíbrio.[181-183] O STAE leva cerca de 45 minutos para ser realizado. Devido à duração do STAE, duas versões diferentes foram desenvolvidas, o teste Mini-STAE e o teste STAE-curto, no inglês *Mini-BESTest* e *Brief-BESTest*, respectivamente.

O Mini-STAE é uma versão abreviada do teste STAE original. Possui 14 itens pontuados de 0 a 2 com pontuação máxima de 28.[184] Os itens escolhidos tiveram a maior correlação com a pontuação geral/completa do teste STAE por meio de uma análise Rasch.[184] King e Horak[185] esclareceram um erro na pontuação do Mini-STAE, conforme proposto por Godi et al. em 2012,[186] com instruções de teste esclarecidas e formulário de pontuação. A versão Mini pode ser administrada em 15 a 20 minutos e é tão confiável e capaz de detectar o estado de queda quanto a versão original.[187] Ele difere do teste STAE por considerar apenas o equilíbrio dinâmico, omitindo itens relacionados a restrições mecânicas e limites de estabilidade (consulte a Tabela 7.13).[182] O teste Mini-STAE tem propriedades clinimétricas semelhantes às do teste STAE.[182]

A versão curta do teste STAE foi desenvolvida para melhorar a utilidade clínica do teste STAE e preservar a validade da estrutura do teste STAE. O teste STAE-curto incluiu o item mais representativo de cada uma das seis seções de domínio do teste STAE original para um total de 8 itens com pontuação de 0 a 3 e com pontuação máxima de 24 (ver Tabela 7.13). O teste STAE-curto propriedades clinimétricas semelhantes ao teste STAE e ao teste Mini-STAE.[182]

Instruções. Instruções completas, formulários de teste e oportunidades de treinamento podem ser encontrados em http://TesteSTAE.us/para as versões original e Mini-STAE. Os equipamentos necessários incluem cronômetro, régua de 90 cm, almofada de espuma de 30 × 30 cm, rampa de inclinação de 10°, degrau de 15 cm, duas caixas de sapatos empilhadas, peso livre de 2 quilos e cadeira com braços. Os autores enfatizam que apenas os piores desempenhos nos itens "ficar apoiado em uma perna" e "passo lateral" devem ser pontuados. O item 14 (Mini-STAE) é esclarecido pelos autores como "se a marcha de uma pessoa diminuir > 10% entre o TLA com e sem uma tarefa dupla, a pontuação deve ser diminuída em um ponto".[185]

Interpretação. Pontuações mais altas indicam melhor desempenho. Todas as três versões podem detectar indivíduos com potencial de cair. Com uma pontuação de corte de 59% no grupo com histórico de quedas e uma pontuação de corte de 95% no grupo sem histórico de quedas, o STAE-curto teve Sn e Sp de 1 com precisão de 100% para diferenciar pessoas com e sem uma história de queda recente autorrelatada. A pontuação de corte de 69% no Mini-STAE demonstrou Sn de 0,71 e Sp de 1 (+RP = 71; –RP = 0,28) com precisão de 92%. A pontuação de corte de 77% no STAE demonstrou um Sn de 0,86 e Sp de 0,95 (+RP = 17,20; –RP = 0,09) com uma precisão de 92%.[182] Os dados normativos para todas as três versões estão listados na Tabela 7.14.[188] Teste STAE tem uma MMD calculada de 8,9%.[181]

Escala de Equilíbrio Avançada de Fullerton. A Escala de Equilíbrio Avançada de Fullerton (EAF) (em inglês, *Fullerton Advanced Balance Scale*) avalia o equilíbrio estático e dinâmico em várias condições sensoriais. Ela foi desenhada para medir o equilíbrio em idosos ativos de alto funcionamento. O teste é composto de 10 atividades baseadas no desempenho, pontuadas em uma escala ordinal de 0 a 4 (Boxe 7.6). Uma pontuação total de 40 pontos é possível. O teste é feito de quatro dimensões: equilíbrio estático (itens 2 e 6), equilíbrio dinâmico (itens 3 a 5 e 8), recepção e integração sensorial (itens 1, 7 e 9) e controle postural reativo (item 10). A EAF leva cerca de 10 a 12 minutos para administrar. É um teste confiável e válido para avaliar a função de equilíbrio em idosos com alto funcionamento e pode discriminar entre as várias habilidades de equilíbrio.[189,190]

Instruções. As instruções para a realização do teste e o formulário de teste estão disponíveis gratuitamente na *web*. O equipamento necessário inclui um cronômetro,

TABELA 7.14	Comparação do índice dinâmico da marcha (IDM), avaliação funcional da marcha e IDM de 4 itens.		
Índice dinâmico da marcha Pontuação máxima = 28	Avaliação funcional da marcha Pontuação máxima = 30	IDM de 4 itens Pontuação máxima = 12
Andar em superfície nivelada (6 metros)	Andar em superfície nivelada (6 metros)	Andar em superfície nivelada (6 metros)
Mudança na velocidade de marcha	Mudança na velocidade de marcha	Mudança na velocidade de marcha
Marcha com giros horizontais da cabeça	Marcha com giros horizontais da cabeça	Marcha com giros horizontais da cabeça
Marcha com giros verticais da cabeça	Marcha com giros verticais da cabeça	Marcha com giros verticais da cabeça
Movimentação e giro no eixo	Movimentação e giro no eixo	
Passar sobre um obstáculo	Passar sobre um obstáculo	
Contornar obstáculo	Marcha com base de apoio estreita Deambular com os olhos fechados Deambular para trás	
Escadas	Escadas	

BOXE 7.6	Itens da Escala de Equilíbrio Avançada de Fullerton (EAF).

1. Ficar em pé com os pés juntos e os olhos fechados
2. Flexionar o tronco para a frente para recuperar um objeto mantido na altura do ombro com o braço estendido
3. Girar 360° para a direita e para a esquerda
4. Subir em um banco de 15 centímetros
5. Caminhar com um pé atrás do outro
6. Apoiar em uma perna só
7. Ficar em pé sobre uma placa de espuma com os olhos fechados
8. Saltar com os dois pés para verificar a distância
9. Andar girando a cabeça
10. Controle postural reativo

régua de 90 cm, banco de 15 cm, metrônomo (disponível como um aplicativo de telefone), duas almofadas de espuma Airex e um ou mais pedaços de material antiderrapante.

Interpretação. Os escores médios foram 24,7/40 (DP = 7,5) para indivíduos com idade média de 76,4 (DP = 7,1).[190] A probabilidade de queda aumentou 8% para cada diminuição de 1 ponto no escore total da escala EAF.[191]

Escala de Equilíbrio e Mobilidade na Comunidade.
A Escala de Equilíbrio e Mobilidade na Comunidade (EMC) avalia o equilíbrio de alto nível e as habilidades de mobilidade por meio da execução de tarefas que são comuns aos ambientes da comunidade. O objetivo da EMC é refletir o equilíbrio e as habilidades de mobilidade necessárias para a plena participação na comunidade. Treze tarefas constituem o teste (Boxe 7.7) com pontuação de 0 (incapacidade) a 5 para uma pontuação máxima de 96. A disposição dos itens reflete a dificuldade progressiva da tarefa. O teste leva de 20 a 30 minutos para ser administrado. É confiável, válido e responsivo à mudança em idosos que vivem na comunidade, aqueles com artrite, aqueles em reabilitação cardíaca e aqueles com acidente vascular encefálico.[192-195] A EMC não tem os efeitos de teto de outras medidas de equilíbrio (p. ex., EEB) e correlaciona-se com a EAF; portanto, pode ser mais útil para idosos saudáveis, mais jovens e que vivem na comunidade.[68,196,197]

Instruções. As instruções estão disponíveis gratuitamente na *web*. O equipamento necessário inclui um cesto

BOXE 7.7	Tarefas da Escala de Equilíbrio e Mobilidade na Comunidade.

1. Apoio unilateral
2. Caminhada com um pé atrás do outro pé
3. Giro de 180°
4. Deslizamento lateral do pé
5. Pulo para a frente
6. Agachar e andar
7. Desvio lateral
8. Deambular e olhar
9. Correr com uma parada controlada
10. Caminhar de costas
11. Andar, olhar e carregar
12. Descer escadas
13. Subir escada X um passo

de roupa suja, pesos de 1 e 3 quilos, um saco de feijão, um alvo visual e escadas. As tarefas são conduzidas em uma pista de 8 metros com largura de 2 metros (Figura 7.8). O teste deve ser feito sem auxílio para mobilidade e é testado em ambos os lados.

Interpretação. Em um grupo de mulheres idosas com baixa massa óssea, uma pontuação média de 42 (DP = 19) foi alcançada com uma faixa de pontuação de 0 a 81. Em uma pequena amostra, pontuações normativas para indivíduos saudáveis com idade de 60 a 69 e 70 a 79 foram 65 (DP = 8) e 50 (DP = 7), respectivamente.[198] Uma MMD_{90} de 8 pontos é recomendada pelos autores.[198] Os autores também sugerem que uma pontuação < 45 pode ser um limite abaixo do qual a integração na comunidade poderia estar em risco.[198]

Índice dinâmico da marcha.
O índice dinâmico da marcha (IDM), no inglês *Dynamic Gait Index* (DGI), foi desenvolvido para avaliar a estabilidade postural durante tarefas de marcha em idosos com mais de 60 anos em risco de queda. Ele é projetado para capturar a capacidade de adaptar a marcha a tarefas complexas. O teste consiste em 8 itens com demandas variadas (Tabela 7.15), pontuados em uma escala ordinal de quatro níveis (0 a 3) com uma pontuação máxima possível de 24. O novo sistema de pontuação, desenvolvido em 2013, é confiável e válido.[199]

Um IDM de 4 itens foi desenvolvido por meio de uma análise Rasch para encurtar o teste. Os 4 itens estão listados na Tabela 7.15 e são pontuados em uma escala de 0 a 3 com pontuação máxima de 12.

Instruções. O sistema de pontuação para o IDM de 8 itens original foi modificado e expandido em 2013.[199] O novo sistema de pontuação, chamado "IDM modificado", inclui tempo, nível de assistência e padrão de marcha para cada tarefa para tentar evitar o efeito de teto observado com o IDM original. O teste permite o uso de um dispositivo auxiliar, mas resulta em perda de pontos.

Interpretação. Uma pontuação de 19 ou menos no IDM original indica um risco aumentado de queda em adultos mais velhos[200] e em pacientes com distúrbios vestibulares. É confiável e válido, bem como responsivo.[200,201] Risco de queda é indicado no IDM de 4 itens com uma pontuação de < 10.[202] Uma MMD_{95} de 4 pontos foi encontrada para o IDM e demonstrou um efeito teto.[203]

Avaliação funcional da marcha.
A avaliação funcional da marcha (AFM) foi desenvolvida para esclarecer as direções ambíguas do IDM e adicionar itens mais desafiadores

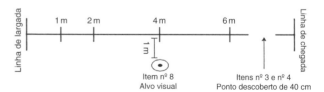

Figura 7.8 Preparação da trilha para a escala de equilíbrio e mobilidade na comunidade. (*De Howe J, Inness EL, Wright V. The Community Balance and Mobility Scale. The Center for Outcome Measurement in Brain Injury. http://www.tbims.org/combi/cbm. https://www.physio-pedia.com/File:8-meter_measured_track.png.*)

TABELA 7.15	Medidas de resultado funcional recomendadas por situação.					
Ferramenta	Aguda	Subaguda/ Reabilitação	Saúde doméstica	Ambulatório	Bem-estar
Eficácia para queda		X	X	X	
Velocidade de deambulação	X	X	X	X	X
Sentar para levantar		X	X	X	X
Transferência no chão			X	X	X
Subir escadas		X	X	X	
Levantar e andar cronometrado	X	X	X		
Testes de distância de caminhada	TC2M	TODOS	TC2M	TC6M 400 metros	400 metros
Bateria de Desempenho Funcional Curto (BDFC)		X	X	X	
Teste de desempenho físico (TDF)		X	X		
Postura em pé com perna estendida (PPE), Romberg, Romberg aguçado		X	X	X	
Teste dos quatro quadrados		X	X	X	
Teste de alcance funcional e teste de alcance multidirecional		X	X	X	
Escala de Equilíbrio de Berg (EEB)		X	X	X	
Avaliação da Mobilidade Orientada pela Performance (AMOP)					
Fullerton				X	X
Escala de Equilíbrio e Mobilidade na Comunidade				X	X
Sistema de avaliação do equilíbrio (STAE)					
Índice dinâmico da marcha (IDM)				X	
Avaliação funcional da marcha				X	
Escala de Avaliação Postural para Pacientes após AVE (EAP-AVE)	X	X	X		
Evitando mortes e lesões por acidentes no idoso (EMLAI)					

para pessoas com distúrbios vestibulares. É composta por 10 itens que incluem 7 dos 8 itens do IDM e 3 novos itens (Tabela 7.15). Cada item é pontuado em uma escala ordinal de 0 a 3, com 3 indicando melhor desempenho. A AFM é confiável e válida, demonstrando consistência com outras medidas de equilíbrio com distúrbios vestibulares.[204] O teste pode ter um efeito teto semelhante ao IDM.[203]

Instruções. As instruções e o formulário de pontuação estão disponíveis gratuitamente na *web*.

Interpretação. Uma pontuação de corte da AFM de 22/30 é eficaz na classificação do risco de queda em idosos e na previsão de quedas inexplicáveis em idosos residentes na comunidade.[205] Os escores de referência diminuíram em uma década (60 a 69 anos = 27,1 [DP = 2,3]; 70 a 79 anos = 24,9 [DP = 3,6]; 80 a 89 anos = 20,8 [DP = 4,7]).[206] Uma MMD[95] de 6 pontos foi encontrada para a AFM.[202]

Escala de Avaliação Postural para Pacientes após AVE.

A Escala de Avaliação Postural para Pacientes após AVE (EAP-AVE) (em inglês, *Postural Assessment for Stroke Scale*) é uma escala baseada no desempenho de 12 itens usada para avaliar o controle postural em pessoas com acidente vascular encefálico por meio de um espectro completo de tarefas que aumentam a dificuldade desde rolar até pegar um lápis do chão. O teste é altamente recomendado pela American Physical Therapy Association (APTA) Neurology Task Force on Stroke (StrokEDGE). As atividades de tarefa estão listadas no Boxe 7.8 e consistem em 5 itens de equilíbrio estático

BOXE 7.8	Tarefas que compõem a Escala de Avaliação Postural para Pacientes após AVE em ordem de dificuldade.

Itens ESTÁTICOS
1. Sentado sem apoio (sentar na borda da mesa de exame com os pés tocando o chão)
2. De pé com apoio (posição dos pés livres, sem outras restrições)
3. De pé sem apoio (posição dos pés livres, sem outras restrições)
4. De pé apoiado na perna não parética (sem outras restrições)
5. De pé apoiado na perna parética (sem outras restrições)

Itens DINÂMICOS
6. Da posição de decúbito dorsal para decúbito lateral para o lado afetado
7. Da posição de decúbito dorsal para decúbito lateral para o lado lateral não afetado
8. Da posição de decúbito dorsal para sentado na borda da mesa
9. Da posição sentado na beirada da mesa para decúbito dorsal
10. Da posição sentada para em pé
11. Da posição em pé para a sentada
12. Da posição em pé, pegar um lápis do chão

e 7 itens considerados representativos de tarefas dinâmicas. O EAP-AVE é confiável e válido em indivíduos com AVE[207,208] e demência.[75] O teste é responsivo em indivíduos com AVE agudo, subagudo e crônico com uma MMD de 1 a 3 pontos.[208,209] Devido à variedade de tarefas, é improvável que o teste tenha um efeito de piso.

Instruções. As instruções para o teste EAP-AVE estão disponíveis gratuitamente na *web* (https://www.sralab.org/rehabilitation-measures/postural-assessment-scale-stroke#older-adults-and-geriatric-care). Cada um dos 12 itens é avaliado em uma escala de 4 pontos (0 a 3) com pontuação máxima de 36.

Interpretação. Pontuações de corte do total de EAP-AVE indicando deambulação do paciente no momento da alta é > 12,5 (Sn = 0,79; Sp = 0,84; +RP = 4,94; –RP = 0,06).[210] A pontuação EAP-AVE estática > 3,5 pontos foi três vezes maior do que para aqueles com pontuação < 3,5 para caminhada no momento da alta (Sn = 0,78; Sp = 0,82).[210] Pontuações na EAP-AVE dinâmica > 8,5 apresentaram chance três vezes maior de caminhar no momento da alta em comparação com aqueles com pontuação < 8,5 (Sn = 0,78; Sp = 0,83; +RP = 4,59; –RP = 0,06).[210]

Evitando mortes e lesões por acidentes em idosos (EMLAI). A ferramenta Evitando mortes e lesões por acidentes em idosos (EMLAI), no inglês *Stopping Elderly Accidents Deaths and Injuries* (STEADI), foi projetada pelo Center for Disease Control and Prevention's Injury Control Center, em 2013, para ajudar os prestadores de cuidados de atenção primária de saúde a incorporar a avaliação das melhores práticas de prevenção de quedas em suas práticas. A avaliação EMLAI de risco de queda usa o desempenho em três testes: TLA, teste de equilíbrio estático de quatro estágios e 30 segundos para sentar e levantar. Com os resultados dessas três ferramentas combinadas com um histórico de quedas e resultados de um questionário, o encaminhamento adequado pode ser feito para obter a intervenção adequada. O questionário é composto por 12 questões sobre fatores de risco para quedas. Uma pontuação de 4 ou mais indica um risco aumentado de queda e direciona o examinador para avaliar a marcha, força e equilíbrio por meio do desempenho do TLA, 30 segundos SL e teste de equilíbrio de quatro estágios.[211] O "*kit* de ferramentas" traduz a avaliação do risco de queda e o processo de tratamento em atividades específicas por meio de um algoritmo que segue amplamente as diretrizes clínicas da American Geriatric Society/British Geriatric Society sobre quedas.[212]

O "*kit* de ferramentas" inclui informações para o provedor de cuidados primários sobre informações básicas sobre a carga de quedas, medicamentos associados a quedas e uma tabela dos fatores de risco de queda mais modificáveis. Ele ilustra o uso de EMLAI em três estudos de caso. A ferramenta EMLAI fornece formulários de referência personalizáveis, incluindo um para programas de exercícios comunitários e informações de educação do paciente, incluindo informações sobre fatores de risco evitáveis, uma lista de verificação de segurança doméstica e informações sobre como realizar o exercício de elevação da cadeira para aumentar a força das pernas.

Instruções. O treinamento sobre a implementação e o uso do programa EMLAI pode ser realizado *online* e todos os materiais são gratuitos na *web*.

Interpretação. Usando os critérios EMLAI, os indivíduos caracterizados como risco moderado de queda no início do estudo apresentavam uma probabilidade 2,6 maior de sofrer uma queda nos próximos 4 anos do que aqueles com baixo risco.[213] Aqueles caracterizados como alto risco no início do estudo apresentavam uma probabilidade quase cinco vezes maior de experimentar uma queda em comparação com indivíduos caracterizados no início do estudo como de baixo risco.[213]

RESUMO

As MDFs são um pilar da caixa de ferramentas do fisioterapeuta geriátrico. Elas podem fornecer relevância para os objetivos do indivíduo, fornecer ao examinador dados reais do desempenho e prováveis deficiências para informar o plano de tratamento e demonstrar o progresso. As MDFs descritas neste capítulo são comumente usadas em vários ambientes (ver Boxe 7.3) com base em sua validade, viabilidade e construção. A precisão, indicada pelas razões de probabilidade, pode ser o aspecto menos importante da utilidade da MDF, pois, na maioria dos casos, a probabilidade pós-teste não altera a probabilidade pré-teste de maneira significativa. Portanto, cabe ao fisioterapeuta utilizar o raciocínio clínico embasado em evidências para determinar a probabilidade de risco, especialmente relacionado a quedas, e identificar a melhor MDF para informar os fatores relacionados ao risco.

REFERÊNCIAS BIBLIOGRÁFICAS

1. World Health Organization. *International Classification of Functioning, Disability and Health (ICF)*. http://www.who.int/classifications/icf/en/. Published 2018. Accessed July 31, 2018.
2. Reiman MP, Manske RC. The assessment of function: how is it measured? A clinical perspective. *J Man Manip Ther.* 2011;19(2):91–99. https://doi.org/10.1179/106698111X 12973307659546.
3. Marko M, Neville CG, Prince MA, Ploutz-Snyder LL. Lowerextremity force decrements identify early mobility decline among community-dwelling older adults. *Phys Ther.* 2012;92(9):1148–1159. https://doi.org/10.2522/ptj.20110239.
4. Tripicchio B, Bykerk K, Wegner C, Wegner J. Increasing patient participation: the effects of training physical and occupational therapists to involve geriatric patients in the concernsclarification and goal-setting processes. *J Phys Ther Educ.* 2009;23(1):55–63. http://search.ebscohost.com/login.aspx? direct=true&db=rzh&AN=2010 324894&site=ehost-live.
5. Rikli RE, Jones CJ. *Senior Fitness Test Manual*. Champaign, IL: Human Kinetics; 2001.
6. Lenze EJ, Host HH, Hildebrand MW, et al. Enhanced medical rehabilitation increases therapy intensity and engagement and improves functional outcomes in postacute rehabilitation of older adults: a randomized-controlled trial. *J Am Med Dir Assoc.* 2012;13(8): 708–712. https://doi.org/10.1016/j. jamda.2012.06.014.
7. Andrews AW, Chinworth SA, Bourassa M, Garvin M, Benton D, Tanner S. Update on distance and velocity requirements for community ambulation. *J Geriatr Phys Ther.* 2010;33(3):128–134.
8. Shumway-Cook A, Patla AE, Stewart A, Ferrucci L, Ciol MA, Guralnik JM. Environmental demands associated with community mobility in older adults with and without mobility disabilities. *Phys Ther.* 2002;82(7):670–681. http://www.ncbi. nlm.nih.gov/pubmed/12088464. Accessed January 8, 2019.
9. Cesari M. Role of gait speed in the assessment of older patients. *JAMA.* 2011;305(1):93–94. https://doi.org/10.1001/jama. 2010.1970.
10. Puthoff ML, Nielsen DH. Relationships among impairments in lower-extremity strength and power, functional limitations, and disability in older adults. *Phys Ther.* 2007;87:1334–1347.
11. Jan MH, Chai HM, Lin YF, et al. Effects of age and sex on the results of an ankle plantar-flexor manual muscle test. *Phys Ther.* 2005;85(10):1078–1084.

12. Lunsford BR, Perry J. The standing heel-rise test for ankle plantar flexion: criterion for normal. *Phys Ther.* 1995;75(8):694–698. http://www.ncbi.nlm.nih.gov/pubmed/ 7644573. Accessed January 8, 2019.

13. Zelik KE, Adamczyk PG. A unified perspective on ankle pushoff in human walking. *J Exp Biol.* 2016;219(Pt 23):3676–3683. https://doi.org/10.1242/jeb.140376.

14. Corrigan D, Bohannon RW. Relationship between knee extension force and stand-up performance in communitydwelling elderly women. *Arch Phys Med Rehabil.* 2001;82 (12):1666–1672.

15. Eriksrud O, Bohannon RW. Relationship of knee extension force to independence in sit-to-stand performance in patients receiving acute rehabilitation. *Phys Ther.* 2003;83 (6):544–551.

16. Keller K, Engelhardt M. Strength and muscle mass loss with aging process. Age and strength loss. *Muscles Ligaments Tendons J.* 2013; 3(4):346–350. http://www.ncbi.nlm.nih. gov/pubmed/24596700. Accessed January 8, 2019.

17. Glenn JM, Gray M, Binns A. Relationship of sit-to-stand lowerbody powerwith functional fitnessmeasuresamong older adults with and without sarcopenia. *J Geriatr Phys Ther.* 2017;40 (1):42–50. https://doi.org/10.1519/JPT.0000000000000072.

18. Brodaty H, Low L, Gibson L, Burns K. What is the best dementia screening instrument for general practitioners to use? *Am J Geriatr Psychiatry.* 2006;14(5):391–400. http:// ovidsp.ovid.com.libproxy1. upstate.edu/ovidweb.cgi?T=JS& NEWS=N&PAGE=fulltext&AN= 00019442-200605000- 00003&D=ovfth.

19. Pescatello LS, Arena R, Riebe D, Thompson PD. *ACSM's Guidelines for Exercise Testing and Prescription.* 9th ed. Baltimore, MD: Wolters Kluwer/Lippincott Williams & Wilkins; 2014.

20. Stratford PW, Kennedy DM. Performance measures were necessary to obtain a complete picture of osteoarthritic patients. *J Clin Epidemiol.* 2006;59(2):160–167. https://doi.org/10.1016/J.JCLINEPI. 2005.07.012.

21. Lins L, Carvalho FM. SF-36 total score as a single measure of health-related quality of life: scoping review. *SAGE Open Med.* 2016;4: 2050312116671725. https://doi.org/10.1177/ 2050312116671725.

22. Knäuper B, Carrière K, Chamandy M, Xu Z, Schwarz N, Rosen NO. How aging affects self-reports. *Eur J Ageing.* 2016;13(2): 185–193. https://doi.org/10.1007/s10433-016- 0369-0.

23. Brach JS, VanSwearingen JM. Physical impairment and disability: relationship to performance of activities of daily living in community-dwelling older men. *Phys Ther.* 2002;82(8):752–761.

24. Kamper SJ, Kamper SJ. Fundamentals of measurement: linking evidence to practice. *J Orthop Phys Ther.* 2019;49 (2):114–115. https://doi.org/10.2519/jospt.2019.0701.

25. Tariq SH, Tumosa N, Chibnall JT, Perry MH, Morley JE. The Saint Louis University Mental Status (SLUMS) j Measurement Instrument Database for the Social Sciences. http://www. midss.org/content/saint-louis-university-mental-status-slums. Published 2019. Accessed March 14, 2019.

26. Portney LG, Watkins MP. *Foundations of Clinical Research.* 3rd ed. Philadelphia: F.A. Davis Company; 2015.

27. Lusardi MM, Fritz S, Middleton A, et al. Determining risk of falls in community dwelling older adults. *J Geriatr Phys Ther.* 2017;40(1): 1–36. https://doi.org/10.1519/JPT. 0000000000000099.

28. Park S-H. Tools for assessing fall risk in the elderly: a systematic review andmeta-analysis. *AgingClin ExpRes.* 2018;30(1):1–16. https://doi.org/10.1007/s40520-017-0749-0.

29. Leveritt M, Abernethy PJ, Barry BK, Logan PA. Concurrent strength and endurance training. A review. *Sports Med.* 1999;28(6): 413–427. https://doi.org/10.2165/00007256-199928060- 00004.

30. AbilityLab Shirley Ryan. Rehabilitation Measures. https:// www. sralab.org/rehabilitation-measures. Published 2013. Accessed March 14, 2019.

31. PTNow from APTA. https://www.ptnow.org/Default.aspx. Accessed March 30, 2019.

32. Physiopedia contributors. Category: Older People/Geriatrics. Physiopedia. https://www.physio-pedia.com/Category:Older_People/Geriatrics. Published 2018. Accessed March 25, 2019.

33. Huang T-T, Wang W-S. Comparison of three established measures of fear of falling in community-dwelling older adults: psychometric testing. *Int J Nurs Stud.* 2009;46(10):1313–1319. https://doi.org/10.1016/j.ijnurstu. 2009.03.010.

34. Landers MR, Durand C, Powell DS, Dibble LE, Young DL. Development of a scale to assess avoidance behavior due to a fear of falling: the Fear of Falling Avoidance Behavior Questionnaire. *Phys Ther.* 2011; 91(8):1253–1265. https://doi. org/10.2522/ptj.20100304.

35. Powell LE, Myers AM. The Activities-specific Balance Confidence (ABC) Scale. *J Gerontol A Biol Sci Med Sci.* 1995;50A(1):M28–M34. http:// www.ncbi.nlm.nih.gov/ pubmed/7814786. Accessed March 23, 2019.

36. Lajoie Y, Gallagher SP. Predicting falls within the elderly community: comparison of postural sway, reaction time, the Berg balance scale and the Activities-specific Balance Confidence (ABC) scale for comparing fallers and nonfallers. *Arch Gerontol Geriatr.* 2004;38(1): 11–26.

37. Portegijs E, Edgren J, Salpakoski A, et al. Balance confidence was associated with mobility and balance performance in older people with fall-related hip fracture: a cross-sectional study. *Arch Phys Med Rehabil.* 2012;93(12):2340–2346. https:// doi.org/10.1016/j.apmr.2012.05.022.

38. Wang Y-C, Sindhu B, Lehman L, Li X, Yen S-C, Kapellusch J. Rasch analysis of the activities-specific balance confidence scale in older adults seeking outpatient rehabilitation services. *J Orthop Sport Phys Ther.* 2018;48(7):574–583. https://doi.org/10.2519/jospt.2018. 8023.

39. Dewan N, MacDermid JC. Fall Efficacy Scale – International (FES-I). *J Physiother.* 2014;60(1):60. https://doi.org/ 10.1016/j.jphys.2013. 12.014.

40. Yardley L, Beyer N, Hauer K, Kempen G, Piot-Ziegler C, Todd C. Development and initial validation of the Falls Efficacy Scale-International (FES-I). *Age Ageing.* 2005;34 (6):614–619. https:// doi.org/10.1093/ageing/afi196.

41. Hauer K, Yardley L, Beyer N, et al. Validation of the Falls Efficacy Scale and Falls Efficacy Scale International in geriatric patients with and without cognitive impairment: results of selfreport and interview-based questionnaires. *Gerontology.* 2010;56(2):190–199. https://doi.org/10.1159/000236027.

42. Kempen GIJM, Yardley L, Van Haastregt JCM, et al. The Short FES-I: a shortened version of the Falls Efficacy Scale-International to assess fear of falling. *Age Ageing.* 2007;37 (1):45–50. https:// doi.org/10.1093/ageing/afm157.

43. Delbaere K, Crombez G, Vanderstraeten G, Willems T, Cambier D. Fear-related avoidance of activities, falls and physical frailty. A prospective community-based cohort study. *Age Ageing.* 2004;33(4): 368–373. https://doi.org/10.1093/ageing/afh106.

44. Cumming RG, Salkeld G, Thomas M, Szonyi G. Prospective study of the impact of fear of falling on activities of daily living, SF-36 scores, and nursing home admission. PubMed – NCBI. *J Gerontol A Biol Sci Med Sci.* 2000;55(5):M299–M305. https://www.ncbi. nlm.nih.gov/pubmed/10819321. Accessed March 26, 2019.

45. Adell E, Wehmhörner S, Rydwik E. The test-retest reliability of 10 meters maximal walking speed in older people living in a residential care unit. *J Geriatr Phys Ther.* 2013;36(2):74–77. https://doi. org/10.1519/JPT.0b013e318264b8ed.

46. Hars M, Herrmann FR, Trombetti A. Reliability and minimal detectable change of gait variables in communitydwelling and hospitalized older fallers. *Gait Posture.* 2013;38(4):1010–1014. https:// doi.org/10.1016/j.gaitpost. 2013.05.015.

47. Peel NM, Kuys SS, Klein K. Gait speed as a measure in geriatric assessment in clinical settings: a systematic review. *JGerontol Ser A.* 2013;68(1):39–46. https://doi.org/10.1093/gerona/gls174.

48. Abellan van Kan G, Rolland Y, Andrieu S, et al. Gait speed at usual pace as a predictor of adverse outcomes in communitydwelling older people an International Academy on Nutrition and Aging (IANA) Task Force. *J Nutr Health Aging.* 2009;13(10):881–889.

49. Liu B, Hu X, Zhang Q, et al. Usual walking speed and all-cause mortality risk in older people: a systematic review and metaanalysis. *Gait Posture.* 2016;44:172–177. https://doi.org/10.1016/j.gaitpost. 2015.12.008.

50. Kikkert LHJ, Vuillerme N, van Campen JP, Hortobágyi T, Lamoth CJ. Walking ability to predict future cognitive decline in old adults: a scoping review. *Ageing Res Rev.* 2016;27:1–14. https://doi.org/ 10.1016/j.arr.2016.02.001.

51. Perera S, Patel KV, Rosano C, et al. Gait speed predicts incident disability: a pooled analysis. *J Gerontol Ser A Biol Sci Med Sci.* 2016;71(1):63–71. https://doi.org/10.1093/ gerona/glv126.

52. Noce Kirkwood R, de Souza Moreira B, Mingoti SA, Faria BF, Sampaio RF, Alves Resende R. The slowing down phenomenon: what is the age of major gait velocity decline? *Maturitas.* 2018;115: 31–36. https://doi.org/10.1016/j.maturitas. 2018.06.005.

53. Salbach NM, O'Brien K, Brooks D, et al. Speed and distance requirements for community ambulation: a systematic review. *Arch Phys Med Rehabil.* 2014;95(1):117–128.e11. https://doi.org/10.1016/j.apmr.2013.06.017.

54. Winter DA. Human balance and posture control during standing and walking; *Gait and Posture.* 1995;3(4):193–214.

55. Clark DJ, Manini TM, Fielding RA, Patten C. Neuromuscular determinants of maximum walking speed in well-functioning older adults. *Exp Gerontol*. 2013;48(3):358–363. https://doi.org/ 10.1016/j.exger.2013.01.010.

56. Middleton A, Fritz SL, Lusardi MM. Walking speed: the functional vital sign. *J Aging Phys Act*. 2015;23(2):314–322. https://doi.org/ 10.1123/japa.2013-0236.

57. Bohannon RW, Williams Andrews A, Andrews AW. Normal walking speed: a descriptive meta-analysis. *Physiotherapy*. 2011;97(3): 182–189. https://doi.org/10.1016/j.physio.2010. 12.004.

58. Ng S, Au K, Chan D, et al. Effect of acceleration and deceleration distance on the walking speed of people with chronic stroke. *J Rehabil Med*. 2016;48(8):666–670. https:// doi.org/10.2340/16501977.

59. Steffen TM, Hacker TA, Mollinger L. Age- and gender-related test performance in community-dwelling elderly people: sixminute walk test, berg balance scale, timed up & go test, and gait speeds. *Phys Ther*. 2002;82(2):128–137.

60. Artaud F, Singh-Manoux A, Dugravot A, Tzourio C, Elbaz A. Decline in fast gait speed as a predictor of disability in older adults. *J Am Geriatr Soc*. 2015;63(6):1129–1136. https://doi.org/10.1111/jgs.13442.

61. Peel NM, Navanathan S, Hubbard RE. Gait speed as a predictor of outcomes in post-acute transitional care for older people. *Geriatr Gerontol Int*. 2014;14(4):906–910. https://doi.org/10.1111/ggi.12191.

62. McCarthy EK, Horvat MA, Holtsberg PA, Wisenbaker JM. Repeated chair stands as a measure of lower limb strength in sexagenarian women. *J Gerontol A Biol Sci Med Sci*. 2004;59(11):1207–1212. http://www.ncbi.nlm.nih.gov/ pubmed/15602077. Accessed January 8, 2019.

63. Goldberg A, Chavis M, Watkins J, Wilson T. The fivetimes- sit-to-stand test: validity, reliability and detectable change in older females. *Aging Clin Exp Res*. 2012;24(4):339–344.

64. Jones CJ, Rikli RE, Beam WC. A 30-s chair-stand test as a measure of lower body strength in community-residing older adults. *Res Q Exerc Sport*. 1999;70(2):113–119. https://doi.org/10.1080/027013 67.1999.10608028.

65. Bohannon RW, Crouch R. 1-Minute sit-to-stand test. *J Cardiopulm Rehabil Prev*. 2018;39(1):1. https://doi.org/10.1097/HCR.000000 0000000336.

66. Benton MJ, Alexander JL. Validation of functional fitness tests as surrogates for strength measurement in frail, older adults with chronic obstructive pulmonary disease. *Am J Phys Med Rehabil*. 2009; 88(7):579–583. https://doi.org/10.1097/PHM.0b013 e3181aa2ff8.

67. Tiihonen M, Hartikainen S, Nykänen I. Chair rise capacity and associated factors in older home-care clients. *Scand J Public Health*. 2018;46(7):699–703. https://doi.org/10.1177/1403494817718072.

68. Bergquist R, Weber M, Schwenk M, et al. Performancebased clinical tests of balance and muscle strength used in young seniors: a systematic literature review. *BMC Geriatr*. 2019;19(1):9. https://doi.org/10.1186/s12877-018-1011-0.

69. Boonstra MC, Schwering PJA, De Waal Malefijt MC, Verdonschot N. Sit-to-stand movement as a performancebased measure for patients with total knee arthroplasty. *Phys Ther*. 2009;90(2):149–156. https://doi.org/10.2522/ptj.20090119.

70. Blennerhassett JM, Jayalath VM. The Four Square Step Test is a feasible and valid clinical test of dynamic standing balance for use in ambulant people poststroke. *Arch Phys Med Rehabil*. 2008;89(11): 2156–2161. https://doi.org/10.1016/j.apmr.2008.05.012.

71. French HP, Fitzpatrick M, FitzGerald O. Responsiveness of physical function outcomes following physiotherapy intervention for osteoarthritis of the knee: an outcome comparison study. *Physiotherapy*. 2011;97(4):302–308. https://doi.org/10.1016/j.physio.2010. 03.002.

72. Silva PFS, Quintino LF, Franco J, et al. Measurement properties and feasibility of clinical tests to assess sit-to-stand/stand-to-sit tasks in subjects with neurological disease: a systematic review. *Brazilian J Phys Ther*. 2014;18(2):99–110. https://doi.org/10.1590/S1413-35552 012005000155.

73. Tiedemann A, Shimada H, Sherrington C, Murray S, Lord S. The comparative ability of eight functional mobility tests for predicting falls in community-dwelling older people. *Age Ageing*. 2008;37(4): 430–435. https://doi.org/10.1093/ageing/afn100.

74. Bohannon RW. Test-retest reliability of the five-repetition sitto- stand test: a systematic review of the literature involving adults. *J Strength Cond Res*. 2011;25(11):3205–3207. https://doi.org/10.1519/JSC. 0b013 e318234e59f.

75. Blankevoort CG, van Heuvelen MJG, Scherder EJA. Reliability of six physical performance tests in older people with dementia. *Phys Ther*. 2013;93(1):69–78. https://doi.org/10.2522/ptj.20110164.

76. Bohannon RW. Reference values for the five-repetition sit-tostand test: a descriptive meta-analysis of data from elders. *Percept Mot Skills*. 2006;103(1):215–222. https://www.ncbi.nlm.nih.gov/pubmed/17037663. Accessed March 16, 2019.

77. Jordre B, Schweinle W, Beacom K, Graphenteen V, Ladwig A. The five times sit to stand test in senior athletes. *J Geriatr Phys Ther*. 2013;36(1):47–50. https://doi.org/10.1519/JPT.0b013e31826317b5.

78. Rikli RE, Jones CJ. Functional fitness normative scores for community-residing older adults, ages 60-94. *J Aging Phys Act*. 1999;7: 162–181.

79. Schaubert KL, Bohannon RW. Reliability and validity of three strength measures obtained from community-dwelling elderly persons. *J Strength Cond Res*. 2005;19(3):717–720.

80. Rikli RE, Jones CJ. Development and validation of criterionreferenced clinically relevant fitness standards for maintaining physical independence in later years. *Gerontologist*. 2013;53(2):255–267.

81. Jeoung BJ, Lee YC. A Study of relationship between frailty and physical performance in elderly women. *J Exerc Rehabil*. 2015; 11(4):215–219. https://doi.org/10.12965/jer.150223.

82. Pinheiro PA, Carneiro JAO, Coqueiro RS, Pereira R, Fernandes MH. "Chair stand test" as simple tool for sarcopenia screening in elderly women. *J Nutr Health Aging*. 2015;20(1):56–59. https://doi.org/10.1007/s12603-015-0621-x.

83. Nishimura T, Arima K, Okabe T, et al. Usefulness of chair stand time as a surrogate of gait speed in diagnosing sarcopenia. *Geriatr Gerontol Int*. 2017;17(4):659–661. https://doi.org/10.1111/ggi. 12766.

84. Buatois S, Miljkovic D, Manckoundia P, et al. Five times sit to stand test is a predictor of recurrent falls in healthy community-living subject aged 65 and older. *J Am Geriatr Soc*. 2008;56(8):1575–1577. https://doi.org/10.1111/j.1532-5415.2008.01777.x.

85. Zhang F, Ferrucci L, Culham E, Metter EJ, Guralnik J, Deshpande N. Performance on five times sit-to-stand task as a predictor of subsequent falls and disability in older persons. *J Aging Health*. 2013; 25(3):478–492. https://doi.org/10.1177/0898264313475813; 10.1177/0898264313475813.

86. Makizako H, Shimada H, Doi T, et al. Predictive cutoff values of the five-times sit-to-stand test and the timed "up & go" test for disability incidence in older people dwelling in the community. *Phys Ther*. 2017;97(4):417–424.

87. Fleming J, Brayne C, Cambridge City over-75s Cohort (CC75C) Study Collaboration. Inability to get up after falling, subsequent time on floor, and summoning help: prospective cohort study in people over 90. *BMJ*. 2008;337:a2227. https://doi.org/10.1136/bmj.a2227.

88. Ganz DA, Bao Y, Shekelle PG, Rubenstein LZ. Will my patient fall? *JAMA*. 2007;297(1):77–86. https://doi.org/10.1001/jama.297.1.77.

89. Bergland A, Wyller TB. Risk factors for serious fall related injury in elderly women living at home. *Inj Prev*. 2004;10(5):308–313. http://ip.bmjjournals.com/cgi/content/abstract/10/5/308.

90. Wang C-Y, Olson SL, Protas EJ. Physical-performance tests to evaluate mobility disability in community-dwelling elders. *J Aging Phys Act*. 2005;13(2):184–197. http://www.ncbi.nlm.nih.gov/pubmed/15995264. Accessed March 16, 2019.

91. Ardali G, Brody LT, States RA, Godwin EM. Reliability and validity of the floor transfer test as a measure of readiness for independent living among older adults. *J Geriatr Phys Ther*. 2017;1. https://doi.org/10.1519/JPT.0000000000000142.

92. Ng SSM, Fong SSM, Chan CWL, et al. Floor transfer for assessing people with chronic stroke. *J Rehabil Med*. 2015;47(8):489–494. https://doi.org/10.2340/16501977-1958.

93. Bergland A, Laake K. Concurrent and predictive validity of "getting up from lying on the floor." *Aging Clin Exp Res*. 2005;17(3): 181–185.

94. Nightingale EJ, Pourkazemi F, Hiller CE. Systematic review of timed stair tests. *J Rehabil Res Dev*. 2014;51(3):335–350. https://doi.org/10.1682/JRRD.2013.06.0148.

95. Mckay MJ, Baldwin JN, Ferreira P, Simic M, Vanicek N, Burns J. Reference values for developing responsive functional outcome measures across the lifespan. *Neurology*. 2017;88(16):1512–1519.

96. Ng SS, Ng HH, Chan KM, Lai JC, To AK, Yeung CW. Reliability of the 12-step ascend and descend test and its correlation with motor function in people with chronic stroke. *J Rehabil Med*. 2013; 45(2):123–129. https://doi.org/10.2340/16501977-1086; 10.2340/16501977-1086.

97. Hamel KA, Cavanagh PR. Stair performance in people aged 75 and older. *J Am Geriatr Soc*. 2004;52(4):563–567. https://doi.org/ 10.1111/j.1532-5415.2004.52162.x.

98. Podsiadlo D, Richardson S. The timed "Up & Go": a test of basic functional mobility for frail elderly persons. *J Am Geriatr Soc*. 1991;39(2):142–148. http://www.ncbi.nlm.nih.gov/pubmed/1991946. Accessed March 18, 2019.

99. Gallagher R. Timed Up and Go. Shirley Ryan Ability Lab. https://www.sralab.org/rehabilitation-measures/timed-andgo. Published 2013.

100. Steffen T, Seney M. Test-retest reliability and minimal detectable change on balance and ambulation tests, the 36-item short-form health survey, and the unified Parkinson disease rating scale in people with parkinsonism. *Phys Ther.*2008;88(6):733–746.

101. Ries JD, Echternach JL, Nof L, Gagnon Blodgett M. Test-retest reliability and minimal detectable change scores for the timed "up & go" test, the six-minute walk test, and gait speed in people with Alzheimer disease. *Phys Ther.* 2009;89(6):569–579. https://doi.org/10.2522/ptj.20080258.

102. Brooks D, Davis AM, Naglie G. Validity of 3 physical performance measures in inpatient geriatric rehabilitation. *Arch Phys Med Rehabil.* 2006;87(1):105–110. http://www.sciencedirect.com/science/article/B6WB6-4J08C1R-R/2/6b6625601de9d75c4bc2c3968804b9b9.

103. Bischoff HA, Stahelin HB, Monsch AU, et al. Identifying a cutoff point for normal mobility: a comparison of the timed "up and go" test in community-dwelling and institutionalised elderly women. *Age Ageing.* 2003;32(3):315–320.

104. Beauchet O, Fantino B, Allali G, et al. Timed Up and Go test and risk of falls in older adults: a systematic review. *J Nutr Health Aging.* 2011;15(10):933–938.

105. Muir SW, Berg K, Chesworth B, Klar N, Speechley M. Quantifying the magnitude of risk for balance impairment on falls in community-dwelling older adults: a systematic review and meta-analysis. *J Clin Epidemiol.* 2010;63(4):389–406. https://doi.org/10.1016/j.jclinepi.2009.06.010.

106. Schoene D, Wu SM, Mikolaizak AS, et al. Discriminative ability and predictive validity of the Timed Up and Go Test in identifying older people who fall: systematic review and meta-analysis. *J Am Geriatr Soc.* 2013;61(2):202–208. https://doi.org/10.1111/jgs.12106; 10.1111/jgs.12106.

107. Dobson F, Hinman RS, Hall M, Terwee CB, Roos EM, Bennell KL. Measurement properties of performance-based measures to assess physical function in hip and knee osteoarthritis: a systematic review. *Osteoarthr Cartil.* 2012;20(12):1548–1562. https://doi.org/10.1016/j.joca.2012.08.015.

108. Shumway-Cook A. Predicting the probability for falls in community-dwelling older adults using the Timed Up & Go. Test. *Phys Ther.* 2000;80(9):896–903.

109. Hofheinz M, Schusterschitz C. Dual task interference in estimating the risk of falls and measuring change: a comparative, psychometric study of four measurements. *Clin Rehabil.* 2010;24(9):831–842. https://doi.org/10.1177/0269215510367993.

110. Bohannon RW. Reference values for the Timed Up and Go Test: a descriptive meta-analysis. *J Geriatr Phys Ther.* 2006;29(2):64–68.

111. Kear BM, Guck TP, McGaha AL. Timed Up and Go (TUG) Test: normative reference values for ages 20 to 59 years and relationships with physical and mental health risk factors. *J Prim Care Community Health.* 2016;8(1):9–13. https://doi.org/2150 131916659282.

112. Hiengkaew V, Jitaree K, Chaiyawat P. Minimal detectable changes of the Berg Balance Scale, Fugl-Meyer Assessment Scale, Timed "Up & Go" Test, gait speeds, and 2-minute walk test in individuals with chronic stroke with different degrees of ankle plantarflexor tone. *Arch Phys Med Rehabil.*2012;93(7):1201–1208. https://doi.org/10.1016/j.apmr.2012.01.014; 10.1016/j.apmr.2012.01.014.

113. Vereeck L. Clinical assessment of balance: normative data, and gender and age effects. *Int J Audiol.* 2008;47(2):67–76. https://doi.org/10.1080/14992020701689688.

114. Kool J, Oesch P, Bachmann S. Predictors for living at home after geriatric inpatient rehabilitation: a prospective cohort study. *J Rehabil Med.* 2017;49(2):185–190. https://doi.org/10.2340/16501977-2182.

115. McGough EL, Lin S, Belza B, et al. Systematic reviews a scoping review of physical performance outcome measures used in exercise interventions for older adults with Alzheimer disease and related dementias.*J Geriatr Phys Ther.* 2017;1. https://doi.org/10.1519/JPT.0000000000000159.

116. Wright RW, Baumgarten KM. Shoulder outcomes measures. *J Am Acad Orthop Surg.* 2010;18(7):436–444.

117. Lexell J, Flansbjer U-B, HolmbäckAM,Downham D, Patten C. Reliability of gait performance tests in men and women with hemiparesis after stroke. *J Rehabil Med.* 2005;37(2):75–82. https://doi.org/10.1080/16501970410017215.

118. Dal Bello-Haas V, Klassen L, Sheppard MS, Metcalfe A. Psychometric properties of activity, self-efficacy, and qualityof- life measures in individuals with Parkinson disease. *Physiother Can.* 2011;63(1):47–57. https://doi.org/10.3138/ ptc.2009-08.

119. Mangione KK, Craik RL, McCormick AA, et al. Detectable changes in physical performance measures in elderly African Americans. *Phys Ther.* 2010;90(6):921–927. http://ptjournal.apta.org/cgi/content/abstract/90/6/921.

120. American Thoracic Society. American Thoracic Society ATS Statement: Guidelines for the Six-minute walk test. *Am J Respir Crit Care Med.* 2002;166:111–117. https://doi.org/10.1164/rccm.166/1/111.

121. Sadaria KS, Bohannon RW. The 6-Minute Walk Test: a brief review of literature. *Clin Exerc Physiol.* 2001;3(3):127–132.

122. Pradon D, Roche N, Enette L, Zory R. Relationship between lower limb muscle strength and 6-minute walk test performance in stroke patients. *J Rehabil Med.* 2013;45(1):105–108. https://doi.org/10.2340/16501977-1059;10.2340/16501977-1059.

123. Perera S, Mody SH, Woodman RC, Studenski SA. Meaningful change and responsiveness in common physical performance measures in older adults. *J Am Geriatr Soc.* 2006;54(5):743–749. https://doi.org/10.1111/j.1532-5415.2006.00701.x.

124. Pin TW. Psychometric properties of 2-minute walk test: a systematic review. *Arch Phys Med Rehabil.* 2014;95(9):1759–1775. https://doi.org/10.1016/j.apmr.2014.03.034.

125. Simonsick EM, Montgomery PS, Newman AB, Bauer DC, Harris T. Measuring fitness in healthy older adults: the Health ABC Long Distance Corridor Walk. *J Am Geriatr Soc.* 2001;49(11): 1544–1548.

126. Chalé-Rush A, Guralnik ÃJM, Walkup MP, et al. Relationship between physical functioning and physical activity in the lifestyle interventions and independence for elders pilot. *J Am Geriatr Soc.* 2010;58(10):1918–1924. https://doi.org/10.1111/j.1532-5415.2010.03008.x.

127. Simonsick EM, Fan ÃE, Fleg JL. Estimating cardiorespiratory fitness in well-functioning older adults: treadmill validation of the long distance corridor walk. *J Am Geriatr Soc.* 2006;54(1): 127–132. https://doi.org/10.1111/j.1532-5415.2005.00530.x.

128. Vestergaard S, Patel KV, Bandinelli S, Ferrucci L, Guralnik JM. Characteristics of 400-meter walk test performance and subsequent mortality in older adults. *Rejuvenation Res.* 2009; 12(3):177. https://doi.org/10.1089/REJ.2009.0853.

129. Rolland YM, Cesari M, Miller ME, Penninx BW, Atkinson HH, Pahor M. Reliability of the 400-M usual-pace walk test as an assessment of mobility limitation in older adults. *J Am Geriatr Soc.* 2004; 52(6):972–976. https://doi.org/10.1111/j.1532-5415.2004. 52267.x.

130. Bohannon RW, Bubela D, Magasi S, et al. Comparison of walking performance over the first 2 minutes and the full 6 minutes of the Six-Minute Walk Test. *BMC Res Notes.* 2014;7:269. https://doi.org/10.1186/1756-0500-7-269.

131. Bohannon RW, Crouch R. Minimal clinically important difference for change in 6-minute walk test distance of adults with pathology: a systematic review. *J Eval Clin Pract.* 2017;23(2):377–381. https://doi.org/10.1111/jep.12629.

132. Yazdanyar A, Aziz MM, Enright PL, et al. Association between 6-minute walk test and all-cause mortality, coronary heart disease-specific mortality, and incident coronary heart disease. *J Aging Heal.* 2014; 26(4):583–599. https://doi.org/10.1177/0898264314525665.

133. Casanova C, Cote CG, Marin JM, et al. The 6-min walking distance: long-term follow up in patients with COPD. *Eur Respir J.* 2007;29(3):535–540. https://doi.org/10.1183/09031936.00071506.

134. Szekely LA, Oelberg DA, Wright C, et al. Preoperative predictors of operative morbidity and mortality in COPD patients undergoing bilateral lung volume reduction surgery. *Chest.* 1997;111(3): 550–558. http://www.ncbi.nlm.nih.gov/pubmed/9118686. Accessed March 19, 2019.

135. Simonsick EM, Newman AB, Nevitt MC, et al. Measuring higher level physical function in well-functioning older adults: expanding familiar approaches in the Health ABC study. *J Gerontol A Biol Sci Med Sci.* 2001;56(10):M644–M649. http://www.ncbi.nlm.nih.gov/pubmed/11584038. Accessed March 28, 2019.

136. Lange-Maia BS, Strotmeyer ES, Harris TB, et al. Physical activity and change in long distance corridor walk performance in the health, aging, and body composition study. *J Am Geriatr Soc.* 2015;63(7):1348–1354. https://doi. org/10.1111/jgs.13487.

137. Pavasini R, Guralnik J, Brown JC, et al. Short Physical Performance Battery and all-cause mortality: systematic review and meta-analysis. *BMC Med.* 2016;14(1):215. https://doi.org/10.1186/s12916-016-0763-7.

138. Guralnik JM, Simonsick EM, Ferrucci L, et al. A short physical performance battery assessing lower extremity function: association with self-reported disability and prediction of mortality and nursing home admission. *J Gerontol*. 1994;49(2):M85–M94. http://www.ncbi.nlm.nih.gov/pubmed/8126356.

139. Freiberger E, de Vreede P, Schoene D, et al. Performance-based physical function in older community-dwelling persons: a systematic review of instruments. *Age Ageing*. 2012;41(6):712–721. https://doi.org/10.1093/ageing/afs099.

140. Bean JF, Kiely DK, Herman S, et al. The relationship between leg power and physical performance in mobility-limited older people. *J Am Geriatr Soc*. 2002;50(3):461–467. http://www.ncbi.nlm.nih.gov/pubmed/11943041. Accessed February 17, 2019.

141. Vasunilashorn S, Coppin AK, Patel KV, et al. Use of the Short Physical Performance Battery Score to predict loss of ability to walk 400 meters: analysis from the InCHIANTI Study. *J Gerontol Ser A Biol Sci Med Sci*. 2009;64A(2):223–229. https://doi.org/10.1093/gerona/gln022.

142. Volpato S, Cavalieri M, Sioulis F, et al. Predictive value of the Short Physical Performance Battery following hospitalization in older patients. *J Gerontol A Biol Sci Med Sci*. 2011;66(1):89–96. https://doi.org/10.1093/gerona/glq167.

143. Reuben DB, Siu AL. An objective measure of physical function of elderly outpatients. The Physical Performance Test. *J Am Geriatr Soc*. 1990;38(10):1105–1112.

144. King MB, Judge JO, Whipple R, Wolfson L. Reliability and responsiveness of two physical performance measures examined in the context of a functional training intervention. *Phys Ther*. 2000;80(1): 8–16. http://www.ncbi.nlm.nih.gov/pubmed/10623956. Accessed March 21, 2019.

145. Lusardi MM, Pellecchia GL, Schulman M. Functional performance in community living older adults. *J Geriatr Phys Ther*. 2003;26(3). https://journals.lww.com/jgpt/Fulltext/2003/12000/Functional_Performance_in_Community_Living_Older.3.aspx.

146. Steffen TM. Mollinger LA. Age- and gender-related test performance in community-dwelling adults. *J Neurol Phys Ther*. 2005;29(4): 181–188.

147. Rozzini R, Frisoni GB, Ferrucci L, Barbisoni P, Bertozzi B, Trabucchi M. The effect of chronic diseases on physical function. Comparison between activities of daily living scales and the Physical Performance Test. *Age Ageing*. 1997;26(4):281–287. http://www.ncbi.nlm.nih.gov/pubmed/9271291. Accessed March 21, 2019.

148. Brown M, Sinacore DR, Binder EF, Kohrt WM. Physical and performance measures for the identification of mild to moderate frailty. *J Gerontol. Med Sci*. 2000;55A(6): M350–M355.

149. Briggs RC, Gossman MR, Birch R, Drews JE, Shaddeau SA. Balance performance among noninstitutionalized elderly women. *Phys Ther*. 1989;69(9):748–756.

150. Springer BA, Marin R, Cyhan T, Roberts H, Gill NW. Normative values for the unipedal stance test with eyes open and closed. *J Geriatr Phys Ther*. 2007;30(1):8–15. http://www.ncbi.nlm.nih.gov/pubmed/19839175. Accessed March 21, 2019.

151. Franchignoni F, Tesio L, Martino MT, Ricupero C. Reliability of four simple, quantitative tests of balance and mobility in healthy elderly females. *Aging (Milano)*. 1998;10(1):26–31. http://www.ncbi.nlm.nih.gov/pubmed/9589748. Accessed March 21, 2019.

152. Bohannon RW, Tudini F. Unipedal balance test for older adults: a systematic review and meta-analysis of studies providing normative data. *Physiotherapy*. 2018;104(4):376–382. https://doi.org/10.1016/j.physio.2018.04.001.

153. Goldberg A, Casby A, Wasielewski M. Minimum detectable change for single-leg-stance-time in older adults. *Gait Posture*. 2011;33(4): 737–739. https://doi.org/10.1016/j.gaitpost.2011.02.020.

154. Turner MR. Romberg's test no longer stands up. *Pract Neurol*. 2016;16(4):316. https://doi.org/10.1136/practneurol-2016-001365.

155. Agrawa Y, Carey JP, Hoffman HJ, Sklare DA, Schubert MC. The Modified Romberg Balance Test. *Otol Neurotol*. 2011;32(8): 1309–1311. https://doi.org/10.1097/MAO.0b013e31822e5bee.

156. Scaglioni-Solano P, Aragón-Vargas LF. Validity and reliability of the Nintendo Wii Balance Board to assess standing balance and sensory integration in highly functional older adults. *Int J Rehabil Res*. 2014;37(2):138–143. https://doi.org/10.1097/MRR.0000000000000046.

157. Hile ES, Brach JS, Perera S, Wert DM, Vanswearingen JM, Studenski SA. Interpreting the need for initial support to perform tandem stance tests of balance. *Phys Ther*. 2012;92(10):1316–1328. https://doi.org/10.2522/ptj.20110283.

158. Guralnik JM, Ferrucci L, Simonsick EM, Salive ME, Wallace RB. Lower-extremity function in persons over the age of 70 years as a predictor of subsequent disability. *N Engl J Med*. 1995;332(9): 556–562. https://doi.org/10.1056/NEJM199503023320902.

159. Guralnik JM, Ferrucci L, Pieper CF, et al. Lower extremity function and subsequent disability: consistency across studies, predictive models, and value of gait speed alone compared with the short physical performance battery. *J Gerontol A Biol Sci Med Sci*. 2000;55(4): M221–M231.http://www.ncbi.nlm.nih.gov/pubmed/ 10811152.

160. Dite W, Temple VA. A clinical test of stepping and change of direction to identify multiple falling older adults. *Arch Phys Med Rehabil*. 2002;83(11):1566–1571. https://doi.org/10.1053/apmr.2002.35469.

161. Cleary K, Skornyakov E. Predicting falls in older adults using the four square step test. *Physiother Theory Pract*. 2017;33(10):766–771. https://doi.org/10.1080/09593985.2017.1354951.

162. Moore M, Barker K. The validity and reliability of the four square step test in different adult populations: a systematic review. *Syst Rev*. 2017;6(1):187. https://doi.org/10.1186/s13643-017-0577-5.

163. Whitney SL, Marchetti GF, Morris LO, Sparto PJ. The reliability and validity of the four square step test for people with balance deficits secondary to a vestibular disorder. *Arch Phys Med Rehabil*. 2007;88(1):99–104. https://doi.org/10.1016/j.apmr.2006.10.027.

164. Dite W, Connor HJ, Curtis HC. Clinical identification of multiple fall risk early after unilateral transtibial amputation. *Arch Phys Med Rehabil*. 2007;88(1):109–114. https://doi.org/10.1016/j.apmr.2006.10.015.

165. Muir-Hunter SW, Graham L, Montero Odasso M. Reliability of the Berg Balance Scale as a clinical measure of balance in community-dwelling older adults with mild to moderate Alzheimer disease: a pilot study. *Physiother Canada*. 2015;67(3):255–262. https://doi.org/10.3138/ptc.2014-32.

166. Downs S, Marquez J, Chiarelli P. The Berg Balance Scale has high intra- and inter-rater reliability but absolute reliability varies across the scale: a systematic review. *J Physiother*. 2013;59(2):93–99. https://doi.org/10.1016/S1836-9553(13)70161-9.

167. Chou CY, Chien CW, Hsueh IP, Sheu CF, Wang CH, Hsieh CL. Developing a short form of the Berg Balance Scale for people with stroke. *Phys Ther*. 2006;86(2):195–204.

168. Straube D, Moore J, Leech K, George Hornby T. Item analysis of the Berg Balance Scale in individuals with subacute and chronic stroke. *Top Stroke Rehabil*. 2013;20(3):241–249. https://doi.org/10.1310/tsr2003-241.

169. Downs S, Marquez J, Chiarelli P. Normative scores on the Berg Balance Scale decline after age 70 years in healthy community-dwelling people: a systematic review. *J Physiother*. 2014;60(2): 85–89. https://doi.org/10.1016/j.jphys.2014.01.002.

170. Blum L, Korner-Bitensky N. Usefulness of the Berg Balance Scale in stroke rehabilitation: a systematic review. *Phys Ther*. 2008;88(5): 559–566.

171. Lima CA, Ricci NA, Nogueira EC, Perracini MR. The Berg Balance Scale as a clinical screening tool to predict fall risk in older adults: a systematic review. *Physiotherapy*. 2018;104(4):383–394. https://doi.org/10.1016/j.physio.2018.02.002.

172. Donoghue D. Group PR and OP (PROP), Stokes EK. How much change is true change? The minimum detectable change of the Berg Balance Scale in elderly people. *J Rehabil Med*. 2009;41(5): 343–346. https://doi.org/10.2340/16501977-0337.

173. Yelnik A, Bonan I. Clinical tools for assessing balance disorders. *Neurophysiol Clin*. 2008;38(6):439–445. https://doi.org/10.1016/j.neucli.2008.09.008.

174. Harada N, Chiu V, Fowler E, Reuben DB. Screening for balance and mobility impairment in elderly individuals living in residential care facilities. *Phys Ther*. 1995;75(6):462–469.

175. Sterke CS, Huisman SL, van Beeck EF, Looman CWN, van der Cammen TJM. Is the Tinetti Performance Oriented Mobility Assessment (POMA) a feasible and valid predictor of shortterm fall risk in nursing home residents with dementia? *Int Psychogeriatrics*. 2010;22(02):254. https://doi.org/10.1017/S1041610209991347.

176. Faber MJ, Bosscher RJ, van Wieringen PC. Clinimetric properties of the performance-oriented mobility assessment. *Phys Ther*. 2006; 86(7):944–954.

177. Cipriany-Dacko LM, Innerst D, Johannsen J, Rude V. Interrater reliability of the Tinetti Balance Scores in novice and experienced physical therapy clinicians. *Arch Phys Med Rehabil*. 1997;78(10): 1160–1164. http://www.ncbi.nlm.nih.gov/pubmed/9339170. Accessed March 23, 2019.

178. Van Iersel MB, Benraad CEM, Olde Rikkert MGM. Validity and reliability of quantitative gait analysis in geriatric patients with and without dementia. *J Am Geriatr Soc.* 2007;55(4):632–634. https://doi.org/10.1111/j.1532-5415.2007.01130.x.

179. Ko Y-M, Park W-B, Lim J-Y, Kim KW, Paik N-J. Discrepancies between balance confidence and physical performance among community-dwelling Korean elders: a population-based study. *Int Psychogeriatrics.* 2009;21(4):738–747. https://doi.org/10.1017/S1041610209009077.

180. Lin M-R, Hwang H-F, Hu M-H, H-DI Wu, Wang Y-W, Huang F-C. Psychometric comparisons of the timed up and go, one-leg stand, functional reach, and Tinetti balance measures in community-dwelling older people. *J Am Geriatr Soc.* 2004;52(8):1343–1348. https://doi.org/10.1111/j.1532-5415.2004.52366.x.

181. Horak FB, Wrisley DM, Frank J. The Balance Evaluation Systems Test (BESTest) to differentiate balance deficits. *Phys Ther.* 2009; 89(5):484–498. https://doi.org/10.2522/ptj.20080071.

182. Padgett PK, Jacobs JV, Kasser SL. Is the BESTest at its best? A suggested brief version based on interrater reliability, validity, internal consistency, and theoretical construct. *Phys Ther.* 2012;92(9): 1197–1207. https://doi.org/10.2522/ ptj.20120056.

183. O'Hoski S, Sibley KM, Brooks D, et al. Construct validity of the BESTest, mini-BESTest and briefBESTest in adults aged 50 years and older. *Gait Posture.* 2015;42(3):301–305. https://doi.org/ 10.1016/j.gaitpost.2015.06.006.

184. Franchignoni F, Horak F, Godi M, Nardone A, Giordano A. Using psychometric techniques to improve the Balance Evaluation Systems Test: the mini-BESTest. *J Rehabil Med.* 2010;42(4):323–331. https://doi.org/10.2340/16501977-0537.

185. King L, Horak F. On the Mini-BESTest: scoring and the reporting of total scores. *Phys Ther.* 2013;93(4):571–575. https://doi.org/ 10.2522/ptj.2013.93.4.571.

186. Godi M, Franchignoni F, CaligariM, Giordano A, Turcato AM, Nardone A. Comparison of reliability, validity, and responsiveness of the Mini-BESTest and Berg Balance Scale in patients with balance disorders. *Phys Ther.* 2013;93(2):158–167. https://doi.org/ 10.2522/ptj.20120171.

187. Leddy AL, Crowner BE, Earhart GM. Functional gait assessment and balance evaluation system test: reliability, validity, sensitivity, and specificity for identifying individuals with Parkinson disease who fall. *Phys Ther.* 2011;91(1):102–113.

188. O'Hoski S, Winship B, Herridge L, et al. Increasing the clinical utility of the BESTest, Mini-BESTest, and Brief-BESTest: normative values in Canadian adults who are healthy and aged 50 years or older. *Phys Ther.* 2014;94(3):334–342. https://doi.org/10.2522/ptj. 20130104.

189. Rose DJ, Lucchese N, Wiersma LD. Development of a multidimensional balance scale for use with functionally independent older adults. *Arch Phys Med Rehabil.* 2006;87(11):1478–1485 https://doi.org/10.1016/j.apmr.2006.07.263.

190. Klein PJ, Fiedler RC, Rose DJ. Rasch analysis of the Fullerton Advanced Balance (FAB) Scale. *Physiother Canada.* 2011;63(1): 115–125. https://doi.org/10.3138/ptc.2009-51.

191. Hernandez D, Rose DJ. Predicting which older adults will or will not fall using the Fullerton Advanced Balance Scale. *Arch Phys Med Rehabil.* 2008;89(12):2309–2315. https://doi.org/10.1016/j. apmr.2008.05.020.

192. Takacs J, Garland SJ, Carpenter MG, Hunt MA. Validity and reliability of the Community Balance and Mobility Scale in individuals with knee osteoarthritis. *Phys Ther.* 2014;94(6):866–874. https://doi.org/10.2522/ptj.20130385.

193. Knorr S, Brouwer B, Garland SJ. Validity of the Community Balance and Mobility Scale in community-dwelling persons after stroke. *Arch Phys Med Rehabil.* 2010;91(6):890–896. https://doi.org/ 10.1016/j.apmr.2010.02.010.

194. Martelli L, Saraswat D, Dechman G, Giacomantonio NB, Grandy SA. The Community Balance and Mobility Scale. *J Cardiopulm Rehabil Prev.* 2017;38(2):1. https://doi.org/10.1097/HCR.0000000 000000277.

195. Howe JA, Inness EL, Venturini A, Williams JI, Verrier MC. The Community Balance and Mobility Scale-a balance measure for individuals with traumatic brain injury. *Clin Rehabil.* 2006; 20(10): 885–895. https://doi.org/10.1177/0269215506072183.

196. Balasubramanian CK. The Community Balance and Mobility Scale alleviates the ceiling effects observed in the currently used gait and balance assessments for the community-dwelling older adults. *J Geriatr Phys Ther.* 2015;38(2):78–89. https://doi.org/10.1519/JPT.0000000000000024.

197. Weber M, Van Ancum J, Bergquist R, et al. Concurrent validity and reliability of the Community Balance and Mobility scale in young-older adults. *BMC Geriatr.* 2018;18(1):156. https://doi.org/10.1186/s12877-018-0845-9.

198 Howe J, Inness EL, Wright V. The Community Balance & Mobility Scale. The Center for Outcome Measurement in Brain Injury. http://www.tbims.org/cbm/cbmfaq.html. Published 2011. Accessed March 29, 2019.

199. Shumway-Cook A, Taylor CS, Matsuda N, Studer MT, Brady K. Expanding the scoring system for the dynamic gait index. *Phys Ther.* 2013;93:1493–1506. https://doi.org/10.2522/ptj.20130035.

200. Shumway-Cook A, Baldwin M, Polissar NL, Gruber W. Predicting the probability for falls in community-dwelling older adults. *Phys Ther.* 1997;77(8):812–819.

201. Whitney SL, Hudak MT, Marchetti GF. The dynamic gait index relates to self-reported fall history in individuals with vestibular dysfunction. *J Vestib Res.* 2000;10(2):99–105. http://www.ncbi.nlm.nih.gov/pubmed/10939685. Accessed March 23, 2019.

202. Marchetti GF, Whitney SL. Construction and validation of the 4-item Dynamic Gait Index. *Phys Ther.* 2006;86(12):1651–1660. https://doi.org/10.2522/ptj.20050402.

203. Marchetti GF, Lin C-C, Alghadir A, Whitney SL. Responsiveness and minimal detectable change of the Dynamic Gait Index and Functional Gait Index in persons with balance and vestibular disorders. *J Neurol Phys Ther.* 2014;38(2):119–124. https://doi.org/10.1097/NPT.0000000000000015.

204. Wrisley DM, Marchetti GF, Kuharsky DK, Whitney SL. Reliability, internal consistency, and validity of data obtained with the functional gait assessment. *Phys Ther.* 2004;84(10):906–918.

205. Wrisley DM, Kumar NA. Functional gait assessment: concurrent, discriminative, and predictive validity in community-dwelling older adults. *Phys Ther.* 2010;90(5):761–773. https://doi.org/10.2522/ptj.20090069; 10.2522/ptj.20090069.

206. Walker ML, Austin AG, Banke GM, et al. Reference group data for the functional gait assessment. *Phys Ther.* 2007;87(11): 1468–1477.

207. Scrivener K, Sherrington C, Schurr K. A systematic review of the responsiveness of lower limb physical performance measures in inpatient care after stroke. *BMC Neurol.* 2013;13:4. https://doi.org/10.1186/1471-2377-13-4; 10.1186/1471-2377-13-4.

208. Liaw L-J, Hsieh C-L, Lo S-K, Chen H-M, Lee S, Lin J-H. The relative and absolute reliability of two balance performance measures in chronic stroke patients. *Disabil Rehabil.* 2008;30(9): 656–661. https://doi.org/10.1080/09638280701400698.

209. Chien CW, Lin JH, Wang CH, Hsueh IP, Sheu CF, Hsieh CL. Developing a short form of the Postural Assessment Scale for people with Stroke. *Neurorehabil Neural Repair.* 2007;21(1): 81–90.

210. Huang Y, Wang W, Liou T, Liao C, Lin L, Huang S. Postural Assessment Scale for stroke patients scores as a predictor of stroke patient ambulation at discharge from the rehabilitation ward. *J Rehabil Med.* 2016;48(3):259–264. https://doi.org/10.2340/165 01977-2046.

211. Stevens JA. The STEADI Tool Kit: a fall prevention resource for health care providers. *IHS Prim Care Provid.* 2013;39(9):162–166. http://www.ncbi.nlm.nih.gov/pubmed/26766893. Accessed March 24, 2019.

212. Panel on Prevention of Falls in Older Persons AGS and BGS. Summary of the Updated American Geriatrics Society/British Geriatrics Society clinical practice guideline for prevention of falls in older persons. *J Am Geriatr Soc.* 2011;59(1):148–157. https://doi.org/10.1111/j.1532-5415.2010.03234.x; 10.1111/j.1532-5415.2010.03234.x.

213. Lohman MC, Crow RS, DiMilia PR, Nicklett EJ, Bruce ML, Batsis JA. Operationalisation and validation of the Stopping Elderly Accidents, Deaths, and Injuries (STEADI) fall risk algorithm in a nationally representative sample. *J Epidemiol Community Health.* 2017;71(12): 1191–1197. https://doi.org/10.1136/jech-2017-209769.

214. Sustakoski A, Perera S, VanSwearingen JM, Studenski SA, Brach JS. The impact of testing protocol on recorded gait speed. *Gait Posture.* 2015;41(1):329–331. https://doi.org/10.1016/j.gaitpost. 2014.10.020.

Exercício e Atividade Física para Adultos Mais Velhos

Dale Avers

VISÃO GERAL DO CAPÍTULO

Introdução, 166
Atividade física, 166
  Diretrizes de atividade física, 168
  Exercícios em grupo, 168
Teoria do estresse físico, 169
Indicações e precauções gerais, 170
  Glicemia, 170
  Dor, 170
Elementos de uma prescrição de
  exercício, 170
  Especificidade, 171

Sobrecarga progressiva, 171
Reversibilidade, 172
Resistência, 172
Treinamento neuromuscular, 173
Prazer e valor, 174
Resumo, 175
Aplicação de princípios para tipos
  de exercícios, 175
Exercício aeróbico, 175
Exercício aquático, 177
Treinamento de resistência, 178

Especificidade, 181
Velocidade, potência e pliometria, 183
Programas de treinamento funcional
  e multicomponentes, 186
Flexibilidade e mobilidade
  articular, 190
Treinamento do equilíbrio e
  prevenção de quedas, 192
Segurança, 194
Resumo, 195
Referências bibliográficas, 195

INTRODUÇÃO

O exercício é a intervenção isolada mais eficaz usada por fisioterapeutas para o tratamento de adultos mais velhos. É conhecido por impactar e mediar, simultaneamente, doenças crônicas, muitas deficiências, déficits funcionais, qualidade de vida, quedas e cognição, além de prevenir as sequelas negativas associadas a estilos de vida sedentários. Combinado com a atividade física regular, o exercício adequadamente prescrito é o pilar da caixa de ferramentas de intervenções dos fisioterapeutas geriátricos. Embora muitos princípios do exercício sejam conhecidos há décadas, sua aplicação em adultos mais velhos é relativamente recente. Uma compreensão completa dos princípios dos exercícios e de seus benefícios deve obrigar o fisioterapeuta a buscar estratégias criativas de exercícios para idosos.

Uma área pouco explorada da fisioterapia é a prevenção primária da inatividade física. À luz do forte e convincente papel da atividade física na proteção contra deficiências e as sólidas evidências dos efeitos do exercício, os fisioterapeutas têm a responsabilidade profissional de aplicar os exercícios da maneira mais eficaz possível. Compreender os princípios da prescrição de exercícios e sua aplicação em idosos é um primeiro passo necessário. Este capítulo discute o papel da atividade física e dos exercícios, os elementos de uma prescrição eficaz destes, os efeitos de um estilo de vida sedentário e os diferentes tipos de aplicações de exercícios para idosos.

ATIVIDADE FÍSICA

O papel central da atividade física e do exercício é ilustrado na International Classification of Functioning, Disability, and Health, da Organização Mundial da Saúde (OMS) (Figura 8.1). O modelo da OMS não apenas torna a atividade central, mas também considera o papel dos fatores ambientais e pessoais que podem representar barreiras à atividade física e ao exercício. O modelo da OMS é um lembrete útil para os fisioterapeutas incorporarem tal atividade em seu plano de cuidados enquanto tratam de deficiências, limitações de atividades e barreiras ambientais e pessoais à participação.[1] As definições dos termos relacionados à atividade física e ao exercício estão incluídas no Boxe 8.1.[2]

Com a idade, a atividade física diminui, e a incidência de doenças crônicas aumenta. Em 2014, apenas cerca de 12% das pessoas com 65 anos ou mais relataram participar de atividades aeróbicas de lazer e de fortalecimento muscular que atendiam às diretrizes federais para atividade física de 2008, com menor participação conforme o aumento da idade.[3] No mesmo ano (2014), aproximadamente, 60% dos idosos relataram pelo menos uma condição crônica e 12% relataram cinco ou mais.[4]

Os efeitos do envelhecimento fisiológico não ocorrem de maneira uniforme na população. Muitos adultos mais velhos são capazes de manter um estilo de vida ativo, que inclui tênis, esqui, caminhadas, ciclismo e corrida até uma idade avançada, com pouca ou nenhuma deficiência.[5]

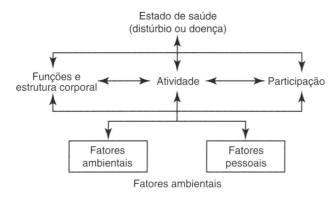

Figura 8.1 A Classificação Internacional de Funcionalidade, Incapacidade e Saúde (CIF) da Organização Mundial da Saúde (OMS).

Alcançar 150 minutos por semana de exercícios aeróbicos moderados-intensos está associado a uma redução de risco de morbidade, mortalidade e dependência funcional em comparação com a inatividade de, pelo menos, 30%.[6,7] Caminhar entre 5 e 7 dias por semana foi associado a uma redução de risco de 50 a 80% em relação a problemas de mobilidade,[8] além de proporcionar maior longevidade em cerca de 4 anos, e expectativa de vida sem deficiência em cerca de 2 anos.[9]

Há fortes evidências de uma relação inversa de dose-resposta entre o volume de atividade física e o risco de incapacidade. Constantes estudos mostram a correlação direta entre níveis decrescentes de atividade física e deficiência motora e redução das habilidades funcionais.[10-12] Os fisioterapeutas precisam reconhecer a diferença entre a idade fisiológica e o descondicionamento físico para implementar melhor uma prescrição de exercícios eficaz. Uma lista dos benefícios da atividade física apoiada por evidências é fornecida no Boxe 8.2.

A inatividade física é um fator de risco significativo para o desenvolvimento de muitas condições crônicas que afetam a saúde e a mobilidade funcional em idosos e para aumentar o risco de incapacidade adicional em alguém que já tem uma condição crônica. Muitas dessas condições são prevalentes em adultos mais velhos e, portanto, necessitam de frequentes consultas com fisioterapeutas. Para muitas dessas condições, a inatividade tem um efeito fisiológico direto na patologia/doença (p. ex., o descondicionamento do sistema cardiovascular). Entretanto, para algumas condições, a patologia é agravada devido às deficiências que afetam a função física, como na perda acelerada de força, o que prejudica o equilíbrio e a mobilidade. A perda de mobilidade, em vez da própria condição médica, torna-se a consequência funcional que causa a deficiência do indivíduo. A boa notícia é que, mesmo em indivíduos muito sedentários, quando as atividades sedentárias são interrompidas por curtas sessões de apenas 1 a 10 minutos de atividade física ou permanência na postura em pé, pode ocorrer atenuação dos efeitos adversos do comportamento sedentário.[13,14] Para fisioterapeutas, o objetivo final da atividade/exercício é melhorar a mobilidade e a função e, assim, diminuir a deficiência motora do paciente.

A deficiência motora é definida como a incapacidade de andar 400 metros e de subir um lance de escadas.[15] A deficiência motora pode ser causada por um estilo de vida sedentário temporário imposto por uma doença ou por uma condição debilitante. Por exemplo, a maioria dos idosos hospitalizados experimentou uma diminuição clinicamente significativa na mobilidade relacionada à comunidade no primeiro mês após a hospitalização, da qual 34% não se recuperaram durante os 6 meses de acompanhamento.[16] Os profissionais de fisioterapia têm uma visão clara e um importante papel a desempenhar na prevenção e redução de deficiências associadas à inatividade física em todos os níveis do *continuum* dos cuidados de saúde.

BOXE 8.1	Definição dos termos relacionados à atividade física e ao exercício.	
Termo	**Definição**	**Notas**
Atividade física	Qualquer movimento corporal realizado pelo indivíduo que resulte em um aumento substancial nas necessidades calóricas em relação ao gasto energético em repouso	Definida pelo nível MET
Exercício	Atividade física planejada, estruturada e deliberada realizada para melhorar e/ou manter um ou mais componentes do condicionamento físico	Classificado pelo modo, como aeróbico, resistência, flexibilidade e pliometria
Condicionamento físico	A capacidade de realizar as tarefas diárias com vigor e alerta, sem gerar fadiga, com ampla energia para apreciar as necessidades dos momentos de *laser* e responder às emergências[214]	Condicionamento cardiovascular: classificado pelo VO_2 máximo Condicionamento da força: capacidade de o músculo esquelético mover uma carga externa; classificado como repetição máxima Condicionamento do equilíbrio: capacidade de controlar a posição corporal durante o movimento Condicionamento da flexibilidade: capacidade de obter um arco de movimento estendido
Inatividade física	Níveis de atividade física inferiores aos necessários para uma saúde ideal e prevenção da morte prematura[214]	

BOXE 8.2	Benefícios da atividade física para idosos.

Evidência forte
⟹ Menor risco de morte prematura
⟹ Menor risco de doença cardíaca coronária
⟹ Menor risco de acidente vascular encefálico
⟹ Menor risco de hipertensão
⟹ Menor risco de perfil lipídico adverso sanguíneo
⟹ Menor risco de diabetes tipo 2
⟹ Menor risco de síndrome metabólica
⟹ Menor risco de câncer de cólon
⟹ Menor risco de câncer de mama
⟹ Perda de peso, especialmente quando combinada com ingestão reduzida de calorias
⟹ Perda de gordura visceral, mesmo na ausência de perda de peso geral
⟹ Melhor aptidão cardiorrespiratória e muscular
⟹ Melhora a incontinência urinária pelo reforço do assoalho pélvico
⟹ Melhora o equilíbrio e a agilidade, mediando, assim, o risco de queda e fraturas
⟹ Diminuição da dor, especialmente de osteoartrite
⟹ Redução da depressão e melhoria da saúde mental
⟹ Melhor função cognitiva

Evidência moderada a forte
⟹ Melhor desempenho funcional nas AVDs e AIVDs
⟹ Redução da obesidade abdominal
⟹ Prevenção de ganho de peso durante e após a menopausa

Evidência moderada
⟹ Menor risco de fratura de quadril
⟹ Menor risco de câncer de pulmão
⟹ Menor risco de câncer endometrial
⟹ Manutenção de peso após perda de peso
⟹ Aumento da densidade óssea
⟹ Melhor qualidade do sono

AVDs, atividades de vida diária; *AIVDs*, atividades de vida instrumentais de vida diária.

Diretrizes de atividade física

Os Centers for Disease Control and Prevention (CDC) estabeleceram recomendações específicas de atividade física para adultos e idosos (> 65 anos) para alcançar benefícios de saúde importantes e reduzir os efeitos do declínio relacionado à idade listados na Tabela 23.2 do Capítulo 23. O Boxe 8.3 lista as contagens de passos tipicamente associadas a sedentários e a níveis de atividade altos.[17,18] Os adultos mais velhos são encorajados a atingir pelo menos 150 minutos de atividade física *moderada-intensa* por semana, reconhecendo que uma quantidade maior de atividade (i. e., intensidade e volume) traz benefícios mais robustos para a saúde. Entretanto, reduções significativas de risco para doenças cardiovasculares e mortalidade prematura começam a ser observadas em volumes começando em cerca da metade do volume recomendado.[14] O relatório de atualização de 2018 do Office of Disease Prevention and Health Promotion[50] enfatiza a robustez das evidências sobre o impacto positivo da atividade física para todos os idosos, independentemente da condição física. Adaptar a atividade física para idosos com deficiência física é de fundamental importância e estabelece um papel importante para o profissional de fisioterapia.

BOXE 8.3	Contagem de passos na atividade física.[17,18]

- Sedentário < 5.000 passos por dia
- Baixa atividade 5.000 a 7.499 passos por dia
- Pouca atividade 7.500 a 9.999 passos por dia
- Atividade > 10.000 passos por dia
- Alta atividade > 12.500.

Exercícios em grupo

O exercício em grupo, preferido pela maioria dos adultos mais velhos (mais mulheres que homens), é um método eficaz de atingir as doses recomendadas de atividade física.[19] Programas de exercícios em grupo têm o benefício adicional de socialização, apoio de pares, supervisão e até mesmo melhor adesão a longo prazo quando conduzido em instituições de longa permanência.[20,21] Um estudo com indivíduos de 80 anos ou mais, que residem em uma casa de repouso ou casa geriátrica, encontrou uma média de 87% de adesão a programas de exercícios em grupo.[21]

As barreiras à participação de adultos mais velhos em programas em grupo são diversas e variadas. Fatores ambientais, como falta de calçadas, proximidade de um parque, clima adverso, falta de um local de exercícios conveniente ou percepção de falta de segurança podem ser um impedimento para exercícios,[22] bem como a falta de transporte, falta de vontade de se juntar a um grupo ou aversão a exercícios ("não sou esportista").[23] Fatores que aumentam a probabilidade de um adulto mais velho se envolver em atividades físicas e exercícios incluem saúde percebida e proximidade de um centro de saúde, autoeficácia, expectativas de resultados e benefícios percebidos,[24] proximidade de casa, exercícios ao ar livre (mesmo nos meses mais quentes e frios),[21] programas desafiadores,[25] e aqueles que tinham intenção funcional.[23] Os adultos mais velhos que são aconselhados por seu médico a se exercitar apresentam maior probabilidade de realizar níveis moderados a intensos de exercício por semana que aqueles que não recebem aconselhamento.[26,27] Os adultos mais velhos que participam de programas baseados em grupo expressam uma preferência por orientação de especialistas devido a questões de segurança,[28] bem como programas próximos de casa, oferecidos com pouco ou nenhum custo, e atividades que também poderiam ser realizadas de forma independente.[29] Em última análise, as preferências de exercícios devem ser consideradas individualmente como um meio de promover a atividade física.

Antes de iniciar um programa de exercícios em grupo, o American College of Sports Medicine (ACSM) recomenda o preenchimento de uma ferramenta de triagem pré-participação.[2] O *Par-Q* canadense está disponível gratuitamente e é apropriado para idosos residentes na comunidade.[30] O *Par-Q+* é apropriado para aqueles que têm preocupações com exercícios identificados pelo *Par-Q*.[31] O Capítulo 23 fornece mais detalhes sobre ferramentas de triagem pré-participação.

TEORIA DO ESTRESSE FÍSICO

A teoria do estresse físico (TEF) tem sido a base da prescrição de exercícios por muitos anos. É também referida como teoria da adaptação específica das exigências impostas (AEDI). A TEF é definida como a resposta previsível de tecidos, órgãos e sistemas a estressores mecânicos e fisiológicos.[32] A TEF explica o efeito da sobrecarga ou carga insuficiente em tecidos, órgãos ou sistemas, bem como a falta de alteração nestes se um estresse "usual" for aplicado de forma consistente (manutenção). Se um estresse maior que o normal (sobrecarga) é exercido sobre um tecido, o tecido responde aumentando sua capacidade de absorver e dissipar esse estresse. Da mesma forma, o tecido fica suscetível a lesões (ou mesmo ao colapso, como no caso do tecido tegumentar). Por outro lado, se pouquíssimo estresse for exercido de forma consistente sobre um tecido, ele perde sua capacidade de absorver e dissipar o estresse; isto é, o tecido atrofia. Cada tecido, órgão ou sistema responde previsivelmente ao estresse ou à falta dele. Aplicações da TEF para o exercício está descrito no Boxe 8.4.

A TEF é a teoria subjacente à aplicação de exercícios para os sistemas cardiopulmonar e musculoesquelético. Os efeitos do pouquíssimo estresse sobre o sistema cardiopulmonar são bem conhecidos pelos fisioterapeutas, aparecendo na forma de descondicionamento, aumentando a gravidade da maioria, senão de todas as doenças e condições crônicas. Os efeitos referentes ao pouquíssimo estresse sobre o sistema esquelético são a osteoporose e, sobre o sistema muscular, a fraqueza e a deficiência motora. Os fisioterapeutas usam os princípios da TEF quando prescrevem uma intensidade específica de exercício aeróbico para melhorar a capacidade cardiovascular ou a quantidade de sobrecarga para exercícios de sustentação e resistência para melhorar a resistência óssea e muscular. A atividade física e os exercícios que estressam os tecidos de forma adequada para melhorar a adaptação ideal de modo a atingir o resultado desejado são a base da prescrição de exercícios.

A capacidade do tecido de absorver e dissipar forças depende de muitas variáveis, incluindo o tempo durante o qual o estressor é aplicado; a direção, a magnitude e a combinação de estressores aplicados; a condição fisiológica do tecido, órgão ou sistema; a frequência de aplicação de um estressor e o intervalo de tempo entre as aplicações; e até mesmo o estado psicológico do paciente, além do ambiente ou contexto em que esse estressor é aplicado. Na prática clínica, os fisioterapeutas podem modificar tais variáveis dentro de um programa de exercícios para atingir o resultado desejado. Por exemplo, a TEF pode ser usada para impactar positivamente os sistemas cardiopulmonar, musculoesquelético e vestibular em uma mulher idosa sedentária e frágil que tem risco aumentado de queda e incapacidade de tolerância ao caminhar 300 metros (distância da comunidade) em um ritmo razoável. O fisioterapeuta, inicialmente, pode optar por promover a segurança e reduzir o risco de queda ao usar um andador como suporte e diminuir a instabilidade do paciente, adaptando, assim, a demanda da tarefa a um nível que corresponda às capacidades atuais dele. Exercícios de resistência de intensidade apropriada, com base em 10 repetições máximas (RM), podem, então, ser prescritos para estressar o tecido além do que é tipicamente experimentado, e em um nível que irá promover mudanças sobre o tecido muscular. Atividades de equilíbrio que abordam um sistema vestibular e somatossensorial hipoativo podem ser incorporadas de uma maneira gradualmente desafiadora para aumentar o tempo de resposta e reações acuradas. Os princípios de autoeficácia e *feedback* da aprendizagem motora podem ser incorporados para estressar apropriadamente o sistema psicológico. Conforme cada sistema responde, desafios (estressores) são adicionados a esse sistema para adaptação contínua. Entretanto, se o desafio for muito baixo, como em exercícios com pouquíssima resistência, uma curta distância a pé ou um ritmo muito lento, uma pequena ou nenhuma mudança ocorrerá, e, de fato, já que os sistemas declinam com a idade, sem estressores apropriados, os de uma pessoa mais velha também declinarão.[33]

A TEF também aborda a progressão de uma atividade. Uma vez que o tecido, o órgão e o sistema se adaptam para serem capazes de absorver e dissipar certo nível de estressor, este torna-se o usual ou de manutenção, dado que aumentos dos níveis de estresse são necessários para obter ganhos adicionais. Frequentemente, as hospitalizações e os ambientes de cuidado a longo prazo desencorajam a atividade física que suporta estresse/sobrecarga

BOXE 8.4	Aplicação da teoria do estresse físico.		
Nível	**Quantidade**	**Resultados**	**Exemplo**
Excessivo (extremo)	> 100% do máximo	Lesão ou morte do tecido	Carga sobre um osso osteoporótico como a ulna, resultando em fratura
Estresse apropriado	60 a 100% do máximo	Adaptação	Cargas > 60%, uma repetição máxima (1RM), resultando em fortalecimento
Estresse usual	40 a 60% do máximo	Manutenção (sem alteração)	Caminhar em 5.000 a 7.000 passos manterá o nível atual de condicionamento físico
Muito pouco estresse	< 40% do máximo	Atrofia	Repouso no leito ou atividade sedentária
Ausência de estresse	0% do máximo	Perda de capacidade de adaptação (morte)	Repouso prolongado no leito, como no coma, ou baixa capacidade de resposta

fora das sessões supervisionadas. Se o nível de sobrecarga alcançado em uma sessão de terapia não for reforçado fora da terapia, os ganhos desejados podem não ser alcançados. Essa é uma das razões pelas quais os Centros de Medicare e Medicaid incentivam a prestação de serviços com o nível de atenção menos restritivo possível.[34]

INDICAÇÕES E PRECAUÇÕES GERAIS

Embora o exercício de qualquer tipo com supervisão adequada tenha se mostrado seguro e eficaz para quase todas as pessoas idosas[35] (consulte a lista de contraindicações absolutas do ACSM2), o fisioterapeuta deve estar ciente das variáveis extrínsecas e intrínsecas que podem afetar adversamente a resposta desejada ao exercício em um adulto mais velho. Por exemplo, quando um paciente reclama de fadiga excessiva ou dores musculares e não parece estar ganhando força de acordo com suas expectativas da prescrição de exercícios, o estado de hidratação, equilíbrio eletrolítico e o uso de estatinas devem ser considerados. O Boxe 8.5 descreve os efeitos das estatinas sobre os músculos.[36] O Capítulo 24 lista os valores eletrolíticos e os sintomas de desequilíbrio eletrolítico que todo terapeuta deve estar ciente. Como a maioria dos idosos é portadora de patologias crônicas e utiliza vários medicamentos, a homeostase individual é reduzida e os efeitos adversos são comuns. Essa complexidade requer observação atenta e consciência das causas potenciais de reações fisiológicas incomuns ou inesperadas ao exercício. O Capítulo 18 fornece uma visão geral dos valores normais e alterações típicas relacionadas à idade sobre os sinais vitais, débito cardíaco e pressão arterial, bem como o impacto das doenças cardiovasculares e pulmonares comuns sobre a capacidade de exercício. O impacto dos níveis de glicose no sangue e da dor serão discutidos a seguir.

| BOXE 8.5 | Efeitos das estatinas sobre os músculos. |

- Os eventos adversos mais comuns do uso de estatinas envolvem dor e fraqueza muscular (miopatia e rabdomiólise). Sintomaticamente, a urina pode parecer marrom na presença de rabdomiólise
- As queixas geralmente ocorrem alguns meses após o início da administração de estatina ou após o aumento da dose, mas houve casos que ocorreram após anos de tratamento estável com estatina
- Embora os níveis de creatina fosfoquinase (CPK, do inglês *creatine phosphoquinase*) não sejam úteis na maioria dos casos de miopatia, qualquer reclamação de fraqueza muscular ou dor muscular proximal bilateral sem causa óbvia, como exercícios de resistência, deve ser avaliada com uma medição de CPK
- A interrupção do uso de estatinas reverte esses efeitos adversos, geralmente levando a uma recuperação completa em algumas semanas
- Embora o risco seja baixo, ele é elevado com doses mais altas e interação medicamentosa
- Pacientes com envolvimento renal, hipotireoidismo, debilidade grave ou fragilidade, ou aqueles com mais de 80 anos, são mais suscetíveis que outros à miopatia.

Glicemia

O exercício reduz a glicemia, tornando os indivíduos propensos à hipoglicemia. Pessoas com diabetes devem monitorar intensivamente a glicemia durante e após a atividade física e exercícios, reconhecendo que as necessidades de insulina podem diminuir com eles. O risco de incorrer em hipoglicemia induzida por exercício pode ser mediado pelo consumo de 20 a 30 gramas extras de carboidratos durante e após o exercício.[37] Além disso, a consciência de um fenômeno induzido por exercício em pacientes diabéticos conhecido como "hipoglicemia de início retardado" (p. ex., baixa concentração de glicose no sangue 6 a 15 horas após exercício) pode ajudar a prevenir problemas por meio de uma educação nutricional e alimentar adequadas.[2] Ingerir pequenas porções durante as refeições e aumentar a frequência das refeições pode ajudar a evitar uma resposta de hipoglicemia de início tardio após o exercício. Se a glicemia cair para 100 mg/dℓ ou menos, o consumo de 15 a 20 gramas de carboidratos é necessário e, em seguida, a glicemia deve ser checada novamente, repetindo a cada 15 minutos até que ela atinja, pelo menos, 100 mg/dℓ.[38]

Dor

Embora a dor seja uma queixa comum de um adulto mais velho e possa se apresentar como uma barreira ao exercício, não há evidências que suportem a decisão de interrompê-lo na presença de dor. Certamente, o fisioterapeuta deve estar ciente da dor causada por inflamação aguda ou lesão, mas a maioria das queixas de adultos mais velhos pode ser considerada de longa duração, crônica ou persistente. Na verdade, uma preponderância de estudos documenta a melhora nos níveis de dor com exercícios progressivos para uma variedade de condições que incluem osteoartrite, dor lombar e dor crônica.[39] A prescrição de exercícios deve ser individualizada e administrada com cuidado para atingir os benefícios de redução da dor relacionada ao exercício. A educação do paciente e o estabelecimento de metas centradas nele são essenciais para trabalhar sua dor crônica; o paciente se beneficiará com os exercícios.

ELEMENTOS DE UMA PRESCRIÇÃO DE EXERCÍCIO

Exercícios apropriadamente planejados são uma intervenção poderosa. Os elementos básicos de um programa de exercícios incluem especificidade e sobrecarga progressiva. Dentro dos elementos de especificidade estão o tipo de contração, a velocidade da contração e a variedade. Dentro da sobrecarga progressiva estão os parâmetros individuais de intensidade, duração, frequência, repouso, tipo de contração, velocidade de contração, reversibilidade e variedade. Para maximizar a eficácia, uma prescrição de exercício deve refletir um desenho individualizado dos parâmetros relevantes para promover a mudança desejada no sistema-alvo. Quando se presta atenção à manipulação criativa desses parâmetros do exercício, o resultado dele pode ser previsto com mais precisão. Esta seção inclui uma discussão geral dos parâmetros que se aplicam aos modos de exercício aeróbico e de resistência. Mais detalhes de aplicações específicas dos parâmetros ocorrem posteriormente neste capítulo.

Especificidade

O princípio da especificidade afirma que a adaptação ao estímulo do exercício estará diretamente relacionada à forma de geração do estímulo. A especificidade inclui o exercício específico, o tipo de contração muscular, a velocidade da contração e a consideração do movimento funcional inerente ao resultado desejado. Quanto mais próxima a rotina de treinamento estiver das condições do resultado desejado (i. e., tarefa de exercício específica ou critérios de desempenho), melhor será o resultado.[14] É comumente aceito que a melhora funcional ocorre quando o estímulo do exercício corresponde intimamente às condições do resultado funcional desejado. Por exemplo, se for desejada uma maior tolerância ao exercício, a prescrição de exercício exigiria menor intensidade e mais tempo na tarefa, como no treinamento para resistência.

Incorporar o mesmo tipo de contração muscular (concêntrica, excêntrica ou isométrica), que é desencadeada por um movimento específico, atende ao requisito de especificidade no treinamento de resistência. Parte da análise de uma tarefa é identificar o tipo de contração muscular necessária para completar a atividade. Por exemplo, os músculos do tronco frequentemente são usados como estabilizadores durante o movimento e, portanto, devem ser treinados isometricamente em vários planos e ações.[40]

A especificidade é menos crítica nos exercícios aeróbicos. Um estudo que investigou os efeitos de modo de exercício, estado de treinamento e especificidade no consumo de oxigênio (VO_2) descobriu que o nível de treinamento teve maior efeito que o modo de exercício.[41] Logicamente, o treinamento em esteira ergométrica não será trocado diretamente para uma tarefa de natação, mesmo na presença de maior capacidade aeróbica. A especificidade nos exercícios aeróbicos pode ser mais crítica durante o esforço máximo, como em competições, mas menos importante em indivíduos que não estão atingindo o esforço máximo.

O conceito de especificidade conduziu à prática contemporânea de treinamento funcional. O treinamento funcional é o conceito de treinar um movimento, aplicado a alguma função, em vez de treinar um músculo de forma singular, e requer ativação neural superior. O treinamento para velocidade e potência é uma aplicação de especificidade e sobrecarga e um componente necessário das atividades funcionais.[42] As atividades funcionais são multiplanares e assimétricas, comumente incorporam rotação e são dependentes da velocidade e do equilíbrio. Portanto, o exercício que visa melhorar a função deve atender aos mesmos critérios. Programas de exercícios comerciais, como *CrossFit*[43] e *Boot Camps for Seniors*, que utilizam esses conceitos de especificidade e treinamento funcional,

estão ganhando popularidade.[44] O treinamento funcional pode permitir a adaptação a uma variedade de atividades, maior que a adesão estrita ao princípio da especificidade. As aplicações do treinamento funcional serão discutidas posteriormente neste capítulo.

Sobrecarga progressiva

A aplicação da teoria do estresse físico à prescrição de exercícios para aumentar a força é chamada "sobrecarga". O princípio da sobrecarga afirma que, para alcançar a adaptação, um estímulo deve ser maior que o necessário para manter o estado atual. Os parâmetros que influenciam a sobrecarga no treinamento de resistência incluem intensidade, séries, repetições por série, frequência das sessões/semana, duração do treinamento (em semanas), descanso e reversibilidade. Esses parâmetros serão discutidos na seção sobre treinamento de resistência. Já aqueles que afetam a sobrecarga nos exercícios aeróbicos incluem intensidade, frequência e duração do treinamento (em semanas). Esses parâmetros serão discutidos na seção sobre exercícios aeróbicos.

A dose ou a quantidade de exercício, não importa o modo dele, determina a quantidade de adaptação do tecido-alvo. Essa dose deve ser ajustada progressivamente para promover adaptações contínuas. A relação dose-resposta (curva) ilustra a TEF. A relação dose-resposta afirma que, com doses maiores, maiores ganhos ocorrem, até o ponto de retornos decrescentes (ver Figura 8.2).[45] Existe uma relação dose-resposta entre aumentos de força e variáveis de treinamento, como volume, duração (semanas) e intensidade.[46] O volume de treinamento em termos de duração parece ser a variável mais importante entre todos os elementos que afetam a intensidade.[45] A análise de múltiplas metanálises confirmam o período de treinamento como a única variável significativa para melhorar a força muscular na presença de variadas séries, repetições e frequências.[45,46] Uma implicação prática é que as variáveis de sobrecarga podem ser manipuladas para individualizar a prescrição de exercícios com base em dor, esforço percebido, preferência e dor pós-exercício – *desde que a consistência*

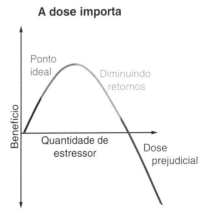

Figura 8.2 Curva dose-resposta. De *https://www.familyhealthchiropractic.com/3-ways-i-start-my-day-to-boost-productivity/stress-dose-graph/.*

do treinamento seja mantida por até, pelo menos, 3 meses –, reconhecendo o princípio da reversibilidade (discutido adiante), o qual afirma que os resultados do treinamento diminuem com a interrupção do treinamento.

A relação dose-resposta parece se manter nos exercícios de resistência para ganhos de força com uma intensidade de até 90%, com no máximo de uma repetição (1RM),[47] para melhorias de equilíbrio em adultos mais velhos até 3 dias por semana[48] e para condicionamento aeróbico até 80% da reserva de frequência cardíaca (RFC).[2] Entretanto, os benefícios do exercício aeróbico para a saúde, eventualmente, atingem um ponto de diminuição dos retornos. Embora esse ponto de diminuição seja dependente do nível de condicionamento físico, Huang et al. descobriram que doses de mais de 80% da RFC não levaram a um maior aumento da VO_2 máximo, mas, inversamente, resultaram em declínios.[49] Existem algumas evidências para a presença de uma relação dose-resposta entre o exercício e a redução do risco de lesões relacionadas a quedas e fratura óssea.[50] Contudo, a relação dose-resposta não é válida para a relação entre exercício e função cognitiva, na qual sessões mais curtas de 20 minutos ou menos mostraram os maiores efeitos, enquanto sessões mais longas mostram resultados decrescentes.[51] O desempenho do treinamento funcional, como levantar da cadeira e subir escadas, não demonstra uma relação dose-resposta, talvez devido ao efeito de teto da força necessária para realizar tarefas funcionais específicas.[47]

A quantidade mínima de sobrecarga para atingir ganhos cardiovasculares é de 50% do VO_2 máximo (220–idade) ou reserva de frequência cardíaca (frequência cardíaca máxima menos frequência cardíaca em repouso).[2] Para ganhos de força da musculatura esquelética, deve ser atendido 60% da capacidade máxima do tecido, embora esse nível seja controverso.[52,53] Tradicionalmente, esse limite de 60% se aplica a indivíduos não treinados, como a maioria dos idosos que não está se exercitando atualmente. Embora os ganhos de força sejam obtidos abaixo do limite de 60%, um volume maior de exercício deve ser realizado em termos de repetições, séries e/ou duração. O treinamento de resistência de intensidade alta e moderada produz os maiores efeitos sobre a força muscular em comparação com o treinamento de intensidade moderada ou baixa e o treinamento de resistência de baixa intensidade, respectivamente.[2,45]

A medição da quantidade de sobrecarga aeróbica é obtida pela resposta cardíaca/pulmonar. Por exemplo, o estímulo aeróbico necessário para atingir uma resposta de condicionamento cardiopulmonar é determinado por uma porcentagem de um VO_2 máximo e pode ser calculado usando uma variedade de métodos. O estímulo apropriado para o treinamento de resistência classicamente é determinado pela 1RM, definido como a resistência que pode ser movida uma vez apenas para gerar uma falha muscular ou quando o indivíduo não executa mais o movimento da forma adequada.[2] Medir o esforço percebido ou o esforço em todos os tipos de exercício é outro método de avaliação de sobrecarga de baixo custo e fácil aplicação.

As escalas de índices de esforço percebido (IEP) são meios de medir os níveis de intensidade física que originalmente se correlacionavam com a frequência cardíaca durante o exercício. O IEP é medido usando a escala de Borg 6-20,[54] escala da razão de Borg (CR-10), escalas OMNI específicas para a modalidade (i. e., caminhada, ciclismo, treinamento de força),[55] e o *Talk Test* ou limiar de conversação.[56] A Tabela 8.1 compara essas ferramentas.

Reversibilidade

Talvez intuitivamente, o princípio da reversibilidade afirma que os efeitos de qualquer forma de exercício, quando interrompido, resultarão em declínios variáveis ao longo do tempo. O nível de aptidão, idade, tempo de treinamento, atividade física habitual, grupos musculares envolvidos e fatores genéticos contribuem para essa variabilidade.[14] Apesar das mudanças fisiológicas ocorrerem entre 1 e 2 semanas após a interrupção do exercício, a maioria dos adultos bem treinados observará apenas declínios modestos em sua aptidão e desempenho ao longo de períodos de vários meses.[14] Geralmente, mais exercícios são necessários para *melhorar* a aptidão cardiopulmonar e a saúde cardiometabólica que o necessário para *manter* essas melhorias.[14] As melhorias induzidas pelo treinamento de resistência sobre a força muscular e a potência revertem, rapidamente, com interrupção completa do exercício, embora a manutenção de apenas uma sessão/semana, com intensidade de moderada a forte, possa ser necessária para manter a aptidão muscular e de potência.[14]

Resistência

Resistência é a capacidade de sustentar uma atividade por longos períodos de tempo e, geralmente, refere-se à capacidade aeróbica. A resistência muscular local é mais bem descrita como a capacidade de resistir à fadiga muscular e descreve como determinado tipo de contração pode ser mantido, normalmente medido em termos do número de repetições. Assim como a resistência aeróbica, a resistência muscular depende do metabolismo aeróbico. Ela e a força muscular, ambas importantes para a vida cotidiana, juntas constituem a aptidão muscular. Melhorar o condicionamento muscular torna as atividades diárias mais fáceis e diminui o risco de lesões com a atividade. Atividades que melhoram a resistência cardiovascular também melhoram a resistência muscular. Programas de treinamento desse tipo de resistência podem produzir ganhos pequenos, mas mensuráveis, na força muscular. Como acontece com qualquer programa de condicionamento físico para iniciar benefícios específicos, melhorar a resistência muscular requer a aplicação do princípio da sobrecarga em atividades dessa natureza.

Exemplos de resistência muscular incluem quantas vezes um agachamento completo, abdominal ou rosca bíceps com peso de leve a moderado pode ser executado antes de alterar a forma de execução. As atividades que exigem resistência muscular incluem caminhada ou corrida

TABELA 8.1	Ferramentas para medir o esforço percebido.				
Escala de Borg CR-10*	Escala de Borg 6-20†	Porcentagem da escala de esforço	Escala OMNI‡	Carga de trabalho percebida	Teste falado
0	6 7		0	Sem esforço	
1 2	8 9 10	10 a 20% de esforço	1 2	Muito fácil Fácil	Repouso
3	11 12 13	30% de esforço	3	Moderado	
4	14	40% de esforço	4	Leve/um tanto fácil	
5	15	50% de esforço	5	Difícil/um tanto difícil	Caminhada suave
6	16	60% de esforço	6	Difícil/pesado	Passada constante, sem dispneia
7	17	70% de esforço	7		Caminhada rápida, capaz de manter uma conversação
8	18	80% de esforço	8	Muito difícil	Caminhada muito rápida, precisa respirar entre grupos de 4 a 5 palavras
9	19	90% de esforço	9	Extremamente difícil	Incapaz de falar e manter o ritmo da passada
10	20	100% de esforço	10	Máximo/Exaustão	

*A escala Borg CR-10 se correlaciona com a carga de trabalho percebida indicada para o músculo quadríceps. (Pincivero DM. Older adults underestimate RPE and knee extensor torque as compared with young adults. *Med Sci Sports Exerc.* 2011;43[1]:171–180.)
†A escala Borg 6–20 se correlaciona com a carga de trabalho no exercício contra a resistência em indivíduos do sexo masculino sedentários.
‡A escala OMNI somente deve ser utilizada no exercício contra a resistência.
Correlações com o percentual de esforço são aproximadas.
(Adaptada de Morishita S, Tsubaki A, Nakamura M, Nashimoto S, Fu JB, Onishi H. Rating of perceived exertion on resistance training in elderly subjects. *Expert Rev Cardiovasc Ther.* 2019;17[2]:135–142.)

sustentada, ciclismo, treinamento de resistência, ginástica, natação, treinamento em circuito, aeróbica, dança e pular corda. Existem vários protocolos de treinamento, mas, em geral, a carga aplicada é relativamente baixa e o número de repetições é alto, como na subida de escadas.[2] No treino da resistência muscular, o número de repetições e o tempo de contração do músculo ou grupo de músculos são mais importantes que resistência/carga ou intensidade/velocidade de execução da atividade física. Entretanto, para a melhoria é necessário um limite mínimo de treinamento (intensidade, frequência e duração).

Treinamento neuromuscular

A ativação neuromuscular é o processo pelo qual o sistema nervoso produz força muscular por meio do recrutamento e da codificação das unidades motoras. Os déficits na ativação neuromuscular podem ser observados na redução da potência muscular e na ativação do músculo agonista com prejuízos na aceleração e na capacidade de gerar velocidade e potência. O resultado de um efeito de aprendizagem mediado pela mudança na coordenação de habilidades motoras e nível de motivação é a primeira e, muitas vezes, a mais rápida melhora na capacidade de realizar um exercício, o que é observado nas primeiras sessões de treinamento.[57] Na segunda fase, que dura até a 3ª ou a 4ª semana, a melhora da força é atribuída à adaptação neural.[58] Ela, provocada pelo treinamento de resistência, inclui o aumento da ativação dos músculos motores primários

(por meio do número de unidades motoras recrutadas e sincronização dessas unidades motoras individuais) e melhor coordenação de músculos antagonistas.[59]

Manini e Clark sugerem que a perda de força e potência muscular com a idade (dinapenia) está mais relacionada com o comprometimento da ativação neural e/ou reduções na capacidade de geração de força intrínseca do músculo esquelético.[60] Fatores neurais podem ser facilitados por meio de treinamento de alta intensidade.[61] Como a maioria das unidades motoras é recrutada voluntariamente em ordem crescente de tamanho, pequenas unidades motoras (tipo I) são recrutadas primeiro, progredindo por meio dos tipos de fibra (I < IIA < IIX).[62] Portanto, quando uma força baixa é necessária, apenas unidades motoras do tipo I estarão ativas. Somente quando a força for alta, o recrutamento exigirá o envolvimento das unidades motoras maiores, maximizando os ganhos de força e potência.

O córtex motor é crítico para a coordenação/controle do movimento e aquisição de habilidades. O papel da inibição e desorganização intracortical secundários ao comportamento sedentário e desuso, atualmente, é reconhecido como um fator crítico na determinação da força/fraqueza muscular.[63,64] O controle e a integração neuromuscular são necessários para produzir movimento controlado por meio da atividade muscular coordenada. A disfunção neuromuscular e sensorimotora pode ser observada em pacientes com osteoartrite de joelho por meio da redução da acuidade proprioceptiva, instabilidade e deficiência de ativação muscular.[65] O exercício neuromuscular é o exercício funcional que envolve múltiplas articulações e grupos musculares realizados em várias posições para atingir a estabilidade postural. O exercício neuromuscular (funcional) incorpora habilidades motoras como equilíbrio, coordenação, marcha, agilidade e treinamento proprioceptivo para melhorar o equilíbrio, agilidade e força muscular e reduzir o risco de quedas.[14]

Numerosas condições neurológicas e ortopédicas estão associadas ao comprometimento proprioceptivo e cinestésico, como acidente vascular encefálico, doença de Parkinson, neuropatias sensoriais periféricas, osteoartrite e lesões nos ligamentos, cápsulas articulares e músculos.[66] Definida de forma ampla, a propriocepção se refere à consciência do corpo e dos membros e possui várias propriedades distintas: sensação de movimento passivo, sensação de movimento ativo, sensação de posição do membro e uma sensação do peso no membro.[66] O treinamento proprioceptivo é um aspecto importante do exercício neuromuscular, pois induz a reorganização cortical.[66] O treinamento proprioceptivo por meio de exercícios neuromusculares, utlizando movimentos passivos e ativos, com e sem *feedback* visual para alcançar melhorias significativas na função somatossorial e sensorimotora são benéficos com grandes tamanhos de efeito de > 0,8.[66] O treinamento neuromotor, com duração de 6 semanas ou mais, tende a produzir maiores benefícios que programas de duração mais curta.

Prazer e valor

Um desafio significativo da reabilitação geriátrica é envolver os pacientes mais velhos a participarem e a aderirem totalmente aos seus programas de reabilitação ou atividade física. A adesão ocorre quando as pessoas são motivadas a participar devido a experiências positivas que mantenham seus interesses e correspondam a seus níveis de conforto.[67] Proporcionar escolhas e incorporar fatores que agregam benefício pessoal a adultos mais velhos que estão cada vez mais individualizados enquanto amadurecem são importantes contribuintes para a adesão.

Os adultos mais velhos, como todas as faixas etárias, precisam entender como a participação na atividade física contribui com seus desejos e objetivos pessoais e, então, ponderar os benefícios e as desvantagens potenciais (dor, constrangimento, tempo e esforço, desconforto etc.). Apesar de muitos adultos mais velhos preferirem exercícios desafiadores, eles devem se sentir confiantes com a segurança do nível de desafio.[25] A supervisão de um especialista e a participação de outros na modelagem da atividade pode encorajar os idosos a irem além de sua "zona de conforto" normal. Miller et al. descobriram que os participantes desenvolveram uma preferência pelos "novos" exercícios (mais desafiadores) em vez dos exercícios mais tradicionais (menos desafiadores) experimentados anteriormente.[25] Lenze et al. demonstraram melhores resultados em indivíduos frágeis e descondicionados quando se concentraram em seus objetivos declarados individualmente, receberam tipos específicos de *feedback* consistentes com

a aprendizagem motora e participaram de uma prescrição de exercícios que foi desafiadora (alta intensidade) em comparação com a reabilitação padrão de tratamento.[68] O modelo da Reabilitação Médica Aprimorada (RMA) – em inglês, *Enhanced Medical Rehabilitation* (EMR) –, ilustrado na Figura 8.3,[68] fornece uma maneira sistemática de promover o envolvimento por meio do foco nos objetivos do paciente, vinculando os objetivos às atividades de reabilitação, além de otimizar a intensidade.

Atividades desafiadoras podem empoderar os idosos à medida que eles obtêm sucesso com os novos desafios. A dança em linha com outros participantes na sala de reabilitação, usando quaisquer dispositivos assistivos que lhes permitam interagir, pode ser imensamente divertida e estimulante. Park et al. compararam a dança rítmica e o exercício de caminhada e descobriram que a frequência e a função física melhoraram muito no grupo de dança ao longo de 12 semanas em comparação com o exercício de caminhada.[69] A música no ritmo apropriado também adiciona interesse, experiências positivas aos programas de exercícios e maior engajamento, embora os autores tenham descoberto que cantar distraiu os participantes e, portanto, recomendam música instrumental.[67]

Para aumentar o envolvimento, a terapia, os exercícios e a atividade física devem se concentrar em atividades divertidas, sociáveis e realizáveis de uma maneira individual e relevante para o paciente. A variedade também é importante para reduzir o tédio e continuar o envolvimento. Os circuitos de exercício das atividades funcionais são facilmente adaptados a todas as configurações, ao trabalhar na velocidade e no desempenho. Aulas do tipo *boot camp*

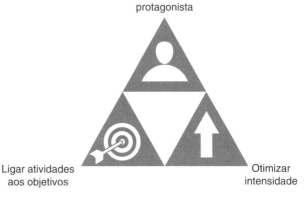

Figura 8.3 Modelo de Reabilitação Médica Avançada (RMA), do inglês *Enhanced Medical Rehabilitation* (EMR). Três princípios constituem o modelo RMA: (1) o paciente como protagonista (o terapeuta pratica comunicação ideal, resiste assumir o controle da sessão e deixa que o paciente fique no controle e continuamente busca por oportunidades para perguntar como o paciente está); (2) ligar atividades aos objetivos pessoais (terapeuta entrevista o paciente para identificar atividades agradáveis do dia a dia que representam aspectos da vida que ele ou ela mais deseja restaurar; enfatizando o porquê a terapia pode melhorar a participação); (3) otimizar a intensidade (projetar o desafio, atividades intensas que ligam os objetivos informados pelo paciente para desencadear o esforço máximo e o engajamento físico; o objetivo é manter o paciente fisicamente engajado na terapia em pelo menos 65% da sessão). *Direitos de publicação de Eric Lenze Washington University em St. Louis, School of Medicine. Com permissão do autor.*

ou sessões de terapia podem ser facilmente incorporadas usando o tempo na tarefa em vez de repetições e, em seguida, progredindo, de modo imediato, para a próxima atividade. A Tabela 8.2 lista algumas atividades direcionadas a adultos mais velhos para um programa do tipo circuito ou *boot camp*. A lista de atividades potenciais é interminável!

Resumo

A consideração das variáveis de especificidade, sobrecarga, elementos neuromusculares e prazer é a chave para tornar eficaz um programa de exercícios para adultos mais velhos. O desafio criativo da prescrição de exercícios é o modo que o fisioterapeuta manipula as variáveis. Com o foco nos objetivos do paciente e na manipulação dos vários elementos da prescrição de exercícios, o envolvimento é aprimorado e os resultados ideais alcançados.

APLICAÇÃO DE PRINCÍPIOS PARA TIPOS DE EXERCÍCIOS

Exercício aeróbico

O exercício aeróbico aumenta a capacidade do corpo de absorver, distribuir e utilizar oxigênio. Um programa de treinamento com o objetivo de melhorar o desempenho cardiopulmonar está indicado para pacientes que não possuem a capacidade de manter a atividade por um período desejado devido à diminuição da eficiência cardiopulmonar e vascular. Muitas vezes, esses pacientes apresentam queixas de fadiga com determinado nível de exercício, que podem estar relacionadas a doenças e/ou descondicionamento. Exercícios de intensidade moderada ou vigorosa, ou ambos, podem ser realizados para melhorar a capacidade aeróbica, mas parece que quanto maior a intensidade, maiores os benefícios. O treinamento intervalado de alta intensidade (TIAI) é um exemplo de uma forma viável de treinamento de alta intensidade e será discutido posteriormente. O treinamento aeróbico com uma intensidade média de 66 a 73% da RFC, com 40 a 50 minutos por sessão, por 3 a 4 dias/semana, durante 30 a 40 semanas, parece ser eficaz e ideal para o máximo de benefícios cardiopulmonares em idosos sedentários saudáveis.[49] Pode existir um limite mínimo para gerar benefícios com base no nível de condicionamento físico, com um mínimo de 45% de reserva de consumo de oxigênio ou RFC (< 11 equivalentes metabólicos [METs]) encontrados para fornecer benefícios em adultos mais velhos não treinados.[14,37] O ACSM sugeriu que o estímulo de 60 a 80% de exercício é necessário para atingir a adaptação cardiopulmonar e aptidão.[2]

Atividade física moderada-intensa pode ser acumulada em séries de ≥ 10 minutos cada para atingir a meta diária de ≥ 30 minutos/dia; entretanto, é o volume de atividade que trará benefícios à saúde.[14] Também existem evidências de que pessoas sedentárias se beneficiarão de períodos curtos e regulares de atividade de apenas 1 minuto[13] ou sessões de 10 minutos[70] para interromper os períodos na posição sentada ou deitada. Apesar de sessões de 10 minutos de exercícios aeróbicos serem as mais viáveis para algumas pessoas, essas sessões curtas devem ser complementadas com a frequência das sessões. Implementar o princípio de sobrecarga com intensidade de exercício aeróbico irá atingir respostas ótimas de benefícios para a saúde e aptidão cardiorrespiratória.

Treinamento intervalado e treinamento intervalado de alta intensidade. Programas de treinamento aeróbicos intervalado são os mais eficientes para melhorar o desempenho cardiopulmonar, a resistência e a saúde geral, mesmo em adultos mais velhos.[71] O treinamento intervalado é adequado para adultos saudáveis e aqueles com doenças cardiorrespiratórias, doenças vasculares e diabetes.[72,73] As vantagens de um programa intervalado em relação aos programas de intensidade constante são as melhorias superiores em vários resultados cardiovasculares, bem como na aptidão e desempenho,[72,74,75] mesmo em pessoas com doença cardiopulmonar e vascular. O Boxe 8.6 lista os benefícios do treinamento intervalado e TIAI.[76] O treinamento intervalado pode ser mais eficaz em indivíduos não treinados que a atividade aeróbica sustentada de duração semelhante na melhoria da aptidão cardiopulmonar e da glicemia, mas menos eficaz na melhora da frequência cardíaca em repouso, composição corporal e relação total colesterol-lipoproteína de alta densidade (HDL).

O TIAI é uma forma de exercício de treinamento intervalado na qual indivíduos alternam períodos de exercícios curtos, intensos e não oxidativos no esforço máximo com períodos de recuperação menos intensos. O TIAI permite resultados iguais ou superiores para um investimento de tempo nitidamente menor e está associado a uma maior aderência, com resultados aparentes em apenas 2 semanas.[77] Exemplos de protocolos TIAI estão listados na Tabela 8.3. Embora poucos estudos tenham examinado o TIAI em adultos mais velhos, o estudo Generation 100,[19]

TABELA 8.2	Tarefas e exercícios sugeridos nos circuitos de exercícios e nas sessões estilo *boot camp* utilizando tempo na tarefa.	
Possíveis formatos	**Circuito**	**Boot camp**
30 s para a tarefa; 10 s de repouso; várias etapas (3 a 4); 10 s para transição para o próximo exercício OU 40 a 50 s para a tarefa; 10 s para transição para a próxima estação; repetir o circuito várias vezes OU 20 s; 8 s de repouso enfatizando a velocidade. Repetir 6 a 8 vezes	Transferência para e do leito	Agachamentos
	Sentar e levantar sobre várias superfícies	Levantamento-terra
	Transferências no chão	Flexões de tronco na cadeira
	Subida de escadas	Exercícios de *step*
	Agachamentos	Equilíbrio na bola Bosu
	Colocar e tirar o casaco	Agachamentos com saltos
	Ajoelhar e levantar	Treino de boxe com o terapeuta
	Deambular transportando pesos	Deambular transportando pesos
	Dobrar roupas sobre uma superfície complacente	

BOXE 8.6	Benefícios do treinamento intervalado e do treinamento intervalado de alta intensidade (TIAI) para adultos mais velhos.

Idosos saudáveis
Reduz a gordura subcutânea, especialmente a gordura abdominal
Reduz a massa corporal total
Melhora o VO_2 máximo
Melhora a sensibilidade à insulina
Queima mais calorias que o exercício moderado contínuo (EMC)
Aumenta a oxidação de gordura pós-exercício e o gasto de energia mais que o EMC
Maior redução do colesterol total e o colesterol de lipoproteína de baixa densidade, enquanto aumenta o colesterol de lipoproteína de alta densidade mais que o EMC
Melhora a função endotelial
Melhora a pressão arterial

Melhora a regulação da glicose
Reduz o risco de eventos cardiovasculares
Diminui a mortalidade por todas as causas
Idosos de alto risco
Reduz a pressão arterial
Melhora a função endotelial
Melhora os perfis lipídicos
Melhora o VO_2 máximo
Melhora a função ventricular esquerda
Melhora a função miocárdica geral
Reverte a remodelação ventricular esquerda em pacientes com insuficiência cardíaca

Dados de Shiraev T e Barclay G 2012, Australian Family Physician. Vol 41(12) 960–962.

usando os princípios do TIAI, demonstrou 60% de adesão à intensidade prescrita ($\geq$ 15 na escala de Borg) duas vezes/semana durante 1 ano sem supervisão estrita, apesar de as mulheres terem apresentado uma menor taxa de adesão a exercícios de alta intensidade que os homens. TIAI é conhecido por ser seguro para idosos saudáveis, bem como para aqueles com diabetes, angina estável e insuficiência cardíaca, e após infarto do miocárdio, implante de *stent* cardíaco e enxerto de artéria coronária.[73,78]

Mensuração. Medir e interpretar os sinais vitais é a forma clássica de medir a intensidade e a resposta ao exercício aeróbico. O Capítulo 18 fornece uma visão geral das medidas de sinais vitais para frequência cardíaca e pressão arterial em idosos saudáveis e idosos com disfunção cardíaca ou pulmonar. Conforme resumido na Tabela 8.1, várias escalas de percepção de esforço estão disponíveis para ajudar os pacientes a avaliar seu nível de esforço. O *Talk Test* ou limiar de conversação é uma medida válida de intensidade aeróbica baseada na premissa de que o exercício no limiar ventilatório ou acima dele (lactato) (50 a 70% VO_2 máximo) não permite uma fala conversacional confortável e, portanto, serve como um meio de estimar o ponto de corte entre exercícios de intensidade moderada e vigorosa.[79] Além de orientar a intensidade do treinamento de exercício, o teste de fala pode ajudar os pacientes a evitarem isquemia por esforço[80] e aqueles com fibrilação atrial.[79] O teste de fala pode não ser tão prático para monitorar a intensidade do exercício em TIAI devido à menor duração das sessões de exercícios com intensidade mais alta.[79] Os protocolos incluem recitar um parágrafo padrão de 10 a 15 segundos em voz alta ou contar em voz alta. O indivíduo é orientado a contar até o valor mais alto possível em repouso e em pré-exercício antes de ter que fazer uma segunda respiração. Isso estabelece uma linha de base durante o exercício, correspondendo à intensidade moderada a vigorosa dele (46 a 100% do VO_2 máximo).[81]

As escalas OMNI para caminhada e exercícios de resistência são ilustradas na Figura 8.4. A escala de exercício aeróbico percebido da OMNI é uma medida válida da

TABELA 8.3	Protocolos para treino intervalado de alta intensidade que se mostraram efetivos na obtenção do propósito declarado.
Propósito	**Segundo estágio (assim que o indivíduo se mostra aclimatado ao tipo de exercício)**
Melhorar a função cardiopulmonar naqueles que participam de programas de reabilitação cardíaca.[56]	2 blocos intervalados de 8 min com 30 s entre 80 e 100% do pico de potência revesados com recuperação ativa ou passiva de 30 s, recuperação passiva permitida entre os blocos
Melhorar a aptidão aeróbica, função cardíaca, controle dos lipídios e glicose em pacientes com doença cardiometabólica.[213]	Intervalos de 4 min de caminhada de alta intensidade na esteira ergométrica (geralmente em subida) revesados com períodos de caminhada de intensidade moderada
Melhorar a aptidão aeróbica, função cardíaca e fatores de risco metabólicos em adultos mais velhos sedentários.[75]	Intervalos de 4 × 4 min em 90% do pico da frequência cardíaca revesados por períodos de recuperação ativa de 3 × 3 min em 70% do pico da frequência cardíaca por um total de 25 min em um ergômetro sem sustentação de carga
Melhorar a função vascular[77]	TIAI 4 × 4 entre 85 e 95% da FC máxima revesados com 3 min de recuperação ativa com entre 60 e 70% da FC máxima, 3 vezes/semana por 12 a 16 semanas
Iniciantes que foram liberados para a prática de exercícios	2 sessões/semana 40 a 50% da FC máxima em recuperação; 80 a 90% da FC máxima em um período de trabalho de 1 a 4 min Recuperação superior ou igual ao período de trabalho; retornar para a FC de 40 a 50% da FC máxima durante a recuperação ativa Progressão 1: 60 s × 10 Progressão 2: 2 min × 8 Progressão 3: 4 min × 4

FC, frequência cardíaca; *TIAI*, treino intervalado de alta intensidade.
Todos os protocolos foram precedidos e sucedidos de aquecimento e relaxamento de 2 a 10 minutos.

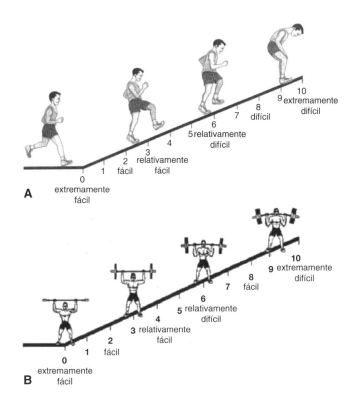

Figura 8.4 A. A escala OMNI para deambulação e exercício contra resistência. **B.** Escala OMNI para exercício aeróbico. (*De Shinya Yamauchi SM, Yamauchi S, Fujisawa C, Domen K. Rating of perceived exertion for quantification of the intensity of resistance exercise. Int J Phys Med Rehab. 2013;1[9]:1–4.*)

capacidade aeróbica que reflete, visualmente, o esforço em resposta a esse tipo de exercício (bicicleta e caminhada) com mais precisão em cargas mais altas de esforço para adultos mais velhos.[82-84]

Medidas funcionais de capacidade aeróbica. Testes que avaliam a resposta do exercício a atividades funcionais comuns, como caminhar e subir escadas, são comumente usados. Esses testes foram descritos no Capítulo 7. O teste de caminhada de 6 minutos (TC6M) é uma medida de distância que uma pessoa pode alcançar e um indicador válido e confiável de aptidão aeróbica.[85] O teste de caminhada de 400 metros (caminhada longa no corredor) é útil para medir a capacidade aeróbica e, assim, identificar doenças cardiovasculares,[86] mas também pode identificar o risco de desenvolver deficiência de mobilidade.[87,88] O teste do degrau de 2 minutos estabeleceu normas e é comumente usado em círculos de condicionamento físico. Foi percebido que é um teste mais árduo para indivíduos mais velhos que os testes de caminhada de distância.

Modo. A modalidade de exercício aeróbico deve ser rítmica e repetitiva por natureza, além de envolver grandes grupos musculares. Os modos comuns incluem caminhada, subida de escadas, corrida, dança social, ciclismo, natação, esqui *cross-country*, patinação, remo, tênis, esportes com raquete, basquete, futebol, voleibol e outros. Vários equipamentos podem ser usados em ambientes fechados para o condicionamento aeróbico do indivíduo mais velho, incluindo esteira, aparelho elíptico, *step*, remo, bicicleta

ergométrica e bicicleta reclinada. As atividades ao ar livre incluem caminhada, esqui *cross-country*, patinação, corrida e ciclismo. Cada atividade possui vantagens e desvantagens. A preferência do indivíduo deve ser a base para a recomendação de um tipo específico de exercício aeróbico. Além disso, os requisitos físicos para cada atividade devem ser considerados, combinando os requisitos com as habilidades do paciente. A melhor atividade é aquela que o indivíduo fará de forma consistente. Assim que um programa de exercícios aeróbicos é estabelecido, normalmente há pouca necessidade de supervisão do fisioterapeuta, exceto para ajustar periodicamente a intensidade do programa à medida que o paciente progride.

O exercício aeróbico pode ser um aspecto de um programa de exercícios completo para um adulto mais velho. Considerações sobre deficiências físicas, déficits funcionais e objetivos do paciente precisam ser considerados e o modo de exercício individualizado. Pode ser necessária a realização de exercícios de fortalecimento antes da participação no condicionamento aeróbico para permitir que este ocorra, especialmente se o paciente reclamar de dor ou fadiga.

Exercício aquático

O exercício aquático permite a aplicação da teoria do estresse físico para indivíduos que não toleram o estresse dos exercícios terrestres. A flutuação, associada ao empuxo, são propriedades físicas da água que permitem que um indivíduo descondicionado ou com patologia articular significativa se exercite diminuindo o impacto sobre as articulações, servindo, assim, como um ambiente viável para indivíduos que apresentam dor. A flutuabilidade da água diminui as forças compressivas dentro das articulações em 36 a 55%, enquanto oferece suporte hidrostático para a posição ereta.[89] Os adultos mais velhos podem apresentar uma densidade corporal mais baixa e um nível mais alto de flutuabilidade devido à composição corporal.

Os exercícios aquáticos podem ser usados para melhorar a aptidão cardiorrespiratória, força, potência, densidade óssea,[90] flexibilidade e agilidade.[91] Os exercícios aquáticos podem ter efeitos de tamanho moderado sobre o funcionamento físico em adultos mais velhos saudáveis quando comparados à ausência de treinamento, além de serem tão eficazes quanto os exercícios terrestres.[91] Em uma metanálise sobre o efeito dos exercícios aquáticos em adultos mais velhos, os autores descobriram que os participantes mais jovens (< 68 anos) podem se beneficiar mais, o que pode resultar da maior intensidade usada. Essa revisão não encontrou diferença entre duas e três sessões/semana. Quando comparados com intervenções de controle de cuidados usuais, orientação, chamadas telefônicas, atenção social e nenhuma intervenção, os exercícios aquáticos apresentam pequena melhora a curto prazo na dor (imediatamente após o tratamento), incapacidade e qualidade de vida em pessoas com osteoartrite de joelho e quadril ou ambos. Esses efeitos sobre a dor e a incapacidade foram considerados clinicamente relevantes.[92,93]

Os efeitos da turbulência da água oferecem períodos de instabilidade que devem ser superados e podem resultar em mudanças positivas no equilíbrio e estabilidade postural em comparação com a natureza mais estática do exercício terrestre. Além disso, a maioria das piscinas é aquecida, o que pode ter um efeito terapêutico nas articulações doloridas.[93] Pacientes com osteoartrite, excesso de peso ou que foram submetidos a cirurgias recentemente podem se beneficiar, a princípio, de exercícios aquáticos. Além disso, os pacientes que apresentam distúrbios significativos de equilíbrio ou medo de cair podem obter alguns benefícios iniciais na água antes de progredir para os exercícios terrestres.

Ao prescrever exercícios para o indivíduo submetido a exercícios aquáticos, o objetivo e o resultado desejado devem orientar a prescrição. Por exemplo, se o objetivo é melhorar a atividade física e/ou a capacidade aeróbica, é apropriado atingir todos ou parte dos 150 minutos recomendados em sessões de duração e intensidade variáveis. Se o objetivo é melhorar o fortalecimento das extremidades inferiores, então a intensidade seria a chave, empregando equipamentos aquáticos como flutuadores e pás para aumentar ou diminuir a resistência.

Independentemente do objetivo, é fundamental monitorar a tolerância ao exercício por meio do IEP ou frequência cardíaca ajustada para o ambiente aquático. O modelo de redução da frequência cardíaca foi determinado por Luiz Fernando Martins Kruel e, às vezes, é referido como o protocolo Kruel.[94] Uma redução da frequência cardíaca aquática é determinada subtraindo-se a frequência cardíaca de 1 minuto na piscina da frequência cardíaca de 1 minuto fora da água (Tabela 8.4). A diferença é conhecida como "redução aquática". Como a frequência cardíaca diminui em resposta à imersão na água, os sinais vitais podem superestimar a resposta.[95] O IEP se correlaciona bem com a porcentagem de pico de VO_2 em exercícios aquáticos em mulheres mais jovens.[96] Intensidades de IEP de 12 a 13 corresponderam a 46 a 63% do VO_2 máximo (moderado), e os de 14 a 17 corresponderam a 64 a 90% do VO_2 máximo (vigoroso).[96]

O uso de exercícios aquáticos dá ao paciente, que de outra forma não conseguiria se exercitar por causa da dor ou instabilidade, a capacidade de se tornar mais fisicamente ativo e de ganhar os níveis iniciais de força para permitir o exercício em terra.

Treinamento de resistência

A capacidade funcional demonstra um declínio progressivo com o envelhecimento, bem como um aumento da incidência de deficiência motora. Isso não é surpreendente, porque os idosos perdem até 40% de sua força entre 60 e 90 anos.[97] Somada a esse declínio está a quantidade de força perdida com o repouso no leito, da ordem de 1 a 3% por dia.[98] A relação entre força e capacidade funcional exerce uma enorme responsabilidade sobre os fisioterapeutas no sentido de criar e implementar programas de exercícios de resistência progressiva (ERP) que sejam eficazes. O ERP é a intervenção mais eficaz para obter melhorias na força muscular e desempenho funcional e para desenvolver hipertrofia muscular.[99] O ERP também pode adicionar reserva para fornecer um efeito protetor caso o paciente passe por um período de atividade reduzida ou repouso no leito secundário a uma lesão ou doença. Muitas pesquisas recentes determinaram que o treinamento de força é uma intervenção de primeira linha para muitos dos sintomas e consequências de doenças crônicas, como doença pulmonar obstrutiva crônica, osteoporose e quedas.[100]

Especificidade e sobrecarga progressiva são parâmetros críticos do ERP. Os elementos de intensidade, duração, séries, repetições e frequência podem ser manipulados dentro do desenho do programa de exercícios para individualizar o programa de modo a corresponder às habilidades básicas, desejos e limitações de cada pessoa.

Intensidade. A intensidade do treinamento de força explica as melhorias na força máxima.[45,47,53,101] Uma metanálise recente de estudos em adultos mais velhos descobriu que o treinamento de resistência melhorou a força muscular entre 13 e 90% (25 estudos) e, em menor extensão, melhorou a morfologia muscular (entre 1 e 21%; 9 estudos).[45] O ACSM e outros sugeriram que uma intensidade de 80% de 1RM é a carga de trabalho preferida para obter resultados ideais.[2,100]

A intensidade do treinamento de resistência para atingir o fortalecimento muscular é influenciada pela quantidade de sobrecarga (uma carga maior que o necessário para manter o estado atual), quantidade de tempo que o músculo está sob tensão e volume de exercício (repetições e séries). Embora cargas mais altas tenham resultados de

TABELA 8.4	Calculando a frequência cardíaca-alvo para uma mulher de 70 anos com uma frequência cardíaca de repouso de 75 bpm.		
Variável	Método tradicional (ACSM)	Método Karvonen	Redução aquática
Frequência cardíaca máxima para o exemplo de uma **mulher de 70 anos**	220–idade = **150 bpm**	206–88% da idade = **144,4 bpm**	220–idade–5 bpm de ajuste aquático = **145 bpm**
Frequência cardíaca de reserva (frequência cardíaca máxima – frequência cardíaca de repouso); para o exemplo de uma **frequência cardíaca de 75 bpm**	150–75 = **75 bpm**	144,4–75 = **69;4 bpm**	145–75 = **70 bpm**
Frequência cardíaca-alvo = 80% da frequência cardíaca máxima, para o exemplo	150 × 80% = **120 bpm**	144,4 × 80% = **116 bpm**	145 × 80% = **116 bpm**

força superiores em comparação com cargas mais baixas (< 50% 1RM), tanto para indivíduos destreinados[45,102] quanto para pessoas com fragilidade,[103] exercícios de alta e de baixa carga podem aumentar a força muscular, a capacidade funcional e a hipertrofia, dado um volume suficiente de exercício. Apesar dos ganhos de força superiores encontrados com os exercícios de alta intensidade/baixa repetição, começar com uma intensidade de 20 a 30% e progredir para 80% de 1RM pode ser mais bem tolerado por indivíduos frágeis e não treinados, além de permitir acomodação gradual e adaptação neural, diminuindo os efeitos negativos da dor muscular de início tardio e alto esforço percebido. O treinamento até a falha (a incapacidade de continuar a realizar o exercício em toda a extensão e em boa forma), em vez de um número predeterminado de repetições, pode exigir menos volume e, portanto, menos tempo, mas está sujeito a gerar dores musculares e criar uma resposta estressante sobre o sistema cardiovascular secundária ao esforço. O treinamento em um nível submáximo pode exigir mais volume (séries e repetições) e, portanto, mais tempo, porém cria uma resposta cardiovascular menos estressante.[101,102] Entretanto, está claro que ambas as estratégias alcançam a intensidade necessária para aumentar a força muscular.

O tempo sob tensão também é uma estratégia para aumentar a intensidade, porque o tempo total sob tensão tem um forte efeito nos ganhos de força;[45] é importante para adaptações mecanobiológicas, recrutamento de unidades motoras e taxas de disparo de unidades motoras. Quanto mais tempo uma contração é mantida, mais unidades motoras são recrutadas até que ocorra a contração máxima. O tempo sob tensão difere para tipos de contrações diferentes. Borde et al., em sua revisão de um estudo com adultos mais velhos saudáveis, descobriram que as contrações isométricas exigiam tensão constante de 2,0 segundos, as contrações concêntricas exigiam 2,5 segundos e as contrações excêntricas exigiam 3,0 segundos para o efeito máximo.[45] Seis segundos no total pareciam ser a duração de tempo sob tensão mais efetiva nessa revisão, proporcionando oportunidade de variar a velocidade de contração.

O treinamento excêntrico é outra estratégia para conseguir sobrecarga e tempo sob tensão. Ao realizar uma contração excêntrica, diminuir a velocidade do movimento sobrecarrega a atividade, como no movimento de sentar de forma controlada. As contrações excêntricas têm uma vantagem adicional, pois foi constatado que produzem maiores ganhos na força e tamanho muscular em comparação com as ações musculares concêntricas.[45,105]

Séries. Na maioria dos indivíduos, o aumento da força ocorre entre duas e quatro séries de exercícios de resistência por grupo de músculos. Entretanto, em indivíduos não treinados e frágeis, uma única série também pode melhorar significativamente a força e o tamanho. Uma metanálise recente de estudos com idosos saudáveis revelou pouco ou nenhum efeito do número de séries por exercício e do número de repetições por série nos ganhos de força.[45] A análise descobriu que os maiores efeitos

foram de duas a três séries; contudo, a curto prazo (6 semanas), não foi observada diferença entre séries únicas e múltiplas.[106] O número de séries realizadas até a falha não parece impactar as adaptações neurais medidas pela ativação eletromiográfica dos músculos quadríceps em grupos de mulheres mais velhas (60 a 74 anos) que treinaram usando uma ou várias séries.[106]

Repetições. Uma análise sistemática constatou que os maiores efeitos nos ganhos de força ocorreram quando os idosos usaram de sete a nove repetições por série até gerar uma falha (alta intensidade).[45] No entanto, esse achado é impactado pelo número de repetições realizadas até a falha. O treinamento até a falha muscular explica como os benefícios do treinamento de força ocorrem com diferentes magnitudes de sobrecarga (20 a 90% 1RM). O esforço para alcançar a falha é o fator crítico para os ganhos de força, em vez do número de repetições em determinada carga.[100]

Outros princípios. Outros parâmetros específicos conhecidos por afetar os resultados máximos do treinamento de força incluem um descanso de 60 segundos entre as séries, uma frequência de treinamento de duas sessões por semana e realização de duas a três séries por exercício, com sete a nove repetições por série e 4 segundos entre as repetições. Qualquer uma dessas variáveis de treinamento são conhecidas por otimizar os efeitos do treinamento de resistência na melhoria da força voluntária máxima em idosos saudáveis.[2,14,45,47]

Aplicação no ambiente hospitalar. Apesar de haver a fácil possibilidade de fazer a adaptação das frequências recomendadas em um programa de treinamento ambulatorial ou em grupo, o ambiente hospitalar apresenta desafios únicos para projetar a prescrição do exercício ideal em que sessões diárias ou duas vezes ao dia são administradas, 5 a 7 dias/semana. É possível fazer as adaptações no ambiente de reabilitação ajustando a intensidade e limitando o treinamento de resistência a grupos musculares limitados em determinada sessão. A Tabela 8.5 fornece exemplos de como aplicar o princípio da frequência em um ambiente hospitalar.

Medição de força. O método de 1RM é o padrão-ouro para medir a força em uma variedade de indivíduos, incluindo atletas.[2] O teste de 1RM é um teste de esforço máximo seguro para adultos mais velhos, mas pode resultar em dor muscular e picos de pressão arterial.[107] Uma RM múltipla também pode ser obtida, ou seja, o número de repetições que um indivíduo realiza antes da falha muscular. Por exemplo, quando um indivíduo consegue realizar exercícios de *leg press* com 90 quilos e em seis repetições antes de perder a qualidade ou ser incapaz de completar outra repetição, ele atingiu 6RM. Existem inúmeras tabelas *online* que convertem uma RM múltipla em 1RM ou 10RM com o propósito de avaliar o indivíduo ao longo do tempo e para determinar o peso que equivalerá a uma porcentagem máxima para fins de treinamento. Um exemplo de conversão está listado na Tabela 8.6.

Medir uma RM para um movimento funcional, como levantar de uma cadeira, requer alguma criatividade.

TABELA 8.5	Exemplo de aplicação das recomendações de frequência em um ambiente hospitalar.				
	Segunda-feira	**Terça-feira**	**Quarta-feira**	**Quinta-feira**	**Sexta-feira**
Fortalecimento Alta intensidade	Tornozelo e joelho Quadríceps Dorsiflexores Gastrocnêmico	Força do núcleo Abdominais Glúteo máximo Glúteo médio Eretor da coluna	Tornozelo e joelho Quadríceps Dorsiflexores Gastrocnêmico	Força do núcleo Abdominais Glúteo máximo Glúteo médio Eretor da coluna	Tornozelo e joelho Quadríceps Dorsiflexores Gastrocnêmico
Treinamento funcional para a marcha	Tiros curtos de marcha em velocidade rápida e alterações direcionais	Distância de deambulação	Trabalho na velocidade da marcha	Distância de deambulação	Tiros curtos de marcha em velocidade rápida e alterações direcionais
Equilíbrio e agilidade	Equilíbrio estático (alcance, giro da cabeça, olhos fechados) Equilíbrio dinâmico Bola de estabilidade	Marcha dinâmica (giro da cabeça, curso com obstáculos, rampas, meios-fios, superfícies irregulares e complacentes)	Equilíbrio estático Equilíbrio dinâmico (agachamentos, avanços, alcance com o pé, AMA com elástico equilibrando sobre o membro oposto)	Marcha dinâmica (giro da cabeça, curso com obstáculos, rampas, meios-fios, superfícies irregulares e complacentes)	Equilíbrio estático (alcance, giro da cabeça, olhos fechados) Equilíbrio dinâmico Bola de estabilidade
Treinamento funcional para tarefas específicas	Tarefas específicas (AVDs, transferências, mobilidade no leito, mobilidade na cadeira de rodas) cronometradas ou ponderadas	Tarefas específicas (alcance, agachamento, inclinação, elevação, rotação etc.) cronometradas ou ponderadas	Tarefas específicas (AVDs, transferências, mobilidade no leito, mobilidade na cadeira de rodas) cronometradas ou ponderadas	Tarefas específicas (alcance, agachamento, inclinação, elevação, rotação etc.) cronometradas ou ponderadas	Tarefas específicas (AVDs, transferências, mobilidade no leito, mobilidade na cadeira de rodas) cronometradas ou ponderadas

AVDs, atividades de vida diária; *AMA*, amplitude de movimentos ativos.
Essa amostra de programa de exercícios pode ser utilizada com um paciente necessitando de tratamentos de fisioterapia duas vezes por dia, cinco vezes por semana, com qualquer perfil funcional.

TABELA 8.6	Peso máximo que pode ser utilizado diminui com o número de repetições.									
Dada:	**1RM**	**2RM**	**3RM**	**4RM**	**5RM**	**6RM**	**7RM**	**8RM**	**9RM**	**10RM**
Carga (em quilos)	45	43	42	40	39	38	37	36	35	34
Número de repetições	1	2	3	4	5	6	7	8	9	10

Avers D, Brown M. Daniel and Worthingham's Muscle Testing. 10th ed. St Louis: Elseiver; 2019.

A título de exemplo: se um indivíduo mais velho não é capaz de se levantar de uma cadeira padrão sem usar os braços, o terapeuta deve criar uma situação em que o paciente possa ter sucesso, como levantar a superfície para permitir que ela conclua a tarefa independentemente. O número de vezes que o paciente pode se levantar da superfície elevada se torna o máximo de repetições que ele consegue realizar e o estímulo de treinamento apropriado pode ser determinado. Por exemplo, se a altura da superfície é de 0,5 metro e o paciente pode se levantar 10 vezes sem usar os braços, ele atingiu 10RM em uma superfície de 0,5 metro de altura, representando um estímulo de treinamento de 80% (10RM = 75 a 80% 1RM). A altura da superfície pode ser aumentada ou diminuída para atingir o estímulo de treinamento desejado. Com alguma criatividade e um olho para a objetividade, esse método pode ser usado para qualquer movimento, como pontes, avanços, agachamentos encostados na parede e subidas e descidas se degraus.

Semelhante ao exercício aeróbico, as escalas de percepção de esforço, resumidas na Tabela 8.1, podem ser usadas para medir a intensidade e atingir uma quantidade desejada de intensidade durante o treinamento de resistência. Aumentos na força são bem documentados nos níveis percebidos de esforço acima de 4 (escalas de Borg CR-10 e OMNI) e 12 (escala de Borg de 6-20) e são validados contra o método de repetição máxima.[55,108,109] O esforço percebido, relatado de forma semelhante por homens e mulheres,[109] é afetado pelo número de séries realizadas e grupo muscular ativado,[108] talvez relacionado a padrões diferentes de recrutamento muscular. Alguns relatórios indicam que os adultos mais velhos superestimam sua percepção de esforço ao usar os músculos das extremidades superiores.[110,111] A escala de resistência OMNI (Figura 8.4) foi amplamente investigada em adultos mais velhos que participam de treinamento de resistência.[55,112-115] A escala OMNI pode ser mais fácil de usar porque é uma escala visual. Em idosos, o esforço percebido é um indicador importante da intensidade do treinamento.[116] Portanto, é recomendado que o ERP seja usado com o método de 1RM para regular a intensidade do treinamento.[45,62]

O Teste Muscular Manual (TMM) tem sido usado na clínica para quantificar a força, mas sua aplicação é um tanto limitada. Embora o TMM seja uma forma válida de determinar a força abaixo ou com um grau de 3/5, não é válido acima do grau 3, especialmente quando se considera a força necessária para movimentos funcionais do tipo mobilidade envolvendo as extremidades inferiores. Bohannon determinou que a quantidade mínima de força necessária para se levantar de uma cadeira sem ajuda e sem o uso dos braços do indivíduo é de 45% do peso corporal de uma pessoa, equivalente a um TMM bilateral do quadríceps de 5/5 de um lado e 4+/5 do outro.[117] Claramente, um TMM tem um efeito teto, especialmente para movimentos funcionais envolvendo as extremidades inferiores.

A dinamometria muscular manual é válida e fácil de usar, mas é influenciada pela força do avaliador, a posição do indivíduo, a capacidade de estabilizar o membro e a técnica usada.[118] Os fabricantes dos dinamômetros musculares manuais, devido à sua natureza quantitativa, publicaram normas que podem ser úteis para terapeutas.[119-122]

Especificidade

A importância da especificidade no treinamento de força está bem documentada. Por não combinar o exercício com o resultado, o princípio da especificidade frequentemente é violado na pesquisa e na clínica. Um exemplo comum dessa violação é o uso recorrente, porém inadequado, de exercícios de extensão de perna em cadeia aberta para pacientes que precisam realizar movimentos funcionais, como transferências para sentar e levantar da cadeira e/ou subir na cama ou escadas. O princípio da especificidade aplicado a esse exemplo seria fortalecer o quadríceps por meio de um movimento de agachamento excêntrico lento (3 segundos). Como as contrações excêntricas produzem uma resposta de força maior, movimentos concêntricos assistidos para ficar em pé podem ser usados, com o movimento excêntrico lento usado para o movimento de descida. Até mesmo adaptar a altura da cadeira para permitir um levantamento independente seria mais eficaz que um movimento de arco completo da extensão em um exercício de cadeia aberta, mesmo com sobrecarga usando caneleiras presas aos tornozelos. Da mesma forma, haveria pouca base para o uso de exercícios de cadeia cinética aberta de elevações de perna estendida ou extensão de joelho para alcançar um movimento funcional, como caminhar ou subir escadas.

Além disso, a consciência das ações específicas dos músculos envolvidos em um movimento (análise da tarefa) é crítica para a aplicação do conceito de especificidade. Por exemplo, a abdução do quadril controla a posição do joelho na sustentação de peso.[129] Como muitas pessoas mais velhas demonstram fraqueza dos abdutores do quadril e, portanto, apresentam valgo ao se levantar de uma cadeira (frequentemente associado a dor no joelho), seria adequado fortalecer os abdutores do quadril para realizar melhor o movimento de sentar-levantar. A especificidade nesse exemplo é obtida por meio do aprendizado motor por dica visual (observar e controlar a posição do joelho com uso de um espelho) e dica verbal (afastar os pés), usando uma faixa elástica ao redor das coxas para fornecer *feedback* sensorial e gerar uma contração excêntrica durante o agachamento.

Estabilidade do núcleo. A estabilidade do núcleo, definida como estabilidade proximal para mobilidade distal, fornece uma base sólida para o movimento e as forças geradas pelos membros. Antes do movimento ou contração do membro, a contração dos músculos centrais de até 30% (contração voluntária máxima [CVM]) foi registrada, apoiando a necessidade de força/ativação central e estabilidade na atividade diária e prevenção de lesões.[130,131] O treinamento dos músculos centrais para estabilizar o movimento eficaz dos membros pode ser feito em superfícies estáveis e instáveis e com o movimento unilateral de um membro ou de ambos. Por exemplo, levantar um braço exige que os oblíquos opostos se contraiam. O terapeuta deve estar ciente de que ficar em pé sobre superfícies instáveis para provocar a ativação do músculo central não é o mesmo que desafiar o equilíbrio. Aqui, como sempre, a especificidade é importante.

A força do núcleo pode não ser tão importante quanto a ativação do núcleo, dependendo da tarefa para a qual a estabilização é necessária. Níveis de ativação relativamente baixos são necessários para a maioria das atividades de vida diária (AVDs); portanto, a consciência da ativação central *durante a execução de outras atividades* é um método apropriado de treinamento para estabilidade. Além disso, uma variedade de atividades para treinar a ativação central é importante para manter os diferentes padrões de ativação que ocorrem em resposta ao movimento.[40] As Figuras 8.5 e 8.6 demonstram dois dos principais exercícios favoritos do autor para adultos mais velhos.

Equipamento. Uma variedade de equipamentos pode ser utilizada para fornecer sobrecarga e especificidade. Máquinas com cargas, faixas elásticas que utilizam o peso corporal, halteres, *kettlebells*, lâminas portáteis, entre outras podem oferecer sobrecarga para uma tarefa específica, acrescentando variedade e progressão a qualquer programa. Não parece haver diferença de eficácia entre os tipos de resistência externa com supervisão adequada, e cada um pode ter suas vantagens e desvantagens. A chave é individualizar o programa, respeitar o princípio da especificidade, ser criativo em como fornecer o estímulo de treinamento ideal para qualquer indivíduo e manter o programa divertido e interessante. A variedade geralmente ajuda os pacientes a manterem seu entusiasmo pelo programa de exercícios de fortalecimento. Misturar e combinar o equipamento com o exercício prescrito pode gerar variedade. Essa variedade pode promover o fortalecimento funcional, treinando determinado músculo para reagir de várias maneiras diferentes. Alguns autores referem-se a esse fenômeno de alteração do estímulo do exercício para prevenir "envelhecimento" como confusão muscular. Em última análise, a decisão de que tipo de resistência usar torna-se preferência pessoal e é baseada no julgamento clínico do terapeuta.

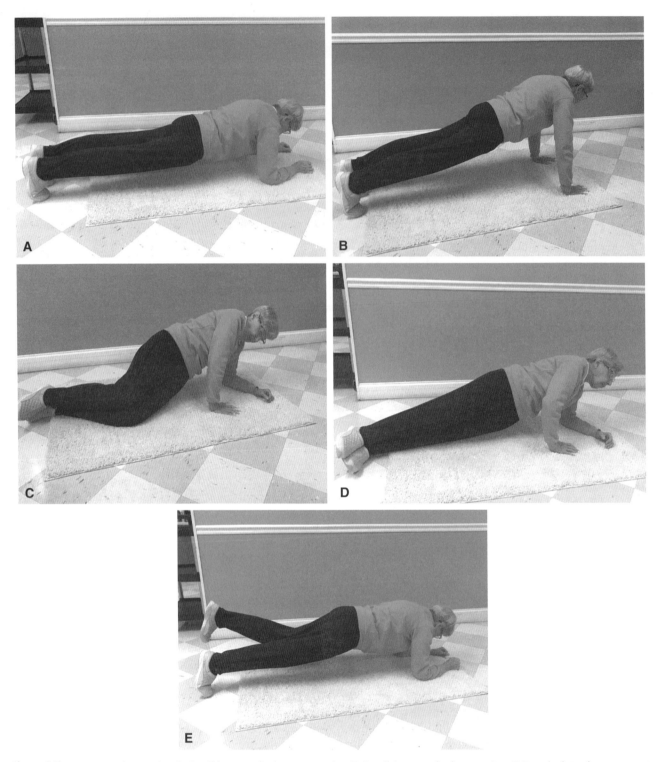

Figura 8.5 Progressão da prancha. **A.** Decúbito ventral sobre os cotovelos. **B.** Decúbito ventral sobre as mãos. **C.** Prancha lateral com aumento do apoio sobre a perna. **D.** Prancha lateral. **E.** Prancha em decúbito ventral com uma perna estendida.

Suplementação de proteínas. As adaptações musculares induzidas pelo treinamento com exercício do tipo de resistência podem ser aumentadas pela ingestão de proteína na dieta, já que o músculo esquelético é nutricionalmente responsivo à disponibilidade de aminoácidos, particularmente em adultos mais velhos.[123] Eles apresentam resistência anabólica à ingestão de aminoácidos com menos sensibilidade a doses menores de proteína ingerida (< 20 g),[124,125]

necessitando de suplementação de proteína para atingir os resultados ideais de um programa de exercícios de resistência.[126] Assim, a dose de proteína necessária para alcançar uma estimulação robusta da síntese de proteínas durante a recuperação de exercícios de resistência é duas vezes mais alta em adultos mais velhos que em adultos mais jovens.[125] Entretanto, o volume de exercícios de resistência também estimula a síntese de proteínas, com um estudo

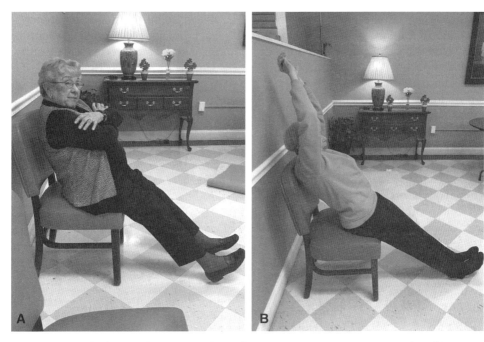

Figura 8.6 Sentar. **A.** Versão mais fácil com os braços cruzados, inclinar para trás sem tocar o encosto da cadeira. **B.** Versão mais difícil do inclinar para trás (com braços elevados).

demonstrando aumento nas taxas de síntese de proteína muscular que ocorrem com um aumento da intensidade do exercício de três a seis séries, independentemente da carga, ao contrário de adultos mais jovens. A intensidade do exercício pode fornecer outra estratégia para aumentar a síntese de proteínas.[127] Geralmente, há um consenso de que um adulto mais velho deve se esforçar para atingir o número de gramas de proteína igual a metade de seu peso corporal (72 quilos = 80 g de proteína) com, aproximadamente, 40 gramas de proteína no café da manhã e no almoço.[125] A suplementação de proteína não demonstrou retardar a perda de massa muscular magra em adultos mais velhos que não praticam exercícios.[128]

Resumo. O exercício de resistência com intensidade suficiente para atingir um efeito de treinamento de força é a marca registrada de qualquer intervenção de fisioterapia especializada para adultos mais velhos devido ao substantivo impacto funcional. Muitas pesquisas foram feitas sobre a prescrição mais eficaz de exercícios de resistência em idosos, mas existe muita controvérsia, em parte devido ao método (p. ex., fadiga muscular ou não). Independentemente disso, está claro que existe uma relação dose-resposta do exercício de resistência com a força que pode ser alcançada por meio de séries, repetições e intensidade. A variedade de exercícios de treinamento de força é infinita e requer apenas criatividade e conhecimento dos movimentos funcionais e especificidade. É opinião desse autor que muitos idosos não se interessam por seu programa de exercícios por causa do desafio insuficiente, da falta de progresso ou da aparente irrelevância do programa de exercícios para seus objetivos pessoais. Isso é lamentável devido à preponderância de evidências que descrevem a eficácia de programas de exercícios de

fortalecimento bem planejados para alcançar funções aprimoradas, diminuir o impacto de doenças crônicas e melhorar o equilíbrio, a coordenação, a velocidade de movimento e a mobilidade geral. Os fisioterapeutas que tratam de idosos fariam bem em se tornarem especialistas em exercícios, aplicando as evidências aos programas de exercícios de resistência para idosos em todos os ambientes de prática e em todos os níveis funcionais de seus pacientes.

Velocidade, potência e pliometria

Velocidade e potência. A potência é definida como a força exercida multiplicada pela velocidade do movimento. A força muscular é dependente da ativação neuromuscular, gerando torque articular devido à alavanca. A potência, em vez da força, é um melhor preditor de habilidades funcionais, como subir escadas, caminhada veloz e levantar da cadeira.[104,132,133] A força é observada na capacidade de se mover com rapidez e força, com estabilidade. A perda de força muscular está associada a: lentidão, risco aumentado de queda, desempenho funcional prejudicado e fragilidade, uma vez que o trofismo é protetor em caso de traumas mecânicos.[134,135] A lentidão ocorre, em parte, por uma perda preferencial de fibras musculares do tipo II ou de contração rápida, duas vezes mais rápido que a perda de força e, em parte, devido ao desuso.[136]

Treinamento da Força. O treinamento de força de alta velocidade é viável, é bem tolerado e pode efetivamente melhorar a força e a função dos músculos das extremidades inferiores em homens e mulheres idosos saudáveis, mulheres idosas com deficiência autorrelatada, adultos idosos com limitações de mobilidade e mulheres frágeis com mais de 80 anos.[104,133,137] Como muitos movimentos intrínsecos, o equilíbrio necessita de resposta em milissegundos, o risco de quedas acidentais e lesões indica a necessidade de um componente de força no programa de exercícios de um adulto mais velho.

O treinamento de força e potência se distingue do treinamento de resistência pela intenção de se mover com velocidade máxima.[137] Mover uma carga "o mais rápido possível" tem uma vantagem moderada sobre o treinamento de resistência em qualquer carga para melhorar a função física, sendo preditor igual ou melhor do desempenho funcional que a força máxima.[137] Apesar da potência melhorar com qualquer resistência (20 a 80% 1RM), parece haver uma relação dose-resposta para treinamento de resistência e velocidade, com os maiores ganhos alcançados a partir da maior intensidade de carga (80% 1RM).[133,137] Contudo, cargas mais baixas permitem maior ênfase na velocidade e na potência e, possivelmente, no controle postural.[137] Além disso, Reid et al. observaram que cargas mais baixas com o treinamento de força criaram uma taxa mais baixa de percepção de esforço com melhorias semelhantes na força muscular e desempenho físico, o que pode ser uma vantagem para idosos mais frágeis ou debilitados.[138]

Melhorias significativas na potência muscular e na função física podem ser obtidas por meio de exercícios funcionais simples contra a resistência realizados com a velocidade máxima pretendida de movimento.[137] De Vreede et al. relataram que uma intervenção de 12 semanas usando tarefas funcionais realizadas o mais rápido possível com resistência progressiva por meio de coletes com pesos resultou em melhorias significativas no desempenho da tarefa funcional.[139]

Para um grupo de mulheres mais velhas que residem em uma casa de repouso, a utilização do peso corporal em exercícios tradicionais para as extremidades inferiores – como abdução do quadril, extensão do quadril, elevação do calcanhar, flexão da coxa e agachamento, e progredindo para elástico, faixas e a adição gradual de um componente de velocidade – demonstrou melhorias no tempo cronometrado (melhoria de 6,3 segundos), levantar da cadeira (aumento de quatro repetições) e velocidade da marcha (redução de 4 segundos) ao longo de 10 semanas.[140]

Quando um adulto mais velho realizar duas séries de exercícios ou movimentos de resistência com boa forma e sem dor, é apropriado adicionar desafios de potência ao programa de exercícios. O objetivo é um movimento o mais rápido possível durante a fase concêntrica do exercício, seguido por uma redução lenta e controlada da carga por meio da fase excêntrica de volta à posição inicial.[141] No treinamento para potência, deve-se tomar cuidado para não sobrecarregar o movimento a fim de que ele altere o padrão de movimento desejado. Em outras palavras, a qualidade do movimento prevalece sobre a velocidade. Finalmente, os melhores resultados de treinamento são relatados para idosos frágeis nos programas nos quais o treinamento de velocidade e potência são supervisionados.[104,142]

Avaliação de velocidade e potência. Velocidade e potência, normalmente, são medidas por meio de testes cronometrados, como velocidade de marcha em uma distância definida (p. ex., 4 ou 10 metros), levantar-se da cadeira e sentar-se nela cronometrados (p. ex., 30 segundos ou a quantidade de tempo que o indivíduo leva para ficar em pé cinco vezes), e a quantidade de tempo que o indivíduo leva para subir um lance de escadas. No entanto, qualquer tarefa pode ser cronometrada para medir a velocidade e a potência. Por exemplo, o tempo que leva para concluir uma transferência da cama, levantar do chão ou vestir-se podem ser medidas úteis da potência, dependendo do objetivo do paciente e do resultado desejado. Outros testes baseados na velocidade e potência incluem o teste de desempenho físico curto (TDFC), teste do levantar e andar cronometrado, teste de passo quadrangular e velocidade de marcha rápida.

Treinamento pliométrico. O exercício pliométrico é uma modalidade de exercício baseada na força que, geralmente, consiste em uma contração excêntrica seguida por uma contração concêntrica dos mesmos músculos. O exercício pliométrico tenta usar o reflexo de alongamento do fuso muscular e a energia elástica que é armazenada em um músculo alongado para aumentar uma contração recíproca imediata nesse músculo. Por exemplo, um paciente agacha-se e salta rápida e imediatamente durante uma contração balística. Nesse exemplo, a energia é armazenada no gastrocnêmio quando o tornozelo flexiona e no quadríceps quando o joelho flexiona. Quando o paciente começa a pular, uma contração forte e rápida do gastrocnêmio e do quadríceps impele o paciente em um movimento de salto.

A pliometria pode ajudar na formação óssea, de acordo com a lei de Wolff, ao aumentar as forças compressivas que o osso deve absorver.[143,144] Outros autores sugeriram que o uso da pliometria para aumentar a força dos membros superiores, como em um movimento do tipo boxe, auxilia na diminuição das lesões no quadril e na cabeça associadas às quedas, permitindo que a pessoa estenda os braços para absorver parte da força da queda.[145] O salto demonstrou ter um efeito positivo na redução do risco de queda em residentes em casas de cuidados de longa duração, quando combinado com fortalecimento, alongamento e condicionamento aeróbico.[146] Em uma metanálise recente, o treinamento de salto em adultos mais velhos (> 50 anos) foi considerado seguro e eficaz para aumentar a força muscular.[147] As aterrissagens de salto treinam o equilíbrio e promovem a estabilidade articular por meio do controle da propriocepção e ativação excêntrica.[147] Saltos de baixo impacto, como pulos de coelho e levantamentos rápidos de calcanhar, podem ser usados no início do treinamento. Saltos com as duas pernas (p. ex., salto em distância) e aterrissagens podem proporcionar maior estabilidade que variações de saltos com uma só perna e podem ser mais adequados para começar. Saltos em solo "preparado" como um caixote podem reduzir as forças de impacto em comparação com o pouso no solo. As Figuras 8.7 a 8.9 ilustram alguns exercícios pliométricos.

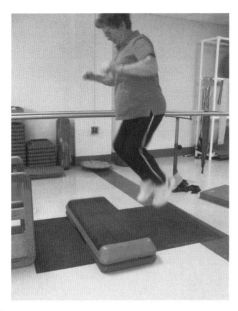

Figura 8.7 Exercícios pliométricos subindo e descendo de um *step*.

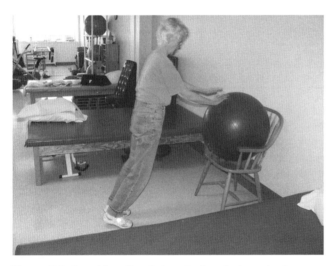

Figura 8.8 Exercícios pliométricos, inclinação frontal sobre uma bola de ginástica para aumentar a força das extremidades superiores.

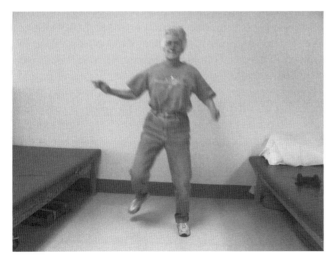

Figura 8.9 Exercícios pliométricos, saltando de um pé para o outro.

Deve ser adotada uma abordagem conservadora em relação à pliometria, porque os praticantes de exercícios iniciantes podem não ter a integridade de tecidos moles e muscular necessária. Portanto, à medida que os idosos progridem em seu programa de exercícios, a velocidade de contração deve ser treinada primeiro, antes que a pliometria seja adicionada. Movimentos unilaterais rápidos executados funcionalmente, como em um exercício do tipo salto, são uma forma de aumentar a velocidade da contração muscular com uma carga. Em seguida, movimentos bilaterais, como pular no lugar, podem ser adicionados. Consulte a Tabela 8.7 para sugestões de como progredir em um programa de salto.

Embora a pliometria – especificamente o treinamento de salto – seja segura, a supervisão adequada para monitorar e orientar é fundamental.[147] Uma força inicial > 80% em ambos os membros e 90 a 95% da amplitude de movimento sem dor nos membros que suportam carga é necessária antes que se acrescentem as atividades de potência e pliometria,[148] que são indicados pela técnica correta sem adaptações. Força da musculatura central (núcleo) e proximal são fundamentais para o controle postural adequado e para a estabilidade. A propriocepção adequada indicada pela estabilidade articular também é necessária. Além de criar um desafio para produzir uma contração rápida, a pliometria também pode impor uma sobrecarga ao sistema cardiopulmonar que pode precisar ser monitorada. A pliometria não deve ser usada na presença de dor significativa, inflamação ou instabilidade articular.[148]

Técnicas de treinamento, como demonstrar o posicionamento adequado das articulações e encorajar técnicas de aterrissagem corretas (p. ex., ouvir o som da aterrissagem) podem ser modos eficazes de ensinar as habilidades de absorção de força. Vinte e cinco saltos por sessão parecem ser o limite inferior de eficácia, os quais podem ser divididos entre exercícios. Recomenda-se construir até 25 repetições, com foco no alinhamento, na técnica e na forma de aterrissagem.[147]

Uma aplicação inovadora de sobrecarga e pliometria, descrita como o estudo LIFTMOR, utilizou exercícios de alta resistência com pliometria para investigar o efeito sobre a densidade mineral óssea e o funcionamento físico em mulheres pós-menopausa com osteopenia e osteoporose.[144] A intervenção de 8 meses, duas vezes por semana, consistiu em quatro exercícios durante um programa supervisionado de 30 minutos. O programa aumentou gradualmente a carga ao longo de 1 mês para atingir a forma correta realizando exercícios de levantamento-terra, levantamento de peso sobre a cabeça e agachamento. O volume do programa foi alto, com cinco séries de cinco repetições, mantendo uma intensidade de 80 a 85% 1RM. O carregamento de impacto por meio de barra fixa acompanhado de salto foi realizado com supervisão intensiva por cinco séries de cinco repetições cada. Os resultados de 8 meses indicaram aumentos na altura corporal *versus* uma perda de altura para o grupo de controle (sem impacto, equilíbrio de baixa carga e programa de mobilidade de duração semelhante), melhorou a densidade mineral

TABELA 8.7	Progressão dos saltos e pliométricos.	
Iniciante	**Intermediário**	**Avançado**
Plantas dos pés em contato com o solo, movimento nos quadris, enfatiza rapidez do movimento, agilidade, movimentos recíprocos de braços e pernas, controle postural	Enfatiza a leveza na aterrisagem com "joelho suave" em vez de velocidade ou distância, movimentos recíprocos, controle postural	Enfatiza a leveza com força para obter velocidade e distância
Exercícios rápidos para panturrilhas, unilateral e bilateral	Pequeno salto, duplo apoio	Saltos altos com os braços estendidos
Saltos de coelhinho	Saltos longos	Saltos laterais (subir ou passar sobre) uma Bosu
Giro no solo	Coices	Caixa de saltos
Troca de peso de um pé para o outro em múltiplas direções	Pular corda	Saltos em linha
Polichinelos sem deixar o chão	Polichinelos	Saltos com agachamento
Tesouras (cruzar rapidamente os pés com o paciente em pé)	Pulos Saltitar para a frente	Saltos diagonais e laterais
Tronco superior: enfatizar estabilidade do ombro, estabilidade postural		
Flexões de tronco contra a parede	Agachamentos encostados na parede	Agachamento sobre bola de estabilidade
Prancha total modificada Bosu (sobre as mãos)	Combinar movimentos de boxe enfatizando o trabalho dos pés e rapidez (socos para cima, jabs, ganchos etc.)	Combinação de movimentos de boxe enfatizando a força e o trabalho dos pés (p. ex., jab-jab, cruzado; jab-mão direita; jab-mão direita-gancho de esquerda)
Bola de equilíbrio em duplo apoio	Agachamento na bola de equilíbrio, postura	Agachamentos enquanto arremessa uma bola Abdominal supra com arremesso de bola

óssea na maioria dos participantes em comparação com uma perda de osso em 73% dos participantes de controle e melhorou o desempenho funcional. Além disso, a conformidade foi ligeiramente maior que o grupo de controle (ambos foram > 80%). É importante ressaltar que não houve lesões além de uma leve tensão lombar e nenhuma evidência de fraturas vertebrais no grupo de intervenção.[149] Essa nova intervenção demonstra a segurança de exercícios de resistência de alta intensidade e pliometria, mesmo em grupos de alto risco, como aqueles com osteoporose, o que dá confiança aos terapeutas para a utilização de princípios baseados em evidências no projeto de intervenções de exercícios.

Programas de treinamento funcional e multicomponentes

O treinamento funcional é particularmente eficaz na melhoria do desempenho nas AVDs de adultos mais velhos.[47] As melhorias nas habilidades funcionais provavelmente resultam do treinamento de força e potência, mas são mais prováveis de ocorrer se a tarefa funcional também for praticada. Apenas caminhar em superfícies niveladas sem alteração da velocidade não aumenta a probabilidade de transferência para atividades de marcha mais complexas, como mudanças na velocidade ou direção, a menos que esses parâmetros sejam praticados especificamente. Como a potência muscular demonstra uma correlação mais alta com o desempenho funcional que a força muscular, o treinamento para velocidade com a carga do peso corporal melhora mais a capacidade de levantar de uma cadeira e subir escadas que o treinamento de força tradicional.[150] Intervenções que incorporam vários componentes de treinamento (p. ex., treinamento de resistência, equilíbrio, coordenação e potência usando exercícios multicomponentes) demonstram melhores resultados funcionais que exercícios com foco único.[104] Tipos de exercícios como tai chi, qigong e ioga envolvem combinações variadas de exercícios neuromotores, exercícios de resistência e exercícios de flexibilidade e podem impactar positivamente a função.

O treinamento funcional pode incorporar tarefas ao mesmo tempo em que desafia o equilíbrio por meio da progressão da postura em pé com os pés paralelos para a postura em pé com uma perna na frente da outra, para a postura pé ante pé e, finalmente, para a postura de apoio unilateral. Ao mesmo tempo, o paciente pode ser desafiado a realizar atividades cada vez mais longe de sua base de apoio e por meio de vários planos de movimento, olhos fechados ou olhando para os pés, movendo a cabeça de um lado para o outro e progredindo para uma superfície complacente. Agachamentos e avanços podem ser incorporados ao treinamento funcional usando a mesma base de apoio e princípios de progressão. Exemplos de técnicas de sobrecarga da sessão de treinamento da marcha do paciente incluem aumentar a velocidade de caminhada; introduzir movimentos direcionais ou adicionar tarefas duplas (p. ex., carregar um copo cheio de água); superfícies irregulares e obstáculos; virar a cabeça ao caminhar ou carregar um objeto grande, como um cesto de roupa suja que bloqueia a visão direta dos pés; andar pelo shopping requer que uma pessoa se mova com outras pessoas e entre em contato com os desafios ambientais.[151] A Tabela 8.8 e as Figuras 8.10 a 8.19 fornecem exemplos de exercícios de treinamento funcional específicos para tarefas funcionais comuns.

A intensidade ideal do treinamento funcional não foi determinada. Entretanto, em uma revisão, foram encontradas melhorias no desempenho funcional utilizando frequências de ≥ 2 a 3 dias/semana com sessões de exercícios

TABELA 8.8	Tarefas funcionais e treinamento funcional sugerido.
Tarefa	**Treinamento funcional**
Mobilidade no leito	Progressão da ponte (Figura 8.15) Inclinação para trás sentado (Figura 8.6) Prancha (modificada e completa) (Figura 8.5) Prancha lateral (regular e modificada) (Figura 8.5) Rolagem
Transferências e agachamentos	Sentar para levantar a partir de várias alturas e tipos de superfícies (complacente e firme) com braços estendidos (Figura 8.13) Agachamentos com os joelhos abduzidos e quadris rodados externamente *Leg press*, deslizamentos na parede
Alcance acima da cabeça	Extensão dos ombros Agachamentos com saltos
Caminhada e subida de escadas	Prancha (modificada e total) (Figura 8.5) Avanços (parcial e total) *Steps* (alturas variadas) Descida excêntrica de degrau (Figura 8.16) *Steps* na caixa ou escada de agilidade para passos direcionais Elevações de calcanhares (unilateral e bilateral) Biqueiras com e sem resistência e velocidade Dorsiflexão concêntrica seguida por dorsiflexão excêntrica Empurrar um grande objeto Trabalho de velocidade Deambular segurando pesos (Figura 8.17)
Transferências no solo	Ajoelhar com rotações de tronco, extensões, movimentos da extremidade superior Rotações de tronco em quatro apoios e extensões do quadril Avanços (Figura 8.18) Avançar da posição ajoelhada para a semiajoelhada Subida de montanha (Figura 8.19)
Inclinação do tronco para pegar um objeto no chão	Movimento nos quadris para o exercício de levantamento-terra; elevação a partir de várias alturas (Figura 8.12)
Transporte de peso	Deambulação carregando pesos
Treino de mobilidade	Arremessos de bolas de peso na posição em pé Movimentos com o *kettlebell* Carregar cesto de roupas

Inclui informações de Senior Rehab Project podcast 8/27/18 de Alyssa Kuhn. http://seniorrehab.libsyn.com/high-intensity-functional-exercise.

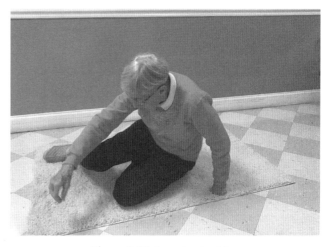

Figura 8.10 Levantar do chão.

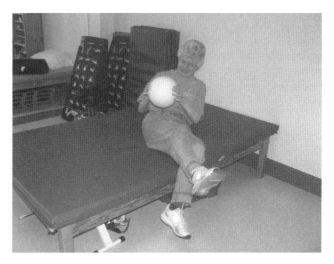

Figura 8.11 Princípio da sobrecarga aplicada a uma transferência da posição de decúbito dorsal para a sentada.

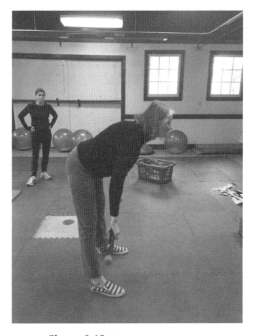

Figura 8.12 Levantamento-terra.

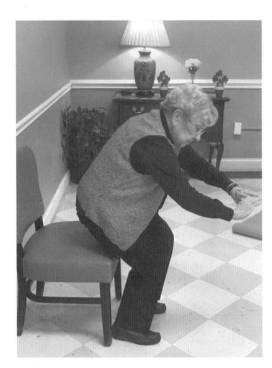

Figura 8.13 Sentar para levantar ou progressão do agachamento.

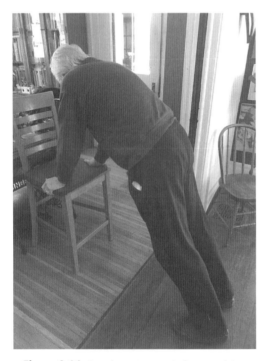

Figura 8.14 Agachamento apoiado na cadeira.

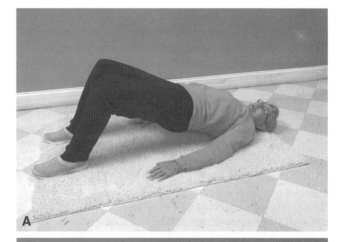

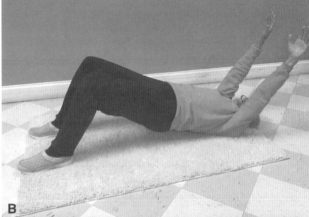

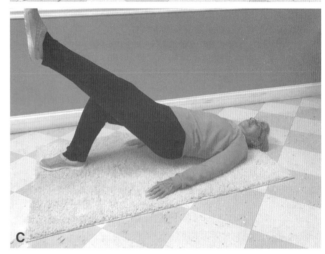

Figura 8.15 Progressão da ponte. **A.** Ponte com braços ao lado do corpo. **B.** Ponte com braços elevados. **C.** Ponte apoiada em uma perna.

de ≥ 20 a 30 minutos de duração para um total de ≥ 60 minutos de exercício neuromuscular por semana.[14] Não parece haver um efeito da intensidade no treinamento funcional, medido pela velocidade de caminhada e testes de levantar e andar cronometrados. Entretanto, o treinamento de alta intensidade favoreceu melhorias para a atividade de subida de escadas.[47]

Integrar os exercícios funcionais à vida diária é uma alternativa aos programas de exercícios estruturados, especialmente para os muito idosos e frágeis. Os programas de exercícios funcionais integrados visam transformar as rotinas diárias em oportunidades de exercício em vez de realizar exercícios separados, como caminhar propositalmente (para o supermercado, igreja), caminhar pé ante pé no trajeto até a cozinha, subir escadas, cruzar obstáculos ou levantar de uma cadeira. O programa de Exercícios Funcionais Integrados ao Estilo de Vida (*Lifestyle-integrated Functional Exercice-LiFE*) é baseado

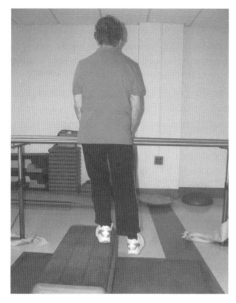

Figura 8.16 Descida de degrau excêntrica.

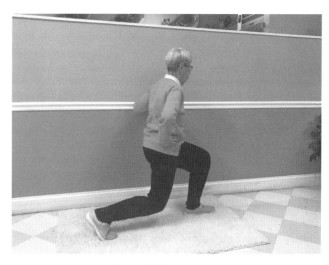

Figura 8.18 Investidas.

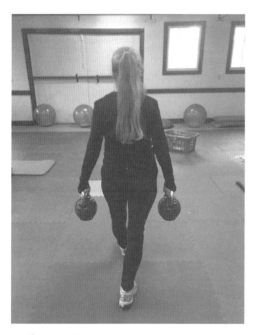

Figura 8.17 Deambular carregando pesos.

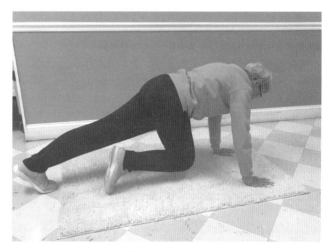

Figura 8.19 Subida de montanha.

Treinamento em circuito. O treinamento em circuito (TC) é uma forma mais curta de treinamento de resistência, apesar de ser menos desafiadora fisicamente, mas ainda melhora a força muscular, a aptidão aeróbica e a composição corporal.[154] O TC é composto por um grupo de exercícios, cada um ativando um grupo muscular diferente para determinado número de repetições (p. ex., 10 a 12) ou período de tempo (p. ex., 10 a 120 segundos). O participante se move rapidamente entre cada "estação" de exercícios (transições) com pouco (p. ex., 8 a 30 segundos) ou nenhum descanso. Um a três ciclos podem ser realizados por sessão em intensidade de exercício modesta (aproximadamente 40 a 60% de 1RM). O TC tem várias vantagens: o número de estações, a composição das estações, o tempo em cada estação e os períodos de descanso podem ser variados para a adequação do ambiente específico e às necessidades do participante. O TC pode ser adaptado para um ambiente doméstico ou clínico, bem como para uma situação em grupo ou aula de ginástica. O TC pode ser desenhado para as necessidades específicas do paciente, abordando AVDs e tarefas funcionais específicas, e pode utilizar utensílios domésticos comuns ou equipamentos especiais para os exercícios. As estações

em evidências, conduzido por fisioterapeutas, com foco na incorporação de atividades funcionais na vida diária, melhorando, assim, o nível geral de atividade física. O programa é ministrado por treinadores profissionais durante cinco a sete visitas domiciliares e duas ligações telefônicas de acompanhamento durante um período de 6 meses.[152,153] As atividades do LiFE estão ligadas às tarefas diárias usando pistas situacionais e ambientais (p. ex., escovação dos dentes) como instruções para ação. A ideia do LiFE é realizar as atividades de forma intencional e consciente até que se tornem um hábito. Os resultados do programa incluíram melhora do equilíbrio, redução de quedas (31%), fortalecimento dos membros inferiores, desempenho funcional e melhora da atividade física.[23]

também podem incluir atividades recreativas, como chutar uma bola em um alvo, jogar dardos, arremessar uma bola de basquete ou simular uma tacada de golfe. Também pode ser projetado para incluir exercícios de fortalecimento, equilíbrio e treinamento funcional. A Tabela 8.9 lista exemplos de estações de circuito adequadas para uma ampla gama de habilidades de adultos mais velhos. As possibilidades de estações são infinitas.

Uma recente revisão sistemática e metanálise sobre TC em adultos mais velhos descobriu que o TC pode ser aplicado com segurança e aumentar a força muscular da parte inferior e da parte superior do corpo em uma população diversificada de adultos mais velhos, incluindo aqueles com acidente vascular encefálico, pós-infarto do miocárdio, revascularização cardíaca, hipertensão e obesidade.[154] A intensidade do fortalecimento muscular não pareceu afetar os resultados, indicando que, mesmo em intensidades mais baixas, o TC melhorou a força e pode ter um efeito positivo nas taxas de adesão.

Flexibilidade e mobilidade articular

Flexibilidade é a capacidade de mover voluntariamente uma articulação por toda sua amplitude de movimento. Os adultos mais velhos têm menos flexibilidade que os adultos mais jovens, em parte devido às alterações no tecido conjuntivo, hidratação e outras alterações nos tecidos

TABELA 8.9	Exemplos de estações de circuitos para adultos mais velhos de várias capacidades.
Subir em degrau ou prancha ou subir escadas
Levantar de cadeiras ou agachamentos (acrescentar velocidade)
Flexão de tronco
Várias formas de abdominais
Prancha (várias formas)
Transferências de leito e de mesa
Elevações de calcanhar
Exercícios de quadril com o paciente em pé (vários planos)
Exercícios para os ombros (vários planos)
Caminhada rápida
Leg press
Pista de obstáculos
Transferências no solo
Alcance de prateleiras
Dobrar roupas da lavanderia em pé (modificar para a posição sentada se necessário)
Usar aspirador de pó, varrer
Arremessar uma bola de basquete em um aro
Arremessar dardos
Equilíbrio sobre uma bola Bosu ou outra superfície complacente, como uma almofada de sofá
Guardar pratos no armário (dobrar o tronco para alcançar)
Exercícios para o tríceps

moles. Mas os padrões de movimento ou a ausência de movimento também afetam a flexibilidade. Esse declínio ocorre com uma redução média de 10% a cada 10 anos.[155] Posturas fixas e rigidez articular podem resultar em síndromes de dor, padrões de movimento anormais e dificuldade ou perda de função. A consideração do potencial para futuras condições dolorosas e perda de função pode indicar a necessidade de intervenção de alongamento, mesmo quando a perda de movimento ainda não levou à dor ou à incapacidade. O alongamento pode ser indicado para promover a adaptação dos músculos encurtados a uma posição mais alongada para alcançar melhores padrões de postura e movimento.

A flexibilidade pode ser melhorada em idosos,[14] apesar do mecanismo não ser claro. Em uma revisão, os autores descobriram que a melhora na amplitude de movimento foi alcançada independentemente da técnica de alongamento.[155] Todas essas técnicas mostraram aumentos na amplitude de movimento após um período de, pelo menos, 4 semanas, embora em um estudo, ganhos relativamente maiores ocorreram com o alongamento em comparação ao alongamento balístico ou alongamento de facilitação neuromuscular proprioceptiva.[14] As Figuras 8.20 a 8.22 ilustram exemplos de exercícios de alongamento usados para restrições de movimento comuns em adultos mais velhos.

Uma revisão sistemática descobriu que 5 dias era a frequência semanal mínima recomendada para alcançar melhorias significativas e 5 minutos por semana por músculo parecia provocar uma resposta maior.[14,155] Os tempos de espera variaram sem diferenças notadas entre as durações. Embora Feland et al. tenham descoberto que um tempo de espera de 60 segundos era necessário para adultos com 65 anos ou mais em comparação com um tempo de espera de 30 segundos em adultos mais jovens, esses resultados não foram replicados.[156] Movimentos de alongamentos dinâmicos são recomendados antes de iniciar o exercício,

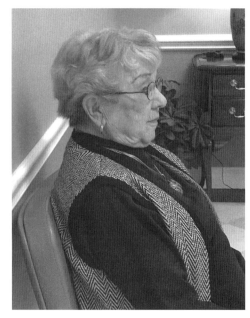

Figura 8.20 Abaixamento do queixo.

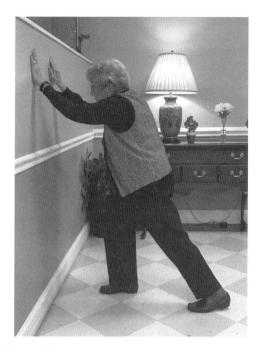

Figura 8.21 Alongamento do gastrocnêmio – sóleo.

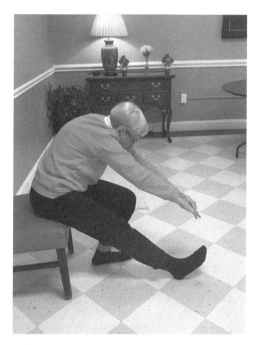

Figura 8.22 Sentar e alcançar os pés, alongamento da musculatura do jarrete.

enquanto o alongamento estático deve ser realizado após o exercício, quando o músculo está aquecido. Além do músculo, o tecido mole, incluindo a cápsula ou ligamentos articulares, a fáscia e o tecido conjuntivo, também podem estar envolvidos. Técnicas de mobilização articular são recomendadas para alongar a cápsula articular, e o alongamento estático lento é recomendado para alongar o tecido conjuntivo, que é a substância dessas estruturas. O autor descobriu que a mobilização da cápsula do quadril é benéfica em algumas apresentações de rigidez e dor lombar, no quadril e no joelho.

Ioga. Ioga é um termo geral usado para a prática de Hatha Yoga, um sistema indiano de saúde e bem-estar centenário que envolve uma combinação de posturas físicas (asana), exercícios respiratórios (pranayama), sequências integradas de movimentos respiratórios, relaxamento e concentração/meditação. Muitos estilos de Hatha Yoga foram desenvolvidos com diferenças sutis. Todas as aulas de Hatha Yoga exigem que os participantes se mantenham e se movam entre várias posições estacionárias com o objetivo de desenvolver força, equilíbrio e flexibilidade. Normalmente, dependendo do nível de habilidade, uma mistura de posições estáticas em pé, sentada, ajoelhada, decúbito dorsal e ventral são usadas, com transições incorporando flexões para frente, flexões para trás, flexões laterais, torções, inversões e equilíbrios.

The British Wheel of Yoga Gentle Years Yoga[157] é um programa de 12 semanas, uma aula por semana, em grupo, com duração de 75 minutos para adultos mais velhos fisicamente inativos e com várias comorbidades. As aulas adaptaram as posturas do Hatha Yoga para as posições sentadas e em pé, reduziram o tempo de espera em uma única postura e reduziram o ritmo da aula para permitir um maior tempo de controle da respiração e recuperação. Os resultados de um estudo com adultos mais velhos, com idade média de 74 anos, indicaram uma melhora na flexibilidade da parte inferior do corpo, com prazer relatado pelos participantes, em comparação com o grupo de controle.[158]

Facilitação neuromuscular proprioceptiva. A facilitação neuromuscular proprioceptiva (FNP) tem sido usada com eficácia para alongar a unidade musculotendínea e, como resultado, aumentar a amplitude de movimento de uma articulação específica. Uma contração estática (isométrica, tradicionalmente máxima) de um músculo-alvo alongado e/ou uma contração encurtada (concêntrica) de um músculo oposto para alongar o músculo-alvo, com uma abordagem lenta e controlada do alongamento, de modo geral, é o que diferencia a FNP, estendendo-se de alternativas estáticas e dinâmicas,[159] apesar de existirem questionamentos a essa constatação.[155] Inibição autogênica e recíproca tradicionalmente são as explicações neurofisiológicas aceitas para os ganhos superiores de amplitude de movimento. O aumento da tolerância pode ser uma explicação provável.[159] Apesar do alongamento ser eficaz para aumentar a amplitude de movimento articular, o alongamento da FNP produz maiores ganhos e em uma taxa mais rápida que o alongamento estático, além de um controle de alongamento interno e melhora da flexibilidade passiva e ativa.[159,160]

A revisão da FNP por Sharman et al. resultou em várias recomendações aplicáveis.[159] Uma técnica de FNP de combinar uma contração de encurtamento do músculo oposto e uma contração estática do músculo-alvo é mais eficaz. Uma repetição de FNP é suficiente para aumentar a amplitude de movimento de qualquer lugar entre 3 e 9°, com as repetições subsequentes resultando em ganhos menores. Sessões duas vezes por semana, mesmo com uma repetição, aumentam efetivamente a amplitude de movimento. Durações variáveis de 1 dia a 12 semanas produzem mudanças na amplitude de movimento, com a maioria das mudanças ocorrendo na primeira metade da duração. Como as melhorias diminuem dentro de 1 semana de FNP, é recomendado conduzi-la 1 ou 2 vezes/semana para manter os ganhos de amplitude de movimento. Sharman et al. recomendam manter a contração estática por 3 segundos com uma intensidade baixa (20% de uma contração voluntária máxima). O componente do procedimento de alongamento deve ser mantido até que a sensação de alongamento diminua.[159,161] É importante notar que a revisão não abordou, especificamente, a aplicação da FNP em adultos mais velhos.

Resumo. O encurtamento muscular geralmente ocorre devido à falta de movimento em toda a sua extensão, um efeito comum de um estilo de vida sedentário. Frequentemente, a atividade física, especialmente quando acompanhada por exercícios de fortalecimento, melhora a flexibilidade.[162] Portanto, a ênfase deve ser mais concentrada no treinamento funcional que no alongamento específico. Quando o alongamento específico é indicado, 5 minutos por músculo, por semana, parece ter benefícios. O tipo de alongamento parece ser o menos importante.

Treinamento do equilíbrio e prevenção de quedas

O equilíbrio é uma interação complexa de variáveis fisiológicas e cognitivas que se combinam para manter uma pessoa ereta durante a postura em pé e atividades baseadas no movimento em uma variedade de ambientes. Os programas de equilíbrio mais eficazes abordam tantos componentes do equilíbrio quanto possível, incluindo componentes vestibulares, visuais, de tempo de reação, cognição, transporte de peso, força, potência, amplitude de movimento e comportamento, para citar alguns.[163] Felizmente, o exercício pode melhorar o equilíbrio, diminuir quedas e diminuir lesões relacionadas às quedas em idosos residentes na comunidade.[164-166] Intervenções de exercícios apropriadamente desenhadas que visem a equilíbrio, marcha, força muscular, coordenação e função diminuem as quedas em idosos residentes na comunidade com mais de 65 anos em 23%.[163,164] Além disso, quando os programas de equilíbrio são supervisionados por um profissional de saúde, como um fisioterapeuta, foram observados efeitos maiores do exercício no equilíbrio e na redução de quedas.[164] As recomendações para elementos específicos de um programa de equilíbrio para aumentar a eficácia da intervenção de exercícios estão listadas no Boxe 8.7.[163,167]

Como o equilíbrio é uma função complexa, nenhuma intervenção isolada é suficiente para melhorar efetivamente as habilidades de equilíbrio. Na verdade, um programa de exercícios único, como caminhar isoladamente, não é um exercício que evita quedas e pode até aumentá-las em populações de risco se administradas de maneira não estruturada, como instruções para "caminhar diariamente".[168,169]

> | **BOXE 8.7** | **Recomendações baseadas em evidências para exercícios com a finalidade de melhorar o equilíbrio e reduzir as quedas.** |
>
> O exercício deve fornecer um desafio de moderado a alto para o equilíbrio
> Em pé, com pouco ou nenhum suporte para as extremidades superiores
> Reduzindo a base de apoio
> Alterando o centro de gravidade
> O exercício deve ser progressivo e contínuo
> Duas a 3 h por semana por um mínimo de 12 semanas
> Pode ser em grupo ou domiciliar
> Caminhadas multidimensionais são mais eficazes que andar (p. ex., andar para trás, andar pé ante pé, alongar, inclinar, girar)
> O treinamento de caminhada pode ser incluso, mas indivíduos de alto risco não devem receber programas de caminhada rápida
> O treinamento de força pode ser incluso, mas deve ter sobrecarga suficiente
> Treino de obstáculos
> Exercícios funcionais

E a necessidade de integrar várias abordagens para o equilíbrio pode ser o motivo pelo qual nenhum efeito preventivo de queda claro pode ser mostrado para o treinamento isolado da resistência.[170]

A capacidade de gerar força rapidamente diminui em maior grau e mais rapidamente com a idade que a diminuição da força propriamente dita. A capacidade de gerar força em uma situação de ameaça de queda é mais relevante para prevenir uma queda que a capacidade de produzir força máxima. Em uma situação real de risco de queda, o tempo necessário para produzir força máxima é muito longo para se recuperar com sucesso da ameaça de equilíbrio. As contrações balísticas (rápidas) baseadas na potência são necessárias e devem ser incorporadas ao treinamento de resistência para adultos mais velhos.[170,171] Muitos estudos demonstraram a eficácia da passada multidirecional, como introduzir a estratégia de *step crossover* para recuperar o equilíbrio (exigindo funcionalidade do glúteo médio),[172] caminhadas para trás,[173] e atividades no *step* que foram associadas a uma taxa de redução de quedas de 50%.[174] Com base nesses estudos, o treinamento de equilíbrio deve incluir vários estímulos de exercício, como pé ante pé, levantamento multidirecional de pesos, caminhada calcanhar-dedo do pé, caminhada na linha, prática de passos, ficar em pé em uma só perna, transferências de peso (de uma perna para a outra) e até exercícios modificados de tai chi e dança. O Boxe 8.8 lista exercícios apropriados para diferentes níveis de equilíbrio.

Dança. A dança pode promover maior equilíbrio, confiança no equilíbrio, controle postural por meio de suas demandas cognitivas, padrões de passos multidirecionais e demandas da dança propriamente dita.[69,175-177] Salsa,[175,178] *jazz*,[179] dança de salão,[180] e outros tipos de dança[181] demonstraram benefícios na socialização, sensação de bem-estar, melhora na confiança no equilíbrio e,

BOXE 8.8	Exercícios de equilíbrio e progressões desafiadoras adequados para adultos mais velhos.
Exercício e/ou alvo	**Progressão**
Alcance da base externa de apoio	Posicionamento mais próximo dos pés Alcance mais distante e em diferentes direções Alcance de objetos mais pesados Puxar (como a porta de uma geladeira) Alcance de um banquinho ou do chão empregando movimento de levantamento-terra Postura em pé em uma superfície compatível Passadas enquanto alcança
Passadas em várias direções	Passos mais longos ou mais rápidos Passar por cima de obstáculos Girar sobre o eixo do pé que não está apoiado Exercício de relógio Jogo do relógio*
Prática de caminhada	Caminhada pé ante pé Aumentar o comprimento e a velocidade do passo Caminhar em direções diferentes Andar em superfícies diferentes Andar ao redor e sobre obstáculos Andar com apoio nos calcanhares e dedos dos pés
Pé e tornozelo	Elevação do calcanhar Diminuir o apoio das mãos Manter a elevação por mais tempo Uma perna de cada vez Acrescentar carga (colete ou halteres) Flexões dos dedos do pé Batidas rítmicas e baseadas na velocidade dos dedos do pé Resistência com uso de faixa elástica no tornozelo e pé Andar descalço em superfícies diferentes Ficar em pé sobre uma superfície instável, como bola Bosu ou prancha oscilante, progredindo para pisar dentro e fora, a fim de acelerar a passada Passadas multidirecionais
Passadas, para frente e laterais	Diminuir o apoio das mãos Aumentar a altura do degrau Adicionar colete de peso
Agachamentos	Variações de sentar-levantar (ajustar a altura e a conformidade da superfície) Manter o agachamento em vários níveis Adicionar peso Usar postura escalonada
Exercícios centrais	Elevação de um membro único para elevação alternada dos dois membros Pranchas (serra, uma perna, apoio sobre os joelhos, pranchas laterais, pranchas laterais com rotação) Pontes (dupla, um membro na plataforma, braços para cima) (Figura 8.15) Sentar (Figura 8.6)
Perturbações	Iniciar e parar esteira ergométrica Boxe (saco de bater) Inclinar e liberar Perturbações manuais
Visual	Focar um único objetivo durante a execução da tarefa de equilíbrio Mover a cabeça enquanto mantém o olhar no objeto Acompanhar o objeto com os olhos Passadas com baixa visibilidade em várias direções Passadas em várias direções e girar com olhos fechados
Dupla tarefa	Carregar objetos durante a execução de atividades de marcha Exercícios cognitivos (contagem regressiva etc.)

*Lowry M, Wallace D. Clock Yourself. De http://clockyourself.com.au/. Publicado em 2018. Recuperado em 9 de março de 2019.

em alguns casos, no controle do equilíbrio. É importante ressaltar que a melhora do equilíbrio por meio da dança foi observada em pessoas com dificuldade cognitiva.[182,183]

Outros treinamentos para o equilíbrio. Para melhorar o controle postural, os exercícios básicos são eficazes, como a execução de exercícios de prancha, exercício pássaro-cão e pontes.[184-186] O treinamento de perturbação pode ser uma maneira de aumentar os tempos de reação e melhorar as estratégias de pisar. Várias estratégias que invocam perturbações súbitas e inesperadas incluem paradas e arranques repentinos em uma esteira ou dicas manuais, além de inclinar e soltar para promover a recuperação do equilíbrio.[187,188] O uso de cabos pode fornecer uma sensação de confiança e segurança.[25] O Boxe 8.8 lista alguns exemplos de treinamento dos músculos e treinamento de perturbação.

A dor no pé é um fator de risco conhecido no comprometimento do equilíbrio e pode contribuir para quedas.[189] Exercícios para os pés, direcionados ao tratamento da dor no pé, afetam positivamente o equilíbrio[190], bem como o fortalecimento de pés e tornozelos.[191,192] O Boxe 8.8 lista alguns exemplos de exercícios para tornozelo desses estudos.

Para abordar as contribuições visuais para o equilíbrio, Park et al. desenvolveram um programa único de exercícios para o globo ocular que desafia as perturbações visuais em pé, combinando, assim, o controle postural com o desafio visual.[193] Adicionar a deambulação multidirecionais, conforme discutido anteriormente, é uma progressão natural para exercícios visuais. O Boxe 8.8 lista alguns exercícios visuais.

O treinamento em condições de tarefa única não é transferível para o treinamento em condições de dupla tarefa. Portanto, o treinamento de dupla tarefa deve ser integrado a um programa de equilíbrio eficaz.[194-196] A dupla tarefa pode incorporar tarefas motoras e cognitivas, e ambas devem ser incluídas para eficácia máxima. Estratégias específicas estão listadas no Boxe 8.9. O treinamento de força realizado em baixa intensidade (20% de 1RM) foi associado à maior melhora no desempenho do equilíbrio em comparação com o treinamento realizado a 50 e 80% de 1RM.[197] Normalmente, as atividades de habilidade e equilíbrio são praticadas de 20 a 30 minutos por sessão. A teoria da aprendizagem motora sugere que várias repetições ou horas de prática são necessárias diariamente para aprender um novo padrão de movimento.[198] A aprendizagem motora também sugere que atingir a fadiga motora é um fator necessário para o desenvolvimento de habilidades, o que implica que a fadiga, não o tempo, deve ser usada como uma meta.[199]

O *Programa de Exercícios Otago* é um programa domiciliar desenvolvido por e para fisioterapeutas que mostra uma redução de queda de 35% em 1 ano e reduz substancialmente o número de quedas com lesões.[200] O programa inclui cinco a seis consultas com um fisioterapeuta realizadas durante 8 semanas em ambientes domiciliares ou ambulatoriais.[201] O programa utiliza exercícios

BOXE 8.9	Atividades de dupla tarefa para melhorar o equilíbrio.
Motoras	**Cognitivas**
Deambular	
Para a frente	Ouvir uma música
Para trás	Ouvir uma rádio de notícias
Obstáculos	Fluência verbal
	Responder a perguntas autobiográficas
Equilíbrio	
Treinamento de organização sensorial (p. ex., olhos fechados)	Subtração serial de 3 números
Transferência dinâmica de cargas	Tarefas de processamento de informações
Perturbações externas	Contar de trás para frente
Sugestões externas	
Velocidade	Tarefa de tempo de reação para opção auditiva
Comprimento do passo	Tarefa visuoespacial da combinação de padrões
Ritmo/metrônomo	

Cortesia de Nora Fritz, PhD, PT, DPT, NCS.

padrão de equilíbrio e força (de um total de 17) realizados em casa 30 minutos/semana, três vezes por semana. O paciente executa e progride seus exercícios de forma independente. O programa inclui caminhada de até 30 minutos, três vezes por semana, visitas de acompanhamento e ligações telefônicas por até 1 ano. O programa *Otago* agora está disponível gratuitamente no North Carolina Area Health Education Center[202] e foi modificado para distribuição em grupos comunitários.

O tai chi se originou como uma forma de arte marcial, mas agora tem várias formas e estilos que foram adaptados da forma original. O maior corpo de pesquisas sobre tai chi concentra-se nos benefícios do risco de queda. O tai chi envolve o aprendizado de várias posturas vinculadas a movimentos lentos que enfatizam o controle e o equilíbrio. Essas rotinas ou "formas" podem variar desde as clássicas 109 posturas até aproximadamente 42. O foco necessário para completar os movimentos e posturas e relembrar a sequência de posturas foi creditado à calma mental e os benefícios cognitivos associados ao tai chi. A melhora do equilíbrio e a diminuição do risco de queda são atribuídas ao trabalho lento e repetitivo e à ênfase no controle e coordenação, especialmente no tornozelo.

O tai chi é usado há muito tempo para melhorar o equilíbrio e reduzir as quedas. Entretanto, há evidências conflitantes dos efeitos dele sobre o equilíbrio e as quedas. Apesar de evidências anteriores terem demonstrado que o tai chi diminui o número e o risco de quedas, melhora o equilíbrio e o funcionamento físico em adultos mais velhos inativos,[203] evidências mais recentes são mais ambíguas.[164,204-207] Tai Chi Quan: Movendo-se para Melhor Equilíbrio é uma forma de tai chi identificada pelo National Council on Aging[208] e pela Administration on Community Living como um programa comunitário de prevenção de quedas eficaz e baseado em evidências.[209]

Movimentos corporais lentos sobrepostos à musculatura do tornozelo, que devem reagir rapidamente para manter a posição, fornecem um estímulo de sobrecarga para a força do tornozelo e a propriocepção que, provavelmente, contribuem para seu efeito benéfico. A maioria dos pacientes gosta da prática do tai chi e a segue.

SEGURANÇA

O ACSM, os Centers for Disease Control and Prevention e outros afirmam que o exercício, geralmente, é seguro para idosos participarem quando não há a necessidade de consultar um profissional de saúde.[2,210] Entretanto, existem contraindicações relativas e absolutas para exercícios aeróbicos (ver Boxe 18.1) dos quais o terapeuta deve estar ciente. Para pacientes com condições cardíacas instáveis ou sinais de risco para doença cardíaca, o monitoramento da pressão arterial e da frequência cardíaca deve ser realizado rotineiramente. Os pacientes podem ser instruídos sobre como automonitorar seu estado e como medir sua própria frequência cardíaca e pressão arterial. Eles devem ser instruídos a relatar efeitos indesejáveis de tontura, desorientação, sudorese profusa ou náuseas. Os fisioterapeutas devem ter conhecimento sobre os medicamentos de um paciente, particularmente aqueles que têm efeito potencial na capacidade de um indivíduo de se exercitar, ou que afetam a resposta ao exercício. Os beta-bloqueadores diminuem a força de contração do músculo cardíaco e a frequência cardíaca, mantendo a frequência cardíaca artificialmente baixa durante o exercício. O IEP é uma alternativa aceitável para a verificação do pulso na presença de betabloqueadores. O exercício também muda a necessidade de insulina em pacientes com diabetes; portanto, é necessário monitorar intensivamente o paciente com diabetes insulinodependente. Orientações sobre medidas de precaução, como hidratação adequada, sapatos acolchoados (especialmente se uma sensibilidade reduzida for identificada) e monitoramento de intensivo da glicemia fazem parte da prescrição de exercícios.

É lógico que exercícios – de equilíbrio em particular – podem aumentar o risco de quedas, principalmente em indivíduos de alto risco. O risco pode ser aumentado se um participante do exercício ficar cansado durante a prática ou não for encorajado a usar suporte quando necessário.[211] Pouquíssimos problemas foram relatados com o treinamento de força ou treinamento de equilíbrio, apesar do fato de níveis bastante elevados de pressões sistólica e diastólica terem sido observados.[212] Mesmo com treinamento de alta intensidade, não foram relatadas lesões a longo prazo. Na realidade, em muitos estudos nos quais grupos de controle são usados para medir os efeitos do treinamento de força em adultos mais velhos, o grupo de controle mais sedentário apresentou um maior número de lesões e quedas que o grupo de exercício.[8] Dos estudos que relatam eventos adversos após o treinamento de exercício, a maioria das lesões graves foi de natureza musculoesquelética, geralmente de dor, rigidez ou tensão muscular. Nunca é demais enfatizar que os idosos atendidos no ambiente de reabilitação exigem supervisão individual durante todo o treinamento de exercício para garantir forma, intensidade e resposta adequadas. Um adulto mais velho pode precisar de incentivo para manter a forma adequada, respirar de maneira correta e cuidar de seu nível de desconforto muscular ou articular.

RESUMO

O exercício é *a* intervenção mais poderosa para a manutenção do bem-estar, para remediar a deficiência e promover a função em todas as faixas etárias. Para adultos mais velhos, o exercício é uma aplicação robusta para a prevenção e tratamento de doenças crônicas e deficiência motora e manutenção da qualidade de vida. Devido à grande evidência de qualidade da eficácia do exercício na maioria, senão em todas as condições que afetam os adultos mais velhos, os fisioterapeutas geriátricos são obrigados a ser especialistas em exercícios por todos os ambientes de prática, aplicando nosso conhecimento das relações entre atividade física, patologia, deficiência, habilidades funcionais e deficiência.

REFERÊNCIAS BIBLIOGRÁFICAS

1. World Health Organization. International Classification of Functioning, Disability and Health (ICF). http://www.who.int/classifications/icf/en/. Published 2018. Accessed July 31, 2018.
2. Pescatello LS, Arena R, Riebe D, Thompson PD. *ACSM's Guidelines for Exercise Testing and Prescription*. 9th ed. Baltimore, MD: Wolters Kluwer/Lippincott, Williams & Wilkins; 2014.
3. Edwards JJ, Khanna M, Jordan KP, et al. Older Americans 2016: Key Indicators of Well-Being. *Federal Interagency Forum on Aging-Related Statistics*. https://doi.org/10.1136/annrheumdis-2013- 203913. https://acl.gov/agng-and-disabilityin-america/data-and-research/key-indicators-well-being. Published March 29, 2018. Accessed July 6, 2019.
4. Buttorff C, Ruder T, Bauman M. Multiple chronic conditions in the United States. Santa Monica: Rand Corporation; 2017. https://www.rand.org/content/dam/rand/pubs/tools/TL200/TL221/RAND_TL221.pdf.
5. Chakravarty EF, Hubert HB, Lingala VB, Fries JF. Reduced disability and mortality among aging runners: a 21-year longitudinal study. *Arch Intern Med*. 2008;168(15):1638–1646. https://doi.org/10.1001/archinte.168.15.1638.
6. hou W-T, Tomata Y, Watanabe T, Sugawara Y, Kakizaki M, Tsuji I. Relationships between changes in time spent walking since middle age and incident functional disability. *Prev Med (Baltim)*. 2014;59:68–72. https://doi.org/10.1016/j.ypmed. 2013.11.019.
7. Paterson DH, Warburton DE. Physical activity and functional limitations in older adults: a systematic review related to Canada's Physical Activity Guidelines. *Int J Behav Nutr Phys Act*. 2010;7(1):38. https://doi.org/10.1186/1479-5868-7-38.
8. McPhee JS, French DP, Jackson D, Nazroo J, Pendleton N, Degens H. Physical activity in older age: perspective for healthy ageing and frailty. *Biogerontology*. 2016;17:567–580. https://doi.org/10.1007/s10522-016-9641-0.
9. Ferrucci L, Guralnik ÃJM, Studenski S, Fried LP, Jr BC, Walston JD. Delaying functional decline and disability in frail, older persons. *JAGS*. 2004;52:625–634.
10. Hackstaff L. Factors associated with frailty in chronically ill older adults. *Soc Work Health Care*. 2009;48(8):798–811. https://doi.org/10.1080/00981380903327897.
11. Ryan A, Murphy C, Boland F, Galvin R, Smith SM. What is the impact of physical activity and physical function on the development of multimorbidity in older adults over time? A population-based cohort study. *Journals Gerontol Ser A*. 2018;73(11):1538–1544. https://doi.org/10.1093/gerona/glx251.
12. Olaya B, Moneta MV, Doménech-Abella J, et al. Mobility difficulties, physical activity, and all-cause mortality risk in a nationally representative sample of older adults. *J Gerontol Ser A*. 2018;73(9):1272–1279. https://doi.org/10.1093/gerona/glx121.
13. Healy G, Dunstan D, Salmon J, et al. Breaks in sedentary time: beneficial associations with metabolic risk. *Diabetes Care*. 2008;31:661–666.
14. Garber CE, Blissmer B, Deschenes MR, et al. American College of Sports Medicine position stand. Quantity and quality of exercise for developing and maintaining cardiorespiratory, musculoskeletal, and neuromotor fitness in apparently healthy adults: guidance for prescribing exercise. *Med Sci Sports Exerc*. 2011;43(7):1334–1359. https://doi.org/10.1249/MSS.0b013e318213fefb.
15. Gill TM, Allore HG, Hardy SE, Guo Z. The dynamic nature of mobility disability in older persons. *J Am Geriatr Soc*. 2006;54(2):248–254. http://www.blackwell-synergy.com/doi/abs/10.1111/j.1532-5415.2005.00586.x.
16. Loyd C, Beasley TM, Miltner RS, Clark D, King B, Brown CJ. Trajectories of community mobility recovery after hospitalization in older adults. *J Am Geriatr Soc*. 2018;66(7):1399–1403. https://doi.org/10.1111/jgs.15397.
17. Tudor-Locke C, Bassett DR. How many steps/day are enough? *Sport Med*. 2004;34(1):1–8. https://doi.org/10.2165/00007256-20 0434010-00001.
18. Tudor-Locke C, Craig CL, Aoyagi Y, et al. How many steps/ day are enough? For older adults and special populations. *Int J Behav Nutr Phys Act*. 2011;8:80. https://doi.org/10.1186/1479-5868-8-80.
19. Reitlo LS, Sandbakk SB, Viken H, et al. Exercise patterns in older adults instructed to follow moderate- or highintensity exercise protocol – the generation 100 study. *BMC Geriatr*. 2018;18(1):208. https://doi.org/10.1186/s12877-018-0900-6.
20. Farrance C, Tsofliou F, Clark C. Adherence to community based group exercise interventions for older people: a mixed-methods systematic review. *PrevMed(Baltim)*. 2016;87:155–166. https://doi.org/10.1016/j.ypmed.2016.02.037.
21. van der Bij AK, Laurant MGH, Wensing M. Effectiveness of physical activity interventions for older adults: a review. *Am J Prev Med*. 2002;22(2):120–133. http://www.ncbi.nlm.nih.gov/pubmed/11818183. Accessed February 23, 2019.
22. Schutzer KA, Graves BS. Barriers and motivations to exercise in older adults. *Prev Med (Baltim)*. 2004;39(5):1056–1061. https://doi.org/10.1016/j.ypmed.2004.04.003.
23. Weber M, Belala N, Clemson L, et al. Feasibility and effectiveness of intervention programmes integrating functional exercise into daily life of older adults: a systematic review. *Gerontology*. 2018;64(2):172–187. https://doi.org/10.1159/000479965.
24. van Stralen MM, De Vries H, Mudde AN, Bolman C, Lechner L. Determinants of initiation and maintenance of physical activity among older adults: a literature review. *Health Psychol Rev*. 2009;3(2):147–207. https://doi.org/10.1080/17437190903229462.
25. Miller CT, Teychenne M, Maple J-L. The perceived feasibility and acceptability of a conceptually challenging exercise training program in older adults. *Clin Interv Aging*. 2018;13:451–461. https://doi.org/10.2147/CIA.S154664.
26. Taylor D. Physical activity is medicine for older adults. *Postgr Med J*. 2014;90:26–32.
27. Balde A, Figueras J, Hawking DA, Miller JR. Physician advice to the elderly about physical activity. *PsycNET J Aging Phys Act*. 2003;11(1):90–97. https://psycnet.apa.org/record/2003-04330-006. Accessed 23 February 2019.
28. Mehra S, Dadema T, Kröse BJA, et al. Attitudes of older adults in a group-based exercise program toward a blended intervention; a focus-group study. *Front Psychol*. 2016;7:1827. https://doi.org/10.3389/fpsyg.2016.01827.
29. van Uffelen JGZ, Khan A, Burton NW. Gender differences in physical activity motivators and context preferences: a population-based study in people in their sixties. *BMC Public Health*. 2017;17(1):624. https://doi.org/10.1186/s12889-017-4540-0.
30. Canadian Exercise Physiology Society. Par-Q & you. http://www.paguide.com. Published 2018. Accessed March 7, 2019.
31. 2018 PAR-Q+ The Physical Activity Readiness Questionnaire for Everyone. www.who.int/dietphysicalactivity/en/. Accessed 7 March 2019.
32. Mueller MJ, Maluf KS. Tissue adaptation to physical stress: a proposed "physical stress theory" to guide physical therapist practice, education, and research. *Phys Ther*. 2002;82(4):383–403.

33. Bortz WM. A conceptual framework of frailty: a review. *J Gerontol.* 2002;57A(5):M283–M288.

34. Bishop CE, Stone R. Implications for policy: the nursing home as least restrictive setting. *Gerontologist.* 2014;54(Suppl 1):S98–S103. https://doi.org/10.1093/geront/gnt164.

35. TaylorNF,DoddKJ, ShieldsN, BruderA.Therapeutic exercise in physiotherapy practice is beneficial: a summary of systematic reviews 2002–2005. *Aust J Physiother.* 2007;53(1):7–16. https://doi.org/10.1016/S0004-9514(07)70057-0.

36. Armitage J. The safety of statins in clinical practice *Lancet.* 2007; 6736(07):1–10. https://doi.org/10.1016/S0140-6736(07)60716-8.

37. Liang M, Lin S. Aerobic exercise prescription for the older population: a short review. *Nov Physiother.* 2014;4(2):1000201.

38. American Diabetes Association. Blood glucose and exercise. American Diabetes Association. http://www.diabetes.org/foodand-fitness/fitness/get-started-safely/blood-glucose-control-andexercise. html. Published 2017. Accessed February 23, 2019.

39. Geneen LJ, Moore RA, Clarke C, Martin D, Colvin LA, Smith BH. Physical activity and exercise for chronic pain in adults: an overview of Cochrane Reviews. *Cochrane Database Syst Rev.* 2017;4(4): CD011279. https://doi.org/10.1002/14651858.CD011279.pub3.

40. Lederman E. The myth of core stability. *J BodywMov Ther.* 2010; 14(1):84–98. https://doi.org/10.1016/j.jbmt.2009.08.001.

41. Caputo F, Denadai BS. Effects of aerobic endurance training status and specificity on oxygen uptake kinetics during maximal exercise. *Eur J Appl Physiol.* 2004;93(1–2):87–95.https://doi.org/10.1007/s00421-004-1169-3.

42. Behm DG, Sale DG. Velocity specificity of resistance training. *Sports Med.* 1993;15(6):374–388.

43. Mallia S. CrossFit: forging elite fitness. *The Journal.* https://journal.crossfit.com/article/lift-to-live-well-2. Published 2016. Accessed February 23, 2019.

44. Are Boot Camp Workouts for Seniors? BOOTCAMPSF blog. http://www.bootcampsf.com/blog/?p=1256. Published 2017. Accessed February 23, 2019.

45. Borde R, Hortobagyi T, Granacher U. Dose-response relationships of resistance training in healthy old adults: a systematic review and meta-analysis. *Sports Med.* 2015;45(12):1693–1720. https://doi.org/10.1007/s40279-015-0385-9.

46. Silva NL, Oliveira RB, Fleck SJ, Leon AC, Farinatti P. Influence of strength training variables on strength gains in adults over 55 years-old: a meta-analysis of dose-response relationships. *J Sci Med Sport.* 2014; 17(3):337–344. https://doi.org/10.1016/j.jsams.2013.05.009.

47. Steib S, Schoene D, Pfeifer K. Dose–response relationship of resistance training in older adults: a meta-analysis. *Med Sci Sports Exerc.* 2010;42(5):902–914. https://doi.org/10.1249/MSS.0b013e3181c34465.

48. Lesinski M, Hortobagyi T, Muehlbauer T, Gollhofer A, Granacher U. Effects of balance training on balance performance in healthy older adults: a systematic review and meta-analysis. *Sports Med.* 2015;45(12):1721–1738. https://doi.org/10.1007/s40279-015-0375-y.

49. Huang G, Wang R, Chen P, Huang SC, Donnelly JE, Mehlferber JP. Dose–response relationship of cardiorespiratory fitness adaptation to controlled endurance training in sedentary older adults. *Eur J Prev Cardiol.* 2016;23(5):518–529. https://doi.org/10.1177/2047487315582322.

50. Office of Disease Prevention and Health Promotion. 2018 Physical Activity Guidelines Advisory Committee Scientific Report. 2018. https://health.gov/paguidelines/second-edition report/pdf/PAG_ Advisory_ Committee_Report.pdf. Accessed July 24, 2018.

51. Sanders LMJ, Hortobágyi T, la Bastide-van Gemert S, van der Zee EA, van Heuvelen MJG. Dose-response relationship between exercise and cognitive function in older adults with and without cognitive impairment: a systematic review and meta-analysis. In: Regnaux J-P, ed. *PLoS One;* 2019:e021003614(1)2019. https://doi.org/10.1371/journal.pone.0210036.

52. Rhea MR, Alvar BA, Burkett LN, Ball SD. A meta-analysis to determine the dose response for strength development. *Med Sci Sports Exerc.* 2003;35(3):456–464. https://doi.org/10.1249/01.MSS.0000053727.63505.D4.

53. Peterson MD, Rhea MR, Sen A, Gordon PM. Resistance exercise for muscular strength in older adults: a metaanalysis. *Ageing Res Rev.* 2010;9:226–237. https://doi.org/10.1016/j.arr.2010.03.004.

54. Borg G. *Borg's Perceived Exertion and Pain Scales.* Champaign, IL: Human Kinetics; 1998.

55. Morishita S, Tsubaki A, Nakamura M, Nashimoto S, Fu JB, Onishi H. Rating of perceived exertion on resistance training in elderly

subjects. *Expert Rev Cardiovasc Ther.* 2019;17(2):135–142. https://doi.org/10.1080/14779072. 2019.1561278.

56. Reed JL, Pipe AL. The talk test: a useful tool for prescribing and monitoring exercise intensity. *Curr Opin Cardiol.*2014;29:475–480.

57. Donatelli RA, Dimond D. Strength training concepts in the athlete. In: Donateli R, ed. *Sports-Specific Rehabilitation.* St Louis: Churchill Livingstone; 2007.

58. Moritani T, de Vries HA. Neural factors versus hypertrophy in the time course of muscle strength gain. *Am J Phys Med.*1979;58(3): 115–130. http://www.ncbi.nlm.nih.gov/pubmed/453338. Accessed February 26, 2019.

59. Sale DG. Neural adaptation to resistance training. *Med Sci Sports Exerc.* 1988;20(5 Suppl):S135–S145. http://www.ncbi.nlm.nih.gov/pubmed/3057313. Accessed February 23, 2019.

60. Manini TM, Clark BC. Dynapenia and aging: an update. *J Gerontol Ser A.* 2012;67A(1):28–40. https://doi.org/10.1093/gerona/glr010.

61. Gabriel DA, Kamen G, Frost G. Neural adaptations to resistive exercise. *Sport Med.* 2006;36(2):133–149. https://doi.org/10.2165/00007256-200636020-00004.

62. Toigo M, Boutellier U. New fundamental resistance exercise determinants of molecular and cellular muscle adaptations. *Eur J Appl Physiol.* 2006;97(6):643–663. https://doi.org/10.1007/s00421-006-0238-1.

63. Clark BC, Mahato NK, Nakazawa M, et al. The power of the mind: the cortex as a critical determinant of muscle strength/weakness. *J Neurophysiol.* 2014;112:3219–3226. https://doi.org/10.1152/jn.00386.2014.

64. Taub E, Uswatte G, Mark VW, Morris DM. The learned nonuse phenomenon: implications for rehabilitation. *Eura Medicophys.* 2006;42(3):241–256.

65. Ageberg E, Roos EM. Neuromuscular exercise as treatment of degenerative knee disease. *Exerc Sport Sci Rev.* 43(1):2015,14–22.

66. Aman JE, Elangovan N, Konczak J. The effectiveness of proprioceptive training for improving motor function: a systematic review. *Hum Neurosci.* 2014;8:1075.

67. Johnson G, Otto D, Clair AA. The effect of instrumental and vocal music on adherence to a physical rehabilitation exercise program with persons who are elderly. *J Music Ther.* 2001;38(2):82–96. http://www.ncbi.nlm.nih.gov/pubmed/11469917. Accessed February 24, 2019.

68. Lenze EJ, Host HH, Hildebrand MW, et al. Enhanced medical rehabilitation increases therapy intensity and engagement and improves functional outcomes in postacute rehabilitation of older adults: a randomized-controlled trial. *J Am Med Dir Assoc.* 2012;13(8):708–712. https://doi.org/10.1016/j. jamda.2012.06.014.

69. Park YS, Koh K, Yang JS, Shim JK. Efficacy of rhythmic exercise and walking exercise in older adults' exercise participation rates and physical function outcomes. *Geriatr Gerontol Int.* 2017; 17(12):2311–2318. https://doi.org/10.1111/ggi.13046.

70. Powell K, Pauluch A, Blair S. Physical activity for health: what kind? How much? How intense? On top of what? *Annu Rev Public Health.* 2011;32:349–365.

71. Bouaziz W, Vogel T, Schmitt E, Kaltenbach G, Geny B, Olivier P. Health benefits of aerobic training programs in adults aged 70 and over: a systematic review. *Arch Gerontol Geriatr.* 69:2017, 110–127.

72. MacDonald MJ, Currie KD. Interval exercise is a path to good health, but how much, how often and for whom? *Clin Sci.* 2009; 116(4):315–316. https://doi.org/10.1042/CS20080632.

73. Wormgoor SG, Dalleck LC, Zinn C, Harris NK. Effects of high-intensity interval training on people living with type 2 diabetes: a narrative review. *Can J Diabetes.* 2017;41(5):536–547. https://doi.org/10.1016/j.jcjd.2016.12.004.

74. Molmen HE, Wisloff U, Aamot IL, Stoylen A, Ingul CB. Aerobic interval training compensates age related decline in cardiac function. *Scand Cardiovasc J.* 2012;46(3):163–171. https://doi.org/10.3109/14017431.2012.660192.

75. Hwang C-L, Yoo J-K, Kim H-K, et al. Novel all-extremity high-intensity interval training improves aerobic fitness, cardiac function and insulin resistance in healthy older adults. *Exp Gerontol.* 2016;82:112–119. https://doi.org/10.1016/j.exger.2016.06.009.

76. Guiraud T, Nigam A, Gremeaux V, Meyer P, Juneau M, Bosquet L. High-intensity interval training in cardiac rehabilitation. *Sport Med.* 2012;42(7):587–605. https://doi.org/10.2165/11631910-000000000-00000.

77. Ramos JS, Dalleck LC, Tjonna AE, Beetham KS, Coombes JS. The impact of high-intensity interval training versus moderateintensity

continuous training on vascular function: a systematic review and meta-analysis. *Sport Med.* 2015;45(5):679–692. https://doi.org/10.1007/s40279-015-0321-z.

78. Shiraev T, Barclay G. Evidence based exercise – clinical benefits of high intensity interval training. *Aust Fam Physician.* 2012; 41(12): 960–962. http://www.ncbi.nlm.nih.gov/pubmed/23210120. Accessed 3 March 2019.

79. Reed JL, Pipe AL. The talk test. *Curr Opin Cardiol.* 2014;29(5):475–480. https://doi.org/10.1097/HCO.00000000000-00097.

80. Cannon C, Foster C, Porcari JP, Skemp KM, Fater DCW, Backes R. The talk test as a measure of exertional ischemia. *Am J Med Sci.* 2004;1:52–56.

81. Loose BD, Christiansen AM, Smolczyk JE, et al. Consistency of the counting talk test for exercise prescription. *J Strength Cond Res.* 2012;26(6):1701–1707. https://doi.org/10.1519/JSC.0b013e318234e84c.

82. Kilpatrick MW, Robertson RJ, Powers JM, Mears JL, Ferrer NF. Comparisons of RPE before, during, and after self-regulated aerobic exercise. *Med Sci Sport Exerc.* 2009;41(3):682–687. https://doi.org/10.1249/MSS.0b013e31818a0f09.

83. Utter AC, Robertson RJ, Green JM, Suminski RR, McAnulty SR, Nieman DC. Validation of the Adult OMNI Scale of perceived exertion for walking/running exercise. *Med Sci Sports Exerc.* 2004; 36(10):1776–1780. http://www.ncbi. nlm.nih.gov/pubmed/ 15595300. Accessed 7 March 2019.

84. Guidetti L, Sgadari A, Buzzachera CF, et al. Validation of the OMNI-cycle scale of perceived exertion in the elderly. *J Aging Phys Act.* 2011;19(3):214–224. http://www.ncbi.nlm.nih.gov/pubmed/ 21727302. Accessed 20 February 2019.

85. Sadaria KS, Bohannon RW. The 6-Minute Walk Test: a brief review of literature. *Clin Exerc Physiol.* 2001;3(3):127–132.

86. Newman AB, Simonsick EM, Naydeck BL. Association of long-distance corridor walk performance with mortality, cardiovascular disease, mobility limitation, and disability. *JAMA.* 2006; 295(17): 2018–2026. https://doi.org/10.1001/jama.295.17.2018.

87. Simonsick EM, Montgomery PS, Newman AB, Bauer DC, Harris T. Measuring fitness in healthy older adults: the Health ABC Long Distance Corridor Walk. *J Am Geriatr Soc.* 2001;49(11): 1544–1548.

88. Fletcher GF, Ades PA, Kligfield P, et al. Exercise standards for testing and training: a scientific statement from the American Heart Association. *Circulation.* 2013;128(8):873–934. https://doi.org/10.1161/CIR.0b013e31829b5b44.

89. Kutzner I, Richter A, Gordt K, et al. Does aquatic exercise reduce hip and knee joint loading? In vivo load measurements with instrumented implants. *PLoS One.* 2017;12(3):e0171972. https://doi.org/10.1371/journal.pone.0171972.

90. Rotstein A, Harush M, Vaisman N. The effect of a water exercise program on bone density of postmenopausal women. *J Sports Med Phys Fitness.* 2008;48(3):352–359. http://www.ncbi.nlm.nih.gov/pubmed/ 18974722. Accessed 2 March 2019.

91. Waller B, Ogonowska-Słodownik A, Vitor M, et al. The effect of aquatic exercise on physical functioning in the older adult: a systematic review with meta-analysis. *Age Ageing.* 2016;45(5):594–602. https://doi.org/10.1093/ageing/afw102.

92. Franco MR, Morelhão PK, de Carvalho A, Pinto RZ. Aquatic exercise for the treatment of hip and knee osteoarthritis. *Phys Ther.* 2017;97(7):693–697. https://doi.org/10.1093/ptj/pzx043.

93. Bartels EM, Lund H, Hagen KB, Dagfinrud H, Christensen R, Danneskiold-Samsoe B. Aquatic exercise for the treatment of knee and hip osteoarthritis. *Cochrane Database Syst Rev.* 2007;4: CD005523.

94. Kruel LFM, Peyre-Tartaruga LA, Alberton CL, Muller FG, Petkowizc R. Effects of hydrostatic weight on heart rate during water immersion. *Int J Aquat Res Educ.* 2009;3:178–185.

95. Pinto SS, Alberton CL, Zaffari P, et al. Rating of perceived exertion and physiological responses in water-based exercise. *J Hum Kinet.* 2015;49:99–108. https://doi.org/10.1515/ hukin-2015-0112.

96. Alberton CL, Pinto SS, Gorski T, et al. Rating of perceived exertion in maximal incremental tests during head-out water-based aerobic exercises. *J Sports Sci.* 2016;34(18):1691–1698. https://doi.org/10.1080/02640414.2015.1134804.

97. Rikli RE, Jones CJ. Development and validation of criterion-referenced clinically relevant fitness standards for maintaining physical independence in later years. 2013;53:255–267. https://doi.org/10.1093/geront/gns071.

98. Tieland M, Trouwborst I, Clark BC. Skeletal muscle performance and ageing. *J Cachexia Sarcopenia Muscle.* 2018;9(1):3–19. https://doi.org/10.1002/jcsm.12238.

99. Liu CJ, Latham NK. Progressive resistance strength training for improving physical function in older adults. *Cochrane Database Syst Rev.* 2009;(3):CD002759. https://doi.org/10.1002/14651858. CD002759.pub2.

100. Fisher J, Steele J, Bruce-Low S, Smith D. Evidence-based resistance training recommendations. *Med Sport.* 2011;15(3):147–162. https://doi.org/10.2478/v10036-011-0025-x.

101. da Silva LN, Teodoro JL, Menger E, et al. Repetitions to failure versus not to failure during concurrent training in healthy elderly men: a randomized clinical trial. *Exp Gerontol.* 2018;108:18–27. S0531-5565(18)30142-6.

102. Rooney KJ, Herbert RD, Balnave RJ. Fatigue contributes to the strength training stimulus. *Med Sci Sports Exerc.* 1994;26(9):1160–1164. http://www.ncbi.nlm.nih.gov/pubmed/7808251. Accessed 4 March 2019.

103. Schoenfeld BJ, Wilson JM, Lowery RP, Krieger JW. Muscular adaptations in low-versus high-load resistance training: a meta-analysis. *Eur J Sport Sci.* 2016;1:1–10. https://doi.org/10.1080/17461391.2014.989922.

104. Izquierdo M, Cadore EL. Brief review: muscle power training in the institutionalized frail: a new approach to counteracting functional declines and very late-life disability. 2014;908175:1–6. https://doi.org/10.1185/03007995.2014.908175.

105. Roig M, O'Brien K, Kirk G, et al. The effects of eccentric versus concentric resistance training on muscle strength and mass in healthy adults: a systematic review with meta-analysis. *Br J Sports Med.* 2009;43(8):556–568. https://doi.org/10.1136/bjsm.2008.051417.

106. Radaelli R, Wilhelm EN, Botton CE, et al. Effects of single vs. multiple-set short-term strength training in elderly women. *Age (Omaha).* 2014;36(6):9720. https://doi.org/10.1007/s11357-014-9720-6.

107. Lovell DI, Cuneo R, Gass GC. The blood pressure response of older men to maximum and sub-maximum strength testing. *J Sci Med Sport.* 2011;14(3):254–258. https://doi.org/10.1016/j.jsams.2010.12.005.

108. Pincivero DM. Older adults underestimate RPE and knee extensor torque as compared with young adults. *Med Sci Sport Exerc.* 2011; 43(1):171–180. https://doi.org/10.1249/MSS.0b013 e3181e91e0d.

109. Morishita S, Yamauchi S, Fujisawa C, Domen K. Rating of perceived exertion for quantification of the intensity of resistance exercise. *Int J Phys Med Rehabil.* 2013;1(9):1–4. https://doi.org/10.4172/2329-9096.1000172.

110. Allman BL, Rice CL. Perceived exertion is elevated in old age during an isometric fatigue task. *Eur J Appl Physiol.* 2003;89(2):191–197. https://doi.org/10.1007/s00421-002-0780-4.

111. John EB, Liu W, Gregory RW. Biomechanics of muscular effort. *Med Sci Sport Exerc.* 2009;41(2):418–425. https://doi.org/10.1249/MSS.0b013e3181884480.

112. Gearhart RF, Riechman SE, Lagally KM, Andrews RD, Robertson RJ. RPE at relative intensities after 12 weeks of resistance-exercise training by older adults. *Percept Mot Skills.* 2008;106(3):893–903. https://doi.org/10.2466/pms. 106.3.893-903.

113. Lagally KM, Robertson RJ. Construct validity of the OMNI resistance exercise scale. *J Strength Cond Res.* 2006;20(2):252. https://doi.org/10.1519/R-17224.1.

114. Naclerio F, Rodríguez-Romo G, Barriopedro-Moro MI, Jiménez A, Alvar BA, Triplett NT. Control of resistance training intensity by the Omni perceived exertion scale. *J Strength Cond Res.* 2011;25(7):1879–1888. https://doi.org/10.1519/JSC.0b013e3181e501e9.

115. Gearhart RF, Riechman SE, Lagally KM, Andrews RD, Robertson RJ. Safety of using the adult OMNI resistance exercise scale to determine 1-Rm in older men and women. *Percept Mot Skills.* 2011; 113(2): 671–676. https://doi.org/10.2466/10.15.PMS.113.5. 671-676.

116. Robertson RJ, Goss FL, Rutkowski J, et al. Concurrent validation of the OMNI perceived exertion scale for resistance exercise. *Med Sci Sport Exerc.* 2003;35(2):333–341. https://doi.org/10.1249/01. MSS.0000048831.15016.2A.

117. Bohannon RW. Knee extension strength and body weight determine sit-to-stand independence after stroke. *Physiother Theory Pr.* 2007;23(5):291–297.

118. Avers D, Brown M. *Daniel and Worthingham's Muscle Testing.* 10th ed. St. Louis: Elseiver; 2019.

119. McKay MJ, Baldwin JN, Ferreira P, Simic M, Vanicek N, Burns J. Normative reference values for strength and flexibility of 1,000 children and adults. *Neurology.* 2017;88:36–43.

120. Andrews AW, Thomas MW, Bohannon RW. Normative values for isometric muscle force measurements obtained with hand-held dynamometers. *Phys Ther.* 1996;76(3):248–259.

121. Bohannon RW. Reference values for extremity muscle strength obtained by hand-held dynamometry from adults aged 20 to 79 years [Comment]. *Arch Phys Med Rehabil.* 1997;78(1):26–32.

122. Phillips BA, Lo SK, Mastaglia FL. Muscle force measured using "break" testing with a hand-held myometer in normal subjects aged 20 to 69 years. *Arch Phys Med Rehab.* 2000;81:653–661. https://doi.org/10.1053/mr.2000.4413.

123. Hruby A, Sahni S, Bolster D, Jacques PF. Protein intake and functional integrity in aging: the Framingham Heart Study offspring. *J Gerontol Ser A.* 2018. [e-pub ahead of print] https://doi.org/10.1093/gerona/gly201.

124. Yang Y, Breen L, Burd NA, et al. Resistance exercise enhances myofibrillar protein synthesis with graded intakes of whey protein in older men. *Br J Nutr.* 2012;108(10):1780–1788. https://doi.org/ 10.1017/S0007114511007422.

125. Churchward-Venne TA, Holwerda AM, Phillips SM, van Loon LJ. What is the optimal amount of protein to support post-exercise skeletal muscle reconditioning in the older adult? *Sports Med.* 2016; 46(9):1205–1212. https://doi.org/10.1007/s40279-016-0504-2.

126. Robinson MJ, Burd NA, Breen L, et al. Dose-dependent responses of myofibrillar protein synthesis with beef ingestion are enhanced with resistance exercise in middleaged men. *Appl Physiol Nutr Metab.* 2013;38(2):120–125. https://doi.org/10.1139/apnm-2012-0092.

127. Kumar V, Atherton PJ, Selby A, et al. Muscle protein synthetic responses to exercise: effects of age, volume, and intensity. *J Gerontol A Biol Sci Med Sci.* 2012;67(11):1170–1177. https://doi.org/ 10.1093/gerona/gls141.

128. Oikawa SY, McGlory C, D'Souza LK, et al. A randomized controlled trial of the impact of protein supplementation on leg lean mass and integrated muscle protein synthesis during inactivity and energy restriction in older persons. *Am J Clin Nutr.* 2018; 108(5): 1060–1068. https://doi.org/10.1093/ajcn/nqy193.

129. Hollman JH, Ginos BE, Kozuchowski J, Vaughn AS, Krause DA, Youdas JW. Relationships between knee valgus, hip-muscle strength, and hip-muscle recruitment during a single-limb. *Journal of Sport Rehab.* 2009;18:104–117. Figure 1.

130. Tarnanen SP, Ylinen JJ, Siekkinen KM, Malkia EA, Kautiainen HJ, Hakkinen AH. Effect of isometric upperextremity exercises on the activation of core stabilizing muscles. *Arch Phys Med Rehabil.* 2008;89:513–521.

131. Lee J-H, Choi J-D. The effects of upper extremity task training with symmetric abdominal muscle contraction on trunk stability and balance in chronic stroke patients. *J Phys Ther Sci.* 2017; 29(3):495–497. https://doi.org/10.1589/jpts.29.495.

132. Bean JF, Kiely DK, LaRose S, Goldstein R, Frontera WR, Leveille SG. Are changes in leg power responsible for clinically meaningful improvements in mobility in older adults? *J Am Geriatr Soc.* 2010; 58(12):2363–2368. https://doi.org/10.1111/j.1532-5415.2010.03155.x.

133. Reid KF, Fielding RA. Skeletal muscle power: a critical determinant of physical functioning in older adults. *Exerc Sport Sci Rev.* 2012; 40(1):4–12. https://doi.org/10.1097/JES.0b013e31823b5f13.

134. Millor N, Lecumberri P, Gómez M, et al. Gait velocity and chair sit-stand-sit performance improves current frailtystatus identification. *IEEE Trans Neural Syst Rehabil Eng.* 2017;25(11):2018–2025. https://doi.org/10.1109/TNSRE.2017.2699124.

135. Bean JF, Kiely DK, Herman S, et al. The relationship between leg powerandphysicalperformanceinmobility-limited olderpeople. *J Am Geriatr Soc.* 2002;50(3):461–467. http://www.ncbi.nlm.nih.gov/pubmed/11943041. Accessed 17 February 2019.

136. Keller K, Engelhardt M. Strength and muscle mass loss with aging process. Age and strength loss. *Muscles Ligaments Tendons J.* 2013; 3(4):346–350. http://www.ncbi.nlm.nih.gov/pubmed/24596700. Accessed 8 January 2019.

137. Byrne C, Faure C, Keene DJ, Lamb SE. Ageing, muscle power and physical function: a systematic review and implications for pragmatic training interventions. *Sports Med.*2016;46(9):1311–1332. https://doi.org/10.1007/s40279-016-0489-x.

138. Reid KF, Martin KI, Doros G, et al. Comparative effects of light or heavy resistance power training for improving lower extremity power and physical performance in mobilitylimited older adults. *J Gerontol A Biol Sci Med Sci.* 2015;70(3):374–380. https://doi.org/10.1093/gerona/glu156.

139. de Vreede PL, SamsonMM, van Meeteren NLU, Duursma SA, Verhaar HJJ. Functional-task exercise versus resistance strength exercise to improve daily function in older women: a feasibility study. *Arch Phys Med Rehabil.* 2004;85(12):1952–1961. https://doi.org/10.1016/j.apmr.2004.05.006.

140. Hruda KV, Hicks AL, McCartney N. Training for muscle power in older adults: effects on functional abilities. *Can J Appl Physiol.* 2003;28(2):178–189.

141. Avers D, Brown M. White paper: strength training for the older adult. *J Geriatr Phys Ther.* 2009;32(4):148–153. https://doi.org/10.1519/00139143-200932040-00002.

142. Ramirez-Campillo R, Martinez C, de La Fuente CI, et al. Highspeed resistance training in older women: the role of supervision. *J Aging Phys Act.* 2017;25(1):1–9. https://doi.org/10.1123/japa.2015-0122.

143. Kemmler W, Lauber D, Weineck J, Hensen J, Kalender W, Engelke K. Benefits of 2 years of intense exercise on bone density, physical fitness, and blood lipids in early postmenopausal osteopenic women: results of the Erlangen Fitness Osteoporosis Prevention Study (EFOPS). *Arch Intern Med.* 2004;164(10):1084–1091. https://doi.org/10.1001/archinte.164.10.1084.

144. Watson SL, Weeks BK, Weis LJ, Harding AT, Horan SA, Beck BR. High-intensity resistance and impact training improves bone mineral density and physical function osteoporosis: the LIFTMOR randomized controlled. *J Bone Miner Res.* 2018;33(2):211–220. https://doi.org/10.1002/jbmr.3284.

145. Sran MM, Stotz PJ, Normandin SC, Robinovitch SN. Age differences in energy absorption in the upper extremity during a descent movement: implications for arresting a fall. *J Gerontol A Biol Sci Med Sci.* 2010;65(3):312–317. https://doi.org/10.1093/gerona/glp153.

146. Cakar E, Dincer U, Kiralp MZ, et al. Jumping combined exercise programs reduce fall risk and improve balance and life quality of elderly people who live in a long-term care facility. *Eur J Phys Rehabil Med.* 2010;46(1):59–67.

147. Moran J, Ramirez-Campillo R, Granacher U. Effects of jumping exercise on muscular power in older adults: a metaanalysis. *Sport Med.* 2018;48(12):2843–2857. https://doi.org/10.1007/s40279-018-1002-5.

148. Kisner C, Colby LA, Borstad J. *Therapeutic exercise: foundations and techniques.* 7th ed. Philadelphia: F. A. Davis Company; 2018.

149. Watson SL, Weeks BK, Weis LJ, Harding AT, Horan SA, Beck BR. High-intensity exercise did not cause vertebral fractures and improves thoracic kyphosis in postmenopausal women with low to very low bone mass: the LIFTMOR trial. *Osteoporos Int.* 2019; 30:957–964f. https://doi.org/10.1007/s00198-018-04829-z.

150. Zech A, Steib S, Sportwiss D, Freiberger E, Pfeifer K. Functional muscle power testing in young, middle-aged, and community-dwelling nonfrail and prefrail older adults. *Arch Phys Med Rehabil.* 2011;92:967–971. https://doi.org/10.1016/j.apmr.2010. 12.031.

151. Rose DJ. *Fall proof! A comprehensive balance and mobility training program.* Champaign, IL: Human Kinetics; 2010.

152. Clemson L, Fiatarone Singh MA, Bundy A, et al. Integration of balance and strength training into daily life activity to reduce rate of falls in older people (the LiFE study): randomised parallel trial. *BMJ.* 2012;345. https://doi.org/10.1136/bmj.e4547. e4547.

153. Clemson L, Fiatarone MA. Integration of balance and strength training into daily life activity to reduce rate of falls in older people (the LiFE study): randomised parallel trial. *BMJ.* 2012;345:1–15. https://doi.org/10.1136/bmj.e4547. e4547.

154. Buch A, Kis O, Carmeli E, et al. Circuit resistance training is an effective means to enhance muscle strength in older and middle aged adults. *Ageing Res Rev.* 2017;37:16–27. https://doi.org/10.1016/j.arr.2017.04.003.

155. Thomas E, Bianco A, Paoli A, Palma A. The relation between stretching typology and stretching duration: the effects on range of motion. *Int J Sports Med.* 2018;39(4):243–254. https://doi.org/10.1055/s-0044-101146.

156. Feland JB, Myrer JW, Schulthies SS, Fellingham GW, Measom GW, Words K. The effect of duration of stretching of the hamstring muscle group for increasing range of motion in people age 65 years or older. *Phys Ther.* 2001; 81(5):1100–1117. http://www.ncbi.nlm.nih.gov/pubmed/11319936. AccessedMarch 2, 2019.

157. About the British Wheel of Yoga. https://www.bwy.org.uk/about/. Published 2019. Accessed March 10, 2019.

158. Tew GA, Howsam J, Hardy M, Bissell L. Adapted yoga to improve physical function and health-related quality of life in physically-inactive older adults: a randomised controlled pilot trial. *BMC Geriatr.* 2017;17(1):131. https://doi.org/10.1186/s12877-017- 0520-6.

159. Sharman MJ, Cresswell AG, Riek S. Proprioceptive neuromuscular facilitation stretching. *Sport Med.* 2006;36(11):929–939. https://doi.org/10.2165/00007256-200636110-00002.

160. Cayco CS, Labro AV, Gorgon EJR. Hold-relax and contractrelax stretching for hamstrings flexibility: a systematic review with meta-analysis. *Phys Ther Sport*. 2019;35:42–55. https://doi.org/ 10.1016/j.ptsp.2018.11.001.

161. Rees SS,Murphy AJ,WatsfordML, McLachlan KA, Coutts AJ. Effects of proprioceptive neuromuscular facilitation stretching on stiffness and force-producing characteristics of the ankle in active women. *J Strength Cond Res*. 2007;21(2):572. https://doi.org/10.1519/R-20175.1.

162. Barbosa AR, Santarem JM, Filho WJ, Marucci MF. Effects of resistance training on the sit-and-reach test in elderly women. *J Strength Cond Res*. 2002;16(1):14–18.

163. Sherrington C, Tiedemann A. Physiotherapy in the prevention of falls in older people. *J Physiother*. 2015;61(2):54–60. https://doi.org/10.1016/j.jphys.2015.02.011.

164. Sherrington C, Fairhall NJ, Wallbank GK, et al. Exercise for preventing falls in older people living in the community. *Cochrane Database Syst Rev*. 2019;1:CD012424. https://doi.org/10.1002/14651858.CD012424.pub2.

165. Sherrington C, Tiedemann A, Fairhall N, Close JC, Lord SR. Exercise to prevent falls in older adults: an updated metaanalysis and best practice recommendations. *N S W Public Health Bull*. 2011;22(3–4):78–83. https://doi.org/10.1071/NB10056.

166. Karinkanta S, Kannus P, Uusi-Rasi K, Heinonen A, Sievänen H. Combined resistance and balance-jumping exercise reduces older women's injurious falls and fractures: 5-year follow-up study. *Age Ageing*. 2015;44(5):784–789. https://doi.org/10.1093/ageing/afv064.

167. Sherrington C, Fairhall NJ, Wallbank GK, et al. Exercise for preventing falls in older people living in the community. *Cochrane Database Syst Rev*. 2019;1. https://doi.org/10.1002/14651858.CD012424.pub2 CD012424.

168. Sherrington C, Tiedemann A, Cameron I. Physical exercise after hip fracture: an evidence overview. *Eur J Phys Rehabil Med*. 2011; 47(2):297–307.

169. Cadore EL, Rodriguez-Manas L, Sinclair A, Izquierdo M, Rodri L. Effects of different exercise interventions on risk of falls, gait ability, and balance in physically frail older adults: a systematic review. *Rejuvenation Res*. 2013;16(2):105–114. https://doi.org/10.1089/rej.2012.1397.

170. Granacher U, Muehlbauer T, Zahner L, Gollhofer A, Kressig RW. Comparison of traditional and recent approaches in the promotion of balance and strength in older adults. *Sports Med*. 2011; 41(5): 377–400. https://doi. org/10.2165/11539920-000000000-00000.

171. Cadore EL, Izquierdo M. New strategies for the concurrent strength-, power-, and endurance-training prescription in elderly individuals. *J Am Med Dir Assoc*. 2013;14(8):623–624. https://doi.org/10.1016/j.jamda.2013.04.008.

172. Addison O, Inacio M, Bair W, Beamer BA, Ryan AS, Rogers MW. Role of hip abductor muscle composition and torque in protective stepping for lateral balance recovery in older adults. *Arch Phys Med Rehabil*. 2016;98:1223–1228. https://doi.org/10.1016/j.apmr.2016.10.009.

173. Fritz NE, Worstell AM, Kloos AD, Siles AB, White SE, Kegelmeyer DA. Backward walking measures are sensitive to age-related changes in mobility and balance. *Gait Posture*. 2013;37(4):593–597. https://doi.org/10.1016/j.gaitpost.2012.09.022.

174. Okubo Y, Osuka Y, Jung S, et al. Walking can be more effective than balance training in fall prevention among community-dwelling older adults. *Geriatr Gerontol Int*. 2016;16:118–125. https://doi.org/10.1111/ggi.12444.

175. Granacher U, Muehlbauer T, Bridenbaugh SA, et al. Effects of a salsa dance training on balance and strength performance in older adults. *Gerontology*. 2012;58(4):305–312. https://doi.org/10.1159/000334814.

176. Howe TE, Rochester L, Neil F, Skelton DA, Ballinger C. Exercise for improving balance in older people. *Cochrane Database Syst Rev*. 2011;11:CD004963. https://doi.org/10.1002/14651858.CD004963.pub3.

177. Keogh JW, Kilding A, Pidgeon P, Ashley L, Gillis D. Physical benefits of dancing for healthy older adults: a review. *J Aging Phys Act*. 2009;17(4):479–500.

178. Marquez DX, Wilbur J, Hughes S, et al. B.A.I.L.A. – a Latin dance randomized controlled trial for older Spanishspeaking Latinos: rationale, design, and methods. *Contemp Clin Trials*. 2014;38: 397–408. S1551-7144(14)00094-9.

179. Wallmann HW, Gillis CB, Alpert PT, Miller SK. The effect of a senior jazz dance class on static balance in healthy women over 50 years of age: a pilot study. *Biol Res Nurs*. 2009; 10(3):257–266. https://doi.org/10.1177/1099800408322600.

180. Noreau L,Martineau H, Roy L, Belzile M. Effects of a modified dance-based exercise on cardiorespiratory fitness, psychological state and health status of persons with rheumatoid arthritis.*Am J Phys Med Rehabil*. 1995;74(1):19–27.

181. Murrock CJ, Higgins PA, Killion C. Dance and peer support to improve diabetes outcomes in African American women. *Diabetes Educ*. 2009;35(6):995–1003. https://doi.org/10.1177/0145721709343322.

182. Palo-Bengtsson L, Winblad B, Ekman SL. Social dancing: a way to support intellectual, emotional and motor functions in persons with dementia. *J Psychiatr Ment Health Nurs*. 1998;5(6):545–554.

183. Hokkanen L, Rantala L, Remes AM, Harkonen B, Viramo P, Winblad I. Dance and movement therapeutic methods in management of dementia: a randomized, controlled study. *J Am Geriatr Soc*. 2008; 51(4):771–772. https://doi.org/10.1111/j.1532-5415.2008.01611.x.

184. Granacher U, Gollhofer A, Hortobagyi T, et al. The importance of trunk muscle strength for balance, functional performance, and fall prevention in seniors: a systematic review. *Sports Med*. 2013; 43(7):627–641. https://doi.org/10.1007/s40279-013-0041-1.

185. AkuthotaV, Ferreiro A,Moore T, Fredericson M. Core stability exercise principles. *Curr Sports Med Rep*. 2008;7(1):39–44. https://doi.org/10.1097/01.CSMR.0000308663.13278.69.

186. Kahle N, Tevald MA. Core muscle strengthening's improvement of balance performance in community-dwelling older adults: a pilot study. *J Aging Phys Act*. 2014;22(1):65–73. https://doi.org/10.1123/JAPA.2012-0132.

187. Mansfield A, Aqui A, Danells CJ, et al. Does perturbation-based balance training prevent falls among individuals with chronic stroke? A randomised controlled trial. *BMJ Open*. 2018;8(8): e021510. https://doi.org/10.1136/bmjopen-2018-021510.

188. Gerards MHG, McCrum C, Mansfield A, Meijer K. Perturbation-based balance training for falls reduction among older adults: current evidence and implications for clinical practice. *Geriatr Gerontol Int*. 2017;17(12):2294–2303. https://doi.org/ 10.1111/ggi.13082.

189. Menz HB, Auhl M, Spink MJ. Foot problems as a risk factor for falls in community-dwelling older people: a systematic review and meta-analysis. *Maturitas*. 2018;118:7–14. https://doi.org/10.1016/j.maturitas.2018.10.001.

190. Spink MJ, Fotoohabadi MR, Wee E, Hill KD, Lord SR, Menz HB. Foot and ankle strength, range of motion, posture, and deformity are associated with balance and functional ability in older adults. *Arch Phys Med Rehabil*. 2011;92(1):68–75. https://doi.org/10.1016/j.apmr.2010.09.024.

191. Fujimoto M, Hsu WL, Woollacott MH, Chou LS. Ankle dorsiflexor strength relates to the ability to restore balance during a backward support surface translation. *Gait Posture*. 2013;38(4):812–817. https://doi.org/10.1016/j.gaitpost.2013.03.026.

192. Maritz CA, Silbernagel KG. A prospective cohort study on the effect of a balance training program, including calf muscle strengthening, in community-dwelling older adults. *J Geriatr Phys Ther*. 2016; 39:125–131. https://doi.org/10.1519/JPT.0000000000000059.

193. Park JH. The effects of eyeball exercise on balance ability and falls efficacy of the elderly who have experienced a fall: a single-blind, randomized controlled trial. *Arch Gerontol Geriatr*. 2017;68:181–185. S0167-4943(16)30186-8.

194. Muir-Hunter SW, Wittwer JE. Dual-task testing to predict falls in community-dwelling older adults: a systematic review. *Physiotherapy*. 2016;102(1):29–40. https://doi.org/10.1016/j.physio.2015.04.011.

195. Agmon M, Belza B, Nguyen HQ, Logsdon R, Kelly VE. A systematic review of interventions conducted in clinical or community settings to improve dual-task postural control in older adults. *Clin Interv Aging*. 2014;9:477. https://doi.org/10.2147/CIA.S54978.

196. Menant JC, Schoene D, Sarofim M, Lord SR. Single and dual task tests of gait speed are equivalent in the prediction of falls in older people: a systematic review and meta-analysis. *Ageing Res Rev*. 2014;16:83–104. https://doi.org/10.1016/j.arr.2014.06.001.

197. OrrR, deVosNJ, SinghNA,RossDA, StavrinosTM,Fiatarone- Singh MA. Power training improves balance in healthy older adults. *J Gerontol A Biol Sci Med Sci*. 2006;61(1):78–85. http://www.ncbi.nlm.nih.gov/pubmed/16456197. Accessed March 3, 2019.

198. Lang CE, Macdonald JR, Gnip C. Counting repetitions: an observational study of outpatient therapy for people with hemiparesis post-stroke. *J Neurol Phys Ther*. 2007;31(1):3–10. https://doi.org/10.1097/01.NPT.0000260568.31746.34.

199. Voelcker-Rehage C. Motor-skill learning in older adults – a review of studies on age-related differences. *Eur Rev Aging Phys Act.* 2008;5:5–16. https://doi.org/10.1007/s11556-008-0030-9.

200. Thomas S, Mackintosh S, Halbert J. Does the "Otago exercise programme" reduce mortality and falls in older adults? A systematic review and meta-analysis. *Age Ageing.* 2010;39(6):681–687. https://doi.org/10.1093/ageing/afq102.

201. Robertson MC, Campbell AJ, Gardner MM, Devlin N. Preventing injuries in older people by preventing falls: a metaanalysis of individual-level data. *J Am Geriatr Soc.* 2002;50(5):905–911. http://www.ncbi.nlm.nih.gov/pubmed/12028179. Accessed March 5, 2019.

202. Falls & Otago Resources j Carolina Geriatric Education Center (CGEC). 2019. https://www.med.unc.edu/aging/cgec/exercise-program/. Accessed March 9, 2019.

203. Li F, Harmer P, Fisher KJ, et al. Tai Chi and fall reductions in older adults: a randomized controlled trial. *J Gerontol A, Biol Sci Med Sci.* 2005;60(2):187–194.

204. Leung DP, Chan CK, Tsang HW, Tsang WW, Jones AY. Tai chi as an intervention to improve balance and reduce falls in older adults: a systematic and meta-analytical review. *Altern Ther Health Med.* 2011;17(1):40–48.

205. Logghe IH, Verhagen AP, Rademaker AC, et al. The effects of Tai Chi on fall prevention, fear of falling and balance in older people: a meta-analysis. *Prev Med (Baltim).* 2010;51(3–4):222–227. https://doi.org/10.1016/j.ypmed.2010.06.003.

206. Rand D, Miller WC, Yiu J, Eng JJ. Interventions for addressing low balance confidence in older adults: a systematic review and meta-analysis. *Age Ageing.* 2011;40(3):297–306. https://doi.org/10.1093/ageing/afr037.

207. Cameron ID, Gillespie LD, Robertson MC, et al. Interventions for preventing falls in older people in care facilities and hospitals. *Cochrane Database Syst Rev.* 2012;12: CD005465. https://doi.org/10.1002/14651858.CD005465.pub3.

208. National Council on Aging. Program Summary: Tai Ji Quan: Moving for Better Balance. https://www.ncoa.org/resources/ program-summary-tai-ji-quan-moving-for-better-balance/.Accessed March 17, 2019.

209. Leung J. Implementing Tai Ji Quan: moving for better balance in real world settings: successes and challenges. *J Sport Heal Sci.* 2014; 3:34–35.

210. Centers for Disease Control and Prevention. Physical Activity Basics j Physical Activity. https://www.cdc.gov/physicalactivity/basics/index.htm. Published 2019. Accessed March 7, 2019.

211. Skelton DA, Beyer N. Exercise and injury prevention in older people. *Scand J Med Sci Sports.* 2003;13:77–85.

212. de Vos NJ, Singh NA, Ross DA, et al. Continuous hemodynamic response to maximal dynamic strength testing in older adults. *Arch Phys Med Rehabil.* 2008;89(2):343–350. https://doi.org/10.1016/j.apmr.2007.08.130.

213. Tjønna AE, Lee SJ, Rognmo Ø, et al. Aerobic interval training versus continuous moderate exercise as a treatment for the metabolic syndrome: a pilot study. *Circulation.* 2008;118(4):346–354.

214. Booth FW, Roberts CK, Laye MJ. Lack of exercise is a major cause of chronic diseases. *Compr Physiol.* 2012;2(2):1143–1211. https://doi.org/10.1002/cphy.c110025.

Alterações na Marcha e na Mobilidade Relacionadas à Idade

Julie D. Ries

VISÃO GERAL DO CAPÍTULO

Introdução, 201
Movimentação normal, 201
  Características da marcha:
    alterações típicas com o
    envelhecimento, 202
Alterações patológicas de
  movimentação, 205
Inter-relação de marcha e
  cognição, 206

Requisitos de ambulação
  funcional, 206
  Restrições individuais, 206
  Requisitos de velocidade e distância
    para deambulação funcional, 207
  Demandas de tarefa e ambiente, 208
  Deambulação com dispositivos de
    assistência, 208
  Negociação de escadas, 209

Exame e avaliação da marcha, 209
  Velocidade da marcha, 210
Plano de tratamento e intervenções, 213
  Tratamento no nível de
    deficiência, 213
  Intervenções específicas para o
    treinamento da marcha, 214
Resumo, 216
Referências bibliográficas, 217

INTRODUÇÃO

Os fisioterapeutas desempenham um papel único e importante ao examinar o idoso com disfunção de marcha. Apesar do "treino de marcha" poder parecer uma tarefa simples e direta, raramente é o caso com pacientes adultos mais velhos. A locomoção bípede é uma habilidade exclusivamente humana que requer múltiplos sistemas (neurológico, musculoesquelético, cardiopulmonar, cognitivo) para funcionar de modo integrado e sofisticado. Nesses sistemas, o declínio normal relacionado à idade (senescências), mesmo em indivíduos saudáveis, gera um impacto previsível na marcha em adultos mais velhos.

Frequentemente, os profissionais de saúde procuram fisioterapeutas para "liberar" alta hospitalar segura a um adulto mais velho, ou são procurados por um paciente ou médico de atenção primária que solicita uma avaliação de questões de mobilidade. Um alto nível de habilidade é necessário para analisar e identificar adequadamente problemas específicos na complexa tarefa da deambulação funcional, particularmente em idosos que apresentam múltiplos fatores potenciais que contribuem para a mobilidade prejudicada. A deambulação segura requer a capacidade de acelerar e desacelerar de forma adequada e, às vezes, rápida, uma vez que envolve mecanismos de controle de equilíbrio proativos e reativos, além de atender a uma miríade de demandas ambientais e de tarefas específicas. Antes de liberar um paciente para alta – um julgamento profissional que indica a segurança e a independência do indivíduo para deambular em vários ambientes ou sugestões que restrinjam a mobilidade independente

da comunidade –, deve ser realizada uma avaliação qualificada das capacidades de deambulação e segurança.

Para realizar um exame abrangente e preciso das capacidades de deambulação e intervenções eficazes para disfunções identificadas, um fisioterapeuta deve ter (1) amplo conhecimento da marcha normal e alterações que ocorrem com o envelhecimento, (2) uma compreensão clara dos requisitos funcionais da deambulação com e sem dispositivos auxiliares, (3) um repertório de testes e medidas apropriadas para avaliação da marcha e (4) a capacidade de avaliar os achados do exame e criar um plano de cuidados apropriado e eficaz baseado em evidências.

Este capítulo começa com uma discussão sobre funções locomotoras, tarefas primárias da locomoção e fases do ciclo normal da marcha. Em seguida, descreve as alterações previstas na marcha que ocorrem com o envelhecimento normal e fornece uma análise dos complexos requisitos funcionais dela relacionados à velocidade, distância e orientação em vários terrenos para a deambulação na comunidade. O capítulo, então, continua com uma discussão sobre o planejamento e a justificativa de um exame abrangente, porém eficiente, da marcha de um determinado indivíduo idoso, usando testes e medidas apropriados, e termina com uma análise das evidências de várias intervenções de tratamento usadas no treinamento de marcha do idoso.

MOVIMENTAÇÃO NORMAL

Uma sólida compreensão da biomecânica da marcha normal é um pré-requisito para o atendimento da mais alta qualidade. De modo geral, todos os humanos andam de modo semelhante, esforçando-se para avançar e manter o centro de gravidade sobre a base de sustentação da maneira mais eficiente possível. A estrutura tradicional de Perry e Burnfield[1] para descrever o ciclo da marcha, organizada a partir de uma perspectiva biomecânica em torno do plano sagital, destaca os componentes básicos da marcha normal. Este capítulo pressupõe que o leitor esteja familiarizado com os princípios básicos da cinética, cinemática e atividade muscular que são relevantes para o caminhar humano, pois fornecemos apenas uma breve revisão das principais tarefas e fases do ciclo da marcha. Uma compreensão da marcha normal é uma base necessária para identificar e resolver problemas de anormalidades dela.

As quatro funções locomotoras da marcha[1] incluem absorção de choque, estabilidade de postura, propulsão e conservação de energia. A absorção de choque é o resultado da atividade muscular ao carregar a extremidade de apoio. A atividade dorsiflexora excêntrica, a atividade extensora excêntrica do joelho (ambas no plano sagital) e a atividade abdutora excêntrica do quadril (no plano frontal) trabalham para absorver e redistribuir a carga mecânica à medida que o membro é carregado. A estabilidade da postura é determinada por vetores de força de reação do solo (VFRSs), suporte dos ligamentos e articulações e atividade muscular. Usando os VFRSs para determinar o momento de flexão ou extensão em cada articulação da extremidade inferior, pode-se determinar os componentes estáticos (estruturas articulares e ligamentares) e dinâmicos (atividade muscular) necessários para controlar o movimento do segmento da extremidade inferior durante a postura. É reconhecido e aceito que os VFRSs são uma forma imperfeita e simplista de conceituar a física da marcha; entretanto, eles servem como uma estrutura útil para examinar os princípios básicos da atividade muscular nas fases dela.

Na marcha, a propulsão para frente é o resultado da queda para frente do corpo, mecanismos de balanço (p. ex., balanços no calcanhar, tornozelo, ante pé e pododáctilos) que permitem a translação suave do peso sobre a extremidade inferior distal, momento criado pelo balanço da extremidade inferior contralateral e impulso ativo da extremidade inferior que está apoiada.

Acredita-se que a conservação de energia seja maximizada pelo recrutamento seletivo de músculos e pelos determinantes da marcha. O recrutamento muscular seletivo é a eficiência alcançada pelo uso estratégico de músculos de modo a não exigir atividade muscular excessiva ou redundante (p. ex., a cabeça curta do bíceps femoral pode flexionar o joelho sem a extensão indesejada do quadril no início da fase de balanço; os biarticulares isquiotibiais podem diminuir excentricamente tanto a flexão do quadril como a extensão do joelho durante o balanço final). Os determinantes da marcha são ajustes biomecânicos que visam diminuir a excursão do centro de massa do corpo em todos os planos, diminuindo, assim, a energia necessária para manter a estabilidade sobre a base de apoio ao longo do ciclo da marcha. Deve-se notar, entretanto, que as suposições que sustentam essa teoria biomecânica, de longa data e bem aceita, foram submetidas a pouquíssimos testes empíricos.

O ciclo da marcha é conceituado em oito fases dentro de três tarefas principais: (1) aceitação do peso, (2) suporte de um único membro e (3) avanço do membro.[1] Na marcha normal, a aceitação do peso inclui as fases de *contato inicial* e *resposta ao carregamento*, durante o qual o calcanhar é o primeiro a entrar em contato com a superfície de apoio (durante o contato inicial) e o membro absorve o choque à medida que o peso do indivíduo é transladado para a extremidade inferior de apoio (resposta ao carregamento). O apoio em um único membro inclui as fases do *meio do passo* ao *fim do passo*. Durante o *meio do passo*, o membro oposto avança à medida que o corpo vai de uma posição posterior ao pé que sustenta o peso para uma posição à frente no final da fase, controlado, principalmente, pela atividade excêntrica do sóleo e do gastrocnêmio. No *fim do passo*, o peso corporal se move anterior ao ante pé e o calcanhar sobe da superfície de apoio. Perry e Burnfield identificam isso como "rolagem", sugerindo que o "impulso" ocorre mais tarde na fase de pré-oscilação da marcha, mas outros consideram que a postura terminal oferece um "impulso" para a atividade flexora plantar concêntrica, que ajuda no movimento para frente do corpo durante a marcha.[2] O avanço dos membros é realizado com sucesso pela combinação de pré-balanço (descarga final da extremidade inferior), *balanço inicial* (preparação da perna de balanço para a elevação do pé do solo), *meio do balanço* (garantindo a continuação da elevação) e *balanço terminal* (desaceleração da perna em preparação para o contato inicial).

A Tabela 9.1 fornece um resumo geral do ciclo normal da marcha, incluindo suas tarefas primárias, suas fases e alguns dos eventos-chave que ocorrem dentro de cada uma dessas fases. Uma apreciação do grande arco de movimentos (AM), atividade muscular e necessidades motoras das várias fases da marcha ajudam na solução eficiente de problemas clínicos relacionados aos desvios dela.

Características da marcha: alterações típicas com o envelhecimento

O envelhecimento é acompanhado por múltiplas alterações no funcionamento sensitivo, motor e do sistema nervoso central (SNC) que interagem para desencadear alterações previsíveis no desempenho da marcha. Alterações sensitivas comuns (sistema aferente) incluem reduções nas capacidades dos sistemas visual e auditivo e diminuição da estimulação dos sistemas somatossensorial, proprioceptivo e vestibular. Essas alterações podem levar à avaliação imprecisa das demandas ambientais ou à autoavaliação errônea do posicionamento e/ou movimento. Alterações motoras comuns (sistema eferente) incluem menor velocidade de condução do neurônio motor, menor número de fibras motoras e rigidez dos tecidos conjuntivos periarticulares. Os efeitos combinados podem resultar em limitações na amplitude de movimento (ADM) e força muscular.

TABELA 9.1 Resumo do ciclo normal da marcha: três tarefas primárias e oito fases da marcha.

	Três tarefas primárias da marcha							
	Aceitação do peso		Apoio em um único membro		Avanço do membro			
Oito fases da marcha	**Contato inicial**	**Resposta ao carregamento**	**Meio do passo**	**Final do passo**	**Pré-balanço**	**Início do balanço**	**Meio do balanço**	**Término do balanço**
Localização temporal de cada fase ao longo do ciclo da marcha	~0 a 2%	~3 a 10%	~10 a 30%	~31 a 50%	~50 a 60%	~61 a 75%	~75 a 85%	~86 a 100%
Objetivos/eventos críticos dentro de cada fase	Apoio do calcanhar O tronco ereto e estável é a chave para todas as fases	Absorção de choque Estabilidade ao carregamento Preservação da progressão	Progressão por sobre o pé estacionário (avanço tibial controlado) Estabilidade do membro e do tronco	Impulso; elevação do calcanhar Progressão do corpo além do pé de apoio (queda livre para frente)	Transferência do peso corporal descarrega o membro Flexão do joelho em preparação para a elevação do pé	Pé deixa o chão (flexão do joelho essencial) Membro avança a partir de sua posição na trilha	Dorsiflexão do tornozelo para a posição neutra é a chave para a elevação do pé Avanço continuado do membro	Desaceleração do quadril e joelho, avanço completo do membro Membro prepara para o apoio com extensão do joelho e tornozelo na posição neutra
Mecanismo do balanço	Balanço do calcanhar	Balanço do calcanhar	Balanço do tornozelo	Balanço do antepé	Balanço dos pododáctilos			
Atividade muscular selecionada	Ativação dos extensores da extremidade inferior na preparação para a sustentação de carga Atividade isométrica dos Dorsiflexores mantém o tornozelo na posição neutra para o contato do calcanhar	Período de atividade muscular máxima Extensores do quadril ajudam a progredir o corpo Extensores excêntricos do joelho, abdutores do quadril e dorsiflexores do tornozelo ajudam na absorção de choques	Abdutores do quadril estabilizam a pelve Flexores plantares excêntricos permitem a progressão para frente da tíbia por sobre o pé flexionado até 10° de dorsiflexão	Atividade flexora plantar do tornozelo gera o impulso	Flexores e adutores do quadril auxiliam no início ativo da flexão do quadril (flexão passiva do quadril e joelho são resultado da rolagem anterior da tíbia)	O momento carrega o membro pela maior extensão Alguma atividade de flexão do quadril e joelho Pré-tibiais ativados para trazer o pé de volta à dorsiflexão	Momento primariamente carregando o membro Pré-tibiais trazem o tornozelo para a posição neutra	Atividade excêntrica da musculatura do jarrete para desacelerar ao balanço do membro no nível do quadril e joelho Contração isométrica dos pré-tibiais mantém o tornozelo na posição neutra.

O funcionamento do SNC e alterações integrativas podem incluir perda da conectividade neuronal e alteração do nível de produção de neurotransmissores, resultando em um tempo de reação mais lento e com menor facilidade de movimento que se apresentam como déficits do controle motor.

Armado com uma compreensão das necessidades específicas da marcha, o fisioterapeuta pode antecipar como alterações específicas na ADM, força e controle motor podem levar a alterações específicas na marcha. Tem-se como exemplo uma diminuição sutil na ADM da extensão do quadril em um adulto mais velho. A ADM da extensão do quadril é necessária no final da fase de apoio. Se o membro da trilha não estender no quadril durante o apoio terminal, isso afetará a eficiência do balanço daquela perna: o alongamento dos flexores do quadril na preparação para o balanço pode não ser efetivamente aplicado e a perna perde parte do tempo de preparação para o balanço, dificultando a elevação do pé durante o balanço. Uma perda da ADM da extensão terminal do joelho afetará o ciclo da marcha durante a resposta ao carregamento, tornando a absorção de choque no joelho mais difícil ou ineficaz, porque elimina a excursão do arco em que a atividade excêntrica do quadríceps trabalha para carregar o membro de forma controlada.

O alinhamento e as alterações artrocinemáticas *podem resultar* ou *serem causadas* por alterações na força e flexibilidade com o envelhecimento. É difícil saber o que ocorre primeiro – o desvio da marcha ou a limitação da ADM – mas ambos estão claramente relacionados. Considere o exemplo anterior. Uma perda da ADM da extensão do quadril necessita de um comprimento menor do passo sobre o membro contralateral e um menor comprimento do passo requer menor ADM de extensão do quadril. Uma das posturas habituais mais comuns do idoso é como se estivesse sucumbindo à gravidade (tronco cifótico, geralmente com flexão nos quadris e joelhos). Essa postura flexionada altera a influência dos VFRSs em cada articulação e altera a excursão do movimento e a demanda de atividade muscular durante o ciclo da marcha. A antecipação das incompatibilidades entre uma postura habitual e as necessidades da marcha normal prepara o fisioterapeuta para conduzir uma avaliação eficiente da marcha.

Apesar de os pacientes serem únicos em suas limitações e apresentações clínicas, existem generalizações que podem ser feitas sobre as alterações da marcha associadas à idade. Existe uma escassez de dados relacionados à marcha do adulto de meia-idade,[3] mas ao comparar o adulto jovem com idosos saudáveis, as alterações mais previsíveis da marcha repetidamente demonstradas na literatura e representadas em revisões sistemáticas recentes[3-5] são apresentadas no Boxe 9.1. Idosos que são fisicamente ativos experimentam benefícios para todos os sistemas corporais. Apesar de haver um consenso de que as alterações da marcha são vistas com o processo de envelhecimento típico ou usual, idosos fisicamente ativos podem amenizar algumas dessas alterações.[6]

A redução na velocidade de marcha escolhida (VME; do inglês *self-selected gait speed* [SSGS]) (também chamada velocidade de marcha "preferida" ou "confortável") é um achado consistente com o envelhecimento; entretanto, conforme evidenciado no Boxe 9.1, a marcha de adultos mais velhos não é simplesmente uma versão mais lenta da marcha de adultos jovens. É importante notar que as alterações cinemáticas e cinéticas associadas ao envelhecimento não são simplesmente uma função da marcha mais lenta. Ao comparar adultos mais jovens e mais velhos em velocidades correspondentes, essas mudanças persistem.[4] Os adultos mais velhos apresentam um padrão de marcha mais conservador e uma diminuição do comprimento do passo e da passada; eles passam um tempo e porcentagem progressivamente mais longos do ciclo da marcha no apoio sobre ambos os membros e exibem uma largura de passo crescente[7-9] em um esforço para ficarem mais seguros e estáveis na posição vertical. A eletromiografia sugere uma maior coativação dos músculos em torno do tornozelo e joelho dos idosos em comparação com adultos jovens.[10] Além disso, enquanto adultos jovens dependem de forças propulsivas distais (geração de força pelos flexores plantares) durante o apoio terminal e no pré-balanço, os adultos mais velhos demonstram uma diminuição nesse mecanismo distal, e podem deslocar de maneira proximal à demanda de força para o quadril, especialmente quando se esforçam para caminhar com maior velocidade.[4] A ADM para as excursões das extremidades inferiores durante o ciclo da marcha são menores em adultos mais velhos que em adultos jovens, e os extremos de todas as variações articulares no plano sagital estão reduzidos com exceção da flexão do quadril. Os adultos mais velhos apresentam maior flexão do quadril no balanço terminal, contato inicial e diminuição da extensão do joelho terminal nessas fases do que os adultos jovens. Combinado com a extensão reduzida do quadril no final da fase de apoio, o resultado é uma postura menos ereta durante todo o ciclo de marcha.[4]

O aumento da variabilidade da marcha (com uma variedade de diferentes definições operacionais) tem sido associado a um aumento do risco de quedas.[11] Muitas alterações de marcha identificadas em adultos mais velhos

---

BOXE 9.1   Alterações típicas de marcha em adultos mais velhos.

- Diminuição da velocidade de marcha espontânea
- Diminuição do comprimento do passo e da passada
- Aumento do tempo de apoio e tempo de suporte nos dois membros
- Aumento da largura do passo (não é um achado universal entre os estudos)
- Aumento da variabilidade da marcha (operacionalmente definida como a variabilidade no passo ou tempo de passada, comprimento ou largura)
- Diminuição da excursão de movimento nas articulações das extremidades inferiores
- Diminuição da dependência da cinética e da força do tornozelo
- Postura menos ereta

representam um esforço para aumentar a estabilidade e segurança na marcha (p. ex., diminuição da velocidade, diminuição do passo e comprimento da passada, aumento da largura do passo, aumento do tempo de apoio sobre os dois membros). A variabilidade da marcha não parece estar sob tal controle deliberado, pois a variabilidade de muitos parâmetros da marcha aumenta com a idade.[4,5] Em idosos saudáveis, a variabilidade é ampliada em velocidades mais altas, sob a influência de ameaça postural ou sob demandas de dupla tarefa.[12] A variabilidade dentro de um padrão de movimento não é inerentemente prejudicial. Na verdade, a variabilidade tipicamente está associada à adaptabilidade e flexibilidade do desempenho do movimento, o que é crítico para um sistema de controle adaptativo. Entretanto, no adulto mais velho, o aumento da variabilidade da marcha parece se traduzir em aumento da instabilidade. Os idosos adotam um padrão de marcha mais conservador na tentativa de aumentar a estabilidade e reduzir a probabilidade de quedas, mas demonstram um aumento da variabilidade, o que paradoxalmente aumenta o risco de quedas.

ALTERAÇÕES PATOLÓGICAS DE MOVIMENTAÇÃO

Apesar do envelhecimento normal acarretar alterações previsíveis na marcha, os fisioterapeutas precisam ser capazes de distinguir entre as alterações normais relacionadas à idade e aquelas resultantes da patologia. Verghese et al.[13] estudaram a epidemiologia dos distúrbios da marcha em idosos residentes na comunidade ($n = 468$). Classificando os sujeitos como "normais" e "anormais" e identificando posteriormente os padrões de marcha "neurológicos" e "não neurológicos", os autores demonstraram que a prevalência de marcha anormal foi de 35% na população de seu estudo. Características de marcha anormais não neurológicas foram mais comuns do que neurológicas, e anormalidades leves foram mais comuns do que graves. A incidência de marcha anormal aumentou com a idade avançada e foi associada a risco progressivo de institucionalização e morte. Se esses achados puderem ser generalizados para todos os adultos mais velhos, é possível que até um terço dos adultos mais velhos residentes na comunidade apresente alterações de marcha além das demonstradas com o envelhecimento típico.

A lentidão da marcha, além das expectativas típicas de envelhecimento, é uma característica rastreadora de fragilidade,[14,15] e diminuições na VME são preditivas de limitações nas atividades de vida diária (AVDs) e na mobilidade,[15,16] declínio cognitivo[17] e mortalidade.[18] Os fisioterapeutas devem ser especialmente treinados na identificação de indivíduos em transição para a fragilidade (i. e., classificados como pré-frágeis). Esses indivíduos podem não ter um diagnóstico determinado, mas podem demonstrar um declínio pronunciado nos parâmetros temporais e espaciais da marcha em comparação com adultos mais velhos saudáveis, especificamente diminuição do comprimento do passo e aumento da variabilidade da largura do passo.[14]

A deterioração do desempenho em um grupo em processo de fragilidade não está, necessariamente, associada à idade, sugerindo que outros fatores (p. ex., fraqueza muscular, depressão, medo de cair) podem estar mais relacionados ao desempenho da marcha nesse grupo do que apenas à idade.[14,19] Gill et al.[20] sugeriram que a deficiência motora é um processo extremamente dinâmico que envolve transições de nenhuma deficiência passando por uma deficiência intermitente e chegando a uma deficiência contínua, e vice-versa. Eles admitem que as transições da deficiência para a ausência de deficiência são menos comuns do que as tendências na direção da deficiência, mas certamente a melhora é possível para alguns indivíduos. Eles defendem que os fisioterapeutas se concentrem não apenas na prevenção de deficiências de mobilidade, mas também na restauração da mobilidade em indivíduos que se tornam deficientes, especialmente mulheres idosas frágeis, visto que são as mais suscetíveis à deficiência de mobilidade. Alterações na marcha relacionadas à idade também parecem ser ampliadas quando se avaliam indivíduos mais velhos com tendência a quedas.[11] Os idosos que caíram são mais lentos que seus pares da mesma idade sem histórico de quedas e demonstram passos e passadas mais curtos, além de um aumento na variabilidade da marcha.

Uma lista extensa que descreve os desvios de marcha comuns observados com diferentes grupos de diagnóstico está além do escopo deste capítulo; contudo, algumas generalizações podem ser feitas sobre as características da marcha associadas a patologias específicas, todas as quais demonstrarão VME mais lenta, e uma marca registrada dos distúrbios neurológicos é o aumento na variabilidade da marcha.[21] Idosos com hemiplegia secundária a um acidente vascular encefálico apresentam assimetrias significativas na marcha que, muitas vezes, são motivadas pelo fato de evitarem a descarga de peso por meio da extremidade inferior envolvida, afetando tanto o lado hemiplégico quanto o não envolvido.[22] Devido às várias estratégias compensatórias e complexidades relacionadas ao tônus anormal nesses indivíduos, avaliar e tratar a marcha hemiplégica é um desafio único. A doença de Parkinson está associada à diminuição da velocidade, diminuição do comprimento do passo e aumento da variabilidade da marcha[23] e, frequentemente, se apresenta com o clássico andar arrastado ou festinado. A dificuldade com o início da marcha ou episódios de congelamento fornecem uma dimensão adicional no manejo da marcha parkinsoniana. Indivíduos com demências geralmente apresentam achados amplificados das mudanças típicas do envelhecimento, embora haja algumas evidências de diferenças sutis entre os diferentes tipos de demências.[24,25] Avaliar indivíduos com deficiência cognitiva e trabalhar com eles traz consigo um novo conjunto de desafios. Independentemente do diagnóstico, cada paciente exigirá um exame cuidadoso da apresentação clínica da marcha. O diagnóstico subjacente pode indicar ao terapeuta a procura de certas características da marcha, mas há variabilidade dentro de cada grupo de diagnóstico.

INTER-RELAÇÃO DE MARCHA E COGNIÇÃO

O ato de andar já foi considerado uma função automática com pouca necessidade de supervisão cognitiva. Na verdade, grande parte da empolgação com o treinamento locomotor em esteira ergométrica com apoio parcial do peso corporal como uma intervenção para restaurar a marcha foi baseada na teoria de que geradores de padrão central na medula espinal poderiam conduzir a caminhada com pouca ou nenhuma estimulação supraespinal. Entretanto, no momento, existem evidências claras sobre a inter-relação entre marcha e cognição, incluindo os mecanismos cerebrais propostos compartilhados que conduzem as mudanças clínicas, as quais afetam tanto a marcha quanto a cognição com o envelhecimento e na presença de patologia (p. ex., processos neurodegenerativos, vasculares e inflamatórios).[26,27] Foi demonstrado que o baixo desempenho da marcha, mais frequentemente definido por uma velocidade lenta, precede o declínio cognitivo e o diagnóstico clínico de demência.[17,24] Na verdade, a lentidão da marcha ao longo do tempo é um preditor mais sensível de demência que o declínio cognitivo, e os indivíduos que apresentam uma trajetória de declínio na marcha e cognição apresentam um risco maior de desenvolver demência que aqueles que mostram declínio em uma área ou outra.[28] A síndrome de risco cognitivo-motor (SRCM), uma área de estudo relativamente nova, descreve a condição de marcha lenta ($\geq$ 1 desvio-padrão abaixo das normas de velocidade de marcha de acordo com a idade e sexo) combinada com uma queixa subjetiva cognitiva ou de memória na ausência de demência ou limitações da mobilidade/AVDs. O constante acúmulo de evidências demonstra que os indivíduos com SRCM são de duas a três vezes mais propensos a desenvolver demência do que aqueles sem SRCM, com alguns estudos sugerindo que esses números são muito maiores.[29,30] Apesar das capacidades preditivas da velocidade de marcha relacionadas ao declínio cognitivo serem importantes, também é o conceito de patologia compartilhada. A plasticidade neural em resposta às intervenções baseadas em atividades é bem suportada e, talvez, com o nível apropriado de desafio e treinamento, tanto físico quanto cognitivo, os adultos mais velhos possam adiar, diminuir ou evitar o declínio da função. Revisões sistemáticas sobre exercícios físicos e cognitivos combinados para adultos mais velhos com vários níveis de comprometimento cognitivo demonstram melhora no desempenho da marcha e do equilíbrio.[31,32] Os fisioterapeutas são especialistas em movimento, mas dada a relação entrelaçada entre marcha e cognição, eles devem estar equipados para integrar estrategicamente demandas cognitivas dentro do treinamento de mobilidade e marcha.

REQUISITOS DE AMBULAÇÃO FUNCIONAL

Se a mobilidade funcional no mundo real estivesse confinada às demandas de caminhar em um percurso nivelado, desimpedido e bem iluminado, então os indivíduos, ao darem uma volta em torno da clínica de fisioterapia ou pelo corredor da instituição, facilmente demonstrariam sua prontidão para alta segura da fisioterapia. Claramente, este não é o caso. O modelo da International Classification of Functioning, Disability, and Health (ICF) demonstra o impacto significativo que o ambiente e os fatores pessoais exercem sobre a atividade e a participação de nossos pacientes idosos. A mobilidade funcional no mundo real depende do que o indivíduo traz para o encontro, bem como do que a tarefa e o ambiente exigem (p. ex., variações na velocidade, distância e terreno; afastar/evitar obstáculos; tarefa dupla ou multitarefa durante a deambulação). Restrições individuais de tarefa e ambientais determinam as estratégias de movimento finais usadas em desafios de marcha específicos.

Restrições individuais

No nível individual, as restrições potenciais (fatores incapacitantes) à capacidade de locomoção em casa e na comunidade podem ser fisiológicas e/ou psicológicas. Os fatores fisiológicos podem incluir deficiências na amplitude de movimento, força, controle motor, somatossensação, função vestibular ou resistência cardiopulmonar. A experiência de dor é outro culpado frequente que afeta as características e a habilidade de caminhar. Não existe uma fórmula direta para prever a correlação entre deficiências e desempenho de marcha. A familiaridade com os requisitos para a marcha normal e a compreensão das restrições individuais comuns à deambulação em idosos aumentam a capacidade do fisioterapeuta de organizar e priorizar o exame para descobrir rapidamente deficiências que afetarão a marcha.

Muitas vezes esquecidas são as influências protetoras ou de risco para o estado psicológico de um indivíduo na execução da marcha. Percepções sobre envelhecimento, habilidades pessoais e autoeficácia relacionadas à marcha e equilíbrio podem ser indicadores úteis para a execução da marcha. Uma percepção positiva da saúde autônoma é protetora contra o declínio na velocidade da marcha e outras medidas de desempenho.[33,34] Os sintomas depressivos influenciam negativamente a velocidade da marcha, mesmo na ausência de um episódio depressivo maior.[35] Ansiedade ou medo associados a quedas são comuns em idosos e estão altamente correlacionados com as mensurações da marcha e equilíbrio e indicam se os indivíduos irão se aventurar na comunidade.[36,37] Ferramentas para avaliar as percepções dos indivíduos sobre sua marcha e equilíbrio (p. ex., *Activities-specific Balance Confidence [ABC] Scale*, *Balance Self-Efficacy Scale*) são úteis neste contexto. Os adultos mais velhos com preocupações excessivas sobre quedas podem apresentar comportamentos desadaptativos para aumentar a estabilidade quando se sentem posturalmente ameaçados, e esses comportamentos (i. e., velocidade reduzida, diminuição do comprimento do passo, aumento do tempo de apoio sobre os dois membros), paradoxalmente, podem aumentar o risco de queda.[38] Apesar dos pacientes não deverem ter uma falsa confiança sobre suas habilidades na comunidade, medos injustificados que limitam a mobilidade na comunidade ou aumentam o risco de quedas são indesejáveis. Em conjunto com intervenções de exercícios para melhorar o risco de queda e o medo de cair,[39] terapeutas podem trabalhar com adultos mais velhos a construção da confiança para a mobilidade na comunidade. Talkowski et al.[40] evidenciaram que indivíduos que percebiam sua própria saúde e equilíbrio como bons andavam mais do que aqueles que não percebiam, e Hausdorff et al.[41] demonstraram que a exposição de idosos a estereótipos positivos sobre o envelhecimento aumentou sua velocidade de marcha, sugerindo que fisioterapeutas podem ser capazes de explorar a relação entre autopercepção e função. Construir confiança e aliviar temores sobre a mobilidade na comunidade é uma ferramenta subutilizada e potencialmente poderosa.

Uma entrevista abrangente com o paciente revelará os seus riscos percebidos para deambulação na comunidade, que são tão importantes quanto os riscos reais dos pacientes. Os indivíduos podem perceber riscos não muito óbvios associados à mobilidade na comunidade, que podem incluir preocupações sobre a autoimagem relacionada à aparência ao caminhar, incapacidade de acessar locais públicos facilmente (p. ex., banheiros) e medo de lesões físicas causadas pelo ambiente. Foi descoberto que a segurança percebida na vizinhança está correlacionada com a atividade física e caminhadas em adultos mais velhos.[42,43] É improvável que os indivíduos se aventurem a deambular em suas comunidades se se sentirem ameaçados pelas pessoas ou pelo meio ambiente, e isso, às vezes, é o que ocorre em bairros socioeconômicamente carentes. Além da segurança, outros temas ambientais importantes no apoio aos idosos para se tornarem fisicamente ativos em suas comunidades e caminhar até os destinos da comunidade incluem infraestrutura para pedestres (p. ex., condições das calçadas, proteção do tráfego), acesso a destinos/instalações (p. ex., locais pragmáticos [lojas, centro de acolhimento para idosos, transporte público], parques, bancos, banheiros), estética e condições ambientais/climáticas.[43] Outro fator é ter cães, uma influência positiva na caminhada pela vizinhança, uma vez que os adultos mais velhos donos de cães participam significativamente mais de caminhadas na comunidade do que seus colegas que não andam com cães.[44] Os fisioterapeutas apoiam os pacientes para melhorar sua mobilidade comunitária diariamente. É importante lembrar que a visão da American Physical Therapy Association (APTA) é "transformar a sociedade otimizando o movimento para melhorar a experiência humana" e o plano estratégico da APTA identifica a redução, entre outras coisas, das barreiras comunitárias ao movimento.[45] Para facilitar a capacidade de envelhecer no local e encorajar uma vida ativa até a idade adulta mais velha, os terapeutas estão bem situados para advogar em grande escala, consultando e aconselhando sobre planejamento e políticas de bairro que apoiem a facilidade de mobilidade da comunidade.

Uma consideração final ao entrevistar adultos mais velhos sobre a deambulação na comunidade é que os indivíduos podem relatar que são independentes nela, mas, após uma investigação mais aprofundada, o terapeuta pode descobrir que o indivíduo modificou significativamente suas caminhadas na comunidade e ajustou os estilos de vida da sua comunidade para atender ao seu menor nível de mobilidade. Isso pode ser um ajuste apropriado e realista, ou pode ser uma retirada prematura das atividades da comunidade com um impacto negativo na qualidade de vida (p. ex., o indivíduo pode pedir entrega de mercearia para evitar idas ao supermercado, mas também pode perder o direito de se divertir nos centros comunitários para eventos sociais semanais). Uma avaliação abrangente das capacidades pessoais do indivíduo e uma compreensão realista das suas demandas na comunidade ajudarão o fisioterapeuta a identificar os objetivos ideais relacionados à mobilidade. Os fisioterapeutas podem pesquisar quais desafios seus pacientes encontraram e quais evitaram em saídas recentes. Às vezes, a deambulação independente na comunidade não é mais segura para um adulto mais velho, e ajudar a resolver problemas para que os indivíduos continuem as suas importantes atividades comunitárias de maneira segura torna-se o foco da atenção do fisioterapeuta. Mas, eventualmente, os indivíduos podem abandonar as atividades comunitárias de maneira prematura e a fisioterapia pode afetar positivamente a qualidade de vida, preparando os pacientes e reintroduzindo-os na deambulação comunitária. A deambulação acompanhada na comunidade pode ser uma intervenção útil para facilitar a mobilidade dos pacientes. Quando um indivíduo realiza com sucesso uma deambulação comunitária sob o olhar atento de um profissional de saúde, essa conquista pode ser um excelente gerador de confiança.

Requisitos de velocidade e distância para deambulação funcional

Os fisioterapeutas, geralmente, consideram a mobilidade como um contínuo: deambulação não funcional, deambulação doméstica, deambulação comunitária limitada, deambulação comunitária independente; entretanto, faltam definições operacionais universalmente aceitas desses termos. Muitas vezes, no ambiente clínico, as diretrizes são identificadas de maneira arbitrária – a distância para percorrer uma seção do andar do hospital ou o perímetro em torno do ginásio de fisioterapia se torna a distância que os fisioterapeutas desejam que seus pacientes caminhem.

Preservar a mobilidade da comunidade em idosos tem sido objeto de muitos estudos, bem como o esforço para compreender a relação entre as demandas ambientais e a deambulação na comunidade.[46-53] O declínio da mobilidade em idosos não é apenas um evento físico, mas também traz efeitos sociais e psicológicos com consequências significativas, [54] importantes para os fisioterapeutas reconhecerem e compreenderem.

Como definir a *deficiência motora*? O que significa afirmar que um indivíduo é um "deambulador independente na comunidade"? A resposta depende de quem é perguntado. O Boxe 9.2 apresenta várias definições operacionais diferentes para deficiência motora e deambulação comunitária

BOXE 9.2	Variações entre definições operacionais comumente utilizadas dos termos relacionados à mobilidade.

Deficiência de mobilidade

"A redução da capacidade de se mover independentemente de um local para outro e chegar ao destino desejado."[53]

"A incapacidade de caminhar 400 metros ou subir um lance de escadas sem assistência."[20]

"Incapacidade de caminhar 800 metros ou subir um lance de escadas sem assistência."[113]

Deambulação na comunidade

"Caminhar na comunidade em busca de objetivos recreativos, sociais ou de emprego e até destinos significativos para a participação em atividades que atendam à qualidade de vida."[48]

"Habilidade para andar com ou sem auxílio de marcha até destinos importantes para a participação na vida da comunidade."[49]

"Mobilidade independente fora de casa, que inclui a capacidade de negociar com segurança terrenos irregulares, locais privados, centros comerciais e outros locais públicos."[51]

A capacidade de "caminhar por uma distância suficiente para conduzir negócios em uma variedade de locais... subir e descer os meios-fios e atravessar uma rua dentro do tempo fornecido pelo sinal de um cruzamento".[114]

a partir da literatura publicada. Muitas clínicas de fisioterapia usam 150 pés (46 m) como critério para deambulação comunitária. Isso pode se originar da amplamente usada Medida de Independência Funcional (MIF), que define o nível mais alto de locomoção (pontuação 7 MIF) como a capacidade de caminhar 45 metros com segurança e sem assistência em um período de tempo razoável.[55] Quando as operadoras de saúde analisam uma documentação em que se informa que um paciente está deambulando 45 metros, elas podem questionar a necessidade da manutenção da fisioterapia e certamente negarão a necessidade de cuidados de saúde domiciliares. A realidade, entretanto, é que a mobilidade bem-sucedida na comunidade requer deambulação de distâncias bem acima de 45 metros. Além disso, apesar de os testes de velocidade da marcha em curta distância serem válidos e confiáveis para autocomparação, é possível que eles não atinjam as distâncias da comunidade, tal como a velocidade da marcha durante um teste de caminhada de 4 metros pode não projetar com precisão como um adulto mais velho se sairá ao cruzar um grande cruzamento com mais de 20 metros.

Uma revisão sistemática por Salbach et al.[56] sintetizou dados de estudos de velocidade de deambulação da comunidade e requisitos de distância. Ao considerar métodos semelhantes de medição e relatórios de estudos baseados nos EUA, os dados sugerem que uma ida ao supermercado requer uma distância média de caminhada entre 294 e 381 metros. Essas medidas podem ser consideradas conservadoras, porque os protocolos de medição envolveram o estacionamento na vaga para deficientes mais próxima, caminhar metade dos corredores da loja e retornar à vaga. Um estudo[57] representou valores para hipermercados (p. ex., Target, Walmart) e grandes armazéns atacadistas (p. ex., Costco, Sam's Club), exigindo distâncias médias de caminhada de 607 e 677 metros, respectivamente, mas também são valores bastante conservadores, pois a trilha a pé incluía apenas o perímetro e os corredores centrais. As velocidades médias de marcha necessárias para atravessar as ruas dentro do tempo alocado pelo sinal de faixa de pedestres nos EUA foram impactadas pelo tamanho da cidade e variaram de 0,49 a 1,32 m/s, e as distâncias médias de travessia variaram de 10 a 27 metros. É evidente que ser deambulador independente em uma cidade altamente populosa exigirá caminhar mais rápido e mais longe do que em uma cidade mais rural e menos populosa. Os autores defendem a compreensão do ambiente da comunidade para o qual cada indivíduo retornará após a alta e usarão essas informações no estabelecimento de metas.[56]

Demandas de tarefa e ambiente

A verdadeira independência na comunidade requer muito mais do que requisitos específicos de distância ou velocidade. O Boxe 9.3 identifica algumas das muitas demandas ambientais que caracterizam a mobilidade da comunidade. Uma estrutura conceitual introduzida há algum tempo por Patla e Shumway-Cook[53] fornece um modo abrangente de analisar fatores ou "dimensões" ambientais que podem definir operacionalmente a complexidade de uma tarefa de mobilidade específica. Eles identificaram oito dimensões ambientais que podem ser classificadas ou medidas para caracterizar as demandas externas que um indivíduo pode enfrentar ao realizar esforço para se mover de forma independente dentro de uma comunidade específica. As dimensões são: distância mínima de caminhada, restrições de tempo, condições ambientais (luz, clima), características do terreno, carga física externa, demandas de atenção, transições posturais e nível de tráfego. O que é único e intrigante neste modelo é que ele informa o treinamento de mobilidade de forma a atender às necessidades de determinado paciente. As interações entre as dimensões não foram esclarecidas e apenas alguns aspectos dessa estrutura foram avaliados sistematicamente.[46,52] Apesar disso, o paradigma ressalta a natureza multifacetada da mobilidade da comunidade.

Deambulação com dispositivos de assistência

O uso de dispositivos de assistência pode ter um impacto significativo na mobilidade dos idosos, fornecendo o suporte e a confiança necessários que podem melhorar a locomoção doméstica e comunitária. Bertrand et al., em uma revisão sistemática, demonstraram que os dispositivos de mobilidade melhoram a atividade e a participação de adultos com mobilidade reduzida.[58] Eles reconhecem que existem obstáculos que devem ser superados com o uso de dispositivos de assistência, incluindo barreiras ambientais e estigma social, e que o papel do terapeuta inclui apoiar os indivíduos a superar obstáculos e integrar o uso de dispositivos de assistência em suas vidas diárias. Existem tendências claras de aumento do uso de

BOXE 9.3	Demandas ambientais comumente encontradas durante a deambulação na comunidade.

Inícios e paradas
Aceleração e desaceleração
Subida de calçadas
Andar para trás
Mudar de direção e dar meia-volta
Desviar/evitar obstáculos
Pegar/transportar/soltar objetos
Empurrar/puxar portas
Gerenciar forças de deslocamento
Mudanças de terreno
Mudanças de iluminação
Mudanças climáticas
Subir e descer o meio-fio/escadas/rampas de diferentes alturas e níveis
Execução simultânea de outras tarefas (cognitivas e físicas)

dispositivos auxiliares com o envelhecimento e aumento do uso nos anos mais recentes.[59,60] Isso se deve, em parte, ao aumento do número de adultos mais velhos, mas também ao aumento da prescrição e disponibilidade de dispositivos auxiliares. Estudos recentes com pesquisa de amostras nacionalmente representativas relatam que a prevalência de uso de dispositivos de assistência em idosos residentes na comunidade é de 16,6 a 24%.[59,61] Os dispositivos de assistência mais comumente usados são bengalas, embora seja notável que Gell et al. descobriram que um terço dos usuários de dispositivos auxiliares relataram o uso de mais de um tipo de dispositivo.[59]

Os fisioterapeutas são responsáveis pela prescrição e adequação ideal de dispositivos de assistência. Encontrar a melhor solução possível para cada paciente no contínuo da estabilidade-mobilidade é um desafio constante. O objetivo é prescrever o dispositivo de assistência menos restritivo que forneça o grau de estabilidade e suporte exigido pelo paciente. O ajuste e a manutenção adequados dos dispositivos auxiliares são fatores-chave para a mobilidade segura. Instruções claras e treinamento quanto ao uso ideal de um dispositivo de assistência e avaliação da compreensão do paciente sobre o uso são componentes importantes de um programa de fisioterapia abrangente. Embora tais dispositivos sejam úteis para ajudar na estabilidade dos pacientes, os fisioterapeutas precisam lembrar que esses dispositivos também demandam considerável atenção para o uso adequado, criando a superposição de tarefa cognitiva e física (manipulação do dispositivo de assistência) na tarefa motora primária de andar. Isso pode exigir muita prática e orientação. Outra consideração é que o consumo de energia é maior para a deambulação com um dispositivo de auxílio do que sem, embora isso seja confundido pela causa subjacente que levou ao uso de tal dispositivo.[62] Indivíduos que usam dispositivos de auxílio deambulam mais lentamente do que aqueles sem dispositivo;[63] entretanto, não se sabe se eles são mais lentos em um esforço para preservar energia ou para aumentar a estabilidade. Algo que também precisa ser levado em

consideração é, para todas as atividades de caminhada e mobilidade, a importância do uso de calçados adequados para a segurança e a função ideais.

Alguns adultos mais velhos se orgulham de sua capacidade de deambular sem bengala ou andador e são resistentes à noção e à aparência de precisar de suporte externo. Na verdade, a decisão de usar um dispositivo auxiliar pode ser monumental para alguns pacientes. Contudo, os estereótipos negativos da idade podem contribuir com a resistência de um indivíduo no uso de dispositivos auxiliares.[54] Embora o fisioterapeuta escute ativamente e reconheça as preocupações de uma pessoa relacionadas ao uso de tais dispositivos, a segurança deve ser a força motriz na prescrição deles, seguida de perto pela função. Há alguma indicação de maior satisfação e uso de dispositivos de assistência que são personalizados para "diversão, função e moda"[64] ou são mais convencionais ou de aparência atlética (pense em vara de *trekking vs.* bengala). Convencer um adulto mais velho de que um dispositivo auxiliar proporcionará o acesso independente mais seguro e funcional à casa e/ou comunidade pode ser uma discussão difícil, mas necessária. Direcionar a conversa para demonstrar o que se ganha com o uso de dispositivos de assistência (maior segurança, mobilidade, estabilidade, independência e paz de espírito) *versus* o que se perde é uma estratégia recomendada.

Negociação de escadas

A negociação bem-sucedida da escada requer maior ADM (flexão do quadril e joelho, dorsiflexão do tornozelo) e força muscular (extensores da extremidade inferior trabalhando concentricamente na subida e excentricamente na descida) do que a caminhada em solo nivelado. Os indivíduos podem apresentar dificuldade com subida ou descida ou ambos. A velocidade de negociação da escada em idosos se correlaciona com a velocidade de caminhada e a força dos membros inferiores.[65-67] Um estudo de Hinman et al. demonstrou que a VME e o tempo de apoio em um membro são os dois melhores indicadores da velocidade para subir escadas, e explicam 63% da variação no desempenho.[67] A autoeficácia em escadas está relacionada à velocidade e às precauções de segurança tomadas (p. ex., uso do corrimão).[66] Como as escadas são um dos obstáculos ambientais mais comuns encontrados em casa e na comunidade, é importante considerar os pré-requisitos e as tarefas necessárias para essa atividade e priorizar o treinamento dentro do plano de cuidados.

EXAME E AVALIAÇÃO DA MARCHA

Um exame abrangente da marcha incluirá a anamnese do paciente, a revisão de todos os sistemas pertinentes e a realização de testes e medidas apropriados relacionados à deambulação. Uma avaliação completa da marcha tem redundância significativa com a avaliação do equilíbrio. Sobre esse assunto, o Capítulo 10 apresenta um conteúdo complementar.

Uma pesquisa ou entrevista sobre a percepção de dificuldade do paciente para andar é um componente razoável do exame de fisioterapia; entretanto, os pacientes, frequentemente, subnotificam suas dificuldades de marcha. Metas relacionadas às atividades de marcha são fundamentais no planejamento de uma intervenção, pois as estratégias de intervenção precisarão demonstrar especificidade para as metas. O nível anterior de função e a duração desse nível é um fator-chave para a seleção de intervenção apropriada em um programa de reabilitação. Se um adulto mais velho não deambulava antes da admissão em um hospital, é importante quantificar a duração desse *status* (ou seja, dias, semanas, meses ou anos), pois essa informação afetará significativamente o estabelecimento de metas para o programa de reabilitação. Um indivíduo que parou de andar recentemente devido à gravidade da doença ou a uma condição progressiva que agora está sendo tratada clinicamente pode retornar ao nível anterior de funcionamento rapidamente. Uma avaliação cuidadosa do potencial do paciente e um plano individualizado de cuidados podem até levar um indivíduo a exceder seu nível anterior de função. Indivíduos cuja deficiência de locomoção é de longa data (p. ex., meses ou mesmo anos) também merecem uma avaliação cuidadosa, mesmo que o estado de não locomoção preexistente possa não ser completamente reversível.

A revisão detalhada das comorbidades e do uso de medicamentos é outro componente importante sobre a história do paciente. Alguns diagnósticos musculoesqueléticos e neurológicos afetam a marcha de maneiras bastante previsíveis, conforme observado anteriormente. Muitos medicamentos têm efeitos adversos sistêmicos que podem afetar a tolerância do paciente à terapia ou alterar as estratégias de movimento. O Capítulo 6 contém uma discussão mais aprofundada relacionada ao impacto dos medicamentos na mobilidade em adultos mais velhos.

A escolha de testes e medidas de fisioterapia para um adulto mais velho com problemas de mobilidade será conduzida por sistemas corporais de triagem e pode incluir avaliação específica da ADM, força, dor nas articulações, controle motor e coordenação, somatossensação, propriocepção e função vestibular, e mobilidade funcional (mobilidade no leito e transferências). A análise observacional da marcha (AOM) é um modo razoável para iniciar uma avaliação da marcha, mas não pode ser considerada o único "teste" da marcha dentro de um exame, devido à falta de padronização e ausência de suporte para as propriedades psicométricas da AOM. Entretanto, a AOM pode ser um ponto de partida útil para fazer algumas observações gerais sobre a marcha de um indivíduo. Isso pode ser feito sem interromper o fluxo de outras partes do exame, como quando o paciente caminha da porta de volta para a sala de estar após deixar o fisioterapeuta que faz o atendimento domiciliar entrar em casa, ou da cama para o banheiro no quarto do hospital, ou quando o paciente entra no consultório e caminha até uma mesa de tratamento. O fisioterapeuta pode fazer observações gerais sobre velocidade, simetria, estabilidade e eficiência da marcha. As observações feitas durante a AOM, incluindo quaisquer desvios específicos da marcha, ajudarão a direcionar a seleção apropriada de medidas de

resultados mais objetivas. Existem muitas medidas de desfecho específicas da marcha para escolher, e o examinador deve ter uma justificativa razoável para selecionar e combinar medidas específicas. A velocidade de marcha será a única medida de resultado analisada em detalhes aqui; para uma lista extensa e descrição de outras ferramentas relevantes, valores de referência e propriedades psicométricas, consulte o Capítulo 7 sobre medidas de resultados.

Velocidade da marcha

Usar uma caminhada cronometrada por uma distância específica é uma maneira fácil, confiável e eficiente de medir o desempenho da marcha. As fortes propriedades psicométricas da velocidade de caminhada, a utilidade clínica e a flexibilidade dessa medida levaram à sua identificação como um "sinal vital funcional" em adultos mais velhos.[68] Um limiar da VME comumente usada que delineia idosos que deambulam na comunidade, daqueles que são mais limitados, é 1 m/s. Esse é um valor de referência útil para se ter em mente ao relacionar a VME à mobilidade funcional. A Tabela 9.2 representa as capacidades descritivas e preditivas das velocidades de marcha em idosos, conforme representado em estudos de revisão.[68,69]

A velocidade da marcha é uma medida de resultado que os fisioterapeutas devem usar com todos os adultos mais velhos que deambulam. A VME tende a ser a velocidade de marcha mais eficiente individualmente. Muitas vezes é útil coletar capacidades de velocidade de marcha rápida e espontânea, pois existem desafios ambientais que, às vezes, exigem velocidades de marcha aumentadas (p. ex., atravessar ruas). A diferença entre a velocidade de marcha rápida de um adulto mais velho e a VME fornecem uma visão sobre a "reserva" de velocidade de marcha. Uma grande reserva pode sugerir que as metas terapêuticas para aumentar a

TABELA 9.2	Descritores da velocidade da marcha e capacidades preditivas a partir de estudos de revisão.[68,69]
Ponto de corte	**Interpretação**
> 1,3 m/s	Extremamente apto; pode atravessar a rua com segurança
> 1 m/s	População idosa saudável com menor risco de hospitalização ou eventos adversos à saúde; independente nas AVDs
< 1 m/s (*vs.* ≥ 1)	Aumento do risco de declínio cognitivo em 5 anos; aumento do risco de morte e hospitalização dentro de 1 ano
< 0,8 m/s	Aumento do risco de mortalidade e mobilidade/incapacidade nas AVDs em 2 anos; deambulador comunitário limitado
< 0,7 m/s	Aumento do risco de morte, hospitalização, institucionalização e quedas
< 0,4 m/s	Dependência funcional; deficiência grave da marcha
< 0,2 m/s	Extremamente frágil; altamente dependente

AVDs, atividades de vida diária.

VME são realistas, enquanto uma pequena reserva indica que o indivíduo está funcionando próximo ao seu limiar, o que pode ser ditado por confiança/segurança, estado cardiopulmonar ou problemas neuromusculares.

A velocidade de marcha confortável em adultos mais velhos, tanto na comunidade quanto em ambientes residenciais, é altamente válida e confiável.[70,71] A velocidade da marcha pode ser avaliada com uso de equipamentos sofisticados (p. ex., passarelas computadorizadas portáteis, sistemas de análise bidimensional ou tridimensional do movimento, acelerometria triaxial), mas também pode ser avaliada de forma confiável com um percurso medido e um cronômetro/aplicativo de telefone temporizador. Um método clássico de coleta de dados é o uso de um percurso de 20 metros, no qual os 10 metros centrais são marcados para testes cronometrados permitindo aceleração (5 m) e desaceleração (5 m) fora do percurso de caminhada calculado, de modo que a distância medida representa um estado estacionário de velocidade. Como uma passarela reta de 20 metros pode não estar disponível em todos os ambientes, uma variação frequente é usar um caminho de 10 metros, no qual os 6 metros centrais são marcados para teste cronometrado, com 2 metros para aceleração e desaceleração.[68] Caminhos de 4 metros ou de 5 metros para caminhada em estado estacionário também são alternativas viáveis.[5,68] Um "*kit* de ferramentas" portátil de velocidade de marcha, que consiste em um cronômetro e um pedaço de corda (vendido a metro em lojas de ferragens) medido e marcado com fita adesiva brilhante para indicar a(s) distância(s) central(is) da passarela cronometrada, é um modo eficiente e consistente para criar uma passarela de teste temporária. Para VME, permita ≥ 2 metros para aceleração e, para velocidade de marcha rápida, permita ≥ 3 metros. O cronômetro é disparado quando o indivíduo passa pelo plano vertical da marca para iniciar o componente cronometrado/estado estacionário da caminhada e termina ao passar pelo plano de saída do componente cronometrado. As distâncias dos protocolos publicados para o cálculo da velocidade da marcha são extremamente variáveis, e as restrições ambientais podem ditar qual distância é usada, porém a característica crítica é que o mesmo protocolo seja usado para avaliar as mudanças ao longo do tempo, já que a validade simultânea entre as velocidades calculadas em distâncias diferentes não permitem

comparação direta.[68,72] Distâncias de apenas 2,5 metros com início estático (ou seja, aceleração dentro do teste cronometrado) têm sido usadas para avaliar a velocidade da marcha, demonstrando que mesmo no ambiente de cuidados domiciliares, é viável avaliar a VME.[73,74]

Dados de revisões sistemáticas e metanálises fornecem valores de referência para a velocidade da marcha em idosos, muitas vezes separados por sexo, embora o tamanho seja indiscutivelmente uma variável de confusão nesses achados. A velocidade de marcha é um produto do comprimento do passo e da cadência, e há algumas evidências de que na idade adulta, os homens dão passos mais longos e as mulheres têm uma cadência mais alta.[75] Bohannon e William Andrews publicaram uma metanálise com base em dados descritivos para > 23 mil indivíduos em estudo com o intuito de estabelecer valores de referência da VME por década e sexo.[76] É importante mencionar que os autores não ofereceram avaliação da qualidade dos estudos incluídos. Salbach et al. incluíram 18 estudos em uma revisão sistemática de caminhadas cronometradas de distâncias medidas para estabelecer valores de referência a adultos saudáveis.[77] Os valores de referência desses estudos são apresentados na Tabela 9.3. A VME de um indivíduo pode ser expressa como uma porcentagem do valor de referência para retratar o nível de déficit relacionado aos idosos saudáveis; isso pode ajudar a expressar o impacto da condição clínica na deambulação de uma forma que seja facilmente compreendida pelo paciente, familiares e equipe de saúde. Há limitados dados publicados sobre as normas para VME com o uso de dispositivos de assistência,[5] mas são esperadas VMEs mais lentas e "velocidades de marcha rápida" também mais lentas em comparação com aqueles sem dispositivos de assistências.[63] Revisões sistemáticas de estudos em clínicas geriátricas também são úteis para valores clínicos comparativos. Por exemplo, Peel et al. identificaram que a média das VMEs em ambientes de clínicas geriátricas com indivíduos ≥ 70 anos em cuidados agudos, subagudos/reabilitação e ambientes ambulatoriais são 0,46 m/s, 0,53 m/s e 0,75 m/s, respectivamente.[78] Kuys et al. determinaram que a média da VME para residentes de longa duração em casas geriátricas foi de 0,48 m/s.[79] Apesar desses valores para moradia comunitária saudável ou ambientes clínicos geriátricos serem úteis para referência, a comparação mais importante é o desempenho repetido

TABELA 9.3	Valores de referência para a velocidade da marcha em adultos mais velhos a partir de estudos de referência.		
	Idade em anos	Masculino	Feminino
Bohannon e Andrews[76]	60 a 69	1,34 m/s	1,24 m/s
MÉDIA da velocidade da marcha encontrada em 41 estudos		(1,03 a 1,59 m/s)	(0,97 a 1,45 m/s)
com distância variada (3,7 a 30 m) e protocolos de avaliação	70 a 79	1,26 m/s	1,13 m/s
(p. ex., cronômetro, tapete de marcha, sistema de câmera)	80 a 99	(0,96 a 1,42 m/s)	(0,83 a 1,50 m/s)
Relatado aqui com intervalo de confiança de 95%		0,97 m/s	0,94 m/s
Relatado originalmente como cm/s		(0,60 a 1,22 m/s)	(0,56 a 1,17 m/s)
Salbach et al.[56]	60 a 70	1,27 m/s	1,24 m/s
MEDIANA da velocidade da marcha encontrada em 18 estudos	70 a 79	1,18 m/s	1,13 m/s
com distância variada (3 a 40 m) e protocolos de avaliação			
(p. ex., cronômetro, GaitRite, sistema de laboratório)			

de um indivíduo ao longo do tempo para sua VME avaliada inicialmente.

A Tabela 9.4 representa as normas de VME para idosos residentes na comunidade por década, conforme apresentado em quatro estudos diferentes. As diferenças nos valores da Tabela 9.4 podem ser explicadas por distintas metodologias nos estudos. Steffen et al.[80] e Beauchet et al.[5] relataram as velocidades de marchas espontâneas mais rápidas e tiveram os critérios de inclusão mais rigorosos (p. ex., sem uso de dispositivos auxiliares, "muito saudável"). Lusardi et al.[63] incluíram indivíduos com dispositivos auxiliares, por considerarem que essa inclusão era representativa da população em estudo. Bohannon[73] apresentou tempos para caminhadas que foram iniciadas em uma posição ortostática estática, incluindo aceleração dentro do tempo registrado, explicando por que esses valores são mais lentos que os outros. Dessa forma, compreender as diferenças entre os estudos fornece ao fisioterapeuta uma escolha de valores de referência para pacientes particulares em ambientes específicos.

A capacidade de resposta é a capacidade de uma medida de detectar mudanças significativas clinicamente (progresso ou declínio no desempenho) ao longo do tempo. Os valores da diferença mínima clinicamente importante (DMCI) representam a quantidade de alteração necessária para ser considerada clinicamente relevante (i. e., importante para o paciente e/ou fisioterapeuta). Estudos feitos com uma variedade de adultos mais velhos (residentes na comunidade, sedentários, com mobilidade reduzida) sugeriram que uma mudança na velocidade da marcha > 0,05 m/s representa uma pequena mudança clinicamente significativa,[81,82] e uma mudança > 0,10 m/s representa uma mudança substancialmente significativa no desempenho da marcha (ou seja, DMCI).[81,83]

A velocidade da marcha é considerada o parâmetro mais crítico da marcha, mas existem maneiras pelas quais outros parâmetros de interesse podem ser avaliados na clínica. A passarela GaitRite é um sistema de análise quantitativa de marcha válido e confiável que usa sensores embutidos em um tapete portátil que são acionados quando são aplicadas pressões mecânicas (pisadas). O programa de *software* fornece uma representação esquemática e extenso perfil dos parâmetros temporais e espaciais de marcha do indivíduo. Esse tipo de equipamento frequentemente não é encontrado em uma clínica típica devido ao seu custo. Uma alternativa barata para medir o comprimento do passo, comprimento da passada, largura do passo e cadência é fazer com que o indivíduo

TABELA 9.4	**Valores de referência da velocidade confortável de marcha para adultos mais velhos residentes na comunidade de acordo com quatro estudos diferentes.**			
Autor (ano) e mecanismo de medição da velocidade de marcha	Subgrupo da National Health & Nutrition Examination Survey 2001–2002[73] TC6M a partir do início estático Média (desvio-padrão [DP]) em m/s*	Lusardi et al. (2003)[63] Passarela GaitRite Média (DP) em m/s	Steffen et al. (2002)[80] Tempo cronometrado central após 6 metros em uma passarela de 10 metros Média (DP) em m/s	Beauchet et al. (2017)[5] Passarela GaitRite (dados extraídos de bancos de dados de estudos em andamento) Média (DP) em m/s†
População do estudo	Usuários que utilizam dispositivos de assistências excluídos (*n* = 1.331 ≥ 60 anos)	Indivíduos incluídos com e sem dispositivos auxiliares (*n* = 76)	Indivíduos capazes de caminhar 6 minutos sem queixas ou dispositivo auxiliar (*n* = 96)	Idosos "muito saudáveis" (sem declínio cognitivo, histórico de quedas ou polimedicação) (*n* = 954)
Feminino 60 a 69	1,01 (0,23)	1,24 (0,12)	1,44 (0,25)	–
65 a 74	–	–	–	1,26 (0,22)
70 a 79	0,93 (0,23)	1,25 (0,18)	1,33 (0,22)	–
75 a 84	–	–	–	1,10 (0,24)
≥ 80	0,78 (0,22)	–	–	–
80 a 89	–	0,80 (0,20)	1,15 (0,21)	–
≥ 85	–	–	–	0,88 (0,19)
90 a 101	–	0,71 (0,23)	–	–
Masculino 60 a 69	1,03 (0,21)	1,26 (*n* = 1)	1,59 (0,24)	–
65 a 74	–	–	–	1,25 (0,22)
70 a 79	0,96 (0,23)	1,25 (0,23)	1,38 (0,23)	–
75 a 84	–	–	–	1,18 (0,25)
≥ 80	0,83 (0,22)	–	–	–
80 a 89	–	0,88 (0,23)	1,21 (0,18)	–
≥ 85	–	–	–	0,90 (0,15)
90 a 101	–	0,72 (0,14)	–	–

– Não relatado.
* Originalmente relatado em pés/s.
† Originalmente relatado em cm/s.

execute uma caminhada cronometrada por uma passarela de papel medida (papel em rolo marrom funciona bem) com pegadas de água, meça as distâncias relevantes entre as pegadas (o terapeuta pode contornar as pegadas molhadas com um marcador para medir posteriormente) e calcule os valores médios da caminhada.

Outras medidas de resultado comumente combinadas com a velocidade de marcha são o tempo de avanço (TA, tempo necessário para os indivíduos se levantarem de uma poltrona de altura padrão, caminhar 3 metros para frente até uma marca-alvo e voltar para a cadeira e sentar) e o teste de caminhada de 6 minutos (TC6M, distância percorrida no período de 6 minutos), que inicialmente foram introduzidos como uma medida de resistência em pacientes com problemas cardíacos e pulmonares, mas passaram a ser considerados medidas mais amplas da mobilidade e função. Testes que adicionam mais desafios ambientais e de tarefa à caminhada incluem o índice dinâmico da marcha (IDM) e a avaliação funcional da marcha (AFM), claro, combinando ferramentas que avaliam o equilíbrio, como o Teste Clínico Modificado de Interação Sensorial no Equilíbrio (TCISE), a Escala de Equilíbrio de Berg, ou o Mini-STAE (*Mini-BESTest*), o que pode aumentar a compreensão do fisioterapeuta sobre os desafios do paciente. Essas ferramentas de avaliação são descritas mais detalhadamente no Capítulo 7. A escolha das ferramentas disponíveis pode parecer desafiadora, mas a anamnese cuidadosa e a análise observacional da marcha do paciente ao entrar na clínica podem ajudar o fisioterapeuta a focar no exame da marcha e tomar decisões apropriadas sobre quais ferramentas usar. Uma medida da VME é sempre um bom ponto de partida e a velocidade de marcha rápida é uma medida fácil de adicionar. O TA dá ao fisioterapeuta a oportunidade de avaliar os componentes mais funcionais da mobilidade: a transição sentar, ficar de pé e girar, o que pode ser muito importante se a história ou a observação do indivíduo revelar que esses componentes da mobilidade são desafiadores. Na presença de uma história que implica diminuição da resistência para atividades de caminhada (p. ex., "eu me sinto menos estável depois de caminhar por um tempo"), o TC6M é uma excelente ferramenta tanto para uma medida objetiva da distância percorrida quanto para uma observação mais subjetiva das mudanças na qualidade da marcha do início ao fim. Para indivíduos com alto nível de função, mas com queixas de dificuldade de marcha em ambientes desafiadores, o IDM e a AFM podem ser ferramentas úteis, pois fornecem desafios de alto nível ao indivíduo. Com tantos testes e medidas para escolher, o fisioterapeuta precisa decidir conscientemente quais dados seriam mais úteis para determinado indivíduo e focar no exame de marcha.

PLANO DE TRATAMENTO E INTERVENÇÕES

Por meio da avaliação cuidadosa do que foi encontrado no exame, o fisioterapeuta considera as restrições de participação do adulto mais velho, limitações de atividade e deficiências. Mais relevante para os idosos são as tarefas da vida que eles não podem realizar totalmente (restrições de participação), então o fisioterapeuta deve se unir aos pacientes para determinar e priorizar o plano de tratamento de modo a gerar o maior impacto. As intervenções podem incluir a abordagem de deficiências, bem como limitações de atividades, mas o objetivo final é aumentar a participação. Os fisioterapeutas que não possuem vasta experiência em geriatria podem ter a tendência de desafiar os idosos durante as sessões de tratamento, limitando as atividades por uma determinação predefinida de repetições de exercícios ou tarefas ou oferecendo intervalos de descanso frequentes (mas desnecessários). Esse é um desserviço que prejudicará a eficácia da intervenção. Os terapeutas devem confiar em sua experiência para fornecer um nível suficiente de desafio e intensidade enquanto observam o adulto mais velho para a descompensação das estratégias de movimento ou indicações fisiológicas da necessidade de pausas para descanso.

Tratamento no nível de deficiência

Intuitivamente, faz sentido pensar que deficiências específicas tenham um efeito significativo no desempenho da marcha. Entretanto, existem poucas evidências para traçar as relações diretas entre deficiências no nível dos sistemas corporais e limitações de atividades no nível funcional. Contudo, o treinamento para lidar com as deficiências identificadas no exame inicial é um componente apropriado do plano de cuidados.

Treinamento da flexibilidade. A marcha normal requer um arco de movimento considerável em cada uma das articulações dos membros inferiores. De acordo com o modelo de Perry e Burnfield:[1]

- O quadril se move de 30° de flexão no início do movimento para 10° de extensão no fim do movimento
- O joelho está quase totalmente estendido no contato inicial e novamente no meio do movimento e atinge seu pico de 60° de flexão no fim da fase de balanço inicial
- O tornozelo exibe sua quantidade máxima de dorsiflexão (10°) quando a tíbia rola sobre o pé no fim do movimento intermediário e sua quantidade máxima de flexão plantar (20°) durante a transição do pré-balanço para o balanço inicial.

É prudente se esforçar para aumentar a ADM em idosos com limitações de flexibilidade. Conforme mencionado anteriormente, a diminuição da excursão do movimento das articulações dos membros inferiores durante a marcha pode ser a causa ou o resultado da redução da ADM. O treinamento de flexibilidade pode ter o potencial de melhorar os parâmetros da marcha, mas as melhorias na flexibilidade por si só não se traduzirão em ganhos funcionais. Os ganhos de flexibilidade devem ser conscientemente integrados à marcha e outras tarefas funcionais para que os ganhos sejam apreciáveis e mantidos. O treinamento da flexibilidade é um componente de um programa abrangente e, muitas vezes, é um elemento no qual o paciente pode trabalhar de forma independente como parte de um programa de exercícios domiciliares.

Treinamento de força, potência e agilidade. A fraqueza muscular das extremidades inferiores tem sido associada à diminuição da velocidade de marcha e diminuição do desempenho em medidas funcionais, com evidências substanciais para sugerir que a melhora da força e potência das extremidades inferiores se correlacionam com a melhoria da velocidade de marcha, tempo de TA e função em indivíduos mais velhos, variando de frágeis para saudáveis.[84-88] O treinamento da força tem um lugar indiscutível como um componente de um programa de intervenção de marcha. Existem algumas evidências de que o treinamento progressivo da resistência dos membros inferiores não apenas fortalecerá, mas também aumentará a força muscular,[89] mas, propositalmente, integrar o treinamento de força fornece um valor agregado. A perda de força muscular durante o envelhecimento pode ser mais funcionalmente relevante do que a perda de força e tem sido associada à diminuição da mobilidade e aumento das quedas.[90] Os exercícios que enfatizam aumentos rápidos de atividade muscular provavelmente são a melhor maneira de treinar mecanismos de controle reativo do equilíbrio, que necessitam de rapidez na produção de força. Além disso, a mudança previsível mencionada anteriormente nas demandas musculares na marcha de adultos mais velhos de distal para proximal sugere que o treinamento de força e potência do tornozelo pode ser uma intervenção de alto impacto para a marcha.

O treinamento de velocidade e agilidade não é bem definido ou bem estudado em adultos mais velhos, embora muitos protocolos abrangentes de treinamento de equilíbrio tenham componentes representativos do treinamento de agilidade. Até o momento, as revisões sistemáticas tendem a categorizar o treinamento de agilidade com outras intervenções como exercícios de treinamento de "coordenação" ou "rítmicos" e sugerem benefícios perceptíveis para os resultados da marcha.[86,87] Um esquema proposto por Donath et al. sugere que os componentes do treinamento de agilidade para adultos mais velhos devem incluir treinamento de força explosiva e reativa, atividades de equilíbrio estático e dinâmico, prática de aceleração e desaceleração e mudanças direcionais, incluindo cortes e rotações.[91] Esses componentes são todos instrumentais no gerenciamento dos desafios da mobilidade da comunidade. No contexto das sessões de exercícios, caminhada rápida, identificação de alvo para extremidade inferior, exercícios cronometrados envolvendo movimentos direcionais variados e intervenções de dança ou *videogame* com componentes de *step* e deslocamento de peso ou que desafiam o tempo de reação na posição vertical são todos exemplos de atividades que podem melhorar a agilidade. Assim como no treinamento de força, o treinamento de agilidade é subutilizado na reabilitação do idoso.

Treinamento cardiovascular. Certamente, o treinamento cardiovascular na forma de caminhada ou outro programa de exercícios aeróbicos aumentará a resistência para atividades de caminhada. O treinamento aeróbico isolado não parece afetar a VME em adultos mais velhos, com exceção de indivíduos sedentários com sobrepeso ou obesos, casos em que tanto o treinamento aeróbico quanto o de resistência melhoram a VME.[92] Como parte de um programa de exercícios abrangente, o treinamento aeróbico representa um componente de intervenções bem-sucedidas para melhorar a velocidade da marcha em idosos.[86,93-95] O esforço para a saúde geral e a boa forma em adultos mais velhos é uma ênfase consistente do fisioterapeuta, e um programa de caminhada é um excelente modo de programar exercícios cardiovasculares, desde que seja de intensidade adequada.

Treinamento multimodal. Intervenções multimodais, combinações dos tipos de treinamento acima mencionados com treinamento de equilíbrio, demonstraram impacto benéfico na velocidade da marcha em idosos com mobilidade reduzida residentes na comunidade.[86,87,95] A omissão da descrição do treinamento de equilíbrio nesta seção é proposital, já que o Capítulo 10 fornece detalhes relacionados a esse tipo de intervenção. Isso não deve ser interpretado como um esforço para minimizar a importância das intervenções de equilíbrio em um programa completo para abordar a marcha em idosos. Na verdade, o treinamento do equilíbrio e da força representa as principais prioridades em um programa multimodal para idosos com capacidade física reduzida.[95]

Intervenções específicas para o treinamento da marcha

Treinamento de marcha *versus* deambulação com assistência. Todos os indivíduos que necessitam de assistência para deambular podem não ser adequados para fisioterapia. Às vezes, fisioterapeutas avaliam indivíduos que podem não se beneficiar de serviços especializados por vários motivos. Se um indivíduo requer a ajuda de outro para atividades de deambulação, isso não significa a necessidade de treinamento de marcha. Educar médicos e outros profissionais de saúde sobre as funções e responsabilidades de um fisioterapeuta pode ser benéfico. Se o *status* de deambulação de longa data de um idoso exigiu a assistência de outro por motivos de segurança, ou se ele ou ela não tem objetivos pessoais para aumentar ou melhorar as habilidades de deambulação, a "deambulação assistida" é apropriada e pode ser realizada por qualquer cuidador após o treinamento apropriado. "Treinamento de marcha" é uma intervenção qualificada que utiliza formação, experiência e conhecimento de um fisioterapeuta. Isso implica que a análise da marcha e a avaliação de quais intervenções específicas podem melhorar o desempenho dela precedam o treinamento.

Especificidade do treinamento: mobilidade comunitária. A teoria da aprendizagem motora indica que a aprendizagem ideal ocorre quando o aluno recebe um treinamento específico para a tarefa, apropriado em nível de desafio e intensidade, com oportunidade de prática abundante. A aprendizagem é facilitada quando os alunos resolvem repetidamente seus próprios problemas motores. Se a preservação ou recuperação da função de caminhada na comunidade for um objetivo da terapia, a caminhada na comunidade deve fazer parte do plano de tratamento. Simonsick et al. defenderam que adultos mais velhos "saiam pela porta!" em um estudo que demonstrou que mulheres idosas com limitações funcionais, que caminharam apenas oito quarteirões por semana, mantiveram suas habilidades funcionais melhor que mulheres que caminharam menos ou não caminham.[50] Incentivar os indivíduos a ultrapassar os limites de sua mobilidade de deambulação, sob supervisão de segurança se necessário, é parte integrante da reabilitação. O aumento gradual dos desafios de deambulação, sempre respeitando a importância da "segurança em primeiro lugar", é uma ferramenta de treinamento eficaz. Aqueles indivíduos limitados às suas famílias podem se aventurar a deambular até a caixa de correio com orientação. Já os indivíduos que evitam a mobilidade na comunidade podem concordar com um passeio supervisionado. O primeiro passo para fora da porta costuma ser o mais difícil.

Pode ser útil monitorar a distância percorrida ou o tempo gasto em passeios por indivíduos que estão trabalhando para aumentar sua mobilidade na comunidade. Rastreadores de atividade de nível comercial (p. ex., Fitbit, Jawbone) são mecanismos razoáveis de monitoramento de atividade e mobilidade da comunidade ao longo do tempo, e pode ser motivador para os indivíduos terem dados objetivos e metas relativas à caminhada, porém esses dispositivos têm algumas limitações. Uma revisão sistemática recente do uso de rastreadores de atividade comercial em adultos mais velhos (sete estudos, $n = 290$) revelou que os dispositivos tendem a superestimar a contagem de passos e, em menor grau, a atividade física,[96] mas isso não precisa ser um impedimento para monitorar a mudança durante o tempo com o uso consistente e de um único dispositivo. Alguns dispositivos apresentaram maior porcentagem de erro na coleta de dados com velocidade de caminhada lenta e/ou menor nível de atividade, sendo essa uma consideração importante para a utilização com essa população.

Velocidade de treinamento. Para a maioria dos adultos mais velhos, trabalhar para melhorar a velocidade da marcha é uma meta crítica substanciada pelas evidências que associam a velocidade da marcha lenta com atividade e função reduzidas, fragilidade, incapacidade e mortalidade.[15,16,18,97] Embora a VME seja conhecida por diminuir com o passar dos anos, os idosos podem ser capazes de velocidades de marcha mais rápidas, mas também podem ser relutantes em usá-las. Apesar da percepção do paciente, a velocidade de marcha mais rápida em idosos saudáveis não se traduz inerentemente em menos estabilidade,[98] mas requer mais consumo de energia. Conforme mencionado nas seções anteriores, a melhora na velocidade da marcha foi demonstrada em uma variedade de estudos de revisão sobre adultos mais velhos (saudáveis, frágeis e com mobilidade reduzida) como resultado de programas de fortalecimento e exercícios multimodais, desde que as intervenções sejam apropriadamente intensas.[84-88,95,99] O ambiente terapêutico protegido é um local perfeito para a especificidade do treino de caminhada rápida. Se estiver treinando em uma esteira, os fisioterapeutas devem ser informados de que a VME de um adulto mais velho na esteira provavelmente será significativamente mais lenta do que sua VME no solo.[100] Aumentos espontâneos na velocidade são resultados do aumento da cadência ao longo do aumento do comprimento do passo em pessoas idosas saudáveis,[98] o que é relevante para a velocidade de treinamento e pode ser explorado com o uso de música ou metrônomo para cronometragem superposta. A melhora incremental na VME de apenas 0,1 m/s é preditiva de uma redução significativa do risco de incapacidade e mortalidade.[101] Isso por si só deve garantir a consideração da velocidade de treinamento como um componente das intervenções para melhorar a marcha.

Progressão de tarefas: modificação de tarefa ou ambiente. Frank e Patla sugeriram um esquema para estruturar programas de reabilitação para adultos mais velhos para melhorar a locomoção adaptativa.[47] Eles discutem a importância do controle reativo (recuperação de forças desestabilizadoras extrínsecas), controle preditivo (redução de forças desestabilizadoras intrinsecamente derivadas) e controle antecipatório (ajuste de caminhada-padrão para evitar obstáculos). Identificam a visão como a modalidade sensorial mais crítica para a mobilidade na comunidade e sugerem que o treinamento inclua tarefas que desafiem o sistema visual. As atividades de treinamento podem incluir (1) modificações passo a passo para atingir alvos e evitar obstáculos de alturas variadas, (2) caminhar enquanto carrega um objeto que obstrui a visão das pernas, (3) treinamento sob condições de iluminação desafiadoras, e (4) avaliar o ambiente antes e durante a locomoção.[47] O uso de cursos com obstáculos, treinamento direcional e paradigmas de dupla tarefa podem fornecer desafios deliberadamente selecionados para o treinamento de marcha de idosos.

Cursos com obstáculos e treinamento em escadas. Quando confrontados por alterações de terreno, negociação de obstáculos ou escadas, os idosos saudáveis adotam uma estratégia de movimento mais lenta e conservadora do que os adultos mais jovens.[102-104] Na presença de restrições de tempo durante a negociação de obstáculos, os adultos mais velhos ficam mais propensos a entrar em contato com o objeto que eles estão tentando evitar.[103,105] Uma revisão sistemática recente demonstra algumas evidências limitadas para a eficácia das intervenções de exercícios na negociação de obstáculos, mas os programas de exercícios foram extremamente variáveis, com poucos estudos direcionados para a tarefa de negociação de obstáculos.[106] O treinamento em pista de obstáculos é uma excelente intervenção que visa melhorar a mobilidade e a segurança, e pode abordar alterações de terreno, desvio de obstáculos e, possivelmente, até degraus ou rampas, tudo dentro de uma atividade terapêutica. Um curso pode incluir subir e descer um degrau ou banquinho, caminhar em diferentes superfícies (p. ex., espuma, tapete, cordas no chão), incluir terreno acidentado (p. ex., colocar pequenos itens e/ou toalhas ao acaso sob uma série de tapetes de ioga), andar apoiado nos pododáctilos, andar apoiado nos calcanhares, contornar cones, pegar itens, chutar bolas e carregar objetos. Adicionar uma restrição de tempo durante o treinamento é um componente importante, pois as estratégias para superação dos obstáculos podem ser alteradas sob estresse e isso pode ser um fator que contribui para viagens e quedas.[105] O treinamento em escadas e rampas pode ser parte de um percurso de obstáculos, ou de caminhada, ou pode ser praticado isoladamente. Praticar estratégias que encorajam maior independência nas escadas (p. ex., trabalhar sem o uso do corrimão, subir pulando um degrau vs. subir degrau a degrau) pode ser apropriado para alguns indivíduos. Diferente da subida, a descida de escadas parece ser mais perigosa e a responsável por mais quedas,[107] portanto, deve ser o foco do treinamento.

Treinamento direcional. Passadas laterais; girar 90, 180 ou 360°; e a marcha para trás demonstram implicações funcionais para a mobilidade em pequenos espaços ou para atividades de mobilidade de alto nível e são todos componentes apropriados para um programa de treinamento de marcha. Funcionalmente, a deambulação para trás é usada em contextos de antecipação (p. ex., abrir a porta da geladeira) e reativos (p. ex., em resposta à aplicação de força de deslocamento posterior), mas é, muitas vezes, esquecida como uma atividade de treinamento. A deambulação para trás em adultos mais velhos, em comparação com adultos de meia-idade e jovens, é caracterizada por velocidade reduzida, comprimento mais curto da passada, aumento da fase de apoio nos dois membros, redução do tempo de balanço e aumento da variabilidade,[108,109] e essas alterações geralmente estão aumentadas nas pessoas que caem *versus* pessoas que não caem. Na realidade, Fritz et al. identificaram que idosos que caminham para trás a uma velocidade abaixo de 4,0 m/s apresentam uma probabilidade de cair 3,2 vezes maior do que aqueles que caminham mais rápido.[108] As estratégias de passos laterais não parecem estar inerentemente associadas à idade, mas os idosos que usam uma estratégia de desvio de peso mais protraída são mais suscetíveis a quedas e a demora para iniciar o passo pode responder ao treinamento.[110]

Dupla tarefa. Devido à indiscutível associação entre marcha e cognição, o uso deliberado de avaliação e atividades de tratamento com dupla tarefa é uma necessidade. Uma revisão sistemática e uma metanálise de Smith et al. demonstraram o impacto da sobreposição de uma tarefa cognitiva no desempenho da marcha em idosos saudáveis (ou seja, aqueles cuja VME é ≥ 1,0 m/s).[12] A velocidade da marcha diminui de maneira significativa, principalmente por meio da redução da cadência e aumenta a variabilidade da marcha. Tarefas cognitivas complexas (p. ex., subtração em série de sete em sete números) resultaram em desaceleração média de > 20% da VME, mas mesmo tarefas cognitivas simples (p. ex., contagem regressiva) tiveram um impacto significativo, resultando em desaceleração média de ≥ 12% da VME. Mudanças nos parâmetros da marcha com dupla tarefa podem ser um preditor mais sensível de quedas em adultos mais velhos do que a avaliação da marcha com uma única tarefa, mas a literatura nessa área ainda não é robusta o suficiente para direcionar os fisioterapeutas quanto às estratégias de avaliação e interpretações ideais.[111] Beauchet et al. sugerem que um "conjunto de dados completo" sobre a marcha de adultos mais velhos deve incluir velocidade em estado estacionário para (1) ritmo confortável, (2) ritmo rápido, (3) tarefa superposta de contagem regressiva de 1 a 50, e (4) superposta tarefa de nomear os animais.[5] Esses valores iniciais fornecem ao médico pontos de comparação para o pós-tratamento. A interferência da dupla tarefa (degradação do desempenho da tarefa com demandas concorrentes pelos recursos da atenção) pode ser o resultado da demanda de atenção excedendo a capacidade, dificuldade de alocar a atenção de forma adequada ou ambos. A interferência da dupla tarefa relacionada à marcha é responsiva ao treinamento,[112] e a Tabela 9.5 representa alguns desafios de treinamento de dupla tarefa. Não há evidências que suportem a transferência do treinamento de dupla tarefa para novas condições; portanto, o treinamento deve progredir e ser planejado propositalmente para atender às demandas de dupla tarefa previstas individualmente para cada paciente.

RESUMO

Uma compreensão do ciclo normal da marcha permite ao fisioterapeuta identificar facilmente os desvios típicos dela em adultos mais velhos e criar uma hipótese informada do porquê de um indivíduo poder apresentar determinado desvio da marcha. Os idosos caminham mais devagar e com maior variabilidade dos parâmetros da marcha do que os adultos jovens. Fatores psicológicos e fisiológicos podem contribuir para a deficiência motora em idosos e limitar sua deambulação na comunidade (um termo que não está claramente definido). Os fisioterapeutas devem treinar seus pacientes para cobrir as distâncias necessárias para deambulação funcional específica na comunidade. A mobilidade na comunidade requer grande flexibilidade nas habilidades de marcha para atender às variadas demandas de distância, velocidade e terreno, bem como permitir o gerenciamento das condições ambientais e multitarefa conforme as necessidades do ambiente. O exame de um idoso com disfunção da marcha pode incluir a avaliação da ADM, força e controle motor, bem como o uso de uma variedade de diferentes testes de marcha e medidas que se complementam em termos das informações coletadas. Os fisioterapeutas serão deliberados e criativos ao reunir as técnicas de intervenção ideais para os déficits de um determinado indivíduo. Existem algumas evidências que suportam uma variedade de diferentes intervenções terapêuticas para melhorar a marcha e a mobilidade em adultos mais velhos. As sessões de tratamento devem ser envolventes e desafiadoras, com objetivos funcionais específicos conduzindo a intervenção. A observação consistente de que a deambulação funcional na comunidade requer distâncias de caminhada superiores a 300 metros foi especificamente enfatizada para que o treinamento de tais distâncias seja garantido se a deambulação na comunidade for um objetivo. O uso repetido de medidas de resultados consistentes, especialmente a velocidade

TABELA 9.5	Tarefas a serem superpostas nas atividades da marcha, postura ou mobilidade.
Tarefas cognitivas superpostas	Recitar letras alternativas do alfabeto Nomear palavras que começam com uma letra específica ou uma determinada categoria Soletrar palavras de trás para frente Lembrar de uma lista de palavras Contar regressivamente em 1, 3 ou 7 (cada vez mais difícil) a partir de um início arbitrário Cálculos Buscas de alvos visuais Atenção seletiva às dicas visuais ou auditivas (p. ex., a dica visual [seta, apontamento] diz "direita", mas a instrução verbal diz "esquerda" e o paciente é orientado a escolher uma das duas)
Tarefas motoras superpostas	Carregar, manipular um objeto com as extremidades superiores (p. ex., quicar, pegar, jogar uma bola ou balão com um parceiro enquanto se move) Carregar, manipular o objeto com as extremidades inferiores (p. ex., dribles de futebol, chutar a bola para um alvo ou um parceiro) Dança coreografada ou movimentos roteirizados/instruídos com música
Testes cognitivos clássicos modificados para desempenho motor	Teste de trilha: alvos no piso com letras e números colocados em torno da sala e o paciente se move de alvo em alvo em ordem (1 – A – 2 – B – 3 – C...) Teste de Stroop: alvos no piso com nomes de cores impressas em cores diferentes da cor escrita (p. ex., "verde" é impresso em tinta "rosa") e o indivíduo diz a cor da tinta (*vs.* palavra) conforme se move de alvo a alvo, ou é direcionado aos alvos pela cor da tinta (*vs.* palavra)
Priorização de tarefas	Nenhuma instrução aberta, deixar o paciente para priorizar as tarefas Priorizar a tarefa motora ("O mais importante é manter a velocidade de caminhada") Priorizar a tarefa cognitiva ("O mais importante é que você não cometa erros matemáticos")

da marcha, ao longo do tratamento e comparação com as normas estabelecidas ajudará o fisioterapeuta no estabelecimento de metas e reavaliação do desempenho do paciente. A capacidade de deambular é a chave para a sensação de independência, autossuficiência, saúde geral e condicionamento físico de um indivíduo e função geral. Os fisioterapeutas desempenham um papel importante na restauração ou aprimoramento dessa capacidade em muitos pacientes idosos, influenciando significativamente a qualidade de vida.

REFERÊNCIAS BIBLIOGRÁFICAS

1. Perry J, Burnfield J. *Gait Analysis: Normal and Pathological Function*. 2nd ed. Thorofare, NJ: Slack Incorporated; 2010.
2. Rose J, Gamble JG. *Human Walking*. 3rd ed. Philadelphia, PA: Lippincott Williams & Wilkins; 2006.
3. Herssens N, Verbecque E, Hallemans A, Vereeck L, Van Rompaey V, Saeys W. Do spatiotemporal parameters and gait variability differ across the lifespan of healthy adults? A ystematic review. *Gait Posture* 2018;64:181–190.
4. Boyer KA, Johnson RT, Banks JJ, Jewell C, Hafer JF. Systematic review and meta-analysis of gait mechanics in young and older adults. *Exp Gerontol* 2017;95:63–70.
5. Beauchet O, Allali G, Sekhon H, et al. Guidelines for assessment of gait and reference values for spatiotemporal gait parameters in older adults: the Biomathics and Canadian Gait Consortiums Initiative. *Front Hum Neurosci* 2017;11:article 353.
6. Boyer KA, Andriacchi TP, Beaupre GS. The role of physical activity in changes in walking mechanics with age. *Gait Posture* 2012; 36(1): 149–153.
7. Hollman JH, McDade EM, Petersen RC. Normative spatiotemporal gait parameters in older adults. *Gait Posture* 2011;34(1): 111–118.
8. Verlinden VJA, van der Geest JN, Hoogendam YY, Hofman A, Breteler MMB, Ikram MA. Gait patterns in a communitydwelling population aged 50 years and older. *Gait Posture* 2013;37(4):500–505.
9. Aboutorabi A, Arazpour M, Bahramizadeh M, Hutchins SW, Fadayevatan R. The effect of aging on gait parameters in ablebodied older subjects: a literature review. *Aging Clin Exp Res* 2016; 28(3):393–405.
10. Schmitz A, Silder A, Heiderscheit B, Mahoney J, Thelen DG. Differences in lower-extremity muscular activation during walking between healthy older and young adults. *J Electromyogr Kinesiol* 2009;19(6):1085–1091.
11. Mortaza N, Abu Osman NA, Mehdikhani N. Are the spatiotemporal parameters of gait capable of distinguishing a faller from a non-faller elderly? *Eur J Phys Rehabil Med* 2014;50(6):677–691.
12. Smith E, Cusack T, Cunningham C, Blake C. The influence of a cognitive dual task on the gait parameters of healthy older adults: a systematic review and meta-analysis. *J Aging Phys Act* 2017;25(4):671–686.
13. Verghese J, LeValley A, Hall CB, Katz MJ, Ambrose AF, Lipton RB. Epidemiology of gait disorders in communityresiding older adults. *J Am Geriatr Soc* 2006;54(2):255–261.
14. Schwenk M, Howe C, Saleh A, et al. Frailty and technology: a systematic review of gait analysis in those with frailty. *Gerontology* 2014;60(1):79–89.
15. Apóstolo J, Cooke R, Bobrowicz-Campos E, et al. Predicting risk and outcomes for frail older adults: an umbrella review of frailty screening tools. *JBI Database Syst Rev Implement Rep* 2017;15(4): 1154–1208.
16. Perera S, Patel KV, Rosano C, et al. Gait speed predicts incident disability: a pooled analysis. *J Gerontol A Biol Sci Med Sci* 2016; 71(1):63–71.
17. Kikkert LHJ, Vuillerme N, van Campen JP, Hortobágyi T, Lamoth CJ. Walking ability to predict future cognitive decline in old adults: a scoping review. *Ageing Res Rev* 2016;27:1–14.
18. Studenski S, Perera S, Patel K, et al. Gait speed and survival in older adults. *JAMA J Am Med Assoc* 2011;305(1):50–58.
19. Kressig RW, Gregor RJ, Oliver A, et al. Temporal and spatial features of gait in older adults transitioning to frailty. *Gait Posture* 2004; 20(1):30–35.
20. Gill TM, Allore HG, Hardy SE, Guo Z. The dynamic nature of mobility disability in older persons. *J Am Geriatr Soc* 2006;54(2): 248–254.
21. Moon Y, Sung J, An R, Hernandez ME, Sosnoff JJ. Gait variability in people with neurological disorders: a systematic review and meta-analysis. *Hum Mov Sci* 2016;47:197–208.
22. Balaban B, Tok F. Gait disturbances in patients with stroke. *PM R* 2014;6(7):635–642.
23. Debû B, De Oliveira Godeiro C, Lino JC, Moro E. Managing gait, balance, and posture in Parkinson's disease. *Curr Neurol Neurosci Rep* 2018;18(5):23.
24. Beauchet O, Annweiler C, Callisaya ML, et al. Poor gait performance and prediction of dementia: results from ameta-analysis. *J Am Med Dir Assoc* 2016;17(6):482–490.

25. Valkanova V, Ebmeier KP. What can gait tell us about dementia? Review of epidemiological and neuropsychological evidence. *Gait Posture* 2017;53(Suppl C):215–223.

26. Parihar R, Mahoney JR, Verghese J. Relationship of gait and cognition in the elderly. *Curr Transl Geriatr Exp Gerontol Rep* 2013; 2(3):1–11.

27. Cohen JA, Verghese J, Zwerling JL. Cognition and gait in older people. *Maturitas* 2016;93:73–77.

28. Montero-Odasso M, Speechley M, Muir-Hunter SW, et al. Motor and cognitive trajectories before dementia: results from gait and brain study. *J Am Geriatr Soc* 2018;66(9):1676–1683.

29. Verghese J, Wang C, Lipton RB, Holtzer R. Motoric cognitive risk syndrome and the risk of dementia. *J Gerontol A Biol Sci Med Sci* 2013;68(4):412–418.

30. Chhetri JK, Chan P, Vellas B, Cesari M. Motoric cognitive risk syndrome: predictor of dementia and age-related negative outcomes. *Front Med* 2017;4:article 166.

31. Booth V, Hood V, Kearney F. Interventions incorporating physical and cognitive elements to reduce falls risk in cognitively impaired older adults: a systematic review. *JBI Database Syst Rev Implement Rep* 2016;14(5):110–135.

32. Lipardo DS, Aseron AMC, Kwan MM, Tsang WW. Effect of exercise and cognitive training on falls and fall-related factors in older adults with mild cognitive impairment: a systematic review. *Arch Phys Med Rehabil* 2017;98(10):2079–2096.

33. Martinez DJ, Kasl SV, Gill TM, Barry LC. Longitudinal association between self-rated health and timed gait among older persons. *J Gerontol B Psychol Sci Soc Sci* 2010;65(6):715–719.

34. Brenowitz WD, Hubbard RA, Crane PK, Gray SL, Zaslavsky O, Larson EB. Longitudinal associations between self-rated health and performance-based physical function in a population-based cohort of older adults. *PloS One* 2014;9(11). e111761.

35. Brandler TC, Wang C, Oh-Park M, Holtzer R, Verghese J. Depressive symptoms and gait dysfunction in the elderly. *Am J Geriatr Psychiatry Off J Am Assoc Geriatr Psychiatry* 2012;20(5):425–432.

36. Delbaere K, Crombez G, van Haastregt JCM, Vlaeyen JWS. Falls and catastrophic thoughts about falls predict mobility restriction in community-dwelling older people: a structural equation modelling approach. *Aging Ment Health* 2009;13(4):587–592.

37. Lord SE, Weatherall M, Rochester L. Community ambulation in older adults: which internal characteristics are important? *Arch Phys Med Rehabil* 2010;91(3):378–383.

38. Delbaere K, Sturnieks DL, Crombez G, Lord SR. Concern about falls elicits changes in gait parameters in conditions of postural threat in older people. *J Gerontol A Biol Sci Med Sci* 2009;64A(2): 237–242.

39. Kumar A, Delbaere K, Zijlstra GA, et al. Exercise for reducing fear of falling in older people living in the community: Cochrane systematic review and meta-analysis. *Age Ageing* 2016;45(3):345–352.

40. Talkowski JB, Brach JS, Studenski S, Newman AB. Impact of health perception, balance perception, fall history, balance performance, and gait speed on walking activity in older adults. *Phys Ther* 2008; 88(12):1474–1481.

41. Hausdorff JM, Levy BR, Wei JY. The power of ageism on physical function of older persons: reversibility of age-related gait changes. *J Am Geriatr Soc* 1999;47(11):1346–1349.

42. Won J, Lee C, Forjuoh SN, Ory MG. Neighborhood safety factors associated with older adults' health-related outcomes: a systematic literature review. *Soc Sci Med* 2016;165:177–186.

43. Moran M, Van Cauwenberg J, Hercky-Linnewiel R, Cerin E, Deforche B, Plaut P. Understanding the relationships between the physical environment and physical activity in older adults: a systematic review of qualitative studies. *Int J Behav Nutr Phys Act* 2014; 11:79.

44. Gretebeck KA, Radius K, Black DR, Gretebeck RJ, Ziemba R, Glickman LT. Dog ownership, functional ability, and walking in community-dwelling older adults. *J Phys Act Health* 2013;10(5): 646–655.

45. APTA. Vision Statement for the Physical Therapy Profession and Guiding Principles to Achieve the Vision. http://www. apta.org/ Vision/. Published 2013.

46. Shumway-Cook A, Patla AE, Stewart A, Ferrucci L, Ciol MA, Guralnik JM. Environmental demands associated with community mobility in older adults with and without mobility disabilities. *Phys Ther* 2002;82(7):670–681.

47. Frank JS, Patla AE. Balance and mobility challenges in older adults: implications for preserving community mobility. *Am J Prev Med* 2003;25(3 Suppl 2):157–163.

48. Corrigan R, McBurney H. Community ambulation: influences on therapists and clients reasoning and decision making. *Disabil Rehabil* 2008;30(15):1079–1087.

49. Corrigan R, McBurney H. Community ambulation: environmental impacts and assessment inadequacies. *Disabil Rehabil* 2008; 30(19): 1411–1419.

50. Simonsick EM, Guralnik JM, Volpato S, Balfour J, Fried LP. Just get out the door! Importance of walking outside the home for maintaining mobility: findings from the women's health and aging study. *J Am Geriatr Soc* 2005;53(2):198–203.

51. Lord SE, McPherson K, McNaughton HK, Rochester L, Weatherall M. Community ambulation after stroke: how important and obtainable is it and what measures appear predictive? *Arch Phys Med Rehabil* 2004;85(2):234–239.

52. Shumway-Cook A, Patla A, Stewart A, Ferrucci L, Ciol MA, Guralnik JM. Environmental components of mobility disability in community-living older persons. *J Am Geriatr Soc* 2003;51(3):393–398.

53. Patla AE, Shumway-Cook A. Dimensions of mobility: defining the complexity and difficulty associated with community mobility. *J Aging Phys Act* 1999;7:7–19.

54. Goins RT, Jones J, Schure M, et al. Older adults' perceptions of mobility: a metasynthesis of qualitative studies. *Gerontologist* 2015; 55(6):929–942.

55. Guide for the Uniform Data Set for Medical Rehabilitation. In: *The Functional Independence Measure (FIM)*; Published 1996. https://www.udsmr.org/WebModules/FIM/Fim_About.aspx.

56. Salbach NM, O'Brien K, Brooks D, et al. Speed and distance requirements for community ambulation: a systematic review. *Arch Phys Med Rehabil* 2014;95(1):117–128.e11.

57. Andrews AW, Chinworth SA, Bourassa M, Garvin M, Benton D, Tanner S. Update on distance and velocity requirements for community ambulation. *J Geriatr Phys Ther* 2010;33(3):128–134.

58. Bertrand K, Raymond M-H, Miller WC, Martin Ginis KA, Demers L. Walking aids for enabling activity and participation: a systematic review. *Am J Phys Med Rehabil* 2017;96(12):894–903.

59. Gell NM, Wallace RB, LaCroix AZ, Mroz TM, Patel KV. Mobility device use in older adults and incidence of falls and worry about falling: findings from the 2011-2012 national health and aging trends study. *J Am Geriatr Soc* 2015;63(5):853–859.

60. Spillman BC. *Assistive Device Use Among the Elderly: Trends, Characteristics of Users, and Implications for Modeling.* The Urban Institute. Prepared for the Office of Disability, Aging and Long-Term Care Policy Office of the Assistant Secretary for Planning and Evaluation, U.S. Department of Health and Human Services. Contract #HHS-100-97-0010. https://aspe.hhs.gov/system/files/pdf/73181/astdev.pdf. 2005.

61. West BA, Bhat G, Stevens J, Bergen G. Assistive device use and mobility-related factors among adults aged /65years. *J Safety Res* 2015; 55:147–150.

62. Bateni H, Maki BE. Assistive devices for balance and mobility: benefits, demands, and adverse consequences. *Arch Phys Med Rehabil* 2005;86(1):134–145.

63. Lusardi MM, Pellecchia GL, Schulman M. Functional performance in community living older adults. *J Geriatr Phys Ther* 2003;26(3): 14–22.

64. Gardner P. MAPx (Mobility Aid Personalization): examining why older adults "pimp their ride" and the impact of doing so. *Disabil Rehabil Assist Technol* 2017;12(5):512–518.

65. Verghese J, Wang C, Xue X, Holtzer R. Self-reported difficulty in climbing up or down stairs in nondisabled elderly. *Arch Phys Med Rehabil* 2008;89(1):100–104.

66. Tiedemann AC, Sherrington C, Lord SR. Physical and psychological factors associated with stair negotiation performance in older people. *J Gerontol A Biol Sci Med Sci* 2007;62(11):1259–1265.

67. Hinman MR, O'Connell JK, Dorr M, Hardin R, Tumlinson AB, Varner B. Functional predictors of stair-climbing speed in older adults. *J Geriatr Phys Ther* 2014;37(1):1–6.

68. Middleton A, Fritz SL, Lusardi M. Walking speed: the functional vital sign. *J Aging Phys Act* 2015;23(2):314–322.

69. Abellan van Kan G, Rolland Y, Andrieu S, et al. Gait speed at usual pace as a predictor of adverse outcomes in communitydwelling older people an International Academy on Nutrition and Aging (IANA) Task Force. *J Nutr Health Aging* 2009;13(10):881–889.

70. Rydwik E, Bergland A, Forsén L, Frändin K. Investigation into the reliability and validity of the measurement of elderly people's clinical walking speed: a systematic review. *Physiother Theory Pract* 2012;28(3):238–256.

71. MijnarendsDM,MeijersJMM, Halfens RJG, et al. Validity and reliability of tools to measure muscle mass, strength, and physical performance in community-dwelling older people: a systematic review. *J AmMed Dir Assoc* 2013;14(3):170–178.

72. Peters DM, Fritz SL, Krotish DE. Assessing the reliability and validity of a shorter walk test compared with the 10-Meter Walk Test for measurements of gait speed in healthy, older adults. *J Geriatr Phys Ther* 2013;36(1):24–30.

73. Bohannon RW. Population representative gait speed and its determinants. *J Geriatr Phys Ther* 2008;31(2):49–52.

74. Bohannon RW. Measurement of gait speed of older adults is feasible and informative in a home-care setting. *J Geriatr Phys Ther* 2009; 32(1):22–23.

75. Frimenko R, Goodyear C, Bruening D. Interactions of sex and aging on spatiotemporal metrics in non-pathological gait: a descriptive meta-analysis. *Physiotherapy* 2015;101(3):266–272.

76. Bohannon RW, Williams Andrews A. Normal walking speed: a descriptive meta-analysis. *Physiotherapy* 2011;97(3):182–189.

77. Salbach NM,O'Brien KK, Brooks D, et al. Reference values for standardized tests of walking speed and distance: a systematic review. *Gait Posture* 2015;41(2):341–360.

78. Peel NM, Kuys SS, Klein K. Gait speed as a measure in geriatric assessment in clinical settings: a systematic review. *J Gerontol A Biol Sci Med Sci* 2013;68(1):39–46.

79. Kuys SS, PeelNM, Klein K, Slater A,Hubbard RE. Gait speed in ambulant older people in long term care: a systematic review and meta-analysis. *J AmMed Dir Assoc* 2014;15(3):194–200.

80. Steffen TM, Hacker TA, Mollinger L. Age- and gender-related test performance in community-dwelling elderly people: Six-Minute Walk Test, Berg Balance Scale, Timed Up & Go Test, and gait speeds. *Phys Ther* 2002;82(2):128–137.

81. Perera S, Mody SH, Woodman RC, Studenski SA. Meaningful change and responsiveness in common physical performance measures in older adults.*JAmGeriatr Soc* 2006;54(5):743–749.

82. Perera S, Studenski S, Newman A, et al. Are estimates of meaningful decline in mobility performance consistent among clinically important subgroups? (Health ABC study). *J Gerontol A Biol Sci Med Sci* 2014;69(10):1260–1268.

83. Bohannon RW, Glenney SS. Minimal clinically important difference for change in comfortable gait speed of adults with pathology: a systematic review. *J Eval Clin Pract* 2014;20(4):295–300.

84. Beijersbergen CMI, Granacher U, Vandervoort AA, DeVita P, Hortobágyi T. The biomechanical mechanism of how strength and power training improves walking speed in old adults remains unknown. *Ageing Res Rev* 2013;12(2):618–627.

85. Papa EV, Dong X, Hassan M. Resistance training for activity limitations in older adults with skeletal muscle function deficits: a systematic review. *Clin Interv Aging* 2017;12:955–961.

86. Hortobágyi T, Lesinski M, Gäbler M, VanSwearingen JM, Malatesta D, Granacher U. Effects of three types of exercise interventions on healthy old adults' gait speed: a systematic review and meta-analysis. *Sports Med Auckl NZ* 2015;45(12):1627–1643.

87. Van Abbema R, De Greef M, Crajé C, Krijnen W, Hobbelen H, Van Der Schans C. What type, or combination of exercise can improve preferred gait speed in older adults? A meta-analysis. *BMC Geriatr* 2015;15:72.

88. Jadczak AD, Makwana N, Luscombe-Marsh N, Visvanathan R, Schultz TJ. Effectiveness of exercise interventions on physical function in community-dwelling frail older people: an umbrella review of systematic reviews. *JBI Database Syst Rev Implement Rep* 2018; 16(3):752–775.

89. Straight CR, Lindheimer JB, Brady AO, Dishman RK, Evans EM. Effects of resistance training on lower-extremity muscle power in middle-aged and older adults: a systematic review and meta-analysis of randomized controlled trials. *Sports Med Auckl NZ* 2016;46(3): 353–364.

90. McKinnon NB, Connelly DM, Rice CL, Hunter SW, Doherty TJ. Neuromuscular contributions to the age-related reduction in muscle power: mechanisms and potential role of high velocity power training. *Ageing Res Rev* 2017;35:147–154.

91. Donath L, van Dieën J, Faude O. Exercise-based fall prevention in the elderly: what about agility. *Sports Med Auckl NZ* 2016;46(2): 143–149.

92. Henderson RM, Leng XI, Chmelo EA, et al. Gait speed response to aerobic versus resistance exercise training in older adults. *Aging Clin Exp Res* 2017;29(5):969–976.

93. Timmons JF, Minnock D, Hone M, Cogan KE, Murphy JC, Egan B. Comparison of time-matched aerobic, resistance or concurrent exercise training in older adults. *Scand J Med Sci Sports* 2018; 28(11):2272–2283. https://doi.org/10.1111/ sms.13254.

94. Chase J-AD, Phillips LJ, Brown M. Physical activity intervention effects on physical function among communitydwelling older adults: a systematic review and meta-analysis. *J Aging Phys Act* 2017; 25(1):149–170.

95. Liu C-J, Chang W-P, Araujo de Carvalho I, Savage KEL, Radford LW, Amuthavalli Thiyagarajan J. Effects of physical exercise in older adults with reduced physical capacity: meta-analysis of resistance exercise and multimodal exercise. *Int J Rehabil Res Int* 2017; 40(4):303–314.

96. Straiton N, Alharbi M, Bauman A, et al. The validity and reliability of consumer-grade activity trackers in older, community-dwelling adults: a systematic review. *Maturitas* 2018;112:85–93.

97. Middleton A, Fulk GD, Beets MW, Herter TM, Fritz SL. Selfselected walking speed is predictive of daily ambulatory activity in older adults. *J Aging Phys Act* 2016;24(2):214–222.

98. Fan Y, Li Z, Han S, Lv C, Zhang B. The influence of gait speed on the stability of walking among the elderly. *Gait Posture* 2016;47:31–36.

99. Lopopolo RB, Greco M, Sullivan D, Craik RL, Mangione KK. Effect of therapeutic exercise on gait speed in communitydwelling elderly people: a meta-analysis. *Phys Ther* 2006;86(4):520–540.

100. Malatesta D, Canepa M, Menendez Fernandez A. The effect of treadmill and overground walking on preferred walking speed and gait kinematics in healthy, physically active older adults. *Eur J Appl Physiol* 2017;117(9):1833–1843.

101. Hardy SE, Perera S, Roumani YF, Chandler JM, Studenski SA. Improvement in usual gait speed predicts better survival in older adults. *J Am Geriatr Soc* 2007;55(11):1727–1734.

102. Marigold DS, Patla AE. Age-related changes in gait for multisurface terrain. *Gait Posture* 2008;27(4):689–696.

103. Galna B, Peters A, Murphy AT, Morris ME. Obstacle crossing deficits in older adults: a systematic review. *Gait Posture* 2009;30(3): 270–275.

104. Benedetti MG, Berti L, Maselli S, Mariani G, Giannini S. How do the elderly negotiate a step? A biomechanical assessment. *Clin Biomech* 2007;22(5):567–573.

105. Maidan I, Eyal S, Kurz I, et al. Age-associated changes in obstacle negotiation strategies: does size and timing matter? *Gait Posture* 2018;59:242–247.

106. Guadagnin EC, da Rocha ES, Duysens J, Carpes FP. Does physical exercise improve obstacle negotiation in the elderly? A systematic review. *Arch Gerontol Geriatr* 2016;64:138–145.

107. Startzell JK, Owens DA, Mulfinger LM, Cavanagh PR. Stair negotiation in older people: a review. *J Am Geriatr Soc* 2000;48(5): 567–580.

108. Fritz NE, Worstell AM, Kloos AD, Siles AB, White SE, Kegelmeyer DA. Backward walking measures are sensitive to age-related changes in mobility and balance. *Gait Posture* 2013;37(4):593–597.

109. Laufer Y. Effect of age on characteristics of forward and backward gait at preferred and accelerated walking speed. *J Gerontol A Biol Sci Med Sci* 2005;60(5):627–632.

110. Sparto PJ, Jennings JR, Furman JM, Redfern MS. Lateral step initiation behavior in older adults. *Gait Posture* 2014;39(2):799–803.

111. Muir-Hunter SW, Wittwer JE. Dual-task testing to predict falls in community-dwelling older adults: a systematic review. *Physiotherapy* 2016;102(1):29–40.

112. Plummer P, Zukowski LA, Giuliani C, Hall AM, Zurakowski D. Effects of physical exercise interventions on gait-related dual-task interference in older adults: a systematic review and meta-analysis. *Gerontology* 2015;62(1):94–117.

113. Strawbridge WJ, Kaplan GA, Camacho T, Cohen RD. The dynamics of disability and functional change in an elderly cohort: results from the Alameda County Study. *J Am Geriatr Soc* 1992; 40(8):799–806.

114. Lerner-Frankiel M, Vargas S, Brown M, Krusell L, Schoneberger W. Functional community ambulation: what are your criteria? *Clin Manag Phys Ther* 1986;6(2):12–15.

Equilíbrio e Quedas em Adultos Mais Velhos

Alia A. Alghwiri e Susan L. Whitney

VISÃO GERAL DO CAPÍTULO

Introdução, 220
Definição e classificação das quedas, 220
Fatores de risco para queda, 221
Controle postural e envelhecimento, 223
  Sistema sensorial, 223
  Processamento central, 224
  Sistema neuromuscular, 225
Exame e avaliação de saldo e risco de quedas, 225
  História e rastreamento, 227

Interrompendo acidentes, mortes e lesões de idosos, 228
Exame dos déficits no controle postural, 228
  Sensorial, 229
  Somatossensorial, 230
  Teste de integração sensorial, 231
  Teste neuromuscular, 231
  Resistência aeróbica, 232
  Avaliação ambiental, 232
  Avaliação psicossocial, 232
  Medo de cair, 232
Intervenção, 232

Treinamento do equilíbrio, 234
Intervenções de exercícios: força, ADM e resistência, 235
Dispositivos de assistência e acomodação, 236
O uso da tecnologia para equilíbrio e marcha, 236
Modificações ambientais, 237
Programas comunitários pré ou pós-reabilitação para prevenção de quedas, 237
Resumo, 238
Referências bibliográficas, 238

INTRODUÇÃO

As quedas são comuns ao longo da vida. Crianças pequenas caem com frequência, mas raramente sofrem mais do que pequenos edemas e hematomas. Entretanto, as quedas são a principal causa de morte por lesões, bem como hospitalização por lesões em idosos.[1] A pesquisa do Behavioral Risk Factor Surveillance System (BRFSS) de 2014 com beneficiários do Medicare evidenciou que quase 29% dos indivíduos com mais de 65 anos relataram queda durante 2014, e isso aumentou para 36,5% nos indivíduos com idade superior a 84 anos.[2] Ter caído uma vez, principalmente por ter caído e sofrido lesões, é um fator de risco significativo para futuras quedas prejudiciais.[1] Dos idosos que caíram, 37,5% sofreram lesão grave o suficiente para exigir atenção médica ou restrição de atividades por pelo menos 1 dia.[2] De acordo com os Centers for Disease Control and Prevention dos EUA, em 2015, o tratamento médico para quedas entre pessoas com mais de 65 anos custou ao país mais de US$ 50 bilhões em gastos de saúde.

Além dos custos médicos, existem também enormes custos sociais e pessoais. As quedas estão associadas a dor, perda de confiança, declínio funcional e institucionalização. As quedas afetam a qualidade de vida do idoso, geralmente diminuindo a participação em atividades de vida diária (AVDs) e/ou atividades sociais. Cair produzirá medo de novas quedas em 20 a 30% das pessoas que caem, o que pode levar a uma redução ainda maior na atividade.[3] As quedas podem ameaçar seriamente as atividades funcionais, a participação e o bem-estar dos idosos.

DEFINIÇÃO E CLASSIFICAÇÃO DAS QUEDAS

Uma queda é definida como "uma perda não intencional de equilíbrio que leva à falha da estabilidade postural" ou "uma mudança repentina e inesperada na posição que geralmente resulta em aterrissagem no chão".[4] "Caidores" recorrentes são aqueles que caíram duas ou mais vezes em 6 ou 12 meses.[4] Uma queda, mesmo que sem lesão, ainda é uma queda. Um desafio no exame de estudos focados em quedas é a grande variedade de definições operacionais utilizadas para categorizar um indivíduo como tendo "caído" ou, mais comumente, a falta de qualquer definição operacional de queda. Hauer et al., em uma revisão sistemática sobre quedas, relataram que as quedas não foram definidas em 44 dos 90 estudos revisados.[5] Elas podem ser classificadas como acidentais *versus* não acidentais, sincopais *versus* não sincopais, impulsionadas intrinsecamente *versus* extrinsecamente, quedas com lesão *versus* quedas sem lesão e um único incidente de queda *versus* queda recorrente. Schwenk et al. recomendam uma definição padronizada de quedas que geram lesões com quatro níveis de gravidade de nenhuma lesão a lesão grave.[6]

FATORES DE RISCO PARA QUEDA

Identificar fatores de risco específicos para quedas em idosos e usar esses fatores de risco para prever quem vai cair é complexo. Embora as causas subjacentes de uma queda normalmente sejam divididas em extrínsecas (ambientais) e intrínsecas (p. ex., mecanismos de controle postural, idade, raça, sexo, doenças físicas ou psicológicas crônicas),[7] quedas frequentemente representam uma interação complexa de desafios ambientais (tropeçar, escorregar) e comprometimentos em vários componentes dos sistemas de controle postural (estimulação somatossensorial, processamento central, efetores musculoesqueléticos) em resposta a um desafio postural.[8,9] Ao utilizar caminhada rápida como um preditor de quedas, tanto o idoso frágil usando passos curtos e desordenados como idosos saudáveis com mais fatores de risco apresentaram alto risco de quedas.[10] Fatores intrínsecos que colocam uma pessoa em risco de queda podem resultar de um acúmulo de várias mudanças relacionadas à idade nas estruturas de controle postural, particularmente naqueles mais velhos acima de 80 ou 85 anos, ou, mais comumente, uma combinação de condições médicas/de saúde que comprometem o sistema de controle postural superior com base nas mudanças relacionadas à idade. A deterioração das habilidades cognitivas, como função executiva, memória de trabalho e atenção, resulta no aumento da instabilidade da marcha e diminuição da velocidade da marcha, ambos contribuindo para o aumento do risco de quedas para pessoas com deficiências cognitivas, como na demência.[11]

Identificar as pessoas em risco de queda e os fatores que as colocam em risco pode orientar um programa de intervenção para amenizar ou acomodar o risco. Para fornecer uma avaliação mais precisa do risco de queda, a maioria dos estudos escolhe uma categoria relativamente restrita de idosos, escolhidos por seu estado de saúde atual (residência na comunidade, lar de idosos, doença aguda, frágil ou ativo) ou porque eles são portadores de uma doença específica ou condição crônica com probabilidade de afetar um ou mais componentes específicos do sistema de controle postural. Fatores de risco específicos podem variar amplamente entre esses grupos. Entretanto, surgem temas semelhantes. Isso inclui mudanças comuns relacionadas à idade que, quando combinadas a condições relacionadas à saúde em vários sistemas corporais, atuam como fatores intrínsecos que contribuem para as quedas. A Figura 10.1 fornece um resumo dos muitos fatores intrínsecos comumente associados a quedas em idosos.

As diretrizes de queda da American Academy of Neurology (2008)[12] sugeriram que pessoas com diagnóstico de acidente vascular encefálico, demência, problemas relacionados à deambulação e equilíbrio ou uma história de quedas recentes, além de pessoas que usam meios auxiliares de caminhada, como bengala ou andador, estão no grupo de maior risco de queda. Esse grupo também identifica doença de Parkinson, neuropatia periférica, fraqueza de membros inferiores ou perda sensorial e perda substancial de visão como prováveis preditores de risco

de queda. Para pacientes em tratamento para câncer, o uso de quimioterapia neurotóxica pode resultar em neuropatia periférica induzida por quimioterapia (NPIQ). Pacientes que apresentam sintomas de NPIQ apresentam três vezes mais probabilidade de sofrer uma queda ou quase queda.[13] Naqueles que apresentam compromisso cognitivo, a velocidade de processamento reduzida e o comprometimento das funções executivas também demonstraram ser um preditor de quedas.[14]

A polimedicação e as questões relacionadas a interações medicamentosas e efeitos adversos dos medicamentos podem aumentar substancialmente o prejuízo do equilíbrio e o risco de quedas. Uma taxa de queda de 43% foi relatada para pacientes com insuficiência cardíaca, frequentemente atribuída a medicamentos como benzodiazepínicos e digoxina, bem como diuréticos de alça.[15] Antidepressivos, ansiolíticos, sedativos, tranquilizantes, diuréticos e medicamentos para dormir estão todos relacionados ao aumento do risco de queda em idosos.[14] Assim, uma revisão dos medicamentos relacionada às possíveis contribuições para o risco de queda, com encaminhamento para tratamento médico conforme indicado, deve fazer parte de cada triagem sobre o risco de queda.

Vitamina D e cálcio são úteis quando prescritos para adultos mais velhos em cuidados a longo prazo na tentativa de ajudar a prevenir fraturas por quedas.[14] A International Osteoporosis Foundation também recomenda atingir e manter um nível de vitamina D de 75 nmol/ℓ (30 ng/mℓ) por meio de suplementação de 800 a 1.000 UI/dia, com ajustes sendo feitos para obesos, pacientes com osteoporose e aqueles com exposição solar limitada.[16] A U.S. Preventative Service Taskforce, em uma atualização de 2018, não recomenda mais a suplementação de vitamina D para prevenir quedas, a menos que a pessoa seja portadora de osteoporose ou apresente deficiência de vitamina D.[17] Os medicamentos usados para controlar alguns problemas de saúde podem ter uma consequência indesejada de aumentar o risco de queda. Por exemplo, bloqueios periféricos do nervo femoral após artroplastia de joelho e quadril estão associados a um risco aumentado de quedas durante o período pós-operatório inicial.[18]

Riscos ambientais, discutidos com mais detalhes no Capítulo 5, como superfície escorregadia, tapetes soltos, iluminação insuficiente e obstáculos no caminho da deambulação, podem aumentar o risco de queda, principalmente em indivíduos com equilíbrio já comprometido. No geral, conforme o número de fatores de risco aumenta, a chance de queda aumenta também. Diminuir o número de fatores de risco pode diminuir o risco de queda da pessoa, embora nem sempre reduza a ansiedade e o medo contínuo de cair.[19]

Um terço dos adultos mais velhos que experimentam uma queda desenvolve medo de cair.[20] O medo de cair pode levar a um estilo de vida mais sedentário com descondicionamento subsequente, o que cria uma espiral descendente contínua que leva à fragilidade e aumento do risco de quedas futuras.[19,21] O medo de um cuidador de que um idoso possa cair pode levar com que o cuidador limite as atividades do

FATORES DE RISCO DE QUEDA INTRÍNSECA

	ALTERAÇÕES RELACIONADAS À IDADE	CONDIÇÕES DE SAÚDE RELACIONADAS*
Somatossensorial	• Diminuição do toque leve • Diminuição da propriocepção • Diminuição da discriminação de dois pontos • Diminuição da sensação de vibração • Diminuição da atividade do fuso muscular	• Neuropatia diabética/idiopática • Estenose espinal • Acidente vascular encefálico • Esclerose múltipla
Visual	• Diminuição da acuidade visual • Diminuição da sensibilidade ao contraste • Diminuição da percepção de profundidade	• Cataratas • Degeneração macular • Glaucoma • Retinopatia diabética • Acidente vascular encefálico • Uso de lentes corretivas progressivas, bifocais ou trifocais
Vestibular	• Diminuição das células ciliadas vestibulares • Diminuição das fibras nervosas vestibulares • Mudanças no RVO[a]	• Vertigem posicional paroxística benigna • Hipofunção vestibular unilateral • Doença de Meniere • Hipofunção vestibular bilateral
SNC	• Diminuição da coordenação	• Doença de Parkinson • Acidente vascular encefálico • Atrofia cerebelar
Neuromuscular	• Diminuição do tempo/sequenciamento muscular • Diminuição da ADM/flexibilidade • Diminuição da resistência muscular • Diminuição de força, torque e potência muscular das extremidades inferiores • Latência muscular distal retardada • Maior cocontração • Prejuízo do alinhamento postural (p. ex., cifose)	• Alinhamento postural prejudicado • Osteoporose com fratura vertebral e cifose • Diabetes com neuropatia motora distal • Doenças das articulações dos membros inferiores (como artrite) • Estenose espinal
Cardiovascular		• Condições associadas à síncope ou vertigens (arritmia, hipotensão ortostática etc.)
Psicossocial	• Medo de cair • Comprometimento cognitivo	• Depressão
Outro		• Incontinência • Uso abusivo de álcool

*Condições de saúde selecionadas comumente associadas ao risco de queda em adultos mais velhos e respostas a medicamentos usados para controlar a doença.
[a]Reflexo vestibular ocular.

Figura 10.1 Fatores comumente identificados associados ao aumento do risco de queda, organizados por sistemas corporais relacionados ao controle postural. *ADM*, amplitude de movimento; *RVO*, reflexo vestibular ocular.

idoso.[19] O medo de cair tem sido associado ao uso de um dispositivo de caminhada, comprometimento de equilíbrio, depressão, traço de ansiedade, gênero feminino e história anterior de uma queda ou quedas.[22]

CONTROLE POSTURAL E ENVELHECIMENTO

O controle postural é obtido posicionando continuamente o centro de gravidade do corpo (CG) sobre a base de apoio (BA) em situações estáticas e dinâmicas. Fisiologicamente, o controle postural depende da integração e coordenação de três sistemas corporais: sensorial, nervoso central (SNC) e neuromuscular. O sistema sensorial reúne informações essenciais sobre a posição e a orientação dos segmentos corporais no espaço. O SNC integra, coordena e interpreta as estimulações sensoriais e, em seguida, direciona a execução dos movimentos. O sistema neuromuscular responde às ordens fornecidas pelo SNC. Todos os componentes do controle postural sofrem alterações com o envelhecimento. Déficits dentro de qualquer componente normalmente não são suficientes para causar instabilidade postural, porque mecanismos compensatórios de outros componentes evitam que isso aconteça. Entretanto, o acúmulo de déficits em vários componentes pode levar à instabilidade e, eventualmente, a quedas.

Sistema sensorial

As informações sensoriais desempenham um papel significativo na atualização do SNC sobre a posição e o movimento do corpo no espaço. As estimulações sensoriais são coletadas por meio dos sistemas somatossensorial, visual e vestibular. O avanço da idade é acompanhado por diversas mudanças estruturais e funcionais na maioria dos componentes sensoriais do controle postural.

Estimulação somatossensorial. As informações somatossensoriais, coletadas a partir de receptores localizados nas articulações, músculos e tendões, fornecem ao SNC informações cruciais sobre a posição do segmento corporal e o movimento no espaço em relação a uma pessoa próxima, bem como a quantidade de força gerada para o movimento. Existem declínios relacionados à idade na discriminação de dois pontos, atividade do fuso muscular, propriocepção e receptores cutâneos nas extremidades inferiores, além de mudanças no sentido de vibração. Limiares normais para percepção sensorial de vibração diminuem com a idade,[23] com perdas substanciais em pessoas com mais de 75 anos.[24] Kristinsdottir et al.[25] compararam o controle postural de adultos jovens (idade média de 37,5 anos) e adultos mais velhos (idade média de 74,6 anos), alguns intactos e outros com percepção de vibração prejudicada em suas extremidades inferiores. A percepção de vibração nas extremidades inferiores foi considerada o principal determinante do controle postural nesses idosos. O controle postural em idosos com percepção de vibração intacta foi comparável ao dos adultos mais jovens, enquanto indivíduos mais velhos com percepção de vibração prejudicada apresentaram alta frequência de oscilação aumentada.

Estimulações proprioceptivas e cutâneas foram identificadas como as informações sensoriais primárias usadas para manter o equilíbrio.[26] O estudo frequentemente citado de Judge et al.[27] comparou a contribuição da propriocepção e da visão no equilíbrio em adultos mais velhos usando o teste de organização sensorial EquiTest (TOS), discutido posteriormente neste capítulo, da posturografia dinâmica computadorizada (PDC). A redução da visão com a redução de estímulos proprioceptivos aumentou a razão de chances de queda durante o teste em 5,7 vezes.[27] Portanto, é importante considerar a sensação somatossensorial, incluindo vibração, propriocepção e estímulos cutâneos nos processos de avaliação e intervenção em idosos que apresentam ou que estão em risco de instabilidade postural.

Estimulação visual. A estimulação visual fornece ao SNC informações sobre controle postural na posição ereta importantes para manter o corpo em uma posição vertical com o ambiente circundante. Acuidade visual, sensibilidade ao contraste, percepção de profundidade e visão periférica são todos componentes visuais essenciais que fornecem ao SNC as informações necessárias sobre os objetos no ambiente circundante. A acuidade visual, a sensibilidade ao contraste e a percepção de profundidade diminuem com a idade avançada[28] e têm sido associadas a um maior número de quedas em idosos. Tratar de problemas visuais pode diminuir substancialmente esse fator de risco. Por exemplo, óculos com prismas podem compensar déficits de campo periférico, óculos coloridos podem aumentar a sensibilidade ao contraste e óculos diferentes para visão de perto e longe podem reduzir os problemas associados aos bifocais. Lord et al. sugerem que as lentes multifocais prejudicam a sensibilidade ao contraste nas bordas e a percepção de profundidade.[29] Restrições visuais significativas de catarata podem exigir cirurgia para melhorar a visão e diminuir o risco de queda. Maximizar a visão em ambos os olhos parece ser crítico. Para degeneração macular em adultos mais velhos, o uso de medicamentos e a observação cuidadosa por um oftalmologista podem retardar sua progressão. Os profissionais de saúde que trabalham com idosos com queixas de equilíbrio devem sempre perguntar sobre a saúde dos olhos e se o indivíduo fez exame oftalmológico no último ano e encorajar exames oftalmológicos regulares para garantir que deficiências oculares não detectadas não estejam contribuindo para os déficits de equilíbrio.

Sistema vestibular. O sistema vestibular fornece ao SNC informações sobre a aceleração angular da cabeça pelos canais semicirculares e a aceleração linear pelos otólitos. Essas informações são consideradas dados sensoriais essenciais para o controle postural. O sistema vestibular regula a posição e o movimento da cabeça e pescoço por meio de duas saídas: o reflexo vestibular ocular (RVO) e o reflexo vestibular espinal (RVE). O RVO é importante para estabilizar as imagens visuais na retina durante os movimentos da cabeça. O RVE permite o controle reflexo dos músculos posturais cervicais e das extremidades inferiores, de modo que a posição da cabeça e do tronco possa ser mantida com precisão e correlacionada com os movimentos dos olhos. As informações dos receptores sensoriais do aparelho vestibular interagem com as informações visuais e somatossensoriais para produzir o alinhamento corporal adequado e o controle postural.

Alterações anatômicas e fisiológicas ocorrem no sistema vestibular de idosos. Anatomicamente, a perda progressiva de células ciliadas periféricas[30] e fibras nervosas vestibulares[31] foi relatada em pessoas com mais de 55 anos. Fisiologicamente, as alterações no RVO e no RVE foram atribuídas às alterações anatômicas do sistema vestibular. Entretanto, essas alterações não causam distúrbios vestibulares, a menos que outro insulto aconteça aos idosos. Para pessoas com hipofunção vestibular unilateral, Norré et al.[32] descobriram que seus mecanismos adaptativos centrais se tornam menos eficazes com o avançar da idade. Assim, o RVE fica "desregulado" e, como resultado, ocorrem distúrbios da oscilação postural e desequilíbrio com qualquer perturbação do equilíbrio.[32]

Processamento central

O processamento central é um importante componente fisiológico do sistema de controle postural. O SNC recebe estimulações sensoriais, interpreta e integra esses estímulos e, a seguir, coordena e executa as ordens para que o sistema neuromuscular forneça saída motora corretiva. O córtex, o tálamo, os gânglios da base, o núcleo vestibular e o cerebelo estão todos envolvidos nos processos de controle postural.

Em circunstâncias da vida real, as respostas posturais são desencadeadas por mecanismos de *feedback* e alimentação de dados. Entretanto, os pesquisadores examinaram principalmente as respostas posturais automáticas nos paradigmas de *feedback*. Quatro condições principais foram estudadas para examinar o controle postural: ficar em pé sem quaisquer perturbações, ficar em pé com perturbação repentina usando plataformas móveis, controle postural durante a execução do movimento voluntário e perturbação repentina durante a execução do movimento voluntário.

Plataformas móveis têm sido usadas para criar perturbações nas direções para a frente, para trás e rotacional. As respostas musculares são então registradas usando eletromiografia para determinar o sequenciamento e o tempo de ação muscular. A latência e a sequência das respostas musculares foram identificadas para definir estratégias de controle postural nessas perturbações.

Estratégias de respostas às perturbações posturais. Cinco estratégias básicas, representadas na Figura 10.2, foram identificadas como respostas a perturbações posturais inesperadas. A estratégia desencadeada depende da quantidade de força criada e do tamanho da BA durante a perturbação:

- A *estratégia do tornozelo* é a ativação dos músculos ao redor da articulação do tornozelo após uma pequena perturbação da BA quando em uma superfície

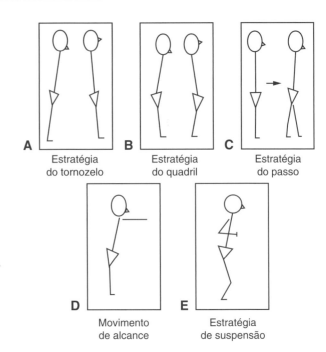

Figura 10.2 Cinco estratégias posturais básicas usadas em resposta a distúrbios posturais. **A.** Estratégia do tornozelo: ativação dos músculos ao redor da articulação do tornozelo após uma pequena perturbação da base de apoio (BA) do indivíduo sobre uma superfície de suporte "normal". **B.** Estratégia do quadril: ativação dos músculos ao redor da articulação do quadril como resultado de uma perturbação súbita e vigorosa da BA do indivíduo sobre uma superfície de suporte estreita. **C.** Estratégia do passo: dar um passo para a frente ou para trás rapidamente para recuperar o equilíbrio quando o centro de gravidade é deslocado para fora dos limites da BA. **D.** Estratégia do alcance: mover o braço para agarrar ou tocar um objeto para apoiá-lo. **E.** Estratégia da suspensão: dobrar os joelhos ao ficar em pé ou deambular para aumentar a estabilidade.

de apoio "normal". A latência é de aproximadamente 73 a 110 ms, com uma sequência de ativação muscular distal para proximal.[33] Pode-se usar a estratégia do tornozelo para manter o equilíbrio com uma ligeira perturbação do tronco ou do centro de massa, como nos movimentos para alcançar objetos à sua frente sem dar um passo. Horak e Nashner sugeriram que pode ser possível "treinar" pessoas para executar uma estratégia de tornozelo ou quadril com base em paradigmas de treinamento.[33] A força e a mobilidade do tornozelo são requisitos para a execução bem-sucedida de uma estratégia do tornozelo. Melhorias significativas na força muscular dos membros inferiores e geração de força do tornozelo foram relatadas em adultos com mais de 65 anos após um programa de treinamento de força de 10 semanas[34]

- A *estratégia do quadril* é a ativação dos músculos ao redor da articulação do quadril como resultado de uma perturbação súbita e vigorosa da BA durante a permanência em uma superfície de apoio estreita. A latência é a mesma observada na estratégia do tornozelo; entretanto, a sequência muscular segue um padrão proximal-distal.[33] Uma combinação de estratégias do tornozelo e quadril foi relatada com o paciente sobre uma superfície de suporte intermediária.[33] Nas estratégias de tornozelo e quadril, a atividade muscular é gerada para manter o CG dentro da BA. Porém, se as perturbações forem mais fortes, outros movimentos devem ocorrer para alterar a BA de modo a evitar quedas

- A *estratégia do passo* foi definida como a execução de um passo rápido para a frente ou para trás com o objetivo de recuperar o equilíbrio quando o CG é deslocado para fora dos limites da BA. Essa estratégia pode ser observada clinicamente ao causar uma resistência suficiente sobre os quadris do paciente para causar uma perda significativa de equilíbrio, exigindo um ou mais passos para manter o controle postural[35]

- A *estratégia de alcance* inclui mover o braço para agarrar ou tocar um objeto para aumentar o apoio.[36] Os movimentos do braço desempenham um papel significativo na manutenção da estabilidade, alterando o CG ou protegendo contra lesões. Estratégias do passo e do alcance são as únicas reações compensatórias contra grandes perturbações; assim, elas têm um papel significativo na prevenção de quedas.[36] Nos distúrbios inesperados de equilíbrio, os idosos tendem a dar vários passos para se recuperar, com os passos das etapas posteriores geralmente direcionados para a recuperação da estabilidade lateral[36]

- A *estratégia de suspensão* inclui flexionar os joelhos ao ficar em pé ou deambular com o objetivo de manter uma posição estável durante uma perturbação do equilíbrio. A flexão dos joelhos geralmente abaixa o CG para ficar mais próximo da BA, aumentando, assim, a estabilidade postural.

O sequenciamento e o tempo de contração muscular parecem sofrer mudanças com a idade avançada, incluindo retardo na latência muscular distal e aumento na incidência de cocontração em grupos musculares antagonistas.[37] Idosos com histórico de quedas demonstram maior atraso na latência muscular quando comparados com não "caidores" da mesma idade.[38] Em um estudo, adultos saudáveis mais velhos demonstraram tempos de reação mais lentos para as mudanças a direção de todo o corpo em resposta a um estímulo auditivo em comparação com indivíduos saudáveis jovens, e moveram-se em padrões mais rígidos indicando alteração da coordenação postural.[39] Essas mudanças criam dificuldades para os adultos mais velhos responderem com rapidez suficiente para "se conter" quando desafiados por uma grande perturbação inesperada do equilíbrio.

Sistema neuromuscular

O sistema neuromuscular representa o aparato biomecânico por meio do qual o SNC executa as ações posturais. Força muscular, resistência, latência, torque e potência, flexibilidade, amplitude de movimento (ADM) e alinhamento postural afetam a capacidade de uma pessoa de responder às perturbações de equilíbrio de maneira eficaz. A maioria desses fatores muda com a idade avançada de uma forma que diminui a capacidade do idoso responder com eficácia aos distúrbios do equilíbrio.

A força muscular, especialmente para os músculos das extremidades inferiores, desempenha um papel significativo na manutenção de uma postura equilibrada. Observa-se uma redução média da força muscular de 30 a 40% ao longo da vida. Foi observada redução acentuada na força muscular das extremidades inferiores entre os idosos que sofreram quedas.[38] A resistência muscular é mantida muito mais eficazmente com o envelhecimento que a força muscular.[40] Foi descoberto que a latência prolongada nos músculos das extremidades inferiores, especialmente aqueles ao redor da articulação do tornozelo está relacionada a quedas frequentes em idosos.[39] Studenski et al. determinaram que idosos que caem produzem significativamente menos torque distal nas extremidades inferiores que idosos saudáveis.[38] Da mesma forma, Whipple et al. descobriram que residentes de asilos com histórico de quedas recorrentes demonstraram redução da produção de torque tanto no tornozelo quanto no joelho.[41]

A redução da flexibilidade articular e da ADM são as principais consequências das doenças articulares que afetam a estabilidade postural e podem contribuir para quedas. A postura curvada ou cifose é um dos problemas de distúrbio do alinhamento postural em idosos que interfere no equilíbrio e na estabilidade.

EXAME E AVALIAÇÃO DE SALDO E RISCO DE QUEDAS

A Figura 10.3 fornece uma estrutura conceitual baseada em evidências e aprovada por um painel de especialistas para as etapas de melhores práticas para reduzir quedas em idosos vulneráveis. A estrutura é construída em torno de 12 indicadores de qualidade para redução do risco de queda listados no Boxe 10.1. A estrutura conceitual é baseada no trabalho de Rubenstein et al.[42] com uma atualização mais recente por Chang e Ganz.[43] Os Centers for Disease Control and Prevention (CDC) incorpora essa abordagem de estrutura geral no algoritmo do "*kit* de ferramentas" STEADI para rastreamento de risco de quedas, avaliação e intervenção,[44] discutidas mais adiante.

Determinar a causa subjacente dos déficits de equilíbrio e do risco de queda relacionado é uma tarefa complexa. Tipicamente, as disfunções do equilíbrio surgem de modo gradual a partir do acúmulo de múltiplas deficiências e limitações em muitos componentes do controle postural, alguns associados a mudanças normais relacionadas à idade e outros com condições de saúde agudas e crônicas. As redundâncias embutidas no sistema de controle postural geralmente permitem que um sistema compense as deficiências de outro, mascarando os déficits que se desenvolvem. Assim que os déficits atingem um ponto crítico ou um incidente de doença aguda excede o limite do "déficit", o paciente não consegue mais lidar de modo consistente com os desafios para se equilibrar e começa a cair.

Idealmente, o fisioterapeuta interviria em um ponto inicial do processo para remediar, compensar ou acomodar a deficiência. Porém, o fisioterapeuta frequentemente só é acionado após a ocorrência de uma ou várias quedas

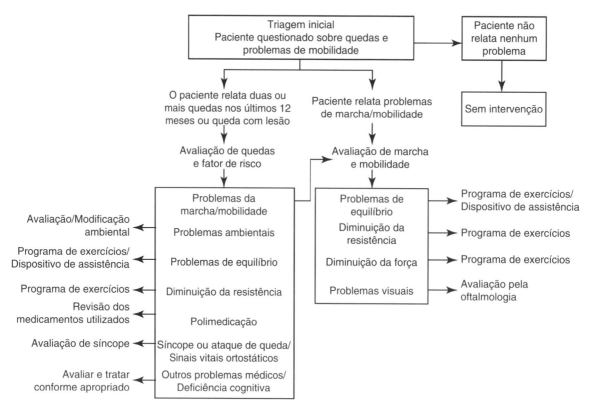

Figura 10.3 Estrutura conceitual para etapas de "melhores práticas", a fim de reduzir quedas em idosos vulneráveis. (*Reproduzida, com autorização, de Chang JT, Ganz DA. Quality indicators for falls and mobility problems in vulnerable elders. J Am Geriatr Soc. 2007;55:S327–S334.*)

BOXE 10.1 — Doze indicadores de qualidade baseados em evidências para melhores práticas de gerenciamento de idosos com risco de queda.[48]

Para todos os idosos vulneráveis, independentemente do histórico de quedas, deve haver documentação dos seguintes pontos:

1. Questionamento sobre quedas nos últimos 12 meses
2. Avaliação básica da marcha, equilíbrio e força muscular para qualquer pessoa que expresse dificuldades de marcha de início recente ou agravamento da dificuldade
3. Avaliação para possível prescrição de dispositivo auxiliar SE demonstrar deficiência de equilíbrio, comprometimento da propriocepção ou oscilação postural excessiva
4. A participação em um programa de exercícios estruturado ou supervisionado SE for constatado que o indivíduo apresenta um problema de marcha, equilíbrio, força ou resistência

Além do exposto anteriormente, para todos os idosos com duas ou mais quedas no último ano, ou que caíram uma vez com uma lesão, deve haver documentação sobre:

1. Histórico básico da queda
2. Avaliação para hipotensão ortostática
3. Exame da acuidade visual
4. Avaliação da marcha básica, do equilíbrio e da força muscular
5. Conclusão da avaliação dos riscos residenciais
6. Avaliação dos efeitos adversos dos medicamentos com atenção especial se a pessoa estiver utilizando um benzodiazepínico
7. Avaliação da adequação dos dispositivos de assistência
8. Avaliação do estado cognitivo

(Adaptado de Chang JT, Ganz DA. Quality indicators for falls and mobility problems in vulnerable elders. *J Am Geriatr Soc.* 2007;55[Suppl 2]:S327–S334.)

em indivíduos com risco de fragilidade. Uma progressão funcional hipotética ao longo da "ladeira escorregadia" do envelhecimento, incluindo limiares críticos para a capacidade funcional, é representada graficamente no Capítulo 1. Essa ladeira escorregadia é parcialmente modificável: o idoso saudável e fisicamente apto apresenta um menor declive na curva; o indivíduo inapto ou não saudável apresenta uma inclinação mais acentuada para baixo. As intervenções para melhorar os fatores fisiológicos que contribuem para a capacidade funcional podem mover toda a curva para cima (e, talvez, acima dos principais limiares críticos); a doença e o descondicionamento podem mover toda a curva para baixo. Embora a trajetória possa ser modificada em todos os níveis da curva, é muito mais fácil modificar a curva para cima quando a pessoa está começando nos níveis "divertido" ou "funcional" do que quando ela atingiu o nível de fragilidade.

Apesar de ser importante avaliar todos os fatores fisiológicos e anatômicos que podem contribuir para o risco de queda de determinado paciente, o fisioterapeuta deve desenvolver estratégias para restringir os fatores considerados, de modo a não sobrecarregar o paciente com testes e medidas. Um rastreamento simples do movimento está indicado para determinar quais áreas do corpo necessitam de investigação adicional. Cada teste e medida deve ter uma probabilidade razoável de revelar contribuintes significativos subjacentes à disfunção do equilíbrio e ser útil na orientação de um programa de intervenção para o equilíbrio. Os dados coletados de um histórico médico preliminar e revisão de sistemas ajudam a orientar a escolha de testes específicos e medidas consideradas importantes para a compreensão do controle postural e questões de desempenho funcional do paciente, bem como o impacto de fatores ambientais e condições de saúde atuais no *status* psicossocial e participação.

Não existe *um* melhor modo para estruturar as atividades a serem examinadas. Para indivíduos extremamente frágeis ou indivíduos com déficits de equilíbrio acentuados, o examinador pode começar com as tarefas posturais estáticas menos desafiadoras e passar para tarefas mais dinâmicas conforme considerar apropriado. Para a pessoa que caminha independentemente com sinais menos óbvios de déficits de equilíbrio, começar por completar um ou dois testes de movimento funcional (Levantar e andar cronometrado, Escala de Equilíbrio de Berg ou Índice dinâmico da marcha) permite a observação do movimento sob várias condições de desafio postural enquanto identifica uma estimativa baseada em normas para o risco de queda. A qualidade do desempenho individual de itens específicos dentro desses testes funcionais pode fornecer pistas valiosas sobre possíveis deficiências para orientar as atividades de exame subsequente.

As ferramentas que avaliam o equilíbrio funcional normalmente visam examinar os desafios de equilíbrio em muitas condições e situações. Os testes de equilíbrio funcional também podem examinar a atividade em cada um dos vários sistemas que contribuem para o controle postural. Avaliar os fatores que contribuem para o risco de quedas requer uma "caixa de ferramentas" substancial com consideração cuidadosa dos efeitos de piso e de teto das ferramentas de avaliação funcional, bem como a quantidade de novas informações a serem coletadas e a capacidade dos resultados do teste de contribuir para a decisão sobre plano de cuidados.

O fisioterapeuta é exclusivamente qualificado para avaliar os componentes da marcha, mobilidade e equilíbrio que contribuem para o risco de queda e, em conjunto com informações sobre fatores ambientais e pessoais, orientar um programa de intervenção para melhorar ou acomodar muitos desses fatores de risco. O fisioterapeuta também rastreará condições de equilíbrio e risco de queda que possam estar fora do escopo da fisioterapia e encaminhará ou consultará o médico apropriado (p. ex., consulta com oftalmologista quando problemas visuais não diagnosticados significativos são descobertos; avaliação médica na presença de hipotensão ortostática).

História e rastreamento

Durante a entrevista inicial, o fisioterapeuta reúne dados do histórico médico e ouve atentamente o relato pessoal do paciente sobre qualquer déficit de marcha e equilíbrio ou incidentes de queda. Os dados da entrevista podem fornecer informações críticas sobre a etiologia e prováveis problemas que contribuem para incidentes de queda e para o risco de quedas futuras. Uma exploração completa dos fatores intrínsecos e extrínsecos que envolvem

as circunstâncias de quedas anteriores ou episódios de quase queda ajuda a orientar e informar o exame, avaliação e diagnóstico do paciente.

Essa exploração deve começar com perguntas abertas que se tornam progressivamente mais restritas (Boxe 10.2). É importante perguntar sobre o início das quedas, atividades no momento das quedas, sintomas durante ou antes das quedas, direção das quedas, medicamentos e condições ambientais no momento da queda. Uma história de queda recente (dentro de 3 meses a 2 anos) é um indicador importante para quedas futuras, e "caidores" recorrentes estão em risco particularmente alto de eventos para queda adicional.[12] Determinar as atividades de um indivíduo no momento de uma queda e os sintomas antes de um evento de queda fornece pistas valiosas. Cair para o lado representa uma probabilidade muito maior de resultar em fratura de quadril do que cair para a frente ou para trás.[45]

O risco de queda aumenta quando o paciente utiliza medicamentos específicos, como antidepressivos, tranquilizantes e benzodiazepínicos (ver Capítulo 6). Embora a pressão arterial sistólica ou diastólica mais baixa com o paciente em pé tenha sido associada a um maior risco de queda em alguns estudos, análises recentes de regressão

---

BOXE 10.2 Perguntas-chave a serem realizadas sobre quedas.

1. Você caiu?
   - Se positivo, no último mês quantas vezes você caiu?
   - Quantas vezes você caiu nos últimos 6 meses?
2. Você pode me dizer o que fez você cair?
   - Se o indivíduo não for capaz de dizer por que caiu, isso claramente merece que sejam feitas mais perguntas e é um "sinal de alerta" para questioná-lo mais detalhadamente. (Considere cuidadosamente as causas cardiovasculares ou neurológicas se o indivíduo estiver cognitivamente intacto e não puder dizer por que caiu.)
3. Alguém viu você cair? Se positivo, você teve perda de consciência (PC)?
   - Na presença de PC, certifique-se de que o médico de cuidados primários do paciente está ciente desse achado
   - Frequentemente, nos casos de PC com trauma craniano, pode haver a presença de vertigem posicional paroxística benigna (VPPB)
   - O teste de Dix-Hallpike está indicado para descartar vertigem posicional paroxística benigna após uma PC com trauma craniano.
4. Você foi ao médico devido a uma queda ou teve que ir ao pronto-socorro?
5. Você se machucou?
   - Sem lesão
   - Contusões
   - Suturas
   - Fratura
   - Ferimento na cabeça
6. Em que direção você caiu?
   - Para o lado
   - Para trás
   - Para a frente
7. Você mudou algum de seus medicamentos recentemente?
   - Se positivo, o que mudou?

com grandes amostras sugerem que o risco de queda está fortemente associado à fragilidade associada[46,47] e ao número e tipo de medicamentos[47] do que aos níveis da pressão arterial. Assim, o histórico medicamentoso pregresso e atual deve ser anotado para avaliação de uma possível contribuição para a instabilidade. A hipotensão ortostática, com sua queda repentina da pressão arterial, está associada a um risco aumentado de queda, especialmente se a hipotensão ortostática ocorrer duas ou mais vezes.[48]

Alterações cognitivas complicam a obtenção de um histórico de queda, pois o paciente pode não ser uma fonte confiável de informações sobre seu histórico de queda ou das condições que cercam um incidente de queda. Os membros da família são um recurso valioso para registrar a história de uma pessoa com deficiência cognitiva significativa. O exame cuidadoso da pele pode ajudar a identificar lesões recentes causadas por quedas. Uma atenção especial deve ser dada aos joelhos, cotovelos, nuca e mãos.

Ao compreender os fatores de risco para quedas, os profissionais de saúde podem ajudar a minimizar o risco de uma primeira queda ou das subsequentes. As ferramentas de rastreamento são úteis na avaliação do equilíbrio e da marcha em idosos, indicando áreas que precisam ser melhoradas para evitar esses incidentes. Os testes comuns usados por profissionais de saúde que podem servir como ferramentas de triagem (bem como medidas de resultados) para avaliar o equilíbrio e a marcha incluem o teste de levantar e andar cronometrado, o teste de equilíbrio e marcha de Tinetti e a Escala de Equilíbrio de Berg, entre outros.

Interrompendo acidentes, mortes e lesões de idosos

O programa STEADI (*Stopping Elderly Accidents, Deaths and Injuries*, traduzido como "Interrompendo Acidentes, Mortes e Lesões de Idosos") do CDC Injury Center foi desenvolvido em 2013[49] na forma de um "*kit* de ferramentas" para os profissionais de saúde para rastrear adultos mais velhos quanto ao risco de queda. Inclui ferramentas e recursos para os profissionais avaliarem e orientarem seus pacientes sobre os riscos de quedas e redução de riscos. O principal objetivo do "*kit* de ferramentas" é fornecer uma maneira rápida e simples de incorporar esse rastreamento na prática cotidiana dos profissionais de saúde. O treinamento sobre a implementação e uso do programa STEADI pode ser concluído *online* e todos os materiais estão disponíveis gratuitamente na *web*.[50] O "*kit* de ferramentas" começa com um algoritmo adaptado das Clinical Practice Guidelines of the British and American Geriatric Societies para avaliar o paciente em risco de quedas. Depois que o risco for avaliado, o "*kit* de ferramentas" fornece orientação e materiais educacionais para o profissional de saúde, bem como para o paciente, além de auxiliar na criação de um plano individualizado para intervenções de queda.

Vários estudos foram realizados para avaliar a viabilidade e validade do STEADI. Em 2017, Lohman et al. adaptaram o STEADI para uso com o estudo National Health and Aging Trends (NHATS). A ferramenta de triagem STEADI foi adaptada para ser usada com dados de coorte de pesquisa e buscou determinar quaisquer habilidades preditivas do STEADI. A ferramenta de triagem adaptada foi válida para prever o risco de queda futura. Os participantes classificados como de risco moderado de queda tiveram uma probabilidade 2,62 vezes maior de cair no acompanhamento que aqueles com risco baixo, e aqueles classificados como risco de queda alto tiveram uma probabilidade 4,76 vezes maior de cair que aqueles com risco baixo.[44] Os resultados da avaliação STEADI correlacionada com os resultados das porções Pés Lado a Lado (PLL), Flexão do Tronco para Tocar os Pododáctilos (FTTP) e Pé sobre um Pé (PSP) do Teste de Equilíbrio em 4 Estágios.[51]

A utilização do algoritmo STEADI e do "*kit* de ferramentas" forneceu um modo auxiliar eficaz para os profissionais de saúde (especificamente, os enfermeiros de prática avançada para esse estudo) na avaliação e prevenção de quedas em idosos.[52] Eckstrom et al. também observaram que a integração do programa STEADI na prática clínica resultou em 64% dos pacientes sendo rastreados e 22% dos rastreados sendo categorizados como de alto risco de quedas. As intervenções oferecidas incluíram avaliação adicional e intervenção na marcha, hipotensão ortostática, visão, uso de vitamina D adequada, problemas nos pés e, em uma porcentagem menor, exame da medicação. Para seu estudo, eles também criaram uma forma curta de três perguntas do questionário *Stay Independent* para testar com o questionário original de 12 itens e descobriram que a versão curta era mais eficiente, bem como mais eficaz, na identificação de pacientes mais velhos em risco de quedas.[53] As três perguntas no formulário resumido são as seguintes: (1) Você caiu no último ano? (2) Você se sente instável ao ficar em pé ou ao caminhar? (3) Você se preocupa em cair?

Greenberg et al. descobriram que os pacientes atendidos em um pronto-socorro que receberam materiais escritos do programa STEADI do CDC, bem como opções de tratamento escritas para a prática em casa, apresentavam maior propensão de serem capazes de relacionar atividades que diminuiriam seu risco de queda.[54]

EXAME DOS DÉFICITS NO CONTROLE POSTURAL

Com base no modelo de funcionalidade e deficiência da Classificação Internacional de Funcionalidade, Incapacidade e Saúde (CIF), a instabilidade postural em idosos é multifatorial e resulta de uma interação entre deficiências em estruturas e funções contribuindo para o controle postural com as características ambientais e pessoais, todos levando às limitações de atividades e restrições de participação. Portanto, a próxima etapa após a obtenção da história é examinar os componentes do controle postural para determinar a etiologia do problema de desequilíbrio. A revisão dos sistemas sempre deve incluir uma avaliação dos sinais vitais. A pressão arterial deve ser avaliada para sinais de hipotensão ortostática com mudanças de posição em idosos que caíram, principalmente aqueles que se queixaram de vertigem no momento da queda ou que estão utilizando medicamentos para controlar a pressão arterial.

Sensorial

As alterações sensoriais podem desempenhar um papel fundamental na determinação da etiologia das quedas. A estimulação sensorial anormal ou insuficiente devido a lesão ou doença em um dos sistemas sensoriais (visão, vestibular ou somatossensorial) pode predispor uma pessoa a cair. Portanto, é importante examinar cada um desses componentes sensoriais que contribuem para o controle postural.[55] O Capítulo 5, que discute a acomodação das alterações sensoriais no projeto ambiental, fornece informações adicionais sobre as mudanças fisiológicas na estrutura sensorial com o envelhecimento e adaptação ambiental para acomodar essas mudanças.

Visão. A visão é um componente sensorial importante do controle postural intrínseco, bem como um mecanismo importante para evitar desafios de equilíbrio causados por riscos ambientais. A acuidade visual significativamente prejudicada e a sensibilidade ao contraste e prejuízo da percepção de profundidade têm sido associadas a quedas, bem como a condições de saúde resultando em reduções do campo visual central ou periférico.[56]

Acuidade visual. A acuidade visual pode ser estimada clinicamente fazendo com que o paciente leia um gráfico de Snellen com ambos os olhos e, conforme considerado apropriado, com cada olho separadamente, com e sem os óculos que o paciente normalmente usa ao caminhar. Uma perda extrema da acuidade visual está associada à instabilidade da marcha em adultos mais velhos.[28] Bifocais, trifocais e lentes progressivas frequentemente usadas por adultos mais velhos podem aumentar a probabilidade de um evento de queda, especialmente em degraus.[57] Vários programas de prevenção descobriram que o uso de óculos com um só tipo de lente[58] ou lentes intermediárias[59] reduzem o risco de quedas em idosos.

Sensibilidade ao contraste. A sensibilidade ao contraste é a capacidade de detectar diferenças sutis no sombreamento e nos padrões. A sensibilidade ao contraste é importante para detectar objetos sem contornos claros e discriminar objetos ou detalhes de seu fundo, como a capacidade de discriminar degraus cobertos por um tapete padronizado. A sensibilidade ao contraste diminui com o aumento da idade e as condições de saúde como catarata e retinopatia diabética. Brannan et al.[60] descobriram que as quedas diminuíram de 37% antes da cirurgia de catarata para 19% 6 meses após a cirurgia. A sensibilidade ao contraste pode ser medida clinicamente usando um gráfico de sensibilidade ao contraste, como o gráfico de teste de contraste de Hamilton-Veale ilustrado na Figura 10.4. As pessoas são orientadas a ler as letras que podem ver no gráfico visual especial.

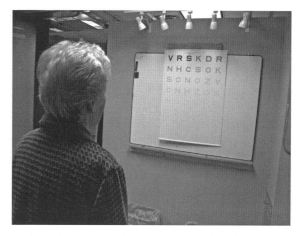

Figura 10.4 Um idoso lendo letras em uma tabela de sensibilidade ao contraste.

As letras no topo do gráfico são escuras com um número maior de pixels e, em seguida, tornam-se mais claras até ficar quase impossíveis de visualizar. O gráfico possui oito linhas de letras. Cada linha de letras tem números de linha correspondentes associados ao desempenho da pessoa. A pontuação é baseada na capacidade de ver as letras. As pessoas falham quando adivinham incorretamente duas das três letras de uma combinação de três letras. A pontuação é baseada de acordo com o momento em que a pessoa acertou dois dos três pela última vez. O mau desempenho foi associado a pessoas que requerem uma avaliação para baixa visão e doenças como degeneração macular ou glaucoma.

Percepção de profundidade. A percepção de profundidade é a habilidade de distinguir distâncias entre objetos. O teste clínico simples para o rastreamento de percepção de profundidade, ilustrado na Figura 10.5, é feito mantendo os dedos indicadores apontados para cima, na frente do paciente, ao nível dos olhos, um dedo mais perto do paciente que o outro. Gradualmente, os dedos indicadores são movidos um em direção ao outro (um para a frente, um para trás) até que o paciente identifique quando os dedos estão paralelos ou alinhados. Se a percepção de paralelo do paciente estiver errada em 7 cm ou mais, a percepção de profundidade pode ser um problema e o encaminhamento a um oftalmologista para investigação adicional é aconselhável.

Restrições do campo visual. A visão periférica é a capacidade de ver lateralmente enquanto olha para a frente. Para testar a visão periférica, o examinador traz os dedos de trás da cabeça do paciente na altura dos olhos enquanto o paciente olha para a frente. O paciente identifica quando ele ou ela percebe pela primeira vez o dedo do examinador em seu campo de visão lateral. Um corte significativo do campo unilateral ou bilateralmente seria importante. A perda da visão central, mais comumente observada na degeneração macular, também foi relacionada a quedas.

Vestibular. Pessoas com função vestibular prejudicada apresentam maior probabilidade de cair. Em uma pesquisa

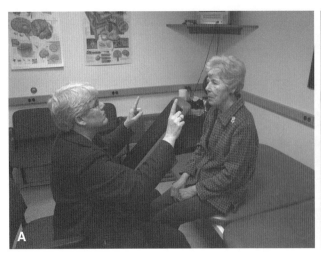 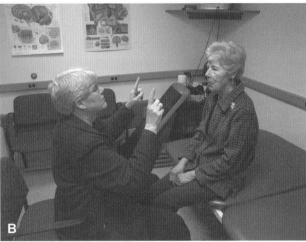

Figura 10.5 Avaliação da percepção de profundidade. **A.** A mão direita está mais próxima e é lentamente afastada do paciente até que os dedos se alinhem a uma distância igual ao tamanho do rosto do paciente. **B.** O paciente relata que os dedos estão à mesma distância do rosto.

transversal com mais de 5.000 adultos com mais de 40 anos, aqueles que relataram sintomas vestibulares tiveram um aumento de 12 vezes na chance de cair.[61] A avaliação vestibular pode ser necessária se o paciente estiver se queixando de tontura ou instabilidade postural significativa. A avaliação vestibular varia de testes e medidas simples a até ferramentas de exame altamente sofisticadas. As deficiências visuais podem refletir disfunção vestibular devido às complexas conexões centrais entre o sistema vestibular e os movimentos oculares. Uma discussão mais detalhada sobre as ferramentas de exame do sistema vestibular pode ser encontrada no texto de Whitney et al.[62]

Três testes clínicos para avaliar a função do RVO, que controla a estabilidade do olhar, são brevemente descritos aqui. O RVO pode ser testado clinicamente pedindo ao paciente que se concentre em um alvo fixo e mova a cabeça para a direita e para a esquerda (horizontalmente) e, depois, para cima e para baixo (verticalmente) com várias velocidades. Normalmente, uma pessoa deve ser capaz de manter o olhar fixo sem desfocar o alvo. A incapacidade de manter a fixação do olhar no alvo indica função RVO anormal como resultado de lesão vestibular central ou periférica.[62] A função RVO também pode ser testada clinicamente avaliando a resposta do paciente a impulsos rápidos na cabeça, com o paciente sentado.[63] Peça ao paciente para relaxar e permita que você mova sua cabeça para avaliar a ADM cervical. Em seguida, peça ao paciente para se concentrar em um alvo fixo diretamente na frente dele (geralmente seu nariz) enquanto você move a cabeça do paciente rapidamente em uma pequena amplitude. Observe a capacidade do paciente de manter a fixação visual no alvo, busque por movimentos sacádicos corretivos e observe a direção do impulso da cabeça se ocorrer um movimento sacádico. Um teste de impulso de cabeça positivo indica um RVO alterado devido a uma lesão periférica.

Um terceiro teste clínico da função RVO é a avaliação da acuidade visual estática/dinâmica. Esse teste é realizado pedindo ao paciente que leia um gráfico de acuidade visual na linha mais baixa possível (até que ele ou ela não consiga identificar todas as letras em uma linha) com a cabeça parada. Em seguida, o paciente lê o gráfico novamente enquanto o examinador move a cabeça do paciente de um lado para o outro a 2 Hz. Uma queda na acuidade visual de três ou mais linhas indica um RVO alterado como resultado de uma lesão periférica ou central.[64]

Pacientes com distúrbio vestibular periférico agudo apresentam resultados positivos no teste de impulso de cabeça, anormalidades no RVO e comprometimento da acuidade visual estática e dinâmica. Com um distúrbio vestibular central, seria de se esperar ver comprometimentos nos movimentos sacádicos ou na perseguição suave. Portanto, se o terapeuta está esperando um distúrbio vestibular periférico, então testar o impulso da cabeça, o RVO e a acuidade visual estática e dinâmica será uma prioridade a ser realizada. Ao inspecionar anormalidades com movimento ocular sacádico ou perseguição suave, a atenção do terapeuta deve ser direcionada para um distúrbio vestibular central. A avaliação do RVE requer o exame da marcha, locomoção e equilíbrio, incluindo caminhada com rotação da cabeça.

Somatossensorial

Um exame somatossensorial inclui propriocepção, vibração e sensação cutânea. A propriocepção (sensação de posição e movimento) pode ser testada clinicamente por um teste de correspondência de posição articular começando distalmente com um teste de "dedo para cima/para baixo" com os olhos fechados, e movendo-se mais proximalmente ao tornozelo e joelho se houver deficiências nos dedos dos pés. Um paciente com propriocepção normal deve ser capaz de detectar movimentos muito sutis do hálux. A sensação vibratória pode ser testada colocando um diapasão na cabeça do primeiro metatarso. O teste de propriocepção, o teste de vibração, a sensação de pressão cutânea e a discriminação de dois pontos apresentaram, juntos, resultados confiáveis na avaliação de mudanças sensoriais que afetam o equilíbrio.[65]

Teste de integração sensorial

A interação entre todas as modalidades sensoriais (visão, vestibular, somatossensorial) pode ser testada de diferentes maneiras. O Teste Clínico de Integração Sensorial e Equilíbrio (TCISE), do inglês *Clinical Test of Sensory Interaction and Balance,* é uma medida comumente usada para examinar a interação entre os sistemas de visão, vestibular e somatossensorial.[66] Tradicionalmente, o TCISE tem sido realizado avaliando o equilíbrio de uma pessoa na postura em pé sob seis condições diferentes. A pessoa fica em uma superfície sólida com os olhos abertos, com os olhos fechados e com *feedback* visual alterado, usando um conflito na cúpula visual e, em seguida, repete cada condição visual enquanto está em uma superfície de espuma. A magnitude da oscilação (mínima, leve ou moderada) e a ocorrência de queda são então relatadas ou o desempenho pode ser cronometrado com um cronômetro. O TCISE foi capaz de classificar 63% das pessoas em risco de queda.[67] Mais recentemente, com base em estudos que encontraram pouca diferença entre os olhos fechados e as condições da cúpula de conflito visual, a condição de conflito na cúpula visual foi omitida em muitos testes.[68]

O teste de organização sensorial (TOS) da posturografia dinâmica computadorizada, ilustrado na Figura 10.6, é um teste quantitativo que identifica objetivamente anormalidades nos componentes sensoriais que contribuem para o controle postural com o paciente em pé. O indivíduo se posiciona em uma plataforma de força móvel com uma parede móvel ao redor. Os elementos visuais e somatossensoriais são manipulados em várias combinações para fornecer seis diferentes condições sensoriais, descritas no Boxe 10.3. As respostas funcionais dos indivíduos e a ocorrência de quedas são relatadas.

Pacientes que se enquadram nas condições 5 e 6 costumam apresentar disfunção vestibular. Entretanto, muitos idosos cairão nas condições 5 e 6 sem nenhuma perda vestibular porque são testes de equilíbrio difíceis. Os pacientes que se enquadram nas condições 4, 5 e 6 são dependentes da superfície. O TOS é uma ferramenta muito útil para orientar a abordagem de intervenção. As pontuações do TOS são menos eficazes em adultos mais velhos em comparação com indivíduos mais jovens.[69] A pontuação TOS composta pode melhorar com o tempo em adultos mais velhos que se submeteram à reabilitação.[70]

Teste neuromuscular

A força muscular, a amplitude de movimento e a resistência devem ser avaliadas em todos os idosos. A capacidade do sistema neuromuscular de reagir rapidamente às perturbações posturais diminui com o envelhecimento e, portanto, pode se tornar um importante fator de risco para quedas. Descobriu-se que uma perda de massa muscular, força e resistência, especialmente nas extremidades inferiores, aumenta o risco de queda em quatro a cinco vezes.[71] Pequenas mudanças em vários sistemas podem reduzir a reserva fisiológica, resultando em desafios no sistema de controle postural.

Força. O teste de força em idosos fornece informações essenciais sobre a capacidade de gerar força muscular suficiente para se recuperar de distúrbios de equilíbrio. O Teste Muscular Manual (TMM), um mecanismo tradicional para examinar a força muscular isolada em velocidades lentas, pode não fornecer as informações mais úteis sobre o controle do equilíbrio. Não avalia a capacidade de produzir força muscular rápida ou funcional, componentes essenciais de uma resposta postural eficaz.

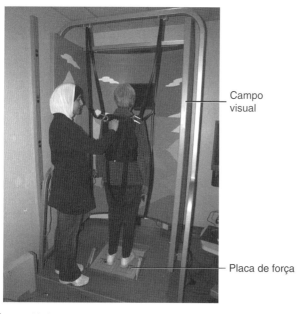

Campo visual

Placa de força

Figura 10.6 O teste de organização sensorial (TOS) por meio da posturografia dinâmica computadorizada. O fisioterapeuta está protegendo a paciente, mas não a toca durante o teste.

BOXE 10.3	Seis condições de teste de organização sensorial usando posturografia.
Condição 1	A pessoa fica de pé na plataforma de força com os olhos abertos e os pés juntos. Não há movimento da plataforma de força ou do ambiente visual.
Condição 2	A pessoa fica de pé na plataforma de força com os olhos fechados e os pés juntos. Não há movimento da plataforma de força ou do ambiente visual.
Condição 3	A pessoa fica de pé na plataforma de força com os olhos abertos e a superfície da plataforma é oscilada em relação ao ambiente visual (o piso se move de acordo com a oscilação da pessoa).
Condição 4	A pessoa fica de pé na plataforma de força com os olhos abertos enquanto a plataforma de força oscila e o ambiente visual permanece fixo.
Condição 5	A pessoa fica de pé na plataforma de força com os olhos fechados enquanto a plataforma de força oscila.
Condição 6	A pessoa fica de pé na plataforma de força com os olhos abertos enquanto a plataforma de força e o ambiente visual oscilam.

O teste de sentar para levantar cinco vezes (TSLCV)[72] e o tempo de levantar da cadeira de 30 segundos[73] são testes de desempenho funcional que avaliam vários componentes dos efetores neuromusculares do equilíbrio, ambos exigindo boa força muscular dos membros inferiores para completar as normas apropriadas para a idade. Consulte o Capítulo 7 para obter descrições desses testes funcionais e as principais interpretações dos resultados. O desempenho ruim ao se levantar da cadeira é um forte indicador do risco de queda em idosos residentes na comunidade quando combinado com outros fatores de risco de queda, como medicamentos, comorbidades ou pelo menos um outro fator de risco de queda.[74]

ADM e flexibilidade. A avaliação da ADM de tornozelo, joelho, quadril, tronco e coluna cervical é particularmente importante para descobrir deficiências de ADM que podem afetar negativamente o equilíbrio. A avaliação da ADM pode ser realizada usando métodos goniométricos padronizados. A redução da ADM das articulações dos tornozelos ou quadris pode afetar a capacidade de usar estratégias de tornozelo ou quadril, respectivamente, na recuperação de perturbações externas.

Resistência aeróbica

A resistência é outro fator importante a ser avaliado cuidadosamente. A resistência geral estima a capacidade de um indivíduo de gerar força adequada durante tarefas que exigem esforço contínuo, como caminhar por uma longa distância. O teste de caminhada de 6 minutos, descrito no Capítulo 7, é um teste quantitativo comumente utilizado para avaliar a resistência e pode ser particularmente útil na avaliação da resistência em idosos frágeis.

Avaliação ambiental

Fatores ambientais podem facilitar ou dificultar a capacidade de funcionar dentro do ambiente. Uma lista de verificação de segurança doméstica avalia o ambiente doméstico e destaca os riscos extrínsecos de queda para incorporação nas intervenções de orientação do paciente. Uma verificação de segurança "na casa" deve fazer parte da rotina da fisioterapia domiciliar e das atividades de alta de um paciente em reabilitação. A verificação de segurança examina aspectos, como iluminação doméstica, tipos de piso, barras de apoio na banheira, chuveiro e corrimãos para escadas. O fisioterapeuta pode precisar observar o desempenho do paciente durante as atividades de rotina em sua casa, assim como seu desempenho entrando e saindo da cama, entrando e saindo do chuveiro ou da banheira. Além disso, é importante avaliar o acesso do paciente aos interruptores de luz. Obstáculos, cordas e ambientes desarrumados tornam-se particularmente relevantes para o paciente com déficits visuais graves ou anormalidades da marcha, mas precisam ser abordados apenas na medida em que representam uma ameaça à função segura do paciente. O Capítulo 5 fornece uma discussão detalhada sobre os fatores de risco de queda ambiental e estratégias de modificação da casa.

Avaliação psicossocial

O apoio social e a função comportamental/cognitiva devem ser considerados na avaliação abrangente de pacientes que experimentam quedas recorrentes. Déficits de memória, demência e depressão são condições de saúde observadas com maior prevalência em adultos mais velhos e que têm sido associadas a um maior risco de queda. A cognição prejudicada, especialmente as funções executivas, tem uma forte relação com o risco de quedas,[75] pois a pessoa com deficiência cognitiva pode não reconhecer uma situação de risco de queda ou fazer escolhas prudentes para prevenir uma queda. Um forte apoio social pode ajudar a minimizar o risco de queda, proporcionando um ambiente seguro e de apoio que permite que a pessoa com deficiência cognitiva funcione ao máximo em seu ambiente.

Medo de cair

A Escala de Confiança no Equilíbrio Específica para a Atividade (*Activities-specific Balance Confidence [ABC] Scale*) tenta quantificar o medo de cair em idosos. Os itens de teste, com vários graus de dificuldade, foram gerados por médicos e idosos. A Escala de Eficácia de Quedas (*Falls Efficacy Scale* – FES) é um teste de 10 itens, classificado em uma escala de 10 pontos que vai do nada confiante até o totalmente confiante.[76] Está correlacionada com a dificuldade de se levantar após uma queda e o nível de ansiedade. A *Falls Efficacy Scale International* (FES-I), que está ganhando popularidade crescente, consiste em 7[77] ou 16[78] itens que são muito semelhantes à Escala ABC de 16 itens.[21] Consulte o Capítulo 7 para obter mais detalhes sobre as ferramentas de avaliação para o medo de cair.

INTERVENÇÃO

O principal objetivo do tratamento fisioterapêutico contra quedas é maximizar a mobilidade e a independência funcional, além de prevenir contra novas quedas. Os fisioterapeutas são os profissionais de saúde mais preparados para analisar e lidar com as limitações do equilíbrio e da marcha e as deficiências físicas funcionais que contribuem para as disfunções do movimento associadas às quedas. A Tabela 10.1 fornece uma lista de fatores de risco de queda comuns e estratégias disponíveis para fisioterapeutas diminuírem ou eliminarem esses fatores de risco. Quando o fisioterapeuta identifica um fator de risco fora do âmbito da fisioterapia, deve ocorrer o encaminhamento ou colaboração com outros profissionais de saúde, conforme o caso.

O gerenciamento geral da prevenção e intervenção sobre os fatores de risco pode ser restaurador, compensatório ou adequado às condições médicas, abordagens de reabilitação ou estratégias ambientais. Por exemplo, o exercício terapêutico é uma abordagem restauradora primária; calçados que fornecem pistas sensoriais aumentadas na presença de redução do senso de posição servem como uma abordagem compensatória; e usar protetores

TABELA 10.1	Fatores de risco de queda e estratégias que um fisioterapeuta deve considerar para atenuar o fator de risco e melhorar a função do paciente.
Fator de risco de queda	**Estratégias para atenuar o fator de risco de queda**
Fraqueza	• Programa de fortalecimento muscular individualizado seguido por • Programa de exercícios em grupo para participação contínua no treinamento de força
Perda de flexibilidade e amplitude de movimento	• Programa de alongamento • Adaptações se a amplitude de movimento não puder ser alcançada
Índice de massa corporal baixo/alto	• Encaminhar o paciente para consulta com um médico • Encaminhar o paciente para consulta com um nutricionista • Avaliar a presença de depressão
Visão prejudicada	• Verifique quando o paciente recebeu seus óculos mais recentes • Encaminhar o paciente para consulta com um oftalmologista caso haja deficiência visual não diagnosticada • Orientação do paciente sobre estratégias ambientais para minimizar o risco na presença de deficiência visual • (Certifique-se de que o ambiente da fisioterapia acomoda adequadamente as necessidades de baixa visão)
Recreação prejudicada	• Ouvir atentamente os interesses e desejos do paciente para atividades recreativas específicas e opções de estratégias para alcançar a participação (de maneira típica ou adaptativa) • Construir um programa de reabilitação para abordar as habilidades específicas necessárias para participar das atividades • Recomendações para programas locais que fornecem oportunidades recreativas consistentes com as capacidades do indivíduo

Sensação prejudicada	• Exercícios para manter ou melhorar a força muscular distal
	• O tai chi demonstrou ser bem-sucedido em aumentar a sensação distal
	• Orientação do paciente nas verificações da pele para evitar lesões nos pés:
	  – Verificação diária da pele dos pés
	  – Uso de meias de algodão
	  – Verificar o desgaste e as condições dos sapatos com frequência
	• Orientação do paciente para o uso de sistemas alternativos de equilíbrio (visual e vestibular) para maximizar a função de equilíbrio
	• No futuro, pode haver um dispositivo de vibração sublimiar nos calçados

Deficiência cognitiva	• Revisão da medicação, com ênfase particular em medicamentos com efeito sedativo • Tentar manter o ambiente consistente • Avaliar o meio ambiente quanto aos riscos de segurança • Orientação familiar sobre segurança e monitoramento no ambiente doméstico • Participação em programas de exercícios e atividades físicas apropriados para indivíduos com deficiência cognitiva • Encaminhamento ao médico primário se o comprometimento cognitivo for novo ou tiver demonstrado mudança substancial recentemente
Incontinência	• Orientação do paciente e do cuidador no estabelecimento de um programa regular de uso do banheiro • Orientação do paciente e do cuidador sobre os efeitos da cafeína e riscos específicos de fluidos excessivos no fim do dia, exigindo idas ao banheiro à noite • Consulta com o médico, conforme indicado, para gerenciamento dos medicamentos

Perigos ambientais	• Realizar a avaliação ambiental:
	  – Estabilidade dos móveis que provavelmente serão usados (como apoio) para auxiliar na deambulação em casa
	  – Necessidade de barra de apoio, instalação de tapete antiderrapante de banheira no banheiro ou dentro do *box*
	  – Recomendar corrimãos em degraus
	  – Adequação da iluminação e acessibilidade dos interruptores de luz
	• Avaliar roupas e calçados

Hipotensão postural	• Consultar o médico sobre uma revisão de medicação ou necessidade de avaliação cardiovascular
	• Avaliação do paciente e orientação sobre manobras fisiológicas benéficas na redução de um evento ortostático:
	  – Movimentos ativos das extremidades inferiores antes de passar da posição sentada para a de pé
	  – Uso de meias elásticas de pressão ou uma cinta abdominal
	  – Orientar o paciente para se mover lentamente do decúbito dorsal para a posição sentada
	  – Bombas de tornozelo ou movimento da extremidade superior antes de mudar de posição

Osteoporose	• Exercícios em pé/exercícios de levantamento de peso • Considere roupas com acolchoamento nos quadris • Orientação do paciente sobre os benefícios dos medicamentos e da suplementação de vitamina D
Polimedicação	• Revisão dos medicamentos: consulte o médico se houver sinais de que uma resposta adversa ao medicamento pode estar afetando o equilíbrio, especialmente aqueles que causam hipotensão postural ou confusão • Tentar, com a ajuda da equipe, determinar se os benzodiazepínicos são necessários

(continua)

TABELA 10.1	Fatores de risco de queda e estratégias que um fisioterapeuta deve considerar para atenuar o fator de risco e melhorar a função do paciente. *(Continuação)*
Fator de risco de queda	**Estratégias para atenuar o fator de risco de queda**
Marcha prejudicada	• Determinar os fatores que contribuem para o distúrbio da marcha • Exercícios de equilíbrio • Estabelecer um programa de caminhada • Uso ou modificação de dispositivo de assistência
Equilíbrio prejudicado	• Exercícios realizados em pé • Tentativas de aumentar os limites de estabilidade do paciente em todas as direções
Dor articular	• Programa de fortalecimento • Agentes físicos como adjuvantes

de quadril ou usar um dispositivo auxiliar serve como um papel de acomodação. O fortalecimento muscular, o treino de marcha, o treino de equilíbrio e os exercícios de flexibilidade ou amplitude de movimento são todos ingredientes essenciais para um programa de fisioterapia bem-sucedido destinado a lidar com os déficits de equilíbrio.

Indivíduos que são frágeis e, portanto, com alto risco de cair frequentemente podem se beneficiar muito de uma avaliação abrangente do risco de queda e intervenções subsequentes direcionadas que incluem fisioterapia. Indivíduos frágeis têm baixa reserva fisiológica e deficiências em vários sistemas fisiológicos, tornando-os particularmente vulneráveis a estressores. A Figura 10.7 fornece exemplos das muitas intervenções terapêuticas que devem ser consideradas para idosos "frágeis" e "muito frágeis".

O medo de cair precisa ser considerado ao desenvolver e implementar o plano de cuidados. O ambiente de exercícios e as atividades de exercícios devem ser estruturados para minimizar o medo, garantindo o desafio adequado para levar às melhorias. Deve-se dar atenção especial aos programas de exercícios domiciliares. Os exercícios considerados muito desafiadores têm menor probabilidade de serem realizados devido ao medo de cair. Para todos os indivíduos, exceto os extremamente frágeis, é essencial que os exercícios de equilíbrio sejam realizados na postura ereta para desafiar adequadamente as respostas de equilíbrio. Os exercícios de equilíbrio na posição sentada pouco afetam as respostas do equilíbrio em pé. Também é importante levar o idoso além dos exercícios de resistência elástica de baixo nível para usar os princípios de sobrecarga, de modo a aumentar a força muscular.[79] Frequentemente, os idosos frágeis precisarão de mais supervisão para realizar seu programa de exercícios. Os idosos que são muito frágeis em ambientes ambulatoriais inicialmente podem precisar ser acompanhados com mais frequência para que possam ser supervisionados de perto durante seu programa de exercícios.

Treinamento do equilíbrio

Um aspecto do treinamento do equilíbrio é melhorar a velocidade e a precisão da resposta a perturbações inesperadas, melhorando as estratégias de tornozelo, quadril, passos ou alcance. A resposta da estratégia do tornozelo pode ser progressivamente aprimorada por meio de exercícios como simples mudanças de peso e balançar para a frente e para trás até a borda da BA, seguido de balançar para a frente e para trás contra a resistência aplicada aos ombros e, em seguida, "soltar" (feito com cuidado para proteger o paciente contra quedas). Uma opção para treinar a resposta da estratégia do quadril é pedir que o paciente pratique a inclinação para a frente no nível dos quadris enquanto mantém a posição dos pés (toque o nariz na toalha da mesa) ou tire o equilíbrio do paciente no quadril o suficiente para que ele ou ela incline o tronco para controlar o equilíbrio.

A postura em pé, em pé com mudanças de peso rápidas ou lentas em todas as direções, ficar em pé e alcançar, ou em pé com pequenos empurrões e, em seguida, alcançando um objeto com um leve empurrão, cada um desses movimento progride o equilíbrio do paciente em pé. Durante qualquer mudança de peso, é importante orientar o paciente para que ele esteja mais atento às sensações dos membros inferiores e reconhecer melhor onde o peso está sob seus pés. Foi relatado que a ativação da sensação distal é uma das possíveis razões pelas quais o tai chi pode ser bem-sucedido na redução de quedas em pessoas idosas.[80]

Tai chi. O tai chi (TC) é considerado um programa de treinamento de equilíbrio porque contém movimentos lentos que enfatizam o controle postural. O tai chi pode ser executado em grupos ou independentemente e requer que a pessoa mova as partes do corpo suave e lentamente enquanto respira profundamente. Esse programa tem um efeito positivo no equilíbrio de adultos mais velhos[81] e demonstrou reduzir o medo de cair, o risco de quedas, além de reduzir a pressão arterial.[82] Richerson e Rosendale descobriram que tanto os idosos com diabetes quanto os idosos saudáveis que participaram do TC, demonstraram melhorias em sua sensibilidade distal.[80]

Treinamento vestibular. A tontura nunca é normal em idosos. Pessoas com déficits vestibulares (tonturas, desmaios ou queixas de vertigem) se beneficiam de programas de exercícios e de equilíbrio. Frequentemente, os idosos não se queixam de girar, mas podem apenas relatar tontura durante o movimento. Outras condições que

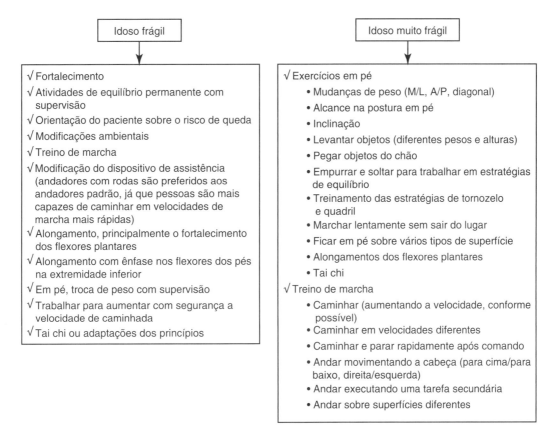

Figura 10.7 Ideias ilustrativas para intervenção fisioterapêutica com base no grau de fragilidade. *A/P*, anteroposterior; *M/L*, mediolateral.

causam vertigem devem ser descartadas para garantir que esteja tratando uma condição vestibular. Nem todas as pessoas com distúrbios vestibulares apresentam tonturas e problemas de equilíbrio. O programa de exercícios deve abordar especificamente as deficiências e os déficits funcionais observados.

A intervenção mais comum para idosos é o uso da manobra de reposicionamento canalítico (manobra de Epley modificada) para vertigem posicional paroxística benigna (VPPB).[83] A VPPB é extremamente comum em idosos e relatos de tonturas em pessoas com mais de 40 anos estão relacionados a quedas.[61] A manobra de reposicionamento canalítico é altamente eficaz na resolução da tontura que está associada a uma mudança na posição da cabeça em relação à gravidade[84] e com a resolução da VPPB, os idosos caem menos.[85]

Os movimentos dos olhos/cabeça frequentemente são usados na fixação visual para tentar normalizar o ganho do RVO em pessoas com disfunção vestibular.[86] Os pacientes frequentemente são orientados a olhar para um alvo fixo e, em seguida, mover a cabeça para cima/para baixo, direita/esquerda, ou colocar a orelha em seu ombro, mantendo a imagem na fóvea (mantendo o alvo em foco). À medida que melhoram, os pacientes são orientados a aumentar a velocidade do movimento da cabeça e também a tentar realizar o exercício com várias origens e durante a postura em pé e durante uma caminhada.[87] Acredita-se que o deslizamento da retina impulsione a adaptação do RVO.[86]

Os exercícios progressivos em pé para o equilíbrio e a marcha nos indivíduos com distúrbios vestibulares incluem vários conceitos-chave:[87] (1) iniciar com movimentos mais estáticos e avançar na direção de movimentos mais dinâmicos; (2) considerar o estilo de aprendizagem do assunto e os principais conceitos de aprendizagem motora, como conhecimento de resultados e desempenho; (3) aumentar a dificuldade do ambiente (habilidades fechadas para abertas, ambiente silencioso *vs.* movimentado); (4) variando de nenhum movimento da cabeça a movimento complexo da cabeça durante a postura de pé e em marcha; (5) acrescentar tarefas secundárias à tarefa de equilíbrio ou marcha (falar, segurar/carregar, calcular); e (6) alterar a superfície de suporte de uma superfície plana/estável para uma superfície dinâmica (almofada de espuma, cascalho, grama etc.).[87]

Intervenções de exercícios: força, ADM e resistência

Como a força muscular, a ADM e a resistência aeróbica contribuem para a instabilidade do paciente, cada uma deve ser tratada no programa de intervenção. A pesquisa indica que a fraqueza dos membros inferiores está significativamente associada a quedas recorrentes em adultos mais velhos[88,89] e que a melhora da força dos membros inferiores está associada a melhorias no equilíbrio estático e dinâmico.[90] Um programa de treinamento multidimensional que incluiu alongamento, flexibilidade, equilíbrio, coordenação e exercícios leves de fortalecimento demonstraram melhorias no funcionamento físico e no consumo de oxigênio em idosos residentes na comunidade.[91] Da mesma forma, um programa de treinamento de força e equilíbrio melhora a força muscular, o desempenho funcional e o equilíbrio em idosos com histórico de quedas recorrentes ou causadoras de lesões.[92] Apesar de estar claro que o exercício é importante para o treinamento de equilíbrio, o tipo, a duração e a frequência ideais dos programas de exercícios ainda não estão claros.[93] Em geral, os programas de exercícios devem abordar o equilíbrio estático e dinâmico, a coordenação, a força, a resistência e a ADM. A maioria dos programas de exercício/equilíbrio que demonstrou eficácia durou > 10 semanas. Consulte o Capítulo 8 para uma discussão mais detalhada sobre os princípios gerais de exercícios para adultos mais velhos.

Dispositivos de assistência e acomodação

Dispositivos auxiliares da deambulação, como diferentes tipos de bengalas e andadores, podem proporcionar aos idosos que caem maior estabilidade e redução do risco de quedas. Esses dispositivos aumentam a BA quando o paciente está em pé ou durante a deambulação, aumentando o contato com o solo. Dispositivos auxiliares da deambulação também podem ajudar a reduzir o medo de cair, fornecendo suporte físico e adicionando pistas táteis para melhorar as contribuições somatossensoriais para o controle postural e a sensação do local da pessoa no espaço. O dispositivo de deambulação adequado pode ser prescrito de acordo com as necessidades dos idosos com base em uma avaliação abrangente do equilíbrio.

Os protetores de quadril comumente são mais utilizados com pacientes em lares de idosos que correm um risco muito alto de sofrer ferimentos devido a uma queda. Os protetores de quadril reduzem marginalmente a taxa de fratura em adultos mais velhos.[94] A conformidade é uma preocupação, pois os protetores de quadril são um tanto pesados e pouco atraentes quando usados sob as roupas. Entretanto, para alguns idosos com medo de cair, o uso de protetores de quadril traz benefício psicológico.

Calçados adequados com salto baixo e solado alto/ área de contato da superfície reduzem o risco de queda.

Como o declínio da função somatossensorial distal com a idade avançada pode levar à instabilidade e aumentar o risco de queda, palmilhas especiais foram projetadas para aumentar a estimulação somatossensorial. Uma palmilha facilitadora, conforme ilustrado na Figura 10.8, melhorou a estabilidade lateral durante a marcha e diminuiu o risco de queda em idosos.[95] Palmilhas vibratórias também foram usadas para melhorar a função sensorial e motora em idosos.[96] O uso delas foi associado a uma grande redução na oscilação em adultos mais velhos durante os testes em pé, pontuações reduzidas nos testes de levantar e andar cronometrado e melhor velocidade de marcha.[97] Portanto, palmilhas vibratórias nos calçados podem contribuir para aumentar a estabilidade de adultos mais velhos durante atividades de equilíbrio dinâmico.[98,99] O uso do dispositivo vibratório subliminar reduziu a variabilidade da marcha no laboratório para adultos mais velhos e "caidores" mais velhos durante a deambulação.[100]

O uso da tecnologia para equilíbrio e marcha

A tecnologia é utilizada tanto para intervenções quanto para monitorar o risco de queda em idosos. A tecnologia vestível pode monitorar os níveis de atividade e alertar as famílias/cuidadores sobre uma mudança nos níveis normais de atividade. Dispositivos comuns, como um Fitbit, podem monitorar etapas como um rastreador de atividade, frequência cardíaca e até mesmo dormir, por meio de um aplicativo móvel. Existem aplicativos para *smartphones* que podem detectar movimentos imprevistos do telefone que podem ser um evento de queda, e notificar os principais contatos sobre uma possível ocorrência de queda (Fallception). A tecnologia vestível tornou-se muito mais acessível e deve continuar mais acessível e eficaz com o tempo.

O *feedback* vibrotátil aplicado ao tronco continua a ser desenvolvido em todo o mundo com o objetivo de reduzir as quedas.[101] Um treinador de equilíbrio por telefone celular que fornece *feedback* vibrotátil foi implementado com sucesso via teleconsultas em comunidades onde vivem adultos mais velhos saudáveis. Os dados do celular, enviados eletronicamente para um fisioterapeuta,

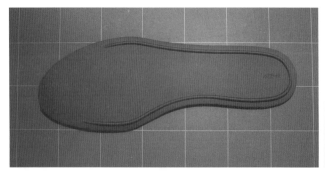
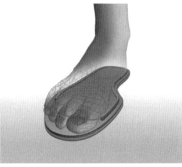

Figura 10.8 Palmilha que fornece pistas laterais aumentadas para adultos mais velhos quando eles se movem perto de seus limites de estabilidade medial/lateral. (*De Perry S, Radtke A, McIlroy W, et al. Efficacy and effectiveness of a balance-enhancing insole. J Gerontol. 2008;63A:595-602.*)

permitiram que ele ajustasse um programa a partir desse *feedback*. O equilíbrio melhorou e todos os participantes puderam utilizar a tecnologia do celular. Os adultos mais velhos com risco leve de queda que usaram dispositivos de exoesqueleto para fornecer suporte externo na manutenção da postura experimentaram menos quedas e tiveram menos dor após 6 e 12 meses que um grupo de comparação que realizou apenas exercícios.[102]

Um programa de exercícios direcionado a adultos mais velhos, oferecido por meio da tecnologia embarcada em um *tablet*,[103] teve sucesso em motivá-los por meio de jogos e recursos interativos que os permitiam comparar suas pontuações com a de outros, assim como trabalhar em grupo para ganhar um jogo com base em pontos e escrever mensagens de incentivo para executar o programa de exercícios. Tornar os exercícios divertidos e incluir uma experiência em grupo produziu uma baixa taxa de evasão.

A tecnologia de jogos com placas de força e/ou sensores (Nintendo Wii, Microsoft Kinect, Dance Dance Revolution e PlayStation EyeToy) está sendo utilizada por idosos para melhorar o controle postural. Uma metanálise recente usando as diretrizes do Preferred Reporting Items for Systematic Reviews and Meta-analyses (PRISMA) sugere que o exercício de realidade virtual é melhor que não realizar nenhum exercício, mas é ligeiramente menos eficaz que um programa de exercícios supervisionados em pessoas com mais de 60 anos.[104] Abordagens inovadoras assistidas pela tecnologia que apoiam as intervenções e levam à redução do risco de quedas em pé e durante a deambulação serão uma direção do futuro. Apesar de nem todos os dispositivos tecnológicos serem prontamente aceitáveis para idosos nesse momento,[105] as próximas gerações de adultos mais velhos que atualmente são usuários regulares de tecnologia esperarão a disponibilidade de tecnologias assistivas acessíveis e fáceis de usar quando passarem para uma idade mais avançada.

Modificações ambientais

As modificações ambientais podem prevenir contra quedas e reduzir significantemente o risco de quedas. O Capítulo 5 fornece uma discussão detalhada das modificações ambientais. Piso escorregadio, fatores de risco de tropeçar (tapetes espalhados, cabos elétricos, desarrumação etc.), ausência de corrimãos nas escadas e ausência de barras de apoio na banheira/chuveiro foram identificados como fatores de risco significativos para quedas em casa.[106] Luzes e lâmpadas de detecção de movimento que são ligadas por toque ou comando de voz são dois dos métodos mais acessíveis que podem ser utilizados para aumentar a segurança em casa.

Programas comunitários pré ou pós-reabilitação para prevenção de quedas

Nos últimos anos, tem havido um maior reconhecimento da importância da prevenção de doenças com base na comunidade e dos programas de promoção da saúde oferecidos a preços acessíveis e em grande escala. Existem evidências substanciais de que esses programas podem reduzir a necessidade de intervenções médicas caras e melhorar a qualidade de vida. Os fisioterapeutas frequentemente são questionados por seus pacientes para recomendações sobre exercícios comunitários ou programas educacionais para participar após a alta, de modo a reduzir a probabilidade de futuras quedas, por isso eles devem estar bem-informados sobre os vários programas disponíveis em sua comunidade, de modo a recomendar os programas que melhor se adaptam a um paciente individual após a alta da fisioterapia.[a]

Em 2017, a Administration on Community Living (ACL) reconheceu 12 programas de prevenção de quedas oferecidos pela comunidade como "baseados em evidências", determinados por padrões de qualidade estabelecidos pelo comitê consultivo da ACL.[107] Estão incluídos programas de exercícios e programas de autogerenciamento de fatores de risco, com públicos-alvo que variam de adultos razoavelmente aptos a idosos mais frágeis. Um comitê de revisão avalia anualmente novos programas e novas evidências. Os padrões de qualidade que um programa deve atender para receber uma designação de evidência com base na ACL estão resumidos no Boxe 10.4. Uma lista desses programas pode ser encontrada no *site* do National Council on Aging (NCOA).[107] Ter essa designação permite que os centros comunitários para idosos utilizem o financiamento do Title III-D funding of the Older Americans Act (Título III-D da Lei dos Americanos Idosos) para apoiar esses programas de promoção da saúde baseados em evidências. Várias entidades seguradoras e empregadores também fornecem algum apoio a organizações comunitárias que oferecem esses programas aprovados. A maioria desses programas funciona principalmente com líderes leigos, muitas vezes com algum nível de colaboração do profissional de saúde. Os fisioterapeutas podem (e devem) desempenhar um papel na triagem dos participantes, no treinamento de líderes leigos e na consulta aos líderes do programa sobre os componentes, progressão ou modificação do programa de exercícios.

A maioria dos programas inclui alguma combinação de exercícios, orientação do participante e treinamento de autoeficácia para gerenciamento de risco de queda. Os públicos-alvo variam de baixo a alto risco de cair em idosos.

---

[a]N.R.T.: Para que o profissional da saúde esteja ciente de todos os serviços ofertados em sua comunidade, é fundamental buscar, inicialmente, informações nas prefeituras e subprefeituras, seguido pela busca nos centros específicos de assistência social ou Centros de Referências de Assistência Social (CRAS). Em alguns locais do Brasil, as prefeituras disponibilizam verbas para que algumas ONGs administrem o serviço direcionado para a rotina de idosos pelo Núcleo de Convivência de Idosos (NCI), no qual, de acordo com o número de idosos da região, são ofertados serviços como oficina de dança e oficina de fisioterapia, além de acompanhamento com assistente social, psicóloga e outros profissionais da saúde. Tais serviços podem ocorrer durante o dia todo, ou meio período, incluindo o momento no qual as refeições são ofertadas.

Destaca-se também que alguns locais privados podem oferecer serviços gratuitos à comunidade, como ocorre frequentemente em entradas de supermercados antes do horário de funcionamento. Assim, é necessário investigar minuciosamente dentro da comunidade.

BOXE 10.4	Definição da ACL para um programa de prevenção e promoção da saúde baseado em evidências.

1. Foi demonstrado, por meio de avaliação, ser eficaz para melhorar a saúde e o bem-estar ou reduzir doenças, incapacidades e/ou lesões entre os idosos; *e*
2. Se mostrou eficaz com a população de idosos, utilizando um formato experimental ou quase experimental;* *e*
3. Teve os resultados da pesquisa publicados em um periódico após revisão por seus pares; *e*
4. Foi totalmente traduzido** em um ou mais *sites* da comunidade; *e*
5. Inclui produtos de divulgação desenvolvidos que estão disponíveis ao público.

*Projetos experimentais usam atribuição aleatória e um grupo de controle. Projetos quase experimentais não usam atribuição aleatória.
**Para efeitos das definições do Título III-D, sendo "totalmente traduzido em um ou mais *sites* da comunidade" significa que o programa baseado em evidências em questão foi realizado no nível da comunidade (com fidelidade à pesquisa publicada), pelo menos uma vez anteriormente. Os *sites* devem considerar apenas os programas que se mostraram eficazes em um ambiente de comunidade do mundo real. (De https://acl.gov/programs/health-wellness/disease-prevention)

Programas como *A Matter of Balance* (AMOB) enfocam a redução do medo de cair, a orientação do participante e o aumento da autoeficácia. *Stay Active and Independent for Life* (SAIL) é um programa de exercícios em grupo para idosos residentes na comunidade que enfatiza o treinamento de força, flexibilidade, equilíbrio e condicionamento físico geral com dicas sobre como reduzir quedas como parte de cada aula de exercícios. O "Programa de Exercícios Otago", do inglês *Otago Exercise Program* (OEP), é um programa de exercícios adaptado individualmente; considerado mais eficaz para idosos quase frágeis ou frágeis que caíram no último ano e tiveram diminuições moderadas a graves em força e equilíbrio. O programa tradicional do OEP combina visitas periódicas do fisioterapeuta com exercícios contínuos independentes ou supervisionados por um cuidador, muitas vezes realizados por indivíduos que vivem em casa. A revisão da lista completa de programas aprovados pela ACL pode ajudar a combinar a necessidade individual de exercícios físicos de um paciente com os programas disponíveis em sua região.

RESUMO

As quedas em idosos são uma grande preocupação e uma das principais causas de morbidade e mortalidade. Elas são multifacetadas e constituem um problema heterogêneo. Uma avaliação abrangente dos fatores fisiopatológicos, funcionais e ambientais das quedas é importante para o manejo eficaz. O objetivo da intervenção sempre deve ser maximizar a independência funcional de um modo que mova a pessoa para cima na "ladeira escorregadia", para longe da linha que indica fragilidade e mais perto da linha que indica "diversão", e fazer isso com segurança para que os idosos possam participar de sua comunidade.

REFERÊNCIAS BIBLIOGRÁFICAS

1. Pohl P, Nordin E, Lundquist A, Bergstrom U, Lundin-Olsson L. Community-dwelling older people with an injurious fall are likely to sustain new injurious falls within 5 years—a prospective long-term follow-up study. *BMC Geriatr.* 2014;14:120.
2. Bergen G, Stevens MR, Burns ER. Falls and fall injuries among adults aged >/=65 years – United States, 2014. *MMWR Morb Mortal Wkly Rep.* 2016;65(37):993–998.
3. Scheffer AC, Schuurmans MJ, van Dijk N, van der Hooft T, de Rooij SE. Fear of falling: measurement strategy, prevalence, risk factors and consequences among older persons. *Age Ageing.* 2008;37(1):19–24.
4. Gregg EW, Pereira MA, Caspersen CJ. Physical activity, falls, and fractures among older adults: a review of the epidemiologic evidence. *J Am Geriatr Soc.* 2000;48(8):883–893.
5. Hauer K, Lamb SE, Jorstad EC, Todd C, Becker C. Systematic review of definitions and methods of measuring falls in randomised controlled fall prevention trials. *Age Ageing.* 2006;35(1):5–10.
6. Schwenk M, Lauenroth A, Stock C, et al. Definitions and methods of measuring and reporting on injurious falls in randomised controlled fall prevention trials: a systematic review. *BMC Med Res Methodol.* 2012;12:50.
7. Ambrose AF, Paul G, Hausdorff JM. Risk factors for falls among older adults: a review of the literature. *Maturitas.* 2013;75(1):51–61.
8. Fabre JM, Ellis R, Kosma M, Wood RH. Falls risk factors and a compendium of falls risk screening instruments. *J Geriatr Phys Ther.* 2010;33(4):184–197.
9. Park JH, Mancini M, Carlson-Kuhta P, Nutt JG, Horak FB. Quantifying effects of age on balance and gait with inertial sensors in community-dwelling healthy adults. *Exp Gerontol.* 2016;85:48–58.
10. Callisaya ML, Blizzard L, McGinley JL, Srikanth VK. Risk of falls in older people during fast-walking—the TASCOG study. *Gait Posture.* 2012;36(3):510–515.
11. Montero-Odasso M, Annweiler C, Hachinski V, Islam A, Yang N, Vasudev A. Vascular burden predicts gait, mood, and executive function disturbances in older adults with mild cognitive impairment: results from the gait and brain study. *J Am Geriatr Soc.* 2012;60(10): 1988–1990.
12. Thurman DJ, Stevens JA, Rao JK. Practice parameter: assessing patients in a neurology practice for risk of falls (an evidence-based review): report of the Quality Standards Subcommittee of the American Academy of Neurology. *Neurology.* 2008;70(6):473–479.
13. Kolb NA, Smith AG, Singleton JR, et al. The association of chemotherapy-induced peripheral neuropathy symptoms and the risk of falling. *JAMA Neurol.* 2016;73(7):860–866.
14. Beegan L, Messinger-Rapport BJ. Stand by me! Reducing the risk of injurious falls in older adults. *Cleve Clin J Med.* 2015;82(5):301–307.
15. Lee K, Pressler SJ, Titler M. Falls in patients with heart failure: a systematic review. *J Cardiovasc Nurs.* 2016;31(6):555–561.
16. Dawson-Hughes B, Mithal A, Bonjour J, et al. IOF position statement: vitamin D recommendations for older adults. *Osteoporos Int.* 2010;21:1151–1154.
17. Grossman DC, Curry SJ, Owens DK, et al. Vitamin D, calcium, or combined supplementation for the primary prevention of fractures in community-dwelling adults: US Preventive Services Task Force Recommendation Statement. *JAMA.* 2018;319(15):1592–1599.
18. Crumley Aybar BL, Gillespie MJ, Gipson SF, Mullaney CE, Tommasino-Storz M. Peripheral nerve blocks causing increased risk for fall and difficulty in ambulation for the hip and knee joint replacement patient. *J Perianesth Nurs.* 2016;31(6):504–519.
19. Honaker JA, Kretschmer LW. Impact of fear of falling for patients and caregivers: perceptions before and after participation in vestibular and balance rehabilitation therapy. *Am J Audiol.* 2014;23(1):20–33.
20. Fletcher PC, Berg K, Dalby DM, Hirdes JP. Risk factors for falling among community-based seniors. *J Patient Saf.* 2009;5(2):61–66.
21. Delbaere K, Crombez G, Vanderstraeten G, Willems T, Cambier D. Fear-related avoidance of activities, falls and physical frailty. A prospective community-based cohort study. *Age Ageing.* 2004;33(4): 368–373.
22. Sharaf AY, Ibrahim HS. Physical and psychosocial correlates of fear of falling: among older adults in assisted living facilities. *J Gerontol Nurs.* 2008;34(12):27–35.
23. Lin YH, Hsieh SC, Chao CC, Chang YC, Hsieh ST. Influence of aging on thermal and vibratory thresholds of quantitative sensory testing. *J Peripher Nerv Syst.* 2005;10(3):269–281.
24. Brocklehurst JC, Robertson D, James-Groom P. Clinical correlates of sway in old age—sensory modalities. *Age Ageing.* 1982;11(1):1–10.

25. Kristinsdottir EK, Fransson PA, Magnusson M. Changes in postural control in healthy elderly subjects are related to vibration sensation, vision and vestibular asymmetry. *Acta Otolaryngol*. 2001;121(6): 700–706.

26. Bacsi AM, Colebatch JG. Evidence for reflex and perceptual vestibular contributions to postural control. *Exp Brain Res*. 2005;160(1): 22–28.

27. Judge JO, King MB, Whipple R, Clive J, Wolfson LI. Dynamic balance in older persons: effects of reduced visual and proprioceptive input. *J Gerontol A Biol Sci Med Sci*. 1995;50(5):M263–M270.

28. Lord SR, Dayhew J. Visual risk factors for falls in older people. *J Am Geriatr Soc*. 2001;49(5):508–515.

29. Lord SR, Dayhew J, Howland A. Multifocal glasses impair edge-contrast sensitivity and depth perception and increase the risk of falls in older people. *J Am Geriatr Soc*. 2002;50(11):1760–1766.

30. Rosenhall U. Degenerative patterns in the aging human vestibular neuro-epithelia. *Acta Otolaryngol*. 1973;76(2):208–220.

31. Iwasaki S, Yamasoba T. Dizziness and imbalance in the elderly: age-related decline in the vestibular system. *Aging Dis*. 2015;6(1): 38–47.

32. Norre ME, Forrez G, Beckers A. Vestibular dysfunction causing instability in aged patients. *Acta Otolaryngol*. 1987;104(1–2):50–55.

33. Horak FB, Nashner LM. Central programming of postural movements: adaptation to altered support-surface configurations. *J Neurophysiol*. 1986;55(6):1369–1381.

34. Hess JA, Woollacott M, Shivitz N. Ankle force and rate of force production increase following high intensity strength training in frail older adults. *Aging Clin Exp Res*. 2006;18(2):107–115.

35. Horak FB, Wrisley DM, Frank J. The Balance Evaluation Systems Test (BESTest) to differentiate balance deficits. *Phys Ther*. 2009; 89(5):484–498.

36. Maki BE, McIlroy WE. Control of rapid limb movements for balance recovery: age-related changes and implications for fall prevention. *Age Ageing*. 2006;35(Suppl 2):ii12–ii18.

37. Woollacott MH, Shumway-Cook A, Nashner LM. Aging and posture control: changes in sensory organization and muscular coordination. *Int J Aging Hum Dev*. 1986;23(2):97–114.

38. Studenski S, Duncan PW, Chandler J. Postural responses and effector factors in persons with unexplained falls: results and methodologic issues. *J Am Geriatr Soc*. 1991;39(3):229–234.

39. Tucker MG, Kavanagh JJ, Barrett RS, Morrison S. Age-related differences in postural reaction time and coordination during voluntary sway movements. *Hum Mov Sci*. 2008;27(5):728–737.

40. Laforest S, St-Pierre DM, Cyr J, Gayton D. Effects of age and regular exercise on muscle strength and endurance. *Eur J Appl Physiol Occup Physiol*. 1990;60(2):104–111.

41. Whipple RH, Wolfson LI, Amerman PM. The relationship of knee and ankle weakness to falls in nursing home residents: an isokinetic study. *J Am Geriatr Soc*. 1987;35(1):13–20.

42. Rubenstein LZ, Powers CM, MacLean CH. Quality indicators for the management and prevention of falls and mobility problems in vulnerable elders. *Ann Intern Med*. 2001;135(8 Pt 2):686–693.

43. Chang JT, Ganz DA. Quality indicators for falls and mobility problems in vulnerable elders. *J Am Geriatr Soc*. 2007;55(Suppl 2):S327–S334.

44. Lohman MC, Crow RS, DiMilia PR, Nicklett EJ, Bruce ML, Batsis JA. Operationalisation and validation of the Stopping Elderly Accidents, Deaths, and Injuries (STEADI) fall risk algorithm in a nationally representative sample. *J Epidemiol Community Health*. 2017;71(12):1191–1197.

45. Smeesters C, Hayes WC, McMahon TA. Disturbance type and gait speed affect fall direction and impact location. *J Biomech*. 2001; 34(3):309–317.

46. Bromfield SG, Ngameni CA, Colantonio LD, et al. Blood pressure, antihypertensive polypharmacy, frailty, and risk for serious fall injuries among older treated adults with hypertension. *Hypertension*. 2017;70(2):259–266.

47. Sagawa N, Marcum Z, Boudreau R, et al. Low blood pressure levels for fall injuries in older adults: the Health, Aging and Body Composition Study. *Eur J Ageing*. 2018;15(3):321–330.

48. Ooi WL, Hossain M, Lipsitz LA. The association between orthostatic hypotension and recurrent falls in nursing home residents. *Am J Med*. 2000;108(2):106–111.

49. Stevens JA, Phelan EA. Development of STEADI: a fall prevention resource for health care providers. *Health Promot Pract*. 2013;14(5): 706–714.

50. Sarmiento K, Lee R. STEADI: CDC's approach to make older adult fall prevention part of every primary care practice. *J Safety Res*. 2017;63:105–109.

51. Miciano AS, Bissen B, Cross CL. Poster 8 the STEADI measure from the Center for Disease Control & Prevention (CDC) and its correlation with clinical observation assessments. *PM R*. 2016;8(9S):S163.

52. Mark JA, Loomis J. The STEADI toolkit: incorporating a fall prevention guideline into the primary care setting. *Nurse Pract*. 2017; 42(12):50–55.

53. Eckstrom E, Parker EM, Lambert GH, Winkler G, Dowler D, Casey CM. Implementing STEADI in academic primary care to address older adult fall risk. *Innov Aging*. 2017;1(2):igx028.

54. Greenberg MR, Nguyen MC, Stello B, et al. Mechanical falls: are patients willing to discuss their risk with a health care provider? *J Emerg Med*. 2015;48(1):108–114. e102.

55. Menz HB, Morris ME, Lord SR. Foot and ankle risk factors for falls in older people: a prospective study. *J Gerontol A Biol Sci Med Sci*. 2006;61(8):866–870.

56. Freeman EE, Munoz B, Rubin G, West SK. Visual field loss increases the risk of falls in older adults: the Salisbury eye evaluation. *Invest Ophthalmol Vis Sci*. 2007;48(10):4445–4450.

57. Johnson L, Buckley JG, Scally AJ, Elliott DB. Multifocal spectacles increase variability in toe clearance and risk of tripping in the elderly. *Invest Ophthalmol Vis Sci*. 2007;48(4):1466–1471.

58. Haran MJ, Cameron ID, Ivers RQ, et al. Effect on falls of providing single lens distance vision glasses to multifocal glasses wearers: VISIBLE randomised controlled trial. *BMJ*. 2010;340:c2265.

59. Elliott DB, Hotchkiss J, Scally AJ, Foster R, Buckley JG. Intermediate addition multifocals provide safe stair ambulation with adequate "short-term" reading. *Ophthalmic Physiol Opt*. 2016;36(1):60–68.

60. Brannan S, Dewar C, Sen J, Clarke D, Marshall T, Murray PI. A prospective study of the rate of falls before and after cataract surgery. *Br J Ophthalmol*. 2003;87(5):560–562.

61. Agrawal Y, Carey JP, Della Santina CC, Schubert MC, Minor LB. Disorders of balance and vestibular function in US adults: data from the National Health and Nutrition Examination Survey, 2001-2004. *Arch Intern Med*. 2009;169(10):938–944.

62. Whitney S, Alghwiri A, Alghadir A. An overview of vestibular rehabilitation. In: JFAT Lempert, ed. *Handbook of Clinical Neurology*. Elsevier; 2016:137.

63. Halmagyi GM, Curthoys IS, Cremer PD, et al. The human horizontal vestibulo-ocular reflex in response to highacceleration stimulation before and after unilateral vestibular neurectomy. *Exp Brain Res*. 1990;81(3):479–490.

64. Longridge NS, Mallinson AI. The dynamic illegible E (DIE) test: a simple technique for assessing the ability of the vestibulo-ocular reflex to overcome vestibular pathology. *J Otolaryngol*. 1987;16(2):97–103.

65. Shaffer SW, Harrison AL. Aging of the somatosensory system: a translational perspective. *Phys Ther*. 2007;87(2):193–207.

66. Shumway-Cook A, Horak FB. Assessing the influence of sensory interaction of balance. Suggestion from the field. *Phys Ther*. 1986; 66(10):1548–1550.

67. Di Fabio R, Seay R. Use of the "fast evaluation of mobility, balance, and fear" in elderly community dwellers: validity and reliability. *Phys Ther*. 1997;9:904–917.

68. Whitney SL, Wrisley DM. The influence of footwear on timed balance scores of the modified clinical test of sensory interaction and balance. *Arch Phys Med Rehabil*. 2004;85(3):439–443.

69. Cohen H, Heaton LG, Congdon SL, Jenkins HA. Changes in sensory organization test scores with age. *Age Ageing*. 1996;25(1):39–44.

70. Tsang WW, Hui-Chan CW. Effect of 4- and 8-wk intensive tai chi training on balance control in the elderly. *Med Sci Sports Exerc*. 2004;36(4):648–657.

71. Guideline for the prevention of falls in older persons. American Geriatrics Society, British Geriatrics Society, and American Academy of Orthopaedic Surgeons Panel on Falls Prevention. *J Am Geriatr Soc*. 2001;49(5):664–672.

72. Lord SR, Murray SM, Chapman K, Munro B, Tiedemann A. Sit-to-stand performance depends on sensation, speed, balance, and psychological status in addition to strength in older people. *J Gerontol A Biol Sci Med Sci*. 2002;57(8):M539–M543.

73. Rikli R, Jones C. *Senior Fitness Test Manual*. Champaign, IL: Human Kinetics; 2001.

74. Nandy S, Parsons S, Cryer C, et al. Development and preliminary examination of the predictive validity of the Falls Risk Assessment Tool (FRAT) for use in primary care. *J Public Health (Oxf)*. 2004; 26(2):138–143.

75. Muir SW, Gopaul K, Montero Odasso MM. The role of cognitive impairment in fall risk among older adults: a systematic review and meta-analysis. *Age Ageing*. 2012;41(3):299–308.

76. Tinetti ME, Richman D, Powell L. Falls efficacy as a measure of fear of falling. *J Gerontol*. 1990;45(6):P239–P243.

77. Kempen GI, Yardley L, van Haastregt JC, et al. The Short FESI: a shortened version of the falls efficacy scale-international to assess fear of falling. *Age Ageing*. 2008;37(1):45–50.

78. Yardley L, Beyer N, Hauer K, Kempen G, Piot-Ziegler C, Todd C. Development and initial validation of the Falls Efficacy Scale-International (FES-I). *Age Ageing*. 2005;34(6):614–619.

79. Liu CJ, Latham NK. Progressive resistance strength training for improving physical function in older adults. *Cochrane Database Syst Rev*. 2009;3:CD002759.

80. Richerson S, Rosendale K. Does tai chi improve plantar sensory ability? A pilot study. *Diabetes Technol Ther*. 2007;9(3):276–286.

81. Hakim R, DiCicco J, Burke J, Hoy T, Roberts E. Differences in balance related measures among older adults participating in tai chi, structured exercise, or no exercise. *J Geriatr Phys Ther*. 2004;27:13–17.

82. Wolf SL, Barnhart HX, Kutner NG, McNeely E, Coogler C, Xu T. Reducing frailty and falls in older persons: an investigation of tai chi and computerized balance training. Atlanta FICSIT Group. Frailty and Injuries: Cooperative Studies of Intervention Techniques. *J Am Geriatr Soc*. 1996;44(5):489–497.

83. Epley JM. The canalith repositioning procedure: for treatment of benign paroxysmal positional vertigo. *Otolaryngol Head Neck Surg*. 1992;107(3):399–404.

84. Bhattacharyya N, Baugh RF, Orvidas L, et al. Clinical practice guideline: benign paroxysmal positional vertigo. *Otolaryngol Head Neck Surg*. 2008;139(5 Suppl 4):S47–S81.

85. Jumani K, Powell J. Benign paroxysmal positional vertigo: management and its impact on falls. *Ann Otol Rhinol Laryngol*. 2017; 126(8):602–605.

86. Shelhamer M, Tiliket C, Roberts D, Kramer PD, Zee DS. Short-term vestibulo-ocular reflex adaptation in humans. II. Error signals. *Exp Brain Res*. 1994;100(2):328–336.

87. Klatt BN, Carender WJ, Lin CC, et al. A conceptual framework for the progression of balance exercises in persons with balance and vestibular disorders. *Phys Med Rehabil Int*. 2015;2(4):1044.

88. Moreland JD, Richardson JA, Goldsmith CH, Clase CM. Muscle weakness and falls in older adults: a systematic review and meta-analysis. *J Am Geriatr Soc*. 2004;52(7):1121–1129.

89. Ding L, Yang F. Muscle weakness is related to slip-initiate falls among community-dwelling older adults. *J Biomech*. 2016;49(2):238–243.

90. Reeves ND, Narici MV, Maganaris CN. Myotendinous plasticity to ageing and resistance exercise in humans. *Exp Physiol*. 2006;91(3): 483–498.

91. Hughes KJ, Salmon N, Galvin R, Casey B, Clifford AM. Interventions to improve adherence to exercise therapy for falls prevention in community-dwelling older adults: systematic review and meta-analysis. *Age Ageing*. 2018;39(8):709–713.

92. Hauer K, Rost B, Rutschle K, et al. Exercise training for rehabilitation and secondary prevention of falls in geriatric patients with a history of injurious falls. *J Am Geriatr Soc*. 2001;49(1):10–20.

93. Farlie MK, Robins L, Haas R, Keating JL, Molloy E, Haines TP. Programme frequency, type, time and duration do not explain the effects of balance exercise in older adults: a systematic review with a meta-regression analysis. *Br J Sports Med*. 2018. [epub ahead of print] https://doi.org/10. 1136/bjsports-2016-096874.

94. Santesso N, Carrasco-Labra A, Brignardello-Petersen R. Hip protectors for preventing hip fractures in older people. *Cochrane Database Syst Rev*. 2014;3:CD001255.

95. Perry SD, Radtke A, McIlroy WE, Fernie GR, Maki BE. Efficacy and effectiveness of a balance-enhancing insole. *J Gerontol A Biol Sci Med Sci*. 2008;63(6):595–602.

96. Hijmans JM, Geertzen JH, Zijlstra W, Hof AL, Postema K. Effects of vibrating insoles on standing balance in diabetic neuropathy. *J Rehabil Res Dev*. 2008;45(9):1441–1449.

97. Aboutorabi A, Arazpour M, Bahramizadeh M, Farahmand F, Fadayevatan R. Effect of vibration on postural control and gait of elderly subjects: a systematic review. *Aging Clin Exp Res*. 2018; 30(7):713–726.

98. Aboutorabi A, Arazpour M, Farahmand F, Bahramizadeh M, Fadayevatan R, Abdollahi E. Design and evaluation of vibratory shoe on balance control for elderly subjects: technical note. *Disabil Rehabil Assist Technol*. 2018;13(2):173–177.

99. Lipsitz LA, Lough M, Niemi J, Travison T, Howlett H, Manor B. A shoe insole delivering subsensory vibratory noise improves balance and gait in healthy elderly people. *Arch Phys Med Rehabil*. 2015;96(3):432–439.

100. Galica AM, Kang HG, Priplata AA, et al. Subsensory vibrations to the feet reduce gait variability in elderly fallers. *Gait Posture*. 2009; 30(3):383–387.

101. Lin C, Whitney S, Loughlin P, et al. The use of vibrotactile feedback during dual-task standing balance conditions in people with unilateral vestibular hypofunction. *Otol Neurotol*. 2018;39(5):e349–e356.

102. Verrusio W, Gianturco V, Cacciafesta M, Marigliano V, Troisi G, Ripani M. Fall prevention in the young old using an exoskeleton human body posturizer: a randomized controlled trial. *Aging Clin Exp Res*. 2017;29(2):207–214.

103. Silveira P, van de Langenberg R, van Het Reve E, Daniel F, Casati F, de Bruin ED. Tablet-based strength-balance training to motivate and improve adherence to exercise in independently living older people: a phase II preclinical exploratory trial. *J Med Internet Res*. 2013;15(8).e159.

104. Donath L, Rossler R, Faude O. Effects of virtual reality training (exergaming) compared to alternative exercise training and passive control on standing balance and functional mobility in healthy community-dwelling seniors: a meta-analytical review. *Sports Med*. 2016;46(9):1293–1309.

105. Cohen C, Kampel T, Verloo H. Acceptability of an intelligent wireless sensor system for the rapid detection of health issues: findings among home-dwelling older adults and their informal caregivers. *Patient Prefer Adherence*. 2016;10:1687–1695.

106. Gill TM, Williams CS, Robison JT, Tinetti ME. A populationbased study of environmental hazards in the homes of older persons. *Am J Public Health*. 1999;89(4):553–556.

107. National Council on Aging. Falls prevention programs: evidence-based falls prevention program review council. https://www.ncoa.org/center-for-healthy-aging/basics-ofevidence-based-programs/apply-ebp/falls-preventionprograms/. Published 2017.

Educação do Paciente: Implicações para a Prática do Fisioterapeuta

Elizabeth Ruckert e Katherine Beissner

VISÃO GERAL DO CAPÍTULO

Introdução, 241
Educação do paciente em
  fisioterapia, 241
Teoria do aprendizado: entender
  como aprendemos, 244
  Teoria da aprendizagem de
    adultos, 244
  Ciclo de aprendizagem
    experiencial, 245
  Teoria social cognitiva, 246
  Reflexão, 247
O aprendiz mais velho, 248

Autoeficácia, expectativas de resulta-
  dos e crenças sobre saúde, 251
Estado psicológico, 251
Repertório cultural, 253
Grau de instrução e grau de
  instrução em saúde, 253
Mudanças fisiológicas, 257
Prontidão para aprendizado e
  expectativas, 257
Terapeuta como professor, 257
  Competências do terapeuta para a
    educação do paciente, 257

Preparação e tempo, 258
Seleção de conteúdo, 259
Fornecimento de informação e
  comunicação, 259
Promoção de adesão e mudança
  de comportamento, 259
Influências do ambiente, 261
Educação do paciente: juntando
  tudo, 261
Avaliação da aprendizagem, 262
Referências bibliográficas, 263

INTRODUÇÃO

Talvez, o papel mais importante e impactante do fisioterapeuta seja educar os pacientes. Após a conclusão de um regime de exercícios prescrito no plano de tratamento da reabilitação por um paciente, todo o aprendizado sobre movimento e saúde, idealmente, permanece como uma aquisição de conhecimento e/ou mudança comportamental, favorecendo um estilo de vida adequado à sua condição de saúde. O aprendizado do paciente é, na verdade, um objetivo fundamental da fisioterapia. Contudo, apesar de essa meta poder não ser alcançada por todos os clientes ou pacientes, existem práticas assertivas e eficientes que o fisioterapeuta deve considerar ao aplicar intervenções educacionais.

Em 1985, um estudo Delphi foi realizado para desenvolver uma definição consensual sobre a formação do paciente: "uma experiência planejada de aprendizagem usando uma combinação de métodos, como ensino, acompanhamento psicopedagógico e técnicas de modificação de comportamento que influenciam o conhecimento do paciente e o comportamento de saúde".[1] Essa definição fornece uma base importante para conceituar a educação do paciente – é um encontro planejado (mas também pode ser espontâneo!) no ambiente clínico; envolve não apenas o ensino, mas também o *coaching* e o *mentoring* para incentivar a modificação comportamental; impactando as necessidades singulares de conhecimento que os pacientes possuem. A Figura 11.1 demonstra a interação entre aluno, professor e ambiente na oferta de educação ao paciente. Cada uma dessas áreas deve ser considerada no contexto de uma sessão de aprendizagem para fornecer uma educação eficaz. Ao longo do capítulo, aprofundaremos neste tópico.

EDUCAÇÃO DO PACIENTE EM FISIOTERAPIA

A educação do paciente não é apenas uma meta para nossos pacientes; é considerada uma competência essencial dos profissionais de saúde, independentemente da área de especialidade. O U.S. Institute of Medicine publicou *Health Professions Education: A Bridge to Quality*, que delineou as competências essenciais necessárias para os profissionais de saúde no século 21.[2] A primeira competência profissional, "fornecer atendimento centrado no paciente", denota especificamente a necessidade dos profissionais de saúde de "ouvir, informar claramente, comunicar e educar os pacientes". O relatório enfatiza que o conhecimento e o compartilhamento de informações entre o médico e o paciente são essenciais para promover saúde e resultados. Na verdade, a educação do paciente tem sido associada à melhoria da autoeficácia, autocuidado, controle da dor e função para pacientes com muitas condições crônicas, incluindo doença pulmonar obstrutiva crônica,[3] osteoporose,[4] câncer de mama[5] e outros.[6] Essas condições crônicas, apesar de potencialmente impactar

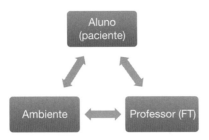

Figura 11.1 O aprendizado do paciente leva em consideração o aluno, o professor e o ambiente. *FT*, fisioterapeuta.

indivíduos em todas as faixas etárias, afetam especialmente os idosos e sustentam a demanda por educação de qualidade ao paciente.

O *Guide to Physical Therapist Practice* descreve a "instrução do paciente/cliente" (ou educação do paciente) como um componente integral do modelo de gerenciamento do paciente/cliente do fisioterapeuta. O guia afirma que educar os pacientes deve ser uma prática "usada com *cada* paciente e cliente" ao longo do plano de cuidados. Isso inclui exame, avaliação, diagnóstico, prognóstico, intervenções e resultados. A Tabela 11.1 descreve o papel da educação do paciente em cada parte do processo de manejo relacionado a um paciente pós-AVE.

Nesse sentido, o que realmente significa a educação do paciente "durante todo o plano de cuidados"? Alguns estudos sugeriram que a educação do paciente é fornecida com maior frequência nas visitas iniciais de um plano de cuidados, com uma diminuição posterior;[7] enquanto outros sugerem que ocorre de forma distribuída em todo o plano de cuidados.[8] Os fisioterapeutas devem evitar fornecer educação apenas em sessões de avaliação e dispensa (alta). Em vez disso, considere compartilhar informações em quantidades menores (conhecidas na literatura como "microaprendizagem"), revisitadas em muitas sessões pelo plano de cuidados.[9] O planejamento para fornecer educação de uma maneira distribuída em muitas sessões no plano de cuidados é mais consistente com a neurociência da aprendizagem[10] e também ajuda na memorização.[8] Isso também significa que o terapeuta deve evitar a sobrecarga de informações durante a educação do paciente, comumente realizada, ou "despejo de informações de última hora". A pesquisa destaca a importância da educação e do planejamento de alta de qualidade para evitar reinternações

	TABELA 11.1	**Educação do paciente pelo modelo de gerenciamento do paciente.**
Elemento	**Amostra de áreas temáticas na educação do paciente**	**Amostra de educação FT**
Exame	• Justificativa para testes/medidas selecionados • Procedimentos de teste, incluindo instruções verbais e demonstração	"Vou usar um teste chamado "Escala de Equilíbrio de Berg" para avaliar seu risco de quedas e ver quais mudanças no sistema corporal (sensoriais, motoras, outras) podem estar contribuindo para esse risco de queda."
Avaliação	• Interpretação dos resultados do teste/medida	"Você está tendo problemas para sentir onde sua perna esquerda está no espaço. Chamamos isso de propriocepção prejudicada. Como resultado, você pode ter dificuldade para se mover com segurança em ambientes escuros (como à noite)."
Diagnóstico	• Limitações primárias passíveis da FT • Encaminhamento para outros membros da equipe interdisciplinar	"Existem muitos aspectos da sua mobilidade que um programa de FT pode ajudá-lo a abordar, incluindo a sua segurança em casa e na comunidade. Também parece que você deseja estar mais conectado à comunidade. Acho que um encaminhamento a um assistente social seria útil para encontrar recursos da comunidade para aumentar seu envolvimento social e rede em sua vizinhança."
Prognóstico	• Foco do plano de atendimento FT (recuperação *vs.* compensação) • Fatores prognósticos relevantes que influenciam o cuidado • Fatores importantes para a prevenção de incapacidade a longo prazo	"Vamos concentrar seu plano de terapia com o objetivo de fazer você andar sem a bengala. Isso parece possível, de acordo com seu nível de recuperação desde que saiu do hospital, a melhora na percepção do lado esquerdo do corpo e as reações de equilíbrio."
Intervenção	• Intervenções de treinamento específicas: aeróbica, ativação muscular, retreinamento sensorial, amplitude de movimento, outros • Programa de exercícios em casa	"Você sabe por que é tão importante incluirmos o treinamento aeróbico em seu programa de exercícios? Esse é um problema muito prevalente após o AVE e contribui para a inatividade, diminuição da qualidade de vida e aumento do risco de eventos cardíacos futuros."
Resultados	• Mudanças no desempenho da medida de resultado (positivo ou negativo) • Progresso em direção aos objetivos da terapia • Estabelecer novos objetivos de terapia • Encaminhamento para outros membros da equipe interdisciplinar • Recursos de apoio da comunidade	"Você alcançou três de seus quatro objetivos de terapia até o momento. Relacionados a melhorar o equilíbrio, aumentar a velocidade de caminhada e levantar e levantar do chão com supervisão. Bom trabalho!"

FT, fisioterapia.

TABELA 11.2	Recursos para educação do paciente em tópicos comumente evitados por idosos.
Recursos gerais de saúde	**Recursos de gerenciamento de estresse**
• **Exercício:** Go4Life Program, http://www.nia.nih.gov/Go4Life (National Institute on Aging) • **Atividade física:** Healthy Aging in Parks Program, http://www.nrpa.org/healthaging-in-parks (National Recreation and Park Association) • **Sono:** "Aging and Sleep," http://www.sleep.org (National Sleep Foundation) • **Dieta:** "Choosing Healthy Meals as You Get Older," http://www.ChooseMyPlate.gov/olderadults (U.S. Department of Agriculture) • **Saúde cognitiva:** "Talking About Brain Health & Aging: The Basics," http://www.acl.gov (Administration for Community Living) • **Engajamento:** Arts & Aging Toolkit, http://www.creativeaging.org/resources/toolkits (National Center for Creative Aging)	• http://www.healthfinder.gov (Office of Disease Prevention and Health Promotion) • http://www.Healthtools.aarp.org (AARP) • "Coping with Stress and Anxiety" (American Psychological Association)

hospitalares e eventos adversos após a hospitalização em adultos mais velhos,[11] incluindo aqueles com insuficiência cardíaca[12] e artroplastia total.[13] Existem excelentes recursos disponíveis para os pacientes desempenharem um papel ativo na garantia de instrução de alta de qualidade. A *Discharge Planning Checklist Worksheet*,[14] do Medicare, destaca muitos aspectos relacionados à fisioterapia (FT), incluindo informações sobre equipamentos médicos, assistência com atividades diárias e quais cuidados são planejados para o paciente após a alta. *Hospital Discharge Planning: A Guide for Families and Caregivers*, da Family Caregiver Alliance,[15] capacita os cuidadores a requerer informações, recursos e assistência para um ente querido que recebe alta em casa ou em outras instalações médicas. Esses são apenas dois exemplos de recursos baseados na *web* ou impressos que um fisioterapeuta pode fornecer a um paciente idoso e sua família para melhorar o planejamento e a educação de alta.

Sluijs et al. definiram cinco áreas comuns de educação em fisioterapia, isto é, a compreensão principal dos pontos do tratamento: (1) relacionado a doenças, (2) exercícios em casa, (3) conselhos/informações, (4) informações gerais de saúde e (5) problemas relacionados ao estresse.[16] Informações relacionadas ao estado de saúde e exercícios em casa são as mais frequentemente fornecidas por fisioterapeutas, enquanto aspectos sobre saúde geral e gerenciamento de estresse é o menos comentado.[7] Isso pode ser surpreendente – a promoção da saúde e do bem-estar não é uma parte essencial do papel do terapeuta? Esses resultados são um lembrete útil para os fisioterapeutas fornecerem educação nessas áreas, especialmente no tratamento de idosos. Existem muitos recursos para ajudar a promover um estilo de vida saudável composto de atividade física, dieta, sono, saúde cognitiva e controle do estresse nesse grupo. Consulte a Tabela 11.2 para recursos de fácil acesso projetados especificamente para adultos mais velhos. Os fisioterapeutas devem considerar a importância da educação para prevenção e bem-estar em todos os adultos mais velhos, além de informações específicas sobre lesões ou condições de saúde e instruções de exercícios em casa.

Apesar de muitos fisioterapeutas não terem entrado na profissão com o objetivo principal de ensinar, muitos relatam que essa é uma habilidade necessária na prática clínica.[17] A teoria de Resnik e Jensen da prática da fisioterapia destaca uma "ênfase na educação" como uma marca registrada do estilo da prática clínica do fisioterapeuta especialista.[18] Em um estudo qualitativo com fisioterapeutas que prestam cuidados a pacientes ambulatoriais com dor lombar, um tema central incluiu a educação como a parte mais importante da intervenção fisioterapêutica.[8] Os pacientes também esperam receber educação. A literatura atual que investiga as preferências do paciente quanto ao relacionamento médico-paciente destaca o desejo do paciente por educação e informação como as principais prioridades.[19] Em termos das expectativas do paciente no que diz respeito ao relacionamento com fisioterapeutas, um estudo de Grannis investigou o que os idosos consideram o "fisioterapeuta ideal".[20] A população da amostra, nascida antes de 1920, relatou que três das sete qualidades mais importantes do fisioterapeuta estavam relacionadas ao ensino e à comunicação: (1) "fornece instruções ao paciente de forma clara e concisa"; (2) "instrui o paciente claramente sobre o propósito de um procedimento"; e (3) "demonstra efetivamente enquanto instrui". Outros itens foram relacionados à eficácia, empatia, humor e conforto do paciente durante a sessão.[20] É importante destacar que os indivíduos do estudo eram "Tradicionalistas" ou parte da "Geração silenciosa" (nascidos antes de 1942). Essas preferências em relação ao ensino são consistentes com a visão do professor (ou terapeuta) como um especialista e com a expectativa de instruções claras para as atividades.[21] Essa preferência paternalista na busca dos cuidados de saúde por parte de alguns adultos mais velhos desafia diretamente as visões atuais sobre como os pacientes devem participar. A era atual da assistência à saúde, caracterizada por uma ênfase na escolha do paciente, na autonomia e na tomada de decisão compartilhada, momento no qual o terapeuta apresenta para o paciente as possibilidades para que ambos decidam juntos, ainda que norteados pelo profissional, quais condutas devem ser abordadas,[2] pode refletir mais as preferências dos *baby boomers* que estão envelhecendo. Assim, os fisioterapeutas podem educar alguns pacientes mais velhos sobre o *porquê* de o fisioterapeuta oferecer escolha e oportunidade para tomada de decisão dentro das sessões de tratamento e quão importante é a compreensão das preferências e percepções de aprendizagem do paciente mais velho para a criação de um plano de cuidados bem-sucedido.

Já estabelecemos a necessidade e o desejo de ensinar como parte da prática do fisioterapeuta. Entretanto, existem desafios para fornecer de forma eficaz educação ao paciente. A Tabela 11.3 considera as barreiras educacionais do paciente em três áreas: fatores do paciente, fatores do terapeuta e fatores ambientais. Compreender essas barreiras e projetar a educação do paciente em antecipação a esses empecilhos ajudará a tornar os resultados da aprendizagem dos pacientes positivos e eficazes. Discutiremos agora os "fundamentos da educação" por trás da orientação do paciente, começando com a teoria do aprendizado.

TEORIA DO APRENDIZADO: ENTENDER COMO APRENDEMOS

Teoria da aprendizagem de adultos

Ajudar os idosos a compreender, reter e aplicar o que é ensinado na terapia requer uma compreensão de como se aprende. Os adultos mais velhos são, por natureza, alunos adultos. Malcolm Knowles desenvolveu a teoria da andragogia, que enfatiza seis características principais dos alunos adultos:[22]

1. Os adultos trazem experiências anteriores para o ambiente de aprendizagem.

TABELA 11.3	Barreiras para a educação do paciente entre fornecedores de cuidados de saúde.	
	Barreiras percebidas para o paciente	**Estratégia de educação para superar**
Fatores do paciente	• Grau de instrução/grau de instrução em saúde[4]	Avalie o nível de grau de instrução do paciente
	• Atitudes sobre doença ou deficiência[17]	Faça perguntas para entender a visão do paciente sobre doença/deficiência para enquadrar a educação
	• Preferência por papel passivo na terapia[17]	Descreva por que o papel ativo do paciente é desejado na terapia; uma vez que as metas são estabelecidas, minimize as escolhas oferecidas se o papel passivo for preferido
	• Expectativas irrealistas para os resultados da terapia[17]	Divida as expectativas irrealistas em resultados menores, significativos e alcançáveis
	Estado cognitivo prejudicado[17]	Capacite o paciente conforme sua capacidade; direcione a educação para o cuidador (incorporando as necessidades do paciente e do cuidador)
	• Labilidade emocional[17]	Busque recursos ou apoio de profissionais de psicologia ou saúde mental para auxiliar na oferta educacional
	• Falta de participação da família/cuidador[17]	Considere o papel de outro defensor de cuidados de saúde ou *ombudsman* dos CLPs (http://www.eldercare.acl.gov)
Fatores do terapeuta	• Prioridade para atendimento clínico prático[94] • Tempo limitado[17] • Falta de conhecimento[79,94] • Falta de confiança ou conforto com o diagnóstico[94] • Fraca capacidade de comunicação[95] • Fonte limitada de Recursos Financeiros[94]	Priorize as sessões do paciente para incluir intervenções físicas e educacionais. A educação deve ser vista com igual prioridade Considere a educação "mínima" que deve ser fornecida em cada sessão de terapia para minimizar as restrições de tempo; espalhe a educação em várias sessões em pequenas quantidades Avalie os pontos fortes e fracos em tópicos de educação e busque colegas e outros recursos profissionais para ajudar a preencher as lacunas de conhecimento; a OMS criou perfis de competências de educação do paciente para algumas doenças crônicas, como diabetes e asma[79] Procure colegas e recursos profissionais para ajudar a preencher as lacunas de conhecimento; observe um colega ou supervisor fornecer educação aos pacientes com esse diagnóstico; crie oportunidades de mentoria Procure orientação de colegas ou supervisores para melhorar a abordagem de comunicação com os pacientes Crie cultura terapêutica onde a educação é valorizada independentemente do reembolso; forneça educação enquanto realiza outras atividades faturáveis
Fatores ambientais	• *Layout* do espaço e configuração do equipamento[17] • Distrações[17] • A cultura organizacional não valoriza a educação[95] • Educação fracionada entre os membros da equipe de saúde[95] • Recursos disponíveis limitados ou baixa qualidade (impressão, mídia etc.)[76]	Estabeleça áreas em clínicas ou áreas de cuidados em que a educação seja mais adequada; reserve uma sala de tratamento silenciosa, se disponível Forneça educação quando as distrações forem mínimas (p. ex., durante o meio do tratamento *vs.* início/fim; quando envolvido em atividades 1:1 *vs.* equipamentos de ginástica grandes) Levante preocupações sobre a prioridade da educação do paciente em reuniões de equipe ou durante as oportunidades de *feedback* da equipe para o sistema de saúde Incentive a comunicação e o compartilhamento de recursos educacionais entre os membros da equipe para uma abordagem e mensagem consistentes Busque oportunidades de projetos de melhoria de qualidade (ou projetos de alunos) para melhorar a disponibilidade/qualidade do material educacional; encorajar os pacientes a fornecer *feedback* sobre os pontos fortes e áreas para melhoria nos recursos de educação

CLP, cuidados a longo prazo; *OMS*, Organização Mundial da Saúde.

2. Os adultos aprendem melhor quando há necessidade de aplicação imediata.
3. Os adultos aprendem mais quando o tópico está relacionado ao seu contexto de vida e papéis.
4. Os adultos desejam algum controle e responsabilidade sobre o que aprendem.
5. Os adultos possuem motivação interna para aprender.
6. Os adultos precisam saber *por que* devem aprender.

Um fisioterapeuta deve levar esses princípios da aprendizagem de adultos em consideração ao educar adultos mais velhos. Alguns aspectos da teoria da aprendizagem de adultos podem vir mais naturalmente no projeto educacional do fisioterapeuta, enquanto outros exigem mais esforço. Por exemplo, usar os objetivos do paciente para ajudar a estruturar a educação para as necessidades imediatas do paciente (princípio 2) ou vincular a educação aos papéis familiares, de trabalho e de lazer (princípio 3) pode vir inerentemente de informações coletadas durante a avaliação subjetiva do paciente. Uma estruturação mais deliberada da educação do paciente pode ser necessária para fornecer ao paciente uma sensação de controle sobre seu aprendizado. Além disso, o fisioterapeuta deve indagar e se basear nas experiências de aprendizado anteriores que o paciente traz para a sessão de fisioterapia. Isso inclui não apenas o aprendizado em fisioterapias anteriores (quando aplicável), mas também experiências sobre o aprendizado em outras facetas da vida, incluindo trabalho, *hobbies* e lazer. A Tabela 11.4 fornece exemplos de como os princípios de aprendizagem de adultos se relacionam com a educação do paciente em FT.

Ciclo de aprendizagem experiencial

O papel da experiência na aprendizagem não é apenas destacado na teoria da aprendizagem de adultos, mas também central para o Ciclo de Aprendizagem Experiencial (CAE) de Kolb – do inglês *Kolb's Experiential Learning Cycle*. David Kolb descreve a aprendizagem como um processo cíclico que gira em torno da experiência e reflexão de uma pessoa.[23] De acordo com Kolb, a aprendizagem decorre de experiências que exigem que o indivíduo interprete, processe e crie significado. O processo de reflexão e interpretação das experiências cria novas aprendizagens, que são aplicadas a outras experiências e dão continuidade ao ciclo de aprendizagem. Kolb descreve ainda os estilos ou preferências de aprendizagem que os indivíduos têm com o início da aprendizagem em certas partes desse ciclo experiencial. Discutiremos isso mais adiante neste capítulo.

O CAE fornece uma estrutura útil para a educação do paciente. O fisioterapeuta pode ter uma função em qualquer parte do ciclo de aprendizagem: criando experiências de aprendizagem significativas para o paciente, ajudando-o a refletir sobre tais vivências e/ou fornecendo contexto para conceituá-las. Para otimizar o aprendizado, é importante criar um ambiente clínico que estimule o paciente a compartilhar suas experiências de vida, permitindo ao fisioterapeuta relacionar o novo aprendizado à

TABELA 11.4	Aplicação da teoria de aprendizado do adulto à educação do paciente.
Princípios de aprendizagem de adultos	**Exemplos de perguntas a fazer ao paciente idoso para adaptar a educação do paciente**
1. Os adultos trazem experiências anteriores para o ambiente de aprendizagem	• O que você já sabe sobre esse problema de saúde? • Como você aprendeu em episódios anteriores de FT? • Quais foram as experiências positivas de aprendizado que você teve em relação à sua saúde? E as negativas? • Você pode me falar sobre novas tarefas relacionadas ao trabalho ou *hobbies* que aprendeu recentemente? Que estratégias ajudaram no seu aprendizado?
2. Adultos aprendem mais quando há necessidade de aplicação imediata	• Quais são seus objetivos para a FT? • O que é mais importante para você deixar a FT sabendo hoje? • Como você espera aplicar o que aprendeu na FT?
3. Os adultos aprendem mais quando o tópico está relacionado ao seu contexto de vida e papéis	• Conte-me mais sobre seu trabalho • Que outras funções são importantes para você? • Qual é a configuração da sua casa?
4. Os adultos querem algum controle e responsabilidade sobre o aprendizado	• Você tem ideias sobre como gostaria de aprender mais sobre isso? • Você prefere falar sobre exercícios relacionados à sua caminhada ou exercícios relacionados à sua força hoje? • Você gostaria de saber como evitar um problema semelhante no futuro, hoje ou guardar esse assunto para outra sessão?
5. Os adultos possuem motivação interna para aprender	• Por que você deseja saber mais sobre isso? • O que o motiva a vir para a FT hoje?
6. Os adultos precisam saber *por que* devem aprender	• Você sabe por que esse tópico é importante para atingir seus objetivos da FT? • Você vê como essas informações se relacionam com seus problemas atuais de movimento? • Você sabe como isso afetará a progressão da sua doença?

FT, fisioterapia.

experiência do paciente. Criar uma atmosfera aberta para compartilhamento por parte do paciente requer que o terapeuta construa um relacionamento de confiança. Esse é outro componente importante da prática do fisioterapeuta especialista: a relação paciente-terapeuta.[18] Consulte a Figura 11.2 para encontrar ideias sobre como usar o ciclo de aprendizagem experiencial para promover a educação do paciente e oportunidades de aprendizagem em sessões de fisioterapia.

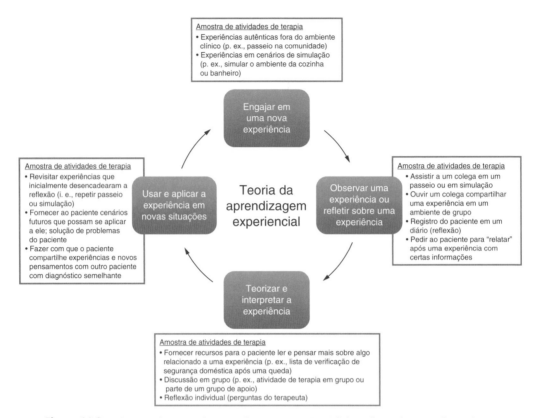

Figura 11.2 Aplicação da teoria de aprendizagem experiencial de Kolb à educação do paciente.

Para criar um aprendizado significativo a partir das experiências do paciente, o fisioterapeuta deve ouvir com atenção as atualizações compartilhadas na terapia. Considere estes cenários:

- Um paciente mais velho compartilha uma experiência relacionada à sua lesão ou saúde, mas tira conclusões imprecisas que exigem que o fisioterapeuta recalibre essas conclusões – por exemplo, um paciente que sentiu dores musculares que desapareceram 24 horas após uma sessão de fisioterapia, mas o paciente interrompeu o exercício porque achou que era uma reação adversa
- Um paciente idoso compartilha uma experiência com o fisioterapeuta, mas não consegue ver o momento de aprendizagem – por exemplo, o idoso que relata uma quase queda em casa, mas descarta o vínculo com sua condição de saúde. O questionamento do terapeuta pode ajudar o paciente a estabelecer ligações entre o comprometimento sensorial da extremidade inferior devido ao diabetes e o tropeçar em um tapete no chão. O paciente ganharia uma nova visão de como isso pode ser evitado no futuro
- Um paciente mais velho compartilha uma frustração com um aspecto de sua condição de saúde que outros pacientes também identificaram como uma frustração – por exemplo, um paciente com diabetes se sente frustrado com as flutuações no controle glicêmico com dieta e exercícios. O fisioterapeuta pode identificar outro paciente com histórico de diabetes que esteja disposto a compartilhar suas experiências e estratégias para lidar com essa frustração da doença.

Teoria social cognitiva

Derivada da teoria de aprendizagem social, a teoria social cognitiva (TSC) fornece a base para intervenções educacionais em uma variedade de contextos e, além disso, tem demonstrado eficácia em intervenções voltadas para o aumento da atividade física em populações mais velhas.[24,25] A TSC descreve a aprendizagem em um contexto social, afetado por fatores pessoais, ambientais e comportamentais. Inicialmente, focaremos os fatores pessoais, considerando os fatores comportamentais e ambientais mais adiante neste capítulo.

Dois fatores pessoais que os adultos mais velhos trazem para o ambiente de aprendizagem da terapia são as crenças sobre a própria capacidade de adotar um novo comportamento (autoeficácia) e as crenças sobre o potencial do novo comportamento para produzir os resultados desejados (expectativas de resultados). Outra premissa fundamental da TSC é o conceito de experiência vicária como fundamental para a instrução – os indivíduos aprendem observando os comportamentos e as consequências comportamentais dos outros. Assim, modelos confiáveis são usados para aprender e reforçar a mudança de comportamento desejada.

O papel dos fatores pessoais não deve ser subestimado ao tentar promover o aprendizado e a mudança de comportamento com os pacientes, e o terapeuta deve perguntar sobre essas áreas ao iniciar a educação do paciente: *em quais áreas da FT você se sente confiante? Onde você se sente menos confiante? Que resultados você está esperando?*

Existem quatro modos principais de aumentar a autoeficácia para maximizar o aprendizado:[26,27]

1. Conquistas de desempenho: a realização bem-sucedida de determinada atividade ou tarefa ajudará a melhorar a autoeficácia para o aprendizado. Os fisioterapeutas devem criar metas com componentes pequenos, mensuráveis e viáveis para que os idosos tenham sucesso.
2. Experiência vicária: ver ou ouvir sobre outros indivíduos com características semelhantes (p. ex., idade, condição de saúde, deficiência, papéis na vida) aprendendo ou realizando determinada tarefa ajuda a melhorar a autoeficácia de aprendizagem. Os fisioterapeutas podem utilizar os pares como educadores fornecendo aos idosos modelos para aprender em terapia.
3. Encorajamento verbal: *feedback* positivo e apoio verbal são importantes para aumentar a autoeficácia para o aprendizado. Elogios e incentivos de fisioterapeutas e profissionais de saúde são especialmente eficazes para adultos mais velhos.
4. Percepções pessoais: a interpretação precisa da resposta de uma pessoa (fisiológica ou afetiva) a determinada tarefa é importante para a autoeficácia do aprendizado. Os fisioterapeutas podem fornecer interpretações realistas de quão bem uma habilidade é aprendida ou como uma atividade é realizada para ajudar um adulto mais velho a medir o sucesso.

Curiosamente, para que a mudança de comportamento e o aprendizado aconteçam, a expectativa de resultado para a atividade física parece ser mais importante para os adultos mais velhos que para os jovens.[28] A atenção cuidadosa às crenças do paciente sobre o benefício percebido de um curso de terapia ou uma mudança de comportamento desejada é especialmente importante. A seguir estão sugestões para melhorar as expectativas de resultados:

1. Crie oportunidades para os pacientes experimentarem resultados positivos do comportamento desejado (p. ex., redução da dor ou melhora da dor após uma breve sessão de atividade física). Diga ao paciente para refletir sobre esses resultados.
2. Discuta os resultados da pesquisa de uma maneira amigável, talvez usando infográficos.
3. Forneça terapia perto de modelos de pares confiáveis que tiveram resultados bem-sucedidos ou mostrar fotos/vídeos que demonstrem resultados de comportamento positivos usando modelos de pares confiáveis.
4. Aborde as preocupações com o ambiente físico que possam interferir no comportamento desejado.

Reforçar a autoeficácia e as expectativas de resultados para o seu paciente mais velho pode ser fácil: "Com tempo e esforço, os pacientes com quem trabalhei, como você, se saíram muito bem em aprender e compreender esses conceitos".[29,30] Sim, o terapeuta simplesmente verbalizou para o paciente que espera resultados positivos com base na experiência anterior, visando melhorar o aprendizado!

A educação de pares pode ser útil para aumentar a autoeficácia por meio do compartilhamento de experiências que são relatáveis para um paciente com determinada condição de saúde ou deficiência, e programas padronizados para autogerenciamento de condições crônicas estão disponíveis em muitas comunidades. A educação fornecida por pares facilita a aprendizagem e a mudança de comportamento para adultos mais velhos em uma variedade de áreas, incluindo prevenção de quedas,[31] gestão da osteoporose[32] e planejamento de cuidados no fim da vida.[33] Uma revisão da Cochrane de programas de autogestão para condições crônicas descobriu que a educação fornecida por leigos apresentou melhorias a curto prazo na autoeficácia, autoavaliação da saúde, gerenciamento de sintomas cognitivos e frequência de exercícios aeróbicos.[34] Os benefícios da educação fornecida por pares vão além de apenas o paciente ou receptor de informações. A literatura que investiga os benefícios desses modelos para o professor desses pares sugere que a experiência melhorou seu próprio aprendizado e conhecimento sobre o tópico, bem como habilidades para a facilitação de grupos.[35] Os benefícios da educação de pares são destacados na Figura 11.3.

Existem, entretanto, algumas desvantagens que o fisioterapeuta deve considerar ao encaminhar pacientes para programas de educação realizados por pares. Notavelmente, os educadores parceiros precisam de treinamento e apoio,[36] e a qualidade da instrução pode, portanto, variar, mesmo com o uso de materiais instrucionais padronizados. Mesmo com um treinamento considerável, os educadores pares não substituem os profissionais médicos em termos de conhecimento ou capacidade de fornecer aconselhamento médico.[37]

Reflexão

A reflexão é um componente de várias teorias de aprendizagem (p. ex., CAE de Kolb, teoria da aprendizagem transformativa[38]), mas aqui iremos discuti-la como uma estratégia educacional. A reflexão é o processo de pensar profundamente sobre uma experiência para criar

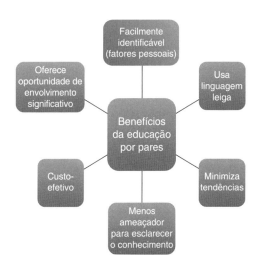

Figura 11.3 Benefícios da educação em pares para adultos mais velhos. (*Dados de Peel NM, Warburton J. Using senior volunteers as peer educators: what is the evidence of effectiveness in falls prevention? Australas J Ageing. 2009;28[1]:7-11.*)

significado, chegar a novos *insights* ou mudar a perspectiva.[21] A reflexão requer uma variedade de habilidades por parte do aluno para criar aprendizagem: autoconsciência, descrição, análise crítica, síntese e avaliação.[39] Essas são habilidades de aprendizagem de alto nível, conforme a taxonomia de Bloom, e podem, também, não se desenvolver facilmente para muitos alunos.[40] Portanto, usar a reflexão como uma ferramenta de aprendizagem pode não ser apropriado para todos os pacientes e, quando usada, exigirá orientação e paciência por parte do terapeuta, assim como o aumento do esforço por parte do paciente. Em sua revisão sistemática da reflexão e da prática reflexiva na área da saúde, Mann et. al. enfatizaram que a reflexão requer "análise crítica intencional de conhecimento e experiência".[41] Essa habilidade – análise crítica proposital ou "pensamento crítico" – é importante para que os pacientes tenham independência nas funções de vida em casa e na comunidade.

A reflexão é um processo de três estágios.[42] O primeiro estágio envolve um "evento desencadeador" que cria desconforto ou mal-estar. Em seguida, o aluno deve analisar os sentimentos e compreender esses sentimentos. Por fim, uma nova perspectiva é aprendida e adotada.[39] As perguntas são a principal ferramenta que os fisioterapeutas usam para conduzir o processo reflexivo com os pacientes. É necessário um questionamento proposital e sistemático. Plack e Greenberg descrevem duas estruturas úteis para envolver o aluno na reflexão: dependente do tempo e dependente do conteúdo.[42] Perguntas reflexivas dependentes do tempo são baseadas no trabalho de Schon[43] e Killion e Todnem.[44] Elas envolvem o aluno no pensamento crítico "em ação" ou durante a experiência; "na ação" ou após a experiência; e "para ação" ou para uma experiência futura. As questões dependentes de conteúdo derivam da obra de Mezirow,[38] que propôs que a reflexão pode ocorrer a partir do *conteúdo*, do *processo* ou da *premissa* de uma experiência.

Vamos colocar a estrutura reflexiva de Mezirow em perspectiva: um paciente teve dificuldade para manobrar sua cadeira de rodas em locais públicos, incluindo o acesso ao ônibus de uso coletivo durante um passeio comunitário. A reflexão do conteúdo por parte do paciente focalizaria no pano de fundo do problema: o *que o paciente sabia sobre a capacidade adaptada do ônibus? Qual foi o procedimento para solicitar a parada do ônibus? Em que posição ele deveria estar enquanto esperava no meio-fio?* A reflexão do processo se concentraria em como o paciente tentou resolver o problema: *como ele resolveu o problema para entrar no ônibus? Qual foi a estratégia alternativa para entrar no ônibus?* A reflexão sobre as premissas se concentra nos valores, preconceitos e suposições que o paciente trouxe para a experiência e na consideração de perspectivas alternativas: *por que ele ficou com raiva pela maneira como teve de entrar no ônibus? O que ele presumiu que o motorista do ônibus deveria fazer para ajudar? Como a situação fez o motorista do ônibus se sentir?* Como você pode ver, o questionamento reflexivo requer que o terapeuta vá muito mais

fundo que simplesmente perguntar "Como foi isso?" ou "O que você faria de diferente na próxima vez?". Ajudar um paciente a refletir para o aprendizado necessita que o fisioterapeuta o incite deliberadamente com perguntas que ajudem a torná-lo mais autoconsciente, descritivo, analítico e avaliativo de uma dada situação.[42]

Até agora, esta seção descreveu o processo reflexivo conduzido pelo terapeuta. Mas outro objetivo importante da educação do paciente deve ser a autonomia, isto é, esse sujeito deve desenvolver esse processo reflexivo dentro de si mesmo. A reflexão é o que ajudará o paciente a se tornar um pensador crítico e solucionador de problemas em futuras situações fora da FT. O fisioterapeuta deve espaçar suas perguntas reflexivas ao longo do plano de cuidados para permitir que o paciente desenvolva as habilidades de análise crítica e autorreflexão. O terapeuta pode considerar o compartilhamento explícito de aspectos das estruturas de Plack e Greenberg[42] para o paciente pensar e relatar sobre elas. Por exemplo: "Você só pensou em como me senti no momento?", "Você considerou como a experiência pode impactar sua abordagem futura para essa situação?" ou "Você pensou em seu processo com as suposições ou preconceitos que você trouxe para a situação?". Consulte a Tabela 11.5 para exemplos de aplicação dessas estruturas no caso de um paciente.

Lembre-se de que o questionamento reflexivo também será importante para o fisioterapeuta utilizar ao facilitar o aprendizado do cuidador. Um cuidador também pode ser treinado pelo terapeuta para fazer perguntas reflexivas e resolutivas, isto é, que solucionem os problemas do paciente, adotando essa etapa como parte de um programa de educação domiciliar para desenvolver a percepção, independência e autonomia do paciente.

Nesta seção, revisamos a teoria educacional que se relaciona à educação do paciente. A consideração da aprendizagem de adultos, aprendizagem experiencial, aprendizagem social e teorias reflexivas ajudarão o fisioterapeuta a projetar a educação do paciente de forma mais eficaz. A seguir, pensaremos nas contribuições que o aluno idoso, o fisioterapeuta (como professor) e o ambiente trazem para a situação de aprendizagem.

APRENDIZ MAIS VELHO

Sem levar em consideração as características únicas do paciente e do ambiente, um fisioterapeuta corre o risco de fornecer uma educação genérica sem atender às necessidades do aluno ou ao objetivo do fisioterapeuta.[45] A Figura 11.4 destaca as influências que devem ser consideradas e avaliadas pelo fisioterapeuta *antes* de iniciar a educação do paciente. Lembre-se de que a educação do paciente se aplica a muitos alunos, não somente o paciente! Embora o foco deste capítulo seja o paciente mais velho, não se esqueça de que os membros da família, cuidadores e outros profissionais de saúde exigem conhecimento do FT para maximizar a resposta do paciente mais velho à FT. Ao ler, considere como as informações podem se aplicar a esses outros alunos na área de saúde.

TABELA 11.5	Aplicando princípios da reflexão para facilitar o aprendizado do paciente.

Exemplo de caso: o Sr. O'Day é um paciente de 75 anos, com uma prótese s/p do joelho em uma unidade de reabilitação para pacientes internados. Tarefa de hoje: subir/descer um meio-fio. O Sr. O'Day foi limitado na reabilitação pela dor, limitações da ADM e fraqueza no MI direito. Durante a subida, o Sr. O'Day começa colocando a perna direita no primeiro degrau. Ele tenta dar impulso, mas é limitado pela dor e diminuição da capacidade de gerar força. O fisioterapeuta pergunta: "Está indo como você esperava? Como você pode mudar o que está fazendo para ser mais eficaz?". O Sr. O'Day muda as pernas, inicia o passo com seu MI esquerdo e conclui a tarefa com assistência moderada. Ele pede uma pausa para descanso. O fisioterapeuta facilita uma reflexão adicional sobre seu desempenho.

Perguntas reflexivas dependentes do tempo	Perguntas reflexivas dependentes de conteúdo

• Reflexão em ação
  – Está indo como você esperava?
  – Como você pode mudar sua abordagem para ser mais eficaz?
  – O que você queria que acontecesse agora?
• Reflexão sobre a ação
  – O que aconteceu?
  – Você teve sucesso? Por que ou por que não?
  – Você se sente bem com o resultado?
  – É isso que você esperava que ocorresse?
• Reflexão para a ação
  – Como você abordará essa tarefa na próxima vez? Da mesma forma ou de forma diferente?
  – Como você planejará lidar com um meio-fio da próxima vez?
  – O que você acha que o ajudaria a obter um resultado melhor?
	• Conteúdo (pense em perguntas de "quês")
	  – O que você sabia sobre como se aproximar de um meio-fio ou escada?
	  – Que informações adicionais você gostaria de saber?
	  – O que você sabe sobre os recursos ou capacidades que traz para a tarefa?
	• Processo (pense nas perguntas "como")
	  – Como você aprendeu com esse processo?
	  – Como você resolveu o problema?
	  – Que estratégias você usou para ter sucesso?
	  – Como você abordou a tarefa? Como você poderia abordar isso de forma diferente da próxima vez?
	  – Quão eficaz você foi na conclusão da tarefa? Como você poderia ser mais eficaz da próxima vez?
	• Premissa (pense nas perguntas do tipo "por que")
	  – Por que você reagiu assim ao desafio da tarefa?
	  – Por que você presumiu que a tarefa seria fácil ou difícil?
	  – Você trouxe algum preconceito à situação?

MI, membro inferior; *ADM*, amplitude de movimento; *s/p*, *status* pós.
(Adaptada de Plack & Greenberg.[42])

Estilo de aprendizado

A maioria das pessoas tem uma forma preferencial de assimilar e aprender novas informações. Alguns preferem ver as novas informações apresentadas visualmente, alguns preferem ouvir as novas informações apresentadas oralmente e alguns preferem tocar e sentir as novas informações

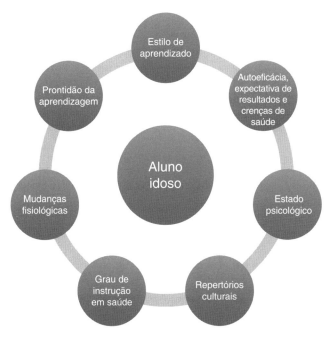

Figura 11.4 Fatores que influenciam a capacidade de aprendizagem do idoso.

cinestesicamente. A Tabela 11.6 descreve essas preferências e métodos educacionais que um terapeuta pode usar para atender a cada um desses estilos. Embora as pessoas possam aprender por meio de qualquer uma dessas modalidades, geralmente uma é a preferida. Isso não significa que todas as informações ao longo da terapia precisam ser apresentadas de uma maneira, mas pode ser útil usar a modalidade preferida do paciente para envolvê-lo e motivá-lo a aprender. As melhores práticas de ensino encorajam os profissionais de saúde a avaliar os estilos de aprendizagem dos pacientes antes de fornecer educação.[45] O fisioterapeuta pode ter uma ideia dos métodos de aprendizagem preferidos do paciente fazendo perguntas simples: "Existem muitas informações para entender sobre o seu diagnóstico e cuidados terapêuticos. Qual é a melhor maneira de ajudá-lo a aprender? Podemos usar ferramentas que envolvem ler materiais, ouvir, assistir a vídeos ou praticar".[46] Ou: "Quando você aprende coisas novas, como gosta de ser exposto a essas informações pela primeira vez? Vendo? Ouvindo? Sentindo?" Fazer essas perguntas durante a avaliação do paciente ou sessão de terapia ajudará a adaptar o aprendizado à estratégia ideal para aquele indivíduo.

Os estilos de aprendizagem visual, auditivo e cinestésico ajudam a descrever como um aluno prefere perceber ou receber informações. Outro aspecto importante para considerar em relação aos estilos de aprendizagem é como o aluno prefere *processar* informações.[21] Isso nos leva de volta a David Kolb e seu ciclo de aprendizagem experiencial. Kolb sugeriu que quatro estilos de aprendizagem surgem dependendo de como os alunos preferem

TABELA 11.6	Estilos de aprendizado e métodos de educação do paciente.[17,45]	
	Descrição	Estratégias de ensino clínico
Visual	O aluno prefere *ver* as informações apresentadas visualmente – em imagens, diagramas, gráficos, tabelas	• Use folhetos impressos • Use vídeos • Use gestos e demonstrações para complementar as informações
Auditivo	O aluno prefere *ouvir* as informações apresentadas por meio de conversas, discussões e conversas	• Use explicações verbais • Paciente ou terapeuta lê os materiais impressos em voz alta • Use gravações de áudio (*podcasts*) ou vídeo • Explicações verbais sobre simulação/demonstração
Cinestésico	O aluno cinestésico prefere *sentir*, *tocar* e *vivenciar* as informações apresentadas cinestesicamente	• Use atividades físicas e simulações • Use modelos e equipamentos para os pacientes tocarem • Use demonstrações nas quais o paciente participe ativamente

receber informações e como eles as processam.[23] Pense nesses estilos como flutuando entre preferir *pensar* sobre as informações (i. e., comparar experiências com teorias) *versus experiência* de aprendizagem prática (i. e., participar ativamente de exemplos específicos de conceitos), que, em seguida, oscilam entre o processamento de informações por meio da *observação* e da *experimentação*. Aqui está como Kolb descreveu cada um dos estilos de aprendizagem que emergem dessas preferências e como eles podem ser aplicados na clínica com um paciente mais velho com osteoporose, que precisa de educação sobre o papel do exercício na manutenção da saúde óssea e na prevenção de fraturas futuras.

• Os **assimiladores** preferem aprender analisando e comparando a teoria com a experiência. Eles gostam de dedicar tempo para compreender a premissa de um primeiro conceito. Esses alunos processam informações observando experiências e reunindo mais informações. As informações básicas são muito importantes para esse estilo de aprendizagem. Um paciente mais velho que é assimilador provavelmente se beneficiaria tendo acesso a um recurso para revisar antes do terapeuta explicar mais sobre um tópico. Por exemplo, um paciente idoso que está aprendendo sobre seu risco de futuras fraturas secundárias à osteoporose pode se beneficiar com uma primeira leitura sobre os benefícios dos exercícios para a osteoporose em materiais impressos ou na *web*. Os assimiladores são menos propensos a "mergulhar" ativamente no processo de aprendizagem por meio da prática, em vez de pensar e refletir sobre determinado assunto

• Os **convergentes** gostam de aprender por meio da compreensão da teoria (como os assimiladores), mas preferem aplicar as informações ativamente. Eles passam algum tempo usando a teoria e as informações básicas para compreender, mas preferem resolver problemas e usar as informações para aplicações no "mundo real". Pacientes mais velhos que são convergentes provavelmente se beneficiariam com a revisão das informações de histórico e, em seguida, com reflexões sobre como essas informações se relacionam com suas demandas; eles resolvem problemas de forma prática e são realistas. Um paciente mais velho que está aprendendo sobre seu risco de futuras fraturas secundárias à osteoporose, por exemplo, pode se beneficiar de uma leitura sobre estratégias para reduzir o risco imediato de fratura, seguido por considerar como aplicar as recomendações em sua própria vida com dieta e estratégias de exercícios

• Os **acomodadores** gostam de aprender informações por meio da experiência e do envolvimento ativo. Esses alunos estão menos preocupados com a teoria e não passam muito tempo refletindo. São solucionadores de problemas ativos que gostam de praticar, pensar sobre soluções e experimentar abordagens diferentes. Esse tipo de aluno valoriza a prática em detrimento da leitura reflexiva durante o processo de aprendizagem. Por exemplo, um paciente idoso que está aprendendo sobre seu risco de futuras fraturas secundárias à osteoporose se beneficiaria se pulasse direto para os métodos de resolução de problemas que diminuem o risco de fratura. Praticar exercícios imediatamente ou criar ideias para modificações no estilo de vida será mais benéfico para o aprendizado desse paciente que um folheto informativo

• Os **divergentes** preferem aprender por meio da experiência e da reflexão. Estão muito interessados em como as informações ou os problemas se aplicam a eles, pensando em muitas possibilidades. Essa pessoa é um aprendiz social e prefere falar e pensar em voz alta. Por exemplo, um paciente idoso que está aprendendo sobre seu risco de futuras fraturas estaria interessado em pensar sobre todos os diferentes fatores de risco envolvidos e em modos de lidar com cada um. O *brainstorming* do paciente será diretamente aplicável à sua própria vida e experiência.

Pode ser um pouco mais difícil na clínica descobrir o estilo de aprendizagem de um paciente com base na teoria de Kolb em comparação com as preferências de estilo de aprendizagem sensorial. Frequentemente, os pacientes terão preferências relacionadas a mais de um desses estilos de aprendizagem. Saber como estruturar o aprendizado em torno desses estilos pode ser definido por meio de perguntas simples ao paciente: "As informações básicas e a teoria são importantes para o seu aprendizado ou você está mais preocupado em como as informações se aplicam diretamente a você?", "Você está mais interessado em aprender 'fazendo' seu programa de exercícios em casa ou prefere aprender sobre por que cada exercício está sendo proposto e ter tempo para pensar sobre os exercícios antes de realizá-los?", "Ao aprender sobre sua saúde, você é motivado por fatos e recursos ou por pensar em suas necessidades e problemas pessoais?". As respostas a esses questionamentos podem ajudá-lo a determinar o melhor método para sua educação: teoria *versus* prática, pensar *versus* fazer, *brainstorming* e criatividade *versus* praticidade. Outra dica útil para determinar o estilo de aprendizagem do seu paciente é ouvir os tipos de perguntas ou comentários que ele traz para o ambiente de aprendizagem. Considere essas questões geradas pelo paciente sobre um programa de exercícios prescrito: "Por que eu tenho que fazer este exercício?" (o assimilador) ou "Por que me dar todas essas opções quando eu gosto mais desse exercício?" (o convergente), ou "E se eu fizesse esse tipo de exercício ou tentasse aquele tipo de exercício?" (o divergente), ou "Por que você não me dá mais informações enquanto estou tentando o exercício?" (o acomodador). A Figura 11.5 ajuda a reunir todas essas informações e utilizar diferentes métodos de ensino/educação, dependendo do estilo de aprendizagem de seu paciente.

Autoeficácia, expectativas de resultados e crenças sobre saúde

As crenças sobre a saúde são outra consideração importante para o terapeuta ao elaborar a educação para os pacientes. O modelo de crenças de saúde (MCS) incorpora conceitos da teoria social cognitiva[47] e descreve fatores associados à adoção de comportamentos de saúde desejáveis por adultos mais velhos. Conforme mostrado na Figura 11.6, esse modelo define cinco fatores que contribuem para a adesão ao comportamento de saúde recomendado:

1. Gravidade percebida: a percepção do indivíduo sobre a gravidade da condição de saúde ou a gravidade de não tratar a condição de saúde.

2. Suscetibilidade percebida: a percepção do indivíduo sobre sua probabilidade de adquirir uma condição ou obter um resultado ruim. A suscetibilidade percebida combinada à severidade percebida definem um nível de "ameaça percebida". Uma ameaça percebida mais alta aumenta a probabilidade de ação.

3. Expectativas de resultado: a eficácia percebida da intervenção, semelhante à TSC. O MCS equilibra os benefícios percebidos da ação com as barreiras.

4. Barreiras percebidas: obstáculos para iniciar ou manter o tratamento, por exemplo, inconveniência, custo, dor.

5. Dicas para ação: estímulos para encorajar a mudança de comportamento, incluindo o encorajamento do terapeuta ou de um membro da família.

Embora não seja explicitamente desenhado como um modelo para a educação do paciente sob medida, o MCS pode ser usado pelo fisioterapeuta para orientar o questionamento cuidadoso dos pacientes, a fim de identificar áreas de educação que podem melhorar a mudança de comportamento. Ajudar os pacientes a entender a "ameaça" de sua condição e o potencial para resultados positivos da intervenção, com uma autoeficácia aprimorada, deve aumentar a probabilidade de mudança de comportamento. A pesquisa mostra que os benefícios percebidos, as barreiras percebidas e a suscetibilidade percebida à demência estão associadas à intenção de adultos mais velhos de serem examinados quanto ao declínio cognitivo,[48] e os benefícios e barreiras percebidos e pistas mais fortes para a ação foram associados à participação em programas de reabilitação cardíaca baseados na comunidade.[49]

Estado psicológico

Compreender o estado de espírito do seu paciente na terapia é um pré-requisito importante para o aprendizado.

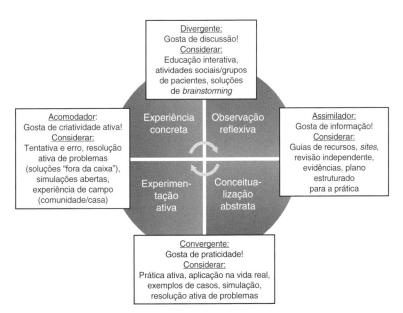

Figura 11.5 Estilos de aprendizagem de Kolb aplicados às atividades de educação do paciente. (*Dados de Kolb D. Experiential Learning: Experience as the Source of Learning and Development. Englewood Cliffs, NJ: Prentice-Hall; 1984.*)

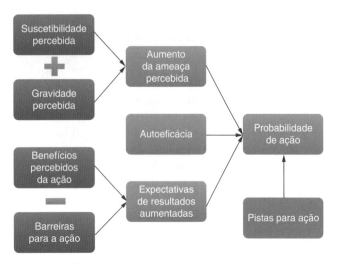

Figura 11.6 Modelo de crenças em saúde.

Um paciente que está se aproximando da fisioterapia com ansiedade, depressão ou medo, provavelmente, terá dificuldade de aprender e criar aliança terapêutica. A literatura mostra que a depressão em adultos mais velhos está relacionada a déficits cognitivos, incluindo diminuição da memória, velocidade de processamento, atenção e funcionamento executivo.[50,51] Na verdade, a depressão tem sido associada à atrofia do lobo temporal medial e aumento do risco de comprometimento cognitivo, incluindo a doença Alzheimer e a demência.[51] A ansiedade, por outro lado, tem efeitos mais mistos sobre a cognição. Alguns estudos sugerem uma interferência "em forma de U" da ansiedade na cognição: níveis moderados do transtorno melhoram a atenção e a memória, mas níveis baixos ou altos de ansiedade são prejudiciais à cognição.[50] Pietrzak et al. descobriram que adultos mais velhos saudáveis com "sintomas leves de preocupação" tiveram dificuldade para aprender uma nova tarefa, e isso também previu declínio cognitivo em 2 anos de acompanhamento.[52]

Isso significa que a educação do paciente não se aplica a adultos mais velhos com um estado psicológico prejudicado? Certamente não. A educação, entretanto, deve ser adaptada às necessidades específicas do paciente. Primeiro, o terapeuta precisa estabelecer confiança e compreensão com o paciente. Dê tempo para o paciente compartilhar como ele ou ela está se sentindo. O reconhecimento do estado emocional do paciente e seu impacto no aprendizado e desempenho na terapia devem ser discutidos. Fornecer informações pessoais sobre as lutas do próprio terapeuta com a saúde ou atividade física pode ajudar a criar um terreno comum com o paciente e estabelecer um relacionamento.[53] O terapeuta deve tentar aliviar quaisquer fontes de estresse dentro da sessão de terapia. Devem evitar questionamentos que possam gerar ansiedade para o paciente. Em vez disso, é útil fazer perguntas abertas e fornecer tempo extra para o paciente processar e responder.[53] Medo de cair, dor e lesões adicionais comumente são experimentados por adultos mais velhos e devem ser validados e abordados pelo terapeuta em intervenções educacionais. O terapeuta deve encontrar

pontos positivos na apresentação e no aprendizado do paciente, já que elogios e reforço positivo podem ajudar no aprendizado.[54] Os terapeutas podem considerar, também, perguntar a um paciente se ele ou ela está com uma "boa cabeça" para a educação naquele dia. O paciente pode estar passando por uma sobrecarga de informações e pode querer se concentrar na execução de tarefas familiares, em vez de enfrentar um novo material. Em alguns casos, adiar a educação para outra sessão pode ser mais benéfico se o paciente estiver tendo um dia especialmente desafiador. Da mesma forma, a educação deve ser abordada em todo o plano de cuidados da FT e não deve ser fornecida em grandes quantidades em uma sessão. Como a ansiedade e a depressão podem criar memória de trabalho e desafios de processamento, pode ser necessário fornecer várias exposições à educação sobre determinado tópico. Adultos mais velhos com ansiedade ou depressão podem precisar de pausas para facilitar o processo de aprendizado; considere uma caminhada ou outra atividade de exercício como uma "pausa motora" entre as intervenções educativas. Por último, os pacientes com desafios emocionais ou cognitivos podem gostar de frequentar grupos de estudos de aprendizado, mas não devem ser colocados em situação difícil para participar ativamente. Observar os outros pode ser uma estratégia de aprendizagem útil.[53]

Outro estado psicológico útil a se considerar com o aluno mais velho é determinar a presença de uma mentalidade fixa ou de crescimento. Pacientes mais velhos trazem consigo muitas experiências anteriores relacionadas ao aprendizado – em casa, como estudante, no trabalho, em *hobbies* e outras situações. A mentalidade com a qual eles abordaram o aprendizado anterior pode impactar o aprendizado na FT. Carol Dweck, psicóloga da Universidade de Stanford, estudou o efeito da mentalidade na aprendizagem de indivíduos em muitas faixas etárias e situações (escola, negócios, relações interpessoais etc.).[55] Uma pessoa com uma mentalidade fixa pensa que nasceu com um conjunto inato de habilidades que não podem ser alteradas ou aumentadas. Um adulto mais velho que aborda a FT com uma mentalidade fixa pode pensar: "Sempre fui um péssimo aluno, então aprender essas informações sobre saúde vai ser impossível para mim" ou "Nunca fui bom em exercícios – não é algo que eu possa aprender ou me sair bem". Em contraste, uma pessoa com código mental construtivo é aquela que acredita que o esforço e os desafios criam um novo aprendizado. Com persistência e esforço, o aprendizado e as habilidades podem melhorar e mudar. Um adulto mais velho que se aproxima do FT com uma mentalidade construtiva pensará: "Entender coisas novas sobre minha saúde e meu corpo é difícil, mas estou pronto para o esforço" ou "Aprender e lembrar desses exercícios é um desafio divertido!".

A boa notícia é que as mentalidades podem mudar! Pessoas com uma mentalidade fixa podem mudar para uma perspectiva de código mental construtivo com educação e treinamento. Aqui estão quatro perguntas rápidas[55] que podem ser usadas para avaliar crescimento *versus* mentalidade fixa em pacientes: "Diga-me o quanto você concorda ou discorda das seguintes afirmações":

- "Sua inteligência é algo muito básico sobre você que você não pode mudar muito" (concordo = mentalidade fixa; discordo = mentalidade construtiva)
- "Você pode aprender coisas novas, mas não pode realmente mudar o quão inteligente você é" (concordo = mentalidade fixa; discordo = mentalidade construtiva)
- "Não importa quanta inteligência você tenha, você sempre pode mudá-la um pouco" (concordo = mentalidade de crescimento; discordo = mentalidade fixa)
- "Você sempre pode mudar substancialmente o quão inteligente você é" (concordo = mentalidade de crescimento; discordo = mentalidade fixa).

Se um paciente apresentar uma mentalidade fixa, considere fornecer educação sobre sua capacidade de aprender coisas novas. Fornecer ao paciente informações sobre a plasticidade e o potencial de aprendizagem do cérebro mais velho pode ser um pré-requisito importante para outras educações relacionadas à saúde. A neuroplasticidade pode servir como uma ferramenta educacional poderosa para ajudar um paciente mais velho a ver o potencial e a possibilidade dentro dele (código mental construtivo!).[56] O National Institute on Aging tem muitos recursos para a saúde cognitiva de adultos mais velhos.[57] Claramente, consideração de mentalidade e estratégias para melhorar a mentalidade de um paciente mais velho antes da educação devem ser um componente estruturado da educação na FT.

Repertório cultural

Cultura é definida como "crenças, formas sociais e traços materiais habituais de um grupo racial, religioso ou social; traços característicos da existência cotidiana compartilhados por pessoas em um lugar ou tempo".[58] Essas definições apoiam a visão de que cultura é muito mais que apenas linguagem. A necessidade de considerar a formação cultural e as crenças pode ser mais aparente ao se trabalhar, nos EUA, com um paciente cuja língua materna não é o inglês, mas isso é uma deficiência potencial para nós! Reconhecer e valorizar o papel da cultura, especialmente as visões culturais de saúde, cuidados de saúde e comunicação, é importante ao abordar a educação do paciente com um adulto mais velho.

Conforme declarado na definição, a cultura impacta todas as características da "existência cotidiana" de uma pessoa. O profissional de saúde pode precisar fazer perguntas para obter um entendimento completo de como a cultura pode influenciar o aprendizado de um paciente. As preferências de comunicação podem ser o melhor lugar para começar. Pergunte ao paciente, aos familiares e/ou cuidadores como eles preferem ser tratados. É importante determinar as normas de comunicação cultural, incluindo distâncias espaciais interpessoais, volume, tom, uso do toque, gestos e contato visual.[59] É apropriado, por meio da observação, prestar muita atenção e, também, fazer perguntas diretas sobre as variantes da língua. Também é importante verificar

as informações sobre as visões culturais do paciente sobre saúde, cuidados de saúde e práticas medicinais tradicionais (não ocidentais) que podem ser relevantes para o tratamento terapêutico atual.[59] Mesmo a expressão da dor, uma deficiência frequentemente abordada na FT com idosos, é influenciada pela cultura. As experiências anteriores na área da saúde, tanto positivas quanto negativas, podem fornecer ao fisioterapeuta um contexto sobre como maximizar a adesão à educação oferecida. A organização social dentro da cultura também pode impactar a educação do paciente. Saber sobre a estrutura familiar, organização social/comunitária e papéis de gênero permitirá ao fisioterapeuta envolver e educar as pessoas mais importantes para o paciente para resultados positivos de saúde.[59]

Finalmente, é importante considerar a proficiência na língua. Em se tratando dos EUA, para pacientes que falam inglês como segunda língua, o terapeuta deve antecipar que alguns aspectos da linguagem médica podem ser difíceis de entender. Além disso, o estresse pode influenciar o quão bem uma pessoa entende e fala uma segunda língua. Considere oferecer um intérprete para maximizar o aprendizado durante uma crise de saúde, mesmo para pacientes que são fluentes na língua inglesa.[59] A demonstração e ilustração de conceitos deve complementar quaisquer instruções verbais fornecidas. A demonstração de retorno por parte do paciente, após a educação, será de fundamental importância para garantir que o paciente realmente entenda e possa executar as habilidades instruídas. Envolver um intérprete profissional com conhecimento médico é benéfico para garantir que os pacientes e seus familiares estejam na mesma página. As melhores práticas para serviços de tradução envolvem o uso de um intérprete médico profissional, em vez de membros da família, para evitar mal-entendidos sobre as informações médicas.

Competência cultural e humildade cultural são habilidades essenciais para fisioterapeutas, que devem considerar totalmente o impacto da cultura em todos os aspectos da intervenção terapêutica, incluindo a educação do paciente. A literatura mostra que os pacientes que trabalham com prestadores de cuidados de saúde culturalmente competentes experimentam maior satisfação, são mais abertos, confiantes e melhoram a adesão às recomendações médicas.[60] Existem muitos recursos para os prestadores de cuidados de saúde melhorarem as interações culturalmente apropriadas e eficazes. O Office of Minority Health, do Departamento de Saúde e Serviços Humanos dos EUA, tem um currículo intitulado *Think Cultural Health*, elaborado para profissionais de saúde que buscam melhorar a competência cultural.[61] Acima de tudo, o melhor recurso para a competência cultural é o paciente. Demonstrar humildade cultural, fazendo perguntas apropriadas e demonstrando interesse em aprender com elas, será um longo caminho!

Grau de instrução e grau de instrução em saúde

A avaliação formal do grau de instrução em saúde de um adulto mais velho é necessária para determinar o nível de comunicação (escrita e verbal) que deve ser utilizado na terapia. Presumir que um paciente idoso é capaz de compreender e aplicar a educação em saúde é perigoso para os profissionais de saúde. O grau de instrução em saúde abrange uma ampla variedade de habilidades relacionadas à capacidade de uma pessoa de obter, processar e compreender as informações e serviços de saúde. Isso inclui ser capaz de verbalizar as necessidades de saúde, encontrar e navegar pelos serviços de saúde, colaborar com os profissionais de saúde e compreender e agir de acordo com os conselhos relacionados à saúde.[62] Mesmo as habilidades básicas de grau de instrução em saúde estão faltando para a maioria dos adultos mais velhos. A *National Assessment of Adult Literacy*, de 2003, descobriu que adultos com mais de 65 anos tinham a maior proporção de indivíduos com grau de instrução abaixo do nível básico em comparação com qualquer outro grupo de idade adulta.[63] Adultos com mais de 65 anos também constituíam o menor número de indivíduos classificados como "proficiente" em grau de instrução em saúde. Espantosos 3% dos adultos mais velhos na pesquisa atingiram esse nível; 97% dos pesquisados caíram nos níveis intermediário (38%), básico (30%) ou abaixo do básico (29%) para o grau de instrução em saúde[63] (Figura 11.7).

Esses dados corroboram a necessidade de fisioterapeutas avaliarem a grau de instrução em saúde entre os idosos.

É problemático assumir o nível de grau de instrução com base no nível de educação alcançado ou concluído do paciente. Na verdade, o nível de grau de instrução em saúde pode estar até cinco níveis *abaixo* do nível de educação concluído pelo indivíduo.[64] Entretanto, os adultos mais velhos podem não ser comunicativos sobre o baixo nível de grau de instrução. Os sinais de alerta que sugerem que um paciente deve ser examinado quanto ao nível de grau de instrução incluem pacientes evitando preencher formulários, sugerindo que eles "esqueceram seus óculos", esperando até que um cuidador chegue para discutir as informações, fornecendo uma descrição incompleta das informações com foco em fotos/visuais e relatos de deficiências físicas, como dor de cabeça ou estômago, quando solicitados a preencher formulários.[65]

Uma série de avaliações de grau de instrução estão disponíveis para avaliar as habilidades de leitura e o nível de grau de instrução de um paciente. A Estimativa Rápida [alterada com base no título da Tabela 11.7] de Grau de Instrução de Adultos em Medicina (*Rapid Estimate of Adult Literacy in Medicine* – REALM)[a] está entre as mais utilizadas.[66] A REALM é uma ferramenta bem estabelecida para avaliar o grau de instrução com base na capacidade de leitura de um paciente e de pronúncia de uma lista de palavras com complexidade crescente (número de sílabas) (Tabela 11.7). O paciente é instruído a ler cada palavra ou dizer "em branco" se não conseguir lê-la. O praticante conta o número de palavras corretas, bem como o número de palavras com erros de pronúncia ou palavras saltadas. O paciente é então pontuado de um total de 66. Com base nessa pontuação, o nível de grau de instrução do paciente é classificado por nível de leitura (terceiro ano e abaixo, quarto ao sexto ano, sétimo ao oitavo ano, ensino médio). A REALM pode ser concluída em alguns minutos.

Outra ferramenta mais recente, o sinal vital mais recente (SVR), é útil para avaliar o conhecimento sobre a saúde do paciente.[67] Aqui, o paciente lê um rótulo nutricional e responde a seis perguntas com base nas informações do rótulo (Figura 11.8). Um benefício dessa avaliação é que ela exige que o paciente não apenas leia as informações, mas também interprete e tome decisões com base no que for lido.[66] Por exemplo: É seguro comer esse alimento com base em determinada alergia? Algumas das questões envolvem cálculos matemáticos também. A pontuação total classifica o paciente como com alta probabilidade de grau de instrução limitado, possível grau de instrução limitado e grau de instrução adequado. A literatura sugere que essa ferramenta leva mais de 10 minutos para ser concluída com um paciente, o que pode ser impraticável em algumas situações clínicas.[66] Entretanto, os benefícios de conhecer o grau de instrução em saúde do paciente e ser capaz de estruturar adequadamente as intervenções

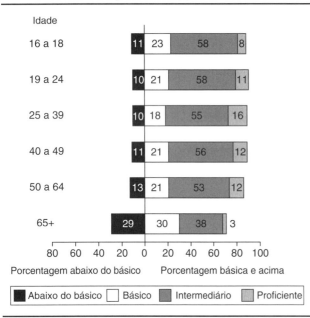

Porcentagem de adultos em cada nível de grau de instrução em saúde, por idade: 2003

NOTA: Os detalhes podem não somar aos totais devido aos arredondamentos. Os adultos são definidos como pessoas de 16 anos ou mais que vivem em domicílios ou prisões. Os adultos que não puderam ser entrevistados devido à linguagem falada ou deficiências cognitivas ou mentais (3% em 2003) estão excluídos desse número. FONTE: U.S. Department of Education, Institute of Education Sciences, National Center for Education Statistics, 2003 National Assessment of Adult Literacy.

Figura 11.7 Taxas de grau de instrução em saúde para adultos, nos EUA, por idade. (*De Kutner M, Greenberg E, Jin Y, Paulsen C. The Health Literacy of America's Adults: Results from the 2003 National Assessment of Adult Literacy. Washington, DC: Departamento de Educação dos EUA, National Center for Education Statistics; 2006.*)

[a]N.R.T.: Uma avaliação similar foi traduzida e validada para a língua portuguesa: "Adult literacy in medicine and dentistry". Referência: Cruvinel AFP et al. The Brazilian version of the 20-item rapid estimate of adult literacy in medicine and dentistry. *PeerJ* 5. 2017; e3744.

TABELA 11.7	Estimativa rápida do grau de instrução do adulto na avaliação médica (REALM).

TABELA C-l REALM

Nome do paciente/Indivíduo # _____ Data de nascimento _____ Nível de leitura _____

Data _____ Clínica _____ Examinador _____ Grau concluído _____

Lista 1	Lista 2	Lista 3
Gordura	Fadiga	Alérgico
Gripe	Pélvico	Menstrual
Comprimido	Icterícia	Testículo
Dose	Infecção	Colite
Olho	Exercício	Emergência
Estresse	Comportamento	Medicamento
Esfregaço	Prescrição	Ocupação
Nervos	Notificar	Sexualmente
Germes	Vesícula biliar	Alcoolismo
Refeições	Calorias	Irritação
Doença	Depressão	Constipação intestinal
Câncer	Aborto espontâneo	Gonorreia
Cafeína	Gestação	Inflamatório
Ataque	Artrite	Diabetes
Rim	Nutrição	Hepatite
Hormônios	Menopausa	Antibióticos
Herpes	Apêndice	Diagnóstico
Convulsões	Anormal	Potássio
Intestinos	Sífilis	Anemia
Astenia	Hemorroidas	Obesidade
Retal	Náuseas	Osteoporose
Incesto	Direcionado	Impetigo
		ESCORE
		Lista 1 _____
		Lista 2 _____
		Lista 3 _____
		Resultado bruto _____

Instruções:
1. Dê ao paciente uma cópia laminada do REALM e pontue as respostas em uma cópia não laminada que é anexada a uma prancheta. Segure a prancheta em um ângulo para que o paciente não se distraia com o procedimento de pontuação. Diga: "Quero ouvir você ler o máximo de palavras que puder desta lista. Comece com a primeira palavra da Lista 1 e leia em voz alta. Quando você chegar a uma palavra que não consegue ler, faça o melhor que puder ou diga "pula" e vá para a próxima palavra".
2. Se o paciente demorar mais de 5 s em uma palavra, diga "pula" e aponte para a próxima palavra, se necessário, para mover o paciente. Se o paciente começar a perder todas as palavras, faça com que ele pronuncie apenas palavras conhecidas.
3. Contar como erro qualquer palavra que não foi tentada ou pronunciada incorretamente. Marque um sinal de mais (+) após cada palavra correta, uma marca de verificação (✓) após cada palavra pronunciada incorretamente e um sinal de menos (–) após as palavras não tentadas. Conte como correta qualquer palavra autocorrigida.
4. Conte o número de palavras corretas para cada lista e registre os números na caixa "PONTUAÇÃO", some os números e compare a pontuação total com sua nota equivalente na tabela abaixo (Tabela C-2).

TABELA C-2 Pontuações e equivalentes de grau para o REALM

GRAU EQUIVALENTE

Resultado bruto	Faixa de graduação
0 a 18	Terceira série e abaixo
	*Não será capaz de ler a maioria dos materiais de baixo nível de alfabetização; precisará de instruções orais repetidas, materiais compostos principalmente de ilustrações ou áudio ou fitas de vídeo
19 a 44	Quarta a sexta série
	*Necessitará de materiais pouco literários; pode não ser capaz de ler os rótulos das receitas
45 a 60	Sétima à oitava série
	*Terá problemas com a maioria dos materiais de educação do paciente; não se ofenderá com materiais de baixo nível de alfabetização
61 a 66	Ensino médio
	*Será capaz de ler a maioria dos materiais de educação do paciente

(Trechos extraídos de Davis TC, Long SW, Jackson RH et al. Rapid estimate of adult literacy in medicine: a shortened screening instrument. *Fam Med*. 1993;25(6):391-385.)

Planilha de escore REALM-SF

Selecione para a versão em PDF [🔲 - 179 KB]

ID do paciente _____   Data: _____   Iniciais do examinador: _____

Comportamento _____
Exercício _____
Menopausa _____
Retal _____
Antibióticos _____
Anemia _____
Icterícia _____

ESCORE TOTAL _____

Administrando o REALM-SF:

Introdução sugerida:

"Prestadores geralmente utilizam palavras que o paciente não compreende. Estamos buscando por palavras que prestadores geralmente utilizam com seus pacientes de modo a melhorar a comunicação entre prestadores de cuidados de saúde e pacientes.

Aqui, uma lista de palavras médicas. Começando no topo da lista, favor leia cada palavra em voz alta para mim. Se você não reconhece a palavra, você pode dizer 'pular' e passar para a palavra seguinte."

Entrevistador: dê ao paciente uma lista de palavras. Se o paciente levar mais de 5 segundos em uma palavra, diga "pular" e aponte para a próxima. Segure esta tabela de registro de modo que não seja visível para o participante.

Escores e escolaridade equivalentes para o REALM-SF

Escore	Escolaridade equivalente
0	Terceira série ou abaixo; não será capaz de ler a maioria dos materiais mais acessíveis; repetirá instruções orais, materiais compostos principalmente por ilustrações ou materiais de áudio ou vídeo.
1-3	Quarta a sexta série; lerá materiais mais acessíveis, pode não ser capaz de ler bulas de medicamentos.
4-6	Sétima a oitava série; terá dificuldade com a maioria dos materiais sobre educação para pacientes; não será ofendido por materiais mais acessíveis.
7	Séries superiores; serão capazes de ler a maior parte dos materiais de educação para pacientes.

Figura 11.8 Folha de pontuação do REALM-SF. (*De U.S. Department of Health & Human Services. https://www.ahrq.gov/professionals/quality-patient-safety/quality-resources/tools/literacy/index.html#rapid.*)

terapêuticas e a educação em torno desse nível de grau de instrução podem superam os desafios do tempo.

Se for determinado que um adulto mais velho tem baixos níveis de grau de instrução, como o fisioterapeuta deve modificar a educação e as instruções? Devido aos baixos níveis de grau de instrução, ouvir provavelmente será a modalidade preferida de aprendizagem. Portanto, a comunicação face a face personalizada é incentivada.[68] Use o contexto pessoal do paciente para aplicar as informações de forma que sejam significativas. Evite jargões médicos e use palavras e frases simples quando possível, sem falar com o paciente de cima para baixo.[65] Limite a quantidade de informações fornecidas aos pacientes apenas para a "necessidade de saber". Pergunte a si mesmo: "Esta informação é absolutamente necessária para o paciente entender ou, é na realidade, é 'bom saber' a informação?". Focar apenas o que é relevante reduz a quantidade geral de informações para o paciente processar. Forneça as informações mais importantes no início ou no fim da sessão – as informações fornecidas nesses momentos tendem a ser mais lembradas.[65] Conforme discutido nas seções anteriores deste capítulo, distribuir a educação do paciente em várias sessões e até mesmo repetir as informações em várias sessões, ajudará a impulsionar a aprendizagem. Fornecer tempo extra para o processamento de informações também será útil – por isso, não se apresse!

Além dessas estratégias de educação verbal, considere as seguintes dicas para educação escrita e instruções. Os folhetos impressos não devem ultrapassar o nível de leitura da sexta série.[64] O nível de capacidade de leitura pode ser facilmente calculado usando "calculadoras de legibilidade" baseadas na *web*.[69] Depois de inserir o texto de amostra, a calculadora fornecerá ao usuário um nível de leitura ou nível de dificuldade de informações de acordo com uma variedade de escalas de avaliação, incluindo Medida Simples de Gobbledygook (SMOG) e Índice de Flesch-Kinkaid. Em apostilas, usar um tamanho de fonte grande (> 12) e um estilo de fonte facilmente legível também é uma boa prática (p. ex., fonte "Arial").[64] Imagens e gráficos complementam as informações narrativas para aumentar a compreensão. O tempo gasto garantindo que o design dos materiais de educação do paciente relacionados à saúde seja voltado para níveis mais baixos de grau de instrução ajudará a dar suporte ao ambiente geral de aprendizagem na terapia.

Mudanças fisiológicas

Conforme observado no Capítulo 3, o envelhecimento está associado a muitas mudanças normais nos sistemas do corpo, incluindo aquelas relacionadas ao aprendizado e à memória. Avaliar e acomodar essas mudanças relacionadas à idade pode ajudar a melhorar a capacidade do adulto mais velho de obter e processar a educação do paciente. Os sistemas sensoriais são, talvez, os mais importantes para acomodar ao estruturar a educação para um adulto mais velho. Primeiro, o sistema visual: o paciente tem acuidade visual adequada para ler apostilas de terapia? Talvez a fonte precise ser maior ou ter mais contraste. O paciente tem sensibilidade ao brilho? Quando positivo, ajustar a iluminação ou levar o tratamento para uma sala com melhor controle da iluminação pode ajudar. Em seguida, considere a audição. A presbiacusia é uma perda auditiva neurossensorial comum relacionada à idade que afeta especialmente a capacidade de ouvir sons de tons altos. O terapeuta deve falar em tom baixo e em um espaço silencioso com o mínimo de ruído de fundo para ajudar a acomodar essa mudança. Gestos, demonstrações e expressão facial também aumentarão a compreensão do paciente na presença de deficiência auditiva.[70] Evite falar palavras demais e mascar chiclete, o que pode interferir na capacidade de um paciente mais velho de ler seus lábios.

Outro sistema importante a ser considerado para educar a população idosa é o envelhecimento do sistema neurológico. A cognição, incluindo a memória, muda com a idade. A memória a curto prazo é mais afetada com o envelhecimento, portanto, isso afeta a capacidade de aprender e relembrar novas informações.[71] É importante repetir aspectos importantes da educação do paciente e espalhar a educação pelas sessões. O fornecimento de recursos visuais e lembretes que um paciente pode colocar em sua casa também pode ajudar na memória e na evocação de informações. Outra estratégia para acomodar as mudanças de memória com a idade é a ferramenta de educação "Potência do 3".[72] A Potência do 3 utiliza aliteração em uma combinação simples de três palavras para ajudar os pacientes a lembrar os principais aspectos do tratamento, por exemplo, "lavar, pesar e caminhar" após cirurgia cardíaca aberta ou "monitorar, remédio e mobilidade" para prevenir contra a trombose venosa profunda após uma artroplastia total. Essa estratégia de se concentrar em três palavras provavelmente é útil para adultos mais velhos devido ao declínio na lembrança de palavras relacionado à idade (média de 5 palavras; 2,5 palavras para aqueles com baixo grau de instrução em saúde).[72] Manter o paciente como um participante ativo na aprendizagem, e evitar o "despejo" passivo de informações e, ao mesmo tempo, fornecer educação, também ajudará no aprendizado. A aprendizagem é facilitada por ouvir, ver, sentir, tocar e ensinar. Você pode fazer com que o paciente aplique sua educação, ensinando as informações aos cuidadores ou outros pacientes? Considere fornecer educação "ativa" usando situações e aplicações práticas e em ambientes reais ou simulados para ajudar o paciente a se lembrar.

Prontidão para aprendizado e expectativas

Se o seu paciente não estiver pronto para aprender, sua educação será ineficaz. Mesmo os métodos educacionais mais bem planejados são inúteis se o aluno não estiver motivado ou empenhado em receber as informações. A estrutura FEAC (Física, Emocional, Ambiental e Conhecimento) é uma maneira útil de reunir muitas das informações que discutimos nesta seção de características do aluno idoso.[73] A FEAC incentiva o fisioterapeuta a considerar a prontidão física, emocional, ambiental e relacionada ao conhecimento do aluno. Ao abordar a educação com seu paciente mais velho, pergunte a você mesmo as seguintes questões:

- Prontidão F (física): o paciente está acordado, alerta e confortável? As mudanças fisiológicas foram acomodadas (i. e., deficiências auditivas ou visuais)? O seu paciente está posicionado de forma ideal para receber informações (i. e., sentado ou com a cabeceira da cama elevada)?
- Prontidão E (emocional): o paciente está emocionalmente presente e estável? Você considerou os efeitos psicológicos que podem limitar o aprendizado (i. e., ansiedade, depressão, autoeficácia)? Você proporcionou a oportunidade de comunicação aberta para reconhecer quaisquer preocupações emocionais antes de iniciar a educação?
- Prontidão A (ambiental): o ambiente físico é adequado para a oferta de educação? A luz é adequada? As distrações são limitadas? O ambiente é silencioso? (Falaremos mais sobre os fatores ambientais que influenciam o aprendizado posteriormente neste capítulo.)
- Prontidão C (conhecimento): qual é o estilo de aprendizagem preferido do paciente para receber novas informações? Como o paciente processa as informações? Qual grau de instrução deve ser usado? Que conhecimento ou compreensão cultural o paciente possui que pode influenciar a aquisição de novos conhecimentos?

Depois de estabelecer a prontidão de seu aluno para aprender, você pode começar a ensinar seu paciente.

TERAPEUTA COMO PROFESSOR

O processo de aprendizagem não é apenas sobre o aluno! O fisioterapeuta, como professor, tem um papel igual nesse processo por meio da preparação, seleção de conteúdo e entrega de informações. Para que os fisioterapeutas sejam eficazes na educação do paciente, eles devem *valorizar* seu papel como educadores e tomar medidas para planejar a educação do paciente com intenção e propósito.[8] Ver a Figura 11.9 para um resumo das competências discutidas aqui.

Competências do terapeuta para a educação do paciente

O fornecimento eficaz de conhecimento ao paciente requer competências específicas do terapeuta. Em 2018, Forbes et al. publicaram um estudo Delphi para estabelecer competências de educação de pacientes para fisioterapeutas.[74] As competências se estendem por conhecimentos, habilidades e atitudes do terapeuta e foram definidas por fisioterapeutas especialistas na Austrália. A Tabela 11.8 inclui as 22 competências nesses três domínios e apresenta questões na forma de uma autoavaliação para que os terapeutas considerem seus próprios pontos fortes e lacunas de conhecimento em cada área. Os terapeutas podem tomar medidas para melhorar a competência nas áreas que marcaram como "neutras", "discordo" ou "discordo totalmente".

Preparação e tempo

Apesar de a educação do paciente poder acontecer espontaneamente no plano de tratamento de um paciente, defendemos que a educação planejada deva ocorrer regularmente. Primeiro, o terapeuta deve considerar como os adultos mais velhos aprendem melhor. Consulte o início deste capítulo para uma revisão das teorias de aprendizagem relevantes para o paciente mais velho (p. ex., teoria da aprendizagem de adultos, teoria da aprendizagem experiencial, teoria da aprendizagem social e prática reflexiva). Quando um terapeuta projeta o plano de cuidados do paciente de acordo com o modelo de gestão do fisioterapeuta, as metas devem ser definidas em relação às competências educacionais específicas que o paciente deve atingir. Metas SMART (*Specific, Measurable, Achievable, Recorded* e *Time*; traduzido livremente como Específico, Mensurável, Atingível, Relevante e Temporal) são necessárias.[75] Dividi-las em partes menores ajudará o terapeuta a planejar a distribuição do aprendizado ao longo do episódio de atendimento. Em determinada sessão de terapia, deve-se levar em consideração a resposta do paciente às intervenções terapêuticas ao decidir o momento de implementar a terapia. Quando a atenção do paciente está mais focada durante a sessão? Como a fadiga cognitiva pode ser evitada? É importante considerar o tempo da educação, bem como manter a educação curta (< 15 minutos).[76]

A educação do paciente deve começar com um "gancho" para chamar a atenção do aluno.[21] Existem inúmeras opções para um gancho! Por exemplo, você pode relacionar o tópico de educação a um fato interessante, uma piada, uma experiência que o paciente lhe contou na última sessão, ou talvez uma observação que você teve sobre o movimento ou estilo de vida do paciente. O importante é que o gancho é algo que faz com que o paciente se envolva e se interesse em ouvir mais sobre o assunto.

TABELA 11.8	Autoavaliação da competência de ensino do terapeuta.
Até que ponto você concorda ou discorda das afirmações a seguir? (Discordo Totalmente Discordo Neutro Concordo Totalmente)	
Conhecimento	1. Eu sei o papel da educação do paciente na prática de fisioterapia. 2. Eu compreendo os princípios da aprendizagem de adultos. 3. Eu forneço educação dentro dos limites da prática, buscando aconselhamento ou buscando orientação de outro profissional quando apropriado.
Atitudes	4. Eu considero o impacto das variáveis sociais, culturais e comportamentais no aprendizado do paciente. 5. Eu pergunto aos pacientes sobre suas percepções e preocupações. 6. Eu uso a tomada de decisão compartilhada na terapia. 7. Eu forneço conteúdo que atende aos melhores interesses do paciente.
Habilidades	8. Eu integro a prática baseada em evidências na educação do paciente. 9. Eu faço perguntas para entender as necessidades de aprendizagem do paciente. 10. Eu utilizo o questionamento reflexivo na educação do paciente. 11. Eu utilizo uma variedade de conteúdo de aprendizagem feito sob medida para o paciente. 12. Eu utilizo estilos de comunicação, linguagem e materiais que são feitos sob medida para o paciente. 13. Eu explico efetivamente a condição do paciente. 14. Eu ofereço educação de autogestão e reforço a capacidade de gerenciamento do paciente. 15. Eu forneço informações à família ou aos cuidadores, quando presentes. 16. Eu controlo a atenção e o envolvimento ao longo da intervenção educacional. 17. Eu efetivamente sumarizo as informações. 18. Eu reviso de forma consistente e regular o progresso do aprendizado do paciente. 19. Eu uso o método "ensinar de volta" para avaliar a compreensão. 20. Eu identifico onde as necessidades educacionais foram atendidas. 21. Eu reconheço e gerencio as barreiras para uma educação eficaz. 22. Eu continuo a desenvolver habilidades de educação do paciente.

FT, fisioterapia.
(Adaptada de Forbes et al.[74])

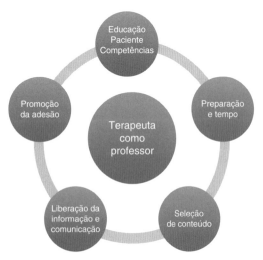

Figura 11.9 Competências de ensino do terapeuta.

Seleção de conteúdo

A seleção de conteúdo pode ser uma das partes mais difíceis da educação do paciente, porque existem muitos recursos de educação em saúde disponíveis hoje. Incentivar os pacientes a compartilhar o que já sabem sobre o tópico fornece ao terapeuta um ponto de partida direcionado.[77] Marjorie Whitman é uma enfermeira educadora que incentiva os profissionais de saúde a perguntarem ao paciente: "O que mais o preocupa?" e use isso como um ponto de partida para a educação.[78] Discutimos anteriormente a importância de compartilhar informações de "necessidade de saber" com pacientes em níveis básicos e baixos de grau de instrução em saúde, mas esse é um princípio útil para todo ensino. Comece a ensinar com informações mais básicas e depois avance para discussões mais complexas. Em geral, tente focar comportamentos e habilidades específicas e menos no conhecimento prévio e nas informações de conteúdo.[76] Ser capaz de selecionar e direcionar informações às necessidades do paciente ajuda a prevenir a sobrecarga e promover a retenção de informações ao longo do tempo.

Como o terapeuta garante que as informações mais necessárias sejam discutidas com o paciente? O fisioterapeuta tem a responsabilidade de estar atualizado em sua área. Por exemplo, mudanças recentes na neurociência sobre a dor crônica criaram novas abordagens para a educação do paciente nessa área.[8] Os colegas são outro grande recurso para compartilhar experiências com as principais "pérolas de aprendizado" para os pacientes. Por último, recursos profissionais podem estar disponíveis. A Organização Mundial da Saúde, em sua publicação sobre *Therapeutic Patient Education*, por exemplo, estabeleceu competências-chave para pacientes relacionadas a duas doenças crônicas comuns, diabetes e asma, que incluem competências de atividade física relacionadas ao fisioterapeuta.[79]

Fornecimento de informação e comunicação

Mesmo com preparação adequada e seleção de conteúdo, a educação do paciente de um fisioterapeuta pode se tornar ineficaz com o fornecimento inadequado das informações. O uso de diferentes modos de fornecimento de informações (visual, verbal, mídia, outros) ajudará o cérebro a aprender.[8] A entrega deve incorporar estratégias que atraiam os alunos adultos, incorporar experiências autênticas, envolver a participação social e estimular a reflexão por parte do paciente. Além disso, já discutimos o benefício da educação fornecida em vários momentos (não de uma só vez). Idealmente, o fisioterapeuta deve considerar tornar o aprendizado ativo.[76] Os fisioterapeutas devem evitar tornar os pacientes receptores passivos de informações e, em vez disso, encorajar o paciente a se envolver e fazer perguntas, aplicar as informações em sua vida e considerar os desafios e obstáculos potenciais para o aprendizado e mudança de comportamento.

Outro ponto essencial é a comunicação: como o terapeuta vai compartilhar informações relevantes com o paciente? A comunicação é essencial para criar uma relação fisioterapeuta-paciente e estabelecer confiança entre as partes. Isso é especialmente importante para os idosos que se sentem desvalorizados e desrespeitados no sistema médico.[80] Pesquisas mostram que os profissionais de saúde que interagem com os idosos passam menos tempo com eles, são mais controladores e fornecem menos informações em comparação com outras populações de idades mais baixas.[70] A Tabela 11.9 inclui uma série de "o que fazer e o que não fazer" para comunicar a educação do paciente aos adultos mais velhos. Talvez a maior lição a ser considerada pelo terapeuta na oferta de educação para adultos mais velhos seja a importância da construção de relacionamento. Alocar tempo adequado com o paciente, usar comunicação verbal e não verbal que exale empatia e fornecer oportunidades para o paciente compartilhar seus conhecimentos e preocupações são estratégias de comunicação críticas para o fisioterapeuta utilizar.

Promoção de adesão e mudança de comportamento

Frequentemente, na prática, a intenção do tempo de educação dos pacientes é fazer com que eles façam algo específico,

TABELA 11.9 O que deve ser feito e não deve ser feito na comunicação durante a educação.	
Fazer	**Não fazer**
• Incentivar o paciente a ter um papel ativo na educação, dando-lhe tempo para falar e fazer perguntas.[77] • Prestar atenção à linguagem não verbal e à linguagem corporal do paciente • Se aproxime.[96] • Use expressões faciais (sorrindo, carrancudo, outros).[96] • Incentive o compartilhamento de informações, incluindo o que o paciente já sabe sobre a condição de saúde.[70] • Faça perguntas abertas[75] e incentive o paciente a compartilhar informações.[77] • Acomode as mudanças sensoriais do envelhecimento (especialmente deficiência visual e auditiva).[70] • Seja empático ao abordar preocupações e medos.[77] • Seja paciente e aberto ao ouvir.[70] • Use estratégias verbais, como fornecer justificativa, parafrasear e resumir.[75]	• Evite agrupar todos os adultos mais velhos como o "mesmo" tipo de paciente que requer a mesma educação. Cada paciente é único • Evite "falar de idosos" ou falar com adultos mais velhos como uma criança.[70] • Evite que o paciente assuma apenas um papel de escuta passiva.[77] • Evite estereotipar adultos mais velhos. Os estereótipos comuns incluem que os adultos mais velhos são desafiadores e exaustivos de se trabalhar.[80] • Evite o jargão médico.[77] • Evite comportamentos de distanciamento[96], como ficar de pé sobre o paciente ou falar com ele do outro lado da sala • Evite assumir o controle sobre o encontro em uma abordagem "o médico sabe o que é melhor".[70,80]

como adotar estratégias de autogerenciamento para uma condição crônica, realizar um programa de exercícios em casa ou tornar-se fisicamente mais ativo. Entretanto, existe ampla evidência de que a adesão às recomendações dos profissionais de saúde é baixa. Por exemplo, seguindo um programa de fisioterapia para prevenção de quedas, 37% dos participantes adultos mais velhos indicaram que não realizavam mais seu programa individualizado de exercícios em casa e apenas 13% continuaram a seguir o programa completo.[81] Os motivos para a não adesão às recomendações do fisioterapeuta variam pelo indivíduo, e os modelos de mudança de comportamento podem ser úteis na identificação de barreiras específicas do paciente para a aceitação do novo comportamento. O uso de modelos pode guiar os fisioterapeutas na direção de abordagens de instrução para o paciente que discutam as preocupações mais pertinentes para ele. A teoria social cognitiva e o modelo de crenças em saúde foram discutidos anteriormente. Um terceiro modelo, o modelo transteórico (MTT), está entre os modelos de mudança de comportamento mais comumente conhecidos, desenvolvido no início dos anos 1980 para descrever como as pessoas adotam novos comportamentos de saúde.[82] De acordo com o MTT, os indivíduos adotam novos comportamentos em uma série de estágios. A receptividade do paciente à educação para apoiar os comportamentos desejados varia de acordo com o estágio. Existem evidências substanciais de que a quantidade de mudança na atividade física está associada ao estágio de mudança nas populações em geral.[83] Uma grande intervenção usando o MTT para adultos mais velhos, baseada na comunidade, mostrou-se eficaz no progresso do estágio de mudança relacionado à adoção de atividade física.[84] A característica fundamental do MTT é a abordagem por estágios, na qual diferentes estratégias e intervenções são utilizadas para indivíduos em diferentes estágios de prontidão para mudar ou adotar novos comportamentos. A Tabela 11.10 descreve as etapas e os tipos apropriados de intervenção educacional para cada etapa.

A tecnologia é outra consideração para a educação do paciente e mudança comportamental. O uso de tecnologia, como monitores de atividade, tem o potencial de aumentar a adesão a uma variedade de mudanças positivas de comportamento em relação à saúde.[85] Estudos a curto prazo sobre o efeito de intervenções baseadas em tecnologia (p. ex., programas de jogos com exercícios) para adultos mais velhos sugerem uma maior taxa de adesão que com programas de exercícios tradicionais, mas foram publicadas poucas pesquisas sobre a investigação da adaptação de tais intervenções para adultos mais velhos ou para o indivíduo.[86] Um estudo em andamento está investigando o impacto da tecnologia móvel para motivar e orientar o exercício em adultos mais velhos com a capacidade de adaptar intervenções para o indivíduo.[87] Intervenções sob medida com *feedback* individualizado são superiores ao *feedback* genérico,[85] e conforme a tecnologia se desenvolve, pode haver produtos mais facilmente personalizáveis para orientar e medir a adesão.

Pode haver barreiras para a adoção de tecnologias móveis ou outras tecnologias digitais na população idosa. Um estudo recente mostrou o uso disseminado da *web* para acessar informações ou se comunicar com outras

TABELA 11.10	Modelo transteórico da mudança comportamental.	
Estágio	**Características do aprendizado**	**Intervenção educacional**
Pré-contemplação – sem reconhecimento de um problema ou intenção de agir	Resistente à mudança, se estiver pensando em mudar Pode temer o fracasso Pode faltar informação	Conscientização, incluindo informações personalizadas sobre os benefícios da atividade direcionada e os riscos do comportamento atual
Contemplação – reconhece um problema de comportamento, mas não está pronto para mudar	Pode estar aberto a informações sobre os benefícios do novo comportamento Pode estar curioso sobre os resultados que podem ser obtidos com a mudança Ambivalência é comum	Trabalhe com o indivíduo para identificar e reduzir as barreiras ao comportamento direcionado Use modelos de comportamento para reforçar os benefícios do comportamento direcionado Continue a fornecer educação sobre riscos e benefícios pessoais
Preparação – um compromisso com a mudança de comportamento, mas incerteza sobre como abordar	Pode dar pequenos passos em direção à mudança	Auxilie no desenvolvimento de planos específicos Identifique alternativas para o comportamento direcionado que atingirão o mesmo objetivo Incentive o paciente a se comprometer publicamente com a ação Envolva pares ou cuidadores no plano
Ação – a mudança comportamental é iniciada	Requer comprometimento e energia para fazer funcionar Pode estar procurando por reforço e encorajamento	Fornece reforço positivo frequente *Log* de atividade Fornece redes de apoio
Manutenção – a mudança comportamental está em andamento	O desafio é sustentar o comportamento e superar as barreiras	Incentive o estabelecimento de metas a longo prazo Incentive o uso de grupos e redes de apoio

pessoas entre adultos não hispânicos de 65 a 79 anos, mas substancialmente menos usado entre idosos negros, latinos, filipinos ou chineses. Esse padrão é paralelo ao interesse de adultos mais velhos em usar programas *online* para assistir a *webinars* ao vivo ou gravados ou para receber informações, responder a perguntas e obter *feedback online* (exceto em chinês). Além disso, em todos os grupos raciais/étnicos, há pouco interesse no uso de aplicativos relacionados à saúde. Assim, embora possa haver potencial para o uso de tecnologia móvel ou digital para influenciar comportamentos de saúde, a tecnologia tem menos probabilidade de atingir os grupos raciais/étnicos com maior prevalência de condições crônicas e mais barreiras ao acesso aos cuidados de saúde.[88] Isso pode mudar com a coorte dos *baby boomers*.

INFLUÊNCIAS DO AMBIENTE

O ambiente tem um papel importante na aprendizagem. A TSC, discutida anteriormente, considera especificamente o papel dos fatores ambientais influenciando a mudança de comportamento. Os fatores ambientais devem ser antecipados (no melhor cenário) ou avaliados (no cenário menos ideal) e tratados. Isso inclui os aspectos físicos e sociais do ambiente.

Considere primeiro o espaço. Uma área tranquila com distrações limitadas ajuda o paciente a prestar atenção às informações que estão sendo entregues. A iluminação será uma consideração importante dependendo do estilo/preferência de aprendizagem do paciente, das habilidades visuais que o paciente possui e da modalidade de ensino que o fisioterapeuta planejou. Na maioria dos casos, evitar o brilho será útil para acomodar as mudanças visuais do envelhecimento. A temperatura é um fator que deve ser considerado no aprendizado, embora possa ser difícil para o fisioterapeuta controlar. Reconhecer que o calor ou o frio excessivo pode influenciar a atenção e o aprendizado do paciente pode ajudá-lo a definir as expectativas adequadas. Talvez o encontro deva ser adiado até a próxima sessão, ou talvez o paciente deva se planejar para levar um casaco ou roupas mais leves em dias de calor, para que as condições sejam mais ideais para o aprendizado na próxima vez. A posição do terapeuta e do paciente no ambiente também deve ser considerada. O terapeuta deve se posicionar na frente do paciente para facilitar o contato visual, a leitura labial (se necessária) e a capacidade de ver as demonstrações ou apostilas utilizadas? Considere também a posição do paciente. Um paciente que está sentado em uma cadeira ou cama com a cabeceira elevada, provavelmente, terá mais atenção focada na educação fornecida que um paciente que está deitado na cama. Clima, transporte e acessibilidade do edifício devem ser considerados ao avaliar os fatores do ambiente físico que afetam a participação e a adesão à atividade física.[89]

Por último, os aspectos sociais do ambiente podem impactar a aprendizagem. Discutimos a teoria social cognitiva e o uso de educadores pares e modelos de comportamento no início deste capítulo. Os colegas ou outros pacientes e profissionais de saúde podem fornecer motivação útil para o aprendizado.[27] Experiências compartilhadas, relacionamento e aplicação no mundo real são incentivos para o aprendizado com os colegas. Outros facilitadores sociais e barreiras à mudança de comportamento incluem apoio familiar, apoio de pares, apoio de equipe interdisciplinar e fatores socioeconômicos. Especificamente, o incentivo do médico para que os pacientes participem de atividades físicas e exercícios em casa, além da educação conduzida por fisioterapeutas, demonstrou melhorar a adesão de adultos mais velhos com osteoartrite.[89] Certifique-se de analisar esses fatores ao considerar um ambiente social para aprendizagem.

As contribuições do aluno (paciente mais velho), do professor (fisioterapeuta) e do ambiente foram analisadas em sua contribuição para a educação do paciente (ver Figura 11.1). Em seguida, discutiremos os "parafusos e porcas" necessários para colocar tudo junto em um processo de educação do paciente que cria aprendizagem e mudança de comportamento.

EDUCAÇÃO DO PACIENTE: JUNTANDO TUDO

Neste capítulo, descrevemos como a educação do paciente deve entrelaçar uma compreensão da teoria da aprendizagem e da mudança de comportamento com as características do aluno adulto, as competências do terapeuta como professor e o ambiente. Isso exige um planejamento cuidadoso e uma intenção deliberada por parte do fisioterapeuta. A base da aprendizagem deve ser enraizada na teoria educacional e na teoria da mudança de comportamento. O processo deve ser conduzido principalmente pelo paciente com o terapeuta como guia. A Figura 11.10 mostra todo o processo montado.

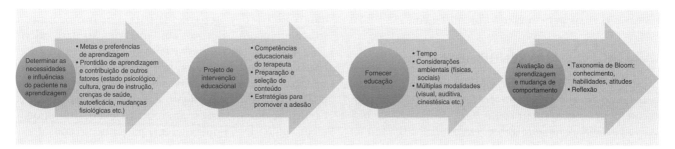

Figura 11.10 Juntando tudo: o processo de educação do paciente.

Todo o processo de educação do paciente é iniciado com base nas necessidades do paciente. A conclusão de uma avaliação de necessidades formal não pode ser enfatizada o suficiente: quais são os objetivos de aprendizagem do paciente? Qual é a motivação do paciente para aprender? Qual é a prontidão do paciente para aprender?[90] Por exemplo, uma paciente que acabou de descobrir que tem osteoporose pode não estar pronta para receber informações sobre dieta e exercícios. Reserve um tempo para entender esses fatores com perguntas abertas para o paciente. Uma avaliação de necessidades não é apenas sobre o conhecimento do conteúdo! Parte do questionamento do fisioterapeuta deve incluir fatores discutidos na seção anterior deste capítulo sobre o aluno mais velho (i. e., formação cultural, nível de grau de instrução em saúde, mudanças fisiológicas com a idade etc.), especialmente a estrutura FEAC para prontidão do aluno.

A avaliação das necessidades ajuda o terapeuta a fornecer contexto para a educação do paciente. Isso ajuda a mostrar ao paciente como as informações se aplicam ao "quadro geral" dos cuidados de FT. A pesquisa apoia a educação do paciente que não é generalizada, mas adaptada ao indivíduo.[91] Para ajustar a educação, o terapeuta precisa saber o que o paciente já sabe e quais lacunas existem no conhecimento. Beth Fahlberg é uma enfermeira que defende o mantra "nenhuma educação sobre mim sem mim" para a educação do paciente pelas enfermeiras, e ele se aplica aos fisioterapeutas. Ajudar os pacientes a abordar a educação como um esforço compartilhado é útil para a compreensão e retenção. Fahlberg afirma: "Uma abordagem de educação predefinida de cima para baixo, com base em um plano de ensino padronizado, não reconhece a experiência do paciente sobre seu corpo, saúde, recursos, crenças e valores".[92]

O desenho da intervenção educacional exigirá tempo e planejamento por parte do terapeuta. O terapeuta deve avaliar suas próprias competências educacionais e buscar *feedback* de pacientes, colegas e supervisores para melhorar a eficácia. O terapeuta deve considerar estratégias para apoiar a mudança de comportamento e a adesão. O modelo transteórico, a teoria social cognitiva e os modelos de crenças na saúde foram discutidos neste capítulo como teorias importantes para apoiar e orientar o projeto educacional, com as teorias de aprendizagem educacional.

Fornecer educação requer atenção ao tempo, bem como aos fatores ambientais (sociais e físicos). O fisioterapeuta deve considerar várias modalidades de fornecimento de informações, incluindo ferramentas orais, visuais, cinestésicas e virtuais para apoiar a aprendizagem.

AVALIAÇÃO DA APRENDIZAGEM

Mesmo levando em consideração o aluno e o ambiente, bem como a competência do terapeuta em fornecer educação, pode-se perguntar: *como o fisioterapeuta garante que o paciente realmente aprenderá o que é ensinado na terapia?* A avaliação regular da aprendizagem confirma que o indivíduo compreende o que foi ensinado, pode

mensurar as habilidades físicas desejadas e valoriza qualquer intervenção ensinada o suficiente para que haja aderência. Essas três áreas de avaliação refletem os três domínios de aprendizagem frequentemente descritos como parte da taxonomia de Bloom: cognitivo, psicomotor e afetivo.[40] As técnicas usadas para avaliar a aprendizagem variam por domínio.

O domínio cognitivo envolve o que uma pessoa sabe e como ela pode usar esse conhecimento. Os exames ou questionários geralmente são usados em ambientes educacionais tradicionais, mas têm uso limitado em ambientes clínicos. O método de "ensinamento reverso", no qual o indivíduo explica o conteúdo de interesse em suas próprias palavras, é uma abordagem mais eficaz. Alternativamente, por meio de questionamentos cuidadosos, os terapeutas podem identificar áreas que precisam de mais instruções. Perguntas abertas bem estruturadas podem ajudar a avaliar a compreensão e a lembrança do paciente e dar dicas para a eficácia da instrução.[93]

O domínio psicomotor da aprendizagem envolve a aprendizagem e a execução de habilidades físicas. A avaliação no domínio psicomotor faz parte da prática cotidiana da FT, mais comumente feita por meio da observação de exercícios, atividades funcionais ou posturas ou posições desejáveis. Muitas vezes, esse tipo de avaliação é conhecido como "demonstração de retorno". Com todos os pacientes, é preferível solicitar demonstrações de retorno em vários ambientes, por exemplo, caminhar com andadores em superfícies lisas, sobre carpetes e em superfícies irregulares, ou fazer exercícios em um tatame na clínica, bem como em uma superfície macia como um colchão, como seria usado em casa. É importante avaliar o desempenho psicomotor em condições relevantes para o paciente individual, particularmente com idosos que podem apresentar desafios ambientais em casa. A demonstração de retorno também é uma estratégia importante para pacientes com baixos níveis de grau de instrução em saúde ou que não tenham o inglês como língua nativa (nos EUA).

O domínio afetivo envolve os valores e crenças dos indivíduos. Costuma-se dizer que o modo como usamos o nosso tempo é o melhor indicador de nossos valores e que, se algo é importante o suficiente, reservamos tempo para fazê-lo. Veja o exemplo de ensinar pacientes mais velhos sobre a importância de um estilo de vida ativo. O fisioterapeuta pode ensinar os fatos sobre os perigos dos comportamentos sedentários e diretrizes de atividades, mas se o indivíduo não valoriza o estilo de vida, é improvável que ele o adote. Portanto, a instrução no domínio afetivo deve ser voltada para ajudar o paciente a suficientemente valorizar uma intervenção para aderir a ela. Frequentemente, isso é feito vinculando os comportamentos desejados (p. ex., tornar-se mais ativo) a coisas destacadas e significativas que o paciente já valoriza por meio do estabelecimento das metas específicas dele. Conforme discutido na seção sobre reflexão, o questionamento cuidadoso pode ajudar o paciente a reconsiderar preconceitos anteriores e adotar novas crenças e valores que fomentam a adesão à educação. Questionamento, portanto, é uma ferramenta de avaliação útil para determinar mudanças no domínio afetivo.

Registros de atividades e outros métodos de autorrelato são as maneiras mais comuns de avaliar a adesão, embora cada vez mais monitores de atividades sejam usados para esse fim. É importante não interpretar a adesão apenas como uma medida de aprendizagem afetiva, pois às, vezes, o indivíduo pode não entender as instruções, ou pode haver desafios ambientais ou demandas sociais que interferem. Conforme discutido na seção sobre mudança de comportamento, se um indivíduo não está seguindo as instruções, é imperativo que o terapeuta questione cuidadosamente o paciente para determinar o motivo da não adesão.

A avaliação não acontece apenas de forma somativa no fim do tempo de instrução. Deve ocorrer ao longo de todo o processo de gestão do FT de modo formativo e contínuo.[21] Lembre-se da discussão anterior sobre o papel da reflexão na aprendizagem. A reflexão é uma ótima ferramenta de avaliação para o terapeuta! O terapeuta deve fazer perguntas ao paciente ao longo do processo de aprendizagem ("entrando na ação", "durante a ação" e "para a ação") para compreender a compreensão do paciente sobre o conteúdo em todos os domínios de aprendizagem.

A consideração de todas essas variáveis nas intervenções de educação do paciente otimizará o sucesso da aprendizagem do paciente. O terapeuta deve lembrar que a educação do paciente é um processo, não um evento único, e o uso das melhores práticas recomendadas neste capítulo ajudará a apoiar os objetivos de aprendizagem e mudança de comportamento do paciente.

REFERÊNCIAS BIBLIOGRÁFICAS

1. Bartlett BE. At last, a definition. *Patient EducCouns.* 1985;7:323.
2. Institute of Medicine. *Health Professions Education: A Bridge to Quality.* (Greiner AC, Knebel E, eds.). Washington, DC: National Academies Press; 2003. https://www.ncbi.nlm.nih.gov/books/NBK221519/.
3. Tan JY, Chen JX, Liu XL, et al. A meta-analysis on the impact of disease-specific education programs on health outcomes for patients with chronic obstructive pulmonary disease. *Geriatr Nurs (Minneap).* 2013;22(4):280–296.
4. Gold DT, McClung B. Approaches to patient education: emphasizing the long-term value of compliance and persistence. *Am J Med.* 2006; 119(4 Suppl 1):S32–S37. https://doi.org/S0002-9343(05)01201-5.
5. Shahsavari H, Matory P, Zare Z, Taleghani F, Kaji MA. Effect of self-care education on the quality of life in patients with breast cancer. *J Educ Health Promot.* 2015;4:70. https://doi.org/10.4103/2277-9531.171782.
6. Fernsler JI, Cannon CA. The whys of patient education. *Semin Oncol Nurs.* 1991;7(2):79–86. https://doi.org/0749-2081(91)90085-4.
7. Gahimer JE, Domholdt E. Amount of patient education in physical therapy practice and perceived effects. *Phys Ther.* 1996;76(10): 1089–1096.
8. Harman K, Bassett R, Fenety A, Hoens AM. Client education: communicative interaction between physiotherapists and clients with subacute low back pain in private practice. *Physiother Canada.* 2011;63(2):212–223. https://doi.org/10.3138/ ptc.2009-52P.
9. Brown PC, Roediger 3rd, HL, McDaniel MA. *Make It Stick: The Science of Successful Learning.* Cambridge, MA: Belknap Press of Harvard University Press; 2014.
10. Weinstein Y, Madan CR, Sumeracki MA. Teaching the science of learning. *Cogn Res Princ Implic.* 2018;3(1):2. https://doi.org/10.1186/s41235-017-0087-y.
11. Polster D. Preventing readmissions with discharge education. *Nurs Manage.* 2015;46(10):30–38. https://doi.org/10.1097/01.NUMA.0000471590.62056.77.
12. Paul S. Hospital discharge education for patients with heart failure: what really works and what is the evidence? *Crit Care Nurse.* 2008; 28(2):66–82. https://doi.org/28/2/66.
13. Choi J. Effect of pictograph-based discharge instructions on older adults' comprehension and recall: a pilot study. *Res Gerontol Nurs.* 2016;9(2):66–71. https://doi.org/10.3928/19404921-20150513-05.
14. Centers for Medicare and Medicaid Services. Your Discharge Planning Checklist: For Patients and their Caregivers. https://www.medicare.gov/sites/default/files/2018-07/11376-discharge-planning-checklist.pdf. Accessed August 6, 2018.
15. Family Caregiver Alliance. Hospital Discharge Planning: AGuide for Families and Caregivers. https://www.caregiver.org/hospital-discharge-planning-guide-families-and-caregivers. Published 2018. Accessed August 6, 2018.
16. Sluijs EM. Patient education in physiotherapy: towards a planned approach. *Physiotherapy.* 1991;77:503–508.
17. Chase L, Elkins JA, Readinger J, Shepard KF. Perceptions of physical therapists toward patient education. *Phys Ther.* 1993;73:787–796.
18. Resnik L, Jensen GM. Using clinical outcomes to explore the theory of expert practice in physical therapy. *Phys Ther.* 2003;83(12): 1090–1106.
19. Dormohammadi G, Asghari F, Rashidian A. What do patients expect from their physicians? *Iran J Publ Heal.* 2010;39(1):70–77.
20. Grannis CJ. The ideal physical therapist as perceived by the elderly patient. *Phys Ther.* 1981;61(4):479–486.
21. Plack M, Driscoll MA. *Teaching and Learning in Physical Therapy: From Classroom to Clinic.* Thorofare, NJ: SLACK Incorporated; 2011.
22. Taylor DC, Hamdy H. Adult learning theories: implications for learning and teaching in medical education: AMEE Guide No. 83. *Med Teach.* 2013;35(11):e1561–e1572. https://doi.org/10.3109/0142159X.2013.828153.
23. Kolb D. *Experiential Learning: Experience as the Source of Learning and Development.* Englewood Cliffs, NJ: Prentice-Hall; 1984.
24. Speelman AD, van Nimwegen M, Bloem BR, Munneke M. Evaluation of implementation of the ParkFit program: a multifaceted intervention aimed to promote physical activity in patients with Parkinson's disease. *Physiotherapy.* 2014;100(2):134–141. https://doi.org/10.1016/j.physio.2013.05.003.
25. Stacey FG, James EL, Chapman K, Courneya KS, Lubans DR. A systematic review and meta-analysis of social cognitive theorybased physical activity and/or nutrition behavior change interventions for cancer survivors. *J Cancer Surviv.* 2015;9(2):305–338. https://doi.org/10.1007/s11764-014-0413-z.
26. Bandura A, Adams NE, Beyer J. Cognitive processes mediating behavioral change. *J Pers Soc Psychol.* 1977;35(3):125–139.
27. Lee LL, Arthur A, Avis M. Using self-efficacy theory to develop interventions that help older people overcome psychological barriers to physical activity: a discussion paper. *Int J Nurs Stud.* 2008;45(11): 1690–1699. https://doi.org/10.1016/j.ijnurstu.2008.02.012.
28. Williams DM, Anderson ES, Winett RA. A review of the outcome expectancy construct in physical activity research. *Ann Behav Med.* 2005;29(1):70–79. https://doi.org/10.1207/s15324796 abm2901_10.
29. WulfG,Lewthwaite R.Optimizingperformance throughintrinsic motivation and attention for learning: the OPTIMAL theory of motor learning. *Psychon Bull Rev.* 2016;23(5):1382–1414. https://doi.org/10.3758/s13423-015-0999-9.
30. Winstein C, Lewthwaite R, Blanton SR, Wolf LB, Wishart L. Infusing motor learning research into neurorehabilitation practice: a historical perspective with case exemplar from the accelerated skill acquisition program. *J Neurol Phys Ther.* 2014;38(3):190–200. https://doi.org/10.1097/NPT.000000-0000000046.
31. Khong L, Farringdon F, Hill KD, Hill AM. "We are all one together": peer educators' views about falls prevention education for community-dwelling older adults—a qualitative study. *BMC Geriatr.* 2015; 15:23–28. https://doi.org/10.1186/s12877-015-0030-3.
32. Kloseck M, Fitzsimmons DA, Speechley M, Savundranayagam MY, Crilly RG. Improving the diagnosis and treatment of osteoporosis using a senior-friendly peer-led community education and mentoring model: a randomized controlled trial. *Clin Interv Aging.* 2017;12: 823–833. https://doi.org/10.2147/CIA.S130573.
33. Abba K, Byrne P, Horton S, Lloyd-Williams M. Interventions to encourage discussion of end-of-life preferences between members of the general population and the people closest to them - a systematic literature review. *BMC Palliat Care.* 2013;12(1):40. https://doi.org/10.1186/1472-684X-12-40.
34. Foster G, Taylor SJ, Eldridge SE, Ramsay J, Griffiths CJ. Self- management education programmes by lay leaders for people with

chronic conditions. *Cochrane Database Syst Rev.* 2007;(4); CD005 108. https://doi.org/10.1002/14651858.CD005108.pub2.

35. Seymour JE, Almack K, Kennedy S, Froggatt K. Peer education for advance care planning: volunteers' perspectives on training and community engagement activities. *Health Expect.* 2013;16(1):43–55. https://doi.org/10.1111/j.1369-7625.2011.00688.x.

36. Sanders C, Seymour J, Clarke A, Gott M, Welton M. Development of a peer education programme for advance end-of-life care planning. *Int J Palliat Nurs.* 2006;12(5):214, 216–223.

37. Peel NM, Warburton J. Using senior volunteers as peer educators: what is the evidence of effectiveness in falls prevention? *Australas J Ageing.* 2009;28(1):7–11. https://doi.org/10.1111/j.1741-6612. 2008.00320.x.

38. Mezirow J. Transformative learning theory: theory to practice. *New Dir Adult Cont Ed.* 1997;1997(74):5–12.

39. Atkins S, Murphy K. Reflection: a review of the literature. *J Adv Nurs.* 1993;18(8):1188–1192.

40. Bloom B, Englehart M, Furst E, Hill W, Krathwohl D. *Taxonomy of Educational Objectives: The Classification of Educational Goals. Handbook I: Cognitive Domain.* New York, Toronto: Longmans, Green; 1956.

41. Mann K, Gordon J, MacLeod A. Reflection and reflective practice in health professions education: a systematic review. *Adv Health Sci Educ Theory Pract.* 2009;14(4):595–621. https://doi.org/10.1007/s10459-007-9090-2.

42. Plack MM, Greenberg L. The reflective practitioner: reaching for excellence in practice. *Pediatrics.* 2005;116:1546–1552.

43. Schon DA. *The Reflective Practitioner: How Professionals Think in Action.* New York: Basic Books; 1983. https://doi.org/0-465-06874-X.

44. Killion J, Todnem G. A process for personal theory building. *Educ Leadersh.* 1991;48(6):171–175.

45. Inott T, Kennedy BB. Assessing learning styles: practical tips for patient education. *Nurs Clin North Am.* 2011;46(3):313–320. vi. https://doi.org/10.1016/j.cnur.2011.05.006.

46. Chase TM. Learning styles and teaching strategies: enhancing the patient education experience. *SCI Nurs.* 2001;18(3):138–141.

47. Rosenstock IM, Strecher VJ, Becker MH. Social learning theory and the health belief model. *Health Educ Behav.* 1988;15(2):175–183. https://doi.org/10.1177/109019818801500203.

48. Harada K, Lee S, Shimada H, et al. Psychological predictors of participation in screening for cognitive impairment among community-dwelling older adults. *Geriatr Gerontol Int.* 2017;17(8):1197–1204. https://doi.org/10.1111/ggi.12841.

49. Horwood H, Williams MJ, Mandic S. Examining motivations and barriers for attending maintenance community-based cardiac rehabilitation using the health-belief model. *Heart Lung Circ.* 2015; 24(10):980–987. https://doi.org/10.1016/j. hlc.2015.03.023.

50. Dotson VM, Szymkowicz SM, Kirton JW, McLaren ME, Green ML, Rohani JY. Unique and interactive effect of anxiety and depressive symptoms on cognitive and brain function in young and older adults. *J Depress Anxiety.* 2014; Suppl 1:22565.

51. Shimada H, Park H, Makizako H, Doi T, Lee S, Suzuki T. Depressive symptoms and cognitive performance in older adults. *J Psychiatr Res.* 2014;57:149–156. https://doi.org/10.1016/j.jpsychires.2014.06.004.

52. Pietrzak RH, Maruff P, Woodward M, et al. Mild worry symptoms predict decline in learning and memory in healthy older adults: a 2-year prospective cohort study. *Am J Geriatr Psychiatry.* 2012;20(3): 266–275. https://doi.org/10.1097/ JGP.0b013e3182107e24.

53. Student First Project. School and Classroom Strategies: Depression. http://studentsfirstproject.org/wp-content/uploads/School-and-Classroom-Depression-Strategies.pdf. Accessed August 29, 2018.

54. Mental Health America. Tips for Teachers: Ways to Help Students Who Struggle with Emotions or Behavior. http://www.mentalhealthamerica.net/conditions/tips-teachers-wayshelp-students-who-struggle-emotions-or-behavior. Accessed September 4, 2018.

55. Dweck CS. *Mindset: The New Psychology of Success.* New York: Ballantine Books; 2006.

56. Park DC, Bischof GN. The aging mind: neuroplasticity in response to cognitive training. *Dialogues Clin Neurosci.* 2013;15(1):109–119.

57. National Institute on Aging. Cognitive Health and Older Adults. https://www.nia.nih.gov/health/cognitive-health-andolder-adults. Accessed August 26, 2018.

58. Merriam-Webster. Culture. https://www.merriam-webster.com/dictionary/culture. Published 2018. Accessed September 5, 2018.

59. Chang M, Kelly AE. Patient education: addressing cultural diversity and health literacy issues. *Urol Nurs.* 2007;27(5):411–417. quiz 418.

60. Brunett M, Shingles RR. Does having a culturally competent health care provider affect the patients' experience or satisfaction? A critically appraised topic. *J Sport Rehabil.* 2018;27(3):284–288. https://doi.org/10.1123/jsr.2016-0123.

61. U.S. Department of Health & Human Services. Guide to Providing Effective Communication and Language Assistance Services. https://hclsig.thinkculturalhealth.hhs.gov/. Accessed August 28, 2018.

62. Levasseur M, Carrier A. Do rehabilitation professionals need to consider their clients' health literacy for effective practice? *Clin Rehabil.* 2010;24(8):756–765. https://doi.org/10.1177/0269215509360752.

63. Kutner M, Greenberg E, Jin Y, Paulsen C. *The Health Literacy of America's Adults: Results from the 2003 National Assessment of Adult Literacy.* Washington, DC: U.S. Department of Education, National Center for Education Statistics; 2006.

64. Davidhizar RE, Brownson K. Literacy, cultural diversity, and client education. *Health Care Manag (Frederick).* 1999;18(1):39–47.

65. Murphy PW, Davis TC. When low literacy blocks compliance. *RN.* 1997;60(10):58–63. quiz 64.

66. Chesser AK, Keene Woods N, Smothers K, Rogers N. Health literacy and older adults: a systematic review. *Gerontol Geriatr Med.* 2016; 2:1–13. https://doi.org/10.1177/2333721416630492233372141663 0492-Dec.

67. Weiss BD, Mays MZ, Martz W, et al. Quick assessment of literacy in primary care: the newest vital sign. *Ann Fam Med.* 2005;3(6):514–522. doi:3/6/514.

68. Centers for Disease Control and Prevention. Improving Health Literacy for Older Adults: Expert Panel Report. Atlanta, GA: U.S. Department of Health and Human Services; 2009:2009.

69. Readability Formulas Automatic Readability Checker. http:// www.readabilityformulas.com/free-readability-formula-tests.php.

70. The Gerontological Society of America. *Communicating with Older Adults: An Evidence-Based Review of What Really Works.* Washington, DC: Gerontological Society of America; 2012.

71. Dellasega C, Clark D, McCreary D, Helmuth A, Schan P. Nursing process: teaching elderly clients. *J Gerontol Nurs.* 1994;20(1): 31–38.

72. Sanchez LM, Cooknell LE. The Power of 3: using adult learning principles to facilitate patient education. *Nursing (Lond).* 2017;47(2): 17–19. https://doi.org/10.1097/01.NURSE. 0000511819.18774.85.

73. Bastable SB, Gramet P, Jacobs K, Sopczyk DL. *Health\ Professional as Educator.* Sudbury, MA: Jones & Bartlett Learning; 2011.

74. Forbes R, Mandrusiak A, Smith M, Russell T. Identification of competencies for patient education in physiotherapy using a Delphi approach. *Physiotherapy.* 2018;104(2):232–238.

75. Lonsdale C, Hall AM, Murray A, et al. Communication skills training for practitioners to increase patient adherence to home-based rehabilitation for chronic low back pain: results of a cluster randomized controlled trial. *Arch Phys Med Rehabil.* 2017;98(9):1732–1743. e7.

76. Wingard R. Patient education and the nursing process: meeting the patient's needs. *Nephrol Nurs J.* 2005;32(2):211–214. quiz 215.

77. Marcus C. Strategies for improving the quality of verbal patient and family education: a review of the literature and creation of the EDUCATE model. *Heal Psychol Behav Med.* 2014;2(1):482–495. https://doi.org/10.1080/21642850.2014.900450.

78. Whitman M. Patient education: what worries the patient most? *Nursing (Lond).* 2015;45(1):52–54. https://doi.org/10.1097/01. NURSE.0000453722.00617.69.

79. Europe WHORO for Europe Compenhagen. *Therapeutic Patient Education: Continuing Education Programmes for Health Care Providers in the Field of Prevention of Chronic Diseases: A Report of a WHO Working Group.* http://www.who.int/iris/handle/10665/108151.

80. Roberts L, Cornell C, Bostrom M, et al. Communication skills training for surgical residents: learning to relate to the needs of older adults. *J Surg Educ.* 2018;75(5):1180–1187.

81. Forkan R, Pumper B, Smyth N, Wirkkala H, Ciol MA, Shumway-Cook A. Exercise adherence following physical therapy intervention in older adults with impaired balance. *Phys Ther.* 2006;86(3): 401–410.

82. Prochaska JO, DiClemente CC. Stages and processes of selfchange of smoking: toward an integrative model of change. *J Consult Clin Psychol.* 1983;51(3):390–395.

83. Marshall SJ, Biddle SJ. The transtheoretical model of behavior change: a meta-analysis of applications to physical activity and exercise. *Ann Behav Med.* 2001;23(4):229–246. https://doi.org/10.1207/S15324796ABM2304_2.

84. Greaney ML, Riebe D, Ewing Garber C, et al. Long-term effects of a stage-based intervention for changing exercise intentions and behavior in older adults. *Gerontologist*. 2008;48(3):358–367.

85. Krebs P, Prochaska JO, Rossi JS. Defining what works in tailoring: a meta-analysis of computer tailored interventions for health behavior change. *Prev Med*. 2010;51(3–4):214–221. https://doi.org/10.1016/j.ypmed.2010.06.004. DEFINING.

86. Valenzuela T, Okubo Y, Woodbury A, Lord SR, Delbaere K. Adherence to technology-based exercise programs in older adults: a systematic review. *J Geriatr Phys Ther*. 2018;41(1):49–61. https://doi.org/10.1519/JPT.0000000000000095.

87. Mehra S, Visser B, Dadema T, et al. Translating behavior change principles into a blended exercise intervention for older adults: design study. *JMIR Res Protoc*. 2018;7(5):e117. https://doi.org/10.2196/resprot.9244.

88. Gordon NP, Hornbrook MC. Older adults' readiness to engage with eHealth patient education and self-care resources: a crosssectional survey. *BMC Health Serv Res*. 2018;18(1):220. https://doi.org/10.1186/s12913-018-2986-0.

89. Petursdottir U, Arnadottir SA, Halldorsdottir S. Facilitators and barriers to exercising among people with osteoarthritis: a phenomenological study. *Phys Ther*. 2010;90(7):1014–1025. https://doi.org/10.2522/ptj.20090217.

90. Phillips LD. Patient education. Understanding the process to maximize time and outcomes. *J Intraven Nurs*. 1999;22(1):19–35.

91. Kuhlenschmidt ML, Reeber C, Wallace C, Chen Y, Barnholtz- Sloan J, Mazanec SR. Tailoring education to perceived fall risk in hospitalized patients with cancer: a randomized, controlled trial. *Clin J Oncol Nurs*. 2016;20(1):84–89. https://doi.org/10.1188/16.CJON.84-89.

92. Fahlberg B. "No education about me without me": a shared decision-making approach to patient education. *Nursing (Lond)*. 2015;45(2):15–16. https://doi.org/10.1097/01. NURSE.0000459549.75744.3a.

93. Rigdon AS. Development of patient education for older adults receiving chemotherapy. *Clin J Oncol Nurs*. 2010;14(4):433–441. https://doi.org/10.1188/10.CJON.433-441.

94. Lelorian S, Bachelet A, Bertin N, Bourgoin M. French healthcare professionals' perceived barriers to and motivation for therapeutic patient education: a qualitative study. *Nurs Health Sci*. 2017;19: 331–339.

95. Farahani MA, Mohammadi E, Ahmadi F, Mohammadi N. Factors influencing patient education: a qualitative research. *Iran J Nurs Midwifery Res*. 2013;18(2):133–139.

96. Ambady N, Koo J, Rosenthal R, Winograd CH. Physical therapists' nonverbal communication predicts geriatric patients' health outcomes. *Psychology Aging*. 2002;17(3):443–452.

Cuidar do Adulto Idoso

Elizabeth J. Bergman e Brian W. Pulling

VISÃO GERAL DO CAPÍTULO

Introdução, 266
Contexto dos cuidados e
  estatísticas, 267
  Reciprocidade e troca, 267
  Implicações para a fisioterapia
    geriátrica, 268
Domínios das atividades do
  cuidador, 268
  Implicações para a fisioterapia
    geriátrica, 270
Trajetória do papel do
  cuidador, 270
  Aquisição de papel, 270
  Desempenho dos papéis, 271
  Desligamento dos papéis, 271
  Implicações para a fisioterapia
    geriátrica, 271
Processo de estresse, 272
  Resultados do cuidador, 272
  Saúde física, 273

Saúde psicológica e qualidade de
  vida, 273
Bem-estar social, 273
Bem-estar econômico, 273
Recompensas do cuidar, 273
Custos e recompensas para o
  receptor de cuidados, 273
Implicações para a fisioterapia
  geriátrica, 274
Relacionamentos de cuidado
  específicos, 274
Cuidador cônjuge/parceiro, 274
Cuidadores parentais, 274
Cuidar de pacientes com
  demência, 275
Cuidar de um filho adulto com
  deficiência intelectual/de
  desenvolvimento, 275
Cuidar de parentes/avós como
  cuidadores, 275

Implicações para a fisioterapia
  geriátrica, 276
Questões multiculturais relacionadas
  ao cuidado, 276
  Competência cultural, 276
  Humildade cultural, 276
  Interseccionalidade, 278
  Implicações para a fisioterapia
    geriátrica, 278
Abuso de idosos, 278
  Tipos de abuso de idosos, 278
  Prevalência e fatores de risco para
    abuso de idosos, 279
  Responder ao abuso de idosos, 279
  Apoio a cuidadores, 279
Resumo, 280
Referências bibliográficas, 281

INTRODUÇÃO

À medida que envelhecemos, muitos de nós precisamos de assistência ao realizar tarefas, como cuidados pessoais (p. ex., tomar banho, vestir-se), transporte, preparação de refeições e manutenção da saúde; muitas vezes, essa assistência será necessária por um período prolongado. Esses serviços e apoios a longo prazo (SALPs), também chamados "cuidados a longo prazo", serão fornecidos por cuidadores, sejam profissionais (p. ex., médicos, fisioterapeutas, auxiliares de saúde no domicílio) ou não profissionais (p. ex., cônjuges, filhos adultos, amigos). Os SALPs podem ser fornecidos em lares para idosos ou outros ambientes residenciais, mas, frequentemente, são fornecidos no domicílio do paciente por cuidadores familiares não remunerados, que atuam como a espinha dorsal do sistema SALP nos EUA e em muitas nações em todo o mundo.[1]

Os profissionais de saúde são cuidadores, é claro, mas também o são os pais, avós, filhos, amigos, vizinhos e voluntários. Os cuidadores nem sempre são treinados profissionalmente; contudo, o cuidado é sempre fornecido contextualmente e informado de maneira experiencial. Ou seja, todos os cuidadores prestam cuidados com base na avaliação das necessidades e as formas como prestam cuidados são informadas por sua própria experiência. Este capítulo irá demonstrar a relevância do cuidado em uma variedade de contextos: cuidado com demência, avós criando netos, bem como a partir das perspectivas de médicos, cuidadores familiares e pacientes. Os cuidadores desempenham uma série aparentemente infinita de deveres e funções e são essenciais para a saúde e o bem-estar de todas as pessoas. Cuidar não é tão linear quanto descrito no ambiente institucional; muitas vezes é um processo circular e pretendemos apresentar como fazê-lo.

Este capítulo enfocará, principalmente, a experiência de fornecer cuidados não remunerados a adultos mais velhos. Dadas as realidades da vida familiar hoje, usamos o termo *cuidador familiar* para nos referir não apenas àqueles com uma relação familiar ou legal com o receptor de cuidados (p. ex., cônjuges, filhos adultos e outros parentes), mas também a outras fontes não profissionais de cuidados (p. ex., vizinhos, parceiros, amigos) que ajudam os idosos a gerenciarem a trajetória da doença e/ou deficiência. Todos os usos do termo *cuidador* se referem a *cuidadores familiares* não remunerados, a menos que explicitamente se declare o contrário. Esta revisão da literatura sobre cuidados examinará os tipos de cuidados prestados, a natureza e o fluxo das trocas dentro das famílias, papéis específicos que os familiares podem desempenhar e os impactos do cuidado familiar. Esta literatura é importante para o fisioterapeuta no tratamento de pacientes que podem ser eles próprios cuidadores e no tratamento de pacientes que recebem cuidados de um cuidador familiar.

Também examinaremos a experiência dos fisioterapeutas como cuidadores profissionais. Por meio da exploração da literatura sobre cuidados fornecida aqui, pretendemos fazer com que os fisioterapeutas geriátricos permaneçam cientes do papel central dos cuidadores *e* se lembrem de se ver como cuidadores. É útil lembrar que ser um cuidador, muitas vezes, é um papel muito proeminente e destacado, uma parte significativa da experiência vivida nesse contexto, seja informal ou formal, não remunerado ou remunerado. "Não importa como olhemos para o cuidado e os mecanismos que o impulsionam ao longo do tempo, descobrimos que suas demandas e atividades são dinâmicas e mudam. Os cuidadores tendem a enfrentar uma variedade de mudanças de condições exigindo uma estruturação e reestruturação bastante constantes de suas vidas."[2]

CONTEXTO DOS CUIDADOS E ESTATÍSTICAS

A demografia da população dos EUA será abordada em outras partes deste livro. É importante observar aqui que, mesmo pelas suas projeções mais conservadoras, o U.S. Census Bureau estima que, até o ano 2050, um a cada cinco (20%) norte-americanos terá 65 anos ou mais, contra 13% em 2010.[3] A maioria dos norte-americanos prefere viver no ambiente menos restritivo à medida que envelhecem e optam pela institucionalização apenas quando se torna uma necessidade. Muitas famílias atendem a essa preferência por meio do compromisso de cuidar de seus entes queridos que estão envelhecendo. Portanto, é inevitável que a necessidade de cuidadores aumentará.[4]

Um estudo recente, nacionalmente representativo, sobre o cuidado familiar nos EUA,[5] descobriu que cerca de 34,2 milhões de adultos serviram como cuidadores não remunerados de outro adulto com 50 anos ou mais nos últimos 12 meses.[5] Isso representa 14,3% dos adultos norte-americanos, ou um em sete, sendo mulheres, aproximadamente, 60% dos cuidadores. A idade dos cuidadores nos EUA abrange o curso de vida. Esse estudo constatou que 21% dos cuidadores tinham entre 18 e 34 anos, 24% tinham 35 a 49 anos, 35% tinham 50 a 64 anos, 12% tinham 65 a 74 anos e 8% tinham 75 anos ou mais. A idade média varia por raça/etnia, com a maior média de idade entre cuidadores brancos (53,4) e a menor idade entre cuidadores hispânicos (44,2). Em torno de um terço dos cuidadores fornece mais de 21 horas de atendimento por semana. Cuidadores mais velhos são mais propensos a fornecer cuidados mais intensos em termos de horas por semana.[5]

As estimativas do tipo de relacionamento entre o cuidador e o destinatário dos cuidados variam. Spillman et al.[6] descobriram que cerca de 20% dos cuidadores são cônjuges e, aproximadamente, 50% são filhos adultos. O mesmo estudo referido no parágrafo anterior[5] estimou que uma minoria de cuidadores (14%) cuidava de um não parente (p. ex., amigo, vizinho, outro).[5] A maioria (86%) cuidava de um parente – mais frequentemente um dos pais (47%) ou padrasto/madrasta (8%). Estavam 11% dos cuidadores cuidando de um cônjuge ou parceiro. Os 20% restantes cuidavam de outros parentes (p. ex., avós, tia/tio, irmão).

O *cuidador principal* é aquele que é o único cuidador ou aquele que fornece a maior parte dos cuidados. Um *cuidador secundário* é um cuidador familiar que apoia o cuidador principal. Aproximadamente, metade dos cuidadores primários diz que seu ente querido recebe apoio de outro cuidador familiar e um terço diz que seu ente querido recebe apoio de um cuidador formal pago (p. ex., auxiliar, governanta). Um terço dos cuidadores primários relata que eles são a única fonte de apoio, formal ou informal, para seu ente querido. Esses únicos cuidadores familiares são mais propensos que outros cuidadores familiares a serem cuidadores mais velhos e com horas extras (57%), que cuidam de um cônjuge ou parceiro (78%).[7]

Os cuidadores familiares são descritos como a "força de trabalho invisível". O valor econômico estimado dos cuidados não pagos prestados por cuidadores nos EUA, em 2013, foi de, aproximadamente, US$ 470 bilhões. Esse valor é quase equivalente ao valor econômico do Walmart, a maior empresa do mundo com base na receita.[8] Sem cuidadores familiares, os custos com saúde e SALP aumentariam dramaticamente.[9] Em vez disso, muitos desses custos são transferidos para cuidadores e famílias. Tais custos são financeiros, mas também sociais, emocionais e físicos, como será explorado posteriormente neste capítulo.

Os membros dessa força de trabalho invisível geralmente lutam para equilibrar os compromissos de cuidar com suas participações em outras circunstâncias. Cerca de um terço dos cuidadores trabalha em tempo integral e um quarto em tempo parcial.[5] Os cuidadores fazem sacrifícios para cuidar de seus entes queridos na forma de redução da participação na força de trabalho, perda de salários e benefícios de emprego, como seguro saúde, e perda de economias de aposentadoria e benefícios da Previdência Social. Um estudo estimou a perda média de renda e benefícios ao longo da vida para um cuidador que deixa a força de trabalho em US$ 303.880.[10]

Reciprocidade e troca

Apesar do uso das palavras "cuidador" e "assistido", é importante lembrar que as trocas ocorridas dentro das famílias não são unidirecionais. Os idosos que são os destinatários dos cuidados muitas vezes também contribuem para o sistema familiar. Dependendo das circunstâncias da família, essas contribuições podem ser financeiras, emocionais, instrumentais (p. ex., creche) ou de outra forma. A experiência de cuidar é mais recíproca e não linear que no ambiente profissional de saúde. Isso afeta o cuidador e o receptor de cuidados de maneiras únicas, que se diferenciam de outros cuidados médicos.

Implicações para a fisioterapia geriátrica

No contexto do cuidado familiar, a natureza das trocas, dos tipos e dos resultados dos cuidados são diversos e variam amplamente. Compreender as mudanças demográficas e sociais mais amplas que ocorrem dentro de sua população de pacientes e, ao mesmo tempo, buscar compreender melhor os aspectos individuais únicos da experiência de seus pacientes permitirá que cuidadores profissionais e não remunerados trabalhem juntos de forma dinâmica. As relações de cuidado familiar são complicadas e baseadas na experiência de quem presta e recebe cuidados. Os fisioterapeutas geriátricos podem maximizar o efeito de suas intervenções trabalhando dinamicamente com outros cuidadores, respeitando seu papel e, ao mesmo tempo, facilitando os cuidados com as melhores práticas por meio de seu treinamento profissional e especialização.

DOMÍNIOS DAS ATIVIDADES DO CUIDADOR

Cada situação que envolve a troca de cuidados de idosos dentro das famílias é única. A maioria, entretanto, envolve alguma combinação das atividades resumidas na Tabela 12.1, que organiza as muitas tarefas e atividades dos cuidadores familiares em domínios. Esses domínios incluem tarefas domésticas; cuidados pessoais, supervisão e mobilidade; suporte emocional e social; saúde e cuidados médicos; defesa e coordenação de cuidados; e substituição.[1]

Os dois primeiros domínios (*tarefas domésticas; cuidados pessoais, supervisão e mobilidade*) são aqueles mais frequentemente associados ao cuidador familiar. As tarefas domésticas incluem as atividades diárias associadas à vida e manutenção de uma casa, como preparar refeições, lavar roupa e pagar contas. Esse domínio também inclui atividades únicas (p. ex., instalação de barras de apoio ou rampas), bem como tarefas a longo prazo (p. ex., lidar com sinistros de seguros). O domínio dos cuidados pessoais, supervisão e mobilidade inclui assistência em atividades de vida diária (AVDs) e atividades instrumentais de vida diária (AIVDs).

O domínio de *apoio emocional e social* inclui uma ampla gama de atividades, desde possibilitar que o destinatário se envolva em atividades de lazer até proporcionar companheirismo, ouvir o destinatário e ajudar a resolver os desafios da vida ou conflitos familiares, se possível. Esse domínio de atividade tende a assumir maior importância à medida que a doença ou deficiência do assistido progride, quando ele pode se tornar cada vez mais isolado e suscetível à solidão.

O domínio *da saúde e dos cuidados médicos* varia em intensidade com base em diagnóstico do receptor de cuidados, estágio de progressão e capacidade. No início, o papel de um cuidador nesse domínio pode ser o de fornecer incentivo em relação ao estilo de vida, cuidados pessoais e adesão ao tratamento. À medida que a intensidade do papel de cuidador aumenta, ele pode ser cada vez mais responsável por cuidados mais complexos, como operar equipamentos médicos, aplicar injeções e cuidar de feridas.

Defesa e coordenação de cuidados incluem atividades relacionadas à busca e à facilitação de compreensão das informações sobre saúde e outras informações referentes aos cuidados, bem como atividades associadas à comunicação entre especialistas e outros profissionais envolvidos no cuidado do assistido. Também envolve a coordenação de cuidados, incluindo negociação das funções de outros membros da família implicados na prestação de cuidados, gerenciamento das receitas prescritas e dos serviços prestados por provedores profissionais de SALP.

A *substituição* envolve a comunicação e, às vezes, a ação em nome dos destinatários dos cuidados, quando eles são incapazes de fazê-lo por si próprios. Isso ocorre com maior frequência no contexto de questões financeiras e jurídicas e na tomada de decisões de saúde. A substituição, muitas vezes, anda de mãos dadas com a defesa e a coordenação de cuidados, e é mais provável que haja aumento na intensidade conforme a doença ou a condição do assistido progride para os estágios posteriores. Os cuidadores podem ser chamados para atuar como agentes de um procurador de cuidados de saúde, um documento legal no qual o assistido nomeia um substituto para as decisões que dizem respeito aos seus cuidados.

Apesar de muitas vezes serem negligenciados ou minimizados nas análises das políticas e práticas de saúde, os cuidadores familiares constituem uma parte crucial e indispensável do sistema de prestação de cuidados de saúde, especialmente para os idosos.[11,12] Historicamente, pesquisas e políticas definiram o papel do cuidador familiar baseado na prestação de assistência em AVDs e AIVDs.[13,14] Entretanto, é cada vez mais constante um maior auxílio dos cuidadores. Em uma pesquisa recente, nacionalmente representativa, sobre cuidadores nos EUA,[7] 57% deles relataram assistência em atividades médicas e de enfermagem complexas. Em outro estudo recente,[15] quase metade (46%) de todos os cuidadores familiares descreveram responsabilidades semelhantes e expuseram as seguintes atividades médicas e de enfermagem como as mais desafiadoras, em ordem de frequência: gerenciamento da incontinência e uso de equipamentos e tratamentos para incontinência (67%); cuidados com feridas e ostomia (66%); gerenciamento de medicamentos (incluindo medicamentos IVs e injetáveis; 61%); adesão a dietas especiais (53%); e operar equipamentos médicos (p. ex., ventiladores mecânicos, oxigênio, equipamentos de diálise domiciliares; 49%).

Devido à especialização médica e à fragmentação do sistema de saúde, os cuidadores familiares se consideram cada vez mais responsáveis por gerenciar as interações do destinatário com e em todo o sistema de saúde. Eles devem articular com eficácia as experiências e necessidades do destinatário dos cuidados a vários especialistas, em uma tentativa de fornecer continuidade entre os prestadores de cuidados de saúde e garantir que os pedidos médicos sejam feitos para atender às necessidades do receptor de cuidados. Dentro desse sistema de saúde fragmentado, o cuidador é, muitas vezes, a única pessoa que experimentou

TABELA 12.1	O que os cuidadores fazem para os idosos.
Domínio	**Atividades e tarefas do cuidador**
Tarefas domésticas	• Ajudar com contas, lidar com reclamações de operadoras de saúde e gerenciamento financeiro • Manutenção da casa (p. ex., instalar barras de apoio, rampas e outras modificações de segurança; reparos, trabalho no quintal) • Lavanderia e outras tarefas domésticas • Preparar refeições • Compras • Transporte
Cuidados pessoais, supervisão e mobilidade	• Banho e cortes de cabelo/barba • Vestimentas • Alimentação • Supervisão • Gestão de sintomas comportamentais • Toalete (p. ex., uso do banheiro, manter a continência, lidar com a incontinência) • Transferência (p. ex., subir e descer da cama e das cadeiras, passar da cama para a cadeira de rodas) • Ajudar na locomoção dentro ou fora de casa
Suportes emocional e social	• Fornecer companheirismo • Discutir os desafios da vida em curso com o receptor de cuidados • Facilitar e participar de atividades de lazer • Ajudar o assistido a gerenciar as respostas emocionais • Gerenciar conflitos familiares • Resolver problemas
Saúde e cuidados médicos	• Incentivar um estilo de vida saudável • Incentivar os cuidados pessoais • Incentivar a adesão ao tratamento • Gerenciar e fornecer medicamentos, comprimidos ou injeções • Operar equipamentos médicos • Preparar alimentos para dietas especiais • Responder às necessidades e emergências agudas • Cuidar de feridas
Defesa e coordenação dos cuidados	• Buscar informações • Facilitar a compreensão da pessoa e da família • Comunicar-se com médicos, enfermeiras, assistentes sociais, farmacêuticos e outros provedores de serviços e suporte de saúde e a longo prazo (SSLT) • Facilitar a compreensão do provedor • Localizar, organizar e supervisionar enfermeiras, assistentes sociais, auxiliares de assistência domiciliar, refeições entregues em casa e outros SSLTs (p. ex., serviços diários para adultos) • Marcar compromissos • Negociar com outro(s) membro(s) da família em relação às respectivas funções • Solicitar medicamentos controlados • Lidar com questões de seguro de saúde
Substituição	• Lidar com questões financeiras e jurídicas • Gerenciar bens pessoais • Participar do planejamento avançado • Participar nas decisões de tratamento

(De Schulz R, Eden J, eds. *Families Caring for an Aging America*. Washington, DC: National Academies Press; 2016. https://doi.org/10.17226/23606; Spillman BC, Wolff J, Freedman VA, Kasper JD. *Informal Caregiving for Older Americans: An Analysis of the 2011 National Study of Caregiving*. Washington, DC: Office of the Assistant Secretary for Planning and Evaluation; 2014. http://aspe.hhs.gov/report/informal-caregiving-older-americansanalysis-2011-national-health-and-agingtrends-study; Wolff J, Dy SE, Frick K, Kasper JD. End-of-life care: Findings from a National Survey of Informal Caregivers. *Arch Int Med*. 2007;167(1):40-46.)

toda a trajetória da doença de seu ente querido e a experiência relacionada à saúde.[12] Entretanto, infelizmente, os cuidadores, de maneira frequente, são deixados de fora do registro médico do assistido e não são incluídos de forma adequada em decisões importantes no planejamento do tratamento, apesar de, muitas vezes, se esperar que eles sigam esses planos de tratamento sem treinamento e conhecimento adequados. Apenas 14% dos cuidadores familiares relatam ter recebido preparação ou treinamento para fornecer assistência em saúde.[5] À medida que a deficiência ou doença do receptor de cuidados progride, essas tarefas assumem maior importância e a falta de preparação e instrução pode ser uma fonte significativa de estresse para o cuidador.

Considerando as características do cuidador, as atividades dele variam com base em uma série de fatores: o diagnóstico e as habilidades do assistido e a proximidade entre eles. Além da mulher ter maior probabilidade de exercer o papel de cuidadora familiar, ela também tem maior probabilidade de prestar cuidados básicos, como assistência para vestir, alimentar e na higiene pessoal.

Os cuidadores do gênero masculino, por outro lado, são mais propensos a fornecer assistência financeira.[10]

As atividades do cuidador também variam com base no diagnóstico ou na deficiência do assistido. Kim e Schulz[16] compararam as experiências de quatro grupos de cuidadores: aqueles que cuidam de entes queridos com câncer, demência, diabetes e fragilidade. Eles descobriram que os cuidadores de pessoas com câncer ou demência prestavam mais assistência nas AVDs e AIVDs e eram mais propensos a coordenar a prestação de serviços externos que os cuidadores de pessoas com diabetes ou fragilidade. Embora os cuidadores de pessoas com demência fossem mais propensos a auxiliar no tratamento da incontinência, as pessoas com câncer eram mais propensas a precisar de assistência para alimentação e transferência.

A proximidade com o assistido é outro fator que impacta as tarefas e as atividades do cuidador. Cuidadores de longa distância (que levam mais de uma hora no deslocamento) são mais propensos a fornecer apoios emocionais e sociais, defesa e coordenação de cuidados, enquanto cuidadores mais próximos tendem a oferecer assistência em cuidados pessoais, supervisão e mobilidade e em tarefas domésticas. Não é incomum que vários cuidadores familiares de distâncias variadas colaborem no cuidado de um parente mais velho.[1]

Implicações para a fisioterapia geriátrica

Os cuidadores em todos os níveis do espectro profissional e informal são orientados a fornecer cuidados capazes de darem respostas às necessidades do receptor de cuidados. Isso é mais bem demonstrado pela observação da natureza dinâmica de uma equipe de atendimento interdisciplinar em um ambiente de atendimento institucional. Os profissionais de saúde aqui se comunicam e planejam como uma unidade para fornecer atendimento personalizado e multimodal, com a intenção de maximizar a função do paciente. Entretanto, considere que a maioria dos cuidadores de idosos possui formação informal e possui estruturas de apoio diferentes das dos profissionais. Como tal, um cuidador individual fornece uma gama muito mais ampla de tarefas e funções para o destinatário dos cuidados.

Muitos desses domínios incluem funções que requerem, ou pelo menos se beneficiam significativamente de treinamento formal (p. ex., transferências, tratamento de feridas etc.). Na ausência de tal treinamento, o cuidador se adequa. Existem oportunidades frequentes para que os fisioterapeutas melhorem expressivamente o cuidado prestado aos seus pacientes idosos, oferecendo conhecimentos sobre a segurança e eficácia de uma tarefa. Considere que um cuidador familiar pode se beneficiar com a experiência de um provedor de cuidados de saúde e que o assistido pode se beneficiar com a adaptação do especialista ao seu cuidador informal. O cuidado ocorre no contexto do sistema da família; portanto, acomoda o planejamento do cuidado e as intervenções nesse contexto. Avalie o nível de conhecimento e conforto do cuidador antes de pedir que ele o ajude em tarefas específicas

e certifique-se de que as recomendações prescritas são viáveis dentro do sistema familiar. Essa também é uma oportunidade para incluir o cuidador na resolução de problemas e fornecer-lhe conhecimentos específicos sobre como executar habilidades, como proteger o paciente ou assegurar que um exercício seja feito da forma correta. Também pode ser uma oportunidade para o profissional de saúde aprender com o cuidador, pois é provável que este tenha executado a tarefa de cuidador familiar muito mais vezes que o profissional de saúde.

TRAJETÓRIA DO PAPEL DO CUIDADOR

Pessoas com doenças ou deficiências graves provavelmente farão transições frequentes entre os serviços de saúde. Essas configurações, apesar de não estarem limitadas a isso, incluem pronto-socorro, hospital, unidade de cuidados de enfermagem, ambiente assistido e domicílio (com ou sem serviços de atendimento domiciliar qualificados). Eventualmente, eles podem fazer a transição para cuidados a longo prazo em uma clínica de enfermagem. A morte pode ocorrer lá ou no hospital, talvez envolvendo a transição para cuidados paliativos e/ou hospice.[12] Com essas transferências frequentes no ambiente, o sistema de saúde depositou mais responsabilidade nos cuidadores familiares para fornecerem cuidados médicos complexos para os quais eles, geralmente, são não treinados para tal.

Dentro desse contexto, o cuidado familiar passou a ser descrito como uma "carreira" e envolve um conjunto de circunstâncias em constante mudança e múltiplas transições conforme as necessidades do assistido mudam (Tabela 12.2).[4,17] Ver o cuidado a partir de uma perspectiva de carreira permite o exame dos processos de estresse e recompensas, os quais permeiam todos os estágios, as características e experiências particulares de cada etapa da vida profissional do cuidador. Entre os primeiros a descrever o cuidado como uma carreira, Aneshensel et al.[4] dividiram-no em três fases: aquisição, representação e desligamento de papéis. Outros[1,18] expandiram esse trabalho inicial para mapear na trajetória de cuidado os tipos de tarefas e atividades típicas de cada fase. É importante notar que o percurso da carreira de cuidador nem sempre é linear. Conforme observado na introdução deste capítulo, os cuidadores estão constantemente ajustando suas atividades, prioridades e abordagens com base nas necessidades e experiências em constante mudança de quem recebe os cuidados. As condições dos receptores de cuidados podem melhorar ou diminuir rapidamente, eles podem precisar de hospitalização ou cuidados especializados de enfermagem a curto ou longo prazo, podem morrer repentinamente ou é possível que ocorram outras mudanças que afetem a carreira de cuidador.

Aquisição de papel

Durante a fase de aquisição de papéis, os cuidadores podem até não pensar em si mesmos como tal. Essa é a fase durante a qual surge a consciência da necessidade de

TABELA 12.2	Experiências, tarefas e experiências comuns por fase da carreira de cuidador.		
Fase	**Aquisição dos papéis**	**Representação dos papéis**	**Desligamento dos papéis**
Experiências comuns	• Conscientização emergente da necessidade de cuidados do ente querido • Início de doença/deficiência • Início do tratamento	• Aumento da demanda por cuidados • Cuidados domiciliares • Possível internação em instalações de CLD • Hospitalizações • Cuidados de fim de vida	• Morte do assistido • Luto • Reengajamento social
Tarefas e atividades comuns	• Comunicar-se com os profissionais de saúde • Acompanhar AS para compromissos • Recados/compras e outros apoios nas AIVDs • Incentivar a adesão ao tratamento • Monitorar e checar	• Gerenciar finanças • Contratar e gerenciar prestadores de cuidados • AIVDs e suporte para AVDs • Supervisão • Companheirismo, suporte emocional e social • Gestão de medicamentos e equipamentos médicos • Tratamento de feridas e outros cuidados médicos/de enfermagem complexos • Coordenação de cuidados e relacionamento com prestadores de cuidados de saúde e funcionários CLD • Contato e negociação de funções com outros cuidadores • Supervisionar a admissão e transição para o hospice • Planejamento antecipado de cuidados • Substituição	• Questões financeiras e jurídicas • Solução de problemas de seguro • Dispensa de bens pessoais do AS • Apoio ao luto • Reconexão e estabelecimento de novos apoios sociais e atividades de lazer

AVDs, atividades de vida diária; *AS*, assistido; *AIVDs*, atividades instrumentais de vida diária; *CLDs*, cuidados de longa duração.
(Adaptada de Aneshensel CS, Pearlin LI, Mullan JT, Zarit SH, Whitlatch CJ. *Profiles in Caregiving: The Unexpected Career*. San Diego, CA:Academic Press; 1995; Schulz R, Tompkins CA. Informal caregivers in the United States: prevalence, caregiver characteristics, and ability to provide care. In: National Research Council. In: *The Role of Human Factors in Home Health Care: Workshop Summary*. Washington, DC: National Academies Press; 2010. Disponível em: https://www.ncbi.nlm.nih.gov/books/NBK210056/pdf/Bookshelf_NBK210056.pdf; Schulz R, Eden J, eds. *Families Caring for an Aging America*. Washington, DC: National Academies Press; 2016. https://doi.org/10.17226/23606.)

cuidado: os entes queridos se comunicam entre si e negociam papéis relativos ao cuidado de seu familiar mais velho e os papéis de cuidadores são aceitos. A aquisição do papel pode acontecer rapidamente, como no caso de um acidente vascular encefálico, ou pode acontecer de forma mais gradual, como no caso de uma demência progressiva.[1]

O caminho para se tornar um cuidador é pavimentado com normas sociais às, vezes, concorrentes de reciprocidade e obrigação. Também é influenciado pela história e qualidade dos relacionamentos dentro das famílias, normas e expectativas culturais, papéis de gênero, proximidade geográfica e outros fatores.[19] Os cuidadores em potencial, muitas vezes, aceitam de bom grado o papel de cuidador, mas o trabalho permanece amplamente invisível e, frequentemente, é feito em isolamento social.[4]

Desempenho dos papéis

Durante a fase de desempenho dos papéis, as tarefas e atividades de cuidado geralmente se expandem do monitoramento e assistência de AIVDs para cuidados médicos e de enfermagem mais complexos, assistência com AVDs, coordenação de cuidados, contratação e gerenciamento de cuidadores externos. Essa fase também pode ser caracterizada por uma ou mais hospitalizações, admissão em uma instituição de cuidados de longa duração, a prestação de cuidados paliativos e/ou a transição para cuidados paliativos.[1] Alguns cuidadores irão vivenciar essa fase em um padrão descrito por Aneshensel et al.[4] como *cuidadores sustentados* ou pela prestação contínua de cuidados domiciliares até a morte do assistido. O *cuidado abrangente* está relacionado ao padrão no qual o assistido se muda para uma

instituição de cuidados a longo prazo e o cuidador mantém a prestação de cuidados substanciais. Em contraste, na *retirada do padrão de cuidado*, os cuidadores saem de seu papel como tais após a admissão do assistido em uma instituição. Por fim, no padrão de cuidado reduzido, o assistido morre logo após a admissão em uma instituição.

Desligamento dos papéis

A última fase da carreira de cuidador é o desligamento do papel, que na maioria das vezes começa com a morte do assistido, mas também pode resultar quando o cuidador morre ou transfere as responsabilidades de cuidar para outro cuidador devido à doença ou incapacidade de sustentar o papel.[2] Durante essa fase, o cuidador pode precisar resolver quaisquer questões financeiras ou jurídicas remanescentes e supervisionar a dispensa dos bens pessoais do assistido. Os cuidadores também podem sentir luto e utilizar um ou mais serviços projetados para apoiá-los. Essa é também uma fase durante a qual muitos cuidadores enlutados começam a retomar atividades sociais e de lazer anteriores, reinvestir em relacionamentos e em estabelecimento de novos interesses e conexões sociais.[4]

Implicações para a fisioterapia geriátrica

Espera-se que os cuidadores integrem os cuidados em todos os ambientes médicos, muitas vezes envolvendo mudanças frequentes nos prestadores. Não deve ser surpresa que os cuidadores familiares, de maneira frequente, sintam-se estressados e sobrecarregados nesse contexto de cuidado fragmentado e complicado. Ao mesmo tempo, como é provável que tenham experimentado toda a trajetória da doença e/ou deficiência de seu ente querido, esses cuidadores são um recurso extremamente importante para os profissionais de saúde, incluindo fisioterapeutas, pois podem fornecer um contexto que de outra forma poderia estar indisponível, como também direcionar metas de tratamento e decisões de cuidados.

Embora essa trajetória tenha sido apresentada como uma série linear de transições, lembre-se de que o papel do cuidador é dinâmico e pode não ocorrer em etapas previsíveis. Esse percurso depende de muitos fatores, entre eles a influência dos profissionais no direcionamento e facilitação do cuidado. Antecipar os principais componentes da experiência do cuidador permite que o profissional apoie os cuidadores familiares, fornecendo informações e experiência.

PROCESSO DE ESTRESSE

A estrutura do processo de estresse tem sido uma perspectiva teórica importante e proeminente que orienta a pesquisa sobre cuidados desde sua articulação por Pearlin et al.[20] De acordo com a estrutura do processo de estresse, aplicada ao cuidado familiar, os fatores que afetam a experiência de cuidado podem ser divididos em quatro domínios principais. Estes incluem as (1) características básicas do contexto do cuidador, (2) estressores, (3) mediadores e (4) os resultados ou manifestações do estresse.[21]

Os antecedentes e o contexto do cuidado incluem o conjunto de fatores com potencial para impactar, direta ou indiretamente, os outros domínios dentro da estrutura do processo de estresse do cuidado. Exemplos de fatores nesse domínio incluem idade do cuidador, situação socioeconômica e de emprego, gênero, raça/etnia, nível de escolaridade, relação com o destinatário dos cuidados (p. ex., filho adulto, cônjuge) e a natureza da relação entre o cuidador e o assistido, tanto no presente quanto no passado (p. ex., proximidade, nível de conflito).[21]

De acordo com essa estrutura, os estressores podem ser primários ou secundários. *Estressores primários* são aqueles diretamente relacionados à experiência de cuidar. Eles podem ser objetivos (p. ex., estado funcional ou cognitivo do destinatário do cuidado, gravidade da doença/deficiência) ou subjetivos (p. ex., percepção do cuidador ou avaliação da situação como estressante; prisioneiro do papel). Os *estressores secundários* são relacionados ou causados por estressores primários, mas ficam fora da experiência de cuidar (p. ex., conflitos familiares, tensões financeiras, perda de atividades sociais ou de lazer ou desafios de emprego relacionados ao papel de cuidador).[22] A *proliferação* ocorre quando estressores em um domínio ou função transbordam ou afetam outros domínios ou funções. Isso pode ocorrer, por exemplo, quando mudanças na situação financeira de alguém impactam a função de cuidador ou vice-versa.[2,21]

Os mediadores incluem aqueles fatores que servem como recursos de enfrentamento (p. ex., prática de atenção plena ou *mindfulness*, manutenção de *hobbies* e outros interesses, manutenção do senso de humor)[23] ou suporte social (p. ex., assistência da família, amigos e igreja ou outra organização comunitária; uso de suporte de um cuidador formal). O ato de lidar é definido por Pearlin e Schooler[24] como um comportamento que protege os indivíduos dos efeitos psicológicos negativos do estresse, seja alterando as condições que causam o estresse ou alterando a resposta emocional a ele, eliminando ou reduzindo seu potencial de causar sofrimento. Lazarus e Folkman[25] se referem aos esforços para mudar as condições que causam o estresse como *enfrentamento focado no problema*, exemplos nos quais incluem a identificação do problema, determinação de abordagens potenciais para alterar a situação, ponderando as vantagens e desvantagens de soluções potenciais e tomando medidas para provocar as alterações necessárias à situação. Um exemplo de enfrentamento focado no problema, conforme se aplica ao cuidado familiar, envolve a contratação de ajuda externa, como um auxiliar de saúde em casa, para aliviar parte da carga de trabalho e permitir que um cuidador se concentre em outras funções familiares e ocupacionais essenciais. O *enfrentamento focado na emoção*, por outro lado, é descrito por Lazarus e Folkman[25] como envolvendo esforços para mudar o significado de um evento ou situação. Por exemplo, um indivíduo pode tentar minimizar os resultados negativos do cuidado envolvendo-se em esforços para reformular a situação como mais positiva, focalizando seletivamente os aspectos agradáveis do cuidado ou se distanciando do papel de cuidador.

Além disso, a percepção ou avaliações de um cuidador sobre seus recursos e apoios de enfrentamento como adequados para atender às demandas do contexto de cuidado servem para mediar os efeitos dos estressores, enquanto os estressores do cuidado que são avaliados ou percebidos como potencialmente opressores, ameaçadores ou prejudiciais podem levar a resultados de cuidado mais negativos. Esses fatores mediadores ajudam a explicar o fato de que diferentes cuidadores vivenciam, respondem e são afetados pelos mesmos estressores de modo diferente.[21]

Cuidar também gera resultados relacionados à saúde física (p. ex., diminuição da saúde objetiva e subjetiva, lesões, aumento do risco de mortalidade)[26,27] e saúde mental (p. ex., depressão, ansiedade).[20,26,28] Dentro da estrutura do processo de estresse, esses resultados são vistos com o potencial para afetar o bem-estar do cuidador e a capacidade de continuar no seu papel.[21]

Resultados do cuidador

A experiência de cuidar é altamente individual e os efeitos potenciais extremamente variados. Cuidar de adultos mais velhos é, muitas vezes, rigoroso e demorado, e pode incluir custos em um espectro de condições físicas, psicológicas, sociais e financeiras.[5] Muitas vezes não está claro por quanto tempo uma pessoa vai precisar de cuidados, muito menos por quanto tempo o cuidador será capaz de fornecê-lo. O esgotamento é comumente observado institucionalmente, e esse fenômeno é complicado no nível informal, porque os cuidadores, de modo geral, não conseguem "bater o ponto". Existem custos mensuráveis para o cuidado, mas também há recompensas significativas relatadas por cuidadores e destinatários.[26] Na verdade, até mesmo altos níveis de angústia relacionados ao papel do cuidador e a derivação de benefícios e recompensas podem ocorrer simultaneamente.[6]

Saúde física

Os efeitos mais diretos dos cuidados sobre a saúde física dos cuidadores incluem tensões e lesões que podem ser resultado de levantamento, transferência, ações como banho, vestir e outras repetitivas associadas ao papel. Isso é verdadeiro tanto para cuidados domiciliares quanto para outros cuidadores profissionais[1] e familiares.[29] Os fisioterapeutas geriátricos devem fazer todos os esforços para avaliar o ambiente doméstico, as demandas físicas impostas pelos cuidadores e as habilidades deles, e incluir essas informações em seus planos de tratamento e atribuições que requerem a assistência de um cuidador.

Em comparação com os não cuidadores, os cuidadores relatam uma saúde pior.[26] O *status* deles é um indicador independente de risco para doença cardiovascular,[30] doença cardíaca coronária, acidente vascular encefálico,[31] fragilidade[32] e mortalidade.[27,33,35] Os cuidadores também podem negligenciar sua própria saúde, envolver-se em menos comportamentos que promovam seus cuidados pessoais (p. ex., descanso, cuidados preventivos de saúde, exercícios) e em mais comportamentos de risco à saúde (p. ex., abuso de substâncias, dieta inadequada, tabagismo).[1]

Saúde psicológica e qualidade de vida

Está bem documentado que o cuidado impacta a saúde psicológica e a qualidade de vida. Em uma análise dos dados do National Study of Caregiving, Spillman et al.[6] descobriram que quase metade de todos os cuidadores relataram algum grau de dificuldade emocional e mais de um quarto relatou dificuldade emocional substancial. O nível de dificuldade emocional e os aspectos negativos do cuidado estiveram associados à saúde do destinatário e à intensidade do cuidado. Muitos estudos estabeleceram uma relação entre cuidar e diminuir o bem-estar subjetivo, a depressão[26,34,36,37] e a ansiedade.[38] Esse sofrimento emocional persiste para os cuidadores em todos os ambientes, incluindo após a transição do assistido para um estabelecimento de cuidados de longa duração.[39,40]

Bem-estar social

Os efeitos sociais do cuidado incluem mudanças e conflitos potenciais nas relações familiares e restrições ao acesso a uma rede mais ampla de apoio social.[1] Em uma pesquisa, 55% dos cuidadores relataram se sentirem oprimidos pelo papel de cuidador.[41] Eles relatam exaustão por possuírem muitas tarefas, não havendo tempo para se cuidarem. Isso resulta em falta de tempo para o envolvimento em atividades sociais e de lazer, incluindo visitar a família e amigos, participar de serviços religiosos, participar de trabalho voluntário ou sair para se divertir.[6]

Cuidar também tem potencial para conflito familiar, uma situação que pode ser exacerbada pela capacidade reduzida de um cuidador de se comunicar efetivamente ou se envolver na resolução de conflitos devido aos sofrimentos físico ou emocional. Estudos documentaram discórdia familiar relacionada ao cuidado que é ligada a estabelecimento de limites, natureza da condição do assistido, inadequação percebida do apoio de outros, qualidade do cuidado, questões financeiras e percepção de subestimação das demandas do papel de cuidador.[1]

Bem-estar econômico

Cuidar traz o potencial de gerar uma gama de custos financeiros, incluindo o fornecimento de assistência financeira direta ao assistido, redução da poupança pessoal ou capacidade de fazer frente a despesas pessoais, assumir dívidas e as consequências das mudanças de emprego, como renda perdida, ou benefícios reduzidos de previdência privada e previdência social.[9] Foi descoberto que a prestação de cuidados está associada à redução da participação da força de trabalho, bem como do patrimônio líquido dos cuidadores.[42] Além disso, 20% deles relataram que os custos médicos diretos de seu assistido foram responsáveis por sua maior despesa.[6] Quase 40% relatam que cuidar resulta em um grau de moderado a alto na tensão financeira.[5]

Recompensas do cuidar

Os cuidadores familiares muitas vezes relatam vivenciar aspectos positivos do cuidar simultaneamente com o desgaste do cuidador. Exemplos dos aspectos positivos comumente experimentados de cuidar incluem satisfação no cuidado recíproco, sentir-se valorizado, transmitir uma tradição de cuidado dentro da família, modelando um comportamento de cuidado, relacionamentos familiares mais próximos, aumento do significado e propósito, aprimoramento da confiança e crescimento pessoal, aumento da autoconfiança e da autoestima, domínio, satisfação em manter os assistidos seguros e saudáveis e orgulho em manter o bem-estar e a identidade da família.[1,36,43] Também é possível que a percepção dos cuidadores de outras situações estressantes em suas vidas seja mediada por sucessos e recompensas que experimentam como cuidadores.

Custos e recompensas para o receptor de cuidados

Ser o destinatário dos cuidados também tem custos e recompensas, conforme examinado por Reinhard et al.[15] Os custos de receber cuidados incluem ser constantemente lembrado de sua doença ou deficiência (24%); dor, desconforto e constrangimento (16%); e atividade limitada (11%). As recompensas relatadas com mais frequência incluíram evitar a inserção em lares de idosos (51%); maior independência (43%); redução de dor e sintomas (40%); e permitir maior envolvimento da família e atividades externas (31%).

Implicações para a fisioterapia geriátrica

As experiências relacionadas ao estresse e ao enfrentamento serão familiares a qualquer profissional de saúde, e treinamento e recursos comumente estão disponíveis para eles lidarem com os desafios complexos que enfrentam. Dessa forma, os fisioterapeutas geriátricos podem ter mais empatia com os cuidadores familiares na experiência de enfrentamento compartilhada. Entretanto, existe uma camada adicional à experiência de que os cuidadores familiares estão cuidando de entes queridos, e sua relação com o assistido não se centra exclusivamente na prestação de cuidados. Esse contexto adicional pode ser um mediador da experiência do estresse, conforme descrito anteriormente, mas, de maneira mais geral, terá efeitos profundos em toda a vivência do cuidar de maneiras mais emocionais que as típicas de um relacionamento de cuidado profissional. Os fisioterapeutas geriátricos são particularmente adequados para fornecer recursos aos cuidadores para ajudá-los a lidar com os estressores que enfrentam. Tais recursos podem ser oferecidos pelo fisioterapeuta diretamente, como a opinião de um especialista ou experiência em lidar com uma situação médica complexa em casa, ou na identificação e no acesso a recursos na comunidade.

RELACIONAMENTOS DE CUIDADO ESPECÍFICOS

Conforme declarado ao longo deste capítulo, a experiência de cuidar é dinâmica, não linear e altamente individualizada. Porém, é útil ter uma compreensão de algumas das relações de cuidado mais comuns, seus desafios e recompensas exclusivos e suas implicações clínicas. Nossa exploração das três primeiras relações de cuidado – cuidado conjugal, cuidado parental e cuidado na demência – enfoca os adultos mais velhos como os assistidos. Com relação às duas últimas relações de cuidado – cuidar de adultos com deficiência de desenvolvimento/intelectual e cuidar de parentes –, enfocamos os idosos como provedores de cuidados.

Cuidador cônjuge/parceiro

O cônjuge/parceiro, se houver, costuma ser o cuidador mais provável. Frequentemente, é por escolha – na verdade, muitos cônjuges dizem que honrar seu voto matrimonial de "saúde e doença" é uma recompensa especial por cuidarem dele. Às vezes, entretanto, o cônjuge/parceiro como cuidador principal é mais um reflexo das pressões sociais e familiares.[2] Quase um em cada cinco (18%) de todos os cuidadores de adultos mais velhos são cônjuges ou parceiros,[44] e fornecem quase um terço do total de horas de atendimento prestado a adultos mais velhos.[6]

Covinsky et al.[45] conduziram um estudo transversal em grande escala em pacientes com demência e seus cuidadores, o qual revelou que 32% dos cuidadores participantes apresentavam sintomatologia depressiva e que cuidadoras cônjuges estavam em risco particular. Pinquart e Sörensen[26] também descobriram que cuidadores cônjuges, independentemente do gênero, relataram mais estresse, níveis reduzidos de sentimentos de autoeficácia e pior saúde física que cuidadores não cônjuges; isso se deve, de maneira potencial, aos efeitos combinados das perdas relacionadas à idade.

Cuidadores parentais

Na ausência de um cônjuge/parceiro, os filhos adultos são os cuidadores mais prováveis (Tabela 12.3). Quase metade (42%) de todos os cuidadores são filhos[44] e eles fornecem quase metade do total de horas de cuidados.[6] Em alguns casos, mais de um filho adulto está disponível e disposto a servir na função. Em outros casos, o papel de cuidador recai sobre um filho adulto em particular. Isso pode acontecer porque ele ou ela é filho único, o mais próximo geograficamente, sem parceiros ou sem filhos dependentes, ou mulher em uma família que divide responsabilidades de acordo com as normas tradicionais de gênero.[2] Independentemente de como um filho adulto adquire o papel, ele ou ela de modo frequente cita a capacidade de retribuir o amor e o carinho que os pais demonstraram a ele ou ela como uma recompensa particular por cuidar. Em outros casos, o cuidado parental ocorre no contexto de um relacionamento historicamente conflituoso ou mesmo abusivo. Pode ser difícil para alguns filhos adultos aceitar a inversão de papéis que ocorre no

TABELA 12.3	Comparação entre os cuidados parentais e os cuidados prestados pelo cônjuge/companheiro.		
Relação	**Cuidador**	**Receptor do cuidado**	**Necessidades e intensidade**
Cônjuge/ companheiro	Mulher branca de 68 anos, atualmente desempregada, prestando cuidados por 44,4 h semanais por uma média de 5, 6 anos sem outra ajuda não remunerada	Cônjuge do sexo masculino de 71 anos que fez cirurgia/possui feridas ou doença cardíaca	Ajuda com mais AVDs (2,2) e AIVDs (5,3), e mais propenso a ajudar com tarefas médicas/de enfermagem (83%) e tem uma alta carga de cuidados (73%)
Parente direto ou indireto	Filha empregada de 48 anos, que atualmente cuida de 23,9 h semanais por uma média de 4 anos com outra ajuda não remunerada	Mãe ou sogra de 77 anos com problemas de "velhice", doença de Alzheimer ou problemas de mobilidade	Mais propensos a ajudar na obtenção de serviços (37%); ajuda com 4,3 AIVDs; provavelmente, na busca de informações sobre ajuda financeira

AVDs, atividades de vida diária; *AIVDs*, atividades instrumentais de vida diária.
(Dados da National Alliance for Caregiving & AARP Public Policy Institute. Caregivers of Older Adults: A focused Look at Those Caring for Someone Age 50+. Washington DC. https://www.aarp.org/content/dam/aarp/ppi/2015/caregivers-of-older-adults-focused-look.pdf Published 2015.)

contexto do cuidado parental. Isso pode ser particularmente destacado quando o cuidador e o assistido são de gêneros opostos e os pais precisam de ajuda, por exemplo, para tomar banho ou para higiene pessoal.

A maioria dos cuidadores parentais está empregada (57%), de acordo com uma análise de 2011 de cuidadores parentais com mais de 50 anos pelo MetLife Mature Market Institute. Muitos desses cuidadores parentais também têm filhos que moram na mesma casa e são membros da "geração sanduíche" de cuidadores com responsabilidades para mais de uma geração de cada vez.

Cuidar de pacientes com demência

A demência envolve declínio cognitivo relacionado ao aprendizado e memória, linguagem, função executiva, atenção complexa, função perceptivo-motora e/ou cognição social.[46] A demência não é uma doença, mas, sim, um termo que se refere a um conjunto de sintomas relacionados a essas áreas da função cognitiva, graves o suficiente para interferir nas atividades cotidianas. A doença de Alzheimer é a forma mais comum de demência, sendo responsável por 60 a 80% dos casos, porém elas também podem ser vasculares (ocorrendo após um acidente vascular encefálico) ou relacionadas a uma série de outras condições (p. ex., doença do corpo de Lewy, doença de Parkinson). O tempo médio de sobrevida após o diagnóstico de Alzheimer em indivíduos com 65 anos ou mais é de 4 a 8 anos, com implicações significativas para o cuidador. Algumas condições que causam sintomas de demência são reversíveis por natureza, como problemas de tireoide e deficiências de vitaminas.[48]

Cuidar de pessoas com demência tem sido caracterizado na literatura como particularmente estressante e especialmente exigente. Além da perda de memória, as pessoas com demência podem ter problemas de comunicação ou exibir alterações de comportamento, como explosões emocionais ou mudanças dramáticas nos padrões de sono ou alimentação, o que pode ser estressante para os cuidadores. Pode ser uma experiência emocionalmente desgastante ver um ente querido "se perder" e a frequente longa duração do papel de cuidador tem outras implicações para a saúde emocional, social e física.[47] Pode ser desafiador manter a motivação, os recursos de enfrentamento e a resistência física durante a longa duração do cuidado, ao mesmo tempo que a intensidade do cuidado aumenta progressivamente. Também não é incomum que pessoas com demência façam a transição entre diferentes ambientes e níveis de cuidados de saúde. Embora essas transições possam, às vezes, trazer algum alívio aos cuidadores, elas também podem ser acompanhadas por uma necessidade maior de defesa, coordenação de cuidados e/ou substituição.

Infelizmente, um diagnóstico de demência pode ter implicações na qualidade dos cuidados de saúde disponibilizados às pessoas. Embora a presença de demência possa influenciar na tomada de decisões sobre cuidados de saúde, isso não significa, por si só, que uma pessoa seja menos merecedora de cuidados, e os objetivos da reabilitação ainda devem ser a restauração da função e a manutenção da atividade e mobilidade. Os fisioterapeutas e outros profissionais de saúde devem se esforçar para evitar o "niilismo profissional" ou a atitude de que, porque um paciente tem demência, seus esforços como profissionais de saúde não valem a pena.[47] Em vez disso, identifique e faça parceria com os cuidadores para compreender as necessidades e os valores dos pacientes e fornecer aos cuidadores as informações e o treinamento que precisam para apoiar os objetivos da reabilitação.

Cuidar de um filho adulto com deficiência intelectual/de desenvolvimento

Pessoas com deficiência intelectual e de desenvolvimento (DI/Ds) estão vivendo mais do que nunca; e os cuidados a eles prestados são realizados, principalmente, por membros da família, muitas vezes um dos pais.[49] À medida que envelhecem, os indivíduos com DI/Ds correm o risco de terem seus problemas de saúde não detectados e/ou mal gerenciados, além do envelhecimento acelerado associado a sua condição.[50] Ao mesmo tempo, aproximadamente, um em cada quatro cuidadores familiares de pessoas com DI/Ds tem mais de 60 anos, e podem passar por mudanças no seu estado de saúde e precisar da ajuda de familiares ou cuidadores pagos.[49]

Muitos pais que cuidam de um filho adulto com DI/D o fizeram durante toda a vida da criança e, como tal, o papel de cuidar tornou-se uma parte rotineira da vida. Entretanto, é necessário planejamento para a possibilidade provável de que cuidadores alternativos sejam necessários após o falecimento dos pais. O processo de desenvolver um plano para o cuidado continuado de um adulto com DI/D costuma ser estressante por si só. Se houver irmãos, eles talvez tenham que assumir o papel de cuidadores familiares de seus pais e irmãos com DI/D.[51]

Yamaki et al.[52] descobriram que mulheres cuidadoras de adultos com DI/Ds eram mais propensas a ter artrite, hipertensão, obesidade e limitações de atividade em comparação com mulheres na população geral dos EUA. Essas ou outras condições podem resultar na necessidade de fisioterapia para os cuidadores, o que, alternativamente, pode representar um desafio para eles em encontrar tempo para participar da terapia, bem como, potencialmente, lhes oferecer uma folga de suas obrigações.

Cuidar de parentes/avós como cuidadores

O *cuidado de parentes* (em inglês, *kinship care*) é o cuidado de crianças pequenas por avós e outros parentes. Em 2012, 6% de todas as crianças nos EUA viviam em lares mantidos pelos avós e 2,7 milhões de avós eram os principais responsáveis pelos netos menores que viviam com eles. Muitos desses avós (39%) cuidaram de seus netos por mais de 5 anos.[53]

Os avós que cuidam de seus netos não representam todos os avós nos EUA. Eles são mais jovens, menos escolarizados e mais propensos a serem divorciados ou viúvos, vivem na pobreza, são negros ou hispânicos e não podem trabalhar devido a deficiência ou doença.[53] Muito frequentemente, os avós criam os netos em razão de situações potencialmente difíceis ou circunstâncias estressantes, como morte, doença prolongada, encarceramento dos pais, uso abusivo de substâncias entorpecentes por eles, ou serviço militar.[54] Nesses casos, tanto os avós quanto os netos podem precisar de apoio externo significativo. Os avós também podem ter necessidades relacionadas com alojamento dos netos, cumprimento dos seus compromissos educacionais ou obtenção de custódia legal e apoio financeiro.

Os avós que estão criando seus netos vão à fisioterapia com necessidades e objetivos muito específicos. A motivação para melhorar a mobilidade e aumentar o nível de atividade, frequentemente, é externa: relaciona-se com o desejo de "acompanhar" o(s) neto(s). Esses pacientes têm responsabilidades significativas fora de sua reabilitação, e os fisioterapeutas geriátricos devem levar isso em consideração ao planejar o tratamento.

Por exemplo, John é um homem de 67 anos que foi encaminhado para fisioterapia ambulatorial após uma artroplastia total do joelho direito. Ele e sua esposa começaram recentemente a cuidar de sua neta de 8 anos, cujos pais faleceram há pouco tempo em um acidente. É agosto e a neta deve voltar para a escola em algumas semanas. A única prioridade de John é cuidar de sua neta, confortá-la e apoiá-la, fazê-la se sentir em casa em uma nova cidade e levá-la de volta à escola. Em outras palavras, a reabilitação não é uma prioridade, mas ajudar na prática de futebol de sua neta é, e, assim, a reabilitação se torna um meio para um fim muito específico. Os objetivos de reabilitação mais significativos para os avós que cuidam dos netos são aqueles no contexto desse relacionamento.

Implicações para a fisioterapia geriátrica

Existem duas considerações principais para a fisioterapia geriátrica no contexto das funções do cuidador, ambas apresentam desafios únicos para os fisioterapeutas na maneira como projetam e adaptam seus tratamentos para melhor atender às necessidades de seus pacientes. Primeiro, um fisioterapeuta pode cuidar de alguém que também tem um cuidador familiar. Nesse caso, é principalmente importante que os cuidados sejam concebidos e implementados de uma forma que seja complementar ou suplementar aos outros cuidados prestados. Em segundo lugar, os próprios cuidadores podem precisar de fisioterapia enquanto cuidam de outra pessoa. Nesse caso, é fundamental que o tratamento pelo menos não atrapalhe o trabalho do cuidador e, potencialmente, o ajude. E, por último, os fisioterapeutas também são cuidadores e, ao compreender melhor a experiência de outros cuidadores, podem fornecer um padrão melhor de cuidados.

QUESTÕES MULTICULTURAIS RELACIONADAS AO CUIDADO

"A população idosa" não é uma demografia homogênea e, além das diferenças nas necessidades de saúde, é absolutamente necessário considerar que a forma como as pessoas prestam (e de fato recebem) os cuidados é função de sua cultura. Optamos intencionalmente por não elaborar detalhes específicos de qualquer grupo, cultura ou identidade para evitar o potencial de simplificação e/ou marginalização. Em vez disso, criamos várias vinhetas (Tabela 12.4) que integram os conceitos descritos aqui, com implicações específicas para a prática da fisioterapia.

É através das lentes de nossa cultura que aprendemos a compreender o mundo e nosso lugar nele. Nossa cultura e nossos valores culturais ditam nossos comportamentos e influenciam nossa percepção de saúde. Por exemplo, a cultura influencia nossos processos de tomada de decisão (p. ex., coletivo *vs.* individual), nossa percepção e resposta à dor,[55] nossa utilização de serviços de saúde e as formas como definimos um problema de saúde, relatamos sintomas e respondemos à orientação do tratamento.[56] Os fisioterapeutas geriátricos devem, portanto, permanecer profundamente atentos ao papel da cultura na experiência de cada paciente individual e na rede de troca de cuidados de cada paciente.

Competência cultural

A American Physical Therapy Association define a competência cultural como "um conjunto de comportamentos, atitudes e políticas congruentes que se reúnem em um sistema, agência ou entre profissionais e permitem que esse sistema, agência ou profissionais trabalhem efetivamente em situações interculturais".[57] A competência cultural é um processo de desenvolvimento a longo prazo, não um ponto final, e requer uma autoavaliação contínua e um compromisso com a inclusão.[58] Essencialmente, construir competência cultural é expandir o conhecimento da cultura e suas implicações podem afetar todos os aspectos da vida, mas, nesse caso, mais diretamente nos resultados do tratamento fisioterápico. É claro que a cultura afeta as experiências de cuidado e que tanto os indivíduos quanto os grupos têm regras explícitas sobre como o cuidado se desenvolve.[58] Pode nem sempre ser claro por que ou como diferenças culturais específicas se manifestam para cuidadores ou assistidos,[59] mas reconhecer a complexidade e a diversidade da população idosa é uma necessidade para todos esses profissionais.

Humildade cultural

A humildade cultural permite que o profissional de saúde dê um passo adiante em direção a uma consciência mais abrangente e integração de cultura e individualidade.[60] A humildade cultural expande a competência cultural ao acrescentar que, embora existam muitos fatores específicos e consistentes relacionados à cultura que podem impactar a experiência de cuidados, esses fatores podem, de modo semelhante, impactar essa experiência de maneiras anteriormente inesperadas, ou mesmo não impactar de forma alguma.[61] Os profissionais de saúde sempre devem questionar e analisar seus próprios preconceitos com reflexão e humildade.

TABELA 12.4	Vinhetas da relação entre cultura e prática da fisioterapia geriátrica.

Vinheta 1

Perfil

David é um homem de 77 anos que buscou tratamento fisioterápico devido a uma cervicalgia idiopática há 6 meses. Ele apresenta sintomas irradiados pelo braço direito e parestesia e formigamento intermitentes na nuca. Ele é um banqueiro aposentado que viveu em Nova York durante toda a sua vida adulta. David é gay, mora sozinho, atualmente não tem um parceiro e não tem filhos. Devido a sua orientação sexual, ele sofreu discriminação significativa e foi afastado de sua família quando era um adulto jovem, embora agora tenha um bom relacionamento com sua irmã mais velha na Califórnia.

Possíveis intersecções

David é relativamente rico e tem um bom seguro de saúde, mas suas experiências com o sistema de saúde o desencorajaram de procurar tratamento, a ponto de agora sentir dores significativas. Ele diz que sempre temeu revelar uma imagem completa de seu estilo de vida para seus profissionais de saúde, um medo que foi reforçado pelas experiências de seu parceiro, agora falecido, durante seu diagnóstico e tratamento de HIV/AIDS. O privilégio de David proporcionado por seu gênero, raça e *status* socioeconômico se cruza com sua experiência de discriminação e isolamento com base em sua orientação sexual.

Considerações clínicas

David mora sozinho e evita interações com o sistema de saúde. Ele está muito preocupado com o fato de não haver nada que alguém possa fazer para aliviar sua dor e não acredita que a fisioterapia ou qualquer intervenção médica possa ajudá-lo. Ele não tem ninguém para ajudá-lo com seu programa de exercícios domiciliares.

Vinheta 2

Perfil

Carlos é um homem de 70 anos que procurou a fisioterapia devido a um descondicionamento secundário, a doença pulmonar obstrutiva crônica (DPOC). Sua perna esquerda foi amputada acima do joelho após ser ferido enquanto servia como soldado de infantaria durante a Guerra do Vietnã, e ele relata ocasional dor no membro fantasma distal ao membro residual. Carlos é porto-riquenho e mora na Flórida com sua esposa. Ele tem três filhos, uma filha que mora perto.

Possíveis intersecções

Carlos foi ferido em combate e foi condecorado com a Coração Púrpura. Depois que sua perna foi amputada, ele recebeu fisioterapia significativa no hospital Veteran's Administration (VA) e recebeu uma perna protética. Ele tem se tornado cada vez menos ativo ao longo dos anos e não buscou nenhum aconselhamento ou tratamento para o transtorno de estresse pós-traumático (TEPT), que o afetou desde a guerra. Carlos tem uma família que o apoia muito, a esposa é sua cuidadora principal e sua filha mais nova o visita 2 vezes/semana para ajudá-lo a caminhar pela vizinhança (embora ultimamente ele tenha preferido ficar dentro de casa e brincar com o neto). Carlos tem muito orgulho de seus três filhos e cinco netos, embora desejasse poder vê-los com mais frequência. Ele não quer ser um fardo para sua esposa, mas ela insiste em vir a todas as suas sessões de fisioterapia e ajudá-lo com seu programa de exercícios em casa para que "ele fique forte e me leve para dançar novamente".

Considerações clínicas

Carlos tem muitos problemas não resolvidos com o sistema VA e de sua experiência no Vietnã. Entretanto, ele está extremamente motivado a continuar brincando com seu neto e dançar com sua esposa. Ele não tem interesse em discutir ou confrontar as raízes de sua doença: a exposição ao agente laranja que levou à DPOC e o TEPT piorando sua dor no membro fantasma. Entretanto, ele completa de forma confiável seu programa de exercícios domiciliares e expressou interesse em experimentar a hidroterapia.

Vinheta 3

Perfil

Anna é uma mulher de 62 anos que vive com o marido no sudoeste como membros da Nação Navajo. Ela procura a fisioterapia na preparação para uma cirurgia de artroplastia de joelho em 2 meses para planejar a reabilitação subsequente.

Possíveis intersecções

Muitos navajos não confiam implicitamente nos médicos, especialmente aqueles que não são navajos ou da reserva. Além disso, as discussões sobre a doença e o planejamento de cuidados futuros estão em conflito com os valores tradicionais. Anna foi encaminhada por seu médico e pode ser inicialmente avessa a discutir qualquer plano de cuidados a longo prazo. Ela pode preferir que familiares próximos ou altamente reverenciados de sua rede de intercâmbio de cuidados, como seu marido, irmã ou pais, sejam informados primeiro ou simultaneamente sobre seus cuidados de saúde. Ela também pode preferir que os provedores falem sobre suas intervenções médicas na terceira pessoa, em vez de descrevê-las em relação direta com ela pessoalmente* (Carrese & Rhodes, 2000).

Considerações clínicas

Existem pesquisas sobre interseções específicas entre a cultura Navajo e o sistema de saúde dos EUA. Porém, tenha em mente a importância da humildade cultural ao interpretar a pesquisa sobre essas interseções com um paciente individual. O objetivo é fornecer cuidado compassivo, oferecendo apoio e ao mesmo tempo priorizando os valores, a dignidade e o bem-estar do paciente.

*De Carrese JA, Rhodes LA. Bridging cultural differences in medical practice. The case of discussing negative information with Navajo patients. *J Gen Intern Med*. 2000;15(2):92-96. PubMed PMID: 10672111; PubMed Central PMCID: PMC1495335.

Estudar a cultura para entender melhor os outros é um componente muito positivo da prática clínica, mas categorizar e compartimentar qualquer pessoa é um grande desserviço tanto para a prática clínica quanto para a dignidade do paciente. É impraticável esperar estudar e aprender todas as implicações potenciais da cultura nos cuidados de saúde. Em vez disso, faça perguntas, reflita e, acima de tudo, ouça com a intenção de aprender, não de julgar. Há valor em buscar compreender um indivíduo, com respeito e apreço por sua cultura, valores e experiências. Sintonize-se, especificamente, com aspectos como linguagem corporal e possíveis expressões de ansiedade ou desconforto. Permaneça imparcial nas comunicações verbais e não verbais e faça perguntas abertas na tentativa de compreender os valores culturais do seu paciente em relação a coisas como contato visual, volume de voz, percepções de controle sobre a causa da doença, resposta à dor e uso de nomes.[56]

Interseccionalidade

A interseccionalidade nos ajuda a compreender os modos como as pessoas são moldadas pela interação de vários locais sociais (p. ex., idade, raça, etnia, habilidade, religião, gênero, classe) e a examinar o contexto de sistemas de poder interconectados (p. ex., governos, leis, instituições religiosas, mídia) dentro do qual essas interações ocorrem e por meio dos quais privilégio e opressão são criados.[62]

A interseção de múltiplos aspectos da identidade molda e informa a experiência de cuidado. Não é suficiente dizer que, porque alguém se enquadra em um grupo (p. ex., transgênero, afro-americano etc.), ele ou ela experimentará ou representará o cuidado de uma maneira particular. É necessário examinar as interseções de vários aspectos da identidade, incluindo o *status* do cuidador.[63] Para entender o impacto do cuidado no sistema de saúde, ou mesmo de qualquer perspectiva, você precisa considerar como todas essas variáveis podem interagir e influenciar um ao outro. Além disso, você deve ter a humildade de respeitar o fato de que as variáveis podem não interagir da maneira como você espera.

Por exemplo, é importante estar ciente dos efeitos duradouros da opressão e discriminação históricas e do racismo estrutural contínuo que resultam em atrasos no tratamento e pior prognóstico para muitos pacientes afro-americanos. Entretanto, classe social, nível de educação, religião ou outros aspectos da identidade podem se cruzar com a raça e resultar em comportamentos de saúde, utilização de serviços de saúde e resultados diferentes do que seria o caso com base apenas na raça.

Implicações para a fisioterapia geriátrica

Entender que a ausência de competência cultural e humildade, tanto individual quanto sistêmica, está diretamente relacionada à existência de disparidades de saúde[55] e identificar a interseccionalidade da identidade tanto com a humildade quanto com a competência cultural são fundamentos da boa prática clínica e essenciais para o cuidado. Não há atalhos aqui, mas a autoconsciência é a principal

ferramenta no desenvolvimento dessas práticas. Existem preocupações específicas para o fisioterapeuta que afetam diretamente o atendimento do paciente, além de construir relacionamento e proteger a dignidade dele. A disponibilidade prévia de recursos médicos formais pode impactar o estágio de deficiência ou doença em que o paciente se apresenta para fisioterapia. Um histórico de discriminação, recursos limitados nas reservas e residência em áreas muito rurais ou muito urbanas podem impactar os cuidados. Os fisioterapeutas podem não conhecer seus pacientes até os estágios mais avançados da progressão da doença ou podem encontrá-los em ambientes mais restritivos, limitando a disponibilidade de opções de tratamento.

Essas ideias serão exploradas mais detalhadamente nas vinhetas da Tabela 12.5, que pretendem ser estudos de caso sobre as formas que a cultura e a identidade podem se cruzar e como essas interseções podem impactar a prática da fisioterapia.

ABUSO DE IDOSOS

Um resultado potencial do estresse do cuidador, o abuso de idosos é definido pelos Centers for Disease Control and Prevention (CDC) como "um ato intencional ou omissão de ação de um cuidador ou outra pessoa em um relacionamento envolvendo uma expectativa de confiança que causa ou cria um risco de dano a um idoso".[64]

Tipos de abuso de idosos

Existem muitas categorias diferentes de abuso de idosos (Tabela 12.6). *Abuso físico* inclui o uso deliberado de força que resulta em doença, lesão, dor, deficiência ou morte. Os exemplos incluem bater, esganar, empurrar, sacudir e forçar a alimentação. O uso inadequado de medicamentos e restrições também é considerado abuso físico. O *abuso emocional/psicológico* inclui comportamentos verbais e não verbais que infligem dor, angústia ou medo mental. Essa categoria de abuso é ainda categorizada em quatro domínios: humilhação, desrespeito, ameaças, assédio e isolamento/controle coercitivo. O *abuso sexual* inclui qualquer interação sexual indesejada e/ou forçada. Isso inclui atos que envolvem toque, como tentativa de, ou completa, penetração, bem como atos sem toque, como assédio sexual

TABELA 12.5	**Competência cultural, humildade cultural e fontes de interseccionalidade.**

Harvard Project Implicit, *Implicit Association Test*: https://implicit.harvard.edu/implicit/takeatest.html

National Center for Elder Abuse, *Fact Sheets for Cultural Issues*: https://ncea.acl.gov/resources/publications.html

American Physical Therapy Association, *Cultural Competence in Physical Therapy*: http://www.apta.org/CulturalCompetence/

National Seed Project, Unpacking the Invisible Knapsack by Peggy McIntosh: https://nationalseedproject.org/images/documents/Knapsack_plus_Notes-Peggy_McIntosh.pdf

The Cross Cultural Health Care Program, *Cultural Competence Resources Guides*: http://xculture.org/resources/generalresource-guides/cultural-competence-resources/

TABELA 12.6	Sinais de abuso do idoso.

Os fisioterapeutas geriátricos devem usar o raciocínio clínico para reconhecer esses e outros sinais potenciais de abuso de idosos, reconhecendo que alguns desses sinais podem ser inofensivos ou não relacionados, mas que, no contexto, podem ser indicativos de algo muito mais sério do que a apresentação diagnóstica pode sugerir.

Abuso físico ou sexual

- Hematomas ou marcas na pele, especialmente aqueles que aparecem na face ou na região lateral e anterior dos braços
- Vidros quebrados
- Marcas de dedos ou de mãos visíveis no rosto, pescoço, braços ou pulsos
- Queimaduras por água quente, de cigarros ou em formas de objetos, como um ferro
- Cortes, lacerações ou feridas perfurantes
- Entorses, fraturas ou luxações
- Lesões internas ou vômitos
- Doenças sexualmente transmissíveis inexplicáveis

Negligência

- Perda de peso sem explicação aparente
- Paciente com aparência maltratada, com roupas sujas/rasgadas ou vestido de forma inadequada para o clima
- Paciente parecendo faminto, desnutrido, desorientado ou confuso
- Falta de uso de dispositivos médicos (p. ex., aparelho auditivo, medicamentos, óculos, andador)
- Úlceras de decúbito ou outras condições evitáveis
- Relatório de uso excessivo de medicamentos ou uso reduzido de medicamentos/falta de reposição de medicamentos

Abuso psicológico

- Cuidador recusando-se a deixar você ver o paciente sozinho
- Cuidador evitando o contato com vizinhos, amigos ou familiares
- Paciente apresenta mudanças atípicas no comportamento (p. ex., retirada das atividades normais, mudanças no estado de alerta)

Abuso ou exploração financeira

- Falta de amenidades que o idoso pudesse pagar
- Idoso assinou transferências de propriedade
- O idoso "voluntariamente" oferece reembolso financeiro excessivo de forma incomum, presentes para receber cuidados necessários ou companhia
- O cuidador tem controle sobre o dinheiro do idoso, mas não está conseguindo suprir suas necessidades

(Adaptada de National Center on Elder Abuse, https://ncea.acl.gov/resources/publications.html; National Institute on Aging, https://www.nia.nih.gov/health/elder-abuse#types; National Adult Protective Services Association, http://www.napsa-now.org/get-informed/what-is-abuse/.)

e visualização forçada de pornografia. *Abuso/exploração financeira* envolve o uso impróprio, não autorizado ou ilegal de recursos financeiros ou propriedade de um idoso, ou impedir o acesso dele a informações ou o uso de recursos pessoais. Dinheiro pode ser roubado, cheques escritos e assinados erroneamente e cartões de crédito mal utilizados. Em outros casos, documentos legais são alterados para ganho financeiro (como reescrever um testamento) ou apólices de seguro alteradas sem permissão do idoso.[64] *Negligência* é quando um cuidador ignora ou se recusa a atender às necessidades físicas, sociais ou emocionais de uma pessoa, o que resulta em risco de saúde ou segurança comprometidas. Isso pode incluir a restrição de alimentos, água, roupas, medicamentos ou assistência.[1]

Prevalência e fatores de risco para abuso de idosos

Em um estudo de 2010, Acierno et al.[65] relataram que, aproximadamente, 1 a cada 10 adultos com mais de 60 anos experimentou alguma forma de abuso contra idosos. O mesmo estudo revelou que a maior parte desses abusos não foram relatados. O New York State Elder Abuse Prevalence Study[66] descobriu que, para cada caso de abuso financeiro relatado, 44 não foram relatados e que, para cada caso de abuso sobre os quais programas e agências tinham conhecimento, eles desconheciam outros 23,5. Os fatores de risco para abuso de idosos incluem diagnóstico de demência, dependência de outras pessoas para assistência nas AVDs, gênero feminino, fragilidade e isolamento social.[1,67] Abuso de substâncias e problemas de saúde mental do idoso e do cuidador também são fatores de risco.[68]

Responder ao abuso de idosos

Nos EUA, todos os estados têm estatutos legais, os quais abordam o abuso de idosos e identificam pessoas específicas como relatores obrigatórios, além de definirem as condições sob as quais elas devem fazer uma denúncia. Em geral, os relatores obrigatórios têm o dever de fazer uma denúncia se tiverem motivos razoáveis para suspeitar ou acreditar que um idoso vulnerável foi abusado ou está vivendo em condições perigosas. Os fisioterapeutas são, de modo frequente, identificados especificamente nos estatutos estaduais como esses relatores, embora em alguns estados dos EUA a lei simplesmente identifique todas as pessoas como relatores obrigatórios.[69] Se você suspeita de abuso, negligência ou maus-tratos de qualquer tipo, relate suas preocupações. Se a suspeita de abuso estiver relacionada a um adulto idoso que mora na comunidade, entre em contato com a agência local de serviços de proteção para adultos mais velhos. Se a suspeita de abuso estiver relacionada a um idoso que mora em uma instituição de cuidados de longa permanência dos EUA, tem-se de entrar em contato com o *ombudsman* dela (Tabela 12.7).

Apoio a cuidadores

Foi desenvolvida uma série de intervenções para apoiar os cuidadores familiares (Tabela 12.8). A maioria dos programas de intervenção do cuidador é multidimensional,[70] e essas intervenções devem ser categorizadas como apoio profissional, psicoeducacional, gerenciamento de comportamento/treinamento de habilidades, aconselhamento/psicoterapia, técnicas de autocuidado/relaxamento e redesenho ambiental. Embora a exploração do assunto esteja além do escopo deste capítulo, exemplos de intervenções baseadas em evidências que mostraram melhorar os resultados do cuidador incluem Resources for Enhancing Alzheimer's Caregiver Health II (REACH II),[71] Skills²Care,[72] o New York University Caregiver Intervention (NYUCI),[73] o Savvy Caregiver Program,[74] e o Powerful Tools for Caregivers.[75] Como uma ilustração das características comuns dos programas

TABELA 12.7	Fontes nos EUA para relato de abuso de idosos.

National Eldercare Locator Hotline: 1-800-677 a 1116

National Eldercare Locator Online: https://eldercare.acl.gov/Public/Index.aspx

National Center on Elder Abuse: https://ncea.acl.gov/

National Domestic Violence Hotline: http://www.thehotline.org/

National Adult Protective Services Association: http://www.napsanow.org/get-help/help-in-your-area/

National Institute on Aging: http://www.nia.nih.gov

National Long-Term Care Ombudsman Resource Center: http://theconsumervoice.org/get_help

Stetson Law Center for Excellence in Elder Law, discriminação estado a estado dos estatutos de notificação obrigatória para abuso de idosos: http://www.stetson.edu/law/academics/elder/ecpp/media/Mandatory%20Reporting%20Statutes%20 for%20Elder%20Abuse%202016.pdf

TABELA 12.8	Fontes de recursos e suporte para cuidadores nos EUA.

National Association of Area Agencies on Aging: https://www.n4a.org/ National Alliance for Caregiving: http://www.caregiving.org/

Family Caregiver Alliance: https://www.caregiver.org/

Family Caregiver Alliance State-by-State Family Care Navigator: https://www.caregiver.org/family-care-navigator

U.S. Department of Health & Human Services, *Eldercare Locator*: https://eldercare.acl.gov/Public/Index.aspx

U.S. Administration for Community Living, *National Family Caregiver Support Program*: https://www.acl.gov/programs/supportcaregivers/national-family-caregiver-support-program

AARP Resources for Caregivers: https://www.aarp.org/caregiving/

National Institute on Aging Caregiver Resources: https://www.nia.nih.gov/health/caregiving

The Alzheimer's Association: http://www.alz.org

24/7 Helpline: 1-800-272 a 3900

Next Step in Care, *Family Caregivers and Health Care Professionals Working Together*: https://www.nextstepincare.org/

de intervenção de cuidador, o programa da NYUCI tinha três componentes: aconselhamento individual e familiar personalizado, grupos de apoio a cuidadores e aconselhamento *ad hoc* disponível para eles por telefone ou pessoalmente a qualquer momento durante sua participação no programa. Os melhores resultados alcançados pelo NYUCI também demonstraram persistir no ajuste do cuidador em luto.[76]

Políticas federais e estaduais foram aprovadas para apoiar os cuidadores familiares de várias maneiras. Promulgado em 2000, o U.S. National Family Caregiver Support Program oferece subsídios a estados e territórios para apoiar cuidadores com informações sobre os serviços disponíveis, assistência para obter acesso a serviços, aconselhamento/grupos de apoio/treinamento de cuidadores, descanso e serviços suplementares.[77] Muitos cuidadores familiares estão sobrecarregados com o número de organizações e requisitos diferentes que encontram quando procuram SALPs, algo que, muitas vezes, não fazem até que estejam em um momento de crise. Infelizmente, de vez em quando, isso significa que decisões são tomadas e SALPs comprados ou usados que não estão suficientemente alinhados com as necessidades específicas do cuidador e de sua família. Reconhecendo esses desafios, o governo federal dos EUA implementou um sistema para apoiar os estados, com o estabelecimento de Aging and Disability Resource Centers, que operam como um sistema de ponto de entrada único, "Sem Porta Errada" (do inglês *No Wrong Door*), projetado para fornecer informações aos cuidadores, um aconselhamento direto e acesso simplificado aos SALPs.[78]

Em um esforço para apoiar cuidadores familiares e assistidos durante momentos particularmente vulneráveis de transição de/ou para o hospital, a AARP tem liderado um esforço para garantir a aprovação da Lei de Aconselhamento, Registro, Habilitação do Cuidador (*Caregiver Advise, Record, Enable (CARE) Act*). Essa legislação, agora promulgada na maioria dos estados norte-americanos, exige que os hospitais identifiquem os cuidadores familiares nos registros médicos, que os informem sobre a alta do receptor de cuidados e forneçam a esses cuidadores orientação e treinamento relativos às tarefas médicas que passarão a realizar, além das necessidades do assistido durante sua transição para casa.[79]

RESUMO

Neste capítulo, apresentamos e discutimos o cuidado como uma prática integrada e centrada na pessoa. Exploramos estatísticas relevantes, a reciprocidade e as trocas que ocorrem nas famílias, os tipos de tarefas e atividades de cuidado, as relações de cuidado e a trajetória do papel do cuidador. Situamos o cuidado familiar dentro de um sistema de saúde que atualmente está em um estado de transição. Usando a estrutura do processo de estresse para guiar nossa discussão sobre cuidar, exploramos os fatores que moldam a experiência de cuidar e de mediação de seus resultados. Exploramos esses resultados potenciais em detalhes – físicos, emocionais, sociais e econômicos – e descrevemos as recompensas de cuidar. Além disso, lembramos aos leitores de não fazerem suposições e considerarem as maneiras pelas quais os vários aspectos da identidade e da cultura se cruzam para moldar as experiências, valores e objetivos de seus pacientes e suas famílias. Sugerimos que os praticantes se esforcem constantemente para expandir ainda mais sua competência cultural e desenvolver uma abordagem da prática caracterizada pela humildade cultural. Por fim, apresentamos informações sobre o abuso de idosos, que pode ocorrer quando os cuidadores estão sob estresse extremo, e sobre o apoio aos cuidadores em seu importante trabalho.

Esperamos ter deixado os leitores com uma apreciação dos modos pelos quais os fisioterapeutas geriátricos podem se integrar no contexto mais amplo das trocas de cuidados que, frequentemente, ocorrem com seus pacientes. Além disso, incentivamos os fisioterapeutas geriátricos a utilizarem todo o escopo de recursos que os cuidadores podem oferecer para a missão mais ampla de melhorar a saúde e o bem-estar de seus pacientes. Nosso desejo é ter proporcionado aos leitores a conceituação da fisioterapia como profissão de cuidado. Os fisioterapeutas também são cuidadores e, como tal, precisam aprender muito com a abordagem dinâmica, holística e multimodal dos cuidadores familiares informais, grande parte da qual pode ser implementada em sua prática formal de fisioterapia. Por fim, ressaltamos que é importante para o fisioterapeuta geriátrico considerar o vasto conjunto de fatores que moldam a experiência de vida de seus pacientes. Esses fatores podem, em uma primeira avaliação, não estar diretamente relacionados aos resultados funcionais de um paciente. Porém, na medida em que esses fatores delineiam e informam percepções de um paciente e de sua família sobre cuidados de saúde, novos comportamentos e adesão ao tratamento, eles de fato se relacionam diretamente com os resultados funcionais desse paciente.

REFERÊNCIAS BIBLIOGRÁFICAS

1. Schulz R, Eden J, eds. *Families Caring for an Aging America*. Washington, DC: National Academies Press; 2016. https://doi.org/10.17226/23606.
2. Pearlin LI, Aneshensel CS. Caregiving: the unexpected career. *Social Justice Res*. 1994;7:373–390. https://doi.org/10.1007/BF02334863.
3. Ortman JM, Velkoff VA, Hogan H. *An Aging Nation: The Older Population in the United States. Current Population Reports*. Washington, DC: U.S. Census Bureau; 2014. https://www.census.gov/prod/2014pubs/p25-1140.pdf.
4. Aneshensel CS, Pearlin LI, Mullan JT, Zarit SH, Whitlatch CJ. *Profiles in Caregiving: The Unexpected Career*. San Diego, CA: Academic Press; 1995.
5. National Alliance for Caregiving & AARP Public Policy Institute. Caregivers of Older Adults: A Focused Look at Those Caring for Someone Age 50+. Washington, DC. https://www.aarp.org/content/dam/aarp/ppi/2015/caregiversof-older-adults-focused-look.pdf. Published 2015.
6. Spillman BC, Wolff J, Freedman VA, Kasper JD. *Informal Caregiving for Older Americans: An Analysis of the 2011 National Study of Caregiving*. Washington, DC: Office of the Assistant Secretary for Planning and Evaluation; 2014. http://aspe.hhs.gov/report/informal-caregiving-older-americansanalysis-2011-national-health-and-aging-trends-study.
7. NationalAlliance for Caregiving&AARP Public Policy Institute. Caregiving in the U.S. 2015.Washington,DC. http://ww1.prweb.com/prfiles/2015/06/03/12765231/2015_CaregivingintheUS_Final%20Report_WEB.pdf. Published 2015.
8. Fortune. *Fortune Global*. 2018;500. http://fortune.com/global500/. Published 2018.
9. Reinhard SC, Feinberg LF, Choula R, Houser A. *Valuing the Invaluable: 2015 Update, Undeniable Progress, but Big Gaps Remain*. Washington, DC: AARP Public Policy Institute; 2015. http://www.aarp.org/content/dam/aarp/ppi/2015/valuing-theinvaluable-2015-update-new.pdf.
10. MetLifeMatureMarket Institute. The MetLife study of caregiving costs to working caregivers: double jeopardy for Baby Boomers caring for their parents. Westport, CT. Retrieved from http://www.caregiving.org/wp-content/uploads/2011/06/mmicaregiving-costs-working-caregivers.pdf. Published 2011.
11. Gitlin LN, Wolff J. Family involvement in care transitions of older adults: what do we know and where do we go from here? *Ann Rev Gerontol Geriatr*. 2011;31(1):31–64. https://doi.org/10.1891/0198-8794.31.31.
12. Levine C, Halper D, Peist A, Gould DA. Bridging troubled waters: family caregivers, transitions, and long-term care. *Health Aff*. 2010;29(1):116–124. https://doi.org/10.1377/hlthaff.2009.0520.
13. Giovannetti ER, Wolff JL. Cross-survey differences in national estimates of numbers of caregivers of disabled older adults. *Milbank Q*. 2010;88:310–349. https://doi:10.1111/j.1468-0009.2010.00602.x.
14. LaPlante MP, Harrington C, Kang T. Estimating paid and unpaid hours of personal assistance services in activities of daily living provided to adults living at home. *Health Serv Res*. 2002;37(2):397–415.
15. Reinhard S, Levine C, Samis S. *Home Alone: Family Caregivers Providing Complex Chronic Care*. Washington, DC: AARP and United Hospital Fund; 2012. Retrieved from, https://www.aarp.org/content/dam/aarp/research/public_policy_institute/health/home-alone-family-caregivers-providing-complexchronic-care-rev-AARP-ppi-health.pdf.
16. Kim Y, Schulz R. Family caregivers' strains: comparative analysis of cancer caregiving with dementia, diabetes, and frail elderly caregiving. *J Aging Health*. 2008;20(5):483–503. https://doi.org/10.1177/0898264308317533.
17. Brody EM. Parent care as a normative family stress. *Gerontologist*. 1985;25(1):19–29. https://doi.org/10.1093/geront/25.1.19.
18. Schulz R, Tompkins CA. Informal caregivers in the United States: prevalence, caregiver characteristics, and ability to provide care. In: National Research Council. In: *The Role of Human Factors in Home Health Care: Workshop Summary*. Washington, DC: National Academies Press; 2010. Retrieved from, https://www.ncbi.nlm.nih.gov/books/NBK210056/pdf/Bookshelf_NBK210056.pdf.
19. Cavaye JE. From dawn to dusk: a temporal model of caregiving: adult carers of frail parents. Paper presented at CRFR conference, Edinburgh, UK, October 2008. Retrieved from http://oro.open.ac.uk/27974/1/CRFR%20Conf%20Paper%20October%2008%20Final.pdf.
20. Pearlin LI, Mullan JT, Semple SJ, SkaffMM. Caregiving and the stress process: an overview of concepts and their measures. *Gerontologist*. 1990;30(5):583–594. http://psycnet.apa.org/doi/10.1093/geront/30.5.583.
21. Montgomery RJV, Kwak J, Kosloski KD. Theories guiding support services for family caregivers. In: Bengtson VL, Settersten RA, eds. *Handbook of Theories of Aging*. New York, NY: Springer; 2016: 443–462.
22. Skaff MM, Pearlin LI, Mullan JT. Transitions in the caregiving career: effects on sense of mastery. *Psychology Aging*. 1996;11(2):247–257. https://doi.org/10.1037/0882-7974.11.2.247.
23. Ekwall AK, Sivberg B, Hallberg IR. Older caregivers' coping strategies and sense of coherence in relation to quality of life. *J Adv Nurs*. 2007;57(6):584–596. https://doi:10.1111/j.1365-2648.2006. 03994.x.
24. Pearlin LI, Schooler C. The structure of coping. *J Health Social Behav*. 1978;19(1):2–21. https://doi.org/10.2307/2136319.
25. Lazarus RS, Folkman S. *Stress, Appraisal, and Coping*. New York: Springer; 1984.
26. Pinquart M, Sörensen S. Differences between caregivers and noncaregivers in psychological health and physical health: a meta-analysis. *Psychology Aging*. 2003;18(2):250–267. http://psycnet.apa.org/doi/10.1037/0882-7974.18.2.250.
27. Schultz R, Beach SR. Caregiving as a risk factor for mortality: the Caregiver Health Effects Study. *JAMA*. 1999;282(23):2215–2219. http://psycnet.apa.org/doi/10.1001/jama.282.23.2215.
28. Haley WE, Levine EG, Brown SL, Bartolucci AA. Stress, appraisal, coping, and social support as predictors of adaptational outcome among dementia caregivers. *Psychology Aging*. 1987;27:323–330.
29. Brown AR, Mulley GP. Injuries sustained by caregivers of disabled elderly people. *Age Ageing*. 1997;26(1):21–23.
30. Capistrant BD, Moon JR, Berkman LF, Glymour MM. Current and long-term caregiving and onset of cardiovascular disease. *J Epidemiol Community Health*. 2012;66(10):951–956. https://dx.doi.org/10.1136%2Fjech-2011-200040.
31. Ji J, Zöller B, Sundquist K, Sundquist J. Increased risks of coronary heart disease and stroke among spousal caregivers of cancer patients. *Circulation*. 2012;125(14):1742–7. doi:10.1161/CIRCULATIONAHA.111.057018. Epub 2012 Mar 13. PubMed PMID: 22415143.
32. Dassel KB, Carr DC. Does dementia caregiving accelerate frailty? Findings from the Health and Retirement Study. *Gerontologist*. 2016;56(3):444–450. https://doi.org/10.1093/geront/gnu078.
33. Perkins M, Howard VJ, Wadley VG, et al. Caregiving strain and all-cause mortality: evidence from the REGARDS Study. *J Gerontol B Psychol Sci Social Sci*. 2013;68(4):504–512. https://dx.doi.org/10.1093%2Fgeronb%2Fgbs084.
34. Cuijpers P. Depressive disorders in caregivers of dementia patients: a systematic review. *Aging Mental Health*. 2005;9(4):325–330. https://doi.org/10.1080/13607860500090078.
35. Nielsen M, Hansen J, Ritz B, et al. Cause-specific mortality among spouses of Parkinson disease patients. *Epidemiology*. 2014;25(2):225–232. https://doi.org/10.1097/EDE.0000000000000042.
36. Haley WE, Allen JY, Grant JS, Clay OJ, Perkins M, Roth DL. Problems and benefits reported by stroke family caregivers: results from a prospective epidemiological study. *Stroke*. 2009;40(6):2129–2133. https://doi.org/10.1161/STROKEAHA.108.545269.
37. Kim Y, Shaffer KM, Carver CS, Cannady RS. Prevalence and predictors of depressive symptoms among cancer caregivers 5 years after the relative's cancer diagnosis. *J Consult Clin Psychology*. 2014;82(1):1–8. http://psycnet.apa.org/doi/10.1037/a0035116.
38. Cannuscio CC, Jones C, Kawachi I, Colditz GA, Berkman L, Rimm E. Reverberations of family illness: a longitudinal assessment of

informal caregiving and mental health status in the Nurses' Health Study. *Am J Public Health.* 2002;92(8):1305–1311.

39. Gaugler JE. Family involvement in residential and long-term care: a synthesis and critical review. *Aging Mental Health.* 2005;9(2):105–118. http://psycnet.apa.org/doi/10.1080/13607860412331310245.

40. Schulz R, Belle SH, Czaja SJ, McGinnis KA, Stevens A, Zhang S. Long-term care placement of dementia patients and caregiver health and well-being. *JAMA.* 2004;292(8):961–967. https://doi.org/10.1001/jama.292.8.961.

41. American Psychological Association. *Stress in America: Our Health at Risk.* Washington, DC: American Psychological Association; 2012. https://www.apa.org/news/press/releases/stress/2011/final-2011.pdf.

42. Butrica B, Karamcheva N. *The Impact of Informal Caregiving on Older Adults' Labor Supply & Economic Resources.* Washington, DC: U.S. Department of Labor; 2014. https://www.dol.gov/sites/default/files/ebsa/researchers/analysis/retirement/impactofinformalcaregivingonolderadults.pdf.

43. Coon DW. Resilience and family caregiving. *Ann Rev Gerontol Geriatr.* 2012;32(1):231–250. https://doi.org/10.1891/0198-8794. 32.231.

44. Freedman VA, Spillman BC. Disability and care needs of older Americans: an analysis of the 2011 National Health and Aging Trends Study. In: *Report to the U.S. Department of Health and Human Services Assistant Secretary for Planning and Evaluation Office of Disability, Aging and Long-Term Care Policy;* 2014. http://aspe.hhs.gov/daltcp/reports/2014/NHATSDCN.cfm.

45. Covinsky KE, Newcomer R, Fox P, et al. Patient and caregiver characteristics associated with depression in caregivers of patients with dementia. *J Gen Intern Med.* 2003;18(12):1006–1014. https://dx.doi.org/10.1111%2Fj.1525-1497.2003.30103.x.

46. American Psychiatric Association. In: *Diagnostic and Statistical Manual of Mental Disorders.* 5th ed. Arlington, VA: American Psychiatric Publishing; 2013.

47. Cohen D, Eisdorfer C. *The Loss of Self: A Family Resource for the Care of Alzheimer's Disease and Related Disorders.* New York: W.W. Norton & Company; 2001.

48. Alzheimer's Association. 2018 Alzheimer's disease facts and figures. *Alzheimer's Dementia.* 2018;14(3):367–429. https://doi.org/10.1016/j.jalz.2018.02.001.

49. Factor A, Heller T, Janicki M. *Bridging the Aging and Developmental Disabilities Service Networks: Challenges and Best Practices.* Chicago: Institute on Disability and Human Development, University of Illinois at Chicago; 2012. http://www.acf.hhs.gov/sites/default/files/aidd/bridgingreport_3_15_2012.pdf.

50. Perkins EA, Moran JA. Aging adults with intellectual disabilities. *JAMA.* 2010;304(1):91–92. http://psycnet.apa.org/doi/10.1001/jama.2010.906.

51. Heller T, Caldwell J, Factor A. Aging family caregivers: policies and practices. *Dev Res Rev.* 2007;13(2):136–142. https://doi.org/10.1002/mrdd.20138.

52. Yamaki K, Hsieh K, Heller T. Health profile of aging family caregivers supporting adults with intellectual and developmental disabilities at home. *Intellect Dev Disabil.* 2009;47(6):425–435. https://doi.org/ 10.1352/1934-9556-47.6.425.

53. Ellis RR, Simmons T. Coresident grandparents and their grandchildren: 2012. In: *Current Population Reports, P20-576.* Washington, DC: U.S. Census Bureau; 2014. https:// www.census.gov/content/dam/Census/library/publications/2014/demo/p20-576.pdf.

54. Rubin D, Springer SH, Zlotnik S, Kang-Yi CD. Needs of kinship care families and pediatric practice. *Pediatrics.* 2017;139(4):e20170099. https://doi.org/10.1542/peds.2017-0099.

55. Coolen PR. Cultural relevance in end-of-life care. *Ethnomed.* https://ethnomed.org/clinical/end-of-life/cultural-relevance-inend-of-life-care. Published 2012.

56. Wright EM. Cultural competence: a vital piece in the puzzle of health literacy. Paper presented at the Finger Lakes Geriatric Education Center Healthy Aging in Rural New York Conference, Watkins Glen, NY, April 18, 2018.

57. American Physical Therapy Association. *Cultural competence in physical therapy.* http://www.apta.org/CulturalCompetence.

58. Dilworth-Anderson P, Williams IC, Gibson BE. Issues of race, ethnicity, and culture in caregiving research: a twenty year review (1980-2000). *Gerontologist.* 2002;42(2):237–272.

59. Pinquart M, Sörensen S. Ethnic differences in stressors, resources, and psychological outcomes of family caregiving: a meta-analysis. *Gerontologist.* 2005;45(1):90–106. https://doi.org/10.1093/geront/ 45.1.90.

60. Hook JN, Davis DE, Owen J, Worthington EL, Utsey SO. Cultural humility: measuring openness to culturally diverse clients. *J Couns Psychol.* 2013;60(3):353–366. https://doi.org/10.1037/a0032595.

61. Tervalon M, Murray-Garcia J. Cultural humility versus cultural competence: a critical distinction in defining physician training outcomes in multicultural education. *J Health Care Poor Underserved.* 1998; 9(2):117–125. https://doi.org/10.1353/hpu.2010.0233.

62. Hankivsky O. Intersectionality 101. In: *Institute for Intersectionality Research & Policy, Simon Fraser University;* 2014. https://alumni.northeastern.edu/wp-content/uploads/2017/02/Intersectionality-101-Week-1.pdf.

63. Crenshaw K. Demarginalizing the intersection of race and sex: a black feminist critique of antidiscrimination doctrine, feminist theory and antiracist politics. *University of Chicago Legal Forum.* 1989; 1989(1). http://chicagounbound.uchicago.edu/uclf/vol1989/iss1/8.

64. Hall JE, Karch DL, Crosby AE. Elder abuse surveillance: uniform definitions and recommended core data elements for use in elder abuse surveillance, Version 1.0. Atlanta, GA: National Center for Injury Prevention and Control. Centers for Disease Control and Prevention. 2016. Retrieved from https://www.cdc.gov/violenceprevention/pdf/EA_Book_ Revised_2016.pdf.

65. Acierno R, Hernandez MA, Amstadter AB, et al. Prevalence and correlates of emotional, physical, sexual, and financial abuse and potential neglect in the United States: the National Elder Mistreatment Study. *Am J Public Health.* 2010;100(2):292–297. https://dx.doi.org/10.2105%2FAJPH.2009.163089.

66. Lifespan of Greater Rochester, Cornell University, and New York City Department for the Aging. Under the Radar: New York State Elder Abuse Prevalence Study. https://ocfs.ny.gov/main/reports/Under %20the%20Radar%2005%2012%2011%20final%20report.pdf. Published 2011.

67. Beach SR, Schulz R, Williamson GM, Miller LS, Weiner MF, Lance CE. Risk factors for potentially harmful informal caregiver behavior. *J Am Geriatr Soc.* 2005;53(2):255–261. https://doi.org/10.1111/j.1532-5415.2005.53111.x.

68. National Center on Elder Abuse. *Red Flags of Elder Abuse.* Washington, DC: National Center on Elder Abuse; 2015. https://ncea.acl.gov/resources/docs/Red-Flags-Elder-Abuse-NCEA-2015.pdf.

69. Stetson University Law School. Mandatory reporting statutes for elder abuse. http://www.stetson.edu/law/academics/elder/ ecpp/media/Mandatory%20Reporting%20Statutes%20for%20Elder%20 Abuse %202016.pdf. Published 2016.

70. Gitlin LN, Marx K, Stanley IH, Hodgson N. Translating evidence-based dementia caregiving interventions into practice: state-of-the-science and next steps. *Gerontologist.* 2015;55(2):210–226. https://doi.org/10.1093/geront/gnu123.

71. Belle SH, Burgio L, Burns R, et al. Enhancing the quality of life of dementia caregivers from different ethnic or racial groups: a randomized, controlled trial. *Ann Intern Med.* 2006;145(10):727–738. https://doi.org/10.7326/0003-4819-145-10-200611210-00005.

72. Gitlin LN, Winter L, Corcoran M, Dennis MP, Schinfeld S, Hauck WW. Effects of the Home Environmental Skill- Building Program on the caregiver–care recipient dyad: 6-month outcomes from the Philadelphia REACH Initiative. *Gerontologist.* 2003;43(4):532–546. https://doi.org/10.1093/geront/43.4.532.

73. Mittelman MS, Roth DL, Coon DW, Haley WE. Sustained benefit of supportive intervention for depressive symptoms in Alzheimer's caregivers. *Am J Psychiatry.* 2004;161:850–856. https://doi.org/10.1176/appi.ajp.161.5.850.

74. Hepburn KW, Lewis M, Sherman CW, Tornatore J. The Savvy Caregiver Program: developing and testing a transportable dementia family caregiver training program. *Gerontologist.* 2003;43(6):908–915. https://doi.org/10.1093/geront/43.6.908.

75. Boise L, Congleton L, Shannon K. Empowering family caregivers: the Powerful Tools for Caregiving Program. *Educ Gerontol.* 2005; 31(7):573–586. https://doi.org/10.1080/03601270590962523.

76. Haley WE, Bergman EJ, Roth DL, McVie T, Gaugler JE, Mittelman MS. Long-term effects of bereavement and caregiver intervention on dementia caregiver depressive symptoms. *Gerontologist.* 2008; 48(6):732–740. https://doi.org/10.1093/geront/48.6.732.

77. U.S. Administration for Community Living. National Family Caregiver Support Program. https://www.acl.gov/programs/ support-caregivers/national-family-caregiver-support-program.

78. U. S. Administration on Aging. FY 2015 Report to Congress: Older Americans Act. https://www.acl.gov/about-acl/reportscongress-and-president. Published 2015.

79. Coleman EA. Family caregivers as partners in care transitions: the Caregiver Advise, Record, and Enable Act. *J Hosp Med.*2016;11(12):883–885. https://doi.org/10.1002/jhm.2637.

VISÃO GERAL DO CAPÍTULO

Introdução, 283
Prevalência, 284
Modelos de fragilidade, 284
Domínios da fragilidade, 285
  Fragilidade cognitiva, 285
  Fragilidade psicológica, 287
  Fragilidade social, 288
Transições da fragilidade, 289
Implicações da fragilidade, 290

Implicações cirúrgicas, 291
Fisiopatologia da fragilidade, 291
Fragilidade e sarcopenia, 292
Avaliação da fragilidade, 293
Gestão da fragilidade, 296
  Atividade física e exercícios, 297
  Nutrição, 299
  Farmacêuticos, 300
  Manejo hormonal, 301

Programas de autogestão voltados
  à prevenção ou ao gerenciamento
  da fragilidade, 301
Outros, 302
Cuidado paliativo, 302
Prevenção, 304
Referências bibliográficas, 304

INTRODUÇÃO

Fragilidade é um conceito que a maioria dos profissionais de saúde reconhece quando avalia, mas, muitas vezes, desafia uma definição precisa. A condição de fragilidade influencia fortemente a aparência clínica de determinada condição de saúde. Por exemplo, uma pessoa com doença renal, que também tem fragilidade, pode apresentar *delirium* agudo e exaustão e levar um tempo longo para se recuperar de um episódio agudo de desequilíbrio hídrico. Ter fragilidade também influencia adversamente os resultados de uma cirurgia e de uma reabilitação, discutidos posteriormente neste capítulo. Como ter fragilidade gera um amplo impacto clínico no idoso, reconhecer e compreender a fragilidade é a chave para entender as doenças relacionadas à idade. Este capítulo explorará modelos, antecedentes, mensuração, intervenção e prevenção da fragilidade.

O processo de envelhecimento, um declínio lento, mas insidioso no funcionamento de cada sistema biológico, normalmente ocorre a uma taxa de 8 a 10% por década após os 30 anos. Bortz, há quase 20 anos, percebeu que todos os sistemas orgânicos têm redundância e função embutidas.[1] Por exemplo, os sistemas de transporte de oxigênio, digestivo e metabólico interagem e trabalham juntos para fornecer o combustível necessário às estruturas certas no momento certo. Um declínio ou disfunção em um sistema pode levar a uma contribuição aumentada de outro sistema, mantendo assim o fornecimento de combustível adequado. Essa redundância embutida permite que a maioria dos sistemas orgânicos funcione adequadamente até que um limite funcional mínimo de 30% seja ultrapassado. Estruturas e funções biológicas comumente reconhecidas que se beneficiam dessa redundância estão listadas no Boxe 13.1. Quando as perdas excedem esse limite aproximado de 30%, ocorre uma redução da função levando à doença. Embora a fragilidade não seja criada quando um sistema orgânico atinge esse limiar funcional mínimo, quando vários sistemas atingem esse nível, o estresse biológico torna-se maior que a capacidade do organismo de manter a homeostase.

Uma marca registrada dessa fragilidade, com a qual muitos concordam, é a diminuição da reserva fisiológica em vários sistemas orgânicos, levando a alterações identificáveis no funcionamento físico além do que é esperado para o envelhecimento normal (senescência).[2] Um ciclo de declínio energético e diminuição da reserva fisiológica reduz a capacidade de tolerar o dia – estressores agudos ou atuais, levando a uma perda na homeostase e, portanto, aumentando a vulnerabilidade a eventos adversos (Figura 13.1).[3] Curiosamente, Bortz observa que é quando o sistema musculoesquelético declina a esse nível funcional mínimo que a fragilidade se torna aparente.[1] De fato, a fraqueza é a manifestação inicial mais comum de fragilidade.[4] Indivíduos que se exercitam regularmente e permanecem fisicamente ativos experimentam essa perda fisiológica em um ritmo muito mais lento, permanecendo livres de fragilidade até os 90 anos. Não importa a frequência observada, a fragilidade não deve ser considerada inevitável até a extrema velhice. A Figura 13.2 ilustra esse declínio generalizado. Uma descrição mais detalhada desse gráfico é encontrada em outras partes deste texto.

Não existe uma definição universalmente aceita de fragilidade. Entretanto, frequentemente a caracterizam como uma síndrome biológica de diminuição da reserva e resistência a estressores, resultante de declínios cumulativos em diversos sistemas fisiológicos que causam vulnerabilidade

BOXE 13.1	Estruturas e funções biológicas comumente reconhecidas que se beneficiam de uma redundância por meio dos sistemas, gerando uma margem de segurança de aproximadamente 70% antes que uma disfunção franca apareça.[1]

Transporte de oxigênio
Consumo de oxigênio do miocárdio
Área da seção transversal arterial
Dissociação de hemoglobina-oxigênio
Capacidade respiratória máxima
Volume expiratório forçado
Valores hematológicos
Função hepática e renal
Glicose sanguínea
Capacidade sensorial (visão e audição)
Habilidades cognitivas
Conteúdo de dopamina cerebral
Musculoesquelético (sarcopenia e osteoporose)

Nota: a velocidade de condução nervosa e a massa de glóbulos vermelhos têm menos redundância que as listadas.[1]

a resultados adversos.[3] Essa definição produziu dois modelos principais para o reconhecimento da fragilidade. O primeiro modelo é operacionalizado por cinco atributos clínicos de fraqueza, lentidão, encolhimento, baixa energia e inatividade, conhecidos como "fenótipo da fragilidade". O segundo modelo é guiado pelo efeito cumulativo de transtornos relacionados à idade, condições funcionais e problemas psicossociais, conhecidos como "índice de fragilidade". Ambas as descrições de fragilidade são ancoradas pelo impacto da perda de reserva fisiológica, vulnerabilidade ao estresse fisiológico e desregulação em múltiplos sistemas orgânicos.

PREVALÊNCIA

A prevalência de fragilidade depende de qual modelo é usado para a avaliação, variando entre 4,0 e 59,1% em idosos residentes na comunidade.[5] Entretanto, quando apenas o modelo do fenótipo de fragilidade foi usado, a prevalência variou entre 4,0 e 17%.[5] Da mesma forma, um estudo de 2011 usando o mesmo modelo de fenótipo de fragilidade descobriu que a prevalência da fragilidade era de 15,3% em uma amostra nacionalmente representativa de mais de 7 mil residentes na comunidade, inscritos no Medicare com 65 anos ou mais. Esse mesmo estudo constatou que 45,5% desses idosos eram pré-frágeis (com um ou dois dos cinco atributos).[6] A fragilidade aumenta com a idade. Por exemplo, a proporção de indivíduos identificados como frágeis aumentou de apenas 8,9% de indivíduos na faixa etária de 65 a 69 anos para 37,9% de indivíduos na faixa etária de mais de 90 anos.[6] Apesar de o número de indivíduos classificados como pré-frágeis também aumentar com a idade, o crescimento foi menos acentuado, com 39,5% dos indivíduos na faixa etária de 65 a 69 anos classificados como pré-frágeis, em comparação com 48,7% dos indivíduos na faixa etária de 90 ou + anos.[6] A fragilidade é mais prevalente entre mulheres mais velhas, minorias raciais/étnicas e entre aqueles com rendas mais baixas.[6] A prevalência de fragilidade é 65 a 85% maior para negros e hispânicos que para brancos.[6] A fragilidade ocorre em taxas mais altas em lares de idosos, com algumas estimativas tão altas quanto 76% dependendo da medida de fragilidade usada, com o restante considerado pré-frágeis.[7,8]

MODELOS DE FRAGILIDADE

O fenótipo da fragilidade, desenvolvido por Linda Fried et al., consiste em cinco atributos clínicos: (1) perda de

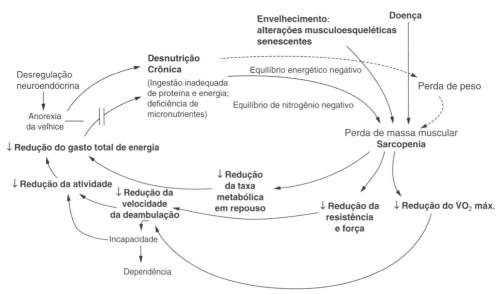

Figura 13.1 Modelo operacional da fragilidade. (*De Fried LP, Walston J. Frailty and failure to thrive. In: Hazzard WR, Blass JP, Ettinger WH Jr, Halter JB, Ouslander J, eds. Principles of Geriatric Medicine and Gerontology. 4th ed. New York: McGraw Hill; 1998:1387–1402.*)

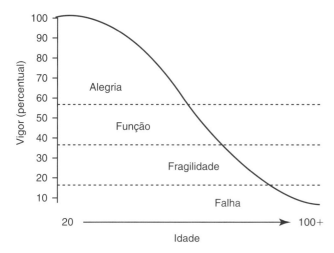

Figura 13.2 Ladeira escorregadia do envelhecimento. (*Adaptada de Schwartz RS. Sarcopenia and physical performance in old age: introduction. Muscle Nerve. 1997;Suppl5:S10–S12.*)

peso não intencional, (2) exaustão autorreferida, (3) fraqueza muscular, (4) velocidade de caminhada lenta e (5) baixa atividade física.[3] O fenótipo foi usado para classificar os indivíduos como não frágeis (características zero), pré-frágeis (uma a duas características) ou frágeis (três ou mais características) em estudos que examinam os resultados de fragilidade, transições pelos vários estágios de fragilidade e intervenções para reverter ou diminuir a fragilidade. O modelo de fenótipo da fragilidade é o método mais comumente usado para reconhecer a fragilidade.[5] O fenótipo é particularmente útil para fisioterapeutas, pois cada um dos cinco atributos pode ser abordado por meio de intervenções específicas dentro do escopo de atendimento fisioterapêutico. A Tabela 13.1 fornece detalhes da definição operacional do fenótipo.

Em contraste com o fenótipo da fragilidade, o índice de fragilidade caracteriza a extensão dessa condição de saúde, criando um índice de risco de fragilidade. O número real de déficits de saúde que um indivíduo acumulou ao longo do tempo é dividido pelo número total de déficits abrangentes de saúde potenciais considerados. O índice resultante representa uma escala contínua variando de 0 a 1.[9] O índice de risco é derivado de uma pesquisa de 70 indicadores clínicos na forma original (indicadores de 30 ou 40 itens em formas curtas mais recentes) que inclui itens de deficiências físicas e cognitivas, doenças e síndromes, deficiência e fatores de risco psicossocial.[9,10] O Boxe 13.2 exibe a lista de 70 itens do índice de fragilidade original.[11] Emprestar credibilidade ao modelo de déficit cumulativo é a descoberta de que um indivíduo com quatro ou mais indicadores de comorbidades apresenta uma probabilidade 40 vezes maior de ser frágil que não frágil.[6] O índice de fragilidade pode prever melhor os estágios de fragilidades moderada e grave.[12] Uma lição importante é que, quando um paciente apresenta uma longa lista de comorbidades e déficits funcionais, o examinador deve considerar o contexto de fragilidade. A diferença mais óbvia entre os dois modelos é que Rockwood et al.[11] consideraram qualquer indicador

clínico associado a um resultado adverso à saúde como um déficit clínico, enquanto o fenótipo da fragilidade se concentra em cinco atributos físicos específicos como indicadores-chave de fragilidade.

DOMÍNIOS DA FRAGILIDADE

Embora o estudo da fragilidade tenha se concentrado quase exclusivamente no aspecto físico da fragilidade, há alguma controvérsia de que uma perspectiva mais conceitual da fragilidade deva ser considerada, uma que reconheça que existem outros caminhos ou domínios para a fragilidade além do domínio físico.[13] Os fatores mais intimamente associados ao domínio físico da fragilidade e os atributos do fenótipo da fragilidade incluem nutrição, mobilidade, atividade física, força, resistência e equilíbrio. Entretanto, alguns pesquisadores defendem a consideração dos domínios cognitivo, psicológico (humor, emoções, controle) e social da fragilidade. Os domínios cognitivo, psicológico e social da fragilidade serão brevemente descritos a seguir, pois são relevantes para o fisioterapeuta. Esses domínios têm recursos exclusivos e podem se sobrepor.

Fragilidade cognitiva

Há um reconhecimento crescente de que adultos mais velhos com fragilidade física podem apresentar pior desempenho e declínio cognitivos mais acentuados que aqueles sem fragilidade física.[14] Em uma grande amostra de mais de 6 mil indivíduos, o comprometimento cognitivo (definido como o quartil mais baixo de dois testes cognitivos) foi observado em aproximadamente 20% (92 de 421) dos indivíduos frágeis que vivem na comunidade.[15] A fragilidade cognitiva está ligada a uma redução na reserva cognitiva, em que a reserva é definida como a capacidade de um indivíduo de resistir ao comprometimento ou declínio cognitivo.[16,17] Fragilidade cognitiva pode ser o intermediário entre o "envelhecimento normal" (senescência) e a doença cerebral[18] (senilidade) e pode ser reversível com o manejo das causas subjacentes.[19]

A frequência do alelo da apolipoproteína E ε4 (um forte fator de risco genético para a doença de Alzheimer) não difere entre aqueles que são frágeis e aqueles que não são,[15] apoiando assim a alegação de que a fragilidade cognitiva é independente da doença de Alzheimer. A fragilidade cognitiva está fortemente associada à fragilidade física e ao comprometimento cognitivo, excluindo um diagnóstico clínico de doença de Alzheimer ou outra demência.[16] Assim, reconhecer a fragilidade física como um possível fator de risco para a fragilidade cognitiva pode ajudar na identificação de intervenções apropriadas para prevenir ou reverter o declínio cognitivo. A velocidade da marcha e a força de preensão, os componentes físicos da fragilidade mais fortemente associados à função cognitiva,[18] podem ser fundamentais para identificar intervenções benéficas.

Vários fatores de risco que influenciam o comprometimento cognitivo também estão associados ao desenvolvimento e à piora da fragilidade física.[19] A Figura 13.3 ilustra

TABELA 13.1	Fenótipo da fragilidade.	
Critério	**Descrição**	**Medição**
Perda de peso	Perda de peso não intencional de 4,5 kg ou mais no ano anterior ou mais de 5% no ano anterior	Escala ou autorrelato

Fadiga	Queixa de cansaço com atividade normal	Atende aos critérios de fragilidade se a resposta for positiva para a pergunta:
		• Senti que tudo o que fiz foi um esforço na semana passada ou não consegui prosseguir na semana passada
		Atende aos critérios de fragilidade se um autorrelato de "moderado ou na maioria das vezes" for dado para qualquer uma das afirmações:
		• Senti que tudo o que fiz foi um esforço na última semana.
		• Na semana passada não consegui seguir em frente.
		Escala de cansaço de mobilidade[148]
		Um ponto é dado para uma resposta afirmativa à pergunta:
		• Você se sente cansado quando
		   Subindo escadas?
		   Caminha fora de casa?
		   Anda dentro de casa?
		   Sai de casa?
		   Lava a parte inferior do corpo?
		   Veste a parte inferior do corpo?
		Os itens são classificados por hierarquia do mais extenuante ao menos extenuante. A pontuação é dicotômica em uma escala de 0 a 6, com pontuações mais altas indicando fadiga.[148]

Baixa atividade física	História de comportamento sedentário
	< 383 kcal/semana homens
	< 270 kcal/semana mulheres
		O objetivo é capturar a atividade sedentária.
		Perguntar:
		• Você pratica algum exercício físico só para se exercitar?
		• Com que frequência você sai de casa?
		SE for necessária ajuda para sair de casa, OU se menos de 3 vezes/semana, assuma fragilidade.
		Escala de atividades com subconjunto de seis atividades:
		   Andar
		   Tarefas
		   Jardinagem
		   Exercício geral
		   Trabalho na terra
		   Golfe

Lentidão	Velocidade normal de marcha acima de 4,5 metros	Mulheres: ≥ 7 s para altura ≤ 159 cm (0,65 m/s) Mulheres: ≥ 6 s para altura > 159 cm (0,76 m/s) Homens: ≥ 7 s para altura ≤ 173 cm (0,65 m/s) Homens: ≥ 6 s para altura > 173 cm (0,76 m/s)
Fraqueza	Força da garra	Os 20% mais baixos de força de preensão manual para o IMC indicado **Homens** IMC Força da garra (kg) ≤ 24 ≤ 29 kg 24,1 a 26 ≤ 30 kg 26,1 a 28 ≤ 30 kg > 28 ≤ 32 kg **Mulheres** IMC Força da garra (kg) < 23 ≤ 17 kg 23,1 a 26 ≤ 17,3 kg 26,1 a 29 ≤ 18 kg > 29 ≤ 21 kg Padrão-ouro para força < 30 kg para homens e < 20 kg para mulheres no EWGSOP ou < 8 sentar para ficar de pé em 30 s

IMC, Índice de massa corporal; *EWGSOP*, European Working Group on Sarcopenia in Older People.

BOXE 13.2	Setenta critérios para o modelo de déficit cumulativo ou índice de fragilidade.	
Mudanças nas atividades cotidianas	Problemas de humor	Convulsões, complexas parciais
Problemas de cabeça e pescoço	Sentindo-se triste, melancólico, deprimido	Convulsões generalizadas
Tônus muscular cervical fraco	História de depressão do humor	Síncope ou blecautes
Bradicinesia facial	Cansaço o tempo todo	Cefaleia
Problemas para se vestir	Depressão (impressão clínica)	Problemas cerebrovasculares
Problemas com o banho	Alterações do sono	História de AVE
Problemas ao realizar higiene pessoal	Inquietação	História de diabetes melito
Incontinência urinaria	Alterações da memória	Hipertensão arterial
Problemas de higiene	Comprometimento da memória a curto prazo	Pulsos periféricos
Dificuldades com o bolo fecal	Comprometimento da memória a longo prazo	Problemas cardíacos
Problemas retais	Mudanças no funcionamento mental geral	Infarto do miocárdio
Problemas gastrintestinais	Início dos sintomas cognitivos	Arritmia
Problemas para cozinhar	Pensamento enevoado ou *delirium*	Insuficiência cardíaca congestiva
Problemas de sucção	Características paranoicas	Problemas pulmonares
Problemas para sair sozinho	História relevante para prejuízo ou perda cognitiva	Problemas respiratórios
Mobilidade prejudicada	História familiar relevante para dano ou perda	História de doença da tireoide
Problemas musculoesqueléticos	cognitivo	Problemas de tireoide
Bradicinesia dos membros	Vibração prejudicada	Problemas de pele
Tônus muscular fraco nos membros	Tremor em repouso	Doença maligna
Má coordenação de membros	Tremor postural	Problemas de mama
Má coordenação, tronco	Tremor de intenção	Problemas abdominais
Má postura em pé	História da doença de Parkinson	Presença de reflexo do focinho
Padrão de marcha irregular	História familiar de doença	Presença de reflexo palmomental
Quedas	degenerativa	Outras histórias clínicas

Variáveis construídas a partir do Canadian Study of Health and Aging Rockwood.
(De Rockwood K, Andrew M, Mitnitski A. A comparison of two approaches to measuring frailty in elderly people. *J Gerontol A Biol Sci Med Sci*. 2007;62[7]:738-743.)

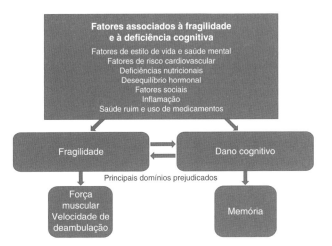

Figura 13.3 Relação entre fragilidade e comprometimento cognitivo. Os fatores associados à fragilidade e ao comprometimento cognitivo são semelhantes. O risco de comprometimento cognitivo aumenta à medida que o grau de fragilidade aumenta. (*Brigola AG, Rossetti ES, Neri AL. Relationship between cognition and frailty in elderly: a systematic review. Dementia & Neuropsychologia. 2015:9; 110-119. Disponível em: http://www.scielo.br/scielo.php? script=sci_arttext&pid= S1980-57642015000200110.*)

a relação entre fatores de risco específicos para fragilidade e comprometimento cognitivo. Esses fatores incluem eventos cardiovasculares (p. ex., diabetes, dislipidemia, hipertensão), deficiências nutricionais (p. ex., desnutrição, deficiência de vitamina D), desequilíbrio hormonal (p. ex., redução da testosterona, resistência à insulina), inflamação, acúmulo de β-amiloide neurotóxico no cérebro, perda neuronal da substância negra, estilo de vida (atividade e participação social, atividade cognitiva de lazer, atividade física) e depressão.[19] Novos *insights* sobre alterações cerebrais e cognitivas, e como os mecanismos compensatórios funcionam, estão sendo revelados por imagens neurais. Por exemplo, adultos mais velhos recrutam mais circuitos pré-frontais com maior demanda cognitiva que adultos mais jovens. Essa demanda elevada resulta em eventual descompensação quando o desafio substitui a capacidade.[20] Em outro estudo, as mulheres que desenvolveram fragilidade apresentavam prejuízo do funcionamento executivo (teste da trilha, parte B).[14] A redução do funcionamento executivo precede, com frequência, declínios na memória.[21] A implicação desses tipos de achados é que um marcador biológico para fragilidade cognitiva pode ser uma incapacidade de exibir um nível mínimo de compensação para uma tarefa cognitiva que a maioria dos idosos saudáveis poderia realizar.[18] Incapacidade de se adaptar ao aumento do estresse e da carga cognitiva, como quando um adulto mais velho é submetido a uma mudança repentina em seu ambiente (p. ex., hospitalização ou ida ao pronto-socorro), pode ser o determinante essencial da fragilidade cognitiva.[17]

Fragilidade psicológica

A fragilidade psicológica abrange humor (medo, ansiedade, raiva etc.), resiliência, depressão, autoeficácia e controle. Esses atributos são difíceis de distinguir da apresentação física da fragilidade, e as pesquisas não são claras sobre como esses fatores se inter-relacionam. Entretanto, os sintomas depressivos são comuns em pessoas fragilizadas, com prevalência entre 20,7 e 53,8%, dependendo de como a fragilidade foi medida.[22] Talvez a prevalência seja forte por causa do atributo compartilhado de exaustão encontrado em muitos modelos.[22] Vários moderadores da depressão e da relação de fragilidade foram estudados, incluindo anemia,[23] sarcopenia/osteopenia[24] e uso de antidepressivos.[25]

Pouco se sabe sobre a capacidade dos fatores psicológicos de modificar os resultados de fragilidade. Características como altos níveis de ansiedade, baixos níveis de bem-estar e senso de controle, necessidade de assistência do cuidador, poucas atividades sociais e baixa satisfação em casa/vizinhança foram associadas à fragilidade e a uma maior probabilidade de resultados adversos, como ida ao pronto-socorro 1 mês após uma alta hospitalar.[26] Alternativamente, níveis mais elevados de bem-estar, autodomínio (senso de controle) e autoeficácia foram associados a menores chances de declínio funcional e podem proteger os indivíduos mais velhos da transição de um estado de baixo desempenho físico em mais deficiência e colocação em lar de idosos.[5] Aqueles homens e mulheres com níveis mais elevados de bem-estar psicológico eram menos propensos a se tornarem frágeis durante um período de acompanhamento de 4 anos.[27] Pode ser que os recursos psicológicos sirvam como uma proteção contra resultados adversos, como declínio funcional e mortalidade em idosos frágeis.[28]

A resiliência é um exemplo de recurso psicológico que parece proteger contra a fragilidade. Resiliência é a capacidade de se adaptar aos desafios ambientais em mudança, enquanto a fragilidade é descrita como uma perda de resiliência. A resiliência está significativamente associada à fragilidade. Altos níveis de resiliência foram encontrados nas pessoas com menor probabilidade de serem frágeis, especialmente homens.[29] Por outro lado, baixa resiliência e sintomas depressivos podem prever fragilidade.[29] Curiosamente, em um grupo de freiras, a velocidade de marcha rápida foi positivamente associada à resiliência.[30] Para homens e mulheres, o envolvimento ativo em atividades sociais pode reduzir os sintomas depressivos. Ao mesmo passo, o apoio social é um fator de proteção para as mulheres. Os eventos traumáticos da vida podem ser um fator contribuinte para a fragilidade e estão associados à resiliência e a efeitos a longo prazo sobre a saúde, resultando na mortalidade precoce no fim da vida.[31] A gravidade e a contagem de traumas foram associadas positivamente à fragilidade apenas em homens.[29] Abordagens de reminiscência para lidar com experiências traumáticas podem ajudar a construir resiliência.[29]

Fragilidade social

As redes de apoio são determinantes importantes para o bem-estar ao longo da vida, pois podem promovê-lo e proteger contra uma variedade de outros estresses da vida, incluindo o relacionado ao envelhecimento. O bem-estar financeiro (adequação da renda) está associado à fragilidade em estudos separados com idosos ingleses e chineses.[32,33] Pouco se sabe sobre a associação de riqueza e fragilidade nos EUA; entretanto, a situação econômica mais pobre está associada a limitações funcionais, pior função cognitiva e maior carga de doenças.[34] As disparidades de riqueza impactam negativamente a fragilidade, com os idosos mais pobres demonstrando um risco maior de se tornarem frágeis em comparação com os idosos mais ricos.[35]

A fragilidade social é definida a partir de critérios como pequena rede de apoio, pouco envolvimento em atividades sociais e morar sozinho; a solidão é definida como um sentimento subjetivo de insatisfação com as relações sociais.[36] A fragilidade está indiretamente associada à solidão e ao isolamento social.[27] Por exemplo, naqueles que eram frágeis no início do estudo, a solidão aumentou ao longo de 3 anos estudados.[28] Steptoe et al. descobriram que fatores sociais e solidão estão associados a aumento da mortalidade, incidência de doença cardíaca e declínio funcional.[37] Woo et al. encontraram uma associação entre a falta de rede de apoio social e o aumento da fragilidade.[32] Adultos pré-frágeis e frágeis tinham uma rede social menor e níveis mais altos de solidão em comparação com seus pares; entretanto, pode ser que pessoas com redes sociais menores tenham uma chance maior de se tornarem fisicamente frágeis mais tarde na vida.[36] Em um estudo com quase 2.500 participantes chineses em Cingapura, os autores descobriram que a fragilidade social estava intimamente relacionada à fragilidade física, compartilhando muitos fatores de risco em comum, até mesmo para ser capaz de prever de forma independente as atividades instrumentais de vida diária (AIVDs), dificuldade e incapacidade grave.[38]

A solidão pode aumentar a probabilidade de sarcopenia.[39] A solidão e o isolamento social estão associados a um declínio na velocidade de marcha típica e rápida[40], bem como a menos resiliência.[30] O mau funcionamento físico pode promover o isolamento físico; entretanto, é controverso se o envolvimento social tem um impacto positivo no funcionamento físico, embora aqueles que têm menor função física possam se beneficiar mais com o aumento do envolvimento social.[41] Como a baixa atividade física é uma causa da sarcopenia, a atividade física pode ser um mecanismo subjacente à solidão e a progressão da fragilidade física. Pessoas solitárias têm maior probabilidade de ser inativas, aumentando o risco de fragilidade física.[42]

Embora existam muitas ferramentas para medir a fragilidade psicológica/cognitiva e social, o Indicador de Fragilidade de Tilburg (IFT) é um questionário abrangente e multidimensional que aborda os componentes físicos, psicológicos/cognitivos e sociais da fragilidade. Formado por duas partes: a Parte A consiste em 10 perguntas sobre determinantes da fragilidade (p. ex., idade, sexo, estado civil, nível de educação e modo de vida); a Parte B consiste em 15 elementos de fragilidade organizados de acordo com três subdomínios diferentes. O aspecto físico é composto por itens relacionados à saúde física, semelhantes aos atributos do fenótipo. O aspecto psicológico inclui componentes relacionados à cognição, depressão, ansiedade e enfrentamento. O aspecto social, por sua vez, consiste em elementos associados a viver sozinho, relações sociais e suporte social.[13] Muitas pesquisas precisam ser feitas antes que uma visão mais conceitual da fragilidade seja totalmente compreendida, incorporando os atributos não médicos de cognição, humor, depressão e fatores sociais.

TRANSIÇÕES DA FRAGILIDADE

O estado de fragilidade é dinâmico, não estático, com implicações particulares para fisioterapeutas. A Tabela 13.2 resume os resultados de um estudo longitudinal de 4,5 anos examinando a progressão natural da fragilidade entre 754 idosos residentes na comunidade com mais de 70 anos usando uma versão modificada do fenótipo da fragilidade. Durante o primeiro período de 18 meses, a maioria das pessoas não mudou de sua categoria inicial. Entretanto, daqueles que fizeram a transição, a maioria passou para um estado maior de fragilidade e, uma vez frágil, ninguém fez a transição de volta para um estado de não fragilidade.[43] Essas transições descendentes destacam a necessidade de identificar uma vulnerabilidade à pré-fragilidade e fragilidade, a fim de determinar as intervenções apropriadas. Apesar da passagem para graus maiores de fragilidade ser mais comum, as transições para graus menores também são possíveis, mas são mais prováveis ao passar do pré-frágil para o não

frágil.[44] A transição mais frequente é passar do não frágil para o pré-frágil e do frágil para a morte.

A fluidez dos graus de fragilidade é observada em resposta a um estressor, como uma doença (p. ex., pneumonia). O paciente independente, mas vulnerável, que é internado para uma curta permanência no hospital, mas que não consegue voltar para casa em um curto período de tempo devido ao aumento da deficiência motora, é uma ilustração dessa reação exagerada a um estressor.[45] Como indica a Figura 13.4, uma pessoa que não é frágil e administra bem sua vida tem probabilidade de resistir a um estressor externo com apenas um declínio leve e de curta duração no funcionamento. Entretanto, com graus crescentes de fragilidade, esse mesmo estressor causa um declínio mais pronunciado na função e requer mais tempo para retornar ao nível anterior de funcionamento, se o retorno à função anterior ocorrer. Assim, os graus de fragilidade devem ser identificados com o objetivo de melhorar os resultados e evitar todos os estressores externos desnecessários, como aqueles que podem ocorrer com intervenções médicas ou cirurgias não essenciais. Como o potencial para resultados adversos aumenta com o crescimento da gravidade da fragilidade, identificar indivíduos altamente vulneráveis e ajustar as intervenções apropriadamente pode melhorar os resultados. Os marcadores de vários estágios descritos na Tabela 13.3 podem ajudar o fisioterapeuta.

A atividade física vigorosa, realizada pelo menos uma vez por semana, parece ser o meio mais eficaz para reduzir a progressão da fragilidade em idosos. Entretanto, mesmo a atividade física moderada pelo menos uma vez por semana foi associada à diminuição da extensão e progressão da fragilidade em indivíduos com mais de 65 anos, bem como naqueles com 50 a 54 anos. Um estudo piloto de exercícios em casa descobriu que adultos pré e não frágeis tiveram efeitos intervencionais semelhantes a partir de 4 meses de exercícios. Nesse pequeno estudo, nenhum dos sujeitos pré-frágeis fez a transição para a fragilidade e 4 dos 17 indivíduos originalmente pré-frágeis tornaram-se não frágeis.[46] Mas, em adultos não frágeis com

TABELA 13.2	Transições pelas categorias de fragilidade entre idosos residentes na comunidade durante um período de 18 meses.[43]	
Transição de não frágil para:		**Direção da mudança**
Não frágil	51,5%	Sem mudança
Pré-frágil	40,1%	Declinou
Frágil	4,2%	Declínio substancial
Transição do pré-frágil para:		
Não frágil	11,9%	Melhora
Pré-frágil	58,3%	Sem mudança
Frágil	24,9%	Declínio
Transição do frágil para:		
Frágil	63,9%	Sem mudança
Pré-frágil	23%	Melhora
Não frágil	0%	Melhora substancial

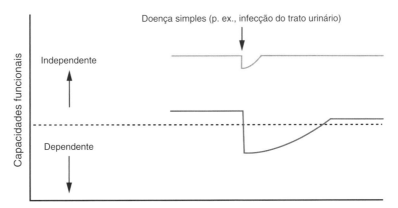

Figura 13.4 Resposta a um estressor. Gerenciando bem: um idoso apto que, após um estressor menor, experimenta uma pequena deterioração na função e, então, retorna à homeostase. Fragilidade: um idoso frágil que, após um estressor semelhante, experimenta uma deterioração mais significativa e não retorna à homeostase basal. Na fragilidade mais grave, isso pode levar à dependência funcional ou à morte. (*De Clegg A: Frailty in elderly people. https://www.ncbi.nlm.nih.gov/pubmed/23395245 Lancet. 2013 Mar 2;381(9868):752-62. © Elsevier.*)

TABELA 13.3	Graus de fragilidade.	
Grau de fragilidade	**Descrição**	**Características funcionais**
1. Saudável (não frágil)	Poucas condições de longo prazo e estas estão bem controladas. Fisicamente ativo, sem limitações funcionais	Velocidade da marcha > 1,2 m/s LAC < 10 s TC6M > 548 m Levantar da cadeira em 30 s ≥ 15 Pode se levantar do chão com facilidade
2. Fragilidade leve (pré-frágil)	Lentidão, pode necessitar de ajuda nas AIVDs, fazendo adaptações para a mobilidade funcional. Começando a restringir a mobilidade no espaço de vida. Vulnerável e geralmente se recupera mal de doenças ou lesões	Velocidade da marcha = 0,8 a 1,2 m/s LAC 10 a 15 s TC6M = 400 a 548 Levantar da cadeira em 30 s 8 a 15 Pode modificar o movimento para se levantar do chão Índice de fragilidade ~0,25[11]
3. Fragilidade moderada	Demonstra dificuldade com a mobilidade fora de casa e pode precisar de alguma ajuda nas AVDs. Espaço de vida cada vez mais restrito e perda de independência é aparente	Velocidade da marcha = 0,5 a 0,8 m/s LAC 15 a 20 s TC6M > 400 m Levantar da cadeira em 30 s < 8 Dificuldade ou incapaz de se levantar do chão
4. Fragilidade severa (estágio terminal)	Dependente nas AVDs, morrendo ativa ou inativamente. Expectativa de vida entre 6 e 12 meses.	Velocidade da marcha < 0,5 m/s LAC > 20 s TC6M = incapaz Levantar da cadeira em 30 s = incapaz Levantar do chão = incapaz

Variações são aproximadas e devem informar o motivo clínico em vez de serem utilizadas como definições de cada categoria.
TC6M, teste da caminhada em 6 minutos; *AVDs*, atividades de vida diária; *AIVDs*, atividades instrumentais de vida diária; *LAC*, teste do levantar e andar cronometrado.

mais de 50 anos, a atividade física leve não parece ser um estímulo suficiente para evitar uma transição descendente do não frágil para o frágil em comparação com ser sedentário. Digno de nota, a influência substancial da atividade física nas transições de fragilidade pode ser secundária à medida de fragilidade usada, porque os atributos da fragilidade (força física, energia e mobilidade) contribuem mais para explicar as diferenças no estado de fragilidade e são mais suscetíveis a mudar por meio de atividade física.[47]

IMPLICAÇÕES DA FRAGILIDADE

Além do aumento da vulnerabilidade a estressores que levam a eventos adversos à saúde, a fragilidade está ligada a – mas não é sinônimo de – diminuição da mobilidade, dependência em AIVDs e AVDs, maiores taxas de hospitalização, mortalidade em 6 meses,[48] institucionalização,[49] e maus resultados cirúrgicos. Conforme mostrado na Tabela 13.4, a prevalência de dificuldade autorrelatada em atividades comuns de mobilidade é muito maior em indivíduos frágeis em comparação com os não frágeis.[50] Embora seja tentador ver deficiência de mobilidade e fragilidade como semelhantes, até mesmo sinônimos, elas são diferentes, mas podem coexistir.[51] A deficiência motora pode estar mais relacionada à sarcopenia que à fragilidade devido à característica de fraqueza, mas pode ser observada em ambas as condições.[12] Na verdade, não é irracional ver a deficiência motora, sarcopenia e fragilidade como um continuum. A fragilidade deve ser vista como um declínio na função homeostática, força e

reservas fisiológicas de um indivíduo, levando ao aumento da vulnerabilidade, enquanto a sarcopenia descreve perda de massa muscular e função com a idade. A sarcopenia é duas vezes mais comum na população em geral que a fragilidade,[52] e como a fraqueza é o atributo mais comum dessa condição, ambas estão intimamente relacionadas.

Muitas síndromes geriátricas, incluindo quedas, deficiência motora, *delirium*, incontinência, osteoporose, sarcopenia e suscetibilidade a reações adversas a medicamentos (RAMs), estão associadas à fragilidade e, muitas vezes, aos eventos adversos descritos no Boxe 13.3.[6] Apesar de cada uma dessas condições ser discutida em outra parte deste livro; reconhecer essas síndromes no contexto da fragilidade ajudará no manejo abrangente do paciente. Por exemplo, prevenir a osteoporose e sarcopenia pode ajudar a reduzir o risco de fragilidade.[53]

Finalmente, o custo da fragilidade para a sociedade não pode ser superestimado. Nos EUA, os efeitos adversos à saúde associados ao aumento da vulnerabilidade estão

TABELA 13.4	Prevalência da incapacidade de mobilidade em idosos frágeis e não frágeis.	
Dificuldade autorrelatada em:	**Frágil**	**Não frágil**
Mobilidade	93,2%	58,1%
Deambular 100 m	48,4%	5,68%
Levantar da cadeira	55,3%	21,8%
Subir vários lances de escada	79,1%	32,6%
Subir um lance de escada	53,4%	8,45%

BOXE 13.3	Prevalência de eventos adversos no idoso frágil em comparação com idoso não frágil.	
Evento adverso	**Não frágil**	**Frágil**
Queda no ano anterior	18,1%	54,9%
Preocupado com a queda no mês passado	12,4%	56,9%
Várias quedas no ano passado	5%	35,2%
Internação hospitalar no ano passado	11,1%	42,4%
Necessidade de ajuda com autocuidado	2%	45%
Necessidade de ajuda com mobilidade	1%	50%

(Modificado de Bandeen-Roche K, Seplaki CL, Huang J et al. Frailty in older adults: a nationally representative profile in the United States. *J Gerontol Ser A Biol Sci Med Sci*. 2015;70[11]:1427–1434.)

relacionados a custos consideravelmente maiores para o programa Medicare, particularmente relacionados a internações hospitalares, uma vez que as complicações são mais frequentes e a recuperação é mais longa.[54,55] Idosos frágeis representam 32% de todos os gastos do Medicare, embora apenas 15% da população do Medicare seja considerada frágil.[56] A prevalência de internação hospitalar no ano passado foi quatro vezes maior em indivíduos frágeis em comparação com indivíduos não frágeis.[6]

Em um grande estudo epidemiológico prospectivo e longitudinal na Alemanha que usou a classificação do fenótipo da fragilidade, os custos de saúde de adultos mais velhos e pré-frágeis não diferiram entre si. Em contraste, os custos de cuidados de saúde de indivíduos frágeis que exibem três dos cinco atributos do fenótipo da fragilidade foram 55% mais elevados que os de adultos mais velhos sem fragilidade. Os custos de saúde foram 101% maiores para indivíduos frágeis que exibiam quatro ou cinco dos atributos do fenótipo da fragilidade que para indivíduos não frágeis.[55] Os custos de saúde de indivíduos australianos classificados como "moderada fragilidade" usando um índice de fragilidade foram 22% maiores que aqueles classificados como "baixa fragilidade"; os indivíduos classificados como "alta fragilidade" apresentaram gastos 43% maiores que os indivíduos classificados como "baixa fragilidade".[57]

Implicações cirúrgicas

O aumento nos custos de saúde relacionados à cirurgia é particularmente preocupante, pois mais de 20% de todas as cirurgias realizadas nos EUA ocorrem em indivíduos com mais de 65 anos.[58] Estudos mostram que a fragilidade é um indicador de mortalidade mais eficiente que a idade cronológica sobre a associação entre resultados cirúrgicos e fragilidade.[59,60] A prevalência de fragilidade na população cirúrgica varia de acordo com o procedimento, ocorrendo em 52% daqueles submetidos a procedimentos vasculares.[61] Os resultados cirúrgicos adversos nesses indivíduos incluem um aumento da taxa de complicações e tempo de internação, assim como um aumento da taxa institucional e do *delirium*.[2] Aqueles indivíduos com mais de 80 anos submetidos à cirurgia arterial apresentaram risco duas vezes maior de resultados adversos que

aqueles entre 60 e 69.[62] O risco de mortalidade aumenta drasticamente quando ocorre uma complicação (3,7% de risco sem complicações em comparação com 26,1% quando ocorre uma ou mais complicações). Os custos cirúrgicos também são maiores. Um estudo descobriu que o custo de procedimentos cirúrgicos eletivos para aqueles com fragilidade era três vezes o custo daqueles sem fragilidade (US$ 76.363 ± US$ 48.495 em comparação com US$ 27.731 ± US$ 15.693).[63]

A fragilidade pode ocorrer em graus. O grau de fragilidade pode servir como um indicador prognóstico do potencial de reabilitação.[64] O reconhecimento do grau de fragilidade permite que o manejo seja direcionado ao nível apropriado. Com o aumento dos níveis de fragilidade, há um tempo mais longo e incompleto para a recuperação das habilidades de mobilidade e algum nível de independência, um problema significativo para os fisioterapeutas.[64] Além disso, reconhecer o grau de fragilidade e intervir de forma adequada pode adiar a transição para um estado inferior, permitindo ao indivíduo viver no ambiente que prefere para uma qualidade de vida satisfatória. O trabalho original de Fried sobre o modelo de fenótipo, confirmado em estudos mais recentes, apoia o conceito de fragilidade como uma síndrome fisiológica única, relacionada, mas separada da deficiência e comorbidade. A Tabela 13.3 fornece descrições de quatro graus diferentes de fragilidade com marcadores objetivos para cada grau que podem ser usados para ajudar a direcionar o manejo e contribuir para o prognóstico.

FISIOPATOLOGIA DA FRAGILIDADE

O estado de fragilidade está associado a desregulações multissistêmicas, levando a uma perda de energia, homeostase e reserva fisiológica.[65] Apesar dos dois principais modelos de fragilidade terem feito muito para descrever as características e atributos da fragilidade, nem o modelo fenotípico nem o modelo do déficit cumulativo explica como ocorre a desregulação multissistêmica. Talvez a característica de desregulação homeostática mais difundida do envelhecimento seja a aquisição de um estado pró-inflamatório, demonstrado por níveis cronicamente elevados de citocinas (citocina interleucina [IL]-6 e proteína C reativa), bem como contagem de leucócitos e monócitos.[66] Assim, a fragilidade está associada à resposta imune embotada à vacinação e/ou à infecção, o que leva a uma predisposição a infecções.[66] A função renal na fragilidade costuma ser substancialmente prejudicada além do esperado pelo envelhecimento. A anemia e a desnutrição também são características comuns do envelhecimento e da fragilidade, contribuindo para a redução da energia. As três partes principais do sistema nervoso (central, periférico e autônomo), provavelmente, têm algum grau de envolvimento e desempenham um papel importante nas manifestações físicas e cognitivas da fragilidade.[66] A perda do neurônio motor e a fragmentação da junção neuromuscular, provavelmente, contribuem para a sarcopenia e para a redução da mobilidade.

O prejuízo da hemodinâmica ortostática, do controle da frequência cardíaca e a redução do peristaltismo intestinal são sinais de disfunção autônoma. Finalmente, o sistema endócrino está implicado nos efeitos dos esteroides sexuais sobre o músculo esquelético.[66] Apesar de muitos estudos terem considerado as relações da fragilidade com características fisiológicas e patológicas únicas, o envolvimento consistente de vários sistemas fisiológicos na fragilidade sugere que a maioria deles é impulsionada por alguma causa unificadora, ainda desconhecida e oculta.

Nos anos mais recentes, a atenção dos pesquisadores tem se concentrado na identificação de fatores etiológicos que contribuem para o estado de fragilidade. Estes incluem fatores genéticos, fatores metabólicos, estressores ambientais e de estilo de vida e doenças agudas e crônicas.[66] A Figura 13.5 ilustra a relação entre as manifestações moleculares, fisiológicas e clínicas da fragilidade.[65] Consideram-se marcadores fisiológicos ou biomarcadores que podem fornecer algumas informações sobre os possíveis mecanismos das manifestações clínicas. A pesquisa sobre fragilidade apoia consistentemente a presença de deficiências multissistêmicas em vários sistemas e órgãos fisiológicos. Por exemplo, o sistema musculoesquelético experimenta redução da massa e da força muscular com aumento da massa gorda e da fragilidade óssea além do que é esperado do efeito puro do envelhecimento. Esse declínio é exacerbado no indivíduo com estilo de vida sedentário. O baixo condicionamento físico é acompanhado por alteração da taxa metabólica de repouso e redução da eficiência energética, o que provavelmente contribui para a fadiga e redução da mobilidade. Alguns mecanismos homeostáticos são prejudicados, conforme evidenciado por baixas reservas, capacidade reduzida de responder a distúrbios e capacidade reduzida de recuperar um nível estável de equilíbrio.

O envelhecimento é considerado um estado pró-inflamatório. O envelhecimento e a fragilidade podem compartilhar as mesmas características da inflamação crônica, com a fragilidade exibindo um estado avançado, que, às vezes, é referido como "envelhecimento acelerado". Isso é consistente com a ideia de que o envelhecimento afeta negativamente a resiliência física e aumenta a suscetibilidade a eventos estressantes, o que causa distúrbios no equilíbrio homeostático, diminuindo, assim, o potencial de recuperação do equilíbrio perdido. O acúmulo de danos devido à perda de resiliência física em diferentes sistemas fisiológicos leva à multimorbidade, ao desenvolvimento de fragilidade e ao declínio de muitas funções que acabam por impactar o desempenho físico e cognitivo, desencadeando eventos que acabam por levar à morte. Se a fragilidade e o envelhecimento são feitos do mesmo tecido, a compreensão dos mecanismos biológicos da fragilidade pode aumentar nossa compreensão do envelhecimento.

FRAGILIDADE E SARCOPENIA

A sarcopenia é o principal componente da síndrome da fragilidade, e tanto a sarcopenia quanto a fragilidade estão associadas a maiores incapacidades, quedas, hospitalização, mudança para lares de idosos e mortalidade.[67] A sarcopenia é amplamente definida como a perda de músculo esquelético relacionada à idade. É uma condição caracterizada pela perda progressiva e generalizada de força e massa muscular esquelética, com risco de resultados adversos, como deficiência física, baixa qualidade de vida e morte.[68] Muitas condições incapacitantes estão associadas à perda acelerada de massa muscular magra, incluindo caquexia, câncer, diabetes, doenças renais e certas doenças neurológicas. A sarcopenia é considerada um precursor das manifestações físicas da fragilidade, até mesmo um fator principal, mas é duas vezes mais comum que a fragilidade.[52] Embora a fraqueza seja frequentemente a primeira manifestação da pessoa pré-frágil,[4,69] a fraqueza por si só não implica sarcopenia. Outros fatores compartilhados pela fragilidade e sarcopenia são as dificuldades de mobilidade e a diminuição da função física.

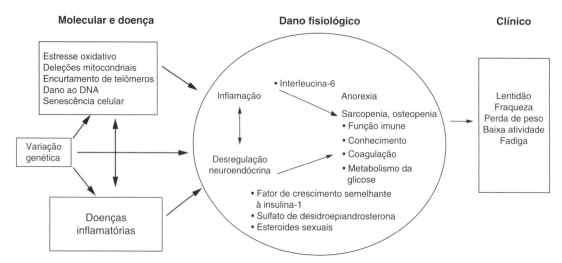

Figura 13.5 Manifestações moleculares, psicológicas e clínicas da fragilidade. (*De Walston JD, Hadley EC, Ferrucci L et al. Research agenda for frailty in older adults: toward a better understanding of physiology and etiology: summary from the American Geriatrics Society/National Institute on Aging Research Conference on Frailty in Older Adults. JAGS. 2006;54:6.*)

Os critérios de fragilidade mais comuns são fraqueza (54%) e baixa velocidade de marcha (43%), que compartilham atributos com a definição funcional de sarcopenia.[4] A diminuição da função física, especialmente a velocidade de marcha, pode refletir a necessidade de conservar energia para funções metabólicas essenciais.[70,71] A relação entre fragilidade e sarcopenia continua a evoluir, especialmente no que diz respeito a uma via fisiológica compartilhada que se acredita ser o aumento da inflamação sistêmica.[12] É importante notar que ambas são consideradas passíveis de intervenções e, portanto, reversíveis.[72] A sarcopenia é discutida em mais detalhes em outras partes deste livro.

AVALIAÇÃO DA FRAGILIDADE

Não existe um padrão-ouro para a avaliação da fragilidade, em parte porque não existe consenso sobre seus componentes. Entretanto, há várias opções que se adequam à triagem para avaliação, conforme listado na Tabela 13.5.

Avaliação Geriátrica Ampla (AGA). O método mais abrangente de avaliação da fragilidade é a Avaliação Geriátrica Ampla (AGA). A AGA é um processo diagnóstico multidimensional e, geralmente, interdisciplinar para determinar as condições clínicas, psicológicas, funcionais e sociais da pessoa com fragilidade.[73] O idoso é central para o processo de avaliação. Se a capacidade da pessoa de participar voluntariamente for deficiente, é desenvolvido um sistema para atender às suas necessidades de forma ética. As circunstâncias que impulsionam a AGA incluem uma doença aguda associada à mudança significativa na capacidade funcional, transferências de cuidados para reabilitação ou cuidados contínuos, consideração de cirurgia e experiência de duas ou mais "síndromes geriátricas" de quedas, *delirium*,

incontinência ou imobilidade. Outras razões para encaminhar para uma AGA podem ser idade, comorbidades médicas como insuficiência cardíaca ou câncer, distúrbios psicossociais como depressão ou isolamento, alta utilização de cuidados de saúde anterior ou prevista, consideração de mudança na situação de vida e situações de fraturas específicas com necessidade de cuidados agudos, falta de desenvolvimento, pneumonia recorrente e úlceras de pressão, além das síndromes geriátricas mencionadas anteriormente.[73] A Figura 13.6 ilustra a relação dos fatores para avaliar a fragilidade e sua relação com a perspectiva da Classificação Internacional de Funcionalidade, Incapacidade e Saúde (CIF).

A AGA é realizada por uma equipe interdisciplinar chefiada pelo geriatra, enfermeiro ou assistente do médico. Tradicionalmente, também fazem parte da equipe técnicos de enfermagem, assistentes sociais, farmacêuticos e fisioterapeutas e/ou terapeutas ocupacionais. Membros diferentes podem completar partes exclusivas da AGA. Por exemplo, o fisioterapeuta pode completar as habilidades funcionais e aspectos do histórico de quedas, enquanto um assistente social pode avaliar as fontes de apoio social e as preferências de cuidado antecipado.

PRISMA-7. O PRISMA-7 é uma ferramenta de triagem breve de 7 itens recomendada pela British Geriatric Society para detectar fragilidade.[74,a] Ele foi projetado para identificar idosos com deficiência considerável, a fim de prevenir ou retardar o declínio funcional. Com uma pontuação de 3 ou mais, ele apresenta uma sensibilidade de 78,3% e especificidade de 74,7% para detectar

---

[a]N.R.T.: A validação para a população brasileira se encontra em: Saenger ALF et al. Identifying the loss of functional independence of older people residing in the community: Validation of the PRISMA-7 instrument in Brazil. *Arch. Gerontol. Geriatr.* 2018;74,62-67.

Nível da ICF	Padrão de fragilidade	Causas comuns	Outras causas
Condição de saúde	Condições de saúde instáveis	Infecções, lesões, doenças cardiorrespiratórias	Transição frequente entre cuidados primários e cuidados agudos Gestão abaixo do ideal
	Subnutrição[a]	Incapacidade de preparar refeições	Incapacidade de comprar comida Exaustão
Comprometimento da estrutura/função do corpo	Fatores psicológicos[a]	Depressão, luto	Autopercepção negativa
	Dano cognitivo	Demência	Ausência de estratégias compensatórias
	Dano visual/auditivo	Degeneração macular, cataratas, presbiacusia	Ausência de equipamento/suporte/ cirurgia ocular
Limitação de atividade[b]	Mobilidade reduzida[a]/ redução dos cuidados pessoais	Problemas de equilíbrio/ coordenação e/ou força Barreiras ambientais Evento traumático recente	Diminuição da resistência cardiovascular Medo de cair
Restrição na participação[c]	Falta de participação nos papéis da vida	Barreiras sociais Contato familiar limitado Barreiras ambientais	Redução da autoeficácia
Fatores contextuais ambientais	Problemas com serviços ou sistemas de suporte	Serviços não estão prontamente disponíveis Ausência de coordenação dos serviços	Estresse do cuidador Interação com rede de apoio Baixa renda Isolamento físico ou social

Figura 1 Fatores importantes para avaliar os pacientes frágeis e as interações entre eles. [a]Capturado no fenótipo da fragilidade; [b]Definido como a dificuldade experimentada por um indivíduo ao executar atividades (International Classification of Functioning (ICF)[26]); [c]Definido como problemas experimentados por um indivíduo em seu envolvimento com as situações da vida (ICF).

Figura 13.6 Relação dos fatores de fragilidade com o modelo da International Classification of Functioning, Disability, and Disease (ICF). (*De Fairhall N, Langron C, Sherrington C et al. Treating frailty – a practical guide. BMC Med. 2011;9:83.*)

TABELA 13.5	Ferramentas de avaliação da fragilidade.	
Ferramenta	**Propósito**	**Descrição**
Avaliação Geriátrica Ampla (AGA)	Documenta um plano para otimizar e manter a saúde e a função, um plano de escalonamento informando quando o paciente/cuidador pode precisar buscar orientação adicional, um plano de atendimento para urgências e, quando apropriado, um plano de atendimento ao fim da vida	Inclui domínios: Médicos (incluindo incontinência urinária ou fecal) Função (incluindo visão e audição) Psicológico Social Ambiental Planejamento antecipado de cuidados Espiritualidade Sexualidade e intimidade
PRISMA-7	Ferramenta de triagem para identificar aqueles que precisam de uma avaliação mais abrangente	7 itens de autorrelato; 3 ou mais itens presentes indicam possíveis deficiências ou fragilidade:[74] 1. Você tem mais de 85 anos? 2. Sexo masculino? 3. Em geral, você tem algum problema de saúde que exija que você limite suas atividades? 4. Você precisa de alguém para ajudá-lo regularmente? 5. Em geral, você tem algum problema de saúde que o obrigue a ficar em casa? 6. Em caso de necessidade, você pode contar com alguém próximo a você? 7. Você costuma usar uma bengala, andador ou cadeira de rodas para se locomover?
Escala clínica de fragilidade	Avalia a gravidade da fragilidade	Nove itens (Figura 13.7) e a pontuação é atribuída com base no julgamento clínico
Fenótipo da fragilidade (*Phenotype of Frailty* [Fried])	Identificação de fragilidade com base no Modelo de Saúde Cardiovascular (CHS)	Usa uma escala de critérios objetivos de 5 pontos. A pontuação de 1 a 2 indica pré-fragilidade e a pontuação de 3 ou mais indica fragilidade
FRAIL[149,150]	Triagem de fragilidade em homens afro-americanos e mulheres mais velhas, com base no CHS	Pontuação total = 5 Sem fragilidade = 0 Pré-frágil = 1 ou 2 déficits Frágil = 3 déficits Cinco critérios incluem: **F**: Você sente **f**adiga? **R**: **R**esistência: você pode subir um lance de escada? **A**: **A**ndar: você consegue andar um quarteirão? **I**: Você tem mais de cinco doenças (*illnesses*) **L**: Você perdeu (**l**ost) 5% do peso nos últimos 6 meses?
Velocidade de marcha	Para avaliar a fragilidade	Distância percorrida acima de 4 m ou mais. A fragilidade é indicada com velocidades de marcha de 0,8 m/s ou inferiores
Escala de fragilidade de Edmonton	Identifica aspectos de fragilidade passíveis de otimização pré-operatória	Escala multidimensional usada com frequência para pacientes cirúrgicos para avaliar o risco de complicações pós-operatórias. Pontuação total = 17. 0 a 5 = Não frágil 6 a 7 = Vulnerável 8 a 9 = Fragilidade leve 10 a 11 = fragilidade moderada 12 a 17 = Fragilidade severa
Avaliação do espaço de vida	Identifica o risco de fragilidade e perda do papel social	Avaliação do espaço de vida da UAB OU duas perguntas: Nas 4 semanas anteriores durante uma semana típica: Você saiu do seu bairro? Se o tempo permitiu, você saiu de casa? Se sim, acompanhe com frequência. Se precisar de ajuda para sair de casa OU se saiu menos de três vezes por semana, considerar fragilidade
Teste de Desempenho Físico[151] (TDF) e Teste de Desempenho Físico Modificado (TDF-M)[152]	Avalia a fragilidade (versão de 7 a 9 itens)	Mede o tempo para completar AVDs e habilidades de mobilidade; a versão de 9 itens inclui escadas. TDF-M, que inclui testes de equilíbrio em vez da tarefa de escrever e comer, determinado a partir de uma pontuação de 36: 32 a 36 = Não frágil 25 a 32 = Fragilidade leve 17 a 24 = Fragilidade moderada < 17 = Improvável que funcione na comunidade

AVDs, atividades de vida diária; *UAB*, University of Alabama em Birmingham.

deficiências significativas.[75] Com uma pontuação de 3 ou mais, o PRISMA-7 pode fornecer uma triagem rápida para fragilidade com uma sensibilidade e especificidade de 0,83, mas com considerável incerteza secundária aos seus amplos limites de confiança.[45] Usando o fenótipo da fragilidade e o julgamento clínico de especialistas como referência, o PRISMA-7 teve melhor desempenho que qualquer uma das outras 10 ferramentas usadas para identificar a fragilidade.

Índice de fragilidade. O índice de fragilidade (IF) foi originalmente desenvolvido a partir do Canadian Study of Health and Aging.[76] O IF, também conhecido como "índice de acumulação de déficit", teoriza que quanto mais déficits uma pessoa tem, maior a sua carga de doença e fragilidade. O número de déficits que se acumulam com a idade é considerado uma estimativa mais acurada da idade biológica, morbidade e morte associadas do que a idade cronológica.[77] O IF original consistia em 70 itens que representam déficits em uma ampla gama de domínios, incluindo presença de doenças, habilidades em AVDs, sinais físicos de exames clínicos e questões sociais. Determinou-se que uma pessoa com sete déficits tinha uma pontuação de índice de 0,1 dividindo o número de déficits pelo número total de itens. Um escore IF > 0,45 (31,5 déficits em 70) foi associado a uma mortalidade de 100% em 7 anos. Uma pontuação de IF de aproximadamente 0,25 é o ponto de corte entre não frágil e pré-frágil, e uma pontuação de IF de 0,3 a 0,4 indica fragilidade moderada.[11] Na população em geral, mais de 99% das pessoas têm um valor IF < 0,7. Daqueles com um valor IF > 0,5 (com base em uma AGA), 100% morreram cerca de 20 meses depois.[59] A versão de 40 itens é a versão mais comum do IF, mas sua psicometria não foi determinada. Uma lista dos 70 déficits é encontrada no Boxe 13.2. Conclui-se que o fisioterapeuta deve estar ciente das implicações prognósticas do número de diagnósticos, déficits clínicos e contribuições sociais de um indivíduo.

Escala clínica de fragilidade. A escala clínica de fragilidade (ECF), ilustrada na Figura 13.7, foi desenvolvida pelo mesmo grupo que desenvolveu o IF como uma ferramenta mais amigável com ampla aplicabilidade. A ECF é usada para medir a gravidade da fragilidade em uma escala de 9 pontos; entretanto, prevê melhor a morte que a fragilidade.[76,78] Não foi validada em relação à responsividade ou precisão, mas tem uma forte correlação com o IF ($r = 0,80$). Muitos médicos acham a ferramenta fácil de usar devido suas descrições, explicando assim seu uso crescente; entretanto, a British Geriatric Society recomenda seu uso somente após uma AGA.

Fenótipo da fragilidade. O fenótipo da fragilidade, desenvolvido por Fried et al., provavelmente, fornece os

---

Escala clínica de fragilidade*

 1 Muito apto – Pessoas robustas, ativas, enérgicas e motivadas. Essas pessoas costumam se exercitar regularmente. Elas estão entre as mais aptas para sua idade.

 2 Bem – Pessoas **sem sintomas ativos de doença**, mas são menos adequadas que a categoria I. Frequentemente se exercitam ou são muito **ativas ocasionalmente**, por exemplo: sazonalmente.

 3 Gerenciando bem – Pessoas cujos **problemas médicos** são **bem controlados**, mas não **são regularmente ativas** além da caminhada de rotina.

 4 Vulneráveis – Apesar de **não dependerem** de outras pessoas para ajuda diária, muitas vezes os **sintomas limitam as atividades**. Uma reclamação comum é "ficar mais lento" e/ou estar cansado durante o dia.

 5 Levemente frágeis – Essas pessoas costumam apresentar **lentidão mais evidente** e precisam de ajuda em **AIVDs de alta ordem** (finanças, transporte, trabalho doméstico pesado, medicamentos). Normalmente, a fragilidade leve prejudica progressivamente as compras e a caminhada ao ar livre sozinho, o preparo das refeições e as tarefas domésticas.

 6 Moderadamente frágeis – As pessoas precisam de ajuda em **todas as atividades externas** e para **cuidar da casa**. Em casa, elas costumam ter problemas com escadas, precisam de **ajuda para tomar banho** e podem precisar de assistência mínima (alerta, espera) para se vestir.

 7 Severamente frágeis – Totalmente dependentes de cuidados pessoais, por qualquer causa (física ou cognitiva). Mesmo assim, parecem estáveis e não apresentam alto risco de morrer (dentro de aproximadamente 6 meses).

 8 Muito severamente frágeis – Completamente dependentes, chegando ao fim da vida. Normalmente, elas não se recuperariam nem mesmo de uma doença menor.

9 Doente terminal – Aproximando-se do fim da vida. Essa categoria se aplica a pessoas com **expectativa de vida < 6 meses**, que **não são evidentemente frágeis**.

10 Pontuação de fragilidade em pessoas com demência

O grau de fragilidade corresponde ao grau de demência. Os **sintomas comuns na demência leve** incluem o esquecimento dos detalhes de um evento recente, embora ainda se lembre do próprio evento, a repetição da mesma pergunta/história e o retraimento social.

Na **demência moderada**, a memória recente está muito danificada, embora elas aparentemente consigam se lembrar bem dos eventos passados de suas vidas. Elas podem executar seus cuidados pessoais com sugestões.

Na **demência grave**, elas não podem executar seus cuidados pessoais sem ajuda.

*1. Estudo canadense sobre saúde e envelhecimento, revisado em 2008.
 2. K. Rockwood et al. A global clinical measure of fitness and frailty in elderly people. CMAJ 2005;173:489-495.

Figura 13.7 Escala clínica de fragilidade. (*De Dalhousie University, Geriatric Medicine Research, © 2007–2009, Halifax Canada.*)

critérios mais difundidos para fragilidade e é usado com frequência em pesquisas. É particularmente relevante para fisioterapeutas devido seu foco nos atributos físicos, com ênfase na força e na velocidade da marcha. Também é valioso porque pode prever a pré-fragilidade, que pode ser o momento ideal para intervir. Entretanto, pode ser apropriado apenas para pessoas sem deficiência e pode não ser viável para cuidados intensivos em que a mobilidade é limitada. Cada um dos cinco critérios tem sensibilidade e especificidade de mais de 80%, com exceção da perda de peso (8,3% e 97,4%, respectivamente).[79] Um estudo descobriu que o valor preditivo positivo para fragilidade é 87,5% quando a velocidade de marcha e a força da garra são combinadas.[79]

O fenótipo da fragilidade usa a força da garra da mão para medir a força como um critério de fragilidade; entretanto, a força da garra da mão pode não ser uma medida apropriada para avaliar as mudanças na força muscular durante uma intervenção de exercício em idosos com fragilidade.[80] O teste de sentar para levantar de 30 segundos pode ser mais adequado para avaliar a fragilidade do que a medida da força da garra da mão, principalmente por ser responsivo a mudanças.[81] O teste de sentar para levantar de 30 segundos pode avaliar o efeito da fadiga causado pelo número de repetições de sentar para levantar.[82] Além disso, o teste sentar para levantar de 30 segundos pode refletir as demandas de potência que são reduzidas em indivíduos com fragilidade. Uma pontuação de menos de oito elevações da cadeira pode ser usada para refletir a fragilidade.[82] Millor et al. também descobriram que a forma como o indivíduo realizou a manobra sentar-levantar é indicativa de fragilidade. Por exemplo, a presença de inclinação adicional para a trás e para a frente foi observada em indivíduos frágeis.[82]

Levantar e andar cronometrado e velocidade da marcha. Duas avaliações de item único foram propostas nas diretrizes de melhores práticas na Grã-Bretanha, para rápida identificação de fragilidade; elas são bem conhecidas pelos fisioterapeutas.[74] A primeira é o levantar e andar cronometrado (LAC). Um corte de 10 segundos é proposto para detecção de fragilidade. Com 10 segundos como ponto de corte, a ferramenta tem um bom desempenho como medida de triagem (sensibilidade de 0,93), mas superestimará a incidência de fragilidade (especificidade de 0,63). O LAC é discutido em detalhes em outra parte deste livro. A velocidade de marcha também tem sido usada para avaliar a fragilidade.[10,83,84] Noventa por cento dos indivíduos frágeis têm velocidades de caminhada de < 0,8 m/s.[50] Uma pontuação de corte de < 0,8 m/s tem alta sensibilidade (0,99) e especificidade moderada (0,64) para identificar fragilidade, com limites de confiança estreitos.[45] Um valor de corte de < 0,7 m/s tem menor sensibilidade (0,93), mas maior especificidade (0,77).[45]

Espaço de vida. O espaço de vida restrito é uma adaptação comportamental para enfrentar os desafios ambientais feitos em resposta ao declínio da reserva fisiológica e da capacidade.[69] Medir o quanto uma pessoa se move no ambiente pode ser esclarecedor em relação à mobilidade e à participação em atividades sociais. A avaliação do espaço vital pode refletir o desempenho real da mobilidade não capturado de outra forma em relatórios pessoais ou testes de desempenho físico. Pode identificar mudanças na mobilidade da comunidade que frequentemente precedem as dificuldades nas AVDs e AIVDs. A constrição do espaço de vida pode indicar um declínio na participação social de uma pessoa com diminuição associada na qualidade de vida.[85] O *Life Space Questionnaire* (Questionário do Espaço de Vida) da University of Alabama (UAB) mede o movimento para níveis específicos do espaço de vida que variam de dentro da própria casa até além da própria cidade nas 4 semanas anteriores.[86,b] O questionário captura a frequência de movimento e uso de assistência (de equipamento ou de outra pessoa). É pontuado em 120 pontos, com > 60 pontos indicando a capacidade de se mover livremente e de forma independente além da distância de caminhada de casa. Indivíduos com pontuação < 60 apresentaram risco 4,4 vezes maior de mudança para casa de repouso durante os 6 anos subsequentes do que indivíduos com pontuação ≥ 60.[85] Níveis maiores de restrição do espaço vital estão correlacionados com níveis mais elevados de fragilidade.[87] Outros instrumentos são descritos na Tabela 13.5.

GESTÃO DA FRAGILIDADE

O manejo do idoso frágil é desafiador em vários níveis. A falta de um consenso claro sobre como avaliar ou diagnosticar a fragilidade no ambiente clínico, a complexa interação de múltiplas morbidades, a vulnerabilidade à deterioração e o aumento das necessidades sociais tornam o manejo do paciente com fragilidade uma tarefa complexa. Essa complexidade é agravada pelo nosso sistema fragmentado de prestação de serviços de saúde, que não oferece suporte efetivo ao gerenciamento contínuo e consistente. O consenso geral é que a fragilidade deve ser identificada por meio de uma ferramenta validada e uma abordagem multidisciplinar para tratar comorbidades, nutrição, sarcopenia (fraqueza) e sedentarismo. Os métodos de intervenção mais populares incluem exercícios e atividade física, gerenciamento nutricional e reposição hormonal.

Apesar da atividade física e os exercícios de resistência continuarem a ser marcos para a intervenção da fragilidade e sarcopenia, é importante avaliar minuciosamente as comorbidades para contribuir para o estado de fragilidade e para a perda de massa muscular. A consciência das consequências da perda muscular e o manejo de muitas condições médicas que combinam a fragilidade e a sarcopenia, como osteoporose, osteopenia, obesidade, diabetes tipo 2 e câncer de mama, podem melhorar a função física

---

[b]N.R.T.: Adaptação transcultural em: Simões MSMP. *Adaptação transcultural para o português brasileiro do instrumento The University of Alabama at Birmingham Study of Aging Life-Space Assessment para avaliação da mobilidade de idosos.* Tese de Doutorado. Universidade de São Paulo, São Paulo; 2016.

e a qualidade de vida. É importante ressaltar que nenhum medicamento está registrado para o tratamento da sarcopenia; entretanto, dois medicamentos, anticorpo de miostatina (REGN-1033) e inibidor do receptor de ativina (BMY-338), estão em testes de fase 2 e 3, embora sua eficácia seja duvidosa.[88]

Atividade física e exercícios

O ESCEO Experts Group[89] recomenda atividade física e exercícios progressivos contra a resistência (EPR), suplementação de vitamina D, ingestão adequada de proteínas e educação como a linha de frente no manejo da fragilidade. Recomendações simples para melhorar a atividade física incluem reduzir o tempo sedentário, estimular caminhadas em sessões de 10 minutos ou mais e realizar exercícios funcionais que simulam as atividades diárias. Entretanto, os profissionais devem estar cientes de que a adesão aos programas de atividade física entre adultos mais velhos é baixa por uma série de razões. Esses motivos, como medo de cair, baixa autoeficácia e estratégias de enfrentamento, atitude inadequada em relação à atividade física e influências sociais e ambientais adversas, requerem intervenções individuais, talvez mais bem realizadas por um fisioterapeuta. Para apoiar essa recomendação, é sabido que os adultos mais velhos têm maior probabilidade de aderir a um programa de atividade física se o programa for supervisionado, adaptado individualmente, se contiver treinamento de autoeficácia e se o médico que encaminhou encorajar a participação.[90]

Cada categoria de fragilidade exigirá objetivos diferentes. Para os indivíduos pré-frágeis, o objetivo será prevenir a transição para a fragilidade. Para os indivíduos frágeis, o objetivo pode ser manter o nível atual de função e prevenir declínios futuros. O exercício aeróbico pode ser o exercício de escolha para indivíduos frágeis, especialmente se eles não puderem realizar exercícios contra a resistência.[91] Da mesma forma, diferentes estágios de fragilidade podem exigir abordagens diferentes. O conceito de construção de reserva é uma consideração importante para os adultos não frágeis e pré-frágeis. Como a reserva diminui com a idade, aumentar a reserva por meio de atividades aeróbicas e de fortalecimento pode fornecer ao indivíduo uma reserva no caso de ocorrer uma lesão ou doença. Indivíduos com maior reserva geralmente têm uma recuperação mais fácil. Indivíduos com pouca ou nenhuma reserva podem usar toda sua reserva de energia apenas para realizar as AVDs. Apesar de não haver uma prescrição universal de exercícios para idosos com fragilidade, Bray et al. recomendam uma prescrição de exercícios que inclua EPR, treinamento aeróbico e exercícios de equilíbrio e flexibilidade em doses específicas dependendo do nível de fragilidade, com o objetivo de acumular 60 minutos por sessão para adultos pré-frágeis e 45 minutos por sessão para adultos frágeis (Figura 13.8).[91]

Conforme discutido em outra parte deste livro, o EPR tem efeitos profundos sobre o idoso destreinado, incluindo aqueles com fragilidade. EPRs podem diminuir a idade biológica, alterando as características mitocondriais para refletir uma idade mais jovem. Por exemplo, após 6 meses de exercícios de resistência, os participantes com idade média de 68 anos apresentaram características mitocondriais semelhantes a pessoas com idade média de 24 anos.[92] EPRs continuam a ser a intervenção-chave para o tratamento da fragilidade.[93,94] Simultaneamente, uma ênfase no aumento da atividade física deve ser o foco de qualquer programa doméstico e programa de prevenção, trabalhando em direção à meta de acumular 150 minutos por

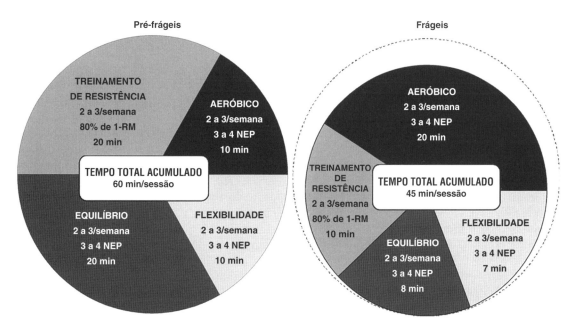

Figura 13.8 Prescrição de exercícios para fragilidade. O círculo externo na figura frágil identifica a duração total do exercício pré-corrida em relação ao frágil.[91] O círculo interno e os quadrantes na figura frágil representam o tempo de exercício acumulado, que difere para cada componente do exercício, bem como a redução no tempo total de exercício acumulado. *NEP*, nível de esforço percebido; *1-RM*, 1 repetição máxima; *min*, minutos.

semana de exercícios, de acordo com as recomendações dos Centers for Disease Control and Prevention.[95] Dentro desses 150 minutos está a recomendação para exercícios de resistência. Como a sarcopenia é um componente significativo da fraqueza e fragilidade relacionadas à idade, o treinamento de resistência é a opção ideal e preferida para melhorar a função e reduzir a probabilidade de quedas. Pode levar até 3 meses para que os efeitos do treinamento de resistência se tornem evidentes.[96] Portanto, é fundamental usar estratégias para promover a mudança de comportamento de acordo com a prescrição de exercícios.

O esforço de alta intensidade é a chave para os ganhos de força (50 a 90% 1-Repetição Máxima [1-RM]), mesmo quando uma abordagem de dose mínima para o treinamento de resistência possa ser necessária em alguns indivíduos com fragilidade.[97] A supervisão pode ser muito importante para adesão e resultados ideais, pois produz maior intensidade de trabalho.[97] Exercícios de baixa dosagem de 20 a 25 minutos por 3 dias por semana resultaram em efeitos de força em indivíduos frágeis. Curiosamente, esses indivíduos não mostraram um benefício consistente além de uma série de exercícios de resistência de baixa dosagem.[98] Uma prescrição de dose mínima consiste no uso de 3 a 10 placas de peso para uma única série. Os exercícios essenciais incluem supino reto, *leg press* e remo sentado. Os exercícios complementares incluem o levantamento da cabeça, puxada para baixo exercitando o latíssimo do dorso, extensão lombar, flexão abdominal e extensão do pescoço. Nessa prescrição, a dose foi de baixa a moderada durante < 60 minutos por sessão durante 2 dias por semana e foi supervisionada para promover a adesão.[97]

Para examinar a viabilidade de um treinamento de caminhada de alta intensidade conduzido por fisioterapeuta (TCAI) em adultos mais velhos e frágeis, cinco residentes em um lar geriátrico com idade média de 87 anos (quatro frágeis, um pré-frágil) foram submetidos a uma intervenção supervisionada de 12 sessões. A intervenção consistiu em 30 minutos de TCAI a 70 a 80% da frequência cardíaca de reserva ou classificações de 15 a 17 (difícil a muito difícil) na Escala de Avaliação de Esforço Percebido de Borg ao usar caneleiras nos tornozelos para aumentar a carga do membro. O treinamento incluiu caminhada em alta velocidade, em múltiplas direções, subindo degraus e em superfícies externas com e sem um dispositivo de assistência e negociação de obstáculos. O treinamento reduziu significativamente a fragilidade, conforme evidenciado pela melhora na velocidade de marcha rápida (0,7 a 0,9 m/s), melhora na distância do teste de caminhada de 6 minutos (217 ± 150 a 401 ± 202 m) e melhores pontuações na Escala de Equilíbrio de Berg (32,2 ± 9,23 a 37,8 ± 9). Dois participantes foram capazes de fazer a transição de andar com andador para nenhum dispositivo ou caminhar com andador para bengala reta. Não houve eventos adversos e todos os participantes atingiram a intensidade de treinamento-alvo em todas as 12 sessões. A velocidade normal da marcha e a contagem de passos não melhoraram estatisticamente, talvez porque o estudo foi insuficiente. Os participantes

consideraram a intervenção de caminhada altamente satisfatória e 100% recomendaram que o lar geriátrico deveria oferecer TCAI como parte da programação de rotina.[99] O TCAI pode ser uma opção viável para aumentar a reserva em idosos frágeis.

Apesar do exercício e sua prescrição serem discutidos em outra parte deste livro, alguns detalhes merecem ser mencionados aqui. O treinamento de resistência progressiva deve ser de 40 a 80% de uma repetição máxima (1RM) com um volume aumentando de uma série de oito repetições para três séries de oito repetições três vezes por semana por 60 minutos por uma duração de pelo menos 10 semanas.[100] Sem estímulo adequado ocorrerá o descondicionamento. Essa prescrição de fortalecimento resulta em melhor desempenho funcional e nas AVDs em idosos institucionalizados que são frágeis.[100] A prescrição deve incluir o princípio da especificidade por meio do treinamento funcional de atividades realizadas comumente ao longo do dia, que pode ser sobrecarga suficiente para promover o fortalecimento em indivíduos muito debilitados. O treinamento funcional da marcha por 30 a 45 minutos duas vezes por semana em residentes frágeis de casas geriátricas, por 4 semanas, levou a ganhos substanciais na velocidade da marcha e equilíbrio.[101] A agilidade deve ser incorporada para promover reações de equilíbrio. A potência deve fazer parte de qualquer prescrição de exercícios para o contínuo da fragilidade, já que a potência diminui em um ritmo mais rápido que a resistência e com potência suficiente, os indivíduos serão mais capazes de se levantar de uma cadeira com menos esforço e andar a uma velocidade mais eficiente. Os exercícios de equilíbrio devem ser desafiados progressivamente com uma frequência de três vezes por semana por 60 minutos   por sessão por pelo menos 3 meses.[100] A resistência é melhorada por meio de um treinamento de resistência progressivo de uma intensidade de 80% 1RM, com volume, frequência e duração semelhantes às recomendações de fortalecimento declaradas anteriormente.[100] Quando as pessoas que são frágeis não podem se exercitar nos volumes e intensidades recomendados pela pesquisa citada anteriormente, o terapeuta deve ajustar o programa para permitir que a pessoa se exercite tão intensamente quanto possível, sabendo que quanto maior a intensidade e o volume, mais o programa criará resultados ideais. Como o subtratamento é uma preocupação para os fisioterapeutas, todos os esforços devem ser feitos para ser criativo na prescrição de exercícios, de modo a promover intensidade e volume suficientes.[102] Finalmente, para melhorar a qualidade de vida, um programa de treinamento funcional progressivo de volume, frequência e duração semelhantes que inclui caminhada, *step*, exercícios com jogos e exercícios esportivos são recomendados por uma duração de 6 meses.[100]

Os exercícios dos membros inferiores devem ter prioridade sobre os exercícios dos membros superiores para manter e melhorar a mobilidade. A força central fornece estabilidade proximal para mobilidade distal e auxilia em ajustes posturais antecipatórios no tronco para fornecer uma marcha mais eficiente e melhorar o equilíbrio.[103]

Portanto, a musculatura central deve ser direcionada para combater a postura curvada, inclinação pélvica posterior e necessidade de suportar peso nos braços, que ocorre por ficar sentado por muito tempo, com o enfraquecimento da musculatura central. A hipotensão ortostática é prevalente em pessoas com fragilidade e pode até ser um marcador clínico de fragilidade.[104] Como a hipotensão ortostática está associada ao risco aumentado de quedas, o fisioterapeuta deve monitorar a pressão arterial antes e durante atividade. Por fim, os indivíduos devem ser ensinados a se levantar do chão, em caso de queda. Existem inúmeras estratégias e a melhor estratégia deve ser identificada e praticada para que o indivíduo possa adquirir confiança e ser capaz de se recuperar caso ocorra uma queda. Várias estratégias inteligentes de elevação do piso estão disponíveis na *web*.[105] Alguns exercícios sugeridos, mostrando adaptações para a fragilidade progressiva, estão listados na Tabela 13.6.

Nutrição

A nutrição adequada fornece energia e nutrientes essenciais ao mesmo tempo que ajuda a manter a homeostase. A perda de peso não intencional, um critério do modelo do fenótipo da fragilidade, está associada à morbidade e mortalidade e ocorre em 15 a 20% dos adultos mais velhos e 50 a 60% dos residentes de casas geriátricas.[106] A perda involuntária de peso pode levar a emagrecimento muscular, redução da imunocompetência, depressão e aumento da taxa de complicações da doença. A caquexia, perda de massa muscular com ou sem perda de gordura, está associada ao aumento de infecções, úlceras de pressão e falha em responder aos tratamentos médicos.[106] Como a perda de peso é uma característica fundamental da fragilidade, ela deve ser tratada. Os fisioterapeutas podem usar a miniavaliação nutricional (MAN) para rastrear a perda de peso.[107] A MAN é uma ferramenta simples e sensível para rastreamento e avaliação nutricional e está disponível em vários idiomas. Pode identificar adultos que são frágeis.[10]

A fisiopatologia da perda de peso não intencional não é bem compreendida. Não está claro se a presença de biomarcadores elevados, como citocinas inflamatórias, é uma causa direta ou um marcador para uma condição subjacente.[108] As causas reversíveis da perda de peso incluem doenças e câncer, demência, medicamentos e dificuldade de deglutição.[109] O isolamento social e a dificuldade em sair de casa também podem afetar o apetite e, portanto, ser um fator na perda de peso. O mnemônico Meals on Wheels[110], mostrado no Boxe 13.4, é uma ferramenta para aumentar a conscientização sobre as inúmeras causas potenciais da perda de peso não intencional.

TABELA 13.6	Exercícios sugeridos para indivíduos no contínuo da fragilidade.		
Região	**Não frágil em risco para fragilidade**	**Pré-frágil**	**Frágil**
Núcleo	Pranchas em decúbito lateral com pernas estendidas	Pranchas em decúbito lateral com joelhos flexionados	Transferências em decúbito lateral em superfícies compatíveis (p. ex., transferências para cama) progredindo para suporte de braço reduzido
	Pranchas em decúbito ventral com pernas estendidas	Pranchas com joelhos flexionados	Flexões de tronco em decúbito ventral
	Abdominais com os braços acima da cabeça ou abdominais contra a gravidade	Abdominais com os braços cruzados sobre o tórax	Sentar sem apoio com os braços estendidos (p. ex., atividades de alcance) em várias posições
	Pontes apoiadas em uma perna com braços laterais ou cruzados	Pontes apoiadas em ambas as pernas com os braços acima da cabeça	Pontes com braços laterais ou cruzados sobre o tórax
	Flexões de tronco apoiado sobre os joelhos	Flexões de tronco apoiado em uma superfície elevada, como uma mesa	Flexões do tronco contra a parede
Extremidade inferior	Abdução do quadril em decúbito lateral (se os flexores do quadril forem de comprimento suficiente)	Passo lateral com/sem elástico com mínimo ou nenhum suporte	Abdução de quadril em pé com suporte mínimo
	Agachamento com peso nos calcanhares para a superfície de altura apropriada (para produzir sobrecarga) elevação sobre os calcanhares para progredir para agachamentos com força	Sentar para ficar de pé com os braços cruzados ou elevados e tronco estendido	Sentar para ficar de pé em uma superfície elevada sem apoio de braço
	Avanços	Avanços parciais	Dar um passo para a frente com flexão do joelho
	Elevação do calcanhar em plataformas instáveis (placas oscilantes, superfícies complacentes)	Elevação do calcanhar, andar na ponta dos pés	Flexão plantar do tornozelo contra resistência elástica FORTE
Atividades de marcha	Percurso de agilidade ou escada	Percurso de agilidade com obstáculos apropriados com pouca luz	Deambulação no corredor negociando corredor movimentado ou obstáculos
	Caminhada rápida com mudanças rápidas na velocidade e direção	Caminhada rápida com foco na recuperação do equilíbrio	Caminhada no corredor com foco no comprimento do passo e apoio reduzido da extremidade superior

BOXE 13.4	*Meals on Wheels*: um método mnemônico para causas tratáveis comuns de perda de peso não intencional no idoso.
M	Efeitos da **m**edicação
E	Problemas **e**mocionais, especialmente depressão
A	**A**norexia nervosa, **a**lcoolismo
L	Paranoia com o fim da vida (*late-life paranoia*)
S	Transtornos da deglutição (*swallowing disorders*)
O	Fatores **o**rais (p. ex., dentaduras mal ajustadas, cáries)
N	Falta de dinheiro (*no money*)
W	Devaneios (*wandering*) e outros comportamentos relacionados à demência
H	**h**ipertireoidismo, **h**ipotireoidismo, **h**iperparatireoidismo, **h**ipoadrenalismo
E	Problemas **e**ntéricos
E	Problemas alimentares (*eating problems*) (p. ex., incapacidade de se alimentar)
L	Dieta pobre em sal e colesterol (*low-salt, low-cholesterol diet*)
	Problemas **s**ociais (p. ex., isolamento, incapacidade de obter
S	os alimentos preferidos)

(De Morley JE, Silver AJ. Nutritional issues in nursing home care. *Ann Intern Med.* 1995;123[11]:850.)

O tratamento para perda de peso não intencional deve se concentrar na causa subjacente. Isso pode envolver membros da equipe interdisciplinar, como nutricionistas; dentistas; fonoaudiólogos, ocupacionais e/ou fisioterapeutas; e assistentes sociais. As estratégias comuns para lidar com a perda de peso não intencional incluem mudanças na dieta, modificações ambientais, suplementos nutricionais, intensificadores de sabor e estimulantes de apetite.

Quantidades adequadas de proteína podem ajudar a preservar a massa e a força muscular, mas faltam fortes evidências.[111] Embora nenhum estudo robusto demonstre definitivamente que o aumento da ingestão de proteína por si só aumenta a força muscular, o aumento da ingestão de proteína durante a prática de exercícios de resistência é considerado uma estratégia eficaz para a prevenção e tratamento de sarcopenia e fragilidade.[112] Um estudo com 1.172 participantes investigou os efeitos da suplementação nutricional oral acompanhada por exercícios físicos na função física e na qualidade de vida de idosos frágeis com 70 anos ou mais em instituições de longa permanência.[113] Um suplemento de 20 g de proteína, fibra probiótica e 500 UI de vitamina D foram administrados duas vezes ao dia durante 2 semanas. Ao mesmo tempo, exercícios físicos supervisionados por um fisioterapeuta foram realizados 5 dias por semana durante 2 semanas. O exercício físico consistia em exercícios para as pernas em pé, exercícios sentados com peso de meio quilo, elevações da cadeira com os braços e exercícios de flexibilidade. Apesar da baixa dose de exercício, 53% dos participantes melhoraram pelo menos 1 ponto na Short Physical Performance Battery na semana 6, e 48,4% melhoraram pelo menos 1 ponto na semana 12. Não houve melhora significativa na função após 12 semanas, mas o estado nutricional melhorou. A melhora do estado nutricional foi maior naqueles com mais critérios de fragilidade, menor nível funcional, menores níveis de vitamina D e baixo estado nutricional.

A ingestão diária recomendada de proteína para idosos sarcopênicos é de 1,2 g/kg de peso corporal, com exceção daqueles com disfunção renal grave.[114] Apesar de a maioria das investigações nutricionais envolver suplementação de proteína, outros suplementos nutricionais foram pesquisados. A suplementação com aminoácidos essenciais (AAEs) foi sugerida para idosos com fragilidade. Os AAEs são proteínas que o corpo não consegue produzir sozinho e, portanto, de obtenção essencial por meio da ingestão alimentar. Esses AAEs incluem valina, leucina, isoleucina, lisina, treonina, triptofano, metionina, fenilalanina e histidina. Vários estudos descobriram que os adultos mais velhos melhoram em sua função física quando suplementados com 2,5 g de AAEs enriquecidos com leucina. Por exemplo, Deutz et al.[114] relataram que a proteína do soro de leite enriquecida com leucina aumentou a massa muscular e a função das pernas em idosos com sarcopenia. A leucina é metabolizada em β-hidroxi-β-metilbutirato (HMB) nas células e parece que uma mistura de proteína enriquecida com HMB aumenta a massa e a função muscular.[115] HMB, creatina e algumas proteínas do leite podem ter efeitos benéficos sobre o equilíbrio de proteínas no músculo esquelético.[115] A correção da deficiência de vitamina D também é necessária para o funcionamento muscular adequado.[115]

A adesão a uma dieta mediterrânea foi associada ao risco significativamente menor de fragilidade em uma revisão sistemática de quase 6 mil pessoas acompanhadas por 4 anos.[116] A dieta consistia em alimentos vegetais abundantes (frutas, vegetais, cereais, batata, feijão, nozes e sementes), azeite de oliva como principal fonte de gordura, laticínios, peixes e aves em quantidades baixas a moderadas, zero a quatro ovos por semana, carne vermelha consumida em quantidades baixas e vinho em quantidades baixas a moderadas, normalmente consumidos com as refeições. As mulheres que consumiram a maioria dos componentes da dieta mediterrânea tiveram massa magra e força muscular nos membros inferiores significativamente maiores que aquelas que consumiram menos. A melhora na força muscular dos membros inferiores e na massa magra pode estar relacionada ao aumento da atividade física e da velocidade de caminhada relatada pelos participantes que aderiram à dieta.[117,118] Curiosamente, uma metanálise descobriu que uma dieta mediterrânea é protetora contra a fragilidade e a incapacidade funcional, mas não contra a sarcopenia.[119] Em um estudo transversal de 923 adultos mais velhos de Taiwan, uma dieta semelhante, com exceção de vinho e azeite de oliva, foi protetora contra a fragilidade.[120] Acredita-se que o mecanismo dessas dietas reduza o estresse oxidativo e a inflamação.[121]

Farmacêuticos

Indivíduos com fragilidade apresentam múltiplas comorbidades e, portanto, são suscetíveis à polimedicação.

As diretrizes gerais de consenso recomendam a revisão regular de medicamentos para identificar prescrições inadequadas em potencial, para reconciliar medicamentos com diagnósticos e para prescrever medicamentos cuja relação risco-benefício não seja vantajosa para o indivíduo.[74] Alguns medicamentos a serem considerados para a prescrição incluem estatinas, glicocorticoides, anticolinérgicos e benzodiazepinas. Lidar com os efeitos adversos indesejados, como um aumento no risco de queda que vem com os benzodiazepínicos, é um benefício da revisão regular dos medicamentos do paciente.[122]

Manejo hormonal

Os níveis de testosterona diminuem em homens a uma taxa de 1% ao ano a partir dos 30 anos, paralelamente aos declínios na massa muscular e força.[67] A apresentação clínica da deficiência de androgênios em homens compartilha características comuns com a fragilidade, criando interesse no tratamento da fraqueza, fadiga, massa muscular, osteoporose, disfunção sexual, depressão e comprometimento da memória associados ao envelhecimento em homens com deficiência hormonal. Um estudo descobriu que níveis mais altos de androgênios podem proteger os homens mais velhos do agravamento da fragilidade; entretanto, os autores recomendaram uma investigação mais aprofundada.[123] Embora a administração de testosterona aumente a força muscular, seja por adesivos transdérmicos, géis, tabletes subcutâneos, injetáveis ou sistemas de administração transbucal, são necessárias altas doses, e foram relatados problemas associados à incidência de doença cardiovascular.[67] Achados semelhantes são relatados para mulheres.[67]

Moléculas seletivas receptoras de androgênio (MSRAs) produzem os efeitos positivos da testosterona sem os efeitos negativos. A nandrolona, uma MSRA injetável, produziu uma variedade de efeitos positivos sobre os músculos em pessoas idosas.[88] O enobosarme (ostarina) é uma MSRA associada ao aumento da massa muscular e à capacidade de subir escadas.[124] Entretanto, a reposição hormonal, seja com desidroepiandrosterona (DHEA) e atamestano, ou testosterona transdérmica, não melhorou a fragilidade.[125] Entretanto, muitos autores e empresas farmacêuticas acreditam que a testosterona e as MSRAs são promissoras no tratamento da sarcopenia e da fragilidade, mas requerem estudos maiores e mais definitivos. Além disso, não se sabe se os efeitos são observados apenas em homens com hipogonadismo.

Os níveis de (25-hidroxi) vitamina D diminuem ao longo da vida. Os baixos níveis de vitamina D são comuns em pessoas mais velhas, e muitos estudos relacionaram os baixos níveis de vitamina D à fraqueza e à fragilidade musculares. Entretanto, os resultados de pesquisas sobre os resultados de força, função e quedas são mistos. Parece que o benefício da vitamina D pode ser limitado àqueles com níveis baixos (< 20 ng/mℓ) de vitamina D. Os efeitos podem ocorrer na função neuromuscular, e não diretamente no músculo.[67]

Programas de autogestão voltados à prevenção ou ao gerenciamento da fragilidade

Os programas de autogestão para melhorar a autoeficácia, capacitar os indivíduos e promover comportamentos direcionados, como atividade física ou nutrição aprimorada, podem ser promissores na abordagem de indivíduos em risco ou com fragilidade. O Stanford Chronic Disease Self-Management Program (CDSMP) foi uma das primeiras intervenções de apoio de autogestão amplamente adotadas na comunidade. O CDSMP está ancorado em uma filosofia de que, independentemente das condições crônicas de saúde específicas de um participante, todos os indivíduos que vivem com uma ou várias doenças crônicas podem se beneficiar da educação para uma autogestão eficaz. O CDSMP foi projetado para aumentar a confiança dos participantes em sua capacidade de autogerenciar suas condições crônicas de saúde. Os tópicos incluem gerenciamento de sintomas (dor, fadiga, depressão etc.), uso apropriado de medicamentos, exercícios apropriados, conversas com membros da família sobre sua condição, conversas com profissionais de saúde, nutrição, tomada de decisão e avaliação de novos tratamentos.

O programa CDSMP é baseado na teoria social cognitiva de autoeficácia de Bandura. No modelo CDSMP, os participantes com doenças crônicas se reúnem semanalmente durante 6 semanas em um pequeno *workshop* em grupo com o objetivo de se tornarem mais confiantes e habilidosos em sua capacidade de controlar seus sintomas. O programa CDSMP é agora amplamente utilizado nos EUA e em todo o mundo, geralmente inclui alta representação de participantes adultos mais velhos, e é particularmente aplicável a indivíduos que estão pré-frágeis para prevenir ou retardar a perda de movimento até a fragilidade.

Duas revisões sistemáticas recentes em grande escala avaliaram a eficácia do CDSMP.[126,127] Os resultados mais notáveis foram na saúde psicológica. Indicadores específicos incluíram melhora da autoeficácia e diminuição dos sintomas cognitivos, depressão e problemas de saúde.[126] Uma melhora significativa, mas pequena, nos comportamentos de saúde física, como exercícios, também foi observada. O quadro geral é uma intervenção que tem um efeito modesto sobre os sintomas cognitivos e confiança no autocontrole de condições crônicas, com melhorias menores no funcionamento físico. Apesar do efeito sobre o funcionamento físico, como a participação em alongamento/fortalecimento ou exercícios aeróbicos, ter sido pequeno, deve-se reconhecer que os efeitos podem ser cumulativos e qualquer mudança positiva é notável.

Modificações posteriores do CDSMP, ainda estruturado em torno dos princípios básicos do CDSMP original, fornecem programas de autogestão voltados para condições crônicas específicas (diabetes, prevenção de quedas, artrite etc.) na expectativa de que um programa mais personalizado possa melhorar os resultados físicos de funcionamento. Os CDSMPs específicos da condição têm resultados semelhantes aos do CDSMP para uma população geral com doenças crônicas, com o benefício adicional de uma educação mais direcionada ao paciente no gerenciamento das condições médicas associadas à condição crônica. Além disso, o formato original, para pequenos grupos e pessoalmente, agora é oferecido em uma variedade de modos de entrega usando tecnologias eletrônicas emergentes. Os fisioterapeutas devem estar cientes dos vários programas disponíveis em sua comunidade para fornecer uma opção baseada em evidências para ajudar seus pacientes a decidir sobre o programa mais apropriado para suas necessidades.

Programas de autogestão que enfocam indivíduos com múltiplas doenças crônicas podem ser especificamente apropriados para indivíduos com pré-fragilidade ou fragilidade.[135] Esses indivíduos podem se beneficiar mais de uma intervenção de autogestão que vise prevenir o declínio relacionado à idade. Várias estratégias cognitivas e comportamentais para lidar com os diferentes tipos de problemas relacionados à idade, tão comuns à condição de fragilidade, podem ser particularmente valiosos. Um desses programas, o *Grip on Life*, um programa de bibliografia, descobriu que as habilidades de autogestão e o bem-estar subjetivo melhoraram, embora as melhorias no bem-estar subjetivo não tenham se mantido após 6 meses.[135]

É especialmente desafiador melhorar o envolvimento e a autogestão em indivíduos com fragilidade que residem em instituições de cuidados a longo prazo devido a desafios cognitivos e uma abordagem passiva da vida.[136] Entretanto, uma revisão sistemática de 10 intervenções educacionais para empoderar os residentes descobriu que a autoeficácia e o autocuidado foram significativamente melhorados por intervenções que incluíram educação interativa em grupo e aconselhamento individualizado, bem como *feedback* positivo.[136] Os autores sugerem que o estabelecimento de metas, informações de ritmo e tempo para realizar as AVDs e fornecer informações relevantes individuais para os residentes são estratégias eficazes para empoderá-los.[136] Por exemplo, embora não vise principalmente à fragilidade, o programa *Stepping On*, multifacetado com base na comunidade, utiliza várias estratégias no ambiente doméstico para melhorar a autoeficácia em situações de risco de queda, explorando barreiras e opções para reduzi-la, oferecendo princípios de aprendizagem de adultos para autogerenciar o risco.

Finalmente, fatores de confusão comuns à fragilidade, como saúde precária e baixa escolaridade, tornam os programas de autogestão desafiadores, mas potencialmente mais valiosos para esse grupo vulnerável. Cramm et al. descobriram que aqueles que relataram problemas de saúde tendiam a ser frágeis e ter habilidades de autocuidado mais baixas, o que também estava associado à baixa escolaridade.[128] Os autores recomendaram que as estratégias de autocuidado visassem aos aspectos de saúde física do envelhecimento e aspectos psicológicos da vida para esses idosos vulneráveis. Um programa CDSMP descobriu que é mais benéfico para aqueles com ensino

inferior que aqueles com ensino superior.[129] Outro estudo que avaliou uma intervenção de autogestão de 12 meses que estratificou os participantes por estado de cuidado robusto, frágil e complexo descobriu que as habilidades de saúde, bem-estar e autogerenciamento diminuíram em todos os três grupos em comparação com um grupo de cuidado usual.[130] Os autores sugerem que a duração do programa pode não ter sido suficiente e o grupo de cuidado usual pode não ter sido suficientemente diferente do grupo de intervenção. Independentemente disso, esse estudo e outros[131-134] demonstram o potencial e a dificuldade em empregar intervenções de autocuidado em indivíduos que já são frágeis e que têm necessidades de saúde complexas. A Tabela 13.7 descreve vários programas de autogerenciamento.

Outros

O rastreamento de causas reversíveis de fadiga, combinado com intervenções direcionadas, pode melhorar os resultados de adultos com fragilidade. Causas tratáveis de fadiga incluem apneia do sono, depressão, anemia, hipotensão, hipotireoidismo e deficiência de B_{12}.[25] É importante observar que os inibidores seletivos da recaptação da serotonina (ISRSs) usados para tratar a depressão podem, na verdade, piorar a fragilidade.[25] Além disso, abordar questões psicológicas, como depressão, aspectos sociais isolamento, visão e audição prejudicadas e cognição prejudicada podem gerar ganhos pequenos a grandes na qualidade de vida e promover uma maior sensação de bem-estar que pode impactar positivamente a pessoa com fragilidade.[83]

Cuidado paliativo

A fragilidade prediz declínio funcional e progressão da dependência no fim da vida. A fragilidade grave (quatro a cinco atributos do modelo do fenótipo de fragilidade) e as anormalidades metabólicas de colesterol baixo e albumina predizem taxas de mortalidade a curto prazo particularmente altas em idosos frágeis.[139] Essas características podem marcar uma fase pré-morte da fragilidade grave. Respostas ruins ao tratamento são reconhecidas como fragilidade em estágio final, e a adoção de abordagens de cuidados paliativos pode ser apropriada.

Entretanto, pode-se argumentar que o envelhecimento biológico avançado, como a fragilidade extrema, sinaliza que o fim da vida está se aproximando. Os cuidados paliativos se concentram em melhorar a vida e proporcionar conforto a pessoas com doenças graves, crônicas e potencialmente fatais de todas as idades. A fragilidade pode ser considerada uma condição crônica e séria que tem o potencial de ser fatal. O cuidado centrado no paciente e holístico, a marca registrada dos cuidados paliativos, concentra-se nas prioridades do paciente e no que é importante para a pessoa. O papel do fisioterapeuta em cuidados paliativos, também discutido em outra parte deste livro, é multifacetado e aplicável ao indivíduo com

TABELA 13.7	Programas de autogestão direcionados para indivíduos com fragilidade.			
Programa	**Alvo**	**População**	**Descrição**	**Resultados**
Stepping On[*]	Programa de prevenção de quedas	Idosos que vivem na comunidade com risco de queda	2 h/7 semanas; aprendizagem cognitivo-comportamental em um ambiente de pequeno grupo com o *Otago Exercise Program*	Redução de 31 a 50% nas quedas 6 meses após o programa
Reabilitação médica aprimorada[†]	Promove e aprimora o envolvimento do paciente por meio do estabelecimento de metas pessoais, conexão terapêutica e autonomia do paciente	Residentes de uma unidade de enfermagem especializada recebendo fisioterapia (FT) e terapia ocupacional (TO)	Treinamento FT e TO para promover a direção interativa do paciente e *feedback* frequente, bem como terapia de alta intensidade. Cinco sessões de treinamento de 30 a 60 min cada; sessões de treinamentos individuais e em grupo	Mais tempo ativo na terapia (47 ± 13,5 min para condição de alta intensidade *vs.* 16,7 ± 10,1 min para condição de intensidade padrão) e maior duração (76,2 ± 12 min *vs.* 34,2 ± 14,7 min) na sessão de intensidade padrão[**]; melhor resultado na velocidade da marcha, caminhada de 6 min e maior envolvimento com a terapia[134]
Grip on Life: uma biblioterapia[‡]	Aumentar as habilidades de autogestão para que o bem-estar positivo sustentável seja alcançado	Indivíduos ligeiramente a moderadamente frágeis	Curso interativo autogestão, composto por cinco livros de 11 a 19 páginas cada, que abordam como desenvolver um estado de espírito positivo, ser autoeficaz, tomar iniciativa, investir em recursos e cuidar de uma multifuncionalidade de recursos	O grupo de intervenção aumentou as habilidades de autogestão, enquanto o grupo de controle diminuiu. O bem-estar subjetivo melhorou mais no grupo de intervenção, mas não foi sustentado em 6 meses
Embraces[§]	Suporte aos adultos mais velhos para envelhecerem por meio de um programa de prevenção e apoio de autogestão focado em permanecer saudável e independente pelo maior tempo possível	Idosos com 75 anos ou mais estratificados por nível de fragilidade e complexidade das necessidades de cuidados	Reuniões de grupo para educação sobre habilidades de autogestão, incluindo manutenção da saúde, atividades físicas e sociais e recomendações dietéticas. Pessoas frágeis receberam suporte individual adicional de um gerente de caso com a contribuição do indivíduo	Sem diferenças na saúde, bem-estar ou autogestão
Programa de autogestão de doenças crônicas (*Chronic Disease Self-Management Program* – CDSMP)[¶]	Melhorar os recursos de enfrentamento e o bem-estar das pessoas com fragilidade e várias doenças crônicas	Adultos mais velhos (idade média de 81 anos) de uma instituição de cuidados diurnos para idosos com vários locais	Seis sessões semanais usando protocolo CDSMP	O senso de domínio melhorou apenas no grupo de baixa escolaridade e um efeito estabilizador na avaliação de vida. Nenhuma diferença na função cognitiva ou depressão foi observada

[*]Clemson L, Cumming RG, Kendig H, Swann M, Heard R, Taylor K. The effectiveness of a community-based program for reducing the incidence of falls in the elderly: a randomized trial. *J Am Geriatr Soc*. 2004;52(9):1487–1494. http://www.blackwell-synergy.com/links/doi/10.1111/j.1532-5415.2004.52411.x/abs.

[†]Bland MD, Birkenmeier RL, Barco P, Lenard E, Lang CE, Lenze EJ. Enhanced medical rehabilitation: effectiveness of a clinical training model (Danzl M, Etter N, eds.). *NeuroRehabilitation*. 2016;39(4):481-498. https://doi.org/10.3233/NRE-161380.

[‡]Frieswijk N, Steverink N, Buunk BP, Slaets JPJ. The effectiveness of a bibliotherapy in increasing the self-management ability of slightly to moderately frail older people. *Patient Educ Couns*. 2006;61(2):219-227. https://doi.org/10.1016/J.PEC.2005.03.011.

[§]Spoorenberg SLW, Wynia K, Uittenbroek RJ, Kremer HPH, Reijneveld SA. Effects of a population-based, person-centered and integrated care service on health, wellbeing and self-management of community-living older adults: a randomised controlled trial on Embrace (Evans CJ, ed.). *PLoS One*. 2018;13(1):e0190751. https://doi.org/10.1371/journal.pone.0190751.

[¶]Jonker AAGC, Comijs HC, Knipscheer KCPM, Deeg DJH. Benefits for elders with vulnerable health from the Chronic Disease Self-Management Program (CDSMP) at short and longer term. *BMC Geriatr*. 2015;15:101. https://doi.org/10.1186/s12877-015-0090-4.

[**]Host HH, Lang CE, Hildebrand MW, et al. Patient Active Time During Therapy Sessions in Postacute Rehabilitation: Development and Validation of a New Measure. *Phys Occup Ther Geriatr*. 2014;32(2):169-178. https://doi.org/10.3109/02703181.2014.915282.

fragilidade. Estabelecer metas centradas no paciente e as intervenções para melhor atender a essas metas, a educação do paciente e da família e a prevenção da hospitalização são as principais funções de um fisioterapeuta no ambiente de cuidados paliativos. Otimizar a independência e a função por meio de um programa adequado de exercícios e atividades físicas pode ser fundamental, ao mesmo tempo que minimiza o risco de eventos adversos, como quedas. A chave para uma abordagem paliativa é identificar e tratar as causas reversíveis de declínio, conforme discutido anteriormente.

Reduzir a deficiência motora que geralmente resulta de internações é um papel importante do fisioterapeuta. As estratégias podem incluir o incentivo ao uso de calçados e roupas confortáveis durante a internação, ordens permanentes de atividade, educação do paciente e da família quanto à atividade física e envolvimento da família na mobilidade. Capacitar o paciente para fazer o máximo possível – ou seja, cuidar com foco na função – pode melhorar a sensação de bem-estar. Por fim, usar indivíduos treinados para servir como auxiliares de caminhada pode resolver a inatividade física generalizada que ocorre no ambiente de internação.

PREVENÇÃO

Os idosos frágeis são grandes usuários de serviços de saúde e assistência social. Reduzir os custos associados à fragilidade deve ser uma prioridade para qualquer sistema de saúde, sendo a prevenção o meio de intervenção mais eficaz para tal. Reconhecer a fragilidade como uma condição a longo prazo que precisa ser diagnosticada e tratada *antes* que surja uma crise de saúde, e não quando uma pessoa está no meio de uma crise, é uma meta importante para seu gerenciamento coordenado.[140] Comportamentos saudáveis ao longo da vida, estimulação cognitiva e manutenção de um propósito na vida são as chaves para envelhecer da melhor maneira possível e, assim, evitar ou retardar a fragilidade. Além disso, ter uma atitude positiva em relação ao envelhecimento e à participação geral na vida tem um efeito poderoso na saúde e no engajamento.

É preocupante que vários estudos tenham descoberto que coortes de adultos mais velhos nascidos mais recentemente são mais frágeis que coortes de nascidos há mais tempo.[35,141] O envolvimento regular em atividades físicas moderadas a vigorosas é um comportamento protetor contra a fragilidade em adultos mais velhos, um desafio crescente neste mundo movido pela tecnologia.[142]

A cultura do sedentarismo e a aceitação da concepção de que fragilidade faz parte do envelhecimento e, portanto, é inevitável, aumenta o número de indivíduos frágeis. O comportamento sedentário deve ser evitado. A quantidade de tempo sentado que previu a fragilidade foi maior que 495 minutos (8,25 horas) por dia em homens e mais de 536 minutos (8,9 horas) por dia em mulheres.[143] A redução do tempo sedentário por até mesmo sessões de 1 minuto de atividade diminuiu a incidência de fragilidade.[144] Outro estudo descobriu que atividade moderada a vigorosa é necessária para reduzir a trajetória de progressão da fragilidade.[142]

Restringir os fatores que contribuem para a fragilidade (inatividade, fraqueza muscular e atitudes negativas sobre a atividade física) e, ao mesmo tempo, aumentar os fatores de proteção pode reduzir a condição de fragilidade.[145] Entretanto, adultos frágeis, especialmente aqueles que são bastante idosos, podem ser incapazes de autogerir sua saúde e os cuidados necessários, como é esperado com muitas outras condições crônicas.[146] Apesar da saúde precária ter um impacto negativo sobre a atividade física, não há consenso de que a saúde deficiente é implicada pela falta de atividade. Portanto, a recomendação é aumentar a atividade física mesmo na presença de problemas de saúde para evitar a fragilidade.[145]

A prevenção e o tratamento necessitam de intervenções multifatoriais em níveis inter e intrapessoais, bem como em níveis ambientais e de políticas. A intervenção preventiva primária para a fragilidade cognitiva inclui a promoção de atividades físicas, estimulação cognitiva, exercícios e uma dieta saudável, tais como a dieta mediterrânea, a interrupção do hábito de fumar, a promoção da recuperação emocional, o engajamento em um estilo de vida ativo e socialmente integrado, uma quantidade ideal de sono diário, a manutenção de peso corporal adequado e o controle metabólico (incluindo controle de dislipidemia, diabetes e pressão arterial).[112] A prevenção secundária, para aqueles com pré-fragilidade, utiliza uma AGA para determinar os principais déficits subjacentes que podem orientar uma intervenção multimodal individualizada, a qual pode incluir tratamento medicamentoso para doenças crônicas, intervenções de prevenção de quedas, exercícios e suporte nutricional, bem como suporte social e psicológico.

Em resumo, as intervenções de atividade física (de todos os tipos e combinações) são os meios mais eficazes de prevenir ou reduzir o nível de fragilidade.[147] Claramente, os fisioterapeutas têm um papel importante a desempenhar na redução da incidência e gravidade da fragilidade.

REFERÊNCIAS BIBLIOGRÁFICAS

1. Bortz WM. A conceptual framework of frailty: a review. *J Gerontol.* 2002;57A(5):M283–M288.
2. Mosquera C, Spaniolas K, Fitzgerald TL. Impact of frailty on surgical outcomes: the right patient for the right procedure. *Surgery.* 2016; 160(2):272–280. https://doi.org/10.1016/j.surg.2016.04.030.
3. Fried LP, Tangen CM, Walston J, et al. Frailty in older adults: evidence for a phenotype. *J Gerontol Med Sci.* 2001;56A(3):M146–M156. https://doi.org/10.1093/gerona/56.3.M146.
4. Rothman MD, Leo-Summers L, Gill TM. Prognostic significance of potential frailty criteria. *J Am Geriatr Soc.* 2008;56(12):2116–2211. https://doi.org/10.1111/j.1532-5415.2008.02008.x.
5. Collard RM, Boter H, Schoevers RA, Oude Voshaar RC. Prevalence of frailty in community-dwelling older persons: a systematic review. *J Am Geriatr Soc.* 2012;60(8):1487–1492. https://doi.org/10.1111/j.1532-5415.2012.04054.x.
6. Bandeen-Roche K, Seplaki CL, Huang J, et al. Frailty in older adults: a nationally representative profile in the United States. *Journals Gerontol Ser A Biol Sci Med Sci.* 2015;70(11):1427–1434. https://doi.org/10.1093/gerona/glv133.

7. Buckinx F, Reginster J-Y, Gillain S, Petermans J, Brunois T, Bruyère O. Prevalence of frailty in nursing home residents according to various diagnostic tools. *J Frailty Aging*. 2017;6(3):122–128. https://doi.org/10.14283/jfa.2017.20.

8. Kojima G. Prevalence of frailty in nursing homes: a systematic review and meta-analysis. *J Am Med Dir Assoc*. 2015;16(11):940–945. https://doi.org/10.1016/j.jamda.2015.06.025.

9. Rockwood K, Hogan DB, MacKnight C. Conceptualisation and measurement of frailty in elderly people. *Drugs Aging*. 2000;17(4):295–302.

10. Abellan van Kan G, Rolland Y, Bergman H, Morley JE, Kritchevsky SB, Vellas B. The I.A.N.A Task Force on frailty assessment of older people in clinical practice. *J Nutr Health Aging*. 2008;12(1):29–37.

11. Rockwood K, Andrew M, Mitnitski A. A comparison of two approaches to measuring frailty in elderly people. *Journals Gerontol Ser A Biol Sci Med Sci*. 2007;62(7):738–743. https://doi.org/10.1093/gerona/62.7.738.

12. Wilson D, Jackson T, Sapey E, Lord JM. Frailty and sarcopenia: the potential role of an aged immune system. *Ageing Res Rev*. 2017;36: 1–10. https://doi.org/10.1016/J.ARR.2017.01.006.

13. Gobbens RJJ, Luijkx KG, Wijnen-Sponselee MT, Schols JMGA. Towards an integral conceptual model of frailty. *J Nutr Health Aging*. 2010; 14(3):175–181. http:// www.ncbi.nlm.nih.gov/pubmed/20191249. Accessed July 27, 2018.

14. Gross AL, Xue Q-L, Bandeen-Roche K, et al. Declines and impairment in executive function predict onset of physical frailty. *Journals Gerontol Ser A Biol Sci Med Sci*. 2016; 71(12):1624–1630. https://doi.org/10.1093/gerona/glw067.

15. Avila-Funes JA, Amieva HH, Barberger-Gateau P, et al. Cognitive impairment improves the predictive validity of the phenotype of frailty for adverse health outcomes: the threecity study. *J Am Geriatr Soc*. 2009;57(3):453–461. https://doi.org/10.1111/j.1532-5415.2008.02136.x.

16. Kelaiditi E, Cesari M, Canevelli M, et al. Cognitive frailty: rational and definition from an (I.A.N.A./I.A.G.G.) International Consensus Group. *J Nutr Health Aging*. 2013;17(9):726–734. https://doi.org/10.1007/s12603-013-0367-2.

17. Woods AJ, Cohen RA, Pahor M. Cognitive frailty: frontiers and challenges. *J Nutr Health Aging*. 2013;17(9):741–743. https://doi.org/10.1007/s12603-013-0398-8.

18. Fitten LJ. Psychological frailty in the aging patient. *Nestle Nutr Inst Workshop Ser*. 2015;83:45–54. https://doi.org/10.1159/000382060.

19. Fougère B, Delrieu J, del Campo N, Soriano G, Sourdet S, Vellas B. Cognitive frailty. *Clin Geriatr Med*. 2017;33 (3):339–355. https://doi.org/10.1016/j.cger.2017.03.001.

20. Cappell KA, Gmeindl L, Reuter-Lorenz PA. Age differences in prefrontal recruitment during verbal working memory maintenance depend on memory load. *Cortex*. 2010;46(4):462–473. https://doi.org/10.1016/j.cortex.2009.11.009.

21. CarlsonMC, Xue Q-L, Zhou J, Fried LP. Executive decline and dysfunction precedes declines in memory: the Women's Health and Aging Study II. *JGerontol SerA Biol SciMed Sci*. 2009;64A(1):110–117. https://doi.org/10.1093/gerona/gln008.

22. Vaughan L, Corbin AL, Goveas JS. Depression and frailty in later life: a systematic review. *Clin Interv Aging*. 2015;10:1947–1958. https://doi.org/10.2147/CIA.S69632.

23. Chang SS, Weiss CO, Xue Q-L, Fried LP. Patterns of comorbid inflammatory diseases in frail older women: theWomen'sHealth and Aging Studies I and II. *J Gerontol Ser A Biol Sci Med Sci*. 2010;65A(4):407–413. https://doi.org/10.1093/gerona/glp181.

24. Rolland Y, Abellan van Kan G, Bénétos A, et al. Frailty, osteoporosis and hip fracture: causes, consequences and therapeutic perspectives. *J Nutr Health Aging*. 2008;12(5):335–346. http://www.ncbi.nlm.nih.gov/pubmed/18443717. Accessed July 27, 2018.

25. Lakey SL, LaCroix AZ, Gray SL, et al. Antidepressant use, depressive symptoms, and incident frailty in women aged 65 and older from the Women's Health Initiative Observational Study. *J Am Geriatr Soc*. 2012;60(5):854–861. https://doi.org/10.1111/j.1532-5415.2012.03940.x.

26. Dent E, Hoogendijk EO. Psychosocial factors modify the association of frailty with adverse outcomes: a prospective study of hospitalised older people. *BMC Geriatr*. 2014;14(1):108. https://doi.org/10.1186/1471-2318-14-108.

27. GaleCR, Cooper C, Deary IJ,Aihie SayerA. Psychological wellbeing and incident frailty in men and women: the English Longitudinal Study of Ageing. *Psychol Med*. 2014;44(4):697–706. https://doi.org/10.1017/S0033291713001384.

28. Hoogendijk EO, van Hout HPJ, van der Horst HE, et al. Do psychosocial resources modify the effects of frailty on functional decline and mortality? *J Psychosom Res*. 2014;77(6):547–551. https://doi.org/10.1016/j.jpsychores.2014.09.017.

29. Freitag S, Schmidt S. Psychosocial correlates of frailty in older adults. *Geriatrics*. 2016;1(4):26. https://doi.org/10.3390/ geriatrics1040026.

30. Wells M, Avers D, Brooks G. Resilience, physical performance measures,andself-perceived physicaland mental health in older Catholic nuns. *J Geriatr Phys Ther*. 2012;35(3):126–131. https://doi.org/10.1519/JPT.0b013e318237103f.

31. Ogle CM, Rubin DC, Siegler IC. The impact of the developmental timing of trauma exposure on PTSD symptoms and psychosocial functioning among older adults. *Dev Psychol*. 2013;49(11):2191–2200. https://doi.org/10.1037/a0031985.

32. Woo J, Goggins W, Sham A, Ho SCC. Social determinants of frailty. *Gerontology*. 2005;51(6):402–408. https://doi.org/10.1159/000088705.

33. Lang IA, Hubbard RE, Andrew MK, Llewellyn DJ, Melzer D, Rockwood K. Neighborhood deprivation, individual socioeconomic status, and frailty in older adults. *J AmGeriatr Soc*. 2009;57(10):1776–1780. https://doi.org/10.1111/j.1532-5415.2009.02480.x.

34. Louie GH, Ward MM. Socioeconomic and ethnic differences in disease burden and disparities in physical function in older adults. *Am J Public Health*. 2011;101(7):1322–1329. https://doi.org/10.2105/AJPH.2010.199455.

35. Marshall A, Nazroo J, Tampubolon G, Vanhoutte B. Cohort differences in the levels and trajectories of frailty among older people in England. *J Epidemiol Community Health*. 2015;69(4):316–321. https://doi.org/10.1136/jech-2014-204655.

36. Hoogendijk EO, Heymans MW, Deeg DJH, Huisman M. Socioeconomic inequalities in frailty among older adults: results from a 10-year longitudinal study in the Netherlands. *Gerontology*. 2018; 64(2):157–164. https://doi.org/10.1159/000481943.

37. Steptoe A, Shankar A, Demakakos P, Wardle J. Social isolation, loneliness, and all-cause mortality in older men and women. *Proc Natl Acad Sci*. 2013;110(15):5797–5801. https://doi.org/10.1073/pnas.1219686110.

38. Teo N, Gao Q, Nyunt MSZ, Wee SL, Ng T-P. Social frailty and functional disability: findings from the Singapore Longitudinal Ageing Studies. *J Am Med Dir Assoc*. 2017;18(7):637.e13–637.e19. https://doi.org/10.1016/j.jamda.2017.04.015.

39. Gale CR, Mõttus R, Deary IJ, Cooper C, Sayer AA. Personality and risk of frailty: theEnglishLongitudinal Study ofAgeing.*Ann Behav Med*. 2017;51(1):128–136. https://doi.org/10.1007/s12160-016-9833-5.

40. Shankar A, McMunn A, Demakakos P, Hamer M, Steptoe A. Social isolation and loneliness: prospective associations with functional status in older adults. *Health Psychol*. 2017;36(2):179–187. https://doi.org/10.1037/hea0000437.

41. Cherry KE, Walker EJ, Brown JS, et al. Social engagement and health in younger, older, and oldest-old adults in the Louisiana Healthy Aging Study. *J Appl Gerontol*. 2013;32(1):51–75. https://doi.org/10.1177/0733464811409034.

42. Peterson MJ, Giuliani C, Morey MC, et al. Physical activity as a preventative factor for frailty: the health, aging, and body composition study. *J Gerontol A Biol Sci Med Sci*. 2009;64(1):61–68. https://doi.org/10.1093/gerona/gln001.

43. Gill TM, Gahbauer EA, Allore HG, Han L. Transitions between frailty states among community-living older persons. *Arch Intern Med*. 2006;166(4):418–423. https://doi.org/10.1001/.418.

44. Xue QL. The frailty syndrome: definition and natural history. *Clin Geriatr Med*. 2011;27(1):1–15. https://doi.org/10.1016/j.cger.2010.08.009.

45. Clegg A, Rogers L, Young J. Diagnostic test accuracy of simple instruments for identifying frailty in community-dwelling older people: a systematic review. *Age Ageing*. 2015;44(1):148–152. https://doi.org/10.1093/ageing/afu157.

46. Takano E, Teranishi T, Watanabe T, et al. Differences in the effect of exercise interventions between prefrail older adults and older adults without frailty: a pilot study. *Geriatr Gerontol Int*. 2017;17(9):1265–1269. https://doi.org/10.1111/ggi.12853.

47. Sourial N, Bergman H, Karunananthan S, et al. Contribution of frailty markers in explaining differences among individuals in five samples of older persons. *J Gerontol Ser A*. 2012;67(11):1197–1204. https://doi.org/10.1093/gerona/gls084.

48. Joosten E, Demuynck M, Detroyer E, Milisen K. Prevalence of frailty and its ability to predict in hospital delirium, falls, and 6-month mortality in hospitalized older patients. *BMC Geriatr*.2014;14(1):1. https://doi.org/10.1186/1471-2318-14-1.

49. Kojima G, Iliffe S, Walters K. Frailty index as a predictor of mortality: a systematic review and meta-analysis. *Age Ageing*.2018; 47(2): 193–200. https://doi.org/10.1093/ageing/afx162.

50. Gale CR, Cooper C, Aihie Sayer A. Prevalence of frailty and disability: findings from the English Longitudinal Study of Ageing. *Age Ageing*. 2015;44(1):162–165. https://doi.org/10.1093/ageing/afu148.

51. Theou O, Rockwood MR, Mitnitski A, Rockwood K. Disability and co-morbidity in relation to frailty: how much do they overlap? *Arch Gerontol Geriatr*. 2012;55(2):e1–e8. https://doi.org/10.1016/j.archger. 2012.03.001.

52. von Haehling S, Morley JE, Anker SD. An overview of sarcopenia: facts and numbers on prevalence and clinical impact. *J Cachexia Sarcopenia Muscle*. 2010;1(2):129–133. https://doi.org/10.1007/ s13539-010-0014-2.

53. Yoshimura N, Muraki S, Oka H, et al. Do sarcopenia and/ or osteoporosis increase the risk of frailty? A 4-year observation of the second and third ROAD study surveys. *Osteoporos Int*. 2018;29(10):2181–2190. https://doi.org/10.1007/s00198-018-4596-4.

54. Boyd CM, Ricks M, Fried LP, et al. Functional decline and recovery of activities of daily living in hospitalized, disabled older women: the Women's Health and Aging Study I. *J Am Geriatr Soc*. 2009; 57(10): 1757–1766. https://doi.org/10.1111/j.1532-5415.2009. 02455.x.

55. Hajek A, Bock J-O, Saum K-U, et al. Frailty and healthcare costs—longitudinal results of a prospective cohort study. *Age Ageing*. 2018; 47(2):233–241. https://doi.org/10.1093/ ageing/afx157.

56. Gleckman H. *Frail Seniors Are Most At-Risk and Costliest to Treat*. https://www.forbes.com/sites/howardgleckman/2012/ 07/06/frail-seniors-are-most-at-risk-and-costliest-to-treat/ #6e44d473540d. Published 2012. Accessed July 10, 2018.

57. Comans TA, Peel NM, Hubbard RE, Mulligan AD, Gray LC, Scuffham PA. The increase in healthcare costs associated with frailty in older people discharged to a post-acute transition care program. *Age Ageing*. 2016;45(2):317–320. https://doi.org/10.1093/ageing/ afv196.

58. Elderkind. *The Most Common Surgeries Needed by Older Patients*. http://elderkind.com/common-surgeries-needed older-patients/. Published 2018. Accessed July 30, 2018.

59. Song X, Mitnitski A, Rockwood K. Prevalence and 10-year outcomes of frailty in older adults in relation to deficit accumulation. *J Am Geriatr Soc*. 2010;58(4):681–687. https://doi.org/10.1111/j.1532-5415. 2010. 02764.x.

60. Rockwood K, Howlett SE, MacKnight C, et al. Prevalence, attributes, and outcomes of fitness and frailty in communitydwelling older adults: report from the Canadian Study of Health and Aging. *J Gerontol A Biol Sci Med Sci*. 2004;59(12):1310–1317. http://biomed.gerontologyjournals.org/cgi/content/abstract/59/12/1310.

61. Partridge JSL, Fuller M, Harari D, Taylor PR, Martin FC, Dhesi JK. Frailty and poor functional status are common in arterial vascular surgical patients and affect postoperative outcomes. *Int J Surg*. 2015;18:57–63. https://doi.org/10.1016/j.ijsu.2015.04.037.

62. Chung J-Y, Chang W-Y, Lin T-W, et al. An analysis of surgical outcomes in patients aged 80 years and older. *Acta Anaesthesiol Taiwanica*. 2014;52(4):153–158. https://doi.org/10.1016/j.aat.2014.09.003.

63. Sheetz KH, Waits SA, Terjimanian MN, et al. Cost of major surgery in the sarcopenic patient. *J Am Coll Surg*. 2013;217 (5):813–818. https://doi.org/10.1016/j.jamcollsurg.2013.04.042.

64. Hatheway OL, Mitnitski A, Rockwood K. Frailty affects the initial treatment response and time to recovery of mobility in acutely ill older adults admitted to hospital. *Age Ageing*. 2017;46(6):920–925. https://doi.org/10.1093/ageing/afw257.

65. Clegg A, Young J, Iliffe S, Rikkert MO, Rockwood K. Frailty in older people. *Lancet*. 2013;381(9868):752–762. https://doi.org/10.1016/ S0140-6736(12)62167-9.

66. Chen X, Mao G, Leng SX. Frailty syndrome: an overview. *Clin Interv Aging*. 2014;9:433–441. https://doi.org/10.2147/CIA.S45300.

67. Morley JE, Malmstrom TK. Frailty, sarcopenia, and hormones. *Endocrinol Metab Clin N Am*. 2013;42:391–405. https://doi.org/ 10.1016/j.ecl.2013.02.006.

68. Liguori I, Russo G, Aran L, et al. Sarcopenia: assessment of disease burden and strategies to improve outcomes. *Clin Interv Aging*. 2018;13:913–927. https://doi.org/10.2147/CIA.S149232.

69. Xue QL, Fried LP, Glass TA, Laffan A, Chaves PH. Life-space constriction, development of frailty, and the competing risk of mortality: the Women's Health and Aging Study I. *Am J Epidemiol*. 2008; 167(2):240–248. https://doi.org/10.1093/aje/kwm270.

70. Schrack JA, Zipunnikov V, Simonsick EM, Studenski S, Ferrucci L. Rising energetic cost of walking predicts gait speed decline with aging. *J Gerontol Ser A Biol Sci Med Sci*. 2016;71(7):947–953. https://doi.org/10.1093/gerona/glw002.

71. SchrackJA, SimonsickEM,ChavesPHM,FerrucciL.The role of energetic cost in the age-related slowing of gait speed. *J Am Geriatr Soc*. 2012;60(10):1811–1816. https://doi.org/10.1111/j.1532-5415.2012. 04153.x.

72. Gill TM, Allore HG, Hardy SE, Guo Z. The dynamic nature of mobility disability in older persons. *J Am Geriatr Soc*. 2006;54(2): 248–254. http://www.blackwell-synergy.com/doi/abs/10.1111/ j.1532-5415.2005.00586.x.

73. Parker SG, McCue P, Phelps K, et al. What is Comprehensive Geriatric Assessment (CGA)? An umbrella review. *Age Ageing*. 2018; 47(1):149–155. https://doi.org/10.1093/ageing/afx166.

74. Turner G, Clegg A, British Geriatrics Society, et al. Best practice guidelines for the management of frailty: a British Geriatrics Society, Age UK and Royal College of General Practitioners report. *Age Ageing*. 2014; 43(6):744–747. https://doi.org/10.1093/ageing/afu138.

75. Raiche M, Hebert R, Dubois M-F. PRISMA-7: a case-finding tool to identify older adults with moderate to severe disabilities. *Arch Gerontol Geriatr*. 2008;47(1):9–18.

76. Rockwood K, Song X, MacKnight C, et al. A global clinical measure of fitness and frailty in elderly people. *CMAJ*.2005;173(5): 489–495 173/5/489.

77. Kulminski AM, Ukraintseva SV, Kulminskaya IV, Arbeev KG, Land K, Yashin AI. Cumulative deficits better characterize susceptibility to death in elderly people than phenotypic frailty: lessons from the Cardiovascular Health Study. *J Am Geriatr Soc*. 2008;56(5):898–903. 10.1111/j.1532-5415.2008.01656.x.

78. Theou O, Walston J, Rockwood K. Operationalizing frailty using the frailty phenotype and deficit accumulation approaches. *Interdiscip Top Gerontol Geriatr*. 2015;41:66–73. https://doi.org/10.1159/ 000381164.

79. LeeL, Patel T,Costa A, et al. Screening for frailty in primary care: accuracy of gait speed and hand-grip strength. *Can Fam Physician*. 2017;63(1):e51–e57. http://www.ncbi.nlm.nih.gov/pubmed/28115460. Accessed June 19, 2018.

80. Tieland M, Verdijk LB, de Groot LCPGM, van Loon LJC. Handgrip strength does not represent an appropriate measure to evaluate changes in muscle strength during an exercise intervention program in frail older people. *Int J Sport Nutr Exerc Metab*. 2015;25(1):27–36. https://doi.org/10.1123/ijsnem.2013-0123.

81. Millor N, Lecumberri P, Gomez M, et al. Gait velocity and chair sit-stand-sit performance improves current frailtystatus identification. *IEEE Trans Neural Syst Rehabil Eng*. 2017;25(11):2018–2025. https://doi.org/10.1109/TNSRE.2017.2699124.

82. Millor N, Lecumberri P, Gómez M, Martínez-Ramírez A, Izquierdo M. An evaluation of the 30-s chair stand test in older adults: frailty detection based on kinematic parameters from a single inertial unit. *J Neuroeng Rehabil*. 2013;10:86. https://doi.org/10.1186/1743- 0003-10-86.

83. Fairhall N, Langron C, Sherrington C, et al. Treating frailty— a practical guide. *BMC Med*. 2011;9:83. https://doi.org/10.1186/ 1741-7015-9-83.

84. Abellan van Kan G, Rolland Y, Andrieu S, et al. Gait speed at usual pace as a predictor of adverse outcomes in communitydwelling older people an International Academy on Nutrition and Aging (IANA) Task Force. *J Nutr Health Aging*. 2009;13(10):881–889.

85. Sheppard KD, Sawyer P, Ritchie CS, Allman RM, Brown CJ. Lifespace mobility predicts nursing home admission over 6 years. *J Aging Health*. 2013;25(6):907–920. https://doi.org/10.1177/ 0898264313497507.

86. Baker PS, Bodner EV, Allman RM. Measuring life-space mobility in community-dwelling older adults. *J Am Geriatr Soc*. 2003;51(11): 1610–1614.

87. Portegijs E, Rantakokko M, Viljanen A, Sipilä S, Rantanen T. Is frailty associated with life-space mobility and perceived autonomy in participation outdoors? A longitudinal study. *Age Ageing*. 2016; 45(4): 550–553. https://doi.org/10.1093/ageing/afw072.

88. Morley JE. Pharmacologic options for the treatment of sarcopenia. *Calcif Tissue Int*. 2016;98(4):319–333. https://doi.org/10.1007/ s00223-015-0022-5.

89. Beaudart C, McCloskey E, Bruyere O, et al. Sarcopenia in daily practice: assessment and management. *BMC Geriatr*. 2016;16(1):170. https://doi.org/10.1186/s12877-016-0349-4.

90. Dent E, Lien C, Lim WS, et al. The Asia-Pacific Clinical Practice Guidelines for the Management of Frailty. *JAmMedDir Assoc*. 2017; 18(7):564–575. https://doi.org/10.1016/j.jamda.2017.04.018.

91. BrayNW, SmartRR, Jakobi JM, JonesGR. Exercise prescription to reverse frailty. *Appl Physiol Nutr Metab*. 2016;41(10):1112–1116. https://doi.org/10.1139/apnm-2016-0226.

92. Melov S, Tarnopolsky MA, Beckman K, Felkey K, Hubbard A. Resistance exercise reverses aging in human skeletal muscle (Wenner P, ed.). *PLoS One*. 2007;2(5):e465. https://doi.org/10.1371/journal.pone.0000465.

93. Abate M, Di Iorio A, Di Renzo D, Paganelli R, Saggini R, Abate G. Frailty in the elderly: the physical dimension. *Eura Medicophys*. 2007;43(3):407–415. http://www.ncbi.nlm.nih.gov/pubmed/17117147. Accessed July 10, 2018.

94. Chou CH, Hwang CL, Wu YT. Effect of exercise on physical function, daily living activities, and quality of life in the frail older adults: a meta-analysis. *Arch Phys Med Rehabil*. 2012;93(2):237–244. https://doi.org/10.1016/j.apmr.2011.08.042.

95. Centers for DiseaseControl and Prevention. Physical Activity for Everyone: Guidelines: Older Adults j DNPAO. http://www.cdc.gov/physicalactivity/everyone/guidelines/olderadults.html.

96. Cameron ID, Murray GR, Gillespie LD, et al. Interventions for preventing falls in older people in nursing care facilities and hospitals. *Cochrane Database Syst Rev*. 2010;(1): CD005465. https://doi.org/10.1002/14651858.CD005465.pub2.

97. Fisher JP, Steele J, Gentil P, Giessing J, Westcott WL. A minimal dose approach to resistance training for the older adult; the prophylactic for aging. *Exp Gerontol*. 2017;99:80–86. https://doi.org/ 10.1016/j.exger.2017.09.012.

98. Silva NL, Oliveira RB, Fleck SJ, Leon AC, Farinatti P. Influence of strength training variables on strength gains in adults over 55 years-old: a meta-analysis of dose-response relationships. *J Sci Med Sport*. 2014;17(3):337–344. https://doi.org/10.1016/j.jsams. 2013. 05.009.

99. Danilovich MK, Conroy DE, Hornby TG. Feasibility and impact of high-intensity walking training in frail older adults. *J Aging Phys Act*. 2017;25(4):533–538. https://doi.org/10.1123/japa. 2016-0305.

100. Weening-Dijksterhuis E, de Greef MH, Scherder EJ, Slaets JP, van der Schans CP. Frail institutionalized older persons: a comprehensive review on physical exercise, physical fitness, activities of daily living, and quality-of-life. *Am J Phys Med Rehabil*. 2011;90(2):156–168. https://doi.org/10.1097/PHM.0b013e3181f703ef.

101. Tsaih P-LL, Shih Y-LL, Hu M-HH. Low-intensity taskoriented exercise for ambulation-challenged residents in long-term care facilities: a randomized, controlled trial. *Am J Phys Med Rehabil*. 2012;91(7):616–624. https://doi.org/10.1097/PHM.0b013e3182555de3.

102. White NT, Delitto A, Manal TJ, Miller S. The American Physical Therapy Association's top five choosing wisely recommendations. *Phys Ther*. 2015;95(1):9–24. https://doi.org/10.2522/ptj.20140287.

103. Granacher U, Gollhofer A, Hortobagyi T, et al. The importance of trunk muscle strength for balance, functional performance, and fall prevention in seniors: a systematic review. *Sports Med*. 2013;43(7):627–641. https://doi.org/10.1007/s40279-013-0041-1.

104. Liguori I, Russo G, Coscia V, et al. Orthostatic hypotension in the elderly: a marker of clinical frailty? *J Am Med Dir Assoc*. 2018; 19(9):779–785. https://doi.org/10.1016/j.jamda.2018.04.018.

105. Bonecutter R. *How to get up from the floor after a fall – MacGyver Style!*. http://homeability.com/how-to-get-upfrom-the-floor-macgyver-style/. Accessed August 1, 2018.

106. McMinn J, Steel C, Bowman A. Investigation and management of unintentional weight loss in older adults. *BMJ Br Med J*. 2011;342: d1732. https://doi.org/10.1136/bmj.d1732.

107. Vellas B, Villars H, Abellan G, et al. Overview of the MNA–its history and challenges. *J Nutr Health Aging*. 2006;10(6):456–463; discussion 463–465. http://www.ncbi.nlm.nih.gov/pubmed/17183418. Accessed July 10, 2018.

108. Ruscin JM, Page RL, Yeager BF, Wallace JI. Tumor necrosis factor-α and involuntary weight loss in elderly, communitydwelling adults. *Pharmacotherapy*. 2005;25(3):313–319. https://doi.org/10.1592/phco.25.3.313.61607.

109. Stajkovic S, Aitken EM, Holroyd-Leduc J. Unintentional weight loss in older adults. *CMAJ*. 2011;183(4):443–449. https://doi.org/10.1503/cmaj.101471.

110. Morley JE, Silver AJ. Nutritional issues in nursing home care. *Ann Intern Med*. 1995;123(11):850. https://doi.org/10.7326/0003-4819-123-11-199512010-00008.

111. Gordon MM, Bopp MJ, Easter L, et al. Effects of dietary protein on the composition of weight loss in post-menopausalwomen. *J Nutr Health Aging*. 2008;12(8):505–509. http://www.ncbi.nlm.nih.gov/pubmed/18810296. Accessed July 10, 2018.

112. Fougère B, Morley JE, Little MO, de Souto Barreto P, Cesari M, Vellas B. Interventions against disability in frail older adults: lessons learned from clinical trials. *J Nutr Health Aging*. 2018;22(6): 676–688. https://doi.org/10.1007/s12603-017-0987-z.

113. Abizanda P, López MD, García VP, et al. Effects of an oral nutritional supplementation plus physical exercise intervention on the physical function, nutritional status, and quality of life in frail institutionalized older adults: the ACTIVNES Study. *J Am Med Dir Assoc*. 2015;16(5):439.e9–439.e16. https://doi.org/10.1016/j.jamda. 2015.02.005.

114. Deutz NEP, Bauer JM, Barazzoni R, et al. Protein intake and exercise for optimal muscle function with aging: recommendations from the ESPEN Expert Group. *Clin Nutr*. 2014;33(6):929–936. https://doi.org/10.1016/j.clnu.2014.04.007.

115. Cruz-Jentoft AJ, Landi F, Schneider SM, et al. Prevalence of and interventions for sarcopenia in ageing adults: a systematic review. Report of the International Sarcopenia Initiative (EWGSOP and IWGS). *Age Ageing*. 2014;43(6):748–759. https://doi.org/10.1093/ageing/afu115.

116. Kojima G, Avgerinou C, Iliffe S, Walters K. Adherence to Mediterranean diet reduces incident frailty risk: systematic review and meta-analysis. *J Am Geriatr Soc*. 2018;66(4):783–788. https://doi.org/10.1111/jgs.15251.

117. Kelaiditi E, Jennings A, Steves CJ, et al. Measurements of skeletal muscle mass and power are positively related to a Mediterranean dietary pattern in women. *Osteoporos Int*. 2016;27(11):3251–3260. https://doi.org/10.1007/s00198-016-3665-9.

118. Talegawkar SA, Bandinelli S, Bandeen-Roche K, et al. A higher adherence to a Mediterranean-style diet is inversely associated with the development of frailty in community-dwelling elderly men and women. *J Nutr*. 2012;142(12):2161–2166. https://doi.org/10.3945/jn.112.165498.

119. Silva R, Pizato N, da Mata F, Figueiredo A, Ito M, Pereira MG. Mediterranean diet and musculoskeletal-functional outcomes in community-dwelling older people: a systematic review and meta-analysis. *J Nutr Health Aging*. 2018;22(6):655–663. https://doi.org/10.1007/s12603-017-0993-1.

120. Lo Y-L, Hsieh Y-T, Hsu L-L, et al. Dietary pattern associated with frailty: results from nutrition and health survey in Taiwan. *J Am Geriatr Soc*. 2017;65(9):2009–2015. https://doi.org/10.1111/jgs. 14972.

121. VoelkerR. TheMediterranean diet's fight against frailty. *JAMA*. 2018;319(19):1971. https://doi.org/10.1001/jama.2018.3653.

122. Berdot S, Bertrand M, Dartigues J-F, et al. Inappropriate medication use and risk of falls—a prospective study in a large community-dwelling elderly cohort. *BMC Geriatr*. 2009;9:30. https://doi.org/10.1186/1471-2318-9-30.

123. Swiecicka A, Eendebak RJAH, Lunt M, et al. Reproductive hormone levels predict changes in frailty status in community-dwelling older men: European male ageing study prospective data. *J Clin Endocrinol Metab*. 2018;103(2):701–709. https://doi.org/10.1210/jc.2017-01172.

124. Dalton JT, Barnette KG, Bohl CE, et al. The selective androgen receptor modulator GTx-024 (enobosarm) improves lean body mass and physical function in healthy elderly men and postmenopausal women: results of a double-blind, placebocontrolled phase II trial. *J Cachexia Sarcopenia Muscle*. 2011;2(3):153–161. https://doi.org/10.1007/s13539-011-0034-6.

125. Lee P-H, Lee Y-S, Chan D-C. Interventions targeting geriatric frailty: a systemic review. *J Clin Gerontol Geriatr*. 2012;3(2):47–52. https://doi.org/10.1016/J.JCGG.2012.04.001.

126. Brady TJ, Murphy L, O'Colmain BJ, et al. A meta-analysis of health status, health behaviors, and health care utilization outcomes of the chronic disease self-management program. *Prev Chronic Dis*. 2013;10:120112. https://doi.org/10.5888/pcd10.120112.

127. Franek J. Self-management support interventions for persons with chronic disease: an evidence-based analysis. *Ont Health Technol Assess Ser*. 2013;13(9):1–60. http://www.ncbi.nlm.nih.gov/pubmed/24194800. Accessed October 20, 2018.

128. Cramm JM, Twisk J, Nieboer AP. Self-management abilities and frailty are important for healthy aging among community-dwelling older people; a cross-sectional study. *BMC Geriatr*. 2014;14(1):28. https://doi.org/10.1186/1471-2318-14-28.

129. Jonker AAGC, Comijs HC, Knipscheer KCPM, Deeg DJH. Benefits for elders with vulnerable health from the Chronic Disease Self-MANAGEMENT PROGRAM (CDSMP) at short and longer term. *BMC Geriatr*. 2015;15:101. https://doi.org/10.1186/s12877-015-0090-4.

130. Spoorenberg SLW, Wynia K, Uittenbroek RJ, Kremer HPH, Reijne-veld SA. Effects of a population-based, person-centred and integrated care service on health, wellbeing and selfmanagement of community-living older adults: a randomised controlled trial on Embrace (Evans CJ, ed.). *PLoS One.* 2018;13(1):e0190751. https://doi.org/10.1371/journal.pone.0190751

131. Chan D-CD, Tsou H-H, Yang R-S, et al. A pilot randomized controlled trial to improve geriatric frailty. *BMC Geriatr.* 2012;12(1):58. https://doi.org/10.1186/1471-2318-12-58.

132. Apóstolo J, Cooke R, Bobrowicz-Campos E, et al. Effectiveness of interventions to prevent pre-frailty and frailty progression in older adults. *JBI Database Syst Rev Implement Reports.* 2018;16(1):140–232. https://doi.org/10.11124/JBISRIR-2017-003382.

133. Bland MD, Birkenmeier RL, Barco P, Lenard E, Lang CE, Lenze EJ. Enhanced medical rehabilitation: effectiveness of a clinical training model (Danzl M, Etter N, eds.). *Neuro Rehabilitation.* 2016;39(4):481–498. https://doi.org/10.3233/NRE-161380.

134. Lenze EJ, Host HH, Hildebrand MW, et al. Enhanced medical rehabilitation increases therapy intensity and engagement and improves functional outcomes in postacute rehabilitation of older adults: a randomized-controlled trial. *J Am Med Dir Assoc.* 2012; 13(8):708–712. https://doi.org/10.1016/j.jamda.2012.06.014.

135. Frieswijk N, Steverink N, Buunk BP, Slaets JPJ. The effectiveness of a bibliotherapy in increasing the selfmanagement ability of slightly to moderately frail older people. *Patient Educ Couns.* 2006; 61(2):219–227. https://doi.org/10.1016/J.PEC.2005.03.011.

136. Schoberer D, Leino-Kilpi H, Breimaier HE, Halfens RJ, Lohrmann C. Educational interventions to empower nursing home residents: a systematic literature review. *Clin Interv Aging.* 2016;11:1351–1363. https://doi.org/10.2147/CIA.S114068.

137. Sherrington C, Fairhall N, Kirkham C, et al. Exercise and fall prevention self-management to reduce mobility-related disability and falls after fall-related lower limb fracture in older people: protocol for the RESTORE (Recovery Exercises and STepping On afteR fracturE) randomised controlled trial. *BMC Geriatr.* 2016; 16(1):34. https://doi.org/10.1186/s12877-016-0206-5.

138. Clemson L, Cumming RG, Kendig H, Swann M, Heard R, Taylor K. The effectiveness of a community-based program for reducing the incidence of falls in the elderly: a randomized trial. *J Am Geriatr Soc.* 2004;52(9):1487–1494. http://www.blackwell-synergy.com/links/doi/10.1111/j.1532-5415.2004.52411.x/abs.

139. Fried LP. Geriatrics Care j Geriatric Resources j Online events j Updates - Geriatrics Care Online. American Geriatrics Society. https://geriatricscareonline.org/FullText/B023/B023_VOL001_PART001_SEC004_CH023. Accessed June 19, 2018.

140. Young J. *Physio 14: Catch frailty early, before it leads to a crisis. Chartered Society of Physiotherapy.* http://www.csp.org.uk/news/2014/10/14/physio-14-catch-frailty-early-itleads-crisis. Published 2014. Accessed July 10, 2018.

141. Yang Y. Is old age depressing? Growth trajectories and cohort variations in late-life depression. *J Health Soc Behav.* 2007;48(1):16–32. https://doi.org/10.1177/002214650704800102.

142. Rogers NT, Marshall A, RobertsCH, Demakakos P, Steptoe A, Scholes S. Physical activity and trajectories of frailty among older adults: evidence from the English Longitudinal Study of Ageing (Ginsberg SD, ed.). *PLoS One.* 2017;12(2):e0170878. https://doi.org/10.1371/journal.pone.0170878.

143. da Silva V, Tribess S, Meneguci J, et al. Time spent in sedentary behaviour as discriminant criterion for frailty in older adults. *Int J Environ Res Public Health.* 2018;15(7):1336. https://doi.org/10.3390/ijerph15071336.

144. Kehler DS. The impact of sedentary and physical activity behaviour on frailty in middle-aged and older adults. *Appl Physiol Nutr Metab.* 2018;43(6):638. https://doi.org/10.1139/apnm-2018-0092.

145. Blodgett J, Theou O, Kirkland S, Andreou P, Rockwood K. Frailty in relation to sedentary behaviours and moderatevigorous intensity physical activity. *Rev Clin Gerontol.* 2014;24(4):239–254. https://doi.org/10.1017/S0959259814000124.

146. Overbeek A, Rietjens JAC, Jabbarian LJ, et al. Low patient activation levels in frail older adults: a cross-sectional study. *BMC Geriatr.* 2018;18(1):7. https://doi.org/10.1186/s12877-017-0696-9.

147. Puts MTE, Toubasi S, Andrew MK, et al. Interventions to prevent or reduce the level of frailty in community-dwelling older adults: a scoping review of the literature and international policies. *Age Ageing.* 2017;46(3):383–392. https://doi.org/10.1093/ageing/afw247.

148. Fieo RA, Mortensen EL, Rantanen T, Avlund K. Improving a measure of mobility-related fatigue (the mobility-tiredness scale) by establishing item intensity. *J Am Geriatr Soc.* 2013;61(3):429–433. https://doi.org/10.1111/jgs.12122.

149. Gardiner PA, Mishra GD, Dobson AJ. Validity and responsiveness of the FRAIL Scale in a longitudinal cohort study of older Australian women. *J Am Med Dir Assoc.* 2015;16(9):781–783. https://doi.org/10.1016/j.jamda.2015.05.005.

150. Morley JE, Malmstrom TK, Miller DK. A simple frailty questionnaire (FRAIL) predicts outcomes in middle aged African Americans. *J Nutr Health Aging.* 2012;16(7):601–608. http://www.ncbi.nlm.nih.gov/pubmed/22836700. Accessed June 19, 2018.

151. Reuben DB, Siu AL. An objective measure of physical function of elderly outpatients. The physical performance test. *J Am Geriatr Soc.* 1990;38(10):1105–1112.

152. Brown M, Sinacore DR, Binder EF, Kohrt WM. Physical and performance measures for the identification of mild to moderate frailty. *J Gerontol Med Sci.* 2000;55A(6):M350–M355.

Tratamento do Paciente Idoso com Doença Aguda e Clinicamente Complexo

Chris L. Wells e Martha Townsend

VISÃO GERAL DO CAPÍTULO

Introdução, 309
Revisão dos sistemas, 310
  Motivo da internação ou da
    visita, 311
  Valores laboratoriais, 312
  Eletrocardiograma, 319
  Relatórios cirúrgicos e de
    procedimentos médicos, 320
  Entrevista, 320
Revisão de sistemas, 324

Estado mental, 324
Sinais vitais, 325
Função pulmonar, 328
Ausculta, 328
Estado nutricional e aparência
  física, 329
Peso corporal/composição
  corporal, 332
Doença arterial coronária, 333
Insuficiência cardíaca, 333

Pneumonia, 335
Infecções do trato urinário, 336
Sepse, 337
Outras questões médicas, 338
  Tontura, 338
  Desidratação, 339
  Síndrome metabólica, 339
Prevenção, 340
Resumo, 341
Referências bibliográficas, 341

INTRODUÇÃO

A população de adultos idosos é a faixa etária de crescimento mais rápido nos EUA e representa um segmento substancial dos gastos com saúde.[a] A inatividade física e um estilo de vida sedentário são os principais contribuintes para doenças e incapacidades nesse subgrupo populacional.[1] Em 2017, havia 47,8 milhões de pessoas com 65 anos ou mais, de acordo com o U.S. Census Bureau, representando quase 15% da população.[2] Isso torna-se mais alarmante quando quase 20% das pessoas entre 65 e 75 anos e 28% acima de 75 anos relatam problemas de saúde regulares, o que representa um enorme fardo para a sociedade.[3] Quarenta por cento das internações hospitalares hoje são para pessoas com mais de 60 anos, com apenas 30% recuperando seu estado funcional de pré-internação dentro de 1 ano.[4] Os diagnósticos de internação mais comuns ainda estão relacionados a doenças cardiovasculares, incluindo insuficiência cardíaca, infarto do miocárdio e disritmias, bem como pneumonia e sepse.[5]

Ao pensar em trabalhar com essa população, o fisioterapeuta deve reconhecer a necessidade de abordar uma história de saúde complexa e estar ciente da interação entre cada sistema corporal. Os estados psicológicos e de humor, bem como os fatores cognitivos e sociais, também podem influenciar a apresentação do paciente e o resultado da terapia. É importante examinar cada um

para identificar a complexidade do problema, determinar um diagnóstico e prognóstico adequados e desenvolver um plano de cuidados abrangente que incorpore uma compreensão do impacto da comorbidade de saúde na função. O plano de cuidados será baseado em uma avaliação completa e pode abordar várias deficiências e déficits de saúde para melhorar a mobilidade funcional, a saúde e o bem-estar do paciente e, em última análise, a qualidade de vida.

Existem muitos motivos que levaram à necessidade de o fisioterapeuta adquirir as habilidades para reconhecer, examinar e determinar o plano de cuidados adequado ao trabalhar no sistema de saúde hoje (Boxe 14.1). Como resultado dos avanços na abordagem multiprofissional das equipes e profissionais de saúde, as pessoas estão vivendo mais. À medida que nossa população envelhece, as taxas de mortalidade e a complexidade das condições de saúde também aumentam substancialmente. Um estudo realizado pelo National Institute of Aging em mulheres na pós-menopausa com diagnóstico de câncer de mama é um bom exemplo do aumento do número de comorbidades. Das 1.800 mulheres envolvidas nesse estudo, apenas 7% não tinham nenhuma outra doença documentada. Quarenta e nove por cento tinham 1 a 3 comorbidades, 34% tinham 4 a 6 comorbidades e 9% tinham 7 a 13 comorbidades no momento do diagnóstico de câncer.[6] Em um estudo mais recente que examinou as comorbidades de pacientes com artrite de 2013 até 2015, foi relatado que o idoso tem uma prevalência de 31, 47 e 49% para obesidade, diabetes e doenças cardíacas, respectivamente.[7]

---

[a]N.R.T.: A projeção populacional da população brasileira pode ser vista no *site* oficial do Instituto Brasileiro de Geografia Estatística: https://www.ibge.gov.br/apps/populacao/projecao/index.html.

BOXE 14.1 O impacto da comorbidade.

É comum que os médicos concentrem sua atenção no diagnóstico primário ou nas deficiências e limitações funcionais óbvias. Muitos fisioterapeutas deixam de considerar outros sistemas do corpo, como eles interagem e afetam a queixa primária e, portanto, afetam o resultado da reabilitação. Mesmo com um indivíduo saudável e envelhecendo, os múltiplos sistemas do corpo estão declinando em função. Esse declínio pode não ser substancial o suficiente para causar uma disfunção ou falha evidente até que outro estressor seja adicionado.

Considere o seguinte caso: suponha que uma mulher de 88 anos, saudável e muito ativa, seja submetida a uma troca da valva aórtica. A cirurgia vai bem, exceto que a paciente experimenta um ligeiro declínio na contratilidade do miocárdio nas primeiras 24 h após a cirurgia. O fisioterapeuta pode tender a se preocupar apenas com o coração ao realizar o exame, inicialmente após a cirurgia.

Entretanto, sua diminuição no débito cardíaco leva à hipotensão. As consequências da hipotensão são uma diminuição da perfusão no cérebro e nos rins. O corpo da paciente pode não tolerar esse desvio da homeostase e o resultado é um declínio clinicamente significativo no estado mental e na insuficiência renal aguda. Com a retenção de líquidos da insuficiência renal e do comprometimento cardíaco, a paciente começa a delirar e é sedada.

Essas complicações prolongam o tempo que seu sistema respiratório é sustentado por um respirador mecânico. Ela é acometida por uma pneumonia adquirida no respirador e uma obstrução intestinal parcial devido à imobilidade. O estresse e o trauma contribuem para a disfunção temporária da insulina e da glicose, que, por sua vez, retarda a cicatrização. O desenvolvimento de fraqueza e múltiplas dores nas articulações complicam ainda mais a capacidade de mobilizar essa paciente e retirá-la do respirador. O resultado final dessa cascata de eventos após semanas na unidade de terapia intensiva é a submissão da paciente a uma traqueotomia e jejunostomia endoscópica percutânea, com direcionamento pós-alta para uma clínica de enfermagem subaguda qualificada para desmame ventilatório e reabilitação.

Independentemente do cenário clínico, é vital que o fisioterapeuta reconheça os sinais e sintomas que não se enquadram no escopo da prática e identifique "bandeiras amarelas" e "bandeiras vermelhas" para fazer encaminhamentos apropriados com o objetivo final de melhorar o estado de bem-estar e saúde do paciente. O objetivo deste capítulo é resumir o conhecimento e as habilidades que um fisioterapeuta precisa demonstrar para conduzir uma triagem completa, de modo a fornecer cuidados adequados para o paciente idoso em um ambiente de cuidados intensivos, trabalhar efetivamente em uma fase aguda da doença em outros ambientes, como ambulatórios de atenção primária, e responder adequadamente ao indivíduo com comorbidades médicas em qualquer ambiente. Os objetivos do exame e da avaliação são desenvolver um plano adequado de cuidados, fazer recomendações de alta apropriada e facilitar o planejamento de alta. Isso é feito por meio de um exame detalhado do paciente, colocando os diagnósticos primário e secundário em perspectiva adequada para o comprometimento na função, estabelecendo um prognóstico e formulando um plano de intervenção abrangente. Esse processo começa com a coleta de informações de forma completa e sistemática de registros médicos e de saúde e por meio da comunicação com outros membros da área de saúde e cuidadores, bem como uma entrevista abrangente do paciente. A implementação do plano de cuidados dependerá do ambiente específico e do prazo para a implementação do plano de cuidados proposto e das recomendações de alta se o paciente for encaminhado para outro serviço ou residência.

REVISÃO DOS SISTEMAS

O processo de coleta de informações, também conhecido como *revisão de sistemas*, normalmente é iniciado quando o fisioterapeuta recebe um encaminhamento ou solicitação de consulta ou um paciente entra no consultório do fisioterapeuta, e pode se estender ao paciente ou entrevista familiar. A revisão de sistemas é um método de triagem sistemática dos principais sistemas orgânicos para determinar se o paciente apresenta certos sintomas que podem tornar a intervenção inadequada, levar o fisioterapeuta a fazer um encaminhamento médico para testes adicionais ou fornecer intervenções ou educação específicas. No ambiente de cuidados intensivos, esse processo é compartilhado pela equipe médica, da qual o fisioterapeuta é parte integrante, pois as recomendações do fisioterapeuta podem ser adicionadas a essa revisão para melhorar o atendimento médico e os resultados. Para o fisioterapeuta em ambiente ambulatorial ou domiciliar, a revisão dos sistemas torna-se um processo mais crítico porque a prática é mais autônoma e o terapeuta tem menos acesso à equipe médica. O leitor é encaminhado à Tabela 14.1 para um exemplo de um formulário de revisão de sistemas que mostra o que pode ser incluído na revisão médica e os locais onde o fisioterapeuta pode contribuir para o processo de triagem com base na prática da instalação, serviços médicos específicos e tipo de clientela. Perguntar sobre a duração relativa dos sintomas ou condição pode ajudar a priorizar a revisão dos sistemas. O caso descrito no Boxe 14.2 ilustra as implicações de se concluir uma revisão completa dos sistemas.

Esse pedido de avaliação de um fisioterapeuta pode ser muito genérico ou pode incluir informações pertinentes sobre o motivo da consulta e indicar quaisquer restrições ou precauções. Se a consulta for genérica, o terapeuta deve determinar se há alguma restrição ou contraindicação ao cuidado, como sair da cama ou precauções com o peso. Normalmente, há uma lista de diagnóstico diferencial e um diagnóstico médico funcional que podem ajudar a orientar o fisioterapeuta a desenvolver uma lista diferencial específica de terapia que pode ajudar a priorizar o exame. Os sinais e os sintomas associados a uma doença crônica, como insuficiência cardíaca e doença pulmonar obstrutiva, podem ser úteis para o fisioterapeuta documentar e compreender determinada condição. Essas informações podem levar o fisioterapeuta a orientar o paciente sobre o automonitoramento adequado, com o objetivo de que o paciente procure atendimento médico antes da

TABELA 14.1	Revisão dos sistemas: itens-chave para se obter e considerar.
Item	**Relevância**
Queixa inicial	Pode ser o sintoma a ser utilizado para mensurar a intolerância à atividade ou efetividade da intervenção?
Diagnóstico primário	Como a gravidade e a responsividade médica afetam a intervenção do fisioterapeuta, planejamento de alta, educação do paciente e família e serviços para prevenir contra a reinternação?
Diagnóstico secundário	Como a gravidade e a responsividade médica complicam o plano de cuidados da fisioterapia?
História patológica pregressa	Como comorbidades RELEVANTES afetam o plano de cuidados fisioterápicos, alta e serviços para prevenir contra reinternações?
Plano médico/ cirúrgico	Como esses planos afetam o plano de fisioterapia para restaurar a função e preparar para a alta?
Risco de efeitos iatrogênicos?	Quais são as intervenções do fisioterapeuta que contribuem para reduzir os efeitos adversos da hospitalização e doença crítica?
Medicamentos	Quais medicamentos impactam a estabilidade hemodinâmica e a tolerância efetiva para atividades?
Psicossocial	Quais recursos o paciente possui para auxiliar com o planejamento de alta? Quais são as barreiras que impedem a alta?

BOXE 14.2   As implicações das revisões dos sistemas.

Considere um paciente com doença arterial coronariana (DAC). É muito comum que os pacientes se autolimitem para evitar os sintomas, portanto, suas respostas a perguntas como "Você está sentindo desconforto no peito com o esforço ou fadiga excessiva após o esforço?" pode ser negativo, mas prossiga para incluir "No último ano, você notou uma diminuição nas atividades que está disposto a fazer, como sair em passeios na comunidade, passar aspirador de pó etc., ou um aumento no tempo que leva para você completar as atividades diárias regulares?".

Caso: um homem de 72 anos apresenta cansaço excessivo, se considera desajeitado e informa uma queda recente. Na revisão dos sistemas, o paciente relata aumento da fadiga, incapacidade de cortar a grama sem fazer pausas para descanso e diminuição da frequência de micção. Ele relata que está em tratamento para hipertensão e tem experimentado essa sensação de ser desajeitado há cerca de 2 meses. A fadiga é um sintoma indefinido e pode ser causada por várias patologias. O fisioterapeuta faz outras perguntas para determinar se a fadiga está relacionada a patologias como doença cardíaca ou renal, diabetes ou câncer. O paciente revelou seu nível de atividade para evitar dispneia aos esforços. Ele relatou que suas calças estão mais apertadas na cintura e que fica mais confortável dormindo em sua poltrona reclinável. Com essas informações, o fisioterapeuta sabia que deveria fazer um exame completo do sistema cardiovascular, incluindo sons cardíacos e pulmonares, inspeção para edema com cacifo e distensão da veia jugular. Com os resultados desses testes, o fisioterapeuta discutiu com a equipe médica as preocupações com a insuficiência cardíaca descompensada.

Esses tipos de perguntas com base no tempo são importantes para fazer na triagem de doenças cardiovasculares, metabólicas e oncológicas. A revisão dos sistemas deve levar o fisioterapeuta a formular e priorizar o exame para, eventualmente, determinar um plano de cuidados que pode incluir recomendações para futuras avaliações e intervenções médicas.

---

necessidade de buscar um pronto-socorro. Normalmente, há uma lista abrangente de diagnósticos médicos e/ou condições de saúde que refletem a história passada conhecida do paciente. Deve-se ter cuidado ao interpretar essa lista de modo literal, pois os diagnósticos e condições de saúde podem ter sido resolvidos e/ou não estar mais ativos. Ao documentar os diagnósticos no prontuário da fisioterapia, apenas aqueles que são relevantes para o episódio de atendimento precisam ser listados para ajudar com clareza. A seguir, descrevemos algumas áreas-chave do processo de revisão do sistema que devem ser incluídas na preparação do exame do paciente.

Motivo da internação ou da visita

Os pacientes com condições agudas nem sempre estão em um ambiente hospitalar. Cada vez mais, os fisioterapeutas fazem parte das equipes de cuidados primários no ambiente ambulatorial ou prestam serviços de cuidados intensivos na própria casa do paciente ou em outro ambiente residencial. Se um prontuário médico ou de saúde estiver disponível antes do encontro inicial, pode ser levada em consideração a seção de internações do registro contendo vários documentos importantes para serem revisados antes do exame inicial do fisioterapeuta. Esses documentos podem incluir o método de internação, informações de qualquer tratamento de emergência, avaliações de salas de emergência e procedimentos de teste iniciais, a avaliação do médico de referência para internações eletivas ou o motivo do encaminhamento do paciente para a atenção primária ou visita ambulatorial. Um relatório do pronto-socorro geralmente termina com uma lista de diagnósticos diferenciais de trabalho e uma lista de problemas médicos. A história e o exame físico primário (H&F), que geralmente são preenchidos pelo serviço de internação, também podem ser encontrados entre esses documentos. É extremamente útil revisar essa fonte de dados até o grau em que está disponível, porque geralmente contém o diagnóstico da internação e um resumo do que levou à internação, a queixa principal do paciente e o histórico médico/cirúrgico anterior. A H&F normalmente também contém o histórico familiar, histórico social, fatores de risco, uma lista de medicamentos, alergias, resumo médico e plano de cuidados. A lista de problemas médicos em um adulto idoso pode ser extensa devido a várias comorbidades e, portanto, é importante revisar todas as informações disponíveis para entender completamente o estado de saúde do paciente e preparar a avaliação de fisioterapia adequada. O terapeuta precisa priorizar a lista de problemas de saúde e comorbidades de uma maneira que reflita o maior impacto na recuperação funcional para a alta. A priorização dessa lista deve orientar a avaliação e intervenção do fisioterapeuta e auxiliar na formulação de recomendações que vão além dos cuidados prestados durante o encontro atual. A Tabela 14.1 fornece uma lista de itens-chave sugeridos que um fisioterapeuta deve colher da revisão dos sistemas para prosseguir com segurança para a fase de exame. Esses itens principais podem mudar com base na população de pacientes.

O terapeuta deve revisar o prontuário médico ou de saúde não apenas para colher informações pertinentes à fisioterapia, mas também para entender quais outros serviços foram ou devem ser consultados, quais testes diagnósticos foram solicitados e quais medicamentos ou outros tratamentos foram prescritos. Todos os serviços normalmente inserem uma nota de contato que descreve sua contribuição para o cuidado do paciente. É importante manter-se atualizado sobre quem está tratando o paciente, quaisquer mudanças no estado de saúde, notas cirúrgicas, exames que podem ter sido feitos e atualizações no plano terapêutico. O fisioterapeuta precisa garantir que o plano de cuidados de fisioterapia seja consistente com o plano médico, que pode ser muito complexo quando o paciente apresenta várias comorbidades. Também pode haver relatórios de outros profissionais de saúde, tais como assistentes sociais, psicólogos e gerentes de caso, que podem ser importantes para auxiliar o fisioterapeuta durante a formulação de um plano de cuidados ou recomendações de alta.

Valores laboratoriais

A análise do hemograma é fundamental para avaliar completamente o estado de saúde do paciente. As enzimas séricas podem ser examinadas para determinar o dano celular, incluindo lesão do miocárdio e infarto. Os lipídios do sangue podem determinar os riscos do paciente para doenças vasculares e o perfil de coagulação revela a capacidade do corpo de coagular. O hemograma completo examina fatores como hemoglobina (células que contêm ferro usado para transporte de oxigênio), hematócrito (a proporção de hemácias), hemácias, leucócitos e plaquetas. A capacidade do corpo de regular o pH celular por meio da função respiratória e renal pode ser determinada examinando os gases do sangue arterial (gasometria arterial). Finalmente, os níveis de eletrólitos podem ser examinados por meio de análises de sangue. Consulte a Tabela 14.2 para estudos laboratoriais.[8-13]

Hemograma completo. O hemograma completo é um dos estudos laboratoriais mais comuns realizados e pode ser usado para auxiliar na formulação de um diagnóstico, para avaliar a resposta ao tratamento médico e para monitorar a recuperação. O fisioterapeuta pode obter muitas informações examinando o hemograma completo e deve verificá-lo rotineiramente para ter certeza de que o paciente está clinicamente estável. Um declínio na tolerância

à atividade ou alerta mental pode estar relacionado a uma diminuição na hemoglobina ou uma infecção com uma mudança variável nos leucócitos.

O hemograma contém a análise de leucócitos em relação ao número total e à diferenciação de células que fornecerão ao fisioterapeuta informações sobre a resposta do corpo a uma doença infecciosa. Uma elevação no total de leucócitos, conhecida como "leucocitose", pode ser causada por uma infecção bacteriana, com infecções do trato urinário e pulmonares liderando a incidência de infecções em adultos idosos. Isso é significativo, pois com a idade, a chance dessas infecções progredirem para bacteriemia aumenta, assim como a mortalidade.[14] A leucocitose também pode ser evidência de leucemia ou estresse relacionado a trauma e inflamação. A leucopenia, ou níveis baixos de leucócitos, pode ser causada por depressão da medula óssea, infecções virais agudas ou abuso de álcool. A diferenciação de leucócitos pode determinar ainda mais o problema subjacente: os neutrófilos estarão elevados na presença de infecções bacterianas ou fúngicas, os eosinófilos estarão elevados nas respostas alérgicas e os linfócitos estarão elevados nas infecções virais. Na presença de alteração dos leucócitos, o fisioterapeuta precisa monitorar os sinais vitais para garantir que uma infecção não cause taquicardia ou hipotensão, o que pode levar o fisioterapeuta a alterar ou suspender a sessão.

O segundo grupo dentro do hemograma é a contagem e a diferenciação das hemácias. A contagem examina o número real de hemácias. Essa informação é valiosa porque os eritrócitos refletem a capacidade de transporte de oxigênio do sangue que suporta a atividade celular. Se a contagem de eritrócitos for muito alta, conhecida como "policitemia vera", há um risco significativo de formação de coágulo sanguíneo e subsequente perda de perfusão para os tecidos. Se a contagem de eritrócitos for muito baixa, também conhecida como "anemia", então não há eritrócitos suficientes para fornecer oxigênio adequado aos tecidos, principalmente na presença de disfunção cardíaca ou pulmonar, o que pode causar taquicardia, dessaturação e angina.

Parte do estudo das hemácias é a quantificação de hemoglobina e hematócrito. A hemoglobina é o componente carreador de oxigênio das hemácias e reflete a capacidade do corpo de promover suficientemente as trocas gasosas para regular o pH. O hematócrito é a medida do número de hemácias no sangue em comparação com o volume total de sangue e é representado como uma porcentagem. Esses dois números são muito importantes para monitorar ao trabalhar com pacientes em geral, mas especialmente ao trabalhar com pacientes idosos. A incidência de anemia é alta na população idosa, sendo as principais causas de deficiência nutricional (incluindo sangramento gastrintestinal), anemia de doença crônica e anemia de causa inexplicada. A anemia pode ser a causa subjacente e um fator que contribui para a fadiga, incapacidade, alteração na função cognitiva e intolerância à atividade limitada. Pacientes com anemia na presença de doença arterial coronariana (DAC) podem apresentar angina, principalmente aos esforços, e se a doença coronariana

TABELA 14.2	Estudos laboratoriais clínicos.[8-13]	

Bioquímica		
	Referência	Função
Sódio (Na)	136 a 144 mmol/ℓ	Regula o balanço hídrico, regula o equilíbrio ácido-básico, a integridade da membrana e impulsos nervosos
Potássio (K)	3,7 a 5,2 mmol/ℓ	Osmolaridade do líquido intracelular, manutenção do potencial de repouso da membrana, deposição de glicose no fígado e músculos esqueléticos
Cloro (Cl)	96 a 106 mmol/ℓ	Potencial de repouso da membrana, regulação da pressão osmótica, reações enzimáticas extracelulares
Dióxido de carbono (CO_2)	20 a 29 mmol/ℓ	Equilíbrio ácido-básico
Intervalo aniônico	8 a 14 mEq/ℓ	Mensuração do equilíbrio ácido-básico
Ureia	7 a 20 mg/dℓ	Produto da degradação de proteínas, reflexão da função renal: filtração glomerular e capacidade de concentração da urina
Creatinina (Cr)	0,8 a 1,4 mg/dℓ	Produto da degradação da proteína, reflete a função glomerular a longo prazo
Ureia/creatinina	10:1-20:1	Proporção ureia/creatinina > 18 a 20 indicação de desidratação
Taxa de filtração glomerular	60 a 89 mℓ/min/1,72 m^2	Estima a quantidade de sangue que passa pelos rins em um minuto
Glicose	70 a 99 mg/dℓ	Reflete o metabolismo dos carboidratos
Cálcio (Ca)	9 a 10,5 mg/dℓ	Saúde de ossos e dentes, cofator enzimático para coagulação sanguínea, estabilidade e permeabilidade da membrana plasmática
Cálcio ionizado	1,15 a 1,29 mmol/ℓ	Cálcio livre que não está ligado à proteína
Magnésio (Mg)	1,8 a 2,6 mg/dℓ	Reações enzimáticas intracelulares, síntese de proteínas, excitabilidade neuromuscular
Fosfato (Ph)	2,3 a 3,7 mg/dℓ	Tampão aniônico intra e extracelular, substrato energético
Proteína total	6,3 a 7,9 g/dℓ	Mensuração aproximada das proteínas albumina e globulina
Albumina	3,9 a 5 g/dℓ	Proteína sintetizada pelo fígado, proteína encontrada no sangue
Pré-albumina	20 a 90 mg/dℓ	Proteína sintetizada pelo fígado que é fonte de aminoácidos para produção de outras proteínas. Medida a curto prazo do estado nutricional
Bilirrubina total	0,3 a 1,9 mg/dℓ	Pigmento amarelo do metabolismo do heme (hemácias) encontrada na bile do fígado, teste da função hepática da vesícula biliar
Bilirrubina (direta)	0 a 0,3 mg/dℓ	A bilirrubina está fixada a outra molécula antes de ser liberada na bile?
Aspartato-transaminase (transaminase glutami-na-oxaloacética sérica)	10 a 34 unidades/ℓ	Enzima do fígado ou células musculares liberadas após lesão
Alanina transaminase (transaminase glutâmica pirúvica sérica)	8 a 37 unidades/ℓ	Enzima do fígado ou células musculares liberadas após lesão
Cortisol	7 a 9 manhã: 4,2 a 38,4 μg/dℓ 4 a 6 tarde: 1,7 a 16,6 μg/dℓ	Hormônio produzido pelo córtex adrenal que aumenta a glicose sanguínea e reservas de glicogênio hepático em resposta ao estresse
Lipase	10 a 150 unidades/ℓ	Enzima que metaboliza os lipídios da dieta
Amilase	27 a 131 unidades/ℓ	Enzima que metaboliza os carboidratos da dieta
Lactato desidrogenase	100 a 190 unidades/ℓ	Cinco enzimas em vários órgãos que são responsáveis pela conversão do piruvato em lactato. Marcadores enzimáticos específicos podem identificar o tipo de dano celular
Hemograma completo	Referência	Função
Leucograma	4,5 a 11,0 k/μℓ	Leucócitos, células do sistema imune
Hemograma	4,0 a 5,7 k/μℓ	Hemácias, células que possuem a capacidade de transportar gases
Hemoglobina (Hgb)	12,6 a 17,4 g/dℓ	Proteína da hemácia com capacidade de transportar O_2/CO_2
Hematócrito	37 a 50%	Porcentagem de determinado volume de sangue que é ocupado por hemácias
Volume corpuscular médio	80 a 96 fℓ	Volume médio das hemácias
Concentração da hemoglobi-na corpuscular média	32 a 36 g/dℓ	Concentração média da hemoglobina nas hemácias
Plaquetas	153 a 367 k/μℓ	Pequena célula que contribui para a coagulação

(continua)

TABELA 14.2	Estudos laboratoriais clínicos.[8-13] (Continuação)	
Bioquímica		
	Referência	Função
Gasometria		
	Referência	
Arterial		
pH	7,35 a 7,45	
$PaCO_2$	32 a 48 mmHg	
PaO_2	83 a 100 mmHg	
Bicarbonato (HCO_3^-)	22 a 26 mEq/ℓ	
Saturação de oxigênio	94 a 99%	
Venosa		
pH	7,32 a 7,44	
$PvCO_2$	34 a 54 mmHg	
PvO_2	35 a 45 mmHg	
HCO_3^-	22 a 26 mEq/ℓ	
Saturação de oxigênio	60 a 80%	
Análise da urina		
	Função	
Gravidade específica da urina	1,002 a 1,030	
pH	4,5 a 8,0	
Leucócitos	0 a 5/hpc	
Hemácias	0 a 2/hpc	
A urina também é examinada para presença de cor, sangue, proteínas, cetonas, glicose e nitratos		
Coagulação		
	Referência	
Tempo de protrombina	12,8 a 14,6 s	
Tempo de tromboplastina parcial	25 a 38 s	
Proporção internacional normalizada	0,8 a 1,2	
Perfil lipídico sanguíneo		
	Referência	
Colesterol total	< 200 mg/dℓ	
Lipoproteínas de alta densidade	M: > 43 mg/dℓ F: > 33 mg/dℓ	
Lipoproteínas de baixa densidade	< 100 mg/dℓ	
Triglicerídeos	< 140 mg/dℓ	

for extensa, a anemia pode levar à insuficiência cardíaca (IC).[15] O fisioterapeuta precisa entender o quadro clínico da isquemia miocárdica, como o paciente descrevendo dor torácica compressiva aos esforços, dificuldade para deglutir e dispneia. Também deve monitorar sinais e sintomas como intolerância à atividade, edema periférico, dispneia progressiva e uso crescente de travesseiros para dormir, todos sugerindo insuficiência cardíaca.

Das pessoas com mais de 65 anos, 10% sofrem de anemia, aumentando para 20% nas pessoas com 85 anos ou mais.[16] A anemia é definida pela Organização Mundial da Saúde como uma concentração de hemoglobina de < 120 g/ℓ em mulheres e < 130 g/ℓ em homens.[17] Entretanto, o sangramento gastrintestinal não é a única causa da anemia e é importante determinar a causa real para garantir o tratamento médico adequado. Outras causas de anemia, por exemplo, deficiências de ferro, ácido fólico e vitamina B_{12}; insuficiência renal; anemia de inflamação crônica; e a anemia inexplicada pode ser mais bem elaborada analisando a diferenciação de eritrócitos ou índices.[16] Esse conjunto de testes analisa o tamanho médio dos eritrócitos, também conhecido como volume corpuscular médio (VCM). A hemoglobina corpuscular média (HCM) e a concentração de hemoglobina corpuscular média (CHCM) examinam a quantidade e a concentração de hemoglobina na média das hemácias, respectivamente. Esses exames podem auxiliar no diagnóstico do tipo de anemia que o paciente apresenta e, portanto, permitir que a equipe médica prescreva a melhor intervenção.

As plaquetas, que são pequenas células que auxiliam na coagulação e na liberação de fatores de crescimento, também são medidas quando um hemograma completo é solicitado. Quando o endotélio é danificado, o colágeno é liberado na corrente sanguínea. Quando as plaquetas entram em contato com o colágeno, elas são ativadas para formar um coágulo para reparar a área lesada. As plaquetas também liberam fatores de crescimento derivados de plaquetas e fator de crescimento β do tecido, que contribuem para reparo e regeneração celular. Uma redução nas plaquetas, também conhecida como "trombocitopenia", pode ser causada por quimioterapia, uma grande transfusão de sangue ou implantação de válvulas cardíacas mecânicas, entre muitos outros motivos. Além disso, a trombocitopenia induzida por heparina pode resultar do uso de heparina pós-cirúrgica ou com profilaxia de trombose venosa profunda (TVP). A trombocitose, isto é, elevação da contagem de plaquetas, é menos comum, mas está associada à anemia por deficiência de ferro ou hemolítica, câncer ou processos inflamatórios ou infecciosos, como doença inflamatória intestinal e tuberculose.

Eletrólitos. O estudo dos eletrólitos, especificamente sódio, potássio, cloro, dióxido de carbono, creatinina, ureia, cálcio e magnésio, revela o estado da função celular. O sódio e o potássio são essenciais para a manutenção do potencial da membrana celular, e o dióxido de carbono é usado para auxiliar na análise do equilíbrio ácido-básico do corpo. O nível de cloro é usado para análises posteriores do equilíbrio ácido-básico por meio do cálculo do hiato aniônico. A creatinina e a ureia refletem a função renal e a eficiência da função glomerular. A ureia comumente está elevada na presença de insuficiência cardíaca ou renal, e baixos níveis de ureia estão associados à fome, desidratação e insuficiência hepática. A análise eletrolítica é muito importante porque o risco de morte por doença renal crônica aumenta com a idade, especialmente em pacientes com doença cardiovascular concomitante.[18]

Os níveis de cálcio também podem ser analisados para identificar disfunção da paratireoide, desnutrição e doença renal crônica. As anormalidades no nível de cálcio estão relacionadas ao hiperparatireoidismo; malignidade, como câncer de mama, pulmão ou renal metastático; e imobilidade. O magnésio contribui para várias atividades celulares, como função muscular e nervosa, auxiliando na manutenção do ritmo cardíaco normal, força óssea e estado de saúde do sistema imunológico. Níveis anormalmente baixos de magnésio, ou hipomagnesemia, podem estar relacionados ao alcoolismo, diarreia crônica, hemodiálise e cirrose. Insuficiência renal, doença adrenal e desidratação podem causar hipermagnesemia (níveis elevados de magnésio).

Anormalidades eletrolíticas são comuns e as correções para um estado tóxico ou deficiente são importantes para restaurar a função celular normal. Consulte a Tabela 14.3 para causas, sinais e sintomas de anormalidades eletrolíticas.[8-10] Em adultos idosos, condições de desnutrição, desidratação, efeitos adversos de medicamentos, declínio na função orgânica, aumento do risco de infecções e câncer aumentam o risco de desequilíbrios eletrolíticos. Os níveis de sódio podem estar em constante variabilidade na presença de insuficiência cardíaca. A hipernatremia está associada à descompensação cardíaca e o paciente pode apresentar confusão, disfunção muscular e diminuição da tolerância à atividade. A hiponatremia é comumente associada a diuréticos e o paciente pode apresentar achados clínicos semelhantes. Em um estudo, Oliveira et al. relataram que 29,1% dos 240 pacientes idosos hospitalizados por eles estudados foram considerados desnutridos. Destes, 13,7% tinham hipertensão, 15,7% tinham diabetes, 12,8% tinham algum tipo de câncer e 15,7% tinham sequelas de acidente vascular encefálico.[19]

Enzimas e marcadores séricos. Enzimas e marcadores séricos são usados para auxiliar no diagnóstico de doenças como câncer ou eventos de saúde como infarto do miocárdio, insuficiência cardíaca congestiva ou disfunção hepática. As enzimas séricas também podem mostrar degradação do tecido muscular em caso de trauma ou rabdomiólise, conforme observado por uma elevação dos níveis de creatinoquinase (CK, do inglês *creatinine kinase*). O fisioterapeuta pode revisar esses valores de laboratório para obter uma avaliação da extensão do envolvimento ou disfunção do tecido, bem como a fase do evento. Por exemplo, a evolução de um infarto do miocárdio pode ser identificada monitorando as enzimas e os valores dos marcadores e se esses números estão tendendo para cima ou para baixo com base na análise seriada. O treinamento funcional progressivo e o fortalecimento não devem ser retomados até que os níveis de CK comecem a diminuir e o pH celular esteja dentro da faixa normal. Os estudos de enzimas cardíacas são usados para fazer o diagnóstico de lesão do miocárdio ou infarto do miocárdio. Existem vários estudos de enzimas cardíacas específicas que podem ser analisados: creatinina fosfoquinase (CPK, do inglês *creatinine phosphokinase*) – isoenzimas MB, desidrogenase láctica, troponina e mioglobina. Essas enzimas são liberadas em taxas variáveis, portanto, estudos seriados são necessários para determinar o nível de pico, a extensão da lesão e necrose celular e a taxa de recuperação. Consulte a Tabela 14.4 para enzimas cardíacas e diagnóstico de lesão celular miocárdica.[10]

Perfil de coagulação. O perfil de coagulação do paciente indicará a capacidade de coagulação sanguínea do paciente, particularmente importante para o indivíduo que recebe terapia de anticoagulação como um tratamento para condições como fibrilação atrial, válvulas ou dispositivos cardíacos mecânicos, TVP, embolia pulmonar

TABELA 14.3	Causas, sinais e sintomas clínicos das anormalidades eletrolíticas.[8-10]	
Eletrólito	**Causas**	**Sintomas clínicos**
Cálcio	<u>Elevação</u>: hiperparatireoidismo, grande consumo de cálcio e vitamina D, câncer, imobilização, doença de Paget	Assintomático, constipação intestinal, náuseas, vômitos, dor abdominal, perda de apetite, sede e desidratação
	<u>Redução</u>: hipoparatireoidismo; osteomalacia; diminuição da ingestão de produtos lácteos; diminuição da ingestão de vitamina D	Sinais não específicos do sistema nervoso central (p. ex., doença cerebral difusa leve que simula depressão, demência ou psicose), tetania ou irritabilidade neuromuscular latente; arritmias cardíacas e bloqueio cardíaco; osteoporose; hipertensão
Magnésio	<u>Elevação</u>: consumo de Mg na presença de insuficiência renal, antiácidos ou superdosagem de laxante	Fraqueza, pressão arterial baixa, dificuldade respiratória, assistolia
	<u>Redução</u>: depleção dietética; perda renal; distúrbios gastrintestinais (GI), incluindo vômito, diarreia e síndrome de má absorção; alcoolismo; defeito primário na reabsorção tubular renal; distúrbios gastrintestinais que prejudicam a absorção, como doença de Crohn	Irritabilidade neuromuscular não específica e fraqueza muscular; arritmias; aumento da sensibilidade aos glicosídeos cardíacos; hipertensão; aterosclerose; perda de apetite; náuseas; vômitos; parestesia; formigamento; contrações musculares e cãibras; convulsões (mudanças repentinas de comportamento causadas por atividade elétrica excessiva no cérebro); mudanças de personalidade; ritmos cardíacos anormais; espasmos coronários
Potássio	<u>Elevação</u>: insuficiência renal, uso de diuréticos poupadores de potássio, acidose, dano celular, desidratação, diabetes não controlada, doença de Addison, síndrome da secreção inadequada do hormônio antidiurético (SIADH), pneumonia, sepse, choque, suplementos de potássio na presença de insuficiência renal	Assintomático, bradiarritmias
	<u>Redução</u>: diminuição da ingestão de potássio durante doença aguda, náuseas e vômitos; aumento da perda renal; hipomagnesemia; distúrbios hematológicos; certos antibióticos ou diuréticos; diarreia (incluindo o uso de muitos laxantes, que podem causar diarreia); doenças que afetam a capacidade do rim de reter potássio (p. ex., síndrome de Liddle, síndrome de Cushing, hiperaldosteronismo, síndrome de Bartter, síndrome de Fanconi), distúrbios alimentares (como bulimia); sudorese	Fadiga; confusão; fraqueza muscular e cãibras; paralisia franca; degradação das fibras musculares (rabdomiólise); batimentos ectópicos atriais e ventriculares; taquicardia atrial e ventricular; fibrilação ventricular; morte súbita; distúrbios de condução atrioventricular
Fósforo	<u>Elevação</u>: rara, a menos que na presença de disfunção renal, hipoparatireoidismo; cetoacidose diabética, lesões por esmagamento, rabdomiólise, infecções graves, ingestão de grandes quantidades	Arteriosclerose grave assintomática (angina, má perfusão periférica, alterações na esclerose múltipla), aumento do risco de infarto do miocárdio, acidente vascular encefálico e doença arterial periférica, prurido intenso
	<u>Redução</u>: deficiência rara porque está tão prontamente disponível no suprimento de alimentos; diminuição da ingestão e absorção intestinal prejudicada de fosfato; vômito; acidose; cetoacidose alcoólica	Anorexia; fraqueza muscular; osteomalacia; rabdomiólise; anemia hemolítica; função leucocitária e plaquetária prejudicada; encefalopatia progressiva; coma; morte
Cloro	<u>Elevação</u>: desidratação, mieloma múltiplo, disfunção renal, acidose metabólica, hiperparatireoidismo, pancreatite, anemia, diarreia prolongada, alcalose respiratória, toxicidade por salicilato, abuso de álcool, insuficiência cardíaca congestiva (ICC)	Raras, alterações no estado mental, confusão, mal-estar, bradiarritmias, hiperventilação, estupor, espasmos musculares, fraqueza, náuseas, vômitos, diarreia
	<u>Redução</u>: perda de líquido (p. ex., sudorese excessiva, vômitos ou diarreia); diuréticos	Desidratação; perda de potássio na urina; alcalose
Sódio	<u>Elevação</u>: desidratação, hiperaldosteronismo, ICC, insuficiência hepática, vômito/diarreia grave, administração de esteroides, ingestão ou uso de produtos ricos em proteínas e nutrientes sem fluido suficiente, diabetes insípido, doença de Cushing, glicosúria, hipervolemia	Hipertensão, alterações do estado mental, confusão, sede, convulsões, coma
	<u>Redução</u>: uso de suplementos nutricionais com baixo teor de sódio; vômito; diarreia; aspiração GI; distúrbios renais; terapia diurética; queimaduras; ICC; uso de diuréticos; doenças renais; cirrose hepática; sudorese	*Delirium* e confusão; alucinações; depressão sensorial; depressão de reflexos tendinosos profundos; hipotermia; Respiração de Cheyne-Stokes; reflexos patológicos; convulsões; fadiga; cefaleia; irritabilidade; perda de apetite; espasmos musculares ou cãibras; fraqueza muscular; náuseas e vômitos

TABELA 14.4	Enzimas cardíacas.[10]				
Enzima	Normal	Elevação	Pico	Retorno	Anormal
Creatino-fosfoquinase (CPK)	5 a 75 mU/mℓ	2 a 8 h	12 a 36 h	3 a 4 h	Total ≥ 200
Lactato-desidrogenase (LDH)	100 a 225 unidades/mℓ	12 a 48 h	3 a 6 dias	8 a 14 dias	Total ≥ 170, ≥ 100 LDH + 40% CPK
CPK-MB	0 a 3%	4 h	18 a 24 h		Total ≥ 200 com MB ≥ 4% ou total < 200 com MB ≥ 10 unidades
Troponina	< 0,2 µg/mℓ	4 a 6 h	24 h	> 10 dias	> 1,5

(PE) ou trauma. Os níveis de anticoagulação considerados terapêuticos variam de acordo com o motivo da coagulação, histórico médico anterior, preferências do médico e políticas institucionais. O terapeuta precisa saber o nível terapêutico, objetivo de saúde e quaisquer precauções ou restrições de mobilidade funcional. Um risco aumentado para formação de trombo também aumenta o risco de acidente vascular encefálico, embolia pulmonar e outra atividade embólica. Pacientes cujos níveis de coagulação são muito altos correm o risco de sangramento, portanto, o fisioterapeuta deve monitorar esses pacientes quanto a edema, equimoses, limitações na amplitude de posição dos membros, dor e alterações neurológicas no caso de sangramento cerebral quando há uma queda hematócrito > 3 a 5% e hemoglobina < 7. Pacientes em terapia anticoagulante na presença de infecção ou outras causas de estresse fisiológico podem desenvolver uma coagulopatia e correr risco de sangramento.

Quando um paciente for diagnosticado com TVP ou EP, é importante que o fisioterapeuta consulte a equipe médica sobre o plano de cuidados. O plano médico normalmente inclui a administração de algum medicamento anticoagulante. Hoje, é comum que a mobilização continue após o início da medicação e não espere até que a medicação atinja seu nível terapêutico. A mobilidade demonstrou não aumentar o risco de EP. É importante que o terapeuta tenha essa conversa com a equipe médica porque se a TVP for proximal nas veias femorais ou ilíacas ou parecer instável no estudo *Doppler*, o paciente pode precisar ser colocado em repouso no leito ou em restrição de atividades até que seja atingido determinado intervalo terapêutico de tratamento, ou certo número de dias tenha se passado. O fisioterapeuta deve monitorar qualquer paciente que esteja em terapia de anticoagulação atento ao nível de protrombina, protrombina parcial ou razão normalizada internacional (INR) para garantir a faixa terapêutica e modificar a sessão de terapia se o paciente estiver hiperanticoagulado e, portanto, em alto risco de sangramento.[20]

É importante procurar por sinais e sintomas de coagulação e participar dos cuidados preventivos de TVP e EP. Para TVP, os sinais e sintomas podem incluir edema periférico (geralmente unilateral), distensão venosa e dor; para EP, o paciente pode apresentar dispneia, sons respiratórios anormais e dessaturação de oxigênio. Nos casos em que a EP é de tamanho clinicamente significativo, o paciente pode sofrer de insuficiência respiratória. O uso de bombas de compressão sequencial, exercícios de membros inferiores e o aumento do nível de atividades do paciente são fundamentais para a prevenção do desenvolvimento de TVP e EP. A American Physical Therapy Association patrocinou o desenvolvimento do guia de prática clínica para o manejo da TVP com recomendações clínicas que o fisioterapeuta deve revisar com a equipe médica do paciente.[20]

Lipídios sanguíneos. O exame do perfil lipídico sérico do paciente ajuda a estratificar o risco do paciente para doenças cardiovasculares. Saber que o perfil lipídico está elevado pode ser útil na determinação de como enfocar parte do processo de entrevista para completar o risco de doença cardiovascular. Essas informações podem orientar o fisioterapeuta a rastrear o paciente quanto a sinais e sintomas comuns associados a doenças cardiovasculares e determinar quais testes e medidas devem ser concluídos para uma avaliação mais aprofundada do paciente quanto a doenças e disfunções.[21] Os sinais vitais devem ser monitorados em repouso e também durante esforço para determinar se o paciente tem tolerância suficiente ao exercício ou se é necessária uma avaliação de saúde adicional devido a uma resposta anormal dos sinais vitais ao exercício. Como a doença cardiovascular é uma doença multissistêmica, os pacientes com perfis sanguíneos anormais estão em risco de declínios adicionais na função cerebral, bem como em risco de eventos vasculares cerebrais.[22] A triagem posterior inclui o teste de trilhas A e B, contagem regressiva por 7 e o teste de Stroop.[23] Os resultados podem fornecer ao fisioterapeuta documentação adicional de que a função cerebral está prejudicada ou que ela mudou desde as internações anteriores. Dados sobre testes de perfusão periférica e inspeção da pele, bem como tolerância ao esforço, podem ajudar a caracterizar qualquer hipótese clínica de que uma limitação funcional está relacionada à doença arterial periférica.[24] Por fim, ao avaliar o perfil sanguíneo do paciente com a avaliação de outros fatores de risco, o fisioterapeuta pode determinar o nível de risco do paciente para um evento cardiovascular e como prescrever com segurança um programa de exercícios, iniciar a educação do paciente sobre redução e prevenção de risco e fazer os encaminhamentos apropriados.[25]

Testes especiais. Os níveis de glicose sérica examinam a capacidade do corpo de utilizar glicose para a atividade celular por meio da produção de trifosfato de adenosina (ATP).

A hiperglicemia (elevação na glicose sérica) geralmente está associada ao diabetes melito (DM); entretanto, os pacientes sem história de DM podem apresentar níveis elevados de glicose no ambiente de tratamento intensivo, que podem estar relacionados ao estresse fisiológico relacionado ao trauma ou cirurgia, uso de esteroides ou alterações na medicação. A hipoglicemia (baixos níveis de glicose no sangue) está associada ao alcoolismo, reações adversas a medicamentos, tratamento para hiperglicemia e doenças críticas relacionadas a doenças hepáticas ou pancreáticas.

A glicose sérica, a hemoglobina glicada (HbA_{1c}) e o teste de glicose no sangue de rotina são muito importantes para o terapeuta examinar antes da intervenção. Se a glicose do paciente estiver elevada, > 250 mg/dℓ, ou baixa, < 70 mg/dℓ, o corpo não tem a capacidade de utilizar a glicose como substrato energético para o exercício. Modificações na terapia precisarão ser implementadas para encurtar a duração das atividades funcionais para evitar efeitos adversos de imobilidade e maior estresse metabólico.

Outros testes, como proteína total sérica, incluindo níveis de albumina e globulina, contribuem com informações sobre equilíbrio ácido-básico, coagulação, resposta imunológica e pressão osmótica do sangue e tecido. A albumina é muito importante para manter a pressão vascular, com baixos níveis de albumina relacionados a edema significativo, desfechos funcionais ruins e alta mortalidade. O nível de pré-albumina reflete o estado nutricional atual e pode ser útil para examinar a eficácia das intervenções nutricionais, ou para documentar a progressão do estado catabólico.[26] Para o terapeuta de cuidados agudos, o acompanhamento dos níveis de albumina, proteína total e pré-albumina revelará o nível de reservas de proteínas, o estado de desnutrição ou a capacidade de resposta à intervenção nutricional. Esse fator pode influenciar muito a capacidade do paciente de obter ganhos na terapia e pode impactar diretamente os resultados funcionais.[27,28] O fisioterapeuta deve discutir com o provedor quando há uma fraca progressão na força e recuperação funcional para determinar se ajustes precisam ser feitos para melhorar albumina e consumo de proteína total.

Gasometria arterial. Uma amostra de sangue arterial é usada para determinar o estado de oxigenação e o equilíbrio ácido-básico, especificamente a concentração de íons de hidrogênio no corpo. Os sistemas pulmonar e renal regulam ácidos, como os ácidos carbônico e láctico, respectivamente. O sistema renal também é o principal regulador do bicarbonato (HCO_3^-), que é a principal base do corpo.

A pressão parcial de oxigênio (PaO_2) diminui com a idade. Esse é o resultado da combinação da redução na elasticidade do sistema musculoesquelético, diminuição nas fibras musculares, diminuição na área de superfície de troca de gás alveolar e diminuição na responsividade do sistema nervoso central. Essas mudanças naturais levam a um declínio da PaO_2, que normalmente varia de 80 a 100 mmHg da infância até a idade adulta média,

diminuindo aproximadamente 1 mmHg por ano após os 60 anos ou pode ser calculada por $PaO_2 = 109 - 0,43 \times$ idade.[20] É importante manter esse cálculo em mãos, porque os fisioterapeutas comumente participam dos cuidados pulmonares dos pacientes e das prescrições de oxigênio suplementar. Para um paciente de 75 anos, seria perfeitamente normal observar uma PaO_2 de 73 a 77 mmHg sem que haja sinais de dessaturação ou descompensação respiratória.

Para examinar o equilíbrio ácido-básico, o fisioterapeuta deve primeiro observar o pH usando 7,4 como o nível normal. Se o pH for < 7,4, o paciente está em estado acidótico e qualquer nível > 7,4 é considerado um estado alcalótico. A seguir, o fisioterapeuta deve examinar a pressão parcial do gás carbônico (PaO_2), com 40 mmHg como ponto de referência, com valores acima ou abaixo, sendo considerados estados acidótico e alcalótico, respectivamente. Finalmente, o fisioterapeuta também precisa observar o nível de HCO_3^-, com um valor > 24 sendo alcalótico e < 24 sendo acidótico. Para determinar se o distúrbio é respiratório ou metabólico, basta determinar se a $PaCO_2$ ou o HCO_3^- correspondem ao mesmo estado do pH. Se a $PaCO_2$ for consistente com o pH, ou seja, se a $PaCO_2$ e o pH forem acidóticos ou alcalóticos, o paciente está sofrendo de um estado acidótico ou alcalótico *respiratório*. Entretanto, se o HCO_3^- corresponder ao pH, haverá acidose ou alcalose *metabólica*. Consulte a Tabela 14.5 para causas, sinais e sintomas de distúrbios ácido-básicos.[8-10] Consulte a Tabela 14.6 para um exemplo de acidose respiratória e a Tabela 14.7 para um exemplo de alcalose metabólica.

A gasometria arterial quantifica com boa acurácia a resposta do corpo ao desequilíbrio ácido-básico. Os sistemas renal e pulmonar compensam esses desequilíbrios, alterando a $PaCO_2$ (pulmões) para distúrbios metabólicos e o HCO_3^- (rins) para distúrbios respiratórios. No caso de um distúrbio respiratório em que o HCO_3^- ainda está dentro da faixa normal, o corpo não começou a compensar e, portanto, é referido como "compensação parcial". Se o pH e o HCO_3^- estiverem fora dos intervalos normais, isso é conhecido como uma compensação parcial. Por fim, se o pH foi trazido de volta para a faixa normal, o equilíbrio ácido-básico seria denominado como "condição compensada". A descrição compensatória é a mesma para distúrbios metabólicos.

Compreender os fundamentos da análise da gasometria arterial é importante para o fisioterapeuta no ambiente da terapia intensiva por várias razões. Em primeiro lugar, entender quais doenças ou distúrbios podem levar à alteração do pH deve orientar o fisioterapeuta a adequar o processo de avaliação, principalmente devido à compensação do sistema pulmonar. Conhecer os sinais e o sintomas associados às quatro categorias básicas de desequilíbrio ácido-básico ajudará o fisioterapeuta na detecção de alterações médicas e alterará as preocupações dos outros membros da equipe de saúde. Finalmente, o grau de compensação deve ser considerado ao desenvolver o plano de tratamento atual ou ao decidir se há necessidade de suspender a terapia por um dia.

TABELA 14.5	Causas, sinais e sintomas dos desequilíbrios ácido-básicos.[8-10]	
	Causa	**Sinais/Sintomas**
Acidose respiratória	Lesão no centro respiratório do sistema nervoso central (SNC) (trauma cranioencefálico [TCE], tumor, acidente vascular encefálico), obstrução das vias respiratórias, doença pulmonar, fraqueza dos músculos respiratórios (síndrome de Guillain-Barré, miastenia gravis, lesão da medula espinal), tórax instável, metabolismo (sepse, queimaduras), drogas depressoras do SNC (barbitúricos, sedativos, narcóticos, anestesia)	Hipoventilação, hipercapnia, cefaleia, distúrbios visuais, coma, confusão, ansiedade, inquietação, sonolência, reflexo tendíneo profundo, hiperpotassemia, fibrilação ventricular
Acidose metabólica	Diabetes melito não controlada, fome, insuficiência renal, superdosagem de ácido acetilsalicílico (AAS), estresse prolongado ou estresse físico, hipoxia, diarreia grave, abuso de etanol, cetoacidose metabólica/etanol, acidose láctica	Déficit de HCO_3^-, cefaleia, hiperventilação, embotamento mental, respiração profunda, estupor, coma, hiperpotassemia, arritmias, espasmo/fraqueza muscular, náuseas/vômito/diarreia, mal-estar
Alcalose respiratória	Hipoxemia (enfisema, pneumonia, síndrome do desconforto respiratório agudo), estimulação do SNC (sepse, amônia, superdosagem de AAS, TCE, tumor, exercício ou estresse excessivo, dor intensa), hiperventilação, encefalopatia hepática, insuficiência cardíaca congestiva, embolia pulmonar, patologia ou estado que comprometa o pulmão (fístulas pancreáticas internas, ascite, escoliose, gestação)	Hipocapnia, taquipneia, tontura, parestesia/formigamento periférico, tetania, convulsões, sudorese, espasmos musculares, hipopotassemia, arritmias
Alcalose metabólica	Perda de ácido clorídrico, perda de potássio, diarreia, exercício, ingestão de substâncias alcalinas, esteroides, diurese, aspiração nasogástrica, úlcera péptica (DUP), transfusão maciça de sangue	Excesso de HCO_3^-, hipoventilação, confusão mental e agitação, tontura, parestesia periférica, espasmos musculares, tetania, convulsões, hipopotassemia, arritmias

TABELA 14.6	Exemplo de acidose respiratória.			
	Valor real	Variação normal	Valor de referência	Acidótico/Alcalótico
pH	7,24	7,35 a 7,45	7,4	Acidótico
PaO$_2$	74 mmHg	80 a 100 mmHg		
PaCO$_2$	67 mmHg	35 a 45 mmHg	40 mmHg	Acidótico
HCO$_3^-$	27 mEq/ℓ	22 a 26 mEq/ℓ	24 mEq/ℓ	Alcalótico

TABELA 14.7	Exemplo de alcalose metabólica.			
	Paciente	Variação normal	Valor de referência	Acidótico/Alcalótico
pH	7,5	7,35 a 7,45	7,4	Alcalótico
PaO$_2$	77 mmHg	80 a 100 mmHg		
PaCO$_2$	48 mmHg	35 a 45 mmHg	40 mmHg	Acidótico
HCO$_3^-$	37 mEq/ℓ	22 a 26 mEq/ℓ	24 mEq/ℓ	Alcalótico

Eletrocardiograma

Muitas mudanças podem ocorrer no ciclo elétrico cardíaco com o envelhecimento. Por volta dos 60 anos, ocorre uma diminuição do número de células do nó sinoatrial e esse número continua diminuindo com a idade, levando a uma desaceleração intrínseca da frequência cardíaca. Também é observado um desvio à esquerda do eixo QRS causado pelo enrijecimento do ramo esquerdo e hipertrofia ventricular esquerda observada em pacientes com hipertensão de longa data que também podem apresentar uma diminuição na amplitude da onda T.[29]

Mesmo que o fisioterapeuta não esteja familiarizado com a leitura de um eletrocardiograma (ECG), há algumas coisas que você deve ter em mente ao trabalhar com pacientes. Em primeiro lugar, ao olhar para uma tira de ECG, deve-se notar que imediatamente após o complexo QRS, uma grande ponta vertical que representa a despolarização ventricular, os ventrículos devem se contrair. Se o terapeuta palpa o pulso periférico, deve haver um pulso que é sentido após cada QRS visto no ECG. Para alguns indivíduos com músculo cardíaco comprometido ou uma contração anormal, como uma contração ventricular prematura (CVP), o pulso pode ser fraco ou até ausente. Sem um ECG, o terapeuta pode comparar a frequência cardíaca ouvida com ausculta com o pulso periférico.

Também é importante lembrar que o momento de contração do coração é o período de maior consumo ou demanda de oxigênio pelo miocárdio. Se a frequência cardíaca do paciente estiver alta, existe a possibilidade de o fluxo sanguíneo coronário não acompanhar a demanda e o paciente apresentar arritmias e angina. Angina é definida como um desconforto que ocorre acima da cintura e não está associado a nenhuma disfunção musculoesquelética ou neuromuscular. A angina comumente é uma dor subesternal com ou sem radiação para o membro superior esquerdo, mas é extremamente importante que o fisioterapeuta não se esqueça de que há muitos pacientes que não apresentam sintomas clássicos, especialmente mulheres e pacientes com diabetes, e que podem relatar dor na mandíbula, no dorso e no membro superior direito ou desconforto gastrintestinal.

Outro ponto a ser lembrado sobre o ECG é que o tempo entre os complexos QRS é o tempo que os ventrículos se enchem para enviar sangue às artérias coronárias para perfusão miocárdica. Quando a frequência cardíaca está alta, ocorre uma redução no tempo de enchimento ventricular, o que pode reduzir o fluxo de sangue para a frente, principalmente quando o tecido miocárdico não é capaz de compensar. Também há redução do tempo de perfusão miocárdica que pode levar à angina.

Existem outras disritmias associadas a doenças como hipertensão e doenças coronárias. A hipertensão está associada à hipertrofia ventricular esquerda do miocárdio.[30] Com o tempo, isso pode levar ao aumento do átrio esquerdo porque mais sangue está ficando retido nas câmaras cardíacas no fim da contração. O aumento do átrio esquerdo está associado à irritabilidade do tecido atrial e a um controle anormal do ritmo, a fibrilação atrial (Figura 14.1). A apresentação clássica da fibrilação atrial é uma frequência cardíaca irregular e imprevisível. O paciente pode se tornar sintomático se a frequência ficar muito rápida e o coração não puder atender à demanda de oxigênio ou o miocárdio não puder compensar o menor volume de sangue levado aos ventrículos para circulação por todo o corpo. O paciente pode relatar angina, fadiga, dispneia e tontura, e podem ser observadas alterações na consciência.

Arritmias geradas a partir dos ventrículos, CVPs, também são comuns com o envelhecimento, mas são benignas quando a arritmia é inferior a 8 batimentos por minuto (bpm) e o coração do paciente pode compensar as contrações prematuras. Outra arritmia ventricular com incidência aumentada entre idosos é chamada "bloqueio de ramo" (BBB) (Figura 14.2), que, novamente, também pode ser benigna, mas na presença de disfunção miocárdica pode levar a sinais e sintomas incluindo fadiga, diminuição da tolerância à atividade e dispneia.

É importante saber a história do paciente para disritmias e o ritmo atual do ECG. Se o equipamento permitir, o monitoramento da frequência, do ritmo e da regularidade durante as atividades permitirá que o fisioterapeuta

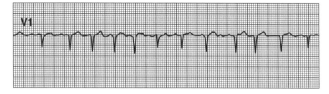

Figura 14.1 Exemplo de fibrilação atrial.

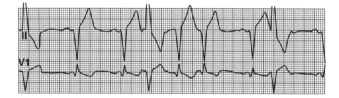

Figura 14.2 Exemplo de contrações ventriculares prematuras e bloqueios de ramo nas derivações II e V1.

documente quaisquer alterações com quaisquer sinais e sintomas durante a atividade. Pacientes com história de disritmias podem receber um marca-passo temporário ou permanente ou um desfibrilador coronário implantável automático. Para o paciente com marca-passo temporário, o fisioterapeuta deve entender qual é o ritmo subjacente e a função cardíaca do paciente (perfusão miocárdica e função de contratilidade). O fisioterapeuta deve certificar-se de que os fios do marca-passo temporário estão presos, para reduzir o risco de desconexão durante a mobilização. Para os pacientes com desfibrilador interno, é importante saber em que nível de frequência cardíaca o dispositivo administrará um choque ao paciente. O fisioterapeuta precisa monitorar esses pacientes e evitar exercícios além desse nível de frequência cardíaca para evitar choques injustificados.

Relatórios cirúrgicos e de procedimentos médicos

O fisioterapeuta pode alterar o processo de exame após a revisão dos relatórios cirúrgicos. Os relatórios cirúrgicos devem revelar a especificidade do procedimento e identificar quaisquer precauções e restrições associadas. Essas informações também podem ajudar o fisioterapeuta a trabalhar com o cirurgião ou médico de cuidados primários no estabelecimento de diretrizes de mobilidade com o objetivo de proteger o local da cirurgia para promover a cura e permitir que o paciente alcance o nível mais alto de função e, possivelmente, evitar as complicações iatrogênicas relacionadas à imobilidade, como úlceras de pressão, pneumonia e TVP.

Resumo. A revisão médica, quando possível, é uma etapa crucial para iniciar o exame, pois fornece informações vitais sobre o estado médico passado e presente do paciente. A compreensão dos efeitos das doenças crônicas também deve ajudar o fisioterapeuta a prescrever uma série de exercícios abrangentes e um plano de cuidados com base no curso esperado da doença e seu impacto na mobilidade funcional. Ao fim do processo de revisão do prontuário, o fisioterapeuta deve ser capaz de formular um quadro clínico do paciente na preparação para o processo de exame, priorizar os déficits previstos para tratar, decidir qual educação possível o paciente deve receber e determinar a necessidade de possíveis encaminhamentos e prováveis recomendações de alta.

Além da revisão do prontuário médico, o fisioterapeuta deve discutir a situação do paciente com outros membros da equipe médica, quando disponível. Os membros da equipe terão informações que podem não estar contidas no prontuário no momento da consulta do fisioterapeuta. O terapeuta também deve estender a coleta de informações para incluir a família ou cuidador e o paciente.

Entrevista

Na revisão dos sistemas, o fisioterapeuta deve questionar o paciente sobre fatores específicos relacionados à idade, ocupação e outros comportamentos que podem indicar risco aumentado para condições específicas. O leitor é direcionado à Tabela 14.8 para um exemplo de formulário de avaliação de revisão dos sintomas que pode ser útil para decidir o que examinar e identificar os sintomas que poderiam sugerir encaminhamentos a outros profissionais para diagnóstico e tratamento. O Boxe 14.3 demonstra alguns dos fatores de risco para diabetes tipo 2, câncer e osteoporose.[31-33] Um fator de risco que é particularmente importante abordar devido à relevância da fisioterapia é um estilo de vida sedentário. Como um estilo de vida inativo é um forte fator de risco para a maioria das doenças crônicas, como artrite, DAC, diabetes, fragilidade e assim por diante, a coleta de um histórico de atividades físicas pode revelar uma oportunidade para a educação do paciente. Fazer perguntas específicas como "Você se exercita e que tipo de exercício você pratica (incluindo frequência e duração)?", "Quantas horas você permanece sentado por dia?" ou "Com que frequência você sai de casa?" é uma maneira de chegar a esse importante fator de risco.

O rastreamento de fator de risco mais bem estabelecido é para DAC. Os fatores de risco incluem os fatores causais de tabagismo, diabetes e hipertensão; os fatores predisponentes incluem obesidade, sedentarismo, perfil lipídico anormal e história familiar. Outros fatores a serem considerados incluem idade, sexo e estresse (ver Boxe 14.4 para fatores de risco para DAC).[25] Depois de estabelecer quantos fatores de risco o paciente apresenta, o fisioterapeuta deve identificar se o paciente está sentindo dor ou desconforto acima da cintura que não pode ser atribuído a uma disfunção musculoesquelética ou neuromuscular, dispneia em repouso ou com esforço leve, tontura ou síncope, ortopneia ou dispneia paroxística noturna, edema de membros inferiores, palpitações ou taquicardia, claudicação, sopro cardíaco conhecido e/ou fadiga incomum.[25] Finalmente, uma vez determinados todos os fatores de risco, o fisioterapeuta pode determinar o nível de risco de um evento cardíaco durante o esforço. O Boxe 14.5 lista as categorias de estratificação de risco do American College of Sports Medicine (ACSM).[25]

O processo de estratificação de risco de pacientes para doenças cardíacas e outras doenças, mesmo no ambiente de tratamento intensivo, pode ajudar o terapeuta a determinar quais componentes do exame devem ser concluídos para determinar os parâmetros de tolerância à atividade segura. A estratificação de risco seguida de testes pode orientar o terapeuta a prescrever os exercícios apropriados, um programa de exercícios em domiciliares

TABELA 14.8	Exemplo de uma revisão dos sistemas.
Indica se a condição esteve presente no último mês ou nos últimos 3 meses	

1 mês	3 meses	
		Estado cognitivo/humor
		Diminuição da capacidade de lembrar eventos atuais
		Diminuição da capacidade de lembrar eventos passados
		Diminuição da memória a curto prazo
		Diminuição da capacidade de concentração
		Diminuição da capacidade de concentração em uma sala movimentada
		Diminuição da capacidade de completar uma tarefa
		Aumento de tropeços ou quedas
		Aumento de erros
		Dificuldade em adormecer
		Dificuldade em permanecer dormindo
		Acorda com tosse
		Acorda com dispneia
		Acorda ansioso
		Acorda com dor
		Sente-se deprimido
		Sente-se ansioso
		Parou de participar de atividades normais
		Parou de frequentar a comunidade
		Prefere ficar em casa
		Prefere ficar sozinho
		Mais irritado ou fica com raiva mais rápido
		Sensação de esquecimento

(continua)

TABELA 14.8	Exemplo de uma revisão dos sistemas. *(Continuação)*

Indica se a condição esteve presente no último mês ou nos últimos 3 meses

1 mês	3 meses	
		Geral
		Aumento da fadiga
		Sente febre ou calafrios
		Perda de peso não planejada
		Alteração da voz ou dor de garganta prolongada
		Aumento da sede ou apetite
		Redução do apetite
		Dores ou mal-estar corporal
		Tonturas ou vertigens
		Alterações no olfato
		Alterações na audição, zumbido nos ouvidos
		Dor de dente, feridas na boca
		Odor bucal doce
		Cabelo ou unhas quebradiças
		Qualquer protuberância ou massa
		Intolerância à temperatura (calor ou frio)
		Músculos e nervos
		Dor, edema ou vermelhidão nas articulações
		Aumento da incidência de cefaleias
		Alteração na visão ou audição
		Dificuldade em encontrar palavras ou falar claramente
		Dor, fraqueza muscular
		Torpor, formigamento
		Tontura ou vertigem
		Redução da coordenação, sente-se desajeitado
		Dor irradiada para braços ou pernas
		Inquietação ou tremores
		Redução da memória
		Perda de consciência
		Cãibras musculares
		Ossos e pele
		Edema ou rigidez das articulações
		Dor ou fraqueza muscular
		Redução significativa de altura corporal
		Dedos ou dedos das mãos brancos e doloridos
		Alteração na aparência das unhas
		Descoloração da pele
		Feridas abertas
		Erupções cutâneas ou prurido
		Verrugas ou marcas de pele que mudaram de tamanho ou cor
		Alterações nos cabelos (queda, crescimento adicional, quebradiço)
		Coração e vasos sanguíneos
		Dor torácica, pressão, peso ou aperto
		Pulso irregular (a frequência cardíaca acelera, diminui e pula batimentos)
		As pernas doem ao caminhar ou subir escadas
		Edema nos pés ou pernas

(continua)

TABELA 14.8	Exemplo de uma revisão dos sistemas. (*Continuação*)

Indica se a condição esteve presente no último mês ou nos últimos 3 meses

1 mês	3 meses	
		Ganho de peso apesar da perda muscular
		Fadiga
		Dispneia em repouso ou durante a atividade
		Evita atividades usuais
		Descoloração ou dor nos pés ou pernas
		Edema em uma perna ou braço
		Qualquer dor que passa resolve quando o paciente repousa
		Alterações na frequência cardíaca ou pressão arterial
		Tosse persistente
		Sangramentos
		Pulmonar
		Dispneia
		Tosse persistente
		Dor na parede torácica
		Baqueteamento das unhas das mãos e dos pés
		Tosse produtiva, aumento na produção de expectoração
		Abdome
		Mudanças no apetite ou sabor
		Dificuldade em deglutir
		Dor abdominal
		Sensação de plenitude, gases
		Alterações no comportamento intestinal
		Incontinência intestinal ou vesical
		Alterações na cor ou consistência das fezes
		Indigestão ou queimação gástrica
		Náuseas, vômitos, diarreia
		Alterações no padrão, fluxo ou cor da urina
		Dor ou ardor ao urinar
		Necessidade de urinar à noite
		Hesitação ou urgência para urinar
		Gênero
		Diminuição do interesse ou atividade sexual
		Dor com atividade sexual
		Mulheres
		Alterações no ciclo menstrual
		Corrimento vaginal
		Possibilidade de gestação
		Pontos de sangue ou sangramento vivo
		Irregularidade do humor
		Alterações no formato das mamas, protuberâncias ou massas nas mamas, dor
		Homens
		Impotência
		Dor testicular
		Secreção peniana
		Lesão genital

BOXE 14.3	Fatores de risco comuns associados com quatro problemas médicos comuns no adulto idoso.[31-33]			
Diabetes tipo 2	**Câncer**	**Osteoporose**	**Doença arterial coronária**
Obesidade	Estar acima do peso ou ser obeso	Idade	Obesidade
Hipertensão		História familiar	Tabagismo
Hipercolesterolemia	Uso abusivo de álcool	Baixo peso corporal	Hipertensão
Raça (afro-americanos)	Exposição excessiva ao sol	Raça (caucasiana, asiática)	Dislipidemia
Genética	Inatividade	Menopausa	Glicose em jejum prejudicada
Estilo de vida inativo ou sedentário	Outros específicos para cada câncer	História de fraturas	História familiar
Intolerância à glicose	Uso de tabaco	Dieta	Estilo de vida sedentário

BOXE 14.4	Fatores de risco para doença da artéria coronariana.[25]
Fatores de risco positivos	**Critérios de definição**
História familiar	Infarto do miocárdio, revascularização coronária ou morte súbita antes dos 55 anos no pai ou outro parente de primeiro grau do sexo masculino ou antes dos 65 anos na mãe ou outra parente de primeiro grau do sexo feminino
Tabagismo	Tabagista atual ou aqueles que pararam nos últimos 6 meses
Hipertensão	PA sistólica $\geq$ 140 mmHg, ou PA diastólica $\geq$ 90 mmHg, confirmada em pelo menos duas ocasiões consecutivas, ou com medicação hipertensiva
Dislipidemia	Lipoproteína de baixa densidade > 130 mg/dℓ, lipoproteína de alta densidade < 40 mg/dℓ, em uso de medicamentos hipolipemiantes, colesterol total > 200 mg/dℓ
Glicose em jejum prejudicada	Glicemia em jejum $\geq$ 100 mg/dℓ confirmada por medições em pelo menos duas ocasiões separadas
Obesidade	Índice de massa corporal > 30 kg/m^2 ou circunferência da cintura > 102 cm para homens e > 88 cm para mulheres, ou relação cintura/quadril $\geq$ 0,95 para homens e $\geq$ 0,86 para mulheres
Estilo de vida sedentário	Não participar de um programa de exercícios regulares ou não atender às recomendações de atividade física mínima do Relatório do Surgeon General dos EUA

Modificado do American College of Sports Medicine.

BOXE 14.5	Categorias de estratificação de risco da American College of Sports Medicine.[25]
Baixo risco	Homens com menos de 45 anos e mulheres com menos de 55 anos que são assintomáticos e não apresentam mais de um fator de risco
Risco moderado	Homens com 45 anos ou mais e mulheres com 55 anos ou mais ou aqueles que apresentam dois ou mais fatores de risco
Alto risco	Indivíduos com um ou mais sinais e sintomas ou doença cardiovascular, pulmonar ou metabólica conhecida

e uma orientação para progredir na tolerância ao exercício e na função.

A estratificação do fator de risco é um processo muito importante para o fisioterapeuta determinar para cada paciente. Depois que o fisioterapeuta estratificou um paciente quanto à probabilidade de doença cardiovascular ou pulmonar ou à probabilidade deste de apresentar dificuldade médica durante o exercício, essas informações podem ser usadas para direcionar o exame e a educação do paciente e fornecer referências adequadas aos médicos, centros de programas, ou outros profissionais de saúde.

REVISÃO DE SISTEMAS

Estado mental

Avaliar o estado mental de um paciente pode ser difícil na presença de condições de saúde agudas e crônicas e, na população idosa, isso pode ser mais desafiador devido ao aumento da incidência de demência e doença de Alzheimer. Alterações no estado mental podem estar associadas a uma variedade de fatores, incluindo distúrbios metabólicos, comorbidades coexistentes, medicamentos e condições ambientais.[34] Em um estado metabólico, o fisioterapeuta deve reconhecer que hipoxemia, anemia, hiperglicemia, desequilíbrios eletrolíticos, desnutrição e desidratação são fatores que contribuem para mudanças no estado mental. O uso da polimedicação (polifarmácia) na população idosa é muito comum e tem sido associado não apenas ao aumento do risco de quedas,[35] mas também à alteração do estado mental e *delirium*.[36] O terapeuta não deve negligenciar o uso de álcool e drogas ilícitas ou de venda livre ao coletar informações durante a avaliação. O National Council on Alcoholism and Drug Dependence relatou que o abuso de substâncias está aumentando entre os adultos idosos, de 2,5 milhões em 2015 para mais de 6 milhões em 2030. Os motivos são multifatoriais, incluindo depressão, restrições financeiras e polimedicação.[37] Por fim, o terapeuta precisa reconhecer os efeitos da cirurgia e da anestesia geral, o estresse físico associado à cirurgia, o ambiente do paciente e o uso de restrições e equipamentos médicos, como cateteres de Foley, como fatores que contribuem para um declínio no estado mental.

Delirium, também conhecido como síndrome cerebral orgânica aguda, transtorno mental orgânico agudo ou estado confusional agudo, é uma síndrome definida como um declínio agudo do estado mental associado a mudanças transitórias que, em muitos casos, são reversíveis e, às vezes, evitáveis. O paciente normalmente apresenta flutuações nos níveis de alerta, incapacidade de realizar uma tarefa, distúrbio perceptivo, alucinações visuais e um declínio nas habilidades cognitivas, como aprendizagem, processamento e solução de problemas. O *delirium* também pode estar associado a mudanças no estado de humor, como abstinência ou agitação e combatividade.[34,38,39] Existem três estados de *delirium*: o estado hiperativo em que o paciente fica inquieto e agitado; o estado hipoativo em que o paciente fica letárgico e retraído; e um estado misto no qual o comportamento do paciente flutua entre os estados hiperativo e hipoativo.[39] O paciente com *delirium* hipoativo muitas vezes não é diagnosticado porque a equipe de saúde interpreta erroneamente o comportamento do paciente como depressão ou fadiga.[40] Frequentemente, o *delirium* é diagnosticado como demência no adulto idoso, o que pode levar a altas taxas de mortalidade, longos períodos de permanência em instalações médicas e piores resultados funcionais. É importante ressaltar que há uma maior incidência de *delirium* em pacientes com demência basal.[38]

Delirium é um problema significativo ao trabalhar com adultos idosos, particularmente aqueles em um ambiente institucional (hospital de cuidados agudos, hospital subagudo ou uma instituição de cuidados de longa duração), devido à sua alta incidência e impacto sobre os resultados médicos e funcionais. O terapeuta deve estar ciente das características do *delirium*. Essa síndrome tipicamente apresenta um início agudo de desatenção, pensamento desorganizado, mudança no nível de consciência, desorientação, diminuição da memória, distúrbios perceptivos e alteração dos ciclos de sono-vigília. Nas unidades de terapia intensiva (UTIs), a prevalência de *delirium* é maior e está associada ao tempo de internação, menores dias sem ventilação e maiores taxas de mortalidade e morbidade, com uma maior taxa de alta para instituições de longa permanência para aqueles com *delirium*.[38,44] Recentemente, a American Association of Critical Care Nursing e a Society of Critical Care Medicine fizeram recomendações para a avaliação e redução do *delirium* por meio do tratamento da dor, redução da sedação, não utilização de medicamentos como benzodiazepínicos e promoção da mobilização precoce.[42] Toda a equipe de saúde, incluindo o fisioterapeuta, precisa melhorar a experiência do paciente para lidar com os fatores de risco modificáveis, como fornecer aos pacientes seus óculos e aparelhos auditivos; gerenciamento suficiente da dor, nutrição e hidratação; sono adequado; e atividade física e cognitiva.[43,44]

Consequentemente, o terapeuta deve contribuir relatando mudanças no estado mental, utilizando uma ferramenta de avaliação de *delirium*, como o *Confusion Assessment Method*[41] para UTI (CAM-ICU), auxiliando no tratamento da dor e no retreinamento cognitivo, bem como contribuindo para promoção da reabilitação precoce, a fim de melhorar a morbidade e a mortalidade e para redução dos custos de cuidados de saúde associados ao *delirium*.

A demência pode estar separada do *delirium*, ou entrelaçada a ele, o que pode complicar o processo de avaliação e intervenção e afetar significativamente os resultados. A demência é uma síndrome de início gradual e declínio progressivo da função cognitiva. É um distúrbio comum em idosos que progride a cada década de vida. A doença de Alzheimer e a insuficiência vascular cerebral são as duas causas mais comuns de demência, com a doença de Alzheimer sendo responsável por 50 a 60% de todos os casos.[45] Há uma variedade de instrumentos padronizados que são usados para rastrear e avaliar a demência, como o *Folstein Mini Mental Status Exam*. O Capítulo 19 contém detalhes específicos relacionados à avaliação de *delirium* e demência.

Sinais vitais

Cada fisioterapeuta, independentemente do ambiente de prática e do tipo de população de pacientes tratada, deve avaliar os sinais vitais em repouso do paciente e a resposta ao esforço. Mesmo no ambiente de cuidados intensivos, em que os sinais vitais do paciente são monitorados rotineiramente, o fisioterapeuta pode fornecer informações valiosas sobre a tolerância do paciente às posturas eretas, mobilidade funcional e tolerância à atividade. Essas informações podem auxiliar na tomada de decisões médicas, incluindo prescrição de medicamentos e manejo cirúrgico.

Frequência cardíaca. O terapeuta deve começar com uma avaliação da FC de repouso. Será útil se o paciente puder fornecer uma estimativa de qual é sua FC e pressão arterial (PA) para estabelecer uma linha de base. Na avaliação do pulso e da frequência cardíaca, o fisioterapeuta deve avaliar a frequência, a regularidade e a qualidade. Ao avaliar a regularidade, o fisioterapeuta avalia o batimento igual e consistente do pulso. A regularidade é definida quando se observam menos de seis interrupções no ritmo em 1 minuto. Se o pulso for regular, a frequência pode ser calculada contando o número de batimentos em 15 segundos e multiplicando esse número por 4 para calcular a frequência cardíaca por minuto. Se a frequência for irregular, o fisioterapeuta deve contar o número de batidas durante todo o minuto. Para alguns pacientes com pulso irregular e aqueles com histórico de disfunção ventricular esquerda, o terapeuta deve comparar a frequência palpatória com a frequência auscultatória. A frequência auscultatória pode ser medida na parede torácica anterior esquerda, ao redor do segundo espaço intercostal, em que o fechamento da válvula aórtica pode ser claramente ouvido. Por fim, o terapeuta deve avaliar a qualidade ou a sensação do pulso à palpação. Um pulso descrito como saltitante é muito difícil de obstruir, enquanto um pulso filiforme é fraco e facilmente obstruído e, às vezes, rápido. As causas prováveis de pulso intermitente incluem exercícios, febre, ansiedade, arritmia, sobrecarga de volume e hipertensão. Um pulso filiforme está associado a desidratação, arritmias, estenose aórtica, cetoacidose e choque.

O terapeuta também deve considerar o que é conhecido como frequência cardíaca de reserva (FCR), o quanto o coração pode aumentar sua frequência a partir do valor de repouso para responder à demanda. A FCR reflete a capacidade do coração de aumentar o débito cardíaco. O fisioterapeuta pode inferir quanta atividade o paciente pode tolerar a partir desse cálculo (Boxe 14.6). A frequência cardíaca de reserva pode ser calculada subtraindo a FC em repouso da FC máxima (prevista ou real). A FC máxima prevista pode ser estimada usando a fórmula: $208 - (0,7 \times$ idade). Essa fórmula é mais acurada que a fórmula dos 220 anos, que subestima a frequência cardíaca máxima em adultos idosos. A FC máxima real estaria disponível e seria mais favorável se o paciente tivesse sido submetido a algum tipo de teste de esforço.

A frequência cardíaca de reserva também pode ser usada para determinar qual porcentagem da frequência cardíaca máxima prevista ou real é a frequência cardíaca em repouso do paciente. Isso é calculado dividindo a frequência cardíaca em repouso do paciente pela frequência cardíaca prevista. Essa é uma informação útil para determinar se o paciente é adequado para tratamento e em que extensão. FCR e porcentagem de trabalho previsto podem ser ferramentas úteis para gerenciar a carga de seus casos e formular uma prescrição de exercícios segura e eficaz.

Pressão arterial. A tolerância do paciente ou estabilidade médica não pode ser completamente avaliada sem examinar a pressão arterial e sua resposta à atividade. Todos os profissionais de saúde devem avaliar seus pacientes quanto à hipertensão e fazer os encaminhamentos apropriados para tratamento médico. O fisioterapeuta está em uma posição única para contribuir para a saúde e o bem-estar dos pacientes, não apenas avaliando a hipertensão, mas também fazendo o rastreamento da hipertensão durante o esforço, que também tem sido associada a um maior risco de sofrer um evento cardiovascular.

A incidência de hipertensão (HAS) aumenta com a idade, por isso é muito importante fazer a triagem da PA em todos os pacientes. A hipertensão é um fator de risco independente para doenças cardiovasculares e renais. Em 2017, o American College of Cardiology e a American Heart Association alteraram a recomendação do manejo da hipertensão para começar em 130/80 em vez da recomendação anterior de 140/90. A pressão arterial normal é definida como uma pressão sistólica de < 120 mmHg e uma pressão diastólica de < 80 mmHg.[46] É bem conhecido que a incidência de pressão arterial elevada aumenta com a idade. No estudo Johns Hopkins Precursors, relatado por Whelton et al., 0,3% dos estudantes de medicina brancos do sexo masculino desenvolveu hipertensão aos 25 anos, 6,5% aos 45 anos e 37% aos 65.[47] Apesar de esse estudo ter utilizado o valor 140/90 como definição da hipertensão, as novas diretrizes mudam a incidência da hipertensão para 46% da população adulta nos EUA.[48] O Joint National Committee on Prevention, Detection, Evaluation, and Treatment of High Blood Pressure está solicitando que o campo da saúde se concentre em tratar hipertensão com o objetivo de diminuir a incidência de DAC, acidente vascular encefálico e doença renal.[49] Não apenas o fisioterapeuta pode documentar a presença de hipertensão e fazer o encaminhamento adequado para tratamento médico, mas também pode avaliar a eficácia de medicamentos anti-hipertensivos. A avaliação para hipertensão deve ser feita em pelo menos duas a três sessões consecutivas,[25] e se o paciente apresentar hipertensão em repouso ou exercício, ele deve ser encaminhado para tratamento médico.[49] Ver Tabela 14.9 para a classificação de hipertensão.

Pressão de pulso. A pressão de pulso é a diferença entre a pressão arterial sistólica e diastólica. A pressão de pulso pode ser facilmente avaliada pelo médico e tem valor preditivo significativo em doenças cardiovasculares. A pressão de pulso examina a complacência cardiovascular – a capacidade de vasoconstrição e vasodilatação das artérias de modo a fazer o sangue circular para atender adequadamente às demandas de atividade. A pressão de pulso é calculada subtraindo a pressão arterial diastólica da pressão sistólica. Com a idade, ocorre uma diminuição da complacência da aorta e pequenas artérias, o que leva à elevação da pressão sistólica e ao declínio da pressão diastólica, causando aumento da pressão de pulso. A pressão de pulso também pode ser elevada com exercícios, insuficiência aórtica e aterosclerose, e quando um paciente apresenta elevação da pressão intracraniana elevada, ao passo que ela se estreitará na presença de estenose aórtica, IC e pericardite. À medida que a pressão de pulso

---

BOXE 14.6 | **Aplicação da reserva da frequência cardíaca.**

Dois pacientes com 70 anos apresentam histórias médicas e habilidades funcionais semelhantes. Ambos são internados no hospital com pneumonia. Cada um tem uma frequência cardíaca máxima prevista (FC) de 150 bpm. A FC de repouso do primeiro paciente é de 70 bpm, o que lhe dá uma frequência cardíaca de reserva (FCR) de 80 bpm. O segundo paciente tem uma FC de repouso de 120 bpm e, portanto, uma FCR de 30 bpm. O fisioterapeuta deve esperar que o primeiro paciente tenha uma tolerância de atividade maior que o segundo paciente, porque a frequência cardíaca do primeiro paciente é mais capaz de compensar durante o esforço antes de atingir a FC máxima.

TABELA 14.9 | **Classificação da hipertensão.**

	Pressão arterial sistólica (mmHg)		Pressão arterial diastólica (mmHg)
Normal	< 120	e	< 80
Elevada	120 a 129	e	< 80
Hipertensão			
Estágio 1	130 a 139	ou	80 a 89
Estágio 2	140 a 179	ou	> 90
Crise hipertensiva	≥ 180	e/ou	≥ 120

aumenta, observa-se um aumento na incidência de doenças cardiovasculares. Geralmente, uma pressão de pulso normal em repouso é de aproximadamente 40 mmHg. Em um estudo, Weiss et al. descobriram que um aumento da pressão de pulso em pacientes muito idosos hospitalizados era um previsor de maior mortalidade,[50] e, portanto, quando a pressão de pulso ultrapassa 60 mmHg, um encaminhamento médico deve ser feito imediatamente.

Hipotensão ortostática. A hipotensão ortostática é definida como uma diminuição da PA sistólica de 20 mmHg ou uma queda de 10 mmHg com um aumento reflexo da FC com movimentos de transição, como passar da posição de decúbito dorsal para a posição sentada ou da posição sentada para a postura em pé. A incidência de ortostase aumenta 20% em pessoas com mais de 65 anos que vivem na comunidade e foi relatada como tão alta quanto 50% em idosos frágeis que vivem em casas de repouso.[51] Existem muitas causas de hipotensão ortostática no ambiente de cuidados intensivos, incluindo efeitos adversos de medicamentos, desidratação, anemia, arritmias, imobilidade, sepse, insuficiência adrenal e disfunção autônoma relacionada a doenças como diabetes, doença de Parkinson e deficiências do sistema nervoso central (SNC).[52]

Os sintomas mais comuns experimentados na hipotensão ortostática são tontura, desorientação, fraqueza, síncope e angina. Alguns pacientes podem apresentar déficits visuais e de fala, confusão e alterações na função cognitiva. É difícil utilizar os sintomas como uma indicação de ortostase, porque a complexidade do histórico médico e da apresentação do paciente idoso pode estar relacionada a vários problemas. Portanto, é fundamental que o terapeuta faça a triagem da PA do paciente com alterações posturais para descartar hipotensão ortostática, na presença ou não de sintomas, pois o paciente pode correr risco de quedas, fraturas, infarto do miocárdio e lesões cerebrais. Para descartar totalmente a ortostase, o paciente deve ser monitorado antes e depois dos medicamentos, antes do café da manhã, após as refeições e antes de dormir.[51] Avaliar a pressão arterial no primeiro minuto de pé é o modo mais sensível para identificar hipotensão ortostática.[53]

Resposta ao esforço. A avaliação da pressão arterial em repouso e durante o esforço é fundamental para avaliar a tolerância ao exercício e auxiliar na prescrição de medicamentos. Um fisioterapeuta pode ter um grande impacto nos cuidados de saúde de uma pessoa, avaliando a pressão arterial do paciente durante o esforço, o que poucos outros profissionais fazem, de modo que uma resposta da pressão arterial hipertensiva à atividade possa ser documentada e tratada adequadamente.

Durante o processo de exame, o fisioterapeuta deve monitorar os sinais vitais do paciente com atividade para determinar se o paciente está tendo uma resposta apropriada de FC e PA para determinada carga de trabalho. Deve-se notar que os pacientes que utilizam medicamentos betabloqueadores terão alguma resposta da FC e da PA, embora reduzida, a um aumento na carga de trabalho. Nessas situações, pode ser útil olhar um gráfico de atividades para determinar o nível de equivalente metabólico estimado do paciente (nível de MET) para examinar a relação entre os sinais vitais e a carga de trabalho.[54] Deve haver uma expectativa de que a FC, e a PA e a percepção do trabalho devem aumentar com a demanda. Em geral, a FC deve aumentar de 10 a 12 bpm e a PA sistólica deve aumentar de 10 a 12 mmHg por nível de MET na ausência de medicamentos que levem a uma resposta reduzida.

Para completar a avaliação da resposta ao esforço, o terapeuta deve anotar a resposta do sinal vital durante a fase de recuperação. Não deve haver nenhum aumento imediato na FC após a interrupção do exercício, o que poderia sugerir que o paciente está experimentando uma resposta cardíaca reflexa ao acúmulo venoso ou ortostase. Porém, no primeiro minuto de recuperação, dependendo do condicionamento, deve haver uma redução significativa da PA sistólica e da FC. A taxa de recuperação da FC costuma ser indicativa de descondicionamento e tem sido associada à mortalidade e morbidade relacionadas às doenças cardiovasculares. A recuperação da frequência cardíaca de menos de 12 batimentos em 1 minuto de recuperação da caminhada após exercício submáximo está associada a um prognóstico ruim, e uma taxa de recuperação da FC inferior a 42 batimentos em 2 minutos de recuperação após um teste de exercício submáximo em adultos idosos está associada ao aumento da taxa de mortalidade de um evento cardiovascular.[25,55]

Produto da taxa de pressão. O produto frequência × pressão (PFP) representa uma estimativa do consumo de oxigênio do miocárdio e deve aumentar à medida que a carga de trabalho aumenta. Usando os dados de FC e PA que foram registrados em repouso e durante várias atividades realizadas, o fisioterapeuta pode calcular o PFP ao multiplicar a FC pela pressão arterial sistólica. Usando a pressão arterial sistólica em repouso e novamente com atividade, você pode calcular o aumento na demanda de oxigênio com qualquer atividade. Qualquer valor total > 10 mil indica um risco aumentado de doença cardíaca. Isso pode ser valioso quando se trabalha com um paciente com histórico de doença coronariana e o fisioterapeuta deseja avaliar as limitações miocárdicas ao esforço. O produto frequência × pressão também é conhecido como "limiar anginoso", porque quando a demanda de oxigênio durante o esforço excede a capacidade da artéria coronária de transportar sangue e oxigênio suficientes para o miocárdio, a isquemia começa. Nesse ponto, o paciente provavelmente se tornará sintomático, com queixas variadas de desconforto na parte superior do corpo ou dispneia. O ponto de desequilíbrio entre o suprimento e a demanda de oxigênio pode ser previsto examinando o PFP. O fisioterapeuta pode usar essas informações para documentar uma causa hipotética dos sintomas, documentar o nível de MET em que os sintomas aparecem, monitorar a progressão da doença e progredir no plano de reabilitação em um paciente com doença conhecida. Essas informações também podem ser úteis para fazer um encaminhamento para exames médicos e para projetar um programa de exercícios seguro abaixo do limiar anginoso.

Função pulmonar

Durante o processo de entrevista e exame, o terapeuta também deve observar a frequência respiratória e o padrão respiratório. A frequência respiratória média de um adulto em repouso varia de 12 a 20 respirações por minuto. A relação inspiratória-expiratória deve ser 1:2. Quando a proporção se aproxima de 1:1, pode indicar hiperventilação, reduzindo a PaO_2, possivelmente associada à ansiedade ou a um problema metabólico, como diabetes não controlado, abuso de álcool ou doença pulmonar restritiva. Uma relação que chega a 1:3 ou mais (hipoventilação, que aumenta a PaO_2) pode estar associada a doenças pulmonares obstrutivas como asma, bronquite crônica e enfisema. A hipoventilação pode causar hipoxemia. O terapeuta deve documentar a capacidade do paciente de aumentar a profundidade e a frequência respiratória com um aumento no esforço. Deve haver uma expansão da parede torácica em todos os planos cardeais e o fisioterapeuta deve ver o início e a expansão da parede abdominal superior durante a inspiração, indicando a função diafragmática. O paciente também deve ser capaz de falar aproximadamente 12 a 15 sílabas por respiração em repouso. A saturação de oxigênio em repouso e durante o exercício com uso de um oxímetro de pulso deve ser documentada. Para pessoas com pele clara, um valor de saturação > 93% em repouso é normal e esses valores não devem diminuir com o exercício, enquanto esse número aumenta para 95% para pessoas de pele mais escura.[56] Deve-se destacar que a precisão do oxímetro de pulso diminui significativamente em pacientes com pigmentação mais escura, especialmente com valores de saturação de < 80%.[57] Um valor de < 90% em repouso ou durante o exercício é anormal, e um valor < 88% indica a necessidade de oxigênio suplementar em pessoas de pele mais escura.[58] Se o fisioterapeuta observa desvios nesses fatores respiratórios, uma investigação mais aprofundada do sistema cardiopulmonar é necessária para determinar por que o paciente está demonstrando sinais de hipoxia e você deve discutir suas descobertas com o provedor do paciente. O fisioterapeuta deve reconhecer os limites do oxímetro de pulso, que incluem imprecisões na leitura e o fato do aparelho estar medindo a porcentagem de hemoglobina existente para transportar oxigênio. Dependendo da qualidade do dispositivo, pode haver uma taxa de erro de 5 a 6%, o que se torna mais impreciso para pacientes com fibrilação atrial ou outras disritmias altamente irregulares, ou quando as taxas de saturação de oxigênio caem abaixo de 90%.[59] Em um estudo de Seifi et al,[60] foi demonstrado que há variabilidade entre a localização da sonda, sendo a colocação do lóbulo a mais acurada. O oxigênio é um medicamento e o fisioterapeuta precisa de uma concordância do médico assistente para alterar a quantidade de oxigênio entregue. É aconselhável que o fisioterapeuta tenha acesso às diretrizes da instituição que lhe permitam titular o nível de oxigênio de acordo com as necessidades do paciente durante o exercício. Assim que o fisioterapeuta tenha determinado quanto oxigênio o paciente necessita durante o exercício, uma nova prescrição de oxigênio deve ser solicitada pelo médico assistente.

Ausculta

Como parte da avaliação, o fisioterapeuta deve auscultar o coração e os pulmões, tanto em repouso quanto durante o exercício. Muitos fisioterapeutas não estão familiarizados e se sentem desconfortáveis com suas habilidades de ausculta, mas a única maneira de começar a se sentir mais confiante é auscultar as paredes torácicas de muitos pacientes. A ausculta não é apenas uma habilidade de exame importante para descartar doença ou disfunção cardiopulmonar, mas também é importante para avaliar o coração e os pulmões durante a prescrição de exercícios, pois pode revelar um motivo para alguma intolerância. Os autores incentivam cada terapeuta a auscultar a parede torácica de todos os pacientes para desenvolver suas habilidades. Existem vários clipes de sons cardíacos e pulmonares publicados na *web* para fornecer exemplos de vários sons para aprendizagem independente.

Ao auscultar os sons cardíacos básicos, o terapeuta primeiro deve avaliar a qualidade do fechamento valvar. Se as válvulas estiverem funcionando corretamente, deve haver um som nítido e definitivo. O melhor local para ouvir as valvas atrioventriculares (tricúspide e mitral) é no quinto espaço intercostal, adjacente ao esterno e linha hemiclavicular esquerda, respectivamente. Em seguida, o terapeuta deve colocar o diafragma sobre o segundo espaço intercostal à direita do esterno para ouvir melhor a valva aórtica. Se o terapeuta não ouvir um fechamento nítido e forte em repouso ou ouvir um som que aparece ou piora com o exercício, o médico assistente deve ser notificado. Ausculte no segundo espaço intercostal esquerdo do esterno para avaliar a valva pulmonar. O som das valvas atrioventriculares e semilunares fechando é conhecido como os sons cardíacos normais, S1 e S2. Em seguida, o terapeuta deve colocar a campânula do estetoscópio de volta sobre a área da valva mitral. O fisioterapeuta deve variar a pressão entre a campânula e a parede torácica para ouvir sons graves. Quando o fisioterapeuta pressiona a campânula levemente na parede torácica, sons graves podem ser ouvidos, e quando o fisioterapeuta pressiona a campânula com firmeza, o som grave desaparece. O aparecimento de um som adicional pode indicar um galope atrial ou ventricular, S4 e S3. Se for auscultado um som áspero ou tenso, um som exuberante ou um som grave em repouso, piorar com o exercício ou aparecer com o exercício, o fisioterapeuta deve buscar uma avaliação mais detalhada do paciente. Os sopros podem ser ouvidos durante a fase sistólica ou diastólica do ciclo cardíaco. Sopros sistólicos podem ser ouvidos entre S1 e S2 e estão associados à estenose da valva semilunar ou incompetência da valva atrioventricular. Sopros diastólicos estão associados à estenose da valva atrioventricular ou incompetência da valva semilunar. Ver a Figura 14.3 para um diagrama dos sons cardíacos. O som de uma valva estenótica parece áspera ou tensa, enquanto uma valva incompetente tem um som exuberante ou semelhante a um assobio. Alguns sons anormais podem ser benignos, mas a maioria está associada a um problema valvar ou disfunção do miocárdio para o idoso e deve ser investigada

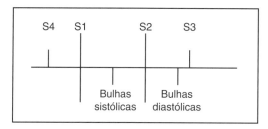

Figura 14.3 Bulhas cardíacas.

posteriormente.[61] Finalmente, um som de atrito ouvido sobre a parede torácica que persiste quando o paciente prende sua respiração pode ser um atrito pericárdico e deve ser mais bem avaliado. O atrito pericárdico está associado ao atrito entre o pericárdio e o miocárdio e à inflamação ou presença de líquido dentro do pericárdio. É muito útil que o fisioterapeuta informe ao médico se o som piora ou aparece com o esforço, pois, muitas vezes, o paciente é examinado apenas em repouso pela equipe médica.

O terapeuta deve então ouvir cada seção principal do pulmão, anterior, lateral e posteriormente. Em repouso, o paciente deve ser instruído a respirar um pouco mais fundo que o normal, inspirando e expirando pela boca. Consulte a Figura 14.4 para orientações gerais para locais de auscultação e a Tabela 14.10 para uma breve descrição dos tipos de sons pulmonares e causas associadas.[62-64] O terapeuta deve apreciar um leve farfalhar que fica mais alto conforme o fisioterapeuta aproxima o estetoscópio do brônquio principal.[65] O terapeuta normalmente não deve ouvir sons de chiado ou crepitação, pois isso pode ser indicativo de doença pulmonar. Os sons pulmonares devem ser avaliados em repouso e durante o exercício para avaliar novamente a presença de doença cardiopulmonar e intolerância ao exercício.

Estado nutricional e aparência física

O nível de pré-albumina reflete o estado nutricional atual para pacientes na fase de recuperação aguda ou subaguda de uma doença. O monitoramento desses níveis é fundamental para ajustar as necessidades nutricionais e de líquidos. Há muitos motivos pelos quais um paciente pode não estar obtendo os ganhos esperados com a reabilitação, e o fisioterapeuta deve considerar que a desnutrição pode ser uma dessas causas e trabalhar com a equipe de nutricionistas para garantir que nutrição e calorias suficientes sejam fornecidas para compensar o processo de reabilitação. Estratégias simples, como incentivo à ingestão de líquidos antes, durante e após o tratamento; monitorar a cor da urina; ou documentar refeições não consumidas ajudarão a equipe médica a responder de maneira oportuna e apropriada.

O fisioterapeuta precisa reconhecer a associação entre nutrição adequada, composição corporal e tolerância à atividade para progredir na reabilitação.[66,67] O terapeuta pode consultar os *sites* do governo dos EUA para recomendações nutricionais para adultos idosos[68,69] e trabalhar em estreita colaboração com um nutricionista e o médico assistente para garantir que o idoso esteja recebendo nutrição suficiente e de qualidade para maximizar a recuperação.[b]

Existem muitos motivos pelos quais o idoso é suscetível à desnutrição, e esse tipo de triagem deve fazer parte da avaliação do fisioterapeuta, mesmo em um ambiente de cuidados intensivos. Entretanto, o estado nutricional do paciente não pode ser avaliado ou tratado durante a internação pela equipe médica, a menos que surja uma complicação ou o paciente tenha se desviado do resultado médico esperado. Os fatores comuns que influenciam adversamente o estado nutricional podem incluir dentição deficiente, renda limitada, depressão, deficiências cognitivas, doenças crônicas, alterações no olfato e paladar, principalmente devido a medicamentos.

---

[b]N.R.T.: Trabalhos similares são encontrados no Ministério da Saúde brasileiro, como "Alimentação saudável para a pessoa idosa – Um manual para profissionais de saúde", de 2009. Disponível em: http://bvsms.saude.gov.br/bvs/publicacoes/alimentacao_saudavel_idosa_profissionais_saude.pdf. O trabalho mais atual é "Orientações em alimentação e nutrição para adultos e idosos com COVID-19 em isolamento domiciliar e após alta hospitalar", de 2020, da "Série Nutricionistas em Ação com a Ciência". Disponível em: https://www.saude.go.gov.br/files/banner_coronavirus/Livro_Fanut_Covid_19_adultos_idosos.pdf.

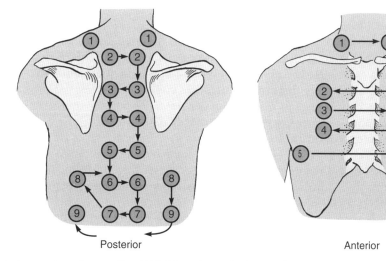

Figura 14.4 Locais de auscultação pulmonar. (*De deWit SC, et al.: Medical-Surgical Nursing: Concepts and Practice, ed 3, St. Louis, 2017, Elsevier.*)

TABELA 14.10	Sons pulmonares.[62-64]

Sons da respiração normal		
	Descrição	**Localização**
Brônquica	Som alto e agudo com duração inspiratória mais curta que expiratória, com pausa entre cada fase da ventilação	Normalmente auscultada na região adjacente ao esterno
Broncovesicular	Versão mais suave dos sons brônquicos, exceto que são contínuos ao longo da ventilação	Normalmente auscultada entre as escápulas de T3 a T6 e na borda costosternal do espaço intercostal (EIC) 2 e 3
Vesicular	Som baixo e abafado O som inspiratório é mais alto, mais longo e mais rápido que o da expiração	Normalmente auscultada nos campos pulmonares periféricos

Sons adventícios

	Descrição	**Disfunção**
Estertor: inspiratório	Pode ser auscultado ao longo do ciclo respiratório Auscultado na fase inspiratória inicial Ouvido na fase inspiratória tardia	Associado à retenção de fluido ou secreção Associado à abertura das vias respiratórias proximais Atelectasia, edema pulmonar, fibrose ou compressão do tecido pulmonar por derrame pleural
Estertor: expiratório	Um som rítmico Som não rítmico	Associado à abertura de vias respiratórias mais proximais Associado a líquidos e secreções nas grandes vias respiratórias
Sibilos: sons agudos	Um chiado contínuo e constante de durações variadas Inspiratório Expiratório	Sugere vias respiratórias rígidas, broncospasmo, obstrução parcial por corpo estranho ou estenose Reflete vias respiratórias instáveis que entraram em colapso; associado à obstrução das vias respiratórias
Sibilos: sons graves (roncos)	Som baixo e contínuo Expiratório	Associado à obstrução das vias respiratórias, secreções comumente espessas Reflete vias respiratórias instáveis, obstrução das vias respiratórias
Atrito pleural	Som grosseiro, áspero, semelhante a couro do sistema pulmonar	Inflamação

Em geral, uma diminuição no nível de atividade e declínio na massa muscular provavelmente são responsáveis pela diminuição da taxa metabólica basal e pela necessidade de uma ingestão calórica mais baixa, mas se o indivíduo era ativo antes da internação, suas necessidades dietéticas podem ser iguais às de um adulto jovem.[70] Há muitos motivos pelos quais o adulto idoso exigiria um aumento nas necessidades dietéticas, como aumento na ingestão de proteínas e calorias totais na presença de infecção, feridas ou estresse. O fisioterapeuta pode consultar a Tabela 14.11 para recomendações calóricas e de vitaminas para adultos idosos.[71-74]

As necessidades de energia para idosos podem ser difíceis de determinar devido a históricos médicos complexos, incluindo IC, disfunção renal e diferentes tipos de câncer. Uma recomendação de dieta especializada de um nutricionista pode ser solicitada. É importante discutir uma recomendação de dieta clínica com o médico responsável e com o paciente para garantir os melhores resultados de saúde e bem-estar e levar em consideração as calorias gastas durante a reabilitação.

Observar a aparência do paciente geralmente pode fornecer ao fisioterapeuta informações valiosas sobre saúde geral e bem-estar. A aparência da pele e unhas do paciente pode revelar a presença de patologia. A detecção de odores corporais ou orais pode sugerir doenças como diabetes não controlada, abscessos dentais ou infecções pulmonares. Odores e aparência corporal também

podem sugerir abuso de álcool e tabaco, incontinência e disfunção orgânica. A aparência também pode sugerir a necessidade de uma avaliação pelo serviço social para encaminhamento aos recursos e serviços da comunidade. Consulte a Tabela 14.12 para sinais de deficiências nutricionais que podem afetar a aparência do corpo[72-75] e consulte a American Dietary Association (http://www.eatright.org) ou o U.S. Department of Health and Human Services (http://www.hhs.gov) para obter mais informações e recomendações dietéticas.

Os adultos idosos estão em risco elevado de desenvolvimento de feridas e complicações devido às alterações na pele relacionadas à idade, problemas arteriovenosos, diminuição da atividade, doença cardiovascular e aumento da incidência de desnutrição. Szewczyk et al. descreveram um estudo que examinou o estado nutricional em idosos com ou sem feridas de origem venosa e relataram que 48% dos participantes estavam desnutridos ou em risco de desnutrição.[26]

Cada fase da cicatrização de feridas requer nutrição adequada em uma distribuição de nutrientes suficiente para promover a cicatrização. Mesmo um breve período de desnutrição, refletido nos níveis de pré-albumina, pode ocorrer no início de uma internação hospitalar e pode atrasar a formação de tecido de granulação e de colágeno.[75] Foi relatado que até 62% dos idosos hospitalizados são deficientes em proteínas com baixos níveis de pré-albumina e de albumina. A desnutrição dobra o risco de desenvolver

TABELA 14.11	Recomendações dietéticas gerais para o adulto idoso.[71-74]		
	Recomendações		
	Mulheres	**Homens**	**Função celular**
Calorias	1.600	2.000	
Carboidratos	1.300 gramas 45 a 65% do total de calorias Uso de carboidratos complexos, não açúcares simples Presença de infecções, feridas, estresse catabólico: acrescentar 25 a 30 kcal/kg/dia		Suporte à divisão celular, função leucocitária e ativação de fibroblastos
Fibras dietéticas	22,4 gramas	28 gramas	
Proteínas	46 gramas 10 a 35% do total de calorias Pode ser necessário aumentar 1,25 g/kg no adulto ativo saudável Presença de infecções, feridas, estresse catabólico: 1,6 a 2,0 kcal/kg/dia	56 gramas 10 a 35% do total de calorias Pode ser necessário aumentar 1,25 g/kg no adulto ativo saudável Presença de infecções, feridas, estresse catabólico: 1,6 a 2,0 kcal/kg/dia	Suporta síntese de novas proteínas, proliferação celular, regeneração tecidual, função inflamatória e imunológica
Gorduras	20 a 35%* do total de calorias 20 a 35% da ingestão calórica diária total*		Constrói novas membranas celulares. Ajuste para tornar a comida palatável para evitar deficiências ou anorexia
Gorduras saturadas	< 10% das calorias totais		
Colesterol	< 300 mg/dia		
Gorduras trans	Mínimo ou zero		

*Podem ser necessários níveis mais elevados para suportar a produção de hormônio e bile.

TABELA 14.12	Sinais e sintomas de deficiência nutricional.[72-75]	
	Sinais e sintomas	**Anormalidade**
Cabelos	Opacos, secos, sem brilho natural Finos, esparsos, perda de ondulação	Deficiência de proteínas, deficiência de ácidos graxos essenciais Deficiência de zinco
Olhos	Anel branco ao redor dos olhos Membrana pálida do olho Cegueira noturna, membranas secas, córnea opaca Vermelhidão e fissuras nos cantos das pálpebras	Hiperlipidemia Deficiência de vitamina B_{12}, ácido fólico e/ou deficiência de ferro Deficiência de vitamina A, deficiência de zinco
Lábios	Vermelhidão e edema nos lábios Dor, inchado, sangrando	Deficiências de niacina, riboflavina ou ferro Deficiência de riboflavina
Língua	Feridas na língua, inchadas Dor, queimação	Deficiências de ácido fólico e niacina Deficiência de riboflavina
Paladar	Redução do paladar	Deficiência de zinco
Face	Perda da cor da pele, bochechas e olhos escuros, descamação de pele ao redor das narinas Hiperpigmentação	Deficiência de proteínas energéticas, niacina, deficiência de riboflavina Deficiência de niacina
Pescoço	Dilatação da tireoide no pescoço	Deficiência de ferro
Unhas	Frágeis, com faixas Em forma de colher	Deficiência de proteína Falta de ferro
Pele	Lentidão na cura de feridas Descamação Ressecada, áspera Ausência de gordura subcutânea, edema bilateral	Deficiência de zinco Deficiência de biotina Níveis anormais de vitamina A Deficiência de proteínas energéticas
Músculos	Fraqueza muscular Aparência atrofiada Sensibilidade da panturrilha, ausência do reflexo patelar Neuropatias periféricas Contraturas muscular Cãibras musculares	Deficiências de fósforo e potássio Deficiência de proteínas energéticas Deficiência de tiamina Deficiências de ácido fólico e tiamina Níveis anormais de magnésio Redução do cloro, deficiência de sódio
Ossos	Desmineralização	Deficiências de cálcio, fósforo e vitamina D
Nervos	Apatia Redução da sensibilidade, propriocepção, depressão e redução da função cognitiva Convulsões, distúrbios comportamentais, perda de memória	Deficiência de proteína Deficiência de tiamina, vitamina B_{12} Deficiências de magnésio e zinco

úlceras de pressão e aumenta a mortalidade em adultos idosos.[26] O fisioterapeuta deve ter em mente que muitos pacientes obesos apresentam níveis baixos de albumina e pré-albumina e demonstram risco igual ou maior de úlceras e outras complicações associadas à desnutrição que seus homólogos de peso normal.

Peso corporal/composição corporal

Como parte do estado nutricional do paciente, a composição corporal do paciente deve ser considerada. A relação entre peso, composição e função corporal em idosos é uma questão muito complexa. Mais pesquisas são necessárias para entender melhor como fatores como índice de massa corporal (IMC) – calculado por meio do peso (kg)/altura(m)^2 –, massa muscular gorda e massa magra contribuem para a função, morbidade e mortalidade. A pesquisa é inconsistente dependendo dos assuntos, estado médico e variáveis medidas. Um achado que parece ser consistente é o de um IMC < 19 estar associado a um aumento na mortalidade em pacientes hospitalizados, bem como em idosos residentes na comunidade. Foi sugerido que sob estresse de saúde, como infecções, fraturas de quadril ou câncer, o paciente idoso tem menos estoques de energia para combater o estado catabólico que o corpo do paciente está experimentando.[78] Parece também que pacientes com IMC entre 30 e 38 anos e mais de 60 anos e, mais significativamente, em pacientes com mais de 75 anos, apresentam taxa de mortalidade igual quando comparados a indivíduos da mesma idade com IMC normal (20 a 25).[67,78] IMC, entretanto, fornece informações limitadas para o fisioterapeuta avaliar verdadeiramente a composição corporal do paciente, bem como a taxa de mortalidade e morbidade. Além disso, o IMC não se refere à porcentagem de peso corporal que é gordura *versus* massa magra, um fator que pode afetar a função.

A deficiência de proteínas, em conjunto com uma redução na atividade, pode levar à sarcopenia, que é definida como um comprometimento progressivo da função muscular devido à perda de massa muscular esquelética que ocorre com o avanço da idade.[79] A sarcopenia está associada a um aumento na incapacidade e mortalidade.[80] Sarcopenia também está comumente associada a um baixo IMC, mas foi documentado que existe um grupo de indivíduos idosos obesos que também foram diagnosticados com sarcopenia. Esses indivíduos apresentam menor massa muscular de membros inferiores e cintura pélvica que indivíduos com obesidade ou indivíduos de peso normal sem sarcopenia. Pacientes com a combinação de obesidade e sarcopenia apresentam diminuição da função física quando comparados a indivíduos com sarcopenia e IMC normal.[67] Com isso em mente, é importante obter dados objetivos de força e função, como força da garra, teste cronometrado de levantar da cadeira, ou a bateria curta de desempenho físico.

A caquexia é uma síndrome de perda metabólica com subsequente perda de músculo esquelético que não pode ser corrigida aumentando isoladamente a ingestão de proteínas, ou mesmo dieta. Na presença de caquexia grave, o treinamento de força não parece melhorar a função, embora algumas pesquisas agora demonstrem que a atividade física pode ajudar reduzindo a inflamação, melhorando a eritropoese e aumentando a densidade mineral óssea, que contribuem para reduzir os efeitos da caquexia e melhorar a função física geral.[81]

Outro fator que o terapeuta deve considerar ao trabalhar com adultos idosos é a deposição de gordura corporal. Com o envelhecimento, ocorre redução da gordura subcutânea e aumento do acúmulo de gordura visceral. Há também uma redução da massa muscular com um aumento da massa gorda total.[82] Essa mudança na deposição e composição da gordura corporal está associada a um aumento na morbimortalidade.

A circunferência da cintura é um fator de risco independente para síndrome metabólica [83] e pode ser facilmente obtida no ambiente clínico. A circunferência da cintura também pode apresentar áreas maiores de deposição de gordura em idosos. Mulheres e homens com circunferência da cintura > 88 cm e 99 cm, respectivamente, apresentam um risco aumentado de doença cardiovascular. O IMC e a circunferência da cintura podem ser usados para ajudar o terapeuta a estratificar o risco de doenças como diabetes, hipertensão e doenças cardiovasculares.[83] Os autores suspeitam que o estado nutricional e a composição corporal comumente não são avaliados ou considerados ao trabalhar com o paciente idoso, mas esses fatores têm consequências significativas para o processo de reabilitação. Foi documentado que os adultos idosos apresentam uma redução significativa no recrutamento neuromuscular e na massa muscular que não foi recuperada com a reabilitação após um período de 2 semanas de imobilidade quando comparados a um grupo jovem de indivíduos com um nível anterior de atividade semelhante.[67] Mais recentemente, tem havido um maior enfoque na massa muscular, nutrição e função em pacientes hospitalizados. Vários estudos demonstraram que um adulto idoso pode perder até 35 a 40% de sua massa muscular enquanto hospitalizado com uma doença crítica, e mais de 50% não consegue retornar aos níveis funcionais basais.[85] Por esse motivo, o terapeuta deve considerar como o nível de reservas de proteínas e o estado nutricional atual, a presença de sarcopenia e o nível anterior de função terão impacto na recuperação do desempenho muscular e nos resultados funcionais.[86]

De acordo com os relatórios da National Health Statistics, as cinco principais causas de hospitalização entre idosos são DAC, IC, pneumonia, infecções do trato urinário (ITU)/sepse e tonturas/quedas.[87,88] As internações hospitalares de adultos com mais de 65 anos continuam a aumentar, apesar da tendência de queda entre os pacientes com menos de 65 anos. Quarenta por cento das internações hospitalares ocorrem em pacientes com mais de 60 anos, e mais de 40% sofrerão limitação de novas atividades de vida diária (AVDs) ou atividades instrumentais de vida diária (AIVDs), enquanto apenas 50% se recuperam para seu nível de função pré-admissão, o que leva a um nível mais alto de institucionalização e mortalidade.[3,4] Com as doenças cardíacas sendo a principal causa de morte nos EUA, é importante estratificar o risco de seus pacientes e avaliá-los e educá-los para otimizar a saúde. Apesar das outras causas principais de internação também serem prevalentes, elas podem ser sequelas de doenças cardíacas, depois que um idoso seja internado no hospital. A seção a seguir cobrirá todos esses tópicos com mais detalhes.

Doença arterial coronária

A doença arterial coronariana é a principal causa de morbidade e mortalidade em idosos, com maior incidência entre as idades de 65 e 84 anos.[89] Uma em cada quatro mortes está relacionada a doenças cardíacas e 80% de todas as mortes relacionadas a DAC ocorrem em indivíduos com mais de 65 anos.

Existem inúmeras pesquisas que relacionam os fatores de risco ao desenvolvimento da aterosclerose, e existem diferenças de gênero e idade das quais o fisioterapeuta deve estar ciente ao prescrever exercícios e o plano de cuidados. Os fatores de risco cardíacos em pacientes com 75 anos ou menos parecem semelhantes aos de adultos de meia-idade e incluem diabetes e tabagismo. Níveis elevados de lipoproteínas de baixa densidade (LDLs) e colesterol total são fatores de risco independentes associados à DAC em indivíduos com menos de 75 anos; entretanto, esse risco é menor após os 85 anos. Um baixo nível de lipoproteínas de alta densidade (HDLs) com o colesterol total elevado trazem um risco maior de DAC em mulheres que em homens.[90] A incidência de hipertensão sistólica aumenta com a idade, com as várias alterações que afetam a função arterial. Com a idade, ocorrem aumentos da rigidez arterial e da espessura da parede que levam à diminuição da complacência das artérias e arteríolas. Há também disfunção endotelial que leva a um aumento de substâncias que causam vasoconstrição, bem como ao aumento de leucócitos e aderência e migração de plaquetas.[91,92] A hipertensão não tratada leva à hipertrofia do ventrículo esquerdo, que passa a ser um fator independente de DAC no adulto idoso. A hipertrofia ventricular esquerda, então, resulta em uma diminuição na complacência do coração prejudicando o enchimento e a ejeção adequados, o que leva ao aumento subsequente na demanda de oxigênio pelo miocárdio.[92] Essas alterações aumentam o risco de isquemia miocárdica e perda celular, potencialmente evoluindo para IC.

O envelhecimento também está associado a um aumento da inatividade e da obesidade, que também são fatores de risco claros para DAC, mas há uma diminuição da ligação com a mortalidade para o adulto idoso em comparação com o adulto mais jovem.[67,93] O aumento da obesidade com o envelhecimento é causado por uma redução no nível de atividade, ingestão calórica excessiva, diminuição da massa muscular e taxas metabólicas basais mais baixas. A obesidade está ligada a doenças crônicas como diabetes, câncer e aterosclerose e está associada a um aumento nas deficiências funcionais.[93,94] De acordo com um estudo de Abdelaal et al., a obesidade também está ligada a um aumento da mortalidade afetando a expectativa de vida.[94]

A inatividade está associada a obesidade, redução da massa muscular, intolerância à atividade e limitações funcionais.[95] A redução da massa muscular é um previsor independente de taxas de mortalidade mais altas em adultos idosos.[96]

A doença arterial coronariana compromete o fluxo sanguíneo para o miocárdio. Um desequilíbrio entre o suprimento e a demanda de oxigênio resulta inicialmente em isquemia miocárdica e pode levar à necrose miocárdica se o desequilíbrio não for resolvido. A angina no idoso, geralmente, não se apresenta com os sintomas normais. Após os 74 anos, os pacientes comumente relatam sinais e sintomas, incluindo fraqueza geral, dispneia, fadiga, síncope e uma diminuição do estado mental, não havendo diferença de gênero na apresentação e relatos comuns.[97] A angina pode ser classificada como estável ou instável. A angina estável está relacionada a sintomas típicos ou previstos ao esforço ao longo do tempo para pacientes com diagnóstico de DAC. A angina instável, por sua vez, significa que há uma progressão dos sintomas com o esforço ou que o paciente está apresentando angina em repouso.

Se a DAC progride ao ponto do fluxo sanguíneo para o miocárdio ficar significativamente comprometido, o paciente corre o risco de síndrome coronariana aguda (SCA) ou evento miocárdico. O risco de SCA pode ser causado por um desequilíbrio grave entre a demanda e o suprimento de oxigênio durante o esforço ou por uma diminuição adicional da perfusão. A síndrome coronária aguda está relacionada à angina instável, infarto do miocárdio sem elevação do segmento ST (NSTEMI) ou infarto do miocárdio com elevação do segmento ST (STEMI). Na SCA do idoso, observa-se uma redução na incidência de elevação do segmento ST, de 85% dos pacientes com menos de 65 anos para menos de 35% em pacientes com mais de 84 anos. Também se observa um aumento na insuficiência respiratória, síncope e acidente vascular encefálico associado ao infarto do miocárdio e um aumento nas taxas de mortalidade em adultos idosos.[97,98]

O teste ergométrico e o cateterismo cardíaco são os principais procedimentos usados para diagnosticar DAC. Durante o teste de esforço graduado, tenta-se induzir a isquemia miocárdica e observar o início da angina com as alterações no ECG de 12 derivações para fins de teste de diagnóstico. O padrão de alterações do ECG no ECG de 12 derivações pode determinar a parede que está subperfundida (p. ex., alterações do ECG nas derivações II e III e derivações VF aumentadas sugerem comprometimento da parede inferior). O Boxe 14.7 lista os sinais e os sintomas de DAC. O padrão-ouro para o diagnóstico de DAC é o cateterismo cardíaco, que examina a potência das artérias coronárias. As enzimas cardíacas serão muito importantes para fins de diagnóstico e para determinar a extensão da lesão. Os achados clínicos ao exame variam dependendo do grau de DAC e de sua estabilidade.

Insuficiência cardíaca

A insuficiência cardíaca se desenvolve quando o débito cardíaco não pode atender às necessidades metabólicas

BOXE 14.7	Sinais e sintomas de doença da artéria coronária.
Sinais vitais	• Variam; dependente do grau e estabilidade da doença arterial coronariana/síndrome coronariana aguda (SCA) • A frequência cardíaca e a pressão arterial normalmente estarão elevadas no momento da SCA • A frequência de pulso pode se tornar irregular • Taquipneia associada a edema pulmonar, ansiedade e dor
Ausculta	• Estertores associados a edema pulmonar • Sons cardíacos S3 e S4 associados à disfunção de contratilidade
Palpação	• O pulso apical mudará para a esquerda com hipertrofia ventricular esquerda • Edema periférico, disfunção da veia jugular com insuficiência cardíaca
Gasometria arterial	• Varia
Observação	• ↑ Trabalho de respiração • Angústia facial
Tolerância ao exercício	• Redução da tolerância • Relatos de angina • Depressão do segmento ST com isquemia • Elevação do segmento ST com lesão celular

do corpo. Normalmente, ela está associada a um defeito funcional ou estrutural, como doença valvar, DAC ou cardiomiopatia hipertrófica.[98] Existem aproximadamente 5,7 milhões de indivíduos nos EUA que foram diagnosticados com IC, e metade deles morrerá dentro de 5 anos após diagnóstico.[99] A prevalência de IC aumenta com a idade, com 10,3% dos indivíduos de 65 a 74 anos contra 20,7% daqueles com 85 anos ou mais; 960 mil indivíduos são diagnosticados com IC anualmente, e aproximadamente 300 mil indivíduos morrem anualmente com o diagnóstico primário.[98,99]

A causa mais comum de IC é a disfunção ventricular esquerda isquêmica secundária à DAC, com hipertensão como a segunda causa principal.[100] Mais recentemente, tem sido recomendado que a insuficiência cardíaca seja classificada pela função do ventrículo esquerdo, insuficiência cardíaca com função reduzida do ventrículo esquerdo (ICFEr) ou insuficiência cardíaca com função preservada do ventrículo esquerdo (ICFEp). A insuficiência cardíaca com função ventricular esquerda reduzida também é chamada "insuficiência sistólica", em que a fração de ejeção é baixa. A incapacidade de relaxamento do coração para permitir o enchimento suficiente, o comprometimento com ICFEp, é comumente conhecida como insuficiência diastólica. Os provedores também podem descrever a IC como insuficiência cardíaca com função limítrofe, em que a fração de ejeção do ventrículo esquerdo se situa entre 41 e 49% e o prognóstico é semelhante à ICVEp. Da mesma forma, a IC pode ser descrita como insuficiência cardíaca com melhora da função (ICVEp, que melhora com testes

seriados documentando melhorias na função). Na prática clínica, os médicos ainda se referem à insuficiência cardíaca como ventricular direita ou insuficiência ventricular esquerda. Na maioria dos casos, os indivíduos apresentam componentes de disfunção ventricular ou de ambas as fases do ciclo cardíaco (sistólica e diastólica).

Na ICFEr, a parede do ventrículo esquerdo, que normalmente começa em estado hipertrófico devido à presença de hipertensão, dilata-se progressivamente para aumentar a câmara. Esse estado dilatado inicialmente auxilia na contratilidade, aumentando o estiramento do miocárdio, mas com o tempo leva a mais disfunção miocárdica e ejeção insuficiente de sangue na circulação sistêmica para atender às demandas do corpo. A fração de ejeção, porcentagem do volume diastólico final ejetado por batimento, que normalmente é de 50 a 70%, reduz para menos de 40% com disfunção sistólica. Na ICFEp ou disfunção diastólica, a FE do ventrículo esquerdo é normal, embora seja responsável por pelo menos 50% da IC em adultos idosos.[100-102] Entretanto, com a disfunção diastólica as paredes do ventrículo se espessam com um tamanho de câmara levemente menor, com redução da capacidade do miocárdio de relaxar para permitir o enchimento suficiente. A insuficiência cardíaca com FE normal comumente está associada à hipertensão crônica com hipertrofia ventricular esquerda.[96,102]

Clinicamente, os sinais e os sintomas de IC estão associados ao tipo de disfunção: ou o miocárdio está causando enchimento insuficiente dos ventrículos, levando ao aumento do volume de sangue venoso, ou a contração ventricular é incapaz de ejetar sangue suficiente para a circulação arterial. Consulte o Boxe 14.8 para obter uma lista dos sinais e sintomas da IC. Em geral, os sintomas mais comuns relacionados à IC são fadiga, dispneia e diminuição da capacidade física. O médico precisa reconhecer que a maioria dos pacientes apresenta uma mistura de sinais e sintomas, porque a IC geralmente afeta a função de ambos os ventrículos.

Para avaliar clinicamente a disfunção diastólica do ventrículo direito, o fisioterapeuta deve inspecionar à procura de edema com formação de cacifo, geralmente nas extremidades inferiores. É importante documentar não apenas o escore, mas também o grau do edema. Na escala de edema com cacifo, um 0 significa ausência de edema e vai até 4, o que significa que o cacifo se forma e permanece por mais de 30 segundos. O ingurgitamento venoso também pode ser avaliado pelo exame da distensão da veia jugular. A veia jugular externa raramente deve ser perceptível enquanto o paciente respira confortavelmente na posição sentada. Se a veia estiver muito proeminente quando o paciente está sentado ou se está distendida mais de 3 cm acima do nível da linha horizontal até o ângulo do esterno com o paciente reclinado a 45°, é positivo para disfunção do ventrículo direito. Os achados clínicos para disfunção diastólica do ventrículo esquerdo são comumente encontrados na avaliação do sistema pulmonar, com estertores dependentes consistentes com edema intersticial e uma tosse não produtiva com

BOXE 14.8	Sinais e sintomas associados com a insuficiência cardíaca.

Ventrículo direito	Ventrículo esquerdo
Disfunção diastólica	**Disfunção diastólica**
Distensão da veia jugular	Dispneia
Ingurgitamento hepático	Taquipneia
Edema periférico	Tosse
	Respiração ofegante
	Estertores
	Som cardíaco anormal S3
	Sopro sistólico
	Hipoxemia
	Ortopneia
Disfunção sistólica	**Disfunção sistólica**
Dispneia	Fadiga
Dessaturação	Angina
Cianose	Intolerância à atividade
Taquipneia	Dispneia aos esforços
Hipoxia	Pressão de pulso estreita
	Redução do estado mental
	Diminuição da urina
	Frio, pálido, diaforese

sibilância aguda. Frequentemente, observa-se uma bulha cardíaca adicional de baixa adicional, S3, que pode ser auscultada na parede torácica esquerda usando o contato leve da campânula do estetoscópio. O paciente também pode relatar ortopneia, ou a necessidade de elevar a parte superior do corpo quando em decúbito dorsal, porque o decúbito dorsal total leva a uma dispneia progressiva. Isso é mais comum durante a noite e pode sugerir o nível de descompensação.

Pacientes com disfunção sistólica do ventrículo direito comumente apresentam sintomas pulmonares como dispneia, dessaturação e taquipneia. A disfunção sistólica do ventrículo esquerdo está associada a fadiga e diminuição da tolerância à atividade e, portanto, é importante que o fisioterapeuta conclua uma avaliação da resistência muscular, cardiovascular e pulmonar e monitore os sinais vitais, incluindo a frequência de pulso e regularidade durante a atividade e durante o estágio de pico do exercício, bem como durante a fase de recuperação.

Pneumonia

A pneumonia é uma inflamação aguda dos pulmões causada por um patógeno bacteriano, viral ou fúngico. O mecanismo de defesa normal do sistema respiratório, uma manta mucociliar de macrófagos, não consegue manter o trato respiratório inferior estéril, causando um acúmulo de exsudato nos bronquíolos menores e alvéolos. O processo inflamatório é então ativado, com a resposta imune, causando edema localizado. Um ciclo vicioso se desenvolve entre a resposta imune e a proliferação infecciosa. Com um aumento no edema alveolar, a capacidade das células imunes de fagocitar o invasor será prejudicada. A coleção de edema, eritrócitos e leucócitos se consolidará, deixando o tecido pulmonar incapaz de ventilar e perfundir. Essa

infecção também pode se espalhar para outros segmentos dos pulmões, bem como para o espaço pleural e pericárdio.[103] A pneumonia é a sexta principal causa de morte nos indivíduos que vivem na comunidade e o segundo tipo de infecção adquirida em hospital, atrás somente das infecções do trato urinário em pacientes com idades entre 64 e 85 anos, e o segundo diagnóstico principal para indivíduos com mais de 85 anos.[104-106] A pneumonia pode ser classificada pelo agente infeccioso (bacteriano, viral, fúngico) ou pelo ambiente (comunitária, hospitalar, associada à ventilação mecânica) em que o paciente se infectou com o agente que produz a pneumonia. O tipo de classificação pode auxiliar o provedor na intervenção farmacológica. A pneumonia também pode ser classificada pelo ambiente em que o indivíduo contraiu a infecção. Esse sistema permite que os profissionais de saúde identifiquem intervenções específicas para tratar, minimizar e prevenir as características comuns do ambiente.

A *pneumonia adquirida na comunidade* (PAC) é uma infecção que ocorre enquanto o paciente vive na comunidade ou a infecção se manifesta nas primeiras 72 horas após a hospitalização. A PAC apresenta uma taxa de incidência de 8,4 casos por mil para indivíduos com idades entre 60 e 69 anos, e 48,5 casos por mil para indivíduos com mais de 90 anos.[107] A pneumonia adquirida no hospital (PAH), conforme definido pela American Thoracic Society, é adquirida enquanto o indivíduo está no hospital ou reside em algum outro tipo de estabelecimento de cuidados institucionais, ou um indivíduo que foi exposto a um membro da família com resistência a várias drogas.[108] Aproximadamente 8 a 10% de todas as internações hospitalares envolvem uma PAH na população idosa, que é responsável por cerca de 50% de todos os diagnósticos de sepse e está associada a uma taxa de mortalidade de 33%.[109,110]

A apresentação clínica típica da pneumonia inclui febre e tosse produtiva com produção de expectoração, que geralmente é amarelada, verde ou cor de ferrugem. O paciente também pode apresentar dispneia, taquicardia, taquipneia e hipoxemia. Normalmente, pode haver uma leucocitose, mas isso nem sempre é observado em adultos idosos. Na maioria dos casos, uma cultura de escarro positiva identificará o agente infeccioso. O diagnóstico é feito com base nos sintomas e no achado positivo de infiltrados ou consolidação na radiografia de tórax. Pode haver relatos de dor na parede torácica, pleurite, hemoptise ou dispneia e, se uma quantidade suficiente do tecido pulmonar for afetada pela pneumonia, com ou sem doença pulmonar subjacente, o paciente pode dessaturar em repouso ou com esforço. O idoso, entretanto, pode apresentar sinais e sintomas mais atípicos, incluindo alteração do estado mental, anorexia, diminuição da tolerância à função e atividades, quedas, incontinência e FC elevada.[111,112] O fisioterapeuta deve estar alerta para a presença de pneumonia até 30 dias após a alta hospitalar e quando ocorrerem os sintomas descritos anteriormente.

Existem múltiplos fatores sobre as alterações do sistema pulmonar relacionadas à idade que explicam a maior incidência de pneumonia com a idade avançada. Nas vias respiratórias superiores, ocorre uma redução natural da função mucociliar e da eliminação orofaríngea de secreções, aumentando o risco de aspiração. Nas vias respiratórias inferiores, também ocorre redução da resposta imune celular e humoral e da fagocitose.[108] Essas alterações reduzem a capacidade do sistema brônquico de imobilizar patógenos e desobstruir as vias respiratórias. Os adultos idosos também são mais suscetíveis à pneumonia após a cirurgia secundária aos efeitos depressivos da anestesia e ao número e à gravidade das comorbidades.[107]

A aspiração foi claramente identificada como um fator contribuinte comum para o desenvolvimento de pneumonia, associando-se à desnutrição, alimentação por sonda, contratura dos músculos extensores cervicais e uso de medicamentos depressores.[103] Outros eventos também foram associados à aspiração, incluindo disfagia devido à perda de dentição, higiene dental deficiente, redução da produção de saliva e enfraquecimento dos músculos da mastigação. O envelhecimento está associado a um atraso no processamento neural necessário para realizar a sequência adequada de deglutição e diminuição da sensação da cavidade oral. Finalmente, observa-se um aumento da incidência de aspiração na presença de doença de Parkinson, acidente vascular encefálico, doença do refluxo gastresofágico, distúrbios do tecido conjuntivo e doença de Alzheimer.[103,107]

Depois de o paciente ter recebido o tratamento adequado para a pneumonia aguda, é importante que o fisioterapeuta avalie objetivamente a tolerância à atividade por meio de alguma forma de teste de exercício (p. ex., o teste de caminhada de 6 minutos ou um teste em bicicleta ou esteira ergométrica). Esses dados podem ser usados para garantir sinais vitais estáveis com o esforço, descartar dessaturação e documentar a tolerância à atividade para que o plano de reabilitação possa ser prescrito de forma adequada. Consulte o Boxe 14.9 para os achados da avaliação clínica associados à pneumonia em adultos idosos.

Infecções do trato urinário

As infecções do trato urinário (ITUs) são o segundo tipo de infecção mais comum entre os adultos idosos atrás das infecções respiratórias e se tornaram um problema clínico importante, independentemente do estado de saúde e mobilidade atual, local de residência (casa ou lar de idosos) ou número de comorbidades.[113] As ITUs são responsáveis por um terço de todas as infecções encontradas em residentes de lares de idosos e, felizmente, apresentam uma taxa de mortalidade significativamente menor que as observadas na pneumonia.[114,115] Com o passar dos anos, observa-se uma infinidade de motivos que podem colocar uma pessoa em risco de desenvolver uma ITU, incluindo comorbidades que afetam o suprimento nervoso para a bexiga (diabetes, esclerose múltipla e lesões da medula espinal), obstruções do fluxo urinário por cálculos urinários e tumores, uso prolongado de cateter e enfraquecimento da musculatura do assoalho pélvico pela gestação em mulheres e próstata aumentada em homens.[116] Pacientes com

BOXE 14.9	Achados da avaliação clínica associados com pneumonia.
Sinais vitais	Taquicardia
	Taquipneia
	Hipotensão
	Dispneia
	Dessaturação
Ausculta	Redução dos sons respiratórios normais
	Estertores
	Sibilos graves na presença de secreções espessas
	Sibilos agudos (associados à aspiração)
	Sons respiratórios brônquicos (associados a pneumonia consolidada)
Palpação	Aumento do frêmito tátil
	Percussão maciça sobre consolidação
	Possível ↓ excursão da parede torácica
Gasometria arterial	↓ PaO_2
	Possível alteração de PaO_2
Observação	↑ Trabalho de respiração
	Angústia facial
	Cianose
Temperatura	Febre

BOXE 14.10	Motivos para pacientes apresentarem risco elevado de infecção do trato urinário.[117-119]
Sexo feminino	Obstrução urinária
Cateterismo prolongado	Pedras nos rins
Erros no cuidado do cateter	Aumento da próstata
Enfraquecimento da musculatura do assoalho pélvico	Doença de Alzheimer
	Doença de Parkinson
Diabetes	História de bexiga
Esclerose múltipla	neurogênica
Lesões da medula espinal	História de AVE

doença de Alzheimer, Doença de Parkinson, história de acidente vascular encefálico ou bexiga neurogênica também podem apresentar um esvaziamento incompleto da bexiga e são propensos a infecções do trato urinário.[117] O Boxe 14.10 lista comorbidades comuns que aumentam a suscetibilidade do adulto idoso a uma ITU.[117-119]

O trato urinário é geralmente estéril, exceto na parte mais distal da uretra.[119] Ele é projetado para evitar a propagação de bactérias com o fluxo da urina; entretanto, com a idade, as alterações físicas e funcionais aumentam o risco de bactérias no trato urinário que podem levar a uma infecção. As infecções do trato urinário começam principalmente na parte inferior da uretra. Se não for tratada, uma infecção da uretra pode afetar outras estruturas do sistema urinário, como bexiga, ureteres ou rins.

De acordo com Liang, a estase urinária é o principal contribuinte para ITUs em adultos idosos.[117] Nas mulheres mais velhas, observa-se uma diminuição na força da musculatura do assoalho pélvico causada por gestações prévias e uma mudança nos níveis de estrogênio que contribuem para a estase urinária e incontinência. Homens mais velhos, por outro lado, apresentam diminuição do esvaziamento vesical devido à obstrução secundária à hipertrofia benigna da próstata.[119] Independentemente do motivo da diminuição do fluxo urinário, a colonização bacteriana é o resultado da estase urinária. Além disso, a mudança na flora normal da vagina nas mulheres e na prostatite bacteriana nos homens contribui para infecções recorrentes.

O uso de um cateter de demora é outro fator de risco no desenvolvimento de uma ITU. Hazelett et al.,[120] em estudo retrospectivo, determinaram que 73% dos pacientes que receberam cateter de demora no pronto-socorro tinham mais de 65 anos. Desses pacientes, 28% foram diagnosticados com ITU durante a internação; entretanto, 59% deles foram diagnosticados no pronto-socorro e, portanto, antes de receber o cateter. Esse estudo sugere que muitos dos pacientes mais velhos com cateteres que são diagnosticados com uma ITU podem, de fato, ter feito a ITU antes de receber o cateter permanente. Isso é contrário à crença comum, mas demonstra que os adultos idosos não se apresentam da mesma maneira que os mais jovens.[120] Existem muitos tipos de bactérias que podem causar ITUs em pacientes não cateterizados. Entretanto, as bactérias geralmente são um isolado único de *Escherichia coli*, *Proteus* ou *Klebsiella*. Entretanto, em pacientes com cateteres de demora crônicos, as infecções bacterianas geralmente são polimicrobianas com *E. coli*, *Proteus*, *Providencia*, *Enterococcus*, *Pseudomonas* e *Enterobacter*.[116]

Sintomas como disúria, aumento da frequência, desejo persistente de urinar e hematúria, que normalmente são usados para diagnosticar uma ITU na população mais jovem, não podem ser necessariamente utilizados no adulto idoso devido às mudanças mencionadas anteriormente. Por exemplo, um homem idoso com hipertrofia prostática pode ter dificuldade para urinar, vontade forte e repentina de urinar, dor e hematúria. Esses também são sintomas de uma ITU; portanto, é difícil determinar o diagnóstico na presença de outras comorbidades geniturinárias.[121]

O diagnóstico de uma ITU na população mais jovem requer 10^5 unidades formadoras de colônias (UFC)/mℓ com sintomas associados conforme descrito anteriormente.[118] O diagnóstico pode ser feito em adultos idosos com uma contagem de colônias bacterianas de 10^2 ou 10^3 UFC se eles também forem sintomáticos.[117] Entretanto, com pacientes mais velhos, o diagnóstico não é tão fácil, pois eles frequentemente se apresentam sem sintomas ou têm sintomas sugestivos de ITU, como diminuição do fluxo urinário, que podem ser sintomas de hipertrofia prostática. Frequentemente, o primeiro sintoma observado é confusão aguda. Outros sintomas são declínio funcional súbito, anorexia e *delirium*. É importante diagnosticar uma ITU no início porque ela pode se espalhar rapidamente para os rins e para o sangue, causando sepse. Juthani-Mehta relata que os critérios diagnósticos para residentes de asilos sem uso de cateter incluem três dos seguintes sinais ou sintomas clínicos: (1) febre de 38°C ou mais; (2) ardência recente ou mudança no padrão de ardência ao urinar, frequência ou urgência; (3) dor de início recente em flanco ou região suprapúbica; (4) mudança na cor, consistência ou turvação da urina; e (5) mudança no estado mental ou funcional.[119] Para residentes de lares de idosos com cateteres, duas das

seguintes características devem estar presentes: (1) febre conforme observado anteriormente, (2) dor de início recente em flanco ou região suprapúbica, (3) mudança na característica (turvação, consistência) da urina, e (4) mudança no estado mental ou funcional.[119]

O fisioterapeuta precisa considerar a presença de uma ITU durante o processo de avaliação e tratamento e com qualquer mudança no estado mental, porque para o paciente mais velho com ITU, *delirium* agudo e declínio na mobilidade podem ser transitórios e não representam adequadamente o verdadeiro estado funcional do paciente. O fisioterapeuta precisará reavaliar constantemente a função e fazer a modificação mais adequada no plano de tratamento, à medida que a infecção é tratada clinicamente. Uma discussão completa dos problemas da bexiga em adultos idosos ocorre em outra parte deste livro.

Sepse

Recentemente, a *sepse* foi redefinida como uma "disfunção orgânica com risco de vida causada por uma resposta desregulada do hospedeiro à infecção".[122] Em termos leigos, significa que a sepse é uma condição potencialmente fatal que ocorre quando a resposta do corpo a uma infecção realmente fere os próprios tecidos e órgãos do corpo.[122] Choque séptico é um subconjunto de sepse em que o indivíduo sofre adicionalmente de disfunção circulatória, conforme definido pela necessidade de vasopressores para manter uma pressão arterial média > 65 mmHg e anormalidades metabólicas definidas como um nível de lactato de > 18 mg/dℓ que aumentam ainda mais o risco de mortalidade.[123] Os pacientes que ficam sépticos geralmente apresentam hipotensão e febre > 38,5°C, uma frequência cardíaca elevada > 90 bpm, uma frequência respiratória > 20 respirações por minuto e uma infecção provável ou confirmada por culturas. É fundamental reconhecer os sinais de sepse porque está associada a uma alta taxa de mortalidade; a incidência está aumentando, o que provavelmente está relacionado ao envelhecimento da população; e os sobreviventes da sepse podem sofrer déficits psicológicos, cognitivos e funcionais prolongados, conhecidos como síndrome de terapia pós-intensiva (STPI). Se a sepse não for diagnosticada e a fonte da infecção não for identificada, ela pode progredir para sepse grave ou choque séptico. O Boxe 14.11 lista os sinais e os sintomas de sepse, sepse grave e choque séptico.[123-125]

Muitos adultos idosos apresentam múltiplas comorbidades, o que dificulta o diagnóstico de sepse, pois o quadro clínico pode representar infecções de outros sistemas.[123] O diagnóstico de sepse é importante, pois existem muitas condições que podem simular uma sepse, incluindo hemorragia, EP, infarto do miocárdio, pancreatite, cetoacidose diabética e hipovolemia induzida por diuréticos, só para citar alguns. É importante obter uma hemocultura que possa determinar a infecção bacteriana subjacente que precisa ser tratada. Entretanto, um hemograma completo nem sempre é útil porque os resultados podem simular as condições mencionadas acima, que tecnicamente não

BOXE 14.11	Sinais e sintomas de sepse, sepse grave e choque séptico.[123-125]	
Sepse	**Sepse grave**	**Choque séptico**
• Febre > 38,5 °C • Frequência cardíaca > 90 bpm • Frequência respiratória > 20 respirações por minuto • Infecção provável ou confirmada	• Pele mosqueada • ↓ Produção de urina • Alteração do estado mental • ↓ contagem de plaquetas • Dificuldades respiratórias • Alterações na função cardíaca	• Todos os sinais de sepse grave • Pressão arterial extremamente baixa

BOXE 14.12	Causas comuns de vertigem.[127,131,132]	
Idiopática	Otosclerose
Trauma	Perda auditiva neurossensorial súbita
Doenças do ouvido	Doença do sistema nervoso central
Otite média crônica	Insuficiência vertebrobasilar
Neuronite vestibular	Neuroma acústico
Doença de Meniere	Vertigem cervical

são sepse. Com a urinálise, os acessos intravenosos também devem ser cultivados para descartar totalmente a origem. Uma tomografia computadorizada é importante para descartar pneumonia e EP.[124]

OUTRAS QUESTÕES MÉDICAS

Há uma infinidade de razões pelas quais um adulto idoso pode apresentar declínio na função e na saúde. A seguir está uma breve descrição dos problemas médicos que podem comprometer a saúde do idoso, resultar em um declínio na função ou levar a outras complicações médicas, contribuindo para o aumento das taxas de morbidade e mortalidade.

Tontura

A tontura é uma queixa comum do idoso. A causa raiz pode ser difícil de determinar porque pode ser causada por várias etiologias, incluindo disfunções do sistema vestibular, visual ou proprioceptivo.[126] É muito importante determinar a causa porque o tratamento varia muito dependendo do sistema envolvido. Um estudo de Uneri e Polat determinou que as causas mais comuns de tontura em idosos são vertigem posicional paroxística benigna, vestibulopatia (uma anormalidade do aparelho vestibular), enxaqueca da vestibulopatia e enxaquecas.[127]

A tontura aguda está entre as causas mais comuns de adultos que procuram o pronto-socorro.[128-130] Entretanto, os prontos-socorros não são muito acurados no diagnóstico da tontura.[131] Para garantir o diagnóstico adequado, rastreamento e exames apropriados são de extrema importância. Existem muitos procedimentos diagnósticos que podem ser realizados, incluindo um exame físico completo, estudos de provocação e exames neurológicos, visuais, vestibulares, cardíacos e psiquiátricos. O relato do paciente ajudará a determinar uma imagem clara dos sintomas e dos eventos precipitantes.

A vertigem, causa mais comum de tontura na população idosa, é definida como a sensação de movimento anormal provocado por determinadas posições. Existem muitas causas de vertigem, incluindo trauma, doenças idiopáticas e da orelha interna. O Boxe 14.12 lista algumas das causas comuns de vertigem. O diagnóstico de vertigem pode ser feito com facilidade, pois o nistagmo comumente é visto nos olhos.[127,131,132] A direção do movimento dos olhos é indicativa da parte do ouvido interna afetada.[131] É importante avaliar a direção, pois o nistagmo horizontal geralmente é indicativo de vertigem periférica; entretanto também pode ser um sinal de uma causa central e geralmente é mais sério.[132] A vertigem pode ser um sintoma de enxaqueca da artéria basilar, portanto, enxaquecas também precisam ser descartadas como a causa.[132] Pacientes com vertigem frequentemente relatam uma "sensação de giro". O equilíbrio depende de pistas sensoriais e da função vestibular, tanto central quanto periférica. Portanto, problemas na orelha interna e distúrbios da marcha afetam o equilíbrio e aumentam o risco de quedas.

A quase síncope, ou desmaio, geralmente está relacionada a doenças cardiovasculares, e não a um distúrbio do sistema nervoso periférico ou central. Na presença de síncope, deve ser iniciada a pesquisa de uma etiologia cardíaca. Um ECG e o monitoramento cardíaco ambulatorial com Holter são obtidos para avaliar os distúrbios do ritmo. A síncope também requer um exame físico cuidadoso e um ecocardiograma para determinar a presença de anormalidades no fluxo sanguíneo. A fraqueza ao levantar ou evacuar pode estar relacionada à hipotensão ortostática ou a uma manobra de Valsalva, respectivamente.

A incapacidade de descrever os sintomas pode estar relacionada à demência ou transtornos psiquiátricos. Os indivíduos com demência podem estar tentando descrever a confusão que sentem e não a tontura verdadeira. Uma avaliação para depressão, ansiedade e demência pode ser incluída no diagnóstico diferencial, se os sintomas forem difíceis de descrever. Por fim, a hipotensão postural iatrogênica, que causa tontura posicional, é mais comum em adultos idosos que em adultos jovens, devido ao aumento da prevalência de polimedicação. Inicialmente, os medicamentos são sempre implicados como agentes causais, até prova em contrário. Isso inclui agentes anti-hipertensivos, diuréticos e medicamentos que causam sedação.

Com a idade, ocorrem muitas mudanças no equilíbrio, percepção e sensação, bem como no funcionamento neurológico e esquelético. Doenças crônicas como diabetes também podem contribuir para déficits sensoriais.[127] A polimedicação e a hipotensão ortostática também são causas comuns e podem ser diagnósticos diferenciais para tontura. Seja qual for a causa, a tontura é um precursor de quedas, que podem ser fatais para o idoso. O exame e o tratamento adequados da tontura podem ajudar a reduzir a incidência de quedas e a morbimortalidade delas.

Desidratação

A desidratação é um problema disseminado no adulto idoso e que aumenta diretamente os índices de morbidade e mortalidade. A desidratação é custosa individualmente e um problema social. Quase 40% de todas as internações hospitalares em adultos idosos estão associadas com desidratação, mas podem evoluir sem serem reconhecidas.[133,134]

Existem vários motivos que sujeitam o adulto idoso à desidratação. Primeiro, o idoso possui um mecanismo embotado para a sede, o que leva à redução do desejo de ingerir líquidos.[135] Segundo, há uma redução no líquido corporal total com a redução da massa muscular e um aumento da gordura corporal. Além disso, uma diminuição na função renal que concentra a urina impede que o corpo retenha líquido suficiente para reverter a desidratação. Por fim, os declínios físico e mental também podem levar à desidratação.[135]

A desidratação é categorizada pela relação entre a água livre e o sódio e pode ser causada por vários fatores. A desidratação hipertônica ocorre na presença de uma perda maior de água quando comparada à perda de sódio. Esse tipo de desidratação é mais comum na presença de infecção ou exposição a temperaturas ambientais elevadas. Na desidratação isotônica, observa-se uma perda igual de água e sódio, e vômitos e diarreia são as duas causas mais comuns. A desidratação hipotônica, é causada por uma maior perda de sódio que de água. O uso de diuréticos é a causa mais comum de desidratação hipotônica e a desidratação hipotônica é a causa de desidratação mais comum no adulto idoso.[136] A anormalidade laboratorial mais importante é o desequilíbrio do sódio, que deve ser monitorado intensivamente.

Existem vários fatores de risco associados com a desidratação, incluindo idade avançada, gênero feminino devido à maior porcentagem de gordura corporal e um IMV < 21 e > 27. Indivíduos com demência, história de acidente vascular encefálico, incontinência urinária, infecções, uso de esteroides, polimedicação e redução na independência funcional também estão em risco elevado de desidratação.[134]

Os sintomas iniciais da desidratação podem incluir confusão, letargia, perda rápida de peso e declínio funcional, todos podendo interferir com as metas de reabilitação. Portanto, o fisioterapeuta está em boa posição para monitorar o estado hídrico do paciente e alertar a equipe médica para o surgimento dessa síndrome. Ver o Boxe 14.13 para os sinais e os sintomas da desidratação.

Síndrome metabólica

A síndrome metabólica se caracteriza por um grupo de não menos de três fatores de risco cardiovascular que estão fortemente associados com o infarto do miocárdio. Os fatores de risco do National Cholesterol Education Program Adult Treatment Panel III Report incluem aumento da gordura abdominal, níveis elevados de triglicerídios, baixos níveis de HDLs, hipertensão e níveis elevados de glicose no plasma em jejum.[137] Os critérios de definição da International Diabetes Foundation são levemente diferentes com a circunferência

BOXE 14.13	Sinais e sintomas de desidratação.
Exame	**Sinais e sintomas clínicos**
Entrevista	• ↓ Função cognitiva e estado mental
Observação	• Mucosa seca
Palpação	• ↓ Turgor da pele
Sinais vitais	• Taquicardia
	• ↓ Pressão arterial
	• Hipotensão ortostática
	• Perda de peso em curto espaço de tempo, < 1 kg/dia
Distensão da veia jugular	• Em decúbito dorsal supina, veia jugular externa não apreciável
Função	• ↓ Força muscular, equilíbrio e função

abdominal sendo > 94 cm para homens e > 80 cm para mulheres e níveis de glicose em jejum > 100 mg/dℓ.[137,138] Ver o Boxe 14.14 para critérios específicos que podem diferir de acordo com a fonte.[137-139]

Estima-se que aproximadamente 30% da população norte-americana sofra de síndrome metabólica,[137] o que aumenta a morbidade e mortalidade desse grupo para um evento cardiovascular incluindo acidente vascular encefálico, infarto do miocárdio e IC. A síndrome metabólica também era conhecida como síndrome X, mas o termo *síndrome da resistência à insulina* (SRI) passou a ser mais utilizado recentemente para denominar esse problema clínico.[137,138]

O envelhecimento está associado com um aumento da incidência de obesidade devido à redução no nível de atividade, uma diminuição na massa muscular e um aumento da massa de gordura visceral.[25,84] A ligação entre obesidade e síndrome metabólica, ou SRI, não é completamente compreendida, mas a obesidade está associada com elevações nos ácidos graxos livres e triglicerídeos e um aumento nas citocinas inflamatórias que também estão ligadas à SRI.[139] Os adipócitos viscerais produzem resistina, substâncias pró-inflamatórias, interleucina-6, fator de necrose tumoral e fator ativador do plasminogênio-1, que promove o desenvolvimento da resistência à insulina, bem como hipertensão e dislipidemia.[138,140]

A resistência à insulina e a obesidade abdominal parecem ser previsores do desenvolvimento da síndrome metabólica. A resistência à insulina ocorre quando as células se tornam menos sensíveis e, eventualmente, resistentes à

BOXE 14.14	Critérios clínicos para síndrome metabólica.[137-139]	
Fatores de risco		**Critérios**
Obesidade abdominal		
	Homem	> 102 cm
	Mulher	> 88 cm
Triglicerídeos		≥ 150 mg/dℓ (1,69 mmol/ℓ)
Lipoproteína de alta densidade (HDL)		
	Homem	> 40 mg/dℓ (1,04 mmol/ℓ)
	Mulher	> 50 mg/dℓ (1,30 mmol/ℓ)
Pressão arterial		
	Sistólica	> 130 mmHg
	Diastólica	> 85 mmHg
Glicose em jejum		> 110 mg/dℓ

insulina, o que leva à incapacidade de absorção da glicose pelas células. Um ciclo vicioso se desenvolve com níveis mais altos de glicose, o que leva à liberação de mais insulina. Com a liberação elevada de ácidos graxos livres, a redução da oxidação da glicose e transporte de glicose induzindo a produção hepática de LDLs que eleva os triglicerídeos e reduz os níveis de HDL.[137] Com o aumento dos ácidos graxos livres, o fígado é estimulado a produzir mais LDLs, liberar mais triglicerídeos e reduzir os níveis de HDL.[137,138]

Com a obesidade e os efeitos normais do envelhecimento, observa-se um aumento da hipertensão. Observa-se um nível maior nos pacientes com IMC > 27 em pessoas com mais de 40 anos.[141] Os adultos idosos estão entre um dos grupos de alto risco para um evento cardiovascular com os afro-americanos.[142]

Finalmente, observa-se um aumento na incidência de diabetes tipo 2 e eventos cardiovasculares em idosos com SRI. Estima-se que 29 milhões de adultos idosos serão diagnosticados com diabetes tipo 2 em 2050.[140] O próprio diabetes é definido como um nível de glicose no jejum > 126 mg/dℓ, ou um nível de glicose pós-prandial de 2 horas > 200 mg/dℓ após carga de glicose de 75-g ou sintomas de diabetes mais concentração de glicose plasmática casual de 200 mg/dℓ.[137] O pré-diabetes é definido como um nível de glicose plasmática em jejum entre 100 e 125 mg/dℓ e uma glicose pós-prandial de 2 horas entre 140 e 199 mg/dℓ. O diabetes é um fator de risco independente no idoso para um evento cardiovascular sério e aumenta as taxas de mortalidade e morbidade.[25] O leitor é direcionado a rever as seções sobre doença arterial coronariana e insuficiência cardíaca neste capítulo para consequências dos fatores de risco cardiovascular, incluindo obesidade, hipertensão, dislipidemia e disfunção glicose-insulina.

PREVENÇÃO

O processo de estratificação é uma etapa crucial na prevenção de doenças e na avaliação do risco de ocorrer um evento médico durante o exercício ou esforço. Todo plano de fisioterapia deve abordar a prevenção, começando com exame e avaliação inicial, independentemente do ambiente clínico. É importante que o fisioterapeuta faça uma entrevista completa para determinar o nível de prevenção que deve abordar para os diagnósticos primário e secundário.

O objetivo final da prevenção é otimizar a saúde e reduzir as limitações e deficiências disponíveis. Todos os membros da equipe devem abordar a prevenção, e isso, em última instância, deve levar à redução da utilização e dos custos dos cuidados de saúde. Os três níveis de prevenção são primário, secundário e terciário.

- *Primário*: visa incutir comportamento saudável e reduzir os fatores de risco, intervindo antes dos sinais biológicos de uma doença. Um exemplo de prevenção primária para DAC seria instruir seu paciente a comer bem, evitar fumar, praticar exercícios rotineiramente para controlar a pressão arterial e controlar o peso para minimizar o risco de diabetes. Outro exemplo pode ser o início de um programa de musculação para um paciente idoso para melhorar a força muscular na prevenção da osteoporose
- *Secundário*: uma patologia ou doença está presente, mas a intervenção é focada na modificação do comportamento para controlar a doença. O objetivo é controlar a progressão da doença, melhorar a força, evitar a perda de função e minimizar ou eliminar a dor. Ao tratar pacientes já diagnosticados com DAC, o fisioterapeuta os orientaria sobre a redução ou eliminação dos fatores de risco (ver Boxe 14.4), atividades para reduzir a pressão arterial e os níveis de colesterol, a importância do monitoramento do diabetes e o manejo da doença por meio de intervenção coronária por via percutânea
- *Terciário*: o paciente tem uma doença e também sofre de uma disfunção associada a essa doença, incluindo uma diminuição na tolerância à atividade e função. O foco da prevenção terciária está na mobilidade funcional e na educação para os sinais ou sintomas da doença e na prevenção de piora adicional.[143] Um exemplo de prevenção terciária durante o atendimento de um paciente com IC devido a DAC seria administrar a disfunção cardíaca, proteger a função renal, medicar para melhorar a função cardíaca, controlar a ingestão de alimentos e líquidos e introduzir técnicas de simplificação do trabalho e conservação de energia.

Se considerarmos a DAC a principal causa de mortes nos EUA, Reino Unido e Europa, 83% das mortes relacionadas à doença isquêmica do coração envolvem pacientes com mais de 65 anos e as taxas de mortalidade continuam a aumentar substancialmente após os 75 anos. Na população geriátrica, há uma mudança na importância dos fatores de risco típicos com uma redução na incidência de tabagismo e diabetes e um aumento na hipertensão, estilo de vida sedentário e obesidade.[144]

Deve ser muito comum para fisioterapeutas em todos os ambientes abordar as modificações dos fatores de risco para pacientes com doença cardíaca ou IC conhecida, com o objetivo de minimizar as limitações funcionais e diminuir as hospitalizações. Um exemplo de prevenção em todo o espectro: a prevenção primária pode se concentrar na prevenção da osteoporose e dieta para manter o peso adequado e a massa muscular. A prevenção secundária pode incluir exercícios para a força, exercícios aeróbicos e treinamento funcional para minimizar a atrofia da musculatura esquelética, promover a desobstrução das vias respiratórias para minimizar os efeitos da atelectasia e fornecer nutrição adequada para promover a saúde geral e evitar a exacerbação da IC. A prevenção terciária pode se concentrar no treinamento funcional e na educação sobre os sinais e os sintomas da IC, incluindo intolerância progressiva ao exercício, fadiga e dispneia. A prevenção nos idosos mais jovens, com idade entre 65 e 75 anos, pode se concentrar na prevenção primária ou secundária, incluindo condicionamento físico, controle de peso, cessação do tabagismo e incentivo para testes dos perfis lipídicos de rotina e de glicemia em jejum. Em idosos, com 85 anos ou mais, a prevenção pode se concentrar na aptidão e função, controle da hipertensão e controle de peso. Em qualquer programa de prevenção, o terapeuta deverá levar em consideração a idade do paciente, visto que a idade avançada está associada ao aumento das comorbidades.

RESUMO

O manejo clínico da saúde e da função do idoso é complexo. Deve ser o objetivo comum de todos os profissionais de saúde geriátrica tratar doenças e promover a saúde ideal. Houve duas mudanças nos cuidados de saúde geriátricos: uma atenção crescente ao bem-estar e prevenção para os adultos idosos, e os pacientes com doenças agudas estão sendo atendidos pelo fisioterapeuta fora do hospital de cuidados intensivos tradicional. O fisioterapeuta precisa ter um conhecimento básico dos diagnósticos médicos comuns que levam os idosos a procurar atendimento médico e como esses diagnósticos afetam a função e a qualidade de vida. A intervenção da fisioterapia deve consistir na triagem constante de sinais e sintomas que sugerem preocupações quanto à condição de saúde, ajustando as metas de reabilitação para minimizar as limitações funcionais e deficiências físicas, educação e estilos de vida saudáveis. Por fim, o fisioterapeuta precisa ser um membro ativo da equipe de saúde do idoso para maximizar os serviços de saúde e, então, maximizar a qualidade da saúde e os resultados.

REFERÊNCIAS BIBLIOGRÁFICAS

1. Heckman GA, McKelvie RS. Cardiovascular aging and exercise in healthy older adults. *Clin J SportsMed*. 2008;18(6):479–485.
2. Facts for Features: Older Americans Month: May 2017. U.S. Census Bureau. https://www.census.gov/newsroom/facts-forfeatures/2017/cb17-ff08.html. Updated August 3, 2018. Accessed October 25, 2018.
3. Ortman JM, Velkoff VA, Hogan H. *An aging nation: the older population in the United States: United States Census Bureau; 2014.* Current Population Reports, P25-1140, http://tinyurf.com/n54vw9e. Accessed 30 March 2015.
4. Bodilsen AC, Klasen HH, Petersen J, et al. Prediction of mobility limitations after hospitalization in older medical patients by simple measures of physical performance obtained at admission to the emergency department. *PLoSOne*. 2016;11(5). e0154350.
5. HCUP Fast Stats. Healthcare Cost and Utilization Project (HCUP). November 2017. Rockville, MD: Agency for Healthcare Research and Quality. http://www.hcup-us.ahrq.gov/faststats/national/inpatientcommondiagnoses.jsp. Updated November 14, 2017. Accessed March 28, 2018.
6. Yancik R, Wesley MN, Ries LA, et al. Effect of age and comorbidity in postmenopausal breast cancer patients aged 55 years and older. *JAMA*. 2001;285(7):885–892.
7. Centers for Disease Control and Prevention. Arthritis. https://www.cdc.gov/arthritis/data_statistics/comorbidities.htm. Updated February 22, 2018. Accessed March 29, 2018.
8. Thomas V, Jones E. *The Merck manual of geriatrics*. 3rd ed. Merck & Co; 2000–2006. http://www.merck.com/mkgr/mmg/home.jsp. Accessed 11 November 2018.
9. MedlinePlus. Bethesda, MD: National Library of Medicine (US). http://medlineplus.gov/lab-tests/. Accessed November 11, 2018.
10. American Association of Clinical Chemistry. Lab tests online. http://www.labtestsonline.org. Accessed January 19, 2019.
11. Blood test results: CMPExplained. InternationalWaldenstrom's Macroglobulinemia Foundation. https://www.iwmf.com/sites/default/files/docs/bloodcharts_cmp(1).pdf. Accessed October 22, 2018.
12. FDA. Blood serum chemistry – normal values. Investigations Operations Manual 2015. Appendix C. https://www.fda.gov/downloads/iceci/inspections/iom/ucm135835.pdf. Accessed October 22, 2018.
13. American College of Physicians. Laboratory Values. https://annualmeeting.acponline.org/sites/default/files/shared/documents/for-meeting-attendees/normal-lab-values.pdf. Accessed October 22, 2018.
14. Lee CC, Chen SY, Chang IJ, et al. Comparison of clinical manifestations and outcome of community-acquired bloodstream infections among the oldest old, elderly, and adult patients. *Medicine*. 2007;86(3):138–144.
15. PenninxBW, PahorM,CesariM, et al.Anemia is associatedwith disability and decreased physical performance and muscle strength in the elderly. *J Am Geriatr Soc*. 2004;52:719–724.
16. Guralnik JM, Eisenstaedt RS, Ferrucci L, et al. Prevalence of anemia in persons 65 years and older in the United States: evidence for a high rate of unexplained anemia. *Blood*. 2004;104(8):2263–2268.
17. Zaks GJ, Westenorp RG, Knook DL. The definition of anemia in older persons. *JAMA*. 1999;281(18):1714–1717. Pubmed PMIP:10328071.
18. Jassal SV. Clinical presentation of renal failure in the aged: chronic renal failure. *Clin Geriatr Med*. 2009;25(3):359–372.
19. Oliveira MR, Fogaca KC, Leandro-Merhi VA. Nutritional status and functional capacity of hospitalized elderly. *Nutr J*. 2009;8:54–62.
20. Hillegass E, Puthoff M, Frese EM, et al. The role of physical therapists in the management of individuals at risk for or diagnosed with venous thromboembolism – an evidence-based clinical practice guideline. *Phys Ther*. 2016;96(2):143–166.
21. Kannel WB, Wolf PA. Framingham study insights on the hazards of elevated blood pressure. *JAMA*. 2008;300(21):2545–2547.
22. Luckson M. Hypertension management in older people. *Br J Community Nurs*. 2009;15(1):17–21.
23. Troyer AK, Leach L, Strauss E. Aging and response inhibition: normative data for the Victoria Stroop test. *Aging Neurol Cogn*. 2006;13:20–35.
24. Anderson JD, Epstein FH, Meyer CH, et al. Multifactorial determinants of functional capacity in peripheral arterial disease. *J Am Coll Cardiol*. 2009;54(7):628–635.
25. Thompson WR, Gordon NF, Pascatello LS. *American College of Sports Medicine's Guidelines for Exercise Testing and Prescription*. 10th ed. Philadelphia: Wolters Kluwer/Lippincott Williams & Wilkins Health; 2017.
26. Szewczyk MT, Jawien A, Kedziora-Kornatowska K, et al. The nutritional status of older adults with and without venous ulcers: a comparative, descriptive study. *Ostomy Wound Manage*. 2008;54(9):36–40, 42.
27. Mizrahi EH, Flessig Y, Blumstein T. Admission albumin levels and functional outcomes of elderly hip fracture patients: is it that important? *Aging Clin Exp Res*. 2007;19(4):284–289.
28. Dziedzic T, Slowik A, Szczudlik A. Serum albumin level as a predictor of ischemic stroke outcomes. *Stroke*. 2004;35(6):e156–e158.
29. Physiopedia. Age related changes in cardiovascular system. https://www.physio-pedia.com/Age_related_changes_in_ cardiovascular_system. Accessed May 2, 2018.
30. Jones SA, Boyett MR, Lancaster MK. Declining into failure: the age-dependent loss of the L-type calcium channel within the sinoatrial node. *Circulation*. 2007;115:1183–1190.
31. American Heart Association. Understanding Your Risk for Diabetes. http://www.heart.org/HEARTORG/Conditions/More/Diabetes/UnderstandYourRiskforDiabetes/Understand-Your-Risk-for-Diabetes_UCM_002034_Article.jsp#.Wvl31WeWyUk. Updated January 29, 2018. AccessedMay 14, 2018.
32. Khan N, Afaq F, Mukhtar H. Lifestyle as risk factor for cancer: evidence from human studies. *Cancer Lett*. 2010;293(2):133–143. https://doi.org/10.1016/j.canlet.2009.12.013.
33. National Osteoporosis Foundation. Are you at risk? https://www.nof.org/preventing-fractures/general-facts/bone-basics/are-you-at-risk/. Accessed May 14, 2018.
34. Marcantonio ER. Delirium in hospitalized older adults.*N Engl J Med*. 2017;377:1456–1466.
35. Dhalwani NN, Fahami R, Sathanapally H, Seidu S, Davies MJ, Khunti K. Association between polypharmacy and falls in older adults: a longitudinal study from England. *BMJ Open*.2017;7(10). e016358.
36. Karandikar YS, Chaudhari SR, Dalal NP, Sharma M, Pandit VA. Inappropriate prescribing in the elderly: a comparison of two validated screening tools. *J Clin Gerontol Geriatr*. 2013;4:109–114.
37. National Council on Alcoholism and Drug Dependence. Alcohol, drug dependence and seniors. https://www.ncadd.org/about-addiction/seniors/alcohol-drug-dependence-andseniors. Updated June 26, 2015. Accessed on May 2, 2018.
38. Inouye SK, Westendorp RG, Saczynski JS. Delirium in elderly people. *Lancet*. 2014;383:911–922.
39. Hosker C, Ward D. Hypoactive delirium. *BMJ*. 2017;357: j2047.

40. De la Cruz M, Fan J, Yennu S, et al. The frequency of missed delirium in patients referred to palliative care in a comprehensive cancer center. *Support Care Cancer.* 2015;23:2427–2433.

41. Wei LA, Fearing MA, Sternberg EJ, et al. The confusion assessment method: a systematic review of current usage. *J Am Geriatr Soc.* 2008; 56:823–830.

42. Barr J, Pandharipande PP. The pain, agitation, and delirium care bundle: synergistic benefits of implementing the 2013 Pain, Agitation, and Delirium Guidelines in an integrated and interdisciplinary fashion. *Crit Care Med.* 2013;41(9 Suppl 1):S99–115.

43. Tabet N, Howard R. Pharmacological treatment for the prevention of delirium: review of current evidence. *Int J Geriatr Psychiatry.* 2009; 24:1037–1044.

44. Teale E, Young J. Multicomponent delirium prevention: not as effective as NICE suggest? *Age Ageing.* 2015;44:915–917.

45. Adelman AM. Initial evaluation of the patient with suspected dementia. *Am Fam Physician.* 2005;71:1745–1750.

46. Carey RM, Whelton PK. Prevention, detection, evaluation and management of high blood pressure in adults: synopsis of the 2017 American College of Cardiology/American Heart Association Hypertension Guideline. *Ann Intern Med.* http://annals.org/aim/fullarticle/2670318/prevention-detectionevaluation- management-high-blood-pressure-adults-synopsis-2017. Updated March 6, 2018. Accessed May 15, 2018.

47. Whelton PK, Carey RM, Aronow WS. 2017 ACC/AHA/AAPA/ABC/APhA/ASH/ASPC/NMA/PCNA guideline for the prevention, detection, evaluation, and management of high blood pressure in adults: executive summary: a report of the American College of Cardiology/American Heart Association Task Force on Clinical Practice Guidelines. *Hypertension.* 2018;71:1269–1324.

48. American College of Cardiology. New ACC/AHA High Blood Pressure Guidelines lower definition of hypertension. http://www.acc.org/latest-in-cardiology/articles/2017/11/08/11/47/mon-5pm-bp-guideline-aha-2017. Updated November 13, 2017. Accessed May 15, 2018.

49. Pickering TG, Hall JE, Appel LJ. Recommendations for blood pressure measurement in humans and experimental animals. Part 1: blood pressure measurement in humans. A statement of professional and public education of the American Heart Association Council on High Blood Pressure Research. *Hypertension.* 2005;45:142–161.

50. Weiss A, Boaz M, Beloosesky Y, et al. Pulse pressure predicts mortality in elderly patients. *J Gen Intern Med.* 2009;24(8):893–896.

51. Gupta V, Lipsitz L. Orthostatic hypotension in the elderly: diagnosis and treatment. *Am J Med.* 2007;120:841–847.

52. Griswold ME, Heiss G, Selvin E. Association of history of dizziness and long-term adverse outcomes with early vs later orthostatic hypotension assessment times in middle-agedadults. *JAMA Intern Med.* 2017;177(9):1316–1323. https://doi.org/10.1001/jamainternmed.2017.2937.

53. Ricci F, De Caterina F, Fedorowski A. Orthostatic hypotension. *J Am Coll Cardiol.* 2015;66(7):848–860.

54. Ainsworth BE, Haskell WL, Whitt MP, et al. Compendium of physical activities: an update of activity codes and MET intensities. *Med Sci Sports Exerc.* 2000;32(9 Suppl)S498–S50.

55. Cole CR, Foody JM, Blackstone EH, et al. Heart rate recovery after submaximal exercise testing as a predictor of mortality in a cardiovascular healthy cohort. *Ann Intern Med.* 2000;132(7):552–553.

56. Jubran A. Pulse oximetry. *Intensive Care Med.* 2004;30:2017–2020.

57. Feiner JR, Severinghaus JW, Bickler PE. Dark skin decreases the accuracy of pulse oximeters at low saturation: the effects of oximeter probe type and gender. *Anesth Analg.* 2007;105(6 Suppl):S18–S23.

58. Kallstrom TJ. AARC Guideline. Oxygen therapy for adults in the acute care facility: 2002 revision and update. *Respir Care.* 2002; 47(6):717–720.

59. Van de Louw A, Cracco C, Cerf C, et al. Accuracy of pulse oximetry in the intensive care unit. *Intensive Care Med.* 2001;27(10):1606–1613.

60. Seifi S, Khatony A, Moradi G, Abdi A, Najafi F. Accuracy of pulse oximetry in detection of oxygen saturation in patients admitted to the intensive care unit of heart surgery: comparison of finger, toe, forehead and earlobe probes. *BMC Nursing.* 2018;17:15.

61. Schindler DM. Practical cardiac auscultation. *Crit Care Nurs.* 2007; 30(2):166–180.

62. Ferns T, West S. The art of auscultation: evaluating a patient's respiratory pathology. *Br J Nurs.* 2008;17(12):772–777.

63. Moore T. Respiratory assessment in adults. *Nurs Stand.* 2008; 21(49):48–56.

64. Kennedy S. Detecting changes in the respiratory status of ward patients. *Nurs Stand.* 2007;21(39):42–46.

65. Pastercamp H, Wodicka GR, Kraman SS. Effect of ambient respiratory noise on the measurement of lung sounds. *Med Biol Eng Comput.* 1999;37(4):461–465.

66. Suetta C, Hvud LG, Justesen L. Effects of aging on human skeletal muscle after immobilization and retraining. *J Appl Physiol.* 2009; 107(4):1172–1180.

67. Rolland Y, Lauwers-Cames V, Christini C, et al. Difficulties with physical function associated with obesity, sarcopenia and sarcopenic-obesity in community dwelling elderly women: the EPIDOS study. *Am J Clin Nutr.* 2009;89(6)1895-1890.

68. U.S. Department of Agriculture. Older adults. https://www.choosemyplate.gov/older-adults. Updated August 9, 2017. Accessed May 22, 2018.

69. Older individuals. Nutrition.gov. https://www.nutrition.gov/subject/life-stages/seniors. Updated May 1, 2018. Accessed May 1, 2018.

70. Drewnowski A, Evans WJ. Nutrition, physical activity and quality of life in older adults: summary. *J Gerontol Series.* 2001;2:89–94.

71. Appendix 7. Nutritional Goals for Age-Sex Groups Based on Dietary Reference Intakes and Dietary Guidelines Recommendations. Dietary Guidelines for Americans 2015-2020. https://health.gov/dietaryguidelines/2015/guidelines/appendix-7/. Accessed April 5, 2018.

72. Tufts University. Food guide pyramid for older adults. http://enews.tufts.edu/stories/777/2003/11/10/TopNutritionGuide. Updated November 10, 2003. Accessed April 5, 2018.

73. U.S. Department of Health and Human Services. Dietary guidelines for Americans. http://www.health.gov/dietary guidelines/dga2018/document/default.htm. Accessed April 5, 2018.

74. U.S. Department of Agriculture. 2005 Dietary guidelines for Americans. http://www.health.gov/dietaryguidelines/dga2017/document/html/chapter2.htm. Accessed April 5, 2018.

75. Garcia AD, Thomas DR. Assessment and management of chronic pressure ulcers in the elderly. *Med Clin North Am.* 2006;90(5): 925–944.

76. Bouillanna O, Dupont-Belmont C, Hay P, et al. Fat mass protects hospitalized elderly persons against morbidity and mortality. *Am J Clin Nutr.* 2009;90(3):505–510.

77. Barclay L. Overweight elderly have similar mortality to normal weight elderly. *J Am Geriatr Soc.* 2010;58:234–241.

78. Cawthon PM, Fox KM, Gandra SR, et al. Do muscle mass, muscle density, strength, physical function similarly influence risk of hospitalization in older adults. *J Am Geriatr Soc.* 2009;57(8):1411–1419.

79. Bianchii L, Abete P, Bellelli G, et al. Prevalence and clinical correlates of sarcopenia, identified according to the EWGSOP definition and diagnostic algorithm in hospitalized older people: the GLISTEN Study. *J Gerontol Med Sci.* 2017;72(11):1575–1581.

80. Chevalier S, Saoud F, Gray-Donald K, et al. The physical functional capacity of frail elderly persons undergoing ambulatory rehabilitation is related to their nutritional status. *J Nutr Health Aging.* 2008; 12(10):721–726.

81. Hardee JP, Counts BR, Carson JA. Understanding the role of exercise in cancer cachexia therapy. *Am J Lifestyle Med.* 2019;13(1):46–60.

82. Woodrow G. Body composition analysis techniques on the aged adult: indications and limitations. *Curr Opin Clin Nutr Metab Care.* 2009;12(1):8–14.

83. American College of Sports Medicine. *ACSM's Guidelines for Exercise Testing and Prescription.* 10th ed. Baltimore, MD: Wolters Kluwer Health/Lippincott Williams&Wilkins; 2018.

84. Lopez-Candales A, Hernandez Burgos PM, Hernandez- Suarez DF, Harris D. Linking chronic inflammation with cardiovascular disease: from normal aging to the metabolic syndrome. *J Nat Sci.* 2017; 3(4):e341.

85. Puthucheary ZA, McPhail MJ, Hart N. Acute muscle wasting among critically ill patients—reply. *JAMA.* 2014;311(6):622–623.

86. Needham DM, Wang W, Desai SV, et al. Intensive care unit exposures for long term outcomes research: development and description of exposures for 150 patients with acute lung injury. *J Crit Care.* 2007; 22(4): 275–284.

87. Pfunter A, Wier LM, Stocks C. Most frequent conditions in U.S. hospitals, 2010. HCUP. https://www.hcup-us.ahrq.gov/reports/statbriefs/sb148.pdf. Updated January 2013. Accessed October 23, 2018.

88. HCUP Fast Stats – Most Common Diagnoses for Inpatient Stays: Age 65-74 Years. https://www.hcup-us.ahrq.gov/faststats/NationalDiagnosesServlet?year1=2015&characteristic1=24&included1=0&year2=&characteristic2=0&included2=1&expansionInfoState=hide&dataTablesState=hide&definitionsState=hide&exportState=hide. Published 2015. Updated November 2017. Accessed October 23, 2018.

89. Centers for Disease Control and Prevention. Division for Heart Disease and Stroke Prevention. https://www.cdc.gov/dhdsp/data_statistics/fact_sheets/fs_heart_disease.htm. Updated August 23, 2017. Accessed April 23, 2018.

90. Aslam F, Haque A, Lee LV, et al. Hyperlipidemia in the older adults. *Clin Geriatr Med.* 2009;25:591–606.

91. Lakatta EG, Wang M, Najjar SS. Arterial aging and subclinical arterial disease are fundamentally intertwined at macroscopic and molecular levels. *Med Clin North Am.* 2009;93:583–604.

92. Murphy BP, Dunn FG. Hypertension and myocardial ischemia. *Med Clin North Am.* 2009;93:681–695.

93. Lang IA, Llewellyas DJ, Alexander K, et al. Obesity, physical function and mortality in the older adult. *J Am Geriatr Soc.* 2008;56(8): 1474–1478.

94. Abdelaal M, le Roux CW, Docherty NG. Morbidity and mortality associated with obesity. *Ann Transl Med.* 2017;5(7):161.

95. DeFrances CJ, Podgornik MN. *2004 National Hospital Discharge Survey. Advance data from vital and health statistics; no. 371.* Hyattsville, MD: National Center for Health Statistics; 2006.

96. Jacobson C, Marzlin K, Webner C. *A Comprehensive Resource Manual and Study Guide for Clinical Nurses. Cardiovascular Nursing Practice.* Burien, WA: Cardiovascular Nursing Education Association; 2007.

97. Kyriakides ZS, Kourouklin S, Kontaras K. Acute coronary syndrome in the elderly. *Drugs Aging.* 2007;24(11):901–912.

98. Grady KL. Management of heart failure in older adults. *J Cardiovasc Nurs.* 2006;21(5S):S10–S14.

99. Centers for Disease Control and Prevention. Heart Failure Fact Sheet. https://www.cdc.gov/dhdsp/data_statistics/fact_sheets/fs_heart_failure.htm. Updated January 8, 2019. Accessed January 19, 2019.

100. Yancy LW, Jessup P, Bozkurt B, et al. 2013 ACCF/AHA guidelines for the management of heart failure. *Circulation.* 2013;128(16): e240–e327.

101. Hunt SA, Abraham WT, Chin MH, et al. Focused update incorporated into the ACC/AHA 2005 Guidelines for the diagnosis and management of heart failure in adults: a report of the American College of Cardiology Foundation/American Heart Association Task Force on Practice Guidelines: developed in collaboration with the International Society for Heart and Lung Transplantation. *Circulation.* 2009;119(14):e391–e479.

102. Maeder MT, Kaye DM. Heart failure with normal left ventricular ejection fraction. *J Am Coll Cardiol.* 2009;53(11):905–918.

103. Cabre M. Pneumonia in the elderly. *Curr Opin Pulm Med.* 2009;15. 223-222.

104. Wuerth BA, Bonnewell JP,Wiemken TL. Trends in pneumonia mortality rates and hospitalizations by organism, United States, 2002-2011. *Emerging Infections Dis.* 2016;22(9):1624–1629.

105. McNabb B, Isakow W. Probiotics for the prevention of nosocomial pneumonia: current evidence and opinions. *Curr Opin Pulm Med.* 2008;14:168–175.

106. Kharana P, Litaker D. The dilemma of nosocomial pneumonia: what primary care physicians should know. *Cleve Clin J Med.* 2000;67(1):25–41.

107. Chong CP, Street PR. Pneumonia in the elderly: a review of the epidemiology, pathogenesis, microbiology, and clinical features. *South Med J.* 2008;101(11):1141–1146.

108. Donowitz GR, Cox HL. Bacterial community-acquired pneumonia in older patients. *Clin Geriatr Med.* 2007;23:515–534.

109. Cunha BA. Hospital-acquired pneumonia (nosocomial pneumonia) and ventilator-associated pneumonia. https://emedicine.medscape.com/article/234753-overview#a4. Updated May 23, 2017. Accessed April 23, 2018.

110. Burton LA, Price RP, Barr KE. Hospital acquired pneumonia incidence and diagnosis in older patients. *Age Ageing.* 2016;45(1): 171–174.

111. Medina-Walpole A, Katz P. Nursing home-acquired pneumonia. *J Am Geriatr Soc.* 1999;47:1005–1015.

112. Hoarse Z, Lim S. Pneumonia: update on diagnosis and management. *Br Med J.* 2006;323:1077–1080.

113. Nicolle LE. Urinary tract infections in the elderly. *Clin Geriatr Med.* 2009;25:423–436.

114. Genao L, Buhr GT. Urinary tract infections in older adults residing in long-term care facilities. *Ann Long Term Care.* 2012;20(4): 33–38.

115. Rowe TA, Juthani-Mehta M. Urinary tract infection in older adults. *Aging health.* 2013;9(5):10.2217. https://www.ncbi.nlm.nih.gov/pmc/articles/PMC3878051/.

116. WebMD Medical Reference. Understanding urinary tract infections—the basics. http://www.webmd.com/a-to-z-guides/understanding-urinary-tract-infections-basics. Accessed January 19, 2019.

117. Liang SY, Mackowiak PA. Infections in the elderly. *Clin Geriatr Med.* 2007;23:441–456.

118. Urinary Tract Infection (UTI). Mayo Clinic. https://www.mayoclinic.org/diseases-conditions/urinary-tract-infection/symptoms-causes/syc-20353447. Updated Jan 30, 2019. Accessed July 26, 2019.

119. Juthani-Mehta M. Asymptomatic bacteriuria and urinary tract infection in the older adult. *Clin Geriatr Med.* 2007;23:585–594.

120. Hazelett SE, Tsai M, Gareri M, Allen K. The association between indwelling catheter use in the elderly and urinary tract infection in acute care. *BMC Geriatr.* 2006;6:15–21.

121. Mayo Clinic. Benign prostatic hyperplasia (BPH). https://www.mayoclinic.org/diseases-conditions/benign-prostatichyperplasia/symptoms-causes/syc-20370087. Updated September 28, 2018. Accessed December 30, 2018.

122. Singer M, Deutschman CS, Seymour CW, et al. The Third International Consensus Definitions for Sepsis and Septic Shock (Sepsis-3). *JAMA.* 2016;315(8):801–810. https://doi.org/10.1001/jama.2016. 0287.

123. DeGuadio AR, Rinaldi S, Chelazzi C, Borracci T. Pathophysiology of sepsis in the elderly: clinical impact and therapeutic considerations. *Curr Drug Targets.* 2009;10:60–70.

124. Cunha BA. Sepsis, bacterial. http://emedicine.medscape.com/article/234587-overview. Updated May 22, 2017. Accessed January 19, 2019.

125. Mayo Clinic. Sepsis symptoms. http://www.mayoclinic.com/health/sepsis/DS01004. Updated November 16, 2018. Accessed December 30, 2018.

126. Jung JY, Kim JS, Chung PS, et al. Effect of vestibular rehabilitation on dizziness in the elderly. *Am J Otolaryngol.* 2009;30(5):295–299.

127. Uneri A, Polat S. Vertigo, dizziness and imbalance in the elderly. *J Laryngol Otol.* 2008;122:466–469.

128. Jung I, Kim J-S. Approach to dizziness in the emergency department. *Clin Exp Emerg Med.* 2015;2(2):75–88.

129. Hain TC. Dizziness in the emergency department. https://dizziness-and-balance.com/practice/approach/emergency.html. Updated February 4, 2017. Accessed January 20, 2019.

130. Kerber KA, Meurer WJ, West BT, Fendrick AM. Dizziness presentations in U.S. emergency departments, 1995-2004. *Acad Emerg Med.* 2008;15(8):744–750.

131. Li JC. Neurologic manifestations of benign positional vertigo. https://emedicine.medscape.com/article/1158940-overview. Updated July 23, 2018. Accessed December 30, 2018.

132. Benson AG. *Migraine-associated vertigo.* http://emedicine.medscape.com/article/884136-overview Updated January 18, 2019. Accessed January 19, 2019.

133. Labuguen RH. Initial evaluation of vertigo. *Am Fam Physician.* 2006;73(2):244–251.

134. Mentes J. Oral hydration in older adults.*Am J Nurs.* 2006;106(6): 39–49.

135. El-Sharkawy AM, Watson P, Neal KR, et al. Hydration and outcome in older patients admitted to hospital (The HOOP prospective cohort study). *Age Ageing.* 2015;44(6):943–947.

136. Schols JM, Degroot CP, van der Cammen TJ, Olde Rikkert MG. Preventing and treating dehydration in the elderly during periods of illness and warm weather. *J Nutr Health Aging.* 2009;13(2): 150–158.

137. Grundy SM, Cleeman JL, Daniels DR, et al. Diagnosis and management of the metabolic syndrome. An American Heart Association/National Heart and Lung and Blood Institute scientific statement: executive summary. *Crit Pathw Cardiol.* 2005;4(4):198–203.

138. Lechleitner M. Obesity and the metabolic syndrome in the elderly—a mini review. *Gerontology.* 2008;54(5):253–259.

139. International Diabetic Federation. Metabolic syndrome: driving CVD epidemic. https://www.idf.org/e-library/ consensus-statements/60-idfconsensus-worldwide-definitionofthe-metabolic-syndrome.html. Accessed December 30, 2018.

140. Bechtold M, Palmer J, Valtos J, et al. Metabolic syndrome in the elderly. *Curr Diabetes Rep.* 2006;6:64–71.

141. American Diabetes Association. How to tell if you have pre-diabetes. http://www.diabetes.org/diabetes-basics/prevention/pre-diabetes/how-to-tell-if-you-have.html. Updated November 21, 2016. Accessed December 30, 2018.

142. Basile J. New therapeutic options in patients prone to hypertension: a focus on direct renin inhibition and aldosterone blockade. *Am J Med Sci.* 2009;337(6):438–444.

143. Gordon RS. Operational classification of disease prevention. *Public Health Rep.* 1983;98(2):107–109.

144. Alexander KP, Newby K, Cannon CP. Acute coronary care in the elderly, Part 1: non-ST segment elevation acute coronary syndromes: a scientific statement for healthcare professionals from the American Heart Association Council on Clinical Cardiology: in collaboration with the Society of Geriatric Cardiology. *Circulation.* 2007;115 2549–2469.

Redução da Mobilidade Articular em Adultos Idosos

Kevin Chui, Sheng-Che Yen, Tzurei Chen e Cory Christiansen

VISÃO GERAL DO CAPÍTULO

Introdução, 344
Mobilidade articular com o
envelhecimento, 344
  Alterações do tecido
    conjuntivo, 345
  Alterações nas estruturas
    articulares, 346
  Osso, 347
  Alterações articulares completas, 347
  Influência na atividade e na
    participação, 350

Exame articular, 350
  História, 350
  Revisão de sistemas, 352
  Testes e medidas, 352
Avaliação e diagnóstico, 354
Intervenção, 355
  Educação do paciente/cliente/
    sociedade, 355
  Exercício terapêutico, 355
  Técnicas de intervenção
    manual, 357

Dispositivos e equipamentos
  assistivos/adaptativos, 358
Resultados, 358
  Instrumentos de resultado por
    autorrelato, 358
  Instrumentos de resultado baseados
    no desempenho, 359
Resumo, 360
Referências bibliográficas, 360

INTRODUÇÃO

A mobilidade articular é um determinante direto da postura e do movimento, influenciando a atividade e a participação de todos os indivíduos. À medida que uma pessoa envelhece, ocorrem alterações na mobilidade das articulações que podem influenciar a saúde e as funções gerais. Assim, a mobilidade articular é um componente importante da avaliação, diagnóstico e desenvolvimento do plano de cuidados para idosos. Os objetivos deste capítulo são (1) resumir as evidências atuais de alterações associadas à idade na mobilidade articular e (2) examinar as implicações da redução da mobilidade articular para o manejo clínico de pacientes/clientes idosos.

    Conforme apresentado em outras fontes, o envelhecimento ideal é refletido pela capacidade de participar da vida levando em consideração as interações entre muitos aspectos da saúde. Não é possível isolar a influência do envelhecimento de outros determinantes da saúde, como doenças, meio ambiente e outras características biopsicossociais de uma pessoa. Como resultado, as características únicas de saúde de cada indivíduo devem ser mantidas em mente como um contexto para considerar as associações de envelhecimento e mobilidade articular. Uma compreensão das alterações típicas na mobilidade articular associadas à idade servirá como um componente da base de conhecimento mais ampla para orientar os fisioterapeutas na otimização da saúde e função para adultos idosos. Uma estrutura conceitual para as interações entre os numerosos fatores de saúde e função em relação ao comprometimento da mobilidade articular relacionada à idade é apresentada na Figura 15.1.

    O capítulo consiste em duas seções principais. Inicialmente, apresentamos as alterações na mobilidade articular associadas à idade. Depois, são considerados os aspectos pertinentes da gestão do paciente/cliente frente aos inúmeros fatores de interação que contribuem para o dano à mobilidade articular encontrado em idosos.

MOBILIDADE ARTICULAR COM O ENVELHECIMENTO

Definida operacionalmente, a mobilidade articular é a capacidade de uma articulação se mover passivamente, levando em consideração as superfícies articulares e o tecido circundante.[1] As interações entre músculo, tendão, ligamento, sinóvia, cápsula, cartilagem e osso em uma articulação criam os aspectos únicos da mobilidade articular. Devido à associação direta entre estrutura e função, a mobilidade articular é diretamente influenciada por alterações em qualquer um dos tecidos relacionados. Alterações fisiológicas distintas ocorrem nas estruturas e tecidos das articulações ao longo da vida. O resultado das alterações estruturais pode incluir comprometimento articular, limitação de atividade e restrição de participação.

    Como será visto, mesmo para pessoas que estão envelhecendo com sucesso, ocorrem alterações na mobilidade das articulações. Apesar do comprometimento da

mobilidade articular não ser concomitante com o envelhecimento, a possibilidade de problemas articulares é
uma consideração importante para fisioterapeutas que
trabalham com adultos idosos. Ilustrando o significado
do dano à mobilidade articular em adultos idosos, ob-
servamos o aumento da prevalência de relatos de sintomas articulares crônicos que ocorrem com a idade. Por
exemplo, foi relatado pelos Centers for Disease Control
and Prevention (CDC) que 58,8% dos indivíduos com
65 anos ou mais relataram artrite ou sintomas crônicos
nas articulações, em comparação com 42,1% das pessoas
com 45 a 64 anos (Tabela 15.1).[2] Além disso, 49,6% dos
indivíduos com 65 anos ou mais foram diagnosticados
por um médico ou outro profissional de saúde com artrite, artrite reumatoide, gota, lúpus ou fibromialgia, em
comparação com 29,3% das pessoas com 45 a 64 anos.[3]
Daqueles diagnosticados por médico ou outro profissional de saúde, 44,0% dos indivíduos com 65 anos ou mais
e 44,5% dos indivíduos de 45 a 64 anos apresentarão
limitações de atividades atribuídas ao seu diagnóstico.

Alterações do tecido conjuntivo

O tecido conjuntivo é o principal componente estrutural de
todas as articulações, fornecendo uma estrutura mecânica
que determina as características estruturais e funcionais
de cada articulação. As alterações musculoesqueléticas
ocorrem à medida que envelhecemos devido a alterações
nas respostas biológicas normais que levam ao comprometimento da função do tecido, independentemente da
patologia.[4] Entretanto, o envelhecimento do tecido conjuntivo também é influenciado por fatores exclusivos de
cada indivíduo, como nível de atividade física, patologia,
alinhamento segmentar e lesões prévias.

Todas as estruturas de tecido conjuntivo de uma articulação (p. ex., ligamentos, cápsula articular e cartilagem)
consistem em componentes celulares, proteicos e glicoconjugados dentro de uma matriz extracelular. A configuração e composição únicas desses componentes determinam
a função única de cada estrutura. Alterações gerais associadas à idade na composição celular e extracelular do
tecido conjuntivo são apresentadas neste capítulo e resumidas no Boxe 15.1. A maioria das evidências para essas
alterações é baseada em pesquisas sobre cartilagem e osso

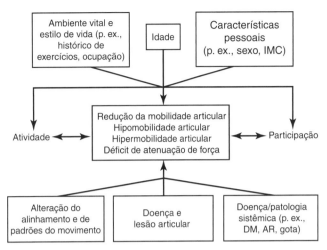

Figura 15.1 Interação de fatores que contribuem para a redução
da mobilidade articular.

em articulações de suporte de carga (p. ex., joelho, quadril
e articulação intervertebral) devido à quantidade compara-
tivamente grande de estudos sobre essas estruturas.

Nível celular. Os fibroblastos, as células básicas do tecido
conjuntivo, produzem ativamente a matriz extracelular única
para cada estrutura articular. Por exemplo, condroblastos e
osteoblastos são fibroblastos diferenciados encontrados na

BOXE 15.1 Alterações generalizadas no tecido conjuntivo associadas à idade.

Moleculares
Aumento das ligações cruzadas nas proteínas estruturais
Redução do tamanho dos proteoglicanos
Fragmentação de colágeno

Celulares
Diminuição da proliferação
Alteração do controle da apoptose
Redução da resposta aos fatores de crescimento
Alteração da resposta ao carregamento

Estruturas de tecido conjuntivo
Maior rigidez
Diminuição do teor de água
Redução da resistência
Redução da área da seção transversal e do volume

TABELA 15.1 Artrite e prevalência de sintomas articulares crônicos nos EUA.

Idade (anos)	Artrite autorrelatada/sintomas articulares crônicos*		Artrite diagnosticada pelo médico[†]		Limitação de atividade atribuível à artrite[†]	
	Porcentual	IC 95%	Porcentual	IC 95%	Porcentual	IC 95%
18 a 44	19,0	18,5 a 19,4	7,1	6,8 a 7,5	39,4	37,0 a 41,8
45 a 64	42,1	41,5 a 42,8	29,3	28,6 a 30,0	45,5	43,1 a 45,8
≥ 65	58,8	58,8 a 59,7	49,6	48,6 a 50,5	44,0	42,8 a 45,2

IC, intervalo de confiança.
*Dados de Prevalence of self-reported arthritis or chronic joint symptoms among adults–United States, 2001. *MMWR Morb Mortal Wkly Rep*. 2002;51(42):948-950.
[†]Barbour KE, Helmick CG, Boring M, Brady TJ. Vital signs: prevalence of doctor-diagnosed arthritis and arthritis-attributable activity limitation – United States, 2013–2015. *MMWR Morb Mortal Wkly Rep*. 2017;66:246-253.

cartilagem e no osso, respectivamente. Conforme as pessoas envelhecem, essas células demonstram redução da proliferação (i. e., senescência celular) e controle alterado da apoptose (i. e., morte celular programada).[5,6] A redução nas divisões celulares parece estar relacionada a um número predefinido de divisões celulares (i. e., senescência replicativa), bem como alteração da capacidade de resposta tecidual à exposição a agentes ambientais estressantes ao longo do tempo (i. e., senescência prematura induzida por estresse). O resultado da redução da proliferação e da alteração da regulação da apoptose é uma diminuição na manutenção efetiva da homeostase do tecido. Outra alteração celular observada com a idade é a diminuição da resposta aos fatores de crescimento circulantes, como hormônios e citocinas.[7] Essa alteração nos processos de comunicação celular resulta em capacidade alterada de reparo e manutenção das estruturas do tecido conjuntivo. Além disso, as células mais antigas do tecido conjuntivo podem ser menos responsivas às adaptações com carga. Em indivíduos jovens, a carga fisiológica cíclica geralmente estimula a síntese de tecidos. Em contraste, Plumb et al.[8] observaram que o carregamento cíclico da cartilagem articular de idosos deprimia, em vez de estimular, a síntese de cartilagem.

Nível molecular. Os glicoconjugados são moléculas de carboidratos ligadas a outros compostos, como proteínas e lipídios. As formas dessas moléculas desempenham várias funções no tecido conjuntivo, incluindo comunicação célula a célula e ligações cruzadas entre proteínas. A presença de glicoconjugados no tecido conjuntivo também é crítica para manter o conteúdo hídrico do tecido, por causa da carga altamente negativa de algumas dessas moléculas que servem de ligação com a água.[9] A capacidade do tecido conjuntivo de reter água diminui com o envelhecimento, conforme o conteúdo de glicoconjugados, particularmente agregados de proteoglicanos da matriz extracelular, diminui significativamente.[10] Além disso, observa-se um aumento na degradação do glicoconjugado e uma diminuição na síntese que contribui ainda mais para a diminuição do conteúdo hídrico e degeneração do tecido conjuntivo.

O colágeno, a proteína estrutural primária do tecido conjuntivo, também muda ao longo da vida. A estrutura única das moléculas de colágeno permite que elas forneçam resistência significativa à carga de tração. As moléculas de colágeno são organizadas em filamentos fibrosos com orientações exclusivas que ditam as funções mecânicas das várias estruturas articulares. Por exemplo, fibras de colágeno orientadas obliquamente dentro do anel fibroso do disco intervertebral são dispostas em direções perpendiculares e em camadas sucessivas. Esse arranjo permite que o disco responda a cargas compressivas, de tração e torção entre as vértebras por meio da tensão criada nas fibras de colágeno.

Alterações no colágeno associadas à idade incluem fragmentação dos filamentos de colágeno e uma redução na taxa de renovação do colágeno.[11]

Relacionado a essas alterações está uma maior formação de ligações cruzadas entre as moléculas de colágeno.

Em parte, as ligações cruzadas resultam da formação de glicoconjugados específicos, conhecidos como produtos finais de glicação avançada (PFGAs). A interação do colágeno fragmentado e os PFGAs criam ligações cruzadas de colágeno intermolecular.[12] Mecanicamente, o aumento das ligações cruzadas alteram a função biomecânica das estruturas de colágeno, aumentando a rigidez e, possivelmente, diminuindo a capacidade de absorver energia mecânica.[11] Além disso, as ligações cruzadas podem tornar as estruturas mais frágeis, resultando em taxas mais altas de dano estrutural em resposta ao carregamento cíclico (i. e., diminuição da resistência à fadiga do tecido). Outra proteína do tecido conjuntivo é a elastina, que normalmente funciona em conjunto com o colágeno para retornar as estruturas à sua forma original após a deformação.[13] A elastina também demonstra ligações cruzadas associadas à idade relacionadas à produção de PFGA. O resultado, semelhante ao do colágeno, é um aumento da rigidez.

Alterações nas estruturas articulares

As estruturas articulares podem ser categorizadas como condroides, fibrosas e ósseas. As estruturas condroides são de constituição cartilaginosa e incluem cartilagem articular, meniscos, lábios (ombro e quadril) e discos fibrocartilaginosos. As estruturas fibrosas incluem os ligamentos e tendões que circundam a articulação (i. e., extra-articular), bem como ligamentos dentro dos limites da articulação (i. e., intra-articular). A outra estrutura fibrosa primária é a cápsula articular das diartroses, que define a fronteira entre as estruturas intra e extra-articulares. O osso cria os segmentos estruturais que se movem em relação uns aos outros nas articulações. Os ossos também dispersam a força e fornecem estrutura às articulações. Cada uma dessas categorias de estruturas articulares é diretamente influenciada pelas alterações celulares e moleculares descritas anteriormente.

Estruturas condroides. A maioria das evidências de alterações nas estruturas condroides com a idade vem do exame da cartilagem articular e do disco intervertebral. A função primária dessas estruturas é dispersar as cargas entre os segmentos e promover a mobilidade articular ao diminuir o atrito.[14] Como ocorre com todas as estruturas articulares, não há distinção clara entre o envelhecimento típico e a patologia das estruturas condroides. Um fator que complica esse delineamento é a influência do histórico de carregamento.

Embora seja conhecido que níveis moderados de cargas articulares intermitentes promovem a saúde da cartilagem articular, impactos de compressão excessivos e cargas de torção são conhecidos por criar danos.[15] A indicação da influência negativa da carga excessiva sobre a cartilagem articular é o aumento da incidência de osteoartrite (OA) em indivíduos envolvidos em esportes[16] e ocupações[17] com altos níveis de carga traumática (p. ex., contato e colisão) e carregamento articular estático. Quando a cartilagem articular é danificada, a capacidade de cicatrização é limitada e a lesão inicial pode progredir para o desenvolvimento de lesões da cartilagem (ou seja, fibrilação da cartilagem).[18]

A resposta de cicatrização intrínseca limitada consiste no reparo da lesão na cartilagem hialina original com produção de moléculas de matriz ou fibrocartilagem. O resultado do aumento das moléculas da matriz e da fibrocartilagem é um tecido com características inferiores de desgaste (dispersão da carga e redução do atrito).

Uma alteração histológica específica da cartilagem articular é o aumento da calcificação ao longo do tempo. Foi demonstrado que a calcificação da cartilagem articular ocorre independentemente das alterações osteoartríticas, indicando que é uma resposta típica ao envelhecimento.[19] A calcificação, com as alterações celulares e moleculares descritas na seção anterior, leva à diminuição da pressão osmótica na cartilagem articular. A diminuição da hidratação compromete as propriedades viscoelásticas e a capacidade de absorção de carga da cartilagem.[20]

Alterações distintas específicas do disco intervertebral também ocorrem ao longo do tempo.[21] O núcleo se torna mais fibroso e menos gelatinoso e o anel se torna menos organizado. Como resultado, observa-se uma diminuição do delineamento do anel e do núcleo em adultos idosos.[22] Fendas/lesões também podem se desenvolver no anel e no núcleo.[23] A diminuição do conteúdo hídrico também é observada nos discos intervertebrais e está associada à redução da altura do disco.[21] A perda da altura do disco pode levar à condição patológica crônica conhecida como estenose espinal, uma das principais causas de dor e incapacidade em idosos. A alteração do disco intervertebral também altera as estruturas circundantes. Por exemplo, as articulações facetárias diartrodiais podem sofrer maiores cargas,[22] e a elasticidade do ligamento amarelo pode diminuir devido à diminuição das forças de tração ao longo do tempo.[14]

Estruturas fibrosas. As informações sobre a influência do envelhecimento sobre as estruturas fibrosas são relativamente limitadas. Como sugerido anteriormente, a maioria das evidências de alterações das estruturas do tecido conjuntivo associadas à idade é baseada em estudos na cartilagem e osso. Em sua função típica, as estruturas fibrosas absorvem e transferem algum nível de carga de tração, com base no conteúdo de colágeno. Embora a orientação e a composição dos componentes do tecido variem entre as estruturas fibrosas e entre as articulações, as semelhanças abrangentes em resposta ao envelhecimento são o aumento da rigidez e a redução da elasticidade.[13,24] Por exemplo, existem evidências de que anormalidades histopatológicas (p. ex., desorganização das fibras de colágeno) no ligamento cruzado anterior aumenta em prevalência com a idade.[25]

Osso

A alteração óssea está direta e indiretamente relacionada à mobilidade articular. Diretamente, as alterações no osso podem influenciar as superfícies articulares para alterar a mecânica articular. Indiretamente, fraturas e outras alterações estruturais ósseas podem alterar o alinhamento e a função da articulação, com possíveis influências secundárias sobre a mobilidade articular.

O osso subcondral é a camada de osso denso diretamente sob a cartilagem articular que fornece suporte para a superfície articular. Há indícios de que a espessura e a densidade do osso subcondral tendem a diminuir com o avanço da idade, embora isso não seja uniforme em todas as superfícies articulares. Por exemplo, Yamada et al.[26] examinaram 140 espécimes de joelho de uma ampla faixa etária de doadores (17 a 91 anos) e descobriram que a espessura e a densidade do osso subcondral tibial diminuíram com a idade, enquanto nenhuma alteração significativa foi observada nos côndilos femorais. Os autores postularam que a dispersão de cargas durante a função normal pode criar uma resposta diferencial à estrutura óssea subcondral entre o fêmur e a tíbia.

Está bem estabelecido que a osteopenia é prevalente com o envelhecimento, devido ao aumento dos osteoclastos e à diminuição da atividade dos osteoblastos, levando ao aumento do risco de osteoporose.[27,28] Normalmente, o osso atua com a cartilagem para absorver e dispersar as forças transferidas entre os segmentos corporais. Como resultado da osteopenia, a capacidade do osso de absorver cargas fica comprometida. Correspondente ao problema da absorção de carga diminuída pelo osso está a dispersão de carga diminuída em outras estruturas articulares e função neuromuscular prejudicada, os quais resultam em carga óssea aumentada. A combinação de limiar reduzido para carga e aumento da demanda de carga resulta em um risco aumentado de fratura óssea com o envelhecimento.

As fraturas podem alterar a mobilidade articular de várias maneiras, como interromper a circulação para as estruturas articulares, alterar os padrões de carga e diminuir a amplitude de movimento disponível. Além disso, a dor associada a fraturas pode ser um grande problema, interferindo significativamente na atividade e participação de um indivíduo. Está bem documentado que as fraturas são lesões comuns e devastadoras em populações de adultos idosos, particularmente entre mulheres mais velhas.[29] Os locais de fratura comuns que influenciam a mobilidade articular em adultos idosos são o fêmur proximal (i. e., fraturas de quadril), pelve, rádio distal e vértebras.

Alterações articulares completas

As interações fisiológicas e mecânicas entre os tecidos criam interdependência de tal forma que qualquer alteração em uma estrutura gera consequências diretas na composição e função de outras estruturas. No nível de toda a articulação, as alterações incluem redução do espaço articular, aumento da frouxidão, alteração da dispersão de cargas e alteração dos momentos de força articular. Com o tempo, a descarga dos tecidos circundantes e das estruturas articulares que fornecem suporte à tração, devido à diminuição do espaço articular, pode predispor a articulação a uma diminuição da amplitude de movimento. Entretanto, a alteração na mobilidade varia entre os complexos articulares, com algumas articulações tendo relativamente pouca alteração em comparação com outras.

Funcionalmente, as alterações articulares são refletidas por alterações associadas à idade observadas na cinemática, tanto no nível segmentar (i. e., osteocinemática) quanto entre as superfícies articulares (i. e., artrocinemática). O movimento de um segmento em relação a outro é considerado movimento osteocinemático e pode ser quantificado com a medição das amplitudes dos movimentos articulares, bem como velocidades e acelerações angulares. Em comparação, a artrocinemática descreve o movimento das superfícies articulares entre si. Pesquisas que examinaram os movimentos osteocinemáticos e artrocinemáticos de adultos idosos em comparação com adultos mais jovens revelaram algumas tendências gerais. Este capítulo fornece informações sobre a cinemática de articulações individuais sem aplicação mais ampla em relação ao desempenho de tarefas funcionais. O Capítulo 9 fornece exemplos de alterações na cinemática das articulações e os efeitos na tarefa funcional de caminhar.

Amplitude de movimento. A amplitude de movimento articular (ADM) diminui com o aumento da idade, embora de maneira não uniforme entre as articulações, e geralmente é específica da direção dentro de determinada articulação. Geralmente, tanto o movimento ativo quanto o passivo diminuem, com a ADM ativa tendendo a diminuir mais que a passiva. A resposta diferente do movimento ativo e passivo indica a influência das alterações neuromusculares, além das alterações estruturais da articulação. Além disso, as medidas de ADM passiva são tipicamente independentes do esforço e da motivação do indivíduo, enquanto a ADM ativa pode ser influenciada por qualquer uma dessas variáveis.

O movimento do esqueleto axial foi examinado em relação à idade em vários estudos. Como exemplo, a Figura 15.2 fornece uma representação gráfica dos dados de um estudo de Malmstrom et al.,[30] em que se examinaram as alterações do movimento cervical ao longo das décadas para um total de 120 participantes. Essa figura ilustra o fato de que a alteração no movimento com a idade é específica da direção. Para a coluna cervical, o declínio gradual na ADM é visto após os 30 anos, com extensão

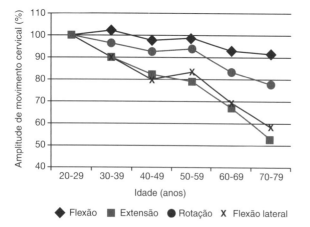

Figura 15.2 Valores de amplitude de movimento da coluna cervical ao longo da vida. (*Dados de Malmstrom EM, Karlberg M, Fransson PA, et al. Primary and coupled cervical movements: the effect of age, gender, and body mass index. A 3-dimensional movement analysis of a population without symptoms of neck disorders. Spine. 2006;31[2]:E44–E50.*)

e flexão lateral demonstrando o maior declínio.[31,32] A rotação transversal e a flexão cervical tipicamente são limitadas em uma extensão menor que outros movimentos, com alguma indicação de que a rotação cervical superior pode ser menos afetada que os segmentos inferiores.[33]

Os exames de movimento torácico e lombar revelam que a extensão é mais limitada em idosos, com mínimo ou nenhum declínio dependente da idade na rotação.[34,35] Bible et al.[36] examinaram o movimento lombar sagital máximo usando medidas radiográficas de 258 participantes com idades entre 18 e 50 anos e descobriram que a idade é o previsor mais significativo de redução da ADM. Além disso, a análise estatística indicou que os declínios no movimento foram observados independentemente da alteração degenerativa.[36] Após os 50 anos, os dados indicam uma tendência contínua para o declínio do movimento. Troke et al.[34] examinaram, por exemplo, 400 participantes com idades entre 16 e 90 anos e encontraram um declínio linear no movimento do tronco com as seguintes porcentagens aproximadas de redução de movimento ao longo das idades: 77% para extensão, 50% para flexão, 44% para flexão lateral e nenhuma alteração na rotação.

Pesquisas que examinam a ADM das extremidades inferiores em adultos idosos são comuns, com muita atenção direcionada à relação entre a função locomotora e a cinemática articular. Declínios no movimento articular ocorrem nos complexos articulares do quadril[37] e pé/tornozelo,[38] enquanto o movimento do joelho, na ausência de patologia, permanece relativamente consistente ao longo da vida.[39] No quadril, o movimento do plano sagital é o mais influenciado. Nesse plano de movimento, a flexão do quadril normalmente é mantida à medida que as pessoas envelhecem.[39] Entretanto, foi demonstrado que a ADM de extensão diminui em mais de 20% (declínio de 22 para 17°) ao comparar indivíduos de 25 a 39 e 60 a 74 anos.[40] Postulou-se que a redução da extensão do quadril observada com o envelhecimento pode estar diretamente relacionada à diminuição da velocidade de caminhada em adultos idosos, especialmente aqueles com estilos de vida sedentários.[37,41] A diminuição do movimento do plano sagital do tornozelo também é observada com o envelhecimento, particularmente na dorsiflexão.[42] Embora a força da dorsiflexão do tornozelo seja postulada como responsável pela maior parte do declínio no movimento do tornozelo durante a função, a presença de diminuições progressivas na ADM passiva indica outras causas além da força muscular isolada.

Em comparação com a extremidade inferior e o tronco, observa-se uma influência relativamente menor da idade na ADM da articulação da extremidade superior. O complexo do ombro é mais influenciado, sendo a flexão e a rotação externa os principais movimentos afetados.[32,43] O movimento do complexo do ombro envolve interação glenoumeral, escapulotorácica e segmento espinal.[44] Dessa forma, o aumento da cifose torácica tipicamente observado com a idade pode desempenhar um papel significativo no grau de movimento disponível no ombro. No cotovelo e no punho, nenhum declínio de movimento associado à idade foi observado na ausência de doença.[32,45]

Artrocinemática. Os movimentos artrocinemáticos incluem deslizamento, rotação, compressão e distração das superfícies articulares entre si. As alterações do tecido conjuntivo descritas anteriormente podem alterar a artrocinemática por meio de mecanismos como aumento da rigidez da estrutura fibrosa, diminuição do volume e viscoelasticidade da estrutura condroide e alteração da estrutura óssea. Embora os movimentos artrocinemáticos isolados não possam ser realizados voluntariamente, as limitações podem ter uma influência direta na mobilidade articular. Por exemplo, a abdução glenoumeral inclui o deslizamento inferior da cabeça do úmero em relação à fossa glenoide. No caso da capsulite adesiva, uma doença mais comum com a progressão da idade, a cápsula articular não fornece frouxidão suficiente. O aumento da rigidez da cápsula articular altera a artrocinemática, reduzindo o deslizamento inferior durante atividades que requerem abdução glenoumeral.[46] O deslizamento inferior reduzido pode levar a sintomas de impacto do ombro. Esse exemplo de alteração da cápsula articular demonstra como a redução da mobilidade articular pode ter consequências diretas na artrocinemática e osteocinemática, levando à limitação da atividade.

Transmissão de força. As implicações cinéticas da mobilidade articular estão relacionadas à transmissão de força dentro das estruturas articulares e entre os segmentos corporais. Já foi observado que as estruturas do tecido conjuntivo demonstram alteração da capacidade de transmitir cargas de tração e compressão em idosos. Essas alterações podem resultar em aumento da demanda em regiões específicas das articulações, podendo levar a doenças. Por exemplo, áreas de ruptura da cartilagem articular são encontradas em regiões específicas das articulações.[47] Essas áreas de ruptura podem estar correlacionadas com alterações de áreas de pressão de contato e podem levar a alterações degenerativas na cartilagem.[48] Além disso, as alterações teciduais relacionadas à idade podem limitar a capacidade de cicatrização das estruturas articulares e pode ocorrer uma cascata, levando a um maior comprometimento.

Alterações estruturais da articulação também podem influenciar indiretamente as demandas de momento de força (i. e., torque) nas articulações. Alterações na postura são previsíveis ao longo da vida. As alterações na postura estão relacionadas a alterações no alinhamento e mobilidade articular. Como consequência da alteração de alinhamento, as demandas estáticas e dinâmicas nas articulações são alteradas. Um exemplo específico é o aumento típico da cifose torácica visto mesmo em adultos que envelhecem com sucesso.[49] Essa alteração aumenta o braço do momento entre a linha de ação da gravidade e os eixos de rotação médio-lateral para os segmentos da coluna torácica. Como resultado, o aumento da cifose criará uma maior demanda de momento de flexão nas articulações torácicas durante as atividades diárias em pé e sentadas (Figura 15.3). Se essas alterações na mobilidade

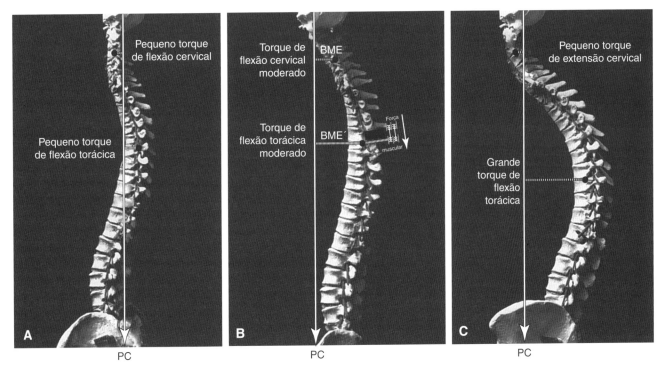

Figura 15.3 Modelo mostrando a orientação da linha de força da gravidade a partir do peso corporal (PC, *seta*) na coluna cervical e torácica. Figuras **A** a **C** demonstram uma progressão na gravidade da cifose. Cada modelo demonstra o eixo médio-lateral no ponto médio das regiões torácica e cervical (*círculos escuros*) e os braços de momento externos associados (*linhas tracejadas*). **A.** Paciente com postura ortostática ideal e cifose torácica normal. PC cria um pequeno torque de extensão cervical e um pequeno torque de flexão torácica. **B.** Paciente com cifose torácica moderada. PC cria um torque moderado de flexão cervical e torácica. *BME'*, braço de momento externo no ponto médio da coluna torácica; *BME*, braço de momento externo no ponto médio da coluna cervical; *BMI*, braço de momento interno para força muscular extensora dorsal. **C.** Paciente com cifose torácica grave. PC causa um pequeno torque de extensão cervical e um grande torque de flexão torácica.

e no alinhamento da articulação não forem corrigidas, uma maior ativação neuromuscular é necessária para compensação ou ocorrerá mais comprometimento articular.

Qualquer alteração estrutural da articulação pode influenciar os efeitos lineares e angulares das forças. Um fisioterapeuta, equipado com conhecimentos básicos em mecânica e anatomia articular, pode determinar como as alterações na estrutura articular irão alterar as qualidades cinéticas de cada articulação específica. Como as articulações trabalham para produzir movimento em sistemas segmentares, alterações sutis em uma articulação podem gerar alterações significativas nas demandas de outras articulações.

Influência na atividade e na participação

É sabido que o controle e o ajuste posturais durante atividades como caminhada, transferência de posição e alcance diminuem com a idade. Entre os múltiplos fatores relacionados a essas alterações na atividade está a alteração na mobilidade articular. Alterações na mobilidade articular geram consequências significativas relacionadas à atividade e à participação para adultos idosos, conforme evidências por correlações como afinamento da cartilagem com deficiência identificada pelo paciente[50] e degeneração do disco intervertebral com dor lombar.[51] Um exemplo específico de associação de mobilidade articular com atividade é a relação entre mobilidade e equilíbrio do tornozelo. Menz et al.[52] examinaram os fatores de risco do pé e do tornozelo em adultos idosos. Em seu estudo prospectivo de 12 meses, os "caidores" (41% da amostra) apresentaram uma mobilidade do tornozelo significativamente menor, gravidade do hálux valgo e sensibilidade tátil da primeira articulação metatarsofalangiana.

A redução da mobilidade articular também foi implicada como um fator nas limitações de marcha. Por exemplo, Kerrigan et al.[53] observaram que a velocidade da marcha diminuiu entre idosos que relataram quedas frequentes em comparação com "não caidores" da mesma idade. Além disso, menores deslocamentos da extensão do quadril foram observados para indivíduos que relataram quedas. A diferença no movimento do quadril durante a marcha foi a única variável observada como significativamente diferente entre os grupos ao analisar qualquer uma das 10 variáveis cinemáticas articulares testadas.

A limitação das atividades associadas à idade frequentemente culmina em uma diminuição da participação, nos eventos da vida. A relação também funciona na direção oposta, com alterações nas atividades e participação, levando a estilos de vida mais sedentários e alterações secundárias na estrutura e função das articulações (ver Figura 15.1). Devido à natureza interdependente desses fatores, é importante que as alterações na mobilidade articular sejam identificadas e abordadas em pacientes/clientes idosos que apresentem todos os tipos de diagnósticos. A segunda seção deste capítulo enfoca o processo da gestão do paciente/cliente com atenção específica para o papel da mobilidade articular.

EXAME ARTICULAR

Todos os pacientes/clientes idosos requerem consideração da mobilidade articular como resultado do papel integral das articulações na saúde e função. Além das alterações típicas relacionadas à idade, existem muitas condições articulares com uma prevalência mais alta em adultos idosos (ver Tabela 15.1), como osteoartrite, artrite reumatoide, polimialgia reumática e gota.[3] Além disso, a prevalência ajustada por idade em mulheres (23,5%, intervalo de confiança de 95% [IC] = 23,1 a 24) foi significativamente maior que nos homens (18,1%, IC 95% = 17,6 a 18,6).[3] O exame do paciente/cliente permite que o terapeuta determine a influência relativa da mobilidade articular nas limitações de atividade presentes.

O exame de mobilidade articular é incorporado ao exame amplo e não deve ser visto como um processo independente. Linhas de perguntas específicas incluídas na história e observações da revisão de sistemas determinarão até que ponto um exame adicional da mobilidade articular está indicado. Se a evidência de comprometimento articular for fornecida por testes e medidas específicos, o comprometimento pode ser direcionado por meio de estratégias de remediação, compensação ou prevenção. Ao longo desse processo, a mobilidade articular é considerada no contexto do gerenciamento completo do paciente/cliente.

História

Uma história completa é um componente-chave no exame do paciente/cliente. O conhecimento adquirido com a história é fundamental para determinar a possível influência da redução da mobilidade articular nos problemas apresentados. Incluídas na entrevista de histórico estão questões sobre limitações de atividades, restrições de participação, características dos sintomas, histórico de atividades, deficiências articulares anteriores, história familiar de doenças articulares e ambiente vital.

Atividade e participação. É importante começar a entrevista de histórico identificando primeiro as limitações das atividades e as restrições de participação. Esse processo esclarece as necessidades e objetivos funcionais do paciente/cliente. Além disso, identificar problemas com atividade e participação concentra o exame, fornecendo um contexto para determinar como a redução da mobilidade articular pode estar contribuindo para os problemas apresentados. A identificação clara desses problemas funcionais também ajudará no processo de determinação de medidas de resultados apropriadas.

É possível que um idoso tenha redução da mobilidade articular que não influencia o problema funcional apresentado. Embora seja importante considerar o comprometimento articular não sintomático por razões preventivas, enfocar os comprometimentos não relacionados ao problema apresentado pode desviar a atenção do processo de exame e planejamento de cuidados. A determinação da influência relativa que a redução da mobilidade articular tem sobre os problemas funcionais só pode ser feita se as limitações de atividade e de participação forem claras para o terapeuta.

Sintomas. Se um indivíduo relatar sintomas crônicos, deve-se suspeitar do desenvolvimento de movimentos compensatórios ao longo do tempo. Nesses casos, os sintomas primários, bem como os sintomas tardios, devem ser considerados. Padrões de movimento alterados em resposta à redução da mobilidade articular eventualmente podem levar a problemas secundários. Compreender a compensação ajuda o terapeuta a desenvolver hipóteses tanto para os sintomas originais quanto para a progressão dos sintomas. Também é interessante vincular a alteração da atividade de rotina, como a participação em novos exercícios, aos sintomas. O conhecimento do início temporal dos sintomas é necessário para fazer essa determinação.

O comportamento dos sintomas, como tempo e duração, pode indicar o tipo de problema de mobilidade articular. Por exemplo, os sintomas de rigidez relacionados à OA frequentemente são aumentados após períodos de posturas estacionárias (p. ex., ao sair da cama) e duram por curtos períodos (p. ex., < 30 minutos) após o movimento ser iniciado. Em contraste, a rigidez matinal comum na artrite reumatoide geralmente dura por períodos > 30 minutos.[54] Em outro exemplo, um paciente/cliente pode indicar dor nas extremidades inferiores durante os períodos em que fica em pé e caminha que desaparece logo após sentar. Um motivo para esse tipo de comportamento sintomático pode ser claudicação intermitente neurogênica relacionada à estenose da coluna lombar.[55]

Ocupação/Atividade. Informações sobre carga articular e histórico de movimento são fornecidas com o conhecimento da atividade ocupacional e de lazer. O histórico de carregamento das articulações é conhecido por ser uma influência importante na mobilidade articular na velhice, frequentemente associada a deficiências. Por exemplo, uma revisão recente dos fatores de risco ocupacionais relatou que a carga pesada de trabalho físico era o fator de risco mais comum para OA. Outros fatores de risco incluem ajoelhar, subir escadas regularmente, engatinhar, inclinar, vibração de corpo inteiro e movimentos repetitivos.[56] Em um estudo baseado na população, após o ajuste para idade e outros fatores de carga física de trabalho, o trabalho físico pesado teve as taxas de risco mais altas quando foram examinadas aposentadorias por invalidez secundárias à OA do quadril para homens e mulheres de 30 a 60 anos.[57] A falta de atividade física também é relevante, pois foi demonstrado que a idade avançada está associada ao sedentarismo, que, por sua vez, está associado a doenças crônicas. Na verdade, os dados do *Behavioral Risk Factor Surveillance System* do CDC de 2014 indicam que 25,4%, 26,9% e 35,3% dos adultos com idades entre 50 e 64, 65 a 74 e 75 anos ou mais, respectivamente, não praticam atividades físicas de lazer.[58] Em uma grande amostra de adultos idosos, quando comparados a níveis intermediários e altos de atividade física, aqueles que praticavam baixa atividade física eram mais propensos a desenvolver condições crônicas comumente diagnosticadas, relatam baixa autoavaliação de saúde física, usam sete ou mais medicamentos prescritos e possuem menor nível de instrução em saúde.[59] Uma revisão recente resume as evidências de como o corpo se adapta mal à atividade física insuficiente, como a inatividade física é a principal causa da maioria das doenças crônicas e como a atividade física pode prevenir contra as condições crônicas.[60] Hagströmer e Franzén descrevem com mais detalhes a relação entre atividade física (um conceito-chave dentro da fisioterapia) e saúde, fornecem recomendações para a atividade física e explicam como avaliar a atividade física.[61] É bem-aceito que as estruturas articulares, com todos os outros tecidos biológicos, adaptam-se à quantidade de estresse físico aplicado sobre elas.[62] A resposta adaptativa da atividade cronicamente baixa pode diminuir a tolerância das estruturas articulares à carga. Combinadas às alterações comuns associadas à idade, as reduções de atividade desempenham um papel fundamental no comprometimento da mobilidade articular e no limiar de lesão articular.

Condição de saúde/lesão/cirurgia. A importância das informações sobre o histórico da doença não pode ser exagerada. Para a função articular, as comorbidades costumam ser fatores significativos. A patologia endócrina, neuromuscular, cardiovascular, pulmonar e musculoesquelética pode estar ligada a condições sistêmicas que influenciam significativamente a função articular. Um exemplo é a associação de deficiências musculoesqueléticas (p. ex., redução da mobilidade articular) na presença de diabetes melito, uma doença endócrina comum que afeta adultos idosos.[63] Os níveis elevados de glicose e insulina em pacientes com diabetes estão associados ao aumento da formação de ligações cruzadas nas estruturas do tecido conjuntivo que podem agravar as alterações associadas à idade discutidas anteriormente neste capítulo.[64] Os prejuízos da mobilidade articular que ocorrem como complicações do diabetes incluem capsulite adesiva da articulação glenoumeral[65] e artropatia diabética, que afeta as mãos (espessamento da pele e mobilidade articular limitada).[66]

A carga nas articulações também é influenciada pelo histórico de condições de saúde, lesões e cirurgias. Talvez a condição de saúde mais comum associada à carga articular atípica seja a obesidade. História de obesidade é um fator de risco conhecido para o desenvolvimento de OA e está relacionado à remissão e à atividade da doença da artrite reumatoide.[67] Além disso, lesões e cirurgias estão frequentemente relacionadas à carga nas articulações por meio de compensações de movimento e postura. O conhecimento da história de tais fatores relacionados à carga articular também fornece uma visão sobre a incidência de alterações articulares degenerativas mais tarde na vida. Murphy et al.[68] realizaram um exame longitudinal (tempo médio desde o início até o acompanhamento de 6 anos) para OA de joelho em 1.739 pessoas (idade média no início de 61 anos) e descobriram que o risco ao longo da vida de OA de joelho sintomática foi de 44,7%.

Os dois fatores que aumentaram significativamente o risco de OA do joelho foram a presença de obesidade e história de lesão no joelho, que aumentaram o risco ao longo da vida para 60,5% e 56,8%, respectivamente.

História familiar. Estudos demonstraram maior probabilidade de doenças específicas das articulações em adultos idosos, resultantes da predisposição genética. OA,[69] gota,[70] artrite reumatoide[71] e lúpus eritematoso sistêmico[72] são exemplos de patologias articulares ligadas à influência genética. O conhecimento da história patológica da família alerta o fisioterapeuta para os primeiros sinais de problemas e possíveis intervenções relevantes. Mesmo os pacientes/clientes que não apresentam comprometimento articular podem se beneficiar da intervenção preventiva se a história familiar, em combinação com outros achados, indicar alto potencial para futuros problemas de mobilidade articular.

Ambiente vital. A discussão do ambiente vital é parte integrante da coleta de informações sobre limitações de atividades e restrições de participação. Os ambientes vitais, incluindo a casa e a comunidade, são exclusivos para cada indivíduo. Itens como altura da escada, tipos de cadeira e piso determinam os vários graus de mobilidade articular necessários para a atividade de rotina.

Com base em uma revisão recente de várias diretrizes de prática clínica, a Academy of Geriatric Physical Therapy recomenda uma avaliação de risco doméstico, incluindo modificação/correção e acompanhamento, para idosos com histórico de quedas ou aqueles em risco de quedas.[73] Mesmo que o terapeuta não realize visitas domiciliares, as informações sobre os aspectos ambientais da moradia podem ser averiguadas por meio de uma entrevista de histórico. As preocupações ambientais identificadas podem ser avaliadas diretamente em casa ou simuladas em ambientes clínicos. A identificação das condições ambientais também tem o potencial de direcionar a modificação ambiental com intervenção.

Revisão de sistemas

É evidente que a mobilidade articular deve ser considerada no contexto completo da saúde e função de uma pessoa e não apenas como uma questão musculoesquelética. A mobilidade articular influencia e é influenciada por interações multissistêmicas. Por exemplo, a função pulmonar pode ser alterada pela mobilidade articular do tórax e da coluna vertebral. O estudo das sinartroses esternocostais revela aumento das calcificações e ossificações das cartilagens com o envelhecimento.[74] Essas alterações esternocostais, em conjunto com a diminuição da altura e da elasticidade do disco intervertebral, podem levar à disfunção pulmonar, criando aumento do trabalho respiratório.[75] Essas interações entre os sistemas são a principal razão para realizar uma revisão dos sistemas, conforme recomendado no *Guide to Physical Therapist Practice.*[1]

Outro benefício da revisão dos sistemas é o aumento da eficiência do exame. A seleção de testes e medidas focalizados é gerada pela combinação de informações do histórico com descobertas da revisão. Por exemplo, considere um homem de 70 anos que apresenta sintomas de dor na região deltoide posterolateral do ombro. Durante a entrevista, ele também revela uma história de dor lateral crônica no cotovelo que foi tratada de forma ineficaz no passado como epicondilite lateral. Durante a revisão dos sistemas, a avaliação geral do movimento cervical revela que a extensão e a flexão para o lado ipsilateral reproduzem os sintomas de dor tanto no cotovelo quanto no ombro. Com base nessas informações preliminares, a mobilidade da articulação da coluna cervical seria de interesse primário para um exame mais aprofundado.[76]

Testes e medidas

A seleção de testes e medidas apropriados para um adulto idoso com redução da mobilidade articular requer consideração da saúde e estado funcional do indivíduo, praticidade de administração para determinado ambiente clínico e propriedades clinométricas da medida.[77] Essas considerações mudam continuamente porque cada paciente tem uma apresentação única, métodos para testes e medidas estabelecidos evoluem, propriedades clinométricas são definidas com pesquisas ao longo do tempo e novos testes e medidas surgem. Considerando esses aspectos dinâmicos, uma abordagem na forma de "receita de bolo" com uma lista específica de testes e medidas para todos os pacientes/clientes não é razoável. Entretanto, uma estrutura categórica para a seleção de testes e medidas pode ser seguida e aplicada ao estado atual do conhecimento. Nesta seção, fornecemos um guia para uma abordagem abrangente de testes e medidas aplicáveis a pacientes com redução da mobilidade articular.

Os quatro principais tipos de testes e categorias de medidas estão listados no Boxe 15.2. A combinação dos resultados dessas quatro categorias de medidas permite a quantificação de todos os níveis de disfunção potencial: deficiências, limitações de atividades e restrições de participação (conforme definido pela Classificação Internacional de Funcionalidade, Incapacidade e Saúde[78,79]). Considerando a interação íntima entre esses níveis de disfunção, uma bateria abrangente de testes e medidas é necessária para quantificar totalmente o impacto da mobilidade articular alterada.

Análise observacional da tarefa. Um primeiro passo sugerido na implementação de testes e medidas é a análise observacional das tarefas funcionais específicas identificadas como problemáticas pelo paciente.[80] A análise de

---

BOXE 15.2 Quatro principais tipos de testes e categorias de medidas a serem considerados ao avaliar a mobilidade articular.

- Análise de tarefas observacionais
- Autorrelato de medidas de atividade e participação
- Medidas de atividade baseadas no desempenho
- Teste de mobilidade específico da articulação

tarefas observacionais pode orientar a formação de hipóteses, considerando a redução da mobilidade articular como uma causa potencial de limitação funcional. Além disso, a análise de tarefas observacionais pode permitir que o fisioterapeuta identifique testes quantitativos e medidas apropriados para aprofundar o exame. Os procedimentos de observação e análise devem ser sistemáticos para que o processo seja eficaz. A análise sistemática é aprimorada se o terapeuta tiver um forte conhecimento prático da mecânica do movimento necessário para a tarefa, bem como prática suficiente para observar e analisar a tarefa dada.[81]

Os métodos para realizar análises observacionais de tarefas são descritos em várias estruturas para exame de paciente/cliente.[82] Muitos dos trabalhos publicados sobre análise observacional de tarefas estão enraizados na análise da marcha, particularmente em relação à prática da fisioterapia neuromuscular. Apesar dos procedimentos de análise de marcha observacional terem sido publicados e usados na clínica por muitos anos, a confiabilidade para identificar movimentos articulares alterados ou desvios na postura é de baixa a moderada.[81,83,84] Considerando essa falta de confiabilidade estabelecida, a análise de tarefa observacional deve ser usada com cautela, com ênfase em orientar a seleção de outros testes e medidas, em vez de utilizar de forma independente para diagnosticar ou quantificar a redução da mobilidade articular. Por exemplo, uma redução da ADM do joelho é uma causa potencial para a falta de extensão total do joelho no contato inicial durante a marcha. Ausência observada de extensão total do joelho durante a análise da tarefa, deve sugerir que sejam executadas medidas válidas e confiáveis de movimento do joelho.

Medidas de autoavaliação da atividade e participação.
Além da observação direta do desempenho da tarefa, as medidas autorrelatadas do paciente podem ser usadas para coletar informações durante o exame. Essas medidas documentam a perspectiva do paciente sobre o desempenho da atividade, que fornece informações diferentes da observação direta. Medidas de autorrelato válidas informam o terapeuta sobre a influência de domínios como dor e funcionamento psicológico nas limitações de atividades. Muitas medidas de autorrelato também permitem a coleta de informações sobre as restrições do paciente em relação à participação na vida.

A mobilidade prejudicada de determinada articulação influencia diretamente uma região específica do corpo: a coluna vertebral, as extremidades superiores ou inferiores. A especificidade da região é uma característica de um grande número de medidas padronizadas de autorrelato. Um benefício de ter várias medidas de autorrelato específicas da região disponíveis é a capacidade de reunir informações para avaliar a interação entre o comprometimento da mobilidade articular regional e a função percebida.

Visite *Rehabilitation Measures Database* (https://www.sralab.org/rehabilitation-measures), em que se encontra o banco de dados das medidas de reabilitação,[85] role para baixo até o recurso "Pesquisar", abra o menu suspenso para "Tipo de avaliação" e aplique o filtro "Resultados relatados pelo paciente" para sua pesquisa. Outros filtros que podem ser usados incluem "Área de avaliação", "População", "Custo corporal" e "Custo". Um problema prático de ter várias medidas específicas para cada região é decidir qual medida é mais apropriada para determinado paciente. Para fornecer assistência no processo de seleção de medidas de autorrelato para o paciente com redução da mobilidade articular, uma discussão mais aprofundada dessas medidas é fornecida na seção "Resultados" deste capítulo.

Medidas de atividades baseadas no desempenho.
A análise de tarefas observacionais e as medidas de autorrelato do paciente fornecem informações ao fisioterapeuta que permitem a seleção apropriada de medidas de atividades baseadas no desempenho. Em contraste com o autorrelato, as medidas baseadas no desempenho quantificam a atividade enquanto minimizam a percepção do paciente/cliente sobre o desempenho. As percepções de um indivíduo de limitações de atividade e restrições de participação são aspectos importantes em todos os exames. Complementar para a compreensão da percepção do paciente/cliente em relação à saúde e à função é a capacidade de quantificar diretamente o desempenho em atividades específicas. A quantificação de tarefas reais por meio de medidas baseadas no desempenho fornece informações exclusivas que serão usadas, à luz das outras informações do exame, para avaliar posteriormente a interação da redução da mobilidade articular e outros problemas apresentados pelo paciente/cliente.

A quantificação da atividade, se baseada em medidas válidas e confiáveis, permite ao fisioterapeuta descrever a progressão do paciente/cliente ao longo do curso da intervenção, bem como documentar os resultados. Semelhante à medição de autorrelato, há um grande número de medidas padronizadas baseadas em desempenho disponíveis. Visite *Rehabilitation Measures Database* (https://www.sralab.org/rehabilitationmeasures), em que se encontra o banco de dados de medidas de reabilitação,[85] role para baixo até o recurso "Pesquisar", abra o menu suspenso para "Tipo de avaliação" e aplique o filtro "Medida de desempenho" à sua pesquisa. A seleção de medidas apropriadas com base no desempenho é guiada em parte pela determinação das tarefas diárias com maior probabilidade de serem influenciadas pelo comprometimento das articulações. Como apontado anteriormente, as tarefas mais influenciadas são determinadas pelo histórico do paciente/cliente e pelos resultados das medidas de autorrelato. Assim que uma categoria de atividade é determinada, a seleção de medidas específicas baseadas no desempenho pode ser feita. A discussão sobre a seleção de medidas de atividades é abordada na seção "Resultados" deste capítulo.

Teste de mobilidade específica para articulações.
O exame direcionado de idosos com suspeita de comprometimento da mobilidade articular também inclui o teste de mobilidade específico da articulação. A mobilidade específica da articulação tipicamente é examinada por meio

da medição da ADM da articulação, extensibilidade da unidade músculo-tendão (UMT) e mobilidade segmentar. Essas medidas fornecem as informações finais necessárias para orientar a formação das hipóteses clínicas necessárias para desenvolver um plano de cuidados.

Métodos de medição com uso do goniômetro e inclinômetro estabelecidos são utilizados para quantificar clinicamente a ADM articular.[86] A quantificação da ADM articular permite a comparação da ADM articular de determinado indivíduo com valores normativos estabelecidos para pessoas de idade e gênero semelhantes. Os valores da ADM articular também podem ser comparados entre os lados direito e esquerdo para documentar a quantidade de assimetria para determinado paciente/cliente. Visite *Rehabilitation Measures Database* (https://www.sralab.org/rehabilitationmeasures), o banco de dados de medidas de reabilitação,[85] role para baixo até o recurso "Pesquisar", abra o menu suspenso para "Área de avaliação" e aplique o filtro "Amplitude de movimento" para sua pesquisa.

Outro aspecto da mobilidade articular que pode ser quantificado pela medição da ADM articular é a extensibilidade da UMT. A extensibilidade está relacionada à capacidade de uma UMT de alongar. Se uma UMT cruza várias articulações, pode limitar a mobilidade articular quando a posição das articulações cria alongamento máximo do músculo. Para medir o comprimento máximo de uma UMT, foi estabelecido o posicionamento padronizado da articulação para levar em conta todas as articulações que são cruzadas pela UMT.[87]

O componente final comumente incluído no exame da mobilidade específica da articulação é o teste de mobilidade segmentar. A mobilidade segmentar é o movimento da articulação acessória que não está sob controle volitivo. Como afirmado anteriormente, espera-se que a quantidade de movimento acessório em uma articulação mude com a idade devido às alterações na estrutura da articulação. A grande dificuldade na implementação de testes clínicos de mobilidade segmentar é o baixo nível de confiabilidade e a falta de validade estabelecida para os testes. Por exemplo, baixos níveis de confiabilidade entre avaliadores são vistos com o teste de mobilidade segmentar da coluna, independentemente do treinamento avançado específico do fisioterapeuta.[88-91] Além disso, não existe um consenso sobre a melhor escala de classificação a ser usada e a validade da classificação em relação à mobilidade articular. Como resultado, recomenda-se que o teste de mobilidade segmentar seja usado como um guia qualitativo para a seleção de medidas quantitativas, como ADM articular, testes instrumentais válidos para mobilidade de articulações específicas e outros testes especiais específicos de articulações e regiões.

AVALIAÇÃO E DIAGNÓSTICO

O processo de avaliação incorpora todos os resultados do exame, incluindo informações do histórico, revisão de sistemas e testes e medidas, em uma impressão clínica completa da apresentação do paciente/cliente.[1] Por exemplo, um período de imobilidade, mobilidade reduzida do joelho para andar de bicicleta, trauma veicular, edema e incapacidade de cuidados pessoais devido à rigidez e dor são exemplos de indicações clínicas para testar e medir a integridade e a mobilidade articular. Chegar à impressão clínica requer uma análise crítica por parte do terapeuta para determinar as causas potenciais dos problemas de apresentação do paciente/cliente. Ao avaliar as causas dos problemas apresentados, será identificado o papel suspeito de integridade e redução da mobilidade articular. Assim que a mobilidade articular é identificada como uma deficiência, é possível determinar uma classificação diagnóstica apropriada. Além disso, a redução da mobilidade articular pode ser um componente secundário de outros diagnósticos. Por exemplo, considere um adulto idoso com problemas de mobilidade no quadril que limita a caminhada. Se esse indivíduo buscar intervenção após uma fratura de fêmur proximal, "redução da mobilidade articular, desempenho muscular e amplitude de movimento associados à fratura de quadril" é uma classificação diagnóstica apropriada. Em contraste, considere o paciente que apresenta comprometimento da mobilidade do quadril, além de várias outras manifestações de sintomas ipsilaterais de um acidente vascular encefálico. Nesse caso, a classificação diagnóstica musculoesquelética do quadril é secundária a um diagnóstico neuromuscular primário. Essas distinções na classificação diagnóstica servem para esclarecer a impressão clínica do fisioterapeuta para o paciente/cliente, outros prestadores de cuidados de saúde e fontes pagadoras.

Quando o diagnóstico é esclarecido, a influência da integridade da articulação e do comprometimento da mobilidade no prognóstico do paciente/cliente pode ser determinada, considerando o tempo esperado necessário para obter um resultado ideal.[1] Na ausência de outros comprometimentos, o prognóstico é favorável para remediar o comprometimento da mobilidade articular associada à idade em um curto período de tempo (p. ex., 4 a 6 semanas). Os fatores básicos comuns a idosos que frequentemente complicam o prognóstico incluem cronicidade da deficiência, nível de atividade física e alto nível de comorbidade. Em pacientes com um ou mais desses fatores adicionais, a determinação do prognóstico pode ser um desafio. O processo de identificação das categorias diagnósticas, previamente realizado para se chegar a uma impressão clínica, também pode ajudar muito na formação do prognóstico. Fatores como as metas e percepções do paciente/cliente, gerenciamento médico dos processos da doença, apoio familiar, considerações financeiras e cognição também devem ser considerados. Ser capaz de incorporar efetivamente todos os fatores relacionados ao prognóstico requer prática e experiência no trabalho com idosos.

O plano de cuidados deve incluir considerações especificamente relacionadas à integridade articular e deficiência de mobilidade identificadas. Estratégias para lidar com o comprometimento da mobilidade articular devem ser delineadas, incluindo as categorias gerais de intervenção. A abordagem de intervenção também será refletida nos objetivos específicos das intervenções. Apesar de ser razoável ter objetivos específicos para redução da mobilidade articular, eles devem ser desenhados em termos das limitações de atividades ou restrições de participação identificadas no exame (ver Boxe 15.3). Os objetivos baseados na atividade e na participação refletirão a relevância funcional do problema de mobilidade articular.

INTERVENÇÃO

Três abordagens de intervenção primária para adultos idosos com problemas relacionados ao comprometimento da mobilidade articular são remediação, compensação e prevenção. Educação, exercícios terapêuticos e técnicas de terapia manual podem ser intervenções de remediação valiosas para indivíduos com limitações funcionais relacionadas à mobilidade articular. Para esses mesmos indivíduos, as intervenções compensatórias, como o uso de dispositivos auxiliares, também podem ser valiosas. Para indivíduos que ainda não desenvolveram sintomas ou dificuldades funcionais, as intervenções mencionadas podem ser utilizadas para ajudar a prevenir o aparecimento ou progressão de problemas associados ao comprometimento articular.

Como será apresentado mais adiante, respostas favoráveis à remediação da redução da mobilidade articular foram observadas na estrutura e função corporal, desempenho de atividades e participação de adultos idosos. Em particular, o exercício e o aumento da atividade física podem reverter efetivamente grande parte da influência prejudicial do envelhecimento em relação às limitações de atividades e restrição de participação.[92-97] Entretanto, alterações associadas à idade na estrutura e função das articulações são vistas mesmo em pessoas que são ativas, assintomáticas ou livre de doenças.[98-101] Como resultado, as estratégias de compensação e prevenção também devem ser consideradas como abordagens de intervenção. Nesta seção do capítulo, a educação do paciente/cliente, exercícios terapêuticos, técnicas de intervenção manual e dispositivos e equipamentos de assistência/adaptação serão discutidos em relação à remediação, compensação e prevenção de comprometimento da mobilidade articular para o adulto idoso.

BOXE 15.3 **Escrevendo as metas do paciente para incluir limitação de atividades ou restrição de participação.**

A. Incorreto: declaração de meta do paciente incompleta

O paciente/cliente aumentará a amplitude de movimento (AM) da extensão do quadril para 20° em 4 semanas de intervenção.

B. Correto: inclusão da atividade-alvo na declaração de objetivo do paciente

O paciente/cliente aumentará a ADM de extensão do quadril até 20° para permitir caminhar com um padrão de marcha simétrico dentro de 4 semanas de intervenção.

Educação do paciente/cliente/sociedade

Uma das intervenções mais benéficas para lidar com a redução da mobilidade articular é a educação do paciente/cliente. A orientação para modificar o estilo de vida em termos de atividade e exercício é reconhecidamente útil para as populações de adultos idosos e pode ser um componente importante de intervenção preventiva, compensatória e de remediação. Um ensaio clínico randomizado descobriu que a educação multidisciplinar de pacientes com artrite reumatoide (AR) melhorou significativamente a adesão ao seu programa de exercícios domiciliares e atividade física de lazer em 6 meses.[102] Uma revisão narrativa sugere que a educação para pacientes com OA do quadril deve incluir modificação da atividade, exercícios, métodos para reduzir as cargas sobre as articulações artríticas, incluindo redução de peso e postura como parte do tratamento conservador.[103] Da mesma forma, a diretriz Hip Pain and Mobility Deficits–Hip Osteoarthritis Clinical Practice também recomenda a combinação de educação do paciente, incluindo modificação de atividades, exercícios, redução de peso (quando acima do peso) e descarga de articulações artríticas com exercícios e/ou terapia manual.[104] Uma metanálise sobre a eficácia da educação do paciente revelou reduções significativas na dor e melhora da função após educação de pacientes/clientes com OA e AR.[105] Por último, em um artigo no *Journal of Orthopaedic e Sports Physical Therapy*, Mintken et al. discutiram a importância de educar a sociedade (incluindo médicos e outras fontes de referência) sobre a fisioterapia como uma alternativa baseada em evidências, não farmacêutica e conservadora (não cirúrgica) para o tratamento da dor para ajudar a resolver a epidemia do uso de opioides.[106] Um exemplo de modificação de atividade compensatória está relacionado com pacientes/clientes com estenose da coluna lombar. O resultado da estenose espinal é uma diminuição no espaço do canal espinal, frequentemente produzindo sintomas irradiados (denominados *claudicação intermitente neurogênica*). Alterar as posturas em pé para controlar a flexão lombopélvica, como caminhar em uma subida ou usar um dispositivo auxiliar para posicionar anteriormente a parte superior do corpo, pode reduzir muito os sintomas, aumentando o espaço do canal espinal. Além disso, evitar atividades acima da cabeça prolongadas e carga axial prolongada pode ajudar a controlar os sintomas.[107] A educação fornecida para gerar essas alterações nas atividades pode ter um impacto tão grande na função quanto qualquer outra intervenção para esses pacientes/clientes. Na maioria dos casos, a atividade diária do paciente/cliente terá o maior impacto na determinação do sucesso da intervenção.

Exercício terapêutico

Existem evidências de que exercícios terapêuticos direcionados, como alongamento e fortalecimento, podem melhorar a mobilidade articular. Entretanto, muitos estudos de intervenção com adultos idosos incluem vários modos simultâneos de exercício, predominantemente combinações de alongamento, fortalecimento, treinamento de resistência e treinamento de equilíbrio. Demonstrou-se que a mobilidade articular melhora com programas de exercícios de modos múltiplos, embora a quantidade e o local da melhora sejam específicos do programa. Por exemplo, metanálises recentes descobriram que o exercício para OA pode reduzir a rigidez das articulações dos dedos da mão[108] e do joelho[109]. O principal modo de exercício que visa à redução da mobilidade articular é o alongamento.

Exercício de alongamento. Os exercícios de alongamento para condições artríticas foram endossados nas diretrizes de prática clínica por uma série de organizações profissionais, incluindo a Academy of Orthopedic Physical Therapy (da American Physical Therapy Association [APTA]),[104] a American Academy of Orthopaedic Surgeons,[110] e o Royal College of Physicians.[111] Além disso, o Ottawa Panel endossa exercícios de alongamento para melhorar a rigidez (grau C+) e amplitude de movimento (grau A) no tratamento de OA de quadril.[112] Os pesquisadores demonstraram a utilidade do alongamento isolado, principalmente do alongamento estático, para melhorar a mobilidade articular de adultos idosos.[113-116] Feland et al.[117] examinaram a duração do alongamento e descobriram que alongamentos de elevação da perna estendida mantidos por 15, 30 ou 60 segundos foram eficazes para aumentar o movimento combinado de flexão de quadril e extensão de joelho para idosos com limitação da extensão dos isquiotibiais. A sugestão desses autores é que quanto mais longa a sustentação do alongamento, até 60 segundos, maior o benefício da ADM. Em geral, estudos usando > 15 segundos de alongamento identificaram melhorias na mobilidade articular.[117]

De particular importância em termos de alongamento é que os aumentos da mobilidade articular estão ligados a um melhor desempenho na atividade. Por exemplo, sabe-se que o desempenho da caminhada melhora em adultos idosos após o alongamento dos flexores do quadril e flexores plantares do tornozelo.[113,115,116] Tendências melhora da velocidade e cinemática da marcha foram observadas após o alongamento estático, mesmo para idosos ativos da comunidade, sem restrição de participação.[113,116]

Exercício de fortalecimento. Exercícios de fortalecimento para condições artríticas foram endossados nas diretrizes de prática clínica por uma série de organizações profissionais, incluindo a Academy of Orthopedic Physical Therapy (da APTA),[104] a American Academy of Orthopedic Surgeons,[110,118] o Department of Veterans Affairs/Department of Defense,[119] o Royal College of Physicians,[111] e o Royal Australian College of General Practitioners.[120] Além disso, o Ottawa Panel endossa exercícios de fortalecimento para melhorar a rigidez (grau A) e a amplitude de movimento (grau A) no tratamento da OA do quadril.[112] O fortalecimento muscular influencia a mobilidade articular por meio de mecanismos indiretos. Uma ligação indireta entre a força muscular e a mobilidade

articular foi demonstrada por meio da contribuição do músculo para a carga articular e controle do movimento.[121] As unidades musculotendíneas normalmente servem como um mecanismo primário para atenuar a transmissão de carga pelas articulações, absorvendo energia em atividades como caminhar. O dano da função muscular associado ao envelhecimento diminui essa capacidade de absorver cargas e pode resultar em aumento da carga de outras estruturas articulares, possivelmente levando a alterações negativas. Algumas evidências para apoiar a influência da função muscular na prevenção da redução da mobilidade articular são a ligação vista entre a fraqueza muscular e o início da OA[122] do joelho; entretanto, uma relação causal não foi definitivamente estabelecida.

Demonstrou-se que os exercícios de fortalecimento influenciam a mobilidade articular em populações de adultos idosos. Por exemplo, Fatouros et al.[123] demonstraram que indivíduos (idade média de 70,6 anos) não previamente ativos em um programa de exercícios ganharam ADM de ombro, cotovelo, quadril e joelho após intervenções incluindo treinamento de resistência na ausência de alongamento. Esse achado indica que a melhora da mobilidade articular pode ser alcançada em parte como resultado da melhora da função muscular.

O fortalecimento também influencia a mobilidade articular ao carregar as estruturas articulares. A carga dinâmica pode estimular o crescimento das estruturas do tecido conjuntivo articular, como cartilagem articular e osso.[124] Por exemplo, Roos e Dahlberg[125] estudaram a cartilagem articular do joelho de pacientes/clientes (idade média de 45,8 anos) que haviam sido submetidos a meniscectomia parcial medial. Após 4 meses de treinamento progressivo contra a resistência, houve melhora no conteúdo de glicoconjugado, especificamente glicosaminoglicano, na cartilagem articular dos joelhos pós-cirúrgicos. É necessário um exame contínuo específico para a influência do exercício de resistência na cartilagem e outras estruturas articulares em idosos.

Intervenções de exercícios combinados. Vários estudos que incluem participantes adultos idosos em vários níveis de condicionamento físico e estado de saúde examinaram o efeito de intervenções de exercícios combinados (p. ex., alongamento, exercícios para a resistência, exercícios contra a resistência e atividade funcional) na mobilidade articular, com resultados positivos.[126-130] Por exemplo, Brown et al.[131] examinaram homens e mulheres sedentários com mais de 78 anos e encontraram um aumento na mobilidade do tronco, quadril e tornozelo após 3 meses de exercícios combinados contra a resistência, para aumentar resistência e alongamento. Em outro estudo, Thompson e Osness,[132] usando um programa incluindo resistência, flexibilidade e treinamento funcional (três vezes/semana durante 8 semanas), não encontraram aumentos significativos no movimento do quadril para jogadores de golfe adultos idosos. É óbvio que os resultados de tais estudos são difíceis de comparar devido às múltiplas intervenções e à falta de deficiências direcionadas. Embora as melhorias na mobilidade articular resultem após o uso desses programas de exercícios multimodais, não é possível determinar qual aspecto do programa tem a maior influência sobre a mobilidade articular.

Outras formas de exercícios relacionadas à mobilidade articular. Outras formas de exercícios que influenciam a mobilidade articular incluem estabilização, tai chi e ioga. Essas formas de exercícios teoricamente podem influenciar de modo indireto a mobilidade articular, melhorando o controle motor. Esses exercícios têm evidências limitadas em relação à remediação ou prevenção do comprometimento da mobilidade articular em idosos. Embora as evidências na literatura de pesquisa sejam limitadas, há indicações de que os três tipos de exercícios podem beneficiar a mobilidade articular.

Os exercícios de estabilização são projetados para objetivar seletivamente a coativação dos músculos e fornecer estabilidade articular. A maioria das pesquisas sobre exercícios de estabilização foi baseada na coluna vertebral. Em relação à coluna lombar, concluiu-se que os exercícios de estabilização podem melhorar a dor e a função em indivíduos com dor lombar crônica, incluindo adultos idosos.[133-135] Tai chi, uma forma chinesa de exercício mente-corpo que ganhou popularidade em uso entre adultos idosos em todo o mundo, tem sido associada à melhoria do equilíbrio, função muscular, participação na vida e redução do risco de quedas.[136-138] Além desses benefícios, também houve pesquisas indicando que os idosos com redução da mobilidade articular podem tirar proveito do tai chi, já que essa prática demonstrou melhorar o autorrelato de dor, rigidez e função física para adultos idosos com OA diagnosticada do joelho.[139-141] Ioga é uma forma tradicional de exercício indiana que combina resistência, equilíbrio e exercícios de flexibilidade. Estudos iniciais demonstraram que a ioga é uma atividade apropriada e simples de aprender para adultos idosos que pode melhorar a mobilidade das articulações.[142-145] DiBenedetto et al.[146] examinaram a caminhada em adultos idosos antes e após 8 semanas de participação em um programa de exercícios de ioga. Os participantes do programa de ioga demonstraram aumento da extensão da articulação do quadril durante a caminhada, com o aumento do comprimento da passada e uma tendência de melhora na velocidade da caminhada.

Técnicas de intervenção manual

Historicamente, o uso de mobilização e manipulação da articulação tem sido abordado com muito cuidado ao trabalhar com adultos idosos. As alterações típicas nas estruturas do tecido conjuntivo das articulações, levando ao enfraquecimento generalizado, têm sido a principal causa de preocupação. Embora seja importante ter cuidado ao lidar com estruturas articulares enfraquecidas com a idade, a idade não é uma contraindicação para a mobilização e manipulação articular. Estudos de intervenções de mobilização e manipulação das articulações

para o envelhecimento e idosos foram resumidos e indicam resultados favoráveis, especialmente quando combinados com exercícios terapêuticos.[147-153] Hoeksma et al.[154] demonstraram mobilização e manipulação articular específicas combinadas com alongamento como sendo superiores ao exercício isolado para remediação de comprometimento articular em indivíduos com OA de quadril. As medidas de desfecho aprimoradas para o grupo de intervenção manual foram avaliação subjetiva do paciente, escala visual analógica para dor, ADM do quadril e *Harris Hip Score*. Em uma metanálise recente, a terapia manual melhorou as medidas de dor e função de curto e longo prazo em pessoas com OA de quadril.[155] Além disso, a combinação de terapia manual com exercícios também melhorou a dor e a função a curto prazo.

A mobilização articular também foi examinada para pessoas com diagnóstico de estenose lombar.[107,156] Em um ensaio clínico randomizado, dois grupos de pacientes/clientes (idade média de 69,5 anos) com evidência de estenose espinal lombar na ressonância magnética foram tratados por 6 semanas com um de dois regimes de intervenção.[157] Um grupo recebeu exercícios de flexão lombar e caminhada na esteira, e o outro, mobilização lombar, mobilização do quadril, caminhada em esteira com carga corporal parcial, alongamento e exercícios contra a resistência. Embora ambos os grupos de tratamento tenham demonstrado melhora, um aumento significativamente maior nas pontuações da *Global Rating of Change Scale* e tolerância à caminhada foi observado no grupo que recebeu a mobilização articular. Entretanto, as diferenças óbvias na intervenção além da mobilização articular dificultam a determinação da influência direta da mobilização articular.

Em relação aos idosos com osteoporose, o uso de técnicas de intervenção manual é controverso. Para indivíduos com osteoporose espinal, a mobilização de grau V (i. e., manipulação) foi contraindicada com base nas preocupações com o risco de fratura.[158] Em uma pesquisa com fisioterapeutas canadenses por Sran e Khan,[159] 91% dos entrevistados relataram preocupações com o uso de terapia manual para pacientes/clientes com osteoporose. Para os mesmos entrevistados, 45% usaram terapia manual com essa população. Entretanto, os dados para apoiar o uso de mobilização e manipulação articular para idosos com osteoporose são insuficientes.[160] Um relato de caso publicado de um paciente/cliente com osteoporose descobriu que o tratamento incluindo mobilização articular de grau III e grau IV para as regiões torácica e cervicotorácica, respectivamente, resultou em melhora nas pontuações no nível de dor, qualidade de vida e questionários de função.[161] Em um estudo que examinou mulheres na pós-menopausa com cifose torácica, o grupo de intervenção que recebeu mobilização manual (grau não especificado), exercícios e uso de bandagens demonstrou uma redução significativa em sua cifose.[162] Em um estudo diferente que examinou pessoas com fratura vertebral osteoporótica, o grupo de intervenção que recebeu mobilização manual (grau não especificado), exercícios e bandagem demonstrou melhorias significativas na dor (em movimento e em repouso) e função. Todos os três estudos relataram que os participantes não apresentaram efeitos adversos graves relacionados às intervenções.[161-163] Além disso, foi demonstrado que as forças de mobilização anteroposteriores normalmente são bem abaixo do nível de força necessária para induzir a fratura em ossos osteoporóticos.[164] São necessárias mais pesquisas antes que recomendações claras possam ser feitas sobre o uso de técnicas de mobilização para pacientes/clientes com osteoporose.

Dispositivos e equipamentos assistivos/adaptativos

Dispositivos assistivos e adaptativos podem ser usados como abordagens compensatórias ou preventivas para proteger a estrutura articular e auxiliar na transferência de carga pelas articulações. Dispositivos como bengalas e andadores são componentes úteis para intervenção fisioterapêutica em indivíduos com deficiência de mobilidade articular. Por exemplo, Kemp et al.[165] analisaram as forças do joelho durante a caminhada em um grupo de 20 pessoas (idade média de 65 anos) com osteoartrite medial do joelho. O achado foi uma diminuição média no pico do momento de adução do joelho com o uso de bengala na mão contralateral ao joelho sintomático. Entretanto, a variabilidade entre pacientes/clientes ilustrou que a técnica de uso da bengala é importante. A sugestão é que o treinamento e a avaliação adequados do uso de dispositivos auxiliares são necessários para garantir que os pacientes/clientes estejam se beneficiando.

Imobilizadores projetados para alterar o alinhamento das articulações também têm sido usados em idosos. Os resultados indicam que o alinhamento pode ser alterado e a carga articular diminuída nas áreas dolorosas das articulações osteoartríticas. Uma revisão sistemática recente concluiu que os aparelhos de descarga em valgo são eficazes na redução da dor secundária à OA do joelho do compartimento medial.[166] Uma metanálise semelhante descobriu que os aparelhos flexíveis melhoraram a dor e a função em pessoas com OA de joelho.[167] Também existem evidências de que o uso de imobilizadores de joelho na AO de adultos idosos com osteoartrite de joelho pode resultar em melhores resultados funcionais: diminuição da cocontração muscular durante caminhada e subida de escadas,[168] diminuição da assimetria da marcha[169] e aumento do comprimento do passo e velocidade da marcha.[170]

Os calçados também podem influenciar a carga sobre as articulações das extremidades inferiores em idosos durante a caminhada.[171] A seleção de calçados apropriados, projetados estrategicamente para amortecer e apoiar, pode ser um modo simples de fornecer alívio imediato dos sintomas, diminuindo as cargas sobre as articulações das extremidades inferiores. Além disso, as órteses de calçados podem melhorar o alinhamento das extremidades inferiores e provocar alterações na carga articular.[172]

RESULTADOS

A observação do desempenho da tarefa, medidas de autorrelato de atividade e participação, medidas de atividade baseadas no desempenho e medidas de mobilidade articular no exame inicial orientam o desenvolvimento dos objetivos de intervenção do paciente/cliente. O desenho da intervenção, remediação, compensação ou prevenção dita quais medidas de resultado são mais apropriadas. As medidas de resultado escolhidas podem ser focadas no nível de deficiência, limitação de atividade ou restrição de participação. Muitas vezes, as medidas de autorrelato de atividade e participação ou medidas de atividade baseadas no desempenho são mais apropriadas como as medidas de resultados primários porque podem quantificar efetivamente como a função é influenciada pelas deficiências e também podem avaliar diferentes aspectos da função.[173] Nos casos de intervenção preventivas, medidas diretas de mobilidade articular podem ser mais apropriadas para quantificar o resultado.

Conforme mencionado anteriormente na seção "Testes e medidas", a seleção de instrumentos específicos é baseada nas características individuais do paciente/cliente com deficiência articular, praticidade da administração do teste/medida e propriedades clinométricas do teste/medida. O processo de seleção é complicado pelo grande número de testes e medidas de autorrelato e com base no desempenho disponíveis para uso na prática clínica. Esta seção fornece algumas recomendações de testes específicos e medidas apropriadas para um adulto idoso com redução da mobilidade articular que influenciou negativamente a atividade ou a participação. Apesar dos benefícios percebidos do uso de medidas de resultado padronizadas (p. ex., comunicação aprimorada com pacientes e operadoras de saúde, orientação com o plano de cuidados e maior rigor do exame), os fisioterapeutas ainda subutilizam medidas de resultado por uma variedade de razões (p. ex., confusão e dificuldade para os pacientes concluir e demorado para os pacientes e terapeutas).[174]

Instrumentos de resultado por autorrelato

Medidas de autorrelato ou relatadas pelo paciente que são específicas para determinada região do corpo, embora não meçam diretamente o comprometimento da mobilidade articular, podem ser úteis para determinar as limitações de atividade do paciente/cliente e as restrições de participação relacionadas a determinado comprometimento articular. Por exemplo, um paciente/cliente com mobilidade articular cervical prejudicada pode receber uma medida de autorrelato projetada especificamente para medir sua percepção da função relacionada à coluna cervical. Uma visão geral recente de revisões sistemáticas resumiu as propriedades clinométricas, incluindo confiabilidade, validade e capacidade de resposta, de oito medidas de resultados relatadas pelo paciente. Os principais achados incluem: consistência interna de evidências de alta qualidade foi relatada para o *Neck Disability*

Index[a] e a *Copenhagen Neck Functional Disability Scale*[b], e a confiabilidade teste-reteste e validade de construção de evidências de alta qualidade foram relatadas apenas para a *Copenhagen Neck Functional Disability Scale*.[175]

Com relação às síndromes de dor lombar, um grande número de medidas de autorrelato foi desenvolvido.[176] Zanoli et al.[177] identificaram 92 instrumentos destinados a avaliar dor, função, incapacidade, estado de saúde e satisfação do paciente em relação ao comprometimento lombar. Em relação a pacientes/clientes idosos com problemas lombares crônicos, o *Roland-Morris Disability Questionnaire* (RMDQ)[c] e o *Oswestry Disability Index* (ODI)[d] são duas das medidas mais estabelecidas e comumente usadas para dor, função e incapacidade. O RMDQ e o ODI estabeleceram a validade para medir os efeitos da dor lombar em uma ampla faixa de idades, incluindo adultos idosos,[178] e seu uso foi endossado pelo *Low Back Pain Clinical Practice Guideline* da Academy of Orthopaedic Physical Therapy.[179]

Uma variedade de questionários também está disponível para avaliar a função das articulações dos membros superiores.[180-182] Alguns dos instrumentos mais amplamente usados, com validade, confiabilidade e capacidade de resposta na medição da função em populações de adultos idosos, são o *Western Ontario Osteoarthritis of the Shoulder Index* (WOOS), o *Western Ontario Rotator Cuff Index* (WORC),[e] o *Rotator Cuff Quality of Life Questionnaire* (RC-QOL), o *American Shoulder and Elbow Surgeons* (ASES) score,[f] o *Australian/Canadian Osteoarthritis Hand Index* (AUSCAN), e o *Disabilities of the Arm, Shoulder, and Hand Questionnaire* (DASH). Conforme indicado pelos títulos, as medidas específicas do cotovelo, geralmente, têm sido menos enfatizadas que as do ombro e do punho. Além disso, o tipo específico de deficiência (p. ex., lesão do manguito rotador) é um fator determinante para a seleção do questionário.

Gummesson et al.[183] selecionaram 11 itens do DASH de 30 itens para determinar se uma versão mais curta seria válida e confiável para uso em populações clínicas. Em seu estudo com 105 participantes (faixa etária de 18 a 83 anos), eles descobriram que os resultados da escala de 11 itens eram muito semelhantes ao DASH completo de 30 itens. A conclusão é que o Quick-DASH de 11 itens pode substituir o DASH, mantendo a validade e confiabilidade estabelecidas para o questionário original. Considerando a praticidade da eficiência do tempo, o Quick-DASH é recomendado como uma ferramenta clínica para idosos com mobilidade reduzida das articulações dos membros superiores. Para indivíduos com patologia específica, como ruptura do manguito rotador ou osteoartrite do ombro, os questionários específicos da patologia mencionados anteriormente podem ser mais apropriados.

O estado funcional relacionado a deficiências nas articulações dos membros inferiores também pode ser capturado usando medidas de autorrelato. Várias revisões compararam as propriedades clinométricas e a utilidade das medidas das extremidades inferiores.[184-190] As medidas clínicas comuns com evidências de pesquisas baseadas em populações de adultos idosos são o *Lower Limb Core Score, Functional Ankle Disability Index* (FADI), *Functional Ankle Ability Measure* (FAAM),[g] *Knee Injury and Osteoarthritis Outcome Score* (KOOS),[h] *Oxford Knee Score, Western Ontario and McMaster Universities Osteoarthritis Index* (WOMAC), *Harris Hip Score* (HHS),[i] *Hip Disability and Osteoarthritis Outcome Score* (HOOS),[j] e a *Lower Extremity Functional Scale* (LEFS).[k] Tal como acontece com as medidas dos membros superiores, muitas medidas de autorrelato dos membros inferiores são altamente específicas para as articulações e patologias. O WOMAC, HOOS, LEFS e HHS são endossados pela diretriz *Hip Pain and Mobility Deficits–Hip Osteoarthritis Clinical Practice*.[104]

Instrumentos de resultado baseados no desempenho

Conforme afirmado anteriormente, a medição quantitativa padronizada de tarefas funcionais comuns aumenta as informações obtidas a partir de medidas de autorrelato, fornecendo informações sobre o desempenho funcional sem influência direta das percepções do paciente. A seleção de um instrumento de resultado que considera o desempenho apropriado é baseada nas tarefas diárias que são problemáticas, além de outras considerações de adequação para determinado paciente/cliente, praticidade e propriedades clinométricas. Tarefas como caminhar,

[a]N.R.T.: Validado na língua portuguesa em: Cook C et al. Cross-cultural adaptation and validation of the Brazilian Portuguese version of the Neck Disability Index and Neck Pain and Disability Scale. *Spine*. 2006; 31(14):1621_1627.

[b]N.R.T.: Validado na língua portuguesa em: Badaró FAR, Araújo RC, Behlau M. The Copenhagen Neck Functional disability scale-CNFDS: translation and cultural adaptation to Brazilian Portuguese. *J. Hum. Growth Dev.* 2014;24(3).

[c]N.R.T.: Adaptado para a língua portuguesa em: Monteiro J et al. Roland Morris disability questionnaire-adaptation and validation for the Portuguese speaking patients with back pain. *Acta Med Port*. 2010;23(5):761-6.

[d]N.R.T.: Adaptado para a língua portuguesa em: Nusbaum L et al. Translation, adaptation and validation of the Roland-Morris questionnaire-Brazil Roland-Morris. *Braz. J. Med. Biol. Res.* 2001;34(2):203-10.

[e]N.R.T.: Validado na língua portuguesa em: Lopes AD et al. Validity and reliability of the Western Ontario Rotator Cuff Index (WORC) for use in Brazil. *Clin J Sport Med*. 2008;18(3):266-72.

[f]N.R.T.: Validado na língua portuguesa em: Knaut LA et al. Tradução e adaptação cultural à língua portuguesa do American Shoulder and Elbow Surgeons Standardized Shoulder Assessment Form (ASES) para avaliação da função do ombro. *Rev Bras Reum*. 2010;50(2):176-83.

[g]N.R.T.: Traduzido e adaptado em: Moreira TS. *Tradução e adaptação transcultural do questionário Foot and Ankle Ability Measure para o português do Brasil*. 2012. Disponível em: https://repositorio.ufmg.br/handle/1843/BUOS-962FB6. Acesso em: out. 2021.

[h]N.R.T.: Validado em: Gonçalves RS. et al. Cross-cultural adaptation and validation of the Portuguese version of the Knee injury and Osteoarthritis Outcome Score (KOOS). *Osteoarthr Cartil*. 2009;17(9):1156-62.

[i]N.R.T.: Traduzido e adaptado em: Guimarães RP et al. Tradução e adaptação transcultural do instrumento de avaliação do quadril "Harris Hip Score". *Acta Ortop Bras*. 2010;18(3):142-47.

[j]N.R.T.: Validado em: Machado RK et al. Hip Disability and Osteoarthritis Outcome Score (HOOS): A Cross-Cultural Validation of the Brazilian Portuguese Version Study. *Rev Bras Ortop*. 2019;54(3):282-87.

[k]N.R.T.: Traduzido e adaptado em: Pereira LM et al. Translation, cross-cultural adaptation and analysis of the psychometric properties of the lower extremity functional scale (LEFS): LEFS-BRAZIL. *Braz J Phys Ther*. 2013; 17(3):272-80.

alcançar e fazer a transição entre posturas são alvos comuns para quantificação com medidas baseadas no desempenho, com base na necessidade comum dessas atividades durante a vida diária. As atividades específicas que serão medidas como resultados dependem dos achados do exame inicial e dos objetivos da intervenção.

As medidas sugeridas com base no desempenho de atividades específicas para adultos idosos com redução da mobilidade articular incluem teste de alcance funcional, teste de levantar e andar cronometrado, teste de sentar e levantar cinco vezes, teste da subida de escadas e teste de velocidade de marcha. Essas medidas são recomendadas com base em sua adequação para uso com populações de adultos idosos, praticidade clínica e propriedades clinométricas estabelecidas.[191-199] As medidas devem ser capazes de capturar a limitação de atividade que foi associada à redução da mobilidade articular. Entretanto, é necessário estabelecer quais são as melhores medidas para determinadas deficiências de mobilidade articular. Por exemplo, Terwee et al.[200] revisaram as propriedades clinométricas de 26 medidas para indivíduos com osteoartrose de quadril ou joelho. A conclusão dos autores, com base na necessidade de estabelecer validade e confiabilidade adequadas, é que ainda não há consenso sobre quais medidas de atividades são mais adequadas para pacientes/clientes com osteoartrite de quadril ou joelho.[200]

Existem inúmeras outras medidas baseadas no desempenho que podem estar indiretamente ligadas à mobilidade articular. Uma revisão abrangente de todas as medidas de atividade baseadas no desempenho não está no escopo deste capítulo. Para obter mais informações sobre medidas baseadas no desempenho relacionadas a atividades específicas, o leitor deve consultar o Capítulo 7 deste livro.

Esta seção do capítulo forneceu algumas recomendações sobre medidas de resultados específicos para pacientes com comprometimento da mobilidade articular. É importante ter em mente que a mobilidade articular é apenas uma parte do quadro mais amplo da saúde e função de determinado paciente/cliente. A perspectiva do quadro maior deve ser mantida para a aplicação prática dos testes e medidas apropriados. Uma medida de resultado apropriada, com base em todas as deficiências, limitações e restrições, é ideal. Entretanto, é impraticável capturar a saúde completa e o estado funcional de um indivíduo com um único teste ou medida. A aplicação de uma abordagem fundamentada para a seleção de resultados permitirá a seleção de um número viável de testes e medidas que podem ser realizados em um intervalo de tempo razoável para melhor captar a saúde e a função de um adulto idoso com redução da mobilidade articular.

RESUMO

A saúde e a função dos idosos podem ser muito influenciadas pela redução da mobilidade articular. O declínio da mobilidade articular associado à idade pode ocorrer na ausência de doença ou como resultado de uma interação de processos de doença. Qualquer comprometimento da mobilidade articular pode estar relacionado à limitação da atividade e à restrição da participação, o que muitas vezes resulta em adultos idosos se apresentando a um fisioterapeuta para tratamento. O fisioterapeuta pode efetivamente identificar deficiências de mobilidade articular por meio de um exame sistemático. Uma vez identificada, a redução da mobilidade articular pode ser tratada como um componente do plano abrangente de cuidado do paciente/cliente. Fisioterapeutas e pacientes/clientes podem ser encorajados a pensar que um plano de cuidados apropriado pode restaurar a mobilidade articular e promover um envelhecimento bem-sucedido.

REFERÊNCIAS BIBLIOGRÁFICAS

1. American Physical Therapy Association. *Guide to Physical Therapist Practice*. 3rd ed. American Physical Therapy Association; 2016.
2. Prevalence of self-reported arthritis or chronic joint symptoms among adults—United States, 2001. *MMWR Morb Mortal Wkly Rep.* 2002;51:948–950.
3. Barbour KE, Helmick CG, Boring M, Brady TJ. Vital signs: prevalence of doctor-diagnosed arthritis and arthritisattributable activity limitation—United States, 2013–2015. *MMWR Morb Mortal Wkly Rep.* 2017;66:246–253.
4. Roberts S, Colombier P, Sowman A, et al. Ageing in the musculoskeletal system. *Acta Orthop.* 2016;87:15–25.
5. Toh WS, Brittberg M, Farr J, et al. Cellular senescence in aging and osteoarthritis. *Acta Orthop.* 2016;87:6–14.
6. Florencio-Silva R, Sasso GR da S, Sasso-Cerri E, et al. Biology of bone tissue: structure, function, and factors that influence bone cells. *Biomed Res Int.* 2015;421746:1–17.
7. Morley JE, Baumgartner RN. Cytokine-related aging process. *J Gerontol A Biol Sci Med Sci.* 2004;59:924–929.
8. Plumb MS, Treon K, Aspden RM. Competing regulation of matrix biosynthesis by mechanical and IGF-1 signalling in elderly human articular cartilage in vitro. *Biochim Biophys Acta.* 2006;1760:762–767.
9. Gu W, Zhu Q, Gao X, et al. Simulation of the progression of intervertebral disc degeneration due to decreased nutritional supply. *Spine.* 2014;39:1411–1417.
10. Jorgensen AEM, Kjaer M, Heinemeier KM, et al. The effect of aging and mechanical loading on the metabolism of articular cartilage. *J Rheumatology.* 2017;44:410–417.
11. Freemont AJ, Hoyland JA. Morphology, mechanisms and pathology of musculoskeletal ageing. *J Pathol.* 2007;211:252–259.
12. Saito M, Marumo K. Collagen cross-links as a determinant of bone quality: a possible explanation for bone fragility in aging, osteoporosis, and diabetes mellitus. *Osteoporos Int.* 2010;21:195–214.
13. Barros EM, Rodrigues CJ, Rodrigues NR, et al. Aging of the elastic and collagen fibers in the human cervical interspinous ligaments. *Spine J.* 2002;2:57–62.
14. Raj PP. Intervertebral disc: anatomy-physiologypathophysiologytreatment. *Pain Pract.* 2008;8:18–44.
15. Griffin TM, Guilak F. The role of mechanical loading in the onset and progression of osteoarthritis. *Exerc Sport Sci Rev.* 2005;33:195–200.
16. Driban JB, Hootman JM, Sitler MR, et al. Is participation in certain sports associated with knee osteoarthritis? A systematic review. *J Athl Train.* 2017;52:497–506.
17. Jensen LK. Knee osteoarthritis: influence of work involving heavy lifting, kneeling, climbing stairs or ladders, or kneeling/squatting combined with heavy lifting. *Occup Environ Med.* 2008;65:72–89.
18. Gomoll AH, Minas T. The quality of healing: articular cartilage. *Wound Repair Regen.* 2014;22:30–38.
19. Lotz M, Loeser RF. Effects of aging on articular cartilage homeostasis. *Bone.* 2015;51:241–248.
20. Kurutz M. Age-sensitivity of time-related in vivo deformability of human lumbar motion segments and discs in pure centric tension. *J Biomech.* 2006;39:147–157.
21. Vo NV, Hartman RA, Patil PR, et al. Molecular mechanisms of biological aging in intervertebral discs. *J Orthop Res.* 2016;34:1289–1306.

22. Cassinelli EH, Kang JD. Current understanding of lumbar disc degeneration. *Operat Tech Orthop.* 2000;10:254–262.

23. Haefeli M, Kalberer F, Saegesser D, et al. The course of macroscopic degeneration in the human lumbar intervertebral disc. *Spine.* 2006; 31:1522–1531.

24. Sargon MF, Doral MN, Atay OA. Age-related changes in human PCLs: a light and electron microscopic study. *Knee Surg Sports Traumatol Arthrosc.* 2004;12:280–284.

25. Hasegawa A, Otsuki S, Pauli C, et al. Anterior cruciate ligament changes in the human knee joint in aging and osteoarthritis. *Arthritis Rheum.* 2012;64:696–704.

26. Yamada K, Healey R, Amiel D, et al. Subchondral bone of the human knee joint in aging and osteoarthritis. *Osteoarthritis Cartilage.* 2002;10:360–369.

27. Liberman D, Cheung A. A practical approach to osteoporosis management in the geriatric population. *Can Geriatr J.* 2015;18: 29–34.

28. Catalano A, Martino G, Morabito N, et al. Pain in osteoporosis: from pathophysiology to therapeutic approach. *Drugs Aging.* 2017; 34:755–765.

29. Black DM, Rosen CJ. Clinical practice. Postmenopausal osteoporosis. *N Engl J Med.* 2016;374:254–262.

30. Malmstrom EM, Karlberg M, Fransson PA, et al. Primary and coupled cervical movements: the effect of age, gender, and body mass index. A 3-dimensional movement analysis of a population without symptoms of neck disorders. *Spine.* 2006;31(2):E44–E50.

31. Demaille-Wlodyka S, Chiquet C, Lavaste JF, et al. Cervical range of motion and cephalic kinesthesis: ultrasonographic analysis by age and sex. *Spine.* 2007;32:E254–E261.

32. Doriot N, Wang X. Effects of age and gender on maximum voluntary range of motion of the upper body joints. *Ergonomics.* 2006;49: 269–281.

33. Castro WH, Sautmann A, Schilgen M, et al. Noninvasive three-dimensional analysis of cervical spine motion in normal subjects in relation to age and sex. An experimental examination. *Spine.* 2000; 25:443–449.

34. Troke M, Moore AP, Maillardet FJ, et al. A normative database of lumbar spine ranges of motion. *Man Ther.* 2005;10:198–206.

35. Troke M, Moore AP, Maillardet FJ, et al. A new, comprehensive normative database of lumbar spine ranges of motion. *Clin Rehabil.* 2001;15:371–379.

36. Bible JE, Simpson AK, Emerson JW, et al. Quantifying the effects of degeneration and other patient factors on lumbar segmental range of motion using multivariate analysis. *Spine.* 2008;33:1793–1799.

37. Nonaka H, Mita K, Watakabe M, et al. Age-related changes in the interactive mobility of the hip and knee joints: a geometrical analysis. *Gait Posture.* 2002;15:236–243.

38. Menz HB. Biomechanics of the ageing foot and ankle: a minireview. *Gerontology.* 2015;61:381–388.

39. Escalante A, Lichtenstein MJ, Dhanda R, et al. Determinants of hip and knee flexion range: results from the San Antonio Longitudinal Study of Aging. *Arthritis Care Res.* 1999;12:8–18.

40. Roach KE, Miles TP. Normal hip and knee active range of motion: the relationship to age. *Phys Ther.* 1991;71:656–665.

41. Anderson DE, Madigan ML. Healthy older adults have insufficient hip range of motion and plantar flexor strength to walk like healthy young adults. *J Biomech.* 2014;47(5):1104–1109.

42. Scott G, Menz HB, Newcombe L. Age-related differences in foot structure and function. *Gait Posture.* 2007;26:68–75.

43. Escalante A, Lichtenstein MJ, Hazuda HP. Determinants of shoulder and elbow flexion range: results from the San Antonio Longitudinal Study of Aging. *Arthritis Care Res.* 1999;12:277–286.

44. Ludewig PM, Reynolds JE. The association of scapular kinematics and glenohumeral joint pathologies. *J Orthop Sports Phys Ther.* 2009;39:90–104.

45. Chaparro A, Rogers M, Fernandez J, et al. Range of motion of the wrist: implications for designing computer input devices for the elderly. *Disabil Rehabil.* 2000;22:633–637.

46. Lin JJ, Lim HK, Yang JL. Effect of shoulder tightness on glenohumeral translation, scapular kinematics, and scapulohumeral rhythm in subjects with stiff shoulders. *J Orthop Res.* 2006;24: 1044–1051.

47. Carter DR, Beaupre GS, Wong M, et al. The mechanobiology of articular cartilage development and degeneration. *Clin Orthop Relat Res.* 2004;(427 Suppl):S69–S77.

48. Russell ME, Shivanna KH, Grosland NM, et al. Cartilage contact pressure elevations in dysplastic hips: a chronic overload model. *J Orthop Surg Res.* 2006;1:6.

49. Kado DM, Huang MH, Karlamangla AS, et al. Factors associated with kyphosis progression in older women: 15 years' experience in the study of osteoporotic fractures. *J Bone Mineral Res.* 2013;28(1): 179–187.

50. Garstang SV, Stitik TP. Osteoarthritis: epidemiology, risk factors, and pathophysiology. *Am J Phys Med Rehabil.* 2006;85:S2–S11. quiz S2–S4.

51. Luoma K, Riihimaki H, Luukkonen R, et al. Low back pain in relation to lumbar disc degeneration. *Spine.* 2000;25:487–492.

52. Menz HB, Morris ME, Lord SR. Foot and ankle risk factors for falls in older people: a prospective study. *J Gerontol Med Sci.* 2006; 61A(8):866–870.

53. Kerrigan DC, Lee LW, Collins JJ, et al. Reduced hip extension during walking: healthy elderly and fallers versus young adults. *Arch Phys Med Rehabil.* 2001;82:26–30.

54. Majithia V, Geraci SA. Rheumatoid arthritis: diagnosis and management. *Am J Med.* 2007;120:936–939.

55. Markman JD, Gaud KG. Lumbar spinal stenosis in older adults: current understanding and future directions. *Clin Geriatr Med.* 2008; 24:369–388.

56. Yucesoy B, Charles LE, Baker B, et al. Occupational and genetic risk factors for osteoarthritis: a review. *Work.* 2015;50:261–273.

57. Solovieva S, Kontio T, Viikari-Juntura E. Occupation, physical workload factors, and disability retirement as a result of hip osteoarthritis in Finland, 2005-2013. *J Rheumatol.* 2018;45:555–562.

58. Watson KB, Carlson SA, Gunn JP, et al. Physical inactivity among adults aged 50 years and older - United States, 2014. *MMWR Morb Mortal Wkly Rep.* 2016;65:954–958.

59. Musich S, Wang SS, Hawkins K, et al. The frequency and health benefits of physical activity for older adults. *Popul Health Manag.* 2017;20:199–207.

60. Booth FW, Roberts CK, Laye MJ. Lack of exercise is a major cause of chronic diseases. *Compr Physiol.* 2012;2:1143–1211.

61. Hagströmer M, Franzén E. The importance of physical activity and health for physical therapy. *Phys Ther Rev.* 2017;22:116–123.

62. Mueller MJ, Maluf KS. Tissue adaptation to physical stress: a proposed "Physical Stress Theory" to guide physical therapist practice, education, and research. *Phys Ther.* 2002;82:383–403.

63. Mueller MJ. Musculoskeletal impairments are often unrecognized and underappreciated complications from diabetes. *Phys Ther.* 2016; 96:1861–1864.

64. Burner TW, Rosenthal AK. Diabetes and rheumatic diseases. *Curr Opin Rheumatol.* 2009;21:50–54.

65. Juel NG, Brox JI, Brunborg C, et al. Very high prevalence of frozen shoulder in patients with type 1 diabetes of 45 years' duration: the Dialong Shoulder Study. *Arch Phys Med Rehabil.* 2017;98: 1551–1559.

66. Cherqaoui R, McKenzie S, Nunlee-Bland G. Diabetic cheiroarthropathy: a case report and review of the literature. *Case Rep Endocrinol.* 2013;257028:1–3.

67. Liu CJ, Chang WP, Araujo de Carvalho I, et al. Effects of physical exercise in older adults with reduced physical capacity: meta-analysis of resistance exercise and multimodal exercise. *Int J Rehabil Res.* 2017;40:303–314.

68. Murphy L, Schwartz TA, Helmick CG, et al. Lifetime risk of symptomatic knee osteoarthritis. *Arthritis Rheum.* 2008;59:1207–1213.

69. Zengini E, Finan C, Wilkinson JM. The genetic epidemiological landscape of hip and knee osteoarthritis: where are we now and where are we going? *J Rheumatol.* 2016;43:260–266.

70. Dalbeth N, Choi HK, Terkeltaub R. Review: gout: a roadmap to approaches for improving global outcomes. *Arthritis Rheum.* 2017; 69:22–34.

71. Mankia K, Emery P. Preclinical rheumatoid arthritis: progress toward prevention. *Arthritis Rheum.* 2016;68:779–788.

72. Sanz I. New perspectives in rheumatology: may you live in interesting times: challenges and opportunities in lupus research. *Arthritis Rheum.* 2017;69:1552–1559.

73. Avins KG, Hanke T, Kirk-Sanchez N, et al. Management of falls in community-dwelling older adults: clinical guidance statement from the Academy of Geriatric Physical Therapy of the American Physical Therapy Association. *Phys Ther.* 2015;95:815–834.

74. Lau A, Oyen ML, Kent RW, et al. Indentation stiffness of aging human costal cartilage. *Acta Biomater.* 2008;4:97–103.

75. Sharma G, Goodwin J. Effect of aging on respiratory system physiology and immunology. *Clin Interv Aging.* 2006;1:253–260.

76. Wainner RS, FritzJM, Irrgang JJ, et al.Reliabilityanddiagnostic accuracy of the clinical examination and patient self-report measures for cervical radiculopathy. *Spine*. 2003;28:52–62.

77. VanSwearingen JM, Brach JS. Making geriatric assessment work: selecting useful measures. *Phys Ther*. 2001;81:1233–1252.

78. Jette AM. Toward a common language for function, disability, and health. *Phys Ther*. 2006;86:726–734.

79. World Health Organization. *International Classification of Functioning, Disability and Health: ICF*. Geneva, Switzerland: World Health Organization; 2001.

80. Schenkman M, Deutsch JE, Gill-Body KM. An integrated framework for decision making in neurologic physical therapist practice. *Phys Ther*. 2006;86:1681–1702.

81. Brunnekreef JJ, van Uden CJ, van Moorsel S, et al. Reliability of videotaped observational gait analysis in patients with orthopedic impairments. *BMC Musculoskelet Disord*. 2005;6:17.

82. The Pathokinesiology Service & the Physical Therapy Dept. *Observational Gait Analysis*. Downey, CA: Rancho Los Amigos Research and Education Institute; 2001.

83. Hickey BW, Milosavljevic S, Bell ML, et al. Accuracy and reliability of observational motion analysis in identifying shoulder symptoms. *Man Ther*. 2007;12:263–270.

84. Silva AG, Punt TD, Johnson MI. Reliability and validity of head posture assessment by observation and a four-category scale. *Man Ther*. 2010;15:490–495.

85. Rehabilitation Measures Database. https://www.sralab.org/ rehabilitation-measures.

86. Norkin CC, White DJ. *Measurement of JointMotion: A Guide toGoniometry*. 5th ed. Philadelphia: FA Davis Company; 2017.

87. Kendall FP, McCreary EK, Provance PG, Rodgers MM, Romani WA. *Muscles: Testing and Function with Posture and Pain*. 5th ed. Baltimore, MD: Lippincott Williams & Wilkins; 2005.

88. Cleland JA, Childs JD, Fritz JM, et al. Interrater reliabilityof the history and physical examination in patients with mechanical neck pain. *Arch PhysMed Rehabil*. 2006;87:1388–1395.

89. Johansson F. Interexaminer reliability of lumbar segmental mobility tests. *Man Ther*. 2006;11:331–336.

90. Schneider M, Erhard R, Brach J, et al. Spinal palpation for lumbar segmental mobility and pain provocation: an interexaminer reliability study. *J Manipulative Physiol Ther*. 2008;31:465–473.

91. Hicks GE, Fritz JM, Delitto A, et al. Interrater reliability of clinical examination measures for identification of lumbar segmental instability. *Arch Phys Med Rehabil*. 2003;84:1858–1864.

92. Waller B, Ogonowska-Słodownik A, Vitor M, et al. The effect of aquatic exercise on physical functioning in the older adult: a systematic review with meta-analysis. *Age Ageing*. 2016;45:593–601.

93. Liu Y, Hazlewood GS, Kaplan GG, et al. Impact of obesity on remission and disease activity in rheumatoid arthritis: a systematic review and meta-analysis. *Arthritis Care Res*. 2017;69:157–165.

94. Yeun YR. Effectiveness of resistance exercise using elastic bands on flexibility and balance among the elderly people living in the community: a systematic review and metaanalysis. *J Phys Ther Sci*. 2017;29:1695–1699.

95. Straight CR, Lindheimer JB, Brady AO, et al. Effects of resistance training on lower-extremity muscle power in middleaged and older adults: a systematic review and meta-analysis of randomized controlled trials. *Sports Med*. 2016;46:353–364.

96. Chase J-AD, Phillips LJ, Brown M. Physical activity intervention effects on physical function among communitydwelling older adults: a systematic review and meta-analysis. *J Aging Phys Act*. 2017;25:149–170.

97. Hortobágyi T, Lesinski M, Gäbler M, et al. Effects of three types of exercise interventions on healthy old adults' gait speed: a systematic review and meta-analysis. *Sports Med*. 2015;45:1627–1643.

98. Ahmed MS, Matsumura B, Cristian A. Age-related changes in muscles and joints. *Phys Med Rehabil*. 2005;16:19–39.

99. Wang J, Yang X. Age-related changes in the orientation of lumbar facet joints. *Spine*. 2009;34:596–598.

100. Bonsell S, Pearsall AW, Heitman RJ, et al. The relationship of age, gender, and degenerative changes observed on radiographs of the shoulder in asymptomatic individuals. *J Bone Joint Surg Br*. 2000; 82:1135–1139.

101. Gensburger D, Ariot M, Sornay-Rendu E, Roux JP, Delmas P. Radiographic assessment of age-related knee joint space changes in women: a 4-year longitudinal study. *Arthritis Care Res*. 2009; 61:336–343.

102. Mayoux-Benhamou A, Quintrec JSGL, Ravaud P, et al. Influence of patient education on exercise compliance in rheumatoid arthritis: a prospective 12-month randomized controlled trial. *J Rheumatol*. 2008;35:216–223.

103. Cibulka MT, Woehrle J. Conservative treatment options for osteoarthritis of hip. *Topics Geriatr Rehabil*. 2013;29:227–238.

104. Cibulka MT, Bloom NJ, Eneski KR, et al. Hip pain and mobility deficits—hip osteoarthritis: revision 2017. *J Orthop Sports Phys Ther*. 2017;47:1–37.

105. Superio-Cabuslay E, Ward MM, Lorig KR. Patient education interventions in osteoarthritis and rheumatoid arthritis: a metaanalytic comparison with nonsteroidal antiinflammatory drug treatment. *Arthritis Care Res*. 1996;9:292–301.

106. Mintken PE, Moore JR, Flynn TW. Physical therapist's role in solving the opioid epidemic. *J Orthop Sports Phys Ther*. 2018; 48:349–353.

107. Backstrom KM, Whitman JM, Flynn TW. Lumbar spinal stenosis-diagnosis and management of the aging spine. *Man Ther*. 2011; 16:308–317.

108. Østerås N, Kjeken I, Smedslund G, et al. Exercise for hand osteoarthritis. *Cochrane Database Syst Rev*. 2017;(1):CD010388.

109. Li Y, Su Y, Chen S, et al. The effects of resistance exercise in patients with knee osteoarthritis: a systematic review and meta-analysis. *Clin Rehabil*. 2016;30:947–959.

110. Jevsevar DS. *Treatment of Osteoarthritis of the Knee: Evidence-Based Guideline*. 2nd ed. *J Am Acad Orthop Surg*. 2013;21(9):571–576.

111. National Collaborating Centre for Chronic Conditions (UK). *Rheumatoid Arthritis: National Clinical Guideline for Management and Treatment in Adults*. London: Royal College of Physicians (UK); 2009.

112. Brosseau L, Wells GA, Pugh AG, et al. Ottawa panel evidencebased clinical practice guidelines for therapeutic exercise in the management of hip osteoarthritis. *Clin Rehabil*. 2016;30:935–946.

113. Zotz TGG, Loureiro APC, Valderramas SR, Gomes ARS. Stretching – an important strategy to prevent musculoskeletal aging: a systematic review and meta-analysis. *Topics Geriatr Rehabil*. 2014; 30(4):246–255.

114. Johnson E, Bradley B, Witkowski K, et al. Effect of a static calf muscle-tendon unit stretching program on ankle dorsiflexion range of motion of older women. *J Geriatr Phys Ther*. 2007;30:49–52.

115. Gajdosik RL, Vander Linden DW, McNair PJ, et al. Effects of an eight-week stretching program on the passive-elastic properties and function of the calf muscles of older women. *Clin Biomech (Bristol, Avon)*. 2005;20:973–983.

116. Christiansen CL. The effects of hip and ankle stretching on gait function of older people. *Arch Phys Med Rehabil*. 2008;89:1421–1428.

117. Feland JB, Myrer JW, Schulthies SS, et al. The effect of duration of stretching of the hamstring muscle group for increasing range of motion in people aged 65 years or older. *Phys Ther*. 2001;81:1110–1117.

118. American Academy of Orthopaedic Surgeons. *Management of Osteoarthritis of the Hip Evidence-Based Clinical Practice Guideline*. Rosemont, IL: Academy of Orthopaedic Surgeons; 2017.

119. U.S. Department of Veterans Affairs. In: *VA/DoD Clinical Practice Guidelines for the Non-Surgical Management of Hip & Knee Osteoarthritis (OA)*. 2014. https://www.healthquality.va.gov/guidelines/CD/OA/.

120. The Royal Australian College of General Practitioners. *Guideline for the Management of Knee and Hip Osteoarthritis*. 2nd ed. East Melbourne, Vic: RACGP; 2018.

121. Herzog W, Longino D, Clark A. The role of muscles in joint adaptation and degeneration. *Langenbecks Arch Surg*. 2003;388:305–315.

122. Bennell KL, Hunt MA, Wrigley TV, et al. Role of muscle in the genesis and management of knee osteoarthritis. *Rheum Dis Clin North Am*. 2008;34:731–754.

123. Fatouros IG, Taxildaris K, Tokmakidis SP, et al. The effects of strength training, cardiovascular training and their combination on flexibility of inactive older adults. *Int J Sports Med*. 2002;23:112–119.

124. Zehnacker CH, Bemis-Dougherty A. Effect of weighted exercises on bone mineral density in postmenopausal women. A systematic review. *J Geriatr Phys Ther*. 2007;30:79–88.

125. Roos EM, Dahlberg L. Positive effects of moderate exercise on glycosaminoglycan content in knee cartilage: a four-month, randomized, controlled trial in patients at risk of osteoarthritis. *Arthritis Rheum*. 2005;52:3507–3514.

126. Reid DA, McNair PJ. Effects of a six week lower limb stretching programme on range of motion, peak passive torque and stiffness in people with and without osteoarthritis of the knee. *N Z J Physiother.* 2011;39:5–12.

127. Crowley L. The effectiveness of home exercise programmes for patients with rheumatoid arthritis: a review of the literature. *Phys Ther Rev.* 2009;14:149–159.

128. Rao S, Riskowski JL, Hannan MT. Musculoskeletal conditions of the foot and ankle: assessments and treatment options. *Best Pract Res Clin Rheumatol.* 2012;26:345–368.

129. Vlieland TPMV, Ende CHVD. Nonpharmacological treatment of rheumatoid arthritis. *Curr Opin Rheumatol.* 2011;23:259–264.

130. Paskins Z, Kamath SN, Hassell AB. Management of inflammatory arthritis in older people. *Rev Clin Gerontol.* 2010;20:42–55.

131. Brown M, Sinacore DR, Ehsani AA, et al. Low-intensity exercise as a modifier of physical frailty in older adults. *Arch Phys Med Rehabil.* 2000;81:960–965.

132. Thompson CJ, Osness WH. Effects of an 8-week multimodal exercise program on strength, flexibility, and golf performance in 55- to 79-year-old men. *J Aging Phys Act.* 2004;12:144–156.

133. Lewis JS, Hewitt JS, Billington L, et al. A randomized clinical trial comparing two physiotherapy interventions for chronic low back pain. *Spine.* 2005;30:711–721.

134. Tomanova M, Lippert-Gruner M, Lhotoska L. Specific rehabilitation exercise for the treatment of patients with chronic low back pain. *J Phys Ther Sci.* 2015;27:2413–2417.

135. Kim M, Kim M, Oh S, et al. The effectiveness of hollowing and bracing strategies with lumbar stabilization exercise in older adult women with nonspecific low back pain: a quasi-experimental study on a community-based rehabilitation. *J Manipulative Physiol Ther.* 2018;41:1–9.

136. Lui PP, Qin L, Chan KM. Tai chi chuan exercises in enhancing bone mineral density in active seniors. *Clin Sports Med.* 2008;27:75–86.

137. Song R, Ahn S, So H, et al. Effects of t'ai chi on balance: a population-based meta-analysis. *J Altern Complement Med.* 2015;21:141–151.

138. Kumar A, Delbaere K, Zijlstra GAR, et al. Exercise for reducing fear of falling in older people living in the community: Cochrane systematic review and meta-analysis. *Age Ageing.* 2016;45:345–352.

139. Song R, Lee EO, Lam P, et al. Effects of tai chi exercise on pain, balance, muscle strength, and perceived difficulties in physical functioning in older women with osteoarthritis: a randomized clinical trial. *J Rheumatol.* 2003;30:2039–2044.

140. Brismee JM, Paige RL, Chyu MC, et al. Group and homebased tai chi in elderly subjects with knee osteoarthritis: a randomized controlled trial. *Clin Rehabil.* 2007;21:99–111.

141. Mat S, Tan MP, Kamaruzzaman SB, et al. Physical therapies for improving balance and reducing falls risk in osteoarthritis of the knee: a systematic review. *Age Ageing.* 2015;44:16–24.

142. Chen KM, Chen MH, Hong SM, et al. Physical fitness of older adults in senior activity centres after 24-week silver yoga exercises. *J Clin Nurs.* 2008;17:2634–2646.

143. Chen KM, Tseng WS. Pilot-testing the effects of a newlydeveloped silver yoga exercise program for female seniors. *J Nurs Res.* 2008;16:37–46.

144. Youkhana S, Dean CM, Wolff M, et al. Yoga-based exercise improves balance and mobility in people aged 60 and over: a systematic review and meta-analysis. *Age Ageing.* 2016;45:21–29.

145. Cheung C, Wyman JF, Resnick B, Savik K. Yoga for managing knee osteoarthritis in older women: a pilot randomized controlled trial. *BMC Complement AlternMed.* 2014;14:2–18.

146. DiBenedetto M, Innes KE, Taylor AG, et al. Effect of a gentle Iyengar yoga program on gait in the elderly: an exploratory study. *Arch Phys Med Rehabil.* 2005;86:1830–1837.

147. Masaracchio M, Ojha H, MacDonald CW, et al. Thoracic spine manual therapy for aging and older individuals. *Top Geriatr Rehabil.* 2015;31:188–198.

148. Yen SC, Chui KK, Markowski A, et al. Lumbar spine manual therapy for aging and older adults. *Top Geriatr Rehabil.* 2015;31:199–202.

149. ChuiKK, Yen SC,WormleyME, et al. Shouldermanual therapy for aging and older adults—part 1: subacromial impingement syndrome. *Top Geriatr Rehabil.* 2015;31:217–224.

150. Chui KK, Yen SC, Wormley ME, et al. Shoulder manual therapy for aging and older adults—part 2: adhesive capsulitis. *Top Geriatr Rehabil.* 2015;31:225–231.

151. Denninger TR, Lingerfelt WP. Knee manual therapy for aging and older adults. *Top Geriatr Rehabil.* 2015;31:203–210.

152. Tudini F, Chui KK, Grimes J, et al. Cervical spine manual therapy for aging and older adults. *Top Geriatr Rehabil.* 2016;32:8–105.

153. MacDonald CW. Hip manual therapy for aging and older adults. *Top Geriatr Rehabil.* 2016;32:106–113.

154. Hoeksma HL, Dekker J, Ronday HK, et al. Comparison of manual therapy and exercise therapy in osteoarthritis of the hip: a randomized clinical trial. *Arthritis Rheum.* 2004;51:722–729.

155. Sampath KK, Mani R, Miyamori T, et al. The effects of manual therapy or exercise therapy or both in people with hip osteoarthritis: a systematic review and meta-analysis. *Clin Rehabil.* 2016;30:1141–1155.

156. Rademeyer I. Manual therapy for lumbar spinal stenosis: a comprehensive physical therapy approach. *Phys Med Rehabil Clin N Am.* 2003;14:103–110.

157. Whitman JM, Flynn TW, Childs JD, et al. A comparison between two physical therapy treatment programs for patients with lumbar spinal stenosis: a randomized clinical trial. *Spine.* 2006;31:2541–2549.

158. Ernst E. Chiropractic spinal manipulation for back pain. *Br J Sports Med.* 2003;37:195–196. discussion 6.

159. Sran MM, Khan KM. Physiotherapy and osteoporosis: practice behaviors and clinicians' perceptions—a survey. *Man Ther.* 2005;10:21–27.

160. Gronholz MJ. Prevention, diagnosis, and management of osteoporosis-related fracture: a multifactorial osteopathic approach. *J Am Osteopath Assoc.* 2008;108:575–585.

161. Sran MM, Khan KM. Is spinal mobilization safe in severe secondary osteoporosis? A case report. *Man Ther.* 2006;11:344–351.

162. Bautmans I, Arken JV, Mackelenberg MV, et al. Rehabilitation using manual mobilization for thoracic kyphosis in elderly postmenopausal patients with osteoporosis. *J Rehabil Med.* 2010;42:129–135.

163. Bennell KL, Matthews B, Greig A, et al. Effects of an exercise and manual therapy program on physical impairments, function and quality-of-life in people with osteoporotic vertebral fracture: a randomized, single-blind controlled pilot trial. *BMC Musculoskelet Disord.* 2010;11:36–47.

164. SranMM, KhanKM, Zhu Q, et al. Failure characteristics of the thoracic spine with a posteroanterior load: investigating the safety of spinal mobilization. *Spine.* 2004;29:2382–2388.

165. Kemp G, Crossley KM, Wrigley TV, et al. Reducing joint loading in medial knee osteoarthritis: shoes and canes. *Arthritis Rheum.* 2008;59:609–614.

166. Gohal C, Shanmugaraj A, Bedi A, et al. Effectiveness of valgus offloading knee braces in the treatment of medial compartment knee osteoarthritis: a systematic review. *Sports Health.* 2018;10:500–514.

167. Cudejko T, Esch MVD, Leeden MVD, et al. Effect of soft braces on pain and physical function in patients with knee osteoarthritis: systematic review with meta-analyses. *Arch Phys Med Rehabil.* 2018;99:153–163.

168. Al-Zahrani Y, Liu A, Herrington L, et al. The use of valgus knee brace on muscle cocontraction during walking and stair climbing in individuals with medial knee. *Osteoarthr Cartilage.* 2016;24:809.

169. Schmalz T,Knopf E,Drewitz H, et al. Analysis of biomechanical effectiveness of valgus-inducing knee brace for osteoarthritis of the knee. *J Rehabil Res Dev.* 2010;47:419–429.

170. Maleki M, Arazpour M, Joghtaei M, et al. The effect of the knee orthoses on gait parameters in medial knee compartment osteoarthritis: a literature review. *Prosthet Orthot Int.* 2014;40:193–201.

171. Shakoor N, Lidtke RH, Sengupta M, et al. Effects of specialized footwear on joint loads in osteoarthritis of the knee. *Arthritis Rheum.* 2008;59:1214–1220.

172. Telfer S, Lange MJ, Sudduth ASM. Factors influencing knee adduction moment measurement: a systematic review and meta-regression analysis. *Gait Posture.* 2017;58:333–339.

173. Bean JF, Ölveczky DD, Kiely DK, et al. Performance-based versus patient-reported physical function: what are the underlying predictors? *Phys Ther.* 2011;91:1804–1811.

174. Jette DU, Halbert J, Iverson C, et al. Use of standardized outcome measures in physical therapist practice: perceptions and applications. *Phys Ther.* 2009;89:125–135.

175. Bobos P, Macdermid JC, Walton DM, et al. Patient-reported outcome measures used for neck disorders: an overview of systematic reviews. *J Orthop Sports Phys Ther.* 2018;48:775–788.

176. Resnik LL. Guide to outcome measurement for patients with low back pain syndromes. *J Orthop Sports Phys Ther.* 2003;33:307–318.

177. Zanoli G, Stromqvist B, Padua R, et al. Lessons learned searching for a HRQoL instrument to assess the results of treatment in persons with lumbar disorders. *Spine.* 2000;25:3178–3185.

178. Roland M, Fairbank J. The Roland-Morris Disability Questionnaire and the Oswestry Disability Questionnaire. *Spine.* 2000;25:3115–3124.

179. Delitto A, George SZ, Dillen LV, et al. Low back pain clinical practice guidelines linked to the International Classification of Functioning, Disability, and Health from the orthopaedic section of the American Physical Therapy Association. *J Orthop Sports Phys Ther.* 2012;42:A1–57.

180. Kirkley A, Griffin S, Dainty K. Scoring systems for the functional assessment of the shoulder. *Arthroscopy.* 2003;19:1109–1120.

181. Dziedzic KS, Thomas E, Hay EM. A systematic search and critical review of measures of disability for use in a population survey of hand osteoarthritis (OA). *Osteoarthrit Cartilage.* 2005;13:1–12.

182. Roy JS, Esculier JF. Psychometric evidence for clinical outcome measures assessing shoulder disorders. *Phys Ther Rev.* 2011;16:331–346.

183. Gummesson C, Ward MM, Atroshi I. The shortened disabilities of the arm, shoulder and hand questionnaire (QuickDASH): validity and reliability based on responses within the full-length DASH. *BMC Musculoskelet Disord.* 2006;7:44.

184. Garratt AM, Brealey S, Gillespie WJ. Patient-assessed health instruments for the knee: a structured review. *Rheumatology (Oxford).* 2004;43:1414–1423.

185. Eechaute C, Vaes P, Van Aerschot L, et al. The clinimetric qualities of patient-assessed instruments for measuring chronic ankle instability: a systematic review. *BMC Musculoskelet Disord.* 2007;8:6.

186. Marx RG. Kneeratingscales.*Arthroscopy.*2003;19:1103–1108.

187. Johanson NA, Liang MH, Daltroy L, et al. American Academy of Orthopaedic Surgeons lower limb outcomes assessment instruments. Reliability, validity, and sensitivity to change.*J Bone Joint Surg Am.* 2004;86-A:902–909.

188. Mehta SP, Fulton A, Quach C, et al. Measurement properties of the lower extremity functional scale: a systematic review. *J Orthop Sports Phys Ther.* 2016;46:200–217.

189. Kivlan BR, Martin RL. Functional performance testing of the hip in athletes: a systematic review for reliability and validity. *Int J Sports Phys Ther.* 2012;7:402–412.

190. Smith MV, Klein SE, Clohisy JC, et al. Lower extremityspecific measures of disability and outcomes in orthopaedic surgery. *J Bone Joint Surg Am.* 2012;94:468–477.

191. Perera S, Mody SH, Woodman RC, et al. Meaningful change and responsiveness in common physical performance measures in older adults. *J Am Geriatr Soc.* 2006;54:743–749.

192. Anemaet WK, Moffa-Trotter ME. Functional tools for assessing balance and gait impairments. *Top Geriatr Rehabil.* 1999;15:66–83.

193. Lin CC, Whitney SL. Quantification of static and dynamic balance while maintaining and changing body position. *Top Geriatr Rehabil.* 2012;28:17–26.

194. Bohannon R. Measurement of sit-to-stand among older adults. *Top Geriatr Rehabil.* 2012;28:11–16.

195. Ohtake PJ. Field tests of aerobic capacity for children and older adults. *Cardiopulmonary Phys Ther J.* 2005;16:5–11.

196. Nightingale EJ, Pourkazemi F, Hiller CE. Systematic review of timed stair tests. *J Rehab Research Develop.* 2014;51:335–350.

197. Lusardi MM. Using walking speed in clinical practice: interpreting age-, gender-, and function-specific norms. *Top Geriatr Rehabil.* 2012;28:77–90.

198. Fritz SL, Peters DM, Greene JV. Measuring walking speed: clinical feasibility and reliability. *Top Geriatr Rehabil.* 2012;28:91–96.

199. Chui K, Hood E, Klima D. Meaningful change in walking speed. *Top Geriatr Rehabil.* 2012;28:97–103.

200. Terwee CB, Mokkink LB, Steultjens MP, et al. Performancebased methods for measuring the physical function of patients with osteoarthritis of the hip or knee: a systematic review of measurement properties. *Rheumatology (Oxford).* 2006;45:890–902.

Desempenho Muscular Prejudicado em Adultos Idosos

Robin L. Marcus, Paul Reidy e Paul LaStayo

VISÃO GERAL DO CAPÍTULO

Introdução, 365
Consequências da sarcopenia, 365
  Alterações na estrutura e na
    função muscular associadas ao
    envelhecimento, 366

Alterações na função metabólica
  associadas ao envelhecimento, 368
Medidas musculares para indivíduos
idosos, 370
  Exercício resistido, 371

Ingestão nutricional como
  contramedida para a
  sarcopenia, 373
Resumo, 374
Referências bibliográficas, 374

INTRODUÇÃO

As marcas do envelhecimento incluem alterações progressivas e, em muito idosos, alterações profundas na saúde, na composição corporal e na capacidade funcional. A perda de músculo relacionada à idade, cunhada como *sarcopenia* em 1989, não é mais considerada simplesmente outro termo para descrever a atrofia muscular associada ao desuso e à inatividade. A perda muscular associada à sarcopenia pode ser um fator que contribui para a deterioração do estado funcional de um indivíduo idoso e pode se manifestar na forma de déficits na mobilidade e na função metabólica. Com isso, a definição de sarcopenia foi expandida para incluir a perda de força (e potência) muscular e a qualidade funcional. Como a relação entre o declínio muscular e o declínio da função física não é linear, os déficits clínicos da função podem não se manifestar até que um nível crítico de sarcopenia seja atingido. Iniciar intervenções musculares bem antes dos sinais de declínio funcional se manifestarem pode aumentar a reserva muscular e adiar as eventuais limitações e incapacidades funcionais do indivíduo mais velho. Além disso, déficits metabólicos decorrentes da sarcopenia têm sido associados a alterações hormonais relacionadas à idade que afetam a resposta e a função hipertrófica do músculo, aumentando, assim, a importância da otimização da estrutura e função muscular em todos os indivíduos mais velhos. Indivíduos que sofrem perda muscular em combinação com excesso de gordura são classificados como portadores de obesidade sarcopênica e podem apresentar risco elevado de declínio funcional e mortalidade. Por fim, a prevalência da sarcopenia, apesar de aumentar paralelamente com o envelhecimento da população, permanece altamente variável, dependendo da definição operacional do termo. Quando os critérios incorporam massa magra com força e/ou desempenho físico, as estimativas variam de 1 a 13% de adultos com 65 anos ou mais.

O objetivo deste capítulo é revisar as consequências associadas à sarcopenia em uma população em envelhecimento e compilar os estudos que descrevem os modos pelos quais os fisioterapeutas podem combater as alterações adversas associadas. Não é possível atribuir a contribuição específica para a sarcopenia decorrente apenas do envelhecimento, da diminuição dos níveis de atividade física ou do impacto de comorbidades, mas é justo caracterizar as consequências musculares e funcionais adversas como compostas por todos esses fatores. Com isso, o foco principal deste capítulo se concentra em exercícios resistidos que provaram ser contramedidas robustas em face de todos esses contribuintes para a sarcopenia; isso também é complementado com descrições do benefício da ingestão de proteínas em relação ao exercício como uma consideração adicional importante no combate à sarcopenia.

CONSEQUÊNCIAS DA SARCOPENIA

A perda de massa muscular esquelética é acompanhada pela perda de força muscular, taxa de desenvolvimento de força e potência muscular. A sarcopenia contribui para déficits de mobilidade, declínio da capacidade funcional e redução da capacidade oxidativa do músculo esquelético. Essas deficiências musculares, em combinação com uma maior massa gorda, contribuem para o maior risco de quedas, fragilidade e desenvolvimento de comorbidades, como resistência à insulina ou diabetes tipo 2, que afetam negativamente a saúde.

A massa muscular representa a reserva de proteína do corpo. A sarcopenia leva a um declínio nas reservas de proteínas que torna mais difícil atender às demandas aumentadas de síntese de proteínas que ocorrem com doenças ou lesões, o que leva a um agravamento da sarcopenia. O equilíbrio negativo entre a síntese de proteínas e a degradação de proteínas musculares é a principal causa da perda da musculatura esquelética em idosos. A fragilidade pode ser o resultado da convergência do *loop* metabólico vicioso da sarcopenia com deficiências neuromusculares e nutricionais. A Figura 16.1 demonstra esse ciclo metabólico vicioso e um caminho hipotético para a fragilidade.

As seções a seguir caracterizam as alterações induzidas pela idade na estrutura, função e metabolismo muscular que tipificam a sarcopenia.

Alterações na estrutura e na função muscular associadas ao envelhecimento

Atrofia e fraqueza muscular. Embora exista grande variabilidade entre os indivíduos em qualquer idade ou nível de saúde, a perda de massa e força muscular decorrentes do envelhecimento é característica marcante e inegável da sarcopenia. Em algum ponto do processo de envelhecimento, a perda de músculo esquelético é inevitável; entretanto, as perdas são desproporcionalmente maiores e têm um efeito adverso profundo em adultos idosos quando associadas a doenças sistêmicas crônicas (p. ex., insuficiência cardíaca, doença pulmonar obstrutiva crônica [DPOC], câncer etc.). Um relatório quantitativo recente[1] expõe tal perda muscular acelerada com doença crônica, ao mesmo tempo em que recalibra as perdas associadas apenas ao envelhecimento, pois podem ter sido superestimadas. Portanto, é importante considerar o foco atual na fraqueza muscular, não na perda de massa muscular, como o principal componente da sarcopenia, embora as perdas de massa magra não devam ser ignoradas.

Em média, a perda muscular acelera com o avanço da idade, com taxas anuais de atrofia acima de 1% após os 70 anos. A idade em que o declínio da massa muscular começa, entretanto, é bastante variável, com idades variando de 27 a 60 anos.[2] Os mecanismos subjacentes às perdas de massa magra são multivariados e compreendidos parcialmente. Certamente, o uso reduzido de músculos e a ingestão dietética de proteína podem contribuir, embora inflamação crônica, disfunção mitocondrial, estresse oxidativo e resistência anabólica também contribuam para o quadro. A fraqueza muscular está ligada à deficiência física e a resultados adversos à saúde, mais que ao tamanho dos músculos. Especificamente, os dados de uma grande coorte prospectiva de adultos idosos indicam que a diminuição da força muscular é acelerada em relação à perda de massa muscular – com a última explicando apenas cerca de 6% da primeira.[3] Além disso, manter ou ganhar massa muscular não previne as diminuições na força muscular relacionadas ao envelhecimento.[4] Em uma amostra dos EUA nacionalmente representativa (> 8 mil indivíduos) de adultos idosos, a chance de sofrer uma incapacidade progressiva nas atividades da vida diária foi duas vezes maior naqueles que são fracos.[5] Estimativas de uma diminuição anual de 1,5% foram relatadas, apesar de decréscimos na produção de força muscular de cerca de 3% ao ano serem mais impactantes, porque produzir força rapidamente é mais importante que a capacidade máxima de força.[6]

A seguir, destacamos alguns mecanismos-chave subjacentes à perda de massa e força, e o Boxe 16.1 resume as alterações musculares típicas observadas em adultos idosos. Em geral, a perda de massa muscular é trocada por ganhos de massa gorda, sendo os grupos musculares dos membros inferiores os mais atrofiados. O aumento da infiltração adiposa tem sido associado a consequências metabólicas anormais[7-9] e, mais recentemente, com limitações na força muscular[10] e na mobilidade em adultos idosos[11,12] e aqueles com diabetes.[13] A fibra muscular também é caracterizada por atrofia específica do tipo II, necrose da fibra, agrupamento de tipo de fibra e uma redução no conteúdo de células satélite de fibra muscular tipo II.[14,15] As fibras musculares de cadeia pesada de miosina (em inglês, *myosin heavy chain* [MHC]) IIa mais poderosas (contração rápida) sofrem maior atrofia que as fibras musculares de MHC I menos potentes (contração lenta).[15-19] O potencial de recuperação da massa muscular após o desuso também é mais limitado em músculos predominantemente rápidos que lentos.[20] A desaceleração das propriedades contráteis do músculo pode ser atribuída a uma taxa reduzida de ciclagem de ponte cruzada,[21,22] alterações na excitação e acoplamento de contração,[23,24] e uma maior complacência da inserção tendínea do músculo, que coletivamente podem reduzir a taxa de desenvolvimento de força.[25] Ao considerar o impacto clínico a partir dessas alterações coletivas, os fisioterapeutas devem reconhecer que, embora uma reversão completa seja improvável, a mitigação dessas alterações por meio de intervenções é muito provável. Especificamente, o músculo esquelético pode sofrer alterações se os estímulos corretos forem aplicados. Por exemplo, um programa de exercícios que sobrecarrega os

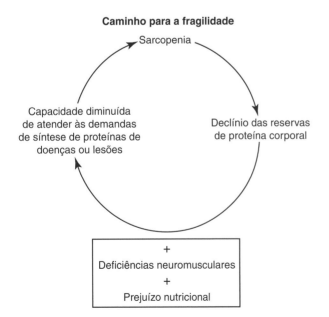

Figura 16.1 Caminho para a fragilidade.

BOXE 16.1	Alterações musculares típicas do envelhecimento.

Alterações musculares completas
- Diminuição da massa muscular, substituída por aumento da massa gorda
- Diminuição da força muscular (particularmente extremidades inferiores)
- Diminuição das propriedades contráteis do músculo e taxa de desenvolvimento de força
  - Redução da taxa de ciclagem em pontes cruzadas
  - Alterações no acoplamento de excitação e contração
  - Maior complacência da inserção tendinosa do músculo

Alterações da fibra muscular
- O tipo II (contração rápida) atrofia mais que o tipo I (contração lenta)
- Necrose de fibra
- Agrupamento de tipo de fibra
- Redução no conteúdo de células satélite de fibra muscular do tipo II

Reversibilidade dessas alterações
Os exercícios que sobrecarregam os músculos atrofiados e fracos podem reverter parcialmente as alterações musculares "típicas" relacionadas à idade.

músculos atrofiados e fracos deve aumentar o tamanho, a força e a potência dos músculos (ver seção "Medidas musculares para indivíduos idosos").

Regeneração prejudicada do músculo e o processo de denervação/reinervação progressiva. Um mecanismo primário atribuído ao desenvolvimento de sarcopenia em pessoas com 60 a 65 anos ou mais é um processo progressivo de denervação e reinervação envolvendo os neurônios motores alfa. Foi observado um declínio de 50% nos neurônios motores disponíveis,[15,26-28] além da redução do número e disponibilidade de células satélites,[29,30] que são paralelas às alterações temporais relacionadas à idade no tamanho e na força muscular. O agrupamento do tipo de fibra também caracteriza o envelhecimento, pois os neurônios motores alfa remanescentes ampliam seu próprio território de unidade motora. Quando associada à redução de neurônios motores alfa e unidades motoras, resulta em redução da coordenação motora e força,[30] o que pode estar subjacente a deficiências de mobilidade relacionadas à idade. Além disso, a regeneração das fibras musculares é mais prejudicada nas fibras do tipo II que do tipo I, em grande parte devido à degradação das células-tronco miogênicas satélites.[31] Somados a essas perdas relacionadas à idade, temos relatos de uma redução substancial de taxas de sínteses na musculatura basal mista, miofibrilar ou proteína muscular mitocondriais em adultos idosos *versus* mais jovens.[32-34] Entretanto, os estudos que não conseguiram reproduzir esses achados e mostram pouca ou nenhuma diferença nas taxas de síntese de proteína muscular basal podem refletir porque as respostas do músculo esquelético em ambientes de reabilitação variam em adultos idosos.[35-37]

Déficits na geração de forças absoluta e específica. Consistente com a interpretação atual da sarcopenia, os indivíduos mais velhos tornam-se mais fracos com o tempo. Esses déficits de força, entretanto, não correspondem necessariamente à magnitude da atrofia ocorrida. Em parte, isso pode ser explicado pelo fato de que o músculo geralmente fica mais fraco mesmo se a atrofia for evitada, o que sugere que a produção de força, separada da atrofia muscular, também é prejudicada com o envelhecimento. Déficits na produção de força contrátil específica (força normalizada para a área da seção transversal do músculo) com o envelhecimento foram repetidamente descritos na literatura.[38,39] Ou seja, quando a força isométrica máxima (para camundongos e ratos idosos) é normalizada para a menor área transversal da fibra muscular, um déficit significativo específico na força permanece inexplicado pela atrofia.[40] O déficit específico na força mostrou ser um fenômeno generalizado envolvendo fibras de contração rápida e lenta em diferentes músculos. Isso foi relatado em humanos com diferenças significativas observadas na força específica em fibras musculares únicas entre homens mais jovens e mais velhos.[41,42] Curiosamente, entretanto, a função contrátil de fibra muscular única é preservada em humanos mais velhos na presença de alterações significativas em todo o nível muscular. Atualmente, essa discrepância na literatura não foi resolvida, mas, em geral, permanece o consenso de que tanto a produção de força absoluta quanto a específica são adversamente afetadas pelo envelhecimento. Foram propostos mecanismos que podem explicar a fraqueza do músculo esquelético associada ao envelhecimento; entretanto, não se sabe se as perdas de força específica e absoluta compartilham mecanismos comuns. Parece que o prejuízo na força muscular relacionado à idade é apenas parcialmente explicado pela perda de massa muscular. Portanto, a perda de forças específicas e absolutas contribui para a fraqueza muscular medida em adultos idosos e em modelos animais de envelhecimento. Essa fraqueza global do músculo ressalta a necessidade de contramedidas eficazes que aumentem não apenas o tamanho do músculo, mas também a capacidade funcional do músculo.

Déficits da ativação muscular. O declínio das habilidades de produção de força com o envelhecimento ocorre em um ritmo mais rápido que o declínio da massa muscular; portanto, acredita-se que as alterações neurais também contribuam para a fraqueza muscular, reduzindo o impulso central para os músculos agonistas e aumentando a coativação dos músculos antagonistas.[43] Os pesquisadores tentaram quantificar a contribuição da redução do impulso voluntário para o declínio da força muscular usando estimulação elétrica sobreposta durante as contrações voluntárias máximas e pelo registro da atividade eletromiográfica de superfície. Apesar da redução da ativação voluntária dos músculos agonistas e o aumento da coativação dos músculos antagonistas terem sido relatados com o avanço da idade, tais alterações não são apoiadas por todos os estudos.[44] Clinicamente, ao encontrar pacientes mais idosos com uma inibição/cocontração aparente de seus músculos, uma avaliação detalhada de outros contribuintes potenciais (p. ex., dor e distúrbio do sistema nervoso central ou periférico) deve ser realizada. Depois de abordar terapeuticamente esses outros contribuintes, um programa cauteloso, porém progressivo, de exercícios resistidos pode ser iniciado, com ou sem estimulação elétrica neuromuscular suplementar, na tentativa de reverter os déficits de ativação muscular.

Deterioração da qualidade muscular e do metabolismo.
Uma redução na "qualidade" muscular devido à infiltração adiposa e outros materiais não contráteis, como o tecido conjuntivo, com alterações no metabolismo muscular, também contribuem para a deterioração da condição muscular e o avanço da fragilidade com a idade.[45,46] Além disso, acredita-se que o dano oxidativo acumulado com o tempo, leve a mutações no DNA mitocondrial, prejuízo da função mitocondrial, proteólise muscular e apoptose mionuclear. Coletivamente, acredita-se que essas deficiências desempenhem papéis adicionais e importantes na perda de função associada à idade.

Alterações na função metabólica associadas ao envelhecimento

A taxa metabólica de repouso de todo o corpo (TMR) demonstra considerável variabilidade com base na idade, sexo e estado de obesidade; entretanto, a TMR de adultos idosos parece ser mais baixa que a de adultos mais jovens.[47] Essa alteração está relacionada a diminuições associadas à idade na massa corporal total metabolicamente ativa livre de gordura; entretanto, ainda é tema de debate se essa alteração se deve apenas à perda de tecido livre de gordura. Mesmo depois de corrigir as diferenças na composição corporal, a TMR permanece significativamente mais baixa em adultos idosos que em jovens;[48] assim, reduções na massa metabolicamente ativa (incluindo músculos),[49] bem como declínios nas taxas metabólicas específicas dos tecidos, provavelmente contribuem para o declínio geral relacionado à idade na TMR.

Alteração da função endócrina e suas consequências.
O Boxe 16.2 lista as alterações hormonais relacionadas à idade comumente associadas à sarcopenia, incluindo insulina, hormônio do crescimento, fator de crescimento semelhante à insulina I (IGF-I), estrogênios, testosterona, paratormônio (PTH) e vitamina D. Existe controvérsia significativa quanto aos efeitos dessas alterações na massa e força do músculo esquelético, embora a sinopse a seguir reflita o pensamento atual.

BOXE 16.2 | **Alterações na função endócrina vinculadas à sarcopenia, associadas ao envelhecimento.**

- Aumento da resistência à insulina
- Redução dos níveis de hormônio do crescimento
- Redução dos níveis de fator de crescimento semelhante à insulina (IGF-I)
- Redução dos níveis de estrogênio e testosterona
- Deficiência de vitamina D
- Elevação dos níveis de paratormônio (PTH)

A insulina, o principal hormônio pós-prandial, é um regulador crítico do metabolismo proteico no músculo e sua ação anabólica é essencial para o ganho de proteína e o crescimento muscular. A falta de insulina, como a observada em indivíduos com diabetes tipo 1, está associada a uma perda substancial de massa muscular.[50] Os estudos transversais e longitudinais mostram uma perda acelerada de massa muscular quando comparados com indivíduos não resistentes à insulina.[51] A resistência progressiva à insulina comumente é relatada em adultos idosos, mas o envelhecimento em si não parece ser um previsor independente da sensibilidade à insulina quando a adiposidade e a distribuição de gordura são contabilizadas.[52] Está se tornando cada vez mais aceito que a obesidade, a distribuição de gordura e a inatividade física têm influência ainda mais significativa na ação da insulina que a idade avançada. Ver Distefano e Goodpaster[53] para uma revisão recente sobre esse tópico.

O hormônio do crescimento (GH) e o IGF-I foram implicados como contribuintes potenciais para a sarcopenia, e ambos frequentemente estão deficientes em adultos idosos. Apesar de ter sido relatado que GH diminui a massa gorda, aumenta a massa magra e melhora os perfis lipídicos, uma revisão sistemática de 31 estudos, representando 18 populações analisadas, que compararam adultos idosos saudáveis que foram tratados com GH com uma amostra de controle não tratada com GH concluiu que o tratamento com GH em idosos saudáveis não é apoiado por uma base de evidências robusta.[54] Além disso, essa revisão revelou que a suplementação de GH está associada a eventos adversos substanciais, incluindo dor nas articulações e edema de tecidos moles em idosos saudáveis, e não deve ser recomendada para uso nessa população. O IGF-I, um fator de crescimento que estimula a síntese de proteínas do músculo esquelético e inibe a degradação de proteínas, desempenha um papel crítico na sinalização de uma resposta hipertrófica no envelhecimento do músculo esquelético. Esse papel é reconhecido pela ativação da diferenciação e proliferação de células satélites e pelo aumento da síntese de proteínas nas fibras existentes.[55,56] Embora pareça haver consenso sobre o papel do IGF-I na melhoria da massa muscular, os efeitos sobre a força e função musculares são ambíguos.

Estudos epidemiológicos sugerem que os estrogênios previnem a perda muscular, apesar dos ensaios clínicos não terem encontrado uma relação entre a terapia de reposição hormonal (TRH) – às vezes referida como terapia de reposição de estrogênio (TRE) – e o aumento da massa muscular.[57] Além disso, os dados sobre a relação entre estrogênios e força muscular são ambíguos, já que a TRH foi associada ao aumento da força muscular em alguns estudos[57], mas não em todos.[58] A associação do estrogênio com a melhora da força não parece ser sustentada por um efeito anabólico, já que os estrogênios diminuem indiretamente o nível de testosterona livre sérica, e isso deve gerar um impacto negativo na massa muscular. Estudos epidemiológicos também sugerem uma relação entre níveis baixos de testosterona e perda de músculo magro, força e função em adultos idosos. Além disso, estudos suportam a hipótese de que baixos níveis de testosterona resultam em menor síntese de proteínas e perda de massa muscular.[59] Os resultados de uma recente revisão sistemática e metanálise indicam que a terapia de reposição de testosterona (TRT) aumenta a massa corporal total livre de gordura (MMLG) e força corporal total em homens quando a TRT transdérmica e intramuscular foram examinadas combinadas e individualmente em comparação com o placebo.[60] Além disso, efeito da TRT intramuscular é consistentemente maior que a administração transdérmica, com melhorias percentuais três a cinco vezes maiores. Essa revisão sugere que a TRT intramuscular resulta em melhorias confiáveis na MMLG e na força muscular em homens mais velhos.

A deficiência de vitamina D é comum em adultos idosos. Níveis decrescentes de 25-hidroxivitamina D (25-OHD) também estão associados a baixa massa muscular,[61] baixa força muscular,[62] baixo desempenho físico,[63,64] e aumento do risco de quedas em indivíduos mais velhos.[65,66] Em indivíduos com mais de 65 anos, a deficiência de vitamina D (< 10 ng/mℓ) indica que os indivíduos podem apresentar uma probabilidade duas vezes maior de sarcopenia do que aqueles com níveis mais elevados de vitamina D (> 20 ng/mℓ), com base na fraqueza muscular e na perda de massa muscular. Em uma população semelhante, aqueles com os valores médios mais baixos de 25-OHD (14 ng/mℓ) tiveram um desempenho pior (3,9%) no teste de sentar para levantar e no teste de caminhada de 8 metros (5,6%) que aqueles com média mais alta (42 ng/mℓ), mesmo após ajuste para idade, sexo, etnia, índice de massa corporal (IMC), número de comorbidades, uso de dispositivo auxiliar ou nível de atividade. Além disso, uma metanálise conclui que a suplementação de vitamina D em idosos com saúde estável pode reduzir o risco de quedas em mais de 20%.[67] Essas associações podem ser explicadas pelas observações de que a vitamina D pode influenciar a renovação da proteína muscular por meio da redução da secreção da insulina e baixos níveis de vitamina D diminuem o anabolismo muscular. Devido às fortes associações entre vitamina D e sarcopenia, é recomendado que idosos sejam rastreados para deficiência de vitamina D e, se apresentarem níveis < 30 ng/mℓ, a suplementação com vitamina D deve ser considerada; entretanto, uma metanálise recente falhou em identificar um efeito da suplementação de vitamina D na massa muscular ou potência muscular e apenas um pequeno impacto positivo na força muscular.[69]

Consistente com as associações positivas observadas entre níveis baixos de vitamina D e idade, níveis elevados de PTH também são comumente vistos em adultos idosos, tanto de forma independente[70,71] quanto em combinação com deficiência de vitamina D.[72,73] Evidências ligando elevação do PTH à sarcopenia são encontradas nas associações positivas entre níveis mais elevados de PTH e quedas em residentes de lares de idosos[74] e entre níveis mais elevados de PTH, força da garra e massa muscular em idosos residentes na comunidade.[61] Além disso, estudos de pacientes com o hiperparatireoidismo demonstra não apenas prejuízo da função muscular, mas também melhora da função muscular após o tratamento.[75,76] Apesar desses achados, a questão de saber se o hiperparatireoidismo é a causa primária de deficiências estruturais e funcionais musculares permanece sem resposta, pois os baixos níveis de vitamina D estimulam a produção de PTH. O PTH pode influenciar diretamente o músculo por meio de danos na produção, transferência e utilização de energia, metabolismo da proteína muscular ou alteração das concentrações de cálcio, ou indiretamente por meio da produção de citocinas pró-inflamatórias. A suplementação de vitamina D, bem como o aumento da exposição à luz solar, ajudará a normalizar o *status* da vitamina D e, indiretamente, os níveis de PTH também.

Citocinas e adiposidade. O envelhecimento, bem como várias condições de saúde persistentes (DPOC, doença cardíaca, câncer, diabetes) que são prevalentes com o aumento da idade, está associado a um aumento gradual na produção de citocinas pró-inflamatórias (responsáveis por acelerar a inflamação e regular as reações inflamatórias), inflamação crônica e perda de massa corporal magra. Embora atualmente não se saiba se as citocinas predizem a ocorrência de sarcopenia, evidências recentes sugerem que a inflamação crônica é um importante contribuinte para a sarcopenia.[77] Foram relatadas associações entre níveis elevados de fator de necrose tumoral-α (TNF-α), interleucina 6 (IL-6), proteína criativa (PCR) massa muscular e força muscular.[78-80]

Várias hipóteses foram apresentadas como possíveis explicações de como a inflamação contribui para a sarcopenia.[81] Uma hipótese é que o aumento das citocinas pró-inflamatórias contribui para um desequilíbrio entre a síntese e a degradação da proteína muscular, com o resultado líquido favorecendo a degradação da proteína. Uma segunda hipótese é que a inflamação aumenta a ativação da via ubiquitina-protease de degradação proteica. Finalmente, a inflamação é acompanhada por uma diminuição no IGF-I, e o TNF-α em particular pode estimular a perda muscular por meio da ativação da via de apoptose.

Evidências adicionais implicando um papel inflamatório na sarcopenia são encontradas na ligação entre obesidade e inflamação.[82,83] A obesidade sarcopênica é uma condição que combina o excesso de adiposidade com a perda de massa magra. As definições específicas da obesidade sarcopênica variam; entretanto, Baumgartner definiu esse fenótipo como massa muscular esquelética apendicular ajustada para estatura (ASM/Ht^2), ou seja, 2 desvios-padrão (DP) abaixo da média de uma população jovem (< 7,26 kg/m^2 em homens e < 5,45 kg/m^2 em mulheres) e porcentagem de gordura corporal maior que a mediana ou > 27% em homens e 38% em mulheres.[85] Usando a medida mais conservadora (ASM/Ht^2) como referência, a obesidade sarcopênica ocorre em 2% dos adultos idosos até 70 anos e até 10% daqueles com mais de 80 anos.[84,85] Embora não esteja claramente estabelecida, foi relatada a relação entre obesidade sarcopênica e aumento da infiltração adiposa do músculo esquelético.[86,87] Esse achado é especialmente interessante à luz das associações significativas relatadas entre infiltração adiposa do músculo e diminuição da força, função física e risco futuro de limitação de mobilidade. O recrutamento da unidade motora também está reduzido na presença de infiltração adiposa muscular, e o aumento de ácidos graxos nas fibras musculares resulta em sinalização celular anormal. Em conjunto, as evidências atuais sugerem um papel da massa gorda na etiologia e patogênese da sarcopenia. Alternativamente, como a sarcopenia ocorre independentemente das alterações de adiposidade com o envelhecimento, pode ser que o estado inflamatório crônico de baixo nível associado ao próprio envelhecimento, e não apenas à obesidade, possa levar à perda muscular acelerada em adultos idosos.

Disfunção mitocondrial. O papel da disfunção mitocondrial na sarcopenia permanece controverso, em parte devido às diferenças na metodologia do estudo e fatores inerentemente associados ao envelhecimento, como adiposidade e atividade física. O dano associado ao envelhecimento ao DNA mitocondrial muscular (DNAmt) pode reduzir a taxa de síntese de proteína celular muscular e síntese de trifosfato de adenosina (ATP) e, em última instância, pode levar à morte de fibras musculares e perda de massa muscular. Mais estudos são necessários para determinar de modo mais completo até que ponto a disfunção mitocondrial é responsável pela perda muscular associada à idade. Para uma revisão recente desse tópico, consulte Calvani et al.[88] Consistente com outras alterações metabólicas que são observadas com o envelhecimento, já que essas anormalidades mitocondriais também mostraram ser pelo menos parcialmente reversíveis com exercícios[89,90] e retardadas em idosos altamente ativos, essas anormalidades também podem ser o resultado da inatividade. Entretanto, evidências recentes que identificam anormalidades e disfunções mitocondriais em indivíduos idosos[91,92] sugerem que as alterações mitocondriais observadas em idosos não são causadas apenas pela diminuição da atividade física. A importância clínica dos primeiros relatos de melhora da transcrição do gene mitocondrial (a primeira etapa da expressão do gene – o processo pelo qual as instruções do DNA são convertidas em um produto funcional) [93] e função[89,90] como resultado do treinamento físico sugere que essa área de pesquisa deve ser monitorada de perto por fisioterapeutas.

Apoptose. A apoptose pode representar a ligação entre a disfunção mitocondrial e a perda muscular em adultos idosos. A pesquisa em modelos animais sugere fortemente que a apoptose desempenha um papel fundamental na perda muscular relacionada à idade, e que o músculo envelhecido tem uma resposta apoptótica diferente ao desuso do músculo mais jovem. Também foi sugerido que a perda de miócitos por apoptose está relacionada à idade como um mecanismo-chave por trás da perda muscular associada ao envelhecimento humano[94], embora seja uma evidência preliminar. Dados recentes demonstram que o exercício físico pode atenuar a apoptose do músculo esquelético em animais idosos. Essas considerações científicas básicas devem levar o médico a considerar o exercício não apenas como um contra-ataque à perda de aptidão física e função, mas também, talvez, um modo de desacelerar as vias apoptóticas subjacentes à sarcopenia. Os leitores são encaminhados para uma excelente revisão[95] sobre esse tópico.

Doenças e condições associadas ao declínio do músculo esquelético. A sarcopenia é definida especificamente como a perda de massa e força do músculo esquelético *relacionada à idade*. Entretanto, independentemente da idade, a perda muscular também é uma deficiência primária associada a uma variedade de estados patológicos. O Boxe 16.3 lista doenças e condições comuns em adultos idosos que estão associadas ao declínio do músculo esquelético. Cada uma dessas doenças e condições, potencialmente, pode influenciar a progressão do declínio do músculo esquelético relacionado à idade. A caquexia é uma deficiência marcante no câncer, DPOC e insuficiência cardíaca congestiva (ICC); níveis inflamatórios aumentados estão presentes na artrite, câncer, DPOC, ICC, diabetes, síndrome metabólica, doença renal e acidente vascular encefálico; e todos são frequentemente acompanhados por um estilo de vida sedentário. A inatividade relacionada à doença nesses indivíduos torna-se então um fator secundário que contribui para a equação da perda muscular.

Influência da genética. Estudos epidemiológicos sobre a genética sugerem que entre 36 e 65% da força muscular de um indivíduo e até 57% do desempenho de seus membros inferiores podem ser explicados pela hereditariedade.[68,96-98] Além disso, foram identificados vários fatores genéticos que contribuem para massa e força muscular.[99,100] Conforme mais informações sobre os padrões de expressão gênica em torno da sarcopenia se tornam disponíveis, pode-se esperar que futuras estratégias de tratamento sejam direcionadas a esses alvos gênicos.

MEDIDAS MUSCULARES PARA INDIVÍDUOS IDOSOS

Nossa compreensão do processo de envelhecimento muscular é influenciada por muitos fatores, incluindo variação genética e diferenças socioeconômicas, de saúde e estado nutricional e, o que é crucial, o estado de atividade física

---

BOXE 16.3 Patologias e condições comuns em adultos idosos associadas ao declínio da musculatura esquelética.

- Diabetes
- Síndrome metabólica
- Doença pulmonar obstrutiva crônica (DPOC)
- Câncer
- Insuficiência cardíaca congestiva (ICC)
- Artrite
- Doença renal
- Acidente vascular encefálico
- Doença de Parkinson

de idosos, que, muitas vezes, é caracterizado como sedentário. Os idosos são mais sedentários que qualquer outra faixa etária, e o sedentarismo pode ter consequências mais prejudiciais nesse grupo.[101] Existem poucas pesquisas de alta qualidade sobre intervenções para reduzir o tempo sedentário em idosos. Uma recente declaração de consenso internacional[102] revela uma incapacidade de avaliar o impacto clínico da redução do tempo sedentário em adultos idosos, mas defende que as intervenções devem ter como alvo o meio ambiente, bem como a alteração de comportamento individual. Não se chegou a um consenso se as intervenções que enfocam a atividade física ou especificamente o tempo sedentário serão mais eficazes para reduzir o tempo sedentário; entretanto, as recomendações incluem orientar os adultos idosos para reduzir o tempo sedentário total, interromper períodos prolongados de tempo sedentário e mover-se mais. Devido à complexa interação entre o envelhecimento e o declínio concomitante da atividade física, as causas das alterações musculares relacionadas à idade permanecem em grande parte desconhecidas,[103] apesar de um estudo recente de um subconjunto altamente ativo da população geral de adultos idosos ter encontrado pouca evidência da idade sobre as alterações musculares relacionadas ao longo da faixa etária estudada (55 a 79 anos). Essa avaliação abrangente da estrutura fisiológica e função do músculo vasto lateral de ciclistas da categoria "master" fornece evidências de que a degradação muscular típica com a idade é eliminada em idosos altamente ativos.[104] O impacto da atividade física e evitar o sedentarismo, apesar de exigirem mais estudos sobre dosagem e implementação, devem ser encorajados nessa população.

Exercício resistido

O treinamento com exercícios resistidos pode combater a sarcopenia de maneira previsível e eficaz (enquanto as intervenções farmacológicas não), pois impacta positivamente em quase todos os mecanismos conhecidos por aumentar o músculo e melhorar a força. Veja o excelente artigo de revisão de Law et al.[105] para detalhes adicionais. O conceito de treinamento resistido em adultos idosos não é diferente do treinamento de adultos mais jovens: fornecer aos músculos um estímulo de sobrecarga levará a uma melhora na capacidade de produção de força do músculo, ajudando assim a mitigar a sarcopenia. Alterações adaptativas que resultam do treinamento resistido incluem melhora da força e potência muscular, aumento dos níveis de mobilidade, resposta hipertrófica e melhora da composição muscular. A magnitude ideal do estímulo de sobrecarga que induz essas alterações em idosos, entretanto, não está clara. Além disso, tanto o aumento da atividade física habitual quanto a suplementação nutricional também são contramedidas potenciais atraentes para a sarcopenia.

O treinamento resistido para indivíduos com 65 anos ou mais induz aumentos previsíveis na força muscular, potência muscular e função de mobilidade em idosos residentes na comunidade, residentes de lares de idosos e idosos hospitalizados. Melhorias significativas na função de força e mobilidade também foram relatadas em indivíduos com 80 anos ou mais. Vários artigos de revisão sobre esse tópico[106-110] catalogaram com sucesso essas adaptações benéficas e aumentam a noção de que exercícios resistidos para indivíduos mais velhos são eficazes. Provas disso já existiam, em 1998, na American College of Sports Medicine *Position Stand on Exercise and Physical Activity for Older Adults* (tradução livre: "Posição sobre Exercício e Atividade Física para Adultos Idosos"), em que o treinamento resistido é recomendado como um componente importante de um programa de condicionamento físico geral. Aumentos no tamanho dos músculos, apesar de serem menores em termos absolutos que os observados em indivíduos mais jovens, também são um subproduto de programas de treinamento resistido em indivíduos mais velhos. Apesar disso, a capacidade de aumentar o tamanho dos músculos com o treinamento resistido parece permanecer intacta, pelo menos até a sétima década,[111,112] mas pode diminuir após os 80 anos.[113,114] Como os aumentos na força e potência muscular que ocorrem em adultos idosos muitas vezes excedem o esperado com as melhorias no tamanho do músculo, recentemente a variável de qualidade muscular ou força produzida por unidade de massa muscular ganhou interesse. O aumento da qualidade muscular do treinamento resistido é um achado comum entre adultos idosos, e nos homens parece não haver diferença entre jovens e idosos, embora haja alguma evidência de que mulheres mais velhas possam ter uma resposta embotada em relação às mulheres mais jovens.[115] Assim como as alterações na composição muscular (infiltração adiposa aumentada) foram mostradas para acompanhar o envelhecimento, recentemente foi descoberto que o treinamento resistido também está associado à manutenção ou retorno da musculatura esquelética, especificamente nos membros inferiores, para uma composição mais jovem.[116,117] O Boxe 16.4 destaca algumas das principais considerações sobre exercícios resistidos discutidas adiante.

Considerações sobre dosagem para exercícios resistidos. Para que essas adaptações positivas ocorram, o exercício resistido pode ser realizado em diferentes intensidades,

---

BOXE 16.4	**Sugestões suportadas por evidências para treinamento resistido com adultos idosos.**

- Exercícios resistidos – contra carga suficiente – podem aumentar a força e a potência muscular, mesmo em idosos
- Opções eficazes de exercício:
  - Intensidades > 50% de uma repetição máxima (1RM), realizada 2 a 3 vezes/semana, com uma a três séries por sessão de exercício
  - Intensidades > 60% 1RM, realizadas 1 a 2 vezes/semana, com uma a três séries por sessão de exercício
  - Para indivíduos com mais de 80 anos, o exercício resistido 1 vez/semana em alta intensidade (70 a 80% de 1RM) pode ser benéfico
  - Exercícios excêntricos resistidos em alta intensidade são particularmente benéficos em adultos idosos.

em diferentes frequências por semana e em diferentes volumes por sessão. O treinamento resistido com cargas que variam de 20% do peso máximo que um indivíduo pode levantar (uma repetição máxima [1RM]) a mais de 80% de 1RM resultou em ganhos significativos na força muscular, potência muscular e mobilidade em indivíduos mais velhos.[106,111,118-120] Existem indivíduos mais velhos que treinam com cargas iguais ou abaixo de 50% de 1RM que podem melhorar sua força, habilidade de subir escadas, velocidade de marcha e equilíbrio a um nível equivalente àqueles que praticam exercícios de maior intensidade.[113,121,122] A despeito disso, as diretrizes recentes do American College of Sports Medicine recomendam o treinamento resistido com um mínimo de intensidade moderada (5 a 6 em uma escala de 1 a 10).[123] Além disso, uma recente revisão sistemática por Liu e Latham[108] sugere que a alta intensidade do treinamento de força resulta em maiores ganhos na força dos membros inferiores em comparação com o exercício de baixa intensidade, com base nos estudos revisados. Existem evidências sugestivas de que o treinamento resistido que explora as capacidades de produção de alta força da atividade muscular excêntrica é viável e eficaz para indivíduos mais velhos. Como o treinamento resistido excêntrico pode produzir altas forças com custos energéticos relativamente baixos, os programas de treinamento resistido com tendência excêntrica são especialmente úteis em uma população idosa. Revisões na literatura destacam o potencial de reabilitação do exercício excêntrico[124] e os benefícios potenciais do exercício excêntrico crônico no idoso. Embora a literatura não demonstre uma distinção clara sobre o que constitui a dosagem de intensidade ideal para exercícios resistidos em idosos, os achados de que os idosos respondem positivamente a uma variedade de intensidades diferentes sugerem que o envelhecimento muscular está respondendo ao treinamento resistido com adaptações neurais e estruturais.

As frequências de treinamento de 1, 2 ou 3 vezes por semana resultaram em melhorias de força. Quando indivíduos mais velhos treinam com cargas maiores (1RM ou acima), existem evidências de que o treinamento em uma frequência mais baixa (1 vez/semana) nessa intensidade mais alta[125] induz melhorias na força e no desempenho neuromuscular que são semelhantes às alcançadas com frequência de treinamento de até 3 vezes por semana. Da mesma forma, treinar em intensidades mais altas pode resultar em maior sustentabilidade dos ganhos de força. Embora o volume de exercício não tenha sido estudado extensivamente em adultos idosos, parece que ganhos em potência muscular, força e funcionamento físico[122,126] em adultos idosos podem ser alcançados com menos volume de exercício (menor frequência por semana ou menos volume geral por semana, por exemplo, uma série *versus* três séries) do que o exigido por adultos jovens.

No geral, parece que o benefício máximo em relação à força, potência e função de mobilidade do treinamento resistido em adultos idosos pode ser alcançado com intensidades > 50% de 1RM, realizado 2 a 3 vezes por semana,

com uma a três séries por sessão de exercício.[106,107,109,110] A literatura disponível sugere que maximizar o volume é mais importante que a frequência; portanto, se frequências de 1 ou 2 vezes por semana forem usadas, a intensidade deve ser aumentada progressivamente para 60 a 80% de 1RM. Da mesma forma, se as melhorias no tamanho do músculo (hipertrofia) são o objetivo principal de um programa de treinamento, são recomendadas intensidades gerais mais altas de > 60% 1RM[127] e volume mais alto. Ao considerar o treinamento resistido para indivíduos com mais de 80 anos, pode ser particularmente eficaz se exercitar com menos frequência (1 vez/semana), em intensidades relativas mais altas, para otimizar a sustentabilidade dos ganhos de força sem esgotar as reservas de energia do indivíduo mais velho. Indivíduos mais velhos devem ser monitorados de perto para reações adversas ao treinamento resistido. Embora existam riscos para a participação em um programa de treinamento resistido, existem fortes evidências de que a atividade física, da qual o treinamento resistido pode ser considerado um subconjunto, reduz significativamente o risco de doenças crônicas associado à idade, com os benefícios superando os riscos da participação.[123]

Adaptações nos níveis de força muscular e mobilidade com exercícios resistidos. Sem dúvida, indivíduos mais velhos que participam de pelo menos 6 a 12 semanas de treinamento resistido melhorarão sua função de força e mobilidade. Uma revisão sistemática de 2009 relatando 73 ensaios de exercícios com 3.059 participantes revelou que o treinamento progressivo resistido teve um grande efeito positivo na força muscular; portanto, há evidências contundentes de que os adultos idosos podem aumentar substancialmente a força após o treinamento resistido.[108] As melhorias na força variam de 25% a bem mais de 100%. Entretanto, a influência da idade sobre a capacidade de aumentar a força é complexa, pois alguns estudos relatam a mesma resposta em indivíduos mais velhos *versus* mais jovens,[128-131] enquanto outros relatam uma resposta distinta em idosos.[132-135] Também existem outras variáveis que afetam a resposta de força. Os efeitos da idade podem ser influenciados pelo gênero, duração do treinamento ou grupos musculares investigados.

O treinamento resistido melhora não apenas a força, mas também as habilidades funcionais em adultos idosos.[108] Essa revisão revelou melhorias modestas na velocidade de marcha (24 tentativas, 1.179 participantes, diferença média [DM] = 0,08 m/s; intervalo de confiança de 95% [IC], 0,04 a 0,12) e uma melhora moderada a grande para sair de uma cadeira (11 ensaios, 384 participantes, diferença média padronizada [DMP] = –0,94; IC de 95%, –1,49 a –0,38). Dados de 12 ensaios que avaliaram o teste cronometrado revelaram que os participantes de programas de treinamento resistido levaram significativamente menos tempo para completar essa tarefa (DM = –0,69 segundo; IC de 95%, –1,11 a –0,27). Além disso, o tempo para subir escadas, disponível em apenas oito tentativas, favoreceu os grupos de treinamento resistido, mas foi bastante heterogêneo, e houve melhoras pequenas – mas não significativas – no equilíbrio nos grupos com treinamento resistido.

Adaptações na força muscular com exercício resistido.

O treinamento resistido que visa especificamente à potência muscular (40 a 70% de 1RM, "o mais rápido possível") tem um impacto significativo no funcionamento físico, bem como na produção de potência e força muscular. A força muscular dos membros inferiores – a capacidade de gerar força rapidamente – é um forte previsor tanto do estado funcional autorrelatado[136] quanto das quedas[137] em adultos idosos e é responsável por uma grande porcentagem da variação no funcionamento físico em indivíduos mais velhos.[138] A força muscular dos membros inferiores é especialmente importante quando se considera que a potência muscular diminui mais acentuadamente que a força em indivíduos mais velhos. A literatura anterior sugere que 4 a 16 semanas de treinamento de força resultam em melhorias robustas (100 a 150%) na força muscular dos membros inferiores em indivíduos idosos saudáveis[127,128,139,140] e com deficiência.[123] Apesar de alguns autores terem relatado uma relação dose-resposta com o treinamento de força, evidências mais recentes[141] sugerem que os ganhos na força muscular dos membros inferiores resultantes de um regime de treinamento de força de alta velocidade 3 vezes por semana, e 12 semanas não foram apenas semelhantes a mais treinamento de força de velocidade lenta tradicional, mas também menores que as melhorias de potência relatadas anteriormente por outros autores.[139] Isso pode ser devido ao fato de os autores anteriores terem estudado populações mais saudáveis,[118,139] ou apenas medidas de desempenho autorreferidas; o estudo recente mediu o desempenho real em indivíduos mais deficientes. Pode não haver uma vantagem clara para o treinamento de força sobre o treinamento resistido de alta força e velocidade lenta no que diz respeito à função física, produção de força ou aumento de força. Entretanto, parece que o treinamento de força em indivíduos mais velhos é bem tolerado e pode neutralizar o declínio na função neuromuscular relacionado à idade que costuma ser observado com o envelhecimento. O treinamento de força pode ser especialmente eficaz quando se considera que pode ser realizado em um tempo menor por sessão e que menos sessões por semana podem ser necessárias para capitalizar as melhorias associadas.

Adaptações no tamanho e na composição muscular com exercícios resistidos.

O impacto do treinamento resistido na hipertrofia muscular, um resultado esperado em jovens, é menos previsível em indivíduos mais velhos, especialmente aqueles com mais de 80 anos. Os primeiros estudos sugeriram que o músculo mais velho respondeu ao treinamento resistido com um efeito hipertrófico robusto, embora recentemente essa afirmação tenha sido contestada. Slivka et al.[114] relataram uma plasticidade muscular limitada em homens com 80 anos ou mais após 12 semanas de treinamento resistido a 70% de 1RM. Mulheres mais velhas (idade média de 85 anos)

também foram relatadas como tendo uma resposta de hipertrofia reduzida tanto no músculo como no nível de fibra.[135] Essa resposta hipertrófica limitada pode ou não ser importante clinicamente, pois o tamanho do músculo foi relatado como menos influente que potência e força muscular na mobilidade funcional. Entretanto, considerando que a área transversal é uma variável importante na equação da potência muscular (força = massa × aceleração; potência = força × velocidade), pode ser prudente recomendar que os indivíduos comecem o treinamento resistido antes dos 80 anos para obter uma resposta hipertrófica máxima.

Apesar da sarcopenia ser uma característica bem aceita da senescência, o envelhecimento muscular também está associado a um aumento na infiltração adiposa.[142] Somente agora estão começando a ser investigados os efeitos do treinamento resistido na alteração da composição muscular em indivíduos mais velhos

Tanto a quantidade total de músculo quanto sua composição parecem ser essenciais para a saúde geral. A baixa massa corporal foi associada à sarcopenia e a sarcopenia à fragilidade. O treinamento resistido, portanto, é um modo importante de reabilitação (*versus* treinamento aeróbico) para aumentar a massa muscular e melhorar a força e a potência muscular. Isso é especialmente importante quando considerado no contexto de indivíduos mais velhos com reservas energéticas musculares limitadas secundárias a condições comórbidas que frequentemente acompanham o envelhecimento. Pesquisas futuras devem tentar definir as variáveis críticas para melhorar a massa muscular em adultos idosos e, especificamente, naqueles com mais de 80 anos.

Ingestão nutricional como contramedida para a sarcopenia

Além da diminuição da atividade física, a ingestão inadequada de proteínas também pode contribuir para a sarcopenia. Apesar de o treinamento com exercícios resistidos poder atenuar parcialmente os efeitos negativos de uma dieta pobre em proteínas, melhorando a eficiência proteica para obter adaptações musculares positivas,[143] sua eficácia é reduzida na presença de ingestão inadequada de proteínas. Assim, a ingestão inadequada de proteína em um indivíduo idoso desnutrido é uma barreira para o aumento da massa muscular e força, mesmo quando o indivíduo está participando de um programa de treinamento resistido. A ingestão nutricional, como o exercício, é uma contramedida modificável que pode ajudar a minimizar a perda de massa muscular magra e a força muscular em adultos idosos, embora haja controvérsia significativa quanto à quantidade, qualidade e tempo de suplementação de proteína nessa população. A opinião ponderada na área é que, para o exercício resistido estimular a hipertrofia muscular, deve haver um balanço energético positivo e ingestão adequada de proteínas. Para atingir um balanço proteico positivo, a síntese de proteína muscular (SPM), estimulada por exercícios resistidos e pela ingestão de proteína, deve ser maior que a degradação de proteína muscular. O acúmulo desses períodos agudos de balanço proteico positivo resultará no aumento do conteúdo de proteína da fibra muscular e, por fim, no aumento da área de secção transversal do músculo. Vários estudos suportam a capacidade da proteína dietética de estimular agudamente a SPM em adultos idosos.[36,144] Entretanto, não há consenso atual sobre a quantidade de ingestão de proteína necessária para a manutenção da massa muscular, força e função metabólica em adultos idosos, ou se as recomendações atuais de 0,8 g/kg/dia para todos os adultos são adequadas para indivíduos mais velhos.[145] Apesar de dietas muito ricas em proteínas (> 45% de energia) terem sido associadas a eventos adversos,[146] dietas contendo uma quantidade moderada de proteína (20 a 35% de energia) não parecem estar associadas a maus resultados de saúde.[147] A literatura atual sugere que aumentar moderadamente a ingestão diária de proteína para 1,0 a 1,3 g/kg/dia pode aumentar o anabolismo de proteína muscular e mitigar parte da perda de músculo massa associada à idade.[148] A ingestão moderada de proteína (30 g, o equivalente a 4 onças de carne magra) em qualquer refeição não precisa exceder 113 gramas. Mais informações sobre o consumo adequado de proteínas e informações nutricionais para idosos podem ser encontradas em http://fnic.nal.usda.gov. Apesar de haver evidências que liguem a ingestão de alto teor de proteínas com danos à função renal em homens e mulheres saudáveis, a maior ingestão de proteínas pode estar contraindicada em indivíduos com doença renal.[149]

A variável primária afetada pelo exercício resistido parece ser a SPM, que é estimulada de 40 a 100% sobre a taxa de repouso com o exercício.[156,157] Parece haver diferenças sutis na capacidade de diferentes fontes de proteína de promover a SPM, e a diferença geral entre as fontes de proteína é desprezível se for consumida uma quantidade adequada (> 25 g) de muitas das fontes de proteína de alta qualidade disponíveis.[150] Pesquisas recentes sugerem que os aminoácidos essenciais estimulam o anabolismo proteico em adultos idosos, nos quais aminoácidos não essenciais adicionados aos aminoácidos essenciais não possuem efeito aditivo.[151] Atualmente, recomenda-se que todas as refeições para adultos idosos contenham uma quantidade moderada de proteína de alta qualidade. O momento da suplementação de proteína não parece ser tão importante quanto espalhar uniformemente a proteína pelas refeições (cerca de 0,4 g/kg de peso corporal por refeição) e, possivelmente, consumir proteína 2 horas antes de dormir para maximizar o efeito da resposta anabólica da síntese de proteína muscular. Além disso, quando os adultos idosos experimentam períodos de menor gasto de energia, uma ingestão maior de proteína é recomendada (> 1,2 g/kg/dia) para compensar a degradação de proteína muscular e atrofia muscular.[152] A suplementação de proteína com exercícios resistidos não aumenta a hipertrofia muscular ou função física em idosos saudáveis[153], mas pode ser benéfica quando combinada com outros nutrientes e/ou quando usada em idosos menos saudáveis.[154]

RESUMO

As alterações musculares estruturais e funcionais associadas à sarcopenia contribuem para um maior risco de quedas, fragilidade e comprometimento da mobilidade em idosos. Como o músculo é fundamental para a mobilidade e o metabolismo, o desenvolvimento de comorbidades relacionadas ao músculo, como resistência à insulina e diabetes tipo 2, amplifica os prejuízos clínicos associados à perda muscular. Com uma variedade de outros estados patológicos, a perda de massa e força muscular associada à idade é agravada pela perda muscular primária, que frequentemente é associada a câncer, DPOC, ICC, artrite, diabetes, doença renal, acidente vascular encefálico e doença de Parkinson; também pela perda muscular secundária, a qual é acompanhada por um estilo de vida sedentário imposto pela doença. Abrangendo todos esses estados patológicos encontramos um ambiente inflamatório e apoptótico progressivo que acelera essas deficiências e limitações funcionais. Apesar dos mecanismos específicos subjacentes ao desenvolvimento e ao tratamento da sarcopenia ainda não terem sido elucidados, várias intervenções candidatas foram sugeridas para prevenir e reverter a perda muscular. Atualmente, o exercício resistido é a contramedida mais amplamente aceita que possui evidências definitivas para amenizar a perda muscular em adultos idosos. A intervenção nutricional também é uma abordagem terapêutica promissora para o tratamento da sarcopenia.

REFERÊNCIAS BIBLIOGRÁFICAS

1. Mitchell WK, Williams J, Atherton P, Larvin M, Lund J, Narici M. Sarcopenia, dynapenia, and the impact of advancing age on human skeletal muscle size and strength; a quantitative review. *Front Physiol.* 2012;3:260.
2. Kyle UG, Genton L, Hans D, Karsegard L, Slosman DO, Pichard C. Age-related differences in fat-free mass, skeletal muscle, body cell mass and fat mass between 18 and 94 years. *Eur J Clin Nutr.* 2001; 55(8):663–672. https://doi.org/10.1038/sj.ejcn.1601198.
3. Delmonico MJ, Harris TB, Visser M, et al. Longitudinal study of muscle strength, quality, and adipose tissue infiltration. *Am J Clin Nutr.* 2009;90(6):1579–1585.
4. Clark BC, Manini TM. What is dynapenia? *Nutrition.* 2012;28(5): 495–503.
5. Duchowny KA, Clarke PJ, Peterson MD. Muscle weakness and physical disability in older Americans: longitudinal findings from the U.S. Health and Retirement Study. *J Nutr Health Aging.* 2018; 22(4):501–507.
6. Reid KF, Pasha E, Doros G, et al. Longitudinal decline of lower extremity muscle power in healthy and mobility-limited older adults: influence of muscle mass, strength, composition, neuromuscular activation and single fiber contractile properties. *Eur J Appl Physiol.* 2014;114(1):29–39. https://doi.org/10.1007/s00421-013-2728-2.
7. Elder CP, Apple DF, Bickel CS, et al. Intramuscular fat and glucose tolerance after spinal cord injury—a cross-sectional study. *Spinal Cord.* 2004;42:711–716.
8. Goodpaster BH, Krishnaswami S, Resnick H, et al. Association between regional adipose tissue distribution and both type 2 diabetes and impaired glucose tolerance in elderly men and women. *Diabetes Care.* 2003;26:372–379.
9. Yim JE, Heshka S, Albu J, et al. Intermuscular adipose tissue rivals visceral adipose tissue in independent associations with cardiovascular risk. *Int J Obes (Lond).* 2007;31:1400–1405.
10. Goodpaster BH, Carlson CL, Visser M, et al. Attenuation of skeletal muscle and strength in the elderly: the Health ABC Study. *J Appl Physiol.* 2001;90:2157–2165.

11. Visser M, Kritchevsky SB, Goodpaster BH, et al. Leg muscle mass and composition in relation to lower extremity performance in men and women aged 70 to 79: the Health, Aging and Body Composition Study. *J Am Geriatr Soc.*2002;50:897–904.

12. Visser M, Goodpaster BH, Kritchevsky SB, et al. Muscle mass, muscle strength, and muscle fat infiltration as predictors of incident mobility limitations in well-functioning older persons. *J Gerontol A Biol Sci Med Sci.* 2005;60:324–333.

13. Hilton TN, Tuttle LJ, Bohnert KL, et al. Excessive adipose tissue infiltration in skeletal muscle in individuals with obesity, diabetes mellitus, and peripheral neuropathy: association with performance and function. *Phys Ther.* 2008;88:1336–1344.

14. Miljkovic N, Lim JY, Miljkovic I, Frontera WR. Aging of skeletal muscle fibers. *Ann Rehabil Med.* 2015;39(2):155–162.

15. Lexell J. Human aging, muscle mass, and fiber type composition. *J Gerontol A Biol Sci Med Sci.* 1995;50(SpecNo):11–16.

16. Frontera WR, Hughes VA, Lutz KJ, et al. A cross-sectional study of muscle strength and mass in 45- to 78-yr-old men and women. *J Appl Physiol.* 1991;71:644–650.

17. Faulkner JA, Larkin LM, Claflin DR, et al. Age-related changes in the structure and function of skeletal muscles. *Clin Exp Pharmacol Physiol.* 2007;34:1091–1096.

18. Lexell J, Taylor CC, Sjostrom M. What is the cause of the ageing atrophy? Total number, size and proportion of different fiber types studied in whole vastus lateralis muscle from 15- to 83-year-old men. *J Neurol Sci.* 1988;84:275–294.

19. Hwee DT, Bodine SC. Age-related deficit in load-induced skeletal muscle growth. *J Gerontol A Biol Sci Med Sci.* 2009;64:618–628.

20. D'Antona G, Pellegrino MA, Adami R, et al. The effect of ageing and immobilization on structure and function of human skeletal muscle fibres. *J Physiol.* 2003;552:499–511.

21. Hook P, Sriramoju V, Larsson L. Effects of aging on actin sliding speed on myosin from single skeletal muscle cells of mice, rats, and humans. *Am J Physiol Cell Physiol.* 2001;280:C782–C788.

22. Hunter SK, Thompson MW, Ruell PA, et al. Human skeletal sarcoplasmic reticulum Ca2+ uptake and muscle function with aging and strength training. *J Appl Physiol.* 1999;86:1858–1865.

23. Payne AM, Zheng Z, Gonzalez E, et al. External Ca2+- dependent excitation–contraction coupling in a population of ageing mouse skeletal muscle fibres. *J Physiol.* 2004;560:137–155.

24. Narici MV, Maganaris CN. Adaptability of elderly human muscles and tendons to increased loading. *J Anat.* 2006;208:433–443.

25. Doherty TJ, Vandervoort AA, Brown WF. Effects of ageing on the motor unit: a brief review. *Can J Appl Physiol.* 1993;18:331–358.

26. Edstrom E, Altun M, Bergman E, et al. Factors contributing to neuromuscular impairment and sarcopenia during aging. *Physiol Behav.* 2007;92:129–135.

27. Essen-Gustavsson B, Borges O. Histochemical and metabolic characteristics of human skeletal muscle in relation to age. *Acta Physiol Scand.* 1986;126:107–114.

28. Gibson MC, Schultz E. Age-related differences in absolute numbers of skeletal muscle satellite cells. *Muscle Nerve.* 1983;6:574–580.

29. Carosio S, Berardinelli MG, Aucello M, et al. Impact of ageing on muscle cell regeneration. *Ageing Res Rev.* 2011;10(1):35–42.

30. Hepple RT, Rice CL. Innervation and neuromuscular control in ageing skeletal muscle. *J Physiol.* 2016;594(8):1965–1978.

31. Verdijk LB, Gleeson BG, Jonkers RA, et al. Skeletal muscle hypertrophy following resistance training is accompanied by a fiber type-specific increase in satellite cell content in elderly men. *J Gerontol A Biol Sci Med Sci.* 2009;64:332–339.

32. Hasten DL, Pak-Loduca J, Obert KA, et al. Resistance exercise acutely increases MHC and mixed muscle protein synthesis rates in 78-84 and 23-32 yr olds. *Am J Physiol Endocrinol Metab.* 2000;278:E620–E626.

33. Rooyackers OE, Adey DB, Ades PA, et al. Effect of age on in vivo rates of mitochondrial protein synthesis in human skeletal muscle. *Proc Natl Acad Sci U S A.* 1996;93: 15364–15369.

34. Yarasheski KE, Welle S, Nair KS. Muscle protein synthesis in younger and older men. *JAMA.* 2002;287:317–318.

35. Katsanos CS, Kobayashi H, Sheffield-Moore M, et al. A high proportion of leucine is required for optimal stimulation of the rate of muscle protein synthesis by essential amino acids in the elderly.*AmJ Physiol EndocrinolMetab.* 2006;291:E381–E387.

36. Paddon-Jones D, Sheffield-Moore M, Zhang XJ, et al. Amino acid ingestion improves muscle protein synthesis in the young and elderly. *Am J Physiol Endocrinol Metab.* 2004;286:E321–E328.

37. Volpi E, Sheffield-Moore M, Rasmussen BB, et al. Basal muscle amino acid kinetics and protein synthesis in healthy young and older men. *JAMA.* 2001;286:1206–1212.

38. Delbono O. Molecular mechanisms and therapeutics of the deficit in specific force in ageing skeletal muscle. *Biogerontology.* 2002;3: 265–270.

39. Gonzalez E, Delbono O. Age-dependent fatigue in single intact fast- and slow fibers from mouse EDL and soleus skeletal muscles. *Mech Ageing Dev.* 2001;122:1019–1032.

40. Brooks SV, Faulkner JA. Skeletal muscle weakness in old age: underlying mechanisms. *Med Sci Sports Exerc.* 1994;26:432–439.

41. Frontera WR, Hughes VA, Fielding RA, et al. Aging of skeletal muscle: a 12-yr longitudinal study. *J Appl Physiol.* 2000;88:1321–1326.

42. Frontera WR, Suh D, Krivickas LS, et al. Skeletal muscle fiber quality in older men and women. *Am J Physiol Cell Physiol.* 2000;279: C611–C618.

43. Christou EA. Aging and variability of voluntary contractions. *Exerc Sport Sci Rev.* 2011;39(2):77–84.

44. Klass M, Baudry S, Duchateau J. Voluntary activation during maximal contraction with advancing age: a brief review. *Eur J Appl Physiol.* 2007;100:543–551.

45. Marcus RL, Addison O, LaStayo PC. Intramuscular adipose tissue attenuates gains in muscle quality in older adults at high risk for falling. A brief report. *J Nutr Health Aging.* 2013;17(3):215–218.

46. Moore AZ, Caturegli G, Metter EJ, et al. Difference in muscle quality over the adult life span and biological correlates in the Baltimore Longitudinal Study of Aging. *J Am Geriatr Soc.* 2014;62(2): 230–236.

47. McMurray RG, Soares J, Caspersen CJ, McCurdy T. Examining variations of resting metabolic rate of adults: a public health perspective. *Med Sci Sports Exerc.* 2014;46(7):1352–1358.

48. Krems C, Luhrmann PM, Strassburg A, et al. Lower resting metabolic rate in the elderly may not be entirely due to changes in body composition. *Eur J Clin Nutr.* 2005;59:255–262.

49. He Q, Heshka S, Albu J, et al. Smaller organ mass with greater age, except for heart. *J Appl Physiol.* 2009;106:1780–1784.

50. Tessari P, Biolo G, Inchiostro S, et al. Effects of insulin on whole body and forearm leucine and KIC metabolism in type 1 diabetes. *Am J Physiol.* 1990;259:E96–E103.

51. Park SW, Goodpaster BH, Lee JS, et al. Excessive loss of skeletal muscle mass in older adults with type 2 diabetes. *Diabetes Care.* 2009;32(11):1993–1997.

52. Lalia AZ, Dasari S, Johnson ML, et al. Predictors of wholebody insulin sensitivity across ages and adiposity in adult humans. *J Clin Endocrinol Metab.* 2016;101(2):626–634.

53. Distefano G, Goodpaster BH. Effects of exercise and aging on skeletal muscle. *Cold Spring Harb Perspect Med.* 2018;8(3):a029785.

54. Liu H, Bravata DM, Olkin I, et al. Systematic review: the safety and efficacy of growth hormone in the healthy elderly. *Ann Intern Med.* 2007;146:104–115.

55. Chen Y, Zajac JD, MacLean HE. Androgen regulation of satellite cell function. *J Endocrinol.* 2005;186:21–31.

56. Fryburg DA. Insulin-like growth factor I exerts growth hormone- and insulin-like actions on human muscle protein metabolism. *Am J Physiol.* 1994;267:E331–E336.

57. Jacobsen DE, Samson MM, Kezic S, et al. Postmenopausal HRT and tibolone in relation to muscle strength and body composition. *Maturitas.* 2007;58:7–18.

58. Taaffe DR, Newman AB, Haggerty CL, et al. Estrogen replacement, muscle composition, and physical function: the Health ABC Study. *Med Sci Sports Exerc.* 2005;37:1741–1747.

59. Galvao DA, Taaffe DR, Spry N, et al. Exercise can prevent and even reverse adverse effects of androgen suppression treatment in men with prostate cancer. *Prostate Cancer Prostatic Dis.* 2007;10: 340–346.

60. Skinner JW, Otzel DM, Bowser A, et al. Muscular responses to testosterone replacement vary by administration route: a systematic review and meta-analysis. *J Cachexia Sarcopenia Muscle.* 2018;9(3): 465–481.

61. Visser M, Deeg DJ, Lips P. Low vitamin D and high parathyroid hormone levels as determinants of loss of muscle strength and muscle mass (sarcopenia): the Longitudinal Aging Study Amsterdam. *J Clin Endocrinol Metab.* 2003;88:5766–5772.

62. Zamboni M, Zoico E, Tosoni P, et al. Relation between vitamin D, physical performance, and disability in elderly persons. *J Gerontol A Biol Sci Med Sci.* 2002;57:M7–M11.

63. Wicherts IS, van Schoor NM, Boeke AJ, et al. Vitamin D status predicts physical performance and its decline in older persons. *J Clin Endocrinol Metab.* 2007;92:2058–2065.

64. Bischoff-Ferrari HA, Dietrich T, Orav EJ, et al. Higher 25-hydro-xyvitamin D concentrations are associated with better lower-extremity function in both active and inactive persons aged > or =60 y. *Am J Clin Nutr.* 2004;80:752–758.

65. Szulc P, Munoz F, Marchand F, et al. Role of vitamin D and parathyroid hormone in the regulation of bone turnover and bone mass in men: the MINOS study. *Calcif Tissue Int.* 2003;73:520–530.

66. Bischoff-Ferrari HA, Dietrich T, Orav EJ, et al. Positive association between 25-hydroxyvitamin D levels and bone mineral density: a population-based study of younger and older adults. *Am J Med.* 2004;116:634–639.

67. Bischoff-Ferrari HA, Dawson-Hughes B, Willett WC, et al. Effect of vitamin D on falls: a meta-analysis. *JAMA.* 2004;291:1999–2006.

68. Reed T, Fabsitz RR, Selby JV, et al. Genetic influences and grip strength norms in the NHLBI twin study males aged 59-69. *Ann Hum Biol.* 1991;18:425–432.

69. Beaudart C, Buckinx F, Rabenda V, et al. The effects of vitamin D on skeletal muscle strength, muscle mass, and muscle power: a systematic review and meta-analysis of randomized controlled trials. *J Clin Endocrinol Metab.* 2014;99(11):4336–4345.

70. Prince RL, Dick I, Devine A, et al. The effects of menopause and age on calcitropic hormones: a cross-sectional study of 655 healthy women aged 35 to 90. *J Bone Miner Res.* 1995;10:835–842.

71. Need AG, Horowitz M, Morris HA, et al. Vitamin D status: effects on parathyroid hormone and 1, 25-dihydroxyvitamin D in postmenopausal women. *Am J Clin Nutr.* 2000;71:1577–1581.

72. Lips P. Vitamin D deficiency and secondary hyperparathyroidism in the elderly: consequences for bone loss and fractures and therapeutic implications. *Endocr Rev.* 2001;22:477–501.

73. Souberbielle JC, Cormier C, Kindermans C, et al. Vitamin D status and redefining serum parathyroid hormone reference range in the elderly. *J Clin Endocrinol Metab.* 2001;86:3086–3090.

74. Stein MS, Wark JD, Scherer SC, et al. Falls relate to vitamin D and parathyroid hormone in an Australian nursing home and hostel. *J Am Geriatr Soc.* 1999;47:1195–1201.

75. Joborn C, Joborn H, Rastad J, et al. Maximal isokinetic muscle strength in patients with primary hyperparathyroidism before and after parathyroid surgery. *Br J Surg.* 1988;75:77–80.

76. Kristoffersson A, Bostrom A, Soderberg T. Muscle strength is improved after parathyroidectomy in patients with primary hyperparathyroidism. *Br J Surg.* 1992;79:165–168.

77. Chhetri JK, de Souto Barreto P, Fougere B, Rolland Y, Vellas B, Cesari M. Chronic inflammation and sarcopenia: a regenerative cell therapy perspective. *Exp Gerontol.* 2018;103:115–123.

78. Cesari M, Kritchevsky SB, Baumgartner RN, et al. Sarcopenia, obesity, and inflammation—results from the Trial of Angiotensin Converting Enzyme Inhibition and Novel Cardiovascular Risk Factors study. *Am J Clin Nutr.* 2005;82:428–434.

79. Schaap LA, Pluijm SM, Deeg DJ, et al. Inflammatory markers and loss of muscle mass (sarcopenia) and strength. *Am J Med.* 2006;119:526.e9–526.e17.

80. Visser M, Pahor M, Taaffe DR, et al. Relationship of interleukin-6 and tumor necrosis factor-alpha with muscle mass and muscle strength in elderly men and women: the Health ABC Study. *J Gerontol A Biol Sci Med Sci.* 2002;57: M326–M332.

81. Jo E, Lee SR, Park BS, Kim JS. Potential mechanisms underlying the role of chronic inflammation in age-related muscle wasting. *Aging Clin Exp Res.* 2012;24(5):412–422.

82. Yudkin JS, Kumari M, Humphries SE, et al. Inflammation, obesity, stress and coronary heart disease: is interleukin-6 the link? *Atherosclerosis.* 2000;148:209–214.

83. Ryan AS, Nicklas BJ. Reductions in plasma cytokine levels with weight loss improve insulin sensitivity in overweight and obese postmenopausal women. *Diabetes Care.* 2004;27:1699–1705.

84. Davison KK, Ford ES, Cogswell ME, et al. Percentage of body fat and body mass index are associated with mobility limitations in people aged 70 and older from NHANES III. *J Am Geriatr Soc.* 2002;50:1802–1809.

85. Baumgartner RN. Body composition in healthy aging. *Ann N Y Acad Sci.* 2000;904:437–448.

86. Baumgartner RN, Wayne SJ, Waters DL, et al. Sarcopenic obesity predicts instrumental activities of daily living disability in the elderly. *Obes Res.* 2004;12:1995–2004.

87. Goodpaster BH, Park SW, Harris TB, et al. The loss of skeletal muscle strength, mass, and quality in older adults: the health, aging and body composition study. *J Gerontol A Biol Sci Med Sci.* 2006;61:1059–1064.

88. Calvani R, Joseph AM, Adhihetty PJ, et al. Mitochondrial pathways in sarcopenia of aging and disuse muscle atrophy. *Biol Chem.* 2013;394(3):393–414.

89. Kent-Braun JA, Ng AV, Young K. Skeletal muscle contractile and noncontractile components in young and older women and men. *J Appl Physiol.* 2000;88:662–668.

90. Jubrias SA, Esselman PC, Price LB, et al. Large energetic adaptations of elderly muscle to resistance and endurance training. *J Appl Physiol.* 2001;90:1663–1670.

91. Fridovich I. Mitochondria: are they the seat of senescence? *Aging Cell.* 2004;3:13–16.

92. Barazzoni R, Short KR, Nair KS. Effects of aging on mitochondrial DNA copy number and cytochrome c oxidase gene expression in rat skeletal muscle, liver, and heart. *J Biol Chem.* 2000;275:3343–3347.

93. Melov S, Tarnopolsky MA, Beckman K, et al. Resistance exercise reverses aging in human skeletal muscle. *PLoS One.* 2007;2:e465.

94. Dupont-Versteegden EE. Apoptosis in muscle atrophy: relevance to sarcopenia. *Exp Gerontol.* 2005;40:473–481.

95. Siu PM. Muscle apoptotic response to denervation, disuse, and aging. *Med Sci Sports Exerc.* 2009.41(10):1876–1886.

96. Carmelli D, Reed T. Stability and change in genetic and environmental influences on hand-grip strength in older male twins. *J Appl Physiol.* 2000;89:1879–1883.

97. Huygens W, Thomis MA, Peeters MW, et al. Linkage of myostatin pathway genes with knee strength in humans. *Physiol Genomics.* 2004;17:264–270.

98. Arden NK, Spector TD. Genetic influences on muscle strength, lean body mass, and bone mineral density: a twin study. *J Bone Miner Res.* 1997;12:2076–2081.

99. Silventoinen K, Magnusson PK, Tynelius P, et al. Heritability of body size and muscle strength in young adulthood: a study of one million Swedish men. *Genet Epidemiol.* 2008;32:341–349.

100. Mascher H, Tannersfedt J, Brink-Elfegoun T, et al. Repeated resistance exercise training induces different changes in mRNA expression of MAFbx and MuRF-1 in human skeletal muscle. *Am J Physiol Endocrinol Metab.* 2008;294:E43–E451.

101. Colley RC, Garriguet D, Janssen I, Craig CL, Clarke J, Tremblay MS. Physical activity of Canadian adults: accelerometer results from the 2007 to 2009 Canadian Health Measures Survey. *Health Rep.* 2011;22(1):7–14.

102. Dogra S, Ashe MC, Biddle SJH, et al. Sedentary time in older men and women: an international consensus statement and research priorities. *Br J Sports Med.* 2017;51(21):1526–1532.

103. Harridge SD, Lazarus NR. Physical activity, aging, and physiological function. *Physiology (Bethesda).* 2017;32(2):152–161.

104. Pollock RD, O'Brien KA, Daniels LJ, et al. Properties of the vastus lateralis muscle in relation to age and physiological function in master cyclists aged 55-79 years. *Aging Cell.* 2018;17(2):e12735.

105. Law TD, Clark LA, Clark BC. Resistance exercise to prevent and manage sarcopenia and dynapenia. *Annu Rev Gerontol Geriatr.* 2016;36(1):205–228.

106. Galvao DA, Newton RU, Taaffe DR. Anabolic responses to resistance training in older men and women: a brief review. *J Aging Phys Act.* 2005;13:343–358.

107. Hunter GR, McCarthy JP, Bamman MM. Effects of resistance training on older adults. *Sports Med.* 2004;34:329–348.

108. Liu CJ, Latham NK. Progressive resistance strength training for improving physical function in older adults. *Cochrane Database Syst Rev.* 2009;(3):CD002759.

109. Phillips SM. Resistance exercise: good for more than just grandma and grandpa's muscles. *Appl Physiol Nutr Metab.* 2007;32:1198–1205.

110. Suetta C, Magnusson SP, Beyer N, et al. Effect of strength training on muscle function in elderly hospitalized patients. *Scand J Med Sci Sports.* 2007;17:464–472.

111. Frontera WR, Meredith CN, O'Reilly KP, et al. Strength conditioning in older men: skeletal muscle hypertrophy and improved function. *J Appl Physiol.* 1988;64:1038–1044.

112. Godard MP, Williamson DL, Trappe SW. Oral amino-acid provision does not affect muscle strength or size gains in older men. *Med Sci Sports Exerc.* 2002;34:1126–1131.

113. Kryger AI, Andersen JL. Resistance training in the oldest old: consequences for muscle strength, fiber types, fiber size, and MHC isoforms. *Scand J Med Sci Sports.* 2007;17:422–430.

114. Slivka D, Raue U, Hollon C, et al. Single muscle fiber adaptations to resistance training in old (>80 yr) men: evidence for limited

skeletal muscle plasticity. *Am J Physiol Regul Integr Comp Physiol.* 2008;295:R273–R280.

115. Hakkinen K, Alen M, Kallinen M, et al. Neuromuscular adaptation during prolonged strength training, detraining and re-strength-training in middle-aged and elderly people. *Eur J Appl Physiol.* 2000; 83:51–62.

116. Marcus RL, Smith S, Morrell G, et al. Comparison of combined aerobic and high-force eccentric resistance exercise with aerobic exercise only for people with type 2 diabetes mellitus. *Phys Ther.* 2008;88:1345–1354.

117. Taaffe DR, Henwood TR, Nalls MA, et al. Alterations in muscle attenuation following detraining and retraining in resistance-trained older adults. *Gerontology.* 2009;55:217–223.

118. de Vos NJ, Singh NA, Ross DA, et al. Optimal load for increasing muscle power during explosive resistance training in older adults. *J Gerontol A Biol SciMed Sci.* 2005;60:638–647.

119. Kalapotharakos VI, Michalopoulou M, Godolias G, et al. The effects of high- and moderate-resistance training on muscle function in the elderly. *J Aging Phys Act.* 2004;12:131–143.

120. Ades PA, Ballor DL, Ashikaga T, et al. Weight training improves walking endurance in healthy elderly persons. *Ann Intern Med.* 1996;124:568–572.

121. Hakkinen K, Pakarinen A, Kraemer WJ, et al. Selective muscle hypertrophy, changes inEMG and force, and serum hormones during strength training in older women. *J Appl Physiol.* 2001;91: 569–580.

122. Vincent KR, Braith RW, Feldman RA, et al. Resistance exercise and physical performance in adults aged 60 to 83. *J Am Geriatr Soc.* 2002;50:1100–1107.

123. Chodzko-Zajko WJ, Proctor DN, Fiatarone Singh MA, et al. American College of Sports Medicine position stand. Exercise and physical activity for older adults. *Med Sci Sports Exerc.* 2009;41: 1510–1530.

124. LaStayo P, Marcus R, Dibble L, Frajacomo F, Lindstedt S. Eccentric exercise in rehabilitation: safety, feasibility, and application. *J Appl Physiol.* 1985;116(11):1426–1434.

125. Hunter GR, Wetzstein CJ, McLafferty CL Jr, et al. Highresistance versus variable-resistance training in older adults. *Med Sci Sports Exerc* 2001;33:1759–1764.

126. Galvao DA, Taaffe DR. Resistance exercise dosage in older adults: single- versus multiset effects on physical performance and body composition. *J Am Geriatr Soc.* 2005;53:2090–2097.

127. Kumar V, Selby A, Rankin D, et al. Age-related differences in the dose-response relationship of muscle protein synthesis to resistance exercise in young and old men. *J Physiol.* 2009;587:211–217.

128. Hakkinen K, Newton RU, Gordon SE, et al. Changes in muscle morphology, electromyographic activity, and force production characteristics during progressive strength training in young and older men. *J Gerontol A Biol Sci Med Sci.* 1998;53:B415–B423.

129. Holviala JH, Sallinen JM, Kraemer WJ, et al. Effects of strength training on muscle strength characteristics, functional capabilities, and balance in middle-aged and older women. *J Strength Cond Res.* 2006;20:336–344.

130. Joseph LJ, Davey SL, Evans WJ, et al. Differential effect of resistance training on the body composition and lipoproteinlipid profile in older men and women. *Metabolism.* 1999;48:1474–1480.

131. Newton RU, Hakkinen K, Hakkinen A, et al. Mixed-methods resistance training increases power and strength of young and older men. *Med Sci Sports Exerc.* 2002;34:1367–1375.

132. Lemmer JT, Hurlbut DE, Martel GF, et al. Age and gender responses to strength training and detraining. *Med Sci Sports Exerc.* 2000;32: 1505–1512.

133. Macaluso A, De Vito G, Felici F, et al. Electromyogram changes during sustained contraction after resistance training in women in their 3rd and 8th decades. *Eur J Appl Physiol.* 2000;82:418–424.

134. Petrella JK, Kim JS, Tuggle SC, et al. Age differences in knee extension power, contractile velocity, and fatigability. *J Appl Physiol.* 2005;98:211–220.

135. Raue U, Slivka D, Minchev K, et al. Improvements in whole muscle and myocellular function are limited with highintensity resistance training in octogenarian women. *J Appl Physiol.* 2009; 106:1611–1617.

136. Foldvari M, Clark M, Laviolette LC, et al. Association of muscle power with functional status in community-dwelling elderly women. *J Gerontol A Biol Sci Med Sci.* 2000;55:M192–M199.

137. Skelton DA, Kennedy J, Rutherford OM. Explosive power and asymmetry in leg muscle function in frequent fallers and non-fallers aged over 65. *Age Ageing.* 2002;31:119–125.

138. Bean JF, Kiely DK, Herman S, et al. The relationship between leg power and physical performance in mobility-limited older people. *J Am Geriatr Soc.* 2002;50:461–467.

139. Earles DR, Judge JO, Gunnarsson OT. Velocity training induces power-specific adaptations in highly functioning older adults. *Arch Phys Med Rehabil.* 2001;82:872–878.

140. Ferri A, Scaglioni G, Pousson M, et al. Strength and power changes of the human plantar flexors and knee extensors in response to resistance training in old age. *Acta Physiol Scand.* 2003;177:69–78.

141. Reid KF, Callahan DM, Carabello RJ, et al. Lower extremity power training in elderly subjects with mobility limitations: a randomized controlled trial. *Aging Clin Exp Res.* 2008;20:337–343.

142. Gallagher D, Kuznia P, Heshka S, et al. Adipose tissue in muscle: a novel depot similar in size to visceral adipose tissue. *Am J Clin Nutr.* 2005;81:903–910.

143. Castaneda C, Gordon PL, Uhlin KL, et al. Resistance training to counteract the catabolism of a low-protein diet in patients with chronic renal insufficiency. A randomized, controlled trial. *Ann Intern Med* 2001;135(11):965–976.

144. Volpi E, Mittendorfer B, Wolf SE, et al. Oral amino acids stimulate muscle protein anabolism in the elderly despite higher first-pass splanchnic extraction. *Am J Physiol.* 1999;277:E513–E520.

145. Paddon-Jones D, Short KR, Campbell WW, et al. Role of dietary protein in the sarcopenia of aging. *Am J Clin Nutr.* 2008;87: 1562S–1566S.

146. Allen LH, Oddoye EA, Margen S. Protein-induced hypercalciuria: a longer term study. *Am J Clin Nutr.* 1979;32:741–749.

147. Hayashi Y. Application of the concepts of risk assessment to the study of amino acid supplements. *J Nutr.* 2003;133:2021S–2024S.

148. Campbell WW, Trappe TA, Wolfe RR, et al. The recommended dietary allowance for protein may not be adequate for older people to maintain skeletal muscle. *J Gerontol A Biol Sci Med Sci.* 2001;56: M373–M380.

149. Friedman AN. High-protein diets: potential effects on the kidney in renal health and disease. *Am J Kidney Dis.* 2004;44:950–962.

150. van Vliet S, Burd NA, van Loon LJ. The skeletal muscle anabolic response to plant- versus animal-based protein consumption. *J Nutr.* 2015;145(9):1981–1991.

151. Volpi E, Kobayashi H, Sheffield-Moore M, et al. Essential amino acids are primarily responsible for the amino acid stimulation of muscle protein anabolism in healthy elderly adults. *Am J Clin Nutr.* 2003;78:250–258.

152. Morton RW, Traylor DA, Weijs PJM, Phillips SM. Defining anabolic resistance: implications for delivery of clinical care nutrition. *Curr Opin Crit Care* 2018;24(2):124–130.

153. Morton RW, Murphy KT, McKellar SR, et al. A systematic review, meta-analysis and meta-regression of the effect of protein supplementation on resistance training-induced gains in muscle mass and strength in healthy adults. *Br J Sports Med.* 2018;52(6):376–384.

154. Liao CD, Tsauo JY, Wu YT, et al. Effects of protein supplementation combined with resistance exercise on body composition and physical function in older adults: a systematic review and meta-analysis. *Am J Clin Nutr.* 2017;106(4):1078–1091.

155. Symons TB, Vandervoort AA, Rice CL, et al. Effects of maximal isometric and isokinetic resistance training on strength and functional mobility in older adults. *J Gerontol A Biol Sci Med Sci.* 2005;60:777–781.

156. Phillips SM, Tipton KD, Aarsland A, et al. Mixed muscle protein synthesis and breakdown after resistance exercise in humans. *Am J Physiol.* 1997;273:E99–E107.

157. Biolo G, Maggi SP, Williams BD, et al. Increased rates of muscle protein turnover and amino acid transport after resistance exercise in humans. *Am J Physiol.* 1995;268:E514–E520.

Prejuízo do Controle Motor e Reabilitação Neurológica em Adultos Idosos

Catherine E. Lang e Marghuretta D. Bland

VISÃO GERAL DO CAPÍTULO

Introdução, 378
Danos comuns do controle motor, 378
  Paresia, 379
  Tônus anormal, 381
  Déficits de movimento
    fracionados, 382
  Ataxia, 383
  Hipocinesia, 383
  Perda somatossensorial, 383

Déficits da percepção, 384
Exame de pacientes com deficiências
  do controle motor, 384
Prognóstico e diagnóstico, 388
Plano de atendimento e abordagem de
  reabilitação, 392
Evidências atuais subjacentes às
  intervenções das deficiências do
  controle motor, 394

Considerações para intervenções
  nos membros superiores, 395
Considerações para intervenções
  específicas para tarefas de
  membros inferiores e
  marcha, 397
Resumo, 397
Agradecimentos, 397
Referências bibliográficas, 397

INTRODUÇÃO

O ser humano tem a capacidade de executar um enorme repertório de movimentos. Essa variedade de movimentos abrange atividades diárias típicas, como sentar, transferências e caminhadas, bem como uma infinidade de recursos especializados, como dançar, tocar piano e esquiar. Em comparação com crianças pequenas e adultos, os adultos idosos geralmente usam apenas uma fração de muitos movimentos possíveis. Cada movimento, independentemente de sua finalidade, pode ser pensado como um concerto de complexas ações musculares. Como as notas e instrumentos em um concerto musical, cada músculo usado no movimento deve ser ativado na *quantidade certa* e no *momento certo* para produzir um movimento coordenado. Alguns músculos fornecem a melodia (músculos agonistas e antagonistas), enquanto outros tocam em segundo plano (atividade muscular preparatória e/ou de apoio). O cérebro e a medula espinal são os instrumentos que tocam esse belo concerto de ações musculares. As deficiências no controle do motor são resultado de falhas desses instrumentos e entre esses instrumentos.

Este capítulo começa com uma discussão das deficiências de controle motor mais comumente observadas em adultos e seus mecanismos neurais. O capítulo é organizado ao redor das deficiências de controle motor, em vez de ao redor de diagnósticos médicos neurológicos. Os diagnósticos médicos associados a cada deficiência estão incluídos nas categorias de deficiência. Em seguida, são abordados o exame e a interpretação dos achados relacionados ao prejuízo do controle motor nos níveis de comprometimento e limitação de atividade. A seguir, o capítulo discute as questões relevantes para fazer prognósticos e diagnósticos do sistema de movimento humano em adultos com prejuízo do controle motor e conclui com informações sobre a intervenção e o tratamento para essas deficiências. A discussão e os exemplos neste capítulo frequentemente enfatizam o controle do movimento em pessoas com AVE, pois o AVE é a causa mais comum de deficiências do controle motor em idosos. É dada atenção especial ao controle do movimento dos membros superiores, visto que outros capítulos fornecem uma discussão detalhada sobre as considerações dos membros inferiores e do tronco relacionadas ao equilíbrio, mobilidade e marcha. As deficiências do controle motor em adultos geralmente resultam de uma doença ou condição de saúde e não do processo normal de envelhecimento. Na perspectiva dos autores, as deficiências do controle motor em idosos não são fundamentalmente diferentes das deficiências do controle motor em adultos mais jovens. O que pode ou não ser diferente nos adultos idosos são os objetivos de movimento que uma pessoa deseja alcançar e o estado de saúde do corpo com o qual ela está tentando alcançá-los (p. ex., outras comorbidades existentes).

DANOS COMUNS DO CONTROLE MOTOR

O controle motor é a capacidade de regular ou dirigir os movimentos.[1] O campo do controle motor concentra-se no estudo do movimento e no controle neural do movimento. O controle neural do movimento envolve a cooperação de numerosas estruturas dentro do sistema nervoso.

A Figura 17.1 fornece uma visão geral simplificada das estruturas neurais críticas associadas ao controle motor. As áreas corticais motoras incluem o córtex motor primário e as áreas motoras corticais não primárias, como as áreas pré-motoras e motoras suplementares, que trabalham juntas para planejar e executar movimentos voluntários. Eles se comunicam com a medula espinal e os músculos através do trato corticospinal. O trato corticospinal faz conexões diretas (monossinápticas) e indiretas (di ou polissinápticas) com os motoneurônios espinais que controlam os músculos do tronco e dos membros. O trato reticuloespinal auxilia o trato corticospinal na comunicação de informações de movimento das estruturas subcorticais para a medula espinal. O circuito da medula espinal inclui aferentes periféricos (neurônios sensoriais), interneurônios e motoneurônios que funcionam em conjunto com os comandos motores descendentes para produzir movimento. O principal papel do cerebelo é a coordenação e a correção do movimento. Os gânglios da base concentram a seleção dos movimentos desejados e inibe os movimentos concorrentes. As informações sensoriais sobre o corpo e o ambiente são usadas de maneira progressiva para planejar movimentos e como *feedback* sobre movimentos recentes ou em andamento. Essa visão geral fornece uma base para examinar as deficiências do controle motor.

As deficiências do controle motor em idosos resultam de condições de saúde do sistema nervoso central (SNC) que afetam preferencialmente essa população, como acidente vascular encefálico ou doença de Parkinson. O Boxe 17.1 lista as principais deficiências do sistema motor e sensorial que contribuem para os déficits do controle motor.

A Figura 17.2 é um modelo conceitual de como as deficiências do controle motor contribuem para as limitações de atividades e de participação em adultos. Na maioria das vezes, os pacientes apresentam vários comprometimentos do controle motor, representados por círculos cinza sobrepostos. A condição do SNC determinará o prognóstico de recuperação das deficiências do controle motor. As deficiências do controle motor podem limitar diretamente as atividades e restringir a participação. As limitações diretas de atividades associadas a deficiências de controle motor também levam a deficiências secundárias adicionais que afetam ainda mais a atividade e a participação. Por exemplo, a diminuição da resistência pode ocorrer na presença de paresia, quando o paciente apresenta dificuldade para deambular ou participar de programas de exercícios gerais. Além disso, a presença de deficiências comórbidas pode agravar ainda mais os problemas de movimento de um adulto idoso. As formas ovais que representam deficiências secundárias e comórbidas são grandes, representando a ideia de que esses são os alvos que podem ser passíveis de maior mudança com a reabilitação. O início de deficiências do controle motor com deficiências comórbidas preexistentes, como fraqueza muscular e dor em pessoas idosas, pode facilmente empurrá-los para baixo da "ladeira escorregadia", para a perda de independência com as atividades diárias.

Paresia

A deficiência motora mais comum é a paresia, compreendida como a capacidade reduzida de ativar voluntariamente os motoneurônios espinais. A paresia total é chamada "plegia", refletindo uma incapacidade completa de ativar voluntariamente os motoneurônios. No exame clínico, ela se manifesta como fraqueza durante o movimento em posições eliminadas pela gravidade, contra a gravidade e/ou contra a resistência manual. Paresia pode resultar de uma ampla gama de condições neurológicas, como acidente vascular encefálico, esclerose múltipla, paralisia cerebral, esclerose

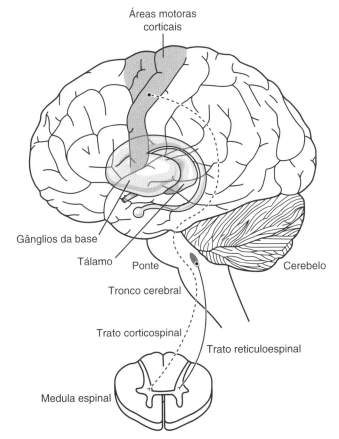

Áreas motoras corticais

Gânglios da base

Tálamo   Ponte   Cerebelo

Tronco cerebral

Trato corticospinal

Trato reticuloespinal

Medula espinal

Figura 17.1 Visão geral das estruturas neurais responsáveis pelo controle do movimento. O sistema corticospinal é composto por áreas corticais motoras, trato corticospinal e medula espinal.

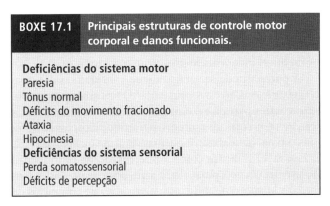

BOXE 17.1 | **Principais estruturas de controle motor corporal e danos funcionais.**

Deficiências do sistema motor
Paresia
Tônus normal
Déficits do movimento fracionado
Ataxia
Hipocinesia
Deficiências do sistema sensorial
Perda somatossensorial
Déficits de percepção

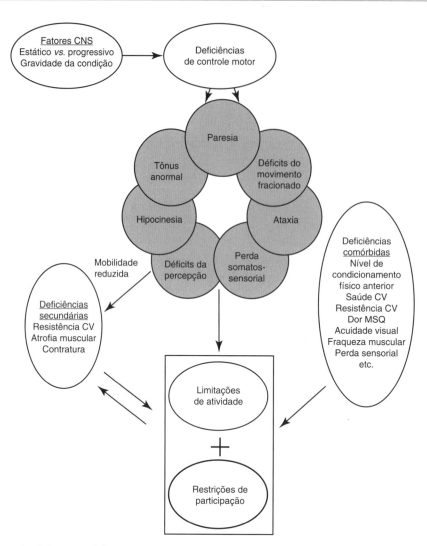

Figura 17.2 Modelo conceitual de como deficiências do controle motor levam a limitações de atividade e restrições de participação de movimento. Os pacientes geralmente apresentam várias deficiências de controle motor, representadas pelos círculos cinza sobrepostos. A condição do sistema nervoso central (SNC) determinará o prognóstico de recuperação. As deficiências do controle motor limitam diretamente as atividades e restringem a participação. A diminuição da mobilidade pode levar a deficiências secundárias que afetam ainda mais a atividade e a participação. Deficiências comórbidas podem agravar ainda mais os problemas de movimento. Os grandes ovais que representam deficiências secundárias e comórbidas indicam que essas podem ser as áreas mais suscetíveis a mudanças com a reabilitação. *CV*, cardiovascular; *MSQ*, musculoesquelético.

lateral amiotrófica, lesão cerebral traumática, síndrome de Guillain-Barré, neuropatia periférica, poliomielite, síndrome pós-pólio e lesão da medula espinal. A condição de saúde determinará a distribuição de paresia e outras deficiências de controle motor que as acompanham. Vários prefixos são usados com os termos *paresia* ou *plegia* para definir sua distribuição. Embora a maior parte do que sabemos sobre a paresia venha de estudos do acidente vascular encefálico, os mecanismos neurais subjacentes à paresia são os mesmos, independentemente de sua causa.

A paresia pode ser amplamente considerada um problema de execução do movimento.[2] O mecanismo primário subjacente à paresia é o dano ao sistema corticospinal, ou seja, as áreas corticais motoras, o trato corticospinal e a medula espinal (desenhado esquematicamente na Figura 17.1). A Figura 17.3 ilustra como a interrupção da estimulação do sistema corticospinal altera a ativação de unidades motoras, a ativação de músculos, a ativação de conjuntos de músculos e a capacidade de se mover.[3] Juntas, as mudanças na capacidade de ativar unidades motoras voluntariamente, músculos e conjuntos de músculos podem explicar muitas das alterações observadas e padrões de movimento compensatórios vistos em pessoas com paresia. Por exemplo, a diminuição da capacidade de ativar suficientemente os músculos extensores do quadril e do joelho ao mover-se da posição sentada para a posição em pé frequentemente resulta em aumento do tempo para completar a transferência, múltiplas tentativas e o uso de estratégias compensatórias. Da mesma forma, a observação comum da circundução do quadril no lado afetado de uma pessoa pós-AVE durante a fase de balanço da marcha é uma ação compensatória devido à falha em ativar os flexores de quadril e dorsiflexores de tornozelo com velocidade suficiente e tempo apropriado. Para movimentos dos membros superiores, a paresia resulta em movimentos de alcance e preensão mais lentos, menos precisos e menos eficientes.[4,5]

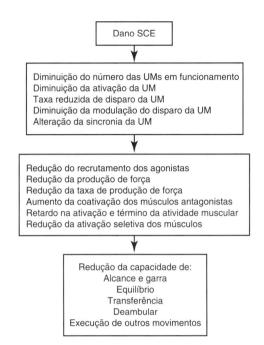

Figura 17.3 Esquema das relações entre danos ao sistema corticospinal (SCE), atividade da unidade motora (UM), atividade muscular e movimento. Danos ao SCE resultam em vários prejuízos no nível da UM (segunda caixa). As deficiências da UM, por sua vez, levam a deficiências na ativação muscular. Finalmente, os danos à ativação muscular se manifestam como limitações da atividade em muitos movimentos de interesse do fisioterapeuta.

A distribuição e a gravidade da paresia afetarão a capacidade de movimentação. Indivíduos com paresia mais leve terão movimentos que parecem normais ou quase normais. Indivíduos com paresia mais grave, ou plegia, podem não conseguir se mover. A paresia dos membros superiores resulta em limitações com atividades como tomar banho, vestir-se, limpar-se e alimentar-se. Paresia do tronco e membros inferiores resultam em limitações com transferências, equilíbrio, marcha e subir escadas. Mesmo a paresia leve pode limitar a capacidade de um atleta mais velho de participar de atividades esportivas e recreativas nos níveis anteriores de desempenho. Na presença de outras comorbidades que comumente ocorrem com a idade, a maneira pela qual a paresia afeta a atividade funcional frequentemente pode ser ampliada (ver Figura 17.2). Por exemplo, um idoso com osteoartrite pode já ter os músculos do quadríceps enfraquecidos devido à dor que levou à diminuição da mobilidade. Se esse indivíduo sofrer um acidente vascular encefálico, a fraqueza muscular relacionada à osteoartrite combinada com a paresia relacionada ao acidente vascular encefálico aumenta a dificuldade de gerar forças suficientes em taxas suficientes, mesmo no membro inferior menos afetado (ipsilateral à lesão) para atividades funcionais como subir escadas.

Tônus anormal

O tônus muscular anormal é outra deficiência comum do controle motor. O tônus muscular propriamente dito é a resistência do músculo ao alongamento ou ao alongamento passivo. Ele é resultado da inércia, da rigidez biomecânica intrínseca do músculo e do tecido conjuntivo, além da contração muscular residual. Existe uma ampla gama de tônus musculares normais observada em indivíduos saudáveis. O tônus muscular anormal pode ser dividido em duas categorias principais: hipotonicidade e hipertonicidade.

A hipotonicidade é a redução do tônus muscular. A flacidez é o caso extremo da hipotonicidade, em que ocorre uma perda completa do tônus muscular. Clinicamente, a hipotonicidade é aparente como uma redução da resistência ao movimento passivo e uma resposta reflexa de estiramento reduzida ou ausente. Os membros se movem com facilidade e as articulações costumam ser hiperextensíveis. A hipotonicidade é observada em uma variedade de condições, como lesão de nervo periférico, poliomielite e doenças neuromusculares degenerativas, e agudamente após acidente vascular encefálico que afeta o sistema corticospinal ou cerebelo. O mecanismo subjacente à hipotonicidade é um impulso neural reduzido ou ausente para o músculo.[6] No caso de lesão do nervo periférico, o músculo pode ter perdido sua inervação ou estar apenas parcialmente inervado. Nos casos em que a hipotonicidade é causada por danos no sistema nervoso central, são os motoneurônios espinais que estão danificados ou perderam suas principais vias de excitação (i. e., conexões corticospinais).

A hipertonia é o aumento do tônus muscular. Clinicamente, a hipertonia é aparente como aumento da resistência ao movimento passivo e aumento da resposta ao reflexo de estiramento. Os membros são mais difíceis de mover e pode não ser possível movê-los em toda a sua amplitude de movimento. Como a paresia, a hipertonicidade é observada em uma variedade de condições que causam danos ao sistema nervoso central, como acidente vascular encefálico (normalmente, a hipotonicidade é observada primeiro e, em seguida, a hipertonicidade se desenvolve após os primeiros dias ou semanas), lesão da medula espinal, lesão cerebral traumática, esclerose múltipla e paralisia cerebral.

A hipertonicidade é em grande parte resultado da perda da inibição supraespinal da medula espinal. Um fato frequentemente esquecido sobre o trato corticospinal é que 40% dele se origina no lobo parietal, e essas fibras são principalmente inibitórias.[2] Quando o lobo parietal e/ou o trato corticospinal são lesionados, a principal fonte de inibição espinal está ausente. Sem essa inibição, a resposta à estimulação aferente (p. ex., estimulação de fusos musculares, receptores cutâneos) é anormalmente excessiva. Isso se manifesta como aumento da resistência quando um músculo é alongado e aumenta ainda mais quando ele é alongado rapidamente.

A espasticidade é um tipo especial de hipertonia que tem sido objeto de considerável atenção por clínicos e pesquisadores de reabilitação. Ela é definida como uma resistência dependente da velocidade ao movimento passivo. A resistência frequentemente é mais forte em uma direção que em outra (p. ex., maior durante a extensão passiva do cotovelo *versus* flexão). A espasticidade deve ser diferenciada da rigidez pelo fato de que a rigidez não é dependente da velocidade (p. ex., a resistência é a mesma, independentemente da velocidade do movimento passivo) e é menos provável de ser direcionalmente dependente (p. ex., sente o mesmo durante a flexão e a extensão). Ao contrário da espasticidade, que surge após lesões do sistema corticospinal, acredita-se que a rigidez resulte de patologias de alterações dos gânglios da base.[7] A rigidez comumente é observada em pacientes nos estágios mais avançados da doença de Parkinson e em pacientes com distonias. O manejo clínico da rigidez geralmente faz parte do manejo farmacológico da condição de saúde subjacente.

Um aspecto particularmente desafiador da espasticidade é que ela varia dentro dos indivíduos no dia a dia e movimento a movimento.[8] Fatores como posição corporal, temperatura e a história recente de movimento nesse segmento influenciam o grau de espasticidade. Por exemplo, ao alongar repetidamente os músculos espásticos em determinada articulação, pode ocorrer redução progressiva da rigidez nos demais movimentos. A variabilidade na espasticidade dificulta a avaliação e o controle clínico.

É fundamental reconhecer que a hipertonia raramente é observada isoladamente (ver Figura 17.2). Normalmente, faz parte de um conjunto de deficiências, sendo a paresia uma delas. A condição de saúde subjacente causadora da lesão do sistema corticospinal afetará a gravidade e o padrão de hipertonia. Pessoas com lesão na medula espinal, por exemplo, geralmente apresentam níveis maiores de espasticidade que pessoas com acidente vascular encefálico. No AVE, a gravidade da espasticidade corresponde razoavelmente bem à gravidade da paresia.[9] Pacientes com paresia mais grave apresentam espasticidade mais grave, enquanto pacientes com paresia leve apresentam espasticidade mínima ou nenhuma espasticidade. De uma perspectiva neuroanatômica, isso é lógico porque tanto a paresia quanto a hipertonia são produtos de lesões no sistema corticospinal. Apesar da hipertonicidade (ou espasticidade) frequentemente estar relacionada ao grau de limitação da atividade, no momento geralmente é aceito que ela não é a causa das limitações da atividade. A melhor evidência disso vem de estudos do tratamento da espasticidade com toxina botulínica. A principal conclusão dessa coleção de estudos é que a toxina botulínica reduz a espasticidade nos músculos injetados, mas não melhora as capacidades funcionais.[10]

Déficits de movimento fracionados

O fracionamento do movimento é parte crítica de nossa capacidade de usar nossos membros, especialmente os braços e as mãos, para muitos movimentos grossos ou finos.[11] Uma capacidade reduzida de isolar ou fracionar o movimento limitará severamente a capacidade de realizar tarefas funcionais diárias. Uma variedade de patologias do sistema nervoso central que afetam o sistema corticospinal resulta em déficits de movimento fracionados, incluindo acidente vascular encefálico, lesão cerebral traumática, lesão da medula espinal, esclerose múltipla

e paralisia cerebral. Déficits de movimento fracionados também podem resultar de distúrbios de movimento menos comuns que afetam os gânglios da base, como distonia (discutida separadamente mais adiante).

Clinicamente, a capacidade de fracionar o movimento pode ser vista quando se pede ao paciente para mover um segmento isolado e manter outros segmentos adjacentes imóveis. A avaliação do fracionamento é mais comum nos dedos, em que os pacientes são solicitados a tocar a ponta do polegar na ponta de cada um dos outros dedos. A perda do movimento fracionado também ocorre em segmentos mais proximais. Isso pode ser avaliado pedindo aos pacientes que flexionem apenas o ombro ou o joelho e observando o que mais se move. Déficits de movimento fracionados podem ser vistos à medida que são flexionadas outras articulações distais e proximais à articulação-alvo ao mesmo tempo. Essa redução no movimento fracionado, particularmente em pacientes com acidente vascular encefálico, é igual às anormalidades de sinergia de movimento descritas há muitos anos por Brunnstrom.[12] Como na hipertonia, o grau de déficit de movimento fracionado está relacionado ao grau de fraqueza. Pacientes com paresia e hipertonia mais graves apresentam menos capacidade de fracionar o movimento, e pessoas com paresia mais leve e hipertonia mínima podem executar movimentos bem fracionados.[9]

A causa dos déficits de movimento fracionados é o dano ao sistema corticospinal, resultando em uma capacidade reduzida de ativar seletivamente os músculos.[2,3] O sistema corticospinal é o substrato neural que proporciona aos humanos a capacidade de executar seu extenso repertório de movimentos.[13] Com danos a esse sistema, é alterada a capacidade de ativar um músculo ou um conjunto específico de músculos exatamente no momento correto e apenas a quantidade certa. Por exemplo, ao ativar os músculos flexores do ombro para alcançar um objeto, os músculos abdutor do ombro, flexor do cotovelo, pronador do antebraço e os músculos flexores dos dedos também se ativam.[14,15] Da mesma forma, no membro inferior, a tentativa de flexão plantar do tornozelo pode resultar na extensão simultânea do joelho e do quadril. Assim como na paresia, os déficits do movimento fracionado resultam em limitações nas atividades da vida diária e na mobilidade.

Uma forma diferente de déficit do movimento fracionado é observada em pessoas com distonia. As distonias aparecem como contrações musculares involuntárias sustentadas, produzindo posturas anormais.[16] Pessoas com distonia podem apresentar uma distonia primária ou secundária que resulta de uma lesão no nascimento, acidente vascular encefálico, como efeito adverso de medicamentos antipsicóticos ou outra patologia do sistema nervoso central. Essa forma de déficit de movimento fracionado geralmente é resultado de patologia nos gânglios da base e suas estruturas associadas. Os gânglios da base são uma coleção de núcleos grandes e funcionalmente diversos localizados nas profundezas dos hemisférios cerebrais (ver Figura 17.1). Em relação ao controle do movimento, acredita-se que a via direta por meio dos gânglios da base enfoca a seleção do plano motor desejado, enquanto a via indireta inibe a seleção de planos motores indesejados.[7,17]

Uma hipótese geral dos níveis de sistema é que as distonias são causadas por via indireta subativa dos gânglios da base, resultando na redução da inibição do tálamo e na incapacidade de suprimir a atividade muscular indesejada. Portanto, as pessoas com distonia apresentam déficits de movimento fracionados porque muitos conjuntos de músculos estão ativados quase o tempo todo.

Ataxia

Ataxia é a falta de coordenação entre movimentos e/ou partes do corpo.[18] O termo *ataxia* frequentemente tem sido aplicado de forma ampla para se referir a qualquer movimento que seja até mesmo um pouco descoordenado. O termo é aplicado mais corretamente para movimentos específicos (p. ex., marcha atáxica) que apresentam os traços característicos da dismetria. A dismetria (imprecisão ao atingir um alvo) ocorre em duas formas: hipermetria, ou ultrapassagem do alvo pretendido, e hipometria, ou anteriormente ao alvo pretendido. Pessoas com ataxia tendem a fazer movimentos hipermétricos ao tentar mover-se rapidamente e movimentos hipométricos ao tentar mover-se lentamente.[19] Os movimentos hiper e hipométricos são mais facilmente vistos em movimentos como alcançar e caminhar. Ultrapassar ou não alcançar uma postura pretendida com o tronco também pode ser observado ao tentar controlar o equilíbrio. Ao decidir se a ataxia está presente, é importante não confundir ataxia com os problemas de coordenação observados que surgem de paresia e/ou déficits de movimento fracionados. Na presença de ataxia, a pessoa ainda terá a capacidade de se mover rapidamente (embora possa não decidir) e, normalmente, a ataxia parecerá pior nas velocidades de movimento mais rápidas.

A ataxia resulta de danos às vias aferentes e eferentes cerebelares e/ou às próprias estruturas cerebelares (ver Figura 17.1). As atrofias espinocerebelares são um grupo de doenças degenerativas progressivas cujo principal sintoma é a ataxia. Pessoas com outras condições neurológicas, como acidente vascular encefálico ou esclerose múltipla, também podem apresentar ataxia se o dano neurológico afetar o cerebelo, suas vias aferentes ou eferentes. Em casos raros, neuropatias periféricas de fibras grandes podem resultar em um tipo de ataxia sensorial que piora quando a informação visual não está disponível para auxiliar no controle do movimento.[20]

Uma das principais funções do cerebelo é prever as consequências sensoriais e motoras dos movimentos para gerar ações coordenadas de vários segmentos.[21,22] Um modo de fazer isso é prever e controlar as forças rotacionais geradas a partir do movimento de um segmento sobre outro.[21] Pessoas com ataxia têm dificuldade em controlar essas forças geradas pelo movimento rotacional, de modo que os movimentos são amplamente influenciados pelas forças rotacionais e não pelas ações musculares pretendidas. Por exemplo, ultrapassar um alvo durante o alcance rápido é, em grande parte, devido às forças rotacionais descontroladas geradas no ombro e cotovelo.[19] Da mesma forma, durante a caminhada, a flexão anormal da articulação do joelho durante a fase do balanço pode ser causada por forças rotacionais mal controladas, geradas pelo movimento de segmentos dos membros inferiores.[23] Muitas pessoas com ataxia aprendem a compensar movendo-se lentamente. Movimentos mais lentos resultam em forças rotacionais reduzidas porque essas forças dependem da velocidade e da aceleração. Muitas atividades diferentes podem ser limitadas pela ataxia. As mais destacadas delas, as que mais frequentemente levam as pessoas para a fisioterapia, são as limitações na marcha e no equilíbrio. Os déficits de marcha são mais imediatamente óbvios para os médicos e familiares, mas, curiosamente, os déficits de marcha são, muitas vezes, causados por dificuldades no controle do equilíbrio durante a marcha.[24]

Hipocinesia

A hipocinesia é um comprometimento do controle motor primário associado à doença de Parkinson, outras condições do tipo parkinsoniana e, às vezes, demência. É caracterizada por movimentos lentos (bradicinesia) ou nenhum movimento (acinesia). Na doença de Parkinson, a hipocinesia ocorre simultaneamente com o tremor em repouso e com a rigidez,[7] e é causada por dano aos gânglios da base e, na doença de Parkinson, pela perda das células dopaminérgicas da substância negra parte compacta. A hipótese geral subjacente à hipocinesia é que há uma via indireta hiperativa dos gânglios da base, resultando em inibição talâmica quase constante e na incapacidade de selecionar o plano motor desejado.[7] Clinicamente, a hipocinesia é observada como uma cocontração muscular frequente, em que há dificuldade de desativar os músculos que não são necessários e ativar os necessários para executar determinado movimento. Esses problemas musculares levam a uma postura flexionada para a frente com instabilidade e uma marcha lenta e arrastada. Pessoas com hipocinesia apresentam dificuldade para iniciar o movimento e podem "congelar" durante a ação.[7] A principal queixa de movimento do membro superior é tremor e uma caligrafia pequena, às vezes, ilegível (denominada "micrografia"). Instabilidade postural, déficits de marcha, tremor e micrografia irão piorar com a progressão da doença e conforme o manejo farmacológico se torna menos eficaz.

Perda somatossensorial

A perda somatossensorial é uma deficiência comum em adultos idosos, muitas vezes resultando em alteração do controle motor. Além do envelhecimento normal, a perda somatossensorial anormal pode ocorrer em muitas das mesmas condições mencionadas anteriormente, como acidente vascular encefálico, lesão da medula espinal, lesão cerebral traumática e esclerose múltipla. A perda somatossensorial anormal pode ter origem periférica ou central. Se for uma lesão de nervo periférico, o padrão de perda somatossensorial seguirá a distribuição do nervo, raiz ou ramo danificado. Se for causada por dano ao sistema nervoso central, sua distribuição será determinada pela condição subjacente. A perda somatossensorial é causada por danos em qualquer local ao longo das vias dos receptores somatossensoriais até as áreas corticais somatossensoriais no cérebro.

A principal consequência da perda somatossensorial no controle motor é a menor eficácia do monitoramento contínuo do movimento, perda de *feedback*. O sistema somatossensorial fornece *feedback* rápido e contínuo sobre as consequências do movimento.[25-27] Por exemplo, os receptores cutâneos nas pontas dos dedos podem fornecer *feedback* de que um copo cheio de água está escorregando. Essa informação resulta em maior excitação de neurônios na medula espinal e níveis corticais, resultando em um aumento da força de preensão que rapidamente impede o vidro de escorregar. O sistema visual pode compensar parcialmente, mas não totalmente, a deficiência de somatossensibilidade ao planejar movimentos.[28,29] No exemplo do copo de água, a perda somatossensorial significa que a pessoa detectaria que o vidro estava escorregando apenas se a atenção visual estivesse focada sobre o objeto. Mas no momento em que o deslize foi detectado visualmente e acionado, o vidro já pode ter caído. Assim, as pessoas com perda somatossensorial precisam contar muito com o sistema visual para planejar e monitorar os movimentos, os quais acabam sendo mais lentos; além disso, há uma resposta compensatória para se ajustar ao *feedback* visual mais lenta, isso piora nos pacientes com problemas de visão ou em condições visualmente perturbadoras. Embora a perda somatossensorial possa ocorrer isoladamente, geralmente é acompanhada por um ou mais dos outros comprometimentos do controle motor discutidos neste capítulo.

Déficits da percepção

Os déficits da percepção são outra deficiência sensorial que frequentemente resulta em problemas significativos de controle motor. Um dos déficits da percepção mais comuns observados em adultos idosos é a negligência hemiespacial após o AVE.[30] Como esse diagnóstico é tratado principalmente por terapeutas ocupacionais, o leitor é encaminhado a Corbetta[30] para uma revisão extensa. Outro déficit da percepção, a síndrome do empurrador, é um déficit perceptivo desafiador encontrado e tratado por fisioterapeutas.[31,32] As condições de saúde que causam a síndrome do empurrador incluem acidente vascular encefálico, lesão cerebral traumática e, em alguns casos, demência ou tumores cerebrais.[31,32] Pessoas com síndrome do empurrador secundária a um acidente vascular encefálico ou lesão cerebral, empurram com as extremidades não afetadas na direção ao lado afetado. Embora os mecanismos específicos permaneçam obscuros, uma hipótese atual que explica a síndrome do empurrador é que esses pacientes apresentam uma percepção distorcida da

orientação do corpo em relação à gravidade, apesar das vias aferentes visuais e vestibulares permanecerem intactas.[31] O empurrão para o lado afetado e a resistência à correção podem ser uma estratégia de controle compensatório para corrigir a incompatibilidade sensorial e da percepção. Felizmente, o cérebro parece ser capaz de se ajustar com a experiência (terapia), porque a síndrome do empurrador geralmente diminui com o tempo nos primeiros 1 a 2 meses após o AVE.[33] Se a síndrome do empurrador ocorrer secundariamente a uma condição degenerativa ou persistir por mais de 1 a 2 meses após uma lesão cerebral específica, o prognóstico de independência funcional é ruim.

As características mais comuns observadas em pacientes com síndrome do empurrador são postura corporal autosselecionada inclinada na direção do lado afetado, membros abduzidos e estendidos para o lado não afetado empurrando na direção do lado afetado e resistência à correção passiva da postura anormal. Esse fenômeno comportamental é distintamente diferente de outras deficiências de equilíbrio observadas em adultos idosos com acidente vascular encefálico ou lesão cerebral traumática, em que a presença de paresia e a redução que a acompanha na capacidade de ativar os músculos no momento certo e na quantidade certa resultam na incapacidade de manter o corpo na postura ereta, estando o paciente sentado ou em pé. A síndrome do empurrador pode ocorrer na posição sentada, em pé, durante a deambulação ou mesmo em decúbito dorsal (resistência a rolar para o lado não parético). Nos casos mais graves, a pessoa será incapaz de manter uma posição sentada independente. Nos casos mais leves, o déficit só aparecerá durante a deambulação.

No acidente vascular encefálico, a síndrome do empurrador frequentemente é acompanhada por negligência hemiespacial do lado afetado do corpo, afasia, paresia e perda somatossensorial.[31,34] Curiosamente, a síndrome do empurrador frequentemente ocorre com déficits perceptivos, como negligência, se o hemisfério cerebral direito estiver danificado; ou com afasia, se o dano estiver no hemisfério cerebral esquerdo.[31,34] Além disso, a paresia nesses pacientes tipicamente é grave. Do ponto de vista da fisioterapia, a característica saliente em pacientes com síndrome de empurrador é que a resistência em sentar na postura ereta com apoio e resistir às correções posturais costuma ser um contribuinte mais significativo para déficits funcionais que paresia em um braço e uma perna.

EXAME DE PACIENTES COM DEFICIÊNCIAS DO CONTROLE MOTOR

O exame das deficiências do controle motor requer uma abordagem conceitual um pouco diferente do exame para problemas musculoesqueléticos. Isso ocorre porque as deficiências do controle motor aparecem mais comumente em grupos do que isoladamente. Por exemplo, uma pessoa com AVE apresenta maior probabilidade de desenvolver paresia, hipertonia e déficits fracionados de movimento do que uma paresia isolada. Durante um exame musculoesquelético, grande parte do esforço se concentra no comprimento muscular, força muscular e testes de mobilidade específicos para determinar as deficiências que contribuem para o problema musculoesquelético. Ao realizar um exame neurológico, as avaliações de comprometimento são detalhadas de forma diferente (p. ex., teste de grupos musculares *versus* músculos individuais), de modo que o foco está em determinar quais deficiências presentes estão contribuindo para a perda da atividade de movimento.[35] Grande parte do exame é dedicado à observação e avaliação dos movimentos funcionais. Além de julgar a capacidade de executar um movimento, a análise observacional é necessária para determinar como as deficiências podem estar associadas ou contribuindo para os déficits funcionais.

Os fisioterapeutas tradicionalmente enfatizam fortemente a avaliação das deficiências. Como resultado, os formulários de exame contêm campos para várias medidas de deficiência. Por exemplo, muitos formulários incluem campos para teste muscular manual de cada grupo de músculos dos membros superiores e inferiores, bem como todas as modalidades somatossensoriais em quatro ou mais locais em cada membro. A maioria das deficiências do controle motor decorre de danos ao sistema nervoso central, em que testar todos os músculos e todas as modalidades somatossensoriais geralmente é desnecessário e uma perda de tempo. (Observe que há exceções a essa regra, como nos casos incomuns de lesão da medula espinal geriátrica, em que testes sensorimotores detalhados serão críticos.) A anatomia e a fisiologia dos sistemas motor e somatossensorial corticais e subcorticais são tão sofisticadas que os danos ao sistema nervoso central geralmente afetam muitos músculos, segmentos e frequentemente membros. Por exemplo, nunca se observaria uma pessoa com acidente vascular encefálico com paresia isolada nos abdutores do quadril esquerdo, mas, em vez disso, se observaria a paresia afetando todos os músculos do quadril, joelho e tornozelo do lado esquerdo. Da mesma forma, nunca se observaria uma pessoa com acidente vascular encefálico com perda da sensação do toque leve apenas em um dedo ou apenas no ombro. A perda da sensação do toque leve estaria presente em todo esse membro superior e coexistiria com a perda de outras modalidades somatossensoriais (p. ex., propriocepção). Os padrões de deficiências do controle motor, portanto, permitem que os fisioterapeutas avaliem com eficiência as principais deficiências que são críticas para a segurança, prognóstico e diagnóstico (ver Lang et al.[36] para descrição e justificativa de uma bateria de avaliação padronizada para AVE). Exames mais curtos reduzem a carga do teste sobre o paciente e o fisioterapeuta e permitem mais tempo para educação e tratamento.

O exame de fisioterapia tem dois objetivos importantes: (1) determinar o nível inicial de deficiência, atividade e participação para que o progresso futuro possa ser medido, ou seja, avaliação de resultados, e (2) para determinar o problema do sistema de movimento subjacente, ou seja, o diagnóstico do sistema de movimento. Alguns itens do exame podem servir para um objetivo ou outro,

enquanto outros itens podem servir para ambos os objetivos. A Tabela 17.1 lista e descreve resumidamente cada teste recomendado, especifica a deficiência motora abordada por cada teste e destaca questões salientes relacionadas a cada um. A primeira seção da Tabela 17.1 descreve os testes objetivos usados para determinar a presença e a gravidade das deficiências do controle motor. A segunda seção da Tabela 17.1 fornece uma lista de movimentos para análises observacionais. Frequentemente, a análise do movimento pode ser feita durante a administração de uma avaliação padronizada.

A avaliação da paresia é crítica porque a paresia é, na maioria das vezes, o comprometimento que causa perda de função.[37-39] O teste muscular manual é uma maneira fácil de avaliar a paresia. Conceitualmente, o teste muscular manual mede indiretamente a capacidade de ativar voluntariamente os grupos de motoneurônios espinais em determinado segmento. Um grande debate na comunidade da fisioterapia ao longo dos anos tem sido se alguém pode ou não testar a força de forma confiável na presença de déficits de movimento fracionados. Nas pessoas com acidente vascular encefálico, paralisia e déficits de movimento fracionados coexistem e a gravidade está altamente correlacionada.[9] Pessoas que não podem se mover muito, normalmente não podem se mover isoladamente, enquanto pessoas que podem se mover muito podem fazer movimentos fracionados. Assim, uma avaliação de quanto elas podem ativar unidades motoras em determinado segmento, como no teste muscular manual, pode fornecer informações suficientes sobre essas duas deficiências do controle motor. O teste muscular manual padrão no contexto do índice de motricidade é um modo útil para avaliar a paresia.[40] O índice de motricidade é uma das ferramentas preferidas para avaliações de pacientes pós-AVE, e é amplamente utilizado em todo o mundo na pesquisa e na prática clínica.[41] O benefício de usar o índice de motricidade[36] é que ele permite testar apenas três grupos musculares por membro, reduzindo o tempo de teste necessário. Também não requer equipamento ou critérios de pontuação difíceis. Uma medida mais antiga, a Avaliação Fugl-Meyer,[42a] também pode avaliar a paresia. Essa medida é mais comum em estudos de pesquisa, mas relativamente rara na prática clínica. Tanto o índice de motricidade quanto a Avaliação de Fugl-Meyer podem quantificar o comprometimento global dos membros. O índice de motricidade avalia a paresia, enquanto a Avaliação Fugl-Meyer mescla a avaliação da paresia e movimentos fracionados. Em uma clínica movimentada, o índice de motricidade pode ser mais útil porque leva menos tempo para administrar (5 *vs.* 30 minutos) e a escala de avaliação do teste muscular manual e as definições são familiares para a maioria dos médicos.[36] Um benefício adicional do índice de motricidade é que as pontuações são facilmente compreensíveis para os pacientes e suas

---

[a]N.R.T.: Há estudo de confiabilidade para sua aplicação no Brasil: Maki T, et al. Estudo de confiabilidade da aplicação da escala de Fugl-Meyer no Brasil. *Braz J Phys Ther.* 2006;10(2):177-183.

TABELA 17.1	Testes clínicos recomendados para avaliar presença, gravidade e consequências funcionais do dano ao controle motor.		
Teste	**Descrição (variação dos escores)**	**Dano avaliado**	**Comentários, interpretações, julgamentos***
Testes objetivos dos danos ao controle motor			
índice de motricidade[40]	O teste usa TMM padrão de três segmentos específicos dos MS e três segmentos do MI específicos para criar pontuações de MS e MI do déficit parético geral. Segmentos MS: abdução do ombro, flexão do cotovelo, garra da mão. Segmentos MI: flexão do quadril, extensão do joelho, dorsiflexão do tornozelo. Variação = 0 a 100 pontos	Paresia	Um benefício desse índice é que ele produz pontuações TMM padrão que são úteis na comunicação com outros profissionais e uma pontuação geral de membros que é útil na comunicação com os pacientes e famílias
Escala de Ashworth modificada[75]	O teste usa a amplitude passiva de movimentos de vários segmentos do MS e MI em velocidades variáveis. Variação = 0 a 4 pontos	Espasticidade	Raramente há necessidade de avaliar todos os segmentos, porque o grau de espasticidade varia entre segmentos (Lang et al., observações não publicadas). Para MS, a melhor escolha é o cotovelo porque, se houver espasticidade, ela será mais facilmente sentida no cotovelo
Oposição dedo-polegar	O paciente é solicitado a tocar o polegar nas pontas de cada dedo rapidamente. Pontuação com base no julgamento clínico do desempenho do movimento como incapaz, prejudicado ou normal	Déficits do movimento fracionado	Isso pode ser desnecessário porque é possível determinar a presença/ausência de déficits de movimento fracionados pela observação dos itens do índice de motricidade
Dedo-nariz[76]	O paciente é orientado para tocar no dedo do examinador e, em seguida, tocar seu próprio nariz cerca de 10 vezes rapidamente. Pontuação com base no julgamento clínico do desempenho do movimento como incapaz, prejudicado ou normal	Ataxia	Recomenda-se que esse teste seja ignorado se as medidas do índice de motricidade indicarem mais que uma paresia leve. Se administrado em pessoas com paresia moderada a grave, os déficits de coordenação são secundários à paresia
Movimentos rápidos alternados	O paciente é orientado para pronar e supinar rapidamente o antebraço por 10 a 20 s. Pontuação com base no julgamento clínico do desempenho do movimento como incapaz, prejudicado ou normal	Ataxia	Recomenda-se que esse teste seja ignorado se as medidas da ADM e/ou índice de motricidade indicarem mais que uma paresia leve. Se administrado a pessoas com paresia moderada a grave, os déficits de coordenação são secundários à paresia
Sensação de toque leve	O paciente é tocado levemente na ponta dos dedos/pé-tornozelo. Se afetadas unilateralmente, as sensações podem ser comparadas com o outro lado. Pontuações: presente, prejudicado ou ausente	Somatossensação	Pontuação recomendada como presente, prejudicada ou ausente. A perda da sensação de toque leve frequentemente indica perda de outras modalidades somatossensoriais, diminuindo a importância de testar as outras
Mesulam não estruturado[77,78]	O paciente marca todos os símbolos-alvo em um formulário de teste-padrão. Mais símbolos não marcados em um lado do papel em comparação com o outro indicam negligência. Um grande número geral de símbolos não marcados pode indicar déficits gerais de atenção. Intervalo = 0 a 30 falhas esquerda-direita	Déficits da percepção (negligência)	A negligência pode ser observada durante os movimentos funcionais e formalmente testada posteriormente ou, mais comumente, avaliada pela terapia ocupacional
Teste de propulsão lateral de Burke[79]	O paciente é avaliado em relação ao grau da capacidade de empurrar em cinco posições de teste: rolagem em decúbito dorsal, sentar, transferência, ficar em pé e deambular. Pontuações mais altas indicam déficits mais graves. Variação = 0 a 17	Déficits perceptivos (empurrar)	Recomendada administração após a avaliação observacional da postura, se necessário

(continua)

TABELA 17.1	Testes clínicos recomendados para avaliar presença, gravidade e consequências funcionais do dano ao controle motor. (*Continuação*)		
Teste	**Descrição (variação dos escores)**	**Dano avaliado**	**Comentários, interpretações, julgamentos***
Análises observacionais do movimento para detectar deficiências motoras[35]			
Observação de manipulação manual	Coloque um lápis na palma da mão do paciente. Peça a ele para manipulá-lo para escrever. O julgamento clínico se e como as deficiências de testes padronizados influenciam a tarefa funcional	Paresia Déficits de movimento fracionado	Recomendado para pacientes de nível mais elevados. Observe se há movimento suficiente e se o movimento do dedo é fracionado
Observação da postura	O paciente é solicitado a sentar (pés apoiados, sem apoio de MS) e ficar parado com os olhos abertos. Julgamento clínico se e como as deficiências de testes padronizados influenciam a tarefa funcional	Déficits de percepção	Observação incluída como uma avaliação para déficits de percepção e não se destina a ser uma avaliação formal do controle postural. Déficits da percepção estão presentes se a postura não estiver aproximadamente na linha média, desviada fortemente para um lado, e/ou resiste a correções para a linha média. Pacientes apenas com paresia e sem déficits de percepção não empurrarão ou resistirão à correção para a linha média
Observação de sentar para levantar	O paciente é orientado para se levantar da cabeceira da cama ou cadeira sem apoio do MS. Julgamento clínico se e como as deficiências de testes padronizados influenciam a tarefa funcional	Paresia Hipocinesia Déficits da percepção	*Paresia:* não consegue levantar a parte inferior do tronco da cadeira, não consegue estender os quadris/joelhos para ficar de pé, cai rapidamente se o suporte for removido, o desempenho diminui com a fadiga. *Hipocinesia:* movimentos preparatórios limitados ou lentos, cai lentamente se o suporte é removido, congela durante a tentativa. *Déficits de percepção:* muda para o lado mais fraco, afasta-se da linha média, resiste à correção para linha média
Observação de marcha	O paciente é solicitado a andar cerca de 10 m, virar e voltar. A assistência é fornecida conforme necessário. Julgamento clínico se e como as deficiências de testes padronizados influenciam a tarefa funcional	Paresia Déficits de movimento fracionado Ataxia Hipocinesia	*Paresia:* flexão lateral do tronco, flexão do quadril/tronco, hiperextensão do joelho, circundução da perna, dorsiflexão mínima, desempenho degradado com fadiga. *Déficits de movimento fracionados:* perna rígida, movimentos de MS(s) ao tentar dar um passo com MI. *Ataxia:* posicionamento variável do pé em ambas as direções A-P e M-L, linha de progressão variável, mudança limitada no desempenho com correções ou fadiga. *Hipocinesia:* movimentos preparatórios limitados ou lentos, lentidão ao iniciar passos, congela durante a tentativa

*Ver Academy of Neurologic PT (EDGE) para um resumo abrangente e interpretação das pontuações: http://www.neuropt.org/professional-resources/neurologysection-outcome-measures-recommendations

Nota: as medidas na metade superior da tabela são avaliações diretas dos danos. Nem todas as deficiências identificaram testes específicos. As medidas na metade inferior da tabela são observações de atividades nas quais as deficiências específicas e suas contribuições para a função podem ser identificadas.[55] A coluna Comentários, Interpretações, Julgamentos tem como objetivo destacar questões salientes e não pretende ser uma lista exaustiva.

A-P, anteroposterior; *MI*, membro inferior; *M-L*, mediolateral; *TMM*, teste muscular manual; *MS*, membro superior.

famílias – por exemplo, "A força da sua perna esquerda é cerca de 30% da sua perna direita".

Uma observação comum em adultos com problemas de controle motor é que os movimentos são lentos. O movimento lento é um achado consistente em populações de pacientes neurológicos por uma variedade de razões. Em pacientes com paresia, a lentidão é causada por déficits de ativação da unidade motora.[3] Nos pacientes com ataxia, a lentidão do movimento pode ser uma técnica compensatória para minimizar as forças rotacionais geradas a partir do movimento de um segmento em outro.[19,21]

Nos pacientes com perda somatossensorial, a lentidão de movimento também pode ser uma técnica compensatória, com ganho de tempo para acessar o *feedback* visual mais lento.[20] Nos pacientes com hipocinesia, a lentidão de movimento pode ser a característica marcante e um resultado da incapacidade de selecionar o programa motor desejado e desligar outros programas indesejados.[7] Assim, é mais útil observar as consistências e/ou inconsistências entre a lentidão do movimento observada e deficiências específicas do movimento, em vez de simplesmente registrar a presença de uma lentidão do movimento.

A avaliação dos resultados é uma parte fundamental do exame neurológico. Os testes recomendados para avaliar a atividade funcional incluem a Escala de Equilíbrio de Berg, o levantar e andar cronometrado (LAC),[b] o teste de velocidade de caminhada (normalmente acima de 10 metros), o teste de caminhada de 6 minutos (TC6M), o teste de braço de pesquisa de ação e a Medida Canadense de Desempenho Ocupacional (COPM). Os quatro primeiros são discutidos no Capítulo 7, sobre avaliação funcional. Os dois últimos são particularmente úteis para avaliar a atividade funcional dos membros superiores. O teste de braço de pesquisa de ação[43,44] é um teste avaliado por critério com 19 itens; a pontuação total varia de 0 a 57, com pontuações mais altas indicando melhor desempenho. A Medida Canadense de Desempenho Ocupacional[44,45] é uma avaliação de resultados individualizada que permite à pessoa identificar e depois medir o desempenho e a satisfação com o desempenho de atividades relevantes. Desempenho e satisfação são avaliados de 0 a 10, e as pontuações mais altas são melhores. Observe que essas avaliações capturam a capacidade para a função, que pode não ser a mesma que a função na vida diária fora da clínica ou laboratório.[46,47] Como qualquer população de pacientes, as medidas de desfecho para o indivíduo geriátrico com compromisso do controle motor precisam ser administradas no momento da avaliação inicial e, em seguida, periodicamente durante o curso do tratamento para determinar o progresso do paciente. Os resultados são avaliados de modo mais apropriado nos níveis de atividade e participação, mas também pode ser útil avaliar algumas medidas do nível de comprometimento. Os resultados dos itens de deficiência podem ser comparados aos resultados dos itens de atividade para confirmar ou refutar o julgamento inicial do fisioterapeuta sobre como as deficiências contribuíram para as limitações da atividade.

Além de deficiências de controle motor e limitações funcionais, a avaliação precisará cobrir outros domínios, como estado cognitivo e situação de vida, descritos em outros capítulos deste livro. Por último, é importante avaliar as deficiências secundárias indiretas que podem surgir das deficiências do controle motor. A presença de deficiências no controle motor leva, geralmente, à diminuição da mobilidade (ver Figura 17.2). A menor mobilidade resulta em deficiências secundárias, como contratura, atrofia muscular e descondicionamento cardiovascular. A presença e a gravidade das deficiências secundárias afetarão o processo de seleção do tratamento mais adequado e o sucesso do tratamento para um paciente individual.

PROGNÓSTICO E DIAGNÓSTICO

O diagnóstico médico do paciente é apenas parte da equação para determinar o plano de cuidados. O papel do fisioterapeuta é (1) compreender o diagnóstico médico,

(2) integrar o prognóstico e (3) conectar as deficiências avaliadas e as limitações da atividade para formular um diagnóstico do sistema de movimento.

Com base no exame do paciente, o prognóstico em adultos idosos com deficiências de controle motor é em grande parte uma função da condição médica subjacente. É útil pensar sobre o prognóstico com relação à condição médica *e* com relação à probabilidade de uma possível melhora com a intervenção de reabilitação. Com relação ao prognóstico médico, uma informação crítica é se a condição médica subjacente é progressiva ou não. Condições não progressivas incluem acidente vascular encefálico, lesão da medula espinal e lesão cerebral traumática. Condições progressivas incluem doença de Parkinson, esclerose múltipla e outras doenças neuromusculares degenerativas. Nas condições não progressivas, é mais provável que as deficiências melhorem logo após a lesão do que a longo prazo. Nas condições progressivas, espera-se que as deficiências piorem com o tempo. A natureza progressiva ou não progressiva da condição médica subjacente é um fator importante na seleção de intervenções apropriadas para pacientes individuais.

Dados epidemiológicos sobre prognósticos estão disponíveis para a maioria das condições de saúde. Após o AVE, a recuperação da paresia ocorre ao longo de um curso de tempo previsível, seguindo a chamada "história natural da doença". A Figura 17.4 ilustra o curso de tempo típico de recuperação da paresia no nível de comprometimento e atividade funcional, conforme observado em dados epidemiológicos após o AVE. A maioria dos dados epidemiológicos sobre a recuperação do AVE é de amostras de adultos idosos, com média de idade nas amostras de aproximadamente 65 anos. Em geral, a maior parte da recuperação motora ocorrerá nos três primeiros meses.[48,49] O padrão de recuperação é semelhante em adultos idosos e mais jovens com AVE, embora os adultos idosos (definidos como maiores de 75 anos nesse estudo) sejam menos propensos a recuperar a independência com as atividades básicas da vida diária e tenham menor probabilidade de voltar a viver em casa.[50] A razão para a independência limitada pode ser o aumento do número de deficiências comórbidas presentes em idosos (ver Figura 17.2). A gravidade inicial dos déficits paréticos é o melhor previsor de eventuais déficits motores e funcionais.[51–54] Aqueles indivíduos com déficits mais leves se recuperam mais rápida e completamente, enquanto aqueles com déficits mais graves se recuperam mais lentamente e em uma extensão muito menor (*detalhe*, Figura 17.4).[48] Com o propósito de prever a recuperação de pacientes individuais, o terapeuta deve reconhecer que os dados epidemiológicos fornecem o padrão típico de recuperação e que a maioria, mas não todos, dos pacientes seguirá um curso de mudanças de tempo semelhante. Existem vários previsores de resultados insatisfatórios consistentes pós-AVE que são úteis de procurar ao tentar determinar o prognóstico em indivíduos. Em primeiro lugar, quanto maior a quantidade de deficiências não motoras (p. ex., perda somatossensorial ou perda de campo visual) que acompanham os déficits motores (p. ex., paresia, déficit de movimento

---

[b]N.R.T.: No Brasil esse teste é, frequentemente, nomeado como em inglês: *Timed Up and Go* (TUG).

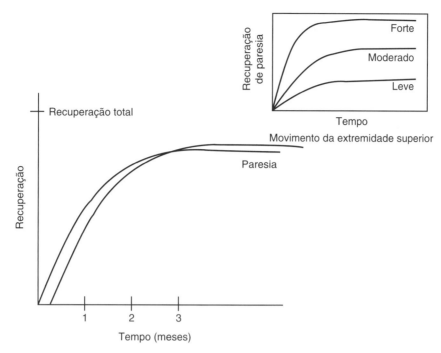

Figura 17.4 Esquema do curso de tempo de recuperação da paresia no nível de comprometimento e função, conforme derivado de dados epidemiológicos após o AVE. A recuperação da função normalmente retarda a recuperação dos déficits motores em cerca de 1 a 2 semanas, quando as formas das duas curvas de recuperação são muito semelhantes. A razão para o retardo e a forma semelhante pode ser porque, conforme a habilidade motora emerge, a prática do movimento é necessária para capitalizar a recuperação motora e incorporá-la às funções diárias. Detalhe: aqueles que são afetados de maneira mais leve irão se recuperar mais rapidamente e em maior extensão, enquanto aqueles que são afetados mais severamente irão se recuperar mais lentamente e em menor extensão.

fracionado), menor será a probabilidade de uma pessoa retornar à independência funcional.[55] Em segundo lugar, melhorias iniciais nas deficiências do controle motor indicam que uma pessoa tem maior probabilidade de atingir níveis mais elevados de independência.[49,56] E, em terceiro lugar, a presença de qualquer um dos seguintes sinais em 1 mês ou após esse período está associada a resultados funcionais ruins: nenhuma ou força de preensão mínima, ausência ou flexão mínima do ombro, ausência ou flexão mínima do quadril contra a gravidade e necessidade de ajuda para sentar.[37,53,57] A recuperação da função normalmente retarda a recuperação dos déficits motores em cerca de 1 a 2 semanas, e as formas das duas curvas de recuperação são muito semelhantes.[49] O motivo para o retardo e a forma semelhante pode ser que, conforme a habilidade motora emerge, a prática do movimento é necessária para capitalizar a recuperação motora e incorporá-la às funções diárias.

Com base nos dados epidemiológicos disponíveis em combinação com os resultados dos exames, existem modelos de previsão clínica para auxiliar na determinação da probabilidade de função. Os modelos mais robustos estão disponíveis para pessoas com acidente vascular encefálico. Para o membro superior, o modelo *Predict Recovery Potential 2* (PREP2) incorpora resultados do exame clínico (força) e medidas de estruturas neurais (potenciais evocados motores) para prever a função do membro superior em 3 meses após o AVE.[58,59] A primeira etapa é avaliar a força dos membros superiores em um grupo de músculos proximais e distais usando o procedimento de teste muscular manual comum nos primeiros dias após a AVE. Os dois grupos musculares testados no membro superior envolvido são os abdutores do ombro e os extensores dos dedos, sendo atribuída para cada grupo muscular uma pontuação de 0 a 5, em que 0 = flácido e 5 = força total. Se no terceiro dia pós-AVE uma pessoa apresentar um grau de força muscular combinado de cinco ou mais (somar as pontuações dos dois grupos musculares), então essa pessoa provavelmente terá um resultado excelente ou bom nos membros superiores. Se a força combinada for menor que cinco, a estimulação magnética transcraniana pode ser usada para examinar a integridade do trato corticospinal, gerando potenciais evocados motores no membro parético. Isso, em combinação com a gravidade do AVE inicial, pode prever resultados bons, limitados ou ruins para os membros superiores. Para os membros inferiores, se em 3 dias pós-AVE uma pessoa é capaz de sentar independentemente por 30 segundos e tem um índice de motricidade de ≥ 25 no membro inferior envolvido, ele ou ela provavelmente será um deambulador independente 6 meses após o AVE.[54] Da mesma forma, o algoritmo tempo para andar independentemente após o AVE (*Time to Walking Independently after Stroke* [TWIST]) prevê o tempo (6 ou 12 semanas) para andar com independência ou dependência pós-AVE.[60] Se em 1 semana após o AVE uma pessoa apresentar um bom controle do tronco (indicado pela capacidade de rolar para cada lado, sentar e sentar na beeirada da cama sem ajuda física), então ele ou ela provavelmente estará deambulando independentemente por 6 semanas.[40] Entretanto, se o controle

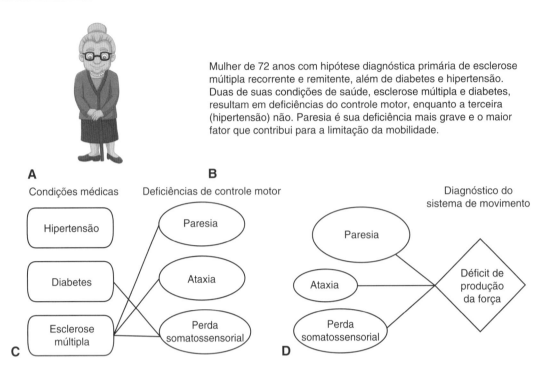

Mulher de 72 anos com hipótese diagnóstica primária de esclerose múltipla recorrente e remitente, além de diabetes e hipertensão. Duas de suas condições de saúde, esclerose múltipla e diabetes, resultam em deficiências do controle motor, enquanto a terceira (hipertensão) não. Paresia é sua deficiência mais grave e o maior fator que contribui para a limitação da mobilidade.

A Condições médicas

B Deficiências de controle motor

Diagnóstico do sistema de movimento

Hipertensão

Paresia

Diabetes

Ataxia

Esclerose múltipla

Perda somatossensorial

C

Paresia

Ataxia

Perda somatossensorial

Déficit de produção da força

D

Figura 17.5 Condições de saúde, deficiências de controle motor e diagnóstico do sistema de movimento para um caso clínico. **A.** Imagem do exemplo. **B.** Descrição do exemplo clínico. **C.** Mapa das relações entre suas condições de saúde e suas deficiências de controle motor. **D.** Mapa de como suas deficiências de controle motor contribuem para o diagnóstico do sistema de movimento. O tamanho da estrutura oval representa a gravidade da deficiência. A espessura da linha representa as observações e o julgamento do fisioterapeuta sobre como as deficiências contribuem para as limitações de atividade e restrições de participação.

do tronco for deficiente (conforme indicado pela necessidade de assistência física para realizar as atividades mencionadas), a presença de força extensora do quadril determinará se a pessoa será independente ou dependente para a deambulação 12 semanas pós-AVE. O uso desses modelos em combinação com o diagnóstico médico e os achados do exame pode ajudar os profissionais da saúde a estabelecerem um diagnóstico do sistema de movimento e orientar o plano de tratamento.

Os fisioterapeutas são especialistas em compreender o movimento humano devido à sua educação em todos os sistemas que contribuem para que ele ocorra. (p. ex., musculoesquelético, neurológico, cardiovascular). Embora esteja fora do escopo da prática fisioterapêutica diagnosticar a condição de saúde não relacionada a disfunções fisioterápicas, está dentro do escopo da prática diagnosticar o problema do sistema de movimento,[61] ou seja, diagnosticar as deficiências na função e estrutura do corpo que levam a limitações da atividade de movimento.

Atualmente, há apenas um conjunto publicado de diagnósticos do sistema de movimento para pessoas com deficiência do controle motor.[35,62] Esse sistema foi desenvolvido a partir de observação clínica sistemática e não foi testado empiricamente. Dentro desse sistema, existem oito diagnósticos distintos relacionados às deficiências do controle motor. Os nomes dos diagnósticos (rótulos) são derivados do compromisso que se acredita ser o principal contribuinte para os problemas de movimento.[35] Os oito diagnósticos dentro desse sistema e uma breve descrição de cada um são fornecidos na Tabela 17.2.

Um componente-chave desse sistema de diagnóstico é que ele reconhece que as deficiências do controle motor coocorrem. Os fisioterapeutas determinam um diagnóstico com base no comprometimento do controle motor que é considerado o *maior contribuinte* para a disfunção do movimento, em vez de ter que listar diagnósticos para todos os distúrbios do controle motor. Como tal, o sistema de diagnóstico fornece uma estrutura muito útil para raciocinar sobre como as deficiências do controle motor se apresentam e podem ser tratadas em adultos idosos. A estrutura mais formal é particularmente útil para os novatos, que iniciam suas jornadas na fisioterapia ou no tratamento de pacientes com disfunções neurológicas. O sistema fornece uma estrutura de como tratar e gerenciar as pessoas que se enquadram em cada categoria de diagnóstico. As ideias de gerenciamento que fundamentam essa estrutura serão discutidas nas próximas seções. Pesquisas adicionais sobre o diagnóstico do sistema de movimento são extremamente necessárias, para pessoas com ou sem deficiências de controle motor. Atualmente, há uma variedade de forças-tarefa da American Physical Therapy Association (APTA) reunidas para desenvolver e integrar diagnósticos do sistema de movimento à prática da fisioterapia e, nas próximas décadas, espera-se que uma variedade de abordagens de pesquisa possam ser usadas para refinar esses sistemas. O aspecto desafiador desse tipo de pesquisa é que requer um grande número de pacientes avaliados e tratados de forma padronizada e sistemática.

A Figura 17.4 ilustra um paciente com múltiplas condições de saúde e deficiências de controle motor e a relação

TABELA 17.2	Categorias diagnósticas de sistemas de movimentos[35] para danos ao controle motor.		
Diagnóstico do sistema de movimento	Deficiência primária do sistema de movimento	Descrição	Relação com deficiências neste capítulo
Déficit de coordenação do padrão de movimento	Coordenação entre segmentos e membros	Alteração do tempo e sequenciamento de tarefas que requerem movimento em vários segmentos ou várias partes do corpo	Nenhuma correspondência direta para uma deficiência específica. Os problemas de movimento observados nessa categoria diagnóstica geralmente resultam de paresia muito leve, perda somatossensorial ou outra imobilidade geral primária ou secundária
Déficit de produção de força	Fraqueza	A origem da fraqueza pode ser central (p. ex., paresia) ou periférica (p. ex., músculo, junção neuromuscular, nervo)	Paresia
Déficit de detecção sensorial	Perda sensorial	As sensações perdidas podem ser proprioceptivas, visuais e/ou vestibulares. A sensação perdida resulta em dificuldade de controle do movimento	Perda somatossensorial
Seleção sensorial e déficit de ponderação	Incapacidade de atender e ponderar informações sensoriais	Dificuldade em usar/escolher as informações sensoriais recebidas para planejar e executar movimentos	Nenhuma correspondência direta com qualquer déficit de controle do motor. Os problemas de movimento observados nessa categoria diagnóstica podem resultar da perda sensorial em uma ou mais modalidades. O problema do movimento ocorre principalmente com o controle postural
Déficit postural vertical	Alteração da percepção da orientação/postura corporal	Essa é a síndrome de empurrador no acidente vascular encefálico, em que a resistência à correção postural é medial/lateral. Em algumas condições, o empurrão foi observado na direção anterior/posterior	Déficit de percepção
Déficit do movimento fracionado	Incapacidade de fazer movimentos isolados	Esse diagnóstico sempre está associado a disfunções do sistema nervoso central	Déficit do movimento fracionado
Hipermetria	Ataxia	Esse diagnóstico geralmente está associado a danos no cerebelo ou em suas estruturas aferentes/eferentes	Ataxia
Hipocinesia	Lentidão para iniciar e executar o movimento, escassez de movimento	Frequentemente associada à doença de Parkinson e/ou demência	Hipocinesia

Observação: o diagnóstico identifica o principal problema que resulta na disfunção do movimento; isso não significa que outros problemas não estejam presentes. Observe que existem algumas pequenas diferenças na terminologia entre esse sistema e a maneira como as deficiências são discutidas neste capítulo. Essas diferenças são detalhadas na última coluna da tabela.

entre o diagnóstico médico, os achados do exame, o prognóstico e o diagnóstico do sistema de movimento. O clínico conceitua a relação entre diagnósticos médicos e achados de exames para determinar as deficiências com maior impacto na capacidade do paciente de interagir com o ambiente. Nesse caso, a paresia foi considerada como tendo a maior influência. Portanto, o diagnóstico do sistema de movimento é "déficit de produção de força". Esse diagnóstico ajudará o fisioterapeuta a determinar o foco da intervenção do paciente (i. e., melhorar a força conforme possível).

Somando tudo, existem três questões importantes (Boxe 17.2) a serem consideradas com cada paciente: (1) Qual é a probabilidade de alterações no controle motor? (2) Qual é a probabilidade de alterações funcionais? e (3) Qual é a probabilidade de que uma intervenção específica altere o resultado esperado? A primeira pergunta reflete sobre a condição de saúde. O controle motor pode piorar em condições progressivas, pode permanecer o mesmo em condições não progressivas crônicas ou pode melhorar em condições não progressivas agudas/subagudas. A segunda

---

BOXE 17.2	Questões-chave para guiar o prognóstico da reabilitação e as decisões de tratamento.

1. Qual é a probabilidade de alterações no controle do motor?
2. Qual é a probabilidade de alterações funcionais?
3. Qual é a probabilidade de uma intervenção específica mudar o resultado esperado?

---

questão é parcialmente, mas não totalmente, independente da primeira questão. Em muitos casos, as deficiências do controle motor não mudam, mas as limitações de atividades e de participação podem ser diminuídas. Por exemplo, a força de dorsiflexão do tornozelo pode não mudar em uma pessoa 2 anos após um AVE, mas uma órtese de tornozelo bem ajustada pode permitir o retorno à deambulação comunitária e às atividades voluntárias. Para os adultos idosos, existe um alto valor pessoal atribuído à retomada da participação em atividades de interesse. Ajudar a melhorar a participação pode melhorar a qualidade de vida e ajudar a promover um envelhecimento ideal.

A terceira questão talvez seja a mais importante e difícil de ponderar. Como fisioterapeutas, presume-se que as intervenções resultarão em melhores resultados. Porém, na realidade essa suposição raramente é testada em pacientes individuais. Por exemplo, é possível que a marcha de um paciente melhore ao longo da terapia porque ele ou ela deve andar do estacionamento e para o estacionamento para receber serviços e não por causa do curto tempo gasto praticando marcha durante a terapia. O propósito de fazer essa terceira pergunta não é argumentar contra o valor dos serviços de fisioterapia, mas nos forçar a examinar minuciosamente o valor de qualquer intervenção possível. Devido aos serviços limitados e às vidas ocupadas dos pacientes, cabe a nós usar os serviços com sabedoria. Tentar responder a essas três perguntas sobre cada paciente permitirá que sejam tomadas decisões sobre os objetivos do tratamento e se a abordagem para atingir os objetivos deve ser remediação ou compensação.

PLANO DE ATENDIMENTO E ABORDAGEM DE REABILITAÇÃO

A primeira decisão crítica sobre um plano de cuidados para lidar com deficiências de controle motor em adultos é determinar se deve ser usada uma abordagem corretiva (também chamada "restauração") ou uma abordagem compensatória para o tratamento. Uma abordagem corretiva visa restaurar a capacidade motora e função anteriormente perdidas. Uma abordagem compensatória visa maximizar a função dentro dos limites das habilidades motoras limitadas. Essa decisão importante é alcançada por meio da consideração cuidadosa do diagnóstico, exame e prognóstico. Por exemplo, em um adulto idoso com doença de Parkinson, a abordagem compensatória geralmente é a mais apropriada, visto que a disfunção motora do indivíduo deve piorar com o tempo. No tratamento do membro superior pós-AVE, uma

abordagem corretiva seria escolhida se o indivíduo sofreu um AVE menos de 3 meses antes *e* se houvesse movimento fracionado voluntário contra a gravidade em vários segmentos do membro superior.[10] Em contraste, uma abordagem compensatória seria escolhida para um paciente com mínimo ou nenhum movimento fracionado voluntário, seja logo após ou tardiamente após um AVE.[10] No caso da abordagem de remediação com o membro superior, a expectativa é que a terapia restaure um nível razoável de destreza para a mão. No caso da abordagem compensatória, a expectativa é que a fisioterapia ensine a pessoa a manter a saúde do membro (i. e., minimizar o desenvolvimento de contratura, edema e possíveis problemas de higiene) e permita que a mão seja usada como uma ajuda ou apoio nas atividades diárias.

Semelhante ao membro superior, o tratamento para o membro inferior (focado principalmente na marcha) pós-AVE segue o mesmo processo de pensamento. Uma abordagem corretiva para a marcha, em que a intenção é restaurar um padrão de marcha relativamente normal, seria escolhida se o indivíduo sofreu o AVE há menos de 3 meses *e* se houvesse movimento fracionado voluntário suficiente contra a gravidade em vários segmentos dos membros inferiores. Uma abordagem compensatória para a marcha seria escolhida para permitir a deambulação segura do paciente com mínimo ou nenhum movimento fracionado voluntário, seja no período inicial ou tardio após o AVE. Na abordagem compensatória, os terapeutas não se preocuparão com a qualidade do movimento (a menos que afete diretamente a segurança) e podem usar dispositivos auxiliares e/ou órteses. Ao monitorar de perto as capacidades motoras de cada paciente, o terapeuta pode determinar se a abordagem apropriada foi escolhida e pode estar preparado para adaptar as abordagens, se necessário.

Assim que a abordagem de tratamento é decidida, intervenções específicas podem ser escolhidas. As intervenções para o prejuízo do controle motor devem ser direcionadas para melhorar a função e não para melhorar as deficiências isoladamente. O suporte para intervenções que visam a atividades específicas e não suas deficiências subjacentes vem dos mecanismos subjacentes à aprendizagem motora e à neuroplasticidade e de pesquisas clínicas de reabilitação.[10,41,63]

Aprendizagem motora é a aquisição, modificação ou reaquisição do movimento.[1] *Neuroplasticidade* é um termo que indica que neurônios, conexões neurais e representações neurais são modificáveis.[64] Evidências de aprendizagem motora e estudos de neuroplasticidade sugerem que as alterações dependentes da experiência no sistema nervoso são exclusivos da estrutura neural usada durante a prática.[65-68] Os mecanismos de rede celular e neural que fundamentam o aprendizado e a plasticidade são ilustrados conceitualmente na Figura 17.6, que também exibe a potenciação a longo prazo, um pré-requisito para mudanças neurais associadas ao aprendizado. Com a potenciação a longo prazo, a resposta de um neurônio à estimulação é intensificada por meio de estímulos

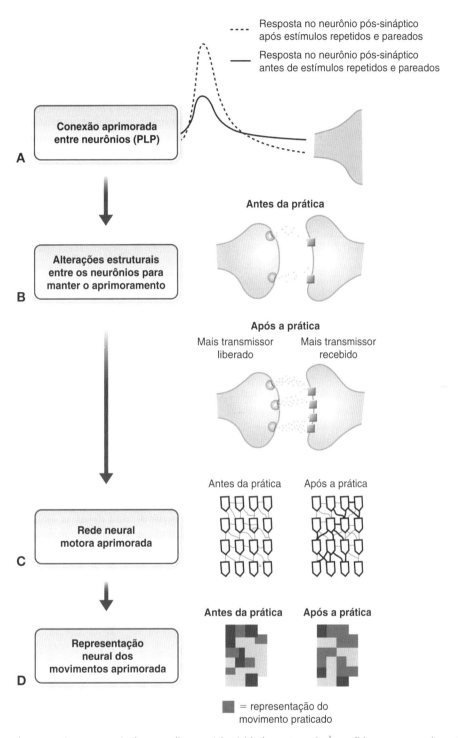

Figura 17.6 Esquema dos mecanismos neurais de aprendizagem/plasticidade motora. **A.** À medida que um movimento novo/desafiador é praticado em uma sessão, a conexão entre os neurônios que são ativados juntos é aprimorada. **B.** À medida que o movimento é praticado ao longo do tempo, as mudanças estruturais entre os dois neurônios tornam o realce mais permanente. **C.** Isso acontece com muitos pares de neurônios em todo o sistema motor, de modo que algumas conexões e combinações de neurônios na rede são aprimoradas seletivamente por meio da prática. **D.** As representações neurais de movimentos específicos (combinações de ações musculares) que são praticadas tornam-se aprimoradas. *PLP*, potenciação a longo prazo.

repetidos, com a prática repetida.[69] Se a estimulação repetida é mantida, como por meio da prática repetida ao longo de dias e semanas, então as sinapses entre os neurônios pré-sinápticos (aferentes) e os neurônios pós-sinápticos (eferentes) são remodeladas (Figura 17.6B). A remodelação resulta em mudanças estruturais que permitem que mais transmissores sejam liberados dos neurônios pré-sinápticos e mais transmissores sejam captados pelos neurônios pós-sinápticos. Esse processo não acontece apenas em um neurônio ou em um par de neurônios, mas em toda a rede específica de neurônios usada para executar esse movimento (Figura 17.6C). Assim, à medida que um movimento é praticado, as conexões dentro da rede que são críticas para sua execução são aprimoradas e outras conexões são deixadas sozinhas ou reduzidas. Por último, a representação neural do movimento praticado em particular é aprimorada (Figura 17.6D), e as representações neurais de movimentos não utilizados podem ser reduzidas.

Portanto, a especificidade das alterações neurais que ocorrem como resultado da prática/experiência suporta a importância da realização de tarefas específicas para otimizar a função em sistemas nervosos intactos e danificados. A prática de parte de um movimento isoladamente, como a flexão do quadril em pé, provavelmente não ativará *exatamente* a mesma rede de neurônios que é ativada ao tentar flexionar o quadril durante a marcha. Seguindo o processo na Figura 17.6, se um paciente não começar com a ativação da rede específica de neurônios necessária para a atividade de interesse, a rede necessária para a atividade desejada não será aumentada ou fortalecida. Essa é a razão científica pela qual os jogadores de basquete praticam lances livres para melhorar sua porcentagem de lances livres e não praticam apenas estender os braços ou flexionar o punho.

Evidências de estudos clínicos também suportam a ideia de que o treinamento de tarefas específicas é fundamental para a função. Em adultos idosos, a prática de equilíbrio melhora o equilíbrio, mas não a marcha, enquanto a prática de marcha melhora a marcha, mas não o equilíbrio.[70,71] Em pessoas com AVE, o treinamento específico para tarefas é amplamente considerado a melhor maneira de promover a recuperação funcional.[41] Além disso, o suporte para o treinamento de tarefas específicas em vez do treinamento baseado em deficiência vem de uma revisão recente da eficácia do treinamento de força e seu efeito na função pós-AVE.[39,41,63] O treinamento de força resulta em melhorias na força, mas só resulta em melhora na função se o treinamento de força é feito dentro do contexto de uma tarefa funcional.[39] Um excelente exemplo prático disso é treinar as transferências da posição sentada para em pé repetidamente e a partir de alturas de superfície que são cada vez mais difíceis. Na maioria dos pacientes, isso levará a melhores transferências da posição sentada para a em pé e ao aumento da força do quadríceps,[72] ao passo que o fortalecimento do quadríceps na posição sentada padrão sem sustentação de peso pode levar a um aumento da força do quadríceps, mas com pouca correspondência com a mobilidade funcional envolvendo quadríceps. Assim, as habilidades do fisioterapeuta são necessárias para estruturar apropriadamente o treinamento de tarefas específicas para lidar com a disfunção do movimento e seus comprometimentos subjacentes.

Vamos aplicar essas informações ao exemplo do caso anterior. Lembre-se de que o principal compromisso do controle motor para esse paciente foi fraqueza com um diagnóstico de *déficit de produção de força* pelo sistema de movimento. Se o objetivo da fisioterapia do paciente é fortalecer os músculos das extremidades inferiores para melhorar a velocidade de caminhada, o melhor modo de fortalecer os músculos do quadríceps é ativá-los durante a deambulação. Atividades como mobilização de arco longo do quadríceps com o paciente sentado, *leg press* ou transferências sentar/levantar podem melhorar alguns aspectos das deficiências, mas não a mobilidade para caminhar. Além disso, se o objetivo é melhorar a velocidade da caminhada em relação à resistência, o tratamento deve trabalhar especificamente para aumentar a velocidade da caminhada.

Em conjunto, a literatura mencionada sugere que as intervenções frequentemente devem focar mais no nível de atividade, e ocasionalmente, no nível de participação. Isso é verdade quer a abordagem de tratamento selecionada tanto na remediação como na compensação. Estabelecer o diagnóstico do sistema de movimento permite que uma intervenção focada seja selecionada. Por exemplo, a intervenção primária para melhorar a caminhada é o treinamento de marcha e não exercícios para lidar com a sustentação de peso, deslocamento de peso e força dos membros inferiores.[41] Se a abordagem for de compensação, como em uma pessoa com diagnóstico de déficit de movimento fracionado do sistema de movimento, então o tratamento específico se concentrará em deambular com segurança com qualquer padrão de marcha e com o uso de dispositivos auxiliares considerados apropriados. Se a abordagem for de remediação, como em uma pessoa com diagnóstico de déficit de produção de força no sistema de movimento, o tratamento específico atuará na retomada de um padrão de marcha mais normal. O papel do fisioterapeuta qualificado é projetar as atividades terapêuticas para atender aos objetivos específicos e desafiar as limitações e deficiências da atividade de cada paciente.

EVIDÊNCIAS ATUAIS SUBJACENTES ÀS INTERVENÇÕES DAS DEFICIÊNCIAS DO CONTROLE MOTOR

É importante ter em mente que as evidências estão continuamente emergindo e sendo refinadas. A maior parte do conhecimento sobre o tratamento de deficiências do controle motor vem de pessoas com AVE. Como as pessoas com AVE apresentam muitas das mesmas deficiências de controle motor que pessoas com outras condições de saúde, os leitores podem considerar a aplicação desses resultados a outras pessoas que podem ter deficiências de controle motor semelhantes, mas condições médicas diferentes.

Classificar por meio de todas as evidências disponíveis que suportam ou não uma intervenção específica para a mobilidade do membro superior ou inferior é uma tarefa pesada para o fisioterapeuta. Diretrizes de prática clínica[41] e revisões sistemáticas[63] são muito úteis, mas podem ficar desatualizadas rapidamente. É nossa grande sorte que uma sinopse excelente e atual para orientar o tratamento baseado em evidências seja fornecida gratuitamente pela Canadian Partnership for Stroke Recovery. É denominado *Evidence-Based Review of Stroke Rehabilitation* (EBRSR) e está disponível em http://www.ebrsr.com. O objetivo da EBRSR é fornecer uma revisão atualizada das evidências de reabilitação para o AVE de uma maneira facilitada ao fisioterapeuta, em que conclusões específicas podem ser usadas para orientar os cuidados de reabilitação pós-AVE.[10] Cada uma das 22 seções pode ser baixada separadamente em formato PDF. A primeira seção fornece uma introdução à EBRSR e sua metodologia sólida. Cada seção subsequente lida com uma área específica de reabilitação pós-AVE, incluindo uma seção sobre mobilidade e intervenções nos membros inferiores e outra nas intervenções nos membros superiores. Outras seções enfocam afasia, percepção, cognição, depressão e assim por diante. Uma característica importante da EBRSR é que ela resume todos os estudos relevantes, fornecendo conclusões clinicamente relevantes e o nível de evidência a partir do qual as conclusões são derivadas. Uma nova edição da EBRSR está disponível a cada ano, para que os estudos publicados recentemente sejam rapidamente incorporados aos resumos e conclusões. Um recurso adicional para as diretrizes de prática clínica para uma variedade de condições neurológicas está disponível no *site* da Academy of Neurologic Physical Therapy, em http://www.neuropt.org/professional-resources/anpt-clinical-practice-guidelines.

Como acontece com a maioria das evidências de reabilitação, as conclusões sobre intervenções em membros superiores e membros inferiores/marcha são dificultadas por amostras pequenas, medidas de resultados mistos e diferentes tratamentos de "controle".[73] Entretanto, houve grandes ganhos nas evidências disponíveis para tratar deficiências de controle motor e função.

Considerações para intervenções nos membros superiores

Devido aos limitados serviços de fisioterapia e a ênfase geral no treinamento de tarefas específicas, os fisioterapeutas enfrentam o dilema de determinar quais tarefas praticar e em quais contextos. Há um grande número de tarefas realizadas pelos membros superiores. Por exemplo, as pessoas geralmente têm uma rotina diária de higiene, que pode incluir de cinco a seis tarefas, como escovar os dentes, lavar o rosto, escovar o cabelo, fazer a barba e aplicar maquiagem. Se alguém multiplica o número de rotinas diárias pelo número de tarefas dentro de cada rotina, o resultado é um enorme número de tarefas dentro de contextos específicos que precisam ser realizadas por qualquer indivíduo diariamente. É impossível praticar todas as tarefas em seus contextos específicos.

Existem quatro componentes essenciais da maioria das tarefas de movimento dos membros superiores: alcançar, agarrar, mover ou manipular e soltar. Quase todas as tarefas funcionais do membro superior envolvem alguma combinação desses quatro componentes. O que varia ao longo do repertório de tarefas funcionais do membro superior é como as combinações dos componentes são unidas e as especificações do componente (p. ex., direção de

alcance, tipo de preensão, forças manipulativas necessárias). Por exemplo, ao comer, uma pessoa pega o garfo, agarra-o, manipula o garfo para pegar a comida, leva a comida e o garfo à boca, coloca o garfo de volta na mesa e solta o garfo. Ao abrir uma porta, uma pessoa se estica para a frente, agarra a maçaneta da porta, gira, empurra a porta e solta a maçaneta. Como a maioria dos estudos de generalização ocorre em adultos jovens saudáveis treinando tarefas laboratoriais altamente restritas, não se sabe como a prática e a melhoria de uma tarefa funcional (uma série de componentes) podem se traduzir ou generalizar para a melhoria de outras tarefas funcionais em populações de pacientes. A abordagem terapêutica atual é treinar um paciente em várias tarefas representativas de alto interesse com a intenção de que a capacidade funcional e habilidades de resolução de problemas adquiridas nas tarefas treinadas possam ser generalizadas para outras tarefas diárias. Por exemplo, se um paciente aprende a manipular melhor um garfo para comer, isso pode levar a uma melhor habilidade de manuseio com vários utensílios.

O papel do terapeuta responsável pelo tratamento é selecionar tarefas específicas dos membros superiores para praticar que são funcionalmente importantes para o paciente que recebe o tratamento e que desafiam, mas não sobrecarregam, as habilidades motoras do paciente. A maneira mais fácil de determinar quais tarefas são importantes para o paciente é perguntar diretamente a ele. Uma maneira mais formal de determinar tarefas específicas para o membro superior é com a Medida Canadense de Desempenho Ocupacional[45] (COPM, do inglês *Canadian Occupational Performance Measure*, mencionada anteriormente) ou outras ferramentas semelhantes. A COPM começa com uma entrevista semiestruturada e pede que a pessoa identifique as atividades funcionais que são difíceis. Uma vez que o paciente identificou as tarefas que ele está mais interessado em melhorar, o fisioterapeuta e o paciente podem resolver o problema juntos para se certificar de que a tarefa e o objetivo são realistas, de acordo com a capacidade motora do paciente. Por exemplo, considere uma mulher de 70 anos com história de hemiparesia direita 1 ano após um AVE. Suas capacidades motoras incluem a habilidade de flexionar parcialmente o ombro direito contra a gravidade, uma pontuação do índice de motricidade do membro superior de 48/100 e uma pontuação do teste de braço de pesquisa de ação de 14/57. A pontuação de 14/57 indica uma habilidade muito básica de alcançar, agarrar e soltar os objetos mais fáceis, sem a habilidade de moldar a mão, abrir bem os dedos ou manipular objetos. Coletivamente, essa informação indica que ela faz e, provavelmente, continuará fazendo uso limitado do membro superior afetado. Se ela identificar que deseja recuperar o uso normal e hábil com sua mão direita (anteriormente dominante), é fundamental ter uma conversa que a ajude a identificar objetivos mais realistas, devido ao seu prognóstico e capacidades motoras atuais. Um conjunto mais realista de objetivos funcionais para ela se concentraria em aprender a usar o lado direito afetado como uma ajuda durante tarefas bilaterais, como segurar uma garrafa de água com o braço direito enquanto a mão esquerda abre a garrafa.

Uma vez que uma tarefa de interesse é identificada, o fisioterapeuta precisa organizar criativamente a tarefa para desafiar repetidamente, mas não sobrecarregar, as habilidades motoras atuais do paciente. Se a tarefa for muito fácil, a prática se tornará mecânica. Se a tarefa for muito difícil, o paciente pode ficar frustrado rapidamente. Uma tarefa de movimento que leva de 1 a 2 segundos é, provavelmente, muito fácil, enquanto uma tarefa que leva 30 segundos ou mais pode ser muito difícil. Com base em nossas observações clínicas, uma regra útil pode ser classificar a tarefa de forma que leve entre 6 e 15 segundos para completar uma repetição. Na nossa experiência, isso permite que o paciente julgue facilmente o sucesso ou o fracasso e evita que o paciente fique muito frustrado. Um exemplo de tarefa que interessa a muitos pacientes e é facilmente avaliada é colocar e tirar latas de uma prateleira. Essa tarefa incorpora os componentes essenciais de alcançar, agarrar, mover/manipular e soltar. Na vida cotidiana, é semelhante a muitos movimentos necessários para funcionar bem em cozinhas, banheiros e oficinas. A dificuldade da tarefa pode ser aumentada ou diminuída mudando o tamanho da lata, peso, localização inicial, localização final, e se o paciente está ou não sentado ou em pé enquanto executa a tarefa. Com várias repetições de uma tarefa como essa, pode-se entender como deficiências como diminuição de movimento (mudar de local), força (mudar de peso) ou resistência (aumentar as repetições, fazer o paciente ficar de pé) podem ser tratadas de uma maneira específica. À medida que o paciente melhora, a tarefa pode ser graduada para desafiar e melhorar continuamente suas capacidades motoras.

Em uma clínica movimentada, não é possível ter a configuração e o equipamento para praticar todas as tarefas possíveis nos membros superiores. Um modo para contornar isso é reservar espaço e materiais para a prática das tarefas mais comuns. Por exemplo, o paciente pode colocar em cesta ou caixa uma variedade de recipientes/garrafas e suas respectivas tampas. Muitas pessoas precisam ser capazes de abrir garrafas e recipientes para preparar alimentos, tomar remédios ou realizar suas atividades de cuidados pessoais. O cesto pode ser preenchido com recipientes usados no dia a dia, como frascos de remédios, recipientes de margarina ou de sabão em pó, que têm tamanhos e formatos diferentes e apresentam dificuldades diversas. A variedade de recipientes permitirá a variabilidade da prática do paciente e, assim, potencialmente melhora a generalização da habilidade motora para outros recipientes que podem ser encontrados fora da terapia. Esse é apenas um exemplo de um modo útil de armazenar e usar materiais para a prática de tarefas específicas dos membros superiores. Cestas com outros temas (p. ex., artesanato, trabalho de escritório) podem ser criadas nas clínicas de fisioterapia para atender a outras tarefas comuns dos membros superiores, com base nas necessidades e interesses dos idosos atendidos por essa clínica.

A maioria dos adultos, independentemente da idade, é motivada a melhorar sua função e, frequentemente, está interessada na prática fora das sessões de fisioterapia. Isso deve ser fortemente encorajado. Semelhante às sessões de fisioterapia, os programas domiciliares para o membro superior são mais apropriadamente focados na prática de tarefas funcionais e não nos exercícios terapêuticos tradicionais. Uma reflexão cuidadosa ao escolher as tarefas específicas a serem praticadas em casa permitirá que tanto as deficiências quanto a função sejam tratadas com uma ou algumas atividades. Se o objetivo de um adulto idoso é usar sua oficina novamente, ficar em pé ou sentado na bancada enquanto pratica agarrar e soltar ferramentas específicas pode ser envolvente e motivador para ele. Muitos dos materiais e tarefas criados na clínica podem ser recriados de forma fácil e barata nas casas dos pacientes (procure na lixeira, oficina ou armário de jogos). À medida que os pacientes praticam tarefas funcionais para membros superiores em seus próprios ambientes, eles frequentemente apresentam soluções criativas e exclusivas para executar com sucesso as atividades que são importantes para eles.

A seção EBRSR[10] sobre intervenções em membros superiores nos lembra que existem intervenções, que são observadas rotineiramente em clínicas,[74] que apresentam evidência moderada a forte de *mínimo* ou *nenhum* benefício. Três intervenções que têm evidência moderada a forte de nenhum benefício são: imobilização da mão para a redução de contraturas e/ou deficiências, alongamento geral e imobilização para redução da espasticidade e pressão pneumática intermitente para redução do edema da mão. Duas intervenções para o membro superior que apresentam fortes evidências de que não são superiores à fisioterapia convencional são as técnicas de neurodesenvolvimento e as técnicas de *biofeedback* eletromiográfico. Outras intervenções apresentam fortes evidências que suportam seus benefícios, mas geralmente apenas em circunstâncias específicas. Há fortes evidências de que a terapia de movimento induzido por restrição é benéfica em pessoas com AVE subagudo e crônico que apresentam algum movimento ativo do punho e da mão. Há evidências conflitantes, entretanto, de que a terapia seja benéfica em pessoas com AVE agudo. Em contraste, existem fortes evidências de que a estimulação elétrica funcional pode ser mais benéfica para pacientes de nível mais baixos logo após o AVE. Além disso, são encontradas fortes evidências de que as injeções de toxina botulínica (Botox) são temporariamente benéficas na redução da espasticidade, mas não são benéficas na melhoria da função dos membros superiores. Um número crescente de intervenções emergentes é rotulado como evidências incertas. Isso inclui terapia mais intensiva (minutos adicionais), treinamento sensorimotor, prática mental, treinamento robótico, realidade virtual, estimulação transcraniana por corrente contínua e estimulação transcraniana magnética. A incerteza com as evidências decorre de evidências conflitantes entre os estudos ou de investigações insuficientes até o momento.

Considerações para intervenções específicas para tarefas de membros inferiores e marcha

A seção "Mobilidade e Extremidade Inferior" (*Mobility and the Lower Extremity*) do EBRSR fornece um resumo das evidências de muitas intervenções de fisioterapia comumente usadas. Um achado importante em sua análise é que o treinamento de marcha para tarefas específicas melhora a marcha em adultos após um AVE. Da mesma forma, certos tipos de treinamento de equilíbrio melhoram o equilíbrio e os resultados funcionais em adultos pós AVE. É importante para a maioria dos pacientes com problemas de controle motor, o treinamento cardiovascular pode melhorar a aptidão física e a função. Os itens essenciais para um tratamento cardiovascular eficaz são monitorar os sinais vitais e garantir que o treinamento cardiovascular seja de intensidade apropriada para estimular a melhoria do condicionamento físico. O aprimoramento da aptidão cardiovascular para uma pessoa com deficiências de controle motor pode fornecer à pessoa a resistência necessária para sobreviver ao dia e permitir a participação em atividades esportivas ou de lazer significativas. Esse é um modo de reduzir as limitações de atividades e as restrições de participação, abordando as consequências secundárias das deficiências do controle motor. Outras intervenções para mobilidade e membros inferiores com forte evidência de benefício incluem órteses tornozelo-pé e estimulação elétrica funcional para adultos com paresia moderada a grave. As intervenções com forte evidência de não serem superiores ao treinamento de marcha em solo incluem técnicas de neurodesenvolvimento, ensino/incentivo à autopropulsão em uma cadeira de rodas e treinamento robótico da marcha.

RESUMO

As principais deficiências do controle motor em adultos são: paresia, tônus anormal, déficits de movimento fracionados, ataxia e hipocinesia. Duas deficiências adicionais, perda somatossensorial e déficits da percepção, também têm consequências importantes para o controle motor. Dificuldades de controle motor semelhantes podem ser vistas em várias condições de saúde. A maioria dos indivíduos com deficiências de controle motor apresenta múltiplas deficiências desse tipo, não apenas uma. Um aspecto crítico da avaliação de adultos com deficiências do controle motor é determinar quais das deficiências do controle motor são os principais contribuintes para a perda de atividade e quais fazem apenas pequenas contribuições. Essa etapa é crítica na formulação de um diagnóstico de sistema de movimento.

O prognóstico da condição de saúde implícita também é fundamental para determinar o prognóstico de reabilitação em adultos com comprometimento do controle motor. Um papel crucial do fisioterapeuta é determinar como melhorar a atividade e a participação em pessoas cujas deficiências de controle motor permanecerão as mesmas ou poderão piorar. Uma decisão fundamental no tratamento de adultos com deficiências de controle motor é escolher uma abordagem corretiva ou compensatória. A abordagem escolhida norteará o plano de cuidado. O treinamento para tarefas específicas é o tratamento de escolha para adultos com problemas de controle motor. O suporte para intervenções que visam a atividades específicas em vez de deficiências específicas vem dos mecanismos subjacentes à aprendizagem motora e neuroplasticidade, e de pesquisas clínicas de reabilitação.

Uma excelente sinopse atualizada das evidências atuais a favor e contra vários tratamentos é a *Evidence-Based Review of Stroke Rehabilitation* (EBRSR) e está disponível gratuitamente na Canadian Stroke Network, em www.ebrsr.com.

AGRADECIMENTOS

Drs. Lang e Bland são patrocinados por fundos do National Institutes of Health (R01 HD068290) para fazer pesquisas que contribuíram para este capítulo. Agradecimentos à Dra. Rita Wong pela ajuda com a edição.

REFERÊNCIAS BIBLIOGRÁFICAS

1. Shumway-Cook A, Woolacott MH. *Motor Control: Translating Research into Clinical Practice.* Philadelphia: Wolters Kluwer; 2017.
2. Sathian K, Buxbaum LJ, Cohen LG, et al. Neurological principles and rehabilitation of action disorders: Common clinical deficits. *Neurorehabil Neural Repair.* 2011;25:21S–32S.
3. Lang CE, Schieber MH. Stroke. In: Nowak DA, Hermsdorfer J, eds. *Sensorimotor Control of Grasping: Physiology and Pathophysiology.* Cambridge: Cambridge University Press; 2009:296–310.
4. Lang CE, Wagner JM, Bastian AJ, et al. Deficits in grasp versus reach during acute hemiparesis. *Exp Brain Res.* 2005;166:126–136.
5. Lang CE, Wagner JM, Edwards DF, Sahrmann SA, Dromerick AW. Recovery of grasp versus reach in people with hemiparesis poststroke. *Neurorehabil Neural Repair.* 2006;20:444–454.
6. Fredericks CM, Saladin LK. Clinical presentations in disorders of motor function. In: Fredericks CM, Saladin LK, eds. *Pathophysiology of the Motor Systems: Principles and Clinical Presentations.* Philadelphia: FA Davis Co.; 1996.
7. Obeso JA, Stamelou M, Goetz CG, et al. Past, present, and future of Parkinson's disease: a special essay on the 200th anniversary of the shaking palsy. *Mov Disord.* 2017;32:1264–1310.
8. Schmit BD, Dewald JP, Rymer WZ. Stretch reflex adaptation in elbow flexors during repeated passive movements in unilateral brain-injured patients. *Arch Phys Med Rehabil.* 2000;81:269–278.
9. Lang CE, Beebe JA. Relating movement control at 9 upper extremity segments to loss of hand function in people with chronic hemiparesis. *Neurorehabil Neural Repair.* 2007;21:279–291.
10. Iruthayarajah J, Mirkowski M, Foley N, et al. Upper extremity motor rehabilitation interventions. Chapter 10 of *Evidence- Based Review of Stroke Rehabilitation,* 19th ed. Toronto, Ont, Canada: Heart and Stroke Foundation of Canada and the Partnership for Stroke Recovery; 2019. http://www.ebrsr.com/evidence-review.
11. Schieber MH. Constraints on somatotopic organization in the primary motor cortex. *J Neurophysiol.* 2001;86:2125–2143.
12. Brunnstrom S. *Movement Therapy in Hemiplegia: A Neurophysiological Approach.* New York: Harper and Row; 1970.
13. Lemon RN, Griffiths J. Comparing the function of the corticospinal system in different species: organizational differences for motor specialization? *Muscle Nerve.* 2005;32:261–279.
14. Miller LC, Dewald JP. Involuntary paretic wrist/finger flexion forces and EMG increase with shoulder abduction load in individuals with chronic stroke. *Clin Neurophysiol.* 2012;123:1216–1225.
15. Dewald JP, Beer RF. Abnormal joint torque patterns in the paretic upper limb of subjects with hemiparesis. *Muscle Nerve.* 2001;24:273–283.

16. Jinnah HA, Teller JK, Galpern WR. Recent developments in dystonia. *Curr Opin Neurol.* 2015;28:400–405.
17. Mink JW. The basal ganglia: focused selection and inhibition of competing motor programs. *Prog Neurobiol.* 1996;50:381–425.
18. Bastian AJ. Mechanisms of ataxia. *Phys Ther.* 1997;77:672–675.
19. Bastian AJ, Zackowski KM, Thach WT. Cerebellar ataxia: torque deficiency or torque mismatch between joints? *J Neurophysiol.* 2000;83:3019–3030.
20. Sainburg RL, Ghilardi MF, Poizner H, Ghez C. Control of limb dynamics in normal subjects and patients without proprioception. *J Neurophysiol.* 1995;73:820–835.
21. Therrien AS, Bastian AJ. Cerebellar damage impairs internal predictions for sensory and motor function. *Curr Opin Neurobiol.* 2015;33:127–133.
22. Bastian AJ, Martin TA, Keating JG, Thach WT. Cerebellar ataxia: abnormal control of interaction torques acros multiple joints? *J Neurophysiol.* 1996;76:492–509.
23. Morton SM, Dordevic GS, Bastian AJ. Cerebellar damage produces context-dependent deficits in control of leg dynamics during obstacle avoidance. *Exp Brain Res.* 2004;156(2):149–163.
24. Morton SM, Bastian AJ. Relative contributions of balance and voluntary leg-coordination deficits to cerebellar gait ataxia. *J Neurophysiol.* 2003;89:1844–1856.
25. Johansson RS, Westling G. Roles of glabrous skin receptors and sensorimotor memory in automatic control of precision grip when lifting rougher or more slippery objects. *Exp Brain Res.* 1984;56: 550–564.
26. Blakemore SJ, Goodbody SJ, Wolpert DM. Predicting the consequences of our own actions: the role of sensorimotor context estimation. *J Neurosci.* 1998;18:7511–7518.
27. Johansson RS. Dynamic use of tactile afferent signals in control of dexterous manipulation. *Adv Exp Med Biol.* 2002; 508:397–410.
28. Jeannerod M, Michel F, Prablanc C. The control of hand movements in a case of hemianaesthesia following a parietal lesion. *Brain.* 1984; 107(Pt 3):899–920.
29. Winges SA, Weber DJ, Santello M. The role of vision on hand preshaping during reach to grasp. *Exp Brain Res.* 2003;152:489–498.
30. Corbetta M. Hemispatial neglect: clinic, pathogenesis, and treatment. *Semin Neurol.* 2014;34:514–523.
31. Karnath HO. Pusher syndrome–a frequent but little-known disturbance of body orientation perception. *J Neurol.* 2007;254:415–424.
32. Karnath HO, Broetz D. Understanding and treating "pusher syndrome.". *Phys Ther.* 2003;83:1119–1125.
33. Babyar SR, Peterson MG, Reding M. Time to recovery from lateropulsion dependent on key stroke deficits: a retrospective analysis. *Neurorehabil Neural Repair.* 2015;29:207–213.
34. Malhotra P, Coulthard E, Husain M. Hemispatial neglect, balance and eye-movement control. *Curr Opin Neurol.* 2006;19:14–20.
35. Scheets PL, Sahrmann SA, Norton BJ. Use of movement system diagnoses in the management of patients with neuromuscular conditions: a multiple-patient case report. *Phys Ther.* 2007;87:654–669.
36. Lang CE, Bland MD, Connor LT, et al. The brain recovery core: building a system of organized stroke rehabilitation and outcomes assessment across the continuum of care. *J Neurol Phys Ther.* 2011; 35:194–201.
37. Beebe JA, Lang CE. Absence of a proximal to distal gradient of motor deficits in the upper extremity early after stroke. *Clin Neurophysiol.* 2008;119:2074–2085.
38. Beebe JA, Lang CE. Active range of motion predicts upper extremity function 3 months after stroke. *Stroke.* 2009;40:1772–1779.
39. Bohannon RW. Muscle strength and muscle training after stroke. *J Rehabil Med.* 2007;39:14–20.
40. Collin C, Wade D. Assessing motor impairment after stroke: a pilot reliability study. *J Neurol Neurosurg Psychiatry.* 1990;53: 576–579.
41. Winstein CJ, Stein J, Arena R, et al. Guidelines for adult stroke rehabilitation and recovery: a guideline for healthcare professionals from the American Heart Association/American Stroke Association. *Stroke.* 2016;47(6):e98–e169.
42. Fugl-Meyer AR, Jaasko L, Leyman I, Olsson S, Steglind S. The post-stroke hemiplegic patient. 1. A method for evaluation of physical performance. *Scand J Rehabil Med.* 1975;7:13–31.
43. Yozbatiran N, Der-Yeghiaian L, Cramer SC. A standardized approach to performing the action research arm test. *Neurorehabil Neural Repair.* 2008;22:78–90.
44. Lang CE, Bland MD, Bailey RR, Schaefer SY, Birkenmeier RL. Assessment of upper extremity impairment, function, and activity after stroke: foundations for clinical decision making. *J Hand Ther.* 2013; 26:104–115.
45. Law M, Baptiste S, McColl M, Opzoomer A, Polatajko H, Pollock N. The Canadian Occupational Performance Measure: an outcome measure for occupational therapy. *Can J Occup Ther.* 1990; 57: 82–87.
46. Rand D, Eng JJ. Disparity between functional recovery and daily use of the upper and lower extremities during subacute stroke rehabilitation. *Neurorehabil Neural Repair.* 2012;26:76–84.
47. Waddell KJ, Strube MJ, Bailey RR, et al. Does task-specific training improve upper limb performance in daily life poststroke? *Neurorehabil Neural Repair.* 2017;31:290–300.
48. Duncan PW, Lai SM, Keighley J. Defining post-stroke recovery: implications for design and interpretation of drug trials. *Neuropharmacology.* 2000;39:835–841.
49. Jorgensen HS, Nakayama H, Raaschou HO, Vive-Larsen J, Stoier M, Olsen TS. Outcome and time course of recovery in stroke. Part ii: time course of recovery. The Copenhagen Stroke Study. *Arch Phys Med Rehabil.* 1995;76:406–412.
50. Kalra L. Does age affect benefits of stroke unit rehabilitation? *Stroke.* 1994;25:346–351.
51. Kwakkel G, Kollen B, Lindeman E. Understanding the pattern of functional recovery after stroke: facts and theories. *Restor Neurol Neurosci.* 2004;22:281–299.
52. Hendricks HT, van Limbeek J, Geurts AC, Zwarts MJ. Motor recovery after stroke: a systematic review of the literature. *Arch Phys Med Rehabil.* 2002;83:1629–1637.
53. Shelton FN, Reding MJ. Effect of lesion location on upper limb motor recovery after stroke. *Stroke.* 2001;32:107–112.
54. Veerbeek JM, Van Wegen EE, Harmeling-Van der Wel BC, Kwakkel G. Is accurate prediction of gait in nonambulatory stroke patients possible within 72 hours poststroke? The EPOS Study. *Neurorehabil Neural Repair.* 2011;25:268–274.
55. Patel AT, Duncan PW, Lai SM, Studenski S. The relation between impairments and functional outcomes poststroke. *Arch Phys Med Rehabil.* 2000;81:1357–1363.
56. Jorgensen HS, Nakayama H, Raaschou HO, Vive-Larsen J, Stoier M, Olsen TS. Outcome and time course of recovery in stroke. Part I: outcome. The Copenhagen Stroke Study. *Arch Phys Med Rehabil.* 1995;76:399–405.
57. Olsen TS. Arm and leg paresis as outcome predictors in stroke rehabilitation. *Stroke.* 1990;21:247–251.
58. Stinear CM, Barber PA, Petoe M, Anwar S, Byblow WD. The PREP algorithm predicts potential for upper limb recovery after stroke. *Brain.* 2012;135:2527–2535.
59. Stinear CM, Byblow WD, Ackerley SJ, Smith MC, Borges VM, Barber PA. PREP2: a biomarker-based algorithm for predicting upper limb function after stroke. *Ann Clin Transl Neurol.* 2017;4:811–820.
60. Smith MC, Barber PA, Stinear CM. The TWIST algorithm predicts time to walking independently after stroke. *Neurorehabil Neural Repair.* 2017;31:955–964.
61. Norton BJ. Diagnosis dialog: progress report. *Phys Ther.* 2007; 87:1270–1273.
62. Scheets PK, Sahrmann SA, Norton BJ. Diagnosis for physical therapy for patients with neuromuscular conditions. *Neurology Report.* 1999;23:158–169.
63. Veerbeek JM, van Wegen E, van Peppen R, et al. What is the evidence for physical therapy poststroke? A systematic review and meta-analysis. *PLoS One.* 2014;9:e87987.
64. Kaas JH. Plasticity of sensory and motor maps in adult mammals. *Annu Rev Neurosci.* 1991;14:137–167.
65. Nudo RJ, Milliken GW, Jenkins WM, Merzenich MM. Usedependent alterations of movement representations in primary motor cortex of adult squirrel monkeys. *J Neurosci.* 1996;16:785–807.
66. Nudo RJ, Plautz EJ, Frost SB. Role of adaptive plasticity in recovery of function after damage to motor cortex. *Muscle Nerve.* 2001; 24:1000–1019.
67. Jones TA. Motor compensation and its effects on neural reorganization after stroke. *Nat Rev Neurosci.* 2017;18:267–280.
68. Kleim JA, Jones TA. Principles of experience-dependent neural plasticity: implications for rehabilitation after brain damage. *J Speech Lang Hear Res.* 2008;51:S225–S239.
69. Bliss TV, Gardner-Medwin AR. Long-lasting potentiation of synaptic transmission in the dentate area of the unanaesthetized rabbit following stimulation of the perforant path. *J Physiol.* 1973;232: 357–374.
70. Shimada H, Uchiyama Y, Kakurai S. Specific effects of balance and gait exercises on physical functioning among the frail elderly. *Clin Rehabil.* 2003;17:472–479.
71. Hornby TG, Holleran CL, Hennessy PW, et al. Variable intensive early walking poststroke (views): a randomized controlled trial. *Neurorehabil Neural Repair.* 2016;30:440–450.

72. Barreca S, Sigouin CS, Lambert C, Ansley B. Effects of extra training on the ability of stroke survivors to perform an independent sit-to-stand: a randomized controlled trial. *J Geriatr Phys Ther.* 2004;27: 59–64.

73. Lohse KR, Pathania A, Wegman R, Boyd LA, Lang CE. On the reporting of experimental and control therapies in stroke rehabilitation trials: a systematic-review. *Arch Phys Med Rehabil.* 2018;99(7): 1424–1432.

74. Lang CE, Macdonald JR, Reisman DS, et al. Observation of amounts of movement practice provided during stroke rehabilitation. *Arch Phys Med Rehabil.* 2009;90:1692–1698.

75. Bohannon RW, Smith MB. Interrater reliability of a modified Ashworth scale of muscle spasticity. *Phys Ther.* 1987;67:206–207.

76. Hreib KK, Jones HR. Clinical neurologic evaluation. In: Jones HR, ed. *Netter's Neurology.* Teterboro, NJ: Icon Learning Systems; 2005:2–39.

77. Lowery N, Ragland JD, Gur RC, Gur RE, Moberg PJ. Normative data for the symbol cancellation test in young healthy adults. *Appl Neuropsychol.* 2004;11:218–221.

78. Rengachary J, d'Avossa G, Sapir A, Shulman GL, Corbetta M. Is the Posner reaction time test more accurate than clinical tests in detecting left neglect in acute and chronic stroke? *Arch Phys Med Rehabil.* 2009;90:2081–2088.

79. Koter R, Regan S, Clark C, et al. Clinical outcome measures for lateropulsion poststroke: an updated systematic review. *J Neurol Phys Ther.* 2017;41:145–155.

Capacidade Aeróbica e Manejo do Paciente com Limitações Cardiovasculares e Pulmonares

Brady Anderson, Christian Garcia e Lawrence P. Cahalin

VISÃO GERAL DO CAPÍTULO

Introdução, 400
**Fisiologia da capacidade aeróbica em
adultos idosos**, 400
  Frequência cardíaca, 401
  Volume de ejeção, 401
  Débito cardíaco, 402
  Conteúdo de oxigênio arterial, 402
  Conteúdo de oxigênio venoso, 403

Hipertensão, 403
**Condições de saúde comuns com
impacto na capacidade aeróbica**, 404
  Doença da artéria coronária e
   infarto do miocárdio, 404
  Estenose aórtica, 408
  Insuficiência cardíaca, 410
  Fibrilação atrial, 413

Doença arterial periférica, 413
Doença pulmonar, 414
  Doença pulmonar obstrutiva
   crônica, 414
  Asma, 420
  Doença pulmonar restritiva, 421
Resumo, 422
Referências bibliográficas, 422

INTRODUÇÃO

A redução da capacidade aeróbica, também conhecida como redução da resistência, é uma deficiência comum que pode limitar a participação em atividades funcionais, ocupacionais e recreativas. Mesmo as tarefas funcionais que necessitam de apenas alguns minutos podem ser limitadas pela capacidade aeróbica. Os adultos idosos são particularmente vulneráveis ao comprometimento da capacidade aeróbica devido às alterações anatômicas e fisiológicas que ocorrem com o envelhecimento, uma maior propensão para comportamentos sedentários e um maior risco de processos patológicos que limitam o sistema de transporte de oxigênio. Além disso, a capacidade aeróbica é diretamente influenciada pelo padrão de atividade habitual de um indivíduo, que pode variar entre os indivíduos, desde a inatividade total até as atividades frequentes e intensas. Quaisquer fatores que limitem a atividade física habitual, como doenças, lesões e/ou viagens, causarão adaptações que diminuem a capacidade aeróbica. Por outro lado, quaisquer fatores que promovam a atividade física habitual, como exercícios intencionais, trabalho no quintal e tarefas físicas relacionadas à ocupação, resultarão em adaptações que melhoram a capacidade aeróbica. Em adultos idosos, muitos fatores fisiológicos, patológicos e psicossociais podem contribuir para a restrição da atividade física. A Figura 18.1 mostra o ciclo vicioso persistente que pode ser criado quando interagem comportamentos sedentários, doenças crônicas e dependência funcional.

Este capítulo começa com uma breve visão geral dos fatores que influenciam a capacidade aeróbica em idosos e, em seguida, enfoca as doenças cardiovasculares e pulmonares mais frequentemente encontradas que contribuem para o comprometimento da capacidade aeróbica em idosos. Embutida na discussão de cada condição de saúde está uma descrição do manejo do paciente do fisioterapeuta (exame, avaliação, diagnóstico e intervenções) para lidar com a diminuição da resistência e seu impacto na função. O Capítulo 3 fornece informações e detalhes adicionais sobre as alterações relacionadas à idade nas estruturas e funções cardiopulmonares e vasculares.

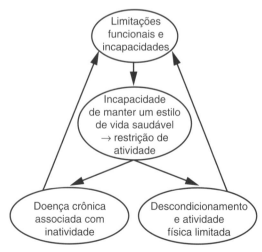

Figura 18.1 Ciclo criado pela limitação da capacidade aeróbica.

FISIOLOGIA DA CAPACIDADE AERÓBICA EM ADULTOS IDOSOS

A capacidade aeróbica reflete a capacidade do corpo de absorver, administrar e usar oxigênio. Muitos processos são necessários para garantir que essas três etapas ocorram de forma ideal; disfunções em qualquer parte desse sistema de transporte de oxigênio podem interferir na capacidade aeróbica. O consumo de oxigênio (VO_2) é uma medida fisiológica da quantidade de oxigênio que o corpo usa em repouso ou em atividade (índice padrão-ouro de importância clínica). O consumo de oxigênio aumenta em proporção à intensidade do exercício/atividade física e se estabiliza quando a capacidade máxima de fornecimento de oxigênio (consumo máximo de oxigênio [VO_2 máx]) é atingida. O consumo máximo de oxigênio está diretamente relacionado à capacidade aeróbica. Os aumentos no consumo máximo de oxigênio com o treinamento físico refletem uma melhora na capacidade aeróbica. A equação de Fick, conforme ilustrado na Figura 18.2, descreve que a relação do consumo de oxigênio é equivalente ao débito cardíaco (frequência cardíaca, volume sistólico) × diferença arteriovenosa de oxigênio.[1,2] A disfunção em um ou mais desses processos fisiológicos pode levar ao prejuízo da capacidade aeróbica. Cada variável fisiológica chave será brevemente discutida, incluindo como essas variáveis podem ser alteradas pelo envelhecimento ou por uma patologia, e o potencial para se adaptar cronicamente a um período de treinamento aeróbico.

Frequência cardíaca

Durante o exercício aeróbico agudo, observa-se uma relação linear entre a frequência cardíaca e o consumo de oxigênio. Com menos de 100 batimentos por minuto (bpm), a frequência cardíaca aumenta por meio da inibição do tônus vagal (parassimpático). Conforme a frequência se aproxima de 100 bpm, a frequência cardíaca aumenta principalmente pela estimulação do tônus simpático.[1,2] A frequência cardíaca máxima (FCmáx) está relacionada principalmente à idade e pode ser prevista pela seguinte fórmula para adultos saudáveis ao longo da vida: FCmáx = 208 − (0,7 × idade).[3] Essa equação é atualizada a partir da fórmula amplamente utilizada FCmáx = 220 − idade, visto que esta subestima a FCmáx em adultos idosos e superestima a FCmáx em adultos mais jovens. Em populações

com doenças cardiovasculares, as equações preditivas são, por si só, inadequadas ao desenvolverem prescrições de exercícios; um teste de exercício limitado por sintomas fornece uma estimativa mais acurada e segura das limitações fisiológicas de um indivíduo.[4]

Acredita-se que a redução da frequência cardíaca máxima relacionada à idade seja causada pela atenuação do impulso simpático ou diminuições na sensibilidade e responsividade às catecolaminas.[5] A redução da frequência cardíaca máxima com atividade pode limitar a capacidade aeróbica. A função prejudicada do sistema nervoso autônomo, um achado comum em idosos com diabetes (neuropatia periférica autônoma)[6,7] e também após o transplante cardíaco ("coração desnervado"),[7a] diminuirá a resposta da frequência cardíaca à atividade. A interrupção do sistema nervoso autônomo também pode ocorrer com lesões no sistema nervoso central, como um acidente vascular encefálica ou lesão da medula espinal cervical. Os distúrbios cronotrópicos em adultos idosos são comumente causados por distúrbios do ritmo cardíaco, como fibrilação atrial, bloqueios atrioventriculares e síndrome do seio doente.[2]

Com o treinamento aeróbico, a frequência cardíaca é menor em repouso e em exercício submáximo.[2] Em repouso, ela diminui após o treinamento aeróbico devido ao aumento da atividade parassimpática, enquanto a atividade simpática diminui. O treinamento físico resulta em uma frequência cardíaca proporcionalmente mais baixa em cargas de trabalho submáximas especificadas. Portanto, após um período de treinamento físico, mais trabalho pode ser realizado com uma frequência cardíaca mais baixa. A frequência cardíaca máxima tende a ser muito estável nos indivíduos e não é alterada pelo treinamento físico. Após um período de treinamento aeróbico, a frequência cardíaca durante a recuperação do exercício retorna mais rapidamente aos níveis de repouso.[1]

Volume de ejeção

O volume sistólico é a diferença entre a quantidade total de sangue nos ventrículos após o enchimento completo (volume diastólico final) e a quantidade de sangue deixado para trás após a contração ventricular (volume sistólico final). O volume sistólico frequentemente é descrito clinicamente em termos da fração de ejeção, ou seja, é expresso como uma porcentagem do volume diastólico final. Durante o exercício aeróbico agudo, o volume sistólico aumenta linearmente até intensidades de 40 a 60% do consumo máximo de oxigênio e, em seguida, estabiliza. Durante o exercício aeróbico, a contração do músculo esquelético dinâmico e a vasoconstrição mediada pelo sistema simpático facilitam um maior retorno venoso e, portanto, o enchimento ventricular. Além disso, o alongamento das fibras do miócito e a estimulação simpática aumentam a contratilidade cardíaca e o esvaziamento ventricular. Tanto o maior enchimento quanto o maior esvaziamento ventricular resultam em aumento do volume sistólico durante o exercício aeróbico.[2]

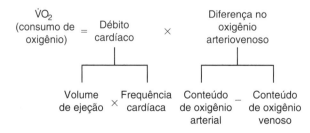

Figura 18.2 Parâmetros que contribuem para a capacidade aeróbica conforme descrito pela equação de Fick.

A evidência para determinar se o volume sistólico reduz ou não com o envelhecimento é ambígua.[5] Com a idade avançada (> 80 anos), a fração de ejeção durante o exercício máximo parece diminuir.[8] Qualquer processo patológico que reduza o enchimento ou esvaziamento ventricular causará uma redução no volume sistólico. Com menos volume de sangue enchendo os ventrículos, há menos volume disponível para bombear levando a uma redução da pré-carga no coração. O enchimento ventricular reduz na presença de uma barreira mecânica, como disfunção da válvula cardíaca, fibrose cardíaca ou miopatia hipertrófica. Todos essas condições de saúde estão associadas à insuficiência cardíaca crônica, que é uma das principais causas de incapacidade em idosos. O enchimento ventricular também está prejudicado quando o retorno venoso é reduzido, comumente devido a uma perda da função muscular esquelética ativa (p. ex., paralisia de extremidade), desidratação ou disfunção do sistema nervoso autônomo (p. ex., repouso prolongado no leito). O esvaziamento ventricular reduz, também, quando se observam deficiências na contratilidade cardíaca (p. ex., infarto do miocárdio) ou a pressão contra a qual o coração deve bombear, conhecida como *pós-carga*, está elevada (p. ex., hipertensão). Todos esses problemas cardíacos, discutidos posteriormente neste capítulo, são comuns em adultos idosos e, portanto, contribuem frequentemente para o comprometimento da capacidade aeróbica.

Com o treinamento aeróbico, o volume sistólico aumenta em repouso e também durante o exercício submáximo e máximo. Após o treinamento aeróbico, o enchimento ventricular (volume diastólico final) aumenta devido à elevação no volume de sangue e paredes ventriculares mais complacentes. Além disso, o esvaziamento ventricular maior é superior (volume diastólico final) após o treinamento aeróbico. O esvaziamento ventricular é facilitado pela maior contratilidade cardíaca secundária ao aumento do alongamento das fibras do miócito que ocorre durante o enchimento ventricular e pela maior produção de força do miócito secundária a alterações intrínsecas e hipertrofia.[1,2]

Débito cardíaco

Em repouso, o débito cardíaco é de aproximadamente 5 ℓ/min e, durante os exercícios, pode aumentar até aproximadamente 20 a 40 ℓ/min. Os aumentos, tanto no volume sistólico quanto na frequência cardíaca, contribuem para um maior débito cardíaco durante o exercício aeróbico agudo, porque o débito cardíaco é o produto da frequência cardíaca e do volume sistólico. A demanda de oxigênio é o estímulo final para aumentar o débito cardíaco durante o exercício. Um maior débito cardíaco é necessário para aumentar o fornecimento de oxigênio aos músculos em atividade, de modo a atender à maior demanda de oxigênio do metabolismo energético celular elevado.[1,2]

Com o envelhecimento, o débito cardíaco máximo reduz secundariamente a diminuições na frequência cardíaca e no volume sistólico. Qualquer fator que reduza a frequência cardíaca ou a resposta do volume sistólico durante a atividade pode limitar a capacidade aeróbica. Vários processos patológicos podem contribuir para a diminuição do débito cardíaco e, portanto, da capacidade aeróbica. Além disso, o descondicionamento, a desidratação e o repouso prolongado no leito podem diminuir profundamente o débito cardíaco e a capacidade aeróbica.[2]

O débito cardíaco não muda significativamente em repouso ou com exercício submáximo. Entretanto, em cargas de trabalho máximas, o débito cardíaco aumenta significativamente após um período de treinamento físico. Isso é o resultado do aumento no volume de ejeção, porque a frequência cardíaca em cargas de trabalho máximas permanece relativamente constante. Após o treinamento físico, a capacidade de trabalho metabólico (consumo máximo de oxigênio) é muito maior, principalmente pelo maior débito cardíaco.[1,2,8]

Conteúdo de oxigênio arterial

O conteúdo de oxigênio arterial é determinado pela capacidade de transporte de oxigênio do sangue (concentração de hemoglobina e contagem de hemácias) e pela concentração de oxigênio nos pulmões. A troca gasosa na interface alveolar-capilar é influenciada pelo tempo que uma hemácia leva para passar de uma extremidade de um capilar para a outra (tempo de trânsito) e o tempo que leva para a saturação completa da hemoglobina com oxigênio no pulmão capilar (tempo de equilíbrio). O tempo de trânsito capilar pulmonar em repouso e durante o exercício normalmente excede o tempo de equilíbrio, o que permite a saturação completa da hemoglobina. Durante o exercício aeróbico, o tempo de trânsito diminui porque a taxa de fluxo sanguíneo aumenta. As arteríolas pulmonares normalmente se vasodilatam durante o exercício para acomodar o aumento do débito cardíaco e manter o tempo adequado para a carga de oxigênio.

A carga de oxigênio nos pulmões é adequadamente preservada durante o envelhecimento precoce; no entanto, a diminuição da saturação de oxigênio pode ser observada em idosos (> 85 anos).[9] Isso pode ser causado pela difusão lenta do oxigênio ou pelo menor tempo para a carga de oxigênio por meio da interface alveolar-capilar, sobretudo em doenças que causam espessamento da membrana alveolar-capilar (p. ex., doença pulmonar obstrutiva crônica) e baixa pressão parcial de oxigênio alveolar (p. ex., doença pulmonar restritiva). A taxa de fluxo sanguíneo elevada pode ocorrer na presença de vasodilatação inadequada, aumento do débito cardíaco ou ambos. As taxas de fluxo arterial pulmonar rápido podem ser causadas pela destruição dos capilares pulmonares (p. ex., enfisema), redução funcional nos condutos arteriais (p. ex., êmbolos pulmonares) ou aumento do débito cardíaco (p. ex., insuficiência renal).[1] O treinamento aeróbico normalmente não altera o carreamento de oxigênio nos pulmões, que normalmente está em sua capacidade total.

Conteúdo de oxigênio venoso

O conteúdo de oxigênio venoso é determinado pelo fornecimento, absorção e uso de oxigênio nos tecidos periféricos. O oxigênio é necessário para a regeneração contínua da adenosina trifosfato por meio do metabolismo oxidativo (ressíntese do ATP). Durante o exercício aeróbico, o menor conteúdo de oxigênio venoso é causado principalmente pela maior demanda de oxigênio pelo músculo esquelético em funcionamento e desvio de sangue para esses capilares, e desviado de tecidos não metabolicamente ativos, resultando em maior extração de oxigênio desses leitos capilares.[1]

A utilização periférica de oxigênio com o envelhecimento costuma estar prejudicada por uma variedade de mecanismos. A patologia que interfere no fluxo sanguíneo, seja em um nível macrovascular (p. ex., doença arterial periférica) ou em um nível microvascular (p. ex., diabetes), pode reduzir a utilização de oxigênio pelos tecidos periféricos. Além disso, alterações celulares, como diminuição da mioglobina e densidade mitocondrial, podem prejudicar o uso de oxigênio para a produção de energia no músculo esquelético. A capacidade aeróbica reduzida devido à perda da capacidade oxidativa do músculo esquelético comumente está associada ao descondicionamento, lesões de nervos periféricos e patologia do sistema nervoso central (p. ex., lesão da medula espinal).

Após um período de treinamento físico aeróbico, os níveis de oxigênio venoso permanecem semelhantes aos níveis medidos em repouso. Em intensidades máximas de exercício, o conteúdo de oxigênio venoso pode diminuir ligeiramente. O menor conteúdo de oxigênio venoso com o treinamento se deve à maior extração de oxigênio no nível do tecido e à distribuição mais eficaz do débito cardíaco por causa do aumento da densidade capilar do músculo esquelético. A extração do músculo esquelético e a utilização de oxigênio são facilitadas por muitas adaptações, como aumento da densidade capilar do músculo esquelético, proliferação mitocondrial e aumento das concentrações de mioglobina no músculo esquelético.

Hipertensão

A hipertensão (pressão alta) é um importante fator de risco para o acidente vascular encefálico, a doença cardíaca, o infarto do miocárdio e a doença renal, entre outros. A hipertensão afeta cerca de 64,9% dos adultos idosos e está controlada em apenas 52,5% desses indivíduos.[10] Conforme ilustrado na Tabela 18.1, uma atualização recente do American College of Cardiology (ACC) e da American Heart Association (AHA) fornece diretrizes para a prevenção, detecção, avaliação e gestão da pressão arterial (PA) elevada e, notavelmente, reduz o limiar para detectar a pressão arterial elevada para contabilizar as complicações que podem ocorrer em valores mais baixos e para fornecer um ímpeto para uma intervenção precoce.[11] Apesar de aproximadamente 95% dos casos de hipertensão serem descritos como hipertensão essencial,

ou primária, ou seja, sem causa etiológica definida, várias alterações fisiológicas relacionadas à idade predispõem o idoso para o seu desenvolvimento. O declínio do desempenho na autorregulação periférica (p. ex., funcionamento dos barorreceptores), sistemas humoral e neural, bem como alterações na composição da vasculatura e sua utilização de compostos vasoativos são todos entendidos como fatores contribuintes. A hipertensão secundária (nos 5% restantes) ocorre na presença de causas conhecidas, como disfunção renal ou endócrina.

Conhecida como "assassino silencioso", a hipertensão leve a moderada costuma passar despercebida. Na verdade, muitos adultos não estão cientes de que têm a doença, o que destaca a importância do rastreamento para sua presença em condições estáticas e dinâmicas, em várias sessões (devido aos efeitos diurnos), e, particularmente, na presença de comorbidades como diabetes, hipertrofia ventricular esquerda e insuficiência renal.

A terapia com exercícios adequadamente intensos pode reduzir a PA sistólica e diastólica em 5 a 10 mmHg, independentemente da idade. Os efeitos da terapia com exercícios na estrutura e na função vasculares, bem como no sistema nervoso autônomo são agudos e crônicos. O efeito agudo da hipotensão pós-exercício observado após uma sessão de exercícios aeróbicos, em particular, de acordo com as diretrizes atuais em sua recomendação para exercícios aeróbicos quase diários que podem ser estruturados em um formato contínuo ou fracionado, de intensidade moderada ou alta.[12-14] De fato, até mesmo exercícios de duração tão curta quanto 15 minutos em baixas intensidades têm se mostrado eficazes.[15] Os efeitos do exercício na redução da pressão arterial dependem da adesão a um programa de exercícios controlados e definidos segundo a necessidade individual. Indivíduos que utilizam vários medicamentos anti-hipertensivos podem achar motivador

TABELA 18.1	Diretrizes atualizadas de 2017 para a classificação da hipertensão.		
Diretrizes de hipertensão de 2017 da ACC/AHA			
Categoria	PA sistólica (mmHg)	Diastólica (mmHg)	Comparação com JNC 7*
Normal	< 120	E < 80	Mesmo
PA elevada	120 a 129	E < 80	Foi classificada como Pré-HTN
Estágio 1	130 a 139	OU 80 a 89	PAS de 140 a 159 OU PAD de 90 a 99 mmHg foi classificada como Estágio 1
Estágio 2	≥ 140	OU ≥ 90	
Crise hipertensiva	> 180	OU > 120	

ACC, American College of Cardiology; *AHA*, American Heart Association; *PA*, pressão arterial; *PAD*, pressão arterial diastólica; *HTN*, hipertensão; *JNC*, Joint National Committee; *PAS*, pressão arterial sistólica.
*The Seventh Report of the Joint National Committee on Prevention, Detection, Evaluation, and Treatment of High Blood Pressure, 2003.[89]

que esses medicamentos, com seus efeitos adversos, possam ser reduzidos de forma contingente, dada uma redução adequada da PA com exercícios. A Tabela 18.2 resume as recomendações atuais de exercícios para indivíduos com hipertensão.[16]

Em geral, os indivíduos com hipertensão frequentemente podem demonstrar uma taxa relativamente mais rápida e maior magnitude de aumento da PA sistólica para determinada carga de trabalho, mesmo se for controlada em repouso (particularmente no contexto de disfunção renal). O teste de exercício formal não é necessariamente exigido na hipertensão controlada; entretanto, é prudente considerar intensidades de carga de trabalho mais leves no início para avaliar a frequência cardíaca e as respostas da pressão arterial.

Deve-se enfatizar a educação quanto às modificações dietéticas, como limitação da ingestão de sódio, álcool, gordura saturada e colesterol. Devido à propensão para a medicação diurética causar desequilíbrio eletrolítico, a atenção sobre os níveis de potássio, cálcio e magnésio e os efeitos colaterais (p. ex., fadiga, câimbras) devem ser evidenciados e complementados em conformidade. Descobriu-se que alguns medicamentos facilitam a atividade física melhor que outros. Por exemplo, os indivíduos que utilizam inibidores da enzima de conversão da angiotensina (ECA) e bloqueadores do receptor da angiotensina II para controlar a hipertensão demonstraram maior tolerância ao exercício que um grupo comparável de adultos idosos sem medicação.[17] Uma abordagem baseada em equipe multiprofissional, incluindo o médico prescritor, sobre o regime de medicação pode ser justificado em tais casos. Outros aspectos dentro do gerenciamento abrangente da hipertensão incluem gerenciamento do estresse, perda de peso, relaxamento, cessação do tabagismo e aumento dos níveis gerais de atividade física. A Tabela 18.3 resume os resultados esperados para várias intervenções não farmacológicas no estilo de vida no tratamento da hipertensão.[18]

CONDIÇÕES DE SAÚDE COMUNS COM IMPACTO NA CAPACIDADE AERÓBICA

Doença da artéria coronária e infarto do miocárdio

A doença da artéria coronária (DAC) é um processo patológico progressivo em que combinação de acúmulo de lipídios (aterose) e endurecimento (esclerose) das artérias coronárias cria condições de isquemia miocárdica. Significativos

TABELA 18.2	Recomendações de exercícios para indivíduos com hipertensão.[16]		
Frequência	5 a 7 dias/semana	2 a 3 dias/semana	> 2 a 3 dias/semana
Intensidade	Intensidade moderada (i. e., 40 a 59% VO_2R ou FCR, TEP 12 a 13 em uma escala de 6 a 20)	60 a 70% de 1 RM; pode progredir para 80%. Para OA e início da prática de exercícios, comece com 40 a 50% 1 RM	Alongue-se a ponto de sentir tensão ou leve desconforto
Tempo	30 min/dia de exercício realizado contínuo ou acumulado; começar com um mínimo de séries de 10 min	2 a 4 séries de 8 a 12 repetições para cada um dos principais grupos musculares	Sustente o alongamento estático por 10 a 30 s; 2 a 3 repetições de cada exercício
Tipo	Atividades rítmicas prolongadas usando grandes grupos musculares (p. ex., caminhada, ciclismo, natação)	Máquinas de treinamento resistido, pesos livres e/ou pesos corporais	Alongamento estático, dinâmico e/ou FNP

1 RM, uma repetição máxima; *FCR*, Frequência cardíaca de reserva; *OA*, osteoartrite; *FNP*, facilitação neuromuscular proprioceptiva; *TEP*, taxa de esforço percebido; VO_2R, reserva de VO_2.

TABELA 18.3	Impacto da modificação no estilo de vida sobre a redução da pressão arterial sistólica (PAS).	
Modificação	Recomendação	Redução aproximada na PAS (mmHg)
Atividade física	Participar de uma atividade física aeróbica regular > 30 min/dia, maioria dos dias.	4 a 9
Planejamento alimentar DASH	Consumir dieta rica em frutas, vegetais e produtos laticínios de baixo teor de gordura	8 a 14
Restrição de sódio na dieta	Reduzir a ingestão dietética de sódio para o máximo de 100 mmol/dia (2,4 g de sódio ou 6 g de cloreto de sódio)	2 a 8
Consumo moderado de álcool	Limitar o consumo diário ao máximo de um drinque para mulheres e dois drinques para homens	2 a 4
Perda de peso	Manter um peso corporal normal IMC 12,5 a 24,9 kg/m^2	5 a 20 por perda de 10 kg
Redução do estresse	Praticar uma modalidade de redução do estresse, como a meditação	5
Cessação do tabagismo	Incorporar a estratégia de escolha para cessação do tabagismo	2 a 3 (após 1 semana sem fumar)

IMC, índice de massa corporal. De DASH: Dietary Approaches to Stop Hypertension.

estudos de coorte prospectivos a longo prazo estabeleceram claramente muitos fatores de risco para DAC (Tabela 18.4) e sua patogênese subjacente.[19-21] Como esses estudos continuam a acompanhar as coortes ao longo do tempo, novos achados continuarão a surgir. Os processos conhecidos e não mutuamente exclusivos incluem a formação de lesões por meio de uma absorção de lipoproteínas ricas em triglicerídeos e/ou partículas de lipoproteínas de baixa densidade (LDL) modificadas e lesão endotelial crônica que, juntas (ou separadamente), predispõem as artérias à formação de placas. Após um crescimento significativo, essas placas, dependendo de sua composição, podem se romper e estimular trombose que pode levar à embolização, rápida oclusão da luz arterial e/ou integração do trombo na placa, dando continuidade ao seu crescimento. Essa progressão é conhecida por ser fásica e imprevisível, com lesões de alto grau tendendo a avançar.[22]

Indivíduos com DAC subjacente frequentemente procuram atendimento médico inicial devido à angina de peito, que é a sensação de isquemia cardíaca produzida por um desequilíbrio entre o suprimento e a demanda de oxigênio do miocárdio. Conforme descrito na Tabela 18.5, a angina pode ser crônica e estável, ocorrendo em cargas de trabalho previsíveis (i. e., certos níveis de demanda de oxigênio do miocárdio) e aliviada por repouso, redução da intensidade da atividade e/ou ingestão de nitroglicerina sublingual. Entretanto, a angina também pode ser descrita como instável quando ocorre na ausência de demanda ou com cargas de trabalho reduzidas em relação ao que normalmente provoca o desequilíbrio. A angina instável é uma manifestação variante de uma condição conhecida como síndrome coronariana aguda (SCA), que inclui ainda infarto do miocárdio (IAM) com e sem supradesnivelamento do ST. Os IAMs ocorrem quando há uma interrupção completa do suprimento sanguíneo para uma área do miocárdio que leva a uma zona central de dano permanente (colapso ou necrose tecidual) e áreas adjacentes que permanecem vulneráveis a menos que uma perfusão rápida seja atingida. Por esse motivo, a suspeita de SCA requer sempre atenção médica imediata. O diagnóstico de SCA depende de uma mistura de história ou apresentação de desconforto torácico do tipo isquêmico, alterações agudas e evolutivas nos traçados eletrocardiográficos (ECG), e aumento e queda das enzimas cardíacas séricas. Por meio do ECG, eles podem ser classificados como transmurais (espessura total) ou subendocárdicos (espessura parcial), ou infartos com onda Q ou sem onda Q. O manejo clínico agudo da SCA é caracterizado por reperfusão, controle da dor e prevenção de complicações posteriores.[23,24]

TABELA 18.4	Fatores de risco para doença cardiovascular.
Fatores de risco positivos	**Critérios de definição**
Idade	Homens 45 anos ou mais; mulheres 55 anos ou mais
História familiar	Infarto do miocárdio, revascularização miocárdica ou morte súbita antes dos 55 anos do pai ou outro parente de primeiro grau do sexo masculino, ou antes dos 65 anos na mãe ou parente de primeiro grau do sexo feminino
Tabagismo	Tabagista atual ou indivíduo que tenha parado de fumar dentro dos 6 meses anteriores ou exposição ambiental à fumaça do tabaco
Estilo de vida sedentário	Não participação em pelo menos 30 min de atividade física em atividade moderada (40 a 60% do VO_2R) durante pelo menos 3 dias por semana durante os últimos 3 meses
Obesidade*	Índice de massa corporal $\geq$ 30 kg/m² ou circunferência da cintura > 102 cm (40 polegadas) para homens e > 88 cm (35 polegadas) para mulheres
Hipertensão	Pressão arterial (PA) sistólica $\geq$ 140 mmHg e/ou PA diastólica $\geq$ 90 mmHg, confirmada por mensurações em pelo menos duas ocasiões separadas, *ou* em medicação anti-hipertensiva
Dislipidemia	Colesterol de lipoproteína de baixa densidade (LDH) $\geq$ 130 mg/dℓ (3,37 mmol/ℓ) *ou* lipoproteína de alta densidade (HDL) < 40 mg/dℓ (1,04 mmol/ℓ) *ou* em uso de medicamento para controle de lipídios. Se o colesterol total sérico é a única medida disponível, use $\geq$ 200 mg/dℓ (5,18 mmol/ℓ)
Pré-diabetes	Elevação da glicose em jejum = glicose em jejum $\geq$ 100 mg/dℓ (5,50 mmol/ℓ), mas < 126 mg/dℓ (6,93 mmol/ℓ) *ou* intolerância à glicose = valores de 2 h no teste de tolerância oral à glicose (TTOG) $\geq$ 140 mg/dℓ (7,70 mmol/ℓ), mas < 200 mg/dℓ (11,00 mmol/ℓ) confirmado por mensurações em pelo menos duas ocasiões separadas
Fatores de risco negativos	**Critérios de definição**
Altos índices séricos de colesterol HDL[†]	$\geq$ 60 mg/dℓ (1,55 mmol/ℓ)

*As opiniões profissionais variam quanto aos marcadores e limiares mais adequados para a obesidade; portanto, profissionais de saúde aliados devem usar o julgamento clínico ao avaliar esse fator de risco.
†Nota: É comum somar os fatores de risco ao fazer julgamentos clínicos. Se o HDL é alto, subtraia um fator de risco da soma dos fatores de risco positivos, porque o HDK alto reduz o risco de DCV.
(Adaptada de Thompson WR, Gordon NF, Pescatello LS, eds. ACSM's guidelines for exercise testing and prescription. Philadelphia: Wolters Kluwer/Lippincott Williams & Wilkins, 2010.)

TABELA 18.5	Tipos de angina.
Tipo	**Descrição**
Angina estável	Comumente descrita como "pressão", "peso" ou "tensão" Desenvolve-se com um aumento previsível da demanda de oxigênio devido ao nível de exercício, estresse e/ou emoção Dura vários minutos e é aliviada pelo repouso ou uso de nitroglicerina
Angina instável	Sintomatologia similar à da angina estável, mas com aumento da frequência, duração e/ou intensidade Pode ocorrer em níveis inferiores de demanda de oxigênio pelo miocárdio ou em repouso. Pode ocorrer como a primeira experiência de angina Não resulta em dano/necrose miocárdica
Angina de Printzmetal, atípica ou variante	Teoriza-se que ocorre devido a um vasospasmo agudo da artéria coronária e diminuição subsequente no suprimento de oxigênio pelo miocárdio Ocorre, geralmente, em repouso (tipicamente pela manhã) e não está associada ao nível de esforço ou aumento da demanda miocárdica por oxigênio Aliviada pelo uso da nitroglicerina
Equivalentes anginosos	Pode resultar de alterações do processamento neural e incluem dispneia, fadiga, desorientação com fatores de exacerbação e alívio similares ao da angina estável
Isquemia miocárdica assintomática (silenciosa)	Pode ocorrer com qualquer dos tipos de angina acima Associada com idade elevada e processos patológicos que incluem neuropatia periférica (p. ex., diabetes)

O curso agudo e o prognóstico a longo prazo após o infarto do miocárdio (IM) são amplamente baseados no tamanho e localização do infarto, a remodelação subsequente do tecido danificado, a incidência de complicações, a presença de doença nas outras artérias coronárias e as condições comórbidas, como diabetes e disfunção renal. Arritmias e instabilidade hemodinâmica podem ser observadas ao longo de um contínuo de despolarização elétrica das células miocárdicas pós-IM e distúrbio de contratilidade. O processo de cicatrização de 6 a 8 semanas após um infarto do miocárdio é caracterizado pela remoção dos detritos necróticos pelo organismo, seguido pela remodelação do tecido miocárdico por meio da deposição de tecido cicatricial fibroso e inelástico.[25]

As diretrizes atuais permanecem incertas sobre quando o exercício deve começar após um infarto do miocárdio. A maioria dos programas de reabilitação cardíaca e prevenção secundária começa pelo menos 4 a 6 semanas após a alta hospitalar, mas estudos recentes sugerem que o início mais precoce pode levar à melhora da remodelação e da capacidade cardiopulmonar em pacientes que estão clinicamente estáveis e sem complicações.[26] Nesses pacientes, que na maioria das vezes tem infartos de tamanho menor, o risco de eventos adversos ou complicações (p. ex., reinfarto) não parece ser maior quando o exercício é iniciado em 1 semana *versus* 6 semanas pós-IM.[27] Isso é consistente com os achados que demonstram que o teste de estresse com exercício é seguro e viável na maior parte dos pacientes pós-IM 3 dias após o infarto.[28] Nos pacientes com infartos maiores ou cursos complicados, o início do exercício pode ser adiado com mais segurança ou limitado a intensidades de baixo nível até fases posteriores de cura quando o tecido da cicatricial recém-criado é menos vulnerável ao estresse. Uma abordagem relativamente conservadora também é recomendada após

IMs subendocárdicos, devido às maiores taxas observadas de reinfarto.[25]

O teste de exercício limitado ou máximo por sintomas por meio de teste de exercício cardiopulmonar que mede diretamente o consumo de oxigênio (p. ex., pico da VO_2), com outros índices ventilatórios, é o procedimento de exame padrão-ouro na avaliação da capacidade aeróbica e aptidão cardiorrespiratória. Quando a análise dos gases ventilatórios não está disponível, os equivalentes metabólicos máximos alcançáveis (METs) podem ser estimados com uso do teste de tolerância ao exercício (TTE) padrão. Aqui, os índices não ventilatórios (p. ex., frequência cardíaca e ritmo, pressão arterial) podem ser visualizados e monitorados com um eletrocardiograma por meio de protocolos graduados ou esteira ergométrica com inclinação (p. ex., protocolo de Bruce) ou com uso de bicicletas ergométricas até que os critérios para a interrupção do teste sejam atendidos (Boxe 18.1) e uma velocidade/inclinação máxima ou potência produzida seja registrada.

No adulto idoso, o risco cardiovascular excessivo e/ou comorbidades ortopédicas ou neurológicas podem limitar a segurança, a validade ou, de outra forma, a viabilidade do teste de esforço máximo. Os TTEs submáximos, em sua capacidade de produzir menores níveis de esforços fisiológico e biomecânico, podem ser usados na avaliação da taxa de esforço percebido, FC e respostas de ritmo e outros parâmetros-chave até pontos-finais predeterminados de teste. A seleção do protocolo e modalidade de teste particular deve ser baseada nos níveis esperados de capacidade de exercício e buscar maximizar o desempenho, segurança e congruência com os valores centrados no paciente.[29] Os protocolos de Balke e Naughton, por exemplo, utilizam incrementos relativamente graduais de demanda de exercício e pode ser mais apropriado para idosos limitados por fisiologia, comorbidades e/ou medicamentos.[30] Nos casos de

BOXE 18.1	Contraindicações para o exercício aeróbico e pontos de parada.

Contraindicações absolutas para o exercício
- Angina instável
- Disritmias cardíacas não controladas que causam sintomas de comprometimento hemodinâmico
- Insuficiência cardíaca sintomática não controlada
- Evento cardiovascular maior agudo ou suspeito (incluindo estenose aórtica grave, embolia pulmonar ou infarto, miocardite, pericardite ou aneurisma dissecante)
- Infecção sistêmica aguda, acompanhada por febre, dores no corpo ou dilatação de gânglios linfáticos
- Uma alteração significativa recente no ECG de repouso sugestiva de isquemia, infarto do miocárdio ou outro evento cardíaco agudo*

Contraindicações relativas[†] para o exercício
- Doença cardíaca significativa e conhecida (incluindo estenose do tronco da coronária esquerda, doença valvar estenótica moderada, cardiomiopatia hipertrófica, bloqueio atrioventricular de alto grau,* aneurisma ventricular)
- Hipertensão arterial grave (PA sistólica > 200 mmHg ou PA diastólica > 110 mmHg) em repouso
- Taquidisritmia ou bradidisritmia*
- Anormalidades eletrolíticas
- Doença metabólica não controlada
- Doença infecciosa crônica
- Deficiência mental ou física que leva à incapacidade de praticar exercícios com segurança

Indicações absolutas para interromper o exercício
- Queda na PA sistólica > 10 mmHg na linha de base, apesar de um aumento na carga de trabalho quando acompanhada por outras evidências de isquemia
- Angina moderadamente grave (> 2/4)
- Aumento dos sintomas relacionados ao sistema nervoso
- Sinais de má perfusão
- Desejo de parar por parte do paciente
- Dificuldade técnica com o monitoramento dos equipamentos
- Taquicardia ventricular sustentada*
- Elevação de ST (+ 1,0 mm) em derivações sem ondas Q diagnósticas*

Indicações relativas para encerrar o exercício
- Queda na PA sistólica de > 10 mmHg da linha de base, apesar de um aumento na carga de trabalho na ausência de outras evidências de isquemia
- Aumento da dor torácica
- Resposta hipertensiva (PA sistólica > 250 mmHg ou PA diastólica > 115 mmHg)
- Fadiga, dispneia/respiração ofegante, cãibras nas pernas ou claudicação
- Alterações ST ou QRS, como depressão ST excessiva (depressão do segmento ST > 2 mm)*
- Arritmias diferentes de taquicardia ventricular sustentada (incluindo contrações ventriculares prematuras multifocais (CVPs), trios de CVPs, taquicardia supraventricular, bloqueios cardíacos ou bradiarritmias)*
- Desenvolvimento de bloqueio de ramo ou retardo de condução intraventricular que não pode ser distinguido da taquicardia ventricular*

(Adaptado de Thompson WR, Gordon NF, Pescatello LS, ed. ACSM's Guidelines for Exercise Testing and Prescription. Philadelphia, PA: Wolters Kluwer/Lippincott Williams & Wilkins, 2010.)
*Considerar que o monitoramento ECG está disponível.
[†]Contraindicações relativas podem ser substituídas se houver benefícios.
ECG, Eletrocardiograma.

deficiências de equilíbrio ou outras deficiências motoras, o uso de bicicletas ergométricas em níveis submáximos ou o teste de caminhada de 6 minutos (que permite o uso de um dispositivo auxiliar) pode ser eficaz. O uso de frequências cardíacas-alvo em qualquer modo (p. ex., 70% da FC de reserva ou 85% da FC máxima prevista para a idade) pode avaliar a taxa de esforço percebido (TEP) e as respostas hemodinâmicas em cargas de trabalho mais seguras, observando, entretanto, que as estimativas da FC máxima prevista para a idade demonstram ampla variação e são suscetíveis aos efeitos dos medicamentos.[31]

Independentemente do protocolo escolhido, qualquer evidência de arritmias (ou palpitações), depressão do segmento ST, relato subjetivo de angina (Boxe 18.2) ou seu equivalente (p. ex., dispneia) e/ou alterações nos sons cardíacos (p. ex., desenvolvimento de S3 ou S4) deve ser quantificado e qualificado dentro da documentação para facilitar quaisquer mudanças necessárias no manejo médico. Os dados de limiar, como o produto de frequência-pressão (pressão arterial sistólica multiplicada pela frequência cardíaca) ao primeiro sinal de isquemia (1 de 4 em uma escala de angina) ou outros sinais de descompensação, podem ser usados para definir parâmetros para exercícios em treinamentos posteriores.[16] Se o indivíduo estiver utilizando medicamentos que limitam a FC (p. ex., um bloqueador dos canais de cálcio ou

betabloqueador), o teste de esforço deve ser realizado em uso dessa medicação.

Quando o ECG não estiver disponível, o médico deve monitorar de perto os sinais vitais, relatos subjetivos de angina (ou equivalente) e sinais e sintomas de desenvolvimento de arritmias por meio de achados de pulsos irregulares e/ou relatos de "palpitações/vibração". Qualquer aumento na(s) arritmia(s) com atividade, particularmente se acompanhada por sintomas de instabilidade hemodinâmica, como tontura, justifica o encerramento do teste e acompanhamento com a equipe médica para teste de exercício graduado guiado por ECG e/ou monitoramento de Holter. Deve-se tomar cuidado com mulheres e indivíduos com diabetes devido à sua propensão a apresentar sintomas atípicos de angina (p. ex., dispneia) ou nenhum sintoma.

O tratamento geral de um indivíduo com DAC (com ou sem histórico de IM) deve enfatizar (1) redução do fator de risco, (2) treinamento físico e (3) autocuidados. Todos os indivíduos com diagnóstico de DAC, angina ou isquemia silenciosa devem ser encaminhados para reabilitação cardíaca quando disponível e viável. As diretrizes existentes para o treinamento com exercícios continuam a ser refinadas em relação a frequência, intensidade, duração e tipo (em concordância com as evidências científicas atuais). As orientações e recomendações atuais para a terapia compostas de exercícios para adultos idosos com

BOXE 18.2	Escalas de sintomas comumente utilizadas.

Escala de Angina
1 = Leve, quase imperceptível
2 = Moderada, incômoda
3 = Moderadamente grave, muito desconfortável
4 = Dor mais grave ou intensa já experimentada

Escala de dispneia
1 = Leve, quase imperceptível
2 = Moderada, incômoda
3 = Moderadamente grave, muito desconfortável
4 = Dispneia mais grave ou intensa já experimentada

Escala de claudicação
1 = desconforto ou dor definida, mas apenas em níveis iniciais ou modestos (estabelecida, mas mínima)
2 = desconforto moderado ou dor da qual a atenção do paciente pode ser desviada (p. ex., por conversa)

3 = Dor intensa (inferior ao grau 4) da qual a atenção do paciente não pode ser desviada
4 = Dor excruciante e insuportável

Classificação de esforço percebido (CEP)
0 = Nenhum
1 = Muito leve
2 = Bastante leve
3 = Moderado
4 = Um pouco difícil
5 = Difícil
6
7 = Muito difícil
8
9
10 = Muito, muito difícil

angina estável, pós-IM e cirurgia pós-infarto agudo do miocárdio, estão resumidas na Tabela 18.6. As sessões de exercícios mais curtos e intervalados são frequentemente mais bem tolerados nos estágios iniciais de reabilitação, e o uso de nitroglicerina profilática e/ou uma cota de tempo para exercícios de aquecimento dedicado pode facilitar a dilatação dos vasos coronários e melhorar a eficiência de extração de oxigênio antes da terapia com exercícios.

Devido ao nível reduzido de atividade física e ao aumento da incidência de sarcopenia nos pacientes com DAC em idade avançada, além do treinamento aeróbico, deve ser utilizado o treinamento resistido (TR) para facilitar a melhora de atividade no nível geral em indivíduos que podem ser inicialmente limitados por baixa força e potência e/ou resistência muscular. O estabelecimento de dosagens seguras de intensidade de resistência permanece uma área ativa de pesquisa devido às preocupações de que o levantamento de pesos nas porcentagens mais altas da repetição máxima de um indivíduo (1-RM) pode aumentar a demanda cardíaca e a PA para níveis inseguros. Por esse motivo, a maioria das diretrizes atuais sugere intensidades baixas a moderadas (30 a 69% de 1-RM); entretanto, estudos futuros procuram identificar a eficácia e a segurança do TR progressivo em intensidades altas a máximas que podem realmente ser mais seguros e eficazes em comparação com intensidades mais baixas.[32-34]

A progressão da terapia com exercícios deve ser baseada na demonstração de um desempenho de taxa de trabalho mais alto sem produção de sintomas. A educação do paciente deve enfatizar a segurança, incluindo informações sobre seus sintomas anginosos individualizados e fatores desencadeantes, estratégias básicas de tratamento (p. ex., repouso, nitroglicerina [NTG]), limitações de exercícios e efeitos de medicamentos.[16,35]

Estenose aórtica

Os mesmos fatores de risco para aterosclerose, ou seja, dislipidemia, tabagismo e hipertensão, entre outros, também

podem predispor o tecido da valva aórtica à disfunção endotelial, inflamação e acúmulo de lipídios.[36] Juntos, esses processos levam a uma calcificação degenerativa dos folhetos da valva e a um estreitamento do trato de saída do sangue para a circulação sistêmica. Isso aumenta a pressão contra a qual o ventrículo esquerdo deve se contrair (i. e., pós-carga) e, consequentemente, promove uma hipertrofia concêntrica do miocárdio ventricular que inicialmente (e compensatoriamente) reduz o estresse da parede, mas, em última análise, pode levar a condições que precipitam insuficiência cardíaca e redução do débito cardíaco.[37]

A estenose aórtica (EA) é um achado clínico particularmente significativo no idoso devido ao aumento acentuado de sua prevalência nessa população e ao mau prognóstico que carrega nos casos graves. Em geral, estima-se que alguma forma de doença degenerativa da válvula aórtica (p. ex., esclerose aórtica) ocorra em 25% dos indivíduos com mais de 65 anos. Uma quantidade menor, em torno de 2 a 5%, apresenta obstrução do trato de saída. Algumas estimativas, entretanto, sugerem que até um em cada oito indivíduos com mais de 75 anos apresenta EA moderada a grave. Na verdade, a epidemiologia da EA é agravada pelo fato de que muitos pacientes com EA grave, muitas vezes, vivem assintomáticos devido a deficiências de mobilidade comórbidas que os impedem de realizar atividades que, de outra forma, provocariam os sintomas. Nesses casos, os sintomas (e o estado da doença) só se manifestam em estágios mais avançados, em que a taxa de mortalidade é estimada em 50 a 60% em 2 anos, com uma taxa de sobrevivência em 3 anos de menos de 30% se não for tratada.[38,39] Portanto, o fisioterapeuta tem um papel valioso no rastreamento dessa condição.

Os sinais e sintomas cardinais de EA avançada são angina, síncope por esforço e insuficiência cardíaca. Portanto, durante o teste de esforço, a observação de uma queda na pressão arterial ou outra resposta hipotensiva (i. e., causada por uma diminuição do débito cardíaco) pode argumentar a favor de EA significativa em vez de um simples desuso ou descondicionamento. Uma avaliação

TABELA 18.6	Recomendações para terapia por exercícios para o adulto idoso com angina estável, pós-IM e após cirurgia cardíaca.[90]		
Diagnóstico	**Indicação**	**Contraindicação**	**Programa de treinamento recomendado – artigo de posição da EACPR**
• Doença da artéria coronária estável	• Intervenção coronária percutânea (PCI)	• Angina de peito instável, endomiocardite aguda ou outra infecção aguda • Embolia da artéria pulmonar ou flebotrombose recente • Arritmia hemodinamicamente relevante • Obstruções críticas do trato de saída do ventrículo esquerdo	• Programas de treinamento de exercícios supervisionados clinicamente são recomendados para pacientes com múltiplos fatores de risco e com risco moderado a alto (i. e., episódio recente de insuficiência cardíaca) para o início do treinamento e motivação para a adesão a longo prazo • Expandir a atividade física para incluir o treinamento contra resistência

• S/P infarto do miocárdio	• Síndrome coronariana aguda (IMEST e IMSEST)	• Angina de peito pós-infarto (devido à revascularização incompleta)
		• Insuficiência cardíaca
		• Contraindicações listadas sob DAC estável
			• O treinamento físico deve ser recomendado a todos os pacientes (supervisionado ou monitorado em pacientes de risco moderado a alto). O programa deve incluir: pelo menos 30 min, 5 dias/semana, exercícios aeróbicos
			  – De 70 a 85% da frequência cardíaca de pico ou de 70 a 85% da frequência cardíaca no início da isquemia (definida como $\geq$ 1 mm de depressão de ST, no caso de isquemia assintomática induzida por exercício). A nitroglicerina profilática pode ser tomada no início da sessão de treinamento
			  – A 50% do pico da frequência cardíaca em pacientes de alto risco devido à disfunção ventricular esquerda, gravidade da doença coronariana, comorbidades, envelhecimento
			• Treinamento resistido

• S/P cirurgia cardíaca	• S/P BPC • S/P cirurgia valvar • S/P cirurgia aórtica	• Infecção de ferida após esternotomia, coleta de enxerto de veia safena e/ou artéria radial • Infecção respiratória (p. ex., secundária à esternotomia) • Contraindicações listadas sob DAC estável	• O treinamento físico pode ser iniciado precocemente no hospital • Os programas devem durar de 2 a 4 semanas para pacientes internados ou até 12 semanas para ambientes ambulatoriais • O treinamento da parte superior do corpo pode começar quando a ferida esternal estiver estável • O treinamento físico deve ser adaptado individualmente de acordo com a condição clínica, capacidade basal de exercício, função ventricular e diferentes cirurgias valvares (após a troca valvar mitral, a tolerância ao exercício é muito menor que após a troca valvar aórtica, principalmente se houver hipertensão pulmonar residual)

BPC, bypass coronariano; *S/P, status* pós; *IMEST*, infarto do miocárdio com elevação do segmento ST; *IMSEST*, infarto do miocárdio sem elevação do segmento ST. (Adaptada da Tabela 1 em Gielen S, Laughlin MH, O'Conner C, Duncker DJ. Exercise training in patients with heart disease: review of beneficial effects and clinical recommendations. Progress in Cardiovascular Diseases. 2015;57(4):347–55.)

da condição de saúde e aspectos detalhados em relação à mecânica cardíaca estão indicados nesse cenário. Às vezes, é empregada uma estratégia de "espera vigilante" em pacientes com estenose grave assintomáticos. Em qualquer caso de EA, mas particularmente em casos mais graves, cada sessão de tratamento deve ser abordada com vigilância para sinais e sintomas que indiquem progressão estenótica. Indivíduos com EA moderada ou grave (Tabela 18.7) devem ser monitorados com uso da ecocardiografia a cada 2 a 3 anos e 1 a 2 anos, respectivamente. A Tabela 18.8 lista as recomendações de exercícios.[16,35]

Quase todos os casos graves sintomáticos de EA necessitam da substituição da valva aórtica. A abordagem cirúrgica tradicional tem sido um procedimento aberto (p. ex.., por meio de uma esternotomia mediana). Entretanto, no paciente de risco intermediário a alto, os procedimentos de substituição da valva aórtica transcateter emergiram como uma alternativa cada vez mais bem-sucedida.[4] Nesses

pacientes, que muitas vezes são de idade e com carga de comorbidade relativamente maiores (i. e., de *status* de "alto risco"), é particularmente importante enfatizar a promoção de um estilo de vida saudável com redução do fator de risco cardíaco, educação do paciente e coordenação de cuidados e reabilitação cardíaca. As taxas de readmissão são superiores a 40% no primeiro ano após o procedimento devido a causas não cardíacas (p. ex., problemas respiratórios, infecções e sangramentos) e cardíacas (arritmias e insuficiência cardíaca).[40]

TABELA 18.7	Graus de gravidade da estenose aórtica.	
Gravidade	**Gradiente médio**	**Área da valva aórtica**
Leve	< 20 mmHg	> 1,5 cm
Moderada	20 a 40 mmHg	1 a 1,5 cm
Grave	> 40 mmHg	< 1 cm

TABELA 18.8	Recomendações de exercícios para indivíduos com estenose aórtica.		
Grau de estenose	**Precauções**	**Modo**	**Intensidade**
Leve	Geralmente sem limitações	Geralmente sem limitações	Evitar atingir os sintomas
Moderada	Deve consultar com cardiologista antes de iniciar programa de exercícios	Evitar altas cargas de exercícios dinâmicos (p. ex., ciclismo, corrida e natação)	Requer TE para determinar os níveis de trabalho seguros
Grave, assintomática	Deve consultar com cardiologista antes de iniciar programa de exercícios	Evitar altas cargas de exercícios dinâmicos (p. ex., ciclismo, corrida e natação)	Requer TE para determinar níveis de trabalho seguros, que geralmente serão baixos
Grave, sintomática	Deve receber tratamento cirúrgico antes do treinamento de exercícios	Evitar altas cargas de exercícios dinâmicos (p. ex., ciclismo, corrida e natação)	Requer TE para determinar níveis de trabalho seguros, que geralmente serão baixos
Estado após reparo ou troca valvar	Considerar fortemente reabilitação cardíaca	Similar a grau leve de estenose	Similar aos graus leves de estenose. Use TE para avaliar os níveis de pico de trabalho propostos

TE, testes de exercícios.

Insuficiência cardíaca

A insuficiência cardíaca (IC) é uma síndrome clínica complexa que resulta em um coração incapaz de fornecer um débito direto suficiente para atender aos requisitos de perfusão e oxigenação dos tecidos metabolizadores do corpo. A insuficiência cardíaca aguda descompensada é um dos diagnósticos de internação mais comuns entre idosos estadunidenses, resultando em quase 1 milhão de hospitalizações em 2014.[41] A AHA estimou que, em 2006, 5,1 milhões de pessoas nos EUA viviam com IC.[42] Está bem estabelecido que a prevalência de IC e disfunção ventricular esquerda aumenta acentuadamente com a idade cronológica, de 8 homens por 1.000 nas idades de 50 a 69 anos, para 66 por 1.000 nas idades de 80 a 89 anos (mulheres mostram uma tendência semelhante).[43] As previsões sugerem que o número de casos aumentará 2,3 vezes até 2040 e triplicará até 2060.[44]

Em termos gerais, a IC pode estar associada a disfunção sistólica (i. e., presença de função contrátil cardíaca prejudicada), disfunção diastólica (i. e., presença de enchimento anormal do ventrículo esquerdo ou direito), ou ambos, ou descrita em termos da disfunção que ocorre principalmente no lado esquerdo ou direito do coração, ou em ambos (Tabelas 18.9 e 18.10, respectivamente). A IC pode ser mais especificamente categorizada como (1) IC com fração de ejeção reduzida (ICFEr) (FE < 40%) ou (2) IC com fração de ejeção preservada (ICFEp) (FE < 50%). Independentemente dessas distinções, o desempenho da bomba cardiovascular pode ser considerado como existindo ao longo de um contínuo em que sinais e sintomas específicos surgem e progridem ao longo do estado da doença. O tratamento médico em todo esse contínuo da disfunção à insuficiência é baseado nos resultados de vários testes e medidas, cuja utilização deve constituir a base do plano de cuidados da fisioterapia.[45]

A avaliação inicial e a avaliação de rotina dos sinais e sintomas de insuficiência cardíaca (Tabela 18.11) devem refletir o perfil fisiopatológico da doença. Uma entrevista completa deve incluir uma investigação abrangente dos sintomas (p. ex., história, fatores de exacerbação,

TABELA 18.9	Causas primárias, fatores etiológicos e características da insuficiência cardíaca sistólica e diastólica.		
Insuficiência cardíaca sistólica e diastólica			
Sistólica		**Diastólica**	
Causas primárias/ fatores etiológicos	**Características**	**Causas primárias/ fatores etiológicos**	**Características**
Contratilidade reduzida Isquemia do miocárdio Infarto do miocárdio Cardiomiopatias Doença valvar (p. ex., regurgitação) Pós-carga aumentada Hipertensão Doença valvular (p. ex., estenose)	Fração de ejeção reduzida Vários sinais/sintomas de insuficiência cardíaca direita ou esquerda Distensão venosa jugular Crepitação Bulha cardíaca S3 Edema periférico Mais frequentemente do sexo masculino, com idades entre 50 e 70 anos, histórico de tabagismo	Redução da complacência e relaxamento/enchimento Hipertrofia ventricular Cardiomiopatia Doença valvar (p. ex., estenose) Pericardite Tamponamento	Fração de ejeção preservada, normal ou elevada Bulha cardíaca S4 Crepitação Hipertensão Disfunção renal Fibrilação atrial Frequentemente mulheres, idosas

TABELA 18.10	Causas primárias, fatores etiológicos e sinais e sintomas comuns na insuficiência cardíaca esquerda e direita.			
Insuficiência cardíaca direita e esquerda				
Direita		**Esquerda**		
Causas primárias/ fatores etiológicos	**Sinais e sintomas comuns**	**Causas primárias/ fatores etiológicos**	**Sinais e sintomas comuns**	
Hipertensão pulmonar causada por: • Disfunção da bomba ventricular esquerda • Enfisema • Embolia pulmonar • Doença da valva mitral Doença da valva tricúspide Cardiomiopatias restritivas ou hipertróficas Miocardite Infarto do ventrículo direito	"Sinais sistêmicos" • Edema periférico • Edema com formação de cacifo • Ascite • Distensão da veia jugular • Bulha cardíaca S3 • Reflexo hepatojugular • Desconforto abdominal/ anorexia	Doença miocárdica intrínseca • Doença cardíaca aterosclerótica • Cardiomiopatia Carga de trabalho excessiva no VE • Hipertensão • Doença valvar • Arritmias	"Sinais respiratórios" • Ortopneia • Dispneia paroxística noturna • Intolerância ao exercício com fadiga e fraqueza • Estertores pulmonares • Dispneia de esforço • Tosse seca e não produtiva em decúbito dorsal • Alterações inexplicáveis do estado mental	

TABELA 18.11	Avaliação dos sinais e sintomas da insuficiência cardíaca.
Exame da insuficiência cardíaca	
Avaliação	**Motivo/Comentários**
Sintomas de dispneia, DPN, ortopneia	Líquido excessivo no alvéolo e interstício, que pode ser progressivamente provocado em decúbito
Frequência e ritmo cardíaco e de pulso	Taquicardia ou taquiarritmia sinusal como resultado do aumento do tônus simpático e, uma tentativa de aumentar o débito cardíaco e aumentar a liberação de líquido e oxigênio para a periferia. Pulso alternante pode sugerir uma disfunção ventricular esquerda mais grave
Pressão arterial	Hipertensão pode estar presente como um fator etiológico
Frequência respiratória e padrão da respiração	Rápida e rasa, refletindo um transporte gasoso deficiente, limitação da excursão diafragmática devido a ascites, fraqueza da musculatura ventilatória, hipotensão ortostática e/ou sobrecarga líquida no interstício
Ausculta do coração e sons pulmonares	S3 em um ventrículo não complacente e S4 em "chutes atriais" exagerados. Estertores/crepitações inspiratórias devido à abertura alveolar na presença de edema pulmonar, comumente encontrada nas bases, mas pode se estender superiormente nos casos mais graves. Um ponto desviado inferolateralmente do ponto de impulso máximo sugere cardiomiopatia dilatada
Observação para sinais de sobrecarga hídrica	Edema periférico e ganho de peso podem ocorrer devido à redução da excreção de líquidos em reposta à queda do débito cardíaco. A distensão venosa jugular pode ocorrer conforme o líquido "retorna" para o sistema venoso. Ganho de peso > 1,4 kg/dia sugestivo de descompensação

DPN, Dispneia paroxística noturna.

frequência), dor associada (p. ex.., angina, claudicação), presença de ortopneia, dispneia paroxística noturna ou retenção hídrica e descrições de intolerância à atividade (p. ex., como nas atividades da vida diária, caminhada). Devido aos seus papéis como fatores etiológicos primários no desenvolvimento da doença cardíaca e da própria IC, hipertensão, arritmias, doenças valvares e DAC, com ou sem história de IAM, são achados frequentes nos casos de disfunção ou falha estabelecida da bomba. Frequentemente, o perfil de medicação atual de um indivíduo e/ou o histórico médico anterior refletirá esses fatores comórbidos e, portanto, deve ser revisado e considerado dentro de sua influência potencial na intervenção fisioterápica.

Fragilidade e anormalidades da musculatura esquelética compartilham mecanismos biológicos comuns com IC e devem ser examinados como um fator causador relacionado para intolerância ao exercício.[46] O índice de fragilidade de Fried, que consiste em cinco domínios (lentidão, fraqueza, baixa atividade física, exaustão e perda de peso não intencional), é a ferramenta mais validada para examinar essa síndrome.[47] Os componentes únicos do índice de Fried (p. ex., velocidade da marcha e força de preensão manual, juntos) podem ser usados como representante para o fenótipo de fragilidade de Fried.[48]

Os benefícios globais do treinamento de exercícios em pacientes com IC crônica estável com fração de ejeção reduzida incluem aumento do pico de VO$_2$, melhoria da qualidade de vida e redução de internações e diárias hospitalares relacionadas à IC.[49-52] Apesar da escassez de estudos examinando a eficácia das intervenções focadas em indivíduos com IC com fração de ejeção preservada, evidências emergentes sugerem que esses indivíduos também podem se beneficiar do treinamento físico por meio de melhorias na capacidade de exercício, redução dos sintomas e qualidade de vida.[53] O treinamento físico deve ser baseado em um teste de esforço limitado ou submáximo limitado pelos sintomas.

O monitoramento eletrocardiográfico não é necessário, porém está indicado em indivíduos com história de arritmias clinicamente significativas, hipotensão por esforço ou parada cardíaca. O teste de esforço pode fornecer ainda mais estratificação de risco e informações de prognóstico quando combinado com medições dos gases expirados (p. ex., para discernir pico de VO_2, inclinação Ve/VCO_2). A ênfase do teste deve ser colocada nos sintomas e na hemodinâmica (p. ex., respostas pressóricas e cronotrópicas) e considerar que muitos indivíduos demonstrarão alterações (p. ex., hipotensão, dispneia) dentro de 5 METs. Em comparação com indivíduos saudáveis de mesma idade, os pacientes com IC apresentam pico de débito cardíaco mais baixo e tolerância ao exercício reduzida concomitante na ordem de aproximadamente 30 a 40%. O protocolo da esteira Naughton frequentemente é usado devido à sua taxa de trabalho inicial relativamente baixa e inclinação moderada. Entretanto, testes de caminhada, como os testes de 2, 6 ou 12 minutos, também podem ser usados. Informações sobre o estado funcional, tolerância ao exercício, consumo de oxigênio e sobrevivência de curto e longo prazos podem ser estimadas a partir desses exames por meio de uma comparação de valores normativos e equações derivadas de predição.[29,54] Se, entretanto, esses exames não forem realizados, o teste pode ser baseado na aproximação do nível de MET de pico atingido no exame,

em que as capacidades funcionais de 5 a 6 e 4 a 5 METs podem ser usadas para categorizar os pacientes em disfunção *versus* falha de bomba, respectivamente.[4]

A Tabela 18.12 resume uma atualização recente das diretrizes de prática clínica dos níveis, graus e força das recomendações para vários modos de exercício para indivíduos com IC.[55] Quando a frequência cardíaca e o VO_2 não são realistas para usar como indicadores, considere o uso de escalas de TEP e dispneia (ver Boxe 18.2) que pode representar a limitação do paciente com mais precisão. Reduzir a intensidade do exercício para permitir durações mais longas e taxas de trabalho mais lentas, introduzir mais pausas para descanso e prolongar os períodos de aquecimento e desaquecimento são estratégias gerais que podem acomodar o paciente intolerante ao exercício. O volume geral do exercício deve ser aumentado de forma consistente ao longo do tempo com base nas respostas cardiopulmonares adaptativas observáveis e diminuições nas respostas subjetivas adversas (p. ex., relatos de dispneia) em cargas de trabalho específicas, cabendo constantes reavaliações e modificações do treinamento.

A educação específica do paciente sobre a IC deve ser incluída em qualquer plano de cuidados e consistir em habilidades de autocuidados, incluindo (1) monitoramento do

TABELA 18.12	Recomendações de exercícios para indivíduos com insuficiência cardíaca.[55]		
Força da recomendação	**Tipo**	**Parâmetros**	**Comentários**
Forte, deve incluir	Aeróbico	• Tempo: 20 a 60 min • Intensidade: 50 a 90% do pico de VO_2 ou pico de trabalho • Frequência: 3 a 5 vezes/semana • Duração: pelo menos 2 a 3 meses • Modo: esteira, bicicleta ergométrica ou dança	• Características do paciente – Parâmetros de treinamento • Contexto • Segurança • Aderência e engajamento
Moderada, deve incluir	Resistência	• Tempo: 45 a 60 min, 2 a 3 séries por grupo muscular principal • Intensidade: 60 a 80% 1-RM • Frequência: 3 vezes/semana • Duração: 8 a 12 semanas	• Dor musculoesquelética transitória que pode exigir ajuste dos exercícios realizados • Preferência do paciente • Evite isométricos e manobra de Valsalva
Forte, deve incluir	Exercício intervalado em alta intensidade	• Tempo: > 35 min • Intensidade: > 90 a 95% do pico de VO_2 ou pico de trabalho • Frequência: 2 a 3 vezes/semana • Duração: 2 a 3 meses • Modo: esteira ou bicicleta ergométrica	• As doses de exercícios semanais totais TIAI devem ser de pelo menos 460 kcal, 114 min ou 5,4 MET-horas
Forte, deve incluir	Treinamento da musculatura inspiratória	• Tempo: 30 min/dia • Intensidade: > 30% da pressão inspiratória máxima (PIMáx ou PIM) • Frequência: 5 a 7 dias/semana • Duração: 8 a 12 semanas • Modo: dispositivo de limiar (ou semelhante)	• Força *vs.* resistência? • Intensidade? • Seleção de paciente
Forte, deve incluir	EENM para quadríceps, gastrocnêmico-sóleo	• Corrente/Frequência: bifásica 10 a 50 Hz, largura de pulso 0,2 a 0,7 mseg • On/Off: 2/4 s a 10/50 s • Tempo: 30 a 60 min/dia • Intensidade: forte contração muscular • Frequência: 5 a 7 d/semana	• Precauções com o marca-passo • DMIT

DMIT, dor muscular de início tardio; *TIAI*, treinamento intervalado de alta intensidade; *MET*, equivalente metabólico; *EENM*, estimulação elétrica neuromuscular.

volume, (2) adesão à medicação, (3) restrições dietéticas e (4) monitoramento de sinais e sintomas de descompensação. A Figura 18.3 mostra uma peça comum de material de educação do paciente. Uma medida de resultado de qualidade de vida centrada no paciente, como o Minnesota Living with Heart Failure Questionnaire, pode facilitar o diálogo direcionado com os pacientes sobre suas necessidades específicas, porque ilumina os efeitos da IC na vida diária e no bem-estar do paciente.[56]

Fibrilação atrial

A fibrilação atrial (FA) afeta 9% dos adultos estadunidenses com 65 anos ou mais, e a previsão é de que afete de 6 a 12 milhões de pessoas em 2050.[57] É a arritmia mais comum, sendo responsável por um terço das internações hospitalares por distúrbios do ritmo cardíaco.[58] Considerada, em grande parte, uma doença da idade avançada, está etiologicamente relacionada a processos que aumentam as pressões e dilatação atrial, como insuficiência cardíaca, hipertensão, valvopatia, DAC e doenças pulmonares, mas também pode ser causada por tireotoxicose e ingestão excessiva de álcool. Após a detecção inicial, a FA é classificada como FA detectada pela primeira vez e,

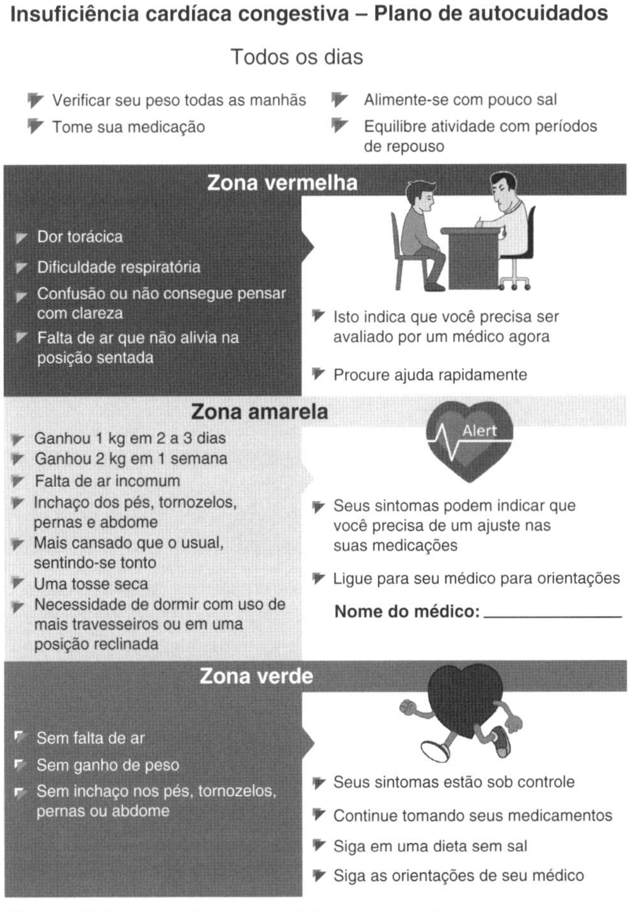

subsequentemente, classificada como paroxística caso solucionada em 7 dias. Caso contrário, é classificada como persistente. Qualquer tentativa malsucedida de resolver a FA persistente por meio de cardioversão reclassifica a arritmia como permanente.

Os manejos de saúde e farmacológico da FA utilizam, frequentemente, no mínimo, terapia de anticoagulação e, com base nos sintomas, podem incluir ainda terapias de controle de frequência e/ou ritmo. Em casos assintomáticos, muitas vezes é suficiente controlar a frequência ventricular (p. ex., com betarreceptor ou antagonistas do canal de cálcio) ao lado da terapia de anticoagulação. Em casos de FA persistente refratária à terapia antiarrítmica ou quando a arritmia é o principal fator responsável pela IC aguda, hipotensão ou agravamento da angina, a cardioversão pode ser realizada, seguida pelo uso de antiarrítmicos podem para manter o ritmo sinusal normal.[59,60]

O achado físico característico da FA é um pulso "irregularmente irregular" devido a frequências atriais rápidas (> 300 descargas atriais/min) e caóticas que somam apenas intermitentemente para produzir despolarização do nó AV. O ECG é caracterizado por uma linha de base fibrilatória irregular em vez de ondas P e intervalos R-R irregulares. Muitos pacientes costumam ser assintomáticos quando a frequência ventricular é inferior a 100 bpm, mas podem sentir palpitações, tonturas e dispneia de ar em taxas mais altas devido ao comprometimento subjacente no enchimento ventricular e na função de bomba cardíaca. Em geral, a tolerância ao exercício em indivíduos com FA é cerca de 20% menor que em indivíduos normais da mesma idade, mas isso pode variar diariamente devido às mudanças na resposta ventricular. De fato, observa-se que alguns indivíduos flutuam entre a FA e o ritmo sinusal normal diariamente; portanto, é importante avaliar os ritmos com frequência e usar a taxa de trabalho (p. ex., METs, watts) e/ou TEP em vez da frequência cardíaca/de pulso durante o exercício ou treinamento de mobilidade funcional. Se a frequência de pulso for utilizada, considere amostras de medição mais longas para contabilizar ritmos irregulares. No geral, os indivíduos com FA são capazes de se exercitar com segurança como qualquer outra pessoa, porém considerações atentas sobre outras condições comórbidas, particularmente outras doenças cardíacas, devem ser feitas e colocadas na vanguarda da lógica do plano de tratamento.[16] Qualquer suspeita de um novo início de FA sem história estabelecida deve ser investigada clinicamente antes de continuar a fisioterapia.

Doença arterial periférica

Os mesmos processos ateroscleróticos descritos no DAC podem afetar as artérias periféricas para criar uma incompatibilidade entre oferta e demanda e isquemia. A doença arterial periférica (DAP) limita a mobilidade funcional, os níveis de atividade e a qualidade de vida, e estima-se que ocorra em 6% em indivíduos com mais de 60 anos. A presença de DAP acarreta um aumento de duas a seis

Figura 18.3 Exemplo de material educacional para o paciente com insuficiência cardíaca.[88] (*De Seth S, Vashista S. The Hriday Card: A checklist for heart failure. Journal of the Practice of Cardiovascular Sciences. 2017;3(1):5.*)

vezes no risco de DAC e de quatro a cinco vezes no risco de acidentes vasculares encefálicos.[16,35]

A gravidade da DAP pode ser medida ao longo de um contínuo de sintomas clínicos (p. ex., a classificação de Fontaine, Tabela 18.13) ou, mais comumente, pelo índice tornozelo-braquial (Tabela 18.14), que compara as pressões sistólicas da perna e do braço para uma estimativa da extensão da oclusão luminal arterial.[61,62] Outros achados sugestivos de doença em avanço são pele seca e brilhante, queda de cabelo, alterações tróficas nas unhas, atrofia muscular, sensibilidade prejudicada e pulsos diminuídos. Apesar de ocorrer em apenas cerca de 10% dos indivíduos, a claudicação intermitente é considerada o sintoma clássico da DAP. A maioria dos pacientes experimentará alguma forma de sintomas adversos que podem limitar a atividade de sustentação de carga devido à redução da perfusão vascular, lesão do músculo esquelético e alterações nos nervos periféricos.[62a]

A redução dos fatores de risco da aterosclerose, particularmente a cessação do tabagismo e o aumento da atividade física, são os principais tratamentos para formas leves a moderadas de DAP. Os objetivos principais do teste de exercício incluem a obtenção de informações sobre a distância percorrida máxima sem dor, a distância percorrida máxima geral e a avaliação da DAC subjacente para informar uma prescrição de exercício sob medida. Testes de caminhada, como protocolos de esteira com inclinação progressiva ou o teste de caminhada de 6 minutos, são exames preferidos, pois se aproximam da limitação de atividade real.[35] Às vezes, os indivíduos com fortes sintomas de claudicação são tão autolimitados que o teste de exercício limitado pelos sintomas fornece uma nova oportunidade de desmascarar doenças cardíacas ocultas (p. ex., isquemia coronariana). O médico deve, portanto, monitorar diligentemente os sinais vitais. Também pode ocorrer uma resposta exagerada da PA ao teste de esforço, como geralmente ocorre na aterosclerose.[63]

O treinamento físico supervisionado para indivíduos com DAP pode fornecer um ambiente de apoio que estimula o indivíduo a superar o medo da claudicação, da dor e de queda,[64] aumentando, assim, a intensidade do exercício. O pensamento tradicional sugere que os indivíduos devem se exercitar em intensidades que criam sintomas toleráveis moderados a máximos (i. e., um 3 de 4 na escala de claudicação, Boxe 18.2), mas estudos recentes sugerem que se exercitar em intensidades que provocam apenas sintomas leves ou nenhum sintoma pode ser igualmente eficaz na melhoria da capacidade de locomoção.[65] As considerações gerais sobre exercícios para indivíduos com DAP consistentemente identificadas na literatura estão resumidas no Boxe 18.3.

DOENÇA PULMONAR

Doença pulmonar obstrutiva crônica

A Iniciativa Global para Doença Pulmonar Obstrutiva Crônica (*Global Initiative for Chronic Obstructive Lung Disease* – GOLD), uma colaboração internacional de especialistas em doença pulmonar obstrutiva crônica (DPOC), originalmente formulada pelo National Heart Lung and Blood Institute, pelos United States National Institutes of Health e pela Organização Mundial da Saúde, descreve a DPOC como "*uma doença comum, evitável e tratável que*

TABELA 18.13	Sistema de classificação de Fontaine da doença arterial periférica (DAP).
Estágio	**História**
I	Assintomático
IIa	Claudicação leve
IIb	Claudicação moderada a grave
III	Dor isquêmica em repouso
IV	Perda tecidual ou ulceração

(Adaptada da Tabela 1 em Norgren L, Hiatt WR, Dormandy JA, et al. Intersociety consensus for the management of peripheral vascular disease (TASC II). *J Vasc Surg*. 2007:45:S5–S67.)

TABELA 18.14	Escores no índice tornozelo-braquial associados com a extensão da oclusão do lúmen arterial.
Índice tornozelo-braquial (PAS VE/PAS MS)	
> 1,40	Anormal, sugere artérias tibiais incompressíveis devido a calcificação/aterosclerose, membro inferior obeso
1 a 1,40	Normal
0,90 a 0,99	Limítrofe, aceitável
0,80 a 0,89	Doença leve < 0,90 é diagnóstica para PA; abordar fatores de risco
0,50 a 0,79	Doença moderada, buscar avaliação de especialista de rotina
< 0,30	Doença grave em membro, buscar avaliação de especialista com urgência

BOXE 18.3	Contraindicações gerais para adaptações em exercícios para indivíduos com doença arterial periférica.

- Inicialmente, o treinamento intervalado pode ser mais bem tolerado
- A atividade sem levantamento de peso não é tão eficaz quanto a atividade com carga, mas pode ser usada para complementar o aquecimento
- Tempos de aquecimento mais longos são úteis, especialmente em ambientes mais frios
- As considerações sensoriais e os cuidados com os pés devem ser enfatizados devido ao risco aumentado de neuropatia periférica
- O exercício deve ser progredido primeiro em volume e depois em intensidade, conforme tolerado
- As evidências da eficácia do treinamento físico não supervisionado (p. ex., em casa ou no ambiente comunitário) estão se acumulando
- Mudança de cultura em direção a sistemas de *telecoaching* e telemonitoramento baseados em tecnologia, que muitos pacientes preferem[91]

é caracterizada por sintomas respiratórios persistentes e limitação do fluxo de ar que é devido a anormalidades das vias respiratórias e/ou alveolares geralmente causadas por exposição significativa a partículas ou gases nocivos. A limitação crônica do fluxo de ar que caracteriza a DPOC é causada por uma mistura de doença das pequenas vias respiratórias (p. ex., bronquiolite obstrutiva) e destruição do parênquima (enfisema), cujas contribuições relativas variam de pessoa para pessoa. A inflamação crônica causa alterações estruturais, estreitamento das pequenas vias respiratórias e destruição do parênquima pulmonar. A perda de pequenas vias respiratórias pode contribuir para a limitação do fluxo de ar e disfunção mucociliar, um aspecto característico da doença".[66]

De acordo com o Center for Disease Control (CDC), no ano de 2015, havia 15,5 milhões de adultos vivendo nos EUA com DPOC. Aproximadamente 10% das mulheres com mais de 65 anos e 11% dos homens com mais de 75 anos têm DPOC.[67] O CDC relatou 150.350 mortes por DPOC (40,3 por 100 mil habitantes), a terceira causa de morte mais comum nos EUA.[68] Uma quantidade significativa de recursos de saúde é dedicada ao tratamento da DPOC anualmente. O custo total do manejo da DPOC nos EUA foi estimado, em 2010, em US$ 32,1 bilhões com projeção de aumento para US$ 49 bilhões em 2020.[69] À medida que os tratamentos disponíveis para a DPOC melhoraram, as expectativas de vida dos pacientes com DPOC também cresceram.[70] O tratamento da DPOC se concentra não apenas em prolongar a sobrevida, mas também em reduzir os sintomas, a frequência e a gravidade das exacerbações.[66]

A DPOC representa um conjunto de condições, todas as quais causam obstrução ao fluxo de ar dentro do sistema pulmonar e podem estar presentes em graus variáveis em qualquer paciente. A obstrução pode resultar de broncoconstrição (aumento do tônus ou espasmo do músculo liso brônquico), inflamação do revestimento da mucosa das vias respiratórias, degradação do suporte estrutural das vias respiratórias, destruição alveolar e hiperinsuflação e retenção de secreções. Em idosos com DPOC, essas alterações fisiopatológicas são, então, sobrepostas ao que já são consideradas alterações anatômicas e fisiológicas normais devido ao processo de envelhecimento.

As duas principais vias etiológicas para o desenvolvimento da obstrução das vias respiratórias são a inalação de corpos estranhos e a genética. A principal fonte de DPOC relacionada à inalação é a fumaça do cigarro. A exposição à fumaça causa uma redução da função pulmonar dose dependente. Isso pode ser calculado pelo número de maços de cigarros fumados por dia multiplicado pelo número de anos de tabagismo, que é então denominado "anos de maço". Outros irritantes relacionados à inalação podem incluir vários produtos químicos e poluentes ambientais.[71] A contribuição genética para a DPOC deriva da herança da deficiência de α-1-antitripsina, que é um gene que contribui para a manutenção da integridade estrutural dos alvéolos. A deficiência da α-1-antitripsina, portanto, resulta no início precoce das alterações enfisematosas.

O aumento da resistência ao fluxo de ar expiratório causado por essas condições resulta em uma cascata progressiva de piora das alterações fisiopatológicas. O esvaziamento incompleto do pulmão resulta na retenção de ar nos espaços distais, que hiperinsufla os pulmões. A hiperinsuflação pulmonar afeta tanto a biomecânica da contribuição musculoesquelética para a ventilação quanto as trocas gasosas. As dimensões da caixa torácica aumentam na direção anteroposterior, um formato conhecido como "tórax em barril". A capacidade da caixa torácica de realizar excursão torna-se mais limitada. Isso se soma às mudanças na parede torácica e na complacência das vias respiratórias tipicamente relacionadas à idade. Devido à hiperinsuflação, o diafragma torna-se achatado, afetando sua relação comprimento-tensão e reduzindo sua capacidade de contrair e relaxar adequadamente. As fibras musculares diafragmáticas mudam do tipo II para o tipo I, sacrificando a potência e a força para aumentar a resistência, também uma característica compartilhada do processo de envelhecimento.

A inalação torna-se mais difícil e uma maior contribuição dos músculos acessórios da respiração é necessária. Os músculos acessórios podem hipertrofiar e encurtar, acentuando desvios posturais, como desvio da cabeça para a frente, ombros arredondados e cifose torácica. A posição do tripé, conforme ilustrado na Figura 18.4, é usada, frequentemente, para facilitar as ações dos músculos acessórios.

A expiração, normalmente passiva, pode exigir uma contribuição ativa aumentada. A desobstrução das vias respiratórias é prejudicada pela mudança na relação comprimento-tensão dos músculos respiratórios, com a redução nos tipos de fibras musculares produtoras de força. A resistência do músculo esquelético é reduzida devido a uma mudança das fibras musculares do tipo I para as do tipo II, uma redução na densidade mitocondrial e uma

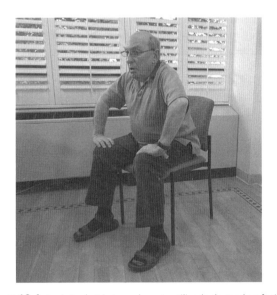

Figura 18.4 Posição do tripé geralmente utilizada de modo a facilitar as ações dos músculos acessórios em indivíduos com DPOC. (*De Yoost BL, Crawford LR. Fundamentals of Nursing: Active Learning for Collaborative Practice, ed 2. St. Louis: Elsevier, 2020.*)

redução na densidade capilar. Essas mudanças estão associadas a uma diminuição no metabolismo aeróbico e na capacidade de exercício.[72,73]

Como a DPOC é um termo genérico que descreve um conjunto de condições que resultam em limitação do fluxo de ar, encarceramento de ar e hiperinsuflação pulmonar, também é importante conhecer os subtipos mais comuns da doença. Os dois subtipos mais frequentemente encontrados são enfisema e bronquite crônica. A bronquite crônica é definida como a presença de tosse produtiva crônica por 3 meses em cada um dos 2 anos sucessivos, desde que outras causas de produção crônica de muco (fibrose cística, bronquiectasia e tuberculose) tenham sido excluídas. A fisiopatologia envolve hipertrofia das glândulas submucosas e espessamento das paredes das vias respiratórias. Nos estágios iniciais de bronquite simples, a hipersecreção de muco geralmente ocorre principalmente nas vias respiratórias maiores. À medida que a doença progride na cronicidade e com a frequência crescente de exacerbações, as vias respiratórias mais distais são cada vez mais afetadas pelo aumento da produção de muco. Assim, o paciente com este subtipo clinicamente apresenta dispneia e tosse produtiva e, portanto, provavelmente se beneficiará de intervenções para auxiliar no controle da secreção.

O enfisema é caracterizado pela destruição das paredes alveolares e aumento dos espaços aéreos distais aos bronquíolos terminais, incluindo os bronquíolos respiratórios, ductos alveolares e alvéolos. O material estranho inalado leva ao recrutamento de células inflamatórias, lesão proteolítica (a hidrólise de proteínas por enzimas) da matriz extracelular e morte celular. Além disso, as paredes das vias respiratórias tornam-se perfuradas e, na ausência de reparo, as paredes tornam-se obliteradas, surgindo pequenos espaços aéreos distintos, transformando-se em espaços aéreos anormais maiores. Bolhas, espaços enfisematosos maiores que 1 cm de diâmetro, comumente estão presentes em pacientes com enfisema. A intervenção cirúrgica para remover bolhas pode estar indicada.[74] Os sintomas mais comuns de enfisema, consistentes com a destruição das vias respiratórias distais e das paredes alveolares, são dispneia e tosse não produtiva.

Esses subtipos podem coexistir. A DPOC é mais bem definida como um espectro que pode ter características de sobreposição ou combinação de mais de um subtipo. Assim, os pacientes com DPOC necessitam de intervenções individualizadas de acordo com sua apresentação específica. A ausculta pulmonar de indivíduos com doença pulmonar obstrutiva revela uma fase expiratória prolongada com sons respiratórios diminuídos em intensidade em todos os campos pulmonares. Na presença de retenção de secreção, roncos e, ocasionalmente, sibilos localizados também podem ser auscultados nas áreas afetadas. A percussão do tórax costuma ser hiper-ressonante devido à hiperinsuflação pulmonar. A observação da postura pode incluir cabeça para a frente, ombros arredondados, cifose torácica e tórax em barril, com hipertrofia da musculatura acessória.

O uso de estratégias pelo paciente, como posição do tripé e respiração com lábios franzidos, deve ser observado;

elas frequentemente são usadas durante a atividade ou mesmo em repouso no caso de doença grave. A cianose da pele e das mucosas, sinal de oxigenação inadequada, também deve ser observada. A oxigenação é avaliada posteriormente por oximetria de pulso ou análise por gasometria. O baqueteamento dos dedos não é tão típico da DPOC em comparação com outras doenças pulmonares (doença pulmonar intersticial, bronquiectasia, câncer de pulmão), mas pode ser evidente em alguns casos. Uma ampla gama de doenças pulmonares crônicas, incluindo DPOC, pode levar ao desenvolvimento de hipertensão pulmonar e insuficiência cardíaca direita, ou *cor pulmonale*. A falência do lado direito do coração em produzir fluxo direto adequado resulta em distensão venosa jugular observável, ascite, edema na parte inferior da perna e a possibilidade de uma terceira bulha cardíaca.

Os testes de função pulmonar são fundamentais no diagnóstico da DPOC, sendo o volume expiratório forçado no primeiro segundo (VEF_1) e a capacidade vital forçada (CVF) os mais relevantes. A obstrução das vias respiratórias é indicada pela diminuição do VEF_1 em relação à CVF. Durante a realização de testes abrangentes, essas medições são feitas antes e depois da administração de um broncodilatador. A relação VEF_1/CVF pós-broncodilatador determina se está presente uma limitação ao fluxo de ar, enquanto o valor predito da porcentagem pós-broncodilatador para VEF_1 determina a gravidade da limitação ao fluxo de ar. O uso de broncodilatadores também permite que a condição seja avaliada quanto à reversibilidade.[71]

Os volumes pulmonares também estão alterados em padrões que expressam aumento de encarceramento de ar, que será exibido por um aumento da capacidade residual funcional (CRF), volume residual (VR) e capacidade pulmonar total (CPT), enquanto a capacidade inspiratória (CI) e a capacidade vital (CV) estarão reduzidas. A capacidade de difusão do monóxido de carbono (CDCO), quando reduzida, indica proporcionalmente a gravidade das alterações enfisematosas na presença de limitação ao fluxo aéreo. A radiografia de tórax e a tomografia computadorizada (TC) podem ser realizadas como parte do diagnóstico diferencial, para excluir a possibilidade de uma causa alternativa para os sintomas do paciente (p. ex., pneumonia, pneumotórax, doença cardíaca primária). A escolha do estilo de vida não tabagista é essencial para o tratamento da DPOC e pode diminuir a taxa de deterioração da função pulmonar. O uso de medicamentos para reduzir as limitações do fluxo de ar, incluindo broncodilatadores e agentes anti-inflamatórios, pode ajudar muitos pacientes a controlar seus sintomas.

Para ajudar a prevenir infecções respiratórias, os adultos mais velhos devem receber a vacinação pneumocócica, bem como uma vacinação anual contra a gripe. As infecções respiratórias podem desencadear respostas inflamatórias exarcebadas, além do agravamento dos sintomas dos pacientes. O uso de oxigênio suplementar é recomendado para indivíduos com DPOC estágio IV que apresentam PaO_2 em repouso de 55 mmHg ou menos ou SpO_2 de 88% ou menos. A administração de oxigênio também pode ser usada na DPOC menos grave para melhorar a tolerância ao exercício ou para aliviar episódios de dispneia aguda. Hillegass et al,[63] resumindo as diretrizes lançadas pela Cardiovascular and Pulmonary Section da American Physical Therapy Association (APTA), em 2014, oferecem uma visão sobre o papel do fisioterapeuta no tratamento de pacientes que receberam prescrição de oxigenoterapia suplementar. Isso inclui a titulação da oxigenoterapia para a atividade relevante avaliando os sinais vitais, sintomas e respiração com uma SpO_2 alvo em mente (p. ex., $\geq 90\%$) que deve ser determinada pelo médico prescritor. Se a prescrição não estipular uma meta específica dessa maneira, o fisioterapeuta deve entrar em contato com o médico de referência para esclarecimento.[63]

A pedra angular da intervenção de exercícios em pacientes com DPOC é o treinamento de resistência, e os mesmos princípios básicos de prescrição de exercícios que são aplicados a idosos saudáveis podem ser utilizados em adultos idosos com DPOC.[75] Em geral, caminhar pode ser preferível a andar de bicicleta para fins funcionais, bem como menor custo e maior acessibilidade (pelo menos no caso de caminhada comum *versus* caminhada em esteira). Entretanto, os pacientes com DPOC podem ter uma resposta ventilatória mais alta às intervenções de caminhada em comparação com o exercício em bicicleta e, portanto, o uso da bicicleta pode ser preferido para minimizar as sensações de dispneia, fadiga ventilatória e as chances de dessaturação durante o exercício.[76] As intervenções em bicicleta também têm a possibilidade de realizar o treinamento de exercícios de um só membro, o que permite aos pacientes sustentarem um estímulo de alta intensidade para os grandes músculos de uma perna, proporcionando, simultaneamente, mais tempo antes de atingir a limitação ventilatória; isso estende o tempo de exposição ao estímulo do exercício. Na verdade, a carga de treinamento alcançada durante o ciclismo unipodal demonstrou ser quase o dobro por perna em comparação com o ciclismo bilateral.[77] Foi demonstrado que o treinamento intervalado em comparação com o treinamento contínuo reduz significativamente as pontuações dos sintomas, mantendo cargas de treinamento igualmente altas em pacientes com DPOC.[75]

O treinamento de resistência específico para força também deve ser considerado em adultos mais velhos com DPOC, porque os exercícios de resistência isolados são ótimos para aumentar a massa muscular e a força.[75] O Boxe 18.4[78] descreve as diretrizes gerais para a prescrição de treinamento de resistência, contra a resistência e flexibilidade para indivíduos com DPOC, que são

BOXE 18.4	**Diretrizes para intervenções por exercícios nos pacientes com DPOC.**[78]		
Exercício para a resistência	**ACSM**	**ATS/ERS**	**AACVPR**
Modalidade	Caminhada e/ou ciclismo	Ciclismo ou caminhada (na comunidade ou esteira/ bicicleta ergométrica	Caminhada (esteira ergométrica, trilha, deambulação com suporte de andador ou cadeira de rodas), ciclismo, bicicleta ergométrica, ergômetro para braço, exercícios de elevação do braço sem pesos, exercícios em degraus, natação, dança aeróbica modificada, exercícios aeróbicos
Frequência	3 a 5 vezes/semana (mínimo)	3 a 5 vezes/semana	3 a 5 vezes/semana
Intensidade	Intensidade leve: 30 a 40% da taxa de pico de trabalho Intensidade vigorosa: 60 a 80% da taxa de pico de trabalho Critério alternativo: dispneia de 4 a 6 na escala Borg CR10 O exercício de intensidade leve melhora os sintomas, a qualidade de vida relacionada à saúde e o desempenho das AVDs O exercício de intensidade vigorosa otimiza a melhora fisiológica	> 60% da taxa de trabalho máxima	Alta intensidade (60 a 80% do pico da taxa de trabalho)
Duração	Sem recomendações específicas para a duração total da sessão. As recomendações para a duração se baseiam na gravidade da DPOC. Indivíduos com DPOC moderada a grave podem ser capazes de se exercitarem em uma intensidade específica durante apenas alguns minutos durante os estágios iniciais do treinamento e podem necessitar de treinamento intervalado inicialmente	20 a 60 min por sessão	20 a 60 min por sessão por 4 a 12 semanas

(continua)

BOXE 18.4	Diretrizes para intervenções por exercícios nos pacientes com DPOC.[78] (*Continuação*)		
Progressão	Individualizada com base no estado de saúde e capacidade física. Essas são diretrizes gerais para adultos idosos que podem se aplicar Inicial: aumentar a duração em 5 a 10 min a cada 1 a 2 semanas durante as primeiras 4 a 6 semanas A partir daí, aumento gradual na duração, frequência e/ou intensidade	Titular para os sintomas 4 a 6 na Escala Borg ou 12 a 14 na escala TEP	Opções incluem filtração para o nível selecionado de TEP, índices da escala de dispneia ou nível MET predeterminado
Comentário	Treinamento intermitente inicialmente pode ser utilizado até que os indivíduos possam tolerar exercícios de maior duração Foi publicado que sessões curtas e intermitentes envolvendo exercícios de intensidade vigorosa diminuem as classificações dos sintomas	Para indivíduos que não podem tolerar um treinamento contínuo devido a sintomas intoleráveis, treinamento intervalado deve ser considerado	Treinamento intervalado deve ser considerado para indivíduos que não conseguem manter períodos contínuos estendidos de exercícios de alta intensidade Aquecimento antes do exercício e relaxamento após o exercício
	ACSM	**ATS/ERS**	**AACVPR**
Exercício resistido	Nota: as diretrizes da ACSM não incluem recomendações específicas (ou treinamento da resistência e exercícios de flexibilidade em pacientes com DPOC, mas refere para as recomendações de uso em idosos saudáveis. As declarações a seguir refletem essas recomendações	Exercícios resistidos devem seguir o mesmo princípio de prescrição de exercício FITT para adultos saudáveis e/ou idosos	Não declarado
Modalidade	Enfatizar atividades funcionais (p. ex., subir escadas) Pesos livres, máquinas com pesos empilhados ou resistências pneumáticas, bandas de resistência	Levantamento repetitivo de um peso relativamente alto	Levantamento de peso: pesos para a mão e tornozelo, pesos livres, máquinas de pesos, resistência com elásticos, uso do peso corporal do paciente (subida de escadas, agachamento)
Frequência	≥ 2 semanas	2 a 3 vezes/semana	Não declarado
Intensidade inicial	Baixa intensidade: 40 a 50% de 1 RM Intensidade moderada: 60 a 70% de 1 RM	60 a 70% de 1 RM ou 100% de 8 a 12 RM	Começar com peso/resistência menor e repetições maiores para aumentar a resistência muscular Individualmente, pesos mais elevados e menos repetições podem estar indicados para promover o desenvolvimento da força
Duração	1 a 4 séries; 8 a 10 exercícios; 10 a 15 repetições para melhorar a força/resistência muscular	Não declarado	Não declarado
Progressão	Progressão gradual aumentando a resistência e/ou repetições e/ou frequência	Aumentar o peso, número de repetições por série, número de séries por sessão ou reduzir o tempo de repouso quando indivíduos podem realizar 1 a 2 repetições acima do número desejado em 2 sessões consecutivas	Monitorar a TEP mais fadiga muscular/articular, incômodo e dor
Comentários	Repousar 2 a 3 min entre as sessões, usar técnicas apropriadas para cada exercício; mover por toda a amplitude de movimentos; usar técnica apropriada de respiração; exercitar cada grande grupo muscular utilizando exercícios em múltiplas articulações e articulações isoladas	Treinamento para resistência é a principal via da reabilitação pulmonar. Entretanto, o exercício resistido irá gerar maiores ganhos na massa e força muscular e desencadeará menos dispneia	Para osteoporose. Cuidado com a flexão/rotação da coluna e treinamento com pesos elevados Para hipertensão pulmonar: Treinamento da baixa resistência com respiração ritmada, treinamento aeróbico é aceitável

(*continua*)

BOXE 18.4	Diretrizes para intervenções por exercícios nos pacientes com DPOC.[78] (*Continuação*)		
Exercícios do membro superior	**ASCM**	**ATS/ERS**	**AACVPR**
Modalidade	Não declarado	Exercício para a resistência (p. ex., ergometria para membro superior) e/ou exercícios resistidos (i. e., pesos livres e banda elástica)	Treinamento dos músculos específicos da tarefa envolvidos na vida funcional
Frequência	Não declarado	Não declarado especificamente, mas pode ser consistente com as recomendações acima	Não declarado
Intensidade inicial	Não declarado	Não declarado	Não declarado
Duração	Não declarado	Não declarado	Não declarado
Progressão	Não declarado	Não declarado especificamente, mas pode ser consistente com as recomendações acima	Não declarado
Comentários	Não declarado	Melhora a função dos membros superiores (p. ex., força e desempenho durante tarefas relacionadas aos membros superiores)	Não declarado
Exercícios de flexibilidade	**ASCM**	**AT/ERS**	**AACVPR**
Modalidade	Qualquer atividade física que mantenha ou aumente a flexibilidade utilizando movimentos lentos que envolva alongamentos mantidos para cada grande grupo muscular	Alongamento dos grandes grupos musculares	Treinamento do equilíbrio e alongamento para aumentar a amplitude de movimentos (p. ex., ioga modificada para alongamento corporal total com respiração coordenada)
Intensidade inicial	Alongar até o ponto de sentir tensionamento ou leve desconforto	Não declarado	Não declarado
Duração	10 a 30 s de alongamento estático, manter o alongamento por 30 a 60 s pode aumentar o benefício em pacientes idosos	Não declarado	Não declarado
Progressão	30 a 60 s de alongamento total para cada exercício 2 a 4 repetições para cada exercício	Não declarado	Não declarado
Frequência	≥ 2 dias/semana	2 a 3 vezes/semana	Não declarado
Duração do programa	Não declarado	Considera-se que programas mais longos produzem maiores ganhos e a manutenção dos benefícios; um mínimo de 8 semanas é recomendado para atingir um efeito substancial	4 a 12 semanas
Comentários	Série de alongamentos para cada grande grupo muscular-tendão (tórax, ombros, coluna torácica e dorsal, abdome, quadris e membros inferiores)	Não existem pesquisas clínicas que suportem a inclusão desse componente. Porém, ele comumente é incluído nos programas de reabilitação pulmonar	Objetivo de aumentar a ADM. Grupos musculares específicos alvo para assegurar uma boa postura e mecânica corporal apropriada e minimizar a lesão articular e muscular

AACVPR, American Association of Cardiovascular and Pulmonary Rehabilitation; *ACSM*, American College of Sports Medicine; *AVDs*, atividades da vida diária; *ATS*, American Thoracic Society; *DPOC*, doença pulmonar obstrutiva crônica; *ERS*, European Respiratory Society; *FITT*, frequência, intensidade, tempo, tipo; *MET*, equivalente metabólico; *RM*, repetição máxima; *ADM*, amplitude de movimento; *TEP*, taxa de esforço percebido.
Reimpresso com permissão.

consistentes com as recomendações gerais para FITT (frequência, intensidade, tempo, tipo) para a população em geral. O treinamento de flexibilidade também pode ser incorporado, com o fisioterapeuta tendo em mente as alterações fisiopatológicas associadas ao processo de doença e envelhecimento, com ênfase na mobilidade torácica e expansão da caixa torácica, bem como na consciência da necessidade de otimizar o a relação comprimento-tensão dos músculos acessórios da respiração.

Também relevantes para inclusão no plano de intervenção para idosos com DPOC são as técnicas de respiração controlada (respiração com lábios franzidos, respiração estimulada), que devem ser praticadas e dominadas em repouso e depois integradas ao exercício e à atividade. O treinamento resistido específico de força muscular inspiratória (TMI) por si só demonstrou melhorar a força muscular inspiratória, a capacidade de exercício e a qualidade de vida, além de diminuir a percepção da dispneia. Entretanto, quando estudada em combinação com o treinamento físico realizado como parte de um programa de reabilitação pulmonar padrão, o TMI não adicionou benefício e os autores de uma revisão sistemática concluíram que mais estudos eram necessários para determinar as configurações ideais do TMI.[79] Os protocolos de TMI relatados na literatura disponível são altamente variáveis em termos de frequência, intensidade e duração.[75]

Múltiplas intervenções são usadas para atenuar os efeitos do aumento da produção de secreção na ventilação, respiração e capacidade aeróbica. As estratégias respiratórias que não necessitam de equipamento ou assistência externa para serem executadas incluem drenagem autogênica, ciclo respiratório ativo e técnica de expiração forçada. A drenagem autogênica, normalmente, leva várias sessões para ensinar e aprender, enquanto o ciclo ativo de respiração e a técnica expiratória forçada geralmente podem ser aprendidos em uma única sessão. As técnicas que necessitam de dispositivos auxiliares variam em escala, desde terapias simples de acapella, *flutter* ou PEP até ventilação com pressão positiva intermitente mais complexa. Podem ser aplicadas técnicas manuais, como percussão torácica, vibração e agitação.

Todas essas técnicas podem ser usadas em conjunto com o posicionamento para drenagem brônquica.[4,80] Ao selecionar técnicas de desobstrução das vias respiratórias, a preferência do paciente deve ser levada em consideração, bem como a apresentação de cada sintoma específico e fisiopatologia. Os adultos idosos podem ter menor tolerância às posições com a cabeça baixa para drenagem postural. A osteoporose é uma precaução para percussão manual e vibração sobre a caixa torácica. A capacidade de lembrar e seguir as instruções pode ser afetada em idosos com deficiência cognitiva, e isso deve ser levado em consideração durante o processo educacional.

Asma

A asma é caracterizada por obstrução episódica reversível das vias respiratórias relacionada à inflamação que leva à hiper-reatividade nos pulmões. No intervalo entre as exacerbações, a função pulmonar pode ser relativamente normal. As exacerbações, ou "ataques de asma", podem ser desencadeadas por poluentes atmosféricos, alergênios (p. ex., pólen, pelos de animais, alergias alimentares), infecções respiratórias, exercícios e medicamentos. Os medicamentos que têm sido associados à asma incluem medicamentos anti-inflamatórios não esteroidais (AINEs), ácido acetilsalicílico, betabloqueadores não seletivos e inibidores da ECA.

Aproximadamente, 10% dos adultos idosos apresentam uma história patológica pregressa que inclui asma. Estima-se que até 25% dos adultos mais velhos podem não ter o diagnóstico de asma. Muitas vezes, levam 5 anos para que um diagnóstico de asma seja feito, apesar da presença de sintomas clássicos, e apenas cerca de um terço dos adultos idosos afetados pela asma está sob cuidados médicos adequados para sua condição.[4,81] A anamnese e a avaliação completas podem facilitar diagnóstico precoce e fornecer pistas sobre a gravidade da condição do paciente. Isso ajudará a direcionar o manejo adequado da doença para minimizar as exacerbações.

Uma exacerbação da asma é caracterizada pelo início de dispneia, sensação de compressão torácica e sibilos (especialmente durante a fase expiratória), após a exposição a um gatilho conhecido ou desconhecido. As exacerbações podem ser evitadas identificando e evitando os desencadeadores da asma, o uso de broncodilatadores (de curta e longa duração) e treinamento físico individualizado.[81,82] Os benefícios do treinamento físico, bem como as diretrizes para a prescrição de exercícios, refletem as diretrizes para o público geral, incluindo um impacto benéfico na qualidade de vida e na aptidão cardiopulmonar geral.[82]

Apesar de os exercícios serem uma intervenção eficaz para o controle a longo prazo da asma, eles também podem desencadear um ataque de asma. Acredita-se que a asma induzida por exercício (AIE) seja causada por uma perda de água ou calor pelo sistema respiratório inferior. Respirar pela boca durante o exercício ignora as passagens nasais que aquecem e umidificam o ar inspirado. Os sintomas da AIE podem ocorrer durante ou imediatamente após o exercício, ou até 2 a 8 horas após o fim do exercício. O terapeuta deve estar ciente dos gatilhos de asma de cada paciente, de modo a minimizar o risco de exacerbação durante o exercício, enquanto monitora de perto o paciente para o início dos sintomas.[4]

O fisioterapeuta deve compreender o papel dos broncodilatadores. Os broncodilatadores de curta ação são comumente utilizados como medicamentos de "resgate" devido à sua capacidade de causar relaxamento rápido da musculatura lisa das vias respiratórias. As duas classes principais de broncodilatadores de ação curta são agonistas beta-adrenérgicos e anticolinérgicos. Os broncodilatadores de longa ação são usados em pacientes com asma moderada a grave para prevenir ou reduzir a frequência das exacerbações. Eles incluem agonistas beta-adrenérgicos com mecanismos de ação mais longos (salmeterol, formoterol), corticosteroides (fluticasona, budesonida, beclometasona), antagonistas do receptor de leucotrieno (montelucaste) e estabilizadores de mastócitos (cromolin sódico). Os medicamentos de ação prolongada não são úteis no tratamento de uma exacerbação aguda da asma. Os medicamentos de ação prolongada são comumente administrados por meio de inaladores dosimetrados (IDMs) ou inaladores de pó seco (IPSs), que necessitam de um esforço coordenado e a capacidade de gerar uma inalação eficaz para a inalação de cada dose. A administração adequada da medicação com um IDM é facilitada com a adição de uma câmara espaçadora e instruções individuais sobre seu uso. Os medicamentos também podem ser administrados por meio de uma solução nebulizada, o que pode ser apropriado se o paciente estiver tendo dificuldade para utilizar um IDM ou IPS com eficácia.

Doença pulmonar restritiva

A doença pulmonar restritiva (DPR) é uma categoria ampla que inclui um grande número de doenças. A característica comum de todos os tipos de doença pulmonar restritiva é a redução dos volumes pulmonares devido à redução da complacência da parede torácica e do tecido pulmonar. A DPR pode resultar de uma alteração em qualquer estrutura do tórax: desde os componentes musculoesqueléticos até o parênquima e a pleura. Além disso, mesmo na ausência de uma diminuição primária na complacência pulmonar, a disfunção do sistema neuromuscular, que afeta a capacidade dos músculos respiratórios de gerar força suficiente para criar os gradientes de pressão necessários para o movimento de ar adequado e troca gasosa, pode resultar em uma doença pulmonar restritiva. O sintoma característico da DPR é a dispneia com um padrão respiratório rápido e superficial. Estertores secos podem ser auscultados. É provável que o paciente esteja hipoxêmico e, em casos avançados, demonstre cianose e baqueteamento dos dedos. Como na doença pulmonar obstrutiva, a disfunção pulmonar persistente pode levar à hipertensão pulmonar e *cor pulmonale*.[83]

O padrão-ouro para o diagnóstico de DPR, medição direta de CPT por pletismografia corporal ou eliminação de hélio/nitrogênio, nem sempre está disponível na prática clínica geral. Portanto, a medição da CVF por meio da espirometria é o método mais comumente utilizado para diagnosticar clinicamente o DPR. Os critérios diagnósticos para DPR são valores de CPT ou CVF inferiores a 80% do esperado para idade, sexo e altura, embora tenham uma relação VEF_1/CVF normal ou próxima de 1.[84,85]

Estudos epidemiológicos descobriram que entre 7 e 13% da população geral tem déficits de padrão restritivo identificáveis. Além disso, estimou-se que a partir dos 30 anos, a capacidade vital começa a diminuir em uma quantidade de aproximadamente 30 mℓ por ano, podendo ocorrer de forma diferenciada em praticantes de atividade física.[83] Indivíduos com DPR apresentam risco aumentado para todas as causas e mortalidade cardiovascular, e também apresentam comprometimento funcional significativo e várias comorbidades, incluindo diabetes, síndrome metabólica, hipertensão, acidente vascular encefálico e doença cardiovascular.[86] Alguns fatores de risco gerais para doença pulmonar restritiva que foram identificados incluem idade de 50 anos ou mais, índice de massa corporal (IMC) de 30 ou mais, e raça não branca. A deficiência e o declínio cognitivo, mais comuns em idosos, podem afetar a qualidade das medidas espirométricas. São necessárias mais pesquisas sobre a confiabilidade dos escores da espirometria no diagnóstico de doenças pulmonares restritivas em idosos.[87]

A Tabela 18.15 fornece uma lista representativa da ampla gama de condições de saúde que podem levar à DPR. As intervenções de tratamento para DPR variam e dependem da abordagem da causa do comprometimento

TABELA 18.15	Categorias de doença pulmonar restritiva e causas precipitantes comuns.
Doenças pulmonares restritivas	
Doenças pulmonares intersticiais	Fibrose pulmonar Fibrose pulmonar idiopática Sarcoidose Infiltrado pulmonar eosinofílico Bronquite obliterante Esclerodermia
Distúrbios do tecido conjuntivo	Artrite reumatoide Lúpus eritematoso sistêmico Polimiosite Dermatomiosite
Ambiental	Pneumoconiose Silicose Asbestose
Infecciosas	Bacteriana Viral Fúngica

(continua)

TABELA 18.15	Categorias de doença pulmonar restritiva e causas precipitantes comuns. (*Continuação*)
Doenças pulmonares restritivas	
Neoplásica	Câncer de pulmão
Cardiovascular	Embolia pulmonar Edema pulmonar
Outras pulmonares	Atelectasia SARA/IPA
Musculoesquelética	Cifose/escoliose/cifoescoliose Espondilite anquilosante *Pectus carinatum/escavatum* Paralisia/paresia diafragmática Trauma/fraturas
Neurológica	Lesão da medula espinal Acidente cerebrovascular Poliomielite Esclerose lateral amiotrófica Síndrome de Guillain-Barré Miastenia *gravis* Tétano Distrofia muscular
Imunológica	Síndrome de Goodpasture Granulomatose de Wegener
Nutricional/Metabólica	Obesidade Diabetes
Farmacêutica/Química	Oxigênio Antibióticos Amiodarona Quimioterapia Venenos/toxinas Anestésicos/relaxantes musculares Cocaína/heroína Talco
Outras	Cirurgia (torácica e abdominal) Gestação Pneumonite e fibrose por radiação

restritivo. Em geral, adultos mais velhos com DPR podem se beneficiar das intervenções generalizadas para capacidade aeróbica prejudicada, incluindo treinamento de resistência, treinamento de força, treinamento de flexibilidade, técnicas de desobstrução das vias respiratórias e exercícios respiratórios com treinamento muscular respiratório específico. É importante considerar a progressão das alterações patológicas, pois uma vez que o pulmão sofreu alterações fibróticas, as alterações patológicas são irreversíveis e as intervenções são utilizadas com uma atitude de suporte ou compensação.

RESUMO

Em resumo, o comprometimento da capacidade aeróbica em adultos mais velhos normalmente está relacionado a vários fatores, incluindo alterações fisiológicas relacionadas à idade, patologia específica e o ciclo contínuo de diminuição da atividade física e descondicionamento. A pesquisa tem confirmado os inúmeros benefícios do treinamento aeróbico para idosos saudáveis, bem como para adultos com uma variedade de doenças cardiovasculares e pulmonares. Os componentes adicionais de uma abordagem de fisioterapia abrangente para intervenções individualizadas não devem ser ignorados. A compreensão dos processos fisiopatológicos específicos de doenças comuns ajudará a garantir a segurança do paciente durante a intervenção do tratamento, bem como a orientar a prescrição de exercícios e a avaliação da tolerância aos exercícios.

REFERÊNCIAS BIBLIOGRÁFICAS

1. Brooks GA, Fahey TD, Baldwin KM. *Exercise Physiology: Human Bioenergetics and Its Applications.* New York, NY: McGraw-Hill; 2005.
2. Ehrman JK, Gordon PM, Visich PS, Keteyian SJ. *Clinical Exercise Physiology.* Champaign, IL: Human Kinetics; 2009.
3. Tanaka H, Monahan KD, Seals DR. Age-predicted maximal heart rate revisited. *J Am Coll Cardiol.* 1;37(1):153–6. 2001.
4. DeTurk WE, Cahalin LP. *Cardiovascular and Pulmonary Physical Therapy: An Evidence-Based Approach.* New York: McGraw-Hill Professional; 2018.

5. Heckman GA, McKelvie RS. Cardiovascular aging and exercise in healthy older adults. *Clin J Sport Med*. 2008;18:479–485.

6. Marwick TH, Hordern MD, Miller T, et al. Exercise training for type 2 diabetes mellitus: impact on cardiovascular risk: a scientific statement from the American Heart Association. *Circulation*. 2009;119: 3244–3262.

7. Cade WT. Diabetes-related microvascular and macrovascular diseases in the physical therapy setting. *Phys Ther*. 2008;88:1322–1335.

7a. Bengel FM, Ueberfuhr P, Schiepel N, et al. Effect of sympathetic reinnervation on cardiac performance after heart transplan tation. *N Engl J Med*. 2001;345:731–738.

8. Tanaka H, Seals DR. Invited review: dynamic exercise performance in Masters athletes: insight into the effects of primary human aging on physiological functional capacity. *J Appl Physiol*. 2003;95: 2152–2162.

9. Taylor BJ, Johnson BD. The pulmonary circulation and exercise responses in the elderly. *Semin Respir Crit Care Med*. 2010;31: 528–538.

10. Go AS, Mozaffarian D, Roger VL, et al. Heart disease and stroke statistics-2013 update: a Report from the American Heart Association. *Circulation*. 2013;127(1):e6–e245. doi: https://doi.org/10.1161/CIR.0b013e31828124ad.

11. Carey RM, Whelton PK. Prevention, detection, evaluation, and management of high blood pressure in adults: synopsis of the 2017 American College of Cardiology/American Heart Association hypertension guideline. *Ann Intern Med*. 2018;168(5):351–358.

12. Bhammar DM, Siddhartha SA, Glenn AG. Effects of fractionized and continuous exercise on 24-h ambulatory blood pressure. *Med Sci Sports Exerc*. 2012;44(12): 2270–2276.

13. Park S, Rink LD, Wallace JP. Accumulation of physical activity leads to a greater blood pressure reduction than a single continuous session, in prehypertension. *J Hypertens*. 2006;24(9):1761–1770.

14. Costa EC, Hay JL, Kehler DS, et al. Effects of high-intensity interval training versus moderate-intensity continuous training on blood pressure in adults with pre-to established hypertension: a systematic review and meta-analysis of randomized trials. *Sports Med*. 2018; 48(9):1–6.

15. Kessler HS, Sisson SB, Short KR. The potential for highintensity interval training to reduce cardiometabolic disease risk. *Sports Med*. 2012;42(6):489–509.

16. Moore G, Durstine JL, Painter P. *ACSM's Exercise Management for Persons with Chronic Diseases and Disabilities*. In: *Human Kinetics* ed 4. Champaign, IL: American College of Sports Medicine; 2016.

17. Coelho VA, Probst VS, Nogari BM, et al. Angiotensin-II blockage, muscle strength, and exercise capacity in physically independent older adults. *Journal of Physical Therapy Science*. 2016;28(2): 547–552.

18. Lenz TL, DeSimone EM, Pomeroy JM. Implementing lifestyle medicine in hypertensive patients. *U.S Pharmacist*. 2011;36(2):44–50.

19. Kannel WB, Castelli WP, Gordon T, McNamara PM. Serum cholesterol, lipoproteins, and the risk of coronary heart disease. The Framingham Study. *Ann Intern Med*. 1971;74(1):1–12. http://annals.org/.

20. Sharrett AR, Ballantyne CM, Coady SA, et al. Coronary heart disease prediction from lipoprotein cholesterol levels, triglycerides, lipoprotein (a), apolipoproteins AI and B, and HDL density subfractions: The Atherosclerosis Risk in Communities (ARIC) Study. *Circulation*. 2001;104(10):1108–1113.

21. Odden MC, Shlipak MG, Whitson HE, et al. Risk factors for cardiovascular disease across the spectrum of older age: the Cardiovascular Health Study. *Atherosclerosis*. 2014;237(1):336–342.

22. Stone GW, Maehara A, Lansky AJ, et al. A prospective naturalhistory study of coronary atherosclerosis. *N Engl J Med*. 201;364(3): 226–35.

23. Amsterdam EA, Wenger NK, Brindis RG, et al. 2014 AHA/ ACC guideline for the management of patients with non–STelevation acute coronary syndromes: a report of the American College of Cardiology/American Heart Association Task Force on Practice Guidelines. *J Am Coll Cardiol*. 2014;64(24):e139–e228.

24. O'Gara PT, Kushner FG, Ascheim DD, et al. 2013 ACCF/ AHA guideline for the management of ST-elevation myocardial infarction: a report of the American College of Cardiology Foundation/American Heart Association Task Force on Practice Guidelines. *J Am Coll Cardiol*. 2013;61(4):e78–140.

25. Cassady S, Cahalin L. Cardiovascular pathophysiology. In: DeTurk W, Cahalin L. *Cardiovascular and Pulmonary Physical Therapy* ed 3. New York, NY: McGraw-Hill Education/Medical; 2017

26. Garza MA, Wason EA, Zhang JQ. Cardiac remodeling and physical training post myocardial infarction. *World Journal of Cardiology*. 2015;7(2):52–64. https://doi.org/10.4330/wjc.v7.i2.52.

27. Haykowsky M, Scott J, Esch B, et al. A meta-analysis of the effects of exercise training on left ventricular remodeling following myocardial infarction: start early and go longer for greatest exercise benefits on remodeling. *Trials*. 2011;12(1):92.

28. SenaratneMP, Smith G, Gulamhusein SS. Feasibility and safety of early exercise testing using the Bruce protocol after acute myocardial infarction. *JAmCollCardiol*. 2000;35(5):1212–1220.

29. Forman DE, Fleg JL, Kitzman DW, et al. 6-min walk test provides prognostic utility comparable to cardiopulmonary exercise testing in ambulatory outpatients with systolic heart failure. *J Am Coll Cardiol*. 2012;60(25):2653–2661.

30. Fletcher GF, Ades PA, Kligfield P, et al. on behalf of the American Heart Association Exercise, Cardiac Rehabilitation, and Prevention Committee of the Council on Clinical Cardiology, Council on Nutrition, Physical Activity and Metabolism, Council on Cardio- vascular and Stroke Nursing, and Council on Epidemiology and Prevention. Exercise standards for testing and training: a scientific statement from the American Heart Association. *Circulation*. 2013;128: 873–934.

31. Arena R, Myers J, Kaminsky LA. Revisiting age-predicted maximal heart rate: can it be used as a valid measure of effort? *Am Heart J*. 2016;173:49–56.

32. Gjovaag T, Mirtaheri P, Simon K, et al. Hemodynamic responses to resistance exercise in patients with coronary artery disease. *Med Sci Sports Exerc*. 2016;48(4):581–588.

33. Hollings M, Mavros Y, Freeston J, Fiatarone Singh M. The effect of progressive resistance training on aerobic fitness and strength in adults with coronary heart disease: a systematic review and meta-analysis of randomised controlled trials. *European Journal of Preventive Cardiology*. 2017;24(12):1242–1259.

34. Xanthos PD, Gordon BA, Kingsley MI. Implementing resistance training in the rehabilitation of coronary heart disease: a systematic review and meta-analysis. *Int J Cardiol*. 2017;230:493–508.

35. Riebe D, Ehrman JK, Liguori G, Magal M. *ACSM's Guidelines for Exercise Testing and Prescription*, ed 10. Philadelphia, PA: Wolters Kluwer; 2018.

36. Novaro GM, Katz R, Aviles RJ, et al. Clinical factors, but not C-reactive protein, predict progression of calcific aortic-valve disease: the Cardiovascular Health Study. *J Am Coll Cardiol*. 2007;50(20): 1992–1998.

37. Bhatia N, Basra SS, Skolnick AH, Wenger NK. Aortic valve disease in the older adult. *J Geriatr Cardiol: JGC*. 2016;13(12):941.

38. Spaccarotella C, Mongiardo A, Indolfi C. Pathophysiology of aortic stenosis and approach to treatment with percutaneous valve implantation. *Circ J*. 2010;75(1):11–19.

39. Zilberszac R, Gabriel H, Schemper M, Laufer G, Maurer G, Rosenhek R. Asymptomatic severe aortic stenosis in the elderly. *JACC Cardiovasc Imaging*. 2017;10(1):43–50.

40. Otto CM, Kumbhani DJ, Alexander KP, et al. Writing Committee. 2017 ACC expert consensus decision pathway for transcatheter aortic valve replacement in the management of adults with aortic stenosis: a report of the American College of Cardiology Task Force on Clinical Expert Consensus Documents. *J Am Coll Cardiol*. 2017;69(10): 1313–1346.

41. Roger VL. Epidemiology of heart failure. *Circ Res*. 2013;113(6): 646–659.

42. Yancy CW, Jessup M, Bozkurt B, et al. 2013 ACCF/AHA guideline for the management of heart failure: a report of the American College of Cardiology Foundation/American Heart Association Task Force on Practice Guidelines. *Journal of the American College of Cardiology*. 2013;62(16):e147–e239.

43. Ho K, Pinsky J, Kannel W, Levy D. The epidemiology of heart failure: the Framingham Study. *J Am Coll Cardiol*. 1993;22(4 Suppl A): 6A–13A.

44. Danielsen R, Thorgeirsson G, Einarsson H, et al. Prevalence of heart failure in the elderly and future projections: the AGESReykjavík study. *Scand Cardiovasc J*. 2017;51(4):183–189.

45. Gorodeski EZ, Goyal P, Hummel SL, et al. Domain management approach to heart failure in the geriatric patient: present and future. *J Am Coll Cardiol*. 2018;71(17):1921–1936. https://doi.org/10.1016/j.jacc.2018.02.059.

46. Joseph SM, Rich MW. Targeting frailty in heart failure. Current treatment options in cardiovascular medicine. *Curr Treat Options Cardiovasc Med*. 2017;19(4):31.

47. Fried LP, Tangen CM, Walston J, et al. Frailty in older adults: evidence for a phenotype. *J Gerontol A Biol Sci Med Sci.* 2001;56(3):M146–M157.

48. Lee L, Patel T, Costa A, et al. Screening for frailty in primary care: accuracy of gait speed and hand-grip strength. *Can Fam Physician.* 2017;63(1):e51–e57.

49. Hsu C-Y, Hsieh P-L, Hsiao S-F, Chien M-Y. Effects of exercise training on autonomic function in chronic heart failure: systematic review. *Biomedical Research International.* 2015;591708.

50. Davies EJ, Moxham T, Rees K, et al. Exercise training for systolic heart failure: Cochrane systematic review and meta-analysis. *Eur J Heart Fail.* 2010;12(7):706–715. https://doi.org/10.1093/eurjhf/hfq056.

51. Forman DE, Arena R, Boxer R, et al. Prioritizing functional capacity as a principal end point for therapies oriented to older adults with cardiovascular disease: a scientific statement for healthcare professionals from the American Heart Association. *Circulation.* 2017;135(16):e894–e918.

52. Piepoli MF, Conraads V, Corr U, et al. Exercise training in heart failure: from theory to practice. A consensus document of the Heart Failure Association and the European Association for Cardiovascular Prevention and Rehabilitation. *Eur J Heart Fail.* 2011;13(4):347–357. https://doi.org/10.1093/eurjhf/hfr017.

53. Edelmann F, Gelbrich G, Dngen HD, et al. Exercise training improves exercise capacity and diastolic function in patients with heart failure with preserved ejection fraction: results of the Ex-DHF (exercise training in diastolic heart failure) pilot study. *J Am Coll Cardiol.* 2011;58(17):1780–1791.

54. Cahalin LP, Mathier MA, Semigran MJ, Dec GW, DiSalvo TG. The six-minute walk test predicts peak oxygen uptake and survival in patients with advanced heart failure. *Chest.* 1996;110(2):325–332.

55. Collins S. A Clinical Practice Guideline Update on Chronic Heart Failure. APTA Combined Sections Meeting, 24 February 2018, Hilton Riverside, New Orleans, Louisiana, Educational Session.

56. Kelkar AA, Spertus J, Pierson R. Utility of patient-reported outcome instruments in heart failure. *J Am Coll Cardiol: Heart Failure.* 2016;4(3):165–175.

57. Morillo CA, Banerjee A, Perel P, Wood D, Jouven X. Atrial fibrillation: the current epidemic. *J Geriatr Cardiol.* 2017;14(3):195–203.

58. Sharma PS, Callans DJ. Treatment considerations for a dual epidemic of atrial fibrillation and heart failure. *Journal of Atrial Fibrillation.* 2013;6(2):740.

59. Alipour P. Chapter 4. Approaches to treatment of atrial fibrillation. In: *Cardiac Arrhythmia.* Telangana, India: AvidScience; 2016:2–39.

60. Amin A, Houmsse A, Ishola A, Tyler J, Houmsse M. The current approach of atrial fibrillation management. *Avicenna J Med.* 2016;6(1):8–16.

61. McDermott MM. Lower extremity manifestations of peripheral artery disease: the pathophysiologic and functional implications of leg ischemia. *Circ Res.* 2015;116(9):1540–1550.

62. Hardman RL, Jazaeri O, Yi J, Smith M, Gupta R. Overview of classification systems in peripheral artery disease. *Seminars in Interventional Radiology.* 2014;31(4):378–388. 62a. Diaz-Guzman E, Mannino DM. Airway obstructive diseases in older adults: from detection to treatment. *J Allergy Clin Immunol.* 2010;126(4):702–709. https://doi.org/10.1016/j.jaci. 2010.08.022.

63. Hillegass E, Fick A, Pawlik A, et al. Supplemental oxygen utilization during physical therapy interventions. *Cardiopulmonary Physical Therapy Journal.* 2014;25:38–49.

64. Wu A, Coresh J, Selvin E, et al. Lower extremity peripheral artery disease and quality of life among older individuals in the community. *J Am Heart Assoc.* 2017;6(1):e004519.

65. Lyu X, Li S, Peng S, Cai H, Liu G, Ran X. Intensive walking exercise for lower extremity peripheral arterial disease: a systematic review and meta-analysis. *J Diabetes.* 2016;8(3):363–377.

66. Vogelmeier CF, Criner GJ, Martinez FJ, et al. Global strategy for the diagnosis, management and prevention of chronic obstructive lung disease. Report GOLD Executive Summary. *Respirology.* 2017;22:575–601.

67. Akinbami LJ, Liu X. NCHS Data Brief, Number 63. http:// www.cdc.gov/nchs/data/databriefs/db63_tables.pdf#2.

68. Croft JB, Wheaton AG, Liu Y, et al. Urban-rural county and state differences in chronic obstructive pulmonary disease—United States, 2015. *MMWR Morb Mortal Wkly Rep.* 2018;67(7):205–211. https://doi.org/10.15585/mmwr.mm6707a1.

69. Ford ES, Murphy LB, Khavjou O, Giles WH, Holt JB, Croft JB. Total and state-specific medical and absenteeism costs of COPD among adults aged / 18 years in the United States for 2010 and projections

70. Mapel DW. Improved survival in COPD: reasons for hope. *Thorax.* 2010;65(4):284–285. https://doi.org/10.1136/thx.2009.128330.

71. Deleted in Proof.

72. Gea J, Agusti A, Roca J. Pathophysiology of muscle dysfunction in COPD. *J Appl Physiol.* 2013;114(9):1222–1234. https://doi.org/10.1152/japplphysiol.00981.2012.

73. Alter A, Aboussouan LS, Mireles-Cabodevila E. Neuro- 'muscular weakness in chronic obstructive pulmonary disease: Chest wall, diaphragm, and peripheral muscle contributions. *Curr Opin Pulm Med.* 2017;23(2):129–138.

74. Mahmudi-Azer S. Breathing easier: respiratory disease in the older adult. In: *Evidence-Based Geriatric Medicine.* Oxford, UK: Wiley-Blackwell; 2012:43–57. https://doi.org/10.1002/9781118281796.ch4.

75. Spruit MA, Singh SJ, Garvey C, et al. An official american Thoracic Society/European Respiratory Society statement: key concepts and advances in pulmonary rehabilitation. *Am J Respir Crit Care Med.* 2013;188(8):e13–e64. https://doi.org/10.1164/rccm.201309-1634ST.

76. Gloeckl R, Marinov B, Pitta F. Practical recommendations for exercise training in patients with COPD. *Ear Respir Rev.* 2013;22(128):178–186. https://doi.org/10.1183/09059180.00000513.

77. Evans RA, Dolmage TE, Mangovski-Alzamora S, et al. Onelegged cycle training for chronic obstructive pulmonary disease: a pragmatic study of implementation to pulmonary rehabilitation. *Ann Am Thorac Soc.* 2015;12(10):1490–1497. https://doi.org/10.1513/AnnalsATS.201504-231OC.

78. Garvey C, Bayles MP, Hamm LF, et al. Pulmonary rehabilitation exercise prescription in chronic obstructive pulmonary disease: review of selected guidelines: an official statement from the American Association of Cardiovascular and Pulmonary Rehabilitation. *J Cardiopulm Rehabil Prev.* 2016;36(2):75–83. https://doi.org/10.1097/HCR.0000000000000171.

79. Beaumont M, Forget P, Couturaud F, Reychler G. Effects of inspiratory muscle training in COPD patients: a systematic review and meta-analysis. *Clin Respir J.* 2018;12(7):2178–2188. https://doi.org/10.1111/crj.12905.

80. Hillegass EA. *Essentials of Cardiopulmonary Physical Therapy.* St. Louis, MO: Elsevier; 2017.

81. Gibson PG, McDonald VM, Marks GB. Asthma in older adults. *Lancet.* 2010;376(9743):803–813. https://doi.org/10.1016/S0140-6736(10)61087-2.

82. Craig TJ, Dispenza MC. Benefits of exercise in asthma. *Ann Allergy Asthma Immunol.* 2013;110(3):133–140, e2. https://doi.org/10.1016/j.anai.2012.10.023.

83. Scarlata S, Pedone C, Fimognari FL, Bellia V, Forastiere F, Incalzi RA. Restrictive pulmonary dysfunction at spirometry and mortality in the elderly. *Respir Med.* 2008;102(9):1349–1354. https://doi.org/10.1016/j.rmed.2008.02.021.

84. Hankinson JL, Odencrantz JR, Fedan KB. Spirometric reference values from a sample of the general U.S. population. *Am J Respir Crit Care Med.* 1999;159:179–187.

85. Pellegrino R, Viegi G, Brusasco V, et al. Interpretative strategies for lung function tests. *Eur Respir J.* 2005;26:948–968.

86. Guerra S, Sherrill DL, Venker C, Ceccato CM, Halonen M, Martinez FD. Morbidity and mortality associated with the restrictive spirometric pattern: a longitudinal study. *Thorax.* 2010;65(6):499–504. https://doi.org/10.1136/thx.2009. 126052.

87. Backman H, Eriksson B, Hedman L, et al. Restrictive spirometric pattern in the general adult population: methods of defining the condition and consequences on prevalence. *Respir Med.* 2016;120:116–123. https://doi.org/10.1016/j.rmed.2016.10.005.

88. Seth S, Vashista S. The Hriday Card: a checklist for heart failure. *Journal of the Practice of Cardiovascular Sciences.* 2017;3(1):5–7.

89. Chobanian AV, Bakris GL, Black HR, et al. The Seventh Report of the Joint National Committee on Prevention, Detection, Evaluation, and Treatment of High Blood Pressure: the JNC 7 Report. *JAMA.* 2003;289(19):2560–2571. https://doi.org/10.1001/jama.289.19.2560.

90. Gielen S, Laughlin MH, O'Conner C, Duncker DJ. Exercise training in patients with heart disease: review of beneficial effects and clinical recommendations. *Prog Cardiovasc Dis.* 2015;57(4):347–355.

91. Cornelis N, Buys R, Fourneau I, Dewit T, Cornelissen V. Exploring physical activity behaviour needs for and interest in a technology-delivered, home-based exercise programme among patients with intermittent claudication. *VASA.* 2018;47:109–117. https://doi.org/10.1024/0301-1526/a000654.

through 2020. *Chest.* 2015;147(1):31–45. https://doi.org/10.1378/chest.14-0972.

Problemas Cognitivos em Adultos Idosos

Cathy Haines Ciolek e Sin Yi Lee

VISÃO GERAL DO CAPÍTULO

Introdução, 425
Envelhecimento cognitivo normal, 425
  Memória, 426
  Funcionamento executivo, 427
  Língua, 427
  Atenção complexa, 427
  Cognição social, 427
  Função perceptivo-motora, 428
Alterações estruturais no cérebro, 428
Delirium, 429
  Definição, epidemiologia e
    apresentação clínica de
    delirium, 429
  Tipos de *delirium*, 429
  Fisiopatologia e fatores de risco de
    delirium, 430

Prevenção e tratamento de
  delirium, 430
Demência, 431
  Definição da demência, 431
  Epidemiologia, 431
  Custo social da demência, 432
  Comprometimento cognitivo leve
    (CCL), 432
  Doença de Alzheimer, 433
  Demência vascular, 434
  Demência com corpos de
    Lewy, 434
  Demência do lobo
    frontemporal, 435
Ferramentas de triagem e avaliação
  cognitiva, 435

Avaliação médica para
  demência, 435
  Ferramentas de triagem, 436
  Ferramentas de avaliação, 437
  Estadiamento da progressão da
    demência, 437
Tratamento, 438
  Farmacologia, 438
  Tratamento de demência centrado
    na pessoa, 438
  Exercício e gerenciamento da
    mobilidade, 442
Educação de *carepartner*, 447
Resumo, 447
Referências bibliográficas, 448

INTRODUÇÃO

Os adultos idosos temem as alterações cognitivas mais que qualquer outro aspecto relacionado ao envelhecimento. A demência, a perda cognitiva mais comum com o envelhecimento, ocorre em um contínuo. À medida que se desenvolvem a compreensão e o conhecimento sobre a demência e seu impacto, é imperativo que os fisioterapeutas alinhem seus conhecimentos e práticas com as evidências contemporâneas. Este capítulo apresenta o que atualmente é conhecido e compreendido sobre a demência e como a fisioterapia influencia o indivíduo com problemas cognitivos e como esses problemas podem comprometer o rendimento na sessão de fisioterapia.

ENVELHECIMENTO COGNITIVO NORMAL

A cognição é uma série complexa e entrelaçada de funções responsáveis por regular comportamentos e ações específicas do ser humano. O dicionário Oxford define cognição como "a ação mental ou processo de adquirir conhecimento e compreensão por meio do pensamento, da experiência e dos sentidos".[1] O *Diagnostic and Statistical Manual of Mental Disorder*, 5ª edição (DSM-V), detalha seis domínios da função cognitiva, incluindo aprendizagem e memória, linguagem, atenção complexa, função executiva, função perceptivo-motora e cognição social.[2] Esses domínios cognitivos são definidos na Tabela 19.1.

A cognição, como a maioria dos outros sistemas biológicos humanos, tem um contínuo de funções, desde um desempenho excepcional até a doença. À medida que envelhecemos, ocorrem alterações cognitivas sutis que são consideradas normais. Aspectos da cognição que permanecem relativamente estáveis com a idade incluem alguns aspectos da memória, linguagem e cognição social.[3,4] A memória implícita, definida como "influência inconsciente de informações previamente encontradas no desempenho subsequente", frequentemente permanece estável com a idade ou demonstra apenas ligeiras alterações relacionadas à idade (Tabela 19.2).[3] Assim, os fisioterapeutas devem esperar que os pacientes com cognição normal expressem emoção apropriada, lembrem com precisão de seu passado, processem informações atuais e tomem decisões que se alinhem com suas experiências passadas e com seus sistemas de valores atuais.

Entretanto, outros domínios da cognição, como velocidade de processamento, codificação de informações na memória episódica,[3] memória de curto prazo e funcionamento

TABELA 19.1	Domínios cognitivos DSM-V.
Domínio cognitivo DSM-V	**Exemplo**
Atenção complexa	Atenção sustentada, atenção seletiva e velocidade de processamento de informações
Função executiva	Planejamento, tomada de decisão, memória de trabalho, resposta ao *feedback*, inibição e flexibilidade mental
Aprendizagem e memória	Lembrança livre, lembrança com indicação, memória semântica e autobiográfica de longo prazo
Linguagem	Nomear objetos, localização de palavras, fluência e sintaxe
Função perceptivo-motora	Percepção visual, coordenação perceptivo-motora
Cognição social	Reconhecimento de emoções, regulação comportamental e compreensão do contexto social

Dados da American Psychiatric Association. DSM-5 Task Force. *Diagnostic and Statistical Manual of Mental Disorders: DSM-5*. American Psychiatric Association; 2013.

executivo, demonstram declínios graduais e lineares ao longo da vida.[5] A pesquisa observou um pequeno declínio acelerado nas últimas décadas nessas funções cognitivas. As diferenças de idade também são demonstradas por uma capacidade de aprendizagem reduzida, recuperação de informações não verbais e verbais[4] e redução na flexibilidade cognitiva.[6] Portanto, na ausência de patologia, uma pessoa idosa pode apresentar um tempo de processamento mais lento, a necessidade de mais ensaios para codificar as informações na memória de longo prazo, uma diminuição da capacidade multitarefa e dificuldade em encontrar métodos alternativos de resolução de problemas quando seu método "usual" está comprometido. Essas áreas são discutidas a seguir.

Memória

Os três principais componentes inter-relacionados da memória são a memória sensorial, a memória de curto prazo e a memória de longo prazo (descrito com mais detalhes na Tabela 19.2). O processo de lembrar começa com um evento sensorial que é visto, ouvido, experimentado ou sentido, denominado *memória sensorial*, descrita como muito breve, durando uma porção de um segundo. Se for atendida (a maioria das experiências sensoriais nunca vai além), ela é codificada na memória de curto prazo. A memória sensorial atinge a memória de curto prazo por meio da atenção ou do foco. A memória de curto prazo, por sua vez, envolve uma combinação de armazenamento de curto prazo e processos executivos.[7] A memória de curto prazo é bastante limitada, geralmente contendo apenas cinco a nove itens por vez. Para transferir (codificar) itens da memória de curto prazo para a memória de longo prazo, deve acontecer a codificação na forma de ensaio ou repetição. A codificação é um processo trabalhoso e inclui memorização. A repetição é a chave para mover itens da memória de curto prazo para a memória de longo prazo.

Existem várias implicações para o fisioterapeuta em relação ao processamento da memória. Por exemplo, chamar a atenção de um paciente por meio de uma experiência

TABELA 19.2	Tipos de memória.			
Memória	**Subconjunto**	**Definição**	**Mudanças com a idade**	**Localização**
Sensorial	Icônico (visual) Ecoico (auditivo) Tátil (toque)	Estimulação dos cinco sentidos; pode ser ignorado ou percebido e transferido para a memória curta em < 1 segundo	Estável, exceto para deficiência sensorial que pode ocorrer com a idade. (p. ex., perda visual ou auditiva)	Estimulação inicial para áreas sensoriais do cérebro e, em seguida, processada pelo hipocampo
Curto prazo (ou memória de trabalho)		Capacidade limitada Rememoração temporária Processado em 10-15 segundos de armazenamento de longo prazo ou deterioração	Estável, mas pode exigir mais esforço para codificar antes da decadência	Córtex pré-frontal
Longo prazo	**Implícito** (ou processual)	Influência subconsciente de informações encontradas anteriormente no desempenho subsequente Automático, mecânico	Estável (p. ex., permanece intacta até o fim de um estado de doença cognitiva)	Cerebelo, putame, núcleo caudado e córtex motor
	Explícito (ou declarativo) **Semântico**	Fatos estruturados, significados, conceitos e conhecimento	Declínio gradual e linear ao longo da vida; principalmente associado à codificação e recuperação	Córtex pré-frontal e temporal
	Explícito (ou declarativo) **Episódico**	Autobiografia de eventos, conhecimento contextual e emoções associadas	Declínio gradual e linear ao longo da vida principalmente associado à codificação e recuperação.	O hipocampo conecta várias áreas sensoriais do cérebro para criar um "episódio" que é consolidado em um evento

sensorial, como o toque, pode melhorar o foco. Eliminar distrações (i. e., reduzir muita informação sensorial) também aumentará a capacidade da pessoa de reter os itens necessários na memória de curto prazo. Finalmente, as oportunidades de repetição ajudarão o cérebro a codificar as informações na memória de longo prazo.

A memória de longo prazo pode ser subdividida em memória implícita (subconsciente) e explícita (consciente). A memória implícita envolve tarefas e ações procedimentais que são retidas por meio do aprendizado motor e são consideradas mecânicas. Essas memórias implícitas são geralmente mantidas por meio de atividade (amarrar os sapatos, levantar de uma cadeira), mas podem degradar sem prática ou uso (p. ex., pular). A memória explícita inclui memória episódica (i. e., memória autobiográfica) e semântica (i. e., fatos e palavras). Os idosos experimentam dificuldades com a memória episódica, redução na eficiência dos processos de memória de trabalho, bem como tempos de resposta aumentados em tarefas de memória.[7] Estudos de neuroimagem indicam pequenas diferenças na velocidade de processamento entre adultos mais jovens e idosos para tarefas simples e maior latência para tarefas complexas que necessitam que os adultos idosos se complementem com diferentes recursos neurais.[7] Isso reforça uma maior atenção e esforço necessários para tarefas complexas de memória em adultos idosos e porque o tempo dedicado à educação do paciente deve ser separado do treinamento funcional.

Funcionamento executivo

O funcionamento executivo (ou habilidade executiva) envolve um comportamento complexo que combina memória, capacidade intelectual e planejamento cognitivo. As atividades de funcionamento executivo incluem planejamento, resolução ativa de problemas, memória de curto prazo, antecipação de possíveis consequências de um curso de ação pretendido, iniciando uma atividade e sendo capaz de monitorar a eficácia de seu comportamento.[8] O funcionamento executivo também é um fator importante para o desempenho autorrelatado e observado de atividades complexas e independentes da vida diária (AIVDs), como administrar dinheiro e medicamentos.[9,10] A memória de curto prazo é o centro do funcionamento executivo; ela incorpora atenção complexa, formação de estratégia e controle de interferência. Pode estar afetada em condições como a doença de Parkinson, na qual a depleção de dopamina pode levar a uma diminuição da velocidade de processamento.[11]

O aspecto interessante do funcionamento executivo é sua relação com a função motora. Apesar das evidências de um leve declínio do funcionamento executivo com o envelhecimento normal, os declínios do funcionamento executivo são maiores quando um distúrbio neurológico, como um acidente vascular encefálico ou demência, também está presente. O funcionamento executivo é caracterizado por uma diminuição na capacidade de planejamento, memória de trabalho, raciocínio indutivo

e capacidade de modificar e atualizar a memória de trabalho.[12] Por exemplo, o funcionamento executivo intacto pode servir como uma medida de prevenção contra quedas, minimizando o comportamento que compromete a segurança, independentemente da deficiência motora ou sensorial.[13] Por outro lado, a disfunção executiva deve despertar a consciência do terapeuta para o risco de quedas.[13] De fato, o risco de queda em idosos residentes na comunidade está associado à redução do funcionamento executivo, incluindo dupla tarefa ao caminhar.[14] Além disso, os desafios no limite da função executiva irão resultar em dificuldade com a autoavaliação para refletir com precisão o conhecimento dos indicadores de desempenho necessários para a aprendizagem motora.

Língua

A habilidade de linguagem permanece intacta com o envelhecimento normal (senescência), com habilidade de vocabulário mantida ao longo do tempo. Entretanto, algumas características da linguagem mostram pequenos declínios no envelhecimento posterior (na década dos 70 anos). Isso inclui a nomenclatura de confronto visual (identificar e nomear um objeto) e a geração de palavras para uma categoria (p. ex., nomes de animais começando com A).[15]

Atenção complexa

A atenção simples mostra apenas um ligeiro declínio na idade avançada; entretanto, tarefas mais complexas demonstram uma alteração relacionada à idade mais perceptível.[15] A atenção seletiva (a capacidade de se concentrar em informações específicas no ambiente, ignorando informações menos relevantes) e a atenção dividida (multitarefa, simultânea) demonstram declínios em adultos idosos em comparação com adultos mais jovens.[15] Como com o processamento de memória, o ambiente deve ser avaliado para o aprendizado ideal, de modo a minimizar distrações ou aumentá-las se o objetivo for desafiar o sistema de atenção dividida durante a marcha ou outras tarefas.

Cognição social

A cognição social envolve a regulação do autocomportamento, em conjunto com a capacidade de compreender os estados mentais dos outros e as expectativas da sociedade. Um estudo descobriu que adultos idosos frequentemente eram desafiados quando era necessário avaliar o estado emocional de outra pessoa ou quando precisavam discernir a veracidade das declarações de outra pessoa.[16] Esse declínio nesse tipo de percepção pode ser o motivo de alguns adultos idosos serem mais suscetíveis a abuso, negligência e exploração. Entretanto, em uma nota positiva, algumas pesquisas observaram um "efeito positivo" em comparação com adultos mais jovens, em que o adulto idoso pode se lembrar de mais informações positivas que negativas.[17]

Função perceptivo-motora

A velocidade de processamento para as atividades cognitivas e as respostas motoras começa a diminuir gradualmente a partir da terceira década.[15] Apesar de ser gradual, essa alteração no processamento pode resultar em desafios em outros domínios cognitivos, bem como na função. O impacto na regulação do equilíbrio e na capacidade de identificar uma perda de equilíbrio e criar a resposta motora apropriada após um tropeço ou escorregão é um exemplo.

ALTERAÇÕES ESTRUTURAIS NO CÉREBRO

A pesquisa sugere que as alterações estruturais normais no cérebro em envelhecimento podem explicar algumas, mas não todas, as diferenças na atividade cerebral entre adultos idosos e mais jovens. Placas e emaranhados, presentes em cérebros saudáveis e doentes, são os resíduos que preenchem os espaços entre os neurônios (placas amiloides) e se formam dentro do neurônio (emaranhados) (Figura 19.1). Tanto as placas neuríticas senis quanto os emaranhados neurofibrilares podem ser vistos em indivíduos idosos intactos cognitivamente, mas geralmente são menos extensos que os observados em indivíduos com demência da mesma idade. Além disso, à medida que envelhecemos, observa-se um declínio nas estruturas e no volume da substância cinzenta e branca no cérebro, especialmente nos lobos frontais. Esse declínio estrutural pode ser significativo. Por exemplo, a redução no volume do hipocampo e a integridade da substância branca no corpo caloso de adultos idosos estão correlacionados com o declínio do desempenho da memória.[18] Além disso, é sugerido que o declínio do volume na substância cinzenta em adultos idosos resulte, não da morte celular, mas de densidades sinápticas mais baixas na população idosa.[19] Se você considerar que densidades sinápticas maiores aumentam o alcance da comunicação neuronal, isso pode explicar o aumento no tempo de processamento e a perda de flexibilidade cognitiva descritos anteriormente. O declínio relacionado à idade também foi encontrado no corpo estriado humano, uma área do cérebro que possui extensas conexões com o córtex pré-frontal e é responsável por uma grande proporção da produção de dopamina, afetando, portanto, o circuito dependente da dopamina e seus processos cognitivos relacionados. A concentração de dopamina, a disponibilidade do transportador e a densidade do receptor D2 da dopamina diminuem com a idade.[3] Essas alterações, com o envelhecimento das sinapses, tornam o cérebro que envelhece mais suscetível a patologias como a doença de Parkinson e a doença de Alzheimer.

A cognição deve ser vista como um espectro com alterações cognitivas normais, consistindo em uma desaceleração gradual do processamento, incapacidade da memória de curto prazo de lidar com a mesma quantidade que uma pessoa mais jovem e maior necessidade de ensaio e recuperação aprimorados. Alguns indivíduos mais velhos não demonstrarão nenhuma desaceleração observável, enquanto outros demonstrarão alterações perceptíveis, mas ainda serão considerados dentro do padrão de

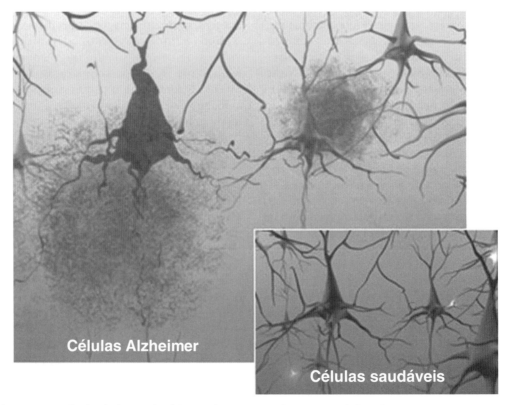

Figura 19.1 Placas e emaranhados da doença de Alzheimer. https://www.alz.org/espanol/about/brain/10.asp. *Imagem cortesia do National Institute on Aging/National Institutes of Health.*

normalidade. É quando essas alterações se tornam mais pronunciadas e interferem no funcionamento que a patologia pode ser suspeitada.

DELIRIUM

Definição, epidemiologia e apresentação clínica de delirium

Delirium é uma síndrome clínica caracterizada por distúrbios da consciência, função cognitiva ou percepção. Os idosos hospitalizados estão em maior risco para essa condição extremamente comum e grave. O *delirium* se desenvolve em 2 a 50% das pessoas idosas em enfermarias de clínica geral e aumenta conforme a gravidade da doença.[20] Por exemplo, o *delirium* se desenvolve em até metade dos adultos idosos no pós-operatório, especialmente após fratura de quadril e cirurgia vascular.[21] Na unidade de terapia intensiva, ele ocorre em até 80% dos adultos idosos.[20] As principais características do *delirium* estão listadas no Boxe 19.1.

A diferenciação entre *delirium* e demência é crucial, porque a avaliação e o manejo clínico são distintos.[22] Deve-se ter cuidado para não diagnosticar demência na presença de *delirium*, e o *delirium* não deve ser diagnosticado quando os sintomas podem ser "mais bem explicados por uma doença preexistente, demência estabelecida ou em evolução".[22] Em situações em que há incerteza clínica na distinção entre *delirium* e demência, a pessoa deve ser tratada inicialmente para o *delirium*.[23]

Apesar de o *delirium* e a demência compartilharem algumas características comuns que dificultam a distinção, muitos sinais e sintomas podem ser usados para distingui-los (Tabela 19.3).[22] Por exemplo, no *delirium*, o tipo, o número e a gravidade dos sintomas variam e flutuam ao longo do dia e da noite, frequentemente em minutos. Outra característica é a perturbação do ciclo vigília-sono, que resulta em agitação à noite e sonolência durante o dia.

Tipos de delirium

Os três principais tipos de *delirium* são hiperativo, hipoativo e *delirium* misto. O *delirium* hiperativo, provavelmente,

TABELA 19.3	Diferenças entre *delirium* e demência.[22]	
	Delirium	Demência
Início	Abrupto, embora a perda inicial de clareza mental possa ser sutil	Insidioso e progressivo
Duração	Horas a dias (embora possa ser prolongado em alguns casos)	Meses a anos
Atenção	A capacidade reduzida de focar, manter ou desviar a atenção é uma característica marcante que ocorre no início da apresentação	Normal, exceto em demência grave
Consciência (i. e., consciência do meio ambiente)	Flutuante (portanto, é necessária uma avaliação em vários momentos); nível reduzido de consciência e orientação prejudicada	Geralmente intacta
Fala	Incoerente e desorganizada; conversa distraída	Ordenada, mas o desenvolvimento de anomia ou afasia é possível
Causa	Condição de saúde subjacente, intoxicação por substância ou efeito adverso de medicamentos	Processo neurológico subjacente
Outras características	Formas hiperativas, hipoativas e mistas	Os sintomas variam dependendo da patologia subjacente

Reproduzida com permissão de Elsevier. (Fong TG, Davis D, Growdon ME, Albuquerque A, Inouye SK. The interface between delirium and dementia in elderly adults. Lancet Neurol. 2015;14(8):823–832.)

é o tipo mais facilmente reconhecido, com sintomas como inquietação (p. ex., estimulação), agitação e alterações rápidas de humor ou alucinações. O *delirium* hipoativo é observado na forma de inatividade ou atividade motora reduzida, lentidão, sonolência anormal ou aparência de estar em transe. É importante notar que a hipoatividade frequentemente é confundida com demência, resultando em oportunidades tardias ou perdidas de intervenção terapêutica.[24] Muitos indivíduos são propensos a experimentar um curso flutuante conhecido como *delirium* misto, com uma mistura das variantes hiper e hipoativas. O *delirium* está relacionado a consequências adversas, incluindo um aumento médio de 8 dias no hospital, pior recuperação física e cognitiva em 6 e 12 meses, além do aumento do tempo em cuidados institucionais. Pacientes com diagnóstico de *delirium* no hospital apresentam uma alta morbidade geral devido a risco elevado de desidratação, desnutrição, quedas, problemas de continência e úlceras de pressão. Esses pacientes também apresentam maiores

---

BOXE 19.1   Características-chave de delirium.

1. Distúrbio de atenção e consciência
2. O distúrbio se desenvolve em um curto período de tempo 3
3. Distúrbios adicionais na cognição (p. ex., déficit de memória, desorientação)
4. Distúrbios em 1 e 3 que não são mais bem explicados por outro distúrbio neurocognitivo preexistente, estabelecido ou em evolução e não ocorrem no contexto de um nível de excitação gravemente reduzido, como o coma
5. Evidência da história, exames de saúde e achados laboratoriais de que os distúrbios são causados pelas consequências fisiológicas de outra condição de saúde, intoxicação por substância ou abstinência

taxas de mortalidade em 1 ano (35 a 40%) e maiores taxas de reinternação.[25] Embora seja considerado um problema temporário, as evidências indicam que o *delirium* pode persistir em cerca de um terço dos indivíduos.[26] Sua presença está associada ao comprometimento persistente e clinicamente significativo da recuperação funcional por até 18 meses.[27] O declínio cognitivo após o *delirium* é acelerado em adultos idosos que se submeteram à cirurgia.[28] Além disso, o *delirium* é um forte previsor independente de comprometimento cognitivo dentro de 3 anos após uma alta hospitalar.[29] Finalmente, há um risco aumentado de piora do declínio cognitivo em um período de 1 e 5 anos naqueles com doença de Alzheimer que desenvolveram *delirium* durante a hospitalização em comparação com aqueles que não o fizeram.[30,31]

Fisiopatologia e fatores de risco de *delirium*

Alterações estruturais, incluindo atrofia cortical, dilatação ventricular e lesões da substância branca, identificadas por neuroimagens, podem ser previsores do *delirium*, talvez fornecendo uma pista de por que demência e *delirium* estarem tão intimamente relacionados.[32] Acredita-se que a fisiopatologia do *delirium* seja parcialmente causada por distúrbios nos neurotransmissores com desequilíbrios nas vias colinérgicas e adrenérgicas centrais. Por exemplo, níveis elevados de citocinas inflamatórias, como a interleucina sérica (IL-6 e IL-8), foram encontrados em idosos hospitalizados que desenvolvem *delirium*,[33] com elevações semelhantes em pacientes após fratura de quadril;[34] portanto, uma hipótese proeminente para a patogênese do *delirium* é que ele seja desencadeado por níveis de cortisol patologicamente elevado secundário ao estresse agudo de doença ou cirurgia.[35] Foram detectadas evidências de aumento da sinalização dopaminérgica no líquido cerebroespinal (LCE) de pacientes com *delirium*.[35] Níveis elevados de S100B no LCE, um biomarcador de dano ao sistema nervoso central derivado em grande parte de astrócitos, foram relatados em pacientes com fratura de quadril com *delirium*, em comparação com aqueles sem *delirium*.[36]

O *delirium* geralmente é multifatorial em adultos idosos. Seu desenvolvimento em um indivíduo mais velho depende das relações complexas entre a vulnerabilidade predisponente da pessoa e a exposição a insultos ao sistema corporal.[37] Por exemplo, em idosos com demência subjacente ou com condições comórbidas existentes, um agente patogênico benigno, como infecção do trato respiratório superior, pode resultar no desenvolvimento de *delirium*. Entretanto, em adultos idosos saudáveis e menos vulneráveis, pode ser necessária uma lesão grave, como uma cirurgia grande ou uma permanência prolongada na UTI, para desenvolver *delirium*. Assim, quanto mais fatores de risco predisponentes para *delirium* estiverem presentes, mais vulnerável será o idoso. Fatores de risco predisponentes potenciais para *delirium* incluem deficiência visual (estar sem os óculos usuais), deficiência auditiva (estar sem o aparelho auditivo usual), deficiência de mobilidade funcional, deficiência cognitiva, existência de comorbidades e história de *delirium*.[37] Outros fatores de risco incluem o uso de drogas psicoativas, infecção, cirurgia, restrições físicas e uso de cateter vesical.[37] Todos esses fatores de risco podem resultar em mobilidade reduzida e privação sensorial. Proporcionar mobilidade precoce e uma variedade de estimulação(ões) sensorial(is) apropriada(s), tanto diretamente quanto por meio do meio ambiente, pode ajudar a prevenir e/ou minimizar os efeitos do *delirium*.

Prevenção e tratamento de *delirium*

A prevenção é a chave para o tratamento do *delirium*, porque nenhuma evidência convincente indica que a intervenção farmacológica seja eficaz.[37] O tratamento medicamentoso deve ser usado como último recurso e apenas para os pacientes em risco para si ou para outras pessoas. A prevenção do *delirium* está diretamente relacionada aos seus fatores de risco; pelo menos 30 a 40% dos casos são evitáveis.[38] Como o *delirium* é uma condição com risco de vida, principalmente para adultos idosos, o tempo é essencial. A causa deve ser verificada e as medidas apropriadas, tomadas, a fim de remediar a causa o mais rápido possível. Portanto, o manejo inicial deve se concentrar em três prioridades simultâneas: (1) manter a segurança do paciente, (2) pesquisar as causas do episódio de *delirium* e (3) controlar os sintomas dele.[37] Por exemplo, o manejo de hipoxia, hidratação e nutrição; minimizar o tempo gasto restrito no leito; e deambular são passos importantes para prevenir e tratar o *delirium*.

Os medicamentos são um importante fator de risco e podem ser o único fator em 12 a 39% dos casos de *delirium*.[39] Os medicamentos mais comuns associados ao *delirium* são os agentes psicoativos, como os benzodiazepínicos; analgésicos narcóticos, como morfina; e fármacos com efeitos anticolinérgicos. Muitos medicamentos têm efeitos anticolinérgicos e, sempre que possível, devem ser descontinuados em pacientes com risco de desenvolver *delirium*.[40]

O programa original de intervenção multicomponente baseado em evidências, voltado para fatores de risco de *delirium*, é o *Hospital Elder Life Program* (HELP), uma iniciativa internacional amplamente conhecida na Alemanha e na Holanda.[36] O HELP utiliza uma equipe interdisciplinar com voluntários treinados para implementar estratégias práticas a fim de reduzir o risco do desenvolvimento de *delirium*. Ele tem se mostrado eficaz em termos de custos e bem-sucedido na prevenção de *delirium* e declínio funcional.[41,42] A alta eficácia dessas estratégias multicomponentes não farmacológicas na prevenção de *delirium* e quedas foi demonstrada por uma recente revisão sistemática de 14 estudos, nove dos quais envolveram HELP com adaptações ou incluíram pelo menos algumas intervenções baseadas em evidências do HELP.[38] Essa revisão encontrou uma redução de probabilidade superior a 50% na prevenção do *delirium* e uma redução superior a 60% nas quedas relacionadas a *delirium*. Notavelmente, 12 dos 14 estudos incluíram intervenções de exercícios destinadas a aumentar a mobilidade. A Tabela 19.4 lista as intervenções não farmacológicas consideradas eficazes.[38]

TABELA 19.4	Intervenções não farmacológicas baseadas em evidências para a prevenção de *delirium*.
Fatores de risco	**Intervenções**
Cognição/ Orientação	Atividades de estimulação cognitiva Tábua de orientação com nomes dos membros da equipe de cuidados e agenda diária Orientar a comunicação
Mobilidade precoce	Deambulação ou exercícios para a amplitude de movimentos Minimização do uso de equipamentos de imobilização
Audição	Equipamentos amplificadores portáteis e técnicas de comunicação especiais, com reforço diário Limpeza da cera do ouvido, quando necessário
Preservação do ciclo sono-vigília	Leite quente ou chá de ervas, fitas ou músicas de relaxamento e massagens Estratégias de redução de ruído e ajustes na agenda para permitir um sono sem interrupções
Visão	Auxílios visuais (óculos, lentes de aumento) e equipamentos adaptativos (teclados de telefone grandes e iluminados, livros com letras grandes, fita fluorescente na campainha), com reforço diário para o uso
Hidratação	Encorajar líquidos Assistência para alimentação e encorajamento durante as refeições

Hshieh TT, Yue J, Oh E, et al. Effectiveness of multicomponent nonpharmacological delirium interventions: a meta-analysis. *JAMA Intern Med.* 2015;175(4):512–520. https://doi.org/10.1001/jamainternmed.2014.7779. Erratum in: *JAMA Intern Med.* 2015;175(4):659.

As restrições físicas devem ser evitadas porque tendem a aumentar a agitação e podem causar lesões. A privação sensorial é um fator de risco conhecido para *delirium*. Para reduzir a privação sensorial, qualquer estímulo de orientação, como a introdução de imagens familiares, a presença de um membro da família, o travesseiro ou cobertor favorito do paciente e música e sons familiares podem ajudar. Por fim, por causa dos fatores de risco inerentes à hospitalização, a alta precoce para tratamento médico domiciliar está associada a uma incidência significativamente reduzida de *delirium*.[43]

DEMÊNCIA

A demência é considerada uma prioridade de saúde pública pela Organização Mundial da Saúde (OMS) para melhorar o cuidado e a qualidade de vida das pessoas com demência e de seus cuidadores.[44] Como a demência está relacionada à idade avançada, às crescentes necessidades de saúde e assistência social e aos números rapidamente crescentes de adultos idosos, ela representa enormes implicações para os profissionais de reabilitação. É, portanto, crucial que compreendamos como o declínio cognitivo e a demência têm impacto na vida de idosos e cuidadores, e definir como os programas ou serviços de reabilitação devem ser prestados. Isso não apenas facilitará o processo de reabilitação, mas também levará ao desenho e à implementação de programas de reabilitação

significativos baseados em evidências, estratégias de autogestão de doenças crônicas, serviços de saúde e políticas que apoiarão sua integração na sociedade.

Definição da demência

A demência pode ser definida como uma síndrome clínica de declínio cognitivo e funcional,[45] geralmente de natureza crônica ou progressiva. O diagnóstico é baseado em uma história cuidadosa com uma entrevista semiestruturada, exame médico e neurológico detalhado, bem como testes neurocognitivos. De acordo com os critérios do DSM-V,[2] a demência foi classificada como um distúrbio neurocognitivo importante, apesar do termo demência ainda ser usado clinicamente. Os déficits cognitivos devem ser suficientemente graves para causar prejuízo no funcionamento ocupacional ou social e devem representar um declínio de um nível de funcionamento anteriormente superior para ser diagnosticado como um transtorno neurocognitivo importante.[46]

Os quatro subtipos mais comuns de demência, listados na Tabela 19.5 em ordem de frequência, são doença de Alzheimer (DA) (41%), demência vascular (DVa) (32%), demência com corpos de Lewy (DCL) (8%) e demência frontotemporal (DFT) (3%).[44] As patologias mistas são mais comumente observadas que as patologias "puras"; por exemplo, em um estudo, aproximadamente 50% dos indivíduos com demência também apresentavam alterações vasculares e 65% apresentavam outras condições neurodegenerativas, como DCL.[47] Entre os indivíduos com início de demência antes dos 60 anos, DFT é um subtipo comum, particularmente entre os homens. Em comparação com DVa, a DA normalmente ocorre em uma idade mais avançada, com a prevalência aumentando à medida que aumenta o número de pessoas muito idosas.

Epidemiologia

Prevalência. Projeta-se que o número total de pessoas com demência dobre a cada 20 anos, para 82 milhões em 2030 e 152 milhões em 2050.[48] O aumento exponencial da população com demência pode ser atribuído ao crescimento populacional e ao envelhecimento demográfico. A prevalência regional global varia de 4,6% na Europa Central a 8,7% no norte da África e no Oriente Médio. A prevalência estimada é maior no Leste Asiático e na África. De todas as pessoas com demência, 58% vivem em países atualmente classificados pelo Banco Mundial como países de baixa ou média renda. Estima-se que essa proporção aumente para 63% em 2030 e para 69% em 2050.[49]

Nos EUA, 5,7 milhões de pessoas de todas as idades viviam com DA em 2018 (0,2 milhão têm menos de 65 anos), portanto, 10% (1 em 10) dos indivíduos com 65 anos ou mais tinham DA. Daqueles com DA, 81% tinham 75 anos ou mais. Esses números são amplamente reconhecidos como subestimados porque um grande número de pessoas é subdiagnosticada e subnotificada.[50]

Mais mulheres que homens têm DA ou outras demências. Quase dois terços dos americanos com DA são

TABELA 19.5	Subtipos de demência e suas características distintivas.[46]					
Forma de demência	Memória	Linguagem	Função executiva	Visuoespacial	Comportamento	Sintomas motores
Demência de Alzheimer	A perda inicial de curto prazo é maior que a de longo prazo	Geração de lista ruim	Precedido pela perda de memória	Desorientação topográfica precoce	Socialmente impróprio, agitação tardia, identificação incorreta	Início tardio
Demência vascular	Variável	Afasia se o córtex estiver envolvido	Variável	Variável	Apatia ou depressão	Achados focais dependendo do local da lesão; bradicinesia leve no envolvimento dos gânglios da base
Demência com Corpos de Lewy	Flutuação do estado de alerta, memória preservada	Mais lenta	Prejudicada	Prejudicada	Alucinações, delírios bizarros	Piores com antipsicóticos
Demência frontal-temporal	A redução da concentração é maior que a perda de memória de curto prazo	Irrestrita, mas vazia. A afasia pode anteceder a demência	Declínio precoce	Preservada	Desinibição precoce, hipocondria, transtornos afetivos, mania	Doença do neurônio motor infrequente

mulheres. Embora a principal explicação para essa disparidade seja que as mulheres, na média, vivem mais que os homens, o viés de sobrevivência também é apresentado como uma explicação. O Framingham Heart Study sugere que, como os homens de meia-idade têm uma taxa maior de morte por doenças cardiovasculares que as mulheres de meia-idade, os homens que sobrevivem além dos 65 anos podem ter um perfil de risco cardiovascular mais saudável e, portanto, um risco aparente de demência menor que as mulheres de mesma idade. Assim, aqueles homens que vivem até uma idade muito avançada podem ser mais saudáveis, portanto, com baixo risco de desenvolver DA.[51]

Custo social da demência

Priorizar estratégias de reabilitação e esforços para melhorar a vida das pessoas com demência e seus cuidadores não será possível sem uma compreensão adequada dos custos sociais da demência e como eles impactam as famílias e os sistemas de saúde e assistência social. O custo social é calculado com base na prevalência estimada de demência, custo da doença e quantidade de cuidados informais que existem em diferentes países e regiões do mundo.[52] Os custos sociais globais totais da demência aumentaram de US$ 604 bilhões em 2010[44] para US$ 818 bilhões em 2015, e estima-se que suba para US$ 1 trilhão até 2018.[49] Cerca de 70% dos custos sociais globais da demência ocorrem em apenas duas regiões da OMS, América do Norte (principalmente EUA) e Europa Ocidental.[44]

A diferença nas despesas com demência em diferentes países está relacionada ao tipo de cuidado formal *versus* informal fornecido e disponível.[53] Nos países de baixa e média renda, o setor de assistência social formal é praticamente inexistente, o que significa que a responsabilidade de cuidar das pessoas com demência recai principalmente sobre cuidadores informais não remunerados, em que os custos de cuidados informais predominam. Em contraste, para países de alta renda, os custos diretos de cuidados na comunidade por profissionais de assistência social pagos representam quase metade de todos os custos. Em todo o mundo, os profissionais de reabilitação devem buscar maneiras para maximizar a função e a qualidade de vida das pessoas com demência e de seus cuidadores, por meio de capacitação, além de profissionais treinados, mas também pela capacitação para leigos, voluntários e comunidade em geral.

Comprometimento cognitivo leve (CCL)

O comprometimento cognitivo leve (CCL) é uma categoria de alteração da cognição que foi desenvolvida por Petersen et al.[54] no fim da década de 1990, para abordar a lacuna entre as alterações cognitivas patológicas normais e do tipo demencial. De acordo com os critérios do DSM-V, CCL atualmente é classificado como um distúrbio neurocognitivo leve.[2] A prevalência de CCL em indivíduos com mais de 65 anos é de 15 a 20%.[50] Pessoas com CCL apresentam mais problemas de memória do que o normal para pessoas de sua idade, mas os sintomas não são tão graves quanto os das pessoas com DA. Por exemplo, eles não experimentam as alterações de personalidade ou outros problemas que são característicos da DA. Pessoas com CCL ainda são capazes de realizar suas atividades diárias normais e a função está amplamente preservada. Os sinais de CCL incluem perder coisas com frequência, esquecer de ir a eventos ou compromissos e ter mais problemas para encontrar palavras que outras pessoas da mesma idade.

Os critérios do CCL continuam a evoluir à medida que a pesquisa continua a revelar importantes características e associações do CCL. A Figura 19.2 resume esses critérios amplamente aceitos. CCL caracteriza os critérios centrais dos primeiros estágios sintomáticos de vários transtornos cognitivos.[55]

A avaliação clínica do CCL é baseada na preocupação cognitiva de um paciente, informante do paciente ou médico. Essa preocupação cognitiva deve refletir uma alteração no desempenho cognitivo da pessoa, como maior esquecimento de eventos recentemente experimentados, compromissos, visitas de amigos ou conversas; repetição maior que o normal. O exame clínico deve diferenciar entre preocupações com a memória e alterações que refletem atenção ou concentração. Instrumentos de rastreamento, como o *Montreal Cognitive Assessment* ou o *Short Test of Mental Status*, podem ser úteis, mas não são suficientes para estabelecer um diagnóstico. Entretanto, os resultados dessas ferramentas de triagem podem indicar que mais testes neuropsiquiátricos são necessários. Um dos principais objetivos do exame clínico é confirmar ou eliminar o diagnóstico de demência. O marcador mais sensível para CCL é a dificuldade de desempenho de AIVDs, como compras e gerenciamento de finanças.[56]

A progressão do CCL para a demência ainda é discutível e pode estar relacionada ao tipo de CCL (p. ex., amnésico ou não amnésico). O CCM amnésico, quando a memória é prejudicada, mas outras funções cognitivas são preservadas, é considerado o pré-estágio da demência do tipo Alzheimer. O tipo não amnésico é observado quando a memória permanece intacta, mas uma ou mais outras habilidades cognitivas estão significativamente prejudicadas. Neuroimagens, como ressonância magnética e PET tau, PET amiloide e imagens PET-FDG, estão auxiliando na pesquisa sobre o risco de progressão para demência. Por exemplo, a atrofia do lobo temporal medial na ressonância magnética tende a prever tal progressão e aqueles com imagem PET amiloide positiva provavelmente experimentarão progressão rápida.[57] Além disso, os portadores do genótipo da apolipoproteína E4 (APOE4) apresentam maior probabilidade de progredir rapidamente. Entretanto, os fisioterapeutas devem estar cientes de que nem todos os indivíduos com CCL progredirão para demência; as taxas de estabilidade e reversão estão sendo estudadas para ajudar a determinar quais fatores podem estar envolvidos.[58]

Atualmente, não existem tratamentos farmacológicos aceitos para CCL ou para retardar sua progressão para demência. Entretanto, alguns estudos indicam que o exercício, particularmente o exercício aeróbico, pode ser eficaz na redução da taxa de progressão de CCL para demência e será discutido posteriormente neste capítulo.[59]

Doença de Alzheimer

A forma mais comum de demência é a doença de Alzheimer, associada ao avanço da idade. As alterações neuropatológicas

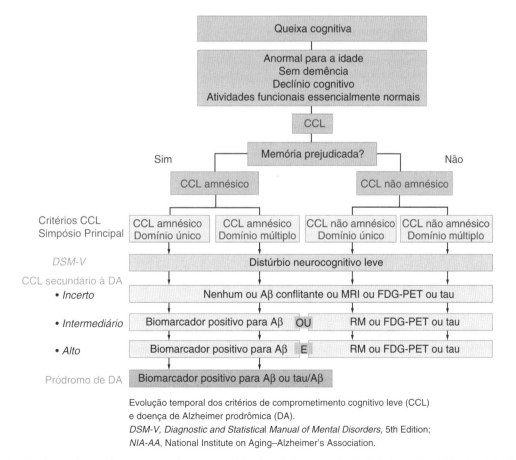

Figura 19.2 Critérios de *continuum* do comprometimento cognitivo leve (Minneap Minn). Abril de 2016; 22(2): 404-418. doi: [https://doi.org/10.1212/CON.0000000000000313].

podem preceder os sintomas clínicos em até 20 anos.[60] O declínio da memória é o sintoma mais precoce e predominante. Placas amiloides e emaranhados neurofibrilares são as alterações patológicas mais comuns associadas ao desenvolvimento de DA (ver Figura 19.1). As placas amiloides são fragmentos de proteínas conhecidos como peptídeos B-amiloides misturados com proteínas adicionais, restos de neurônios e pedaços de outras células nervosas.[61] Emaranhados neurofibrilares são coleções anormais de uma proteína chamada "tau". Apesar de a tau ser necessária para neurônios saudáveis, na DA ela se aglomera, fazendo com que os neurônios falhem e morram. A presença das proteínas B-amiloide e tau ativa a inflamação crônica.

As conexões sinápticas permitem o fluxo de informações de um neurônio para outro ou para o órgão final por meio de neurotransmissores (acetilcolina). Níveis inadequados de acetilcolina estão associados à DA.[62] A redução da densidade sináptica é postulada como uma das causas da atrofia significativa no córtex pré-frontal inferior de indivíduos com DA.[3] A perda de volume no córtex entorrinal (área de consolidação da memória), um importante relé entre o hipocampo e os córtices de associação, afeta adversamente o hipocampo, estrutura crítica para a codificação.[3] A memória episódica, especialmente a recuperação, frequentemente é afetada. O córtex entorrinal também demonstra declínios de volume em indivíduos com CCL, em comparação com adultos idosos saudáveis.

O fator neurotrófico derivado cerebral (FNDC), uma neurotrofina, tem sido associado à DA e a outros distúrbios neurológicos.[63] No cérebro, os fatores de crescimento do nervo (neurotrofinas) desempenham um papel vital no crescimento, desenvolvimento e sobrevivência neuronal. São moléculas sinalizadoras importantes que regulam a sinapse e levam ao aprendizado e à memória. A inibição do FNDC e do fator de crescimento neural (FCN), outro fator neurotrófico, estimula os eventos moleculares típicos do processo de DA.[63] Amiloide beta (Aβ), as lesões em placas presentes no cérebro em indivíduos com DA estão elevadas em indivíduos com ambiente neural privado FNDC e FCN. A interrupção da sinalização do FNDC e do FCN configura os mecanismos tóxicos que induzem a morte e a perda de neurônios, que, por sua vez, causam atrofia do tecido cerebral.[64]

O primeiro sintoma clínico é a dificuldade de lembrar conversas, nomes ou eventos recentes. Apatia e depressão também são sintomas iniciais. Posteriormente, é possível identificar comunicação prejudicada, desorientação, confusão, julgamento inadequado, alterações comportamentais e, em última instância, dificuldade para falar, deglutir e andar.[50] As características diferenciais da DA e de vários outros tipos de demência estão listadas na Tabela 19.5.

Demência vascular

A demência vascular ou comprometimento cognitivo vascular é classificada no DSM-V como um transtorno mental orgânico, com a característica essencial de doença cardiovascular subjacente.[2] Frequentemente, coexiste com a DA e demência com corpos de Lewy. Estima-se que 50%

das pessoas com DA apresentam evidência patológica de AVE silencioso.[50] DVa com DA é o tipo misto de demência mais comum.

Os fatores de risco para demência vascular são semelhantes aos fatores de risco para doenças cardiovasculares, como hipertensão, história de tabagismo, hipercolesterolemia e diabetes melito.[65] O dano cerebral isquêmico e a perda cognitiva resultam da doença cerebrovascular, geralmente por acidente vascular encefálico. A demência multi-infarto é um tipo de demência vascular que resulta dos efeitos aditivos de infartos pequenos e grandes que produzem uma perda de tecido cerebral. O risco de demência é significativamente maior nos pacientes com histórico de AVE. A taxa de declínio cognitivo da DVa é semelhante à da DA, e a expectativa de vida da DVa é menor que a da DA. O tratamento consiste no controle da pressão arterial e na prevenção de novos derrames.

O sintoma inicial provavelmente será velocidade de processamento mais lenta, julgamento prejudicado ou capacidade prejudicada de tomar decisões, planejar ou organizar (função executiva), em oposição à perda de memória associada aos sintomas iniciais da DA. Além de alterações na cognição, pessoas com demência vascular podem ter dificuldade com a função motora, especialmente marcha lenta e equilíbrio deficiente. A localização, o número e o tamanho das lesões cerebrais determinam se o resultado será uma demência e como o pensamento e o funcionamento físico de um indivíduo serão afetados. Os déficits neurológicos focais podem incluir fraqueza, cortes no campo visual e reflexos simétricos se a lesão estiver dentro das redes sensoriais motoras. Os sinais extrapiramidais, incluindo distúrbios da marcha ou bradicinesia, estão associados a lesões nos gânglios da base. Como as estruturas do circuito frontal-subcortical são muito vulneráveis a alterações de perfusão, as pessoas com DVa são mais propensas a serem apáticas e deprimidas, em vez de ficarem agitadas ou psicóticas.[66] Em geral, em comparação com pessoas com DA, o comprometimento da memória é mais variável, menos grave e com maior probabilidade de responder ao estímulo. Além disso, na doença das pequenas artérias, a redução da função executiva é característica, enquanto afasia, apraxia e negligência são comuns com envolvimento de artérias maiores.

Demência com corpos de Lewy

Pessoas com DCL apresentam alguns dos mesmos sintomas comuns na DA, no entanto, são mais propensas a demonstrar sintomas iniciais ou precoces de distúrbios do sono, alucinações visuais bem formadas e lentidão ou desequilíbrio da marcha, entre outras características do movimento parkinsoniano. Essas características, bem como o comprometimento visuoespacial precoce, podem ocorrer na ausência de comprometimento significativo da memória.

Os sintomas da DCL são causados pelo acúmulo de corpos de Lewy, pedaços da proteína alfassinucleína, acumulados dentro dos núcleos dos neurônios no córtex que controla aspectos particulares da memória e do controle motor.[67] Os pesquisadores não sabem exatamente por que alfassinucleína se acumula em corpos de Lewy ou como os corpos de Lewy causam os sintomas de DCL, mas eles sabem que o acúmulo de alfassinucleína também está relacionado à doença de Parkinson (DP), atrofia de múltiplos sistemas e vários outros distúrbios, que são referidos como "sinucleinopatias".[68] Apesar das pessoas com DCL e DP apresentarem corpos de Lewy, o início da doença é marcado por comprometimento motor na DP e comprometimento cognitivo na DCL. As alterações cerebrais da DCL por si só podem causar demência, mas as pessoas com DCL podem apresentar DA coexistente. Os critérios de diagnóstico para DCL com base no último consórcio DCL[67] estão listados na Tabela 19.6.

Demência do lobo frontemporal

A demência do lobo frontemporal surgiu como um grupo de demências causadas pela perda progressiva de células nervosas nos lobos frontais ou temporais do cérebro, hereditária em um terço dos casos. Esse dano às células nervosas leva à perda de função nessas regiões cerebrais, causando deterioração no comportamento e na personalidade, assim como distúrbios da linguagem e/ou alterações nas funções musculares ou motoras.[69] A DFT costumava ser chamada "doença de Pick", após Arnold Pick ser o primeiro médico a descrever um paciente com sintomas distintos que afetam a linguagem. A degeneração corticobasal, a esclerose lateral amiotrófica (ELA) e a paralisia supranuclear progressiva estão incluídas no grupo de doenças que envolvem a proteína tau. A DFT é a segunda causa mais comum de demência (depois da doença de Alzheimer) em pessoas com menos de 65 anos.[69] A apresentação clínica é insidiosa com início entre 45 e 70 anos. A duração estimada da doença é de 3 a 17 anos. Em todas as DFTs, observa-se uma atrofia do lobo frontal leve a moderada. Microscopicamente, esse processo degenerativo consiste em microvacuolação cortical e um aumento de astrócitos com neurônios apresentando atrofia com notável perda de sinapses.

Em comparação com indivíduos com DA, aqueles com DFT comumente exibem um comprometimento da função executiva, são menos desorientados, mas têm mais dificuldade para resolver problemas. Eles têm comprometimento da memória devido a problemas de recuperação e organização associados aos déficits do lobo frontal. A maioria dessas pessoas demonstra falta de concentração. Ao contrário daqueles com DA, os indivíduos com DFT têm habilidades relativamente preservadas em sua memória e orientação espacial. Problemas com orientação espacial, como se perder em lugares familiares, são mais comuns na DA que na DFT. Entretanto, sua falta de percepção pode ser profunda, levando a práticas inseguras e assumidas. Os primeiros sintomas mais comuns da DFT estão listados na Tabela 19.7.[69]

FERRAMENTAS DE TRIAGEM E AVALIAÇÃO COGNITIVA

Avaliação médica para demência

A avaliação de qualquer distúrbio cognitivo começa com um histórico de saúde para determinar as características precisas da perda cognitiva, devendo incluir o paciente e

TABELA 19.6	Critérios para o diagnóstico clínico de probabilidade ou possibilidade das demências com corpos de Lewy.[67]
Característica clínica	**Descrição**
Essencial	Declínio cognitivo progressivo suficiente para interferir nas funções diárias
Central	Cognição, alerta e atenção flutuantes Alucinações visuais recorrentes (bem formadas e detalhadas) Distúrbio de comportamento do sono REM Uma ou mais características cardinais de parkinsonismo (bradicinesia, tremor ou rigidez)
De suporte	Sensibilidade grave a antipsicóticos Instabilidade postural, quedas Síncope Disfunção autonômica grave Hipersonia ou hiposonia Ansiedade, apatia, depressão

TABELA 19.7	Sintomas iniciais comuns da demência frontotemporal.[69]
Sintomas iniciais	**Descrição**
Desinibição	Comportamentos que são socialmente inadequados, impulsivos, descuidados ou exibem mau julgamento e falta de consideração das consequências A falta de educação, a falta de decoro social e a ausência de qualquer sentimento de constrangimento são características Também pode ser irritável, superficialmente jocoso e eufórico ou depressivo
Apatia	Inércia, desinteresse, isolamento social e/ou falta de engajamento, impulso ou motivação
Falta de empatia	Envolvimento próprio, calor interpessoal diminuído, perda de simpatia pelos outros e/ou falta de consideração pelo efeito dos comportamentos do indivíduo nos sentimentos dos outros
Comportamentos repetitivos, estereotipados ou perseverativos	Movimentos simples ou padrões de fala, ou rituais e compulsões mais complexos
Mudanças substanciais nas preferências alimentares e hábitos alimentares	Mudança para o consumo excessivo de doces e carboidratos, compulsão alimentar, gula e ganho de peso substancial A hiperoralidade pode incluir a colocação de objetos não alimentares na boca

Dados de Schildkrout B. Frontotemporal Dementia: a brain disease that challenges difinitions of mental illness. Psychiatr Times. 2017;34(8):1–5.

seu cuidador e/ou familiares para formar uma imagem precisa da preocupação. Perguntas sobre histórico de saúde anterior, como quedas, traumatismo craniano, hipertensão, doenças cardíacas, diabetes, deficiência de vitaminas ou distúrbio da tireoide e uso de álcool e exposição a substâncias, devem ser feitas para identificar as causas reversíveis das alterações cognitivas. Os medicamentos devem ser revisados quanto à relevância e à dose apropriada.[70] Um exame físico e neurológico abrangente realizado pela equipe de saúde deve incluir uma verificação de fraqueza focal, comprometimento da marcha, comprometimento da linguagem e sinais extrapiramidais (rigidez, tremor, bradicinesia) para ajudar o diagnóstico diferencial. Uma avaliação minuciosa do estado funcional inclui questões sobre tomar banho, vestir-se, ir ao banheiro, transferência, bem como atividades intermediárias (p. ex., administração de finanças, medicamentos, culinária, compras) para determinar o grau de perda. Finalmente, uma avaliação do estado mental para atenção, memória imediata e tardia, memória remota, função executiva e depressão deve ser conduzida.

Biomarcadores, fatores biológicos que podem ser medidos para indicar a presença de uma doença ou risco de desenvolver uma doença, estão sendo amplamente pesquisados para associações com demências.[50] Biomarcadores, como a quantidade de beta-amiloide no cérebro, conforme mostrado nas imagens de tomografia por emissão de pósitrons (PET), níveis de certas proteínas no fluido (p. ex., níveis de beta-amiloide e tau no líquido cerebroespinal e níveis de grupos específicos de proteínas no sangue) e nível de metabolismo da glicose no cérebro, conforme mostrado nas imagens PET com uso da fluorodeoxiglicose, são usadas para diagnosticar várias formas de demência; entretanto, esses testes são proibitivamente caros e rotineiramente indisponíveis. Pesquisas estão em andamento para o desenvolvimento de um exame de sangue de rotina que diagnostique a DA.[50] Outros tipos de neuroimagem podem ajudar no diagnóstico diferencial de demência, como tomografia computadorizada (TC) ou ressonância magnética. Esses testes podem revelar atrofia cerebral, lesões cerebrais focais (derrames corticais, tumores, hematomas subdurais), hidrocefalia ou lesão cerebral isquêmica periventricular.

Os fisioterapeutas desempenham um papel tanto na triagem quanto na avaliação adicional da função cognitiva, porque muitas vezes isso terá um impacto no plano de tratamento da fisioterapia. Por exemplo, em situações de acesso direto, o fisioterapeuta pode ser a primeira pessoa a notar as alterações cognitivas ou o único profissional de saúde a prestar cuidados. Quando a triagem cognitiva indica mais testes, como em uma alteração repentina nos sintomas cognitivos ou uma suspeita não diagnosticada de déficits cognitivos, o paciente deve ser encaminhado ao seu médico para uma avaliação abrangente.

Ferramentas de triagem

A Alzheimer's Association recomenda três ferramentas de triagem em ambientes de cuidados primários, que são fáceis de administrar por não médicos, rápidas (< 5 minutos), apresentam propriedades psicométricas excelentes, livres de preconceito educacional e cultural e livres de direitos autorais.[71] Essas ferramentas de triagem recomendadas são descritas a seguir.

Mini-Cog. O Mini-Cog é um teste simples de três etapas com a articulação de três palavras, um desenho de relógio e, em seguida, lembrança das três palavras originais.[72] Vários conjuntos de três palavras permitem testes repetidos, se necessário. Um método de pontuação simples para o Mini-Cog é descrito na Figura 19.3. Uma pontuação total de 3, 4 ou 5 indica uma probabilidade menor de demência, mas não descarta algum grau de comprometimento cognitivo.[73] Uma pontuação de corte inferior a 4 de 5 indica a necessidade de mais testes.[69] O Mini-Cog está disponível *online*. O uso de instruções gráficas diminuiu o tempo de administração e aumentou a precisão da pontuação.[74]

Avaliação de cognição pelo clínico geral (ACCG). A ACCG é uma ferramenta impressa ou digital que pode ser fornecida diretamente ao paciente ou ao seu cuidador/familiar. A aplicação leva 4 minutos. Inclui itens de lembrança (nome/endereço declarado e a data) e o teste de desenho do relógio. Cada resposta correta marca um ponto para uma pontuação total possível de 9. Uma pontuação de 9 indica que não há comprometimento cognitivo significativo e testes adicionais não são necessários. Uma pontuação entre 5 e 8 aciona a entrevista com o informante para obter mais informações. Uma pontuação de 0 a 4 indica comprometimento cognitivo que requer testes cognitivos adicionais.[75] A versão do informante tem um total possível de 6 com pontuações mais altas indicando menos comprometimento. Se a pontuação for de 0 a 3 na versão do informante, o comprometimento cognitivo está indicado, exigindo mais testes cognitivos.[76]

Triagem de deficiência da memória (TDM). A TDM é uma ferramenta de triagem curta, disponível *online*, que consiste na introdução de quatro palavras lidas em voz alta, em seguida, o paciente identifica em qual categoria a palavra se encaixa.[77] Essa segunda parte ajuda a determinar a compreensão da palavra pelo paciente. A terceira parte é uma recordação livre das quatro palavras

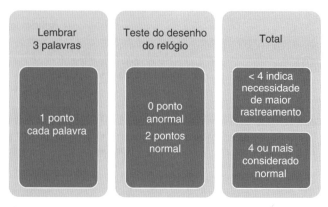

Figura 19.3 Critérios de pontuação do Mini-Cog. Uma pontuação inferior a 4 de 5 possíveis indica necessidade de mais testes.[72]

aproximadamente 2 a 3 minutos depois, durante a qual uma tarefa de distração é administrada. Cada palavra lembrada sem nenhuma pista (lembrança livre) recebe 2 pontos ou, se lembrada com uma pista categórica, recebe 1 ponto. Uma pontuação de 5 a 8 indica nenhum comprometimento cognitivo, enquanto uma pontuação de 4 ou menos indica possível comprometimento cognitivo e a necessidade de mais testes.[77]

Ferramentas de avaliação

Apesar de existirem muitas ferramentas complementares em neuropsiquiatria para avaliar alterações cognitivas e desempenho, as apresentadas a seguir são indiscutivelmente as que provavelmente serão encontradas e mais utilizadas na prática clínica. Cada uma delas apresenta boas propriedades psicométricas para demência. Elas são usadas na prática diária e estão disponíveis gratuitamente, exceto para o Miniexame do Estado Mental (em inglês, *Mini-Mental Status examination*), que não é gratuito, mas foi incluído abaixo porque é considerado o "padrão-ouro" de avaliação cognitiva há muito tempo.

Miniexame do Estado Mental. O Miniexame do Estado Mental (MEM), desenvolvido pela primeira vez por Folstein, em 1975, tornou-se a ferramenta mais reconhecida para avaliar o estado cognitivo de um indivíduo.[78] Ele avalia seis áreas da capacidade cognitiva para uma pontuação máxima de 30 pontos. Devido à sua sensibilidade moderada (79%) e à sua especificidade elevada (95%), com uma pontuação de corte de 27, ajuda a determinar se existe um comprometimento cognitivo, mas não o tipo específico.[79] O MEM não é gratuito devido a esses e outros motivos, como o seu viés educacional e, por essa razão, outros testes estão sendo utilizados de maneira mais ampla na prática clínica.

Montreal Cognitive Assessment. A *Montreal Cognitive Assessment* (MOCA)[a] inicialmente foi desenvolvida como um teste para comprometimento cognitivo leve, mas também foi determinada para corresponder às qualidades do MEM.[80] Ela avalia sete áreas de cognição para uma pontuação total possível de 30 pontos. Uma pontuação de 25 ou menos é indicativa de comprometimento cognitivo. Esse teste é fácil de administrar em cerca de 10 minutos e foi traduzido para vários idiomas.[81] Treinamento e formulários estão disponíveis *online*.[82]

Saint Louis University Mental Status. O exame *Saint Louis University Mental Status* (SLUMS), disponível gratuitamente e *online*,[83] foi projetado para identificar demência precoce e distúrbios neurocognitivos leves.[84] O SLUMS contém 11 itens de orientação, memória de curto prazo, cálculos, nomeação de animais, teste de desenho do relógio, e reconhecimento de figuras geométricas. A administração leva

aproximadamente 7 minutos. As pontuações variam de 0 a 30. Pontuações de 27 a 30 são consideradas normais em uma pessoa com, pelo menos, o segundo grau completo. Pontuações entre 21 e 26 sugerem transtorno neurocognitivo leve e pontuações entre 0 e 20 indicam demência. Para aqueles com grau de instrução menor que o Ensino Médio, as pontuações normais ficam entre 25 e 30, as pontuações entre 20 e 24 indicam transtorno neurocognitivo leve e as pontuações de 19 ou menos indicam demência.

Teste das Trilhas. O Teste das Trilhas (TT), do inglês *Trail Making Test*, é um teste neuropsicológico cronometrado disponível gratuitamente que envolve varredura visual e memória de trabalho. O TT tem duas partes: o TT-A (memória mecânica) e o TT-B (funcionamento executivo).[85] Em cada teste, o participante é solicitado a desenhar uma linha entre 24 círculos consecutivos que são dispostos aleatoriamente em uma página. O TT-A usa todos os números, enquanto o TT-B alterna números e letras, exigindo que o paciente alterne entre números e letras em ordem consecutiva. O TT é pontuado pelo tempo que o paciente leva para completar o teste. O tempo inclui a correção dos erros solicitados pelo examinador. Se a pessoa não conseguir concluir o teste em 5 minutos, o teste é interrompido. Uma pontuação média para TT-A é de 29 segundos e uma pontuação deficiente é maior que 78 segundos. Para TT-B, uma pontuação média é 75 segundos e uma pontuação deficiente é maior que 273 segundos. As normas foram estabelecidas com base na idade e escolaridade.[86] Esse teste demonstrou ser útil para indicar se um teste de estrada é necessário para determinar a capacidade de direção segura contínua.[87]

Estadiamento da progressão da demência

Vários métodos de estadiamento da demência foram tentados, mas a aplicação é complicada pelas várias apresentações e trajetórias dos diferentes subtipos de demência. O clínico pode encontrar vários critérios de estadiamento, incluindo a *Clinical Dementia Rating Scale* (CDR),[b] a *Global Deterioration Scale* (GDS) e sua subparte, o *Functional Assessment Staging* (FAST). Uma revisão sistemática recente concluiu que a CDR é a melhor medida de escala baseada nas evidências atuais.[88] Conhecer o nível mais básico de sintomas leves, moderados ou graves geralmente será suficiente para direcionar as intervenções para pessoas com demência. Uma breve comparação desses métodos de estadiamento está disponível na Tabela 19.8.[89] Apesar do estadiamento poder auxiliar na comunicação entre os profissionais de saúde e na educação da família sobre a progressão típica, é importante lembrar que nem todas as formas de demência seguem o mesmo caminho ou cronograma, e cada pessoa precisa ser avaliada individualmente para as habilidades funcionais e cognitivas atuais.

---

[a]N.R.T.: Validado para utilização no Brasil em: Memória C et al. Brief screening for mild cognitive impairment: validation of the Brazilian version of the Montreal cognitive assessment. *Int J Geriatr Psychiatry*. 2013;28(1):34-40.

[b]N.R.T.: Validado para utilização no Brasil em: Chaves MLF et al. Validity of the clinical dementia rating scale for the detection and staging of dementia in Brazilian patients. *Alzheimer Dis Assoc Disord*. 2007;21(3):210-17.

TABELA 19.8	Comparação das escalas de estadiamento da demência.[89]			
Nível de demência	Estágio CDR	Estágio GDS/FAST	Característica funcional	Pontuação MEM
Normal	0	1	Sem déficits	29 a 30
MCI	0	2	Déficits subjetivos de perda de memória (sem alteração funcional)	28 a 29
Leve	0 a 0,05	3	Déficit funcional apenas com tarefas complexas	24 a 28
Leve	0 a 0,05	4	Impacto nas AIVDs	19 a 20
Moderada	1	5	Impacto nas AVDs, capaz de contribuir para o processo com assistência	15
Moderada/ Grave	2	6 (a-e)	Impacto grave nas AVDs, capacidade limitada de ajudar Início de Incontinência	1 a 9
Grave	3	7 (a-f)	Dependente para AVDs Limitado – sem interação	0

Dados de Reisberg B, Jamil IA, Khan S, et al. Staging Dementia. Third Edit. (Abou--Saleh MT, Katona C LE, Kumar A, eds.). Wiley-Blackwell; 2010.

TRATAMENTO

Farmacologia

O principal uso das intervenções farmacológicas é retardar o declínio da função cognitiva e manter a função física pelo maior tempo possível. A Food and Drug Administration (FDA) dos EUA aprovou dois tipos de medicamentos para a doença de Alzheimer e a demência de Lewy-Body: inibidores da colinesterase e memantina.[90] Entretanto, atualmente nenhum medicamento demonstra a capacidade de reverter ou interromper os sintomas da demência. Atualmente, a demência vascular não possui nenhum medicamento aprovado pela FDA para manter a função cognitiva. Uma discussão mais completa da terapia medicamentosa para transtornos cognitivos está contida no capítulo sobre farmacologia deste livro.

Tratamento de demência centrado na pessoa

Os cuidados de saúde evoluíram de uma abordagem paternalista com os provedores sabendo o que é melhor, para uma abordagem mais integrativa e centrada na pessoa.[91] O estigma da demência e os desafios da aplicação de intervenções terapêuticas com essa população criou um "niilismo terapêutico" em que até mesmo os médicos que adotaram os princípios de cuidado centrado na pessoa sentem que não há valor em fornecer esse tipo de cuidado para pessoas com demência.[92] As evidências indicam que muitas pessoas com demência ainda podem ser visualizadas como "sub-humanas" ou sem "personalidade" pelos profissionais de saúde.[93,94]

Os conceitos de cuidado centrado na pessoa (CCP) desempenham um papel importante para todos os idosos, mas principalmente para pessoas com demência. O CCP inclui componentes de cuidados que são holísticos, individualizados, respeitosos e capacitadores. O Institute of Medicine primeiro abordou o cuidado centrado na pessoa ao abordar a qualidade dos cuidados de saúde como "cuidado que é respeitoso e responsivo às preferências, necessidades e valores individuais do paciente, e garantindo que os valores do paciente guiem todas as decisões clínicas".[95] Mais recentemente, Morgan definiu o CCP como "(...) uma abordagem integrativa para a prestação de cuidados respeitosos e individualizados, permitindo a negociação de cuidados e oferecendo opções por meio de uma relação terapêutica em que as pessoas têm poderes para se envolver nas decisões de saúde".[96] Regulamentos específicos para instituições de cuidados de longa duração que recebem fundos federais descrevem o cuidado centrado na pessoa como "(...) *enfocar no residente como o locus de controle e apoiar o residente a fazer suas próprias escolhas e ter controle sobre suas vidas diárias*".[97]

Nos EUA, os conceitos de cuidado da demência centrado na pessoa evoluíram à medida que a comunidade médica adotou uma abordagem de cuidado mais biopsicossocial. Construído a partir do trabalho de Kitwood na década de 1990,[98] indivíduos com demência são reconhecidos como pessoas autorrealizadas, em vez de estarem em um nível "inferior" ao que eram anteriormente.[99] Afastar-se da medicalização estrita da doença para um foco mais global em melhorar as habilidades restantes da pessoa, suporta os regulamentos em evolução para muitas instalações de cuidados para promover a escolha pessoal e o envolvimento nos cuidados. A alteração de uma abordagem de déficit no modelo médico para uma abordagem baseada em pontos fortes está sendo integrada à prática e à pesquisa.

As recomendações práticas para o cuidado da demência centrado na pessoa estão listadas na Tabela 19.9.[100] Essas recomendações são aplicáveis à prática da fisioterapia em qualquer ambiente. Em termos práticos, o fisioterapeuta que atua em unidade de enfermagem especializada deve estar ciente dos planos de cuidados dos residentes e participar com a equipe interdisciplinar em seu desenvolvimento. Para fisioterapeutas em outros ambientes, o cuidado da demência centrado no paciente pode ser praticado trabalhando em conjunto para criar os objetivos da pessoa, respeitando o que ela pode fazer e defendendo a autonomia sempre que possível. A comunicação é um aspecto importante no cuidado centrado no paciente e é descrita a seguir.

Estratégias de comunicação. Abordagens centradas na pessoa, como a comunicação positiva que enfoca a pessoa como um indivíduo com necessidades únicas e que reconhece suas

TABELA 19.9	Recomendações da prática de cuidados centrados na pessoa.[100]
Práticas de cuidados centrados na pessoa	**Descrição**
Conheça a pessoa que vive com demência	Tudo começa com o conhecimento da pessoa, suas preferências e gostos/desgostos individuais. Se você tiver acesso a materiais de serviços sociais, eles geralmente ajudam a descrever algumas partes. Outras ferramentas, como o Inventário das Preferências de Vida Diária (IPVD), podem ajudar a fornecer essas informações se a pessoa não puder compartilhá-las
Reconhecer e aceitar a realidade da pessoa	A validação proporciona conforto, pode aliviar o medo e promover empatia e melhora na comunicação
Identificar e apoiar oportunidades contínuas para um envolvimento significativo	Além das atividades pré-planejadas, o engajamento deve ser proposital e refletir as preferências listadas acima. Para os pacientes, o uso de suas preferências musicais pode encorajar a participação na terapia
Construir e nutrir relacionamentos autênticos e atenciosos	Todos os relacionamentos devem ser construídos sobre dignidade e respeito; quando você conhece a pessoa além da doença, desenvolve-se um relacionamento profundo mais autêntico
Crie e mantenha uma comunidade de apoio para indivíduos, famílias e funcionários	Respeitar diferenças e necessidades individuais cria uma comunidade que acolhe todos
Avalie as práticas de cuidado regularmente e faça as alterações apropriadas	Avaliação contínua das práticas de cuidado e adoção de ferramentas à medida que se desenvolvem

habilidades, são conhecidas por estabelecerem o cenário para interações positivas. Alternativamente, um foco no indivíduo com déficits de demência demonstrou impedir a interação e reduzir o senso de individualidade do paciente.[101]

A Tabela 19.10 descreve várias estratégias para usar no manejo das dificuldades de memória presentes enquanto melhora o aprendizado e afirma e mostra respeito pela pessoa.[102] A aplicação dessas estratégias requer flexibilidade, dependendo do estágio da demência. Por exemplo, uma pessoa que sofreu uma fratura de quadril recente e está em um estágio inicial de demência será mais capaz de aprender, interagir e participar de um programa especializado e requerer pouca adaptação por parte do fisioterapeuta. Entretanto, uma pessoa nos estágios intermediários de demência exigirá uma abordagem mais baseada na função com instruções mais curtas e simples e, provavelmente, se beneficiará de uma maior ênfase no treinamento do cuidador e na utilização de funções motoras retidas implicitamente.

Deve-se prestar atenção à linguagem corporal e ao tom, porque as palavras podem ser uma pequena parte da comunicação percebida. O terapeuta deve estar ciente de que a memória emocional de um encontro pode ser mantida mesmo se o encontro em si não puder ser lembrado.[103] O axioma popular "Eles podem não se lembrar de você, mas vão se lembrar de como você os fez sentir" é bastante preciso. No programa *Positive Approach to Care*, o uso de limites espaciais é importante para criar primeiro uma conexão visual, depois verbal e, por último, uma conexão física.[104] Por exemplo, certifique-se de se aproximar pela frente e estabelecer contato visual antes das apresentações verbais ou tocar a pessoa. Essa abordagem é apoiada pela literatura sobre ativação plena (*mindfulness*) que indica que os parceiros de cuidados promovem o bem-estar por meio de uma abordagem multissensorial.[105] A posição típica do fisioterapeuta para técnicas de proteção (um pouco atrás, fora do campo visual) pode exigir adaptação, como ficar de pé no lado da pessoa após a abordagem, mantendo o contato de mãos dadas. A série de vídeos e guias de suporte *Hand In Hand* é um recurso útil. Lançado em 2013, os vídeos foram fornecidos gratuitamente para todas as casas de repouso nos EUA. Inclui módulos específicos para comunicações positivas e permanece disponível no *site* do Center for Medicare and Medicaid Service para *download*.[106]

Estratégias de aprendizagem e educação. É importante lembrar que o diagnóstico de demência não significa que a pessoa seja incapaz de aprender. Entretanto, as pessoas com demência aprendem de modo diferente e necessitam de diferentes métodos de treinamento para melhorar o aprendizado.[107] Por exemplo, pessoas com demência se beneficiam mais dos métodos de aprendizado implícito/procedimental,[108] o que é consistente com estudos de memória demonstrando que a memória processual é retida até os estágios finais de demência. Além disso, as pessoas com demência se beneficiam mais quando aprendem em condições de prática constante.[109] Portanto, para promover o desempenho, as pessoas com demência se beneficiam da prática bloqueada sem variação (mesmo ambiente, mesmas etapas, mesmas ferramentas) que se baseia no familiar (relevância) e consistente sequenciamento na prática em massa (treinamento frequente com descanso mínimo). A prática em um ambiente semelhante ao desempenho eventual também é importante, porque há pouca transferência de ou para ambientes desconhecidos. O tipo de *feedback* mais eficaz para pacientes com demência não foi demonstrado de maneira conclusiva, mas pode ser que tanto o conhecimento dos resultados quanto o conhecimento do desempenho possam exercer uma carga cognitiva excessiva sobre o indivíduo.[108] Entretanto, o elogio verbal parece ser eficaz, mesmo nos estágios finais da demência. A prática sob condições de aprendizado sem erros também pode trazer alguns benefícios, mas os resultados são ambíguos.[110] A aprendizagem sem erros envolve a criação de um ambiente de treinamento no qual a pessoa não demonstra nenhum esforço para recordar etapas da tarefa e é protegida de cometer erros durante a prática por meio de dicas, como treinamento com as mãos, dicas verbais ou táteis.

TABELA 19.10	Estágios para abordar as dificuldades de memória.[102]		
	Visual	**Auditivo**	**Tátil**
MEMÓRIA SENSORIAL			
Problemas com registro, reconhecimento e identificação	• Aborde a pessoa pela frente, em seu campo visual • Sorria	• Use um discurso calmo, positivo e sem pressa • Diga o nome da pessoa e o seu para aumentar o senso de familiaridade	• Use o toque para tranquilizar • Use o toque para guiar, liderar, redirecionar e solicitar os comportamentos desejados
Estratégias para suportar a memória sensorial	• Apresente objetos ou dicas escritas para chamar a atenção para o tópico de comunicação • Forneça dicas contextuais e ambientais; use cores, realce, ampliação, imagens, desenhos, símbolos	• Elogios do usuário condizentes com um adulto • Aparelhos auditivos, dispositivos auxiliares de escuta	• Use objetos familiares como lembretes
MEMÓRIA DE CURTO PRAZO, TEMPORÁRIA DE TRABALHO Problemas de codificação/decodificação Estratégias para melhorar a codificação de informações	• Use uma variedade de modalidades para transmitir informações: pistas visuais, auditivas, táteis • Use instruções simples de uma etapa; espere por evidências de compreensão; suporte com dicas escritas • Use as mesmas palavras ao repetir as instruções e apoie com dicas escritas • Use uma linguagem não diretiva e encorajadora: "Vamos tomar um banho"; "Vamos descobrir o que está acontecendo lá" • Incorpore treinamento, ensaio e prática repetitiva para garantir o aprendizado das informações desejadas		
LONGO PRAZO (MEMÓRIA SEMÂNTICA, EPISÓDICA E DE PROCEDIMENTO) Problemas com recuperação Estratégias para facilitar a recuperação de informações	• Use pistas escritas, visuais, coloridas, auditivas e táteis para melhorar o acesso às informações • Use objetos pessoais, fotos, livros de recordações, música familiar e cheiros para desencadear associações • Use uma variedade de recursos de memória externa para armazenar informações importantes para recuperação posterior • Use perguntas de duas opções: "Você quer café ou suco de laranja?" • Evite perguntas do tipo sim/não: "Quer tomar banho?" "Você gostaria de alguma ajuda com isso?" • Estabeleça e mantenha rotinas		

Modificada de Bourgeois MS. "Where is my wife and when am I going home?" The challenge of communicating with persons with dementia. *Alzheimers Care Q.* 2002;3(2):141.

O programa STOMP (construção de habilidades por meio da prática motora orientada a tarefas; do inglês *Skill-building through Task Oriented Motor Practice*) foi desenvolvido para melhorar o desempenho nas AVDs e retardar o declínio das AVDs em pacientes com demência, combinando métodos de treinamento que se mostraram promissores.[107] O programa STOMP consiste em treinamento altamente estruturado e orientado à tarefa por meio de prática em massa e paradigmas de aprendizagem sem erros. O protocolo para pessoas com uma pontuação MEM maior que 10 e menor que 25 é baseado na teoria de não uso aprendido de Taub e no protocolo de terapia de movimento induzido por restrição. O protocolo[111] é praticado durante 3 horas/dia, 5 vezes por semana durante 2 semanas e enfoca três objetivos ocupacionais individuais e/ou familiares (AVDs ou AIVDs). Usando os métodos de aprendizagem descritos anteriormente, a melhora da função foi observada até 90 dias após a intervenção.[107]

Gerenciamento de risco positivo. Adotado dentro do Departamento de Saúde do Reino Unido, o gerenciamento de risco positivo é o equilíbrio dos riscos conhecidos para a saúde física, mental e emocional de uma atividade ou intervenção ponderada contra o risco de não intervir.[111] É o reconhecimento de que um foco na segurança física da pessoa costuma ser a principal preocupação do profissional de saúde, mas esse foco pode deixar de abordar os riscos mentais e emocionais e o impacto no bem-estar.[112] Veja o Boxe 19.2 para um exemplo de aplicação dos conceitos de gerenciamento de risco positivo. Isso se reflete em uma consciência crescente da autonomia relacional e de como os fatores sociais, econômicos e culturais precisam ser avaliados com o indivíduo e outros que podem ser afetados.[113] Como fisioterapeutas, muitas vezes chamados para avaliar o risco de cair, vagar, local de descarga e outras atividades desafiadoras, devemos reconhecer que as decisões devem envolver toda a equipe (incluindo o indivíduo e a família) que trazem para a discussão os vários níveis de aversão ao risco pessoal e profissional.[114]

Questões de expressão comportamental. Em 1999, a International Psychogeriatric Association divulgou uma definição de Sintomas Comportamentais e Psicológicos de Demência (SCPD) como "Sintomas de distúrbios da percepção, conteúdo de pensamento, humor ou comportamento que frequentemente ocorrem nos pacientes com demência".[115] Os sintomas da expressão comportamental observada podem incluir agressão física, perambulação, sombreamento, inquietação e desinibição sexual. Os sintomas psicológicos são baseados em entrevistas e incluem ansiedade, humor depressivo, alucinações e delírios. Quatro categorias para subdividir comportamentos incluem psicose, humor, agitação e descontrole comportamental.[116] Outros incluíram itens específicos, como distúrbios do sono, apatia e distúrbios alimentares.[117]

A prevalência de pelo menos um sintoma de SCPD durante o curso da demência é estimada em mais de 95%.[117] A Tabela 19.11 lista as expressões de comportamento

| BOXE 19.2 | Exemplo de caso: abordagem positiva ao risco. |

Na reunião da manhã, a equipe de enfermagem está pedindo que um alarme de cama/cadeira seja implementado para a Sra. Jones – uma residente da clínica de enfermagem especializada que você trabalha.

A Sra. Jones, 88, que apresenta quadro de demência, concluiu uma série de sessões de fisioterapia após fratura de quadril há 1 mês e já está suportando carga sobre o membro. Na alta, o Escore de Equilíbrio de Berg (EEB) foi 42/56 e ela usou um andador. A recomendação da fisioterapia (FT) era que ela andasse com supervisão. Observando a recomendação da FT, a enfermagem atualizou o plano de cuidados para afirmar: a Sra. Jones deve deambular com andador acompanhada por um funcionário para supervisão.

A equipe está frustrada porque a Sra. Jones quer andar "o tempo todo". Ela tenta se levantar várias vezes, mas eles não têm uma pessoa da equipe disponível para ajudá-la a andar sempre que tenta se levantar. Assim, a equipe a "incentiva" a se sentar e gostaria que um alarme a ajudasse a lembrar que ela "não deveria andar sozinha". Sua filha está frustrada porque a mãe adorava caminhar e fazia, muitas vezes, longas caminhadas sozinha na floresta antes de sua demência progredir.

O gerenciamento de risco positivo ajuda a reformular a questão para examiná-la de várias perspectivas. De uma perspectiva física, há um risco aumentado de quedas, conforme determinado pelo EEB e histórico de quedas.

Perspectiva	Deambular sem equipe de assistência		Restrição da deambulação e/ou uso do alarme	
	Negativo	**Positivo**	**Negativo**	**Positivo**
Física da Sra. Jones	Potencial de quedas ou lesões	Mantém a força, deambulação	Perda de força, habilidades para deambular, saúde cardiovascular	Nenhum/alarme não reduz quedas
Emocional/ mental	Potencial de quedas ou lesões	Menos frustrada, ansiosa	Desamparo, ansiedade, menor comunicação	Nenhum
Filha da Sra. Jones	Preocupada com quedas	Sente que a mãe aceita o risco Feliz com o foco da equipe para suas necessidades	Não gosta do alarme, frustrada com a equipe	Nenhum
Equipe	Preocupada com a sobrecarga se ocorrer uma queda	Equipe pode fornecer nível de supervisão geral (institucional)	Menor probabilidade de acompanhar a paciente, espera pelo alarme Ansiedade ao "correr" após o alarme	Falso conforto
Administração da instituição	Potencial para quedas	Centrado na pessoa Risco negociado	Alarme codificado como qualidade para restrição de impactos	Nenhum
Outros residentes	Potencial de risco para outros	Mais tempo para cuidados se staff não precisa dividir a atenção	O ruído do alarme pode irritar outros residentes	Nenhum

Cada um dos "riscos" positivos e negativos para os membros da comunidade (nesse caso, a enfermaria especializada) precisa ser revisado e pesado, e nenhuma pessoa/ nenhum departamento pode tomar a decisão isoladamente.

| TABELA 19.11 | Expressões mais comuns dos SCPD por tipo de demência.[118] |

	Doença de Alzheimer	Frontotemporal	Vascular	Mista	Demência de corpo de Lewy
Alucinações					X
Agitação/agressão	X	X		X	X
Depressão/disforia	X		X	X	X
Ansiedade			X		X
Apatia	X	X	X	X	X
Irritabilidade	X	X	X	X	X
Aberrante motor		X			
Distúrbio do sono	X	X		X	X
Distúrbios do apetite e alimentares		X			X

Dados de Mukherjee A, Biswas A, Roy A, Biswas S, Gangopadhyay G, Das SK. Behavioural and Psychological Symptoms of Dementia: Correlates and Impact on Caregiver Distress. Dement Geriatr Cogn Dis Extra. 2017;7(3):354–365.

mais comuns por tipo de demência. Essas expressões são a principal fonte de carga para os parceiros de cuidados de pessoas com demência, e são frequentemente citadas como uma razão para internação em instituições de cuidados a longo prazo.[115] Eles são frequentemente tratados com medicamentos que, muitas vezes, têm efeitos adversos sobre a função e o humor e, portanto, são uma intervenção de último recurso.

O processo de análise de causa raiz pode oferecer informações sobre estressores que podem estar causando expressões comportamentais.[118] As categorias mais comuns de estressores estão relacionadas a fatores pessoais, do parceiro de cuidados e ambientais.[119] Questões associadas a necessidades pessoais não atendidas (físicas, como a necessidade de usar o banheiro; emocionais, como precisar de um propósito; ou psicológicas, como precisar de conforto) podem ser exibidas como expressões não verbais. Outros fatores pessoais incluem uma alteração no estado médico, como uma infecção ou um delírio, e características da personalidade pré-mórbida. Os fatores do parceiro de cuidados geralmente estão relacionados à abordagem e às expectativas. Pessoas com demência se beneficiam quando são incluídas nas AVDs, mas isso geralmente requer mais tempo e paciência, o que é um desafio até mesmo para os parceiros de cuidados mais dedicados. Da mesma forma, expectativas incompatíveis (p. ex., pensar que a pessoa pode ou deve fazer mais ou menos do que é capaz naquele momento) podem levar à frustração de uma ou ambas as partes. Fatores ambientais também contribuem para estressores quando criam ruído excessivo e usam engajamento passivo e rotinas variáveis.

Existem ferramentas de avaliação para expressões comportamentais que os fisioterapeutas podem encontrar e utilizar como parte da equipe interdisciplinar. O Inventário de Agitação Cohen-Mansfield avalia até 29 expressões comportamentais observadas que os parceiros de cuidados podem encontrar.[81] A *Behavioral Pathology in Alzheimer's Disease Rating* (BEHAVE-AD) mede mais categorias de comportamentos perturbadores, mas também requer tempo adicional.[81] A *Cornell Scale for Depression in Dementia* foi validada nos EUA para uso em pessoas com demência e pode ser usada naqueles indivíduos que apresentam depressão coexistindo com demência.[81,c] A *Behavioral Dyscontrol Scale* avalia a capacidade de regular tarefas motoras e comportamentais complexas pelo lobo frontal e seu impacto nas AVDs.[120] Essas ferramentas de avaliação categorizam algumas expressões que são observadas em pessoas com demência; entretanto, permanece incerto se algumas dessas expressões comportamentais são causadas pela demência ou meramente são expressões de necessidades não satisfeitas da única forma que permanece para o indivíduo.[121]

Há um entendimento crescente de que ao medicalizar essas expressões comportamentais como SCPD, os profissionais de saúde podem ter contribuído para o aumento significativo no uso desnecessário de antipsicóticos em lares de idosos nos EUA.[122] É essencial permanecer ciente do papel dos gatilhos ambientais e utilizar a análise de causa primária para avaliar quaisquer respostas comportamentais.

Exercício e gerenciamento da mobilidade

Exercício de prevenção contra a deficiência cognitiva.
Ao longo dos anos, as evidências de aptidão aeróbica, atividade física e exercícios na prevenção contra o comprometimento cognitivo têm aumentado.[123] A associação entre exercícios aeróbicos regulares e um menor risco de demência é confirmada em vários estudos longitudinais.[124-126] Foi descoberto que adultos idosos com baixo desempenho físico (p. ex., velocidade de caminhada mais lenta, menor capacidade de se levantar da cadeira) eram

mais propensos a desenvolver comprometimento cognitivo.[127,128] Estudos recentes também demonstraram que um estilo de vida fisicamente ativo de longa duração melhora o controle executivo e a velocidade de processamento em adultos idosos, em comparação com um estilo de vida sedentário.[129-131] Exercícios regulares e atividades físicas também protegem contra fatores de risco de doenças cardiovasculares, como hipertensão, diabetes e obesidade, que podem contribuir para o desenvolvimento de comprometimento cognitivo.

Alterações neurofisiológicas reais ocorrem com exercícios aeróbicos, incluindo aumento do volume de substância cinzenta nas regiões do hipocampo,[132] níveis aumentados de fatores neurotróficos, como FNDC periférico,[133] e aumento do fluxo sanguíneo para o cérebro.[134] De fato, os mecanismos neurofisiológicos responsáveis por esse efeito neuroprotetor do exercício e da atividade física têm sido uma das áreas crescentes de pesquisa na área. Em adultos idosos saudáveis, a maior aptidão cardiorrespiratória está associada a menores taxas de declínio da massa cinzenta relacionado à idade, particularmente nos córtices pré-frontal, parietal superior e temporal.[124] Os efeitos desses achados neurofisiológicos são refletidos no aumento da função cognitiva tanto em adultos jovens como em adultos idosos, como habilidades de memória,[135] eficiência dos processos atencionais e função executiva.[134] É importante observar que o fator neurotrófico, FNDC (liberado com exercícios), pode ser importante no combate à atrofia cerebral relacionada à idade e doenças neurodegenerativas.[136]

Exercício resistido. Também existem evidências crescentes sobre o efeito do treinamento resistido na cognição. A pesquisa de Liu-Ambrose et al.[137] demonstrou melhora na atenção seletiva e no desempenho de resolução de conflitos entre mulheres idosas saudáveis após treinamento resistido por mais de 1 ano. Embora algumas evidências também indiquem que o treinamento contra a resistência de alta intensidade melhorou o desempenho da memória em homens mais velhos,[138,139] outros estudos não foram conclusivos sobre o impacto do treinamento resistido,[140,141] talvez devido à intensidade inadequada prescrita. Entretanto, o estudo de Cassilhas et al.[139] forneceu informações valiosas sobre os possíveis mecanismos sobre como o treinamento contra a resistência beneficia a cognição. A equipe de pesquisa descobriu que os níveis séricos do fator de crescimento semelhante à insulina-1 (IGF-1) estão mais elevados nos grupos de treinamento resistido que no grupo de controle, em que o IGF-1 promove o crescimento neuronal, sobrevivência, diferenciação e melhora a cognição.

Programas de exercícios multimodais. Além de atividade física e exercícios, as intervenções que estimulam a atividade cognitiva em um sentido mais amplo, bem como os exercícios cognitivos que visam funções cognitivas específicas, demonstram um melhor desempenho cognitivo em ensaios controlados.[142] Foi sugerida uma combinação de exercícios físicos e cognitivos para induzir maiores benefícios funcionais na cognição, melhor que cada atividade por conta própria. Uma das intervenções possíveis mais

---

cN.R.T.: Também validada para o Brasil em: Carthery-Goulart MT et al. Brazilian version of the Cornell depression scale in dementia. *Arq Neuropsiquiatr.* 2007;65(3B):912-15.

recentes inclui o *Exergaming*, em que os pesquisadores demonstraram uma redução de 23% do risco na progressão clínica para CCL em um grupo de ciclistas cibernéticos (i. e., ciclismo com exercícios de realidade virtual) em comparação com o ciclismo de bicicleta estacionária tradicional em um grupo de idosos adultos que vivem em comunidades de aposentados.[143] Além disso, o estudo também revelou que o grupo dos ciberciclistas experimentou um aumento maior no FNDC e, portanto, aumentou a neuroplasticidade em comparação com o grupo de ciclismo tradicional.[143] Na realidade, um programa de treinamento de memória de curto prazo de 8 semanas para idosos saudáveis induziu alterações na espessura do córtex fusiforme direito e orbitofrontal lateral, o que, por sua vez, correlacionou-se positivamente com a melhora no desempenho da memória de curto prazo, reiterando o potencial para a ocorrência de neuroplasticidade com intervenções cognitivas.[144] O ciclismo cibernético foi introduzido para idosos institucionalizados com demência no Reino Unido e na Noruega com a equipe observando anedoticamente um aumento em "bem-estar e felicidade".[145]

Exercício para pessoas com deficiência cognitiva leve. Fortes evidências indicam que pessoas com vários níveis de comprometimento cognitivo, incluindo indivíduos com CCL, se beneficiam da atividade física e de exercícios.[146] Com base na pesquisa atual, descobriu-se que os programas de exercícios aeróbicos e resistidos beneficiam essa população tanto no curto quanto no longo prazo.[147,148] Mesmo uma única sessão de exercício aeróbico estimulou a ativação noradrenérgica e aumentou a consolidação da memória em adultos idosos com CCL e não CCL.[149] Mais importante, a atividade física (incluindo treinamento aeróbico e contra a resistência) demonstra um impacto sustentado na função cognitiva por pelo menos 12 meses após as intervenções foram interrompidas em indivíduos com problemas de memória relatados.[59] Especificamente, um programa de treinamento de resistência duas vezes por semana durante 6 meses melhorou significativamente a atenção seletiva, memória associativa e padrões regionais de plasticidade cerebral funcional em indivíduos com probabilidade de CCL.[150]

Programas multicomponentes baseados na comunidade para indivíduos com CCL também demonstram benefícios importantes. Um programa de exercícios multicomponente de 6 meses composto por sessões quinzenais de 90 minutos envolvendo exercícios aeróbicos, treinamento resistido e treinamento de equilíbrio e dupla tarefa melhorou significativamente as pontuações no MEM e nas pontuações de memória lógica, reduzindo a atrofia cortical cerebral total em um subconjunto de participantes com CCL amnésica.[151] Além disso, o colesterol total baixo e o FNDC mais alto foram associados a melhores pontuações cognitivas, sugerindo os fundamentos neurofisiológicos dos efeitos do exercício e da cognição.[151] O impacto do exercício continuou ao longo do tempo para o grupo de participantes com CCL amnésico com resultados positivos significativos com efeitos sobre a função cognitiva geral, memória imediata e habilidade de linguagem.[152] Um programa de 90 minutos uma vez por semana durante 9 semanas,

exercícios (força, equilíbrio, flexibilidade e resistência) e uma discussão de estratégias comportamentais para aumentar a atividade física, melhorou a atividade física, a qualidade de vida e as pontuações do MEM em adultos idosos com CCL.[153] Outras formas de exercícios, como o tai chi (realizado pelo menos 3 vezes/semana), melhora a função cognitiva global, lapsos da memória e queixas cognitivas subjetivas em idosos com CCL,[154] embora os impactos a longo prazo ainda devam ser explorados.

Exercício para pessoas com demência. Diversas revisões sistemáticas e metanálises examinaram os efeitos de programas de exercícios autônomos baseados na comunidade e aqueles que fazem parte de intervenções multimodais para pessoas com vários níveis de comprometimento cognitivo. É importante ressaltar que o treinamento físico para pessoas em todos os estágios de demência tem um efeito positivo no desempenho físico e funcional, medidas comportamentais e cognitivas.[155-157] O treinamento físico é eficaz em todas as formas, incluindo exercício para a resistência, treinamento contra a resistência, exercício multimodal (incluindo ambos força e resistência), treinamento de habilidades funcionais e treinamento de mobilidade. Curiosamente, os pesquisadores geralmente estudam programas de exercícios que se concentram em habilidades funcionais e exercícios de mobilidade, especialmente para pessoas com maior gravidade de demência, em comparação com o foco na resistência e/ou treinamento resistido para pessoas com demência leve. Recentemente, uma revisão sistemática concluiu que fortes evidências apoiam a aplicação de exercícios físicos de todas as formas em episódios de 60 minutos/dia, duas a três vezes por semana para melhorar a força, comprimento do passo, equilíbrio, mobilidade e resistência ao caminhar para pessoas com comprometimento cognitivo leve e demência leve a moderada.[146] É fundamental observar que os resultados de força e resistência para adultos idosos com comprometimento cognitivo após o treinamento físico são semelhantes aos de adultos idosos com idade e gênero correspondentes.[156] Isso enfatiza ainda mais que esses indivíduos com comprometimento cognitivo têm potencial significativo de reabilitação e não deve ser negada a oportunidade de participar da reabilitação e exercícios.

Apesar das evidências de intervenções de exercícios para pessoas com demência grave parecerem menos conclusivas, em parte devido à escassez de pesquisas,[146] alguns estudos demonstraram resultados positivos para pessoas com demência mais grave. Um ensaio clínico multicêntrico, randomizado e controlado de 12 meses, incorporou um programa de exercícios multicomponentes (aeróbico, resistência, flexibilidade e treinamento de equilíbrio) de 1 hora por sessão, duas vezes por semana para adultos idosos com demência que vivem em asilos.[158] Esse estudo demonstrou melhora significativa na velocidade de caminhada para participantes com demência moderada a grave (média MEM 9,7 ± 6,8) em 6 e 12 meses e, embora tenha havido um declínio na função AVD medida pelo índice de Katz, o declínio foi mais lento que no grupo de controle que não praticava exercícios.[158] Bossers et al.[159]

investigaram a viabilidade de conduzir um programa combinado de treinamentos aeróbico e resistido de intensidade moderada para pessoas com demência moderada a grave em uma casa de repouso com três sessões de caminhada de 30 minutos e duas sessões de treinamentos progressivos para a força (taxa de esforço percebido [TEP] "um pouco difícil"). Os pesquisadores encontraram uma melhora no teste de caminhada de 6 minutos, velocidade de caminhada, força do quadríceps e equilíbrio no grupo de exercícios após o programa de exercícios de 6 semanas. Mesmo os programas multicomponentes mais curtos de apenas 8 semanas (exercícios de flexibilidade, força, equilíbrio e marcha) demonstraram uma melhora significativa na velocidade de caminhada, comprimento do passo, frequência do passo e índice de simetria.[160]

A literatura também descreve intervenções baseadas em evidências para adultos idosos com demência grave que são mais funcionais e baseadas em atividades. Exercícios funcionais progressivos de alta intensidade consistindo em tarefas diárias que desafiam a força das pernas, estabilidade postural e marcha em posições de carga durante 29 sessões ao longo de 3 meses produziram benefícios significativos, como melhora significativa na velocidade de marcha confortável e força dos membros inferiores para pessoas com demência moderada a grave.[161,162] Um estudo randomizado e controlado comparou um programa de exercícios de atividades específicas (força, equilíbrio de flexibilidade e resistência) com um programa individualizado de caminhada.[163] Os autores descobriram que os indivíduos que participavam do primeiro programa melhoraram em sua transferência e na distância de caminhada de 6 minutos, enquanto os indivíduos no grupo de caminhada individualizada diminuíram. Por outro lado, outros estudos que introduziram programas de "andar e falar" como intervenções para residentes em instituições de longa permanência com demência moderada a grave parecem ter benefício limitado em vista da prescrição de exercícios ineficazes (p. ex., falta de intensidade ou progressão).[164,165] Na verdade, é fundamental garantir que os programas de exercícios prescritos para pessoas com demência sejam de intensidade suficiente, com progressão e sobrecarga, mesmo para pessoas com demência moderada a grave.

Com base nas evidências atuais, em que as intervenções são amplamente heterogêneas, não há uma conclusão clara sobre se os exercícios aeróbicos ou de resistência têm um benefício preferencial para idosos com demência. Como os programas de exercícios multicomponentes demonstraram benefício significativo para idosos com demência, é fundamental que os programas de exercícios sejam adaptados e compostos por diferentes formas de exercícios, incluindo exercícios de flexibilidade, aeróbicos, contra resistência e equilíbrio. Além disso, o treinamento funcional tem sido defendido e considerado benéfico para idosos com demência.[161,162,166] Mais importante, em vista das melhorias nos resultados com intensidade, duração e progressão adequadas, a prescrição de exercícios para idosos com demência não deve ser diferente de indivíduos com cognição normal.

Programas de Exercícios Multimodais. Uma combinação de programas de treinamento físico e cognitivo também beneficia pessoas com demência.[167] Algumas evidências preliminares sugerem que intervenções multimodais, incluindo exercícios físicos (tai chi), treinamento cognitivo-comportamental e uso de grupos de apoio, levaram a uma diferença significativa nas pontuações do MEM para o grupo de intervenção *versus* controle em idosos residentes na comunidade com demência leve a moderada.[168] Um programa de 12 meses fornecido na instituição (98 pacientes com demência degenerativa primária moderada a grave, em cinco lares de idosos) composto de atividades funcionais, incluindo 40 minutos de treinamento de AVDs e 30 minutos de jogos (p. ex., boliche), com 30 minutos de tarefas cognitivas (p. ex., jogo de palavras, quebra-cabeças), demonstraram que a função cognitiva e a capacidade de realizar AVDs permaneceram estáveis no grupo de intervenção, mas que se mostrava reduzido no grupo de controle.[169] Além disso, o aumento da terapia cognitiva multicomponente com um componente físico, como exercícios aeróbicos durante 6 meses, levaram a uma melhor função cognitiva em indivíduos com demência moderada a grave, em comparação com o grupo que realizou apenas terapia cognitiva (i. e., atividades, como artesanato, terapia de horticultura).[170] Portanto, apesar da falta de forte evidência para recomendações específicas de treinamento físico e cognitivo combinado, continua sendo importante considerar a inclusão de um componente cognitivo na atividade física ou em programas de exercícios para indivíduos com demência, porque eles podem aumentar os benefícios do exercício.

Marcha, equilíbrio e quedas. Um corpo crescente de evidências demonstra que as alterações na marcha podem ser um indicador precoce de alterações cognitivas e podem variar de acordo com o tipo de demência.[171-173] Foi observado que o desempenho nos parâmetros espaço-temporais da marcha coincide com o declínio cognitivo em vários estágios de demência, mas foi mais afetado na demência não DA que na demência do tipo Alzheimer.[173] Essas alterações espaço-temporais mensuradas pelo Gait Mat® ocorreram em áreas de comprimento do passo, largura do passo e velocidade da marcha. Em uma revisão sistemática, foi demonstrado que o mau desempenho da marcha estava presente entre 3 e 9 anos antes de a demência ser diagnosticada.[171] Um estudo prospectivo mais recente descobriu que alterações na função motora que resultam em declínio da velocidade da marcha podiam ser notadas em avaliações seriais mais de uma década antes do cognitivo declínio.[174]

A função executiva e a dupla tarefa, a capacidade de se concentrar em uma tarefa cognitiva enquanto realiza uma tarefa motora, têm impacto nas pessoas com demência. Por exemplo, as demandas de carga cognitiva relacionadas ao uso de um dispositivo auxiliar podem diminuir a velocidade da marcha devido às necessidades de atenção dividida.[175] Velocidades mais baixas da marcha foram registradas em indivíduos com CCL que foram solicitados a realizar tarefas duplas específicas, como contagem regressiva de 7 em 7 números.[176-178] contagem regressiva de 1 em 1 número[179,180] e nomeando animais.[176,177,180]

Apesar das alterações na marcha estarem associadas à demência, nessa população as evidências indicam que a intervenção pode ser bem-sucedida na melhoria dos parâmetros da marcha.[181] Como os fatores físicos e cognitivos afetam o desempenho da marcha, as intervenções devem abordar ambos os déficits.[181] Uma revisão sistemática feita por Zhang et al.[181] encontrou fortes evidências de que "programas de exercícios com foco no treinamento de força e equilíbrio, especialmente quando combinados com treinamento de mobilidade funcional, melhoram a marcha em pessoas com CCL ou demência".[181] A revisão também encontrou fortes evidências de que os programas que "combinam treinamento de força e equilíbrio, treinamento de mobilidade funcional e o treinamento de atenção e funções executivas melhoram a marcha".[181]

As alterações de equilíbrio associadas à demência permanecem uma área para mais pesquisas. Uma revisão sistemática e metanálise mostrou que o aumento da oscilação anterior/posterior e lateral medial ocorreu na posição estática em pé para indivíduos com CCL, mas apenas nas condições com pacientes de olhos abertos.[182] O equilíbrio foi mais significativamente prejudicado conforme medido pelo Teste de Mobilidade de Tinetti e pela Escala de Equilíbrio de Berg para pessoas com DCL em comparação com indivíduos com doença de Alzheimer e doença de Parkinson.[183] As demandas de função executivas para manter a postura ereta com mobilidade foram mais bem capturadas pelo teste levantar e andar cronometrado com dupla tarefa (do inglês *Timed Up and Go* (TUG)-*Dual Task*), refletindo uma desaceleração mais significativa do desempenho no teste levantar e andar em condições de dupla tarefa.[175]

As quedas são eventos multifatoriais e um desafio para pessoas com demência e seus parceiros de tratamento. Uma história de queda no ano anterior é um forte indicador de quedas futuras em todos os adultos idosos, independentemente do estado cognitivo.[184] Além dos problemas típicos que têm um impacto no risco de queda para adultos idosos, conforme discutido em outro capítulo deste livro, fatores psicológicos, como buscar atenção e ser verbalmente incômodo, desempenham um grande papel no risco de queda para pessoas com demência que estão institucionalizados.[185] A depressão do cuidador e o estresse emocional foram associados aos cuidados com a pessoa que teve uma frequência de queda mais alta.[185] Distúrbios do sono, bem como uso de medicamentos para dormir, são os principais contribuintes para quedas em pessoas com demência.[186] Deve-se observar que o uso de restrições físicas e alarmes não diminuiu o número de quedas.[187]

A maioria dos estudos de intervenção para a prevenção contra quedas exclui pessoas com deficiência cognitiva, portanto, existem apenas recomendações baseadas em evidências limitadas para reduzir o risco de queda nessa população.[188] Um estudo piloto testou a aceitabilidade de recomendações individualizadas de segurança doméstica e exercícios para reduzir quedas que foram adaptados às habilidades cognitivas. Os resultados indicaram que após 10 visitas domiciliares por um terapeuta ocupacional a metade (n = 5) implementou 50% ou mais recomendações, 73% (n=8) aderiu a alguns exercícios com menos quedas no grupo de intervenção.[189] A *Westmead Home Safety Checklist* é considerada o padrão-ouro para avaliar riscos domiciliares com impacto no risco de queda para adultos idosos.[190] Essa lista de verificação deve fazer parte de uma avaliação de fisioterapia domiciliar porque um estudo descobriu que 44% das pessoas com demência que vivem em suas casas moravam em locais com escadas externas sem grade, entre outros perigos.[191]

Um estudo do impacto da educação no risco de queda revelou que as pessoas com demência e seus cuidadores se beneficiam de ter as informações certas no momento certo.[192] Esses autores descobriram, por meio de entrevistas com pessoas com demência, que uma abordagem personalizada e informações contextuais eram necessárias.[192] Por exemplo, uma única sessão de educação para a prevenção de quedas pode não ser suficiente para atender às necessidades individuais. Um programa que forneça componentes de educação e prática de estratégias de escalonamento com sessões adicionais de acompanhamento pode ser mais benéfico.

Avaliação da mobilidade. O teste de caminhada de 6 minutos (TC6M) tem excelentes valores de teste-reteste para pessoas com demência e demonstrou validade para a capacidade de exercício.[193] O teste levantar e andar cronometrado, conforme recomendado pela American/British Geriatric Society, é uma ferramenta de fácil uso para pessoas com habilidades cognitivas variadas.[194] Uma revisão sistêmica de Bossers et al.[193] recomenda o Teste de Mobilidade Tinetti para medidas de equilíbrio em idosos com demência. Além disso, em um pequeno estudo feito em residentes de lares para idosos com demência leve a moderada, a Escala de Equilíbrio de Berg demonstrou excelente confiabilidade entre avaliadores e consistência interna relativa.[195] Escores normativos para pessoas com demência, com a aplicação de teste, são discutidos em outra parte deste livro.

Atividades do dia a dia. Apraxia é a incapacidade de realizar uma atividade motora previamente aprendida, enquanto a dispraxia é uma descoordenação dessa atividade. Alguém nos estágios iniciais da doença de Alzheimer pode apresentar sinais de apraxia para se vestir, que posteriormente se agrava com a perda de um plano motor para vestir o item (alterações ideomotoras) e saber a finalidade de se vestir (alterações ideacionais). Nos estágios finais da DA, a apraxia pode ser expressa em desafios com a alimentação/deglutição.[196] Alterações bucofaríngeas e de marcha (aumento do tempo e variância da passada) aparecem mais cedo e em maior grau na DFT que em outras formas de demência.[196]

Com base no tipo de apraxia, estratégias específicas precisam ser projetadas para ajudar a melhorar o desempenho de uma tarefa. Por exemplo, se o indivíduo tem dificuldade com a sequência de escovação dos dentes, pode-se usar a instrução verbal em uma sequência gradual. Se o indivíduo tem dificuldade em reconhecer as ferramentas necessárias para uma tarefa, todos os equipamentos podem ser montados com antecedência. Outros podem se beneficiar da demonstração visual simultânea. Assim, a capacidade de um indivíduo deve ser complementada pelo parceiro de cuidados para promover o envolvimento ativo sempre que possível. O uso de uma abordagem focada em habilidades demonstrou melhorar o desempenho funcional e diminuir a agitação e a interação com os residentes.[197] Os princípios de Montessori estão sendo aplicados às interações terapêuticas e enfocam o aprimoramento das habilidades das AVDs que a pessoa reteve.[198]

Dor. Pessoas com demência não relatam dor espontaneamente ou, frequentemente, mesmo quando questionadas.[199] Na verdade, acredita-se que até 50% das pessoas com demência podem sentir dor regularmente,[200] e estudos observacionais indicam que a dor é subtratada.[201] Como as respostas autonômicas conhecidas são alteradas nas pessoas com demência, os sintomas fisiológicos tradicionais de dor, como aumento da frequência cardíaca, podem não ser observados.[201] Entretanto, os dados sugerem que a dor crônica pode resultar em respostas sensoriais afetivas em pessoas com demência. Um aumento da sensibilidade a estímulos nocivos (hiperalgesia) e resposta dolorosa a estímulos não nocivos (alodinia) podem resultar em "comportamento" da dor que parece desproporcional ao observador.[202] Essas expressões de comportamento são mais facilmente observadas durante a assistência com AVDs que levam a agressividade respostas da pessoa com demência, apesar de estímulos "normais" não dolorosos fornecidos pelo parceiro de cuidado. Na DFT, observa-se uma perda descrita de consciência da dor que pode estar associada a alterações no processamento da dor, dessa forma ela pode não ser expressa, mas, em vez disso, resultar em uma sensação de perturbação.[201]

Fisioterapeutas e outros profissionais de saúde são ensinados a avaliar a dor por meio de muitas ferramentas, a maioria das quais depende de um autorrelato verbal ou escrito do indivíduo. Os profissionais de saúde também devem contar com a observação visual das expressões faciais e comportamentais combinadas para postular que a pessoa pode estar com dor. Vários estudos demonstraram que os enfermeiros não são melhores que os observadores leigos na avaliação visual das expressões de dor, apesar de sua preparação educacional.[199,203] Os sete componentes das expressões faciais identificados, que podem indicar dor em pessoas com demência e que podem ser discriminados com atenção e observação focadas, estão listados no Boxe 19.3.[203]

Avaliação da dor. Existem muitas ferramentas de avaliação da dor para abordar os comportamentos de dor observados, embora nenhuma tenha sido oficialmente endossada. O *Pain in Advanced Dementia* (PAINAD)[d] é uma medida de cinco itens com pontuações que variam de 0 a 2 para cada item.[204] Abrange três dos seis domínios de avaliação

---

[d]N.R.T.: Validado para utilização no Brasil em: Pinto MCM et al. Cultural adaptation and reproducibility validation of the Brazilian Portuguese version of the Pain Assessment in Advanced Dementia (PAINAD-Brazil) scale in non-verbal adult patients. *Einstein.* 2015;13(1):14-19.

da dor da American Geriatric Society.[205] O PAINAD é recomendado pela sua facilidade de uso e por sua confiabilidade e validade.[206] A *Pain Assessment Checklist for Seniors with Limited Ability to Communicate* (PACSLAC-II) é uma escala observacional com 31 comportamentos (presentes ou ausentes) que avalia todos os 6 domínios de avaliação da dor da American Geriatrics Society (descritos na Tabela 19.12).[205] O consenso da prática de enfermagem recomenda que os testes PAINAD e PACSLAC-II sejam usados porque avaliam diferentes componentes das expressões de dor; combinados, podem oferecer o melhor método para identificar a dor em pessoas com demência.[207]

Uma vez que a dor ou a dor potencial tenha sido identificada, o tratamento pode ser implementado. Além disso, as diretrizes sugerem que, se os achados da dor em pessoas com demência forem ambíguos, a recomendação é iniciar um ensaio de tratamento da dor.[208] O primeiro curso de ação deve ser o ensaio de uma abordagem não farmacológica. Usar uma abordagem de cuidado centrado na pessoa que reconhece as necessidades individuais de cada pessoa é a base das intervenções não farmacológicas.[121] Conhecer a pessoa e aprender a "ler" suas necessidades melhorou com padrões de pessoal dedicados e leva a melhores resultados de cuidado e funcionário retenção/satisfação.[209,210] Protocolos de cuidados estruturados (p. ex., higiene bucal e práticas de banho) que podem ser personalizados, mas também definem uma expectativa de base são mais eficazes.[211] Exemplos incluem o programa educacional "Banho sem batalha" que avalia para o método ideal para o banho (cantar juntos, tomar banho em segmentos; por exemplo, uma área por dia, banho de toalha),[212] práticas sensoriais que estimulam ou aumentam a calma (p. ex.,

---

BOXE 19.3	Expressões faciais da dor.[203]

- Expressão carrancuda
- Aproximação dos olhos
- Lábio superior elevado
- Lábio tenso
- Boca aberta
- Expressão assustada
- Parece tenso

TABELA 19.12	Comparação dos domínios da dor da American Geriatric Society (AGS) com ferramentas de avaliação.		
Domínios da dor da AGS		**PAINAD**	**PASLAC-II**
Expressões faciais		x	X
Verbalizações e vocalizações		x	X
Movimentos corporais		x	X
Mudanças nas interações interpessoais			X
Mudanças nos padrões de atividade ou rotinas			X
Mudanças no estado mental			X

PACSLAC-II, Pain Assessment Checklist for Seniors with Limited Ability to Communicate; PAINAD, Pain in Advanced Dementia.

aromaterapia, massagem, luz), bem como atividades que são individualizadas e envolventes (p. ex., terapia com animais de estimação, música, atividade física) podem reduzir as expressões comportamentais de dor e quedas.[213]

Se uma medicação for necessária, a American Geriatrics Society e a British Geriatrics Society recomendam que o paracetamol deve ser o primeiro tratamento farmacológico para a dor em adultos idosos devido ao seu bom perfil de segurança e eficácia.[214] Se a dor for de origem neuropática, medicamentos como gabapentina são os primeiros medicamentos na linha para tratamento, embora diretrizes específicas para pessoas com demência precisem ser desenvolvidas.[215] Medicamentos de alta intensidade devem ser avaliados individualmente porque os analgésicos narcóticos apresentam efeitos adversos significativos e esses riscos devem ser comparados à qualidade de vida.

EDUCAÇÃO DE *CAREPARTNER*

Um fisioterapeuta eficaz deve atender não apenas às necessidades e ao ambiente do paciente, mas também aos sistemas de apoio disponíveis e à dinâmica familiar, a fim de implementar um plano individual de cuidados. A educação e o treinamento do cuidador são essenciais, porque o manejo do paciente depende muito do apoio da família e dos recursos de enfrentamento.

A saúde psicológica do cuidador deve ser uma preocupação do terapeuta e, muitas vezes, está relacionada à função do paciente. Embora o fisioterapeuta fique com o paciente apenas alguns minutos a uma hora por dia, o cuidador pode estar com a pessoa todos os dias, o dia todo. Depressão, ansiedade e sobrecarga do cuidador são relatadas como muito maiores entre cuidadores de pessoas com demência em comparação com cuidadores de pessoas com fragilidade física.[216] O aumento desses sintomas é causado pelas alterações na personalidade, comportamentos perturbadores, falta de tempo, isolamento e deterioração progressiva associada à demência.[216] A investigação do envolvimento do cônjuge revela cuidadoras experimentando um grau maior de efeitos psicológicos negativos que cuidadores masculinos.[217] Felizmente, efeitos positivos de cuidar de pessoas com demência também foram demonstrados. Isso inclui sentir-se útil, importante e confiante, bem como maior satisfação em seu papel de cuidador e a capacidade de proporcionar uma boa qualidade de vida a um ente querido.[53]

A consciência do terapeuta sobre o potencial de um cuidador ter problemas de saúde mental é o primeiro passo. A identificação de sinais de alerta, como negação do cuidador, raiva, depressão, exaustão ou problemas de saúde, deve ser um chamado à ação do terapeuta para evitar uma situação complexa. Estudos do REACH (*Resources for Enhancing Alzheimer's Caregiver Health*) identificam as chaves para diminuir o estresse do cuidador (Boxe 19.4).[218]

Algum estresse pode ser evitado educando o cuidador sobre as limitações do paciente. A educação deve

---

BOXE 19.4 Chaves para reduzir o estresse do cuidador.[218]

- Educação extensiva sobre estratégias para lidar com problemas comportamentais, incluindo dramatização
- Melhorar as habilidades em AVDs com estratégias de reforço
- Reforço com prática, visitas domiciliares e telefonemas
- Incentivo do autocuidado com atividades prazerosas e comportamentos promotores da saúde

---

minimizar metas irrealistas que se traduzem em demandas do paciente que podem resultar em fracasso, frustração e, às vezes, problemas de comportamento. O terapeuta pode auxiliar na identificação das atividades do paciente que podem ser realizadas com sucesso. A identificação de grupos de apoio comunitário para o cuidador deve fazer parte do plano de tratamento, oferecendo oportunidade de educação e assistência emocional. O crescimento dos *Memory Cafes* oferece uma oportunidade para as pessoas com demência e seus parceiros de cuidados se envolverem em atividades de estimulação cognitiva em um ambiente livre de julgamentos. Apresentado pela primeira vez na Holanda, o Dr. Bere Miesen iniciou um grupo para reduzir o estigma porque a demência não foi discutida abertamente.[219] Esses cafés são projetados para atender às necessidades daqueles indivíduos nos estágios iniciais da demência que podem estar perdendo o envolvimento social e para oferecer senso de comunidade.[220] Numerosas fontes de informações e grupos de apoio também estão disponíveis na *web* na Alzheimer's Association, na American Geriatric Society e no National Institute on Aging. Os cuidados temporários, seja em casa, em instituições temporárias para adultos ou em instituições de longa permanência, podem fornecer ao cuidador o tempo necessário para autocuidado e atividades agradáveis. O leitor também deve consultar o capítulo sobre cuidados em outras partes deste livro para obter informações adicionais sobre como lidar com o estresse do cuidador.

RESUMO

Neste capítulo, resumimos as alterações cognitivas normais e patológicas que ocorrem à medida que envelhecemos. Além disso, exploramos a avaliação e o tratamento do *delirium*, do comprometimento cognitivo leve e dos diferentes tipos de demência. Mais importante, destacamos e elaboramos as intervenções não farmacológicas para o comprometimento cognitivo, especialmente o papel do exercício e da atividade física. É fundamental fazer modificações nos programas de exercícios e fisioterapia (p. ex., aspectos da comunicação e avaliação apropriada da dor) com base na gravidade da demência. Por fim, ressaltamos que cuidar de pessoas com demência envolve também cuidar de seus cuidadores e familiares. Como tal, os fisioterapeutas desempenham um papel crítico como fortes defensores do cuidado centrado na pessoa e na reabilitação, a fim de restaurar e manter a dignidade e a qualidade de vida das pessoas com demência.

REFERÊNCIAS BIBLIOGRÁFICAS

1. OxfordDictionary. *Cognition | Definition of cognition in English by Oxford Dictionaries*. https://en.oxforddictionaries.com/definition/cognition; 2018. Accessed January 2, 2019.

2. American Psychiatric Association. American Psychiatric Association. DSM-5 Task Force. *Diagnostic and Statistical Manual of Mental Disorders*: DSM-5. American Psychiatric Association; 2013. https://www.appi.org/Diagnostic_and_ Statistical_Manual_of_Mental_ Disorders_DSM-5_Fifth_ Edition. Accessed December 31, 2018.

3. Hedden T, Gabrieli JDE. Insights into the ageing mind: a view from cognitive neuroscience. *Nat Rev Neurosci*. 2004;5(2):87–96. https://doi.org/10.1038/nrn1323.

4. Grady C. The cognitive neuroscience of ageing. *Nat Rev Neurosci*. 2012;13(7):491–505. https://doi.org/10.1038/nrn3256.

5. Reuter-Lorenz PA, Park DC. Human neuroscience and the aging mind: a new look at old problems. *J Gerontol B Psychol Sci Soc Sci*. 2010;65B(4):405–415. https://doi.org/10.1093/geronb/gbq035.

6. Ballesteros S, Nilsson L-G, Lemaire P. Ageing, cognition, and neuroscience: an introduction. *Eur J Cogn Psychol*. 2009;21(2-3):161–175. https://doi.org/10.1080/09541440802598339.

7. Macpherson H, Pipingas A, Silberstein R. A steady state visually evoked potential investigation of memory and ageing. *Brain Cogn*. 2009;69(3):571.

8. Duff K, Schoenberg M, Scott J, Adams R. The relationship between executive functioning and verbal and visual learning and memory. *Arch Clin Neuropsychol*. 2005;20(1):111–122.

9. Grigsby J, Kaye K, Robbins LJ. Behavioral disturbance and impairment of executive functions among the elderly. *Arch Gerontol Geriatr*. 1995;21(2):167–177.

10. Grigsby J,KayeK,Baxter J,ShetterlySM,HammanRF.Executive cognitive abilities and functional status among communitydwelling older persons in the San Luis Valley Health and Aging Study. *J Am Geriatr Soc*. 1998;46(5):590–596.

11. Gabrieli JD. Memory systems analyses of mnemonic disorders in aging and age-related diseases. *Proc Natl Acad Sci U S A*. 1996; 93(24):13534–13540.

12. de Frias CM, Dixon RA, Strauss E. Characterizing executive functioning in older special populations: from cognitively elite to cognitively impaired. *Neuropsychology*. 2009;23(6):778–791.

13. Rapport LJ, Hanks RA, Millis SR, Deshpande SA. Executive functioning and predictors of falls in the rehabilitation setting. *Arch Phys Med Rehabil*. 1998;79(6):629–633.

14. Richardson JK. Imbalanced: The confusing circular nature of falls research…and a possible antidote. *Am J Phys Med Rehabil*. 2017; 96(1):55–59.

15. Harada CN, Natelson Love MC, Triebel KL. Normal cognitive aging. *Clin Geriatr Med*. 2013;29(4):737–752.

16. Moran JM, Jolly E, Mitchell JP. Social-cognitive deficits in normal aging. *J Neurosci*. 2012;32(16):5553–5561.

17. Lantrip C, Huang JH. Cognitive control of emotion in older adults: a review. *Clinical Psychiatry* (Wilmington, Del). 2017;3(1):1–10.

18. Persson J, Nyberg L, Lind J, et al. Structure–function correlates of cognitive decline in aging. *Cereb Cortex*. 2006;16(7):907–915.

19. Morrison JH, Baxter MG. The ageing cortical synapse: hallmarks and implications for cognitive decline. *Nat Rev Neurosci*. 2012; 13(4):240–250.

20. Eubank KJ, Covinsky KE. Delirium severity in the hospitalized patient: time to pay attention. *Ann Intern Med*. 2014;160(8):574–575.

21. Whitlock EL, Vannucci A, Avidan MS. Postoperative delirium. *Minerva Anestesiol*. 2011;77(4):448–456.

22. Fong TG, Davis D, Growdon ME, Albuquerque A, Inouye SK. The interface between delirium and dementia in elderly adults. *Lancet Neurol*. 2015;14(8):823–832.

23. National Institute for Health and Clinical Excellence. *Delirium: Prevention, Diagnosis and Management | Guidance and Guidelines | NICE*; 2010. https://www.nice.org.uk/guidance/cg103.

24. Caplan G. Managing delirium in older patients. *Aust Prescr*. 2011; 34(1):16–18.

25. Saxena S, Lawley D. Delirium in the elderly: a clinical review. *Postgrad Med J*. 2009;85(1006):405–413.

26. McAvay GJ, Van Ness PH, Bogardus ST, et al. Older adults discharged from the hospital with delirium: 1-year outcomes. *J Am Geriatr Soc*. 2006;54(8):1245–1250.

27. Hshieh TT, Saczynski J, Gou RY, et al. Trajectory of functional recovery after postoperative delirium in elective surgery. *Ann Surg*. 2017;265(4):647–653.

28. Inouye SK, Marcantonio ER, Kosar CM, et al. The short-term and long-term relationship between delirium and cognitive trajectory in older surgical patients. *Alzheimer's Dementia*. 2016;12(7):766–775.

29. Bickel H, Gradinger R, Kochs E, Förstl H. High risk of cognitive and functional decline after postoperative delirium. A threeyear prospective study. *Dement Geriatr Cogn Disord*. 2008;26(1):26–31.

30. Fong TG, Jones RN, Marcantonio ER, et al. Adverse outcomes after hospitalization and delirium in persons with Alzheimer disease. *Ann Intern Med*. 2012;156(12):848.

31. Gross AL, Jones RN, Habtemariam DA, et al. Delirium and long-term cognitive trajectory among persons with dementia. *Arch Intern Med*. 2012;172(17):1324–1331.

32. Fong TG, Tulebaev SR, Inouye SK. Delirium in elderly adults: diagnosis, prevention and treatment. *Nat Rev Neurol*. 2009;5(4):210–220.

33. de Rooij SE, van Munster BC, Korevaar JC, Levi M. Cytokines and acute phase response in delirium. *J Psychosom Res*. 2007;62(5):521–525.

34. Van Munster BC, Korevaar JC, Zwinderman AH, Levi M, Wiersinga WJ, De Rooij SE. Time-course of cytokines during delirium in elderly patients with hip fractures. *J Am Geriatr Soc*. 2008;56(9):1704–1709.

35. Maclullich AMJ, Anand A, Davis DHJ, et al. New horizons in the pathogenesis, assessment and management of delirium. *Age Ageing*. 2013;42(6):667–674.

36. Hall RJ, Ferguson KJ, Andrews M, et al. Delirium and cerebrospinal fluid S100B in hip fracture patients: a preliminary study. *Am J Geriatr Psychiatry*. 2013;21(12):1239–1243.

37. Inouye SK, Westendorp RGJ, Saczynski JS. Delirium in elderly people. *Lancet*. 2014;383(9920):911–922.

38. Hshieh TT, Yue J, Oh E, et al. Effectiveness of multicomponent nonpharmacological delirium interventions: a meta-analysis. *JAMA Intern Med*. 2015;175(4):512–520.

39. Alagiakrishnan K, Wiens CA. An approach to drug induced delirium in the elderly. *Postgrad Med J*. 2004;80(945):388–393.

40. Young J, Inouye SK. Delirium in older people. *BMJ*. 2007;334 (7598):842–846.

41. Leslie DL, Marcantonio ER, Zhang Y, Leo-Summers L, Inouye SK. One-year health care costs associated with delirium in the elderly population. *Arch Intern Med*. 2008;168(1):27–32.

42. Rubin FH, Neal K, Fenlon K, Hassan S, Inouye SK. Sustainability and scalability of the hospital elder life program at a community hospital. *J Am Geriatr Soc*. 2011;59(2):359–365.

43. Caplan GA, Coconis J, Board N, Sayers A,Woods J. Does home treatment affect delirium? A randomised controlled trial of rehabilitation of elderly and care at home or usual treatment (The REACH-OUT trial). *Age Ageing*. 2006;35(1):53–60.

44. World Health Organization, Alzheimer's Disease International. *Dementia: A Public Health Priority*. Geneva, Switzerland: World Health Organization; 2012.

45. Bouchard RW. Diagnostic criteria of dementia. *Can J Neurol Sci*. 2007;34(Suppl 1):S11–S18.

46. Vicioso BA. Dementia: when is it not Alzheimer disease? *Am J Med Sci*. 2002;324(2):84–95.

47. Kapasi A, DeCarli C, Schneider JA. Impact of multiple pathologies on the threshold for clinically overt dementia. *Acta Neuropathol*. 2017;134(2):171–186.

48. World Health Organization. Dementia. https://www.who.int/news--room/fact-sheets/detail/dementia. Published 2017. Accessed December 29, 2018.

49. Wimo A, Gauthier S, Prince M. *Global Estimates of Informal Care*. Sweden: Huddinge; 2018.

50. Alzheimer's Association. *Alzheimer's Facts and Figures Report*. https://www.alz.org/alzheimers-dementia/facts-figures. Published 2018. Accessed December 29, 2018.

51. Chêne G, Beiser A, Au R, et al. Gender and incidence of dementia in the Framingham Heart Study from mid-adult life. *Alzheimer's Dementia*. 2015;11(3):310–320.

52. Wimo A, Winblad B, Jönsson L. The worldwide societal costs of dementia: estimates for 2009. *Alzheimer's Dementia*. 2010;6(2):98–103.

53. Roth DL, Fredman L, Haley WE. Informal caregiving and its impact on health: a reappraisal from population-based studies. *Gerontologist*. 2015;55(2):309–319.

54. Petersen RC, Smith GE, Waring SC, Ivnik RJ, Kokmen E, Tangelos EG. Aging, memory, and mild cognitive impairment. *Int Psychogeriatr*. 1997;9(Suppl 1):65–69.

55. Petersen RC. Mild cognitive impairment. *Continuum (Minneap Minn)*. 2016;22(2, Dementia):404–418.

56. Rodakowski J, Skidmore ER, Reynolds CF, et al. Can performance on daily activities discriminate between older adults with normal cognitive function and those with mild cognitive impairment? *J Am Geriatr Soc*. 2014;62(7):1347–1352.

57. Weiner MW, Veitch DP, Aisen PS, et al. Impact of the Alzheimer's disease neuroimaging initiative, 2004 to 2014. *Alzheimer's Dementia*. 2015;11(7):865–884.

58. Pandya SY, Clem MA, Silva LM, Woon FL. Does mild cognitive impairment always lead to dementia? A review. *J Neurol Sci*.2016; 369:57–62.

59. Lautenschlager NT, Cox KL, Flicker L, et al. Effect of physical activity on cognitive function in older adults at risk for Alzheimer disease. *JAMA*. 2008;300(9):1027–1037.

60. Villemagne VL, Burnham S, Bourgeat P, et al. Amyloid β deposition, neurodegeneration, and cognitive decline in sporadic Alzheimer's disease: a prospective cohort study. *Lancet Neurol*. 2013;12(4): 357–367.

61. Resnick SM, Sojkova J, Zhou Y, et al. Longitudinal cognitive decline is associated with fibrillar amyloid-beta measured by [11C]PiB. *Neurology*. 2010;74(10):807–815.

62. Kumar A, Singh A. Ekavali. A review on Alzheimer's disease pathophysiology and its management: an update. *Pharmacol Rep*. 2015;67(2): 195–203.

63. Budni J, Bellettini-Santos T, Mina F, Garcez ML, Zugno AI. The involvement of BDNF, NGF and GDNF in aging and Alzheimer's disease. *Aging Dis*. 2015;6(5):331–341.

64. Matrone C, Ciotti MT, Mercanti D, Marolda R, Calissano P. NGF and BDNF signaling control amyloidogenic route and A β production in hippocampal neurons. *Proc Natl Acad Sci*. 2008;105(35): 13139–13144.

65. Hayden KM, Zandi PP, Lyketsos CG, et al. Vascular risk factors for incident Alzheimer disease and vascular dementia. *Alzheimer Dis Assoc Disord*. 2006;20(2):93–100.

66. Levenson RW, Sturm VE, Haase CM. Emotional and behavioral symptoms in neurodegenerative disease: a model for studying the neural bases of psychopathology. *Annu Rev Clin Psychol*. 2014; 10:581–606.

67. McKeith IG, Boeve BF, Dickson DW, et al. Diagnosis and management of dementia with Lewy bodies. *Neurology*. 2017;89(1): 88–100.

68. Marti MJ, Tolosa E, Campdelacreu J. Clinical overview of the synucleinopathies. *Mov Disord*. 2003;18(S6):21–27.

69. Schildkrout B. Frontotemporal dementia: a brain disease that challenges definitions of mental illness. *Psychiatric Times*. 2017;34(8):1–5.

70. American Geriatrics Society. *Geriatrics Care | Geriatric Resources | Online events | Updates: Geriatrics Care Online*. https://geriatricscareonline.org/FullText/B007/B007_CH004 Published 2018. Accessed December 29, 2018.

71. Alzheimer's Association. *Cognitive Assessment Toolkit*; 2013.

72. Borson S, Scanlan J, Brush M, Vitaliano P, Dokmak A. The mini-cog: a cognitive "vital signs" measure for dementia screening in multi-lingual elderly. *Int J Geriatr Psychiatry*. 2000;15(11):1021–1027.

73. Mini-Cog. Scoring the Mini-Cog© – Mini-Cog©. https://minicog.com/mini-cog-instrument/scoring-the-mini-cog/. Accessed November 17, 2017.

74. Tam E, Gandesbery BT, Young L, Borson S, Gorodeski EZ. Graphical instructions for administration and scoring the Mini-Cog: results of a randomized clinical trial. *J Am Geriatr Soc*. 2018;66:987–991.

75. GPCOG | Frequently Asked Questions. http://gpcog.com.au/index/frequently-asked-questions. Published 2018. Accessed November 17, 2018.

76. Brodaty H, Pond D, Kemp NM, et al. The GPCOG: a new screening test for dementia designed for general practice. *J Am Geriatr Soc*. 2002;50(3):530–534.

77. Kuslansky G, Buschke H, Katz M, Sliwinski M, Lipton RB. Screening for Alzheimer's disease: the memory impairment screen versus the conventional three-word memory test. *J Am Geriatr Soc*. 2002; 50(6):1086–1091.

78. Carnero-Pardo C. Should the mini-mental state examination be retired? *Neurologia*. 2014;29(8):473–481. https://doi.org/10.1016/j.nrl.2013.07.003. Epub 2013 Oct.

79. Hancock P, Larner AJ. Test Your Memory test: diagnostic utility in a memory clinic population. *Int J Geriatr Psychiatry*. 2011;26(9): 976–980.

80. Nasreddine ZS, Phillips NA, Bédirian V, et al. The Montreal Cognitive Assessment, MoCA: a brief screening tool for mild cognitive impairment. *J Am Geriatr Soc*. 2005;53(4):695–699.

81. Sheehan B. Assessment scales in dementia. *Ther Adv Neurol Disord*. 2012;5(6):349–358.

82. Mocatest.org. MoCA Montreal Cognitive Assessment. https://www.mocatest.org/. Accessed December 31, 2018.

83. Tariq SH, Tumosa N, Chbnall JT, et al. The Saint Louis University Mental Status (SLUMS) | Measurement Instrument Database for the Social Sciences. http://www.midss.org/content/saint-louis-university-mental-status-slums. Accessed December 31, 2018.

84. Tariq SH, Tumosa N, Chibnall JT, Perry MH, Morley JE. Comparison of the Saint Louis University Mental Status Examination and the Mini-Mental State Examination for Detecting Dementia and Mild Neurocognitive Disorder—a pilot study. *Am J Geriatr Psychiatry*. 2006;14(11):900–910.

85. Arbuthnott K, Frank J. Trail Making Test, Part B as a measure of executive control: validation using a set-switching paradigm. *J Clin Exp Neuropsychol*. 2000;22(4):518–528.

86. Tombaugh TN. Trail Making Test A and B: normative data stratified by age and education. *Arch Clin Neuropsychol*. 2004;19:203–214.

87. Papandonatos GD, Ott BR, Davis JD, Barco PP, Carr DB. Clinical utility of the Trail-Making Test as a predictor of driving performance in older adults. *J Am Geriatr Soc*. 2015;63(11):2358–2364.

88. Olde Rikkert MGM, Tona KD, Janssen L, et al. Validity, reliability, and feasibility of clinical staging scales in dementia. *Am J Alzheimers Dis Other Demen*. 2011;26 (5):357–365.

89. Reisberg B, Jamil IA, Khan S, et al. Staging dementia. In: Abou-Saleh MT, Katona CLE, Kumar A, eds. *Principles and Practices of Geriatric Psychiatry*, vol. 3. Hoboken, NJ: Wiley-Blackwell; 2010.

90. Matsunaga S, Kishi T, Iwata N. Combination therapy with cholinesterase inhibitors and memantine for Alzheimer's disease: a systematic review and meta-analysis. *Int J Neuropsychopharmacol*. 2015; 18(5):pyu115.

91. Jo Delaney L. Patient-centred care as an approach to improving health care in Australia. *Collegian*. 2018;25(1):119–123.

92. Benbow SM, Jolley D. Dementia: stigma and its effects. *Neurodegener Dis Manag*. 2012;2(2):165–172.

93. Gately M, Trudeau S. Occupational therapy and advanced dementia: a practitioner survey. *J Geriatr Ment Heal*. 2017;4(1):48.

94. Challen R, Low L-F, McEntee MF. Dementia patient care in the diagnostic medical imaging department. *Radiography*. 2018;24: S33–S42.

95. Committee on Quality Health Care in America, Institute of Medicine. *Crossing the quality chasm: a new health system for the 21st century*. Natl Acad Press. Washington, DC: National Academy Press; 2001.

96. Morgan SS, Yoder L, Morgan S, Yoder LH. A concept analysis of person-centered care. *J Holist Nurs*. 2012;30(1):6–15.

97. Center for Medicare and Medicaid Services. National-Partnership-to-Improve-Dementia-Care-in-Nursing-Homes. https://www.cms.gov/Medicare/Provider-Enrollment-and-Certification/SurveyCertificationGenInfo/National-Partnership-to-Improve-Dementia-Care-in-Nursing-Homes.html. Published 2018. Accessed May 9, 2018.

98. Kitwood TM. *Dementia Reconsidered: The Person Comes First*. Bukingham, England: Open University Press; 1997.

99. Downs M, Lord K. Person-centered dementia care in the community: a perspective from the United Kingdom. *J Geronotol Nurs*. 2017; 43(8):11–17.

100. Fazio S, Pace D, Flinner J, Kallmyer B. The fundamentals of person-centered care for individuals with dementia. *Gerontologist*. 2018; 58(suppl_1):S10–S19.

101. Savundranayagam MY, Moore-Nielsen K. Language-based communication strategies that support person-centered communication with persons with dementia. *Int Psychogeriatrics*. 2015;27(10): 1707–1718.

102. Bourgeois MS. "Where is my wife and when am I going home?": the challenge of communicating with persons with dementia. *Alzheimer's Care Quarterly*. 2002;3(2):132–144.

103. Sabat SR. Implicit memory and people with Alzheimer's disease: implication for caregiving. *Am J Alzheimers Dis Other Demen*. 2006;21(1):11–14.

104. Murphy J. Positive approaches to care: a new look at dementia education. *J Prim Health Care*. 2017;27(1):29–33.

105. Staal J. Mindfulness and therapeutic presence integrated into 24 hour sensory care or elders with dementia. *JSM Alzheimers Dis Relat Dement*. 2016;3(2):1025–1028.

106. Centers for Medicare & Medicaid Services. Hand in Hand: A Training Series for Nursing Homes Toolkit. Hand in Hand: A Training Series for Nursing Homes Toolkit. https://surveyortraining.cms.hhs.gov/pubs/HandinHand.aspx. Published 2015. Accessed May 4, 2018.

107. Ciro CA, Dung Dao H, Anderson M, Robinson CA, Hamilton TB, Hershey Li A. Improving daily life skills in people with dementia: testing the STOMP intervention Model. *J Alzheimers Dis Parkinsonisim.* 2014;04(05):1–10.

108. van Halteren-van Tilborg IADA, Scherder EJA, Hulstijn W. Motor-skill learning in Alzheimer's disease: a review with an eye to the clinical practice. *Neuropsychol Rev.* 2007;17(3):203–212.

109. Dick MB, Shankle RW, Beth RE, Dick-Muehlke C, Cotman CW, Kean ML. Acquisition and long-term retention of a gross motor skill in Alzheimer's disease patients under constant and varied practice conditions. *J Gerontol B Psychol Sci Soc Sci.* 1996;51(2):P103–11.

110. Clare L, Jones RSP. Errorless learning in the rehabilitation of memory impairment: a critical review. *Neuropsychol Rev.* 2008;18(1):1–23.

111. Taub E, Uswatte G, Mark VW, Morris DM. The learned nonuse phenomenon: implications for rehabilitation. *Eura Medicophys.* 2006;42(3):241–256.

112. Department of Health, Director SCLGCP, Older People and Dementia. Nothing Ventured, Nothing Gained: Risk Guidance for Dementia. London: Department of Health; 2010.

113. Clarke CL, Wilcockson J, Gibb CE, Keady J, Wilkinson H, Luce A. Reframing risk management in dementia care through collaborative learning. *Health Soc Care Community.* 2011;19(1):23–32.

114. Durocher E, Kinsella EA, Ells C, Hunt M. Contradictions in client-centred discharge planning: through the lens of relational autonomy. *Scandinavian Journal of Occupational Therapy.* 2015;22(4):293–301.

115. Dingwall L, Fenton J, Kelly TB, Lee J. Sliding doors: did drama-based inter-professional education improve the tensions round person-centred nursing and social care delivery for people with dementia: a mixed method exploratory study. *Nurse Educ Today.* 2017;51:1–7.

116. Draper B. Behavioral and Psychological Symptoms of Dementia: The IPA Complete Guides to Behavioral and Psychological Symptoms of Dementia (BPSD). Milwaukee, WI: International Psychogeriatric Association; 2012.

117. Proitsi P, Hamilton G, Tsolaki M, et al. A multiple indicators multiple causes (MIMIC) model of behavioural and psychological symptoms in dementia (BPSD). *Neurobiol Aging.* 2011;32(3):434–442.

118. Mukherjee A, Biswas A, Roy A, Biswas S, Gangopadhyay G, Das SK. Behavioural and psychological symptoms of dementia: correlates and impact on caregiver distress. *Dement Geriatr Cogn Dis Extra.* 2017;7(3):354–365.

119. Kales HC, Gitlin LN, Lyketsos CG. Detroit Expert Panel on Assessment and Management of Neuropsychiatric Symptoms of Dementia. Management of neuropsychiatric symptoms of dementia in clinical settings: recommendations from a multidisciplinary expert panel. *J Am Geriatr Soc.* 2014;62(4):762–769.

120. Belanger HG, Wilder-Willis K, Malloy P, Salloway S, Hamman RF, Grigsby J. Assessing motor and cognitive regulation in AD, MCI, and controls using the Behavioral Dyscontrol Scale. *Arch Clin Neuropsychol.* 2005;20: 183–189.

121. Power GA. *Dementia beyond Disease: Enhancing Well-Being.* Revised Ed. Towson, MD: Health Professions Press; 2016.

122. Gurwitz JH, Bonner A, Berwick DM. Reducing excessive use of antipsychotic agents in nursing homes. *JAMA.* 2017;318 (2):118.

123. Kramer AF, Erickson KI. Effects of physical activity on cognition, well-being, and brain: human interventions. *Alzheimers Dement.* 2007;3(2):S45–S51.

124. Colcombe S, Kramer AF. Fitness effects on the cognitive function of older adults. *Psychol Sci.* 2003;14(2):125–130.

125. Larson EB, Wang L, Bowen JD, et al. Exercise is associated with reduced risk for incident dementia among persons 65 years of age and older. *Ann Intern Med.* 2006;144(2):73–81.

126. Barnes JN. Exercise, cognitive function, and aging. *Adv Physiol Educ.* 2015;39(2):55–62.

127. Waite LM, Grayson DA, Piguet O, Creasey H, Bennett HP, Broe GA. Gait slowing as a predictor of incident dementia: 6-year longitudinal data from the Sydney Older Persons Study. *J Neurol Sci.* 2005;229–230:89–93.

128. Wang L, Larson EB, Bowen JD, van Belle G. Performance-based physical function and future dementia in older people. *Arch Intern Med.* 2006;166(10):1115.

129. Renaud M, Maquestiaux F, Joncas S, Kergoat M-J, Bherer L. The effect of three months of aerobic training on response preparation in older adults. *Front Aging Neurosci.* 2010;11(2):148.

130. Ballesteros S, Mayas J, Manuel Reales J. Does a physically active lifestyle attenuate decline in all cognitive functions in old age? *Curr Aging Sci.* 2013;6(2):189–198.

131. Ballesteros S, Kraft E, Santana S, Tziraki C. Maintaining older brain functionality: a targeted review. *Neurosci Biobehav Rev.* 2015;55:453–477.

132. Erickson KI, Voss MW, Prakash RS, et al. Exercise training increases size of hippocampus and improves memory. *Proc Natl Acad Sci U S A.* 2011;108(7):3017–3022.

133. Miyamoto T, Hashimoto S, Yanamoto H, et al. Response of brain-derived neurotrophic factor to combining cognitive and physical exercise. *Eur J Sport Sci.* 2018;18(8):1119–1127.

134. Mandolesi L, Polverino A, Montuori S, et al. Effects of physical exercise on cognitive functioning and wellbeing: biological and psychological benefits. *Front Psychol.* 2018;9:509.

135. Hötting K, Röder B. Beneficial effects of physical exercise on neuroplasticity and cognition. *Neurosci Biobehav Rev.* 2013;37(9):2243–2257.

136. Ahlskog JE, Geda YE, Graff-Radford NR, Petersen RC. Physical exercise as a preventive or disease-modifying treatment of dementia and brain aging. *Mayo Clin Proc.* 2011;86(9):876–884.

137. Liu-Ambrose T, Nagamatsu LS, Graf P, Beattie BL, Ashe MC, Handy TC. Resistance training and executive functions. *Arch Intern Med.* 2010;170(2):170–178.

138. Lachman ME, Neupert SD, Bertrand R, Jette AM. The effects of strength training on memory in older adults. *J Aging Phys Act.* 2006;14(1):59–73.

139. Cassilhas RC, Viana VA, Grassman V, et al. The impact of resistance exercise on the cognitive function of the elderly. *Med Sci Sport Exerc.* 2007;39(8):1401–1407.

140. Tsutsumi T, Don BM, Zaichkowsky LD, Delizonna LL. Physical fitness and psychological benefits of strength training in community dwelling older adults. *Appl Human Sci.* 1997;16(6):257–266.

141. Kimura K, Obuchi S, Arai T, et al. The influence of short-term strength training on health-related quality of life and executive cognitive function. *J Physiol Anthropol.* 2010;29(3):95–101.

142. Bamidis PD, Vivas AB, Styliadis C, et al. A review of physical and cognitive interventions in aging. *Neurosci Biobehav Rev.* 2014;44:206–220.

143. Anderso-Hanley C, Arciero PJ, Brickman AM, et al. Exergaming and older adult cognition. *Am J Prev Med.* 2012;42(2):109–119.

144. Engvig A, Fjell AM, Westlye LT, et al. Effects of memory training on cortical thickness in the elderly. *Neuroimage.* 2010;52(4):1667–1676.

145. BBC News. Dementia patients go "cycling." BBC News. https://www.bbc.com/news/av/health-46634594/care-hometrials-virtual-cycling-trips-for-dementia-patients. Published 2018. Accessed January 1, 2019.

146. Lam FM, Huang M-Z, Liao L-R, Chung RC, Kwok TC, Pang MY. Physical exercise improves strength, balance, mobility, and endurance in people with cognitive impairment and dementia: a systematic review. *J Physiother.* 2018;64(1):4–15.

147. Öhman H, Savikko N, Strandberg TE, Pitkälä KH. Effect of physical exercise on cognitive performance in older adults with mild cognitive impairment or dementia: a systematic review. *Dement Geriatr Cogn Disord Extra.* 2014;38(5–6):347–365.

148. Song D, Yu DSF, Li PWC, Lei Y. The effectiveness of physical exercise on cognitive and psychological outcomes in individuals with mild cognitive impairment: a systematic review and meta-analysis. *Int J Nurs Stud.* 2018;79:155–164.

149. Segal SK, Cotman CW, Cahill LF. Exercise-induced noradrenergic activation enhances memory consolidation in both normal aging and patients with amnestic mild cognitive impairment. *J Alzheimer's Dis.* 2012;32(4):1011–1018.

150. Nagamatsu LS, Handy TC, Hsu CL, Voss M, Liu-Ambrose T. Resistance training promotes cognitive and functional brain plasticity in seniors with probable mild cognitive impairment. *Arch Intern Med.* 2012;172(8):666.

151. Suzuki T, Shimada H, Makizako H, et al. A randomized controlled trial of multicomponent exercise in older adults with mild cognitive impairment. *PLoS One.* 2013;8(4):e61483.

152. Suzuki T, Shimada H, Makizako H, et al. Effects of multicomponent exercise on cognitive function in older adults with amnestic mild cognitive impairment: a randomized controlled trial. *BMC Neurol.* 2012;12(1):128.

153. Logsdon RG, McCurry SM, Pike KC, Teri L. Making physical activity accessible to older adults with memory loss: a feasibility study. *Gerontologist.* 2009;49(S1):S94–S99.

154. Lam LCW, Chau RCM, Wong BML, et al. Interim follow-up of a randomized controlled trial comparing Chinese style mind body (Tai Chi) and stretching exercises on cognitive function in subjects at risk of progressive cognitive decline. *Int J Geriatr Psychiatry*. 2011;26(7):733–740.

155. Heyn P, Abreu BC, Ottenbacher KJ. The effects of exercise training on elderly persons with cognitive impairment and dementia: a meta-analysis. *Arch Phys Med Rehabil*. 2004;85:1694–1704.

156. Heyn PC, Johnson KE, Kramer AF. Endurance and strength training outcomes on cognitively impaired and cognitively intact older adults: a meta-analysis. *J Nutr Health Aging*. 2008;12(6):401–409.

157. Groot C, Hooghiemstra AM, Raijmakers PGHM, et al. The effect of physical activity on cognitive function in patients with dementia: a meta-analysis of randomized control trials. *Ageing Res Rev*. 2016;25:13–23.

158. Rolland Y, Pillard F, Klapouszczak A, et al. Exercise program for nursing home residents with Alzheimer's disease: a 1-year randomized, controlled trial. *J Am Geriatr Soc*. 2007;55(2):158–165.

159. Bossers WJR, Scherder EJA, Boersma F, Hortobágyi T, van der Woude LHV, van Heuvelen MJG. Feasibility of a combined aerobic and strength training program and its effects on cognitive and physical function in institutionalized dementia patients. A pilot study. *PLoS One*. 2014;9(5):e97577.

160. Perrochon A, Tchalla AE, Bonis J, Perucaud F, Mandigout S. Effects of a multicomponent exercise program on spatiotemporal gait parameters, risk of falling and physical activity in dementia patients. *Dement Geriatr Cogn Dis Extra*. 2015;5(3):350–360.

161. Rosendahl E, Lindelöf N, Littbrand H, et al. High-intensity functional exercise program and protein-enriched energy supplement for older persons dependent in activities of daily living: a randomised controlled trial. *Aust J Physiother*. 2006;52(2):105–113.

162. Littbrand H, Lundin-Olsson L, Gustafson Y, Rosendahl E. The effect of a high-intensity functional exercise program on activities of daily living: a randomized controlled trial in residential care facilities. *J Am Geriatr Soc*. 2009;57(10):1741–1749.

163. Roach KE, Tappen RM, Kirk-Sanchez N, Williams CL, Loewenstein D. A randomized controlled trial of an activity specific exercise program for individuals with Alzheimer disease in long-term care settings. *J Geriatr Phys Ther*. 2011;34(2):50–56.

164. Tappen RM, Roach KE, Applegate EB, Stowell P. Effect of a combined walking and conversation intervention on functional mobility of nursing home residents with Alzheimer disease. *Alzheimer Dis Assoc Disord*. 2000;14(4):196–201.

165. Cott CA, Dawson P, Sidani S, Wells D. The effects of a walking/talking program on communication, ambulation, and functional status in residents with Alzheimer disease. *Alzheimer Dis Assoc Disord*. 2002;16(2):81–87.

166. Hauer K, Schwenk M, Zieschang T, Essig M, Becker C, Oster P. Physical training improves motor performance in people with dementia: a randomized controlled trial. *J Am Geriatr Soc*. 2012;60(1):8–15.

167. Karssemeijer EGA, Aaronson JA, Bossers WJ, Smits T, Olde Rikkert MGM, Kessels RPC. Positive effects of combined cognitive and physical exercise training on cognitive function in older adults with mild cognitive impairment or dementia: a meta-analysis. *Ageing Res Rev*. 2017;40:75–83.

168. Burgener SC, Yang Y, Gilbert R, Marsh-Yant S. The effects of a multimodal intervention on outcomes of persons with earlystage dementia. *Am J Alzheimers Dis Other Demen*. 2008;23(4):382–394.

169. Graessel E, Stemmer R, Eichenseer B, et al. Nonpharmacological, multicomponent group therapy in patients with degenerative dementia: a 12-month randomized, controlled trial. *BMC Med*. 2011; 9(1):129.

170. Kim M-J, Han C-W, Min K-Y, et al. Physical exercise with multicomponent cognitive intervention for older adults with Alzheimer's disease: a 6-month randomized controlled trial. *Dement Geriatr Cogn Dis Extra*. 2016;6(2):222–232.

171. Beauchet O, Annweiler C, Callisaya ML, et al. Poor gait performance and prediction of dementia: results from a meta-analysis. *J Am Med Dir Assoc*. 2016;17(6):482–490.

172. De Cock A-M, Fransen E, Perkisas S, et al. Gait characteristics under different walking conditions: association with the presence of cognitive impairment in community-dwelling older people. *PLoS One*. 2017;12(6):e0178566.

173. Allali G, Annweiler C, Blumen HM, et al. Gait phenotype from mild cognitive impairment to moderate dementia: results from the GOOD initiative. *Eur J Neurol*. 2016;23(3):527–541.

174. Montero-Odasso M, Speechley M. Falls in cognitively impaired older adults: implications for risk assessment and prevention. *J Am Geriatr Soc*. 2018;66(2):367–375.

175. Muir-Hunter SW, Montero-Odasso M. Gait cost of using a mobility aid in older adults with Alzheimer's disease. *J Am Geriatr Soc*. 2016;64(2):437–438.

176. Montero-Odasso M, Muir SW. Simplifying detection of mild cognitive impairment subtypes. *J Am Geriatr Soc*. 2010;58(5):992–994.

177. Muir SW, Speechley M, Wells J, Borrie M, Gopaul K, Montero-Odasso M. Gait assessment in mild cognitive impairment and Alzheimer's disease: the effect of dual-task challenges across the cognitive spectrum. *Gait Posture*. 2012;35(1):96–100.

178. Maquet D, Lekeu F, Warzee E, et al. Gait analysis in elderly adult patients with mild cognitive impairment and patients with mild Alzheimer's disease: simple versus dual task: a preliminary report. *Clin Physiol Funct Imaging*. 2010;30(1):51–56.

179. Gillain S, Warzee E, Lekeu F, et al. The value of instrumental gait analysis in elderly healthy, MCI or Alzheimer's disease subjects and a comparison with other clinical tests used in single and dual-task conditions. *Ann Phys Rehabil Med*. 2009;52(6):453–474.

180. Tarnanas I, Laskaris N, Tsolaki M, Muri R, Nef T, Mosimann UP. On the comparison of a novel serious game and electroencephalography biomarkers for early dementia screening. *Adv Exp Med Biol*. 2015;821:63–77.

181. Zhang W, Low L-F, Gwynn JD, Clemson L. Interventions to improve gait in older adults with cognitive impairment: a systematic review. *J Am Geriatr Soc*. 2018;67(2):1–11.

182. Bahureksa L, Najafi B, Saleh A, et al. The impact of mild cognitive impairment on gait and balance: a systematic review and meta-analysis of studies using instrumented assessment. *Gerontology*. 2017;63(1):67–83.

183. Fritz NE, Kegelmeyer DA, Kloos A, et al. Motor performance differentiates individuals with Lewy body dementia, Parkinson's and Alzheimer's disease. *Gait Posture*. 2016;50:1–7.

184. Avin KG, Hanke TA, Kirk-Sanchez N, et al. Management of falls in community-dwelling older adults: clinical guidance statement from the Academy of Geriatric Physical Therapy of the American Physical Therapy Association. *Phys Ther*. 2015;95(6):815–834.

185. Fernando E, Fraser M, Hendriksen J, Kim CH, Muir- Hunter SW. Risk factors associated with falls in older adults with dementia: a systematic review. *Physiother Canada*. 2017;69(2):161–170.

186. Min Y, Kirkwood CK, Mays DP, Slattum PW. The effect of sleep medication use and poor sleep quality on risk of falls in community-dwelling older adults in the US: a prospective cohort study. *Drugs Aging*. 2016;33(2):151–158.

187. Oliver D. David Oliver: Do bed and chair sensors really stop falls in hospital? *BMJ*. 2018;360:k433.

188. Shaw FE. Prevention of falls in older people with dementia. *J Neural Transm*. 2007;114(10):1259–1264.

189. Wesson J, Clemson L, Brodaty H, et al. A feasibility study and pilot randomised trial of a tailored prevention program to reduce falls in older people with mild dementia. *BMC Geriatr*. 2013;13(1):89.

190. Romli MH, Mackenzie L, Lovarini M, Tan MP, Clemson L. The clinimetric properties of instruments measuring home hazards for older people at risk of falling: a systematic review. *Eval Health Prof*. 2018;41(1):82–128.

191. Marquardt G, Johnston D, Black BS, et al. A descriptive study of home modifications for people with dementia and barriers to implementation. *J Hous Elderly*. 2011;25(3):258–273.

192. Meyer C, Dow B, Hill KD, Tinney J, Hill S. "The right way at the right time": insights on the uptake of falls prevention strategies from people with dementia and their caregivers. *Front Public Heal*. 2016;4:244.

193. Bossers WJR, van der Woude LHV, Boersma F, Scherder EJA, van Heuvelen MJG. Recommended measures for the assessment of cognitive and physical performance in older patients with dementia: a systematic review. *Dement Geriatr Cogn Dis Extra*. 2012;2(1): 589–609.

194. Panel on the Prevention of Falls in Older Persons. Summary of the Updated American Geriatrics Society/British Geriatrics Society Clinical Practice Guideline for Prevention of Falls in Older Persons. *J Am Geriatr Soc*. 2011;59(1):148–157.

195. Telenius EW, Engedal K, Bergland A. Inter-rater reliability of the Berg Balance Scale, 30 s chair stand test and 6 m walking test, and construct validity of the Berg Balance Scale in nursing home residents with mild-to-moderate dementia. *BMJ Open*. 2015;5(9): e008321.

196. Chandra SR, Issac TG, Abbas MM. Apraxias in neurodegenerative dementias. *Indian J Psychol Med*. 2015;37(1):42–47.
197. Wells DL, Dawson P, Sidani S, Craig D, Pringle D. Effects of an abilities-focused program of morning care on residents who have dementia and on caregivers. *J Am Geriatr Soc*. 2000;48(4):442–449.
198. Roberts G, Morley C, Walters W, Malta S, Doyle C. Caring for people with dementia in residential aged care: successes with a composite person-centered care model featuring Montessori-based activities. *Geriatr Nurs (Minneap)*. 2015;36(2):106–110.
199. Lautenbacher S, Niewelt BG, Kunz M. Decoding pain from the facial display of patients with dementia: a comparison of professional and nonprofessional observers. *Pain Med*. 2013;14(4): 469–477.
200. Corbett A, Husebo B, Malcangio M, et al. Assessment and treatment of pain in people with dementia. *Nat Rev Neurol*. 2012;8(5): 264–274.
201. Guerriero F, Guerriero F, Sgarlata C, et al. Pain management in dementia: so far, not so good. *J Gerontol Geriatr*. 2016;64:31–39.
202. Achterberg WP, Pieper MJC, van Dalen-Kok AH, et al. Pain management in patients with dementia. *Clin Interv Aging*. 2013;8: 1471–1482.
203. Lautenbacher S, Walz AL, Kunz M. Using observational facial descriptors to infer pain in persons with and without dementia. *BMC Geriatr*. 2018;18(1):88.
204. Warden V, Hurley AC, Volicer L. Development and psychometric evaluation of the Pain Assessment in Advanced Dementia (PAINAD) Scale. *J Am Med Dir Assoc*. 2003;4(1):9–15.
205. Hadjistavropoulos T, Fitzgerald TD, Marchildon GP. Practice guidelines for assessing pain in older persons with dementia residing in long-term care facilities. *Physiother Canada*. 2010;62(2):104–113.
206. Schofield P. The assessment of pain in older people: UK National Guidelines. *Age Ageing*. 2018;47(suppl_1) i1–i22.
207. Herr K, Bursch H, Ersek M, Miller LL, Swafford K. Use of pain-behavioral assessment tools in the nursing home. *J Gerontol Nurs*. 2010;36(3):18–29.
208. Horgas A, Yoon S, Grall M. Pain management in older adults. In: *Evidence-Based Geriatric Nursing Protocols for Best Practice*. ed 4. New York: Springer; 2012:246–267.
209. Castle N. Consistent staff assignment in Alzheimer's special care units. *Alzheimer's Dement*. 2011;7(4):S292.
210. Roberts T, Nolet K, Bowers B. Consistent assignment of nursing staff to residents in nursing homes: a critical review of conceptual and methodological issues. *Gerontologist*. 2015;55(3):434–447.
211. Scales K, Zimmerman S, Miller SJ. Evidence-based nonpharmacological practices to address behavioral and psychological symptoms of dementia. *Gerontologist*. 2018;58(suppl_1):S88–S102.
212. UNC: The Cecil G. Sheps Center for Health Services Research. Bathing without a Battle. http://bathingwithoutabattle.unc.edu/. Accessed January 1, 2019.
213. Mitchell MD, Lavenberg JG, Trotta R, Umscheid CA. Hourly rounding to improve nursing responsiveness: a systematic review. *J Nurs Admin*. 2014;44(9):464–472.
214. Abdulla A, Adams N, Bone M, et al. Guidance on the management of pain in older people. *Age Ageing*. 2013;42(Suppl 1):i1–i57.
215. Cruccu G, Truini A. A review of neuropathic pain: from guidelines to clinical practice. *Pain Ther*. 2017;6(Suppl 1):35–42.
216. Cheng S-T. Dementia caregiver burden: a research update and critical analysis. *Curr Psychiatry Rep*. 2017;19(9):64.
217. Pöysti MM, Laakkonen M-L, Strandberg T, et al. Gender differences in dementia spousal caregiving. *Int J Alzheimers Dis*. 2012;2012: 162960.
218. Schulz R, Burgio L, Burns R, et al. Resources for Enhancing Alzheimer's Caregiver Health (REACH): overview, sitespecific outcomes, and future directions. *Gerontologist*. 2003;43(4):514–520.
219. Lokvig J. *The Alzheimer's or Memory Café : How to Start and Succeed with Your Own Café*. Santa Fe, NM: Endless Circle Press; 2016.
220. McKeown M. Assessment of needs for dementia care partners related to wellness/fitness respite programs. *Health Sciences Student Work*. 2018: 9.

Manejo de Condições Ortopédicas Pós-Cirúrgicas no Adulto Idoso

Anne Thackeray e Caitlin Miller

VISÃO GERAL DO CAPÍTULO

Introdução, 453
Mudança de comportamento de saúde, 453
Fraturas, 454
  Fraturas do quadril, 455
  Fraturas do úmero, 459
  Fraturas do punho, 459
  Fraturas do tornozelo, 460
  Fraturas vertebrais, 461
  Fraturas: resumo, 462

Artroplastias de quadril e joelho, 462
  Artroplastia total do joelho, 463
  Artroplastia total do quadril, 467
  Artroplastia: resumo, 470
Cirurgias do ombro, 470
  Reparo do manguito rotador, 470
  Artroplastia total e reversa do ombro, 472
  Cirurgias de ombro: resumo, 473
Cirurgias da coluna, 473

Prognóstico e planejamento de tratamento, 474
Complicações, 474
Precauções, 476
Progressão do tratamento, 476
Cirurgias da coluna: resumo, 479
Resumo, 480
Referências bibliográficas, 481

INTRODUÇÃO

As condições musculoesqueléticas são as principais disfunções em todo o mundo, sendo a dor lombar o motivo de anos vividos com deficiência.[1] Os adultos idosos carregam a maior carga de doenças musculoesqueléticas. Dor lombar, artrite e fraturas por fragilidade estão associadas a altas taxas de dor crônica e perda de participação em muitas atividades comuns.[2] Isso tem um impacto dramático na qualidade de vida. Não surpreendentemente, as taxas de cirurgia ortopédica eletiva estão aumentando em adultos com mais de 65 anos e mesmo entre adultos com 80 anos ou mais.[3-7] Novas técnicas cirúrgicas que reduzem o tempo de cirurgia, avanços na anestesia e expectativas do paciente contribuem para o aumento de cirurgias entre adultos idosos.

Os custos atribuíveis ao tratamento cirúrgico para condições musculoesqueléticas nos EUA são substanciais e os indivíduos com mais de 65 anos respondem por quase metade dos custos cirúrgicos musculoesqueléticos. Para condições musculoesqueléticas em particular, os custos estimados para cirurgias secundárias à artrite foram de US$ 19 bilhões; para lesões devido a quedas, os custos foram de US$ 13 bilhões; e pouco mais de US$ 7 bilhões foram gastos em cirurgias e internações hospitalares para dores cervicais e lombares.[8] Apesar do aumento em gastos com saúde, medidas populacionais de limitações físicas, sociais e de trabalho estão aumentando.[9] É imperativo que os fisioterapeutas reconheçam e aceitem seu papel no gerenciamento de condições musculoesqueléticas de uma forma que possa reduzir o fardo para o indivíduo e a sociedade.

O manejo pós-cirúrgico das condições ortopédicas em idosos é altamente variável e há poucas pesquisas para direcionar o cuidado mais adequado. Melhorar a reabilitação peri e pós-operatória tem grande potencial para melhorar a qualidade de vida e reduzir custos para muitos idosos. Os fisioterapeutas devem usar seu conjunto de habilidades especializadas e exclusivas para avaliar criticamente as necessidades do paciente, priorizar o tratamento e desenvolver inovações que possam destacar o valor da reabilitação. Este capítulo enfoca a reabilitação do idoso após fraturas por fragilidade comuns, artroplastias articulares totais, rupturas do manguito rotador e cirurgias da coluna vertebral.

MUDANÇA DE COMPORTAMENTO DE SAÚDE

É importante reconhecer que muitos idosos que se apresentam para tratamento pós-cirúrgico enfrentam problemas de saúde há muitos anos. Esses desafios podem variar de dor crônica nas articulações e rigidez, de osteoartrite até deformidades posturais por perda de massa óssea. Indivíduos com essas condições crônicas são mais propensos a relatar problemas de saúde geral, sofrimento psicológico grave e limitação da participação social.[10,11] Existe uma forte relação entre condições musculoesqueléticas dolorosas e atividade física reduzida, resultando em declínio funcional, fragilidade, bem-estar reduzido e perda de independência. O resultado é uma espiral descendente na saúde. Esses efeitos são ainda mais pronunciados com o envelhecimento.[12] As intervenções cirúrgicas podem reduzir a dor e permitir uma maior participação em atividades físicas e papéis sociais,[13,14] mas isso não é universal.[15] Na verdade, a maioria dos pacientes não aumenta a atividade física mesmo após a cirurgia e intervenção voltada para o tratamento da dor musculoesquelética. A melhoria do estado de saúde, e da função após a cirurgia para condições ortopédicas requer que os pacientes tenham um papel ativo na reabilitação, na comunicação com os profissionais de saúde e façam mudanças comportamentais. O aumento da atividade física de rotina é fundamental como proteção ao desenvolvimento da dor crônica e para melhorar o bem-estar.[16] Para isso, são necessárias intervenções que suportem a mudança de comportamento de atividade física ao lado de intervenções de fisioterapia tradicionais que incluem mobilidade e fortalecimento. Os fisioterapeutas devem considerar como promover a mudança de comportamento para aumentar a atividade física e melhorar a participação na reabilitação, a qualidade de vida e o envelhecimento bem-sucedido.

Os elementos essenciais da avaliação e tratamento da fisioterapia, independentemente do diagnóstico primário, incluem intervenções individualizadas para melhorar o movimento (exercícios, terapia manual, eletroestimulação neuromuscular), educação do paciente e intervenções cognitivas que podem apoiar mudanças sustentadas na atividade física. Apesar de alguns pacientes necessitarem de apoio adicional de outros profissionais de saúde, como psicólogos de reabilitação, a fisioterapia psicologicamente informada pode ajudar muitos pacientes a melhorar sua participação e função após cirurgias ortopédicas ou lesões. As intervenções específicas, conforme mostrado na Figura 20.1, incluem entrevista motivacional, tomada de decisão compartilhada, estratégias de enfrentamento e autocuidado, educação sobre a dor específica para a condição e encontrar intervenções de exercícios que sejam agradáveis e relevantes.[17,18] Essas intervenções podem aumentar a adesão para intervenções de fisioterapia e aumento da atividade física, posteriormente melhorando a função e os resultados de saúde.

FRATURAS

As fraturas que ocorrem em idosos estão relacionadas a um impacto de alta energia, como queda, ou fraturas por fragilidade com mecanismos de baixa energia causadas pela osteoporose. Qualquer fratura resultante de queda da própria altura ou menor é considerada fratura por fragilidade.

Fraturas por fragilidade. À medida que a sociedade envelhece, a incidência de fraturas por fragilidade aumenta. Uma convocação global para melhorar o atendimento após fraturas por fragilidade foi lançada em 2018.[19] Essa convocação foi o resultado da colaboração multidisciplinar e multiprofissional de organizações em todo o mundo.

A declaração pede uma abordagem sistemática para a fratura por fragilidade, incluindo três recomendações:

1. *Cuidado multidisciplinar agudo após grandes fraturas por fragilidade que requerem cuidados médicos.*

O primeiro objetivo entre os provedores é gerenciar doenças crônicas preexistentes e minimizar o *delirium*. Isso pode ser feito por meio do manejo adequado da dor e da rápida otimização da aptidão para a cirurgia, quando indicado. Quando uma fratura por fragilidade está limitando significativamente a mobilidade, a cirurgia precoce pode reduzir a morbidade e a mortalidade. Cuidados administrados por especialistas ortopédicos e geriátricos podem resultar em um tempo mais curto para a cirurgia, menor tempo de internação hospitalar e menores taxas de mortalidade.

2. *Prevenção secundária rápida após a primeira ocorrência de todas as fraturas por fragilidade.*

O controle da osteoporose e a prevenção de quedas são essenciais após uma fratura por fragilidade. Os fisioterapeutas são fundamentais nessa fase. A avaliação cuidadosa e o planejamento do tratamento por fisioterapeutas podem melhorar a massa óssea e reduzir o risco de queda.

3. *Cuidados pós-agudos contínuos para pessoas cuja capacidade funcional está prejudicada após grandes fraturas por fragilidade.*

Até 50% dos idosos com fratura de quadril não recuperam a capacidade de andar observada antes da fratura.

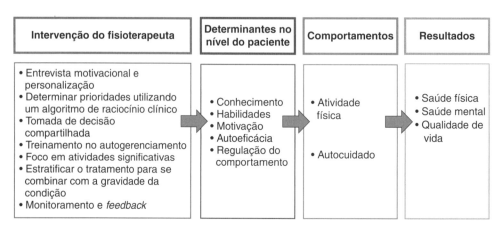

Figura 20.1 Modelo lógico de mudança no comportamento de atividade física.

A recuperação de fraturas por fragilidade pode ser lenta e prolongada. É importante que os fisioterapeutas avaliem criticamente como dar suporte à reabilitação além dos estágios iniciais de recuperação.

Apesar de as fraturas poderem ocorrer em locais diferentes, muitos pacientes mais velhos enfrentam desafios comuns. Por exemplo, os idosos que fraturam o punho após uma queda têm medo de cair, da mesma forma que os indivíduos que caem e fraturam o quadril. Quase metade das mulheres com fratura de quadril, pélvica ou de membro inferior não havia recuperado a mobilidade pré-fratura em 1 ano após a lesão.[20] Os indivíduos relatam dificuldade para se inclinar (fraturas de quadril e vertebrais), descer escadas (quadril, tornozelo e fraturas vertebrais) e alcançar (fraturas vertebrais e umerais). Esses problemas de mobilidade podem ter um impacto negativo no equilíbrio e nos níveis de atividade. A dor crônica após uma fratura e nos estágios posteriores de recuperação também é uma queixa frequente. As taxas de dor crônica em idosos com fratura são altas, estimadas em 43% nas fraturas vertebrais e 42% nas fraturas de quadril.[21,22] Essa dor tem impacto negativo no retorno às atividades normais, pode restringir a participação social e reforçar a inatividade. A orientação sobre a dor e a terapia cognitivo-comportamental com foco em estratégias para melhorar a função, mesmo na persistência da dor, podem fornecer estratégias de enfrentamento aos pacientes e ajudá-los a atingir seus objetivos. Todas as fraturas devem levar os clínicos a examinar o manejo médico quanto à densidade óssea, resistência e prevenção de quedas.

Fraturas do quadril

Todos os anos, mais de 300 mil adultos idosos nos EUA são hospitalizados devido a uma fratura de quadril. A maioria ocorre após uma queda da própria altura, e as mulheres são afetadas com mais frequência devido à maior prevalência de osteoporose. Estudos recentes sugerem que a incidência de osteoporose em indivíduos com mais de 70 anos está diminuindo, uma tendência que pode ser parcialmente explicada pela prescrição generalizada de medicamentos com bisfosfonatos, diminuição da incidência do uso de tabaco, conscientização sobre as quedas e promoção do envelhecimento ativo.[23] A fratura do quadril, porém, continua sendo uma condição geriátrica prototípica e pode ser devastadora. Muitos idosos com fratura do quadril também apresentam vários problemas de saúde diferentes. Não é incomum que um paciente com fratura de quadril tenha insuficiência cardíaca congestiva, doença renal, alterações cognitivas, fragilidade ou outras condições articulares, como dor lombar ou artrite do joelho.

Risco. Mulheres brancas com 85 anos ou mais apresentam maior risco de fratura de quadril.[24] A idade média no momento de uma fratura de quadril é de 80 anos,[25] e queda é a causa mais comum. Pacientes que sofreram uma fratura de quadril apresentam probabilidade 2,5 vezes maior de ter outra fratura de quadril causada por queda em comparação com seus pares da mesma idade.[26] Os principais fatores de risco para uma fratura de quadril, como polimedicação, uso de dispositivos auxiliares e comprometimento cognitivo, ainda estão presentes após a fratura. É imperativo que a avaliação da fisioterapia e o planejamento do tratamento incluam uma avaliação abrangente do risco de queda, levando em consideração medicações, cognição, estado nutricional, presença de artrite, além da avaliação da marcha, equilíbrio e segurança doméstica.[27] Além disso, um adulto idoso está em maior risco de queda nos trinta dias após a alta hospitalar.[28]

Indicações para cirurgia. A cirurgia é a intervenção de escolha para mobilidade e função de longo prazo após uma fratura de quadril. Sem cirurgia, os resultados são piores, incluindo aumento da mortalidade.[29] A cirurgia geralmente permite a mobilização precoce, o que pode ser crítico nessa população. O momento da cirurgia geralmente é ditado pela avaliação médica, e recomenda-se sua realização dentro de 24 horas para indivíduos clinicamente estáveis sem condições comórbidas significativas. A cirurgia para todos os outros indivíduos é recomendada dentro de 72 horas e depende da capacidade de estabilizar condições médicas coexistentes. Os benefícios da cirurgia precoce estão associados principalmente à redução das complicações associadas ao repouso prolongado no leito, incluindo lesões cutâneas, pneumonia, infecções do trato urinário, trombose venosa profunda e perda de massa muscular.

As fraturas do quadril são classificadas como intracapsulares (fraturas da cabeça e do colo do fêmur) e extracapsulares (intertrocantéricas), conforme demonstrado na Figura 20.2. As fraturas intracapsulares apresentam maior incidência de necrose avascular e alterações degenerativas devido ao suprimento tênue sanguíneo e periósteo mais fino. Há um debate se a intervenção cirúrgica mais apropriada seria a redução aberta com fixação interna ou

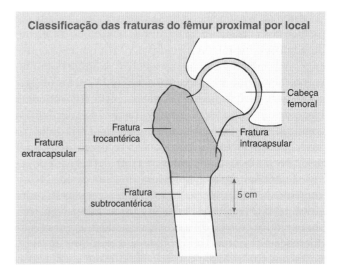

Figura 20.2 Classificações das fraturas do quadril. (*De Chesser T, Kelly M, et al. Surgery (Oxford), Management of hip fractures in the elderly. Surgery. 2016;34(9):440–43.*)

artroplastia. A fixação interna resulta em menor perda de sangue ou infecção profunda da ferida. Entretanto, os pacientes tratados com artroplastia apresentaram menores taxas de reoperação, risco reduzido de necrose avascular e pseudoartrose.[30] A fixação com parafusos, com ou sem placa, pode ser suficiente para fraturas mínimas ou não desviadas do colo do fêmur.

As fraturas extracapsulares frequentemente são tratadas por meio da fixação interna,[30] pois apresentam menos risco de complicações relacionadas ao suprimento sanguíneo, mas com maior risco de desvio. As fraturas intertrocantéricas geralmente resultam em edema maior em comparação com as fraturas do colo do fêmur. Esse edema tem um impacto significativo na mobilidade, no controle postural e na força do membro inferior.[31] Além disso, as numerosas inserções musculares nessa região podem adicionar estresse ao osso durante o movimento. Em geral, a mobilidade é mais dolorosa e a velocidade da marcha é reduzida, resultando em uma recuperação mais longa, com dificuldade de retorno ao nível anterior de função.

Complicações agudas. Uma ou mais complicações ocorrem em até 50% dos pacientes com fratura de quadril.[32] Dor e anemia ocorrem em quase todos os pacientes após a fratura de quadril e afetam os resultados ao interromper a participação na fisioterapia e esforços de mobilidade. Abordagens multidisciplinares de gerenciamento compartilhado que enfocam o controle da dor, prevenção do *delirium*, cirurgia precoce e mobilização agressiva podem maximizar a recuperação do paciente. Na verdade, o cuidado coordenado em uma população de alto risco resultou em menores índices de complicações cardíacas e *delirium* que o tratamento usual em uma população de baixo risco.[33] As principais considerações para o controle de dor, *delirium*, anemia, mobilidade, nutrição, para o controle do cateter e prevenção de úlceras de pressão durante a hospitalização e a reabilitação pós-operatória aguda devem ser o foco de todos na equipe médica.[34]

Anemia. A anemia está presente em aproximadamente metade dos pacientes com fratura de quadril no momento da admissão hospitalar e em 80 a 90% no pós-operatório.[35] A anemia leve frequentemente é definida como níveis de hemoglobina inferiores a 120 g/dℓ para mulheres e 130 g/dℓ para homens.[36] A anemia está relacionada a baixo desempenho físico, quedas, fragilidade e declínio da cognição.[35,37] A presença de anemia e mau estado nutricional podem afetar adversamente a recuperação funcional;[38] portanto, os clínicos devem estar alertas para possíveis sinais e sintomas. A apresentação clínica pode incluir aumento da fadiga ou exaustão, palidez, cefaleia, tontura e dispneia. Os sintomas podem não ser tão perceptíveis em um idoso com anemia crônica e podem ser difíceis de diferenciar de outras comorbidades, tornando a interpretação dos valores laboratoriais importante no diagnóstico de anemia. A fadiga é um dos principais fatores que limitam a participação do paciente na reabilitação logo após a cirurgia de fratura de quadril.[39] Devido à altíssima

prevalência da anemia no pós-operatório, os fisioterapeutas devem considerar a anemia um contribuinte altamente provável para essa fadiga e trabalhar com a equipe médica no manejo adequado, incluindo suplementação de ferro e intervenções nutricionais.[36,40] Nos casos em que a anemia e a fadiga associadas persistem, os fisioterapeutas devem reconsiderar a troca de uma típica sessão e única de tratamento mais longa e para várias sessões mais curtas ao longo do dia.

Delirium. O *delirium* é uma síndrome neuropsiquiátrica complexa e uma das complicações mais frequentes entre os idosos hospitalizados. Em pacientes sem histórico de demência, o *delirium* ocorre em 24% dos pacientes que apresentam fratura de quadril e persistirá em quase 40% dos pacientes após a alta hospitalar.[41] Naqueles com demência, mais da metade experimentará *delirium*.[42] O *delirium* é caracterizado por um curso flutuante de alterações agudas na cognição, incluindo confusão, atenção insuficiente, fala incoerente, agitação e alteração do nível de consciência.[43] A avaliação geriátrica detalhada e o atendimento multidisciplinar coordenado podem reduzir o início do *delirium* e o seu impacto nos resultados.[44,45] Isso começa com o planejamento precoce do cuidado, porque, uma vez que ele se desenvolve, poucas intervenções parecem reduzir a duração ou a gravidade do *delirium*.[46] As intervenções multidisciplinares variam entre os estudos. Em geral, as intervenções eficazes envolvem várias estratégias e disciplinas. Os protocolos consistentemente incluem estratégias para abordar cognição, sono, equilíbrio hídrico e eletrolítico, controle da dor, controle da medicação, remoção precoce de cateteres urinários e mobilização precoce. Uma intervenção multicomponente bem implementada pode reduzir a ocorrência de *delirium* e quedas em mais de 50%.[45] Os fisioterapeutas têm um papel ativo na prevenção do *delirium*. A coordenação dos cuidados com a equipe médica para dar suporte aos programas de mobilidade precoce é um componente-chave. Os provedores também devem desafiar ativamente a cognição. Considere a integração de atividades para estimular os processos cognitivos no tratamento fisioterápico. Isso pode incluir descoberta de caminhos, orientação para data/hora/eventos recentes, identificação de objetos familiares, estimulação ambiental e participação da família, conforme demonstrado na Figura 20.3.[47,48]

Úlceras de pressão. Mobilidade e orientação também desempenham papéis importantes na redução das úlceras de pressão. Estima-se que 16% dos pacientes após fratura de quadril desenvolverão úlcera de pressão em estágio II ou superior durante os primeiros 7 dias, sendo o calcanhar o local mais comum. Esse número aumenta para 28% em 14 dias e 36% em 32 dias.[49] Pacientes com maior risco são aqueles com complicações nutricionais, pior tolerância à mobilidade e cognição alterada. Um componente-chave no desenvolvimento da úlcera é o tempo para a cirurgia. Aqueles que recebem intervenção cirúrgica dentro de 24 horas têm menos risco de desenvolver úlcera de pressão.[50] Os fisioterapeutas podem ajudar a reduzir o desenvolvimento de úlceras de pressão encorajando mudanças frequentes de posição, avaliando a pele

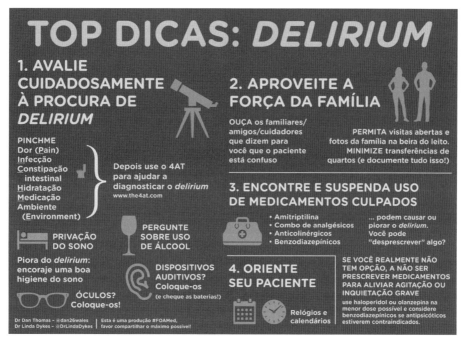

Figura 20.3 Dicas para a abordagem do *delirium* no hospital. (*Copyright Dra. Linda Dykes. https://www.grepmed.com/images/3642/ geriatrics-management-pinchme-delirium-mnemonic-tips-diagnosis. Acessado em 4 de agosto de 2019.*)

em busca de sinais de pressão e garantindo aos pacientes de alto risco o uso adequado de manobras para o alívio da pressão e uso de protetores de calcanhar.

Controle da dor. A dor intensa é comum após uma fratura de quadril. A dor da fratura do quadril frequentemente é complexa e multifatorial, envolvendo espasmo muscular, deslocamento dos fragmentos da fratura, feridas cirúrgicas e fatores psicossociais. Estratégias eficazes de controle da dor são essenciais para melhorar a participação na reabilitação e a qualidade de vida.[39] O controle da dor também pode reduzir complicações de pneumonia, infecção do trato urinário e *delirium*,[51] que, provavelmente, podem ser mediadas por meio da melhoria da participação na mobilidade precoce. A combinação do controle eficaz da dor, nutrição e mobilidade precoce gera um impacto positivo nos resultados clínicos, reduzindo as taxas de mortalidade hospitalar e aumentando as taxas de alta domiciliar.[52] É importante que os fisioterapeutas avaliem rotineiramente a dor, especialmente naqueles com comprometimento cognitivo, e determinem se ela está inibindo a participação na reabilitação. Nesses casos, existem várias opções para o tratamento e essas opções devem ser discutidas com a equipe médica. Durante a fase aguda de recuperação, os programas de controle da dor mais eficazes costumam usar analgesia multimodal, incluindo bloqueios do nervo femoral, paracetamol sistêmico e medicamentos opiáceos. Intervenções de fisioterapia no momento certo com gerenciamento ideal da dor podem ajudar a melhorar a participação.

Sobrevivência. A taxa de mortalidade de 1 ano após uma fratura de quadril é estimada entre 12 e 37%.[53-55] Em geral, os homens apresentam uma taxa de mortalidade mais alta até 1 ano após a fratura de quadril.[24] Em primeiro lugar, a mortalidade pode ser o resultado da complexidade de múltiplas condições comórbidas que contribuem para uma fratura de quadril, mas a mortalidade também está associada ao modo como essas condições são tratadas no hospital. Os fatores de risco individuais incluem idade avançada, estado funcional pré-operatório, fragilidade, estado cognitivo, saúde cardiovascular e metabólica e complicações pós-operatórias – sepse em particular.[55,56] Uma discussão detalhada sobre sepse e outras complicações pós-operatórias é encontrada no capítulo sobre manejo do paciente idoso agudamente doente e clinicamente complexo, em outra parte deste livro.

Considerações sobre cuidados pós-agudos. As fraturas do colo femoral apresentam uma taxa relativamente alta de complicações em comparação com as fraturas extracapsulares do quadril. Em particular, para pacientes com fraturas intracapsulares reparadas (colo e cabeça femoral), os médicos devem considerar a necrose avascular como um diagnóstico diferencial em pacientes com perda de amplitude de movimento do quadril e aumento da dor 3 a 6 meses após a cirurgia. A pseudoartrose é uma complicação de todos os tipos de fratura de quadril. Vários fatores determinam o risco de pseudoartrose, incluindo idade do paciente, densidade óssea, desvio da fratura, cominução da fratura, qualidade da redução e o material de fixação e sua posição. A pseudoartrose ou perda de redução pode se manifestar com dor na virilha, no quadril ou na coxa que nunca desaparece totalmente após a cirurgia, ou aumenta após um período de melhora.

Recuperação de função. A longo prazo, muitos indivíduos experimentam consequências graves após uma fratura de quadril. Menos da metade dos pacientes com fratura de quadril recuperam seu nível anterior de deambulação em 1 ano e 20% ficam imóveis.[57] Em 2 anos, mais de 80% são incapazes de andar um quarteirão e 90% são incapazes de subir cinco degraus.[58] Aproximadamente 50% dos pacientes não conseguem viver de modo independente. A redução da independência funcional pré-fratura afeta negativamente a recuperação após a fratura de quadril.[59] O estado funcional deve ser monitorado criticamente para garantir que os pacientes recebam as intervenções necessárias. Para pacientes que experimentam um agravamento das comorbidades e/ou múltiplas reinternações, é importante discutir os objetivos e desejos do paciente e abordá-los por meio de medidas alternativas, tanto nas instituições quanto em casa.

Prognóstico. O cronograma de recuperação varia de acordo com o domínio. Cognição, depressão e independência com atividades diárias que requerem principalmente funções dos membros superiores são recuperadas em cerca de 4 meses. A recuperação da função máxima dos membros inferiores não é observada até cerca de 12 meses após a lesão.[72] Esse cronograma pode ser estendido para idosos frágeis que ainda estão progredindo aos 12 meses. A medição confiável da função ao longo do tempo (p. ex., velocidade de marcha, sentar para ficar de pé cinco vezes, subir escadas, levantar e andar cronometrado) pode ajudar a identificar quando podem ser necessárias modificações no plano de tratamento.

Dor residual persistente. Entre 40 e 50% dos pacientes que apresentam fratura de quadril relataram dor moderada a intensa em 3 a 6 meses. A atividade física e estratégias paliativas (p. ex., calor, gelo, massagem) podem ajudar no gerenciamento da dor. O início súbito ou o agravamento da dor devem levar a uma avaliação adicional para início de nova inflamação musculoesquelética, como bursite trocantérica *versus* deficiências mais graves, como perda de fixação, desvio, infecção ou osteonecrose.

Depressão e ansiedade. A depressão clinicamente significativa se desenvolve em 14 a 20% dos pacientes com fratura de quadril[60] e pode afetar adversamente a recuperação.[59] Isso pode ser desencadeado pelos desafios da recuperação e demonstra uma influência circular por impactar negativamente os resultados da reabilitação. A ansiedade também é comum – em particular o medo de cair. Esse medo também está associado a resultados insatisfatórios de reabilitação, perda de mobilidade e institucionalização.[34] Uma parte crítica da reabilitação após uma fratura de quadril é trabalhar com os pacientes para melhorar a autoeficácia e a sensação de segurança. A exposição gradual e a resolução de problemas em uma variedade de ambientes podem ser intervenções eficazes para melhorar a confiança na mobilidade.

Intervenções fisioterápicas específicas após uma fratura de quadril

Orientação do paciente. O gerenciamento das expectativas pode ajudar os pacientes e seus cuidadores a planejarem a recuperação. É fundamental que os pacientes entendam que a recuperação leva tempo. O tratamento após uma fratura de quadril é prolongado e as trajetórias de recuperação são variáveis. Compreender e antecipar os desafios da recuperação pode melhorar o atendimento. Envolver o paciente no estabelecimento de metas e focar nas metas do paciente pode ajudar a aumentar a participação. Objetivos e metas claros para a mobilidade também ajudam os pacientes a compreender o processo de recuperação e obter maior participação e paciência. A Tabela 20.1 lista as intervenções e expectativas gerais.

Mobilidade no estágio agudo. O primeiro objetivo na fisioterapia durante a fase aguda é recuperar a independência na mobilidade básica. Três alvos para a independência incluem:[61]

- Entrar e sair da cama
- Passar da posição sentada para em pé e sentar em uma cadeira com os braços
- Deambular com um dispositivo auxiliar.

TABELA 20.1	Recuperação esperada e intervenções associadas após fraturas do quadril.		
Estágio da fratura do quadril	**Reabilitação aguda (hospital)**	**Reabilitação pós-aguda**	**Estágio de recuperação da resistência**
• Duração aproximada	• cerca de 7 a 10 dias	• 7 dias a 3 meses	• 3 a 6 meses • 6 meses a 1 ano
• Intervenções primárias	• Carga precoce • Mobilidade no leito • Fortalecimento da extremidade inferior/quadríceps • Modulação da dor	• Caminhada e melhora da qualidade do movimento para reduzir o medo de queda • Melhorar a confiança com a atividade • Melhorar a força muscular por meio de treinamento de alta intensidade resistido • Humor/autoeficácia (estabelecer objetivos, automonitoramento	• Fortalecimento progressivo moldado na direção do déficit persistente (p. ex., carga total, fraqueza dos glúteos) • Treinamento avançado para o equilíbrio	• Suporte para rotina independente de exercícios • Resolução de problemas para qualquer sintoma residual • Atividade física baseada na comunidade

• Objetivos da intervenção	• Independente com:
	  – Mobilidade no leito
	  – Sentar e levantar
	  – Deambular com equipamento de assistência
	• Recuperação cognitiva (2 a 4 meses)
			• Capacidade de deambulação pré-fratura: 6 meses	• 6 a 9 meses: recuperação da marcha e equilíbrio
				• 10 a 14 meses: recuperação da função do membro inferior

A **deambulação precoce** melhora a recuperação funcional, reduz a taxa de mortalidade e o risco de *delirium* de início recente.[34] As taxas de mortalidade a curto e a longo prazo também estão associadas ao nível de deambulação no pós-operatório inicial.[62] Essa associação é complexa, representando a gravidade da doença comórbida e o impacto de complicações na função. O desafio do fisioterapeuta é entender o que está limitando a deambulação e trabalhar com a equipe médica para determinar as soluções adequadas. Identificar quando a dor ou a fadiga é o fator limitante e garantir que estejam sendo utilizadas estratégias adequadas de manejo é de suma importância.[39] Algumas evidências iniciais indicam que três sessões diárias de fisioterapia podem reduzir o tempo de estadia no hospital.[63] A pesquisa sobre o fortalecimento progressivo contra a resistência poucos dias após a cirurgia é menos claro.[64]

Reabilitação ambulatorial. A reabilitação ambulatorial e as intervenções domiciliares podem melhorar o desempenho entre 1 e 12 meses. As intervenções ambulatoriais abrangentes devem incluir intervenções para melhorar o equilíbrio, a flexibilidade e a velocidade do movimento. O treinamento de alta intensidade para a força, uma vez que a fratura consolidou, otimiza o desempenho físico, a função e a qualidade de vida.[65] Para maximizar os resultados, o treinamento da força deve ser projetado com uma intensidade adequada para promover fadiga muscular, normalmente fortalecendo em 65 a 100% de uma repetição máxima do paciente.[65-67] Pacientes que continuam com um programa de treinamento progressivo com fortalecimento resistido por até 6 meses após a hospitalização demonstram maiores ganhos na mobilidade geral, velocidade de marcha, atividades da vida diária (AVDs) e equilíbrio.[68,69]

A pesquisa que dá suporte à reabilitação além de 6 meses é limitada e variada nos componentes de intervenção examinados. Em geral, os programas têm incentivado o aumento da resistência com exercícios e tarefas funcionais com evidências de melhoria contínua na atividade física e mobilidade até 1 ano após a cirurgia.[66,67,70] O treinamento não precisa ser feito em uma clínica, mas pode ser realizado em casa com coletes de peso, pesos de mão, subidas de degraus suportando o peso corporal e repetições do exercício sentar-levantar, com supervisão apropriada, mas limitada.[71] Diretrizes de exercícios baseadas em evidências, conforme descrito no Capítulo 8 sobre exercícios e em outras partes deste livro, devem ser utilizadas para a obtenção de resultados ideais.

Fraturas do úmero

As fraturas proximais do úmero são a terceira fratura osteoporótica mais comum.[73] Apesar da prevalência, não há consenso sobre o tratamento das fraturas proximais do úmero em idosos. Embora exista uma série de abordagens cirúrgicas, incluindo uso da técnica da banda de tensão, fixação com placas bloqueadas e hemiartroplastia, nenhuma evidência clara indica que as abordagens cirúrgicas resultam em melhora clinicamente significativa da dor e da função em relação ao tratamento conservador após uma fratura do úmero (mesmo até fraturas em quatro partes).[74,75] As taxas de complicações cirúrgicas são altas, estimadas entre 10 e 29% e incluem infecção, embolia pulmonar e complicações relacionadas ao material de síntese. As taxas de reoperação são de 16 a 30%. Indivíduos que optam por tratamento conservador também podem demonstrar complicações, incluindo pseudoartrose (cerca de 20%) e desvio do tubérculo (cerca de 16%), comprometendo a função e a amplitude de movimento. A cirurgia para fraturas desviadas deve considerar o nível de independência do paciente, a qualidade óssea e os fatores de risco cirúrgico.

Após um reparo cirúrgico, os objetivos da reabilitação se concentram em melhorar a amplitude de movimento nas primeiras 6 a 8 semanas e recuperar a força para o desempenho nas AVDs. Pesquisas de baixa qualidade sugerem que a mobilização precoce após uma fratura proximal tende a minimizar a incapacidade a curto prazo (8 a 16 semanas) e após 1 ano.[75] A mobilização precoce também resultou em menos consultas de fisioterapia, com função independente alcançada em 16 semanas. Recomenda-se iniciar exercícios de mobilidade na primeira semana de uma fratura do úmero tratada de maneira conservadora, mas não está claro se eles precisam ser supervisionados por um fisioterapeuta. Os estudos até o momento sugerem que o exercício autodirigido é tão eficaz quanto a fisioterapia supervisionada na melhora da mobilidade e função articular. É importante destacar que a taxa de adesão e de engajamento terapêutico foi mal medida nesses estudos e é uma consideração no planejamento do tratamento. As evidências sugerem que o suporte intensivo pode melhorar a adesão geral ao exercício em casa,[76] mas isso não foi especificamente examinado em indivíduos após uma fratura. Além disso, alguns pacientes ainda não terão compreensão ou motivação suficiente para realizar os exercícios necessários de modo independente. Esses pacientes podem melhorar a conformidade com maior supervisão, monitoramento e *feedback*.[77]

Fraturas do punho

A fratura do rádio distal (FRD), que é a segunda fratura mais comum entre pessoas com mais de 50 anos, ocorre após uma queda da própria altura sobre a mão estendida. Essa prevalência reflete a associação entre FRD e perda óssea por osteoporose em pessoas idosas. As FRDs são geralmente tratadas em ambiente ambulatorial com cerca de 20% dos pacientes necessitando de internação hospitalar.[78] Essas fraturas geralmente são fechadas, envolvem encurtamento radial e fragmentação com desvio dorsal. A maioria dessas fraturas é tratada conservadoramente com redução e imobilização, porém a fixação com uso de placas está em ascensão.[79]

A maioria dos pacientes (84 a 93%) com FRD pode esperar boa recuperação 1 ano após a lesão. Digno de nota, apenas um quarto dos indivíduos com FRD ficará sem dor e sem deficiência. Em aproximadamente 7 a 11% das pessoas após a FRD, persistirão a dor intensa e a incapacidade moderada a grave. A estratificação de risco pode ajudar a identificar aqueles com maior risco de uma recuperação insatisfatória. Idade avançada, sexo feminino, consolidação viciosa ou pseudoartrose (ou apresentar fratura associada do estiloide ulnar), altos escores iniciais de dor, afastamento remunerado do trabalho durante o tratamento e nível socioeconômico/nível de educação mais baixo estão associados a uma recuperação insatisfatória. Nesses indivíduos, os fisioterapeutas devem realizar um exame de avaliação mais abrangente para compreender a origem da dor, as percepções da dor, as estratégias de enfrentamento e as metas de ocupação nesses pacientes, em um esforço para reduzir o risco de incapacidade. O monitoramento próximo do progresso e uso de tratamentos inovadores também pode melhorar o prognóstico para indivíduos com maior risco de desenvolver dor crônica e incapacidade.[80]

O desvio secundário de uma FRD após a redução fechada não é incomum. Indivíduos com maior risco de desvio secundário incluem mulheres com mais de 60 anos e fraturas com cominuição e desvio dorsal.[81] Pacientes com esses fatores de risco devem ser considerados para monitoramento rigoroso durante o curso da reabilitação. Um progresso significantemente lento pode indicar instabilidade e justificar exames adicionais por parte do ortopedista. Estima-se que a taxa de complicações após uma cirurgia com placa volar seja de 16,5%. As complicações mais comuns são irritação de tendão ou nervo (5,5%), síndrome de dor regional complexa (1,6%) e síndrome do túnel do carpo (2,8%).[82] Outras complicações comuns incluem neuropatias persistentes dos nervos mediano, ulnar ou radial (um de três pacientes). As intervenções fisioterápicas podem necessitar de modificações para tratar os sintomas decorrentes dessas complicações.

O tratamento inicial inclui elevação, exercícios para amplitude de movimento e exercícios das articulações não imobilizadas para conter o edema e a rigidez, assim como manter a integridade dos sistemas musculoesqueléticos. Existem evidências de baixa qualidade de que a fisioterapia da mão durante a imobilização tem um impacto significativo nos resultados após a imobilização.[78] Após a imobilização para uma fratura tratada conservadoramente, a fisioterapia tem um efeito favorável na extensão, função e dor do punho. Esse benefício parece ser maximizado pelo tratamento durante 3 a 4 semanas por uma média de cinco visitas.[78] Em contraste, a reabilitação supervisionada após a fixação com placa volar não melhorou a aderência, a função ou o movimento em um programa progressivo de exercícios domiciliares. Na verdade, o programa de exercícios progressivos domiciliares foi significativamente mais eficaz em melhorar a força de preensão e o movimento geral.[83,84] Nenhuma evidência de benefício foi identificada para várias outras modalidades, como campo eletromagnético pulsado, gelo, compressão pneumática intermitente, ultrassom, turbilhão, e imobilização dinâmica do punho.[78] É importante notar que a qualidade da evidência para o uso dessas modalidades é muito baixa.

Os indivíduos saudáveis com osteopenia ou osteoporose costumam fazer a transição para um estilo de vida fisicamente inativo após a FRD.[85] Dor, incapacidade e medo de cair contribuem para essa transição. Na FRD, como em outras fraturas, é importante monitorar e tratar as perdas na atividade física.

Fraturas do tornozelo

As fraturas do tornozelo em adultos idosos representam apenas 8% dos pacientes hospitalizados por fraturas relacionadas à osteoporose.[86] O tipo mais comum de fraturas são transsindesmóticas ou suprassindesmóticas (frequentemente chamadas "Weber B ou Weber C"). Embora as fraturas do tornozelo sejam menos comuns que outras fraturas por fragilidade, as limitações de mobilidade após a lesão podem ter um impacto dramático na morbidade e mortalidade. Os melhores resultados são alcançados quando a redução aberta com fixação interna e o fechamento primário da ferida são possíveis (Figura 20.4).[87] Caso contrário, as técnicas cirúrgicas recomendadas após uma fratura de tornozelo desviada incluem fixação externa com placas bloqueadas para reconstrução em um segundo estágio.[88] Essa fixação pode permitir a sustentação modificada do peso, mas o cuidado ainda é primordial devido às limitações de equilíbrio.

Idade (> 80 anos), doença sistêmica grave (ASA > 3) e mobilidade antes da lesão afetam significativamente a recuperação. Esses fatores estão associados à incapacidade de voltar para casa após o tratamento agudo da fratura e subsequente aumento das taxas de mortalidade. A mortalidade em 1 ano após uma fratura de tornozelo em adultos idosos é entre 7 e 23%.[88] Essa mortalidade é reflexo de baixas reservas e problemas de saúde comparáveis a outras fraturas observadas em adultos idosos.[89]

As principais complicações hospitalares são semelhantes a muitas lesões agudas em adultos idosos, incluindo embolia pulmonar, parada cardíaca, acidente vascular encefálico e infecção. As maiores complicações para fraturas de tornozelo, entretanto, são problemas de cicatrização da ferida (10%) e de pseudoartrose (5%).[87,88] O manejo perioperatório inclui instruções sobre cuidados com a ferida, transferências e opções de deambulação. A fixação precoce e o fechamento definitivo da pele melhoram as opções de mobilidade precoce.[87] Ainda deve ser observado que a alteração do *status* de sustentação de peso é um desafio significativo para idosos com fraturas de tornozelo. Muitos indivíduos mais velhos não têm força para deambular sem sustentação de peso ou mesmo com sustentação parcial de peso com uso de muletas ou andador. O planejamento inicial pode incluir a preparação de indivíduos e cuidadores para o uso de uma cadeira de rodas, se apropriado.

Cerca de 70% dos indivíduos relatam que recuperaram a autonomia pré-lesão por volta de 7 a 8 meses após a cirurgia.[90] A reabilitação pós-operatória geralmente

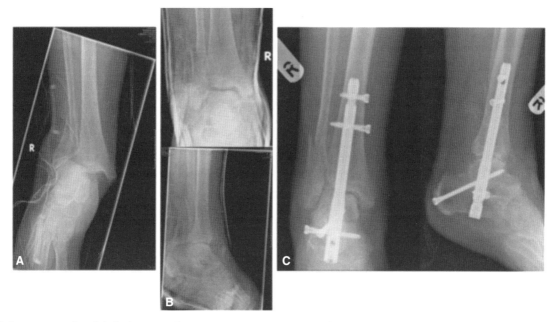

Figura 20.4 Fratura por fragilidade do tornozelo e seu reparo. **A.** Uma radiografia anteroposterior (AP) demonstrando uma fratura-luxação do tornozelo direito. **B.** Incidências AP e lateral após a manipulação e redução da fratura. **C.** Radiografias AP e perfil 6 semanas após a cirurgia. (*De Georgiannos D, Lampridis V, Bisbinas I. Injury. 2017, 48 (2):519–24, © 2017 Elsevier Ltd.*)

começa após o término da imobilização do tornozelo (6 a 8 semanas) e se concentra na amplitude de movimento do tornozelo, fortalecimento grosseiro dos membros inferiores, marcha e treinamento de equilíbrio.

Fraturas vertebrais

As fraturas da coluna vertebral são as fraturas osteoporóticas mais comuns e, portanto, são um tipo de fratura por fragilidade. A prevalência dessas fraturas aumenta exponencialmente com a idade. As fraturas por fragilidade vertebral (FFV) são geralmente fraturas por compressão das vértebras, sendo a parte anterior do corpo a mais suscetível. As FFVs podem ser o resultado de um trauma de baixa energia na coluna vertebral durante as atividades diárias, como flexão ou torção. Muitas vezes, essas fraturas são assintomáticas ou os pacientes simplesmente ignoram o aumento da dor nas costas.[91] Isso faz com que alguns nunca saibam quando a fratura ocorreu. As estimativas sugerem que 30% das fraturas não são diagnosticadas e menos de 10% dos pacientes com FFV são internados no hospital.[92] Aqueles internados no hospital geralmente apresentam sintomas que são mais difíceis de controlar (maior dor e incapacidade), são mais frágeis e têm mais comorbidades coexistentes. Das mulheres com FFV, 30 a 40% desenvolvem cifose, que pode evoluir para função pulmonar reduzida e para o aumento do risco de mortalidade, reforçando a necessidade de um cuidado global por parte da fisioterapia.[93]

O manejo inicial da FFV é o cuidado conservador que visa ao manejo da dor e à modificação de atividade. O objetivo principal é retomar a atividade o mais rápido possível. O repouso prolongado no leito contribui para uma maior perda óssea e rápida perda de massa muscular, e não é recomendado, destacando a importância da mobilização

precoce. O uso de analgésicos orais é a primeira linha de terapia para a dor e pode ser suficiente para o seu controle. A hospitalização pode ser necessária nos casos de dor intratável. Suporte torácico e suspensórios posturais frequentemente são prescritos para pacientes que acreditam que eles irão reduzir a dor e melhorar a tolerância às atividades (Figura 20.5). Entretanto, poucos dados clínicos confirmam a eficácia do uso de órteses na FFV, podendo gerar cinesiofobia após sua retirada quanto utilizada de maneira prolongada. Os fisioterapeutas devem ser criteriosos no uso da órtese devido à interferência na mobilidade e no equilíbrio. Em geral, a órtese deve fornecer algum alívio quase imediatamente e o teste da atividade com e sem a órtese pode ajudar a identificar quem se beneficiará. Além disso, muitos produtos são difíceis de colocar e tirar e podem afetar adversamente o equilíbrio e a mobilidade. Os pacientes devem ter o apoio do cuidador para colocar a órtese de maneira adequada.

A maioria dos pacientes com FFV lida bem com os cuidados conservadores. O exercício pode ser iniciado conforme a dor diminui. Os pacientes costumam tolerar a intervenção precoce de exercícios em uma piscina, em que a coluna fica livre de carga, devido ao empuxo, quando ocorre a imersão total desse seguimento. É importante progredir para exercícios fora da piscina para melhorar o desenvolvimento da massa óssea. Embora a intervenção de exercícios ideal não tenha sido identificada, exercícios progressivos resistidos dos músculos posturais para melhorar a tolerância na postura ereta e aumentar a força da musculatura extensora espinal parecem demonstrar o maior benefício.[94] Os fisioterapeutas também devem educar os pacientes e familiares sobre o risco de fraturas futuras. Uma FFV é um sinal de alerta. As fraturas vertebrais são altamente preditivas de fraturas futuras e devem levar à prevenção secundária para

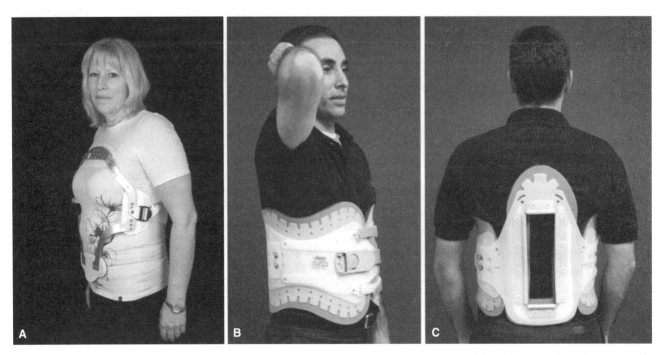

Figura 20.5 Exemplos de coletes toracolombares. (*De Browner, BD, et al. Skeletal Trauma, ed 5. Philadelphia: Saunders, Elsevier, 2015.*)

melhorar a densidade óssea (p. ex., uso de bifosfonatos e treinamento resistido), equilíbrio e segurança ambiental.[95] A carga de alto impacto é eficaz no tratamento dos fatores de risco para fraturas osteoporóticas, incluindo a diminuição do grau de cifose.[96,97]

As indicações e o momento do tratamento cirúrgico para procedimentos de aumento vertebral são controversos. Entretanto, pode ser o tratamento ideal para pacientes incapazes de tolerar o movimento ou quando o manejo conservador for malsucedido. Em geral, os pacientes são recomendados para cirurgia apenas após a incapacidade de otimizar a analgesia (p. ex., relato de dor > 6/10) e não terem retomado às atividades diárias em 3 a 6 semanas.[98] O aumento vertebral visa reduzir a dor e a deformidade da coluna vertebral por meio da restauração altura vertebral, e pode ser mais eficaz quando realizado dentro de 4 meses após a incidência da fratura. As técnicas cirúrgicas primárias incluem vertebroplastia percutânea, cifoplastia percutânea com balão e procedimentos de implantação percutânea. Essas técnicas envolvem a injeção percutânea de cimento ósseo guiada por imagem nas vértebras fraturadas para reduzir a fratura e, em teoria, reduzir a cifose. A taxa de complicações é baixa (2 a 4%), mas as complicações a serem consideradas incluem infecção no local, sangramento, pneumotórax, lesão nervosa por calor ou pressão e vazamento sintomático de cimento, resultando em anafilaxia e/ou lesão neural.[98] Os resultados são semelhantes entre os tipos de intervenções cirúrgicas com melhora sintomática comparável ao manejo conservador.[99]

Fraturas: resumo

Qualquer tipo de fratura que ocorra em um adulto idoso é uma lesão significativa e potencialmente catastrófica. As fraturas por fragilidade são especialmente preocupantes devido às implicações da osteoporose, à redução da atividade e ao risco de complicações futuras. O manejo após uma fratura exige avaliação abrangente e monitoramento de complicações potenciais, como mobilidade reduzida, estado nutricional reduzido, depressão e potencial para fraturas subsequentes. Independentemente do programa de restauração individual para uma fratura individual, é necessário se concentrar na abordagem de problemas de equilíbrio preexistentes, comportamento sedentário ou baixa atividade física e o medo que pode limitar a mobilidade. Além disso, o terapeuta deve estar ciente da densidade mineral óssea do paciente e do risco de fraturas adicionais para iniciar um cuidado proativo.

ARTROPLASTIAS DE QUADRIL E JOELHO

A artroplastia total é cada vez mais utilizada para o tratamento da osteoartrite em estágio terminal. As articulações mais comumente afetadas, incluindo joelho, quadril e ombro, serão abordadas nesta seção. Embora apresentado regionalmente, é importante lembrar que o planejamento do tratamento para um paciente deve incluir uma visão global da função pré-operatória, expectativas da função pós-operatória, suporte social e prontidão psicológica.

Mudanças recentes no sistema de saúde dos EUA, incluindo o Bundled Payments for Care Improvement (2012) e o modelo de atendimento abrangente para artroplastia implementado em 2016, causaram mudanças no tratamento da artroplastia. Essas mudanças resultaram na diminuição do tempo de internação hospitalar, padronização de implantes de artroplastia e diminuição da utilização de enfermagem qualificada e instalações de reabilitação hospitalar para pacientes internados. Cada vez mais a atenção tem sido voltada à formulação de modelos de processos de cuidados com o objetivo de determinar o planejamento de alta adequado para os pacientes. Os modelos de remuneração continuarão a evoluir e, portanto, os fisioterapeutas que tratam do idoso precisam se manter atualizados, pois as mudanças podem alterar a utilização dos serviços no período de atendimento pós-agudo.

Artroplastia total do joelho

Em 2012, as artroplastias totais do joelho (ATJs) foram os procedimentos cirúrgicos mais comuns, com cerca de 700.100 ocorrências registradas.[100] Projeta-se que essa taxa poderia aumentar de duas a cinco vezes até o ano de 2030.[101]

Considerações sobre o pós-operatório precoce. A introdução do paciente com uma ATJ para o fisioterapeuta pode ocorrer ao longo de uma série de cuidados, em que o paciente pode participar da reabilitação pré-operatória, continuar com o manejo de cuidados agudos, receber atendimento domiciliar após a alta hospitalar, ser atendido em ambulatório ou uma combinação dessas configurações. A utilização de serviços de fisioterapia deve ser monitorada e alterada para maximizar os resultados clínicos sem superutilização dos atendimentos. O ambiente em si não é tão crítico ao avaliar o paciente integralmente para definir o estado pós-operatório e os procedimentos realizados, como sistema de apoio social, estados de saúde atual e anterior, prontidão psicológica para participar da terapia e objetivos pessoais para recuperação. Apesar de os cirurgiões poderem ter preferências individualizadas em relação aos protocolos, o tratamento é mais bem abordado a partir de uma estrutura de critérios baseados em objetivos. Por exemplo, se o cirurgião declarou no protocolo que os indivíduos podem subir escadas em um padrão alternado 4 semanas após a cirurgia, mas um paciente está apresentando apenas 70° de flexão, não faz sentido aconselhar o paciente a começar a subir escadas em um padrão alternado quando a amplitude de movimento disponível não permite. Os fisioterapeutas têm a capacidade e a habilidade de avaliar continuamente a função, considerando fatores pessoais para melhor equiparar os objetivos da reabilitação a um plano de tratamento individualizado, embasado por uma avaliação cinesiológica funcional detalhada.

A reabilitação precoce deve se concentrar em restauração da amplitude de movimento (ADM), controle do edema e da inflamação e normalização da marcha. Quando se trata de objetivos a curto prazo, na fase inicial de recuperação da ATJ, o alcance da ADM em extensão neutra é crítico. A extensão total do joelho permite a biomecânica adequada necessária para normalizar o padrão de marcha. A extensão passiva do joelho pode ser limitada pela flexibilidade muscular e/ou tensão da cápsula articular. A incapacidade de atingir essa meta precocemente pode levar a déficits a longo prazo. Se os objetivos iniciais da ADM em extensão ou flexão não forem alcançados, os pacientes podem ser submetidos a uma manipulação sob anestesia (MSA). A limitação de movimento é categorizada como leve, moderada ou grave com base na ADM

da flexão (90 a 100, 70 a 89, < 70, respectivamente) ou ADM da extensão (5 a 10, 11 a 20, > 20, respectivamente).[102] As implicações da MSA são discutidas na seção sobre complicações adiante.

As melhorias na amplitude de movimento podem ser obtidas por meio de exercícios de mobilidade passiva, ativa ou ativa assistida. Os exercícios comuns prescritos nessa fase incluem deslizamento longo do calcanhar na posição sentada usando uma faixa auxiliar, deslizamentos contra a parede com o paciente está em decúbito dorsal e os pés colocados contra a parede, permitindo que a gravidade auxilie o joelho em flexão (Figura 20.6), ou sentado com pressão passiva da extremidade inferior oposta em flexão (Figura 20.7). Atividades baseadas na flexão também podem incluir bicicleta ergométrica (105° necessários para

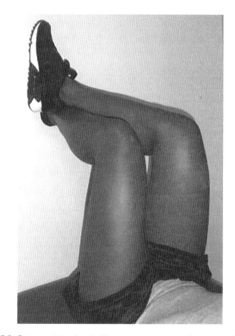

Figura 20.6 Exercício de deslizamento na parede para a flexão do joelho. (*De Reider B et al. Orthopaedic Rehabilitation of the Athlete Philadelphia: Saunders, Elsevier, 2015.*)

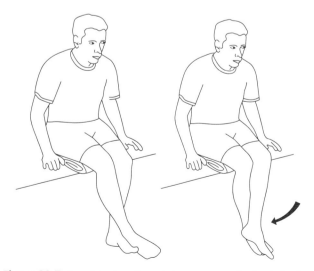

Figura 20.7 Exercício do soltar e balançar para a flexão do joelho. (*Copyright © Dr. Robert Marx.*)

revoluções completas). A mobilidade da patela deve ser avaliada continuamente e a intervenção para hipomobilidade deve ser tratada com mobilização e educação sobre técnicas de automobilização. Os deslizamentos superior e inferior da patela ajudam a melhorar a ADM de flexão e extensão (Figura 20.8). Os alongamentos baseados em extensão podem incluir alongamentos de baixa carga e longa duração, como sentar com o calcanhar apoiado em uma almofada (pode adicionar peso externo à coxa e panturrilha) (Figura 20.9), extensão em decúbito ventral (Figura 20.10), alongamento da musculatura isquiotibial com o paciente sentado, ou alongamento da panturrilha com o paciente em pé. A seleção do exercício deve levar em conta a tolerância do paciente no posicionamento para a atividade (i. e., muitos pacientes não toleram uma posição de decúbito ventral devido à morfologia do corpo ou um histórico de dor lombar) e a dosagem deve ser orientada para tratar de déficits específicos da ADM. Geralmente, um paciente não atingirá mais ADM do que a que já tinha no pré-operatório.

O controle do edema inclui crioterapia, meias ou luvas de compressão, elevação do membro e modificações de atividades apropriadas. A educação dos pacientes para monitorar seu edema em resposta às atividades diárias pode ser um melhor indicador que os níveis subjetivos de dor. Foi demonstrado que o derrame na articulação tem relação indireta com a ativação do músculo quadríceps.[103] A inibição artrogênica do músculo, que ocorre em decorrência de trauma na articulação do joelho, contribui para a inibição do quadríceps. Alguns pacientes demonstram redução de até 50 a 60% na força do quadríceps em relação aos níveis pré-operatórios em apenas 3 a 4 semanas após a cirurgia.[104] Portanto, minimizar o derrame articular melhorará a capacidade do quadríceps de se contrair, levando a uma melhor tolerância em pé e um padrão de marcha mais normal. A ADM da flexão será limitada pelo edema intra-articular, que pode dificultar os movimentos, como sentar para ficar de pé, subir escadas ou sentar por um período prolongado.

Atividades de fortalecimento ajudam a manter os ganhos de amplitude de movimento, normalizam a marcha e melhoram a capacidade de realizar AVDs. O exercício

de alta intensidade é tão seguro e eficaz na fase pós-operatória inicial quanto um programa de fortalecimento de baixa intensidade. A reabilitação pode normalizar a força do quadríceps para níveis pré-operatórios em 6 meses após a cirurgia.[105] Entretanto, o fisioterapeuta deve observar que os pacientes submetidos a ATJ também demonstram diminuição da força do quadríceps em comparação com indivíduos de idades semelhantes no período pré-operatório.[106]

Apesar de a literatura não apoiar um protocolo de fortalecimento específico, nos estudos atuais, o fortalecimento do quadríceps é o mais consagrado. Foi demonstrado que a fraqueza persiste após a alta da fisioterapia, com valores de assimetria de até 20 a 65%. Também há suporte emergente para esforços de reabilitação com foco nos músculos abdutores do quadril, sabendo que fraqueza e déficits funcionais existem em estágio final da osteoartrite de joelho.[107] A falta de ativação muscular voluntária do quadríceps contribui mais para a fraqueza pós-operatória que a atrofia muscular. Algumas evidências apoiam o uso da estimulação elétrica neuromuscular (EENM) na fase aguda da reabilitação porque ajuda a aumentar a força e ativação do quadríceps e, portanto, melhora a função.[108,109] Se possível, o início da estimulação elétrica nas primeiras

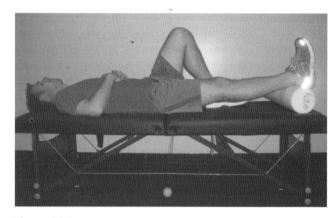

Figura 20.9 Extensão passiva do joelho em decúbito dorsal. (*De Reider B et al. Orthopaedic Rehabilitation of the Athlete. Philadelphia: Saunders, Elsevier, 2015.*)

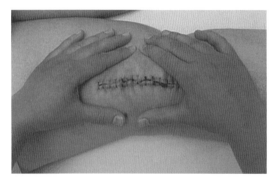

Figura 20.8 Mobilização patelar. (*De Gokeler A, et al. Physical Therapy for Persistent Pain after Total Knee Replacement. In The Unhappy Total Knee Replacement: A Comprehensive Review and Management Guide. Hirschmann MT, Becker R (Eds). New York. Springer Nature, 2015.*)

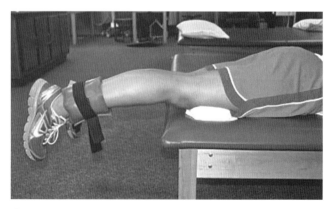

Figura 20.10 Extensão do joelho em decúbito ventral. (*De Andrews J, et al. Physical Rehabilitation of the Injured Athlete, ed 4. Philadelphia: Elsevier, 2012.*)

48 horas atenua a fraqueza do quadríceps no primeiro mês com melhorias significativas na avaliação dos resultados funcionais em comparação com um grupo de controle, com diferenças que duram até 1 ano pós-operatório.[108] Entretanto, os parâmetros de dosagem recomendados podem variar; duas vezes por dia, 6 dias por semana com 40 a 50 Hz, 250 ciclos/s, 15 segundos ligado com um tempo de aceleração de 3 segundos e 45 segundos de descanso por até 15 ciclos levam a uma função quadríceps melhorada. Os eletrodos devem ser grandes e colocados conforme apresentado na Figura 20.11. Apesar do conforto do paciente ser importante, a intensidade mais alta, conforme tolerada, tem se mostrado mais benéfica; portanto, os fisioterapeutas devem optar por eletrodos grandes, utilizando o tempo de descanso e até 15 ciclos para otimizar a tolerância. É importante ressaltar que os déficits de força dos membros inferiores podem se apresentar como deficiências de equilíbrio, garantindo intervenções direcionadas para minimizar o risco de queda. Uma taxa de queda pós-operatória de 24,2% para pacientes com ATJ foi relatada em até 1 ano de pós-operatório e, apesar de ser menor que a taxa média para idosos residentes na comunidade (estimada em 33%),[110,111] ainda indica uma área que as intervenções de fisioterapia precisam abordar. Embora a cirurgia em si leve à redução das taxas de queda (54,2% dos caidores pré-ATJ se tornaram não caidores),[111] é provável que esse número possa ser melhorado ainda mais com uma reabilitação adequada e abrangente. Uma revisão sistemática recente demonstrou melhora na mobilidade funcional e equilíbrio em pacientes após ATJ com exercícios de reabilitação visando propriocepção, controle postural e coordenação.[112]

Considerações sobre o tratamento de longo prazo. A atenção para recuperar a força no membro cirúrgico leva à melhora da mobilidade funcional, bem como minimiza os padrões de movimento assimétricos. A avaliação da força pode incluir avaliação isométrica ou isotônica (p. ex., Biodex, dinamômetro KinCom, dinamômetro portátil), que pode fornecer informações sobre a simetria relativa do membro ou índice de simetria do membro. Avaliações funcionais padronizadas representam como a amplitude de movimento, força, equilíbrio e controle motor estão sendo utilizadas pelo paciente. No Capítulo 7, em que se discutem medidas funcionais, encontramos informações específicas sobre a administração e interpretação dos testes relevantes para artroplastias totais, incluindo teste de subida de escada, teste de caminhada de seis minutos, teste levantar e andar cronometrado, teste do apoio na cadeira de 30 segundos e avaliações de equilíbrios estático e dinâmico (teste de sistemas de avaliação de equilíbrio, Escala de Equilíbrio de Berg, avaliação funcional da marcha). Essas avaliações fornecem comparações com valores normativos padronizados, bem como servem para orientar as intervenções de tratamento. O uso dessas avaliações também pode ajudar os pacientes a estabelecer metas, compreender a gravidade de suas deficiências ou avaliar seu progresso, demonstrando como se comparam a seus pares de mesma idade.

Prognóstico. Os pacientes frequentemente dependem de informações do fisioterapeuta responsável pelo tratamento sobre quando eles retornarão a certas atividades. Deve-se encorajar os pacientes a serem fisicamente ativos; entretanto, é importante considerar o estresse sobre os componentes do material utilizado. Na realidade, os componentes têm uma sobrevida média de 78 a 90% com longevidade de 10 até 20 anos.[113,114] Essa sobrevivência não se alterou em 20 anos. Foi sugerido que atividades repetitivas e com carga elevada podem diminuir a longevidade do material utilizado. As forças das articulações protéticas *in vivo* estão listadas na Tabela 20.2.[115] Embora existam variações de recomendações na literatura,[139] pesquisas obtidas na reunião anual de 2007 da American Association for Hip and Knee Surgeons (AAHKS) revelaram que mais de 95% das respostas negativas colocou limitações nas atividades de baixo impacto, incluindo caminhada em superfície plana, subir escadas, andar de bicicleta em superfície plana, natação e golfe. Atividades de maior impacto, listadas na Tabela 20.3, mostram maior variabilidade. Deve-se destacar a ausência de evidências fortes para as recomendações.[116]

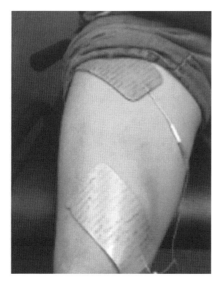

Figura 20.11 Estimulação elétrica da musculatura do quadríceps. (*De https://www. themanual therapist.com/2016/05/5-common-mistakes-for-neuromus cular.html.*)

TABELA 20.2	Forças articulares *in vivo* por atividade.
Atividade	**Força**
Ciclismo	1,3 × peso corporal (PC)
Esteira (caminhada)	2,05 × PC
Caminhada em trilha nivelada	2,6 × PC
Tênis	3,6 × PC durante a rebatida normal 3,1 × PC durante a rebatida de revés
Corrida leve	4,3 × PC
Balanço da tacada do golfe	4,5 × PC na perna de apoio e 3,2 × PC na perna oposta

TABELA 20.3	Porcentagens das recomendações de cirurgiões ortopédicos para a frequência de atividades de alto-impacto após ATQ e ATJ.									
Atividade	Caminhar em superfícies desniveladas	Subir ladeira	Corrida leve	Corrida intensa	Ciclismo subindo ladeira	Ciclismo fora da estrada	Esqui em nível leve	Esqui em nível difícil	Tênis de duplas	Tênis individual
Artroplastia total do quadril										
Ilimitada	87,6	53,7	7,3	2,9	75,9	31,6	44,9	5,9	70,1	17,4
Ocasional	12,2	25,2	20,9	3,6	20,1	32,4	39,6	10,1	26,6	32,4
Desencorajada	0,0	20,6	71,5	93,4	3,6	35,3	14,7	83,7	2,9	50,0
Artroplastia total do joelho										
Ilimitada	83,9	55,1	4,3	1,4	73,2	27,0	43,8	3,7	65,7	10,9
Ocasional	15,1	26,6	20,1	4,3	22,3	36,7	39,6	10,1	28,8	28,1
Desencorajada	0,7	17,6	75,4	94,2	43	35,8	16,1	85,9	5,1	60,6

Altos níveis de satisfação foram demonstrados após ATJ, com a maioria dos estudos demonstrando mais de 80% de satisfação e um pequeno número de estudos relatando 60 a 80% de satisfação, principalmente em relação ao alívio da dor.[117] Aproximadamente um em cada cinco pacientes ficará insatisfeito com o resultado da cirurgia.[117] Também foi demonstrado que a maior parte da recuperação funcional ocorre no primeiro ano de cirurgia, sem melhorias significativas feitas no segundo e terceiro anos.[118] Fraqueza do quadríceps no membro contralateral é um previsor de resultados piores 3 anos após a ATJ.[119] A American Academy of Orthopaedic Surgeons identificou fortes evidências para menor melhora nos resultados de pacientes com elevado índice de massa corporal; evidência moderada para resultados mais baixos relatados pelo paciente em indivíduos com condições de dor crônica; e evidência limitada para depressão/ansiedade como um fator de risco.[120]

As complicações mais comuns incluem infecção, manipulação sob anestesia, trombose venosa profunda e embolia pulmonar. Os sinais de infecção que justificam o contato com o cirurgião incluem aumento da dor, drenagem de secreção excessiva pela ferida (especialmente secreção branca ou amarela), vermelhidão ao redor da incisão e aumento do tamanho, além de relato de sensação de cansaço ou mal-estar geral. Normalmente, o diagnóstico de uma infecção profunda requer a aspiração do líquido articular e exames laboratoriais adequados. O manejo cirúrgico para infecções profundas pode incluir a manutenção ou substituição das próteses, ambas abrangendo antibióticos intravenosos até que as culturas demonstrem o controle da infecção. A substituição da prótese requer o implante temporário de um espaçador impregnado com antibiótico com eventual cirurgia de revisão. Melhores resultados são observados nas infecções que não são resistentes à meticilina.[121]

O tratamento de um paciente submetido à cirurgia de revisão devido a uma infecção articular profunda deve progredir lentamente devido ao possível estado de descondicionamento. É provável que apresentem maiores déficits de força e possível rigidez articular secundária à perda de um membro funcional durante o processo de recuperação da infecção. Como observado anteriormente, os fisioterapeutas têm um papel direto no gerenciamento da amplitude de movimento para ajudar a evitar a manipulação sob anestesia, ou para saber quando é apropriado o encaminhamento de volta ao cirurgião. Uma revisão sistemática recente determinou que a MSA para rigidez pós-operatória foi eficaz, embora o momento ideal permaneça obscuro.[122] Sugere-se que, se uma MAS estiver indicada, ela deve ser realizada dentro de 20 semanas pós-operatório para produzir os maiores ganhos na ADM.[122] Maiores riscos de complicações foram identificados em pacientes com comorbidades como diabetes (evidência moderada) e cirrose/hepatite C (evidência limitada).[120] O *delirium* pós-operatório foi encontrado em até 10% dos pacientes pós-artroplastia e deve ser monitorado por terapeutas, especialmente considerando as consequências adversas.

A reabilitação antes da ATJ pode ajudar a melhorar os resultados, especificamente para amplitude de movimento e força do quadríceps. A ADM pré-operatória é um forte previsor de ADM ruim após artroplastia total do joelho.[123-125] Uma flexão pré-operatória do joelho de 100° ou mais foi associada a uma razão de chance 0,8 vezes menor de submeter o paciente à MSA.[126]

Artroplastia total do quadril

Os procedimentos cirúrgicos de artroplastia total e parcial do quadril foram a terceira cirurgia musculoesquelética mais realizada em 2012, com 468 mil procedimentos.[100] Estima-se que até 2030 haverá 570 mil artroplastias totais do quadril (ATQ) primárias e 96.700 ATQs de revisão realizadas em 1 ano nos EUA.[101]

A preferência do cirurgião e as características específicas do paciente orientam a tomada de decisão para a abordagem cirúrgica realizada na ATQ. O manejo da recuperação e da reabilitação varia de acordo com a abordagem cirúrgica, tornando, assim, crítica a revisão dos relatórios cirúrgicos. As três abordagens mais comuns incluem posterior, lateral direta e anterior (Figura 20.12). A Tabela 20.4 descreve as vantagens e as considerações de reabilitação para cada uma dessas abordagens.[127]

Considerações sobre o pós-operatório inicial. Maximizar a amplitude de movimento (dentro das restrições das precauções cirúrgicas), restaurar a força dos abdutores do quadril, normalizar a marcha e restaurar a mobilidade funcional deve ser o foco principal da reabilitação precoce. Os exercícios para a amplitude de movimento devem ter como alvo os grupos musculares da extremidade inferior, incluindo quadríceps, isquiotibiais, rotadores externos do quadril e flexores do quadril, conforme apropriado. É menos comum observar restrições capsulares que se tornam problemáticas no pós-operatório, ao contrário do que ocorre após a artroplastia do joelho. Entretanto, a cronicidade da osteoartrite antes da cirurgia pode contribuir para as restrições da cápsula que podem precisar ser abordadas. Para permitir que a cicatrização

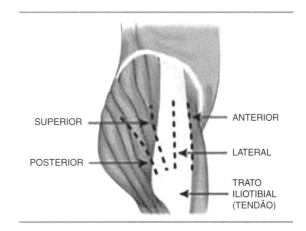

Figura 20.12 Abordagem cirúrgica para a artroplastia total do quadril (ATQ). (*Copyright © 2019 James W. Pritchett, MD.*)

TABELA 20.4	Abordagens da artroplastia total de quadril e preocupações da reabilitação.	
Abordagem	**Descrição**	**Considerações sobre a reabilitação**
Posterior	Abordagem tradicional que fornece a melhor visualização, mínimo risco de lesão nervosa. Utilizada na presença de osteoporose, obesidade e deformidade óssea significante Geralmente divide o glúteo máximo e excisa os tendões do piriforme e dos gêmeos superior e inferior. Preserva o glúteo médio	Não flexionar além dos 90° Não realizar rotação interna Não aduzir além da linha média por 3 a 6 semanas Geralmente difícil retornar para casa imediatamente devido às precauções e à quantidade de curativos cirúrgicos
Anterior (Smith-Peterson)	Tecnicamente mais trabalhosa, requer uma mesa cirúrgica especial Risco de lesão do nervo cutâneo femoral lateral Deixa a cápsula posterior e os músculos intactos, consequentemente sem precauções, exceto talvez restringir a extensão do quadril até a posição neutra A incisão é feita entre o reto femoral e o tensor da fáscia lata	A flexão ativa e isolada do quadril pode ser extremamente dolorosa, fazendo que atividades como a transição da posição sentada para a de decúbito dorsal seja extremamente difícil Um grau de dor geral menor e progressão mais rápida para a função e uso de equipamento de assistência em comparação com a abordagem posterior Esses pacientes podem se cuidar sozinhos em seus domicílios
Abordagem lateral	Baixa chance de luxação posterior Maior insuficiência dos abdutores (4 a 20% *vs.* 0 a 16% com abordagem posterior) porque os abdutores do quadril são incisionados	O paciente pode claudicar por 3 ou mais meses devido à fraqueza do glúteo médio Pode necessitar de equipamento de assistência para a deambulação durante 3 ou mais meses Risco de claudicação permanente
Superior	Anunciada como um procedimento ambulatorial com estadia de uma noite Evita a incisão da banda IT, mas incisional o tendão do piriforme A perda sanguínea é mínima (sem transfusões) Luxações são raras	Sem precauções Retorno precoce às funções Mínima estadia hospitalar

pós-operatória imediata ocorra, a mobilização para lidar com as restrições capsulares deve ocorrer após 4 a 6 semanas de pós-operatório.

As restrições de suporte de carga irão variar dependendo do material utilizado e do uso ou não de cimento. A maioria dos pacientes poderá suportar carga conforme tolerado e, portanto, o treinamento de marcha deve enfatizar o padrão normal de marcha com o uso de um dispositivo auxiliar, conforme necessário. Bengalas ou muletas simples devem ser usadas ao lado oposto do membro envolvido para diminuir a carga sobre o quadril envolvido. Os esforços de fortalecimento devem se concentrar nos abdutores e extensores do quadril, pois eles apresentam fraqueza secundária ao desuso pré-operatório, bem como pela inibição da cirurgia. Os flexores, extensores e abdutores do quadril, bem como os flexores e extensores do joelho, demonstram 14 a 26% de perda de força no primeiro mês de cirurgia.[128] Um programa de exercícios deve considerar os grupos musculares interrompidos pela abordagem cirúrgica. Modificações devem ser feitas para aderir às precauções contra luxações. Alguns exemplos de exercícios precoces para a mobilidade e fortalecimento podem incluir alongamento do quadríceps em decúbito ventral usando uma faixa para assistência, deslizamento do calcanhar ativo em decúbito dorsal, alongamento dos isquiotibiais na posição sentada, exercícios isométricos para o quadríceps e glúteos ou extensão do arco curto do quadríceps (Figura 20.13).

Considerações sobre o tratamento de longo prazo.
Infelizmente, a literatura sobre o tipo específico de exercício

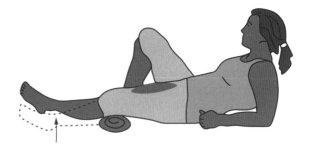

Figura 20.13 Exercícios de arco curto para o quadríceps. (*Copyright Elsevier Inc.*)

e o tempo apropriado para intervenção permanece limitada, apesar do crescente número de cirurgias de ATQ realizadas. Duas revisões sistemáticas não foram capazes de concluir um protocolo pós-operatório específico devido ao baixo nível de evidência secundária ao baixo tamanho da amostra ou metodologia ruim.[129,130] Os déficits de força do quadril são conhecidos por persistirem após a intervenção cirúrgica e, portanto, selecionar intervenções para tratar a fraqueza, bem como normalizar os padrões motores, provavelmente levarão a melhores resultados funcionais. A seleção de exercícios para um paciente deve incluir atenção à fraqueza do grupo muscular alvo e deve ser individualizada de acordo com suas deficiências específicas. Os terapeutas também devem considerar a abordagem cirúrgica realizada para permitir um tempo de recuperação adequado durante a fase de proteção (semanas pós-operatórias 4 a 6). Os exercícios progressivos contra a resistência devem começar com valores mais baixos de contração isométrica voluntária máxima (CIVM) para garantir padrões de ativação muscular apropriados. Esses exercícios podem então progredir para exercícios de níveis superiores realizados em posições mais funcionais. Uma revisão sistemática examinou os achados eletromiográficos realizados em exercícios comuns para abdutores de quadril e rotadores externos em posições com e sem suporte de carga para auxiliar em uma melhor seleção dos exercícios. Esses exercícios estão listados na Tabela 20.5.[131,132] A dosagem do exercício deve ser fornecida com o nível de ativação em mente, geralmente começando com cargas mais baixas e repetições mais altas.

Prognóstico. A artroplastia total do quadril é bem-sucedida para melhorar os resultados de dor, função e qualidade de vida em relação ao estado pré-operatório.[133] Entretanto, também foi demonstrado que déficits de força podem persistir até 1 ano após a cirurgia. Os pacientes demonstram uma força 15 a 25% menor nos extensores e flexores do joelho em comparação com controles de saúde da mesma idade.[128] Essa fraqueza destaca a necessidade de encorajar os pacientes a continuarem com atividades físicas e atividades de fortalecimento, além do tempo gasto formalmente na clínica de fisioterapia. Resultados clínicos melhorados são esperados para pacientes que demonstram maiores índices nas avaliações pré-operatórias *Western Ontario & McMaster Universities Osteoarthritis Index* (WOMAC)[134,a] e *Hip Harris Score* (HHS).[135,b] Resultados mais fracos foram associados aos seguintes fatores: idade avançada,[135,136] sexo feminino,[136,137] IMC alto,[136] e maior número de comorbidades.[136] Indivíduos mais velhos, mulheres, aqueles com IMC mais alto, mais comorbidades e depressão apresentaram maiores chances de uso de um dispositivo auxiliar em um acompanhamento de 2 a 5 anos após ATQ.

As complicações potenciais incluem trombose venosa profunda, embolia pulmonar, infecção, fratura periprotética e luxação. A luxação ocorre raramente, mas varia em taxas de 1 a 15%, dependendo da experiência e da abordagem do cirurgião e do tamanho do componente protético.[138-140] A orientação sobre como evitar posições, conforme descrito na Tabela 20.4, pode ajudar a minimizar a taxa de luxação; entretanto, foi sugerido que a remoção dessas restrições não altera a incidência de luxações.[141] Taxas mais altas de luxações ocorrem com as revisões cirúrgicas. É possível encontrarmos uma lesão nervosa devido à

---

[a]N.R.T.: Utilizado também para a população brasileira: Lage PTS, et al. Measurement properties of Portuguese–Brazil Western Ontario and McMaster Universities osteoarthritis index (WOMAC) for the assessment of knee complaints in Brazilian adults: ELSA-Brasil Musculoskeletal cohort. *Rheumatol Internat.* 2020;40(2):233-242.
[b]N.R.T.: Adaptado e validado para a população brasileira: Castillo LNCD, et al. Tradução, adaptação cultural e validação da versão brasileira do questionário Nonarthritic Hip Score. *Sao Paulo Med J.* 2013;131(4): 244-251.

TABELA 20.5	**Exemplos de exercícios comuns para os glúteos e o nível associado de ativação conforme determinado pela eletromiografia.**	
	Glúteo médio	**Glúteo máximo**
Ativação de baixo nível (0 a 20% da CIVM)	Variações do exercício clamshell (sem resistência) Passadas de monstro com banda elástica nos joelhos	Passadas de monstro com banda elástica nos joelhos/tornozelos/pés, passadas laterais com banda elástica nos pés Avanços laterais Pontes com bola suíça Prancha em decúbito ventral
Ativação de nível moderado (21 a 40% da CIVM)	Clamshell com banda elástica no joelho Clamshell com 60° de flexão do quadril Passadas para o lado com uma banda elástica no pé Abdução do quadril em pé (perna de apoio) Ponte/Prancha em decúbito ventral Ponte sobre uma superfície estável	Elevação lateral com 10% da massa corporal Clamshell com 60 graus de flexão de quadril
Ativação de nível alto (41 a 60% da CIVM)	Passadas para o lado Agachamento apoiado em um único membro Agachamento apoiado na parede Quatro apoios com elevação de braço e perna contralaterais Ponte unilateral Abdução do quadril em decúbito lateral	Passadas para o lado Clamshell com banda elástica no joelho Avanço transversal Levantamento terra sobre um membro Quatro apoios com elevação de braço e perna contralaterais Ponte unilateral Abdução do quadril em decúbito lateral
Ativação de nível muito alto (> 61% da CIVM)	Ponte em decúbito lateral com o membro dominante para baixo Abdução do quadril sentado na máquina (TEP ≥ 7) Agachamento apoiado em um único membro	Ponte em decúbito lateral com o membro dominante* para baixo Abdução do quadril em pé com banda no tornozelo Abdução do quadril em decúbito lateral com 5% da MC. Abdução do quadril sentado na máquina (TEP ≥ 7) Passadas para a frente

CIVM, Contração isométrica voluntária máxima; *MC*, massa corporal; *TEP*, taxa de esforço percebido.
*Glúteo máximo do membro dominante está sendo exercitado.

lesão da dissecação durante a cirurgia, posicionamento do componente ou adesão pós-operatória do local da incisão (principalmente abordagem anterior). Os nervos mais comumente lesados incluem glúteo superior, cutâneo femoral lateral, ciático e femoral. Normalmente, os nervos glúteo superior, cutâneo femoral lateral e femoral se recuperam, apesar do crescimento do nervo ser lento. Infelizmente, metade dos pacientes que sofrem lesão do nervo ciático apresentam deficiência persistente. Os pacientes precisam ser instruídos sobre como permitir que o nervo não seja estressado, evitando posições de compressão prolongada ou alongamento excessivo e balístico. Foi relatado que *delirium* após artroplastia total do quadril ocorre entre 5 e 14% dos casos.[142] A forma abreviada do *Informant Questionnaire on Cognitive Decline in the Elderly* (IQCODE curto) demonstrou ser eficaz para identificar idosos submetidos à artroplastia total em risco de desenvolver *delirium*. Além disso, evitar altas doses de opioides, mobilidade precoce e retorno a ambientes familiares podem ser estratégias para ajudar a diminuir esse risco. A fratura periprotética ocorre em 0,1 a 4,1% dos casos e tem taxas de mortalidade semelhantes às de pacientes com fratura do quadril.[143] Fatores de risco identificados incluem sexo feminino, idade acima de 80 anos, revisão de ATQ, artrite reumatoide e osteonecrose. A sobrevivência do implante em 10 a 15 anos foi de até 97,5%.[143] Conforme discutido na seção ATJ, as recomendações para o retorno à atividade física podem variar de acordo com o cirurgião. A Tabela 2.3 destaca os resultados das pesquisas obtidas pela American Association for Hip and Knee Surgeons (AAHKS) na reunião anual de 2007, com relação às recomendações de atividades após artroplastia de quadril e joelho.[116]

Artroplastia: resumo

Os procedimentos cirúrgicos para artroplastias totais de quadril e joelho geralmente melhoram a qualidade de vida e a mobilidade em idosos com artrite nessas articulações. Os fisioterapeutas desempenham um papel fundamental na mobilização precoce e no monitoramento de complicações. A reabilitação precoce se concentra em recuperar a amplitude de movimento (principalmente após ATJ), fortalecer e dar apoio aos pacientes na retomada da atividade física. Testes de desempenho, como subir escadas, sentar para ficar de pé e velocidade de marcha são importantes para quantificar nos estágios posteriores de recuperação e comparar com as normas para a mesma idade. Os pacientes frequentemente relatam boa recuperação nas atividades diárias, mas podem não reconhecer déficits contínuos de força e equilíbrio.

CIRURGIAS DO OMBRO

Reparo do manguito rotador

A cirurgia de reparo do manguito rotador é comum, com mais de 270 mil procedimentos realizados anualmente nos EUA.[144] Quatro músculos compreendem o manguito rotador do ombro: supraespinal, infraespinal, redondo menor e subescapular. Fundamental por fornecer estabilidade dinâmica ao ombro altamente móvel, a junção musculotendínea é suscetível a lacerações degenerativas.

A cicatrização do tecido na junção tendão-osso começa 3 a 4 semanas após o reparo, com remodelação contínua do tecido cicatricial e melhora da resistência à tração em torno de 3 meses. A integridade estrutural do reparo é vulnerável até pelo menos 6 meses após a cirurgia.[145] Portanto, os esforços de reabilitação devem se concentrar inicialmente na proteção, com progressão gradual para o uso funcional do ombro operado. Os fatores que afetam o processo de reabilitação podem incluir o número de tendões envolvidos, a qualidade do tecido, a cronicidade da ruptura (tempo entre lesão e intervenção) e as técnicas cirúrgicas utilizadas.

Considerações sobre o pós-operatório precoce. Como em qualquer processo de remodelação musculoesquelética, existem três estágios: fase de proteção, mobilização e fase de fortalecimento/retorno à função. Cada uma dessas fases será descrita para o reparo do manguito rotador.

A fase de proteção ocorre até as primeiras 6 semanas de pós-operatório. Durante esse período, o tecido cicatricial está se formando, o que pode fortalecer o tendão. A proteção do(s) tendão(ões) reparado(s) é obtida pelo uso de uma tipoia e evitando qualquer amplitude de movimento *ativa*. As considerações sobre o tempo na tipoia incluem o número de tendões envolvidos, a qualidade do tecido e a mobilidade do tecido. Educação sobre a importância da utilização da tipoia, orientação sobre colocação e retirada da tipoia e modificações caseiras para evitar o uso ativo do braço operado são essenciais nessas primeiras semanas. A retirada da tipoia é feita por meio de uma diminuição gradual do tempo gasto imobilizado. A Tabela 20.6 lista uma recomendação para a retirada da tipoia em um paciente. O período de retirada é descrito a partir do dia da alta do uso da tipoia, que varia

TABELA 20.6	Recomendações clínicas para linha de tempo para retirada da tipoia após o reparo do manguito rotador.
Retirada da tipoia	
Dia 1	1 a 2 h
Dia 2	2 a 4 h
Dia 3	4 a 6 h
Dia 4	6 a 8 h
Dia 5	8 a 10 h
Dia 6	10 a 12 h
Dia 7	Totalmente sem uso da tipoia

- O uso noturno da tipoia depende da posição para dormir e do comportamento durante o sono. Indivíduos que tendem mobilizar o ombro e girar podem se beneficiar da manutenção da tipoia durante a noite no período de retirada da tipoia
- A tipoia pode ser útil para uso na comunidade durante até 2 semanas após o início do processo de retirada para proteger o ombro no caso de uma queda não antecipada ou de pessoas esbarrarem no ombro operado.

de acordo com os procedimentos cirúrgicos realizados e a preferência do cirurgião. A mobilização é alcançada por meio de atividades passivas para ADM e de mobilizações articulares feitas pelo fisioterapeuta. O nível mais alto de evidência atual sugere que o movimento precoce (passivo) após o reparo do manguito rotador resulta em ADM pós-operatória superior até 1 ano.[146]

A fase de mobilização ocorre de 6 a 12 semanas de pós-operatório. Atividades ativas assistidas para ADM podem começar nesse momento e podem incluir exercícios, como deitar em decúbito dorsal usando uma cavilha para auxiliar no movimento de flexão do ombro, "caminhar" na parede e movimento de rotação externa do ombro. Durante essa fase, também é benéfico manter a ativação dos estabilizadores escapulares, e isso pode começar com a retração escapular na posição sentada com progressão para posições mais desafiadoras, como decúbito ventral, conforme demonstrado na Figura 20.14. Durante essa fase, deve-se chamar a atenção para a mecânica escapular e o ritmo escápulo torácico, especialmente para garantir que a elevação frontal do ombro esteja retornando sem o recrutamento excessivo do músculo trapézio superior. O condicionamento do manguito rotador pode começar aproximadamente 8 a 9 semanas após a cirurgia, desde que a dor e os sintomas estejam bem controlados. O condicionamento da junção musculotendínea envolve baixa ativação do(s) tendão(ões) envolvido(s), de modo a preparar o fortalecimento para a hipertrofia muscular. Isso pode incluir rotação externa para

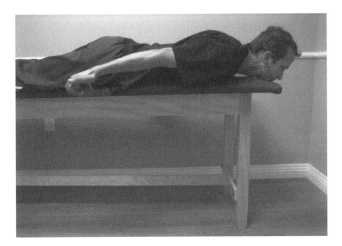

Figura 20.14 Exercício de extensão do ombro em decúbito ventral. (*De Giangarra CE, Manske RE. Clinical Orthopaedic Rehabilitation: A Team Approach, ed 4. Philadelphia: Elsevier, 2018.*)

posição neutra em decúbito lateral ou rotação externa na posição sentada/em pé sem resistência se a posição em decúbito lateral não for tolerada, bem como elevação lateral ativa dos ombros nas posições sentada/em pé sem resistência. É importante monitorar a tolerância do paciente ao programa de reabilitação. Sinais e sintomas de baixa tolerância são descritos na Tabela 20.7.[145]

Considerações sobre o tratamento de longo prazo. Durante o retorno à função ou fase de fortalecimento após 12 semanas de pós-operatório, o tendão pode ser gradualmente introduzido nas atividades de resistência e fortalecimento. Essa fase deve ser iniciada apenas se um paciente demonstrar ADM próxima às faixas normais, conforme descrito na Tabela 20.7.[147] A amplitude de movimento e o fortalecimento devem ser realizados com atenção contínua à mecânica escapular adequada, assim como a cinesia escapular. Os exercícios de fortalecimento mais eficazes para os músculos do manguito rotador estão descritos na Tabela 20.8.[145] Recomenda-se que os pacientes demonstrem tolerância adequada à elevação contra a resistência no plano escapular antes de tentar posições de fortalecimento acima da cabeça.[147]

Prognóstico. O tamanho da ruptura do tendão afeta as taxas de recuperação, com relatos de 6 meses em pacientes com lacerações pequenas e 18 meses em pacientes com lacerações médias. Pacientes com lacerações grandes a maciças apresentaram melhora contínua da força por até 18 meses; entretanto, eles não alcançaram a força do ombro contralateral no acompanhamento final.[148] É importante orientar os pacientes sobre a taxa esperada de recuperação e sobre as recomendações e a necessidade de continuar a participação em um programa de exercícios domiciliares após a alta da fisioterapia formal. Além disso, as taxas de falha foram associadas ao tamanho da ruptura, com 78% das rupturas maiores (> 4 cm) e rupturas da espessura total falhando nos primeiros 3 meses.[149] A idade avançada tem um impacto negativo nas taxas de falha devido à redução do aporte sanguíneo e à presença de osso osteoporótico.[149] Entretanto, os resultados funcionais são bons na maioria dos reparos que falharam em 1 ano.[149]

Fatores que afetam o risco de nova ruptura incluem idade avançada, infiltração gordurosa dos músculos do manguito rotador, tamanho da ruptura, procedimentos concomitantes na cabeça longa do bíceps ou articulações

TABELA 20.7	Sinais e sintomas de baixa tolerância durante a reabilitação do reparo do manguito rotador.		
Sintoma	Fase de proteção	Fase de mobilização	Fase de retorno às funções
Dor em repouso/à noite	> 6/10	> 4/10	> 2/10
Amplitude de movimento (ADM)	> 20° abaixo dos objetivos de ADM	> 20° abaixo dos objetivos de ADM	> 20° abaixo dos objetivos de ADM Elevação ≥ 140° Rotação externa em 20° de abdução ≥ 30° Rotação externa em 90° de abdução ≥ 75°
Força			Incapacidade de demonstrar elevação ativa ou perda evidente da força após 8 a 12 semanas

TABELA 20.8	Exercícios de fortalecimento mais efetivos para o manguito rotador.		
Músculo	**Baixo (0 a 15% da CIVM)**	**Médio (16 a 40% da CIVM)**	**Alto (41 a 100% da CIVM)**
Supraespinal	RE em decúbito dorsal assistida por barra Elevação autoassistida em decúbito dorsal Exercício do pêndulo	Elevação assistida por polia Caminhada/deslizamento na parede Flexão/elevação ativa com o cotovelo estendido	RE em decúbito lateral ABD total do ombro, RE em decúbito ventral em 90°
Infraespinal	RE assistida com o paciente em decúbito dorsal Elevação autoassistida em decúbito dorsal Exercício do pêndulo	Flexão/elevação ativa, RE em 45° de abdução com o paciente em pé Remadas altas	Extensão do ombro contra a resistência com o paciente em pé RE em decúbito lateral RE em decúbito ventral até 90°
Redondo menor	0 grau de RE com toalha e o paciente em pé RE no plano escapular com o paciente em pé		RE em decúbito ventral em 90°, RE em decúbito lateral Remada alta
Subescapular	Elevação assistida por polias, deslizamento na mesa Remada sentada	Elevação vertical assistida com uso de barra RE vertical assistida com uso de barra, soco frontal	Remada alta RI em 0 grau de ABD RE em 0 grau de ABD

ABD, abdução; *RE*, rotação externa; *RI*, rotação interna; *CIVM*, contração isométrica voluntária máxima.

acromioclaviculares, bem como o número de tendões envolvidos.[150] Embora menos apoiadas, algumas evidências sugerem que a baixa densidade mineral óssea afeta negativamente a cicatrização do tendão.[151] Com relação aos resultados clínicos, os pacientes submetidos ao reparo do manguito rotador tinham mais de 65 anos, tiveram uma pontuação mais baixa no *Medical Outcomes Study, 36-item Short Form*[c] e da ferramenta *Health Survey Quality of Life* que aqueles com menos de 60 anos.[151] Além disso, 77% dos pacientes com um tempo de recuperação funcional mais longo tinham mais de 60 anos.[151] Outros fatores que contribuíram para um resultado funcional e qualidade de vida inferiores incluíram uma história de diabetes ou obesidade.[151] Os fatores de risco de reinternação hospitalar após reparo do manguito rotador incluem idade superior a 80 anos, doença pulmonar obstrutiva crônica, hipertensão arterial com necessidade de medicação ou uma classificação da American Society of Anesthesiologist (ASA) de 3 ou 4. As complicações mais comuns associadas à reinternação estão relacionadas a eventos cardiovasculares (29%), infecções (19%) ou respiratórios (17%). A rigidez ocorre em 3 a 10% dos indivíduos 1 ano após a cirurgia e mais comumente ocorre em pacientes com diabetes, distúrbios da tireoide, rupturas agudas do manguito rotador, rupturas parciais da espessura do tendão e capsulite adesiva.[147]

Artroplastia total e reversa do ombro

A artroplastia total do ombro (ATO) está indicada para controlar a artrite em estágio terminal da articulação do ombro. Para indivíduos com lesão irreparável da musculatura do manguito rotador, fraturas ou falha de uma ATO prévia em que os tendões do manguito rotador são deficientes, uma artroplastia total reversa do ombro (ATOr) está indicada. Mecanicamente, uma ATO sem estabilização do manguito rotador apropriada leva à migração superior persistente da cabeça do úmero causando afrouxamento do componente e resultados inferiores. Existem diferenças importantes entre os procedimentos cirúrgicos que necessitam de considerações exclusivas para a reabilitação e aqueles que não necessitam. Esta seção revisará ambos os procedimentos, destacando as diferenças importantes do tratamento. Os fatores que afetam ambos os procedimentos incluem o estado pré-operatório do ombro, o tipo de implante usado e a abordagem cirúrgica realizada, a qualidade óssea da glenoide e do úmero, a integridade dos músculos do manguito rotador, qualquer reparo do manguito rotador concomitante, reparo ou transferência de tendão; e a estabilidade geral dos componentes da reconstrução.[153] Sinais e sintomas clínicos devem ser utilizados para mover um paciente pelas fases pós-operatórias *versus* critérios baseados no tempo. Isso garante que as atividades sejam adequadas para a cura pós-operatória, ao mesmo tempo que avaliam cuidadosamente cada paciente para progredir individualmente em seu programa em um ritmo que corresponda à função do ombro do paciente, levando em consideração os fatores anteriores mencionados.

Considerações sobre o pós-operatório inicial. Em comparação com a artroplastia da extremidade inferior, o tratamento precoce gira em torno da proteção e da cicatrização. A fase I (0 a 6 semanas) inclui proteção pós-cirúrgica imediata, com os pacientes passando as primeiras 4 a 6 semanas em uma tipoia. A ADM passiva pode ser restaurada por meio de movimento assistido por terapeuta.

Na ATO, a integridade da musculatura do manguito rotador e o reparo do manguito rotador associado durante a cirurgia de ATO orientam as restrições passivas de ADM. O tendão subescapular pode ser reparado, o que

[c]N.R.T.: Amplamente utilizado para a população brasileira: Ciconelli RM, et al. Tradução para a língua portuguesa e validação do questionário genérico de avaliação de qualidade de vida SF-36 (Brasil SF-36). *Revi Bras Reumatol.* 1999;39(3):143-50.

normalmente limitará o movimento inicial a menos de 30 a 40° de rotação externa. Alguns procedimentos cirúrgicos incluem tenotomia do tendão subescapular, que não teria restrições específicas de movimento.

Na ATOr, a elevação acima de 90° é desencorajada para ajudar a minimizar a tensão durante a cicatrização do tecido. O tendão do subescapular pode ser reparado durante a ATOr, o que pode levar a limitações do movimento de rotação externa passiva de 30 a 40°. O risco de luxação ocorre nas posições de adução e rotação interna, portanto, evitar o alongamento em rotação interna não é recomendado durante essa fase. O músculo deltoide e os músculos periescapulares se tornarão os motores glenoumerais primários devido à ausência ou deficiência dos músculos do manguito rotador. Uma isometria de baixa carga nessa fase inicial pode ajudar a manter a integridade desses músculos durante o período de imobilização.

Na fase II (normalmente de 6 a 12 semanas), se as metas de ADM passiva tiverem sido alcançadas, a ADM ativa-assistida e ativa podem ser iniciadas para ambos os tipos de reparo. O terapeuta deve monitorar o paciente quanto ao recrutamento muscular para evitar estratégias e padrões compensatórios que possam levar a falhas mecânicas. Inicialmente, a progressão dos exercícios deve ser realizada em decúbito dorsal para melhorar a tolerância às atividades devido a uma posição minimizada pela gravidade com a progressão para as posições sentada e em pé para simular as atividades funcionais. Normalmente, nessa fase não há nenhuma restrição para a elevação frontal. Algumas atividades sugeridas incluem posicionamento em decúbito dorsal usando um pino ou varinha; "caminhada na parede", em que os pacientes usam os dedos e a mão para "subirem" pela parede, ou usam polias suspensas. Na presença de um reparo do subescapular, a isometria rotacional pode começar na 8ª semana.

A fase III/IV (12 + semanas) progredirá nos exercícios de fortalecimento e visa auxiliar no retorno às atividades funcionais. A progressão para essa fase não deve começar até que as ADMs ativa, ativa-assistida e passiva estejam completas e com dor mínima. Um estudo prospectivo caso-controle demonstrou que a ADM de flexão alcançada em pacientes com ATO é de 144° *versus* 136° naqueles com ATOr, com rotação externa de 53° e 38°, respectivamente, e abdução de 136° e 129°, respectivamente.[154]

Prognóstico. Uma revisão sistemática recente estabeleceu que após a ATO, a maioria dos indivíduos se recupera no primeiro ano após a cirurgia.[155] Ambos os procedimentos ATO e ATOr demonstram alívio eficaz da dor.[154] Nessa população, o retorno à atividade física, incluindo esportes, é alto de acordo com uma revisão sistemática que demonstrou taxa de retorno geral de 92,6% em pacientes submetidos a ATO, 74,9% em ATOr e 71,1% em indivíduos com hemiartroplastia.[156] Os retornos aos esportes mais comuns incluem natação, golfe, ginástica e tênis.[156] Uma revisão sistemática separada demonstrou as taxas de retorno aos esportes variando de 57,1 a 97,3% em uma população de atletas amadores. Em quase todos os estudos após a última revisão, os indivíduos relataram praticar o esporte desejado nos 3 meses anteriores à cirurgia, uma questão importante para entender sobre a coorte que voltou ao esporte preferido. Na revisão de Aims et al., os indivíduos com ATOr demonstraram taxas de retorno ligeiramente mais baixas de 60 a 85,5%, o que pode ser atribuído à idade avançada ou mecânica alterada secundária aos componentes da prótese.[154] Taxas de complicações entre ATO e ATOr foram semelhantes em 2 anos de acompanhamento – 15 e 13%, respectivamente.

Cirurgias de ombro: resumo

Cirurgias de ombro comuns para adultos idosos incluem reparo do manguito rotador e artroplastia. É importante orientar os pacientes sobre o que esperar de cada cirurgia. Compreender os tempos de recuperação esperados e planejar a imobilização são importantes para os pacientes e suas famílias. Os procedimentos de artroplastia do ombro podem ser eficazes para condições artríticas com o objetivo principal de alívio da dor. As artroplastias totais reversas do ombro são o procedimento preferido quando a musculatura do manguito rotador não pode ser recuperada. Nesses casos, os pacientes podem esperar um bom alívio da dor, mas podem não recuperar a função completa do ombro.

CIRURGIAS DA COLUNA

Distúrbios da coluna podem ter um impacto considerável na função e na qualidade de vida. A estenose do canal vertebral é a indicação mais comum para a cirurgia da coluna em pessoas com mais de 65 anos.[157] A estenose do canal vertebral frequentemente é descrita a partir de uma perspectiva anatômica como um estreitamento do canal espinal (central ou foraminal). Esse estreitamento geralmente é resultado da degeneração de várias estruturas, incluindo perda de altura do disco, hérnia de disco, osteófitos e espessamento do ligamento amarelo. As intervenções cirúrgicas geralmente são recomendadas apenas depois que tratamentos conservadores aliviem a dor ou melhorem a função.

As taxas de descompressão espinal e artrodeses eletivas para redução dos sintomas estão aumentando na população idosa. De 2004 a 2015, os procedimentos eletivos de artrodese lombar entre indivíduos com 65 anos ou mais aumentaram 73%.[151] Pacientes com diagnóstico de espondilolistese representaram a maioria dessas cirurgias seguidas pela escoliose degenerativa.[158] As técnicas cirúrgicas mais comumente usadas foram a laminectomia descompressiva, que envolve a remoção das estruturas que comprimem a raiz nervosa, e a retirada da lâmina óssea da estrutura vertebral. A descompressão geralmente é realizada com artrodese quando múltiplas raízes nervosas estão envolvidas, presença de espondilolistese ou de deformidade espinal significativa, como escoliose degenerativa. Na coluna cervical, o diagnóstico primário e o procedimento cirúrgico entre os idosos é a espondilose cervical com mielopatia tratada com procedimentos de artrodese.

As taxas cirúrgicas estão aumentando parcialmente devido ao crescimento da população de adultos idosos, avanços nos procedimentos cirúrgicos e uma maior demanda por função continuada ou melhorada com o aumento da idade.[3] Como a cirurgia da coluna geralmente é realizada apenas após a falha do tratamento conservador, é importante considerar as alterações fisiológicas e psicológicas que resultam da dor prolongada. Alterações degenerativas dos ossos, articulações, ligamentos e músculos contribuem para a redução da força paravertebral e comprometimento da dinâmica espinal. Em conjunto com o prejuízo da função, esses indivíduos frequentemente experimentam ansiedade, depressão e perda de participação social e recreativa. A reabilitação que incorpora o modelo biopsicossocial é a intervenção ideal após a cirurgia para reduzir a dor e a incapacidade.

Indicações para cirurgia. Déficits neurológicos de evolução rápida, como síndrome da cauda equina, e/ou disfunção vesical são indicações para cirurgia de urgência. Essa apresentação é rara nas doenças da coluna vertebral secundárias a alterações degenerativas. Na ausência de déficits neurológicos de progressão rápida, não há consenso sobre as indicações e o momento ideal para a cirurgia da coluna. Para pacientes com características clínicas leves de mielopatia, um acompanhamento neurológico rigoroso para avaliar os déficits progressivos é apropriado. A avaliação cirúrgica é recomendada para indivíduos com maior risco de deterioração da função, incluindo aqueles com compressão grave da medula espinal observada em um exame de ressonância magnética, perda progressiva de destreza ou estilos de vida altamente ativos. A maioria das cirurgias para doenças degenerativas da coluna é realizada como um procedimento eletivo após a ausência de melhora de um curso de cuidados conservadores.

Prognóstico e planejamento de tratamento

Coluna cervical. Os pacientes submetidos à cirurgia para mielopatia espondilótica cervical podem esperar uma recuperação funcional significativa por até 2 anos após a cirurgia. Em média, os pacientes relatam uma melhora de 50% na função em 1 ano e cerca de 60% de melhora em 2 anos.[159] O tabagismo e a duração e gravidade dos sintomas contribuem para piores desfechos clínicos após a cirurgia. O prognóstico depende ainda da duração e do grau de compressão neurológica antes da cirurgia. Condições, como queda do pé, perda da destreza das mãos e bexiga neurogênica, podem não se recuperar após a cirurgia. O planejamento do tratamento deve incluir métodos para acomodar essas deficiências, incluindo a prescrição de dispositivos auxiliares e órteses apropriados.

Coluna lombar. Pacientes clinicamente estáveis apropriados para cirurgia geralmente relatam benefício significativo do tratamento cirúrgico para estenose da coluna lombar. Os pacientes podem esperar uma redução de 50% na dor e uma melhora de 55% na função nos primeiros 3 meses após a cirurgia.[160] Mudanças adicionais na dor

e na função são pequenas, mas podem continuar por até 2 anos no pós-operatório. A recuperação completa é incomum, sendo a dor lombar a queixa mais recalcitrante. O sucesso e a satisfação após a cirurgia de descompressão lombar são altamente variáveis. Fatores relacionados ao paciente que influenciam uma recuperação insatisfatória incluem depressão, alta catastrofização, menor mobilidade e atividade física pré-operatória e dor pré-operatória de maior intensidade. Os fisioterapeutas devem levar em consideração essas variáveis ao planejar o tratamento após a cirurgia, pois o tempo de recuperação geralmente é prolongado nesses pacientes. Além disso, as intervenções de tratamento precisam ser adaptadas com base nesses fatores. A fisioterapia informada psicologicamente pode mudar as estratégias de enfrentamento, como a catastrofização, e facilitar as mudanças na atividade física, embora o impacto em adultos idosos seja menos bem definido.

Complicações

As taxas de complicações cirúrgicas na coluna vertebral variam de acordo com a complexidade do procedimento cirúrgico, com mais complicações observadas a vários níveis de fusões, conforme mostrado na Figura 20.15.[159,161,162] As complicações precoces incluem infecção, rupturas durais e trombose venosa profunda. Os fisioterapeutas devem monitorar os pacientes quanto a uma mudança no estado que pode estar associada à complicação e alertar a equipe médica se for observada. A lesão nervosa é uma complicação que pode não ser aparente no início do período pós-operatório. As sequelas dos danos nervosos relacionados à cirurgia são altamente variáveis, dependendo do nível envolvido e da extensão da lesão nos nervos. O fisioterapeuta pode obter evidências de lesão do nervo com um exame completo e entrevista com o paciente perguntando sobre mudanças significativas ou perda de função, perda motora e alterações intestinais ou vesicais. O dano nervoso pode resolver gradualmente, e melhorias podem ser observadas por até 12 a 18 meses após a cirurgia. Se pouca ou nenhuma recuperação for observada na fase inicial da recuperação, é importante começar a examinar modos para acomodar a deficiência. Por exemplo, no paciente que apresenta uma queda do pé após uma fusão L3-L4-L5 sem resolução ao longo das 4 semanas subsequentes de tratamento, abordar a queda do pé com uma órtese tornozelo-pé apresenta um impacto maior enquanto o fisioterapeuta continua a trabalhar na facilitação do tibial anterior. O uso da órtese pode ter um impacto positivo significativo nas AVDs, na velocidade da marcha e na qualidade de vida. As complicações de longo prazo (6 meses a 1 ano) da cirurgia da coluna incluem dor na coluna vertebral contínua ou crescente, pseudoartrose e infecção tardia. Fatores como perda de ADM, devido a espasmo muscular, dor ou mudança significativa no estado, devem levar a um encaminhamento de volta à equipe cirúrgica para investigação adicional. Uma lista dos problemas mais relatados após a cirurgia e ações potenciais são apresentados na Tabela 20.9.

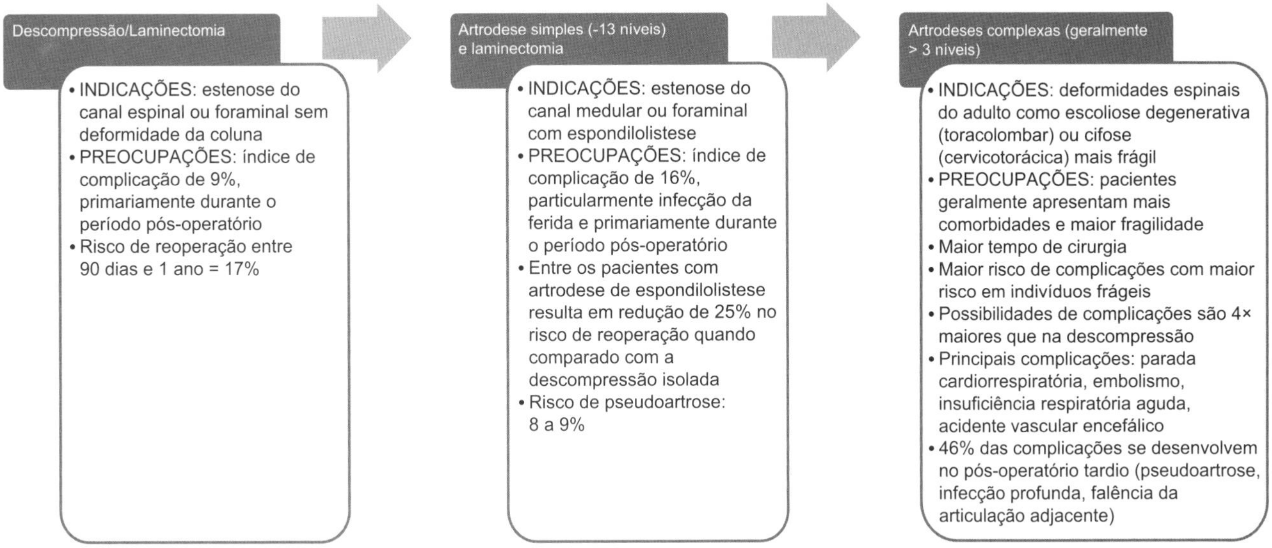

Descompressão/Laminectomia

- INDICAÇÕES: estenose do canal espinal ou foraminal sem deformidade da coluna
- PREOCUPAÇÕES: índice de complicação de 9%, primariamente durante o período pós-operatório
- Risco de reoperação entre 90 dias e 1 ano = 17%

Artrodese simples (-13 níveis) e laminectomia

- INDICAÇÕES: estenose do canal medular ou foraminal com espondilolistese
- PREOCUPAÇÕES: índice de complicação de 16%, particularmente infecção da ferida e primariamente durante o período pós-operatório
- Entre os pacientes com artrodese de espondilolistese resulta em redução de 25% no risco de reoperação quando comparado com a descompressão isolada
- Risco de pseudoartrose: 8 a 9%

Artrodeses complexas (geralmente > 3 níveis)

- INDICAÇÕES: deformidades espinais do adulto como escoliose degenerativa (toracolombar) ou cifose (cervicotorácica) mais frágil
- PREOCUPAÇÕES: pacientes geralmente apresentam mais comorbidades e maior fragilidade
- Maior tempo de cirurgia
- Maior risco de complicações com maior risco em indivíduos frágeis
- Possibilidades de complicações são 4× maiores que na descompressão
- Principais complicações: parada cardiorrespiratória, embolismo, insuficiência respiratória aguda, acidente vascular encefálico
- 46% das complicações se desenvolvem no pós-operatório tardio (pseudoartrose, infecção profunda, falência da articulação adjacente)

Figura 20.15 Complexidade crescente das cirurgias de coluna e preocupações associadas. (*De Yagi M, Fujita N, Okada E, et al. Impact of frailty and comorbidities on surgical outcomes and complications in adult spinal disorders. Spine 2018;43:1259-67. Yavin D, Casha S, Wiebe S, et al. Lumbar fusion for degenerative disease: a systematic review and meta-analysis. Neurosurgery 2017;80:701-15.*)

TABELA 20.9	Problemas pós-operatórios e ações relacionadas após cirurgias da coluna.	
Preocupação do paciente	**Causas possíveis**	**Ação recomendada**
Dor em membro inferior ou superior	Sensibilidade neural	Pode levar até 4 semanas para diminuir Assegure analgesia adequada Mantenha exercícios livres de dor Diminua levemente os tempos de caminhada/exercícios Progrida a atividade muito rapidamente ou muito lentamente Modifique posições ou atividades que provocam dor Se persistir, encaminhe de volta para a equipe cirúrgica
Deterioração neurológica	Possível instabilidade	Reveja as condições comórbidas e estado neurológico pré-operatórios para potenciais causas alternativas Monitore de perto e informe a equipe cirúrgica
Ferida inflamada ou com secreção	Possível infecção	Encaminhe para a equipe cirúrgica ou médico assistente
Exercícios dolorosos	Técnica inadequada Exercício agrava a dor cervical ou lombar	Altere o exercício/corrija a técnica, ajuste a posição, carga e/ou dose Assegure a prescrição de exercícios focados e relacionados com a função
Paciente não se exercita regularmente ou não segue as recomendações de restrição	Baixo nível de aderência pelo paciente	Explique a importância de uma boa função muscular e postura para evitar exacerbações. Trabalhe com o paciente para identificar a motivação para melhora da função e combine exercícios com atividade significativa
Dor lombar ou cervical (axial) persistente	Fonte comum pode ser de origem desconhecida ou mista Técnica deficiente para a execução do exercício ou intensidade de atividade inefetiva (muito pouca ou excessiva)	Assegure analgesia adequada Assegure exercícios apropriados e não aumente a intensidade muito rapidamente ou lentamente Reveja e modifique as atividades que provocam dor (p. ex., reduzindo tempos prolongados na posição sentada ou em pé) O reforço das orientações pode ser comum, mas também deve se destacar que o condicionamento dos músculos posturais ajudará na redução da dor
Cefaleias	Ruptura dural (primeiras 4 semanas) Postural ou neuropatodinâmica alterada Outra patologia	Se sofreu ruptura dural durante a cirurgia, cefaleias podem estar presentes por até 2 semanas após a cirurgia Se o início ocorreu 4 semanas após a cirurgia, avaliar e tratar, se apropriado, caso contrário, encaminhe ao médico assistente

Muitos especialistas debatem a adequação da cirurgia para estenose na população de octogenários. No entanto, a pesquisa é inconclusiva, provavelmente devido ao substancial viés de seleção. Os oponentes argumentam que esses indivíduos apresentam maior risco de complicações, mas isso provavelmente é confundido por outras condições, como a fragilidade. Em geral, as taxas de fusão são mais baixas em pacientes com mais de 80 anos, mesmo quando eles são diagnosticados como semelhantes aos mais jovens.[163] A maioria que progride para cirurgia apresenta uma prevalência maior de estenose multinível, estenose grave e fraqueza motora assimétrica. Eles também apresentam taxas mais altas de hipertensão, doenças cardíacas e osteoporose, mas ainda tendem a tolerar a cirurgia. Entre 3 e 5% podem esperar uma complicação principal (p. ex., sepse, embolia pulmonar), enquanto 15% terão uma complicação menor (p. ex., infecção do trato urinário, trombose venosa profunda, transfusão de sangue). Fatores que aumentam as chances de complicação pós-operatória incluem tempo cirúrgico superior a 2 horas, instrumentação da coluna, IMC mais baixo e mobilidade dependente antes da cirurgia.

As complicações exclusivas da cirurgia da coluna cervical incluem disfagia (lesão do nervo laríngeo) e paralisia no nível de C5.[159] A disfasia ocorre em 1,4 a 4% dos indivíduos submetidos à cirurgia para mielopatia cervical e é mais comum nas abordagens anteriores. Os sintomas podem incluir rouquidão, voz ofegante, tosse fraca, dificuldade de deglutição ou sensação de dispneia. A paralisia pós-operatória no nível de C5 ocorre em aproximadamente 1,4 a 2,4% dos pacientes. A apresentação clínica inclui paresia motora dos músculos deltoide e/ou bíceps braquial. O tempo para o início da paralisia comumente ocorre no dia 1, mas pode não ser aparente por até 2 semanas. Tanto a disfasia quanto a paralisia no nível de C5 se recuperam totalmente na maioria dos pacientes. Injeções de esteroides, terapia da fala e fortalecimento podem apoiar a recuperação em casos recalcitrantes.[164,165]

Precauções

Não existem precauções uniformes após a cirurgia da coluna. Um bom relacionamento com o cirurgião ajudará os profissionais de reabilitação a entenderem o raciocínio por trás das precauções cirúrgicas personalizadas. Também é benéfico para o paciente trabalhar no planejamento do tratamento em conjunto com o cirurgião a fim de garantir que o aconselhamento pós-operatório seja congruente entre os provedores. Em geral, a maioria dos cuidados se baseia no princípio de redução do estresse mecânico no local da cirurgia, promovendo a consolidação óssea e a cicatrização dos tecidos moles circundantes, limitando a inflamação. As restrições comuns incluem nenhum levantamento superior a 10 a 15 libras (cerca de 5 a 7 kg) e nenhum levantamento suspenso durante as primeiras 10 a 12 semanas após a cirurgia. As recomendações do cirurgião para outras atividades, como movimentação até o limite da amplitude, correr, levantar e dirigir um carro,

são altamente variáveis. Devido à escassez de evidências que possam ajudar a direcionar essas recomendações, os fisioterapeutas devem ser criteriosos em suas recomendações sobre o retorno às atividades que exercem altas demandas sobre a coluna, especialmente considerando o nível de descondicionamento que pode ocorrer antes da cirurgia e durante o período pós-operatório.

Mobilização. Existem poucas pesquisas para orientar os fisioterapeutas no uso da terapia manual após a cirurgia da coluna. Em geral, ao selecionar intervenções de reabilitação após a cirurgia de artrodese, a mobilização no local da fusão nunca é recomendada, pois isso é contrário ao propósito da artrodese de fusão. A mobilização dos quadris ou da coluna torácica pode ser realizada no início do processo de reabilitação (cerca 6 semanas), pois os pacientes podem ser posicionados em uma coluna lombar em posição neutra para torção ou amplitude final de movimento articular, exercendo tensão sobre os segmentos fundidos. Após os procedimentos na coluna que não sejam artrodeses, a mobilização da coluna pode ser abordada conforme tolerado pelo paciente. Dor e/ou hipomobilidade segmentar ainda são os indicadores primários. A mobilização pode ser apropriada. A dosagem de mobilização deve ser determinada pela resposta individual do paciente e avaliada pré e pós-mobilização por meio de avaliações de dor e movimento. Técnicas de terapia manual de alta velocidade e baixa amplitude (manipulação de impulso) podem ser apropriadas em casos selecionados. Os médicos devem levar em consideração a saúde óssea do paciente e a finalidade da seleção dessa técnica. A manipulação de impulso específica para a coluna lombar ou coluna cervical demonstrou eficácia principalmente em condições agudas. Na maioria dos adultos idosos, essas condições da coluna são crônicas e o valor de uma manipulação de impulso é questionável. A manipulação de impulso na coluna torácica para dores/afecções cervicais crônicas ou a manipulação de distração para limitações de mobilidade do quadril são eficazes e seguras quando indicadas. O exame clínico criterioso, o teste da tolerância do paciente por meio do pré-posicionamento da articulação, examinando a preferência do paciente e a existência de um modelo lógico e claro para o propósito de uma manipulação de impulso ajudará os fisioterapeutas a determinar se essa intervenção é apropriada nessa população. Na maioria dos casos, a mobilização é tão eficaz quanto a manipulação de impulso e é reconhecida como mais segura.[130a]

Progressão do tratamento

A reabilitação que permite aos pacientes assumirem o controle de sua própria recuperação demonstrou melhorar os resultados a médio e longo prazos. Tópicos importantes de discussão com os pacientes incluem métodos para relaxar e reduzir o estresse, equilibrar o repouso e a atividade, definir metas de atividade e caminhada e criar um plano de recuperação pessoal. Além de abordar as deficiências físicas presentes após a cirurgia, o fisioterapeuta se torna um orientador e guia para treinamentos controlados.[166]

Apesar de esse tema ter sido estudado principalmente na fase pós-operatória do tratamento, evidências emergentes indicam que a aplicação de componentes dessas intervenções no pré-operatório pode melhorar a mobilidade precoce e reduzir a necessidade de analgésicos.[166a]

Considerações pós-operatórias iniciais

Coluna lombar. Durante a primeira semana, o foco da reabilitação se concentra em levantar/voltar para a cama, ficar em pé, andar e subir escadas. Não existem diretrizes definitivas sobre quando essas atividades devem ocorrer. Em uma pesquisa com ortopedistas e neurocirurgiões, a maioria concordou que sentar, ficar em pé e andar devem ser encorajados no primeiro dia após a cirurgia.[167] A reabilitação ativa após a cirurgia da coluna lombar apresenta um impacto benéfico na dor e na função. O planejamento da atividade física pode começar no hospital e é um componente fundamental do tratamento pós-operatório, principalmente porque muitos pacientes não recebem fisioterapia nos primeiros 2 a 3 meses após a alta hospitalar. Na alta, o paciente deve:

- Mobilizar-se de maneira independente e segura
- Ter um plano para aumentar gradualmente o exercício cardiovascular
- Demonstrar compreensão da coluna em posição neutra e como mantê-la durante as transições
- Demonstrar capacidade de controlar a dor usando respiração diafragmática e exercícios de relaxamento
- Compreender o autogerenciamento e o ritmo, especialmente com AVDs.

Cirurgia da coluna cervical. Tal como acontece com a cirurgia lombar, a reabilitação pós-operatória precoce concentra-se no controle da dor e na mobilidade geral necessária para que o paciente receba alta com segurança. Isso geralmente inclui estratégias e práticas de transferências, mobilidade na cama e negociação de escadas. As estratégias de controle da dor também podem ser incentivadas, incluindo a promoção do relaxamento, a respiração diafragmática e o trabalho para manter os ombros relaxados. A maioria dos pacientes no pós-operatório da cirurgia cervical será obrigada a usar um colar cervical. O tratamento pode incluir treinamentos com os pacientes sobre como colocar e retirar corretamente esses colares e ajustar para obter conforto. Além disso, como esses colares limitam a mobilidade da coluna cervical e alteram o centro de gravidade, os fisioterapeutas devem trabalhar para ajudar os pacientes a se adaptarem às mudanças no campo visual forçadas pelo movimento limitado da coluna e para adaptar estratégias de equilíbrio. Frequentemente, isso pode ser simplesmente aprender a ter mais cuidado com atividades, como subir escadas usando *feedback* tátil, porém, às vezes, pode exigir que se ensine a família a fornecer assistência de proteção de contato e orientação verbal. Para pacientes mais frágeis, a fisioterapia pós-operatória continuará em casa ou em um ambiente pós-agudo. O foco ainda é o treinamento de fortalecimento e equilíbrio para melhorar a participação nas AVDs. Isso inclui o fortalecimento das extremidades e tarefas específicas, como marcha e alcance acima da cabeça.

Tratamento pós-operatório. As variações nos resultados cirúrgicos após a cirurgia da coluna são causadas, em parte, pela variação nas abordagens de reabilitação pós-operatória ou pela falta dela. Há uma grande disparidade nas recomendações dos cirurgiões com relação aos níveis de atividade, retorno ao trabalho e encaminhamentos para fisioterapia. Entretanto, a reabilitação ativa, iniciada de 4 a 6 semanas após a cirurgia, é mais eficaz em melhorar a função e reduzir a dor que recomendar que os pacientes retornem à atividade normal por conta própria ou que sejam aconselhados a permanecer ativos.[168] Além disso, muitos pacientes com problemas de coluna já sentiam dor crônica há um bom tempo e apresentavam múltiplas condições comórbidas capazes de contribuir para o comprometimento funcional. Os pacientes expressam preocupações e acham um desafio progredir na atividade enquanto gerenciam várias condições comórbidas. Há valor na reabilitação ativa supervisionada que pode identificar como adaptar exercícios para lidar com deficiências articulares adjacentes, limitações cardiovasculares ou respiratórias e alterações sensoriais. Um fisioterapeuta eficaz fornecerá ao paciente o conhecimento e a autoeficácia necessários para continuar a reabilitação ativa de modo independente ao longo do tempo.

Evidências de qualidade moderada sugerem que a reabilitação multidisciplinar reduz a dor e a incapacidade.[169] Entretanto, a presença de vários provedores envolvidos na reabilitação pode ser caro e difícil para o paciente (p. ex., agendar consultas com vários provedores), tornando, assim, imperativo adaptar os encaminhamentos com base nas necessidades individuais. A maioria dos pacientes pode otimizar a recuperação por meio de fisioterapia de qualidade e intervenções psicologicamente informadas. A chave para isso é abrir a discussão para mudança de comportamento. Habilidades críticas de comunicação incluem escuta ativa, questionamento orientado e definição de metas. Ouvir, expressar apreço pela história e desafios do paciente e apresentar otimismo em relação à mudança cria uma atmosfera de colaboração com o paciente. Exemplos de modos para abrir essa discussão estão incluídos no Boxe. 20.1. Para pacientes com depressão

---

BOXE 20.1	**Construindo uma aliança terapêutica em torno da mudança comportamental.**

Primeiro, apresente-se, manifeste apreço com afirmação, defina a duração da visita e explique as expectativas e o fluxo de visitas.
Faça perguntas abertas como:
- *O que você acha que pode fazer você melhorar?*
- *Conte-me como se sente sobre exercícios neste momento.*
- *Qual a sua confiança atual sobre sua capacidade de realizar consistentemente esses exercícios se você decidir fazê-los?*
- *Como você se vê daqui a 3 anos em relação a (complete com uma área que o paciente esteja buscando resultados)?*
- *Quais são suas expectativas com a fisioterapia?*
- *Se você pudesse girar um botão e remover toda a sua dor, que coisas você deixou de fazer que gostaria de fazer agora?*
- *Se a sua dor aumentar, conte-me o que pretende fazer.*

significativa, ansiedade ou desafios de enfrentamento, pode ser necessário consultar um psicólogo ou assistente social para complementar a fisioterapia.

A dor na coluna raramente é resolvida completamente com cirurgia e a compreensão do paciente sobre a dor pode ter um impacto em seus resultados. A Educação em Neurociência da Dor (*Pain Neuroscience Education* [PNE]) é uma abordagem que pode ajudar a melhorar o enfrentamento e a gerenciar as expectativas após a cirurgia.[170] O PNE visa ajudar os pacientes a compreender a biologia e a psicologia de sua experiência de dor a partir de uma perspectiva biopsicossocial.[171] Isso inclui ajudar os pacientes a compreender que a dor é multifatorial. Um exemplo dessa explicação pode ser:

"O sistema nervoso é extremamente complexo. As vias ou nervos transportam muitos sinais diferentes para um centro de processamento, principalmente o cérebro. É muito parecido com o seu computador. Muitos programas podem ser executados ao mesmo tempo e com bastante eficiência. Entretanto, se um programa com falha disparar uma resposta anormal em um programa, muitas funções podem ser afetadas. Da mesma forma, a dor é uma resposta normal do sistema nervoso. Mas, se não for abordada, muitos outros sistemas em seu corpo podem ter dificuldade para regular. A cirurgia pode tratar algumas fontes de dor, mas ainda assim outras áreas do sistema nervoso ainda podem não se acalmar. Aprender como desligar ou atenuar as vias que contribuem para uma experiência de dor será importante na recuperação. Essa sensibilidade pode ser reduzida com exercícios, técnicas de relaxamento, respiração e atenção plena."

O exercício cardiovascular, o fortalecimento e a flexibilidade são componentes essenciais para ajudar os pacientes com doenças crônicas da coluna a se recuperar.[172] Os exercícios têm um efeito positivo no bem-estar físico e mental e devem ser incluídos em todas as sessões de fisioterapia. O tratamento da disfunção muscular do tronco desempenha um papel fundamental na melhoria dos resultados pós-operatórios. A dor crônica frequentemente contribui para a inibição dos músculos estabilizadores da coluna vertebral (multífido, transverso abdominal, flexores cervicais profundos, espinais). A combinação do impacto sobre a coluna com a compressão e a irritação das raízes nervosas frequentemente resulta em fraqueza dos músculos de suporte postural, que são projetados para ajudar a aliviar as forças da coluna.

Coluna lombar. Deficiências comuns após a cirurgia lombar incluem fraqueza nos músculos glúteos, limitando o suporte pélvico para a sustentação de peso e fraqueza nos isquiotibiais e flexores plantares, limitando a propulsão e dificultando a subida de escadas. O fortalecimento progressivo desses músculos deve incluir fortalecimento funcional, demandas variáveis de carga e velocidade.[173] Exceto em casos com fusão extensa (> 5 níveis), poucos pacientes notarão perda de mobilidade funcional na coluna. A retomada da atividade funcional também dependerá da

recuperação da mobilidade por toda a coluna e quadris. A terapia manual sobre a articulação do quadril e da coluna torácica pode facilitar essa mobilidade com resultados de longo prazo, dependendo que pacientes utilizem toda a amplitude de movimento rotineiramente.[174] As mobilizações passivas podem ser iniciadas com segurança após 6 semanas. As técnicas de terapia manual após a cirurgia lombar geralmente incluem mobilizações passivas para o quadril, enfatizando a rotação, flexão/extensão e distração (Figura 20.16). Esses exercícios podem ser seguidos por

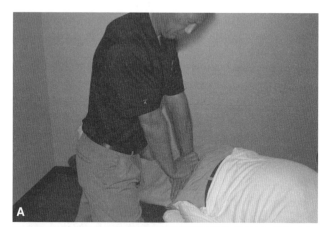
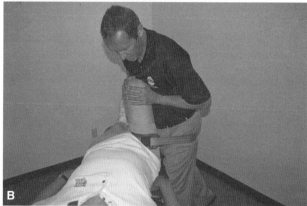
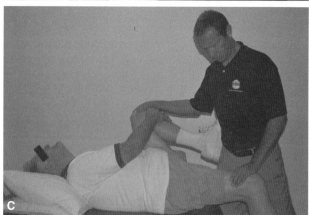

Figura 20.16 Terapia manual para melhorar a mobilidade do quadril (fêmur sobre o acetábulo). **A.** Mobilização posteroanterior do quadril em decúbito dorsal. **B.** Deslizamento lateral do quadril em decúbito dorsal. **C.** Deslizamento inferior do quadril em decúbito dorsal. (*De Backstrom KM, Whiman JM, Flynn TW. Lumbar spinal stenosis-diagnosis and management of the aging spine. Man Ther. 2011;Aug 15 (4):308–17.*)

exercícios domiciliares focados na automobilização e no alongamento (Figura 20.17). Melhorar a extensão torácica também pode melhorar a tolerância em pé ao caminhar e mobilidade da cabeça (Figura 20.18).

Coluna cervical. Por volta dos 3 meses, a maioria dos pacientes submetidos à cirurgia da coluna cervical está liberada para mobilidade e fortalecimento da coluna. O exercício de ADM ativo direcionado com o objetivo de melhorar o movimento da amplitude final da coluna cervical costuma ser suficiente para retornar aos níveis de mobilidade pré-operatórios. Também deve-se assegurar que o paciente tenha recuperado a mobilidade total da articulação temporomandibular porque a abertura da mandíbula pode estar rígida após a imobilização da coluna cervical. Intervenções de terapia manual podem ser usadas para rigidez recalcitrante em regiões da coluna distais ao local de fusão, como a coluna torácica (ver Figura 20.18). A maior parte da reabilitação se concentrará no fortalecimento. Isso deve incluir exercícios para os estabilizadores (extensores e flexores cervicais profundos, Figura 20.19) e estabilidade postural com fortalecimento do quadrante superior.[175,176] A recuperação dessa força é um componente importante da recuperação porque a redução da força muscular dos músculos cervicais posteriores está associada à persistência central da dor cervical após a fusão cervical.[177] Esses exercícios geralmente precisam ser adaptados ao indivíduo, tanto para

tolerância quanto para posicionamento, porque uma cifose torácica significativa pode dificultar a extensão da porção inferior da coluna cervical.

Prognóstico. Os pacientes podem esperar um bom alívio da dor nos membros inferiores ou superiores e uma diminuição significativa na dor cervical e na lombar após uma cirurgia da coluna. Apesar da dor axial frequentemente persistir em algum grau, a maioria dos indivíduos relata uma melhora geral significativa na função. As melhorias podem continuar por até 18 meses no pós-operatório, especialmente para procedimentos mais complexos. Marcos e atividades apropriadas após a cirurgia são apresentados na Tabela 20.10.[159,160]

Cirurgias da coluna: resumo

Muitos adultos idosos submetidos à cirurgia para doenças degenerativas da coluna buscam essa opção com esperança de melhorar a mobilidade e a função. Os resultados geralmente são favoráveis, mas a recuperação é aprimorada pela reabilitação dirigida. A pesquisa limitada suporta o programa de reabilitação ideal após a cirurgia para doenças degenerativas da coluna em adultos idosos. As intervenções eficazes de reabilitação incluem exercícios cardiovasculares, controle e fortalecimento motor, mobilização articular, flexibilidade e educação do paciente. O planejamento do tratamento e a seleção da intervenção devem

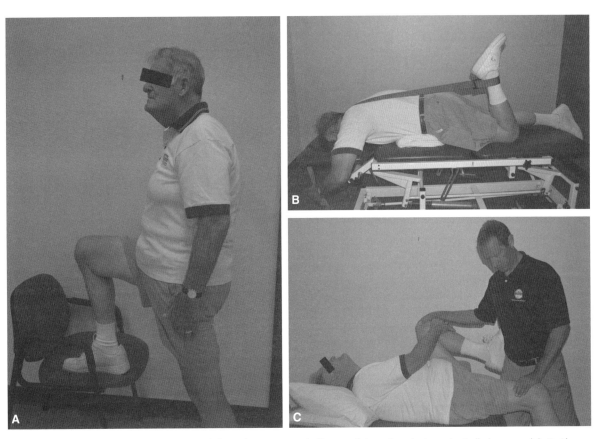

Figura 20.17 Exercícios para a flexibilidade do quadril. **A.** Alongamento do iliopsoas feito pelo próprio paciente (lado esquerdo). **B.** Alongamento do reto femoral feito pelo próprio paciente. **C.** Alongamento manual dos flexores do quadril em decúbito dorsal. (*De Backstrom KM, Whiman JM, Flynn TW. Lumbar spinal stenosis-diagnosis and management of the aging spine. Man Ther. 2011;Aug 15 (4):308–17.*)

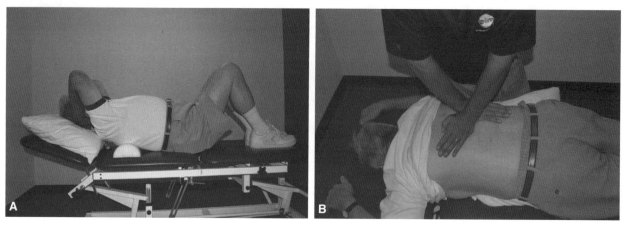

Figura 20.18 Mobilizações torácicas. **A.** Automobilização para a extensão do tórax. **B.** Mobilização torácica em decúbito ventral. (*De Backstrom KM, Whiman JM, Flynn TW. Lumbar spinal stenosis-diagnosis and management of the aging spine. Man Ther. 2011;Aug 15 (4):308–17.*)

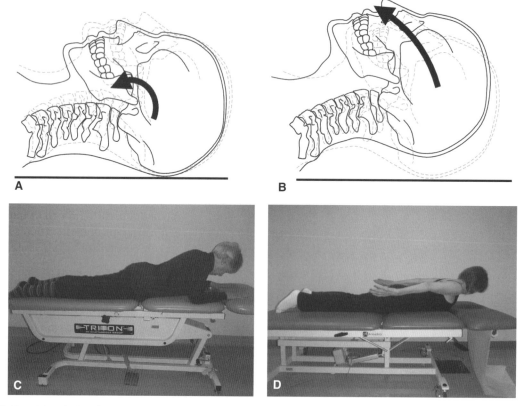

Figura 20.19 Exercícios de fortalecimento cervical. **A.** Flexão craniocervical. **B.** Exercício para resistência da flexão cervical. **C.** Retração cervical contra a gravidade. **D.** Retração cervical com extensão torácica. (*A e B de O'Leary S, et al. Journal of Pain. 2007;8(11): 832–39, Copyright © 2007 American Pain Society. C e D de Marcus R. Osteoporosis, ed 4.Oxford: Academic Press–Elsevier, 2013.*)

ser ajustados individualmente com base na complexidade das deficiências e fatores psicossociais que contribuem para a recuperação, como autoeficácia, enfrentamento e suporte social.

RESUMO

Este capítulo descreveu as indicações, procedimentos cirúrgicos, complicações, prognóstico e considerações de reabilitação para as regiões do quadril, joelho, ombro e coluna vertebral. Temas comuns que se aplicam a todas as regiões são a simbiose de intervenções comportamentais e físicas para maximizar a atividade física do paciente e os resultados funcionais. A consideração de exercícios progressivos conta a resistência, com consideração de CIVM, é importante para resultados ideais. Geralmente, a cirurgia não deve ser negada a um adulto idoso com base na idade. Em vez disso, as condições coexistentes apresentam um impacto maior no prognóstico. Por fim, uma comunicação excelente com o cirurgião e a equipe médica otimizará os resultados e reduzirá as complicações.

TABELA 20.10	Recomendações para a progressão da atividade após uma cirurgia da coluna.			
	0 a 6 semanas	**6 a 12 semanas**	**3 a 6 meses**	**6 a 12 meses**
Expectativas	Maior alteração na dor/incapacidade Paciente pode esperar cerca de 50% de redução na dor e incapacidade por volta de 3 meses		Melhoria nas atividades com maiores cargas espinais Paciente é independente no programa de fortalecimento progressivo	68 a 70% de redução da dor e incapacidade (em relação aos níveis pré-operatórios)
	Independente com AVDs Aderência a um programa de atividade física rotineiro	Melhoras nas tarefas com maiores demandas cardiovasculares e de mobilidade Maioria dos indivíduos retornará ao trabalho utilizando medicamentos Mínima dor em membros superiores e inferiores		
Intervenções	Aumento gradual da atividade Evitar atividades que aumentem a sensibilidade neural > 15 a 20 min entre as semanas 4 a 6 Rolagem entre as semanas 4 a 6 Alívio da dor: analgesia, posicionamento, exercícios de relaxamento e respiratórios Educação: mecânica da coluna Exercícios: estabilidade da musculatura do núcleo com a coluna em posição neutra, exercícios ativos para os quadris e membros superiores, isométricos Mobilidade: transferências, segurança na abordagem de escadas, deambulação	Evitar o levantamento de cargas pesadas até 12 semanas ou liberação do cirurgião Progredir na estabilidade central e postural Treinamento do equilíbrio e da propriocepção Progredir na amplitude funcional de movimento Progredir na atividade cardiovascular (duração ou intensidade) Deambulação: aumentar a velocidade Alongamento e flexibilidade das articulações adjacentes Orientar sobre os tempos de cicatrização, tabagismo, peso e estresse	Começar o carregamento espinal progressivo para aumentar a tolerância para levantamentos Aumentar a complexidade da estabilização do tronco (superfícies instáveis, cocontrações) Começar o condicionamento para esportes Condicionamento do tronco e membros superiores e inferiores de acordo com os objetivos relevantes do paciente	Treinamento para esporte ou tarefa específica
Marcos	Alívio adequado da dor Estabilidade básica da região do núcleo Desenvolver atividades normais Marcha normal Tolerância para caminhar de 20 min	Manejo da dor pelo paciente Boa posição espinal durante transições, elevações Tolerância cardiovascular de 30 min Tolerância nas posições sentada/em pé 15 a 60 min	Amplitude funcional total de movimento e força Plano de manejo da dor e atividade física totalmente no controle do paciente	Retorno total às atividades atléticas e de trabalho
Falha em atingir os marcos	Discutir com a equipe cirúrgica Avalie e aborde a fonte da limitação: médica ou psicossocial			

REFERÊNCIAS BIBLIOGRÁFICAS

1. Murray CJ, Barber RM, Foreman KJ, et al. Global, regional, and national disability-adjusted life years (DALYs) for 306 diseases and injuries and healthy life expectancy (HALE) for 188 countries, 1990–2013: quantifying the epidemiological transition. *Lancet.* 2015; 386:2145–2191.
2. Murray CJL, Vos T, Lozano R, et al. Disability-adjusted life years (DALYs) for 291 diseases and injuries in 21 regions, 1990–2010: a systematic analysis for the Global Burden of Disease Study 2010. *Lancet.* 2013;380:2197–2223.
3. Wang MC, Kreuter W, Wolfla CE, Maiman DJ, Deyo RA. Trends and variations in cervical spine surgery in the United States: Medicare beneficiaries, 1992 to 2005. *Spine.* 2009;34:955–961 discussion 62–63.
4. Deyo RA, Mirza SK, Martin BI, Kreuter W, Goodman DC, Jarvik JG. Trends, major medical complications, and charges associated with surgery for lumbar spinal stenosis in older adults. *JAMA.* 2010;303:1259–1265.
5. Yoshihara H, Yoneoka D. Trends in the incidence and in-hospital outcomes of elective major orthopaedic surgery in patients eighty years of age and older in the United States from 2000 to 2009. *J Bone Joint Sur Am.* 2014;96:1185–1191.
6. Zmistowski B, Padegimas EM, Howley M, Abboud J, Williams Jr. G, Namdari S. Trends and variability in the use of total shoulder arthroplasty for Medicare patients. *J Am Acad Orthop Surg.* 2018; 26:133–141.
7. Sloan M, Premkumar A, Sheth NP. Projected volume of primary total joint arthroplasty in the U.S., 2014 to 2030. *J Bone Joint Surg Am.* 2018;100:1455–1460.
8. Dieleman JL, Baral R, Birger M, et al. US spending on personal health care and public health, 1996–2013. *JAMA.* 2016;316:2627–2646.
9. Martin BI, Turner JA, Mirza SK, Lee MJ, Comstock BA, Deyo RA. Trends in health care expenditures, utilization, and health status among US adults with spine problems, 1997–2006. *Spine.* 2009;34: 2077–2084.
10. Theis KA, Murphy L, Hootman JM, Wilkie R. Social participation restriction among US adults with arthritis: a population-based study using the International Classification of Functioning, Disability and Health. *Arthritis Care Res* (Hoboken). 2013;65:1059–1069.
11. Hootman JM, Cheng WY. Psychological distress and fair/poor health among adults with arthritis: state-specific prevalence and correlates of general health status, United States, 2007. *International Journal of Public Health.* 2009;54(Suppl 1):75–83.
12. McPhail SM, Schippers M, Marshall AL. Age, physical inactivity, obesity, health conditions, and health-related quality of life among

patients receiving conservative management for musculoskeletal disorders. *Clinical Interventions in Aging.* 2014;9:1069–1080.

13. Ravi B, Croxford R, Austin PC, et al. The relation between total joint arthroplasty and risk for serious cardiovascular events in patients with moderate-severe osteoarthritis: propensity score matched landmark analysis. *BMJ.* 2013;347:f6187.

14. Hassett AL, Marshall E, Bailey AM, et al. Changes in anxiety and depression are mediated by changes in pain severity in patients undergoing lower-extremity total joint arthroplasty. *Reg Anesth Pain Med.* 2018;43:14–18.

15. Arnold JB, Walters JL, Ferrar KE. Does physical activity increase after total hip or knee arthroplasty for osteoarthritis? A systematic review. *J Orthop Sports Phys Ther.* 2016;46:431–442.

16. Tak E, Kuiper R, Chorus A, Hopman-Rock M. Prevention of onset and progression of basic ADL disability by physical activity in community dwelling older adults: a meta-analysis. *Ageing Research Reviews.* 2013;12:329–338.

17. Skolasky RL, Maggard AM, Li D, Riley 3rd LH, Wegener ST. Health behavior change counseling in surgery for degenerative lumbar spinal stenosis. Part I: improvement in rehabilitation engagement and functional outcomes. *Arch Phys Med Rehabil.* 2015;96:1200–1207.

18. de Vries NM, Staal JB, van der Wees PJ, et al. Patient-centred physical therapy is (cost-) effective in increasing physical activity and reducing frailty in older adults with mobility problems: a randomized controlled trial with 6 months follow-up. *Journal of Cachexia Sarcopenia Muscle.* 2016;7:422–435.

19. Dreinhofer KE, Mitchell PJ, Begue T, et al. A global call to action to improve the care of people with fragility fractures. *Injury.* 2018;49:1393–1397.

20. Pasco JA, Sanders KM, Hoekstra FM, Henry MJ, Nicholson GC, Kotowicz MA. The human cost of fracture. *Osteoporos Int.* 2005;16:2046–2052.

21. Nevitt MC, Ettinger B, Black DM, et al. The association of radiographically detected vertebral fractures with back pain and function: a prospective study. *Ann Intern Med.* 1998;128:793–800.

22. Herrick C, Steger-May K, Sinacore DR, Brown M, Schechtman KB, Binder EF. Persistent pain in frail older adults after hip fracture repair. *J Am Geriatr Soc.* 2004;52:2062–2068.

23. Brauer CA, Coca-Perraillon M, Cutler DM, Rosen AB. Incidence and mortality of hip fractures in the United States. *JAMA.* 2009;302:1573–1579.

24. Sullivan KJ, Husak LE, Altebarmakian M, Brox WT. Demographic factors in hip fracture incidence and mortality rates in California, 2000–2011. *J Orthop Surg Res.* 2016;11:4.

25. Parker M, Johansen A. Hip fracture. *BMJ.* 2006;333:27–30.

26. Colón-Emeric C, Kuchibhatla M, Pieper C, et al. The contribution of hip fracture to risk of subsequent fractures: data from two longitudinal studies. *Osteoporos Int.* 2003;14:879–883.

27. Stolee P, Poss J, Cook RJ, Byrne K, Hirdes JP. Risk factors for hip fracture in older home care clients. *Journals of Gerontology Series A: Biomedical Sciences and Medical Sciences.* 2009;64:403–410.

28. Wolinsky FD, Bentler SE, Liu L, et al. Recent hospitalization and the risk of hip fracture among older Americans. *Journals of Gerontology Series A: Biological Sciences and Mmedical Sciences.* 2009;64:249–255.

29. van de Ree CLP, De Jongh MAC, Peeters CMM, de Munter L, Roukema JA, Gosens T. Hip fractures in elderly people: surgery or no surgery? A systematic review and metaanalysis. *Geriatric Orthopaedic Surgery & Rehabilitation.* 2017;8:173–180.

30. Parker MJ, Gurusamy K. Internal fixation versus arthroplasty for intracapsular proximal femoral fractures in adults. *Cochrane Database Syst Rev.* 2006; CD001708.

31. Kristensen MT, Bandholm T, Bencke J, Ekdahl C, Kehlet H. Knee-extension strength, postural control and function are related to fracture type and thigh edema in patients with hip fracture. *Clin Biomech.* 2009;24:218–224.

32. Colon-Emeric CS. Postoperative management of hip fractures: interventions associated with improved outcomes. *BoneKEy Reports.* 2012;1:241.

33. Friedman SM, Mendelson DA, Bingham KW, Kates SL. Impact of a comanaged geriatric fracture center on shortterm hip fracture outcomes. *Arch Intern Med.* 2009;169:1712–1717.

34. Hung WW, Egol KA, Zuckerman JD, Siu AL. Hip fracture management: tailoring care for the older patient. *JAMA.* 2012;307:2185–2194.

35. Vochteloo AJ, Borger van der Burg BL, Mertens B, et al. Outcome in hip fracture patients related to anemia at admission and allogeneic blood transfusion: an analysis of 1262 surgically treated patients. *BMC Musculoskeletal Disorders.* 2011;12:262.

36. Girelli D, Marchi G, Camaschella C. Anemia in the elderly. *HemaSphere.* 2018;2:e40.

37. Sim YE, Sim SD, Seng C, Howe TS, Koh SB, Abdullah HR. Preoperative anemia, functional outcomes, and quality of life after hip fracture surgery. *J Am Geriatr Soc.* 2018;66:1524–1531.

38. Wyers CE, Reijven PL, Evers SM, et al. Cost-effectiveness of nutritional intervention in elderly subjects after hip fracture. A randomized controlled trial. *Osteoporos Int.* 2013;24:151–162.

39. Munter KH, Clemmesen CG, Foss NB, Palm H, Kristensen MT. Fatigue and pain limit independent mobility and physiotherapy after hip fracture surgery. *Disabil Rehabil.* 2018;40:1808–1816.

40. Goodnough LT, Schrier SL. Evaluation and management of anemia in the elderly. *Am J Hematol.* 2014;89:88–96.

41. Yang Y, Zhao X, Dong T, Yang Z, Zhang Q, Zhang Y. Risk factors for postoperative delirium following hip fracture repair in elderly patients: a systematic review and meta-analysis. *Aging: Clinical and Experimental Research.* 2017;29:115–126.

42. Lee HB, Mears SC, Rosenberg PB, Leoutsakos JM, Gottschalk A, Sieber FE. Predisposing factors for postoperative delirium after hip fracture repair in individuals with and without dementia. *J Am Geriatr Soc.* 2011;59: 2306–2313.

43. Marcantonio ER. Delirium in hospitalized older adults. *N Engl J Med.* 2017;377:1456–1466.

44. Martinez F, Tobar C, Hill N. Preventing delirium: should nonpharmacological, multicomponent interventions be used? A systematic review and meta-analysis of the literature. *Age Ageing.* 2015;44:196–204.

45. Hshieh TT, Yue J, Oh E, et al. Effectiveness of multicomponent nonpharmacological delirium interventions: a meta-analysis. *JAMA.* 2015;175:512–520.

46. Oberai T, Laver K, Crotty M, Killington M, Jaarsma R. Effectiveness of multicomponent interventions on incidence of delirium in hospitalized older patients with hip fracture: a systematic review. *Int Psychogeriatr.* 2018;30: 481–492.

47. Martinez FT, Tobar C, Beddings CI, Vallejo G, Fuentes P. Preventing delirium in an acute hospital using a nonpharmacological intervention. *Age Ageing.* 2012;41:629–634.

48. Martinez F, Donoso AM, Marquez C, Labarca E. Implementing a multicomponent intervention to prevent delirium among critically ill patients. *Critical Care Nurse.* 2017;37:36–46.

49. Baumgarten M, Margolis DJ, Orwig DL, et al. Pressure ulcers in elderly patients with hip fracture across the continuum of care. *J Am Geriatr Soc.* 2009;57:863–870.

50. Hommel A, Bjorkelund KB, Thorngren KG, Ulander K. Nutritional status among patients with hip fracture in relation to pressure ulcers. *Clin Nutr.* 2007;26:589–596.

51. Pedersen SJ, Borgbjerg FM, Schousboe B, et al. A comprehensive hip fracture program reduces complication rates and mortality. *J Am Geriatr Soc.* 2008;56:1831–1838.

52. Liu VX, Rosas E, Hwang J, et al. Enhanced recovery after surgery program implementation in 2 surgical populations in an integrated health care delivery system. *JAMA.* 2017;152:e171032.

53. Panula J, Pihlajamaki H, Mattila VM, et al. Mortality and cause of death in hip fracture patients aged 65 or older: a population-based study. *BMC Musculoskeletal Disorders.* 2011;12:105.

54. LeBlanc ES, Hillier TA, Pedula KL, et al. Hip fracture and increased short-term but not long-term mortality in healthy older women. *Arch Intern Med.* 2011;171:1831–1837.

55. Hu F, Jiang C, Shen J, Tang P, Wang Y. Preoperative predictors for mortality following hip fracture surgery: a systematic review and meta-analysis. *Injury.* 2012;43:676–685.

56. Nijmeijer WS, Folbert EC, Vermeer M, Slaets JP, Hegeman JH. Prediction of early mortality following hip fracture surgery in frail elderly: The Almelo Hip Fracture Score (AHFS). *Injury.* 2016;47:2138–2143.

57. Vochteloo AJ, Moerman S, Tuinebreijer WE, et al. More than half of hip fracture patients do not regain mobility in the first postoperative year. *Geriatrics & Gerontology International.* 2013;13:334–341.

58. Magaziner J, Hawkes W, Hebel JR, et al. Recovery from hip fracture in eight areas of function. *The Journals of Gerontology: Series A.* 2000;55:M498–M507.

59. Beaupre LA, Binder EF, Cameron ID, et al. Maximising functional recovery following hip fracture in frail seniors. *Best Pract Res Clin Rheumatol.* 2013;27:771–788.

60. Cristancho P, Lenze EJ, Avidan MS, Rawson KS. Trajectories of depressive symptoms after hip fracture. *Psychol Med.* 2016;46:1413–1425.

61. Duke RG, Keating JL. An investigation of factors predictive of independence in transfers and ambulation after hip fracture. *Arch Phys Med Rehabil*. 2002;83:158–164.

62. Kristensen MT, Kehlet H. The basic mobility status upon acute hospital discharge is an independent risk factor for mortality up to 5 years after hip fracture surgery. *Acta Orthop*. 2018;89:47–52.

63. Kimmel LA, Liew SM, Sayer JM, Holland AE. HIP4Hips (High Intensity Physiotherapy for Hip fractures in the acute hospital setting): a randomised controlled trial. *Med J Aust*. 2016;205: 73–78.

64. Kronborg L, Bandholm T, Palm H, Kehlet H, Kristensen MT. Effectiveness of acute in-hospital physiotherapy with kneeextension strength training in reducing strength deficits in patients with a hip fracture: a randomised controlled trial. *PLOS One*. 2017;12 e0179867.

65. Binder EF, Brown M, Sinacore DR, Steger-May K, Yarasheski KE, Schechtman KB. Effects of extended outpatient rehabilitation after hip fracture: a randomized controlled trial. *JAMA*. 2004;292:837–846.

66. Sherrington C, Lord SR, Herbert RD. A randomized controlled trial of weight-bearing versus non-weight-bearing exercise for improving physical ability after usual care for hip fracture. *Arch Phys Med Rehabil*. 2004;85:710–716.

67. Mangione KK, Craik RL, Palombaro KM, Tomlinson SS, Hofmann MT. Home-based leg-strengthening exercise improves function 1 year after hip fracture: a randomized controlled study. *J Am Geriatr Soc*. 2010;58:1911–1917.

68. Diong J, Allen N, Sherrington C. Structured exercise improves mobility after hip fracture: a meta-analysis with metaregression. *Br J Sports Med*. 2016;50:346–355.

69. Auais MA, Eilayyan O, Mayo NE. Extended exercise rehabilitation after hip fracture improves patients' physical function: a systematic review and meta-analysis. *Phys Ther*. 2012;92:1437–1451.

70. Sherrington C, Lord SR. Home exercise to improve strength and walking velocity after hip fracture: a randomized controlled trial. *Arch Phys Med Rehabil*. 1997;78:208–212.

71. Latham NK, Harris BA, Bean JF, et al. Effect of a home-based exercise program on functional recovery following rehabilitation after hip fracture: a randomized clinical trial. *JAMA*. 2014;311:700–708.

72. Perracini MR, Kristensen MT, Cunningham C, Sherrington C. Physiotherapy following fragility fractures. *Injury*. 2018;49:1413–1417.

73. Calvo E, Morcillo D, Foruria AM, et al. Nondisplaced proximal humeral fractures: high incidence among outpatient-treated osteoporotic fractures and severe impact on upper extremity function and patient subjective health perception. *J Shoulder Elbow Surg*. 2011;20: 795–801.

74. Launonen AP, Lepola V, Flinkkila T, Laitinen M, Paavola M, Malmivaara A. Treatment of proximal humerus fractures in the elderly: a systemic review of 409 patients. *Acta Orthop*. 2015;86:280–285.

75. Handoll HH, Brorson S. Interventions for treating proximal humeral fractures in adults. *Cochrane Database Syst Rev*. 2015; CD000434.

76. Cameron ID, Gillespie LD, Robertson MC, et al. Interventions for preventing falls in older people in care facilities and hospitals. *Cochrane Database of Syst Eev*. 2012;12: CD005465.

77. Room J, Hannink E, Dawes H, Barker K. What interventions are used to improve exercise adherence in older people and what behavioural techniques are they based on? A systematic review. *BMJ Open*. 2017;7: e019221.

78. Handoll HH, Elliott J. Rehabilitation for distal radial fractures in adults. *Cochrane Database Syst Rev*. 2015; CD003324.

79. Mattila VM, Huttunen TT, Sillanpaa P, Niemi S, Pihlajamaki H, Kannus P. Significant change in the surgical treatment of distal radius fractures: a nationwide study between 1998 and 2008 in Finland. *J Trauma*. 2011;71:939–942. discussion 42–3.

80. MacIntyre NJ, Dewan N. Epidemiology of distal radius fractures and factors predicting risk and prognosis. *J Hand Ther*. 2016;29: 136–145.

81. Walenkamp MM, Aydin S, Mulders MA, Goslings JC, Schep NW. Predictors of unstable distal radius fractures: a systematic review and meta-analysis. *J Hand Surg [Br]*. 2016;41:501–515.

82. Bentohami A, de Burlet K, de Korte N, van den Bekerom MP, Goslings JC, Schep NW. Complications following volar locking plate fixation for distal radial fractures: a systematic review. *J Hand Surg [Br]*. 2014;39:745–754.

83. Krischak GD, Krasteva A, Schneider F, Gulkin D, Gebhard F, Kramer M. Physiotherapy after volar plating of wrist fractures is effective using a home exercise program. *Arch Phys Med Rehabil*. 2009; 90:537–544.

84. Souer JS, Buijze G, Ring D. A prospective randomized controlled trial comparing occupational therapy with independent exercises after volar plate fixation of a fracture of the distal part of the radius. *J Bone Joint Surg Am*. 2011;93:1761–1766.

85. Edwards BJ, Song J, Dunlop DD, Fink HA, Cauley JA. Functional decline after incident wrist fractures–Study of Osteoporotic Fractures: prospective cohort study. *BMJ*. 2010;341:c3324.

86. Weycker D, Li X, Barron R, Bornheimer R, Chandler D. Hospitalizations for osteoporosis-related fractures: Economic costs and clinical outcomes. *Bone Reports*. 2016;5:186–191.

87. Wijendra A, Alwe R, Lamyman M, Grammatopoulos GA, Kambouroglou G. Low energy open ankle fractures in the elderly: outcome and treatment algorithm. *Injury*. 2017;48:763–769.

88. Schray D, Ehrnthaller C, Pfeufer D, et al. Outcome after surgical treatment of fragility ankle fractures in a certified orthogeriatric trauma center. *Injury*. 2018;49:1451–1457.

89. DellaRocca GJ, UppalHS, CopelandME,CristBD, VolgasDA. Geriatric patients with fractures below the hip are medically similar to geriatric patients with hip fracture. *Geriatric Orthopaedic Surgery & Rehabilitation*. 2015;6:28–32.

90. Gauthe R, Desseaux A, Rony L, Tarissi N, Dujardin F. Ankle fractures in the elderly: Treatment and results in 477 patients. *Orthopaedics & Traumatology: Surgery & Research*. 2016;102: S241–S244.

91. Zeytinoglu M, Jain RK, Vokes TJ. Vertebral fracture assessment: enhancing the diagnosis, prevention, and treatment of osteoporosis. *Bone*. 2017;104:54–65.

92. Cummings SR, Melton LJ. Epidemiology and outcomes of osteoporotic fractures. *Lancet*. 2002;359:1761–1767.

93. Lorbergs AL, O'Connor GT, Zhou Y, et al. Severity of Kyphosis and Decline in Lung Function: The Framingham Study. *The Journals of Gerontology Series A*. 2017;72:689–694.

94. Giangregorio LM, Papaioannou A, Macintyre NJ, et al. Too Fit To Fracture: exercise recommendations for individuals with osteoporosis or osteoporotic vertebral fracture. *Osteoporos Int*. 2014;25:821–835.

95. Nelson ME, Fiatarone MA, Morganti CM, Trice I, Greenberg RA, Evans WJ. Effects of high-intensity strength training on multiple risk factors for osteoporotic fractures. A randomized controlled trial. *JAMA*. 1994;272:1909–1914.

96. HeinonenA,Kannus P, SievanenH, et al.Randomised controlled trial of effect of high-impact exercise on selected risk factors for osteoporotic fractures. *Lancet*. 1996;348:1343–1347.

97. Watson SL, Weeks BK, Weis LJ, Harding AT, Horan SA, Beck BR. High-intensity resistance and impact training improves bone mineral density and physical function in postmenopausal women with osteopenia and osteoporosis: The LIFTMOR Randomized Controlled Trial. *J Bone Miner Res*. 2018;33:211–220.

98. Sahota O, Ong T, Salem K. Vertebral Fragility Fractures (VFF)—Who, when and how to operate. *Injury*. 2018;49: 1430–1435.

99. Rodriguez AJ, Fink HA, Mirigian L, et al. Pain, quality of life, and safety outcomes of kyphoplasty for vertebral compression fractures: report of a task force of the american society for bone and mineral research. *J Bone Miner Res*. 2017;32:1935–1944.

100. Fingar KR, Stocks C, Weiss AJ, et al. Most Frequent Operating Room Procedures Performed in U.S. Hospitals, 2003–2012: Statistical Brief #186. 2014 Dec. In: Healthcare Cost and Utilization Project (HCUP) Statistical Briefs [Internet]. Rockville (MD): Agency for Healthcare Research and Quality (US); 2006 Feb. Available from: https://www.ncbi.nlm.nih.gov/books/NBK274246/.

101. Kurtz S, Ong K, Lau E, Mowat F, Halpern M. Projections of primary and revision hip and knee arthroplasty in the United States from 2005 to 2030. *J Bone Joint Surg Am*. 2007;89:780–785.

102. Kalson NS, Borthwick LA, Mann DA, et al. International consensus on the definition and classification of fibrosis of the knee joint. *Bone Joint J*. 2016;98-b:1479–1488.

103. Pua YH. The time course of knee swelling post total knee arthroplasty and its associations with quadriceps strength and gait speed. *J Arthroplasty*. 2015;30:1215–1219.

104. Mizner RL, Petterson SC, Snyder-Mackler L. Quadriceps strength and the time course of functional recovery after total knee arthroplasty. *JOrthopSportsPhysThe*.2005;35:424–436.

105. Bade MJ, Stevens-Lapsley JE. Early high-intensity rehabilitation following total knee arthroplasty improves outcomes. *J Oorthop Sports Phys Ther*. 2011;41:932–941.

106. Mizner RL, Petterson SC, Stevens JE, Axe MJ, Snyder- Mackler L. Preoperative quadriceps strength predicts functional ability one year after total knee arthroplasty. *J Rheumatol*. 2005;32:1533–1539.

107. Loyd BJ, Jennings JM, Judd DL, et al. Influence of hip abductor strength on functional outcomes before and after total knee arthroplasty: post hoc analysis of a randomized controlled trial. *Phys Ther.* 2017;97:896–903.

108. Stevens-Lapsley JE, Balter JE,Wolfe P, EckhoffDG,KohrtWM. Early neuromuscular electrical stimulation to improve quadriceps muscle strength after total knee arthroplasty: a randomized controlled trial. *Phys Ther.* 2012;92:210–226.

109. Stevens-Lapsley JE, Balter JE, Wolfe P, et al. Relationship between intensity of quadriceps muscle neuromuscular electrical stimulation and strength recovery after total knee arthroplasty. *Phys Ther.* 2012;92:1187–1196.

110. Swinkels A, Allain TJ. Physical performance tests, selfreported outcomes, and accidental falls before and after total knee arthroplasty: an exploratory study. *Physiotherapy Theory and Practice.* 2013; 29:432–442.

111. Swinkels A, Newman JH, Allain TJ. A prospective observational study of falling before and after knee replacement surgery. *Age Ageing.* 2009;38:175–181.

112. Moutzouri M, Gleeson N, Billis E, Tsepis E, Panoutsopoulou I, Gliatis J. The effect of total knee arthroplasty on patients' balance and incidence of falls: a systematic review. *Knee Surgery, Sports Traumatology, Arthroscopy: Official Journal of the ESSKA.* 2017;25: 3439–3451.

113. Rand JA, Trousdale RT, Ilstrup DM, Harmsen WS. Factors affecting the durability of primary total knee prostheses. *J Bone Joint Surg Am.* 2003;85–a:259–265.

114. Sartawi M, Zurakowski D, Rosenberg A. Implant survivorship and complication rates after total knee arthroplasty with a third-generation cemented system: 15-year follow-up. *Am J Orthop.* 2018;47. https://fmc-reg.onecount.net/onecount/login/loginlogout.cgi?gid= 36971, 36971&return=https%3A%2F%2Fwww.mdedge.com%2F surgery%2Farticle%2F197087%2Fknee%2Fimplant-survivorship- and-complication-rates-aftertotal-knee&brand=edge3&sid=n8thrm 139hnsv7c5crpl8a5gb2.

115. D'Lima DD, Patil S, Steklov N, Slamin JE, Colwell Jr. CW. Tibial forces measured in vivo after total knee arthroplasty. *J Arthroplasty.* 2006;21:255–262.

116. Swanson EA, Schmalzried TP, Dorey FJ. Activity recommendations after total hip and knee arthroplasty: a survey of the American Association for Hip and Knee Surgeons. *J Arthroplasty.* 2009; 24:120–126.

117. Kahlenberg CA, Nwachukwu BU, McLawhorn AS, Cross MB, Cornell CN, Padgett DE. Patient satisfaction after total knee replacement: a systematic review. *HSS Journal: The Musculoskeletal Journal of Hospital for Special Surgery.* 2018;14:192–201.

118. Zeni Jr. JA, Snyder-Mackler L. Early postoperative measures predict 1- and 2-year outcomes after unilateral total knee arthroplasty: importance of contralateral limb strength. *Phys Ther.* 2010;90: 43–54.

119. Farquhar S, Snyder-Mackler L. The Chitranjan Ranawat Award: The nonoperated knee predicts function 3 years after unilateral total knee arthroplasty. *Clin Orthop.* 2010;468:37–44.

120. American Academy of Orthopaedic Surgeons clinical practice guideline on surgical management of osteoarthritis of the knee. American Academy of Orthopaedic Surgeons (AAOS), 2015 (Accessed August 1, 2018, at http://www.orthoguidelines.org/topic?id=1019.)

121. Nakano N, Matsumoto T, Ishida K, et al. Factors influencing the outcome of deep infection following total knee arthroplasty. *The Knee.* 2015;22:328–332.

122. Gu A, Michalak AJ, Cohen JS, Almeida ND, McLawhorn AS, Sculco PK. Efficacy of manipulation under anesthesia for stiffness following total knee arthroplasty: a systematic rReview. *J Arthroplasty.* 2018; 33:1598–1605.

123. Harvey IA, Barry K, Kirby SP, Johnson R, Elloy MA. Factors affecting the range of movement of total knee arthroplasty. *J Bone Joint Surg Br.* 1993;75:950–955.

124. Gatha NM, Clarke HD, Fuchs R, Scuderi GR, Insall JN. Factors affecting postoperative range of motion after total knee arthroplasty. *The Journal of Knee Surgery.* 2004;17:196–202.

125. Kim J, Nelson CL, Lotke PA. Stiffness after total knee arthroplasty. Prevalence of the complication and outcomes of revision. *J Bone Joint Surg Am.* 2004;86-a:1479–1484.

126. Issa K, Rifai A, Boylan MR, Pourtaheri S, McInerney VK, Mont MA. Do various factors affect the frequency of manipulation under anesthesia after primary total knee arthroplasty? *Clin Orthop.* 2015;473:143–147.

127. Petis S, Howard JL, Lanting BL, Vasarhelyi EM. Surgical approach in primary total hip arthroplasty: anatomy, technique and clinical outcomes. *Can J Surg.* 2015;58:128–139.

128. Judd DL, Dennis DA, Thomas AC, Wolfe P, Dayton MR, Stevens-Lapsley JE. Muscle strength and functional recovery during the first year after THA. *Clini Orthop.* 2014;472:654–664.

129. Di Monaco M, Castiglioni C. Which type of exercise therapy is effective after hip arthroplasty? A systematic review of randomized controlled trials. *European Journal of Physical and Rehabilitative medicine.* 2013;49:893–907. quiz 21–3.

130. Lowe CJ, Davies L, Sackley CM, Barker KL. Effectiveness of land-based physiotherapy exercise following hospital discharge following hip arthroplasty for osteoarthritis: an updated systematic review. *Physiotherapy.* 2015;101:252–265.

130a. de Luca KE et al. The effectiveness and safety of manual therapy on pain and disability in older persons with chronic low back pain: a systematic review. Journal of Manipulative and Physiological Therapeutics. 2017;40(7):527–534.

131. Macadam P, Cronin J, Contreras B. An examination of the gluteal muscle activity associated with dynamic hip abduction and hip external rotation exercise: a systematic review. *International Journal of Sports Physical Therapy.* 2015;10:573–591.

132. Reiman MP, Bolgla LA, Loudon JK. A literature review of studies evaluating gluteus maximus and gluteus medius activation during rehabilitation exercises. *Physiotherapy Theory and Practice.* 2012; 28:257–268.

133. Ethgen O, Bruyere O, Richy F, Dardennes C, Reginster JY. Health-related quality of life in total hip and total knee arthroplasty. A qualitative and systematic review of the literature. *J Bone Joint Surg Am.* 2004;86–A:963–74.

134. Wang W, Morrison TA, Geller JA, Yoon RS, Macaulay W. Predicting short-term outcome of primary total hip arthroplasty:a prospective multivariate regression analysis of 12 independent factors. *J Arthroplasty.* 2010;25:858–864.

135. Smith GH, Johnson S, Ballantyne JA, Dunstan E, Brenkel IJ. Predictors of excellent early outcome after total hip arthroplasty. *Journal of Orthopaedic Surgery and Research.* 2012;7:13.

136. Singh JA, Lewallen DG. Predictors of activity limitation and dependence on walking aids after primary total hip arthroplasty. *J Am Geriatr Soc.* 2010;58:2387–2393.

137. Griffin DR, Dickenson EJ, Wall PDH, et al. Hip arthroscopy versus best conservative care for the treatment of femoroacetabular impingement syndrome (UK FASHIoN): a multicentre randomised controlled trial. *Lancet.* 2018;391:2225–2235.

138. Hummel MT, Malkani AL, Yakkanti MR, Baker DL. Decreased dislocation after revision total hip arthroplasty using larger femoral head size and posterior capsular repair. *J Arthroplasty.* 2009;24:73–76.

139. Khatod M, Barber T, Paxton E, Namba R, Fithian D. An analysis of the risk of hip dislocation with a contemporary total joint registry. *Clin Orthop.* 2006;447:19–23.

140. Phillips CB, Barrett JA, Losina E, et al. Incidence rates of dislocation, pulmonary embolism, and deep infection during the first six months after elective total hip replacement. *J Bone Joint Surg Am.* 2003; 85-a:20–26.

141. Restrepo C, Mortazavi SM, Brothers J, Parvizi J, Rothman RH. Hip dislocation: are hip precautions necessary in anterior approaches? *Clin Orthop.* 2011;469:417–422.

142. Bin Abd Razak HR, Yung WY. Postoperative delirium in patients undergoing total joint arthroplasty: a systematic review. *J Arthroplasty.* 2015;30:1414–1417.

143. Zhu Y, Chen W, Sun T, Zhang X, Liu S, Zhang Y. Risk factors for the periprosthetic fracture after total hip arthroplasty: a systematic review and meta-analysis. *Scandinavian Journal of Surgery.* 2015; 104:139–145.

144. Jain NB, Higgins LD, Losina E, Collins J, Blazar PE, Katz JN. Epidemiology of musculoskeletal upper extremity ambulatory surgery in the United States. *BMC, Musculoskeletal Disorders.* 2014;15:4.

145. Thigpen CA, Shaffer MA, Kissenberth MJ. Knowing the speed limit: weighing the benefits and risks of rehabilitation progression after arthroscopic rotator cuff repair. *Clin Sports Med.* 2015;34:233–246.

146. SaltzmanBM,ZukeWA,GoB, et al.Does earlymotion lead to a higher failure rate or better outcomes after arthroscopic rotator cuff repair? A systematic review of overlapping meta-analyses. *J Shoulder Elbow Surg.* 2017;26: 1681–1691.

147. Thigpen CA, Shaffer MA, Gaunt BW, Leggin BG, Williams GR, Wilcox 3rd RB. The American Society of Shoulder and Elbow Therapists' consensus statement on rehabilitation following

arthroscopic rotator cuff repair. *J Shoulder Elbow Surg.* 2016;25: 521–535.

148. Shin SJ, Chung J, Lee J, Ko YW. Recovery of muscle strength after intact arthroscopic rotator cuff repair according to preoperative rotator cuff tear size. *Am J Sports Med.* 2016;44:972–980.

149. Abtahi AM, Granger EK, Tashijian RZ. Factors affecting healing after arthroscopic rotator cuff repair. *World Journal of Orthopedics.* 2015;6(2):211–220.

150. Saccomanno MF, Sircana G, Cazzato G, Donati F, Randelli P, Milano G. Prognostic factors influencing the outcome of rotator cuff repair: a systematic review. *Knee Surgery, Sports Traumatology, Arthroscopy: Official Journal of the ESSKA.* 2016;24:3809–3819.

151. Fermont AJ, Wolterbeek N, Wessel RN, Baeyens JP, de Bie RA. Prognostic factors for successful recovery after arthroscopic rotator cuff repair: a systematic literature review. *J Orthop Sports Phys Ther.* 2014;44:153–163.

152. Kosinski LR, Gil JA, Durand WM, DeFroda SF, Owens BD, Daniels AH. 30-Day readmission following outpatient rotator cuff repair: an analysis of 18,061 cases. *The Physician and Sportsmedicine.* 2018;46:466–470.

153. Boudreau S, Boudreau ED, Higgins LD, Wilcox 3rd. RB. Rehabilitation following reverse total shoulder arthroplasty. *J Orthop Sports Phys Ther.* 2007;37:734–743.

154. Kiet TK, Feeley BT, Naimark M, Gajiu T M, Hall SL, Chung TT, et al. Outcomes after shoulder replacement: comparison between reverse and anatomic total shoulder arthroplasty. *J Shoulder Elbow Surg.* 2015;24(2):179–185. https://doi.org/10.1016/j.jse.2014.06.039.

155. Puzzitiello RN, Agarwalla A, Liu JN, et al. Establishing maximal medical improvement after anatomic total shoulder arthroplasty. *J Shoulder Elbow Surg.* 2018;27:1711–1720.

156. Liu JN, Steinhaus ME, Garcia GH, et al. Return to sport after shoulder arthroplasty: a systematic review and meta-analysis. *Knee Surgery, Sports Traumatology, Arthroscopy: Official Journal of the ESSKA.* 2018;26:100–112.

157. Deyo RA, Mirza SK, Martin BI, Kreuter W, Goodman DC, Jarvik JG. Trends, major medical complications, and charges associated with surgery for lumbar spinal stenosis in older adults. *JAMA.* 2010;303:1259–1265.

158. Martin B, Mirza SK, Spina N, Spiker WR, Lawrence B, Brodke DS. Trends in lumbar fusion procedure rates and associated hospital costs for degenerative spinal diseases in the United States, 2004–2015. *Spine.* 2019;44:369–376.

159. Fehlings MG, Tetreault LA, Kurpad S, et al. Change in functional impairment, disability, and quality of life following operative treatment for degenerative cervical myelopathy: a systematic review and meta-analysis. *Global Spine Journal.* 2017;7:53S–69S.

160. Fritsch CG, Ferreira ML, Maher CG, et al. The clinical course of pain and disability following surgery for spinal stenosis: a systematic review and meta-analysis of cohort studies. *European Spine Journal.* 2017;26:324–335.

161. Yagi M, Fujita N, Okada E, et al. Impact of frailty and comorbidities on surgical outcomes and complications in adult spinal disorders. *Spine.* 2018;43:1259–1267.

162. Yavin D, Casha S, Wiebe S, et al. Lumbar fusion for degenerative disease: a systematic review and meta-analysis. *Neurosurgery.* 2017;80:701–715.

163. Rihn JA, Hilibrand AS, Zhao W, et al. Effectiveness of surgery for lumbar stenosis and degenerative spondylolisthesis in the octogenarian population: analysis of the Spine Patient Outcomes Research Trial (SPORT) data. *J Bone Joint Surg Am.* 2015;97:177–185.

164. Gokaslan ZL, Bydon M, De la Garza-Ramos R, et al. Recurrent laryngeal nerve palsy after cervical spine surgery: a multicenter AO Spine Clinical Research Network Study. *Global Spine Journal.* 2017;7. 53S–7S.

165. Thompson SE, Smith ZA, Hsu WK, et al. C5 Palsy After Cervical Spine Surgery: A Multicenter Retrospective Review of 59 Cases. *Global Spine Journal.* 2017;7:64S–70S.

166. Archer KR, Devin CJ, Vanston SW, et al. Cognitivebehavioral- based physical therapy for patients with chronic pain undergoing lumbar spine surgery: a randomized controlled trial. *The Journal of Pain: Official Journal of the American Pain Society.* 2016;17:76–89.

166a. Rolving N, Neilsen CV, Christensen FB, Holm R, Bunger CE, Osetergaard LG. Preoperative cognitive-behavioural intervention improves in-hospital mobilization and analgesic use for lumbar spinal fusion patients. *BMC Musculoskeletal Disorders.* 2016;17:217.

167. van Erp RMA, Jelsma J, Huijnen IPJ, Lundberg M, Willems PC, Smeets R. Spinal surgeons' opinions on preand pPostoperative rehabilitation in patients undergoing lumbar spinal fusion surgery: a survey-based study in the Netherlands and Sweden. *Spine.* 2018;43:713–719.

168. McGregor AH, Probyn K, Cro S, et al. Rehabilitation following surgery for lumbar spinal stenosis. A Cochrane review. *Spine.* 2014;39:1044–1054.

169. Kamper SJ, Apeldoorn AT, Chiarotto A, et al. Multidisciplinary biopsychosocial rehabilitation for chronic low back pain: Cochrane systematic review and metaanalysis. *BMJ.* 2015;350:h444.

170. Louw A, Diener I, Landers MR, Puentedura EJ. Preoperative pain neuroscience education for lumbar radiculopathy: a multicenter randomized controlled trial with 1-year followup. *Spine.* 2014;39: 1449–1457.

171. Nijs J, Paul van Wilgen C, Van Oosterwijck J, van Ittersum M, Meeus M. How to explain central sensitization to patients with 'unexplained' chronic musculoskeletal pain: practice guidelines. *Manual Therapy.* 2011;16:413–418.

172. Madera M, Brady J, Deily S, et al. The role of physical therapy and rehabilitation after lumbar fusion surgery for degenerative disease: a systematic review. *Journal Neurosurgery Spine.* 2017;26:694–704.

173. Backstrom KM, Whitman JM, Flynn TW. Lumbar spinal stenosis-diagnosis and management of the aging spine. *Manual Therapy.* 2011;16:308–317.

174. Whitman JM, Flynn TW, Childs JD, et al. A comparison between two physical therapy treatment programs for patients with lumbar spinal stenosis: a randomized clinical trial. *Spine.* 2006;31:2541–2549.

175. O'Leary S, Falla D, Elliott JM, Jull G. Muscle dysfunction in cervical spine pain: implications for assessment and management. *J Orthop Sports Phys Ther.* 2009;39:324–333.

176. O'Leary S, Cagnie B, Reeve A, Jull G, Elliott JM. Is there altered activity of the extensor muscles in chronic mechanical neck pain? A functional magnetic resonance imaging study. *Arch Phys Med Rehabil.* 2011;92:929–934.

177. Fujibayashi S, Neo M, Yoshida M, Miyata M, Takemoto M, Nakamura T. Neck muscle strength before and after cervical laminoplasty: relation to axial symptoms. *Journal of Spinal Disorders & Techniques.* 2010;23:197–202.

Manejo de Doenças Tegumentares em Adultos Idosos

Alan Chong W. Lee

"Toda a beleza carnal de minha esposa é superficial."

Sir Thomas Overbury, "A Wife" (1613)

VISÃO GERAL DO CAPÍTULO

Introdução, 486
Alterações relacionadas ao
   envelhecimento na pele, 487
Avaliação física da pele, 488
   Desnutrição, 488
   Desidratação, 489
   Avaliação e prevenção, 490
   Câncer de pele, 490

Condições comuns da pele, 491
   Cândida, 491
   Celulite, 491
   Herpes-zóster, 492
   Escabiose, 493
Condições comuns de feridas, 493
   Lesão por pressão/úlcera, 493
   Úlceras neuropáticas diabéticas, 494

Úlceras por insuficiências arterial e
   venosa, 496
Feridas inflamatórias atípicas, 498
Queimaduras, 498
Qualidade de vida e direções
   futuras, 499
Referências bibliográficas, 499

INTRODUÇÃO

Sir Thomas Overbury afirmou eloquentemente que a beleza física é superficial e não é importante como uma das qualidades essenciais de uma pessoa em um poema intitulado "A Wife". A beleza essencial de uma pessoa é influenciada por muitos fatores físicos, ambientais e psicossociais da vida. O bronzeamento artificial sem a proteção adequada da pele, por exemplo, ao longo da vida, pode levar a danos permanentes à pele exposta e maior risco de câncer de pele. Imobilidade, falta de nutrição adequada e depressão em idosos comprometidos aumentam os riscos de ferimentos relacionados à pressão. Portanto, o manejo tegumentar e de feridas em idosos deve abordar fatores físicos, ambientais e psicossociais para impactar a qualidade de vida (QV) geral em idosos. Logo, os fisioterapeutas devem se capacitar para identificar deficiências, limitações de atividades e restrições de participação na comunidade relacionadas a lesões tegumentares e de feridas em idosos.

O envelhecimento por si só não é um fator de risco para compromisso tegumentar e de feridas. Entretanto, os adultos idosos podem correr risco de problemas tegumentares e retardo na cicatrização de feridas devido a respostas celulares mais lentas, pele mais fina e hábitos prejudiciais, como tabagismo e estilo de vida sedentário. Além disso, as comorbidades mais comuns em adultos idosos

também estão comumente associadas a deficiências tegumentares e de feridas (p. ex., insuficiência cardíaca congestiva, diabetes, doença vascular). Essas comorbidades colocam os adultos idosos em maior risco de problemas tegumentares e de feridas. Com cuidados preventivos diligentes e prática colaborativa dentro das disciplinas geriátricas e de tratamento de feridas, a maioria dos adultos idosos com condições que os colocam "em risco" de sofrer lesões tegumentares e feridas pode desfrutar de pele intacta e saudável na idade avançada.

Este capítulo começa com uma discussão sobre as mudanças de pele normais relacionadas à idade (senescência) e algumas condições de pele que prevalecem em adultos idosos. Discute-se, ainda, o exame físico relacionado à desnutrição e desidratação que afetam o sistema tegumentar. Será abordado o rastreamento dermatológico do câncer de pele em idosos, seguido de discussão sobre o papel do fisioterapeuta como membro da equipe de saúde. São apresentadas categorias comuns de feridas tegumentares em idosos, cada uma com etiologia e abordagem de tratamento distintas: úlceras de pressão, úlceras diabéticas/neuropáticas, úlceras arteriais e venosas, feridas inflamatórias atípicas e queimaduras. O capítulo conclui com recomendações recentes feitas por profissionais especializados em envelhecimento e cura de feridas abordando a QV em adultos idosos com doenças tegumentares e feridas comuns.

ALTERAÇÕES RELACIONADAS AO ENVELHECIMENTO NA PELE

Tal como acontece com outros órgãos do corpo, a pele sofre alterações com o envelhecimento. Entretanto, essas mudanças normalmente não ultrapassam o limite da deficiência. Deficiências relacionadas com o tegumento, que ocorrem tipicamente quando estresses extrínsecos combinados com a presença de condições de saúde comórbidas são adicionados ao envelhecimento. Por exemplo, o estresse na pele devido à imobilidade e incontinência aumenta os riscos de lesões por pressão.

A pele é composta por duas camadas principais, a epiderme e a derme, com uma membrana basal separando as duas camadas, totalizando 16% do peso corporal (Figura 21.1). A epiderme é a fina camada externa da pele composta por cinco subcamadas. De profunda a superficial, as cinco subcamadas da epiderme são o estrato germinativo, o estrato espinhoso, o estrato granuloso, o estrato lúcido e o estrato córneo. As principais funções da pele são termorregulação, sensação, eliminação de umidade, síntese de vitamina D e proteção de estruturas mais profundas, as chamadas "barreiras cutâneas". A epiderme se regenera a cada 4 a 6 semanas e não possui irrigação sanguínea. Com o envelhecimento normal, a epiderme fica mais fina pela diminuição da densidade das células de Langerhans, que iniciam a resposta imune quando células estranhas estão presentes. Consequentemente, com a diminuição da espessura e da função imunológica, a epiderme se torna menos eficaz na proteção do corpo contra infecções e desidratação.[1,2] A membrana basal é a interface entre a epiderme e a derme, composta por muitas projeções da derme na epiderme. Essas projeções são conhecidas como pinos retos (*rete pegs*) e oferecem resistência às forças de cisalhamento entre a epiderme e a derme. A membrana basal também afina com a idade devido ao achatamento dos pinos retos, e isso aumenta a vulnerabilidade a lesões cutâneas relacionadas ao cisalhamento.[2-4]

A derme é a camada espessa e mais profunda da pele responsável pela integridade estrutural do tegumento. Além disso, ela fornece nutrição, hidratação e oxigênio para a epiderme por meio de difusão. A derme é composta principalmente pelas proteínas colágeno, que fornece resistência à tração, e elastina, que permite que a pele se estique. O colágeno e a elastina são produzidos pelos fibroblastos. À medida que os fibroblastos diminuem com a idade, o mesmo ocorre com a taxa de produção de colágeno e elastina. As fibras de elastina degradam-se enquanto os feixes de colágeno se tornam desorganizados.[2,3,5] A derme também se afina como consequência normal do envelhecimento com menos vasos sanguíneos e terminações nervosas. À medida que os vasos sanguíneos da pele ficam mais finos, eles se tornam mais sujeitos a hemorragias conhecidas como púrpura senil. A púrpura senil frequentemente é o local de lacerações na pele, possivelmente devido a uma redução na percepção da dor na área da púrpura.[1,6] Finalmente, os corpúsculos de Pacinian e Meissner encontrados na derme degeneram com o envelhecimento normal e contribuem para a diminuição da percepção do toque leve e sensação de pressão.

Abaixo da derme está a camada subcutânea, composta principalmente de tecido adiposo, mas também de vasos sanguíneos e linfáticos, bem como de nervos. A camada subcutânea facilita a regeneração da derme, fornecendo suprimento de sangue e também conecta a derme às estruturas subjacentes. Assim como as camadas mais superficiais da pele, a camada subcutânea torna-se mais fina com a idade e diminui sua capacidade de fornecer proteção mecânica e isolamento térmico.[1,2] Portanto, todas as funções da pele são afetadas pelo envelhecimento normal. Outras considerações sobre o estilo de vida, particularmente a exposição ao sol e o tabagismo, têm efeito sobre o envelhecimento na pele, incluindo a formação de rugas, hiperpigmentação e mudança na textura da pele. A causa extrínseca mais significativa da degeneração da pele é o fotoenvelhecimento, ou seja, o efeito da exposição da pele à radiação ultravioleta (Figura 21.2A). Essa imagem de uma mulher de 64 anos demonstra o impacto dos danos do sol e do envelhecimento da pele com a fotografia ultravioleta. Os danos ambientais causados pela luz solar à pele são conhecidos como dermatoeliose. Os efeitos do fotoenvelhecimento são vistos apenas em áreas expostas ao sol, principalmente na face, pescoço e mãos.[1,7] A dermatoeliose pode produzir uma textura dura, semelhante a couro na pele, devido à eclosão cruzada na derme. Manchas da idade, antes chamadas "manchas hepáticas", são achatadas e marrons, muitas vezes causadas por anos de exposição ao sol que aparecem em áreas como face, mãos, braços, dorso e pés, enquanto marcas na pele ou protuberâncias cor de pele aumentam e podem ser encontradas nas pálpebras, pescoço e dobras corporais (axilas, tórax e virilha), especialmente em mulheres.[8] O tabagismo aumenta a incidência de rugas de pele em fumantes quando comparados a não fumantes com idades semelhantes. Embora a causa exata do aumento do enrugamento seja desconhecida, acredita-se que seja uma

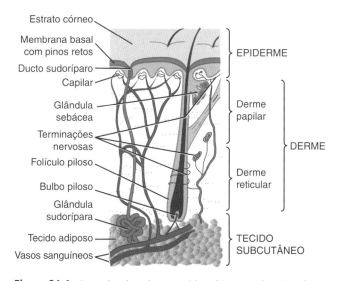

Figura 21.1 Camadas da pele e o tecido subjacente. (*De Goodman CC. Pathology: Implications for the Physical Therapist.* 3rd ed. Philadelphia: Saunders; 2008.)

Estrato córneo
Membrana basal com pinos retos
Ducto sudoríparo
Capilar
Glândula sebácea
Terminações nervosas
Folículo piloso
Bulbo piloso
Glândula sudorípara
Tecido adiposo
Vasos sanguíneos

EPIDERME
Derme papilar
DERME
Derme reticular
TECIDO SUBCUTÂNEO

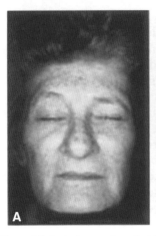 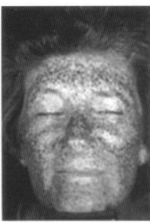 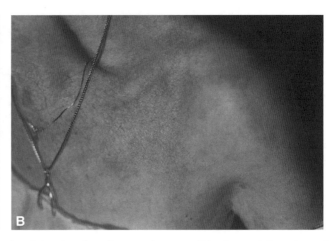

Figura 21.2 A. Essa mulher de 64 anos, residente em uma comunidade próxima à praia, exibe cornetos secundários à exposição prolongada ao sol. (Fotos fornecidas por cortesia de David H. McDaniel, MD.) **B.** Xerose. (*De Ignatavicius DD. Medical-Surgical Nursing: Patient-Centered Collaborative Care. 6th ed. Philadelphia: Saunders; 2009.*)

consequência da toxicidade da fumaça do cigarro na trama microvascular, bem como um efeito negativo na atividade oxidativa e enzimática no tecido conjuntivo da derme.[1,9]

Apesar do processo básico de cicatrização de feridas não alterar em idosos, a menor reserva fisiológica e o aumento da prevalência de comorbidades associadas ao retardo na cicatrização de feridas tornam os idosos mais suscetíveis a fatores que retardam a cicatrização e aumentam as taxas de infecção da ferida.[10] Compreender a cascata de inflamação, proliferação e remodelação como a base do tratamento de feridas é essencial para os profissionais da área de envelhecimento e reparo de feridas.[3] Por exemplo, as plaquetas recrutam células inflamatórias para formar uma matriz de ferida e macrófagos para regular a citocina ambiente, auxiliando nas respostas proliferativas e no fechamento da ferida. As feridas crônicas possuem células residentes que proliferam menos e senescência celular morfológica, resultando em falta de progresso na cicatrização das feridas. Alterações no estado hormonal relacionadas à idade afetam o reparo da ferida e embotam a resposta de cicatrização.[3] No geral, a cicatrização da ferida pode ser retardada por muitos fatores.[11-13] Alguns desses fatores são intrínsecos, o que significa que emergem de anormalidades fisiológicas internas que prejudicam a cicatrização eficaz da ferida. Outros fatores são extrínsecos, o que significa que surgem de forças externas que impedem os processos normais de cura. O Boxe 21.1 fornece uma lista de fatores intrínsecos e extrínsecos comuns associados ao retardo na cicatrização de feridas. É importante modificar os fatores de risco extrínsecos para progredir por meio de cicatrização e reparo de feridas em idosos.

AVALIAÇÃO FÍSICA DA PELE

Desnutrição

Os adultos idosos são suscetíveis a uma série de fatores intrínsecos e extrínsecos que podem levar à desnutrição, levando a um risco aumentado de desenvolver novas feridas e menor capacidade de curar feridas existentes.

Por exemplo, as alterações no sistema digestivo de adultos idosos incluem a diminuição da produção de enzimas e ácidos digestivos, o que leva à diminuição da absorção de nutrientes. A dentição prejudicada pode causar dificuldade em mastigar e a boca seca pode causar dificuldade para deglutir. Doenças crônicas ou dificuldades de

BOXE 21.1	Fatores intrínsecos e extrínsecos comuns associados à dificuldade de cicatrização de feridas.
Fatores intrínsecos	**Fatores extrínsecos**
Imobilidade	Uso de tabaco
Desnutrição	Pressão que prejudica a circulação na área
Hidratação deficiente	Dessecação, levando a ressecamento
Obesidade	Presença de tecido necrótico (escara ou necrose)
Caquexia	Trauma repetitivo que causa altas forças de cisalhamento
Infecção ou colonização	Maceração (tipicamente por incontinência ou perspiração)
Edema ao redor da ferida (inibe o transporte de oxigênio e nutrientes)	Ausência de participação no plano de cuidados da ferida ou cuidados inadequados
Diminuição da função circulatória	
Diminuição da função respiratória	
Estado imunossuprimido (inclui o uso de corticosteroides, AINEs)	
Radioterapia	
Doenças crônicas como:	
Diabetes	
DAP, DVP	
DAC	
Insuficiência renal	
Anemia	
Câncer	

AINEs, anti-inflamatórios não esteroidais; *DAC*, doença arterial coronariana; *DAP*, doença arterial periférica; *DVP*, doença vascular periférica.

locomoção podem diminuir a capacidade dos idosos de fazer compras, cozinhar ou comer por conta própria. A função mental prejudicada pode suprimir o apetite, assim como muitos medicamentos, como os destinados para pressão arterial; de venda livre, como o ácido acetilsalicílico; e até mesmo antidepressivos. Os adultos idosos também podem apresentar uma diminuição do paladar e do olfato, os quais podem diminuir significativamente o apetite. Outros fatores de risco extrínsecos para desnutrição em idosos incluem renda baixa, depressão, isolamento social e restrições alimentares exigidas por outras comorbidades.[14] Os idosos podem apresentar declínio nutricional que pode retardar a cicatrização da pele e de feridas. Os principais indicadores nutricionais são necessários para a cicatrização ideal de feridas, e a desnutrição pode afetar os resultados clínicos gerais.

A desnutrição é definida como perda de peso não intencional > 10% ou > 5% nos últimos 3 meses ou índice de massa corporal (IMC) < 18,5 kg/m². [15] A prevalência de desnutrição em pacientes no momento da internação hospitalar é de 30% a 55%, e os pacientes podem continuar a perder peso na alta, aumentando o risco de readmissões hospitalares.[16] Uma avaliação física focada pelo fisioterapeuta, usando ferramentas de triagem válidas para avaliar a desnutrição em adultos idosos, pode levar à identificação precoce da desnutrição. A Ferramenta de Triagem Universal para Desnutrição (MUST, do inglês, *Malnutrition Universal Screening Tool*) pode ser usada, por exemplo, para triagem de idosos residentes na comunidade, e a Miniavaliação Nutricional (MNA, do inglês *Mini Nutrition Assessment*)[a] é projetada para idosos com 65 anos ou mais.[17] No processo de triagem, mais de duas dessas seis características podem identificar a desnutrição: declínio do estado funcional, acúmulo de fluidos, perda muscular, perda de tecido adiposo subcutâneo, perda de peso não intencional e ingestão insuficiente de calorias.[18] A perda de tecido adiposo e muscular, características mais prevalentes para desnutrição relacionada a doenças crônicas, pode ser avaliada por meio da palpação de marcos anatômicos para ajudar a determinar o grau de perda de tecido muscular e/ou adiposo.[19] A perda de tecido adiposo comumente é identificada pela avaliação e palpação de seis regiões anatômicas e corporais, incluindo osso temporal, arco zigomático, tríceps, bíceps, caixa torácica e entre a linha axilar média e a região lombar. Por exemplo, uma perda grave de tecido adiposo entre a linha axilar média e a região lombar pode exibir costelas proeminentes com depressões e crista ilíaca protuberante. A perda de tecido adiposo subcutâneo na região do tríceps pode ser examinada flexionando o cotovelo a 90° e "beliscando" o tríceps entre os dedos sem capturar o músculo. A perda grave de tecido adiposo permitirá que os dedos se aproximem enquanto "beliscam" a pele.[20] Geralmente, a perda de gordura é mais proeminente na parte superior do corpo. O profissional qualificado pode verificar se essa perda de gordura é normal para adultos idosos, quantificando a gravidade e investigando outras características, como perda de tecido muscular. Os músculos típicos para identificar a perda muscular incluem o temporal, peitoral maior, deltoide, trapézio, latíssimo do dorso, supraespinal, infraespinal, interósseos, quadríceps e gastrocnêmio. Por exemplo, avaliar os músculos interósseos dorsais e palmares e a região tenar à procura de depressões proeminentes enquanto o idoso move a mão ou faz um sinal de "OK" pode identificar a gravidade da perda muscular relacionada ao declínio nutricional. Quando indicado, o encaminhamento ao nutricionista para um suporte nutricional ideal para idosos deve ser comunicado à equipe de saúde.

Desidratação

Os adultos idosos correm maior risco de desidratação que os mais jovens; isso pode levar a complicações graves de saúde, incluindo maior tempo para a cicatrização. É geralmente aceito que esse aumento do risco de desidratação não seja uma consequência direta do envelhecimento, mas, sim, resultado de fatores associados à idade, como aumento da dependência física, múltiplas comorbidades médicas e hábitos de hidratação autolimitados.[21,22] Avaliações de desidratação comumente usadas em adultos idosos podem incluir ressecamento de membranas mucosas, pulso rápido, língua enrugada, diminuição da ingestão de líquidos, cor ou volume da urina e sensação de sede, mas não devem ser usadas isoladamente devido à combinação de vários sintomas e testes (expressão de fadiga, não ingestão de bebidas entre refeições) que podem melhorar a precisão do diagnóstico.[23] Além disso, o teste comumente aceito do turgor cutâneo na região do esterno não é confiável em adultos idosos devido às mudanças na elasticidade da pele discutidas anteriormente.[21,23,24] Outras medidas de desidratação são obtidas a partir de valores de testes laboratoriais, incluindo aumento da concentração de sódio sérico, aumento da osmolalidade sérica e aumento da relação ureia/creatinina no plasma.[25]

A incidência de xerose, ou ressecamento da pele, aumenta à medida que as pessoas envelhecem. A xerose, ilustrada na Figura 21.2B, ocorre quando o nível de umidade do estrato córneo está abaixo de 10%.[1,26] A causa precisa da xerose não é conhecida; entretanto, alterações relacionadas à idade, incluindo desidratação por perda de água, bem como fatores ambientais e genéticos, contribuem para a gravidade desse problema. A xerose pode afetar negativamente a qualidade de vida dos idosos, produzindo prurido, queimação ou ardência e uma sensação desconfortável de rigidez na pele. Conforme a xerose se torna mais grave, pode causar vermelhidão ou rachaduras na pele.[1] Adultos idosos devem ser incentivados a se manter hidratados e a usar uma loção hidratante para prevenir ou tratar o ressecamento da pele e hidratá-la. No geral, uma abordagem colaborativa para a avaliação adequada da pele e a orientação adequada de adultos idosos sobre a otimização da nutrição e hidratação são fatores-chave para uma pele saudável.

---

[a]N.R.T.: Validado para a população brasileira em: Machado RSP, Coelho MASC; Veras RP. Validity of the portuguese version of the mini nutritional assessment in brazilian elderly. *BMC Geriatrics*. 2015;15(1):1-8.

Avaliação e prevenção

A pele frágil em idosos pode estar associada a fatores intrínsecos e extrínsecos nas mudanças relacionadas ao envelhecimento em idosos (ver Boxe 21.1). Os adultos idosos descrevem a pele frágil como uma pele fina como papel que pode ser facilmente traumatizada por quedas e sofrer lacerações. Aproximadamente uma em cada cinco quedas pode resultar em arranhões, hematomas ou bolhas. Como mencionado anteriormente, a capacidade proliferativa da epiderme reduz com o envelhecimento devido a mudanças no microambiente dos queratinócitos basais. O achatamento dos pinos retos epidérmicos na junção epiderme-derme da pele pode contribuir para o seu comprometimento da integridade em idosos por meio da separação entre a epiderme e a derme com cisalhamento, atrito ou trauma fechado. Além disso, a estrutura da pele com aumento de rugas, ressecamento, aspereza, flacidez e elasticidade reduzida predispõe os idosos a lacerações. A etiologia das rupturas da pele é multifatorial. Por exemplo, a caquexia com perda de tecido muscular e adiposo é comum em pacientes com câncer, bem como em pacientes em terapia anticoagulante prolongada, e pode torná-los suscetíveis a lacerações na pele. Os medicamentos anticoagulantes para tratar condições clínicas crônicas podem predispor os adultos idosos a lacerações na pele e hematomas. Entretanto, certas consequências não intencionais de drogas ou polimedicação podem ser remediadas orientando os adultos idosos sobre o risco aumentado de lesionar a pele frágil. Os adultos idosos podem ter rupturas de pele em qualquer parte do corpo, embora os locais mais comuns sejam os braços e as mãos, seguidos pelas extremidades inferiores.[1,27] O risco de ruptura de pele aumenta quando o paciente se torna dependente para as atividades da vida diária, como a necessidade de assistência na transferência e com a retirada de fitas e adesivos da pele.[1,28] O comprometimento visual aumenta o risco de lesões cutâneas quando o paciente esbarra em objetos.[1,27,29] Prevenir lesões cutâneas significa proteger a pele de traumas. Os idosos devem ser incentivados a aplicar loção duas vezes ao dia e a usar camisas de mangas longas, calças largas e calçados antiderrapantes. Também é importante evitar sabonetes e loções que contenham álcool, que reduzem a lubrificação intrínseca da pele.[30,31] O ambiente pode ser modificado para limitar o risco de lesões na pele, eliminando móveis supérfluos, fornecendo iluminação adequada (incluindo luzes noturnas) e bordas acolchoadas em móveis, cadeiras de rodas e grades na cama.[29,32] As lesões cutâneas comumente são subnotificadas em residentes de instituições de longa permanência. Consequentemente, os profissionais devem ser instruídos sobre a classificação e os tipos de lesões de pele (Tabela 21.1). Apesar de Payne e Martin terem desenvolvido o primeiro sistema de classificação, existe outra ferramenta desenvolvida na Austrália chamada Sistema de Classificação *Skin Tear Audit Research* (STAR), que será implementada no Reino Unido.[28] Os cuidadores devem ser orientados e avaliados quanto à técnica de transferência

TABELA 2.1	Sistema de classificação das lesões cutâneas de Payne-Martin.	
Categoria	Grau de perda tecidual	Descrição
I	Ruptura da pele sem perda de tecido	Tipo linear (camadas da epiderme e derme separadas em uma lesão do tipo incisão) Tipo retalho (um retalho da epiderme que cobre a derme e os bordos das feridas estão separados em 1 mm)
II	Perda parcial de tecido	Perda tecidual esparsa: < 25% do retalho epidérmico perdido Perda tecidual moderada a grave > 25% do retalho epidérmico perdido
III	Rupturas da pele com perda total do tecido	Retalho da epiderme desapareceu completamente

(De Baranoski S. Meeting the challenge of skin tears. *Adv Skin Wound Care*. 2005; 18[2]:74–75.)

adequada para evitar atrito, cisalhamento ou trauma. Camadas de proteção para proteger os curativos devem ser usadas em vez de aplicar fita adesiva diretamente na pele de um paciente mais velho.[31,32] Além disso, residentes idosos com rupturas frequentes na pele ou problemas de mobilidade devem ser submetidos a inspeções rotineiras na pele. O uso de um sistema universal para classificar as lacerações de pele nos cuidados com a saúde pode auxiliar no desenvolvimento de diretrizes e práticas baseadas em evidências para melhorar a qualidade de vida e reduzir a carga de cuidados com a saúde causada pelas lesões da pele em adultos idosos.

Câncer de pele

O sistema de rastreamento de câncer de pele dermatológico ABCDE,[33] bem como o cálculo do risco de melanoma em idosos usando ferramentas válidas, como a avaliação de risco de melanoma,[34] está disponível para fisioterapeutas. Por exemplo, os fisioterapeutas devem orientar os adultos idosos a avaliar sua pele regularmente para prevenção do câncer de pele em áreas expostas ao sol, incluindo topo da cabeça, pescoço, região posterior das orelhas, ponta do nariz, parte superior do dorso, ombros e extremidades expostas. Áreas da pele suspeitas com (A) assimetria, (B) bordas irregulares, (C) cores escuras, (D) diâmetro > 0,5 mm e (E) pele elevada devem ser rastreadas para câncer de pele por um especialista dermatológico em tempo hábil. Além disso, informações sobre os benefícios, danos e descrição das evidências sobre o rastreamento do câncer de pele para profissionais de saúde (o PDQ)[35] podem ser úteis para discernir o cuidado adequado para idosos. Os médicos de clínica geral nos EUA devem estar cientes do recurso gratuito e seguro para acessar as consultas de especialistas em dermatologia por meio da internet, conhecido como *AccessDerm*.[36] O *AccessDerm*, com o apoio da American Academy of Dermatology (AAD), ofereceu consultas a pacientes mal atendidos, que incluíram diagnósticos de um melanoma e um sarcoma de Kaposi não diagnosticados previamente. Além disso, a AAD fornece informações sobre exames gratuitos de câncer de pele, *SPOTme*, em áreas dos EUA quando os usuários se inscrevem para receber alertas de *e-mail* no *site* da AAD.[36]

O câncer de pele é comum em adultos idosos e aumenta conforme a idade. Os três tipos mais comuns de câncer de pele incluem carcinoma basocelular, carcinoma espinocelular e melanoma (Figura 21.3).[33] Embora o melanoma represente 4% dos cânceres de pele em comparação com o basocelular (80%) ou espinocelular (16%) carcinoma, ele é o mais mortal com malignidade de disseminação rápida. O carcinoma de células escamosas tende a ser escamoso, ulcerado e metastático, enquanto o carcinoma basocelular é brilhante, translúcido e raramente metastatiza. Por exemplo, os carcinomas de células escamosas são os cânceres mais comumente encontrados decorrentes de úlceras venosas na perna, e o carcinoma basocelular é muito mais raro.[37] Fatores de risco para câncer de pele incluem homens e mulheres com mais de 65 anos, pacientes com manchas atípicas, pacientes com mais de 50 verrugas, história familiar de câncer de pele e história de queimaduras solares graves. Os fisioterapeutas devem orientar os adultos idosos sobre as estratégias comuns de prevenção do câncer de pele, incluindo o uso de roupas de proteção (mangas compridas, chapéu de aba larga e óculos de sol), evitando raios solares excessivos entre 10 e 14 horas, ou buscar por sombra, usar e reaplicar protetor solar resistente à água com FPS > 30, usar produtos autobronzeadores, evitar camas de bronzeamento artificial e realizar autoexames regulares de pele. O encaminhamento de um adulto mais velho a um dermatologista certificado, se forem detectadas manchas novas ou suspeitas na pele, é imperativo.[38] Outras recomendações da AAD para dicas antienvelhecimento da pele para adultos idosos incluem a prevenção da pele ressecada, evitar sabonetes em barra e óleo de banho durante o banho, evitar produtos perfumados para cuidados da pele, uso de um umidificador para reduzir o ar seco, uso de luvas para tarefas domésticas e jardinagem ao ar livre, vestir roupas de proteção da pele e examiná-la regularmente.[39] Portanto, os fisioterapeutas podem influenciar positivamente o envelhecimento de adultos idosos para gerenciar alterações dermatológicas comuns e as condições de integridade da pele. O papel do fisioterapeuta é colaborar com especialistas em dermatologia e dar atenção primária para detectar anormalidades na pele e fornecer estratégias educacionais preventivas com vigilância precoce dos fatores de risco cutâneos para idosos.

CONDIÇÕES COMUNS DA PELE

Cândida

A candidíase, ilustrada na Figura 21.4, é uma infecção superficial por fungos que afeta mais comumente adultos idosos e imunocomprometidos. A candidíase se apresenta com mais frequência na virilha, axila ou dobras mamárias; a pele afetada pode parecer macerada e eritematosa com pápulas e pústulas devido à exposição prolongada aos danos pela umidade.[1] O tratamento-padrão para a candidíase consiste em agentes antifúngicos tópicos isoladamente ou em combinação com esteroides tópicos.[1] O patógeno mais comum é a *Candida albicans*, que está envolvida com danos à pele associados à umidade; entretanto, a infecção mais séria por *C. auris* está emergindo como um patógeno multirresistente isolado de amostras de fluido e pele.

Celulite

A celulite, ilustrada na Figura 21.5, é uma infecção de disseminação rápida da derme e da camada subcutânea mais comumente vista na face e nas extremidades. Normalmente, a celulite ocorre em adultos idosos na presença de edema, obesidade e fendas na pele,[1] mas pode ocorrer em qualquer local em que a pele foi rompida: rachaduras, cortes, bolhas, picadas de insetos, queimaduras, locais de injeção, incisões cirúrgicas, ou locais de inserção do cateter. A infecção pode ser causada pela flora normal da pele, mas também pode ser causada por bactérias exógenas, mais comumente, *Streptococcus* do grupo A ou *Staphylococcus*. Em adultos idosos, o *Streptococcus* do grupo G pode

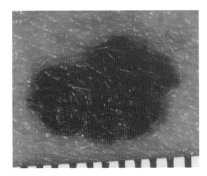

Figura 21.3 Melanoma. (*De Goodman CC. Pathology: Implications for the Physical Therapist.* 3rd ed. Philadelphia: Saunders; 2008.)

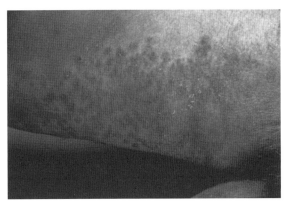

Figura 21.4 Cândida. (*De Paul A. Volberding, MD, University of California San Francisco.*)

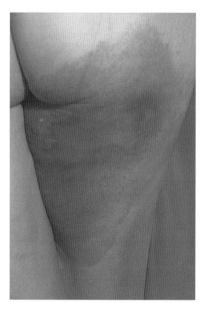

Figura 21.5 Celulite. (*De Gould BE. Pathophysiology for the Health Professions.* 3rd ed. Philadelphia: Saunders; 2006.)

ocorrer com mais frequência com doenças crônicas subjacentes.[40] Os sinais e sintomas da celulite incluem dor, calor, eritema e edema. Quando o edema está presente em qualquer parte do corpo, há um risco maior de celulite nessa área, e as pessoas obesas apresentam maior risco de celulite nas dobras e pregas da pele. Um estudo relatou que a prevalência de despesas com saúde, de 1998 a 2013, devido à celulite mais que dobrou, e as internações ocasionadas por ela são bastante sazonais. Em um estudo durante o mês de julho, a incidência foi 34,8% maior que

no mês de fevereiro.[41] A celulite comumente é tratada com antibióticos orais, mas, em casos graves, antibióticos intravenosos podem ser considerados. A maioria dos pacientes responde bem a esses tratamentos. Entretanto, se a celulite progredir para doença grave por disseminação contígua não controlada e infecção sistêmica, cuidados médicos emergentes são necessários para prevenir sepse e doenças potencialmente fatais em adultos idosos.

Herpes-zóster

O herpes-zóster, também conhecido como varicela, é ilustrado na Figura 21.6. O herpes-zóster resulta da reativação do vírus varicela-zóster, que permanece latente nos gânglios nervosos após a varicela. A idade é um dos fatores de risco mais significativos para o desenvolvimento de herpes-zóster. Um estudo relata que a incidência aumenta com a idade em um fator de > 10 de 0,74 por mil pessoas-ano; em crianças < 10 anos a 10,1 por mil pessoas-ano; e em pessoas de 80 a 89 anos, com grande parte do aumento começando entre os 40 e 60 anos. Aproximadamente 50% das pessoas que vivem até a idade de 85 anos terão experimentado um quadro de zoster.[42] O herpes-zóster pode ser identificado por queixas de formigamento ou dor em um dermátomo unilateral, seguidas de 1 a 2 dias por eritema e vesículas. As vesículas se rompem e formam crostas, e os pacientes continuam contagiosos para varicela até que todas as vesículas tenham uma crosta. Geralmente, levam 2 a 3 semanas desde o início da dor no dermátomo até a resolução das crostas.[43] Os dermátomos mais comumente atingidos são: torácico, craniano, lombar e sacral. Uma vez identificado, o herpes-zóster é tratado com agentes antivirais

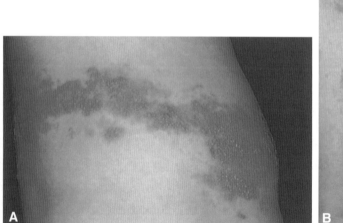

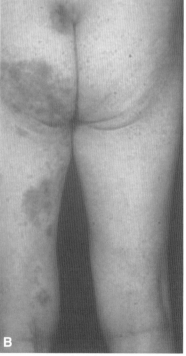

Figura 21.6 Herpes-zóster. (*De Goodman CC. Pathology: Implications for the Physical Therapist.* 3rd ed. Philadelphia: Saunders; 2008.)

orais, como valaciclovir e fanciclovir, para minimizar a duração da doença e a incidência de neuralgia pós-herpética (NPH).[1,44] Áreas de pele afetadas pelas vesículas podem ser tratadas por aplicação tópica de emolientes, e os sintomas da NPH são comumente controlados por meio de agentes orais, como gabapentina e antidepressivos tricíclicos.[1] Os fisioterapeutas podem estar envolvidos no manejo da NPH e orientar os adultos idosos sobre a vacinação contra herpes-zóster. Desde 2016, 33,4% dos adultos com 60 anos ou mais relataram ter recebido Zostavax, uma vacina contra herpes-zóster em uso desde 2006. Esse é um aumento em relação aos 31% relatados no ano anterior. Em 2018, os Centers for Disease Control and Prevention (CDC) coletarão dados sobre a vacinação de adultos com 50 anos ou mais usando Shingrix (vacina zoster com vírus recombinante) preferencial em vez de Zostavax (vacina zoster com vírus vivo) para a prevenção de herpes-zóster e complicações relacionadas.[44] O CDC recomenda duas doses de Shingrix em intervalo de 2 a 6 meses para adultos imunocompetentes com 50 anos ou mais.

Escabiose

A escabiose, ilustrada na Figura 21.7, é muito contagiosa e sua ocorrência é comum em locais de cuidados de longa duração e em outros ambientes onde as pessoas vivem próximas umas das outras. Segundo a literatura recente, a taxa de ocorrência de escabiose varia de 0,3 a 46%.[45] A escabiose é causada por um ácaro que coloca seus ovos em depressões na pele. Após 3 a 4 dias, as larvas eclodem, chegam à pele e repetem o processo. Várias semanas após a infecção inicial, surge o prurido como resultado da resposta imunológica aos ácaros e seus resíduos; quando o paciente coça a pele devido ao prurido pode ocorrer uma infecção secundária. As infecções da escabiose podem ser reconhecidas por escoriações e pápulas ao redor da virilha, abdome, axilas e punhos. Geralmente, a escabiose não é detectada em idosos com comprometimento cognitivo devido à incapacidade de relatar os sintomas; o seu tratamento inclui um escabicida tópico, como permetrina, e a lavagem de todas as roupas de cama em água o mais quente possível (ou seja, 60°C a 90°C).[1,46,47]

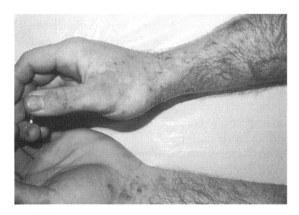

Figura 21.7 Escabiose. (*De Christsensen BL. Adult Health Nursing.* 5th ed. St. Louis: Mosby, 2005.)

CONDIÇÕES COMUNS DE FERIDAS

De acordo com os U.S. Centers for Medicare and Medicaid Services (CMS), estima-se que quase 15% de todos os beneficiários do Medicare (8,2 milhões de adultos idosos), dos EUA, sofreram de feridas crônicas que não cicatrizam a um custo anual de quase US$ 32 bilhões em 2014.[48] As infecções cirúrgicas formam a categoria maior de prevalência (4,0%) seguida de infecções diabéticas (3,4%). Os custos mais altos ocorreram para pacientes ambulatoriais, seguidos por pacientes internados.[48] Lesões por pressão e úlceras diminuíram em hospitais de 34 estados entre 2011 e 2014,[49] em grande parte devido à identificação precoce e ao gerenciamento das lesões por pressão. Em geral, lesões/úlceras por pressão, úlceras neuropáticas diabéticas e úlceras arteriais e venosas, discutidas a seguir, representam condições comuns de feridas em adultos idosos tratadas por fisioterapeutas como parte do cuidado tegumentar.

Lesão por pressão/úlcera

As lesões por pressão e úlceras são mais comuns entre adultos idosos e são a razão de mortalidade prematura em alguns pacientes, interferindo na recuperação funcional complicada pela dor e infecção.[50] A cada ano, mais de 2,5 milhões de pessoas nos EUA desenvolvem úlceras de pressão.[51] Em 2008, o CMS anunciou que não pagaria pelos custos adicionais incorridos por úlceras de pressão adquiridas em hospitais.[52] Em 2016, o National Pressure Ulcer Advisory Panel (NPUAP) substituiu o termo *úlcera de pressão* por *lesão por pressão* no sistema de estadiamento de lesões NPUAP, e o uso adicional de algarismos arábicos por algarismos romanos anteriores.[53] O Boxe 21.2 fornece uma descrição do estadiamento da úlcera por pressão e categorias adicionais de lesão por pressão. A lesão por pressão de estágio 1 é uma área localizada não descamativa de pele intacta com eritema (vermelhidão). Em pessoas com tons de pele mais escuros, o estágio 1 da lesão por pressão pode ter uma aparência diferente. A lesão por pressão de estágio 2 envolve perda de espessura parcial da pele com derme exposta. A perda de espessura total da pele é classificada como lesão por pressão de estágio 3 e envolve danos que se estendem até a fáscia subjacente, mas não através dela, com tecido adiposo (gordura) visível na úlcera. A lesão por pressão de estágio 4 envolve perda de pele em toda a espessura que penetra por meio da fáscia, músculo, tendão, ligamento, cartilagem ou osso.[53]

A lesão por pressão se desenvolve quando o tecido mole é comprimido a partir de fontes de pressão intensa e/ou prolongada ou forças de cisalhamento, restringindo o suprimento de sangue e causando danos aos tecidos. Os locais de feridas mais comuns em adultos idosos são sobre as proeminências ósseas, mais notavelmente o sacro e o cóccix, calcanhar, maléolo, trocanter, tuberosidade isquiática, cotovelo, joelho, escápula e occipital.[53] Entretanto, úlceras de pressão podem ocorrer em outros locais de fontes de pressão externa que comprimem os tecidos

BOXE 21.2	Estadiamento da úlcera de pressão.
Estágio	**Descrição**
Estágio 1	Área localizada não esbranquiçada de pele intacta com eritema que não resolve em 30 min após a liberação da pressão
Estágio 2	Perda parcial da espessura da pele com exposição da derme, mas sem necrose ou escara presente nesse nível
Estágio 3	Perda de toda a espessura da pele envolvendo a fáscia com tecido adiposo; entretanto, o dano não expõe o tendão, osso ou cápsula articular
Estágio 4	Perda de toda a espessura da pele se estendendo por fáscia, músculo, tendão, ligamento, cartilagem ou osso
Lesão por pressão em tecidos profundos	Descoloração arroxeada ou marrom que não esbranquiçada da pele intacta que pode indicar dano do tecido subjacente
Lesão por pressão não estadiável	Úlceras completamente revestidas com necrose, escaras ou detritos necróticos em uma extensão na qual a base não é visualizada
Lesão por pressão relacionada e equipamento médico	Geralmente se conforma ao padrão ou ao formato do equipamento e deve ser estadiada utilizando o sistema de estadiamento
Lesão por pressão de membrana mucosa	Lesão por pressão encontrada em membranas mucosas com história de uso de equipamento médico no local da lesão; devido à anatomia do tecido, essas lesões não podem ser estadiadas

moles. Essas lesões podem ocorrer na perna, quando ela é pressionada contra a grade da cama, ou na coxa, por um cateter urinário apertado. Consequentemente, lesões por pressão adicionais ocorrem por pressão secundária ao uso de dispositivos médicos, bem como lesões por pressão encontradas nas membranas mucosas que não são estagiáveis.[53] Outras lesões por pressão incluem perda total da espessura da pele obscurecida e instável e lesão por pressão de tecido profundo. Em geral, as lesões por pressão e as úlceras são afetadas pelo microclima da pele e da superfície de suporte, nutrição, perfusão, comorbidades e condição dos tecidos moles.

A prevenção de lesões por pressão e úlceras em adultos idosos inclui avaliar o risco, fornecer cuidados de pele adequados para aqueles em risco e orientar os pacientes.[53] O NPUAP recomenda que ferramentas de avaliação de risco, como a escala de Norton[54] ou a escala de Braden,[55] sejam usadas rotineiramente (na internação e depois em intervalos regulares) nas pessoas em risco, para garantir uma avaliação sistemática dos fatores de risco individuais. Cuidados adequados com a pele, programas educacionais e um programa de reabilitação para manter ou melhorar a mobilidade e o estado de atividade são estratégias de prevenção importantes. Na presença de úlcera, o tratamento precoce é fundamental. Além disso, a redução da pressão é essencial na prevenção e tratamento de úlceras de pressão. Existem muitas opções de almofadas para cadeiras de rodas, colchões, revestimentos de colchões, dispositivos auxiliares de posicionamento e órteses para auxiliar no descarregamento.[56] A literatura recente sugere a necessidade de uma superfície de suporte correta para situações específicas de modo a reduzir e prevenir lesões por pressão. Por exemplo, um pequeno ensaio descobriu que a pele de carneiro colocada sob as pernas reduziu significativamente a vermelhidão, e que as camas reclináveis eram melhores que as camas-padrão em termos de cura de lesões por pressão de estágio 1.[56] Por outro lado, as camadas de espuma não são mais usadas para redistribuição de pressão. Apesar de os fisioterapeutas terem treinamento na maioria desses produtos, o treinamento avançado é benéfico para determinar as escolhas ideais para determinado paciente, alinhando novos recursos tecnológicos. Portanto, o fisioterapeuta pode desejar consultar colegas, um terapeuta ocupacional ou um fornecedor de equipamentos médicos duráveis com mais experiência nessa área. As diretrizes clínicas para prevenir e tratar úlceras de pressão incluem avaliação adequada da pele e dos tecidos, cuidados preventivos com a pele, curativos profiláticos, mobilização/reposicionamento precoce, nutrição adequada, limpeza, desbridamento, avaliação contra infecção/biofilmes e uso de agentes biofísicos.[57] A avaliação nutricional, com análise dos níveis séricos de albumina e pré-albumina, é necessária, embora os níveis reduzidos possam refletir a produção de citocinas inflamatórias, e não o estado nutricional real. Além disso, os profissionais devem instruir os cuidadores a não massagear uma área de risco sobre as proeminências ósseas ao aplicar loções ou cremes hidratantes, pois isso pode aumentar o risco de colapso da pele. No geral, as melhorias nos cuidados de continência por meio do agendamento de ida ao banheiro a cada 2 horas e do uso de cremes de proteção para ajudar a manter a saúde da pele e o alívio da pressão são essenciais para reduzir as lesões por pressão.[50]

Úlceras neuropáticas diabéticas

O diabetes é um problema de saúde pandêmico que afeta 366 milhões de pessoas em todo o mundo.[58] A neuropatia diabética periférica (NDP) é a complicação mais comum, com uma prevalência de 50% nos casos de diabetes ao longo da vida.[58] A fisiopatologia do diabetes leva a uma série de doenças vasculares, imunológicas, sensoriais, alterações neurológicas e ortopédicas em adultos idosos que podem causar úlceras neuropáticas nos pés, além de ser uma das principais causas de amputações não traumáticas de membros inferiores nos EUA, com aproximadamente 5% com úlceras nos pés a cada ano e 1% necessitando de amputação. Em grande escala, o custo anual do diabetes nos EUA, em 2012, foi de US$ 245 bilhões, e estima-se que cerca de 27% dos custos de saúde do diabetes podem ser atribuídos à NDP.[58] Além disso, a aterosclerose de grandes e pequenos vasos resulta em isquemia dos pés. Esse comprometimento arterial danifica o tecido e limita a capacidade de cicatrização, com eventos oclusivos levando à gangrena. Consequentemente, as úlceras neuropáticas diabéticas têm características em comum com insuficiência arterial e lesão por pressão na pele da área de sustentação de carga dorsal e plantar do pé. Além disso, o diabetes prejudica o sistema imunológico, permitindo que as bactérias se enraízem mais facilmente na ferida, dificultando o combate às infecções e levando a uma fagocitose limitada. As consequências do diabetes, como nefropatia e visão prejudicada por retinopatia, podem complicar a prevenção e o tratamento das úlceras do pé diabético em idosos. No geral, a NDP é um fator de risco importante para ruptura da pele, amputação e mobilidade física reduzida. A glicação não enzimática predispõe os ligamentos à rigidez, e a perda de coordenação e sensação leva ao aumento das tensões mecânicas durante a deambulação.[59]

A tríade profana diabética afeta os nervos sensitivos, autônomos e motores, e cada uma dessas neuropatias tem sequelas que contribuem para as úlceras neuropáticas diabéticas. A neuropatia sensitiva impede que o adulto mais velho sinta algo quando machuca o pé. A sensação pode ser testada de modo quantificável com uso de monofilamentos (Figura 21.8). O monofilamento 5.07 testa a sensibilidade a 10 gramas de pressão, chamada "sensação de proteção". Esse limiar de sensação é de apenas 2% da sensação normal.[60] Se uma pessoa não sentir 10 gramas de força, é provável que ela desenvolva uma ulceração por pressão secundária à costura ou uma meia enrugada, atrito pela tira da sandália ou até mesmo um prego de aço na sola do sapato. Pessoas com diabetes devem ter sua sensação testada com um monofilamento 5.07 pelo menos uma vez por ano.[61] Para maximizar o valor diagnóstico do teste, deve ser usado um teste em três locais envolvendo as faces plantares do hálux, o terceiro metatarso e o quinto metatarso; os testes dos reflexos

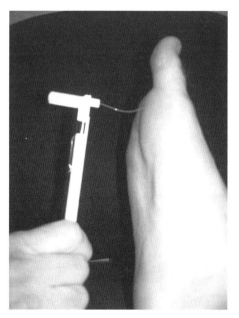

Figura 21.8 Teste monofilamento de Semmes-Weinstein. (*Cortesia de Erica LaPierre, PT, 2009; VNA of CNY, Syracuse, NY.*)

do tornozelo não são uma forma confiável de avaliar a NDP.[62,63] O rastreamento é facilmente ensinado e é vital na identificação precoce da NDP, podendo ser realizado pela maioria dos profissionais de saúde.

A neuropatia autônoma leva à redução da transpiração e da produção de óleo. A pele dos pés fica muito seca, criando fissuras e uma via para a entrada de bactérias. Os pés com neuropatia autônoma apresentam maior ocorrência de perda do tônus vasomotor, contribuindo para o comprometimento da perfusão tecidual.[63] A neuropatia motora leva à atrofia muscular. Problemas musculoesqueléticos surgem como deformidades estruturais, como dedos em martelo, que se desenvolvem a partir de desequilíbrios musculares. A distribuição alterada da pressão do pé ocorre de modo que as cabeças metatarsianas pressionam com mais firmeza a superfície do chão e as articulações interfalangianas dorsais se elevam, pressionando a parte superior do calçado. A pele se rompe mais facilmente devido a pressão e atrito, por conta do afinamento da pele em razão da insuficiência arterial. A primeira articulação metatarsofalangeana enrijece com o diabetes, criando uma condição chamada "hallux rigidus". Sem a extensão da primeira articulação metatarsofalangeana, uma pressão extrema é exercida sobre a face plantar do hálux, aumentando o risco de úlcera neuropática diabética. O diabetes também afina a camada de gordura protetora do pé, aumentando ainda mais a pressão sobre as cabeças dos metatarsos e o calcanhar.

A prevenção e o tratamento das úlceras neuropáticas diabéticas devem incluir abordagens sistêmicas e locais. O controle metabólico do diabetes é crítico de acordo com a posição-chave publicada pela American Diabetes Association (ADA).[64] O controle periódico e regular da glicemia reduz a progressão das complicações diabéticas. A dieta da pessoa deve apoiar o controle glicêmico e atender a quaisquer outras necessidades que possa ter, como a cicatrização adequada de feridas. Uma consulta dietética educacional pode ser necessária para manter o controle glicêmico rígido e limitar a hiperglicemia. Estudos prospectivos futuros devem avaliar o efeito da diminuição dos níveis de hemoglobina A1c (HbA1 c) (a ADA recomenda < 7%),[64] um reflexo da glicemia por 2 a 3 meses no sangue, na cicatrização de feridas diabéticas porque a cicatrização insuficiente de feridas está associada à hiperglicemia.[65] No tecido das áreas de suporte de carga, a descarga é importante para aliviar a pressão de qualquer pessoa com lesão no pé ou ferida aberta devido a NDP. A marcha sem sustentação de carga é a melhor opção, mas é a mais difícil conseguir que uma pessoa idosa siga a essas recomendações devido às demandas de força, equilíbrio e resistência. A imobilização gessada de contato total tem sido considerada o padrão-ouro para esse descarregamento, porém, nos últimos anos, outros métodos (calçados especiais, bota de caminhada e almofada de feltro) demonstraram resultados comparáveis.[64] Mais recentemente, estão surgindo evidências para o limite de estresse dos exercícios de prescrição segura para pessoas com NDP com a avaliação adequada de todos os fatores de risco nos sistemas tegumentar, nervoso, musculoesquelético e vascular.[66] Apesar dos exercícios com sustentação de carga e deambulação com calçado adequado em pacientes com NDP serem recomendados, fisioterapeutas devem incluir considerações especiais em adultos idosos com NDP para abordar condições médicas coexistentes e deficiências funcionais na audição, visão, marcha e equilíbrio, além de limitar a instabilidade postural e quedas em adultos idosos.[66] Em geral, a atividade física deve ser incentivada em adultos idosos com NDP com triagem adequada, avaliação e consideração cuidadosa da segurança com a supervisão do fisioterapeuta.[66] Por último, a U.S. Federal Drug Administration (FDA) emitiu uma revisão de segurança com relação ao becaplermina (Regranex®), uma forma tópica de fator de crescimento recombinante derivado de plaquetas humanas para tratar úlceras neuropáticas, devido a um provável risco aumentado de morte por câncer em pacientes que usaram três ou mais tubos de Regranex, que tiveram uma taxa de mortalidade cinco vezes maior que os pacientes que não usaram Regranex.[67]

Úlceras por insuficiências arterial e venosa

Tanto a insuficiência arterial quanto a venosa podem se manifestar na extremidade inferior de idosos na forma de feridas ulceradas (Figuras 21.9 e 21.10). De acordo com a American Heart Association (AHA),[68] os fatores de risco para doença arterial periférica (DAP) incluem idade > 70, história de tabagismo e/ou diabetes, hipertensão, acidente vascular encefálico, aterosclerose conhecida e história de claudicação, pulsos anormais, obesidade, inatividade/sedentarismo e altos níveis de colesterol. Os fatores que levam à doença venosa incluem imobilidade, bomba muscular ineficaz da panturrilha, disfunção das valvas venosas por

trauma, trombose venosa profunda e flebite.[69] Portanto, úlceras de perna por insuficiências venosa e arterial ocorrem comumente abaixo dos joelhos.[70] Apesar de a maioria ser causada por doença venosa isolada (72%), úlceras de insuficiência arterial são as segundas mais comuns, variando de 10 a 30% das úlceras de perna. Entre as feridas venosas, 10 a 15% são de etiologia arteriovenosa mista, com um índice tornozelo-braquial comprometido (ITB = 0,5 a 0,85) (Figura 21.11).[70] Os valores normais do ITB estão entre 0,9 e 1,0, e valores inferiores do ITB (< 0,5) indicam insuficiência arterial e dificuldade de cicatrização

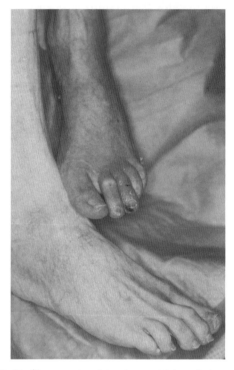

Figura 21.10 Úlcera por insuficiência arterial. (*De Black JM. Medical-Surgical Nursing: Clinical Management for Positive Outcomes*. 8th ed. Philadelphia: Saunders; 2008.)

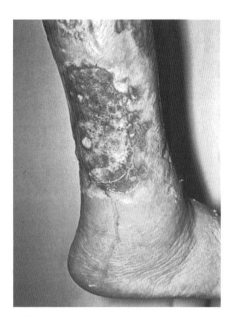

Figura 21.9 Úlcera por insuficiência venosa. (*De Kamal A, Brockelhurst JC. Color Atlas of Geriatric Medicine*. 2nd ed. St Louis: Mosby Year Book; 1991.)

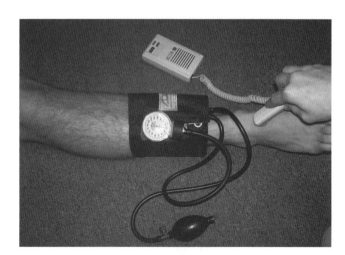

Figura 21.11 Teste tornozelo-braquial: manguito do esfigmomanômetro colocado e sonda de ultrassonografia *Doppler* posicionada para mensurar a pressão por meio do pulso pedial dorsal. (*Cortesia de Erica LaPierre, PT, 2009; VNA of CNY, Syracuse, NY.*)

de feridas.[3] Os locais comuns para úlceras por insuficiência arterial são sobre as articulações dos pés, sob os calcanhares, sobre os maléolos e na face anterior do terço distal da perna, enquanto as úlceras venosas ocorrem acima dos maléolos medial e lateral e abaixo dos joelhos.[3] Além disso, as úlceras arteriais apresentam drenagem mínima com uma base de ferida seca e vermelha, enquanto as úlceras venosas são rasas e apresentam drenagem moderada a abundante com uma base de ferida gelatinosa e amarelada. Outros sinais e sintomas de úlcera por insuficiência arterial incluem pele atrófica, pulsos dorsais diminuídos ou ausentes e dor com atividade. Úlceras de insuficiência venosa tendem a ser menos dolorosas, a apresentar mais edema e uma coloração de hemossiderina porque a deposição de ferro mancha permanentemente as panturrilhas inferiores em uma cor marrom-avermelhada. A Tabela 21.2 fornece uma diferenciação entre úlceras arteriais e venosas.[3]

A pele depende de um fluxo sanguíneo constante do sistema circulatório para nutrição, hidratação, aporte de oxigênio e remoção de resíduos para se manter saudável. Tanto na insuficiência arterial quanto na venosa, a disfunção circulatória sistêmica se manifesta localmente na parte inferior das pernas. Simplificando, as úlceras arteriais são causadas por "canos" deficientes no sistema arterial, enquanto as úlceras venosas são causadas por "canos" deficientes no sistema venoso. A insuficiência arterial, por exemplo, pode causar o desenvolvimento de placas arterioscleróticas que restringem o fluxo arterial para a região do corpo, bem como microtrombos em alguns dos capilares em pacientes com úlceras venosas da perna. Esse problema pode estar localizado em vasos pequenos, vasos grandes ou ambos. Independentemente do motivo do comprometimento da circulação, o resultado é o mesmo. A isquemia localizada priva o tecido de nutrientes vitais e oxigênio. O tecido começa a necrosar e as

células são incapazes de eliminar os resíduos. Portanto, as feridas não cicatrizam bem devido à má perfusão do tecido. Além disso, os antibióticos sistêmicos não serão capazes de atingir a área envolvida, então o tratamento tópico pode ser mais apropriado. A prevenção e o tratamento da insuficiência arterial são cruciais para a cicatrização e prevenção da recorrência das feridas. Isso inclui a cessação do tabagismo para retardar a progressão da aterosclerose e diminuir o risco de eventos cardiovasculares, além do gerenciamento médico da doença subjacente (p. ex., aterosclerose, doença vascular periférica, diabetes, hipertensão, hipercolesterolemia). O tratamento das úlceras arteriais se baseia na perfusão adequada com modificação dos fatores de risco e um programa de caminhadas diárias.[70] Quando comparado com o uso dos medicamentos aprovados pela FDA de pentroxifilina (Trental®) e cilostazol (Pletal®) para promover o fluxo sanguíneo em pacientes com úlceras arteriais ou claudicação, um programa de exercícios supervisionado com caminhada em esteira ou trilha foi mais capaz de melhorar a distância máxima de caminhada que o uso isolado de medicamentos.[70] Para alcançar esses ganhos, conforme os pacientes melhoram sua capacidade física, a carga de trabalho do exercício deve ser aumentada para garantir que sempre haja o estímulo da claudicação dolorosa durante o treino. Como precaução, o fisioterapeuta deve estar atento para a possibilidade de que sinais e sintomas cardíacos (disritmia, angina ou depressão do segmento ST) possam aparecer em pacientes durante a execução do programa de caminhada em esteira ou trilha.[70] Outros tratamentos cirúrgicos são recomentados para úlceras arteriais de pacientes com claudicação em repouso que estão em risco de perda de membro.[3] É posição da American Physical Therapy Association (APTA) que intervenções como desbridamento seletivo agudo, que é um componente do tratamento de feridas, sejam realizadas exclusivamente pelo fisioterapeuta. Portanto, seria prudente revisar os atos específicos de prática estadual relacionados às intervenções procedimentais e intervenções selecionadas que podem ser realizadas pelo fisioterapeuta assistente sob a direção e supervisão do fisioterapeuta.[71] Finalmente, alguns pacientes com úlceras arteriais e venosas (misto) devem usar bandagens ou meias de compressão apenas com acompanhamento cuidadoso e intensivo por fisioterapeutas.[72]

Nas úlceras de insuficiência venosa, as veias superficiais, profundas ou perfurantes podem estar comprometidas. As veias possuem valvas que mantêm o sangue fluindo em uma direção ascendente. Elas se abrem para o pulso de sangue para cima e depois se fecham para evitar o refluxo para um segmento inferior.[73] As valvas podem ser danificadas por tromboflebite, trombose venosa profunda ou outro trauma. Como resultado, o fluxo sanguíneo torna-se bidirecional e descendente. A hipertensão venosa resulta em protuberância dos vasos, alongando as lacunas entre as células da parede dos vasos. O microtrauma estimula a agregação de leucócitos, obstruindo o vaso. Outras células vazam do vaso. Coxins de fibrina se formam ao redor da parede do vaso. A oclusão causada

TABELA 21.2	Diferenciação da ferida entre úlceras arteriais *versus* venosas.	
Diferenciação	Úlceras arteriais	Úlceras venosas
Localização	Pontas ou entre os pododáctilos, sobre as cabeças falangeanas ou sobre o maléolo lateral	Próximo ou sobre o maléolo medial ou lateral, acima dos maléolos
Drenagem	Exsudado mínimo ou leve	Exsudado moderado e intenso
Margens da ferida	Perfurações discretas	Bordos irregulares
Aparência da ferida	Empalidecida	Hiperpigmentação
Edema	Não	Provável
Odor	Não	Forte
Dor	Provável	Não

(De Gist S, Tio-Matos I, Falzgraf S, Cameron S, Beebe M. Wound care in the geriatric client. *Clin Interv Aging*. 2009;4:269–287.)

pelos leucócitos e coxins de fibrina prejudicam a perfusão do oxigênio do sangue para o tecido. Os eritrócitos também penetram no tecido, quebrando-se para deixar depósitos de ferro, descritos anteriormente como coloração por hemossiderina. O fluido que escapa dos vasos causa edema na(s) perna(s). Esse edema comprime os capilares, restringindo ainda mais a oxigenação local do tecido. Os músculos gastrocnêmio-sóleo comprimem as veias ao se contraírem, e essa ação de bomba muscular promove o retorno venoso. Assim, quando a bomba muscular é insuficiente, por perda da amplitude de movimento do tornozelo, inatividade ou perda do tônus muscular, o corpo fica menos capaz de neutralizar os efeitos da gravidade. O sangue pode se acumular nas veias, causando hipertensão venosa e resultando em distensão venosa e hipoxia do tecido.[73] Sem compressão adequada para simular um sistema venoso competente, o problema subjacente agrava a condição, piorando a úlcera de insuficiência venosa.

Úlceras venosas na perna afetam até 3% das pessoas com 65 anos ou mais, e essas feridas crônicas recorrem a taxas de até 69%.[74] A compressão das pernas deve ser usada pelo resto da vida para reduzir o risco de recorrência. As meias de compressão com força de 30 a 40 mmHg são consideradas o padrão-ouro de tratamento e a forma de compressão mais comumente usada para prevenir a recorrência da úlcera por insuficiência venosa. As meias de compressão devem ser substituídas aproximadamente a cada 6 meses, pois o elástico se degrada e a compressão enfraquece. Quando as meias são usadas além de seu tempo de vida, os ferimentos geralmente reaparecem devido à falta de suporte venoso. Adultos idosos com insuficiência venosa crônica podem reduzir ainda mais o risco de novas ulcerações elevando as pernas e modificando a atividade (p. ex., limitando sentar e ficar parado durante longos períodos) e tanto quanto possível, mantendo um programa de exercícios prescrito porque úlceras gravitacionais requerem elevação.[69] Apesar do controle do edema ser fundamental, úlceras por insuficiência venosa devem ser tratadas com curativos adequados para a captura de umidade e compressão para otimizar a cicatrização de feridas para adultos idosos.[75]

Feridas inflamatórias atípicas

Algumas feridas são criadas por doenças inflamatórias ou autoimunes. A vasculite é uma inflamação dos vasos sanguíneos que pode degradar os tecidos moles e levar à formação de úlceras. Extremamente dolorosas, essas feridas comumente se localizam na parte inferior da perna e são desencadeadas por infecções subjacentes com uma púrpura palpável. A artrite reumatoide pode causar ferimentos nas pernas tanto diretamente, como por uma vasculite de pequenos vasos devido à formação de imunocomplexos.[76] A inflamação deve ser interrompida com medicamentos para que o corpo progrida além dessa fase e comece a cicatrização. Outras feridas são de natureza autoimune. O pioderma gangrenoso é uma doença mal compreendida com etiologia desconhecida, embora não

seja mais considerada de origem infecciosa.[77] É encontrado quase exclusivamente em pessoas com um distúrbio autoimune sistêmico, como doença de Crohn, colite ulcerativa ou artrite reumatoide. As feridas têm uma aparência inflamatória e geralmente aumentam com desbridamento ou outros tratamentos que aumentam a inflamação. Essas feridas inflamatórias atípicas apresentam margens elevadas irregulares com eritema redondo nas pernas e locais de feridas crônicas. Essas feridas atípicas podem, ainda, exigir biopsia de tecido e corticosteroides sistêmicos, o que requer gerenciamento colaborativo multidisciplinar.

Queimaduras

O envelhecimento está associado a retardo na sensação térmica, levando a maior risco de queimaduras, principalmente durante o banho. Modelos animais em camundongos mais velhos demonstram cicatrização mais lenta de feridas por escaldadura[78] devido à limitação nas concentrações de quimiocinas, bem como lesões comórbidas por queimaduras diabéticas com menos células angiogênicas derivadas da medula óssea, expressão reduzida do fator 1 induzível por hipoxia e atenuação de respostas *homing*.[79] Adultos idosos, especialmente aqueles com diabetes e neuropatia sensorial, devem ser encorajados a testar a temperatura da água com a mão em vez dos pés com deficiência sensorial. Melhor ainda, girar o aquecedor de água para uma temperatura mais baixa ou usar produtos de segurança (p. ex., tapetes de banho, termômetros de banheira e patinhos de borracha que mudam de cor para indicar uma temperatura de água insegura) são medidas que podem reduzir o risco de queimaduras. Além disso, aquelas que se estendem por áreas grandes e profundas da pele necessitam de atenção médica. Os adultos idosos com mais de 65 anos apresentam o dobro da taxa de mortalidade por incêndios do que a população como um todo. Adultos com mais de 85 anos têm uma taxa de mortalidade por incêndio 3,5 vezes maior que a da população em geral.[80] Os adultos idosos podem não reagir tão rapidamente para extinguir um incêndio ou se afastar de uma fonte potencial de queimaduras. Além disso, podem tomar mais medicamentos prescritos que diminuem os sentidos e a visão, expondo o indivíduo a riscos de incêndio e queimaduras. Mais importante, alguns adultos idosos podem ter atitudes descuidadas que aumentam o risco de sofrer um incêndio ou queimaduras. Portanto, orientá-los sobre as principais causas de incêndio e queimaduras na cozinha e devido a fiação elétrica defeituosa, fonte de aquecimento portátil, banhos ou chuveiros ferventes pode ajudar a diminuir comportamentos inseguros de adultos idosos. A chave para prevenir queimaduras nesse grupo é orientar sobre os riscos de segurança e fornecer recursos, assim como supervisão em momentos de condição de saúde demenciada.[80] Além disso, queimaduras graves devem ser tratadas em centros de queimados especializados.[81] Portanto, o tratamento de pele e das queimaduras em adultos idosos deve ser identificado, prevenido e tratado em tempo hábil pelos fisioterapeutas.

QUALIDADE DE VIDA E DIREÇÕES FUTURAS

Os adultos idosos que sofreram uma lesão aguda e que são portadores de feridas crônicas relatam problemas físicos, de saúde mental e cognitivos.[82] O efeito das feridas crônicas na qualidade de vida é particularmente profundo em indivíduos mais velhos.[82] Usando a Classificação Internacional de Funcionalidade, Incapacidade e Saúde (CIF) da Organização Mundial da Saúde,[83] fisioterapeutas precisam abordar o profundo efeito sobre a QV gerada pelas feridas agudas e crônicas porque os indivíduos atendidos em centros ambulatoriais de tratamento de feridas apresentam em média oito condições comórbidas.[82] Recentemente, demonstrou-se que os exercícios físicos são primordiais na cicatrização de feridas cutâneas em estudos com roedores e humanos.[84] O exercício é uma intervenção de custo relativamente baixo e foi demonstrado que acelera a cicatrização em camundongos idosos e obesos e em adultos idosos.[84] Apesar de se saber pouco sobre os mecanismos pelos quais o exercício acelera a cicatrização de feridas, os fisioterapeutas podem desempenhar um papel importante na supervisão adequada do exercício e na prevenção de danos em idosos com comorbidades e feridas tegumentares. Ao abordar as limitações de atividades adequadas e as restrições de participação com a dosagem adequada de exercícios e atividades funcionais, os fisioterapeutas podem ajudar os idosos a melhorar sua QV e a cicatrização adequada das feridas.

Recentemente, com concentração da carga de cuidados de saúde na mudança da demografia e das condições médicas crônicas dos adultos idosos, lacunas importantes no conhecimento do tratamento de feridas e nas prioridades de pesquisa foram abordadas por uma reunião internacional das partes interessadas nas áreas de envelhecimento e reparação e regeneração de feridas, em 2015.[82] Nessa reunião, as principais questões de pesquisa e resultados foram gerados para estudos futuros[82] (Boxes 21.3 e 21.4). Portanto, seria prudente para os fisioterapeutas colaborarem com uma equipe interdisciplinar de tratamento de feridas para desenvolver planos de cuidados apropriados com base nas necessidades e recomendações da pesquisa. Seguindo as recomendações deste capítulo sobre tratamento de pele e feridas para adultos idosos, os fisioterapeutas podem desenvolver uma análise clínica sólida com base nas evidências atuais e nas necessidades de pesquisas futuras nas áreas do envelhecimento e da cicatrização de feridas. Portanto, a beleza carnal da pele dos adultos idosos é realmente mais profunda do que parece.

BOXE 21.4	Resultados potenciais para estudos clínicos de cicatrização de feridas em adultos idosos.

Sinergia entre idade e comorbidades
Patologia do tecido deixada para trás na ferida
Custo de feridas que não cicatrizam
Objetivos para cicatrização no momento da apresentação da ferida
Efeitos de decisões de suporte clínico padronizado baseados em registros médicos eletrônicos
Qualidade de vida
Estado funcional
Mobilidade
Dor
Nível de independência
Sepse
Prevenção de amputação e mortalidade
Tratamento paliativo *versus* cicatrização

(De Gould L, Abadir P, Brem H, et al. Chronic wound repair and healing in older adults: current status and future research. *J Am Geriatr Soc*. 2015;63 [3]:427–438.)

REFERÊNCIAS BIBLIOGRÁFICAS

1. Reddy M. Skin and wound care: important considerations in the older adult. *Adv Skin Wound Care*. 2008;21(9):424–436.
2. Farage MA, Miller KW, Elsner P, Maibach HI. Structural characteristics of the aging skin: a review. *Cutan Ocul Toxicol*. 2007;26(4):343–357.
3. Gist S, Tio-Matos I, Falzgraf S, Cameron S, Beebe M. Wound care in the geriatric client. *Clin Interv Aging*. 2009;4:269–287.
4. Waller JM, Maibach HI. Age and skin structure and function, a quantitative approach (I): blood flow, pH, thickness, and ultrasound echogenicity. *Skin Res Technol*. 2005;11(4):221–235.

BOXE 21.3	Questões de pesquisa para cicatrizações de feridas em adultos idosos.

Categorias	Questões de pesquisa
Epidemiologia e qualidade de vida	Qual é o peso da doença causada por feridas crônicas em populações de adultos idosos?
	Qual é a frequência de feridas múltiplas e feridas recorrentes em adultos idosos?
Biologia básica da cicatrização de ferida, feridas crônicas e envelhecimento	O que faz com que feridas agudas se tornem crônicas?
	Como as células imunes no ambiente da ferida, ou o recrutamento de células imunes para a ferida, podem ser moduladas para aumentar o benefício?
	Quais estratégias podem ser utilizadas para reverter o dano aos macrófagos?
	Quais fatores regulam os fenótipos dos macrófagos no reparo da ferida?
	Quais são os mecanismos por trás da ativação de células tronco endoteliais e epidérmicas e direcionamento para o local da ferida?
	Quais são os papéis da proliferação e apoptose na ferida aguda *versus* crônica?
	Quais são os motivos para uma quimiotaxia tardia e ausência de função de neutrófilos nas feridas crônicas?
	Como a depleção de neutrófilos pode retardar o fechamento da ferida com o avançar da idade?
	Quais são os mecanismos para a produção excessiva de metaloproteinase da matriz com o envelhecimento nas feridas crônicas?

(De Gould L, Abadir P, Brem H, et al. Chronic wound repair and healing in older adults: current status and future research. *J Am Geriatr Soc*. 2015;63[3]:427–438.)

5. Stotts N. Facilitating positive outcomes in older adults with wounds. *Nurs Clin North Am*. 2005;40:267–279.

6. Sanada H, Nakagami G, Koyano Y, Lizaka S, Sugama J. Incidence of skin tears in the extremities among elderly patients at a long-term medical facility in Japan: a prospective cohort study. *Geriatr Gerontol Int*. 2015;15(8):1058–1063.

7. Ratliff CR, Fletcher KR. Skin tears: a review of the evidence to support prevention and treatment. *Ostomy Wound Manage*. 2007;53(3):32–34.

8. Cordrey R, LeeAC. *Integumentary System: Age-RelatedChanges and Common Problems*. Madison, WI: Section on Geriatrics of American Physical Therapy Association; November 2006.

9. Skinner AL, Woods A, Stone CJ, Penton-Voak I, Munao MR. Smoking status and attractiveness among exemplar and prototypical identical twins discordant for smoking. *R Soc Open Sci*. 2017;4(12):161076.

10. Sgonc R, Gruber J. Age-related aspects of cutaneous wound healing: a mini-review. *Gerontology*. 2013;59:159–164.

11. Hess CT, Kirsner RS. Orchestrating wound healing: assessing and preparing the wound bed. *Adv Skin Wound Care*. 2003;16(5):246–257.

12. Pittman J. Effect of aging on wound healing: current concepts. *J Wound Ostomy Continence Nurs*. 2007;34(4):412–415.

13. Brown G. Wound documentation: managing risk. *Adv Skin Wound Care*. 2006;19(3):155–165.

14. Mayo Clinic Staff. Malnutrition and seniors: when a relative doesn't eat enough. https://www.mayoclinic.org/healthy-lifestyle/caregivers/in-depth/senior-health/art-20044699. Updated 2018. Accessed April 29, 2018.

15. Cederholm T, Bosaeus I, Barazzoni R, et al. Diagnostic criteria for malnutrition – an ESPEN consensus statement. *Clin Nutr*. 2015;34:335–340.

16. Tappenden KA, Quatrara B, Parkhurst ML, Malone AM, Fanjiang G, Ziegler TR. Critical role of nutrition in improving quality of care. *JPEN J Parenter Enteral Nutr.*2013;37(4):482–497.

17. Jensen GL, Compher C, Sullivan DH, Mullin GE. Recognizing malnutrition in adults: definitions and characteristics, screening, assessment, and team approach. *JPEN J Parenter Enteral Nutr*. 2013;37(6):802–807.

18. White JV, Guenter P, Jensen G, et al. Consensus statement: Academy of Nutrition and Dietetics and American Society for Parenteral and Enteral Nutrition: characteristics recommended for the identification and documentation of adult malnutrition (undernutrition). *JPEN J Parenter Enteral Nutr*. 2012;36(2):275–283.

19. Gregg D, Hiller L, Fabri P. The need to feed: balancing protein need in a critical ill patient with Fournier's gangrene. *Nutr Clin Pract*. 2016;31(6):790–794.

20. Fischer M, JeVenn A, Hipskind P. Evaluation of muscle and fat loss as diagnostic criteria for malnutrition. *JPEN J Parenter Enteral Nutr*. 2015;30(2):239–248.

21. Mentes J. Oral hydration in older adults: greater awareness is needed in preventing, recognizing, and treating dehydration. *Am J Nurs*. 2006;106(6):40–49.

22. Morgan AL, Masterson MM, Fahlman MM, et al. Hydration status of community-dwelling seniors. *Aging Clin Exp Res*. 2003;15(4):301–304.

23. Clinical symptoms, signs and tests for identification of impending and current water-loss dehydration in older people. Cochrane Review. http://www.cochrane.org/CD009647/RENAL_clinicalsymptoms-signs-and-tests-for-identification-of-impending-andcurrent-water-loss-dehydration-in-older-people. Accessed July 18, 2018.

24. Tricco AC, Antony J, Vafaei A, et al. Seeking effective interventions to treat complex wounds: an overview of systematic reviews. *BMC Med*. 2015;13:89.

25. Posthauer ME. The role of nutrition in wound care. *Adv Skin Wound Care*. 2006;19(1):43–52.

26. Haroun MT. Dry skin in the elderly. *Geriatr Aging*. 2003;6:41–44.

27. Brillhart B. Preventative skin care for older adults. *Geriatr Aging*. 2006;9(5):334–339.

28. WoundsInternational. Skin tears made easy. http://www.wound sinternational.com/media/issues/515/files/content_10142.pdf. Accessed July 18, 2018.

29. LeBlanc K, Baranoski S. Skin tears: state of the science: consensus statements for the prevention, prediction, assessment, and treatment of skin tears. *Adv Skin Wound Care*. 2011;24(9):2–15.

30. Baranoski S. Skin tears: staying on guard against the enemy of frail skin. *Nursing*. 2000;30(9):41–46.

31. Registered Nurses Association of Ontario. Risk assessment and prevention of pressure ulcers. http://rnao.ca/bpg/guidelines/riskassessment-and-prevention-pressure-ulcers. Accessed April 27, 2018.

32. Baranoski S. Meeting the challenge of skin tears. *Adv Skin Wound Care*. 2005;18(2):74–75.

33. Loehne HB, Lee AC. The integumentary system. In: Goodman CC, Fuller KS, eds. *Pathology: Implications for the Physical Therapist*. 4th ed. New York: Elsevier; 2015:416–459.

34. National Cancer Institute. Melanoma risk assessment tool. http://www.cancer.gov/melanomarisktool/. Accessed April 29, 2018.

35. National Cancer Institute. Skin cancer screening-for health professionals (PDQ®). http://www.cancer.gov/types/skin/hp/skin-screening-pdq. Accessed April 29, 2018.

36. American Academy of Dermatology. SPOTme skin cancer screenings. https://www.aad.org/public/spot-skin-cancer/programs/screenings. Accessed July 31, 2018.

37. Agullo FJ, Santillan AA, Palladino H, Miller WT. Malignancy in chronic wounds. *Wound Repair Regen*. 2007;15(2):A45.

38. American Academy of Dermatology. Prevent skin cancer. https://www.aad.org/public/spot-skin-cancer/learn-about-skincancer/prevent. Accessed May 11, 2018.

39. American Academy of Dermatology. How to care for your skin in your 60s and 70s. https://www.aad.org/public/skin-hairnails/anti-aging-skin-care/creating-anti-aging-plan/skin-care-inyour-60s-and-70s. Accessed May 11, 2018.

40. Komatsu Y, Okazaki A, Hirahara K, Araki K, Shiohara T. Differences in clinical features and outcomes between group A and group G Streptococcus-induced cellulitis. *Dermatology*. 2015;230(3):244–249.

41. Peterson RA, Polgreen LA, Cavanaugh JE, Polgreen PM. Increasing incidence, cost, and seasonality in patients hospitalized for cellulitis. *Open Forum Infect Dis*. 2017;4(1):ofx008.

42. Center for Disease Control and Prevention. Prevention of herpes zoster. https://www.cdc.gov/mmwr/preview/mmwrhtml/rr5705a1.htm. Accessed July 16, 2018.

43. Scheinfeld N. Infections in the elderly. *Dermatol Online J*. 2005;11(3):8.

44. Center for Disease Control and Prevention. Shingles (Herpes Zoster). https://www.cdc.gov/shingles/surveillance.html. Accessed July 16, 2018.

45. World Health Organization. Scabies. http://www.who.int/lymphatic_filariasis/epidemiology/scabies/en/. Accessed July 16, 2018.

46. Puza CJ, Suresh V. Scabies and pruritus-a historical review. *JAMA Dermatol*. 2018;154(5):536.

47. Gunning K, Pippitt K, Kiraly B, Sayler M. Pediculosis and scabies: treatment update. *Am Fam Physician*. 2012;86(6):535–541.

48. Nussbaum SR, CarterMJ, Fife CE, et al. An economic evaluation of the impact, cost, and Medicare policy implications of chronic nonhealing wounds. *Value Health*. 2018;21(1):27–32.

49. Owens PL, Limcangco R, Barrett ML, Heslin KC, Moore BJ. Patient safety and adverse events, 2011 and 2014. https://www.hcup-us.ahrq.gov/reports/statbriefs/sb237-Patient-Safety-Adverse-Events-2011-2014.jsp?utm_source=AHRQ&utm_medium=EN-616&utm_term=&utm_content=1&utm_campaign=AHRQ_EN5_22_2018. AccessedMay 11, 2018.

50. Reddy M, Gill SS, Kalkar SR, et al. Treatment of pressure ulcers. A systematic review. *JAMA*. 2008;300(22):2647–2662.

51. Agency forHealthcare Research andQuality. Preventing pressure ulcers in hospitals. https://www.ahrq.gov/professionals/systems/hospital/pressureulcertoolkit/index.html. Accessed May 17, 2018.

52. Cooper K. Evidence-based prevention of pressure ulcers in the intensive care unit. *Crit Care Nurse*. 2013;33(6):57–66.

53. National Pressure UlcerAdvisory Panel (NPUAP).NPUAPpressure injury stages. http://www.npuap.org/resources/educational-andclinical-resources/npuap-pressure-injury-stages/. Accessed May 17, 2018.

54. Norton D, Mclaren R, Exton-Smith AN. *An Investigation of Geriatric Nursing Problems in Hospital*. Edinburgh. NY: Churchill Livingstone; 1962.

55. Braden BJ, Bergstrom N. A conceptual schema for the study of the etiology of pressure sores. *Rehabil Nurs*. 1987;12:8–12.

56. McInnes E, Durmville JC, Jammali-Blasi A, Bell-Syer SE. Support surfaces for treating pressure ulcers. *Cochrane Database Syst Rev*. 2011;12:CD009490.

57. National Pressure Ulcer Advisory Panel. Prevention and treatment of pressure ulcers: clinical practice guideline. http:// www.internationalguideline.com. Accessed May 11, 2018.

58. Juster-Switlyk K, Smith AG. Updates in diabetic peripheral neuropathy. *F1000Res* 2016;5:F1000.
59. Medscape. Diabetic ulcers. https://emedicine.medscape.com/article/460282-overview. Accessed July 22, 2018.
60. Jeng C, Michelson J, Mizel M. Sensory thresholds of normal human feet. *Foot Ankle Int.* 2000;21:501–504.
61. Conner-Kerr T, Templeton MS. Chronic fall risk among aged individuals with type 2 diabetes. *Ostomy Wound Manage.* 2002;48(3):28–34, 35.
62. Feng Y, Schlosser FJ, Sumpio BE. The Semmes Weinstein monofilament examination as a screening tool for diabetic peripheral neuropathy. *J Vasc Surg.* 2009;50(3):675–682.
63. Al-Geffari M. Comparison of different screening tests for diagnosis of diabetic peripheral neuropathy in primary health care setting. *Int J Health Sci (Qassim).* 2012;6(2):127–134.
64. American Diabetes Association. Standards of medical care in diabetes: 2016. *Diabetes Care.* 2016;39(Suppl 1):S1–S112.
65. Christman AL, Selvin E, Margolis DJ, Lazarus GS, Garza LA. Hemoglobin A1c is a predictor of healing rate in diabetic wounds. *J Invest Dermatol.* 2011;131(10):2121–2127.
66. Kluding PM, Bareiss SK, Hastings M, Marcus RL, Sinacore DR, Mueller MJ. Physical training and activity in people with diabetic peripheral neuropathy: paradigm shift. *Phys Ther.* 2017;97(1):31–43.
67. U.S. Food and Drug Administration. FDA Drug Safety Communication Regranex (becaplermin). http://www.pdr.net/fda-drug-safety-communication/regranex?druglabelid=954&id=5253. Accessed July 22, 2018.
68. American Heart Association. Understand your risk for PAD. https://www.heart.org/en/health-topics/peripheral-artery-disease/understand-your-risk-for-pad#.Vp3JklJPIWs. Accessed July 31, 2018.
69. Etufugh CN, Phillips TJ. Venous ulcers. *Clin Dermatol.* 2007;25(1):121–130.
70. Milani RV, Lavie CJ. The role of exercise training in peripheral arterial disease. *Vasc Med.* 2007;12:351–358.
71. American Physical Therapy Association. Procedural interventions exclusively performed by physical therapists. https://www.apta.org/uploadedFiles/APTAorg/About_Us/Policies/HOD/Practice/ProceduralInterventions.pdf. Accessed on May 25, 2018.
72. Humphreys ML, Stewart AH, Gohel MS, Taylor M, Whyman MR, Poskitt KR. Management of mixed arterial and venous leg ulcers. *Br J Surg.* 2007;94(9):1104–1107.
73. Valencia IC, Falabella A, Kirsner RS, Eaglstein WH. Chronic venous insufficiency and venous leg ulceration. *J Am Acad Dermatol.* 2001;44:401–421.
74. Kapp S, Miller C, Donohue L. The clinical effectiveness of two compression stocking treatments on venous leg ulcer recurrence: a randomized controlled trial. *Int J Lower Extrem Wounds.* 2013;12(3):189–198.
75. Dere K, Opkaku A, Golden A, et al. The 21st century treatment of venous stasis ulcers. *Long-Term Care Interface.* 2006;7:34–37.
76. Jorizzo JL, Daniels JC. Dermatologic conditions reported in patients with rheumatoid arthritis. *J Am Acad Dermatol.* 1983;8:439–457.
77. Ahmadi S, Powell FC. Pyoderma gangrenosum: uncommon presentations. *Clin Dermatol.* 2005;23:612–620.
78. Shallo H, Plackett TP, Heinrich SA, et al. Monocyte chemoattractant protein-1 (MCP-1) and macrophage infiltration into the skin after burn injury in aged mice. *Burns.* 2003;29:641–647.
79. Zhang X, Sarkar K, Rey S, et al. Aging impairs the mobilization and homing of bone marrow-derived angiogenic cells to burn wounds. *J Mol Med.* 2011;89:985–995.
80. American Burn Association. Verification. http://ameriburn.org/quality-care/verification/. Accessed May 11, 2018.
81. American Burn Association. Prevention resources. http://ameriburn.org/prevention/prevention-resources/. Accessed May 23, 2018.
82. Gould L, Abadir P, Brem H, et al. Chronic wound repair and healing in older adults: current status and future research. *J Am Geriatr Soc.* 2015;63(3):427–438.
83. World Health Organization. *The International Classification of Functioning, Disability and Health (ICF).* Geneva, Switzerland: World Health Organization; 2001.
84. Pence BD, Woods JA. Exercise, obesity, and cutaneous wound healing: evidence from rodent and human studies. *Adv Wound Care.* 2012; 3(1):71–79.

Manejo do Assoalho Pélvico em Homens e Mulheres Idosos

Cynthia E. Neville

VISÃO GERAL DO CAPÍTULO

Introdução, 502
Função normal da bexiga, 503
  Controle neural do trato urinário
    inferior, 504
O assoalho pélvico, 504
**Controle vesical como síndrome
  geriátrica,** 506
  Polimedicação, 506
  Carga sobre o cuidador, 506
  Impacto na reabilitação, 507
  Quedas, 507
**Envelhecimento do sistema
  geniturinário,** 507
  Sintomas do trato urinário inferior e
    problemas de controle vesical, 508

**Infecções do trato urinário e retenção
  urinária,** 509
**Identificação, triagem e avaliação de
  problemas de controle vesical,** 510
  Triagem, 510
  Entrevista com paciente e tomada
    de história, 510
  Exame físico, 511
  Palpação e teste dos músculos do
    assoalho pélvico, 512
  Medidas de resultado, 514
Intervenções, 515
  Treinamento dos músculos do
    assoalho pélvico, 515
  Feedback e *biofeedback,* 517

  Estimulação elétrica, 517
  Educação, 519
  Estratégias de gestão de
    líquidos, 519
  Treinamento vesical, 520
  Estratégias para retardar e
    inibir a urgência urinária e
    noctúria, 520
  Manejo da noctúria, 521
  Esvaziamento da bexiga, 521
  Idoso frágil e com deficiência
    cognitiva, 521
Resumo, 522
Referências bibliográficas, 523

INTRODUÇÃO

Os distúrbios do assoalho pélvico formam um grupo de condições que afetam e incluem problemas de controle vesical e incontinência urinária (IU), prolapso de órgãos pélvicos (POP), problemas de controle intestinal e condições de dor pélvica. Problemas de controle vesical, incluindo incontinência urinária e outros sintomas do trato urinário inferior (STUIs) (p. ex., urgência e frequência urinária, noctúria), são prevalentes em adultos idosos, afetando cerca de 50% das mulheres idosas e 25% ou mais dos homens idosos.[1] A urgência e a incontinência urinária aumentam o risco de queda em adultos idosos.[2] O declínio funcional está diretamente relacionado a problemas de controle vesical.[3] Outras consequências negativas dos problemas de controle vesical incluem diminuição da produtividade no trabalho, diminuição da função sexual,[4] problemas psicossociais,[5] diminuição da qualidade de vida[6] e resultados negativos da reabilitação, com maior risco de necessidade de cuidados a longo prazo.[7] Os custos anuais diretos e indiretos dos problemas de controle vesical, como bexiga hiperativa, nos EUA, são estimados em mais de US$ 100 bilhões.[8]

Provavelmente, devido às mudanças que ocorrem com a idade, os adultos idosos apresentam a maior prevalência de IU e outros STUIs (IU/STUIs) de qualquer grupo, exceto para aqueles com doenças neurológicas específicas.[1] Mulheres mais velhas correm maior risco e apresentam o dobro da taxa de IU e STUIs como homens, talvez devido aos efeitos do parto vaginal.[9] Em estudos anteriores, o parto foi considerado um fator que levaria a alterações anatômicas e das estruturas de suporte da uretra e dos órgãos pélvicos. As taxas de IU/STUI são diferentes por configuração. Por exemplo, mais de 52% das pessoas que vivem na comunidade e/ou restritas no domicílio com mais de 60 anos têm IU ou outro STUI.[10] Em ambientes de cuidados a longo prazo, entretanto, 50 a 70% dos residentes têm IU.[11] IU/STUI é um motivo comum para necessidade de cuidados a longo prazo em idosos.

IU e STUI são indicadores prognósticos negativos para os resultados da reabilitação. Portanto, os profissionais dessa especialidade devem identificar esses problemas e buscar e/ou implementar intervenções adequadas. A prevalência de IU e STUI indica que perguntas rotineiras de triagem devem ser incluídas em toda história de um idoso. Como profissionais de acesso direto e de atenção primária, os fisioterapeutas têm a responsabilidade fiduciária de cuidar diretamente de toda a pessoa, e não de uma única condição ou diagnóstico para o qual o paciente busca atendimento ou é encaminhado. Uma vez que a IU ou outro STUI são identificados, os fisioterapeutas estão bem qualificados para gerenciar essa condição e fornecer educação e tratamento ou para encaminhar o paciente com IU ou STUI a outro profissional qualificado.

Este capítulo tem como objetivo descrever sistematicamente as opções de avaliação e intervenção para problemas de controle vesical em idosos que podem e devem ser implementadas por todos os fisioterapeutas. Ele irá discutir o envelhecimento do trato urinário inferior (TUI) e o impacto negativo dos problemas de controle vesical em adultos idosos. Uma revisão das funções normais e disfunções comuns da bexiga, do trato urinário inferior e dos músculos do assoalho pélvico está incluída, bem como uma revisão do controle neural do TUI e do assoalho pélvico. Explicações e instruções para triagem, avaliação e intervenções para problemas de controle vesical, incluindo IU e outros STUIs, irão preparar o fisioterapeuta para otimizar os resultados de reabilitação por meio do fornecimento de intervenções baseadas em evidências eficazes e/ou encaminhamento a um provedor apropriado para tratamento.

FUNÇÃO NORMAL DA BEXIGA

A maioria das pessoas não valoriza a função normal da bexiga. A função normal da bexiga significa que ela irá encher, armazenar e esvaziar urina regularmente. Em seu funcionamento normal, esse órgão não causa dor nem faz com que a pessoa tenha uma necessidade avassaladora de urinar. Adultos de qualquer idade devem ser capazes de dormir a noite toda sem a necessidade frequente de urinar, causando o despertar (noctúria). A bexiga deve estar livre de infecção e sem dor durante o enchimento, armazenamento e esvaziamento.[12] Normalmente, ela deve armazenar urina por tempo suficiente para que uma pessoa assista a um show ou filme por algumas horas sem ter que ir ao banheiro para esvaziá-la. Durante a micção, a bexiga saudável esvaziará completamente ou normalmente reterá um pequeno volume residual pós-micção.

A função normal da bexiga de um adulto é caracterizada por ciclos de enchimento, armazenamento e esvaziamento da urina.[13] O sistema urinário é composto pelos tratos superior e inferior. Os rins e ureteres constituem o trato urinário superior. Os rins filtram 200 litros de sangue diariamente para remover o excesso de água e produtos residuais e produzir aproximadamente 2 quartos de urina. A urina cursa dos rins para a bexiga através dos ureteres de modo bastante consistente ao longo do dia, cerca de 15 gotas por minuto. A produção de urina normalmente diminui à noite, mas pode aumentar no envelhecimento, o que é considerado um aspecto normal do envelhecimento.

O TUI é formado na bexiga e na uretra (Figura 22.1). A bexiga é um órgão muscular oco, o músculo detrusor, que é revestido por uma mucosa (urotélio) e é sensível ao volume da urina e à sua composição química. A urina é armazenada na bexiga até ser esvaziada pela uretra. Durante o armazenamento, a pressão na bexiga é menor que a pressão dos esfíncteres urinários, que mantêm o fechamento da saída da bexiga. Sua capacidade funcional normal é de 300 a 400 mℓ de urina.[13] Os adultos normalmente armazenam a urina por 2 a 5 horas durante o dia, com base no volume e na composição do líquido consumido.

Adultos que estão adequadamente hidratados esvaziam a bexiga cerca de cinco a oito vezes por dia e uma vez ou menos à noite.[12] Quando a bexiga está aproximadamente dois terços cheia, a pessoa normalmente sente vontade de

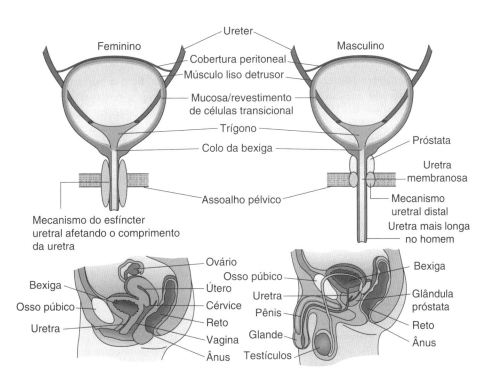

Figura 22.1 Anatomia do trato urinário inferior em ambos os sexos. (*De Chapple CR. Urodynamics Made Easy. 4th ed. St Louis: Elsevier; 2019.*)

urinar. Os indivíduos devem ser capazes de adiar a micção conforme necessário.[12] O processo de esvaziamento da bexiga, denominado "micção", é iniciado pelo relaxamento dos músculos do assoalho pélvico e do colo da bexiga. O relaxamento do esfíncter urinário interno no colo da bexiga, do esfíncter urinário externo e músculos do assoalho pélvico é imediatamente seguido pela contração do músculo detrusor, causando um forte fluxo contínuo de urina e esvaziamento da bexiga, chamado "eliminação". O esvaziamento é caracterizado por uma pressão da bexiga superior à pressão de saída da bexiga. Ela pode esvaziar completamente ou pode haver um volume residual de urina de até 100 a 200 mℓ, que pode ser considerado normal.[14]

Controle neural do trato urinário inferior

O controle vesical e da continência dependem da coordenação neural entre a bexiga, a uretra e os músculos do assoalho pélvico (MAPs). O enchimento e o armazenamento da bexiga são mediados pelos sistemas nervoso simpático e central. À medida que mais urina é armazenada, a resistência à saída da bexiga deve aumentar para manter a continência. Para que isso ocorra, as terminações nervosas aferentes da bexiga enviam informações sobre a plenitude dela para o corno dorsal da medula espinal. Essa informação é retransmitida para interneurônios espinais que ativam os eferentes hipogástricos somáticos pudendos e simpáticos. A ativação eferente pudenda somática causa contração do esfíncter uretral estriado e aumento do tônus muscular do diafragma pélvico. Coincidentemente, a ativação de eferentes hipogástricos simpáticos pelo nervo hipogástrico inibe as contrações do detrusor e promove a contração do músculo liso uretral.[13] As informações dos receptores de alongamento da bexiga também são enviadas para o centro de continência localizado na ponte, a substância cinza periaquedutal (CPA) e o córtex cingulado anterior direito. Essas áreas promovem a continência aumentando a atividade eferente simpática, a complacência da bexiga e o tônus do esfíncter uretral externo; inibindo a atividade parassimpática (ativada durante a micção) e facilitando os motoneurônios pudendos.[13] Uma vez que uma pessoa determina um momento e local apropriados para urinar, os sinais aferentes da bexiga são enviados para a substância CPA. A substância CPA coordena a micção ativando o centro de micção da ponte (CMP). O CMP ativa eferentes pélvicos parassimpáticos para o detrusor pelo nervo pélvico, fazendo com que a bexiga se contraia. Coincidentemente, os impulsos eferentes simpáticos e somáticos para a uretra são inibidos, permitindo o relaxamento uretral e o fluxo urinário.[13]

O ASSOALHO PÉLVICO

O controle e a continência da bexiga dependem da função dos MAPs, bem como da integridade das estruturas anatômicas que sustentam os órgãos pélvicos e afetam a pressão uretral. Os MAPs incluem a membrana perineal e os músculos elevadores do ânus (Figura 22.2).[15]

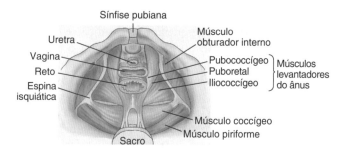

Figura 22.2 Músculos do assoalho pélvico. (*De Hagen-Ansert SL. Textbook of Diagnostic Sonography.* 8th ed. St. Louis, MO: Elsevier; 2018.)

A membrana perineal é a camada superficial dos MAPs e inclui os músculos isquiocavernoso, bulboesponjoso e perineal transverso superficial. Os músculos levantadores do ânus formam a camada profunda dos MAPs, também conhecida como diafragma pélvico. A região posterior é formada pelos músculos iliococcígeo e coccígeo, que se originam de uma faixa fibrosa na parede pélvica chamada "arco tendíneo levantador do ânus" e se insere no corpo perineal central. Juntos, esses músculos formam uma plataforma horizontal relativamente plana a partir das paredes laterais da pelve, sobre a qual repousam os órgãos pélvicos. A região anterior do músculo levantador do ânus inclui os músculos pubococcígeo e puborretal. Eles se originam em ambos os lados do osso púbico e formam uma tipoia ao redor e atrás do reto. O músculo pubococcígeo se liga ao cóccix por meio do ligamento anococcígeo. Ele se divide nas porções puboperineal, pubovaginal ou puboprostática/elevador da próstata e puboanal. As camadas superficiais e profundas do músculo funcionam como uma unidade durante uma contração dos MAPs.

Os três músculos levantadores do ânus são tonicamente ativos, fornecendo suporte constante aos órgãos pélvicos.[15] Nas mulheres, eles estreitam o hiato urogenital e puxam a uretra, a vagina e o reto na direção ao osso púbico. Nessa configuração, os tecidos conjuntivos de suporte sofrem tensão mínima. Se o suporte muscular for perdido, como na desnervação pós-parto, descondicionamento ou apenas envelhecimento, os tecidos conjuntivos podem se tensionar ou romper, levando ao mecanismo para o prolapso de órgãos pélvicos e/ou IU por estresse. Os músculos levantadores do ânus também podem ser contraídos voluntariamente durante aumentos abruptos da pressão abdominal (como ocorre com uma tosse ou espirro) para interromper o escape de urina, comprimindo a uretra contra a sínfise púbica ou evitando a descida uretral. Em homens e mulheres, o esfíncter uretral estriado desempenha um papel importante na continência. É composto predominantemente por fibras musculares de contração lenta (tipo I), e está constantemente ativo, auxiliando na continência durante períodos prolongados de enchimento da bexiga e armazenamento de urina.[13]

As estruturas anatômicas dos ligamentos pélvicos (uretral, cardinal e uterossacral), fáscia endopélvica, músculo liso uretral e plexo vascular são importantes para a continência. Elas mantêm a posição anatômica, o que influencia a função do órgão. O suporte ligamentar é essencial para o funcionamento eficaz do colo da bexiga e da uretra, bem como dos MAPs. A função ideal dos MAPs requer integridade anatômica, controle motor, coordenação, resistência, potência e mobilidade do tecido conjuntivo.[16] Os músculos do assoalho pélvico têm várias funções vitais e musculoesqueléticas listadas no Boxe 22.1. Os MAPs são compostos por aproximadamente 30% de fibras musculares de contração rápida do tipo II e cerca de 70% de fibras musculares de contração lenta do tipo I[13,16] e normalmente agem como uma unidade funcional.[17] A qualidade da contração e a contribuição relativa das diferentes camadas musculares podem impactar no controle voluntário do assoalho pélvico. Os MAPs se contraem voluntariamente, descritos como um "aperto e elevação", ao redor da uretra e do ânus e da vagina na mulher. Estudos de ressonância magnética (RM) demonstram aproximadamente 30° de movimento do cóccix durante uma contração concêntrica máxima dos músculos do assoalho pélvico.[18,19] Nenhum outro movimento da pelve ou contração de outros músculos (abdominais, glúteos ou adutores) é necessário para a contração de compressão e elevação dos músculos do assoalho pélvico. A dica verbal para envolver a contração em torno das faces anterior (uretral) e posterior (anal) dos MAPs é mais eficaz que a dica apenas da face anterior.[17] Em outras palavras, instruir um paciente a "contrair e levantar seus músculos pélvicos internos como se interrompendo a urina

e os gases" é mais eficaz para provocar uma contração efetiva dos MAPs. O relaxamento voluntário ocorre depois que uma pessoa para de realizar a contração voluntária. A Tabela 22.1 descreve essas funções contráteis do músculo em condições normais e sintomáticas.

O controle antecipatório do assoalho pélvico envolvendo a contração involuntária dos MAPs precede a maioria ou todos os movimentos do corpo como uma cocontração automática para aumentar a estabilidade do tronco.[20] Isso deve ocorrer automaticamente em antecipação a aumentos na pressão intra-abdominal, como rir, pular, tossir ou espirrar. Os MAPs mantêm a posição do colo da bexiga durante o aumento da pressão intra-abdominal.[21] A descida do colo da bexiga pode ocorrer na ausência de ativação dos MAPs ou se o suporte anatômico estiver comprometido. A descida e a descompressão da uretra estão associadas à perda de urina e à incontinência urinária por esforço e ao eventual desenvolvimento de incontinência urinária mista. Os MAPs devem relaxar para iniciar a micção. O relaxamento involuntário dos MAPs ocorre durante a micção normal, defecação e parto vaginal. Os problemas de controle vesical (e intestino) estão associados às disfunções dos MAPs e estão listados no Boxe 22.2.

BOXE 22.1	**Funções do assoalho pélvico.**[20,32,54]

- Controle vesical
- Controle intestinal
- Suporte dos órgãos pélvicos
- Respiração
- Estabilidade lombopélvica
- Função sexual
- Parto

(Livingston;[13] Sapsford et al.;[20] Memon and Handa.)[54]

BOXE 22.2	**Problemas de controle vesical e intestinal associados com disfunção do assoalho pélvico.**

- Incontinência urinária
- Urgência e frequência urinária
- Noctúria
- Esvaziamento incompleto da bexiga
- Micção dolorosa
- Prolapso de órgão pélvico
- Incontinência fecal
- Constipação intestinal
- Defecação obstruída
- Esvaziamento incompleto da bexiga
- Defecação dolorosa

TABELA 22.1	**Função e disfunção dos músculos do assoalho pélvico (MAPs).**		
Nome da condição	**Descrição**	**Sintomas/Diagnóstico (queixas do paciente)**	**Sinais/Danos (testes, medidas, observações)**
MAPs normais	MAPs são capazes de contrair e relaxar ao comando e em resposta ao aumento da pressão intra-abdominal de modo apropriado	Funcionamento urinário, intestinal e sexual normal	Contração voluntária e involuntária forte ou normal Relaxamento completo
MAPs não reativos	MAPs são incapazes de contrair quando necessário	Incontinência urinária ou fecal, prolapso de órgão pélvico	Contração voluntária e involuntária ausente ou fraca Ausência de contração dos MAPs
MAPs hiperativos	MAPs são incapazes de relaxar e podem contrair durante as funções como na defecação e micção	Obstrução da micção ou defecação (constipação intestinal), dispareunia, dor pélvica)	Relaxamento ausente ou parcial dos MAPs Relaxamento ausente dos MAPs
MAPs não funcionantes	Ausência de ação palpável dos MAPs	Qualquer sintoma dos MAPs pode estar presente	MAPs não contraem, não relaxam

(© Cynthia E. Neville. Reproduzida com autorização.)

CONTROLE VESICAL COMO SÍNDROME GERIÁTRICA

Os prestadores de cuidados de saúde muitas vezes não estão cientes do impacto psicológico e social individual de IU/STUI. Os problemas de controle vesical não são semelhantes a hipertensão, que pode levar diretamente a um acidente vascular encefálico ou ataque cardíaco e à morte. Em vez disso, IU/STUI são considerados uma "síndrome geriátrica", porque muitos de seus fatores de risco não estão diretamente relacionados ao trato geniturinário. Síndromes geriátricas foram definidas como "condições de saúde multifatoriais que ocorrem quando os efeitos acumulados de deficiências em vários sistemas tornam uma pessoa idosa vulnerável a desafios situacionais".[22,23] Como tal, a IU e outros STUIs estão fortemente associados ao declínio funcional.[24] Sequelas insidiosas dos problemas de controle vesicais são evidentes nas ramificações psicossociais do medo de um incidente embaraçoso. À medida que o idoso começa a ter sintomas que exigem o uso de absorventes ou roupas especiais para evitar incidentes embaraçosos, ele pode gradualmente limitar suas atividades físicas e sociais. Essa limitação pode promover descondicionamento, risco de fragilidade e risco de aumento de infecções e quedas. Não é incomum que o adulto idoso fique confinado em casa por causa dos efeitos de problemas de controle vesical não tratados. Idosos com IU têm duas vezes mais chances de se sentirem deprimidos que aqueles sem incontinência.[25] Eles têm níveis mais altos de ansiedade e pontuações mais baixas nas medidas de qualidade de vida.[26] Assim, os STUIs estão associados a constrangimento, estigmatização, isolamento social e depressão.[5,27]

Polimedicação

Outro desafio geriátrico é a polimedicação, que afeta direta e indiretamente os problemas de controle vesical. Os provedores de serviços médicos que prescrevem produtos farmacêuticos frequentemente priorizam o tratamento de outras condições em vez de lidar com IU/STUI, o que altera o manejo de STUIs.[28] Por exemplo, a interação medicamentosa ocorre de tal forma que o tratamento para uma condição, como insuficiência cardíaca, pode afetar adversamente uma doença coexistente, como a IU.[29] Um exemplo de competição terapêutica é quando um paciente com insuficiência cardíaca deve tomar um diurético que contribui iatrogenicamente para STUI de urgência, frequência e incontinência urinária. A presença de certas condições comórbidas e deficiências funcionais listadas no Boxe 22.3 pode levar o profissional de saúde a ignorar IU/STUI.[28] Além disso, muitas intervenções farmacêuticas para condições comórbidas comuns existentes em idosos podem afetar adversamente os problemas de controle vesical. Esses medicamentos também estão listados no Boxe 22.3.

Carga sobre o cuidador

Problemas de controle vesical também podem causar uma carga considerável para os cuidadores do idoso.[30] A carga

---

BOXE 22.3   Condições médicas e medicamentos que afetam diretamente a função vesical.

Condições médicas	Medicamentos que afetam adversamente o controle vesical
• Insuficiência cardíaca congestiva • Insuficiência venosa periférica • Doença renal • Infecção do trato urinário • Tumor de bexiga • Pedras na bexiga • Obstrução da saída da bexiga (próstata ou colo da bexiga em homens; prolapso de órgão pélvico, colo da bexiga ou uretra em mulheres) • Diabetes • Condições neurológicas • Radioterapia **Condições que podem precipitar a incontinência urinária (IU) pelo aumento da pressão intra-abdominal** • Tosse crônica (doença pulmonar obstrutiva crônica, tabagismo, asma, alergias, enfisema) • Prisão de ventre • Obesidade • Ocupação (envolvendo levantamento de peso) e/ou atividades recreativas (levantamento de peso, corrida) **História obstétrica** • Número de gravidezes e partos • Modo de parto (vaginal *vs.* parto cesáreo; parto vaginal com fórceps ou assistido a vácuo) • Episiotomia e/ou laceração do esfíncter anal durante o parto • Peso do bebê ao nascer • IU/incontinência fecal durante ou após a gravidez **História ginecológica** • *Status* da menopausa (incluindo terapia de reposição hormonal) • Cirurgia (histerectomia, prolapso de órgão pélvico e procedimentos de anti-incontinência)	Antagonistas alfa-adrenérgicos (α-bloqueadores) para hipertensão contraem o colo da bexiga, causando retenção urinária e, portanto, incontinência urinária de transbordamento. Em homens com hiperplasia benigna da próstata, esses medicamentos podem ser usados para relaxar os músculos do colo da bexiga e permitir que a urina flua mais facilmente Os inibidores da enzima conversora de angiotensina (ECA) diminuem a hiperatividade do detrusor e o tônus do esfíncter uretral, levando à redução da incontinência de urgência e aumento da incontinência por esforço. Uma tosse seca pode ocorrer com o uso de um inibidor da ECA, provocando incontinência por esforço Os diuréticos aumentam a frequência urinária e podem causar urgência e incontinência urinária por sobrecarga da capacidade da bexiga Os antidepressivos resultam em retenção urinária e, eventualmente, incontinência por transbordamento Os antipsicóticos podem causar incontinência urinária por meio de vias complexas que podem não ocorrer por semanas após o início Os sedativos-hipnóticos podem causar sedação e imobilidade, levando à incontinência funcional Medicamentos antiparkinson Estrogênio (oral e transdérmico) Anti-histamínicos relaxam a bexiga, fazendo com que retenha a urina causando incontinência por transbordamento

(Dados de https://www.uspharmacist.com/article/druginduced-urinaryincontinence.)

de ir ao banheiro, lidar com a troca e lavagem de roupas e lençóis, limpeza de móveis e controle da pele irritada exposta à urina pode se tornar desafiadora. A exposição da pele e do períneo à urina pode levar ao desenvolvimento de infecções e feridas, exigindo mais cuidados.[31] Todos esses fatores podem fazer com que a incontinência seja a "gota d'água" antes que um cuidador decida colocar seu ente querido ou paciente em um ambiente de enfermagem qualificada, o que pode explicar a relação entre incontinência e institucionalização.[30]

Impacto na reabilitação

A IU e os STUIs impactam negativamente os resultados da reabilitação em todos os níveis de atenção. Pacientes com IU e qualquer outro diagnóstico ortopédico ou neurológico na reabilitação de pacientes internados apresentam pontuações mais baixas na Medida de Independência Funcional (*Functional Independence Measure*).[7] A presença de IU/STUI é um previsor negativo de melhora funcional em cuidados de saúde em casa.[24] A incontinência urinária prevê incapacidade, re-hospitalização e institucionalização.[32,33] É importante ressaltar que o fator de institucionalização mais relevante relacionado à função física pós-hospitalar aos 3, 6, 9 e 12 meses foi a IU.[34]

Quedas

A evidência convincente de uma relação positiva entre IU/STUI e quedas deve alertar os fisioterapeutas para a necessidade de triagem e intervenção em adultos institucionalizados e residentes em comunidades.[2,23] A relação entre IU e quedas pode ser explicada pelo fato de que as pessoas que experimentam urgência urinária e incontinência urinária de urgência podem sentir a necessidade de correr para o banheiro/vaso sanitário.[35] Se a mobilidade estiver prejudicada, conforme indicado por pontuações mais lentas de levantar e andar cronometrado[36] (ou outras medidas padronizadas), então o risco de quedas aumenta. A preocupação de não conseguir ir ao banheiro a tempo, combinada com as demandas cognitivas das múltiplas tarefas relacionadas ao ato de ir ao banheiro rapidamente, pode afetar negativamente o equilíbrio em pessoas mais velhas.[37,38] Por exemplo, um idoso pode relatar que não sente vontade de urinar enquanto está sentado, mas, quando se levanta, sente vontade. Múltiplas tarefas devem ser executadas com sucesso para evitar escapes de urina, incluindo caminhar até o banheiro, concentrar-se em não permitir o fluxo de urina, contornar os obstáculos domésticos, despir-se antes de começar a urinar e negociar a transferência para o vaso. Como resultado, os idosos geralmente caem no banheiro.[39] Tanto a bexiga hiperativa (BH) moderada a grave quanto a BH leve foram associadas a qualquer queda em um grande estudo transversal (*n* = 2.505) de adultos do sexo masculino.[40] Os sintomas da bexiga hiperativa têm um impacto maior nas quedas que problemas de mobilidade e sintomas depressivos. Além disso, dois ou mais episódios de noctúria aumentaram o risco de quedas e fraturas.[41,42] A noctúria em homens mostrou-se consistentemente associada ao aumento do risco de qualquer queda em uma revisão sistemática de 2016.[43]

ENVELHECIMENTO DO SISTEMA GENITURINÁRIO

O TUI e o sistema geniturinário sofrem alterações previsíveis com o envelhecimento em homens e mulheres.[44]

A redução do estrogênio circulante e do fluxo sanguíneo arterial associado à menopausa são diretamente responsáveis pelas alterações relacionadas à idade no TUI nas mulheres. Como resultado, o afinamento da mucosa vaginal e da parede vaginal aumenta o potencial de ruptura da pele perineal e contribui para o enfraquecimento das estruturas de tecido conjuntivo que sustentam o colo da bexiga. A diminuição do suporte do colo da bexiga pode contribuir para sua hipermobilidade e resultar em incontinência por esforço. A diminuição do fluxo sanguíneo arterial para a vasculatura submucosa e a diminuição do número das fibras musculares estriadas resultam na diminuição da coaptação da mucosa da uretra e na diminuição da pressão de fechamento uretral, o que pode permitir o escape da urina, resultando em vazamento. A diminuição da pressão de fechamento uretral também pode permitir que as bactérias entrem na uretra. O movimento retrógrado de bactérias pode, então, ser uma causa de aumento de infecções do trato urinário (ITUs) em mulheres idosas.[45]

Todos os adultos idosos experimentam alterações relacionadas à idade que podem afetar o controle vesical. Os músculos do assoalho pélvico estão sujeitos à sarcopenia e, portanto, à fraqueza muscular.[46] A sensação na bexiga diminui significativamente com a idade, de modo que um adulto idoso pode controlar melhor os STUIs urinando em um horário programado, em vez de esperar sentir a vontade de urinar. A capacidade da bexiga não muda com o envelhecimento; entretanto, a força e a eficácia da contração do músculo detrusor diminuem com a idade, e a taxa de fluxo urinário pode diminuir. Ainda não está claro o significado clínico do volume residual pós-esvaziamento e se é esperado que mude com a idade.[47]

O ritmo circadiano que influencia o ciclo do sono muda com a idade. A secreção do hormônio diurético vasopressina diminui, levando a um aumento na produção noturna de urina. Por esse motivo, alguns consideram acordar duas vezes por noite uma mudança relacionada à idade e dentro dos limites normais,[42] enquanto outros questionam se qualquer noctúria, ou acordar para urinar, é normal.[48] Apesar de ser comum, a noctúria não deve ser considerada normal, pois dois ou mais episódios de noctúria seguidos de sono estão associados à má qualidade do sono, tontura, sonolência diurna, diminuição da função[49] e eventos cardiovasculares, além de quedas, conforme mencionado anteriormente.[42]

Em homens de meia-idade, a próstata pode começar a aumentar, uma condição chamada "hiperplasia benigna da próstata" (HPB).[50] Cerca de metade dos homens com mais de 65 anos relatam sintomas relacionados à HPB, na qual o crescimento do tecido prostático começa a invadir a uretra prostática. Os sintomas típicos incluem aumento da urgência e frequência de urinar e dificuldade de esvaziar a bexiga ou iniciar o fluxo urinário. A HBP pode levar ao desenvolvimento de uma ampla gama de STUIs;[51] entretanto, nem todos os STUIs em homens idosos são resultado de HBP.[52]

Sintomas do trato urinário inferior e problemas de controle vesical

Os STUIs mais comuns em adultos idosos são incontinência urinária, urgência, frequência, noctúria e sensação de esvaziamento incompleto.[1] A urgência urinária é a queixa de um desejo repentino e compulsivo de urinar que é difícil de adiar e, muitas vezes, leva a uma frequência de mais de oito vezes por dia. A urgência urinária pode ser ocasionada por uma BHA, expressa pela queixa de que a bexiga não fica vazia após a micção. Um paciente com essa queixa pode requerer um encaminhamento para medição de residual pós-esvaziamento (RVP). O sintoma de esvaziamento incompleto pode ou não ser indicativo de um volume elevado de RVP ou outra patologia.[53] Os fundamentos da triagem para causas médicas de IU/STUI listadas no Boxe 22.3 são discutidos em uma seção posterior. A Tabela 22.2 descreve os tipos de IU e suas causas e são exploradas a seguir.

Incontinência urinária de esforço. A IU de esforço também pode ser chamada "incontinência relacionada à atividade". Uma pequena quantidade de urina vaza durante um aumento da pressão intra-abdominal. Como mencionado anteriormente, uma história de parto vaginal é um fator que predispõe as mulheres à IU de estresse.[54] Embora a relação exata entre gestação/parto e IU de estresse não seja clara, é normalmente atribuída à lesão do nervo pudendo, alongamento/dilaceração dos ligamentos pélvicos e/ou músculos levantadores do ânus, ou danos à uretra.[55] O trauma causado pela passagem da cabeça e do corpo fetal através do canal vaginal pode levar à perda de suporte anatômico (músculos levantadores do ânus, fáscia endopélvica e ligamentos pélvicos) para a uretra proximal.

Essa perda de suporte anatômico é um mecanismo da IU por estresse feminina. Sem suporte, o colo da bexiga e/ou uretra desce e descomprime durante o aumento da pressão intra-abdominal. A uretra, então, não pode ser suficientemente comprimida ou fechada, a pressão abdominal excede a pressão uretral e ocorre perda de urina.[56] Após a idade de 60 anos, outros fatores de risco de IU por estresse e/ou alterações fisiológicas relacionadas à idade no músculo e no tecido conjuntivo, tais como as mudanças na qualidade do colágeno e a perda de elasticidade, desempenham um papel maior no desenvolvimento de IU de estresse em mulheres mais velhas.[10] Fatores de risco relatados para IU de estresse feminina incluem idade, perda de estrogênio, raça caucasiana, história familiar de IU de estresse, obesidade, tabagismo, tosse crônica/doença respiratória, cirurgia pélvica, constipação intestinal crônica e distúrbios neurológicos.[57]

Homens com câncer de próstata submetidos à prostatectomia radical (PR) apresentam grande risco de desenvolver alguma forma de IU. Pelo menos 50% dos homens apresentam IU imediatamente após esse procedimento.[58] Após a PR, o esfíncter uretral proximal, formado por colo da bexiga, próstata e uretra prostática (proximal), é removido. Consequentemente, a continência depende da integridade do rabdoesfíncter, o esfíncter uretral distal. A IU por estresse após PR é amplamente atribuída à incompetência do rabdoesfíncter. Tecido cicatricial relacionado à cirurgia, lesão do nervo pudendo, mobilidade reduzida do esfíncter secundária aos tecidos cicatriciais, esfíncter distal fraco/subdesenvolvido e/ou MAPs fracos são considerados possíveis causas de incompetência de rabdoesfíncter após PR. Apesar de a incidência de IU

TABELA 22.2	**Tipos de incontinência urinária, definição e causa.**	
Tipo de incontinência urinária (IU)	**Definição da International Continence Society[62]**	**Causa: armazenamento *versus* esvaziamento?**
IU de urgência	Queixa de perda involuntária de urina associada com urgência	Problema de armazenamento causado pela hiperatividade da contração do músculo detrusor da bexiga
IU por estresse	Queixa de perda involuntária de urina durante o esforço (p. ex., atividades desportivas) ou após espirros, tosse	Problema de armazenamento devido à redução da resistência da saída como redução da ativação, atrofia ou dano funcional dos músculos do assoalho pélvico e/ou problemas de fechamento dos esfíncteres urinários
IU mista	Queixa de perda involuntária de urina associada com IU por estresse e de urgência	Problema de armazenamento (ver IU de urgência e IU por estresse)
IU postural	Queixa de perda involuntária de urina associada com alterações na posição corporal; por exemplo, levantar de uma posição sentada ou de decúbito	Problema de armazenamento devido a uma diminuição da resistência da saída durante mudança de postura
IU associada com retenção crônica da urina	Queixa de perda involuntária de urina que ocorre em condições em que a bexiga não esvazia completamente (no passado conhecida como IU de fluxo excessivo)	Problema de esvaziamento
IU funcional	Queixa de perda involuntária de urina que resulta de uma incapacidade de chegar ao toalete devido a danos cognitivos, funcionais ou de mobilidade na presença de um trato urinário inferior intacto	Problema de armazenagem
Incontinência insensível	Queixa de incontinência urinária em que a pessoa não tem ciência sobre como ocorreu	Aconselhável investigação adicional

(© Cynthia E. Neville. Reproduzida com autorização.)

diminuir com o tempo, os homens que permanecem incontinentes relatam um impacto negativo em sua qualidade de vida.[51]

Incontinência urinária de urgência. Estima-se que um terço das pessoas com BH,[59] com sensações de urgência urinária e frequência de micção, também sofra de IU de urgência. A BHA é definida como urgência, com ou sem IU de urgência, geralmente com frequência e noctúria. Pessoas com BHA experimentam uma forte necessidade repentina de urinar e podem deixar escapar um volume moderado a grande de urina antes de chegar ao banheiro. Os sintomas da bexiga hiperativa podem ser causados por baixa complacência da bexiga (um grande aumento na pressão da bexiga durante o enchimento da bexiga) e/ou hiperatividade do detrusor (a presença de contrações involuntárias da bexiga durante a fase de enchimento). A causa exata da IU de urgência em muitos casos é desconhecida.[60] A hiperatividade do detrusor pode ser idiopática, neurogênica (associada a uma condição neurológica, como acidente vascular encefálico, doença de Parkinson, esclerose múltipla, lesão ou tumor cerebral, lesão ou tumor da medula espinal, ou diabetes melito) ou de causas não neurogênicas (infecção da bexiga, obstrução da saída da bexiga, tumores da bexiga, cálculos na bexiga e envelhecimento). Em mulheres com histórico de IU por esforço, a descompressão crônica da uretra proximal pode levar a uma redução da inibição do músculo detrusor e IU de urgência, resultando em "IU mista" – uma combinação de sintomas de IU de urgência e de estresse. A obstrução uretral secundária ao POP pode levar a alterações do músculo detrusor e, subsequentemente, à hiperatividade do detrusor. Outros fatores associados à BHA feminina e/ou IU de urgência incluem idade avançada, histerectomia, ingestão de cafeína > 400 mg/dia (cerca de 2,5 xícaras),[61] consumo de bebidas carbonatadas, obesidade, artrite e mobilidade prejudicada e/ou prejuízo para as atividades da vida diária.[62] Nos homens, a obstrução causada pela hipertrofia benigna ou maligna da próstata pode resultar em BH, alterando a fisiologia da bexiga ou a regulação neural, restringindo o esvaziamento da bexiga e/ou afetando a força do MAP. Após a remoção cirúrgica da obstrução (como na PR), a bexiga pode continuar hiperativa, podendo causar IU de urgência pós-cirúrgica.[63]

INFECÇÕES DO TRATO URINÁRIO E RETENÇÃO URINÁRIA

As ITUs são uma condição médica comum na população idosa, afetando 20% na comunidade e mais de 50% dos idosos institucionalizados.[64] São mais comuns em mulheres porque a uretra feminina é mais curta e as bactérias da vagina e do reto podem contaminar o terço distal da uretra, ocorrendo sempre maior exposição à contaminação externa. Uma medida preventiva simples é limpar da frente para trás e, em seguida, largar o papel higiênico após urinar, para evitar a contaminação da uretra, o que deve estar presente na educação de higiene pessoal desde a primeira infância. Outro fator que contribui para as ITUs é a retenção urinária, permitindo a colonização bacteriana na urina residual. Durante a relação sexual, as bactérias são introduzidas na uretra e na bexiga. Além disso, alterações na flora vaginal secundárias à depleção de estrogênio levam à colonização bacteriana da uretra e da bexiga. Mulheres mais jovens podem apresentar sintomas agudos de ITU como disúria (dor ao urinar), urgência e frequência urinária, dor suprapúbica e hematúria (hemácias urina). Entretanto, as ITUs em adultos idosos podem se apresentar atipicamente com sintomas como confusão, *delirium* e quedas.[65] Eles podem não sentir o desconforto de uma ITU comum às mulheres mais jovens. Portanto, deve-se suspeitar de ITU em uma mulher idosa com qualquer alteração repentina na cognição ou frequência urinária. As características clínicas das ITUs estão listadas na Tabela 22.3. O início de uma ITU pode ser mais difícil de reconhecer em um paciente que já tem outros STUIs, como urgência e frequência urinária, porque as ITUs compartilham sintomas semelhantes.[1] As perguntas que devem levantar a suspeita de uma ITU que requer encaminhamento a um médico estão listadas na Tabela 22.4.

TABELA 22.3	Apresentação clínica e gravidade da infecção do trato urinário (ITU).[67]
Características clínicas	**Tipo de ITU**
Ausência de sintomas urinários na presença de bactérias	Bacteriúria assintomática
Disúria, urgência urinária, noctúria, dor suprapúbica	ITU aguda
Dor em flanco, sensibilidade costovertebral unilateral, febres e calafrios, hipersensibilidade da pele (hiperestesia dos dermátomos)	Pielonefrite aguda

TABELA 22.4	Questões de alerta para rastreamento clínico para incontinência urinária (*resposta positiva indica a necessidade de encaminhamento para tratamento médico*).
Questões	**Possível preocupação clínica**
O início da incontinência foi súbito?	Infecção
O escape ocorreu após cirurgia ou mudança de medicamentos?	Incontinência como efeito adverso de cirurgia ou medicamentos
Você observa queimação/sangue na urina/fezes?	Infecção
Houve alguma mudança na secreção vaginal? Odor?	Infecção, vaginite atrófica
Você observa alguma dificuldade para iniciar o fluxo?	Retenção urinária aguda
Você observa episódios moderados/grandes de incontinência sem aviso?	Diabetes, insuficiência cardíaca, insuficiência venosa, hipercalcemia, hiperglicemia
Houve alguma mudança aguda no estado mental?	Infecção

(© Cynthia E. Neville. Reproduzida com autorização.)

Mulheres idosas apresentam risco aumentado de ITUs recorrentes, definidas como três ou mais episódios de ITU em 12 meses. A abordagem médica das ITUs é complexa e controversa porque elas costumam ser mal diagnosticadas e tratadas clinicamente.[66] A bacteriúria assintomática é comum em mulheres mais velhas e nem sempre precisa ser tratada com antibióticos.[65] As ITUs sintomáticas são diagnosticadas com teste de urina para nitritos e leucócitos e por cultura de urina para isolar o organismo causador. As ITUs recorrentes podem necessitar de tratamento profilático com antibióticos profiláticos. O estrogênio intravaginal pode ser prescrito para mulheres com ITUs recorrentes para diminuir o pH vaginal e reverter as alterações microbiológicas na vagina após a menopausa.[67]

A retenção urinária é a incapacidade de esvaziar a bexiga completamente e pode ser aguda ou crônica. A retenção urinária aguda ocorre repentinamente e as pessoas não conseguem urinar, embora tenham a bexiga cheia. A retenção urinária aguda pode causar grande desconforto ou dor suprapúbica grave e é uma condição médica potencialmente fatal, que requer tratamento de emergência imediato. A retenção urinária é diagnosticada por ultrassonografia ou cateterismo da bexiga para determinar o volume residual pós-miccional deixado na bexiga após uma tentativa de urinar.

O esvaziamento incompleto da bexiga pode ser causado por uma condição crônica. Notavelmente, um volume residual de urina pós-miccional de até 100 a 200 ml em idosos pode ser considerado normal.[14] Frequentemente, as pessoas não percebem que têm essa condição até que desenvolvam outro problema, como IU ou ITU.

IDENTIFICAÇÃO, TRIAGEM E AVALIAÇÃO DE PROBLEMAS DE CONTROLE VESICAL

Triagem

Em ambientes de cuidados de saúde e reabilitação, o rastreamento de IU/STUI em idosos deve ser um componente de rotina de todas as avaliações de fisioterapia. Na ausência de uma história verbal do paciente, uma variedade de indicadores de problemas de controle vesical são, muitas vezes, prontamente identificáveis no decorrer da revisão de rotina do histórico e prontuário do paciente. Os pacientes podem ter um diagnóstico preexistente documentado de incontinência urinária. O paciente pode estar utilizando medicamentos para IU/STUI (consulte http://emedicine.medscape.com/article/452289-medication # showall para obter mais informações). O profissional observador também pode ser capaz de detectar que um paciente está enfrentando problemas de controle vesical, observando pistas ambientais e contextuais. Por exemplo, a pessoa pode optar por usar calças escuras de poliéster para esconder manchas e roupas molhadas. O fisioterapeuta pode notar absorventes ou peças de vestuário na casa ou no quarto da pessoa, e o terapeuta pode notar que ele ou ela está usando uma roupa ou absorvente. Às vezes, pode haver um odor em uma pessoa que está sofrendo de incontinência.

Entrevista com paciente e tomada de história

Ao avaliar um paciente para IU/STUI, um histórico médico completo deve ser obtido com o paciente e/ou o cuidador principal. A história deve revisar as condições médicas que influenciam diretamente a função da bexiga e as condições e/ou fatores de estilo de vida que precipitam a IU (ver Boxe 22.3). A história cirúrgica, incluindo uretral, vesical, intestinal, retal, obstétrica e ginecológica (mulher) e próstata (homens), deve ser obtida. Condições que podem limitar a atividade física, como artrite ou dor, devem ser discutidas, pois a mobilidade prejudicada e as atividades da vida diária são fatores de risco para IU.

Os medicamentos devem ser revisados, incluindo aqueles que alteram a cognição, o balanço hídrico e a função vesical e/ou esfincteriana. Por meio de vários mecanismos, os medicamentos podem afetar diretamente a função urinária. Por exemplo, medicamentos anti-hipertensivos, neurolépticos e benzodiazepínicos podem reduzir a pressão uretral. Os diuréticos são conhecidos por aumentar a produção de urina. Medicamentos anticolinérgicos e betabloqueadores podem afetar a capacidade de esvaziar a bexiga completamente. Outros medicamentos podem afetar a função urinária indiretamente por meio de seus efeitos adversos. A constipação intestinal, um fator de risco para IU de estresse, é um efeito adverso associado ao uso de analgésico narcótico e ferro. Outro fator de risco para IU por estresse, uma tosse seca, é um efeito colateral dos inibidores da enzima conversora de angiotensina (ECA).[68]

Uma história de sintomas vesicais identifica início, tipo, frequência e gravidade dos sintomas; fatores precipitantes; e necessidade de avaliação médica adicional. As questões principais da história dos sintomas da bexiga são encontradas na Tabela 22.5. O *International Consultation on Incontinence Modular Questionnaire-Urinary Incontinence Short Form* (ICIQ-UI SF), encontrado na Figura 22.3, é um questionário de 4 itens que pode ser usado para identificar, quantificar e caracterizar IU/STUI. Mais informações sobre o ICIQ-UI SF são compartilhadas na seção sobre medidas de resultado, posteriormente neste capítulo. Condições de bandeira vermelha descritas na Tabela 22.4 também devem ser obtidas. Os pacientes devem ser questionados se experimentam ou não constipação intestinal de modo regular, pois é um fator de risco conhecido para IU por estresse.[57] Incontinência dupla, quando uma pessoa experimenta IU e incontinência fecal pelo menos uma vez por mês, foi relatada para ocorrer em cerca 8% das mulheres e 5% dos homens com IU.[69]

Os pacientes devem ser questionados sobre sua ingestão diária de líquidos. Os adultos devem beber pelo menos seis a oito copos de 250 ml, ou 15 ml de líquidos por quilo de peso corporal.[70] Um diário miccional pode ser usado para quantificar a função da bexiga, incluindo frequência de micção, volume de cada micção, número de episódios de IU por dia, sensações como a intensidade de urgência que levam ao escape de urina ou micção, o tamanho ou gravidade de cada episódio de IU e o uso diário de absorventes.[53] Um diário miccional de 3 dias demonstrou

TABELA 22.5	Perguntas-chave para incluir na avaliação inicial de IU/STUI.[53]
Circunstâncias dos sintomas de IU/STUI	Implicações
*Nunca – urina não escapa	Ausência de incontinência; considerar perguntar sobre outros STUI
Escape antes que você consiga chegar ao toalete? Sente urgência para urinar que é tão súbita ou forte que você não chega ao banheiro a tempo?	IU de urgência, risco elevado para quedas
Escape quando você tosse ou espirra?	IU de estresse
Escape durante o sono?	Enurese – bexiga contrai durante o sono
Urgência para urinar faz com que você acorde para urinar durante a noite? Se positivo, quantas vezes?	BHA, risco elevado de quedas por levantar mais de uma vez por noite
Escapa quando você está fisicamente ativo/se exercitando?	IU por estresse
Escapa quando você acabou de urinar e está se vestindo?	IU por estresse ou IU de urgência
Escapa sem motivo óbvio?	Necessidade de maior investigação
Escapa todo o tempo?	Necessidade de maior investigação
Você está usando absorventes ou roupas especiais? Você troca quantas vezes ao dia?	Severidade do escape, risco de ITU e colapso da pele
Qual tipo de líquidos você ingere? Qual a quantidade? Você bebe água?	Fatores do estilo de vida contribuindo para os sintomas, risco de desidratação
Dor durante a micção?	Possível ITU
Necessidade de esforço para urinar?	Possível obstrução uretral, esvaziamento incompleto ou retenção urinária
(Mulher) Sente abaulamento na vagina?	Possível prolapso de órgão pélvico

STUI, sintomas do trato urinário inferior; *BHA*, bexiga hiperativa; *IU*, incontinência urinária; *ITU*, infecção do trato urinário. (Copyright Cynthia E. Neville.)

ser superior ao de 7 dias.[71] Para alguém com IU/STUI, beber água suficiente para perfazer metade da ingestão diária de líquidos pode servir para diluir e reduzir a irritabilidade de outros líquidos, como o café. A restrição de fluidos é uma estratégia de enfrentamento comumente usada por idosos com IU/STUI para reduzir a frequência, urgência e incontinência urinária. Entretanto, a redução da ingestão de líquidos pode levar à desidratação, aumento da concentração de irritantes na bexiga e/ou constipação intestinal ou infecção do trato urinário e, paradoxalmente, piorar os sintomas. Por outro lado, um paciente pode relatar ingestão excessiva de líquidos, o que pode aumentar a urgência urinária, a frequência e a IU. A educação do paciente e do cuidador é fundamental para otimizar o gerenciamento de líquidos voltado para continência e saúde da bexiga. Um folheto educacional para o paciente sobre a saúde vesical preparado pelo autor para uso geral que descreve o tipo de informação valiosa para o paciente e cuidador é apresentado no Boxe 22.4.

Coletando o histórico vesical. Discutir o tópico sensível dos problemas de controle vesical pode ser desconfortável para fisioterapeutas não acostumados com os tipos de perguntas inerentes à história da bexiga, demonstrando a importância de treinamento prático. Incorporar perguntas de rotina, feitas de maneira sensível a todos os adultos idosos, desenvolverá rapidamente a confiança e o conforto na triagem formal de pacientes quanto à presença de IU/STUI. Os pacientes geralmente não revelam seus sintomas relacionados ao TUI sem serem especificamente questionados por que IU/STUI associa-se a constrangimento. Ao formular as perguntas de modo a evitar constrangimento e preservar a dignidade do paciente, o fisioterapeuta pode obter informações importantes de maneira mais eficaz. Por exemplo, a palavra *incontinente* pode ser assustadora ou ofensiva para o paciente. Ele ou ela pode pensar que a incontinência significa uma falta completa de controle do intestino e da bexiga. Em vez de perguntar se uma pessoa é incontinente, o fisioterapeuta pode perguntar: "Você já deixou escapar urina quando tossiu, espirrou ou durante o exercício?". O escape de urina é um sintoma muito comum e o paciente pode estar mais propenso a responder sim e se envolver em uma discussão mais aprofundada sobre os sintomas. As principais questões e suas possíveis implicações a serem incluídas na avaliação inicial de IU/STUI estão listadas na Tabela 22.5.

Apesar de ser verdadeiro que os sintomas por si só não podem ser usados para fechar um diagnóstico clínico definitivo de uma condição específica do trato urinário inferior, as diretrizes acordadas internacionalmente suportam o fato de que as terapias conservadoras podem ser iniciadas para incontinência de urgência, por estresse e mista[53] e para STUIs incômodos, como frequência urinária sem um diagnóstico formal. Os fisioterapeutas podem e devem desenvolver com segurança uma avaliação do tipo e da gravidade do problema do controle vesical. Não necessários ou exigidos testes médicos adicionais para diagnóstico definitivo e iniciar os tratamentos básicos, a menos que haja suspeita de ITU.

Exame físico

O Boxe 22.5 resume os componentes do exame do fisioterapeuta de pessoas com IU/STUI e suspeita de disfunção dos músculos do assoalho pélvico. Todos os fisioterapeutas licenciados podem realizar procedimentos de exame externo para avaliar o assoalho pélvico e a função dos músculos abdominais. Isso inclui a observação externa da contração dos músculos do assoalho pélvico e a palpação externa da contração dos músculos do assoalho pélvico (Figura 22.4). Entretanto, nem todos os fisioterapeutas passaram por treinamento específico no exame interno e avaliação da função e disfunção dos músculos do assoalho

ICIQ-UI Formulário curto

CONFIDENCIAL

Número inicial

DIA   MÊS   ANO
Data de hoje

Muitas pessoas deixam escapar urina algumas vezes. Estamos tentando descobrir quantas pessoas sofrem com isso e como isso as incomoda. Seremos gratos se você puder responder às questões abaixo, pensando como você se sentiu, na média, durante as ÚLTIMAS QUATRO SEMANAS.

1   **Favor escrever sua data de nascimento:**

DIA   MÊS   ANO

2   **Você é** *(marque um):*   Mulher ☐   Homem ☐

3   **Com que frequência você deixa a urina escapar?** *(Marque uma opção)*

nunca	0
aproximadamente 1 vez/semana ou menos	1
2 a 3 vezes/semana	2
aproximadamente 1 vez/dia	3
várias vezes durante o dia	4
todo o tempo	5

4   **Gostaríamos de saber qual a quantidade de urina que <u>você acha</u> que escapa. Quanta urina você <u>geralmente</u> deixa escapar (se você usa alguma proteção ou não)?**
(Marque uma opção)

nenhuma	0
uma pequena quantidade	2
uma quantidade moderada	4
uma grande quantidade	6

5   **No geral, como o escape de urina interfere na sua atividade do dia a dia?**
Favor circular um número entre 0 (não interfere) e 10 (interfere muito)

0   1   2   3   4   5   6   7   8   9   **10**
não interfere   **interfere muito**

Escore ICIQ: soma dos escores 3+4+5 ☐ ☐

6   **Quando a urina escapa?** *(Favor marque todas as opções que se aplicam a você)*

nunca – a urina não escapa	☐
escapa antes que você chegue ao banheiro	☐
escapa quando você tosse ou espirra	☐
escapa quando você dorme	☐
escapa quando você está fisicamente ativo/se exercitando	☐
escapa quando você termina de urinar e está se vestindo	☐
escapa sem motivo óbvio	☐
escapa todo o tempo	☐

Muito obrigado por responder a essas questões.
Copyright © "ICIQ Group"

Figura 22.3 International Consultation on Incontinence Modular Questionnaire-Urinary Incontinence Short Form (ICIQ-UI SF). Questões diagnósticas do ICIQ-UI SF. Questão 4: Quando sua urina escapa?

pélvico. O exame interno (vaginal e retal) do assoalho pélvico é consistente com a descrição da prática da fisioterapia em todos os 50 estados dos EUA, mas, geralmente, é considerado uma habilidade avançada que não é ensinada em programas de educação de nível inicial. É altamente recomendável que os fisioterapeutas sejam submetidos a treinamento específico no exame vaginal interno e anorretal do assoalho pélvico antes de realizar esses exames em pacientes/clientes. Para pacientes com dor pélvica e/ou queixas ou condições musculoesqueléticas adicionais, um exame abrangente da coluna, pelve e quadris é garantido.

Palpação e teste dos músculos do assoalho pélvico

O objetivo da palpação dos músculos do assoalho pélvico é avaliar a capacidade do paciente de contrair e relaxar os MAPs corretamente, avaliar outros elementos dos MAPs, como tônus e dor, e medir tanto a força de contração quanto a elevação dos músculos do assoalho pélvico. Duas escalas, a escala de Brink[72] e a Escala de Classificação Modificada de Oxford (*Modified Oxford Grading Scale*),[73] foram descritas para classificar a função dos MAPs por meio da palpação

---

| BOXE 22.4 | Informações para paciente e cuidador sobre a saúde da bexiga. |

O que é considerado normal?
- A função da bexiga é encher de urina, armazená-la e depois esvaziá-la regularmente
- O intervalo normal de micção da urina é de seis a oito vezes durante um período de 24 h. À medida que envelhecemos, podemos precisar urinar com maior frequência, mas geralmente não mais que a cada 2 h
- Uma bexiga normal pode conter cerca de 2 xícaras de urina antes de precisar ser esvaziada
- A urina deve fluir facilmente sem desconforto em um fluxo bom e constante até que a bexiga esteja total ou quase totalmente vazia
- Não é necessário fazer forçar para esvaziar a bexiga
- Um "impulso" é um sinal de que você sente quando a bexiga se distende para se encher de urina. Os impulsos podem ser sentidos mesmo se a bexiga não estiver cheia. Impulsos NÃO são comandos para ir ao banheiro. Um desejo é apenas um sinal e pode ser controlado

Quais são os bons hábitos da bexiga?
- Não tenha pressa ao esvaziar a bexiga. Não force para esvaziar sua bexiga
- Permita que sua bexiga esvazie completamente cada vez que você urinar. Não apresse o processo nem pare antes de terminar o esvaziamento. (Observação: é normal que muitas pessoas fiquem com um pouco de urina na bexiga após urinar)
- Tente não ignorar sua bexiga. Não espere mais de 4 h entre as idas ao banheiro durante o dia
- Tente não urinar com muita frequência. Evite ir ao banheiro com mais frequência que a cada 2 h e evite ir "por precaução". Tente ir apenas quando a bexiga estiver cheia

- Geralmente, não é necessário ir ao toalete quando você sente a primeira vontade de urinar. A urgência e a frequência da micção podem ser melhoradas com o retreinamento da bexiga e o espaçamento da ingestão de líquidos ao longo do dia
- Depois de urinar, as mulheres devem limpar da frente para trás e depois jogar o lenço no vaso sanitário para diminuir a chance de contrair uma infecção do trato urinário
- Mantenha bons hábitos vesicais e não deixe sua bexiga controlar sua vida!

Dicas para manter bons hábitos urinários
- Mantenha-se hidratado e mantenha uma boa ingestão de líquidos começando no início do dia. Dependendo do tamanho do seu corpo e do ambiente, beba de 4 a 8 copos (250 mℓ) de líquido por dia, a menos que o seu médico recomende o contrário. Metade dos líquidos que você bebe deve ser água ou semelhante à água. Não beber líquido suficiente concentra a urina, tornando-a mais irritante e pode criar um odor fétido e uma cor escura na urina
- Limite a quantidade de cafeína (café, cola, chocolate ou chá) e sucos de frutas cítricas e frutas que você consome, pois essas bebidas e alimentos podem irritar a bexiga e estar associados ao aumento da sensação de urgência e frequência urinária
- Limite a quantidade de álcool que você bebe. O álcool aumenta a produção de urina e também torna difícil para o cérebro coordenar o controle da bexiga
- Pare de beber 2 a 3 h antes de dormir para diminuir a chance de que os impulsos vesicais o acordem e interrompam seu sono
- Evite a constipação intestinal mantendo uma dieta balanceada de fibras dietéticas, bebendo água suficiente e fazendo exercícios cardiovasculares regulares

(© Cynthia E. Neville. Reproduzido com autorização.)

| BOXE 22.5 | Componentes de um exame físico básico para pessoas com incontinência urinária. |

Exames gerais
- Observação para edema de membros inferiores
- Força funcional da extremidade inferior e mobilidade articular
- Exame de triagem neurológica da extremidade inferior: reflexos, teste dos miótomos e dermátomos
- Mobilidade funcional

Exame específico de pacientes do sexo feminino
Observação perineal
- Pele perineal à procura de inflamação, corrimento vaginal excessivo, lesões, cicatrizes
- Demonstração da contração e relaxamento voluntário e involuntário da musculatura do assoalho pélvico

Exame externo
- Sensação ao redor do períneo
- Palpação para identificar tecidos doloridos
- Reflexos sacrais: piscadela anal, reflexo bulbocavernoso

Exame interno (após liberação médica pós-cirúrgica)
- Sensação dentro da vagina
- Palpação para identificar tecidos dolorosos

- Massa muscular do assoalho pélvico direito e esquerdo
- Contração dos músculos do assoalho pélvico direito e esquerdo
- Teste de função muscular do assoalho pélvico
- Teste muscular manual do músculo do assoalho pélvico ou pontuação de Brink
- Examinar VR se nenhuma contração for palpável na vagina
- Presença e quantificação de prolapso de órgãos pélvicos

Exame específico de pacientes do sexo masculino
Observação genital
- Irritação da pele ou lesão da pele no pênis devido à exposição à urina, lesões genitais
- Demonstração da contração e relaxamento voluntário e involuntário da musculatura do assoalho pélvico

Exame externo
- Sensação perineal e perianal
- Reflexos sacrais: contração anal, reflexo bulbocavernoso

Exame retal (após liberação médica pós-cirúrgica)
- Contração dos músculos do assoalho pélvico direito e esquerdo
- Teste de função muscular do assoalho pélvico
- Teste muscular manual dos músculos do assoalho pélvico

---

digital. A escala de Brink é baseada em três variáveis de contração muscular: intensidade da "tensão" gerada pela contração muscular, deslocamento vertical dos dois dedos do examinador conforme os músculos laterais da vagina se contraem e duração da contração muscular. Cada variável é avaliada separadamente em uma escala categórica de 4 pontos. As três pontuações da subescala são somadas para obter uma pontuação composta. A escala de Brink não discrimina entre a contração dos músculos do assoalho pélvico direito e esquerdo. A escala modificada

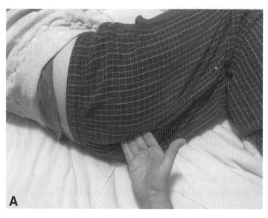 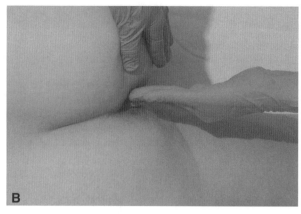

Figura 22.4 Palpação externa da musculatura do assoalho pélvico (MAP): Palpação do levantador do ânus posicionando externamente as pontas dos dedos entre o esfíncter anal externo e a tuberosidade isquiática (fossa isquiorretal). Durante a contração do músculo levantador do ânus, o músculo se eleva e empurra a ponta dos dedos para fora do espaço da fossa isquiorretal. **A.** Palpação através das roupas. **B.** Palpação perineal externa. © *Cynthia E. Neville.*

de Oxford usa uma escala numérica de 6 pontos para classificar a contração dos MAPs. A palpação digital vaginal ou retal é realizada e a força muscular é graduada à direita e à esquerda usando essa escala. A Escala de Classificação Modificada de Oxford pode ser aplicada ao exame retal digital dos MAPs; entretanto, essa escala não foi validada quando realizada por via anorretal. Os estudos que relatam a confiabilidade inter e intraexaminadores da Escala de Classificação Modificada de Oxford para palpação vaginal são conflitantes;[74] portanto, esse método pode não ser robusto o suficiente para ser usado cientificamente para medir a força muscular. Entretanto, esse método é recomendado como uma boa técnica para que os fisioterapeutas entendam, ensinem e forneçam *feedback* aos pacientes sobre sua capacidade de realizar a contração dos MAPs corretamente.

Medidas de resultado

STUIs e qualidade de vida relacionada à saúde (QVRS) podem ser medidos com ferramentas de avaliação padronizadas específicas para a condição. Essas ferramentas também podem ser usadas para medir a mudança nos sintomas e na qualidade de vida antes e depois da intervenção, e para demonstrar o resultado ou eficácia das intervenções de fisioterapia para IU/STUI. Portanto, de maneira ideal, eles são administrados antes e depois da intervenção. Uma revisão de estudos usando medidas de resultados após a cirurgia para incontinência encontrou mais de 42 medidas diferentes usadas, indicando uma falta de uniformidade no relato de resultados.[75] As ferramentas validadas descritas a seguir são clinicamente úteis e são comumente usadas na prática da fisioterapia.

A *International Consultation on Incontinence Modular Questionnaire-Urinary Incontinence Short Form* (ICIQ-UI SF) é uma medida de autorrelato de quatro itens usada para avaliar o impacto dos sintomas de IU na qualidade de vida, bem como na gravidade dos sintomas. Essa medida avalia a frequência da IU, a quantidade de escape e o impacto geral da IU. A quarta pergunta do ICIQ-UI SF fornece uma lista de verificação de sintomas específicos,

que pode ser útil para o avaliador desenvolver uma compreensão das circunstâncias que envolvem os sintomas vesicais (Figura 22.3). A pontuação total do ICIQ-UI SF varia de 0 a 21, com pontuações maiores indicativas de aumento da gravidade e impacto dos sintomas.[76] O ICIQ-UI SF demonstra boa validade de estrutura e confiabilidade.[77] A diferença clínica importante mínima (*minimum clinical important difference* [MCID]) para uma população de mulheres adultas com incontinência por esforço é uma diminuição de 2,52 pontos em 4 meses,[77] uma diminuição de 5 pontos em 12 meses e uma diminuição de 4 pontos em 24 meses.[78]

O *Pelvic Floor Distress Inventory* (PFDI) mede sintomas urinários, colorretais (intestino) e prolapso de órgãos pélvicos.[79] Sua medida complementar, o *Pelvic Floor Impact Questionnaire* (PFIQ), mede o impacto desses sintomas na QVRS. Tanto o PFDI quanto o PFIQ foram considerados internamente consistentes, confiáveis e válidos e demonstraram capacidade de resposta em mulheres submetidas à cirurgia para uma variedade de distúrbios do assoalho pélvico.[79] Como o PFDI e o PFIQ são bastante longos, versões mais curtas (PFDI-20 e PFIQ-7) foram desenvolvidas e também apresentam boa confiabilidade, validade e capacidade de resposta.[80] Além disso, com base em classificações globais de melhora definidas como, pelo menos, "um pouco melhor" após a cirurgia para distúrbios do assoalho pélvico, uma mudança de 45 pontos em a pontuação resumida do PFDI-20 (resumo das três pontuações da escala) e uma mudança de 36 pontos na pontuação resumida do PFIQ-7 foram consideradas clinicamente importantes.[81]

O *American Urological Association Symptom Index* (AUA-SI) é uma medida de autorrelato de 7 itens usada para avaliar urgência urinária, frequência e sintomas de micção.[82,83] A pontuação total de 0 a 35 é usada para avaliar a gravidade dos sintomas, em que < 8 indica sintomas leves, 8 a 19 indica sintomas moderados e 19+ indica sintomas graves. Não há DCMI estabelecida.

INTERVENÇÕES

Os fisioterapeutas podem iniciar terapias conservadoras imediatamente para incontinência de urgência, incontinência por estresse, incontinência mista[53] e STUI incômodos, como noctúria e frequência urinária, mesmo na ausência de um diagnóstico médico definitivo ou encaminhamento específico à fisioterapia para tratamento dos sintomas, conforme mencionado anteriormente. As intervenções podem ser iniciadas com base no relato do paciente de STUI e/ou avaliação de comprometimento dos músculos do assoalho pélvico por incapacidade de contrair e relaxar, resistência e coordenação. As intervenções devem ser iniciadas imediatamente se houver suspeita de que IU/STUI e/ou disfunção do assoalho pélvico estão causando ou contribuindo para o risco de queda ou outras deficiências neuromusculoesqueléticas. Os testes médicos para o diagnóstico definitivo de IU/STUI, como a avaliação urodinâmica por um urologista ou uroginecologista, não são necessários ou obrigatórios para iniciar as intervenções básicas no tratamento para IU/STUI.

O papel da atividade física regular não pode deixar de ser enfatizado, para a saúde geral e bem-estar, bem como para a saúde do assoalho pélvico. As recomendações de um mínimo de 150 minutos/semana de atividade aeróbica moderada-intensa e exercícios resistidos que permitem de 8 a 13 repetições até a fadiga voluntária em 2 ou mais dias por semana são amplamente aceitas. Como o músculo esquelético requer um suprimento adequado de oxigênio, trifosfato de adenosina (ATP) e nutrientes para a função contrátil, é lógico que o condicionamento físico geral melhorará a saúde do assoalho pélvico e terá um efeito positivo na IU por estresse.[16] Treinamentos da musculatura central, como pilates ou ioga, são incentivados para melhorar a saúde e a função ideal dos MAPs.[16]

As principais intervenções de fisioterapia para IU/STUI destinadas a melhorar a função dos MAPs incluem o treinamento dos MAPs, *biofeedback* e estimulação elétrica. Essas intervenções destinadas a melhorar os comportamentos que afetam a bexiga incluem educação, controle hídrico, controle vesical e controle noturno.[74] Cada uma delas será discutida a seguir.

Treinamento dos músculos do assoalho pélvico

A força reduzida do assoalho pélvico está associada ao prolapso de órgãos pélvicos e à incontinência urinária ou fecal. Portanto, o treinamento muscular do assoalho pélvico (TMAP) é a intervenção de primeira linha para a IU por estresse e mista.[84,85] O TMAP é um programa de contração repetida dos MAPs com foco na contração repetitiva, seletiva e voluntária e no relaxamento dos MAPs.[16] O objetivo do TMAP é alterar a morfologia dos MAPs, alcançando hipertrofia induzida por exercício do grupo de músculos levantadores do ânus, para melhorar o tônus dos MAPs e aumentar o recrutamento e a ativação da unidade motora durante a contração dos MAPs.[74] Acredita-se que

o aumento da espessura e da capacidade de resposta dos MAPs melhore a pressão uretral e o suporte estrutural dos órgãos pélvicos, evitando, assim, a descida uretral durante aumentos abruptos da pressão intra-abdominal.[86] Os pacientes também podem ser ensinados a contrair voluntariamente os MAPs antes de aumentos abruptos em pressão intra-abdominal como uma estratégia eficaz para parar o escape de urina.[87] Todos os ensaios em uma revisão sistemática relataram que as mulheres que realizaram TMAP foram estatisticamente mais propensas a relatar melhora ou cura dos sintomas.[88]

Acredita-se que o TMAP reduza a IU por estresse, melhorando o fechamento uretral e o suporte dos órgãos pélvicos. Uma contração do MAP com o tempo adequado pode interromper a IU por estresse, comprimindo a uretra contra a sínfise púbica. Considera-se que o TMAP reduz a IU de urgência a curto prazo, comprimindo a uretra, o que, por sua vez, inibe neurologicamente a contração do músculo detrusor (bexiga)[89] e, a longo prazo, estabiliza a atividade neurogênica inibitória com alterações na morfologia muscular.

Como acontece com qualquer outro músculo esquelético, o desempenho correto da contração e relaxamento dos MAPs requer um treinamento preciso com monitoramento e *feedback* apropriados.[90] Entretanto, muitas pessoas não sabem como contrair e relaxar o MAP para um treinamento de exercício e uso funcional eficazes. A dica verbal específica para "tensionar os músculos como se parasse o gás e/ou a urina" pode ser a dica verbal mais eficaz para instruir uma pessoa a realizar uma contração dos MAPs.[17] Muitos idosos são incapazes de realizar uma contração adequada dos MAPs somente por instruções verbais. Os pacientes se beneficiam da educação sobre a anatomia dos MAPs,[91] instruções específicas, demonstração e palpação quando apropriado para aprender a contração correta. As instruções gerais sobre como contrair os MAPs estão incluídas no Boxe 22.6.

Para especificidade e aprendizagem motora, as contrações dos MAPs podem ser integradas inicialmente a outros movimentos e exercícios frequentemente prescritos por fisioterapeutas, como o exercício de ponte, realizado quando um paciente está deitado em decúbito dorsal com quadris e joelhos flexionados e, em seguida, eleva a pelve e os quadris do chão. A ativação dos músculos do assoalho pélvico e dos músculos rotadores do quadril[92] ou dos MAPs e glúteos[93] tem um efeito facilitador para os exercícios de MAP. A coativação desses músculos estimula a ativação dos MAPs mesmo quando eles estão muito fracos para se contrair de modo eficaz e/ou independente. A reabilitação deve ser progressivamente direcionada ao treinamento do paciente para realizar contrações relativamente isoladas dos MAPs, com mínima ou nenhuma cocontração dos músculos abdominais, glúteos, adutores ou rotadores do quadril. Essa especificidade permitirá, então, a realização de contrações máximas intensas dos MAPs. As contrações isoladas dos MAPs satisfazem o requisito do princípio de "sobrecarga" do American College of Sports Medicine (ACSM), porque raramente as pessoas

BOXE 22.6	Instruções gerais sobre como contrair os músculos do assoalho pélvico.

- Os músculos do assoalho pélvico se ligam do osso púbico na frente da pelve ao cóccix ou ligam do cóccix às paredes laterais da pelve nas articulações do quadril
- Os músculos do assoalho pélvico são aqueles que você usaria para interromper o fluxo de urina e impedir a passagem de fezes ou gases pelo reto. Você deve sentir um aperto ao redor da uretra, onde a urina passa; da vagina (para mulheres); e do ânus, por onde passam gases e fezes
- A contração muscular deve combinar uma compressão ao redor das aberturas e uma elevação dos músculos em direção à cabeça
- Contraia e levante os músculos e mantenha a contração por 3 a 5 s e repita pelo menos 8 a 10 vezes. Pratique esses exercícios 2 a 3 vezes/dia

- Assim que isso se tornar fácil, tente segurar a contração por 8 a 10 s e repita de 8 a 10 vezes, 2 a 3 vezes/dia
- Nunca prenda a respiração ao fazer esses exercícios. Tente contar em voz alta para evitar prender a respiração
- Nunca force ou pressione para baixo, como se estivesse tentando fazer um movimento intestinal
- Sempre relaxe totalmente esses músculos após cada contração por pelo menos 5 s
- Tente relaxar os músculos abdominais, das nádegas e das coxas durante o exercício. Concentre-se apenas nos músculos do assoalho pélvico

realizam contrações máximas dos MAPs durante a atividade funcional diária. O TMAP deve ser realizado por uma duração de, no mínimo, 8 semanas.[74] Na reabilitação geriátrica, isso pode ser mais bem realizado incorporando o TMAP em rotinas de exercícios terapêuticos e atividade física regular. A hipertrofia dos MAPs levará pelo menos 6 semanas e pode não ser totalmente atingida por até 4 a 6 meses, portanto, mesmo após a conclusão de uma intervenção de reabilitação, o paciente deve ser encorajado a continuar o programa de treinamento de MAPs.

O fisioterapeuta que não realiza um exame de palpação interna dos MAPs pode estimar a capacidade dos MAPs de realizar e manter uma contração de qualidade. A progressão do TMAP começa com a atenção ao treinamento das fibras de contração lenta e rápida. Em geral, a maioria dos idosos pode começar com uma contração de 3 segundos seguida por um relaxamento de 6 a 10 segundos. Os fisioterapeutas devem enfatizar verbalmente a sensação do músculo "contraindo e elevando". A imagem de um elevador subindo e descendo pode ser eficaz. O nome do levantador do ânus é um indicativo dessa ação tipo elevador. "Contrair" significa que as portas do elevador estão fechando (esfíncteres fechados) e "levantar" significa que os MAPs se elevam na direção da cabeça. "Manter" é ficar no último andar, então o elevador "cai" ou desce, e as "portas se abrem" quando os esfíncteres relaxam. Estabelecer a coordenação da contração e relaxamento dos MAPs é um componente inicial importante do TMAP.

O TMAP foi extensivamente estudado e está bem amparado na literatura.[85] Os protocolos variam amplamente; entretanto, uma metanálise de TMAP prevê a prescrição de 24 contrações diárias.[94] Isso se traduz em duas sessões de 12 repetições ou três sessões de 8 repetições de contrações sustentadas e de contração rápida diariamente. Os exercícios de treinamento muscular devem ser realizados pelo menos 2 dias por semana, sendo 5 dias/semana o mais prescrito.[95] A intensidade da contração deve ser máxima e submáxima com os tipos sustentado e rápido (1 a 20 segundos).[95] Os períodos de descanso entre as séries podem ser de 1 a 20 segundos e o número de séries de 2 a 40.[95] As posições de treinamento foram descritas mais frequentemente como decúbito dorsal, seguido de posição em pé, sentada e em decúbito lateral.[95] A duração foi de 12 semanas na maioria dos estudos.[95]

O treinamento muscular eficaz requer vários princípios de exercícios aplicáveis ao TMAP.[16] O princípio da especificidade do exercício aumenta a eficácia. A sugestão apropriada para atingir o tipo desejado de contração é descrita posteriormente. Um bom conhecimento da anatomia do assoalho pélvico é necessário para prescrever os movimentos e exercícios corretos. As técnicas de aprendizagem motora para facilitar o recrutamento e o controle neural também são necessárias; elas incluem relevância (alinhada com os objetivos específicos do paciente), repetição até a fadiga e prática aleatória. A prática aleatória pode incluir TMAP em diferentes situações e posições. O *feedback* (descrito mais adiante) é um elemento adicional do aprendizado motor e pode ser necessário inicialmente, durante o período inicial de treinamento, mas deve ser gradualmente retirado para melhorar o mecanismo de *feedback* interno do paciente. O princípio da sobrecarga é fundamental para alcançar ganhos de força muscular e hipertrofia em qualquer músculo esquelético, e o assoalho pélvico não é diferente.[16] A sobrecarga pode ser alcançada usando uma taxa de esforço percebido (TEP) de 6 a 8 em uma escala de 10 pontos até a fadiga (uma queda de 10% na força, que geralmente ocorre em aproximadamente 10,5 segundos).[16] Entretanto, alguns autores postulam que a fadiga é uma das razões pelas quais os músculos do assoalho pélvico falham e, portanto, existem hipóteses de que a falha durante um programa de treinamento provavelmente é contraindicada.[16] É necessário um esforço de 60% para atingir uma sobrecarga suficiente para promover alterações na morfologia muscular. Finalmente, a progressão do programa deve ser incluída. A progressão inclui exercícios em diferentes configurações e posições, contrações mais fortes e o uso de contrações rápidas (força). O princípio da reversibilidade significa que quaisquer ganhos obtidos com um programa de treinamento serão perdidos se o programa for encerrado. Portanto, o paciente deve ser informado de que, quando os sintomas estão sob controle, o programa pode ser reduzido a um nível de manutenção, mas não encerrado.

Os resultados esperados do TMAP incluem a diminuição dos episódios de incontinência e dos sintomas de urgência e frequência, que podem ser monitorados usando um diário vesical. Os sintomas de noctúria também diminuem, melhorando o sono, incluindo todos os benefícios associados. Ao diminuir a IU e o STUI, o TMAP diminui o risco de eventos adversos, como quedas e infecções. Em última análise, tanto os resultados da reabilitação quanto a qualidade de vida do paciente são melhores.

O treinamento dos músculos do assoalho pélvico deve continuar por pelo menos 6 semanas e até 4 a 6 meses para atingir hipertrofia e resultados ideais. Depois que uma pessoa sabe como realizar os exercícios para MAPs, eles podem ser feitos a qualquer hora e em qualquer lugar. Os pacientes devem ser encorajados a incorporar o TMAP nas atividades de rotina, como sentado e antes de se levantar após uma refeição. Após 4 a 6 meses, o paciente pode continuar com um programa de manutenção. O número mínimo de contrações necessárias para manter a função normal dos MAPs não foi determinado; entretanto, existem algumas evidências de que apenas 10 repetições por semana são suficientes para manter a função dos MAPs e reduzir os sintomas de IU.[74]

Feedback e biofeedback

Ganhar habilidade e consciência no desempenho correto da contração e no relaxamento dos MAPs é, com frequência, difícil para pessoas com distúrbios do assoalho pélvico. Os indivíduos frequentemente relatam que não conseguem sentir os músculos se contraindo e relaxando. A visualização pode ser vantajosa, mas obviamente os indivíduos não podem observar facilmente a contração e o relaxamento dos músculos do assoalho pélvico. Portanto, o *biofeedback* perineal pode ser um componente eficaz para promover a consciência da ativação, coordenação e aprendizagem motora dos músculos do assoalho pélvico. Mulheres que receberam *biofeedback* durante o TMAP foram significativamente mais propensas a relatar que sua incontinência melhorou em comparação com mulheres que receberam TMAP isolada.[96] Algumas revisões sistemáticas fornecem suporte para TMAP e *biofeedback* para reabilitação do assoalho pélvico em mulheres com IU,[97] pessoas com incontinência fecal,[98] e homens com IU após PR (suporte limitado).[99]

Um *feedback* simples pode ser fornecido por fisioterapeutas que palpam externa, intravaginal ou intrarretalmente os músculos levantadores do ânus (Figura 22.4) e fornecem *feedback* cinestésico verbal e manual, bem como dicas para contração e relaxamento dos músculos. Pedir que o paciente se sente em uma pequena bola inflada é uma técnica para ajudar os pacientes a obter consciência cinestésica e *feedback* da contração e do relaxamento dos MAPs. O paciente sentirá a bola entre as tuberosidades isquiáticas onde residem os MAPs. À medida que o paciente contrai os MAPs, ele pode sentir os músculos se soltarem da bola e, conforme ele relaxa, os MAPs voltam para baixo na bola. Esse tipo de *feedback* também pode ser realizado com o paciente sentado sobre uma toalha dobrada ou enrolada colocada entre as tuberosidades isquiáticas.

O *biofeedback* de pressão usa dispositivos que são colocados dentro da vagina ou no ânus para detectar a pressão de contração. Quando a pessoa contrai os músculos, o dispositivo mede a quantidade de pressão produzida pelo componente de pressão da contração e fornece informações e *feedback* ao paciente sobre a quantidade de pressão gerada. As informações de *feedback* podem ser tão simples quanto uma leitura no manômetro ou um som quando certa pressão é atingida. O *feedback* pode ocorrer na forma de uma dica auditiva e de uma exibição visual em um aplicativo de telefone celular. Existe uma variedade de dispositivos de *feedback* de pressão de custo relativamente baixo disponíveis para os pacientes comprarem e usarem em casa. A desvantagem dos dispositivos de *feedback* de pressão é que eles não podem distinguir se o paciente está gerando pressão de compressão com facilitação usando os músculos abdominais ou glúteos, ou se ele ou ela é capaz de gerar pressão de contração dos MAPs de maneira independente.

O *biofeedback* perineal com eletromiografia de superfície (EMGs) (Figura 22.5) é o padrão-ouro para *biofeedback* durante o TMAP. A EMGs pode ser registrada a partir de sensores vaginais ou retais internos ou de eletrodos de superfície colocados externamente próximo ao ânus. Os músculos abdominais, adutores e glúteos também podem ser monitorados para determinar se o paciente está isolando corretamente os MAPs. Pacientes com problemas de controle vesical, especialmente sintomas de urgência e frequência, podem se beneficiar inicialmente do *feedback* da EMGs para aprender como relaxar os MAPs antes de iniciar os exercícios de fortalecimento. A EMGs é uma ferramenta eficaz para aumentar a compreensão dos pacientes sobre a atividade de contração e relaxamento de seus MAPs. É necessário treinamento avançado para que os fisioterapeutas se tornem competentes no desempenho e análise do *biofeedback* perineal com EMGs para o tratamento de distúrbios do assoalho pélvico.

Estimulação elétrica

A estimulação elétrica (EE) para o tratamento de problemas de controle vesical é um tratamento não invasivo e de baixo custo, bem tolerado pela maioria dos indivíduos. Evidências convincentes, mas limitadas, suportam o uso da EE para controle vesical na reabilitação dos músculos do assoalho pélvico como uma intervenção para sintomas de urgência urinária e bexiga hiperativa,[100,101] bem como para facilitar a contração do assoalho pélvico e do músculo do esfíncter urinário.[102] Alguns estudos demonstram que a estimulação do nervo sacral, nervo tibial,[101] e estimulação intravaginal têm eficácia no tratamento da incontinência urinária de urgência.[100,101] A EE intravaginal pode melhorar a qualidade de vida, a perda de urina, a força muscular do assoalho pélvico e a força de compressão de uma contração dos MAPs.[103] A estimulação elétrica melhorou os sintomas de incontinência e a qualidade de vida em pacientes com incontinência urinária após acidente vascular encefálico.[104] A melhora do fechamento uretral e da função neuromotora dos MAPs foi repetidamente demonstrada com a estimulação elétrica

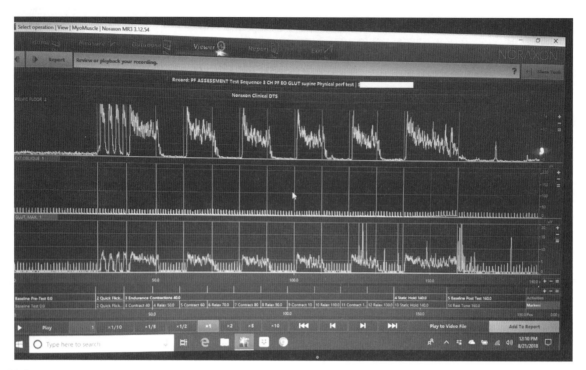

Figura 22.5 Eletromiografia de superfície (EMGs). Gráfico superior do canal 1: desempenho dos músculos do assoalho pélvico (MAPs). Gráfico do meio do canal 2: músculos abdominais; observe o artefato dos batimentos cardíacos. Gráfico inferior do canal 3: músculo glúteo; observe a cocontração dos músculos glúteos durante a contração dos MAPs. © *Cynthia E. Neville.*

com eletrodos superficiais não implantados ou eletrodos internos.[103,105,106] Entretanto, uma revisão sistemática recente indica que atualmente não se sabe se a EE é tão eficaz ou mais eficaz que o TMAP para o tratamento da incontinência.[107]

A estimulação elétrica deve ser realizada como um componente da intervenção fisioterápica multimodal para distúrbios do assoalho pélvico e não como um tratamento isolado. Os objetivos do tratamento por EE incluem neuromodulação dos nervos pélvicos para regular a população diversa de nervos relacionados ao controle vesical e função dos músculos do assoalho pélvico, para facilitar a consciência sensorial desses músculos, para inibir as contrações reflexas da bexiga e diminuir a urgência urinária, além de facilitar a contração dos MAPs. Teoricamente, a neuromodulação por EE influencia reflexamente a atividade neural para o nervo parassimpático pélvico e os nervos simpáticos hipogástricos da bexiga, bem como as estimulações sensitivas e motoras para o assoalho pélvico.

Estão disponíveis várias opções de colocação de eletrodos de EE (Figura 22.6). Dois ou quatro eletrodos colocados sobre o sacro nos níveis das raízes nervosas S2-4, dois eletrodos colocados na região suprapúbica sobre a bexiga com 5 a 7 cm de distância, ou dois eletrodos colocados no períneo em cada lado do ânus sobre o dermátomo S2-3 fornecem neuromodulação ao nervo pudendo S2-4. Eletrodos de superfície colocados acima do maléolo medial e na face medial do calcâneo estimula o nervo tibial distal, que compartilha o nervo S3 com a bexiga e o assoalho pélvico.

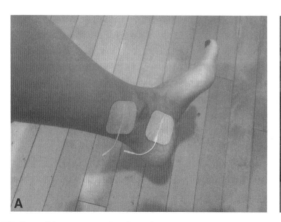
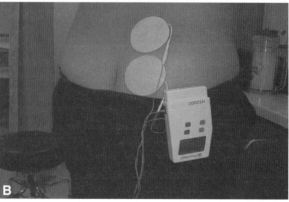

Figura 22.6 Posicionamento do eletrodo para estimulação elétrica nervosa transcutânea (EENT)/estimulação elétrica neuromuscular (EENM) para estimulação e neuromodulação. **A.** Nervo tibial. **B.** Raiz sacral S2-4. © *Cynthia E. Neville.*

Fisioterapeutas treinados em reabilitação do assoalho pélvico também podem recomendar eletrodos vaginais ou retais internos para alguns pacientes; entretanto, eletrodos internos não são necessários para fornecer tratamento com EE a fim de melhorar o controle vesical e dos músculos do assoalho pélvico. Por exemplo, uma revisão sistemática indica que a estimulação transcutânea do nervo tibial para adultos com BH foi eficaz.[108] A Tabela 22.6 fornece parâmetros sugeridos para o tratamento com EE.

Educação

Idosos que vivem na comunidade têm pouco conhecimento sobre a função normal da bexiga e IU.[109] É duvidoso que a educação por si só possa melhorar os sintomas de incontinência e melhorar o controle vesical;[110] entretanto, algumas pesquisas mostram que a educação e o treinamento, incluindo a educação pela internet,[111] podem resultar em melhorias nos sintomas quando incluídos em um programa de treinamento do assoalho pélvico. A educação sobre o controle normal da bexiga deve incluir os tópicos listados no Boxe 22.7.

Estratégias de gestão de líquidos

Indivíduos com IU geralmente iniciam uma restrição de líquidos para controlar melhor seus sintomas urinários.[112] Entretanto, há resultados conflitantes sobre os efeitos da redução da ingestão de líquidos na incontinência[113] e na bexiga hiperativa,[114] com a preocupação de que deve ser evitada a desidratação. A ingestão de líquidos acima de 2.400 mℓ (80 onças) ou abaixo de 1.500 mℓ (50 onças) pode contribuir para a IU.[115] Assim, existe uma margem de manobra para fazer recomendações para mudanças na ingestão de líquidos, seja para aumento ou diminuição,

TABELA 22.6	Parâmetros para EENM/EETN para controle vesical.		
	Protocolo típico para urgência urinária, incontinência urinária de urgência, bexiga hiperativa, noctúria	**Protocolo típico para incontinência urinária de estresse e assoalho pélvico hiperativo**	**Possíveis parâmetros**
Colocação do eletrodo	Dois eletrodos: opções • Face medial do tornozelo sobre o nervo tibial distal • Suprapúbica sobre a bexiga a 5 cm de distância • Sobre as raízes nervosas S2-4	Dois eletrodos próximos ao esfíncter anal, realizar contração ativa da MAPs durante o tempo de estimulação "ligado"	Eletrodos vaginais ou retais internos para alguns pacientes inseridos por FT treinado também podem ser utilizados para ambos os protocolos
Frequência	10 a 30 Hz	35 a 50 Hz	5 a 50 Hz (MAP hipoativa) 5 a 20 Hz (urgência) 100 a 200 Hz (dor)
Duração do pulso (largura)	100 a 350 μseg	100 a 350 μseg	100 a 1.000 μseg Nota: uma duração mais larga do pulso requer menor amplitude para despolarizar os nervos e, dessa forma, é mais confortável
Formato de onda	Bifásica assimétrica	Bifásica assimétrica	Bifásica simétrica ou assimétrica
Amplitude (intensidade)	Até a tolerância do paciente	Até a tolerância do paciente	Até a tolerância do paciente ou enrugamento anal
Ciclo de trabalho	5 a 10 s ligado 5 a 10 s desligado	Correlacionar com programa de treinamento da MAP Começar: 5 s ligado, 10 s desligado Progredir para: 10 s ligado, 4 s desligado	Repouso igual Duplo repouso Se combinado com treinamento da MPF, avaliar para menos da metade do tempo em repouso
Duração	10 a 20 min	10 a 20 min	5 a 30 min
Frequência da prescrição	1 a 7 × por semana DVD se possível	DVD para 3× por semana	DVD a 1× por semana
Duração da prescrição	8 a 12 semanas Pode diminuir para 1×/semana para longo prazo	8 a 16 semanas	Uma vez a constante
Comentários	Pode ser feito na posição sentada ou em decúbito Considerar tratamento antes de dormir se o paciente apresenta quadro de noctúria	Progredir para uma posição em pé, realizando contrações ativas com estimulação	Ambos os protocolos podem ser utilizados para um paciente com incontinência urinária mista ou que apresenta fraqueza da MAP e urgência urinária

DVD, duas vezes ao dia; *EENM*, estimulação elétrica neuromuscular; *MAP*, musculatura do assoalho pélvico; *FT*, fisioterapeuta; *EETN*, estimulação elétrica transcutânea do nervo.

| **BOXE 22.7** | Educação sobre função vesical normal. |

A educação sobre a função normal da bexiga deve incluir:

Papel da bexiga normal e sua função:
- A bexiga normalmente se enche a uma taxa razoavelmente constante
- A bexiga armazena urina 2 a 4 h durante o dia e mais, 6 a 8 h, à noite
- A bexiga esvazia, mas nem sempre completamente: Pós-esvaziamento normal residual pode ser de 100 a 200 mℓ (3 a 7 oz)

Definição de incontinência: o que significa, sinais, sintomas, fatores de risco, autocuidado e prevenção

Relação entre ingestão de líquidos e função da bexiga e sintomas

Relação entre os músculos da bexiga e os músculos do assoalho pélvico
- Papel dos músculos do assoalho pélvico no controle do fluxo de urina

- Como realizar exercícios para os músculos do assoalho pélvico
- As contrações dos músculos do assoalho pélvico podem inibir a urgência da bexiga

Evite urinar quando não houver vontade de fazê-lo (exceto quando estiver em um cronograma para urinar)

Esvaziar a bexiga com frequência para evitar vazamentos contribui para o urinário urgência e frequência e diminuição da capacidade percebida da bexiga

Normalmente, podemos superar a vontade de urinar. Podemos precisar treinar novamente o cérebro e a bexiga e reaprender o controle da bexiga:
- "Mente sobre a bexiga"

(© Cynthia E. Neville. Reproduzido com autorização.)

---

dependendo dos comportamentos de ingestão de líquidos do paciente. O fisioterapeuta e o paciente/cuidador podem avaliar os comportamentos de ingestão de líquidos e formular estratégias de gerenciamento, discutindo os hábitos ou avaliando um diário vesical. O objetivo desse gerenciamento é a redução dos sintomas, não a privação ou ingestão forçada de líquidos. Mudanças na ingestão de líquidos podem ser feitas inicialmente em pequenos incrementos de 50 a 200 mℓ por vez e progredir gradualmente ao longo de 2 a 4 semanas. O fisioterapeuta frequentemente pode identificar agentes irritantes da bexiga no diário vesical, ou levantar a hipótese de quais líquidos na dieta do paciente podem estar contribuindo para os sintomas. Os irritantes comuns da bexiga geralmente contêm cafeína e incluem café, chá, refrigerante e álcool.[116] Outros irritantes da bexiga incluem alguns medicamentos e chocolate.[61] O consumo diário de > 204 g (2 a 3 xícaras) de cafeína por dia foi significativamente associado à IU.[117,118] A consciência dos efeitos de certos líquidos sobre a IU/STUI pode levar a um comportamento que reduzirá ou eliminará o líquido problemático. Uma pessoa pode não querer desistir do café, mas pode estar disposta a diminuir a quantidade ingerida ou pode estar ciente dos sintomas iminentes para que possa controlar esses sintomas.

A normalização gradual da ingestão de água e outros líquidos de acordo com as diretrizes recomendadas para manter a hidratação e minimizar os efeitos negativos dos irritantes da bexiga nos STUI é um objetivo fundamental. O paciente pode ser aconselhado a diluir os irritantes da bexiga com água. Por exemplo, beber um ou dois gramas de água antes ou depois de beber o café pode minimizar seus efeitos. Idealmente, os líquidos devem ser espaçados uniformemente ao longo do dia, com a maior parte da hidratação ocorrendo nas horas da manhã e da tarde. A sede e a ingestão de líquidos costumam ser prejudicadas, mesmo em indivíduos mais velhos e saudáveis;[119,120] portanto, o indivíduo pode precisar iniciar a ingestão adequada de líquidos em vez de esperar até sentir sede. A ingestão total deve corresponder a cerca de seis a oito copos de 250 mℓ/dia ou 1,3 a 1,8 ℓ no total.

As diretrizes recomendadas pelo U.S. Food Science Board para adultos idosos são 15 mℓ de líquidos por quilo de peso corporal.[70]

Treinamento vesical

O treinamento vesical, também chamado "micção cronometrada", "treinamento do hábito" ou "micção promovida", é um exercício comportamental usado para melhorar o controle vesical em todos os ambientes de tratamento. Um componente-chave do treinamento vesical é a educação sobre a função da bexiga para encher, armazenar e esvaziar. A micção cronometrada é um programa de micção programada obrigatória, na presença de vontade de urinar ou não, com aumentos ou diminuições progressivas nos intervalos entre as micções.[121] O treinamento de hábito é um programa de identificação dos hábitos miccionais típicos do paciente e, em seguida, o agendamento da micção com base nesses hábitos, quer haja vontade de urinar ou não.[121] A micção estimulada é usada em pacientes com deficiência cognitiva. O cuidador é responsável por orientar verbalmente o paciente para identificar a necessidade de urinar e identificar se ocorreu vazamento e, em seguida, oferecer ao paciente a oportunidade de urinar no banheiro.[122] O manejo da bexiga tem evidências conflitantes quanto à sua eficácia, devido em parte à variabilidade das habilidades dos indivíduos e ao tipo de problemas de controle vesical incluídos nos estudos.[123,124]

Estratégias para retardar e inibir a urgência urinária e noctúria

A vontade de urinar, resultando em urgência urinária e perda urinária, pode ser adiada ou inibida com uma série de estratégias diferentes. Contrações dos MAPs, distração mental e exercícios para os músculos da panturrilha podem inibir ou diminuir a sensação de forte desejo de urinar, de modo que o desejo se dissipará. Existe uma relação de inibição recíproca entre o músculo detrusor da bexiga e os músculos do assoalho pélvico. Quando o músculo da bexiga se contrai para se esvaziar, os músculos do assoalho pélvico devem estar relaxados. Por outro lado, quando os músculos do assoalho pélvico se contraem, o músculo da bexiga é inibido reflexivamente. Realizar de 8 a 12 contrações fortes e rápidas dos músculos do assoalho pélvico pode funcionar para inibir as contrações do detrusor/bexiga e diminuir a sensação de urgência associada. As contrações dos MAPs inibem a bexiga fechando o esfíncter urinário externo, elevando o colo da bexiga e, assim, fechando o esfíncter urinário interno, ativando um reflexo de inibição do detrusor.[125] Outra técnica mostrada para reduzir as contrações da bexiga é realizar elevações do calcanhar, ou "flexão plantar autoinduzida".[126] Os movimentos ativos de flexão plantar e elevação do calcanhar podem ser feitos na posição sentada, em decúbito ou em pé por 10 a 20 repetições para diminuir a sensação de urgência. A respiração diafragmática para diminuir o débito simpático pode ser eficaz. Técnicas de distração mental, incluindo meditação, visualização de uma cena relaxante, concentração em um poema ou música e manter a mente ocupada com uma tarefa (como contar em outro idioma) são estratégias que podem ser eficazes. Sentar e exercer pressão sobre o períneo entre as pernas, como sentar no braço de uma poltrona, também pode diminuir a urgência e inibir a bexiga.

Manejo da noctúria

Acordar com vontade de urinar (noctúria) é um cenário comum que causa quedas em idosos. Quanto mais uma pessoa ingerir líquidos à noite, maior é a probabilidade de ela ter de se levantar para urinar. Estratégias de manejo de líquidos, conforme descrito anteriormente, são recomendadas para o manejo da noctúria. Interromper os líquidos 2 a 3 horas antes de dormir e evitar ingerir líquidos à noite e durante a noite são recomendados para pacientes com noctúria. Quando uma pessoa acorda com a necessidade de urinar, ela pode usar estratégias de inibição de urgência, conforme descrito anteriormente. Os fisioterapeutas podem aconselhar os pacientes a realizar as contrações dos MAPs enquanto deitados na cama, sentados na beira da cama ou antes de se levantarem para reduzir a urgência urinária. As contrações dos músculos do assoalho pélvico potencialmente inibem a urgência e as contrações simultâneas da bexiga e reduzem o risco de escape de urina no caminho para o banheiro. Isso pode evitar uma queda no caminho para o banheiro. Para os homens, providenciar um mictório próximo da cama pode ser uma estratégia de controle razoável para a micção noturna. Para homens e mulheres, uma cômoda ao lado da cama pode ser benéfica para reduzir o risco de queda ao tentar deambular até o banheiro. Finalmente, se uma pessoa apresentar edema nas extremidades inferiores, pode ser útil elevar os pés 2 a 3 horas antes de dormir para estimular o processamento de líquidos antes de deitar para reduzir a noctúria.

Esvaziamento da bexiga

Os idosos podem relatar que sentem como se não estivessem esvaziando completamente a bexiga. Os fisioterapeutas devem informar que pode haver um volume residual normal de urina na bexiga após o esvaziamento. Para que a bexiga inicie o esvaziamento e se esvazie com eficiência, os músculos do assoalho pélvico devem estar relaxados. Os fisioterapeutas podem ensinar o paciente a contrair e relaxar os MAPs e a sentir a diferença entre a contração e o relaxamento. O paciente passará a estar mais ciente do tônus dos MAPs e relaxá-los ativamente ao iniciar a micção.

A posição e a postura durante a micção podem afetar a capacidade de esvaziar a bexiga. Sentar na chamada "postura do penico" ou "postura de defecação"[127] (Figura 22.7) com os quadris flexionados > 100° facilita o relaxamento dos MAPs e também pode melhorar o esvaziamento dos intestinos. Essa postura deve ser usada sempre que uma pessoa urina ou defeca. Para alguns, sentar em um assento de banheiro público não é aceitável. Algumas mulheres podem pairar sobre o assento do vaso sanitário, podendo resultar no aumento do risco de queda. Essa posição pode causar a contração dos músculos do quadril e do assoalho pélvico e dificultar o início da micção e o esvaziamento total. Os MAPs também devem estar relaxados nos homens para iniciar a micção na posição em pé.

Idoso frágil e com deficiência cognitiva

Múltiplos fatores de risco integrados, como mudanças relacionadas à idade na fisiologia, mudanças cognitivas, polimedicação e comorbidades podem levar à IU/STUI em idosos com fragilidade.[1] Uma abordagem abrangente, multicomponente e multidisciplinar é ideal devido a essa natureza multifatorial da IU. A falta de ensaios clínicos para orientar a prática no tratamento da IU nessa população torna a tomada de decisão clínica um desafio.[1] A estratégia mais comum para o manejo da IU em idosos frágeis é o uso de absorventes e vestimentas; entretanto, eles podem ser usados incorretamente e aumentar o risco de desenvolver IU e condições associadas, como ITUs. Intervenções conservadoras podem ser eficazes, de modo que o uso de absorventes

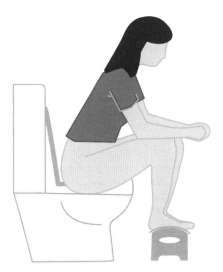

Figura 22.7 Postura de agachamento da defecção para evacuação vesical e intestinal.

pode ser reduzido ou eliminado. A avaliação da equipe de saúde, a escolha das intervenções e o momento das intervenções para incontinência devem levar em consideração o envolvimento multissistêmico do paciente e os processos de prestação de serviços que estão envolvidos nos cuidados do paciente ou residente em seu ambiente. Os provedores de reabilitação geralmente se concentram em promover força, segurança, mobilidade e destreza em relação ao uso do banheiro. Os fisioterapeutas também devem colaborar ativamente com os prestadores de cuidados de enfermagem para promover intervalos miccionais regulares ou programados. Idosos com deficiências cognitivas ou sensoriais podem não reconhecer a necessidade de urinar, então os fisioterapeutas podem reforçar e promover a micção programada como uma estratégia para o idoso esvaziar regularmente a bexiga, mesmo durante as sessões de terapia. Um estudo usou o TMAP com sucesso para mulheres mais velhas com comprometimento cognitivo leve ou doença de Alzheimer (pontuação média no Miniexame do Estado Mental = 23) e IU. O grupo de intervenção recebeu seis sessões de treinamento durante 12 semanas. O desfecho primário foi a mudança na medida dos episódios de IU em um gráfico de volume de frequência. Após 12 semanas de treinamento, o número médio de episódios de IU em 24 horas diminuiu de 3,3 para 1,7 no grupo de intervenção e em 0,5 no grupo de controle.[128] O International Continence Society Committee on Incontinence in the Frail Elderly fornece recomendações baseadas em evidências para prática no cuidado de idosos frágeis com incontinência, listados no Boxe 22.8. Os profissionais de saúde têm maior probabilidade de sucesso no apoio ao controle vesical em idosos frágeis quando a equipe de saúde tem conhecimento sobre intervenções conservadoras baseadas em evidências e os membros colaboram para apoiar uns aos outros no fornecimento de todas as intervenções, tanto quanto possível.

RESUMO

Problemas de controle vesical, como incontinência urinária, impactam negativamente os resultados da reabilitação e a qualidade de vida do paciente. Os profissionais de saúde que cuidam de idosos devem identificar e avaliar a incontinência e outros STUIs, mesmo quando outras condições e diagnósticos têm precedência no plano de cuidados. Os problemas de controle vesical devem ser identificados durante a avaliação inicial do paciente. A medição da linha de base da gravidade dos sintomas, tipos de sintomas e impacto de IU/STUI na qualidade de vida pode ser obtida no início do episódio de reabilitação do tratamento usando medidas padronizadas de desfecho validadas, como ICIQ-UI SF. Os terapeutas devem considerar o potencial impacto negativo dos sintomas no cumprimento das metas relacionadas à reabilitação, como reduzir o risco de queda e prevenir contra a reinternação. A melhora no controle vesical e a redução de IU/STUI devem ser objetivos declarados da reabilitação.

Se um paciente está perdendo urina, pode-se inferir que ele provavelmente tem um distúrbio do assoalho pélvico. Idealmente, ele deve preencher um diário vesical de 3 dias para avaliar mais detalhadamente os sintomas e comportamentos relacionados aos sintomas; entretanto, o terapeuta pode obter informações valiosas sobre a ingestão de líquidos e hábitos de micção de um paciente simplesmente fazendo perguntas e conversando sobre eles. Mesmo em pacientes idosos com múltiplas deficiências e comorbidades, as intervenções básicas para melhorar o controle vesical podem ser iniciadas imediatamente, e são mais bem reforçadas por todos os membros da equipe de reabilitação e enfermagem. O exame externo da contração dos músculos do assoalho pélvico pode ser realizado e os pacientes podem começar a realizar exercícios para os músculos do assoalho pélvico de modo a melhorar a função desse grupo muscular crítico. O treinamento vesical e a micção cronometrada são estratégias simples e suficientemente eficazes para influenciar e melhorar os padrões de armazenamento e esvaziamento da bexiga. Mudanças pequenas e/ou graduais nos volumes de ingestão de líquidos, no momento da ingestão de líquidos e na identificação de irritantes da bexiga podem levar à melhora dos sintomas em um curto período de tempo.

BOXE 22.8   Resumo das recomendações da International Continence Society para prática em idosos frágeis com incontinência.

Sinais ambientais – visibilidade do banheiro, sinais, diferenciação de cores, imagens, setas e direções devem ser usados para compensar déficits perceptivo-visuais em idosos frágeis com incontinência urinária (IU)

Cada componente do processo de uso do banheiro requer destreza e habilidade força física. Dificuldades individuais de força e destreza relacionados ao uso do banheiro devem ser identificados e o tratamento fornecido para indivíduos frágeis e aqueles com deficiências cognitivas

Os processos de cuidados diários de continência (como micção programada) em ambientes de cuidados de saúde devem ser promovidos por atividades de conscientização para o paciente, família e cuidadores, e equipe clínica

O planejamento de serviços para idosos frágeis deve garantir que o tempo, recursos, conhecimento e habilidade necessários para conduzir uma avaliação sejam fornecidos aos profissionais de saúde, incluindo o manejo ativo, eficaz e conservador dos episódios de IU e a promoção do controle da bexiga

As lacunas no conhecimento do profissional de saúde sobre prevenção, gerenciamento e tratamento da incontinência devem ser continuamente abordadas com treinamento e educação

Diretrizes baseadas em evidências para o uso de auxiliares de continência, como absorventes e vestimentas, devem ser implementadas para promover uma abordagem ativa para o diagnóstico, tratamento e prevenção da IU

Fonda D, DuBeau CE, Harari D, et al. Incontinence in the Frail Elderly. In P. Abrams, L. Cardozo, S. Khoury, & A. Wein (Eds.), *Incontinence: Proceedings of the Fourth International Consultation on Incontinence*, jul 5–8, 2008, 1165–1240. Health Publications Limited Paris. https://www.ics.org/Publications/ICI3/v2.pdf/chap18.pdf.

As técnicas para adiar a urgência urinária, como elevações do calcanhar e contrações musculares do assoalho pélvico de contração rápida, costumam ser fáceis de incorporar à rotina diária e costumam ter eficácia imediata. Ser capaz de controlar a urgência pode não devolver apenas alguma sensação de controle ao paciente com sintomas de urgência urinária, frequência e IU, mas também pode reduzir o risco de queda ao correr para o banheiro. A estimulação elétrica aplicada externamente ao tornozelo distal ou coluna sacral pode ser eficaz na redução da urgência e da incontinência de urgência, com poucos ou nenhum efeito adverso. Todo terapeuta deve ser proficiente no ensino do TMAP por causa de sua eficácia para problemas de controle vesical. Se um indivíduo tem IU/STUI, o TMAP deve ser incorporado à prescrição de exercícios terapêuticos. Muitos idosos precisam de fortalecimento adicional dos músculos do quadril e glúteos, e as contrações dos MAPs podem ser realizadas simultaneamente a esses exercícios para promover a melhora da função e da força dos MAPs. As intervenções conservadoras são todas bem toleradas e podem produzir resultados satisfatórios na forma de redução dos sintomas, melhora da satisfação e autoeficácia do paciente, redução do risco de queda e melhora dos resultados gerais da reabilitação.

Apesar de IU/STUIs serem altamente prevalentes na população idosa, a prevenção de distúrbios dos MAPs que levam a IU/STUIs está sendo intensamente investigada.[129] A prevenção da incontinência ainda não é parte integrante do paradigma de saúde atual, mas pode ser alcançada no futuro. O fisioterapeuta pode identificar problemas de controle vesical na avaliação dos pacientes e durante qualquer episódio de atendimento. Os fisioterapeutas podem fornecer intervenções básicas descritas neste capítulo, que podem melhorar os resultados de saúde e reabilitação. Quando as intervenções básicas não são eficazes, os fisioterapeutas podem encaminhá-los a um fisioterapeuta com treinamento avançado em reabilitação da saúde pélvica. Idosos com IU/STUI estão em risco de maus resultados de reabilitação, por isso os fisioterapeutas devem identificar e coordenar o manejo, da mesma forma que fariam com osteoporose, hipertensão ou diabetes. Como a reabilitação do assoalho pélvico tem forte respaldo na literatura, os fisioterapeutas devem incorporar os TMAPs e a reabilitação dos MAPs aos seus cuidados.

REFERÊNCIAS BIBLIOGRÁFICAS

1. Wagg A, Gibson W, Ostaszkiewicz J, et al. Urinary incontinence in frail elderly persons: report from the 5th International Consultation on Incontinence. *Neurourol Urodyn.* 2015;34(5):398–406. https://doi.org/10.1002/nau.22602.
2. Foley AL, Loharuka S, Barrett JA, et al. Association between the geriatric giants of urinary incontinence and falls in older people using data from the Leicestershire MRC Incontinence Study. *Age Ageing.* 2012;41(1):35–40. https://doi.org/10.1093/ageing/afr125.
3. Holroyd-Leduc JM, Straus SE. Management of urinary incontinence in women: scientific review. *JAMA.* 2004;291(8):986–995. https://doi.org/10.1001/jama.291.8.986.
4. Coyne KS, Sexton CC, Irwin DE, Kopp ZS, Kelleher CJ, Milsom I. The impact of overactive bladder, incontinence and other lower urinary tract symptoms on quality of life, work productivity, sexuality and emotional well-being in men and women: results from the EPIC study. *BJU Int.* 2008;101:1388–1395. https://doi.org/10.1111/j.1464-410X.2008.07601.x.
5. Ramage-Morin PL, Gilmour H. Urinary incontinence and loneliness in Canadian seniors. *Health Rep* 2013;24:3–10.
6. Coyne KS, Sexton CC, Thompson CL, et al. Impact of overactive bladder on work productivity. *Urology.* 2012;80:97–103. https://doi.org/10.1016/j.urology.2012.03.039.
7. Mallinson T, Fitzgerald CM, Neville CE, et al. Impact of urinary incontinence on medical rehabilitation inpatients. *Neurourol Urodyn* 2017;36(1):176–183. https://doi.org/10.1002/nau.22908.
8. Powell LC, Szabo SM, Walker D, Gooch K. The economic burden of overactive bladder in the United States: a systematic literature review. *Neurourol Urodyn* 2018;37:1241–1249. https://doi.org/10.1002/nau.23477.
9. Milsom I, Altman D, Lapitan MC, et al. Epidemiology of urinary (UI) and faecal (FI) incontinence and pelvic organ prolapse (POP). In: Abrams P, Cardozo L, Khoury S, Wein A, eds. *Incontinence: Proceedings of the Fourth International Consultation on Incontinence.* Health Publications Limited Paris; July 5–8, 2008:1165–1240. https://www.ics.org/Publications/ICI_4/files-book/comite-1.pdf.
10. Landi F, Cesari M, Russo A, Onder G, Lattanzio F, Bernabei R. Potentially reversible risk factors and urinary incontinence in frail older people living in community. *Age Ageing* 2003;32:194–199. https://doi.org/10.1093/ageing/32.2.194.
11. Xu D, Kane RL. Effect of urinary incontinence on older nursing home residents' self-reported quality of life. *J Am Geriatr Soc.* 2013; 61(9):1473–1481. https://doi.org/10.1111/jgs.12408.
12. Lukacz ES, Sampselle C, Gray M, et al. A healthy bladder: a consensus statement. *Int J Clin Pract.* 2011;65:1026–1036. https://doi.org/10.1111/j.1742-1241.2011.02763.x.
13. Livingston BP. Anatomy and neural control of the lower urinary tract and pelvic floor. *Top Geriatr Rehabil.* 2016;32(4):280–294. https://doi.org/10.1097/TGR.0000000000000123.
14. Park J, Lavelle JP, Palmer MH. Voiding dysfunction in older women with overactive bladder symptoms: a comparison of urodynamic parameters between women with normal and elevated post-void residual urine. *Neurourol Urodyn.* 2016;35(1):95–99. https://doi.org/10.1002/nau.22689.
15. Eickmeyer SM. Anatomy and physiology of the pelvic floor. *Phys Med Rehabil Clin N Am.* 2017;28:455–460. https://doi.org/10.1016/j.pmr.2017.03.003.
16. Marques A, Stothers L, Macnab A. The status of pelvic floor muscle training for women. *Can Urol Assoc J.* 2010;4:419–424. https://www.ncbi.nlm.nih.gov/pmc/articles/PMC2997838/.
17. Crotty K, Bartram CI, Pitkin J, et al. Investigation of optimal cues to instruction for pelvic floor muscle contraction: a pilot study using 2D ultrasound imaging in pre-menopausal, nulliparous, continent women. *Neurourol Urodyn.* 2011;30:1620–1626. https://doi.org/10.1002/nau.21083.
18. Bø K, Lilleås F, Talseth T, Hedland H. Dynamic MRI of the pelvic floor muscles in an upright sitting position. *Neurourol Urodyn.* 2001; 20:167–174. https://onlinelibrary.wiley.com/doi/abs/10.1002/1520-6777%282001%2920%3A2%3C167%3A%3AAID-NAU19%3E3.CO%3B2-4.
19. Dietz HP. Pelvic floor ultrasound: a review. *Clin Obstet Gynecol.* 2017;60:58–81. https://doi.org/10.1097/GRF.0000000000000264.
20. Sapsford RR, Hodges PW, Richardson CA, Cooper DH, Markwell SJ, Jull GA. Co-activation of the abdominal and pelvic floor muscles during voluntary exercises. *Neurourol Urodyn.* 2001;20:31–42. https://doi.org/10.1002/1520-6777(2001)20:1<31::AID-NAU5>3.0.CO;2-P.
21. Junginger B, Baessler K, Sapsford R, et al. Effect of abdominal and pelvic floor tasks on muscle activity, abdominal pressure and bladder neck. *Int Urogynecol J.* 2010;21:69. https://doi.org/10.1007/s00192-009-0981-z.
22. Smith EM, Shah AA. Screening for geriatric syndromes. *Clin Geriatr Med.* 2018;34(1):55–67. https://doi.org/10.1016/j.cger.2017.08.002.
23. Hasegawa J, Kuzuya M, Iguchi A. Urinary incontinence and behavioral symptoms are independent risk factors for recurrent and injurious falls, respectively, among residents in long-term care facilities. *Arch Gerontol Geriatr.* 2010;50(1):77–81.
24. Fusco D, Bochicchio GB, Onder G, Barillaro C, Bernabei R, Landi F. Predictors of rehabilitation outcome among frail elderly patients living in the community. *J Am Med Dir Assoc.* 2009;20:335–341. https://www.jamda.com/article/S1525-8610(09)00082-6/fulltext.

25. Frick AC, Huang AJ, Van den Eeden SK, et al. Mixed urinary incontinence: greater impact on quality of life. *J Urol*. 2009;182(2):596–600. https://doi.org/10.1016/j.juro.2009.04.005.

26. Alappattu M, Neville C, Beneciuk J, Bishop M. Urinary incontinence symptoms and impact on quality of life in patients seeking outpatient physical therapy services. *Physiother Theory Pract* 2016;32(2):107–112. https://doi.org/10.3109/09593985.2015.1116648.

27. Tadic SD, Zdaniuk B, Griffiths D, Rosenberg L, Schäfer W, Resnick NM. Effect of biofeedback on psychological burden and symptoms in older women with urge urinary incontinence. *J Am Geriatr Soc*. 2007;55:2010–2015. https://doi.org/10.1111/j.1532-5415.2007.01461.x.

28. Jenkins KR, Fultz NH. Functional impairment as a risk factor for urinary incontinence among older Americans. *Neurourol Urodyn*. 2005;24:51–55. https://doi.org/10.1002/nau.20089.

29. Tannenbaum C, Johnell K. Managing therapeutic competition in patients with heart failure, lower urinary tract symptoms and incontinence. *Drugs Aging*. 2014;31:93–101. https://doi.org/10.1007/s40266-013-0145-1.

30. Tamanini JTN, Santos JLF, Lebrao ML, Duarte YAO, Laurenti R. Association between urinary incontinence in elderly patients and caregiver burden in the city of Sao Paulo/Brazil: Health, Wellbeing, and Ageing Study. *Neurourol Urodyn*. 2011;30:1281–1285. https://doi.org/10.1002/nau.21040.

31. Doughty D, Junkin J, Kurz P, et al. Incontinence-associated dermatitis: consensus statements, evidence-based guidelines for prevention and treatment, and current challenges. *J Wound Ostomy Continence Nurs*. 2012;39:303–315. https://doi.org/10.1097/WON.0b013e3182549118.

32. Kolominsky-Rabas PL, Hilz MJ, Neundoerfer B, Heuschmann PU. Impact of urinary incontinence after stroke: results from a prospective population-based stroke register. *Neurourol Urodyn*. 2003;22:322–327. https://doi.org/10.1002/nau.10114.

33. Meijer R, Ihnenfeldt DS, de Groot IJM, van Limbeek J, Vermeulen M, de Haan RJ. Prognostic factors for ambulation and activities of daily living in the subacute phase after stroke. A systematic review of the literature. 2003;17:119–129. https://doi.org/10.1191/0269215503cr585oa.

34. Lee J, Rantz M. Correlates of post-hospital physical function at 1 year in skilled nursing facility residents. *J AdvNurs*. 2008;62:479–486. https://doi.org/10.1111/j.1365-2648.2008. 04612.x.

35. Chiarelli P, Weatherall M. The link between chronic conditions and urinary incontinence. *Aust New Zeal Cont J*. 2010; 16:7–14. https://www.continencexchange.org.au/journals.php/2/anzcj-vol-16-no-1-pp7-14.pdf.

36. Hunter KF, Voaklander D, Hsu ZY, Moore KN. Lower urinary tract symptoms and falls risk among older women receiving home support: a prospective cohort study. *BMC Geriatr*. 2013;13:46. https://doi.org/10.1186/1471-2318-13-46.

37. Chiarelli PE, Mackenzie LA, Osmotherly PG. Urinary incontinence is associated with an increase in falls: a systematic review. *Aust J Physiother*. 2009;55(2):89–95.

38. Wolf SL, Riolo L, Ouslander JG. Urge incontinence and the risk of falling in older women. *J Am Geriatr Soc*. 2000;48(7):847–848. https://doi.org/10.1111/j.1532-5415.2000.tb04765.x.

39. Aminzadeha F. Utilization of bathroom safety devices, patterns of bathing and toileting, and bathroom falls in a sample of community living older adults. *Technol Disabil*. 2000;13:95–103.

40. Kurita N, Yamazaki S, Fukumori N, et al. Overactive bladder symptom severity is associated with falls in communitydwelling adults: LOHAS study. *BMJ Open*. 2013;3:e002413. https://doi.org/10.1136/bmjopen-2012-002413.

41. Teo JSH, Briffa NK, Devine A, Dhaliwal SS, Prince RL. Do sleep problems or urinary incontinence predict falls in elderly women? *Aust J Physiother*. 2006;52:19–24. https://doi.org/10.1016/S0004-9514(06)70058-7.

42. Cornu J-N, Abrams P, Chapple CR, et al. A contemporary assessment of nocturia: definition, epidemiology, pathophysiology, and management—a systematic review and meta-analysis. *Eur Urol*. 2012; 62:877–890. https://doi.org/10.1016/j.eururo.2012.07.004.

43. Noguchi N, Chan L, Cumming RG, Blyth FM, Naganathan V. A systematic review of the association between lower urinary tract symptoms and falls, injuries, and fractures in community-dwelling older men. *Aging Male*. 2016;19(3):168–174. https://doi.org/10.3109/13685538. 2016.1169399.

44. Vahabi B, Wagg AS, Rosier PFWM, et al. Can we define and characterize the aging lower urinary tract?—ICI-RS 2015. *Neurourol Urodyn*. 2017;36:854–858. https://doi.org/10.1002/nau.23035.

45. Birder LA, Ruggieri M, Takeda M, et al. How does the urothelium affect bladder function in health and disease? ICI-RS 2011. *Neurourol Urodyn*. 2012;31:293–299. https://doi.org/10.1002/nau.22195.

46. Walston JD. Sarcopenia in older adults. *Curr Opin Rheumatol*. 2012;24(6):623–627. https://doi.org/10.1097/BOR.0b013e328358d59b.

47. Huang AJ, Brown JS, Boyko EJ, et al. Clinical significance of postvoid residual volume in older ambulatory women. *J Am Geriatr Soc*. 2011;59:1452–1458. https://doi.org/10.1111/j.1532-5415.2011.03511.x.

48. Bosch JLHR, Everaert K, Weiss JP, et al. Would a new definition and classification of nocturia and nocturnal polyuria improve our management of patients? ICI-RS 2014. *Neurourol Urodyn*. 2016;35:283–287. https://doi.org/10.1002/nau.22772.

49. Asplund R. Nocturia in relation to sleep, health, and medical treatment in the elderly. *BJU Int*. 2005;96 Suppl 1:15–21. https://doi.org/10.1111/j.1464-410X.2005.05653.x.

50. Schulman C, Lunenfeld B. The ageing male. *World J Urol*. 2002; 20(1):4–10. https://doi.org/10.1007/s00345-002-0258-3.

51. Parsons JK. Benign prostatic hyperplasia and male lower urinary tract symptoms: epidemiology and risk factors. *Curr Bladder Dysfunct Rep*. 2010;5:212–218. https://doi.org/10.1007/s11884-010-0067-2.

52. Abdelmoteleb H, Jefferies ER, Drake MJ. Assessment and management of male lower urinary tract symptoms (LUTS). *Int J Surg*. 2016;25:164–171. https://doi.org/10.1016/j.ijsu. 2015.11.043.

53. Staskin D, Kelleher C, Avery K, et al. Initial assessment of urinary and faecal incontinence in adult male and female patients. In: Abrams P, Cardozo L, Khoury S, Wein A, eds. *Incontinence: Proceedings of the Fourth International Consultation on Incontinence*. Health Publications Limited Paris; July 5–8, 2008:331–412. https://www.ics.org/Publications/ICI-3/v1.pdf/chap9.pdf.

54. Memon HU, Handa VL. Vaginal childbirth and pelvic floor disorders. *Women's Health*. 2013;9:265–277. https://doi.org/10.2217/whe. 13.17.

55. Dietz HP, Lanzarone V. Levator trauma after vaginal delivery. *Obstet Gynecol*. 2005;106:707–712. https://doi.org/10.1097/01.AOG.0000178779.62181.01.

56. Wyndaele M, Hashim H. Pathophysiology of urinary incontinence. *Surgery (United Kingdom)*. 2017;35:287–292. https://doi.org/10.1016/j.mpsur.2017.03.002.

57. Luber KM. The definition, prevalence, and risk factors for stress urinary incontinence. *Rev Urol*. 2004;6 Suppl 3:S3–S9.

58. Shamliyan TA, Wyman JF, Ping R, Wilt TJ, Kane RL. Male urinary incontinence: prevalence, risk factors, and preventive interventions. *Rev Urol*. 2009;11:145–165. https://www.ncbi.nlm.nih.gov/pmc/articles/PMC2777032/.

59. Banakhar MA, Al-Shaiji TF, Hassouna MM. Pathophysiology of overactive bladder. *Int Urogynecol J*. 2012;23:975–982. https://doi.org/10.1007/s00192-012-1682-6.

60. Nygaard I. Idiopathic urgency urinary incontinence. *N Engl J Med*. 2010;363:1156–1162. https://doi.org/10.1056/NEJMcp1003849.

61. Gleason JL, Richter HE, Redden DT, Goode PS, Burgio KL, Markland AD. Caffeine and urinary incontinence in US women. *Int Urogynecol J*. 2013;24:295–302. https://doi.org/10.1007/s00192-012-1829-5.

62. Wein AJ. Re: An International Urogynecological Association (IUGA)/International Continence Society (ICS) Joint Report on the Terminology for the Conservative and Nonpharmacological Management of Female Pelvic Floor Dysfunction. *J Urol*. 2017; 198(3):488–489. https://doi.org/10.1016/j.juro.2017.06.050.

63. Yu Ko WF, Sawatzky JAV. Understanding urinary incontinence after radical prostatectomy: a nursing framework. *Clin J Oncol Nurs*. 2008;12:647–654. https://doi.org/10.1188/08.CJON.647-654.

64. Saliba W, Fediai A, Edelstein H, Markel A, Raz R. Trends in the burden of infectious disease hospitalizations among the elderly in the last decade. *Eur J Intern Med*. 2013;24:536–540. https://doi.org/10.1016/j.ejim.2013.06.002.

65. Robinson D, Giarenis I, Cardozo L. The management of urinary tract infections in octogenarian women. *Maturitas*. 2015;81(3):343–347. https://doi.org/10.1016/j.maturitas.2015.04.014.

66 Schulz L, Hoffman RJ, Pothof J, Fox B. Top ten myths regarding the diagnosis and treatment of urinary tract infections. *J Emerg Med*. 2016;51(1):25–30. https://doi.org/10.1016/j.jemermed. 2016.02.009.

67. Smelov V, Naber K, Bjerklund Johansen TE. Improved classification of urinary tract infection: future considerations. *Eur Urol Suppl*. 2016;15(4):71–80. https://doi.org/10.1016/j.eursup. 2016.04.002.

68. Goode PS, Burgio KL, Richter HE, Markland AD. Incontinence in older women. *JAMA*. 2010;303:2172–2181.https://doi.org/10.1001/jama.2010.749.

69. MarklandAD,Goode PS, BurgioKL, et al.Correlates of urinary, fecal, anddual incontinence in olderAfrican-Americanandwhite men and women. *J Am Geriatr Soc.* 2008;56:285–290. https://doi.org/10.1111/j.1532-5415.2007.01509.x.

70. *Dietary Reference Intakes for Water, Potassium, Sodium, Chloride, and Sulfate.* Washington, DC: National Academies Press; 2005.

71. Dmochowski RR, Sanders SW, Appell RA, Nitti VW, Davila GW. Bladder-health diaries: an assessment of 3-day vs 7-day entries. *BJU Int.* 2005;96:1049–1054. https://doi.org/10.1111/j.1464-410X.2005.05785.x.

72. FitzGerald MP, Burgio KL, Borello-France DF, et al. Pelvicfloor strength in women with incontinence as assessed by the Brink scale. *Phys Ther.* 2007;87:1316–1324. https://doi.org/10.2522/ptj.20060073.

73. Ferreira CHJ, Barbosa PB, Souza F de O, Antônio FI, Franco MM, Bø K. Inter-rater reliability study of the Modified Oxford Grading Scale and the Peritron manometer. *Physiotherapy.* 2011;97:132–138. https://doi.org/10.1016/j.physio.2010. 06.007.

74. Bo K, Berghmans B, Morkved S, Van Kampen M. *Evidence-Based Physical Therapy for the Pelvic Floor.* St Louis: Churchill Livingstone; 2014; https://doi.org/10.1016/B978-0-443-10146-5.X5001-1.

75. Finsterbusch C, Carmel M, Zimmern P. Outcome measures most commonly used in the literature to assess stress incontinence surgery in women over the past 5 years : can we come to some agreement to improve our reporting? ICS 2016;S19 ePoster 2:Abstract 326 https://www.ics.org/2016/abstract/326.

76. Avery K, Donovan J, Peters TJ, Shaw C, Gotoh M, Abrams P. ICIQ: a brief and robust measure for evaluating the symptoms and impact of urinary incontinence. *Neurourol Urodyn.* 2004;23:322–330. https://doi.org/10.1002/nau.20041.

77. Nyström E, Sjöström M, Stenlund H, Samuelsson E. ICIQ symptom and quality of life instruments measure clinically relevant improvements in women with stress urinary incontinence. *Neurourol Urodyn.* 2015;34:747–751. https://doi.org/10.1002/nau.22657.

78. Sirls LT, Tennstedt S, Brubaker L, et al. The minimum important difference for the International Consultation on Incontinence Questionnaire-Urinary Incontinence Short Form in women with stress urinary incontinence. *Neurourol Urodyn.* 2015;34:183–187. https://doi.org/10.1002/nau.22533.

79. Barber MD, Kuchibhatla MN, Pieper CF, Bump RC. Psychometric evaluation of 2 comprehensive conditionspecific quality of life instruments for women with pelvic floor disorders. *Am J Obstet Gynecol.* 2001;185:1388–1395. https://doi.org/10.1067/mob.2001. 118659.

80. Barber MD, Walters MD, Bump RC. Short forms of two condition-specific quality-of-life questionnaires for women with pelvic floor disorders (PFDI-20 and PFIQ-7). *Am J Obstet Gynecol.* 2005; 193:103–113. https://doi.org/10.1016/j.ajog.2004.12.025.

81. Rogers RG, Kammerer-Doak D, Villarreal A, Coates K, Qualls C. A new instrument to measure sexual function in women with urinary incontinence or pelvic organ prolapse. *Am J Obstet Gynecol.* 2001; 184:552–558. https://doi.org/10.1067/mob.2001.111100.

82. Barry MJ, Fowler FJ, O'Leary MP, et al. The American Urological Association symptom index for benign prostatic hyperplasia. The Measurement Committee of the American Urological Association. *J Urol.* 1992;148(5):1549–1557. discussion 1564. http://www.ncbi.nlm.nih.gov/pubmed/1279218. Accessed August 19, 2018.

83. Barry MJ, Avins AL, Meleth S. Complementary and Alternative Medicine for Urological Symptoms Study Group. Performance of the American Urological Association Symptom Index with and without an additional urge incontinence item. *Urology.* 2011;78(3):550–554. https://doi.org/10.1016/j.urology.2011.04.017. Epub 2011 Jul 8. PubMed PMID: 21741692; PubMed Central PMCID: PMC 3166397.

84. Qaseem A, Dallas P, Forciea MA, Starkey M, Denberg TD, Shekelle P. Nonsurgical management of urinary incontinence in women: a clinical practice guideline from the American College of Physicians. *Ann Intern Med.* 2014;161:429–440. https://doi.org/10.7326/M13-2410.

85. Dumoulin C, Hay-Smith EC, Mac Habée-Séguin G. Pelvic floor muscle training versus no treatment, or inactive control treatments, for urinary incontinence in women. *Cochrane Database Syst Rev.* 2014;5:CD005654.

86. Price N, Dawood R, Jackson SR. Pelvic floor exercise for urinary incontinence: a systematic literature review. *Maturitas.* 2010;67:309–315. https://doi.org/10.1016/j.maturitas.2010.08.004.

87. Miller JM, Sampselle C, Ashton-Miller J, Hong GRS, DeLancey JOL. Clarification and confirmation of the Knack maneuver: the effect of volitional pelvic floor muscle contraction to preempt expected stress incontinence. *Int Urogynecol J.* 2008;19:773–782. https://doi.org/10.1007/s00192-007-0525-3.

88. Angelini K. Pelvic floor muscle training to manage overactive bladder and urinary incontinence. *Nurs Womens Health.* 2017; 21(1): 51–57.

89. Shafik A, Shafik IA. Overactive bladder inhibition in response to pelvic floor muscle exercises. *World J Urol.* 2003;20:374–377. https://doi.org/10.1007/s00345-002-0309-9.

90. Bø K. Pelvic floor muscle training in treatment of female stress urinary incontinence, pelvic organ prolapse and sexual dysfunction. *World J Urol.* 2012;30:437–443. https://doi.org/10.1007/s00345-011-0779-8.

91. Jácomo RH, Alves AT, Dos Santos Bontempo AP, Botelho TL, Teixeira FA, De Sousa JB. Effect of increasing awareness of genital anatomy on pelvic floor muscle strength in postmenopausal women: a randomized controlled trial. *Top Geriatr Rehabil.* 2016; 32(4): 274–279. https://doi.org/10.1097/TGR.0000000000000122.

92. Tuttle LJ, DeLozier ER, Harter KA, Johnson SA, Plotts CN, Swartz JL. The role of the obturator internus muscle in pelvic floor function. *J Women's Heal Phys Ther.* 2016;40(1):15–19. https://doi.org/10.1097/ JWH.0000000000000043.

93. Asavasopon S, Rana M, Kirages DJ, et al. Cortical activation associated with muscle synergies of the human male pelvic floor. *J Neurosci.* 2014;34:13811–13818. https://doi.org/10.1523/JNEUROSCI. 2073-14. 2014.

94. Choi H, Palmer MH, Park J. Meta-analysis of pelvic floor muscle training: randomized controlled trials in incontinent women. *Nurs Res.* 2007;56:226–234. https://doi.org/10.1097/01.NNR.0000 280610. 93373.e1.

95. Oliveira M, Ferreira M, Azevedo MJ, Firmino-Machado J, Santos PC. Pelvic floor muscle training protocol for stress urinary incontinence in women: a systematic review. *Rev Assoc Med Bras (1992)* 2017;63(7):642–650.

96. Herderschee R, Ejc H, Gp H, et al. Feedback or biofeedback to augment pelvic floor muscle training for urinary incontinence in women. 2011;7. https://doi.org/10.1002/14651858.CD009252. Copyright.

97. Fitz FF, Resende APM, Stüpp L, Sartori MGF, Girão MJBC, Castro RA. Biofeedback for the treatment of female pelvic floor muscle dysfunction: a systematic review and metaanalysis. *Int Urogynecol J.* 2012;23:1495–1515. https://doi.org/10.1007/s00192-012-1707-1.

98. Norton C, Cody JD. Biofeedback and/or sphincter exercises for the treatment of faecal incontinence in adults. *Cochrane Database Syst Rev.* 2012;11(7):CD002111. https://doi.org/10.1002/14651858. CD002111.pub3.

99. Anderson CA, Omar MI, Campbell SE, Hunter KF, Cody JD, Glazener CM. Conservative management for postprostatectomy urinary incontinence. *Cochrane Database Syst Rev* 2015;1:CD001843. https://doi.org/10.1002/14651858.CD001843.pub5.

100. Schreiner L, Santos TG Dos, Souza ABA De, Nygaard CC, Silva Filho IG Da. Electrical stimulation for urinary incontinence in women: a systematic review. *Int Braz J Urol* 2013;39:454–464. https://doi.org/10.1590/S1677-5538.IBJU. 2013.04.02.

101. Slovak M, Chapple CR, Barker AT. Non-invasive transcutaneous electrical stimulation in the treatment of overactive bladder. *Asian J Urol.* 2015;2:92–102. https://doi.org/10.1016/j.ajur.2015.04.013.

102. Correia GN, Pereira VS, Hirakawa HS, Driusso P. Effects of surface and intravaginal electrical stimulation in the treatment of women with stress urinary incontinence: randomized controlled trial. *Eur J Obstet Gynecol Reprod Biol.* 2014;173:113–118. https://doi.org/10.1016/j.ejogrb. 2013.11.023.

103. Sung MS, Hong JY, Choi YH, Baik SH, Yoon H. FESbiofeedback versus intensive pelvic floor muscle exercise for the prevention and treatment of genuine stress incontinence. *J Korean Med Sci.* 2000; 15:303–308. https://doi.org/10.3346/jkms.2000.15.3.303.

104. Guo ZF, Liu Y, Hu GH, Liu H, Xu YF. Transcutaneous electrical nerve stimulation in the treatment of patients with poststroke urinary incontinence. *Clin Interv Aging.* 2014;9:851–856.

105. Yamanishi T, Yasuda K, Sakakibara R, Hattori T, Suda S. Randomized, double-blind study of electrical stimulation for urinary incontinence due to detrusor overactivity. *Urology.* 2000;55:353–357. https://doi.org/10.1016/s0090-4295(99) 00476-8.

106. Berghmans B, Hendriks E, Bernards A, de Bie R, Omar MI. Electrical stimulation with non-implanted electrodes for urinary incontinence in men. *Cochrane Database Syst Rev.* 2013;(6):CD001202. https://doi.org/10.1002/14651858.CD001202.pub5.

107. Stewart F, Berghmans B, Bø K, Glazener CM. Electrical stimulation with non-implanted devices for stress urinary incontinence in women. *Cochrane Database Syst Rev.* 2017;12.

108. Booth J, Connelly L, Dickson S, Duncan F, Lawrence M. The effectiveness of transcutaneous tibial nerve stimulation (TTNS) for adults with overactive bladder syndrome: a systematic review. *Neurourol Urodyn.* 2018;37(2):528–541.

109. Day MR, Patricia L-W, Loughran S, O'Sullivan E. Community-dwelling women's knowledge of urinary incontinence. *Br J Community Nurs.* 2014;19:534–538. https://doi.org/10.12968/bjcn.2014.19.11.534.

110. Novick BJ, Angie M, Walker E, et al. The effect of intensive education on urinary incontinence following radical prostatectomy: a randomized control trial. *Urol Nurs.* 2014;34:246–251. https://doi.org/10.7257/1053-816X.2014.34.5.246.

111. Sjöström M, Umefjord G, Stenlund H, Carlbring P, Andersson G, Samuelsson E. Internet-based treatment of stress urinary incontinence: a randomised controlled study with focus on pelvic floor muscle training. *BJU Int.* 2013;112:362–372. https://doi.org/10.1111/j.1464-410X.2012.11713.x.

112. Anger JT, Nissim HA, Le TX, et al. Women's experience with severe overactive bladder symptoms and treatment: insight revealed from patient focus groups. *Neurourol Urodyn.* 2011;30(7):1295–1299. https://doi.org/10.1002/nau.21004.

113. Imamura M, Williams K, Wells M, Mcgrother C. Lifestyle interventions for the treatment of urinary incontinence in adults. *Cochrane Database Syst Rev.* 2015;(12):CD003505. https://doi.org/10.1002/14651858.CD003505.pub5.

114. Corcos J, Przydacz M, Campeau L, et al. CUA guideline on adult overactive bladder. *Can Urol Assoc J.* 2017;11(5):E142–E173. https://doi.org/10.5489/cuaj.4586.

115. Swithinbank L, Hashim H, Abrams P. The effect of fluid intake on urinary symptoms in women. *J Urol.* 2005;174:187–189. https://doi.org/10.1097/01.ju.0000162020.10447.31.

116. Jura YH, Townsend MK, Curhan GC, Resnick NM, Grodstein F. Caffeine intake, and the risk of stress, urgency and mixed urinary incontinence. *J Urol.* 2011;185:1775–1780. https://doi.org/10.1016/j.juro.2011.01.003.

117. Segal S, Saks EK, Arya LA. Self-assessment of fluid intake behavior in women with urinary incontinence. *J Women's Health.* 2011;20:1917–1921. https://doi.org/10.1089/jwh.2010.2642.

118. Gleason JL, Richter HE, Redden DT, Goode PS, Burgio KL, Markland AD. Caffeine and urinary incontinence in US women. *Int Urogynecol J.* 2013;24(2):295–302. https://doi.org/10.1007/s00192-012-1829-5.

119. Hooper L, Bunn D, Jimoh FO, Fairweather-Tait SJ. Water-loss dehydration and aging. *Mech Ageing Dev.* 2014;136–137:50–58. https://doi.org/10.1016/j.mad.2013.11.009.

120. Begg DP. Disturbances of thirst and fluid balance associated with aging. *Physiol Behav.* 2017;178:28–34. https://www.sciencedirect.com/science/article/abs/pii/Soo31938416307235?via%3Dihub.

121. Ostaszkiewicz J, Johnston L, Roe B. Timed voiding for the management of urinary incontinence in adults. *Cochrane Database Syst Rev.* 2004;(1):CD002802. Review. https://doi.org/10.1002/14651858.CD002802.pub2.

122. Engberg S, Sereika SM, McDowell BJ, et al. Effectiveness of prompted voiding in treating urinary incontinence in cognitively impaired homebound older adults. *J Wound Ostomy Continence Nurs.* 2002;29(5):252–265.

123. Milne JL. Behavioral therapies at the primary care level: the current state of knowledge. *J Wound Ostomy Continence Nurs.* 2004; 31: 367–372.

124. Health Quality Ontario. Behavioural interventions for urinary incontinence in community-dwelling seniors: an evidencebased analysis. *Ont Health Technol Assess Series.* 2008;8(3):1–52.

125. Danziger ZC, Grill WM. Sensory and circuit mechanisms mediating lower urinary tract reflexes. *Auton Neurosci Basic Clin.* 2016; 200: 21–28. https://doi.org/10.1016/j.autneu.2015.06.004.

126. Stav K, Leibovici D, Yoram SI, Ronny O, Zisman A. Selfinduced plantar-flexion objectively reduces wave amplitude of detrusor overactivity and subjectively improve urinary urgency: a pilot study. *Neurourol Urodyn.* 2014;33:1247–1250. https://doi.org/10.1002/nau.22493.

127. Takano S, Sands DR. Influence of body posture on defecation: a prospective study of "The Thinker" position. *Tech Coloproctol.* 2016;20:117–121. https://doi.org/10.1007/s10151-015-1402-6.

128. Lee BA, Kim SJ, Choi DK, Kwon O, Na HR, Cho ST. Effects of pelvic floor muscle exercise on urinary incontinence in elderly women with cognitive impairment. *Int Neurourol J.* 2017;21(4): 295–301. https://doi.org/10.5213/inj. 1734956.478.

129. Bazi T, Takahashi S, Ismail S, et al. Prevention of pelvic floor disorders: international urogynecological association research and development committee opinion. *Int Urogynecol J.* 2016;27:1785–1795. https://doi.org/10.1007/ s00192-016-2993-9.

Bem-Estar em Idosos

David M. Morris e Rita A. Wong

VISÃO GERAL DO CAPÍTULO

Introdução, 527
Bem-estar físico, 529
Bem-estar psicológico, 534
Bem-estar social, 535
Atividade física e programas de
  bem-estar focados no exercício, 536

Escopo da prática dos
  fisioterapeutas, 536
  Triagem para atividades físicas e
    programas de bem-estar, 537
  Avaliação inicial e de
    resultados, 537

Tipos de atividades físicas e
  programas de exercícios, 539
Resumo, 541
Referências bibliográficas, 541

INTRODUÇÃO

A Organização Mundial da Saúde (OMS) define saúde como "um estado de completo bem-estar físico, mental e social, não apenas ausência de doença ou enfermidade".[1] O National Wellness Institute define bem-estar como "um processo ativo por meio do qual as pessoas se tornam mais cientes e fazem escolhas para uma existência mais bem-sucedida".[2] O bem-estar frequentemente é descrito em termos de três domínios interconectados de bem-estar: físico, psicológico (mental) e social. O bem-estar é considerado um processo e um resultado alcançado por meio de esforços de promoção da saúde e prevenção de doenças. Os programas de bem-estar oferecem aos participantes habilidades e ferramentas que promovem a saúde ideal e maximizam o potencial pessoal.

Dois termos relacionados – *promoção da saúde* e *prevenção de doenças* – frequentemente são usados em conjunto com o termo *bem-estar*. A OMS define promoção da saúde como "o processo de capacitar as pessoas a aumentar o controle e melhorar sua saúde".[3] Ela vai além do enfoque no comportamento individual e vai na direção de uma ampla gama de intervenções sociais e ambientais. O *Guide to Physical Therapist Practice (The Guide)*[4] descreve os serviços de prevenção fornecidos por fisioterapeutas (FTs) como um mecanismo para "interromper ou prevenir o declínio funcional e a necessidade de cuidados mais intensivos". A prevenção é dividida em três categorias: (1) prevenção primária: identificar fatores de risco e implementar serviços para indivíduos e populações antes que ocorram efeitos sobre a saúde; (2) prevenção secundária: prevenir ou retardar a progressão do declínio funcional e incapacidade de uma condição identificada; e (3) prevenção terciária: reduzir ou retardar a progressão da incapacidade e deterioração de uma condição de saúde em curso para otimizar a atividade e participação.

Os programas de promoção da saúde e prevenção de doenças geralmente se concentram em melhorar o bem-estar em um ou mais dos três domínios amplos da saúde física, psicológica e social, bem como em uma ou mais das seis dimensões interligadas do bem-estar pessoal: físico, emocional, espiritual, social, ocupacional/vocacional e intelectual (Tabela 23.1 e Figura 23.1).[2] Apesar de essas dimensões frequentemente serem descritas na literatura sobre o bem-estar, há pouca evidência científica para confirmar ou rejeitar essas dimensões como os principais fatores subjacentes que constituem a estrutura ampla do "bem-estar". Mesmo com a falta de uma compreensão clara dos vários componentes da sua estrutura, o bem-estar geralmente é aceito como uma entidade multidimensional que inclui fatores associados à saúde física, psicológica e social; ele se torna uma filosofia de vida que utiliza estratégias de promoção da saúde e prevenção de doenças para atingir a meta do envelhecimento ideal. O envelhecimento ideal implica maximizar a capacidade de uma pessoa funcionar nos domínios físico, psicológico e social para a sua satisfação, apesar de suas condições de saúde.[5]

O bem-estar é um componente crítico da prática contemporânea da fisioterapia.[6-8] Em uma revisão de duas partes de 2009,[6,7] Dean apresentou um argumento convincente para as competências clínicas do fisioterapeuta na promoção de comportamentos de estilo de vida saudáveis relativos à atividade física, hábitos alimentares, controle de peso, gerenciamento do estresse, tabagismo e sono.[6,7] Ela enfatizou a relação dos comportamentos de estilo de vida com a mortalidade e morbidade de condições de saúde comuns, como doença cardíaca isquêmica, doenças relacionadas ao tabagismo, hipertensão e acidente vascular encefálico, obesidade, diabetes e câncer. Ela descreveu os fisioterapeutas como particularmente bem-posicionados para essa função devido à sua formação educacional e seu contato relativamente longo com

TABELA 23.1	Domínios de bem-estar.	
Domínio de saúde	Dimensão do bem-estar	Descrição
Físico	Físico	Funcionamento físico em um grau que permite desempenhar papéis na família e na sociedade
Mental	Emocional	Sensação de bem-estar e a capacidade de lidar efetivamente com os "altos e baixos" da vida
	Espiritual	Aspecto da vida que fornece significado e direção que conectam a algo maior que a própria pessoa
	Intelectual	Capacidade de aprender e usar informação efetivamente e de raciocinar e utilizar a autoeficácia nos desafios do bem-estar
Social	Social	Relacionamentos significativos e presença de uma estrutura de suporte social
	Ocupacional/ vocacional	Propósito na vida, um motivo para levantar pela manhã

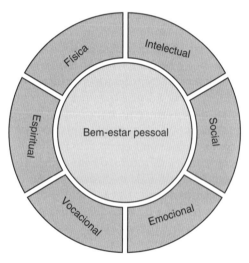

Figura 23.1 Seis dimensões de bem-estar. (*Cortesia de Lifetime Wellness, Ltd., Longview. Texas.*)

os pacientes que, muitas vezes, levam a um relacionamento próximo e de confiança, um componente importante da intervenção para mudança de comportamento. A declaração de posição da American Physical Therapy Association (APTA)[9] "Papel dos fisioterapeutas na prevenção, bem-estar, condicionamento físico, promoção da saúde e gerenciamento de doenças e incapacidades" (Boxe 23.1) descreve o FT como exclusivamente qualificado para promover o bem-estar na prática clínica, pesquisa, defesa e consulta colaborativa, além de servir como um elo dinâmico entre a promoção da saúde e a prestação de serviços de saúde. A declaração de posição da APTA sobre *Health Priorities for Population and Individuals* ("Prioridades de saúde para a população e indivíduos")[10]

BOXE 23.1	Papel dos fisioterapeutas em prevenção, bem-estar, condicionamento físico, promoção da saúde e gerenciamento de doenças e deficiências.[9]

Pelo seu papel como elo dinâmico entre a saúde e a prestação de serviços de saúde, os fisioterapeutas devem:
1. Aplicar seus conhecimentos em exercícios e atividades físicas para adaptar as recomendações de saúde para indivíduos e populações, desde os ambientes clínicos até o lar e a comunidade.
2. Funcionar como membro de uma equipe interprofissional de provedores de saúde, provedores de bem-estar e condicionamento físico, trabalhadores comunitários de saúde, provedores de saúde pública e outros profissionais diversos para ajudar indivíduos e populações a reduzir o risco de doenças e melhorar sua saúde e qualidade de vida.
3. Comunicar-se e colaborar com profissionais de saúde relevantes para ajudar indivíduos e populações a receber serviços de saúde adequados.

Trecho da declaração de posição da APTA: *Physical Therapists' Role in Prevention, Wellness, Fitness, Health Promotion, and Management of Disease and Disability.* HOD P06-16-05 [Initial: HOD P06-15-23-15] [Position].[9]
APTA, American Physical Therapy Association.

inclui declarações críticas sobre a importância dos FTs na promoção de uma vida ativa em indivíduos idosos e nas populações de adultos idosos. A prevenção de lesões nas áreas de quedas, lesões no local de trabalho e lesões que ocorrem na comunidade é especificamente identificada na declaração de posição. Oportunidades educacionais, de defesa do paciente e de encaminhamento, aplicáveis em todas as faixas etárias, também são destacadas na declaração de posição e no Boxe 23.2.

Em 2017, Lein et al. publicaram o modelo de fisioterapia focada na saúde (*Health-Focused Physical Therapy* [HFPT]), orientado e validado por consenso como uma estrutura para educadores de FT integrarem prevenção, bem-estar e conteúdo de promoção da saúde aos cursos de cuidados clínicos habituais do FT.[11] Esse modelo, exibido na Figura 23.2, inclui triagem e gerenciamento de comportamentos de estilo de vida estruturados para serem

---

BOXE 23.2	Prioridades de saúde para populações e indivíduos.

Os fisioterapeutas devem fornecer educação, estratégias comportamentais, defesa do paciente, oportunidades de encaminhamento e identificação de recursos de apoio após a triagem para as seguintes prioridades de saúde da NPS dos EUA:
- Gerenciamento de estresse
- Cessação do tabagismo
- Saúde do sono
- Otimização nutricional
- Controle de peso
- Moderação de álcool/vida livre de substâncias
- Vida livre de violência
- Adesão às recomendações de cuidados de saúde

Trecho da declaração de posição da APTA: "Health Priorities for Populations and Individuals", HOD P06-15-20-11 [Position].[10]
APTA, American Physical Therapy Association; *NPS*, National Prevention Strategy.

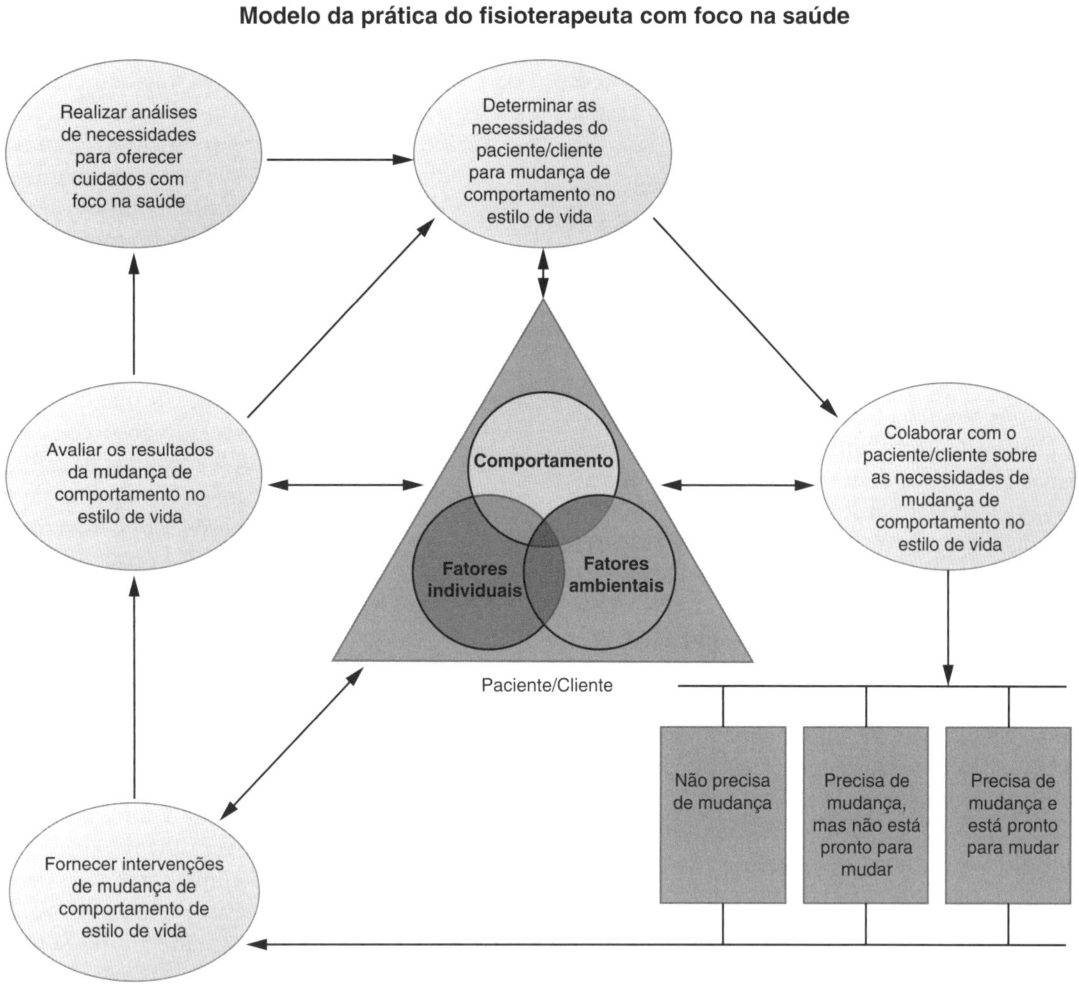

Modelo da prática do fisioterapeuta com foco na saúde

Figura 23.2 Modelo de fisioterapia com foco na saúde. (*De Lein DH, Clark D, Graham C, Perez P, Morris DM. A model to integrate health promotion and wellness in physical therapist practice: development and validation. Phys Ther. 2017;97:1169-1181.*)

consistentes e integrados ao *Guide to Physical Therapist Practice* da APTA. O modelo descreve atividades orientadas para o bem-estar, bem como enfatiza o uso de sistemas de vigilância de dados de saúde para avaliar as necessidades previstas de sua população de pacientes/clientes, desenvolvendo redes de consultoria orientadas para o bem-estar, reunindo materiais de educação do paciente orientados para o bem-estar e usando estratégias de comunicação eficazes (p. ex., entrevista motivacional) para ajudar os pacientes/clientes a adotarem estilos de vida mais saudáveis.

Neste capítulo, será explorada cada uma das três dimensões do bem-estar, com ênfase em considerações importantes para o fornecimento de serviços de FT para idosos. Todos os profissionais de saúde têm um papel na promoção do bem-estar para seus pacientes/clientes idosos. O praticante de fisioterapia é particularmente bem adequado/posicionado para abordar o domínio da saúde física de adoção/manutenção de um estilo de vida ativo.[6-8] Como tal, a promoção da atividade física será explorada em maior profundidade, incluindo exemplos de programas/estratégias de sucesso para alcançar estilos de vida ativos em pacientes/clientes idosos. Por fim, serão

fornecidos recursos e ferramentas para estudos adicionais sobre bem-estar, adultos idosos e FT.

Uma abordagem abrangente para o bem-estar considera todas as três dimensões da saúde e os problemas de estilo de vida sobrepostos mais comumente identificados como contribuintes para a saúde precária e mortalidade: sedentarismo, hábitos alimentares inadequados, obesidade, estresse crônico e descontrolado, tabagismo e sono insuficiente/ineficaz.[6-8] A dimensão física da saúde enfocará as considerações de estilo de vida de atividade física, alimentação saudável, controle de peso, cessação do tabagismo e saúde do sono. A dimensão psicológica abordará o gerenciamento do estresse. A dimensão social se concentrará no impacto da conexão social e das redes sociais no bem-estar físico e emocional.

BEM-ESTAR FÍSICO

A dimensão física do bem-estar é influenciada principalmente pela atividade física, nutrição, controle do peso, sono e uso de tabaco, além da detecção e tratamento precoce de doenças e condições médicas, além da prevenção de complicações iatrogênicas. A aptidão física envolve resistência cardiorrespiratória (potência aeróbica), resistência muscular esquelética, força muscular esquelética, potência muscular esquelética, flexibilidade, equilíbrio, velocidade de movimento, tempo de reação e composição corporal.[12] As metas de aptidão e saúde de um indivíduo determinam as dimensões de aptidão mais importantes para atingir esses objetivos.

Atividade física. O exercício é a atividade de promoção da saúde mais importante para adultos idosos.[12] As recomendações atuais para a atividade física para alcançar benefícios para a saúde são de um mínimo de 150 minutos por semana de atividade aeróbica *moderada a intensa* e fortalecimento dos principais grupos musculares distribuídos em 2 ou mais dias por semana (Tabela 23.2).[12] Entretanto, os Centers for Disease Control and Prevention (CDC) relatam que apenas 17% dos indivíduos com 65 anos ou mais alcançam essas diretrizes aeróbicas e de fortalecimento muscular.[13] Os fisioterapeutas são exclusivamente qualificados para orientar os adultos idosos a melhorar o bem-estar físico por meio de exercícios individualizados e programas de atividade física.[6-8] Fisioterapeutas, como especialistas em movimento, podem fornecer informações, orientações e suporte particularmente relevantes para adultos idosos que se esforçam para otimizar seu envelhecimento – mantendo e melhorando a função, adaptando programas de atividade física e exercícios para acomodar dor ou outra deficiência que desafia a capacidade de movimento. Comunicar e anunciar o valor de ter um fisioterapeuta envolvido em programas de bem-estar (diretamente ou como consultor) são atividades fundamentais para promover as habilidades funcionais e o bem-estar de adultos idosos. O importante papel dos fisioterapeutas na promoção da atividade física é abordado em mais detalhes posteriormente.

TABELA 23.2	Diretrizes de 2018 para atividade física para adultos idosos.
O paciente deve se mover mais e se sentar menos ao longo do dia – alguma atividade física é melhor que nenhuma	
Pelo menos 150 a 300 min por semana em intensidade moderada, ou 75 a 150 min por semana em intensidade vigorosa, ou uma combinação equivalente; preferível espaçar essas sessões de atividades ao longo da semana	
Benefícios adicionais são obtidos ao se envolver em atividades físicas além de 300 min em intensidade moderada	
Fortalecimento muscular – em intensidade moderada ou maior 2 ou mais dias/semana com trabalho de todos os principais grupos musculares	
Atividade física multicomponente que inclui treinamento de equilíbrio, bem como fortalecimento aeróbico e muscular	
Determinar seu nível de atividade física em relação ao seu nível de condicionamento	
Os idosos com doenças crônicas devem compreender se e como suas condições afetam sua capacidade de realizar atividades físicas regulares com segurança	
Quando incapaz de fazer 150 min de atividade moderada por semana devido a condições crônicas, deve ser tão fisicamente ativo quanto suas habilidades e condições permitirem	

Alimentação saudável e controle de peso. A má nutrição pode levar à perda excessiva ou ao ganho excessivo de peso (obesidade). Ambos estão associados a mortalidade, fragilidade e menor qualidade de vida. Em 2015, < 42% dos adultos norte-americanos relataram ingerir frutas diariamente e < 22% relataram ingerir vegetais todos os dias.[13] Para adultos com 65 anos ou mais, 34,3% e 21,4%, respectivamente, consumiram frutas e vegetais diariamente. Conforme relatado pelo CDC em 2016, 28% dos indivíduos com 65 anos e adultos idosos são obesos e 39% estão com sobrepeso.[13] Manter um peso corporal saudável promove um envelhecimento ideal. Existem fortes evidências de que um índice de massa corporal (IMC) acima de 20 a 21 está associado ao risco de desenvolver uma ampla gama de condições crônicas de saúde, incluindo diabetes tipo 2, doença cardíaca e hipertensão.[14] A perda de peso em indivíduos obesos está associada a melhora do estado funcional e melhora da fragilidade em adultos idosos.[15] As intervenções dietéticas podem reduzir o risco ou progressão da degeneração macular, acidente vascular encefálico, ataques cardíacos, anormalidades lipídicas, osteoartrite e osteoporose e uma série de cânceres.[16-19] Existem evidências crescentes de que adultos idosos podem se beneficiar do uso regular de um multivitamínico diário contendo quantidades recomendadas apropriadas para a idade de ácido fólico e vitaminas B_6, B_{12}, D e E, já que os adultos idosos geralmente apresentam carência por meio da ingestão alimentar. Níveis de vitamina D (25-hidroxivitamina D sérica) abaixo do ideal têm sido associados a equilíbrio deficiente, fraqueza e aumento do risco de fratura de quadril.[20] A Tabela 23.3 fornece um resumo das principais considerações nutricionais descritas nas diretrizes nutricionais MYPLATE do U.S. Department of Agriculture para idosos adultos, defendidas por muitos gerontologistas.[21]

As papilas gustativas para sabores salgados e doces diminuem com o aumento da idade. Aos 60 anos, a maioria das pessoas já perdeu aproximadamente metade de suas papilas gustativas, uma mudança que se acelera ainda mais após os 70 anos.[22] Esses fatores geralmente resultam no

TABELA 23.3	Recomendações do U.S. Department of Agriculture's MYPLATE para adultos idosos.
1. Adicione sabor aos alimentos com especiarias e ervas em vez de sal e procure embalagens de alimentos com baixo teor de sódio.	
2. Adicione frutas e vegetais fatiados às suas refeições e lanches. Procure frutas e vegetais pré-picados à venda se fatiar e picar for um desafio.	
3. Peça ao seu médico para sugerir outras opções se os medicamentos que você toma afetam seu apetite ou alteram seu desejo de comer.	
4. Beba 3 xícaras de leite desnatado ao longo do dia. Se você não tolera leite, experimente pequenas quantidades de iogurte, coalhada, queijo duro ou alimentos sem lactose. Beba água em vez de bebidas açucaradas.	
5. Consumir alimentos enriquecidos com vitamina B_{12}, como cereais enriquecidos.	

aumento do uso de sal e adoçantes nos alimentos para atingir a intensidade de sabor comparável a um adulto jovem, o que pode se configurar problemas para indivíduos mais velhos com hipertensão ou diabetes. Outras alterações relacionadas à idade que afetam o sabor e o prazer dos alimentos incluem diminuição do fluxo de saliva e alterações nas secreções orais, aumento da incidência de doenças gengivais e dentais, tabagismo e doenças crônicas, como diabetes, e intervenções utilizadas no controle do câncer (medicamentos, radiação e cirurgia), que podem contribuir para o declínio da sensibilidade gustativa e do prazer geral de comer. Aumentar a cor, o aroma e a textura dos alimentos por meio da suplementação com especiarias, ervas e extratos de sabor, bem como o uso de substitutos do açúcar e do sal, podem melhorar muito o sabor sem comprometer as condições de saúde.

Os fisioterapeutas devem estar prontos para aconselhar os adultos idosos sobre os princípios básicos de nutrição para controlar o peso ou acomodar altos níveis de atividade física.[6-8] A declaração de posição da APTA intitulada *The Role of the Physical Therapist in Diet and Nutrition*[23] afirma que a dieta e a nutrição são componentes-chave da prevenção primária, secundária e terciária de muitas condições administradas por fisioterapeutas. Os fisioterapeutas têm o papel de rastrear e fornecer informações sobre dieta e questões nutricionais para pacientes, clientes e a comunidade no âmbito da prática de fisioterapia. Uma variedade de ferramentas de triagem pode ajudar o FT a identificar uma alimentação inadequada. Isso inclui encaminhamentos apropriados para profissionais de nutrição e saúde alimentar quando o conselho e a educação necessários estão fora do nível de educação do FT.[24] O FT também trabalhará com especialistas em nutrição que podem fornecer avaliações individualizadas das necessidades nutricionais e recomendações para modificações nutricionais no manejo especial de dietas (p. ex., controle do diabetes ou obesidade mórbida).

Ao avaliar os padrões de alimentação e controle de peso, o FT deve verificar se o paciente recebe alimentação em excesso, se está desnutrido, obeso ou abaixo do peso. Algumas ferramentas de avaliação úteis para examinar os padrões de alimentação incluem Classifique seu Prato (*Rate your Plate*);[25] Escala de Avaliação Rápida de Alimentação para Pacientes (*Rapid Eating Assessment for Patients Scale* [REAPS]);[26] Medidas Comuns, Melhores Resultados (*Common Measures, Better Outcomes* [COMBO]);[27] Miniavaliação Nutricional (*Mini Nutritional Assessment* [MNA]);[28a] e DETERMINE seu Questionário de Saúde Nutricional (*DETERMINE Your Nutritional Health Questionnaire*).[29] O DETERMINE é particularmente útil para detectar desnutrição; o nome em inglês é um acrônimo para razões comuns dessa condição – doença, comer mal (*eating poorly*), perda de dente/dor na boca (*tooth loss/mouth pain*), dificuldades econômicas, contato social

reduzido, polimedicação (*multiple medicines*), perda/ganho involuntário de peso, necessidade de ajuda no autocuidado, idoso (*elder*) com mais de 80 anos. Avaliações comuns de sobrepeso e obesidade incluem cálculos de IMC, cálculos de circunferência da cintura e avaliações das dobras cutâneas com compasso.[30]

O gerenciamento de hábitos alimentares inadequados é direcionado principalmente à educação do paciente, garantindo que ele compreenda as boas práticas nutricionais. Pode ser útil compartilhar um dos muitos recursos educacionais focados no consumidor identificados no Boxe 23.3 com seus pacientes que precisam de orientação nutricional. É importante evitar o compartilhamento de informações e recursos de "dieta da moda" que incluem conselhos não comprovados.[21,31-33] Quando as necessidades nutricionais do paciente/cliente excedem o escopo da prática do FT, o recurso de referência mais comum é um nutricionista profissional, que concluiu um programa educacional credenciado em dietética e um estágio supervisionado e foi aprovado em um exame nacional administrado pela Comissão de Registro Dietético. Você pode encontrar nutricionistas em sua área acessando a seção "Encontrar um especialista" do Eatright.org.[33]

Saúde do sono. O sono adequado é um fator importante para manter o corpo e a mente saudáveis. Em geral, apesar dos adultos idosos passarem menos tempo dormindo que os adultos mais jovens,[34] especialistas recomendam que os idosos tenham um sono de qualidade de 7 a 8 horas todas as noites.[34] Certos tipos de distúrbios do sono são particularmente problemáticos com adultos idosos,[35-37] já que eles são mais propensos a ter problemas de arquitetura do sono (p. ex., eles passam mais tempo nos estágios mais leves do sono e menos tempo no estágio mais profundo e restauradores do sono). Esse padrão de sono alterado resulta em sono de baixa qualidade e ineficaz. Os adultos idosos com insuficiência de sono apresentam menor probabilidade de relatar seus sintomas e buscar uma solução

BOXE 23.3	**Fontes dos EUA de recomendações nutricionais para adultos idosos voltadas ao consumidor.**	
Nome da iniciativa	**Patrocinador**	**Link da *web***
ChooseMyPlate.gov[21]	US Department of Agriculture	https://www.choosemyplate.gov/
Eat Healthy (Comer saudável)	Presidente do Council on Fitness, Sports and Nutrition, National Center on Health; US Department of Health and Human Services[30]	https://www.hhs.gov/fitness/eathealthy/index.html
Nutrition (Nutrição)	National Center on Health, Physical Activity, and Disability (NCHPAD)[31]	https://www.nchpad.org/Articles/12/Nutrition
Eatright (Coma direito)	Academy of Nutrition and Dietetics[33]	https://www.eatright.org/

[a]N.R.T.: Validado para a população brasileira idosa em: Machado RSP, Coelho MASC, Veras RP. Validity of the portuguese version of the mini-nutritional assessment in brazilian elderly. *BMC Geriatrics*. 2015;15(1):1-8.

que os adultos mais jovens, muitas vezes pensando que é uma parte normal do envelhecimento. Pior ainda, quando a preocupação é finalmente mencionada, a reclamação pode ser desconsiderada e considerada uma parte normal do envelhecimento pelo provedor de saúde. Embora haja mudanças nos padrões de sono com o envelhecimento, o sono insatisfatório não é uma consequência inevitável do envelhecimento. A prevalência de sono insatisfatório entre idosos é maior em indivíduos com múltiplas condições físicas e psiquiátricas.

O sono é um comportamento. Como tal, está sujeito ao aprendizado e pode ser influenciado por fatores intencionais, motivacionais e relacionados ao hábito, discutidos posteriormente neste capítulo. Spielman et al.[38] descrevem um modelo "3 P" para explicar as causas subjacentes da insuficiência de sono: (1) fatores predisponentes – fatores de risco que aumentam a probabilidade do adulto idoso ter sono insatisfatório (p. ex., problemas de saúde física e mental, histórico familiar de insuficiência de sono, baixo nível socioeconômico, fatores genéticos); (2) fatores precipitantes – eventos que perturbam agudamente o sono (p. ex., episódios depressivos, hospitalização, perda de um ente querido, mudança de local de residência); e (3) fatores perpetuadores – fatores comportamentais, psicológicos, ambientais e fisiológicos que mantêm o sono ruim (p. ex., ingerir álcool perto da hora de dormir, inatividade física, certos medicamentos). Os fatores predisponentes e precipitantes levam ao desenvolvimento de sono insatisfatório, já os fatores de perpetuação contribuem para a continuação desse padrão sono. Condições de saúde também podem ser a fonte de sono insatisfatório. Os principais distúrbios do sono são a insônia, a apneia do sono e a síndrome das pernas inquietas.

Perguntas sobre a saúde do sono podem e devem ser incorporadas ao exame de fisioterapia de adultos idosos. Bezner recomenda perguntas como "Você dorme de 7 a 8 horas por noite?; Você está cansado pela manhã?; Você adormece rapidamente?; Você fica com sono durante o dia?; e Você acorda à noite?".[8] Se for necessária uma avaliação adicional, ferramentas de triagem estão disponíveis para avaliar distúrbios comuns do sono. Por exemplo, o *Insomnia Severity Index*[39] e o questionário *STOP-Bang*[40] são úteis para identificar a insônia crônica e a apneia obstrutiva do sono, respectivamente. Questionários mais detalhados também estão disponíveis, incluindo *Pittsburgh Sleep Quality Index*[41b] e *Epworth Sleepiness Scale*.[42c] As estratégias de avaliação formal podem ser particularmente úteis para identificar a necessidade de encaminhamento a um profissional do sono.

Pacientes/clientes com problemas de sono mais sérios que estão fora do escopo de prática do FT devem ser encaminhados a outros profissionais para uma avaliação mais extensa do sono.[43] Um clínico geral pode muitas vezes identificar e gerenciar muitos problemas de sono (p. ex., identificar uma interação medicamentosa ou a necessidade de tratar os sintomas de depressão). Entretanto, um médico do sono certificado pode ser necessário para um exame completo do sono, havendo um problema de sono persistente.

O controle do sono insatisfatório pelo FT geralmente se concentra em orientar sobre higiene do sono, promover exercícios, aconselhar sobre o posicionamento adequado na cama para diminuir a dor ou sobre o desconforto que afeta a qualidade do sono e encaminhar pacientes/clientes a outros profissionais.[43] A higiene do sono é definida como comportamentos/rotinas que ajudam a promover um bom sono (restaurador). A educação do paciente/cliente sobre as melhores práticas de higiene do sono pode ser facilmente integrada aos serviços usuais de fisioterapia. Algumas das recomendações de higiene do sono mais comuns estão listadas na Tabela 23.4.[44-46] Se o FT tiver tempo limitado para discutir esses princípios de higiene do sono, eles podem ser compartilhados em apostilas e/ou no *site* da clínica. O Boxe 23.4 oferece uma lista de *sites* e organizações que fornecem recursos confiáveis e informativos sobre os princípios da higiene do sono voltados para o consumidor.

Os exercícios podem influenciar positivamente muitos problemas de saúde, incluindo sono ruim.[43] Estudos sugerem que os exercícios agudos e crônicos têm um benefício moderadamente positivo na duração e na qualidade do sono. Entretanto, o mecanismo exato pelo qual

TABELA 23.4	Dicas para higiene do sono comumente aceitas.
Deite-se e levante-se na mesma hora todos os dias	
Beba bebidas com cafeína apenas pela manhã	
Evite o álcool	
Evite fumar, principalmente à noite	
Perder peso se estiver acima do peso	
Faça exercícios regularmente, mas não antes de dormir	
Use sua cama apenas para dormir e fazer sexo	
Evite olhar para uma tela antes de dormir	
Saia da cama se não conseguir dormir em 20 min e volte quando estiver com sono	
Crie um ambiente confortável, silencioso e fresco em seu quarto	
Evite cochilar durante o dia	

BOXE 23.4	Recursos para materiais educacionais ao consumidor sobre os princípios da higiene do sono.

National Sleep Foundation[44]
American Academy of Sleep Medicine[45]
Centers for Disease Control and Prevention
U.S. Department of Health and Human Services
National Institute for Neurological Disorders and Stroke[46]

[b]N.R.T.: Validado para a população brasileira em: Bertolazi AN et al. Validation of the Brazilian Portuguese version of the Pittsburgh sleep quality index. *Sleep medicine*. 2011;12(1):70-75.

[c]N.R.T.: Validado para a população brasileira em: Bertolazi NA et al. Portuguese-language version of the Epworth sleepiness scale: validation for use in Brazil. *J Bras Pneumol*. 2009;35(9):877-883.

o exercício melhora o sono é desconhecido e, embora o exercício seja benéfico, a maioria dos indivíduos deve evitar se exercitar à noite, pois acredita-se que o aumento na temperatura corporal interfere nos mecanismos naturais do sono. Relaxamento ou exercícios meditativos também podem ser úteis (p. ex., tai chi, ioga, respiração profunda, relaxamento progressivo).

A dor é uma queixa comum associada ao sono insatisfatório.[43] Dessa forma, o FT pode ser útil para avaliar problemas de posicionamento do sono e fazer recomendações para o conforto. Isso pode incluir a identificação de posições ideais (p. ex., decúbito lateral ou decúbito dorsal), o uso de travesseiros para apoiar as partes do corpo e o treinamento de habilidades de mobilidade na cama. Em 2017, Siengsukon et al. publicaram um artigo seminal na *Physical Therapy* que abordou o papel do FT na promoção da saúde do sono.[43] Esse artigo é altamente recomendado para FTs que desejam aprender mais.

Muitas intervenções fora do escopo da prática de fisioterapia podem ser úteis para melhorar o sono com adultos idosos. Por exemplo, medicamentos para dormir podem ajudar a melhorar o sono, especialmente quando usados em conjunto com melhores hábitos de sono. Recomenda-se que os comprimidos para dormir sejam usados apenas por curtos períodos de tempo. Os medicamentos comuns para o sono insatisfatório incluem antidepressivos, benzodiazepínicos, doxepina, eszopiclona, ramelteon, suvorexant, zaleplon, zolpidem e soníferos de venda livre. Os efeitos adversos incluem sedação diurna, sonolência, desorientação, tontura, comprometimento cognitivo, incoordenação, dependência, supressão respiratória e insônia rebote. Os adultos idosos que ingerem medicamentos para dormir devem ser monitorados de perto quanto aos riscos de queda.

A terapia cognitivo-comportamental (TCC) inclui estratégias que corrigem distorções cognitivas sobre a insônia, melhoram a higiene do sono, abordam comportamentos desadaptativos, reduzem estímulos que promovem a vigília e incorporam treinamento de relaxamento e/ou *biofeedback*.[47] Os pacientes podem receber TCC de um terapeuta treinado ou por meio de módulos autoguiados. Descobriu-se que a TCC é superior ao uso de medicamentos no tratamento de curto e longo prazo da insônia em adultos idosos para melhorar a eficiência do sono, reduzir a latência do sono e diminuir o tempo acordado à noite.

Usada para apneia do sono, a pressão positiva contínua nas vias respiratórias (PPCV) é uma forma de pressão positiva nas vias respiratórias que aplica uma leve pressão de ar para manter as vias respiratórias continuamente abertas. Quando usada corretamente, a terapia demonstrou reduzir o número de eventos respiratórios durante o sono, diminuir a sonolência diurna e melhorar a qualidade de vida geral dos idosos.[48,49] A adesão à PPCV está relacionada à gravidade dos sintomas. Indivíduos com sintomas graves tendem a ter a maior adesão em cerca de 89%, mas isso diminui para cerca de 55% para aqueles com baixa gravidade.[50] O ajuste adequado da máscara é essencial para a adesão e eficácia. Além disso, os dispositivos mais recentes são menores, mais silenciosos e mais portáteis.

Cessação do tabagismo. O tabagismo é uma grande preocupação de saúde pública. Em 2016, 15,5% dos adultos estadunidenses relataram fumar.[51] Embora abaixo dos 20,9% relatados em 2005, fumar ainda é a principal causa de morte evitável nos EUA. Bilhões de dólares americanos são gastos anualmente em questões de saúde relacionadas ao fumo. Quase 9 em cada 100 (8,8%) adultos com 65 anos ou mais se identificam como fumantes. Indivíduos com deficiência relatam taxas mais altas de tabagismo (20,5%) que aqueles sem deficiência. Fumar prejudica quase todos os órgãos do corpo, pode impedir a recuperação de doenças ou ferimentos (p. ex., retarda a cicatrização de feridas e fraturas) e está fortemente relacionado ao câncer, doenças cardíacas, acidentes vasculares encefálicos, doenças pulmonares, diabetes e doença pulmonar obstrutiva crônica. Também aumenta o risco de tuberculose, certas doenças oculares e problemas do sistema imunológico.[51] É importante observar que parar de fumar pode gerar benefícios significativos para a saúde, independentemente da idade ou do tempo de tabagismo. Entretanto, parar de fumar pode ser difícil, com uma média de nove tentativas relatadas antes de um fumante parar de fumar para sempre. As barreiras e desafios para parar de fumar incluem sintomas de abstinência (p. ex., sentir-se nervoso e ansioso), medo de falhar, ganho de peso, falta de apoio de amigos/família e depressão.[52] Embora criticamente importante para cuidados de saúde abrangentes para fumantes, uma pesquisa entre FTs concluiu que poucos FTs se envolvem no aconselhamento para parar de fumar com seus pacientes/clientes que fumam.[53] FTs relatam várias barreiras no aconselhamento para parar de fumar, incluindo baixa confiança e sentimento de despreparo para fazê-lo.[53]

Como parte do exame de fisioterapia, os pacientes/clientes adultos idosos devem ser rotineiramente questionados se fumam. Além disso, se responderem sim, eles devem ser avisados sobre estratégias para parar de fumar.[8] Ao perguntar sobre questões delicadas como fumar, é útil usar uma abordagem estruturada. Alguns exemplos dessas abordagens são encontrados em *National Institute on Drug Abuse Quick Screen*,[54] *Tobacco Questions for Survey do Global Tobacco Surveillance System*[55] e *Fagerstrom Nicotine Dependence Test*.[56] O Fagerstrom é único porque dá ao fisioterapeuta uma ideia do grau de dependência do paciente/cliente à nicotina.

A principal estratégia de tratamento FT para fumantes é educá-los e aconselhá-los. A atividade física é reconhecida por ajudar na cessação do tabagismo, diminuindo o estresse/ansiedade e reduzindo os ganhos de peso comumente experimentados. Para educar e aconselhar de forma eficaz, o FT deve obter um conhecimento aprofundado sobre a cessação do tabagismo. Um ótimo recurso para isso é o *site Treating Tobacco Use and Dependence*, criado pela U.S. Agency for Healthcare Research and Quality (AHRQ).[57] Esse recurso destaca as diretrizes clínicas e recomendações da AHRQ para profissionais de saúde. Ele também direciona as operadoras de saúde para recursos educacionais para pacientes/clientes e para linhas de telefone estaduais, em que eles podem acessar conselhos e recursos de profissionais treinados. Os fisioterapeutas também devem conhecer os medicamentos que auxiliam na cessação do tabagismo, para que possam aconselhar e encorajar seus pacientes/clientes a explorá-los com seus médicos. Finalmente, vários recursos excelentes para a cessação do tabagismo são adaptados para adultos idosos. Isso inclui um *site* do National Institute on Aging intitulado *Quitting Smoking for Older Adult*[58] e outro especificamente criado para pacientes/clientes, intitulado *Smokefree60+*.[59]

BEM-ESTAR PSICOLÓGICO

O bem-estar psicológico inclui as dimensões emocional, cognitiva e espiritual do bem-estar. O bem-estar emocional envolve o controle do estresse e o enfrentamento eficaz das situações da vida. Altos níveis de estresse combinados com mecanismos deficientes de enfrentamento podem levar a respostas fisiológicas negativas (p. ex., cardiovasculares, musculoesqueléticas), emocionais (p. ex., depressão, ansiedade, raiva) e comportamentais (p. ex., incapacidade ineficiência para trabalhar,).[60] O bem-estar cognitivo ocorre quando você está confiante de que possui as habilidades necessárias para realizar uma tarefa ou atingir uma meta (autoeficácia) e está interessado em se engajar ativamente no mundo.

A saúde espiritual inclui os valores, a moral e a ética que orientam a busca de um indivíduo por um estado de harmonia e equilíbrio interior. Espiritualidade diz respeito à existência de uma pessoa e seus relacionamentos consigo mesma, com os outros e com o universo. Espiritualidade não necessariamente conota religiosidade.[60] A dimensão da espiritualidade pode aumentar com a idade, talvez devido ao aumento do tempo para refletir sobre o papel da pessoa no universo e o significado da vida.[61]

Ryff e Keyes,[61] em uma análise fatorial confirmatória realizada em um grande grupo de adultos em uma ampla faixa etária, identificaram seis dimensões distintas associadas ao bem-estar psicológico que integram elementos de vários teóricos, como Erikson, Maslow e Rogers. Eles classificaram estas seis dimensões: (1) autoestima positiva, (2) domínio do ambiente circundante, (3) crescimento e desenvolvimento contínuos, (4) a crença de que a vida tem um propósito e é significativa, (5) relacionamentos de qualidade com outras pessoas e (6) capacidade de autodeterminação. Uma perspectiva psicológica saudável pode reduzir a intensidade e a duração das doenças, criando a chamada "interação mente-corpo". Embora a ausência de sofrimento mental ou doença não seja igual ao bem-estar psicológico, a atenção a esses seis domínios pode promover uma sensação de bem-estar e esperança que abrange a saúde psicológica.

A definição clássica de estresse é uma condição ou sentimento experimentado quando uma pessoa percebe que as demandas excedem os recursos pessoais e sociais que o indivíduo é capaz de mobilizar.[62] Entretanto, é difícil quantificar o que constitui "estresse excessivo" porque

os contribuintes para o estresse são muito amplos e as reações aos estressores são muito subjetivas. O estresse está associado a uma família de experiências, caminhos, respostas e resultados relacionados. O estresse é extremamente subjetivo (i. e., algo que é estressante para um indivíduo pode não ser para o outro), pode ser causado por uma série de eventos ou circunstâncias diferentes.[62] Na verdade, o estresse faz parte da vida diária de quase todas as pessoas. Não é necessariamente uma coisa "ruim". Certo nível de estresse pode ser motivador, benéfico e até agradável. No entanto, ele torna-se negativo quando é crônico, derrotador e/ou humilhante. O fenômeno da "luta ou fuga" comumente é usado para descrever os efeitos fisiológicos do estresse. Essa resposta ocorre quando uma pessoa percebe uma ameaça. Nessa situação, são liberados hormônios que influenciam os sistemas fisiológicos que ajudam a tornar a pessoa mais rápida e forte (p. ex., aumento da frequência cardíaca e da pressão arterial). Essa resposta também pode deixar a pessoa superexcitada, ansiosa, nervosa e irritável, reduzindo a eficácia de sua resposta. Uma visão mais contemporânea dos efeitos prejudiciais do estresse envolve alostase e carga alostática. A alostase é um processo adaptativo que mantém a homeostase por meio da produção de mediadores como epinefrina, cortisol e outros mensageiros químicos.[63,64] Ela ocorre quando a resposta de luta ou fuga é induzida repetidamente. Quando induzida cronicamente, pode resultar em um desequilíbrio dos mediadores primários das respostas homeostáticas (algumas excessivas e outras inadequadas). Eventualmente, esse estado de "aceleração" leva ao desgaste dos sistemas do corpo, um estado conhecido como "sobrecarga alostática". O efeito negativo da sobrecarga alostática pode incluir função cerebral deficiente (p. ex., sono prejudicado, memória prejudicada, atrofia de neurônios), estresse cardiovascular (p. ex., hipertensão, placas ateroscleróticas), resposta do sistema imunológico prejudicada (p. ex., imunidade suprimida) e disfunção metabólica (p. ex., resistência à insulina, redução da captação de glicose). Quando experimentados, os sintomas físicos comumente relatados incluem irritabilidade, fadiga, dores musculares, dores de cabeça, desconforto gastrintestinal e insônia. As condições de saúde associadas incluem hipertensão, angina, úlceras gastrintestinais, obesidade, mialgia e artralgia. Em uma pesquisa de 2012, a American Psychological Association relatou que 77% dos entrevistados nos EUA relataram experimentar regularmente sintomas físicos causados por estresse e 33% acreditavam que estavam vivendo com estresse extremo.[62] As causas comuns de estresse relatadas (do pior ao menos ruim) foram o trabalho pressão, dinheiro, saúde, relacionamentos, má nutrição, sobrecarga da mídia e privação de sono.

Os FTs podem rastrear pacientes quanto ao estresse usando a Medida de Estresse Psicológico (*Psychological Stress Measure* [PSM-9])[65] e o Questionário de Estresse do Paciente.[66] O Transtorno de Ansiedade Geral-7 (*General Anxiety Disorder-7* [GAD-7])[67] e a Escala de Autoavaliação de Ansiedade de Zung (*Zung Self-Rating Anxiety Scale*)[68] também podem ser úteis para distinguir estresse geral de condições de saúde mental mais graves, que necessitam de encaminhamento a um profissional de saúde mental.

Os FTs podem ajudar seus pacientes no gerenciamento do estresse de várias maneiras, incluindo educação para o gerenciamento do estresse, promoção da atividade física e dieta saudável e promoção de estratégias de relaxamento, meditação e atenção plena. A Tabela 23.5 fornece algumas dicas úteis para compartilhar com os pacientes como estratégias comuns de gerenciamento de estresse, e o Boxe 23.5 fornece exemplos de recursos disponíveis para gerenciamento de estresse.[69-72]

Uma variedade de técnicas de redução do estresse, que se enquadram nas categorias de relaxamento, meditação e atenção plena, podem ser ensinadas e incentivadas com os pacientes. Essas três categorias são diferentes, mas compartilham alguns elementos comuns. Os exercícios de relaxamento muscular progressivo (RMP) induzem a redução do estresse ao contrair ou tensionar sequencialmente um grupo de músculos por vez, seguido por uma fase de relaxamento deliberado ou liberação da tensão.

TABELA 23.5	Dicas comumente aceitas para o gerenciamento do estresse.

Para mudar o estresse, você pode:
- Estabelecer limites – aprenda a dizer "não"
- Passar tempo com pessoas de quem você gosta – limite o tempo com aqueles que "estressam você"
- Mudar seu ambiente
- Expressar seu sentimento (de forma assertiva, respeitosa, preparada para negociar)

Quando a situação não puder ser alterada, altere sua resposta:
- Tente reformular a situação
- Considere uma visão a longo prazo
- Evite a armadilha do perfeccionismo
- Reconheça o que está além do seu controle – concentre-se nas coisas que você pode influenciar e "deixe de lado" as que não pode controlar
- Aprenda a perdoar – "deixe de lado" a raiva e o ressentimento

Hábitos saudáveis que ajudam:
- Converse sobre o assunto com as pessoas em quem você confia
- Reserve um tempo para você
- Mantenha o senso de humor
- Alimente-se bem, durma o suficiente, faça exercícios e evite o álcool e as drogas como escape

BOXE 23.5	Exemplos de materiais e recursos para educação do paciente sobre gerenciamento do estresse disponíveis publicamente.

National Institutes of Mental Health[69]	https://www.nimh.nih.gov/index.shtml
Mental Health America[71]	http://www.mentalhealthamerica.net/
U.S. Department of Health and Human Services	https://www.hhs.gov/
American Psychological Association	https://www.apa.org/

Descritas pela primeira vez por Jacobson na década de 1930, essas técnicas são fáceis de aprender e necessitam de apenas curtos períodos de tempo para serem executadas (10 a 20 minutos por dia).

Enquanto o foco do RMP são os músculos, o foco da meditação é desenvolver um estado mental tranquilo e focado.[73] Durante a meditação, os pacientes/clientes são encorajados a focalizar sua atenção e eliminar o fluxo excessivo de pensamentos que podem estar sobrecarregando suas mentes e causando estresse. Existe uma ampla gama de formas de meditação, incluindo meditação guiada, meditação com mantras, meditação consciente e meditação transcendental. Qui gong, tai chi e algumas formas de ioga também são consideradas modalidades que possuem qualidades orientadas para a meditação. A atenção plena pode ser definida como uma consciência que surge por meio da atenção intencional de uma forma aberta, receptiva e criteriosa a tudo o que está surgindo no momento presente.[74] A atenção plena pode ser cultivada, pelo menos em parte, usando estratégias como a meditação.

BEM-ESTAR SOCIAL

O bem-estar social inclui as dimensões social e ocupacional do bem-estar. Em geral, envolve a capacidade de desenvolver e manter relacionamentos saudáveis com outras pessoas, de se sentir conectado a uma comunidade ou grupo, de interagir bem com outras pessoas e de ter uma estrutura de apoio para recorrer em momentos difíceis. Os apoios sociais influenciam significativamente a capacidade de lidar com os estressores da vida. As redes sociais também ajudam a proteger os idosos contra danos e promovem o bem-estar emocional e físico. Para eles, a conexão social costuma ser uma necessidade prioritária e os ajudam a encontrar um equilíbrio entre a qualidade de vida e o comprometimento da saúde. Pessoas bem consideradas socialmente geralmente estão envolvidas com outras pessoas, em vez de isoladas, e relatam níveis satisfatórios de suporte social percebido.

Cinco fatores principais constituem a construção do bem-estar social.[75] São eles:

1. Integração social ("Sinto-me próximo de outras pessoas na minha comunidade")
2. Contribuição social ("Minhas atividades diárias valem a pena para minha comunidade")
3. Coerência social ("Eu posso entender o que está acontecendo no mundo")
4. Atualização social ("A sociedade está melhorando para pessoas como eu")
5. Aceitação social ("As pessoas se preocupam com as questões sociais que são importantes para mim")

Em um conjunto de larga escala de dois estudos que incluíram sujeitos adultos entre 18 e 74 anos, Keyes descobriu que o bem-estar social aumentou com a idade (embora mais lentamente em pessoas idosas) em todas as categorias, exceto para coerência social, que diminuiu com o aumento da idade.

Os apoios sociais e a prestação de cuidados podem ser formais e informais. O cuidado formal envolve serviços pagos, geralmente fornecidos por agências e organizações que atendem às necessidades básicas dos indivíduos, como cuidados pessoais, refeições e transporte. O cuidado informal (não remunerado), geralmente fornecido pela família, amigos e outras pessoas significativas, muitas vezes é a principal fonte de apoio emocional e psicossocial para o idoso. Uma rede social saudável fornece uma rede de segurança para adultos idosos. Os adultos idosos que não possuem suporte social adequado são mais vulneráveis aos riscos de segurança, como abuso e uso indevido de substâncias e correm o risco de depressão, dificuldade de tomada de decisões, isolamento, solidão, problemas de saúde e redução da expectativa de vida.[68]

O bem-estar ocupacional/vocacional está intimamente ligado ao bem-estar social. Um princípio básico do bem-estar ocupacional/vocacional é um equilíbrio entre trabalho, casa e atividades de lazer, com a oportunidade de se envolver em atividades significativas.[76] O bem-estar ocupacional se refere à atitude da pessoa em relação ao trabalho e ao fato de ter um interesse ocupacional ou vocacional na vida. Uma pessoa ocupacionalmente saudável é aquela que está envolvida em atividades remuneradas e não remuneradas que são pessoalmente gratificantes e contribuem para o bem-estar da comunidade em geral. À medida que os indivíduos mais velhos deixam o trabalho remunerado, o emprego (ocupação) proposital pode ser substituído por uma atividade proposital e significativa, como as atividades voluntárias (vocação). O bem-estar vocacional ocorre por meio da combinação de valores essenciais com interesses, *hobbies*, emprego e trabalho voluntário. A aposentadoria pode trazer oportunidades de bem-estar profissional. Trabalhos ou empreendimentos vocacionais podem fornecer um senso de propósito, melhores índices de saúde mental para enriquecimento e bem-estar geral em adultos idosos.[77]

As dimensões do bem-estar descritas anteriormente demonstram a capacidade dos idosos de viver de maneira ideal ao longo de seus dias. Bem-estar é um conceito pelo qual devemos nos empenhar independentemente das condições de saúde. Embora os FTs lidem principalmente com o domínio do bem-estar físico, a familiaridade com os outros domínios do bem-estar aumentará a capacidade do FT promover um envelhecimento ideal.

ATIVIDADE FÍSICA E PROGRAMAS DE BEM-ESTAR FOCADOS NO EXERCÍCIO

Nas últimas duas décadas, a eficácia da atividade física foi bem estabelecida para facilitar o bem-estar dos idosos, seja por meio de programas comunitários, clínicos ou domiciliares. Alterações fundamentais e significativas na força, equilíbrio, flexibilidade, função e participação da comunidade são possíveis com exercícios, independentemente da idade.[78,79] Portanto, a inclusão de promoção de atividades, envolvimento físico proposital e/ou exercícios deve ser uma meta de qualquer programa de bem-estar para todos os adultos idosos.

ESCOPO DA PRÁTICA DOS FISIOTERAPEUTAS

A prestação de serviços de promoção da saúde e bem-estar na área da aptidão física e educação do paciente aos princípios de estilo de vida saudável é considerada uma expectativa da prática do fisioterapeuta.[9,10] Porém, quando profissionais de saúde licenciados, como fisioterapeutas, prestam serviços de bem-estar, eles devem atuar dentro do escopo da prática permitida por suas leis de licenciamento estaduais. Cada estado tem suas próprias leis em relação à prática do fisioterapeuta. Muitos estados agora permitem acesso total e direto aos pacientes; alguns estados exigem o encaminhamento de um médico para qualquer acesso a um paciente. A maioria dos estados permite que os fisioterapeutas avaliem e rastreiem os indivíduos sem indicação médica, mas possuem disposições variadas que regulam a implementação de uma intervenção. Para vários estados, a linguagem da lei estadual de prática de fisioterapia faz uma declaração clara permitindo que os fisioterapeutas forneçam programas de bem-estar e condicionamento físico sem indicação do médico quando o objetivo for a prevenção de doenças ou melhoria da capacidade funcional (na ausência de doença aguda ou lesão). Entretanto, outros atos de prática estadual (em estados norte-americanos) não oferecem essa opção. Assim, os fisioterapeutas devem estar familiarizados com os regulamentos de licenciamento em seu estado e organizar serviços de bem-estar para cumprir esses regulamentos.[d]

A capacidade de avaliar e fornecer serviços de bem-estar legalmente a adultos idosos é uma consideração separada da capacidade de ser reembolsado por operadoras de saúde. Frequentemente, as necessidades de reabilitação dos pacientes excedem em muito os benefícios do Medicare. Por exemplo, indivíduos mais velhos com fratura de quadril frequentemente mostram uma melhoria contínua com programas de reabilitação de exercícios estendidos oferecidos além do período de reabilitação regular.[80] Outros pacientes com doenças crônicas podem ser inelegíveis para a fisioterapia tradicional porque necessitam de "manutenção", uma área que muitas seguradoras não cobrem. Nos últimos anos, entretanto, algumas seguradoras direcionaram os benefícios para apoiar a atividade física em adultos idosos. Por exemplo, alguns planos suplementares do Medicare apoiarão programas selecionados de exercícios baseados em evidências e pacientes de academias (p. ex., SilverSneakers). Um descondicionamento geral (p. ex., após o tratamento para câncer ou mesmo gripe grave), doenças neurológicas como a doença de Parkinson e tonturas são exemplos de condições crônicas que caem nas rachaduras de nosso sistema de saúde. Esses grupos de pacientes são exemplos de pacientes idosos que podem

---

[d]N.R.T.: O Conselho Federal de Fisioterapia e Terapia Ocupacional (COFFITO) tem resolução específica para tais normativas no Brasil: Resolução nº 139/1992, que dispõe sobre as atribuições do Exercício da Responsabilidade Técnica nos campos assistenciais da Fisioterapia e da Terapia Ocupacional e dá outras providências. Disponível em: https://www.coffito.gov.br/nsite/?p=2897.

se beneficiar substancialmente com programas de acompanhamento ou bem-estar, para os quais a experiência de um fisioterapeuta pode ser particularmente útil.

Triagem para atividades físicas e programas de bem-estar

A triagem é uma parte essencial de um programa de bem-estar focado na atividade física/exercício para determinar a adequação dos indivíduos a participar e pode ajudar a estratificar os indivíduos para o programa ou nível apropriado dentro de um programa. A triagem é um precursor da avaliação inicial e dos resultados.

O Questionário de Prontidão para Atividade Física (*Physical Activity Readiness Questionnaire* [Par-Q]), validado para adultos entre 18 e 69 anos, é uma ferramenta de triagem popular para identificar a prontidão para o exercício. A ferramenta Par-Q, disponível gratuitamente, consiste em sete questões que abordam possíveis contraindicações para o exercício.[81] Uma resposta positiva em qualquer um desses sete itens de risco indica a necessidade de investigar mais a fundo a prontidão do indivíduo para atividades físicas mais intensas. Entretanto, uma preocupação expressa pelos usuários do Par-Q é que a ênfase da ferramenta na identificação de possíveis contraindicações para aumentar a atividade física tem sido uma barreira desnecessária em muitos casos para encorajar a participação segura e autoiniciada em exercícios. O Par-Q original foi modificado ao longo do tempo para adicionar um formulário MED PAR-X, que pode ser usado para se comunicar com a equipe médica do paciente, bem como um Par-Q⁺ e um Exame Médico *Online* de Prontidão para Atividade Física (ePARmed-X⁺).[82] Os formulários mais recentes têm como objetivo melhorar a estratificação de risco, incluindo perguntas de acompanhamento sobre as condições médicas identificadas (Par-Q⁺). Se forem identificadas preocupações no Par-Q⁺, a pessoa é incentivada a preencher o ePARmed-X⁺, com orientação mais detalhada por meio de uma triagem *online* e recomendação de exercícios.

Em resposta às limitações do Par-Q, foi desenvolvida a ferramenta *Exercise Assessment and Screening for You* (EASY).[83] Essa ferramenta de triagem *online* de seis perguntas (Tabela 23.6) identifica os potenciais problemas de saúde que requerem autorização do profissional de saúde antes do exercício, fornece educação sobre cada problema e o valor dos exercícios, e ajuda os adultos idosos a escolher exercícios apropriados que podem não exigir a aprovação de um médico. A ferramenta EASY enfatiza os benefícios do exercício e da atividade física para todos os indivíduos, enquanto orienta o adulto idoso sobre como se exercitar dentro das limitações do indivíduo em relação à segurança do exercício ou a necessidade de o paciente consultar um médico antes de se exercitar.

Finalmente, em 2015, a Canadian Society for Exercise Physiology (CSEP) criou o *Get Active Questionnaire*. A nova ferramenta de triagem é recomendada porque foi desenvolvida por consenso, com base em evidências. Além disso, inclui indivíduos com mais de 69 anos, é fácil de usar e acredita-se que incentive e "rastreie" adultos idosos a se envolverem em atividades físicas regulares. O *Get Active Questionnaire* é autoaplicável no *site* CSEP criado para esse fim.[84]

Independentemente de qual ferramenta de triagem é usada, perguntas adicionais sobre a presença de osteoporose e histórico de quedas são úteis para pacientes mais velhos. Certos movimentos, como a flexão torácica excessiva, comum na presença de osteoporose, foram associados a fraturas torácicas[85] e quedas resultam mais facilmente em fraturas.[86] Além disso, o medo de cair pode ser mais agudo em indivíduos que sabem que têm um quadro agudo de risco de fratura.[87] O fisioterapeuta pode fornecer informações valiosas e dicas de exercícios para evitar problemas potenciais se houver consciência da osteoporose. A Tabela 23.7 descreve as questões de triagem para osteoporose. Embora não exista nenhuma ferramenta como padrão de critério de risco de queda,[88] uma revisão sistemática recente identificou cinco questões de triagem médica, duas medidas de autorrelato e cinco ferramentas baseadas no desempenho, cada uma delas contribuindo para a determinação do risco de queda e fornecendo evidências de apoio.[89] Um resumo das pontuações e nível de suporte de cada ferramenta é encontrado na Figura 7.2 do Capítulo 7.[89]

Avaliação inicial e de resultados

Medidas básicas para programas de bem-estar com foco em atividade física/exercício podem ajudar a estabelecer

TABELA 23.6	**Exercícios e exames para você (EASY).**
1. Você sente dores, compressão torácica durante a atividade física (deambular, subir escadas, tarefas domésticas, atividades semelhantes)?	
2. Você atualmente sente tonturas ou vertigens?	
3. Você já ouviu falar que tem pressão alta?	
4. Você sente dor, rigidez ou inchaço que o limita ou o impede de fazer o que deseja ou precisa fazer?	
5. Você cai, se sente instável ou usa um dispositivo de auxílio ao ficar em pé ou caminhar?	
6. Há algum motivo de saúde não mencionado pelo qual você ficaria preocupado em iniciar um programa de exercícios?	

(Adaptada de Exercise and Screening for You. http://www.easyforyou.info/index.asp. Acesso em 5 de janeiro de 2019.)

TABELA 23.7	**Triagem para osteoporose.**
O fisioterapeuta pode solicitar pelo:	
Resultado da radiografia de dupla energia anterior (*dual-energy x-ray* [DEXA]), com indicação de varredura do calcanhar (pontuação T de 2,5 ou mais)	
História familiar de osteoporose (mãe, irmãs, avó)	
Índice de massa corporal baixo	
História de fraturas vertebrais ou de pulso	
Observar a presença de cifose	
Perda de altura de > 4 cm	

metas do programa e identificar áreas específicas a serem atingidas, como flexibilidade, força e condicionamento aeróbico. Mensurações iniciais também podem ser usadas para estratificar os pacientes em um nível adequado de exercício e habilidade. Idealmente, as informações iniciais base devem ser coletadas para determinar problemas de saúde, histórico de exercícios anteriores, déficits funcionais, deficiências como baixa resistência cardiovascular, déficits de força e problemas de equilíbrio. Além disso, a adesão e a autoeficácia dos pacientes/clientes podem melhorar quando um *feedback* regular é fornecido sobre seu progresso.[90]

Muitas ferramentas objetivas e responsivas estão disponíveis para medir diferentes aspectos da capacidade física, e muitas dessas ferramentas possuem dados normativos baseados na idade. As medições ou avaliações específicas usadas dependem da quantidade de tempo disponível, da condição do paciente e do foco do programa.

O *Senior Fitness Test* (**SFT**) é uma ferramenta de desempenho físico prontamente disponível para avaliar a aptidão geral de adultos idosos. O teste foi desenvolvido por Rikli e Jones para avaliar a aptidão e os parâmetros físicos associados à capacidade funcional em maiores de 60 anos. É um teste confiável e válido em idosos residentes na comunidade e nos pacientes com demência,[22,91,92] que responde a mudanças em programas de exercícios funcionais e de alta intensidade.[93] O SFT pode identificar se um adulto idoso pode estar em risco de perda de capacidade funcional, tornando-o também adequado como uma ferramenta de triagem no ambiente comunitário.[94] O SFT tem seis tarefas funcionais nos domínios de força, resistência, equilíbrio, agilidade e flexibilidade, que são pontuadas separadamente. Cada item tem normas de percentil para homens e mulheres de 60 a 94 anos ou mais com base em um estudo nacional de mais de 7 mil americanos, tornando possível comparar o desempenho de alguém com indivíduos de idade semelhante. Além disso, o SFT fornece valores de limiar em cada item de teste que ajudam a identificar se um adulto idoso está em risco de perda de mobilidade.[95] Mais recentemente, os autores desenvolveram padrões referenciados por critérios válidos e confiáveis para indicar limiares para preservar a mobilidade e a independência em anos posteriores. (Tabela 23.8).[96]

As instruções para a aplicação do teste estão disponíveis gratuitamente na *web* (https://www.interactivehealth-partner.com/pdf/fft_overview.pdf). O teste leva aproximadamente 30 minutos para ser concluído e é adequado para um ambiente de bem-estar comunitário. Os valores normativos para o SFT[94-95] foram amplamente reproduzidos em muitos recursos *online* e funcionam como instruções para a interpretação do teste. Os critérios de limite de Rikli e Jones estão listados na Tabela 23.9.[95]

Os valores normativos para o SFT[94-95] foram amplamente reproduzidos em muitos recursos *online* e funcionam como instruções para a interpretação do teste. O teste leva aproximadamente 30 minutos para ser concluído e é adequado para um ambiente de bem-estar comunitário.

Por exemplo, se um programa de caminhada for o foco da atividade de bem-estar, a avaliação pode ser a resposta da frequência cardíaca à caminhada em um teste de caminhada de 6 minutos, velocidade de caminhada, caminhada de 1.600 metros ou a leitura do pedômetro após 24 horas. Se o resultado pretendido é a melhora do equilíbrio, devem ser usadas as medidas iniciais da capacidade de equilíbrio. Uma ampla gama de ferramentas de avaliação

TABELA 23.8	**Padrões de aptidão física referenciados por critérios para manter a independência física em adultos idosos.**							
	Grupos etários							
Tarefa	**60 a 64**	**65 a 69**	**70 a 74**	**75 a 79**	**80 a 84**	**85 a 89**	**90 a 94**	**% de declínio refletido durante 30 anos**
Força da parte inferior do tronco (número de levantamentos da cadeira em 30 s)								
Homens	15	15	14	13	12	11	9	40,0
Mulheres	17	16	15	14	13	11	9	47,1
Força da parte superior do tronco (número de flexões do antebraço em 30 s)								
Homens	17	17	16	15	14	13	11	35,3
Mulheres	19	18	17	16	15	13	11	42,1
Resistência aeróbica (número de metros caminhados em 6 min)								
Homens	570	550	530	500	460	365	365	30,6
Mulheres	620	600	560	530	484	365	365	41,2
Resistência aeróbica alternada (número de passos em 2 min)								
Homens	97	93	89	84	78	60	60	38,1
Mulheres	106	101	95	88	80	60	60	43,4
Agilidade/equilíbrio dinâmico (levantar e andar 8 vezes, segundos)								
Homens	5,0	5,3	5,6	6,0	6,5	7,1	8,0	37,5
Mulheres	4,8	5,1	5,5	5,9	6,4	7,1	8,0	40,0
Declínio médio = 40,1								

De Rikli RE, Jones CJ. Development and validation of criterion-referenced clinically relevant fitness standards for maintaining physical independence in later years. *Gerontologist* 2013;53(2).262.

funcional é descrita no Capítulo 7, incluindo dados sobre a validade e confiabilidade de cada ferramenta, bem como dados normativos em vários grupos etários.

O conhecimento do histórico de atividade física dos pacientes pode fornecer informações básicas valiosas se o objetivo for melhorar a atividade física. O conhecimento do histórico de atividades físicas dos pacientes pode ajudar a determinar um ponto de partida para a atividade física/aula de exercícios. Uma história detalhada sobre treinamentos anteriores provavelmente é importante para preparar adultos idosos para uma atividade de exercício intenso, como um esporte olímpico competitivo na categoria sênior. Se estiver trabalhando com um grupo de idosos frágeis em uma unidade de vida assistida, a única pergunta necessária é: "Você já foi ativo?".

As medidas de resultado para a avaliação do programa podem ser usadas para fornecer *feedback* individual sobre o progresso, para avaliar e determinar se a classe cumpriu seu objetivo e para fornecer dados sobre a eficácia do programa. O *feedback* individual do paciente com foco nas metas de bem-estar dos pacientes pode ser fornecido no fim do programa. Deve-se levar em consideração o tempo que leva para realizar uma mudança no resultado desejado. Por exemplo, 12 meses ou mais podem ser necessários para atingir as metas de perda de peso, para aumentar a atividade física aos níveis de bem-estar recomendados ou para realizar mudanças na qualidade de vida.[97,98] Entretanto, ganhos específicos de força e resistência podem ocorrer em apenas 12 a 15 semanas.[99] Reconhecendo que vários meses podem ser necessários para atingir mudanças físicas funcionalmente importantes, é importante fornecer um *feedback* que destaque os sucessos a curto prazo que o paciente está alcançando ao longo do caminho para resultados mais funcionalmente visíveis – por exemplo, manter o compromisso de frequência regular e participação em atividades físicas, menor percepção de esforço com a mesma carga de trabalho e repetições adicionais de exercícios ou distância percorrida sem descanso. O sucesso precoce nos empreendimentos de atividade física reforça positivamente o compromisso com a busca de objetivos de atividade física a longo prazo. Os resultados individuais podem ser fornecidos em termos de normas baseadas na idade e gerar valor adicional para o paciente.

A avaliação do programa também pode ser determinada por fatores como frequência às aulas, adesão dos pacientes e satisfação com os vários componentes do programa, como autopercepção de saúde e mudanças no estilo de vida. Pontuações resumidas de ferramentas de resultados baseadas em desempenho podem fornecer uma indicação de ganhos gerais de força, perda de peso e melhora de equilíbrio no grupo. Os resultados da avaliação do programa devem estar relacionados ao propósito e ao foco do programa.

Tipos de atividades físicas e programas de exercícios

Existem literalmente centenas de oportunidades para os fisioterapeutas promoverem o bem-estar do paciente idoso.

Felizmente, existem recursos disponíveis, alguns em forma de livros ou monografia, muitos na *web* e vários protocolos em vídeo, além de *guidelines* (diretrizes) que podem ser usados para auxiliar na elaboração de um programa de atividades. Vários tipos de programas são apresentados aqui. A utilização de recursos existentes é incentivada quando um programa de atividade de bem-estar especializado é escolhido. Os programas de bem-estar com foco em atividades físicas/exercícios podem ser desenvolvidos em qualquer local, como academias de ginástica, consultórios, residências para idosos, centros de idosos, clínicas, retiros para idosos, hospitais de reabilitação, instalações religiosas ou individualmente. Os programas de bem-estar também podem assumir a forma de serviços de consultoria. A seção a seguir fornece uma visão geral dos programas de atividade física. O Capítulo 8 fornece uma discussão mais detalhada de muitos desses programas.

Programas de equilíbrio e prevenção de quedas. Muitos adultos idosos têm, justificadamente, medo de cair, pois seu equilíbrio está começando a declinar e os tempos de reação são mais lentos que em anos anteriores. Os programas de equilíbrio são bastante variados, principalmente se capitalizarem programas populares como o tai chi. O tai chi é conhecido por ser eficaz na melhora do equilíbrio e na redução do risco de queda, e seus movimentos e princípios podem ser incorporados a qualquer atividade de equilíbrio.[100] Ele também demonstrou o potencial de reduzir os sintomas de osteoartrite do joelho[101] e reduzir a pressão arterial.[102]

O tai chi é uma das muitas abordagens para aumentar o equilíbrio em adultos idosos. A literatura tem demonstrado que o equilíbrio vai melhorar se forem usados programas multimodais.[103,104] Os programas devem incluir desafio ao equilíbrio estático e dinâmico fornecido duas a três vezes por semana durante pelo menos 8 semanas, avaliação e remediação ambiental, avaliação e remediação visual (se necessário), avaliação vestibular e promoção da força, particularmente dos músculos das extremidades inferiores.[105,106] Em 2015, o CDC publicou um compêndio de intervenções específicas para as quais há evidências de redução de quedas em idosos residentes na comunidade.[107] O CDC também fornece um conjunto abrangente de materiais que aborda a prevenção de quedas por meio da iniciativa Prevenção de Acidentes, Mortes e Lesões de Idosos (*Stopping Elderly Accidents, Deaths, and Injuries* [STEADI]). Esse *site* do CDC fornece uma ampla gama de informações para consumidores, profissionais de saúde e cuidadores, bem como materiais de treinamento e educacionais.

Treinamento da força. A eficácia do treinamento da força para adultos idosos foi demonstrada por vários pesquisadores. Do artigo seminal de Fiatarone et al.,[108] em 1990, a questões mais contemporâneas de potência *versus* velocidade *versus* pesos tradicionais, uma infinidade de evidências suporta esmagadoramente a inclusão de treinamento de força para todos os adultos idosos, incluindo aqueles que são frágeis, apresentam múltiplas comorbidades, e que nunca tenham feito nenhum tipo de atividade contra a resistência.[109-112]

O treinamento da força pode ser feito de uma infinidade de modos, incluindo pesos livres tradicionais, máquinas do tipo isotônico, faixas elásticas, atividades funcionais (p. ex., levantar de cadeiras com pesos, subir escadas) e incorporar o treinamento de alta velocidade e enfatizar o treinamento baseado na potência, atividade do tipo aula ou exercícios individuais. A menos que seja clinicamente contraindicado, o treinamento resistido deve ser incorporado em todos os programas de atividades para adultos idosos.[113-115] O Capítulo 8 fornece recomendações específicas para aumentar a força.

Exercício para idosos frágeis. O número de indivíduos com mais de 80 anos está aumentando rapidamente nos EUA, e esses indivíduos estão em maior risco de perda de independência.[116] Uma grande proporção dessa população está descondicionada, com baixa resistência muscular e cardiovascular, bem como fraqueza muscular, associada a estilo de vida sedentário e crises periódicas de repouso no leito devido a doenças e hospitalizações. Mais de 50% dos indivíduos com mais de 80 anos são fisicamente inativos; pelo menos 60% têm dificuldade com atividades funcionais, como inclinar, agachar, ajoelhar, levantar ou carregar 4,5 kg e levantar de uma cadeira sem braços; e 30% têm dificuldade com atividades muito básicas da vida diária, como vestir-se e tomar banho.[117] Indivíduos que têm baixos níveis de atividade física, precisam de ajuda nas atividades diárias, se cansam facilmente, são fracos e têm desempenho motor lento e anormalidades de equilíbrio são propensos a ser classificados como frágeis.[118]

Aulas de bem-estar são muito necessárias para idosos frágeis e quase frágeis. Entretanto, esse é o grupo mais desafiador para lidar com condições de saúde preexistentes, falta de resistência, baixos níveis de atividade física e fraqueza generalizada.[118] De todo modo, desenvolver e implementar programas para os frágeis é interessante, gratificante e maravilhosamente desafiador. O exercício voltado para remediar a fragilidade e melhorar a função em idosos frágeis pode ser específico para a tarefa, uma vez que a pesquisa mostrou que o exercício específico da tarefa é equivalente ao treinamento de resistência.[119,120] O exercício específico da tarefa tem a vantagem de ser relevante para o idoso frágil, pode promover a participação.

Os exercícios de condicionamento geral são extremamente eficazes para idosos pré-corrida e podem ser feitos em grupos.[121-123] Essas aulas devem se concentrar em atividades de fortalecimento, especialmente as extremidades inferiores, equilíbrio dinâmico (em pé) e atividades funcionais, como levantar e abaixar do chão, subir escadas e caminhar distâncias de 400 metros a 1,5 quilômetro. Uma vantagem das aulas em grupo é a socialização que proporcionam, podendo favorecer a adesão ao exercício.

Exercício para melhorar a qualidade/quantidade óssea. Uma em cada duas mulheres com mais de 50 anos está em uma trajetória para desenvolver osteoporose, caso ainda não a tenha.[124] Consequentemente, programas de bem-estar que enfatizam a carga óssea são importantes e altamente pertinentes. Os principais componentes para todas

as abordagens para melhorar a saúde óssea são exercícios de fortalecimento dos músculos do núcleo para abdominais e extensores das costas, possível uso de um colete com pesos (se não houver cifose), exercícios de fortalecimento para os afastadores escapulares e rotadores superiores e de carga nas extremidades inferiores.[125] As recomendações de atividade física para melhorar a qualidade óssea incluem treinamento resistido progressivo, atividades de caminhada, atividades de levantamento de peso de alto impacto e vibração de corpo inteiro.[126]

Treinamento aeróbico. A maioria dos idosos apresenta descondicionamento cardiovascular, em grande parte consequência de um estilo de vida sedentário.[127] A presença de doenças cardiovasculares não impede o treinamento aeróbico; pelo contrário, torna o treinamento ainda mais importante.[128,129] Não existem evidências que indiquem um agravamento das doenças cardiovasculares com o exercício. Na verdade, o exercício melhora o estado da doença (p. ex., insuficiência cardíaca congestiva, pós-infarto do miocárdio) e aumenta o nível de condicionamento. O único momento em que o exercício é contraindicado para doenças cardíacas é se um paciente cursar uma crise aguda.[113] Na presença de descondicionamento substancial, quase todos os exercícios constituem um desafio aeróbico. Assim, muitas vezes, não é necessário considerar o exercício aeróbico dentro da estrutura estreita de corrida, ciclismo, pista nórdica, aparelho elíptico ou *step*. Dança, tai chi, caminhada rápida e atividades funcionais de fortalecimento contra a resistência costumam ter intensidade suficiente para atingir um efeito de treinamento aeróbico em indivíduos descondicionados.

Melhorando a atividade física e a mobilidade. Os adultos idosos com problemas de mobilidade costumam estar a uma queda ou doença de uma internação para cuidados assistidos ou casa de repouso. Os programas de mobilidade para idosos sedentários e frágeis que utilizam cadeiras de rodas têm benefícios de mobilidade muito limitados. As atividades de bem-estar para essa população devem incorporar fortemente as habilidades de mobilidade funcional diária, como manusear panelas e frigideiras, carregar itens, varrer e aspirar, guardar roupas e inclinar-se para pegar itens do chão. As atividades de marcha também são importantes e devem incluir mudança de direção repentina, andar para trás, mudar a velocidade da marcha rapidamente em resposta a um comando, andar com pressão do tempo por uma distância necessária para atravessar uma rua com o farol e subir e descer do meio-fio. Cursos de obstáculos e atividades de treinamento em circuito podem ser divertidos, significativos e eficazes para os indivíduos que lutam para se manter independentes.[130]

Programas de caminhada. Programas de caminhada são muito fáceis de configurar, requerem pouca supervisão e podem fornecer vários benefícios, como socialização, sensação de bem-estar, autoeficácia e outros benefícios para a saúde, como diminuição da dor (na presença de osteoartrite do joelho) e melhor controle glicêmico.[131] Pedômetros são eficazes no rastreamento de passos e podem promover a atividade física mais que apenas oferecer incentivo para ser mais ativo fisicamente. Recomendações de 10 mil passos/dia (8 quilômetros) estão associadas a benefícios para a saúde.[132] O *Walk with Ease*, um programa da Arthritis Foundation,[133] é reconhecido pelo CDC como um programa comunitário com benefício demonstrado no tratamento dos sintomas da artrite e limitações de mobilidade.

RESUMO

Devido a crescente população de adultos idosos, uma expectativa de vida cada vez maior, o elevado risco de fragilidade e a redução de independência para pessoas com mais de 80 anos, os programas de bem-estar e o autogerenciamento de condições crônicas de saúde são cada vez mais importantes. Como o aumento da atividade física e do exercício são os mais importantes para a saúde e o bem-estar físico e cognitivo, todo fisioterapeuta deve estar envolvido na promoção de programas de atividades físicas e exercícios. Os fisioterapeutas têm as habilidades necessárias para evitar o declínio crescente da independência entre a população que envelhece e a população idosa. A eficácia dos programas de atividades físicas e exercícios foi demonstrada. Elementos de resistência como caminhada, fortalecimento e equilíbrio devem ser incorporados. Tudo o que é necessário é disposição para começar e uma avaliação adequada dos recursos.

REFERÊNCIAS BIBLIOGRÁFICAS

1. World Health Organization. Constitution of the World Health Organization. *Chronicle World Health Organ.* 1947;1:29–43.
2. NationalWellness Institute.*Definitionofwellness.* https://www.nationalwellness.org/page/Six_Dimensions; 2019. Accessed 27 December 2019.
3. World Health Organization. Health promotion. https://www.who.int/healthpromotion/fact-sheet/en/. Accessed March 18, 2019.
4. American Physical Therapy Association. *Guide to Physical Therapist Practice.* http://guidetoptpractice.apta.org/. Last updated November 27, 2016.
5. Brummel-Smith K. Optimal aging. Part II: evidence-based practical steps to achieve it. *Ann Long Term Care.* 2007;15(12):32–40.
6. Dean E. Physical therapy in the 21st century (part I): toward practice informed by epidemiology and the crisis of lifestyle conditions. *Physiother Theory Pract.* 2009;25(5–6):330–353.
7. Dean E. Physical therapy in the 21st century (part II): evidencebased practice within the context of evidence-informed practice. *Physiother Theory Pract.* 2009;25(5–6):354–368.
8. Bezner JR. Promoting health and wellness: implications for physical therapist practice. *Phys Ther.* 2015;95:1433–1444.
9. American Physical Therapy Association. Physical Therapist's Role in Prevention, Fitness, Health Promotion, and Management of Disease and Disability. http://www.apta.org/uploadedFiles/APTAorg/About_Us/Policies/Practice/PTRole Advocacy.pdf. Last updated September 2, 2016.
10. American Physical Therapy Association. Health Priorities for Populations and Individuals. http://www.apta.org/uploaded Files/APTAorg/About_Us/Policies/Practice/HealthPriorities PopulationsIndividuals.pdf. Last updated June 3, 2015.
11. Lein DH, Clark D, Graham C, Perez P, Morris DM. A model to integrate health promotion and wellness in physical therapist practice: development and validation. *Phys Ther.* 2017;97:1169–1181.
12. U.S. Health and Human Services, Office of Disease Prevention and Health Promotion. Physical Activity Guidelines for Americans, 2nd edition. https://health.gov/paguidelines/secondedition/pdf/Physical_Activity_Guidelines_2nd_edition.pdf.
13. Centers for Disease Control and Prevention. Nutrition, Physical Activity, and Obesity:Data Trends andMaps. https://www.cdc.gov/nccdphp/dnpao/data-trends-maps/index.html. Accessed January 1, 2019.
14. Fontana L, Hu FB. Optimal body weight for health and longevity: bridging basic, clinical, and population research. *Aging Cell.* 2014; 13(3):391–400.
15. Villareal DT, Banks M, Sinacore DR, et al. Effect of weight loss and exercise on frailty in obese older adults. *Arch Intern Med.* 2006; 166(8):860–866.
16. Wu J, Cho E, Willett WC, Sastry SM, Schaumberg DA. Intakes of lutein, zeaxanthin, and other carotenoids and age-related macular degeneration during 2 decades of prospective follow-up. *JAMA Ophthalmol.* 2015;133(12):1415–1424.
17. Van Horn L, Carson JA, Appel LJ, et al. Recommended dietary pattern to achieve adherence to the American Heart Association/American College of Cardiology (AHA/ACC) guidelines: a scientific statement from the American Heart Association. *Circulation.* 2016; 134:e505–e529.
18. Agarwal P, Wang Y, Buchman AS, Bennett DA, Morris MC. Dietary patterns and self-reported incident disability in elderly. *J Gerontol ABiol Sci Med Sci.* 2019;74(8):1331–1337.
19. Maggini S, Pierre A, Calder PC. Immune function and micronutrient requirements change over the life course. *Nutrients.* 2018;10(10):1531. https://doi.org/10.3390/nu10101531.
20. Lv QB, Gao X, Liu X, et al. The serum 25-hydroxyvitamin D levels and hip fracture risk: a meta-analysis of prospective cohort studies. *Oncotarget.* 2017;8(24):39849–39858.
21. U.S. Department of Agriculture. ChooseMyPlate.gov. https://www.choosemyplate.gov/. Accessed January 2, 2019.
22. Hesseberg K, Bentzen H, Bergland A. Reliability of the Senior Fitness Test in community-dwelling older people with cognitive impairment. *Physiother Res Int.* 2015;20(1):37–44. https://doi.org/10.1002/pri.1594.
23. American Physical Therapy Association. The Role of the Physical Therapist in Diet and Nutrition. http://www.apta.org/uploadedFiles/APTAorg/About_Us/Policies/Practice/Role PTDietNutrition.pdf; 2019. Accessed 11 March 2019.
24. Morris DM, Kitchin EM, Clark DE. The physical therapist as an important member of the nutrition management team. *Physio Theory Practice.* 2009;25:408–423.
25. Brown University Institute for Community Health. Rate Your Plate. https://www.brown.edu/academics/public-health/research/health-equity/sites/brown.edu.academics.public-health.research.health-equity/files/uploads/RYPALL%20Revised.pdf; 2019. Accessed 2 January 2019.
26. Brown University Institute for Community Health. Rapid Eating Assessment for Patients (REAP). https://txpeds.org/sites/txpeds.org/files/documents/reap.pdf; 2019. Accessed 2 January 2019.
27. Fernald DH, Froshaug DB, Dickinson M, et al. Common measures, better outcomes (COMBO): a field test of brief health behavior measures in primary care. *Am J Prev Med.* 2008;35(5S):S414–S422.
28. Kaiser MJ, Bauer JM, Ramsch C, et al. Validation of the Mini Nutritional Assessment Short-Form: a practical tool for identification of nutritional status. *J Nutr Health Aging.* 2009;13:782–788.
29. Nutritional Screening Initiative. DETERMINE Your Nutritional Health. https://nutritionandaging.org/wp-content/uploads/2017/01/DetermineNutritionChecklist.pdf; 2019. Accessed 2 January 2019.
30. Racette SB, Deusinger SS, Deusinger RH. Obesity: overview of prevalence, etiology, and treatment. *Phys Ther.* 2003;83(3):276–288.
31. U.S. Department of Health and Human Services. President's Council on Sports, Fitness and Nutrition. https://www.hhs.gov/fitness/index.html; 2019. Accessed 2 January 2019.
32. National Center on Health. Physical Activity, and Disability (NCHPAD). Building Healthy Inclusive Communities. https://www.nchpad.org/; 2019. Accessed 2 January 2019.
33. Academy of Nutrition and Dietetics. Eatright. https://www.eatright.org/; 2019. Accessed 2 January 2019.
34. Hirshkowitz M, Whiton K, Albert SM, et al. The National Sleep Foundation's sleep time duration recommendations: methodology and results summary. *Sleep Health.* 2015;1(1):40–43.
35. Gooneratne NS, Vitiello MV. Sleep in older adults: normative changes, sleep disorders, and treatment options. *Clin Geriatr Med.* 2014; 30(3):591–627.
36. Suzuki K, Miyamoto M, Hirata K. Sleep disorders in the elderly: diagnosis and management. *J Gen Fam Med.* 2017;18:61–71.
37. Rodriguez JC, Dzierzewski JM, Alessi CA. Sleep problems in the elderly. *Med Clin North Am.* 2015;99:431–439.

38. Spielman AJ, Caruso LS, Glovinsky PB. A behavioral perspective on insomnia treatment. *Psychiatr Clin North Am.* 1987;10(4):541–553.

39. Bastien CH, Vallieres A, Morin CM. Validation of the Insomnia Severity Index as an outcome measure for insomnia research. *Sleep Med.* 2001;2:297–307.

40. Nagappa M, Wong J, Sign M, Wong DT, Chung F. An update on the various practical applications of the STOP-Bang questionnaire in anesthesia, surgery, and perioperative medicine. *Curr Opin Anaesthesiol.* 2017;30:118–125.

41 Backhaus J, Junghanns K, Broocks A, Riemann D, Hohagen F. Test-retest reliability and validity of the Pittsburgh Sleep Quality Index in primary insomnia. *J Psychom Res.* 2002;53:737–740.

42. Johns MW. A new measure for measuring daytime sleepiness: the Epworth Sleepiness Scale. *Sleep.* 1991;14(6):540–545.

43. Siengsukon CF, Aldughmi M, Stevens S. Sleep health promotion: practical information for physical therapists. *Phys Ther.* 2017;97(8): 826–836.

44. National Sleep Foundation. Sleep.org. https://www.sleepfoundation.org/. Accessed January 2, 2019.

45. American Academy of Sleep Medicine. https://aasm.org/; 2019. Accessed 2 January 2019.

46. National Institute for Neurological Disorders and Stroke. Brain basics: understanding sleep. https://www.ninds.nih.gov/Disorders/Patient-Caregiver-Education/Understanding-Sleep; 2019. Accessed 2 January 2019.

47. Bloom HG, Ahmed I, Alessi CA, et al. Evidence-based recommendations for the assessment and management of sleep disorders in older persons. *J Am Geriatr Soc.* 2009;57(5):761–789.

48. Yan B, Jin Y, Hu Y, Li S. Effects of continuous positive airway pressure on elderly patients with obstructive sleep apnea: a meta-analysis. *Med Sci (Paris).* 2018;34:66–73.

49. Serrano Merino J, Torres LP, Bardwell W, et al. Impact of positive pressure treatment of the airway on health-related quality of life in elderly patients with obstructive sleep apnea. *Biol Res Nurs.* 2018; 20(4):452–461.

50. Jacobsen AR, Eriksen F, Hansen RW, et al. Determinants for adherence to continuous positive airway pressure therapy in obstructive sleep apnea. *PLoS One.* 2017;12(12):e0189614.

51. Centers for Disease Control and Prevention. Current Cigarette Smoking Among Adults in the United States. https://www.cdc.gov/tobacco/data_statistics/fact_sheets/adult_data/cig_smoking/index.htm; 2019. Accessed 18 March 2019.

52. Pignataro RM, Ohtake PJ, Swisher A, Dino G. The role of physical therapists in smoking cessation: opportunities for improving treatment outcomes.*PhysTher.*2012;92(5):757–766.

53. Bodner ME, Miller WC, Rhodes RE, Dean E. Smoking cessation and counseling: knowledge and views of Canadian physical therapists. *Phys Ther.* 2011;91:1051–1062.

54. National Institute on Drug Abuse. The NIDA Quick Screen. https://www.drugabuse.gov/publications/resource-guide-screening-drug-use-in-general-medical-settings/nida-quick-screen; 2019. Accessed 4 January 2019.

55. Centers for Disease Control and Prevention and the World Health Organization. Tobacco Questions for Surveys: A Subset of Key Questions from the Global Tobacco Survey (GATS). https://www.who.int/tobacco/publications/surveillance/en_tfi_tqs.pdf; 2019. Accessed 4 January 2019.

56. Heatherson TF, Kozlowski LT, Frecker RC, Fagerstrom K. The Fagerstrom Test for nicotine dependence: a revision of the Fagerstrom Tolerance Questionnaire. *Br J Addict.* 1991;86(9):1119–1127.

57. U.S. Department of Health and Human Services, Agency for Healthcare Research and Quality. Treating Tobacco Use and Dependence: 2008 Update. https://www.ahrq.gov/professionals/clinicians-providers/guidelines-recommendations/tobacco/index. html. Accessed January 5, 2019.

58. U.S. Department of Health and Human Services, National Institute on Aging. Quitting Smoking for Older Adults. https://www.nia.nih.gov/health/topics/smoking. Accessed January 5, 2019.

59. U.S. Department of Health and Human Services. National Institute on Aging, National Cancer Institute. Smoke free 60+.https://60plus.smokefree.gov/; 2019. Accessed 5 January 2019.

60. Atchley RC. *Spirituality and Aging.* Baltimore: Johns Hopkins Press; 2009.

61. Ryff CD, Keyes CL. The structure of psychological well-being revisited. *J Pers Soc Psychol.* 1995;69(4):719–727.

62. American Psychological Association. Stress in America: The State of Our Nation. https://www.apa.org/news/press/releases/stress/2017/state-nation.pdf; 2017. Accessed 5 January 2019.

63. McEwen BS. Stressed or stressed out: what is the difference? *J Psychiatry Neurosci.* 2005;30(5):315–318.

64. Ramsay DS, Woods SC. Clarifying the roles of homeostasis and allostasis in physiological regulation. *Psychol Rev.* 2014;121(2):225–247.

65. Lemyre L, Lalande-Markon MP. Psychological Stress Measure (PSM-9): integration of an evidence-based approach to assessment, monitoring, and evaluation of stress in physical therapy practice. *Physiother Theory Pract.* 2009;25(5–6):453–462.

66. Levenstein S, Prantera C, Varvo V, et al. Development of the perceived stress questionnaire: a new tool for psychosomatic research. *J Psychosomatic Res.* 1993;37(1):19–31.

67. Integrated Behavioral Health Partners. Generalized Anxiety Disorder (GAD)-7 Scale. http://www.ibhpartners.org/wpcontent/uploads/2016/04/TheGeneralizedAnxietyDisorder. pdf; 2019. Accessed 9 January 2019.

68. Zung WW. A rating instrument for anxiety disorders. *Psychosomatics.* 1971;12(6):371–379.

69. National Institute ofMentalHealth. 5ThingsYou ShouldKnow About Stress. https://www.nimh.nih.gov/health/publications/stress/5things shldnknowaboutstress-508-03132017_142898.pdf; 2019. Accessed 9 January 2019.

70. Anxiety and Depression Association of America. Understand the Facts. https://adaa.org/understanding-anxiety; 2019. Accessed 5 January 2019.

71. Mental Health America. http://www.mentalhealthamerica.net/; 2019. Accessed 5 January 2019.

72. U.S. Department of Health and Human Services. Stress Management. https://healthfinder.gov/FindServices/Search Context.aspx?topic=825; 2019. Accessed 9 January 2019.

73. McManus CA. *Group Wellness Programs for Chronic Pain and Disease Management.* Butterworth-Heinemann: Oxford; 2003.

74. Shapiro SL, Carlson LE. *The Art and Science of Mindfulness: Integration Mindfulness into Psychology and the Helping Professions.* Washington, DC: American Psychological Association; 2017.

75. Keyes CB. Social well-being. *Soc Psychol Q.* 1998; 61:121–140.

76. Thompson CR. *Prevention Practice and Health Promotion: A Health Care Professional's Guide to Health, Fitness, and Wellness.* Thorofare, NJ: Slack; 2015.

77. Mandal B, Roe B. Job loss, retirement and the mental health of older Americans. *J Ment Health Policy Econ.* 2008;11(4):167–176.

78. Taylor D. Physical activity is medicine for older adults. *Postgrad Med J.* 2014;90:26–32.

79. Gries KJ, Raue U, Perkins RK, et al. Cardiovascular and skeletal muscle health with lifelong exercise. *J Appl Physiol.* 2018; 125(8): 1636–1645.

80. Auais MA, Eilayyan O, Mayo NE. Extended exercise rehabilitation after hip fracture improves patients' physical function: a systematic review and meta-analysis. *Phys Ther.* 2012;92(11):1437–1451.

81. American College of Sports Medicine. Physical Activity Readiness Questionnaire (PAR-Q) and You. http://uwfitness.uwaterloo.ca/PDF/par-q.pdf; 2019. Accessed 5 January 2019.

82. Par-Q+ Collaboration. The New Par-Q+ and eParmed-X+: Official Website. http://eparmedx.com/; 2019. Accessed 6 January 2019.

83. Resnick B, Ory MG, Hora K, et al. A proposal for a new screening paradigm and tool called Exercise Assessment and Screening for You (EASY). *J Aging Phys Act.* 2008;16(2):215–233.

84. Canadian Society for Exercise Physiology. Get Active Questionnaire-Reference Document. http://www.csep.ca/ CMFiles/publications/GAQ_ReferenceDoc_2pages.pdf. Accessed January 6, 2019. Alternative – Get Active Questionnaire.

85. Wong CC, McGirt MJ. Vertebral compression fractures: a review of current management and multimodal therapy. *J Multidiscip Healthc.* 2013;6:205–214.

86. Sambrook PN, Cameron ID, Chen JS, et al. Influence of fall related factors and bone strength on fracture risk in the frail elderly. *Osteoporos Int.* 2007;18(5):603–610.

87. Arnold CM, Busch AJ, Schachter CL, et al. The relationship of intrinsic fall risk factors to a recent history of falling in older women with osteoporosis. *J Orthop Sports Phys Ther.* 2005;35(7):452–460.

88. Gates S, Smith LA, Fisher JD, Lamb SE. Systematic review of accuracy of screening instruments for predicting fall risk among independently living older adults. *J Rehabil Res Dev.* 2008; 45(8): 1105–1116.

89. Lusardi MM, Fritz S, Middleton A, et al. Determining risk of falls in community dwelling older adults: a systematic review and meta-analysis using posttest probability. *J Geriatr Phys Ther.* 2017; 40(1):1–36.

90. Cress ME, Buchner DM, Prohaska T, et al. Best practices for physical activity programs and behavior counseling in older adult populations. *J Aging Phys Act.* 2005;13(1):61–74.

91. Rikli RE, Jones CJ. Development and validation of a functional fitness test for community-residing older adults. *J Aging Phys Act.* 1999;7(2):129–161.

92. Jones CJ, Rikli RE, Beam WC. A 30-s chair-stand test as a measure of lower body strength in community-residing older adults. *Res Q Exerc Sport.* 1999;70(2):113–119. https://doi.org/10.1080/02701 367.1999.10608028.

93. Todde F, Melis F, Mura R, et al. A 12-week vigorous exercise protocol in a healthy group of persons over 65: study of physical function by means of the Senior Fitness Test. *Biomed Res Int.* 2016; 2016:1–6. https://doi.org/10.11552016/7639842.

94. Jones CJ, Rikli RE. Measuring functional fitness in older adults. *J Act Aging.* 2002;(March–April):24–30.

95. Rikli RE, Jones CJ. *Senior Fitness Test Manual.* Champaign, IL: Human Kinetics; 2001.

96. Rikli RE, Jones CJ. Development and validation of criterionreferenced clinically relevant fitness standards for maintaining physical independence in later years. *Gerontologist.* 2013;53(2):255–267. https://doi.org/10.1093/geront/gns071.

97. Madureira MM, Bonfa E, Takayama L, Pereira RM. A 12-month randomized controlled trial of balance training in elderly women with osteoporosis: improvement of quality of life. *Maturitas.* 2010; 66(2):206–211.

98. Kahn EB, Ramsey LT, Brownson RC, et al. The effectiveness of interventions to increase physical activity. A systematic review. *Am J Prev Med.* 2002;22(4):73–107 Suppl.

99. Macera CA, Cavanaugh A, Bellettiere J. State of the art review: physical activity and older adults. *AmJ Lifestyle Med.* 2017;11(1): 42–57.

100. Low S, Ang LW, Goh KS, Chew SK. A systematic review of the effectiveness of tai chi on fall reduction among the elderly. *Arch Gerontol Geriatr.* 2009;48(3):325–331.

101. Wang C, Schmid CH, Hibberd PL, et al. Tai chi is effective in treating knee osteoarthritis: a randomized controlled trial. *Arthritis Rheum.* 2009;61(11):1545–1553.

102. Wolf SL, O'Grady M, Easley KA, et al. The influence of intense tai chi training on physical performance and hemodynamic outcomes in transitionally frail, older adults. *J Gerontol A Biol Sci Med Sci.* 2006;61(2):184–189.

103. Sherrington C, Whitney JC, Lord SR, et al. Effective exercise for the prevention of falls: a systematic review and metaanalysis. *J Am Geriatr Soc.* 2008;56(12):2234–2243.

104. Shumway-Cook A, Silver IF, Lemier M, et al. Effectiveness of a community-based multifactorial intervention on falls and fall risk factors in community-living older adults: a randomized, controlled trial. *J Gerontol A Biol Sci Med Sci.* 2007;62(12):1420–1427.

105. Karinkanta S, Piirtola M, Sievanen H, et al. Physical therapy approaches to reduce fall and fracture risk among older adults. *Nat Rev Endocrinol.* 2010;6(7):396–407.

106. Silsupadol P, Lugade V, Shumway-Cook A, et al. Trainingrelated changes in dual-task walking performance of elderly persons with balance impairment: a double-blind, randomized controlled trial. *Gait Posture.* 2009;29(4):634–639.

107. Stevens JA, Burns E. A CDC Compendium of Effective Fall Interventions: What Works for Community-Dwelling Older Adults. https://www.cdc.gov/homeandrecreationalsafety/pdf/falls/CDC_ Falls_Compendium-2015-a.pdf#nameddest=intro; 2019. Accessed 6 January 2019.

108. Fiatarone M, Marks E, Ryan N, et al. High-intensity strength training in nonagenarians. *JAMA.* 1990;263(22):3029–3034.

109. Orr R, Raymond J, Fiatarone Singh M. Efficacy of progressive resistance training on balance performance in older adults: a systematic review of randomized controlled trials. *Sports Med.* 2008; 38(4):317–343.

110. Campbell AJ, Robertson MC, Gardner MM, et al. Falls prevention over 2 years: a randomized controlled trial in women 80 years and older. *Age Ageing.* 1999;28:513–518.

111. Buchner DM, Cress ME, de Lateur BJ, et al. The effect of strength and endurance training on gait, balance, fall risk, and health services use in community-living older adults. *J Gerontol A Biol Sci Med Sci.* 1997;52(4):M218–M224.

112. Guizelini P, de Aguiar R, Denadai B, Caputo F, Greco C. Effect of resistance training on muscle strength and rate of force development

in healthy older adults: a systematic review and meta-analysis. *Exper Gerontol.* 2018;102:51–58.

113. American College of Sports Medicine. *ACSM's Guidelines for Exercise Testing and Prescription.* 10th ed. Baltimore, MD: American College of Sports Medicine; 2018.

114. Peterson MJ, Giuliani C, Morey MC, et al. Physical activity as a preventative factor for frailty: the health, aging, and body composition study. *J Gerontol A Biol Sci Med Sci.* 2009;64(1):61–68.

115. Avers D, Brown M. White paper: strength training for the older adult. *J Geriatr Phys Ther.* 2009;32(4):148–152.

116. Seeman TE, Merkin SS, Crimmins EM, Karlamangla AS. Disability trends among older Americans: National Health and Nutrition Examination Surveys, 1988-1994 and 1999-2004. *Am J Public Health.* 2010;100(1):100–107.

117. Fried LP, Ferrucci L, Darer J, et al. Untangling the concepts of disability, frailty, and comorbidity: implications for improved targeting and care. *J Gerontol A Biol Sci Med Sci.* 2004;59(3): 255–263.

118. Bandeen-Roche K, Xue Q, Ferrucci L, et al. Phenotype of frailty: characterization in the women's health and aging studies. *J Gerontol A Biol Sci Med Sci.* 2006;61(3):262–266.

119. Henwood TR, Riek S, Taaffe DR. Strength versus muscle power-specific resistance training in community-dwelling older adults. *J Gerontol A Biol Sci Med Sci.* 2008;63(1):83–91.

120. Manini T, Marko M, VanArnam T, et al. Efficacy of resistance and task-specific exercise in older adults who modify tasks of everyday life. *J Gerontol A Biol Sci Med Sci.* 2007;62(6):616–623.

121. de Vreede PL, van Meeteren NL, Samson MM, et al. The effect of functional tasks exercise and resistance exercise on healthrelated quality of life and physical activity. A randomised controlled trial. *Gerontology.* 2007;53(1):12–20.

122. Silva RB, Aldoradin-Cabesa H, Eslick GD, et al. The effect of physical exercise on frail older persons: a systematic review. *J Frailty Aging.* 2017;6(2):91–96.

123. Cadore EL, Rodriquez-Manas L, Sinclair A, Izquierdo M. Effects of different exercise interventions on risk of falls, gait ability, and balance in physical frail older adults: a systematic review. *Rejuvenation Res.* 2013;16(2). 1050114.

124. Berry SD, Kiel DP, Donaldson MG, et al. Application of the National Osteoporosis Foundation guidelines to postmenopausal women and men: the Framingham Osteoporosis Study. *Osteoporos Int.* 2010;21(1):53–60.

125. Sinaki M, Itoi E, Wahner HW, et al. Stronger back muscles reduce the incidence of vertebral fractures: a prospective 10 year follow-up of postmenopausal women. *Bone.* 2002;30(6):836–841.

126. McMillan LB, Zengin A, Ebeling PR, Scott D. Prescribing physical activity for the prevention and treatment of osteoporosis in older adults. *Healthcare.* 2017;5(4):85–100.

127. Owen N, Healy GN, Matthews CE, Dunstan DW. Too much sitting: the population health science of sedentary behavior. *Exerc Sport Sci Rev.* 2010;38(3):105–113.

128. Ades PA, Keteyian SJ, Balady GJ, et al. Cardiac rehabilitation exercise and self-care for chronic heart failure. *JACC Heart Fail.* 2013; 1(6):540–547.

129. Taylor RS, Sagar VA, Davies EJ, et al. Exercise-based rehabilitation for heart failure. *Cochrane Database Syst Rev.* 2014;2014(4): CD003331. Published 2014 Apr 27. https://doi.org/10.1002/ 14651858.CD003331.pub4.

130. Chtara M, Chaouachi A, Levin GT, et al. Effect of concurrent endurance and circuit resistance training sequence on muscular strength and power development. *J Strength Cond Res.* 2008;22(4): 1037–1045.

131. Fletcher GF, Balady G, Blair SN, et al. Statement on exercise: benefits and recommendations for physical activity programs for all Americans. A statement for health professionals by the Committee on Exercise and Cardiac Rehabilitation of the Council on Clinical Cardiology, American Heart Association. *Circulation.* 1996;94(4): 857–862.

132. Yates T, Davies M, Gorely T, et al. Effectiveness of a pragmatic education program designed to promote walking activity in individuals with impaired glucose tolerance: a randomized controlled trial. *Diabetes Care.* 2009;32(8):1404–1410.

133. Callahan LF, Shreffler J, Altpeter M, et al. Evaluation of group and self-directed formats of the Arthritis Foundation's Walk with Ease Program. *Arthritis Care Res.* 2011;63(8):1098–1107 PMID: 21560255.

Tratamento de Cuidados Agudos no Adulto Idoso

Chris L. Wells e Jenny Forrester

VISÃO GERAL DO CAPÍTULO

Introdução, 544
Problemas com a hospitalização de adulto idoso, 544
Delirium, 545
Quedas no hospital, 546
Vulnerabilidade à deterioração clínica, 546
Iniciativas e programas de prevenção, 546
Coordenação e comunicação de cuidados, 548
Papel do fisioterapeuta no ambiente de cuidados agudos, 549
Taxa de transferência, 549

Avaliação objetiva, 549
Programas de mobilidade em enfermagem, 558
Descondicionamento adquirido no hospital e síndrome após cuidados intensivos, 558
Contribuição da fisioterapia para a prevenção de quedas, 559
Papel do fisioterapeuta na UTI, 559
Cirurgia cardíaca e UTI, 560
Procedimentos cirúrgicos cardíacos, 562
UTI neurológica, 563
UTI clínica, 563

Gerenciamento do trauma, 564
Trauma relacionado a quedas, 565
Considerações de oncologia, 566
Diferenciar considerações de gestão "simples" e "complexa", 567
Considerações sobre medicamentos, 568
Gestão pós-cirúrgica aguda de cirurgias ortopédicas comuns, 568
Papel do fisioterapeuta no departamento de emergência, 569
Resumo, 570
Referências bibliográficas, 570

INTRODUÇÃO

A população dos EUA está envelhecendo, com uma projeção de 83,7 milhões de adultos com mais de 65 anos vivendo no país até 2050.[1] O U.S. Census Bureau estima que, em 2050, os adultos de 85 anos ou mais terão uma expectativa de vida de um adicional de 7,0 a 8,5 anos e de 19,2 a 23,5 anos para aqueles com 65 anos ou mais,[2] levando a outro grupo maior de idosos. Espera-se que a faixa etária de 85 anos cresça mais rápido que a população em idade ativa. Esse problema econômico é agravado com os avanços no manejo médico e procedimentos cirúrgicos que estão possibilitando que os idosos vivam mais com múltiplas comorbidades e sobrevivam à hospitalização aguda.[3] Esse modelo atual está levando a uma crise crescente na assistência à saúde. O governo dos EUA paga 65% das despesas médicas para adultos idosos, o que é cinco vezes o custo médio anual por pessoa para cuidados de saúde em comparação com crianças e três vezes o do grupo em idade produtiva. Foi relatado que os EUA gastam US$ 25 mil anualmente em despesas médicas para a população de adultos de 85 anos ou mais.[1]

A American Hospital Association informou que houve mais de 35 milhões de internações hospitalares em 2016, das quais mais de 40% foram para adultos com mais de 65 anos, o que representa mais da metade dos US$ 991,5 milhões gastos em cuidados hospitalares.[4] De acordo com os Centers for Disease Control and Prevention (CDC), aqueles com 65 anos ou mais foram hospitalizados a uma taxa cinco vezes maior que a dos menores de 65 anos em 2010, o que demonstra o aumento de comorbidades e fragilidade.[5] O custo continua a subir apesar de uma diminuição no número de admissões e da diminuição no tempo de internação de 7,7 para 5,5 dias.[6]

PROBLEMAS COM A HOSPITALIZAÇÃO DE ADULTO IDOSO

O que torna mais complexo o cuidado ao idoso são os efeitos normais do envelhecimento agravados com a presença de múltiplas comorbidades, que levam à fragilidade e ao declínio na reserva fisiológica.[7] A Tabela 24.1 descreve as mudanças relacionadas à idade e possíveis complicações.[8-11] Condições crônicas, como doenças cardiovasculares, incluindo arritmias, doença coronariana e valvar e insuficiência cardíaca, infecções (pneumonia e septicemia), tratamento de doença pulmonar obstrutiva crônica (DPOC), diabetes e problemas com medicamentos são os principais diagnósticos de internação.[12] Em 2012, as internações cirúrgicas representaram 15,2% das internações de adultos com 85 anos ou mais, e as internações médicas representaram os outros 84,8%.[13]

TABELA 24.1	Alterações relacionadas à idade e possíveis complicações.	
Sistema	**Envelhecimento normal**	**Complicações**
Neurológico	↓ Informações sensoriais (audição, visão, gosto, sensação) ↓ Processo cognitivo	↑ Risco de *delirium* ↑ Risco de perda do equilíbrio e quedas ↑ Lesões por pressão
Cardiovascular	↓ Resposta SNA (SNS) ↓ DC e reserva	↑ Risco de não cumprir as demandas metabólicas ↑ Risco de hipotensão ortostática ↑ Risco de arritmias
Pulmonar	↓ Desobstrução das vias respiratórias ↓ Parede torácica conformidade ↑ Complacência pulmonar ↓ Força muscular	↑ Risco de pneumonia ↑ Trabalho da respiração/fadiga ↑ Atelectasia ↑ Aspiração
Musculoesquelético	Sarcopenia ↓ ADM e flexibilidade conjunta ↓ Densidade óssea	↑ Fadiga ↑ Risco de quedas/ fraturas ↑ Demanda calórica por uma dada atividade
Tegumentar	↓ Elasticidade ↓ Vascularidade	↑ Risco de feridas e rupturas da pele por pressão ↓ Cicatrização de feridas
Função visceral	↓ Filtração renal ↓ Depuração hepática ↓ Motilidade GI ↓ Controle esfincteriano	↑ Risco de edema Redução da eliminação de drogas Desequilíbrios eletrolíticos ↓ Função cognitiva e motora

SNA, sistema nervoso autônomo; *DC*, débito cardíaco; *GI*, gastrintestinal; *ADM*, amplitude de movimento; *SNS*, sistema nervoso simpático.

TABELA 24.2	Efeitos iatrogênicos associados à hospitalização.[22,23]
Delirium	Lesões por pressão
Pneumonia	Fraqueza muscular
Infecções	Declínio da mobilidade funcional
Desidratação	Ansiedade, depressão, distúrbio do estresse pós-traumático
Perda do controle, desesperança	Desnutrição

TABELA 24.3	Barreiras hospitalares para manter e restaurar a função.
Tratamento deficiente da dor	Sedação
Linhas e tubos estreitados	Ambiente não familiar e não amigável
Móveis hospitalares	Distúrbios do sono
Isolamento social e cognitivo	Polimedicação ou polifarmácia
Acesso e uso de óculos, aparelhos auditivos e próteses dentárias	Equipe e turnos inconsistentes

Modificada de Resnick B, Wells CL, Brotemarkle BA, Payne AK. Exposure to therapy of older people with trauma and factors that influence provision of therapy. *Phys Ther.* 2014;94:40–51; Fisher SR, Galloway RV, Kuo YF, et al. Pilot study examining the association between ambulatory activity and falls among hospitalized older adults. *Arch Phys Med Rehabil.* 2011;92 (12):2090–2092. doi:10.1016/j.apmr.2011.06.022; and Boltz M, Resnick B, Capezuti E, Shuluk J, et al. Functional decline in hospitalized older adults: can nursing make a difference? *Geriatr Nurs.* 2012;33:272–279.

Um desafio único de lidar com o adulto idoso no ambiente de cuidados intensivos é que aqueles com 85 anos ou mais são particularmente mais propensos a serem hospitalizados com uma lesão ou condição médica que requer cuidados institucionais pós-alta em comparação com o adulto idoso (65 a 74 anos). Na verdade, 56% dos adultos com mais de 85 anos precisam de alta para outras instituições médicas/de reabilitação para cuidados adicionais.[5,13] Isso cria um grande desafio para a unidade de cuidados intensivos encontrar leitos pós-agudos para todos esses pacientes, o que pode levar a uma diminuição na taxa de transferência, um termo relacionado à capacidade de um hospital de admitir, estabilizar clinicamente e dar alta a pacientes para liberar o leito para o próximo indivíduo clinicamente necessitado.

O idoso parece ser mais vulnerável ao ambiente hospitalar. A Tabela 24.2 lista os efeitos iatrogênicos associados à hospitalização e a Tabela 24.3 lista as barreiras ambientais que contribuem para esses efeitos. Revisões recentes da literatura mostram que o declínio funcional é um dos resultados negativos mais comuns da hospitalização, com até 60% dos idosos perdendo a capacidade de completar pelo menos uma atividade da vida diária (AVD), 40% relatando perdas em AVDs instrumentais, e apenas 30% obtiveram recuperação total 1 ano após a admissão.[14,15] O ambiente desconhecido do quarto de hospital e a interrupção do ciclo de sono e vigília pelas constantes entradas do corpo de colaboradores para medicação e cuidados fazem com que os pacientes mais velhos se desorientem facilmente e até mesmo sofram de *delirium* alguns dias após a admissão.

Delirium

Delirium é uma mudança aguda no estado mental, que tem quatro características: estado mental alterado, desatenção, nível alterado de consciência e pensamento desorganizado. É uma condição séria que está associada ao uso prolongado de ventilador mecânico, maior tempo de internação e maiores taxas de mortalidade hospitalar e de 1 ano.[16-19] Discussões adicionais sobre *delirium* e seu manejo podem ser encontradas no Capítulo 19. Outra condição ambiental adversa é que os hospitais têm políticas e procedimentos em vigor para fornecer um ambiente seguro e reduzir as quedas, mas esses procedimentos, com o paciente mais velho sendo amarrado por cabos, tubos e dispositivos de monitoramento médico, levam a graves restrições na mobilidade do paciente, aumentando o medo de cair, que pode levar à mobilização autolimitada e contribuir para o descondicionamento adquirido no hospital, além da cinesiofobia.

Quedas no hospital

Pacientes que tentam sair da cama sozinhos ou deambular para ir/voltar do banheiro são responsáveis por aproximadamente 30% das quedas no cenário agudo.[20] Uma queda isolada pode causar diminuição da vontade e da confiança para deambular depois que o paciente está clinicamente estável, e se a queda resultar em lesões, pode aumentar o tempo de hospitalização, afetar a alta e aumentar a mortalidade. As crenças e pensamentos dos pacientes sobre sua capacidade de se mover com segurança, conhecidas como eficácia de quedas, está diretamente relacionado ao risco de queda. Dos idosos que vivem na comunidade, 50% relatam medo de cair, e esse número só aumenta quando estão em um ambiente unifamiliar e com doença aguda.[21] Outros fatores que estão associados à perda de função do idoso incluem isolamento e pacientes que não têm acesso a itens como óculos, aparelhos auditivos, dentaduras e sapatos.[22] O isolamento e o medo da perda de independência podem levar à depressão e ansiedade, o que pode levar à falta de motivação para participar de programas de fisioterapia e mobilidade que podem minimizar a perda de função e facilitar a alta institucional.[23]

Vulnerabilidade à deterioração clínica

Outro efeito da hospitalização é a vulnerabilidade dos idosos a doenças críticas. Pense em um ataque de três lados que ocorre quando o adulto idoso enfrenta uma doença crítica. Em primeiro lugar, muitos adultos têm fatores de risco pessoais, além da idade, que estão associados a taxas de morbidade mais altas, incluindo declínio na função cognitiva e diminuição da função física, desnutrição e sarcopenia. Em segundo lugar, existem os efeitos iatrogênicos do ambiente hospitalar, como movimento restrito, isolamento cognitivo e depressão, polimedicação e reabilitação insuficiente.[14] O terceiro ataque é o estresse fisiológico de uma doença crítica que normalmente ocorre a partir de uma disfunção ou insuficiência cardíaca ou pulmonar, ou sepse de complicações pós-operatórias. De todas as diárias de cuidados intensivos ocorridas em 2005, 36,5% foram para beneficiários do Medicare.[24]

A doença crítica está comumente associada a um processo inflamatório sistêmico que pode levar a um estado catabólico. O leitor deve consultar o Capítulo 14 para uma atualização sobre a caquexia. O resultado pode ser fraqueza muscular esquelética persistente que pode deixar até 60% dos sobreviventes com pelo menos uma limitação adicional em uma AVD e ventilação mecânica prolongada.[14] Mais uma vez, o idoso tem uma carga maior de fatores de risco pessoais, como comorbidades, demência subjacente e problemas de audição e visão, que estão associados ao desenvolvimento de delirium.[25,26] Finalmente, o idoso possui um nível mais alto de deficiências psiquiátricas como ansiedade e depressão e disfunção cognitiva adicional associada à sobrevivência de uma doença crítica.[16,27]

Os efeitos iatrogênicos da doença crítica e da hospitalização deixam o idoso mais vulnerável a essas deficiências físicas, emocionais e cognitivas potencialmente a longo prazo. Isso complica o trabalho do clínico na tentativa de mitigar esses efeitos adversos e manter ou restaurar a função para uma alta bem-sucedida e sobrecarrega o sistema de saúde ao atrasar as altas, exigir mais leitos de reabilitação pós-aguda e aumentar a carga financeira e física para as famílias e as comunidades em geral.

INICIATIVAS E PROGRAMAS DE PREVENÇÃO

Várias organizações, incluindo a Society of Critical Care Medicine (SCCM) e a American Association of Critical Care Nurses (AACN), desenvolveram iniciativas nacionais para diminuir os efeitos adversos associados à UTI. A SCCM desenvolveu a iniciativa *ICU Liberation* (Liberação da UTI), que se concentra no controle da dor e na redução da agitação e do *delirium* (diretrizes do PAD).[28]

A AACN propôs um pacote de prática baseada em evidências interdisciplinares denominado "Pacote ABCDEF" (Tabela 24.4),[29] que incentiva os profissionais de enfermagem, fisioterapia respiratória, fisioterapia motora e outros a abordar despertar precoce, avaliação diária para promover o desmame precoce do ventilador, comunicação entre a equipe, avaliação e gestão do *delirium*, exercício e mobilização precoce e envolvimento da família. O fisioterapeuta deve estar envolvido com quaisquer iniciativas da unidade de terapia intensiva para auxiliar na redução das complicações associadas à hospitalização. O "E" dentro do Bundle deve incluir algum tipo de triagem de enfermagem para avaliar a capacidade funcional básica do paciente (Figura 24.1). O fisioterapeuta pode utilizar os resultados dessa triagem de enfermagem para determinar as necessidades de reabilitação dos pacientes. A colaboração entre a enfermagem e a fisioterapia é vital para manter e progredir na recuperação funcional e na preparação para a alta hospitalar. O fisioterapeuta pode desempenhar um papel crítico durante toda a hospitalização, contribuindo para a redução da dor, *delirium* e agitação com reabilitação precoce, reorientação e estimulação cognitiva básica. A terapia pode auxiliar no posicionamento e desobstrução das vias respiratórias para auxiliar no desmame do ventilador, e os fisioterapeutas podem liderar a iniciativa no envolvimento do paciente e da família.

O programa Cuidados Agudos para Idosos (*Acute Care for the Elderly* [ACE]) reduz custos, diminui o tempo de internação (TI), melhora as habilidades funcionais, diminui as taxas de queda, diminui o *delirium* e o uso de cateteres urinários, reduz as readmissões, melhora a alta domiciliar e previne eventos adversos.[30-32] Esses programas têm como alvo os eventos adversos típicos de hospitalização, como declínio funcional ou *delirium*. A equipe multiprofissional, composta de um especialista em medicina geriátrica ou um geriatra, um farmacêutico, um assistente social, um fisioterapeuta e uma enfermeira, realiza uma avaliação geriátrica abrangente, também chamada "avaliação geriátrica ampla" (AGA), em um idoso em risco, identificando fatores de risco e necessidades específicas e, em seguida,

TABELA 24.4	Pacote ABCDEF e papel da fisioterapia.[42]	
	Definição e propósito	**Papel da reabilitação**
A	Tentativas de despertar espontâneo (*Spontaneous Awakening Trials*): suavize a sedação para determinar a estabilidade médica para permanecer acordado e interagir com o ambiente	Coordenar avaliação e intervenção durante testes de despertar para envolver o paciente
B	Testes de respiração espontânea (TREs [*Spontaneous Breathing Trials*]): se o paciente estiver em ventilação mecânica, essa etapa determina se o paciente está pronto para ser extubado ou retirado do ventilador	Antes dos TREs, posicione o paciente para maximizar o padrão respiratório, complete as técnicas de desobstrução das vias respiratórias e ensine as técnicas de controle da respiração; se a extubação for questionável, avalie a tolerância pulmonar durante o treinamento funcional e exercício
C	**C**omunicação e **c**oordenação dentro da equipe médica para avançar o processo de recuperação do paciente	Trabalhar com a equipe para maximizar a progressão do paciente na restauração funcional; fazer perguntas e dividir preocupações com a equipe sobre aspectos que são uma barreira para a recuperação
D	*Delirium*: avaliação e gestão	Avalie o *delirium* e envolva o paciente na mobilidade funcional e nas atividades cognitivas funcionais para restaurar a função cognitiva
E	**E**xercício precoce e mobilização	Colaborar com enfermeiros com atividades básicas para que o fisioterapeuta possa fornecer serviços de reabilitação avançados para promover a recuperação
F	Envolvimento da **f**amília	Envolva a família em exercícios e atividades funcionais e mantenha a família informada sobre os resultados e recomendações de reabilitação

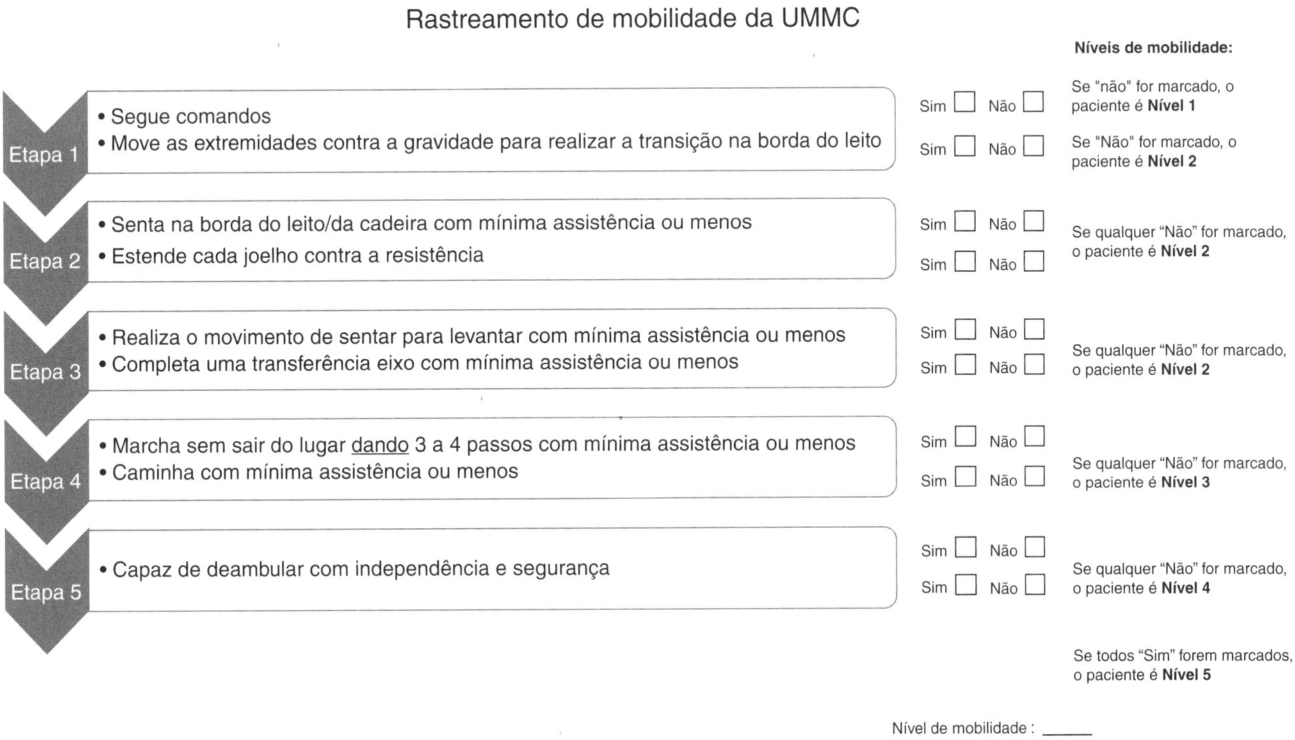

Rastreamento de mobilidade da UMMC

Figura 24.1 Rastreamento de mobilidade de University of Maryland Medical Center. (*De Wells CL, Pittas J, Roman C, Lighty K, with collaboration from the University of Maryland Rehabilitation Network and the Rise & Shine Committee at the University of Maryland Medical Center. Propriedade da UMMC. Não deve ser duplicado sem a permissão expressa do autor.*)

implementa um plano de tratamento abrangente. A mobilidade é um aspecto fundamental, enfatizando a necessidade e o benefício de ter um fisioterapeuta na equipe. Em um modelo único, estudantes de profissões da área de saúde (estudantes de medicina, fisioterapia e enfermagem) ajudam pacientes para mobilidade ao longo do dia.

Dois programas implementados por causa da Lei *Affordable Care* são significativos para os adultos idosos. O Programa de Redução de Condições Hospitalares Adquiridas (*Hospital-Acquired Condition Reduction Program* [HACRP]) foi implementado em 2015 e o Programa de Redução de Readmissão Hospitalar (*Hospital*

Readmission Reduction Program [HRRP]) foi implementado em 2012. Esses programas obrigaram os hospitais a focar seus cuidados na qualidade com o objetivo de prevenir circunstâncias que aumentem os custos. A ênfase na redução das complicações adquiridas no hospital e na diminuição das readmissões deve levar a esforços para mudar as políticas, procedimentos e culturas do hospital para a melhoria da saúde dos pacientes.

O HACRP penaliza financeiramente os hospitais em 1% dos custos reembolsados quando seu desempenho em certos resultados é inferior a 25% do desempenho dos hospitais com combinações de casos semelhantes. As condições sob o HACRP incluem níveis inaceitáveis de infecções de corrente sanguínea associadas a cateter (ICSACs), infecções associadas do trato urinário (IATUs), infecções de sítio cirúrgico relatadas (ISCs), bacteriemia por *Staphylococcus aureus* resistente à meticilina (MRSA) e infecções por *Clostridium difficile* (CDIs). Problemas de segurança do paciente e eventos adversos também podem afetar as penalidades de reembolso. Esses eventos são referidos como o Composto de Segurança do Paciente e Eventos Adversos (*Patient Safety and Adverse Events Composite*), conhecido como PSI 90, e incluem complicações médicas como trombose venosa profunda (TVP), lesões por pressão, fraturas de quadril relacionadas a quedas, lesão renal pós-operatória, insuficiência respiratória pós-operatória, sepse pós-operatória e complicações cirúrgicas abdominais, como laceração ou punção inesperada.[33] Um programa bem-sucedido baseado em equipe para ajudar na redução das readmissões de idosos é o *Hospital Elder Life Program* (HELP), focado na prevenção do *delirium* descrito no Capítulo 19.[34] Os fisioterapeutas precisam estar intimamente envolvidos nas políticas e procedimentos hospitalares relacionados à redução de infecções, iniciativas de prevenção de quedas e programas de mobilização e reabilitação precoce para reduzir o risco de TVP ao interagir com idosos.

O HRRP também penaliza financeiramente os hospitais para qualquer paciente que seja readmitido inesperadamente dentro de 30 dias de sua alta inicial. Esse programa visa aos seguintes diagnósticos de admissão: infarto agudo do miocárdio, insuficiência cardíaca, pneumonia, exacerbação da DPOC, cirurgia de revascularização do miocárdio e artroplastias totais de quadril e joelho.[35] O HRRP faz com que todos no cenário agudo se concentrem em duas grandes áreas: carga de trabalho e capacidade (Boxe 24.1).[36] Essas penalidades financeiras obrigaram os hospitais a preparar totalmente o paciente para alta (Boxe 24.1). Os hospitais criaram coordenadores e equipes de alta e de cuidados transitórios que permanecem em contato com os pacientes após a alta para garantir que eles possam seguir seu plano de cuidados e ter acesso a seus medicamentos e serviços médicos ambulatoriais.[37] Alguns programas de cuidados transitórios funcionam dentro da comunidade, alguns nos hospitais. Alguns programas têm se mostrado úteis na redução de readmissões, além de economizar milhares de dólares ao longo de 1 ano, no entanto ainda não são reembolsáveis individualmente.[38] O fisioterapeuta de

BOXE 24.1	Sobrecarga e capacidade.	
	Descrição	**Exemplos**
Carga de trabalho	Todo o trabalho de ser um paciente e inclui esforços para compreender o plano de cuidados, envolver o suporte de outros e acessar e utilizar os serviços de cuidados de saúde	Exemplo de caso Educação do paciente Treinamento do cuidador Telemedicina Visitas domiciliares Suporte para o autogerenciamento
Capacidade	Qualidade e disponibilidade de recursos para permitir ao paciente realizar as tarefas de cuidados pessoais necessárias	Saúde física e mental Colaboração com serviços sociais e comunitários Cuidados de transição (agudo e para comunidade) Recursos financeiros Bens ambientais Estabelecer planos de acompanhamento

Leppin AL, Giofriddo MR, Montori VM. Preventing 30-day hospital readmissions: a systematic review and meta-analysis of randomized trials. *JAMA Intern Med.* 2014;174(7):1095–1107.

cuidados intensivos também pode desempenhar um papel substancial nas iniciativas hospitalares, fornecer educação eficaz; fazer recomendações apropriadas de alta; oferecer sessões de reabilitação eficazes para melhorar a mobilidade funcional e a tolerância às atividades, especialmente para os pacientes que deverão receber alta para casa; rastrear constantemente quaisquer sinais e sintomas sugestivos de complicações médicas; realizar triagem para quaisquer lacunas aparentes no plano de alta; e ser um membro ativo da equipe de saúde para que quaisquer preocupações possam ser expressas e abordadas.

COORDENAÇÃO E COMUNICAÇÃO DE CUIDADOS

A comunicação eficaz entre uma equipe de saúde inclusiva é a base de programas bem-sucedidos para melhorar a carga de trabalho e a capacidade e reduzir os resultados adversos no ambiente de cuidados intensivos. Cada profissional tem um conjunto único de habilidades e há muitas áreas de sobreposição profissional. É imprescindível que a equipe de saúde decida as funções primárias e de apoio de cada profissional. O principal papel do fisioterapeuta pode ser a avaliação para recomendações de alta e restauração da função para aqueles pacientes que provavelmente terão alta para casa, mas ele não deve se limitar a essas atividades. Existem outras áreas nas quais o fisioterapeuta pode contribuir para o atendimento ao paciente e para apoiar outros membros da equipe de saúde, como desobstrução das vias respiratórias, controle da dor, prevenção de lesões por pressão com posicionamento, seleção e adaptação de imobilizadores e retreinamento cognitivo, apenas para citar alguns.

A eficácia da equipe de saúde se dá por meio de uma comunicação eficaz. A comunicação da equipe pode ocorrer no atendimento ao paciente ou em rodadas de planejamento de alta, comunicações de transferência e reuniões de melhoria de processos. Muitas dessas reuniões tratam do planejamento diário do paciente. Essas rondas devem garantir que o paciente esteja avançando para a data de alta esperada, caso contrário, deve haver uma decisão sobre as barreiras e qual é o plano para resolver os problemas. Essas comunicações geralmente ocorrem pessoalmente, e o terapeuta pode ter dificuldades para comparecer a essas rodadas e ainda manter os requisitos de produtividade, por isso ele deve determinar a melhor forma de interagir com os outros membros da equipe e ainda atender às necessidades dos pacientes. É importante comparecer às reuniões de melhoria de processos porque essas reuniões geralmente examinam as práticas e identificam deficiências; o terapeuta desejará participar do estabelecimento de uma prática comum e da cultura na qual os cuidados de saúde são prestados.

PAPEL DO FISIOTERAPEUTA NO AMBIENTE DE CUIDADOS AGUDOS

Um fisioterapeuta que concentra sua prática no tratamento de pessoas em estado crítico está em uma área única, exigente e gratificante da prática. Além da competência no gerenciamento tradicional do paciente, o terapeuta de cuidados intensivos deve gerenciar o suporte mecânico do paciente (p. ex., ventilação e hemodiálise), os efeitos da dosagem inadequada de medicamentos e polimedicação, e os efeitos do sistema fisiológico das intervenções médicas. A Tabela 24.5 lista vários equipamentos médicos e as implicações de reabilitação que precisam fazer parte do manejo do paciente. Para reunir eficazmente essas bases díspares de conhecimento e habilidade, o fisioterapeuta precisa ter bom raciocínio crítico e habilidades de comunicação, além de compreender e assimilar uma enorme quantidade de informações médicas e cirúrgicas; determinar o impacto na estabilidade clínica, função e tolerância à atividade antes de iniciar a sessão; e determinar quando o paciente obteve uma resposta fisiológica positiva às atividades, ao mesmo tempo monitorar de perto o suficiente para procurar sinais de intolerância. O fisioterapeuta precisa ser adaptativo em como antecipar e responder a um paciente que está descompensando durante a sessão de terapia. A comunicação eficaz com a equipe de enfermagem, as várias equipes de serviços médicos e os membros da família é crítica. Fornecer reabilitação precoce para pacientes criticamente enfermos requer que o fisioterapeuta conheça os papéis dos outros membros da equipe de saúde, como utilizá-los para ajudar durante a sessão de fisioterapia e como comandar o ambiente para realizar um treinamento funcional seguro.

Taxa de transferência

Outra área de domínio exigida do fisioterapeuta de cuidados intensivos é o conhecimento de sistemas de como os hospitais funcionam a partir de uma perspectiva de reembolso e regulamentação. Por exemplo, no ambiente atual de cuidados intensivos, o papel principal do fisioterapeuta é facilitar o processamento. Taxa de transferência é o termo usado para descrever o fluxo de pacientes no sistema hospitalar. O rendimento é extremamente importante para atender às necessidades da comunidade, levando os pacientes mais enfermos ao local médico certo para atendimento; também é importante para a saúde financeira do hospital.

O fisioterapeuta afeta o rendimento de várias maneiras (Boxe 24.2). O papel mais óbvio que os fisioterapeutas desempenham é na avaliação dos pacientes para determinar o estado funcional, a situação social e ambiental e o nível anterior de função para fazer uma recomendação de alta. Uma vez feita a recomendação de alta, o gerente do caso e os outros membros da equipe médica podem começar a se preparar para essa alta. O terapeuta frequentemente será solicitado para atualizar as avaliações de modo a confirmar ou corrigir as recomendações com base em quaisquer mudanças no estado do paciente. O processo de recomendação de alta pode ser um processo muito complexo devido à complexidade médica e fragilidade da saúde do paciente idoso, circunstâncias sociais e ambientais, indicadores de prognóstico para recuperação e desejos do paciente.

A necessidade de se manter fisicamente ativo durante a internação é um fator importante para o retorno de qualquer idoso para casa, o que auxilia na alta agilizada e melhora no rendimento. Existem vários estudos demonstrando que manter o nível de atividade do idoso leva a menos dor, menos episódios de *delirium*, melhora da função cognitiva, manutenção da saúde mental e menos efeitos iatrogênicos, como infecções e TVPs.[39] Manter a mobilidade funcional do idoso também leva a taxas de readmissão mais baixas.

Avaliação objetiva

Além de fazer recomendações de alta, o fisioterapeuta é fundamental para colaborar com a enfermagem, objetivando manter e progredir a mobilidade funcional e a atividade física do idoso. Sua avaliação sobre os déficits funcionais do paciente leva a um plano de tratamento que orienta a equipe de enfermagem e os serviços

---

BOXE 24.2 | **Papel do fisioterapeuta no cuidado agudo.**

1. Fazer recomendação de alta com base na determinação das habilidades funcionais, circunstâncias sociais e ambientais, desejos e prognóstico do paciente
2. Promover e facilitar a atividade física segura durante a internação
3. Colaborar com a equipe de saúde no desenvolvimento do plano de cuidados
4. Fornecer reabilitação aguda (gerenciamento de linhas críticas etc.)
5. Avaliar as habilidades funcionais por meio de testes e medidas objetivas

TABELA 24.5	Informações gerais da UMMC sobre equipamento médico para tratamento agudo e implicações de reabilitação para o manejo do cuidado do paciente.

Sistemas gastrintestinal, geniturinário e renal

	Informações gerais	Implicações na reabilitação
Linhas arteriais	• Linha pressurizada utilizada para monitorar continuamente a pressão arterial e para obter a gasometria • Inseridas no sistema arterial (comumente a artéria radial ou femoral)	• O transdutor deve estar nivelado com o átrio direito do coração (quarto espaço intercostal, entre a parede torácica anterior e posterior) para assegurar uma leitura precisa • Se for deslocada, colocar o paciente em uma posição segura, chame o médico plantonista imediatamente e aplique pressão direta forte (sangrará excessivamente); se a desconexão ocorrer ao longo do tubo, clampear a linha e chamar a enfermagem plantonista
Linhas venosas	Bomba de infusão	• Máquina usada para fornecer medicamentos ao paciente a uma taxa definida	• Pode ser desconectada da parede para mobilidade • Só deve ser reiniciado pelo RN • Pode ser pausado/desconectado dependendo do tipo de líquido ou medicamento
	Linha intravenosa periférica (IV)	• Usada para fornecer medicamentos, líquidos e transfusões de sangue; obter sangue venoso • Inserido em qualquer veia periférica	• Evitar ADM que interfira com a infusão, cause dor ou coloque em risco o local IV • Certifique-se de uma folga adequada da tubulação IV antes de exercícios para ADM/mobilidade • Se deslocada, coloque o paciente em uma posição segura, chame a enfermagem e aplique pressão direta
	Cateter venoso central (linha central)	• Usado para fornecer medicamentos, líquidos, transfusões de sangue e NPT; obter sangue venoso; monitorar a pressão venosa central • Inserido em uma veia central (mais comumente femoral, subclávia, jugular) e termina na veia cava superior	• Consulte Implicações de reabilitação para IV periférico • Garantir a integridade do curativo antes de mobilizar devido ao aumento do risco de infecção • Monitorar para sinais de TVP
	Cateter venoso central em túnel (Hickman, Permacath)	• Usado (frequentemente no ambiente comunitário) para fornecer fluidos/medicamentos a longo prazo (NPT, quimioterapia) ou para hemodiálise • Inserido na veia jugular e termina na veia cava superior; tem uma porção que é tunelada no tecido subcutâneo e sai da pele pela parede torácica anterior	• Consulte Implicações de reabilitação para IV periférico
	Cateter central de inserção periférica (PICC)	• Usado (frequentemente no ambiente comunitário) para fornecer líquidos/medicamentos a longo prazo (antibióticos, NPT) • Inserido na veia braquial e cursa por meio da veia axilar até a veia cava superior	• Consulte Implicações de reabilitação para IV periférico • O uso de muleta axilar pode ser contraindicado • Evite a pressão arterial manual na extremidade envolvida
	Porta de acesso vascular (Mediport, Port-A-Cath)	• Usada (frequentemente no ambiente comunitário) para fornecer líquidos/medicamentos a longo prazo (NPT, quimioterapia) • Inserida na veia subclávia ou jugular terminando na veia cava superior; tem uma parte encapsulada ligada a uma porta que é implantada em uma bolsa subcutânea criada na parede anterior do tórax • Uma agulha é usada para acessar a porta	• Quando a agulha estiver no lugar, consulte Implicações de reabilitação para IV periférico • Caso contrário, não é observada nenhuma implicação sobre a reabilitação

(continua)

TABELA 24.5 | Informações gerais da UMMC sobre equipamento médico para tratamento agudo e implicações de reabilitação para o manejo do cuidado do paciente. (*Continuação*)

Sistemas gastrintestinal, geniturinário e renal

	Informações gerais	Implicações na reabilitação
Cateter Quinton	• Linha central usada para acesso de diálise a curto prazo • Mais comumente visto para TRSC, mas também pode ser usado para hemodiálise intermitente	• Consulte as implicações na reabilitação para cateter venoso central • Se estiver sendo usado para reanimação com líquidos, consulte Implicações de reabilitação para cateter venoso central
Introdutor de bainha (Cordis)	• Linha central de lúmen único de grande calibre • Pode ser usado sozinho para reanimação rápida/pesada com fluidos ou como introdutor para a colocação de um cateter PA, marca-passo transvenoso ou cateter central	• Se estiver sendo usado como introdutor, consulte Implicações de reabilitação para a linha que está sendo introduzida • Consulte Implicações de reabilitação para IV periférico
Analgesia controlada pelo paciente (ACP)	• Usado para fornecer medicamentos para a dor por meio de uma bomba controlada pelo paciente • Inserido via IV periférico (ACP), mas também pode ser colocado como um cateter epidural (ACPE)	• Evite desconectar, pois o paciente não receberá analgésicos durante esse período • Com ACPEs, os pacientes podem ter diminuição da força/sensação nas extremidades inferiores; completar uma tela do quarto inferior (notificar o PIL de quaisquer achados positivos) e monitorar a hipotensão ortostática
Equipamentos de drenagem urinária/retal Cateter de demora/Foley	• Inserido na bexiga para drenagem da urina • Um balão mantém o cateter no lugar	• Mantenha a bolsa coletora abaixo do nível da bexiga para evitar refluxo/infecção • A tubulação deve ser fixada ao paciente (por meio de um clipe conectado e/ou adesivo na perna) antes de mobilizar
Cateter suprapúbico	• Inserido cirurgicamente na bexiga para drenar a urina, evitando o trato urinário inferior	• Consulte as implicações da reabilitação para o cateter de Foley • Esteja ciente do ponto de saída para evitar o comprometimento do cateter ao usar uma cinta de marcha
Preservativo/cateter Texas	• Usado para drenar urina apenas em homens • Um cateter semelhante a um preservativo é colocado sobre o pênis e coleta a urina em uma bolsa coletora	• Certifique-se de que o cateter esteja preso antes de mobilizar • Facilmente desalojado durante a mobilização
Purewick	• Usado para drenar urina apenas em mulheres • Um pavio semelhante a uma esponja externa absorve a urina e é conectado a uma fonte de sucção de baixa pressão	• Pode ser removido antes da mobilização • Após a sessão, substituir o Purewick ou notifique a enfermagem sobre a necessidade de substituir (dependendo do conforto/critério do fisioterapeuta)
Equipamentos coletores fecais (tubo retal, Flexiseal)	• Usado para drenar fezes por meio de um tubo inserido dentro do reto • Pode ter um balão interno para manter o dispositivo posicionado	• Facilmente desalojado durante a mobilização • Alertar enfermagem se houver deslocamento/vazamento para evitar o comprometimento da pele
Ostomia	• Procedimento cirúrgico para desviar urina ou fezes por meio da parede abdominal • Uma bolsa coletora é presa por meio do estoma para a coleção do conteúdo	• Pode ser útil pedir para a enfermagem esvaziar a bolsa de ostomia antes de mobilizar • Fique atento com o posicionamento da cinta de marcha para evitar pressão sobre o local da ostomia

(*continua*)

TABELA 24.5	Informações gerais da UMMC sobre equipamento médico para tratamento agudo e implicações de reabilitação para o manejo do cuidado do paciente. *(Continuação)*		
Sistemas gastrintestinal, geniturinário e renal			
		Informações gerais	**Implicações na reabilitação**
Sondas de alimentação	Sondas nasogástricas/ orogástricas	• Usadas para fornecer nutrição/medicamentos ou para drenar o conteúdo do estômago • Se estiver sendo utilizada para alimentação, a sonda será conectada à sonda de alimentação • Se for utilizada para drenagem, a sonda pode ser colocada por meio da gravidade (por meio de um dispositivo de coleta) ou por meio de sucção	• Se deslocada, pause a alimentação pela sonda, mantenha a sonda no local, não tente reposicionar, alerte a enfermagem, coloque o paciente em decúbito lateral/em pé para evitar aspiração • Se estiver sendo utilizada para alimentação: a sonda pode ser desconectada durante a mobilização (se o paciente não estiver tomando insulina) e deve ser pausada antes de colocar a cabeceira da cama abaixo de 30° (para evitar aspiração) • Se estiver sendo utilizada para drenagem: manter o dispositivo de coleta abaixo do nível de inserção; se conectado à sucção da parede, só pode se desconectar após liberação pelo PIL
	Gastrostomia endoscópica percutânea/ jejunostomia (GEP/JEP)	• Consulte as informações gerais para tubos nasogástricos/ orogástricos • Inserida cirúrgica/endoscopicamente por meio da parede abdominal para nutrição a longo prazo • A GEP é pré-pilórica (entra no estômago); uma JEP é pós-pilórica (entra no jejuno) e diminui o risco de aspiração	• Consulte Implicações de reabilitação para tubos nasogástricos/ orogástricos • Observe que o risco de aspiração não se aplica a sondas de JEP
Diálise	Hemodiálise intermitente	• Usada para filtrar o sangue de pacientes com insuficiência renal crônica; normalmente programada várias vezes por semana e dura de 2 a 4 h • Distribuída por meio de uma fístula (anastomose arteriovenosa criada cirurgicamente) ou um cateter central	• Os pacientes podem participar da terapia sem restrições, mas devem garantir a patência da linha durante a atividade • Monitore os sinais vitais e acesse o local de perto • Técnico de diálise estará presente para gerenciar a máquina
	Hemodiálise peritoneal	• Usada para filtrar o sangue de pacientes com insuficiência renal crônica; normalmente realizada no domicílio várias vezes por semana e pode ser executada entre 45 min a 9 h • Distribuído por meio de um cateter permanente no abdome	• Consulte a enfermagem/PIL para determinar melhor o momento da terapia em torno das trocas
	Terapia de substituição renal contínua (TSRC)	• Usada para filtrar continuamente sangue nos pacientes em estado crítico que não toleram hemodiálise intermitente • Distribuído por meio de um cateter central • Pode executar várias modalidades de diálise, incluindo ultrafiltração contínua lenta (UFLC)	• Os pacientes podem participar da terapia sem restrições, mas devem garantir a patência da linha durante a atividade • Monitore os sinais vitais e avalie constantemente o local
	Aquadex	• Usado para fornecer ultrafiltração para a remoção de sal e água em pacientes com sobrecarga hídrica • Distribuído por meio de um cateter central ou IV periférico	• Facilmente portátil para facilitar a mobilidade • Monitore os sinais vitais e avalie constantemente o local
	Sistema de recirculação de adsorvente molecular (SRAM)	• Usado para filtrar o sangue e desintoxicar o fígado continuamente para pacientes com insuficiência hepática aguda grave como uma ponte para o transplante de fígado • Distribuído por meio de um cateter central	• Os pacientes podem participar da terapia sem restrições, mas devem estar cientes de que eles são muito críticos • Considere a utilidade da terapia durante esse período, já que a máquina normalmente é usada apenas por uma curta duração

(continua)

TABELA 24.5	Informações gerais da UMMC sobre equipamento médico para tratamento agudo e implicações de reabilitação para o manejo do cuidado do paciente. *(Continuação)*	
Sistema respiratório		
	Informação geral	**Implicações na reabilitação**
Sistemas de baixo fluxo	Cânula nasal	• Colocada nas narinas para fornecer oxigênio suplementar para o paciente que respira espontaneamente	• O oxigênio é considerado um medicamento e não deve ser ajustado sem a liberação da enfermagem/PIL • Certifique-se de uma folga adequada da tubulação antes de executar exercícios para ADM/mobilidade • Pode fornecer até 44% de FiO$_2$
	Máscara facial simples/tenda facial	• Colocada sobre o rosto para fornecer oxigênio suplementar ao paciente respirando espontaneamente • A tenda facial pode ser usada para pacientes com trauma facial, mandíbula grande ou desconforto	• Consulte as implicações da reabilitação para a cânula nasal • Pode fornecer até 55% de FiO$_2$ (para máscara facial simples) ou 40% (para tenda facial)
	Colar de traqueostomia	• Colocado sobre uma traqueostomia para fornecer oxigênio suplementar ao paciente respirando espontaneamente após o paciente ter sido retirado do ventilador	• Consulte as implicações da reabilitação para a cânula nasal • Consulte Implicações de reabilitação para traqueostomia • Pode fornecer até 70% de FiO$_2$
	Máscara Rebreather parcial	• Colocada sobre o rosto para fornecer oxigênio suplementar ao paciente que respira espontaneamente • Tem uma bolsa reservatório que atua como outra fonte de oxigênio, coletando tanto FiO$_2$ quanto uma porcentagem de ar expirado que é respirado novamente • A quantidade restante de ar expirado é ventilada por meio dos orifícios da máscara	• Consulte as implicações da reabilitação para a cânula nasal • Pode fornecer até 85% de FiO$_2$
	Máscara não rebreather (NRB)	• Colocada sobre o rosto para fornecer oxigênio suplementar ao paciente com respiração espontânea • Possui bolsa reservatória que atua como outra fonte de oxigênio ao coletar 100% de FiO$_2$ • Todo o ar expirado é ventilado por meio dos orifícios da máscara	• Consulte as implicações da reabilitação para a cânula nasal • Pode fornecer até 100% de FiO$_2$
Sistemas de alto fluxo	Sistema de Venturi	• Usado para fornecer uma quantidade exata de FiO$_2$, a uma taxa de influxo de oxigênio definida, para o paciente com respiração espontânea • O número de litros de O$_2$ necessários para atingir o FiO$_2$ desejado está listado nos jatos diluidores coloridos	• Usado para tornar o colar traqueal portátil durante a mobilidade • Selecione o jato diluidor colorido que corresponde à quantidade de FiO$_2$ que o paciente está prescrito • Pode fornecer até 50% de FiO$_2$
	Vapotherm/ Optiflow	• Usado para fornecer oxigênio suplementar de alto fluxo, umidificado, termocontrolado para o paciente com respiração espontânea • Pode administrar medicamentos pulmonares em aerossol	• Deve consultar o FTR para determinar a melhor forma de atender às necessidades de O$_2$ do paciente ao planejar a mobilidade fora da sala (apenas algumas máquinas podem funcionar com bateria); às vezes, uma máscara NRB pode ser usada como um meio alternativo de oxigenação • O FTR deverá estar presente para gerenciar a máquina portátil e/ou para avaliar a tolerância do paciente a meios alternativos de oxigenação • Pode fornecer até 100% de FiO$_2$
	Máscara de reanimação manual (Ambu)	• Usada para fornecer respiração em situações de emergência; facilitar maior volume corrente/tosse; fornece suporte respiratório fora da ventilação mecânica; fornece pré-oxigenação antes da sucção • Pode ser usada para pacientes com vias respiratórias naturais (via máscara) ou artificiais (por meio de um adaptador que se conecta a uma traqueostomia/ tubo endotraqueal) • Pode ser usada para suportar a respiração	• Deve estar disponível na sala e conectada a um medidor de fluxo durante o tratamento de qualquer paciente na UTI e durante os procedimentos de desobstrução das vias respiratórias • A válvula PEEP deve ser configurada para 5 (para pacientes em ventilação espontânea) ou combinada com a configuração de PEEP prescrita no ventilador (para pacientes ventilados mecanicamente)

(continua)

TABELA 24.5 Informações gerais da UMMC sobre equipamento médico para tratamento agudo e implicações de reabilitação para o manejo do cuidado do paciente. *(Continuação)*

	NIOV (ventilação aberta não invasiva) Life 2000®	• Ventilador leve, não invasivo usado (muitas vezes, no ambiente comunitário) para pacientes com doença pulmonar crônica • Almofadas nasais são colocadas nas narinas e conectadas a um ventilador portátil com fonte de oxigênio durante a deambulação	• Possui três configurações de atividade: baixa (repouso), média (atividade moderada) e alta (exercício) • Durante a mobilidade para fora da sala, deve usar a configuração "Auxiliar" no tanque de oxigênio portátil
	CPAP não invasiva (pressão positiva contínua nas vias respiratórias)	• Usada para diminuir o trabalho respiratório no paciente com respiração espontânea, fornecendo pressão expiratória final positiva • Mais comumente usada para AOS	• A máscara precisa ter uma boa vedação de encontro à face para fornecer liberação eficaz de pressão • O equipamento pode ser barulhento e a comunicação pode ser difícil
	BiPAP não invasiva (pressão positiva de dois níveis nas vias respiratórias)	• Usada para diminuir o trabalho respiratório no paciente com respiração espontânea, fornecendo pressão inspiratória positiva e pressão expiratória final positiva • Mais comumente usada para reduzir a retenção de CO_2	• Consulte Implicações de reabilitação para CPAP não invasivo
Vias respiratórias artificiais	Tubo endotraqueal (TET) e tubo nasotraqueal	• Via respiratória artificial a curto prazo que atua como uma interface entre o paciente e um ventilador mecânico • Inserido na traqueia pela boca (tubo endotraqueal) ou nariz (tubo nasotraqueal) para preservar as vias respiratórias do paciente	• Certifique-se de que o Hollister está seguro antes de mobilizar • A tubulação do ventilador sempre deve estar apoiada durante a mobilização • Se houver soltura do tubo endotraqueal/nasotraqueal, monitore os sinais vitais, forneça ventilação usando o ambu via máscara facial (se indicado) e peça ajuda imediatamente
	Traqueostomia	• Usada para pacientes que precisam de ventilação a longo prazo ou que têm disfunção/lesão de face/pescoço • Inserida diretamente na traqueia por meio de uma incisão cirúrgica; geralmente suturada no lugar e presa com laços ao redor do pescoço • O manguito da traqueostomia pode estar insuflado ou desinsuflado: os pacientes que estão no ventilador devem estar com o manguito insuflado; os pacientes que usam colar traqueal podem ter o manguito insuflado para limitar o risco de aspiração ou esvaziado para diminuir o trabalho respiratório e permitir a colocação de uma válvula fonadora de Passy-Muir	• Certifique-se de que os nós do colar de traqueostomia estão seguros antes da mobilização • A tubulação do ventilador sempre deve estar apoiada durante a mobilização • Se houver soltura do tubo de traqueostomia, monitore os sinais vitais, sele o estoma com a mão por meio de várias compressas de gaze, forneça ventilação usando o ambu por meio de máscara facial (se indicado) e peça ajuda assistencial imediatamente • O manguito deve ser totalmente esvaziado antes da colocação de uma válvula de fala Passy-Muir (já que a válvula só permite a passagem de ar em uma direção e, de outra forma, resultaria em sufocação do paciente)
Modalidades de eliminação de secreções	Ventilação percussiva intrapulmonar (VPI)	• Máquina usada para liberar e mobilizar secreções, fornecendo rajadas percussivas de gás ao longo de todo o ciclo respiratório • Normalmente utilizada no paciente em ventilação mecânica, mas também pode ser usado para o paciente com respiração espontânea (por meio de um bocal ou interface por máscara)	• Pode ser útil para cronometrar a terapia com FTR para auxiliar na desobstrução das vias respiratórias antes ou após a sessão
	Tosse Assist	• Máquina usada para estimular uma tosse produtiva, fornecendo gradualmente pressão positiva durante a inspiração e mudando rapidamente para pressão negativa	• Consulte Implicações de reabilitação para ventilação percussiva intrapulmonar
	Colete para liberação das vias respiratórias	• Máquina usada para soltar e mobilizar secreções, gerando compressões por meio de um colete não invasivo colocado ao redor do tórax	• Consulte Implicações de reabilitação para ventilação percussiva intrapulmonar

(continua)

TABELA 24.5 Informações gerais da UMMC sobre equipamento médico para tratamento agudo e implicações de reabilitação para o manejo do cuidado do paciente. *(Continuação)*

Sistema cardiovascular

	Informação geral	Implicações na reabilitação
Dreno torácico	• Usado para remover ar, líquido ou sangue da cavidade torácica • As indicações incluem pneumotórax, hemotórax, derrame pleural, empiema ou drenagem após procedimentos torácicos/cardíacos • Inserido em um espaço intercostal e rosqueado no espaço pleural ou mediastinal • Os tubos torácicos tipo "pigtail" consistem em tubos de menor calibre e são normalmente usados para drenagem por um período de tempo mais longo	• Mantenha a câmara de coleta abaixo do nível do local de inserção e evite tombar da câmara • A tubulação não deve ser dobrada ou obstruída em nenhum momento • Garantir a integridade do curativo do local de saída antes da mobilidade • Requer autorização LIP para desconectar da sucção para mobilidade • Se desalojado, cubra com gaze, aplique pressão, sente o paciente em pé, monitore os sinais vitais e notifique o RN imediatamente • Se o tubo torácico for desconectado da câmara de coleta, dobre/amasse o tubo ainda conectado ao paciente e notifique imediatamente a enfermagem
Heimlich/ Pneumostat	• Usado (frequentemente no ambiente comunitário) para substituir os sistemas tradicionais de drenagem torácica para pneumotórax/hemotórax não complicados ou derrames crônicos • A válvula unidirecional permite que o ar saia do tórax com a expiração; extremidade distal pode ser conectada a uma câmara de coleta de tubo torácico tradicional ou uma câmara de coleta embutida	• Normalmente inserido um pouco antes da alta • Prender nas roupas durante a mobilização
Marca-passo temporários e fios	• Usado para ajudar a controlar frequências/ritmos cardíacos anormais • Três tipos: transvenoso, transcutâneo e transtorácico	• Transvenoso: a liberação pelo PIL é necessária para mobilização • Transcutânea: normalmente a mobilização é mantida até que outra forma de marca-passo tenha sido estabelecida, mas pode discutir com o PIL se a mobilização for viável • Transtorácico: os pacientes podem ser facilmente mobilizados; evite tensão sobre os fios durante a mobilidade e certifique-se de que os fios do marca-passo estejam conectados aos eletrodos e à caixa do marca-passo; o paciente ficará em repouso no leito por 1 h após a remoção do fio
Marca-passo diafragmático	• Consiste em fios implantados cirurgicamente que estimulam o nervo frênico a contrair o diafragma • Permite que os pacientes (que de outra forma seriam dependentes do ventilador) se libertem parcial/totalmente da ventilação mecânica	• Garantir a integridade dos fios e do curativo do local de saída antes de mobilizar • Evite tensão sobre o fio
Cateter de artéria pulmonar (AP) (Cateter de Swan-Ganz)	• Usado para medir uma variedade de pressões e volumes (pressão venosa central, pressão arterial pulmonar, pressão capilar pulmonar, débito cardíaco, índice cardíaco, SvO2, balanço de fluidos) • Inserido na veia subclávia ou jugular interna; a linha é então enfiada por meio do átrio/ventrículo direito e na artéria pulmonar	• Certifique-se de que o cateter PA não esteja na posição encunhada • Monitore o formato de onda e a presença de CVPs antes e durante a sessão de tratamento • Dependendo da unidade, a enfermagem pode precisar estar presente durante a mobilização para gerenciamento da linha (consulte a orientação sobre a linha de serviço para obter mais detalhes)
Vigileo/Vigilance	• Usado para medir continuamente o débito cardíaco, o volume sistólico e a SvO2 • Conecta-se a um cateter venoso central, uma linha arterial ou um cateter AP	• Consulte Implicações de reabilitação para linhas arteriais • Consulte Implicações de reabilitação para cateteres de AP

(continua)

TABELA 24.5	Informações gerais da UMMC sobre equipamento médico para tratamento agudo e implicações de reabilitação para o manejo do cuidado do paciente. (*Continuação*)

Sistema cardiovascular

	Informação geral	Implicações na reabilitação
Balão bomba intra-aórtico	• Usado para melhorar a perfusão miocárdica e diminuir o trabalho do ventrículo esquerdo • Inserido na artéria femoral, braquial ou axilar; o cateter de balão é então avançado até ficar acima das artérias renais e abaixo da artéria subclávia	• Os pacientes geralmente ficam em repouso no leito quando o balão é inserido pela artéria femoral; os pacientes podem ser mobilizados se o cateter for inserido pela artéria braquial ou axilar • Pode ser visto para terapia no nível do leito se o cateter permanecer no local por um período prolongado de tempo; não flexione o quadril além de 30° no membro em que o acesso femoral foi obtido, monitore os sinais de insuficiência vascular
Oxigenação por membrana extracorpórea (ECMO)	• Usado para oxigenar o sangue e remover CO_2 do corpo para manter o pH do corpo • Fornece suporte cardíaco e respiratório prolongado para pacientes cujo coração e pulmões são incapazes de fornecer uma quantidade adequada de troca gasosa para perfusão	• Um perfusionista ou especialista em ECMO deve estar presente para mobilização e para transporte de MBS • Certifique-se de que as cânulas sejam presas e avalie a integridade dos locais das cânulas antes e após a mobilização • Consulte os materiais educacionais sobre ECMO para obter mais informações
Equipamento de assistência ventricular (VAD)	• Usado para auxiliar a função dos ventrículos direito, esquerdo ou ambos na circulação sanguínea • Classificado com base na duração (temporária ou a longo prazo) e pulsatilidade (pulsátil ou não pulsátil)	• O FT deve ser competente no uso do VAD para tratar pacientes com VAD, caso contrário, a enfermagem deve estar presente • Os sinais vitais não são típicos dessa população; obter PAM para referência • Certifique-se de que a linha de transmissão está ancorada e o curativo está seguro • Não faça RCP • Consulte os materiais educacionais sobre o VAD para obter mais informações

Sistema neurológico

	Informação geral	Implicações na reabilitação
Dreno lombar	• Usado para drenar o líquido cerebrospinal • Inserido por meio de punção lombar	• Se drenagem for contínua, os pacientes geralmente ficam em repouso na cama com a cabeceira abaixada • Se a drenagem for intermitente, os pacientes somente podem ser mobilizados após a enfermagem prender o dreno
Dreno subdural	• Usado para drenar sangue ou líquido cefalorraquidiano do espaço subdural • Inserido diretamente por meio do crânio por meio de um orifício de trepanação	• Os pacientes geralmente ficam em repouso no leito com a CL abaixada
Drenos ventriculares externos (DVEs)	• Usado para medir a pressão intracraniana (quando fechado) e drenar líquido cerebrospinal/sangue (quando aberto) • Inserido diretamente por meio do crânio por meio de um orifício de trepanação	• O transdutor DVE deve estar nivelado com o forame de Monro para garantir uma leitura precisa da PIC (exata apenas quando a DVE está fechada) • O ponto zero da DVE deve estar nivelado com o forame de Monro para garantir a taxa precisa de drenagem (portanto, nunca se deve mover a cama ou o paciente enquanto a DVE estiver aberta) • Quando a DVE é fechada pela enfermagem, o paciente pode ser mobilizado sem restrições; a DVE novamente nivelada pela enfermagem após a mobilização

(*continua*)

TABELA 24.5 Informações gerais da UMMC sobre equipamento médico para tratamento agudo e implicações de reabilitação para o manejo do cuidado do paciente. *(Continuação)*

Sistema neurológico

	Informação geral	Implicações na reabilitação
Parafuso camino	• Usado para medir a pressão intracraniana • Inserido no espaço subaracnoide ou no parênquima por meio de um orifício de trepanação	• O adaptador precisa ser ancorado durante a mobilização para evitar o aumento da tração no parafuso
Licox	• Usado para medir a oxigenação do tecido cerebral intersticial (PbtO₂) e a temperatura do cérebro • Inserido abaixo da dura-máter na substância branca do cérebro por meio de um orifício de trepanação	• O adaptador precisa ser ancorado durante a mobilidade para evitar o aumento da tração sobre o parafuso

Drenos de cirurgia geral

	Informação geral	Implicações na reabilitação
Hemovac	• Usado para drenar líquido/sangue localizado de um local cirúrgico • Pode ser colocado por gravidade ou sucção	• Fixar nas roupas durante a mobilização • Se for encontrado aberto e tiver perdido sucção, confirme com a enfermagem se a drenagem deve ocorrer por gravidade ou sucção antes de reaplicar a sucção
Dreno de Jackson-Pratt (JP)	• Usado para drenar líquido/sangue em um local cirúrgico • Pode ser colocado por gravidade ou sucção	• Fixar nas roupas durante a mobilização • Se for encontrado aberto e tiver perdido sucção, confirme com RN se a drenagem deve ser por gravidade ou sucção antes de reaplicar a sucção
PleurX	• Usado para o tratamento de ascite maligna e derrames pleurais recorrentes (muitas vezes, no ambiente comunitário, para limitar a necessidade de hospitalização para paracentese/toracocentese repetida) • Inclui um cateter permanente um frasco a vácuo	• Fixar nas roupas durante a mobilização • Garantir a integridade do curativo do local de saída antes da mobilização
Drenos biliares, de nefrostomia e abdominais	• Usado para drenar líquido do órgão ou região aplicável • Pode ser colocado por gravidade (por meio de um saco de coleta) ou por sucção	• Prender a bolsa coletora durante a mobilização • Mantenha a bolsa coletora abaixo do local de inserção se drenar for por gravidade
Fechamento assistido a vácuo (VAC)	• Usado para fornecer um ambiente ideal de cicatrização de feridas por meio de um sistema de pressão negativa • Indicado para feridas profundas extensas, infecções de tecidos moles, enxertos/retalhos ou enquanto se aguarda pelo fechamento definitivo de incisões cirúrgicas	• A sucção deve ser mantida em todo o tempo • Notifique a enfermagem se o curativo VAC parecer solto ou se o vácuo unidade for alarmante • Pode ser desconectado do cabo de alimentação durante a mobilização
Dreno de Penrose	• Tubo macio e flexível em forma de canudo • Pode ser colocado diretamente em um local cirúrgico para drenar fluido/sangue localizado, ou pode ser inserido e retirado do local cirúrgico para evitar o fechamento prematuro da ferida e facilitar a drenagem contínua	• Deve-se ter cuidado para evitar o deslocamento, pois o dreno é delicado

RCP, reanimação cardiopulmonar; *TVP*, trombose venosa profunda; *CL*, cabeceira do leito; *UTI*, unidade de tratamento intensivo; *PIL*, profissional independente licenciado; *PAM*, pressão arterial média; *AOS*, apneia obstrutiva do sono; *AP*, artéria pulmonar; *APCE*, analgesia controlada pelo paciente epidural; *PEFP*, pressão expiratória final positiva; *CVP*, contração ventricular prematura; *ADM*, amplitude de movimento; *FTR*, fisioterapeuta respiratório; *NPT*, nutrição parenteral total.

(De Wells CL, Pittas J, Heyman K, Barron K, in collaboration with the Department of Rehabilitation Services Clinical Practice Committee at the University of Maryland Medical Center. Property of UMMC.)

de reabilitação para promover a mobilidade funcional e lidar com as limitações. Várias medidas de resultados foram identificadas como úteis para determinar um plano de cuidados destinado a atender às necessidades que tornam os idosos mais vulneráveis. Uma das medidas de resultado mais preditivas para identificar readmissões de 1 mês é a capacidade do adulto de se levantar de uma cadeira-padrão sem o uso das extremidades superiores. Velocidade de marcha < 0,6 m/seg e uma pontuação de 5 ou menos na Pontuação Cumulativa de Deambulação (*Cumulative Ambulation Score*), que examina a capacidade do paciente de se levantar da cama, levantar de uma cadeira e caminhar uma curta distância, também são resultados fortes que podem ser usados para identificar pacientes em risco e direcionar recursos para atender às necessidades. A força de preensão manual é um bom indicador de reserva física e triagem para sarcopenia com corte < 16 kg para mulheres e < 26 kg para homens, mas não é um forte indicador preditivo para readmissões.[15]

Programas de mobilidade em enfermagem

Muitas instituições de saúde implementaram um programa de mobilidade orientado pela enfermagem que visa avaliar as habilidades físicas atuais do paciente (Boxe 24.3) e desenvolver um plano de atividades para o dia. Esses programas de mobilidade podem ser usados para promover a mobilidade segura do paciente e maximizar a utilização dos serviços de reabilitação. Um programa de mobilidade dirigido pela enfermagem bem-sucedido inclui cinco componentes (Boxe 24.3).[3,40] A equipe de reabilitação é vital para treinar e auxiliar a equipe de enfermagem no manuseio básico e seguro do paciente, como ajudar a transferi-lo para uma cadeira e caminhar até o banheiro e mobilidade funcional e exercícios básicos para promover o acompanhamento do plano de tratamento.

Um programa de mobilidade de enfermagem bem-sucedido permite que o fisioterapeuta se concentre no processo de reabilitação e auxilie no atendimento ao paciente que está recebendo alta para um nível superior de atendimento. Os fisioterapeutas podem fornecer atividades funcionais direcionadas e exercícios para a enfermagem completar com o paciente, deixando tempo para os fisioterapeutas se concentrarem em habilidades facilitadoras superiores dentro de sua sessão para progredir no estado do paciente. Com a colaboração entre a fisioterapia e a enfermagem, é mais provável que as famílias se envolvam para receber informações semelhantes sobre o estado funcional e o plano de mobilidade para o dia.[41] Finalmente, um programa de mobilidade orientado pela enfermagem que seja bem apoiado permite que os serviços de fisioterapia sejam direcionados ao paciente certo no momento certo, o que deve permitir uma melhor utilização dos serviços de terapia.

Além da função de recomendação de alta e terapia direcionada para facilitar a dispensa eficaz para casa, os fisioterapeutas de cuidados intensivos também fornecem serviços de reabilitação aguda aos pacientes. O atendimento ao paciente pode incluir a otimização da alta ou a preparação dos pacientes para procedimentos médicos ou cirúrgicos adicionais. Os fisioterapeutas também colaboram com a equipe de terapia intensiva para liberar os pacientes da ventilação mecânica prolongada e do ambiente da UTI, tornando-se membros-chave da equipe da UTI na abordagem do retreinamento funcional, aumento da tolerância às atividades e modos de solucionar problemas para superar as barreiras de muitos dispositivos de UTI com o objetivo de promover a mobilidade[42,43] e contribuir para menos dias de suporte ventilatório e menor permanência na UTI.[44-46]

Um fisioterapeuta eficaz está rotineiramente obtendo e fornecendo informações para progredir no plano de atendimento ao paciente. O terapeuta de cuidados intensivos deve estar familiarizado e ser capaz de manipular linhas críticas, como parafuso Camino, dreno lombar, tubo endotraqueal, cisne, dispositivo de assistência ventricular esquerda e/ou oxigenação por membrana extracorpórea para mobilizar os pacientes com sucesso e segurança. Cada dispositivo, linha e tubo, deve ser identificado e sua função conhecida. Precauções devem ser implementadas para cuidar desses equipamentos enquanto mobiliza o paciente. O fisioterapeuta precisa estar preparado para atuar no caso de uma linha ser deslocada ou solta.

DESCONDICIONAMENTO ADQUIRIDO NO HOSPITAL E SÍNDROME APÓS CUIDADOS INTENSIVOS

O descondicionamento adquirido em hospital e a síndrome pós-cuidados intensivos (SPCI) estão recebendo cada vez mais atenção como condições que podem ser prevenidas. Durante uma hospitalização aguda, por exemplo, os idosos passam aproximadamente 83% de sua permanência acamados e 12% do tempo em uma cadeira,[47] o que contribui para os efeitos adversos bem conhecidos do repouso no leito. Até 60% dos adultos idosos internados no hospital relatam declínio pós-hospitalar na conclusão das AVDs, e mais de 40% não conseguiram completar as AVDs instrumentais anteriores. Apenas cerca de 30% dos adultos idosos alcançam seu nível anterior de função em

---

BOXE 24.3	Programa bem-sucedido de enfermagem direcionada para a mobilidade.

1. Avaliação fisiológica para determinar a prontidão para mobilização e exercícios
2. Rastreamento objetivo para mobilidade avaliando a capacidade física do paciente
3. Colaboração com serviços formais de reabilitação para enfocar no desenvolvimento do processo de mobilidade para mitigar o descondicionamento adquirido no hospital e restaurar a mobilidade funcional
4. Se tornar campeão de mobilidade precoce baseado na unidade de enfermagem
5. Utilizar ferramentas de enfermagem na promoção de planos de tratamento para auxiliar os pacientes com exercícios, autocuidado e mobilidade funcional

1 ano.[14,15] Os fisioterapeutas têm um papel crítico na redução da perda muscular, força e limitações funcionais. Mehlhorn et al. descobriram que os pacientes que receberam fisioterapia imediatamente após a admissão na UTI tiveram melhores resultados funcionais na alta da UTI, bem como na alta hospitalar.[48] Pacientes que perdem menos musculatura e mobilidade funcional podem voltar para casa após a alta, em comparação com a necessidade de internação para reabilitação após cuidados agudos.

Os fisioterapeutas podem avaliar a força e relatar a perda de força usando a pontuação de fraqueza adquirida na UTI (PF-UTI) que avalia seis grupos musculares e documenta os níveis funcionais usando várias medidas de resultados, como a Escala de Mobilidade da UTI (*ICU Mobility Scale*), a Pontuação do Estado Funcional para a UTI (*Functional Status Score for the ICU* [FSS-ICU]), ou o formulário de Medida de Atividade após Cuidados Intensivos (*Activity Measure for Post Acute Care* [AM-PAC]) de "6 cliques". Força e função estão associadas a resultados de menos dias de ventilação, menor tempo de permanência na UTI e redução da mortalidade. Wieske et al.[49] descobriram que uma PF-UTI está independentemente associada à mortalidade pós-UTI e função física inferior clinicamente relevante naqueles que sobrevivem à doença crítica. Além disso, Herman et al. encontraram aumento da mortalidade em 1 ano em pacientes com diagnóstico de PF-UTI.[50a]

Falvey et al. sugerem que a prescrição de exercícios tradicionais para idosos em risco de descondicionamento adquirido em hospital (DAH) seja reavaliada quanto à intensidade adequada e treinamento de mobilidade funcional para reverter a perda de reserva funcional e desempenho físico.[50] Esses autores defendem uma abordagem semelhante àquela usada para tratar a fragilidade (descrita no Capítulo 13). Essa abordagem enfatiza o treinamento de resistência de alta intensidade como base para o treinamento de mobilidade e treinamento aeróbico. Como nenhum efeito adverso de uma abordagem de alta intensidade é relatado, os terapeutas devem usá-la com base em evidências para DAH enquanto monitoram cuidadosamente a resposta fisiológica do paciente e o esforço percebido para a atividade.

CONTRIBUIÇÃO DA FISIOTERAPIA PARA A PREVENÇÃO DE QUEDAS

As quedas em ambientes de cuidados intensivos são uma grande preocupação para todos os envolvidos. A prevenção de quedas ocupa um lugar central no ambiente hospitalar porque leva a custos diretos de atendimento ao paciente, estadias mais longas no hospital e encargos financeiros decorrentes de litígios. As taxas de queda variam de 3,3 a 11,5 quedas por mil pacientes-dia. Das quedas, 25% resultam em lesões e 2% resultam em fraturas, levando a uma média de 6 a 12 dias a mais no tempo de internação.[51] As quedas ocorrem mais em enfermarias que em UTIs ou unidades cirúrgicas. Os idosos caem com mais frequência, talvez devido a mudanças relacionadas à idade, deficiências e comorbidades preexistentes, aumento do risco de

delirium e demência, medo de cair, depressão, polimedicação e dependência de óculos indisponíveis. As políticas do hospital tendem a se concentrar na prevenção de quedas por meio do uso de alarmes, restrições e assistentes. Entretanto, esses métodos não são baseados em evidências revisadas por pares. Portanto, o foco em um ambiente de mobilidade e prevenção de perda funcional, embora seja mais trabalhoso, gera melhores resultados.[52-55]

Os fisioterapeutas têm um papel fundamental a desempenhar na redução de quedas no ambiente de cuidados intensivos. Colaborar com a enfermagem para estabelecer níveis funcionais precisos para as necessidades de cada paciente pode identificar rapidamente um plano na promoção de atividades seguras para o paciente. Os fisioterapeutas devem fazer recomendações de equipamentos e mobilidade funcional, fornecer exercícios para melhorar a força e o equilíbrio, rastrear ou instruir em estratégias compensatórias seguras para estimular a mobilidade e trabalhar com a enfermagem para estabelecer ambientes mais seguros. Por fim, os terapeutas podem liderar iniciativas hospitalares e trabalhos em comitês para promover programas de mobilidade funcional e caminhada e descartar problemas médicos, como hipotensão ortostática, arritmias e imobilizadores ou aparelhos com ajuste inadequado que podem contribuir para quedas.

PAPEL DO FISIOTERAPEUTA NA UTI

O fisioterapeuta que atende pacientes na UTI deve ter não só conhecimento do paciente, linhas e tubos e medicamentos comuns, mas também conhecimento e compreensão dos múltiplos diagnósticos em suas formas mais críticas, com suas possíveis complicações e implicações da reabilitação. A maioria dos grandes hospitais separa suas UTIs por áreas de cuidados (i. e., cirúrgica, clínica, neurológica etc.), então um fisioterapeuta pode ter a oportunidade de se familiarizar com certos diagnósticos críticos relacionados à população que ele trata com mais frequência. Independentemente da população específica, é necessário o conhecimento da patologia humana em cuidados intensivos para o fisioterapeuta que trata na UTI (p. ex., compreensão da hemodinâmica e das mudanças de volume que podem ocorrer com mudanças na posição, compreensão do efeito de um sistema em crise e como isso pode afetar outros sistemas do corpo).

Trabalhar na UTI exige uma relação mais próxima com a equipe de enfermagem e de intensivistas médicos da UTI. Discutir com a enfermagem como o paciente tolerou as atividades de cuidado diário, como rolar para trocar de lençóis, pode dar ao fisioterapeuta informações sobre como o paciente pode tolerar o exercício e a mobilidade. Outro benefício de trabalhar mais em conjunto com a enfermagem é que o fisioterapeuta pode discutir os medicamentos e o potencial para, se necessário, pressionar o paciente um pouco mais, talvez, que se a enfermeira não fosse capaz de titular os medicamentos para ajudar o paciente na recuperação, se a sessão for mal tolerada, como ajustes de horários para que o efeito analgésico ocorra no momento terapêutico. Trabalhar mais próximo dos médicos e provedores de cuidados intensivos é um benefício exclusivo da fisioterapia de cuidados intensivos. A capacidade de discutir, em tempo real, a (in)tolerância de um paciente para a atividade e abordar quaisquer preocupações que alguém possa ter, permite que o fisioterapeuta forneça o melhor atendimento. Às vezes, é necessário tomar uma decisão no meio da sessão de tratamento em relação ao suporte ventilatório ou farmacológico para otimizar o tratamento; ter um médico ou provedor na unidade permite uma discussão rápida e diminui o tempo de terapia perdida em comparação com ter que acionar um médico e esperar que ele responda.

Apesar de existirem alguns princípios gerais para a fisioterapia em terapia intensiva, cada UTI e população tem especificidades sobre as quais o fisioterapeuta designado para aquela unidade precisa ter conhecimento íntimo. Uma compreensão de cada diagnóstico comum e dos caminhos gerais percorridos à medida que o paciente progride em direção à recuperação, bem como regride, é necessária para tratar adequadamente esses pacientes de UTI. Isso permite que o fisioterapeuta seja um membro da equipe de cuidados intensivos com informações pertinentes a oferecer com base nas sessões de tratamento. Populações específicas de pacientes serão discutidas a seguir.

Cirurgia cardíaca e UTI

Um terço de todas as cirurgias que envolvem pacientes com 65 anos ou mais é de natureza cardíaca ou colorretal.[56] Mais de meio milhão de indivíduos são submetidos a algum tipo de procedimento cardíaco aberto, com mais de 50% envolvendo o adulto idoso,[57] incluindo revascularização do miocárdio, reparo ou substituição valvar, procedimentos combinados e reparos aórticos devido a aneurisma ou dissecções.

Os cirurgiões estão operando com mais frequência indivíduos com mais de 70 anos, com taxas de sobrevivência próximas a 90% em 1 ano e 62% em 5 anos.[58,59] Mais recentemente, a atenção tem se concentrado nas características pré-operatórias do indivíduo para determinar potenciais previsores do resultado pós-operatório e da qualidade da recuperação após cirurgia cardíaca aberta.

A fragilidade é um melhor previsor de mortalidade que a idade cronológica em estudos sobre a associação entre resultados cirúrgicos e fragilidade.[60] A fragilidade também foi associada a uma maior dependência da ventilação mecânica.[61] Robinson et al. relataram que a presença de fragilidade estava associada a complicações pós-operatórias e a sua gravidade associada a mais de uma complicação pós-operatória após cirurgia de revascularização do miocárdio (CRM), cirurgia valvar ou procedimento combinado.[56] Portanto, avaliar a presença de fragilidade no pré-operatório, se possível, pode fornecer informações importantes para a equipe cirúrgica. No pós-operatório, a presença de fragilidade pode informar o prognóstico e o planejamento de alta. Ver Capítulo 13 para uma discussão abrangente das implicações da fragilidade.

Outros fatores de risco para resultados ruins em adultos idosos incluem ter 85 anos ou mais, ter um índice de massa corporal (IMC) < 25, fibrilação atrial, insuficiência renal ou uma história de depressão, sangramentos gastrintestinais (GI), acidente vascular encefálico (AVE) ou câncer. Certas medidas de desfecho também foram associadas a taxas de mortalidade mais altas, incluindo velocidades de marcha mais lentas que 0,54 m/seg, sentar para ficar em pé 5 vezes em mais de 60 segundos, preensão manual de < 20 kg, déficits de equilíbrio e deficiências nas AVDs.[62] Curiosamente, velocidade de marcha, sentar para ficar de pé em determinado tempo e a força de preensão são componentes da fragilidade.

Dependendo do tipo de cirurgia cardíaca aberta que é realizada e dos fatores de risco individuais, as complicações potenciais que precisam ser discutidas com o idoso incluem acidente vascular encefálico, *delirium*, disfunção renal e pulmonar e parada, para citar alguns mais comuns (Tabela 24.6). O diagnóstico e o tratamento da insuficiência cardíaca são componentes importantes do cuidado pós-operatório porque a insuficiência cardíaca é a complicação mais comum após a cirurgia cardíaca aberta. A insuficiência cardíaca está associada a maior tempo de ventilação mecânica e maior tempo de internação na UTI e no hospital. Os pacientes também tendem a apresentar uma maior incidência de depressão e diminuição do envolvimento social e com atividades.[63] O fisioterapeuta pode ser um membro-chave da equipe de saúde

TABELA 24.6	Complicações pós-operatórias comuns.
Complicação pós-operatória	**Papel da fisioterapia**
Infecção ou deiscência da ferida	Proteção da ferida por meio do ensino de estratégias alternativas de mobilidade funcional para minimizar o estresse incisional Tratamento da ferida
Arritmias	Monitoramento para alterações no eletrocardiograma, determinar sinais e sintomas associados
Eliminação insuficiente de secreções das vias respiratórias ou pneumonia	Técnicas de limpeza das vias respiratórias, progressão de exercícios e atividades funcionais
Insuficiência ou falência renal	Tratamento do edema, técnicas e equipamentos para reduzir lesões por pressão
Lesões por pressões	Estratégias de reposicionamento, mobilidade, recomendações para leitos com superfícies especiais e imobilizadores
Acidente vascular encefálico	Exame e intervenção neuromuscular
Delirium	Reorientação e retreinamento cognitivo
Infecção (infecção do trato urinário, infecção de linha)	Monitorar para sinais e sintomas de infecção e aumentar a mobilidade de modo a facilitar a diminuição do uso de cateteres de Foley

para monitorar platôs ou declínios nas funções para que a equipe multiprofissional possa fazer mudanças imediatas na otimização do plano de gestão de cuidados, a fim de diminuir atrasos evitáveis. O terapeuta deve fornecer educação sobre o curso esperado de recuperação funcional e avaliação contínua para fazer a recomendação de alta mais adequada.

Os hospitais estão voltando à utilização de protocolos clínicos pós-operatórios para padronizar os cuidados de rotina e melhorar a eficiência. Esses protocolos clínicos reduzem a variabilidade entre os serviços de saúde, melhoram a colaboração e a comunicação interdisciplinar e permitem que a equipe identifique rapidamente quando um paciente não está atendendo às metas esperadas. A adoção de tais protocolos pode levar à redução do tempo de ventilação mecânica, melhor alimentação e redução do tempo de permanência na UTI e no hospital, bem como promover a mobilização precoce, reduzindo o efeito da internação prolongada.[64] A equipe pode ser encarregada de avaliar a causa do desvio dos resultados esperados e tomar medidas corretivas para abordar a causa com o objetivo de devolver o paciente ao caminho do protocolo ou determinar um novo plano de cuidados.

A fisioterapia é um componente-chave dos protocolos clínicos do procedimento cardíaco aberto. A partir da avaliação inicial no dia 0 ou 1 do pós-operatório, os fisioterapeutas avaliam a capacidade funcional e a estabilidade dos sinais vitais, começam a instruir o paciente e a família sobre os cuidados do osso esterno, se apropriado, e fazem recomendações de alta. Nos últimos anos, foi demonstrado que os pacientes podem usar com segurança seus membros superiores para realizar atividades funcionais, como transferências para fora da cama e levantar da posição sentada. Esses pacientes devem ser encorajados a restaurar a amplitude de movimento de seus ombros nos primeiros dias de pós-operatório. O uso das extremidades superiores para transferências e AVDs deve ser concluído com as extremidades superiores posicionadas para aproximar o esterno e diminuir o comprimento dos músculos peitorais para reduzir o estresse sobre a pele e o esterno. A literatura agora está disponível para relatar que o paciente pode levantar 4,5 a 9 quilos com segurança quando o peso é mantido próximo ao corpo, e devem ser capazes de retomar as atividades anteriores em 6 semanas, conforme a dor permitir, a menos que haja preocupação com a cura.[65,66] A fisioterapia também deve colaborar com a enfermagem para progredir na tolerância à caminhada, objetivando que os pacientes deambulem pelo menos três vezes ao dia por pelo menos 30 minutos no total, sempre monitorado em relação a sinais vitais e escala de esforço referido, para aumentar a desobstrução das vias respiratórias, a fim de normalizar a ventilação e para instruir sobre estratégias de imobilização e tosse.

Outra fonte de complicações pós-operatórias é o uso da circulação extracorpórea durante a cirurgia cardíaca aberta. Browndyke et al. descobriram que as alterações cognitivas pós-operatórias foram associadas a alterações documentadas por imagem de ressonância magnética (RM) nas regiões do córtex cingulado posterior e giro frontal superior direito. Essas estruturas estão envolvidas na autoconsciência, na cognição conduzida internamente, na atenção concentrada e nos processos de comunicação cerebral global. Clinicamente, esses pacientes apresentavam déficits em testes cognitivos, como os testes *Trail A*, *Stroop Color and Word* e *Rey Auditory Learning*.[67] O fisioterapeuta deve rastrear os déficits cognitivos e de atenção durante as sessões de avaliação inicial e de acompanhamento para alertar a equipe cirúrgica se houver preocupações, porque o *delirium* está negativamente associado à duração da internação e resultados funcionais, conforme mencionado anteriormente. O fisioterapeuta pode considerar a recomendação de terapia ocupacional ou consulta fonoaudiológica para uma avaliação mais aprofundada dos déficits e possíveis recomendações de intervenções.

As complicações pulmonares após uma cirurgia cardíaca aberta são a principal causa de mortalidade, podendo chegar a 76%, dependendo do tipo de complicação, tipo de cirurgia e fatores de risco individuais. Complicações pulmonares estão associadas a bloqueio cardíaco completo e alteração mecânica da parede torácica a partir da abordagem cirúrgica de esternotomia ou toracotomia, o que pode levar a ventilação insuficiente, síndrome da resposta inflamatória sistêmica, lesão do nervo frênico, edema alveolar devido à função ventricular esquerda insuficiente, aumento da pressão vascular pulmonar, atelectasia e pneumonia.[68] Além da progressão funcional, abordar a disfunção pulmonar é uma parte substancial dos cuidados que um fisioterapeuta deve fornecer ao paciente após um procedimento cardíaco aberto. Isso pode incluir – mas não se limita a – técnicas de desobstrução das vias respiratórias, exercícios de controle da respiração, mobilidade, posicionamento para normalizar os padrões de respiração e fortalecimento dos músculos respiratórios.

A educação e a preparação pré-operatória estão se tornando parte do manejo cirúrgico de rotina de pacientes submetidos a procedimentos cardíacos abertos para melhorar os resultados e diminuir o tempo de permanência. A educação individualizada centrada no paciente reduz a ansiedade e a depressão e melhora o autocuidado após a cirurgia cardíaca aberta, assim como o engajamento aos planos de cuidados.[69] É importante que a equipe cirúrgica forneça educação por meio de vários tipos de mídias, incluindo escrita, vídeo e face a face, para conhecer os estilos de aprendizagem e necessidades dos pacientes. Indica-se a leitura do Capítulo 11 neste livro.

Também é importante abordar as limitações físicas e os comportamentos que contribuem para as complicações pós-operatórias, quando possível. A participação dos pacientes em programas de fisioterapia para tratar de deficiências funcionais, ensinar modificação funcional da mobilidade pós-operatória e aumentar a tolerância à atividade tem contribuído para a redução do tempo de permanência e melhora da qualidade de vida. A cessação do tabagismo, o uso de treinamento da musculatura inspiratória e o treino de exercícios de controle da respiração também geram benefícios pós-operatórios.[70] Essas intervenções de educação e fisioterapia pré-operatórias também precisam ser fornecidas aos pacientes internados no hospital antes da cirurgia para evitar o descondicionamento pré-operatório adquirido, que pode levar a uma redução na recuperação funcional, atrasos na alta e aumento do risco de adquirir uma complicação associada ao hospital, como pneumonia, infecção do trato urinário ou lesão cutânea por pressão.[71]

Uma parte do tratamento dos pacientes pelo fisioterapeuta após a cirurgia cardíaca aberta é a avaliação consistente da progressão funcional, função pulmonar e sinais vitais. Os terapeutas devem monitorar os sinais vitais durante o treinamento funcional, incluindo o monitoramento das alterações eletrocardiográficas. A fibrilação atrial é uma das arritmias mais comuns entre adultos idosos após procedimentos cardíacos abertos, e é uma das principais causas de reinternação. É muito importante determinar se o paciente apresenta frequência e ritmo cardíacos normais, pressão arterial e resposta de saturação ao exercício e treinamento funcional para informar a progressão e contribuir para uma alta bem-sucedida. Outra área em que os fisioterapeutas podem contribuir para o cuidado desses pacientes é educá-los sobre como se mover e se exercitar com segurança enquanto os tecidos moles e o esterno cicatrizam. A educação também deve incluir os sinais e os sintomas de infecções de feridas, que também são uma causa comum de readmissão.[72]

Finalmente, o fisioterapeuta deve trabalhar em estreita colaboração com o gerenciamento de casos e o trabalho social no desenvolvimento de um plano de alta. O paciente precisará de suporte contínuo por 4 a 8 semanas após a alta hospitalar. Geralmente, os pacientes precisam de assistência com AVDs, como banho, trabalhos domésticos e direção de veículos por 1 a 2 meses após a cirurgia.[73] Esse tempo pode ser mais longo para aqueles pacientes que demonstram déficits nas AVDs antes da cirurgia, que apresentam múltiplas comorbidades ou que experimentaram *delirium* durante a internação hospitalar.[73]

Procedimentos cirúrgicos cardíacos

Os procedimentos mais comuns incluídos na cirurgia cardíaca aberta são a revascularização e os reparos ou as substituições valvares. A revascularização continua a ser o tratamento cirúrgico padrão-ouro para doença arterial coronariana. Revascularização, para doença isolada da coronária anterior esquerda ou doença multiarterial, está associada a menor mortalidade e menor incidência de eventos cardiovasculares futuros, como infartos do miocárdio e acidentes vasculares encefálicos, quando comparada a opções cirúrgicas menos radicais, como a cirurgia minimamente invasiva de *bypass* da artéria coronária direta e angioplastia com implante de *stent* arterial.[74] A cirurgia cardíaca minimamente invasiva tende a apresentar tempos de estadia hospitalar mais longos, mas também está associada a menos eventos cardiovasculares futuros e necessidade de revascularização adicional quando comparada à angioplastia.[75] Para o idoso com um alto risco

cirúrgico secundário a múltiplas comorbidades, a cirurgia cardíaca minimamente invasiva isolada ou a cirurgia cardíaca minimamente invasiva com angioplastia e colocação de *stent* pode ser a melhor opção. Os cirurgiões podem concluir muitos desses procedimentos cirúrgicos sem uso da circulação extracorpórea (CEC), com menores taxas de AVE que os procedimentos tradicionais com CEC. Procedimentos sem CEC podem reduzir a mortalidade e a morbidade para pacientes idosos de alto risco.[76]

Estenose da valva aórtica. Essa é a doença valvar mais frequente que prejudica a ejeção do ventrículo esquerdo e está associada a outras comorbidades, como estenose da artéria carótida, acidente vascular encefálico, doença arterial periférica e insuficiência renal crônica. Dos pacientes com estenose aórtica, 63% também apresentam doença arterial coronariana clinicamente significativa. Langanay et al. relataram resultados favoráveis para o idoso com mais de 80 anos por meio do uso de uma abordagem cirúrgica com uma sobrevida de 7,1 anos.[59] Mais recentemente, adultos idosos que foram considerados de alto risco para uma substituição da valva aórtica ou não considerados candidatos à cirurgia foram submetidos à substituição da valva aórtica transcateter, em vez de um procedimento cardíaco aberto. Os resultados na mortalidade e morbidade para pacientes submetidos à troca valvar aórtica transcateter são menores que os observados com a abordagem aberta, mas a literatura não é definitiva sobre os critérios de seleção para uma abordagem cirúrgica *versus* transcateter devido ao desenho do estudo, tamanho da amostra e seleção.[62,77]

Reparo da valva mitral. A doença da valva mitral moderada a grave afeta 5 milhões de indivíduos e pode ser classificada como uma doença primária ou secundária. A doença primária está relacionada a anormalidades intrínsecas da valva, como uma deformidade congênita dos folhetos da válvula. A doença secundária está relacionada à insuficiência ventricular esquerda, com a causa mais comum sendo a doença isquêmica da artéria coronária que leva à regurgitação mitral secundária à isquemia do músculo papilar, ruptura ou remodelação ventricular esquerda.[78]

É comum que um paciente seja submetido a reparo ou substituição da valva mitral e a uma revascularização do miocárdio para doença coronariana ao mesmo tempo. Esses pacientes podem passar por mais tempo em circulação extracorpórea durante a cirurgia, mais tempo em ventiladores mecânicos e, consequentemente, períodos de permanência mais longos, porém os resultados são favoráveis. Ao melhorar a perfusão miocárdica e corrigir a disfunção da valva mitral, o ventrículo esquerdo pode se remodelar e o sangue pode fluir à frente por meio do coração e sair para a circulação sistêmica, e os pacientes apresentarem melhora na capacidade física.[78]

Os resultados de reparo *versus* substituição da valva mitral são variáveis. Parece que se observa uma remodelação ventricular esquerda mais consistente com menos regurgitação recorrente quando a valva mitral é substituída. Outros cirurgiões relataram que, se não houver regurgitação recorrente 2 anos após a cirurgia para uma valvoplastia da valva mitral, então a remodelação do ventrículo é realmente melhor com a valva natural.[77,78]

A cirurgia minimamente invasiva da valva mitral (CMIVM) tornou-se uma abordagem alternativa eficaz e se expandiu para incluir esternotomia parcial e toracotomia anterior. Os tipos de reparo podem ser personalizados para se adequar à disfunção valvar e podem incluir a substituição de uma corda tendínea rompida e o reparo do anel ou folheto valvar. Mais recentemente, a técnica transcateter para reparos também está sendo realizada por meio de uma abordagem pela veia femoral. Parece não haver diferença na mortalidade de CMIVM em comparação com a substituição da valva mitral por esternotomia convencional, embora haja um risco aumentado de intervenção cirúrgica futura devido à regurgitação recorrente.[79]

UTI neurológica

Na UTI neurológica, os diagnósticos comuns são AVEs, hemorragias subaracnóideas (HSAs) e hemorragias intracerebrais (HICs). Existem recomendações de melhores práticas específicas com base na apresentação e nos desejos do paciente, mas também existem semelhanças no tratamento dessas condições que são mais relevantes para a reabilitação e tratamento na UTI.

O manejo da pressão arterial (PA) é extremamente importante para evitar mais sangramento e lesões neurológicas. A PA é variável e afetada pela atividade; um paciente pode tolerar sair da cama e sentar em uma cadeira sem exceder sua meta de PA, enquanto outro paciente com o mesmo diagnóstico pode tolerar apenas a mobilidade na cama. É importante que o fisioterapeuta esteja ciente da meta específica de PA para pacientes individuais e modifique o tratamento para cumprir esses parâmetros. Por exemplo, pacientes com condições de saúde neurológicas recentes terão uma meta de pressão arterial alvo. Isso pode incluir hipertensão permissiva, permitindo uma pressão arterial sistólica (PAS) de até 220 mmHg, no caso de um AVE isquêmico para tentar reperfundir a área de isquemia, ou manter a PAS < 140 mmHg para condições de HIC e HSA, a fim de prevenir novos sangramentos.[80]

Outro evento comum visto na população neurocrítica é o vasospasmo. Trata-se do estreitamento repentino dos vasos, levando a mais isquemia. Os pacientes com vasospasmo apresentam sintomas de novos déficits focais e/ou diminuição do nível de consciência.[81] Se um paciente começa a apresentar sintomas de vasospasmo durante o tratamento fisioterapêutico, é importante que o fisioterapeuta reconheça esses sintomas e responda de maneira adequada. Pode ser que o paciente esteja hipovolêmico e, simplesmente, precise de hidratação intravenosa, ou pode ser que o paciente necessite de tratamento endovascular; de qualquer forma, o fisioterapeuta deve conhecer os sintomas e reconhecer que o tratamento deve ser encerrado e notificar a equipe de cuidados intensivos sobre os novos sintomas.

Como acontece com outros pacientes gravemente enfermos, os pacientes na UTI neurológica podem experimentar

contratempos. Quer esteja relacionado a algo relativamente simples, como desequilíbrio hemodinâmico ou eletrolítico, ou a algo mais crítico, como controle da pressão arterial ou novo sangramento, os pacientes podem parecer prontos para progredir para um cuidado intermediário (CIM) ou enfermaria em 1 dia e mais tarde, no mesmo dia, ser considerado muito instável para transferência. Esses pacientes podem se apresentar de modo diferente de um tratamento para o outro. É função do fisioterapeuta de cuidados intensivos trabalhar dentro das limitações e da apresentação mais atual, desde que o paciente esteja clinicamente estável para a terapia, para progredir funcionalmente esses pacientes até que possam ir para um centro de reabilitação. Avaliações frequentes (i. e., força, alerta, coordenação etc.), mesmo se semelhantes às documentadas pela equipe de cuidados intensivos, podem fornecer ao terapeuta e à equipe informações pertinentes sobre a tolerância dos pacientes ao tratamento, progresso e prontidão para transferência da UTI para uma unidade intermediária.

UTI clínica

Na UTI clínica, o fisioterapeuta será exposto a uma variedade de diagnósticos. Comumente, os pacientes com agravamento da dificuldade respiratória ou insuficiência renal e aqueles que experimentam efeitos adversos de medicamentos e efeitos do câncer são transferidos para uma UTI clínica para um nível mais alto de atendimento. Como outras UTIs, um paciente pode estar estável e apropriado para a terapia e, ainda assim, começar a descompensar durante o tratamento; portanto, é importante conhecer os sinais e sintomas e os cursos de ação adequados.

Ventilação na UTI. Os pacientes que apresentam dificuldade respiratória em uma UTI, geralmente, precisam de entubação para ventilação. O conhecimento e a compreensão da ventilação mecânica e do próprio ventilador são necessários para o progresso do paciente na terapia. O tratamento e a duração da ventilação podem variar dependendo do diagnóstico. Os diagnósticos comuns que requerem ventilação incluem pneumonia, DPOC e asma. A familiaridade com o ventilador permitirá que o terapeuta gerencie o tubo com segurança no posicionamento ideal para permitir a mobilidade. Conforme mencionado anteriormente, o reconhecimento de vários alarmes e como/quando responder a esses alarmes é importante para o gerenciamento ideal do paciente. A compreensão das configurações e modos do ventilador dará ao terapeuta conhecimento de quão arduamente o paciente está trabalhando e se ele está respirando com auxílio ou iniciando cada respiração independentemente. Alguns modos de ventilação são conhecidos como modos de desmame (pressão ou suporte de volume) e podem ser um indicador de que o paciente está se aproximando da extubação. O fisioterapeuta pode ajudar e tratar os pacientes durante o desmame da ventilação, mesmo que o paciente não seja capaz de tolerar mobilidade ou deambulação naquele momento. Um fisioterapeuta pode auxiliar no posicionamento para uma respiração ideal, bem como educar os pacientes sobre técnicas de respiração profunda e eliminação de secreções para tornar o processo de desmame bem-sucedido. Embora varie de acordo com a instituição, é prática comum mobilizar e deambular com os pacientes enquanto eles ainda estão intubados. É fundamental manter a força, resistência e mobilidade funcional durante a recuperação de uma dificuldade/insuficiência respiratória. É importante observar que, embora um paciente possa se sentir confortável em repouso durante o desmame, ele ou ela pode precisar de mais suporte ventilatório para participar da terapia, especialmente para deambulação e treinamento de resistência, reforçando a importância do monitoramento constante e da atenção a sinais de fadiga. A discussão da possibilidade de alterar o modo de ventilação para participação na terapia pode ser feita com a equipe de cuidados intensivos antes de tratar o paciente.

Hemodiálise na UTI. Não é incomum encontrar um paciente com insuficiência renal na UTI clínica, seja como a razão principal para a admissão ou como um problema secundário causado por uma doença crítica. Seja para insuficiência renal aguda ou crônica, o tratamento em terapia intensiva terá semelhanças, e a familiaridade com o diagnóstico e o tratamento auxiliará o fisioterapeuta na progressão funcional. Cinco a seis por cento dos pacientes admitidos na UTI terão insuficiência renal aguda. Desses pacientes, 75% serão tratados com terapia de substituição renal contínua (TSRC).[100] De acordo com a pesquisa, aproximadamente 4 a 5% de todos os pacientes criticamente enfermos requerem terapia de substituição renal.[101] A TSRC é uma forma mais suave de hemodiálise (HD) que remove fluido e solutos em uma taxa mais lenta por um longo período. Como a terapia é prolongada por 16 a 24 horas (*versus* 3 a 5 horas para HD intermitente), os pacientes que são hemodinamicamente instáveis podem tolerar melhor esse tratamento sem se tornarem gravemente hipotensos e participar da fisioterapia. Apesar de mais lenta, a retirada de líquidos prolongada parece ser melhor para os rins, mas pode representar um desafio para o fisioterapeuta que deseja mobilizar o paciente com insuficiência renal. O cateter precisa ser monitorado com cuidado e pode ser muito sensível à posição da articulação, o que pode interromper a filtração. Tipicamente, as máquinas também são difíceis de manobrar durante a atividade de mobilização. Embora geralmente seja aceito que a mobilidade precoce em cuidados intensivos seja vantajosa para o paciente, muitos profissionais de saúde hesitam em estendê-la aos pacientes que recebem TSRC, necessitando de treinamento e protocolos bem estabelecidos. A TSRC é administrada por meio de um cateter de linha central de duplo lúmen, geralmente instalado nas áreas jugular interna, subclávia ou femoral. Apesar de muitos estudos[102-106] terem demonstrado a segurança e a viabilidade de mobilizar pacientes com cateteres, especialmente femorais, muitas pessoas se sentem desconfortáveis por causa da própria terapia de substituição renal.

A máquina e os suprimentos da TSRC têm um custo associado significativo, e o próprio circuito é vulnerável à coagulação se não for gerenciado por um profissional qualificado. Entretanto, Wang et al. observaram em seu estudo prospectivo de pacientes em TSRC, com todos os locais de cateter mencionados acima, que a mobilização estava associada à vida útil prolongada do filtro para a própria máquina e não estava associada a eventos adversos para os pacientes ou os circuitos, e na verdade, pode prolongar a vida útil do filtro em alguns casos.[100] Mesmo com uma equipe de tratamento que se sente confortável com a mobilização de pacientes em TSRC, o fisioterapeuta está limitado às atividades na sala porque a máquina de TSRC não funciona com bateria. Algumas instalações permitem que o paciente seja removido da TSRC (uma vez que o sangue tenha sido devolvido ao paciente) por um curto período para permitir a deambulação. Isso precisa ser coordenado com o enfermeiro que cuida daquele leito, porque o circuito só pode ser "pausado" por um curto período antes que ele não possa ser reconectado. Como alternativa, alguns médicos executam o TSRC apenas à noite, o que dá ao paciente mais liberdade de mobilização ao longo do dia.

GERENCIAMENTO DO TRAUMA

Adultos idosos com trauma que requerem hospitalização são responsáveis por mais dias de UTI, tempo de internação hospitalar mais longo, maior utilização de serviços hospitalares e taxas de admissão mais altas em instalações de enfermagem qualificadas.[82] O tempo de internação hospitalar está positivamente correlacionado com a idade dos pacientes devido à probabilidade de comorbidades, incluindo arritmia, hipertensão, doença arterial coronariana, diabetes melito, abuso de drogas, disfunção hepática, hemofilia, coagulopatia, doença vascular periférica e desequilíbrio eletrolítico.[83]

O trauma é a sétima causa de morte em idosos, com mortalidade maior em 30 dias para aqueles indivíduos que não podem ter alta para casa. Há uma associação entre morte e doença cardíaca e pulmonar, distúrbios psiquiátricos, distúrbios hematológicos, deficiências cognitivas, acidente vascular encefálico e diabetes.[8,83] Adultos idosos apresentam resultados piores quando comparados a adultos mais jovens, apesar de um índice de gravidade mais baixo, que pode estar associado a comorbidades, fragilidade e diminuição na reserva física.[83]

O adulto idoso responderá de maneira diferente ao estresse do trauma. Fatores como diminuição da função celular, diminuição da reserva física e a possível presença de sarcopenia podem levar a complicações clínicas e maiores taxas de morbidade e mortalidade.[82-84] Há um aumento na carga fisiológica após um evento traumático. Esse aumento exerce um estresse adicional sobre o miocárdio, que já pode estar comprometido devido a doenças crônicas. O declínio natural da função orgânica celular com o envelhecimento agravado por doenças crônicas pode levar à disfunção orgânica, como insuficiência respiratória devido a pneumonia, insuficiência renal e infecções que complicam ainda mais a recuperação médica e dificultam o processo de reabilitação e recuperação.[83,84] O uso de anticoagulação devido ao aumento da incidência de fibrilação atrial no idoso também aumenta o risco de sangramento.[83]

A presença de sarcopenia no momento do evento traumático está diretamente relacionada à previsão de recuperação funcional. Cada centímetro de aumento no tamanho dos músculos psoas medidos a partir da tomografia computadorizada do abdome e da pelve, que é uma ferramenta de diagnóstico muito comum relacionada à admissão de trauma, está correlacionado com um aumento de 20% na probabilidade de alcançar uma vida independente.[85] Possivelmente, a consideração do estágio da sarcopenia pode lançar ainda mais luz sobre o valor clínico das recomendações de intervenção e alta.

A resposta inflamatória aguda que é desencadeada por um evento traumático significativo ou doença crítica, como sepse, cirurgia de emergência, insuficiência respiratória e lesão traumática, amplifica o processo catabólico do músculo esquelético que está associado à sarcopenia. O adulto idoso pode experimentar rapidamente perda muscular profunda e dependência funcional devido ao desenvolvimento de um estado catabólico, levando à disfunção mitocondrial e uma diminuição na síntese de proteína muscular.[84] Atrofia muscular e perda de força e função podem ocorrer nos primeiros 5 dias após uma doença crítica, e em 10 dias pode haver disfunção profunda do sarcômero do músculo esquelético.[86,87] Na primeira semana de hospitalização, 50 a 80% dos pacientes sentirão fraqueza muscular adicional,[88,89] e 100% apresentarão fraqueza muscular na presença de sepse.

O manejo clínico pode estar ainda mais comprometido pela desnutrição, apesar do IMC. Nesse estado fisiológico estressado, os estoques de glicogênio são significativamente utilizados nas primeiras 24 horas, e então o corpo se volta para os aminoácidos do músculo esquelético para produzir energia, levando à proteólise, que parece afetar as fibras musculares do tipo 2 mais que as fibras do tipo 1. Com a diminuição da atividade física, observa-se uma redução nas enzimas oxidativas para produzir energia suficiente, levando a mais disfunção mitocondrial e comprometimento da função muscular.[84]

A abordagem de tratamento para lesões traumáticas em adultos idosos é começar pela prevenção. É fundamental manter o adulto idoso ativo e engajado para manter a reserva fisiológica e a capacidade do corpo superar com maior probabilidade o estresse de um evento traumático. Otimizar o gerenciamento de medicamentos e examinar as interações medicamentosas é uma parte fundamental do atendimento médico geriátrico. Os exames de rotina e o manejo de doenças crônicas também podem melhorar os resultados após a hospitalização.

Uma vez ocorrida a hospitalização, a equipe deve implementar um processo de triagem para identificar os indivíduos em risco de maus resultados. O questionário de Identificação de Idosos em Risco (*Identification of Seniors at Risk* [ISAR]) é uma ferramenta de triagem fácil que considera os seguintes fatores de risco: alterações pré-mórbidas e agudas na função, hospitalizações recentes, déficits de memória, visão prejudicada e polimedicação. Um indivíduo com uma pontuação de 2 ou superior corre o risco de resultados ruins. A AGA normalmente é realizada por um geriatra e avalia vários domínios da função de um adulto idoso. Os pacientes que apresentam déficits tanto no ISAR quanto na AGA correm o maior risco de resultados funcionais ruins após um evento traumático.[90] Outra ferramenta que pode ser útil é o *Vulnerable Elderly Survey* (VES-13), que atribui pontos de 0 a 4 (0 = sem deficiência), em quatro domínios: função física, AVDs, estado de saúde pessoal e idade. Para a função física, a pessoa é questionada se ela pode realizar tarefas de modo independente ou com dificuldade de precisar de ajuda, ou se é incapaz de realizar as seguintes atividades: tarefas físicas como inclinar-se ou ajoelhar-se, caminhar 400 metros, levantar 4,5 quilos, alcançar objetos acima da cabeça, escrever e completar trabalhos domésticos pesados. A pesquisa também pergunta sobre a capacidade de caminhar e completar AVDs, como fazer compras, administrar dinheiro, realizar tarefas domésticas leves e tomar banho. O indivíduo também é solicitado a classificar sua saúde em comparação com a de outras pessoas da mesma idade e, finalmente, sua idade. Uma pontuação VES-13 > 2, com uma pontuação de gravidade de lesão de 16 ou superior, foi associada a complicações hospitalares e desfechos desfavoráveis.[91]

Os hospitais devem implementar um modelo colaborativo entre os serviços de reabilitação e enfermagem para promover a mobilização precoce e a reabilitação para manter a mobilidade funcional e o envolvimento cognitivo o mais rápido possível.[41] As instalações precisam adotar políticas para reduzir o nível de sedação e uso de restrições, incentivar o envolvimento da família, minimizar o isolamento sensorial e tornar o ambiente de mobilidade favorável para os adultos idosos.[31,92] Os serviços de reabilitação precisam examinar como os pacientes são priorizados e usar ferramentas de triagem para tratar pacientes em risco de declínios funcionais graves; isso pode incluir classificar os pacientes que sofrem de trauma, como fraturas de quadril e trauma da parede torácica, como altas prioridades para promover agressivamente a mobilidade, a fim de prevenir os efeitos iatrogênicos e relacionados à idade no momento da hospitalização, e de obter o mais alto nível de função e posicionamento, frente a um preparo inicialmente educacional por porte da equipe e, consequentemente, do paciente e dos familiares.[9]

Trauma relacionado a quedas

As quedas constituem a causa número um de trauma em idosos, com os homens mais velhos apresentando uma taxa de mortalidade hospitalar mais elevada.[93,94] Os fatores de risco relacionados às quedas estão listados na Tabela 24.7. Anualmente, aproximadamente 35% dos idosos residentes na comunidade com mais de 65 anos sofrerão uma

TABELA 24.7	Fatores de risco associados com quedas.
Infecções	Imobilidade
Dano visual	Arritmias
Delirium	Desidratação
Polimedicação	Doença cardiovascular
Comorbidades: diabetes, acidente vascular encefálico (déficits sensoriais)	Anemia
Idade	Redução na mobilidade funcional
Déficits cognitivos pré-admissão	História de quedas
Incontinência	Artrite
Sarcopenia	Hipotensão ortostática

(Modificada de Ambrose, AF, Paul Geet, Hausdorff, JM. Risk factors for falls among older adults: a review of the literature. *Maturitas*. 2013;75:51–61.)

queda, com 20 a 30% sofrendo lesões moderadas a graves. Adultos com mais de 85 anos têm probabilidade quatro a cinco vezes maior de sofrer lesões graves relacionadas a uma quedas e são mais propensos a politrauma.[95,96] As internações de idosos relacionadas ao trauma são responsáveis por 25% de todas as admissões por trauma e devem aumentar para 40% em 2050.[8]

As quedas em idosos estão associadas a certo tipo de lesões. Há um aumento na lesão cerebral traumática conforme o indivíduo envelhece, particularmente em indivíduos acima de 75 anos.[94] Traumatismos cranioencefálicos (TCEs) resultantes de uma queda podem ser o resultado de um sangramento subdural, lesão por contusão ou hematomas intracerebrais, que são mais comuns do que no adulto jovem. Os TCEs são comuns após uma queda sobre a cabeça devido ao aumento no espaço subdural associado a uma redução no volume cerebral. Esse espaço aumentado leva a um maior movimento do cérebro quando a cabeça é atingida em traumas mecânicos. Além disso, uma diminuição da complacência vascular pode levar a um risco de sangramento após uma queda, principalmente na presença de uso de anticoagulante em idosos.[95,97,98] É importante que o fisioterapeuta esteja ciente de que 20 a 30% de adultos idosos que sofreram um TCE relacionado a uma queda pode piorar em 48 horas após a lesão inicial. Essa demora pode estar relacionada a um sangramento lento e diminuição da tolerância à isquemia cerebral. O terapeuta deve obter medidas objetivas para avaliar e monitorar as alterações neurológicas durante a fase aguda de recuperação.[97]

Frequentemente, os adultos idosos apresentam doença cervical degenerativa assintomática, mas com uma queda há um risco aumentado de lesões cervicais, incluindo lesão da medula espinal. A imobilização necessária pode levar ao aumento da fraqueza muscular, que está associada à redução do mecanismo da tosse, predispondo o paciente ao risco de pneumonia. Além disso, pode ocorrer atelectasia e, portanto, necessidade de suporte ventilatório mecânico. Devido à diminuição da complacência pulmonar e da parede torácica e ao risco de desnutrição,

o fisioterapeuta precisa estar constantemente avaliando e atuando na desobstrução das vias respiratórias para reduzir o risco de pneumonia.[8,95]

Fraturas de quadril levam a 30% de mortalidade em 1 ano devido à fragilidade e à diminuição da reserva física. Homens com mais de 80 anos, demora na abordagem cirúrgica, comorbidades de doença cardíaca e renal e uso de anticoagulação aumentam o risco de complicações pós-operatórias e morte associada a fraturas de quadril.[9] Dos adultos idosos que sofrem uma fratura de quadril, 35% sofrerão *delirium*. O fisioterapeuta e outros membros da equipe de saúde devem completar triagens de risco para todos os idosos antes e após a cirurgia, com o objetivo de diminuir a incidência e a duração do *delirium*. Os fatores de risco para *delirium* na presença de fratura de quadril, além dos fatores de risco descritos anteriormente, incluem baixos níveis de hemoglobina, transfusão de sangue, demência, fragilidade, limitações funcionais pré-operatórias e institucionalização.[99]

CONSIDERAÇÕES DE ONCOLOGIA

Seja identificado tratamento prévio ou não, muitos adultos idosos com diagnóstico de câncer apresentarão uma ou mais síndromes geriátricas que podem ser exacerbadas pelo tratamento, incluindo radioterapia ou quimioterapia, bem como uma internação hospitalar prolongada para administrar esses tratamentos. Todos os efeitos mencionados anteriormente de estar no hospital – repouso prolongado, risco aumentado de queda, *delirium*, e assim por diante – são complicações potenciais para o paciente oncológico geriátrico, além dos efeitos de ser tratado para câncer.

Quimioterapia e radioterapia são tratamentos comuns para vários tipos de câncer e são conhecidos por causar náuseas, vômitos, fadiga e neuropatia. Qualquer um desses efeitos isoladamente – ainda mais em combinação – pode dificultar o desejo, a possibilidade ou o engajamento de um paciente de participar de um tratamento fisioterápico. A diminuição da contagem de plaquetas (trombocitopenia) também é um possível efeito adverso da quimioterapia que pode limitar a capacidade de participar da terapia.[107] Exercícios extenuantes realizados por um paciente idoso com trombocitopenia podem causar hemorragia cutâneas, musculares ou mesmo cerebrais. É importante que o fisioterapeuta examine os valores laboratoriais recentes e planeje o tratamento de acordo com as recomendações aceitas. O Capítulo 14 fornece mais informações. Pacientes que sentem dor excessiva e/ou náuseas secundária a um diagnóstico ou tratamento de câncer recebem, às vezes, tratamento adjuvante com esteroides. Apesar dos esteroides poderem aliviar esses sintomas, o uso prolongado pode causar outros problemas, incluindo maior suscetibilidade a infecções e/ou psicose. A psicose por esteroides pode se apresentar na forma de mania e depressão, e em até 75% dos casos, como *delirium* e psicose. Como os idosos enfrentam um alto risco de *delirium* com hospitalização prolongada e com o uso de certos medicamentos, pode ser difícil distinguir o *delirium* secundário à psicose por esteroides, o que pode retardar o tratamento adequado.

A fadiga é o sintoma mais comumente relatado em pessoas em tratamento para o câncer.[107] Existem muitas causas potenciais para essa fadiga, incluindo o tratamento em si, trombocitopenia, falta de nutrição adequada, diminuição da atividade física, falta de sono e estresse emocional. Um estudo[108] comparou pacientes com mais de 60 anos com aqueles de 18 a 50 anos e descobriu que, apesar do estado e do tipo de fadiga não serem significativamente diferentes, o impacto da fadiga nas atividades diárias era significativamente maior na faixa etária mais velha. Isso pode tornar o paciente menos disposto a participar da terapia ou causar diminuição da tolerância à atividade. O fisioterapeuta que trata esse grupo precisa estar ciente dos efeitos do câncer, bem como dos tratamentos e do planejamento adequados para as sessões de terapia. Sabendo que a tolerância do paciente pode mudar de um dia para o outro, o fisioterapeuta deve ter várias opções de tratamento com dificuldades variadas para permitir que o paciente tenha sucesso na terapia. Também deve ser destacado que haverá dias em que o paciente não se sentirá apto para a tarefa da fisioterapia; apesar de ser função do fisioterapeuta motivar os pacientes a fazerem o seu melhor, também é imperativo saber quando permitir que os pacientes descansem e se recuperem. Isso é ainda mais verdadeiro com a população oncológica.

Uma área em que a fisioterapia pode beneficiar especialmente essa população de pacientes é no posicionamento na cama e nas cadeiras. Pacientes em tratamento de câncer são conhecidos por serem frágeis, potencialmente desnutridos e fracos; isso, além do aumento do tempo na cama e da hospitalização prolongada, deixa o paciente em risco de lesões da pele e úlceras de pressão. Com a diminuição da massa muscular e do tecido adiposo, os pacientes correm um risco maior de lesões cutâneas por pressão sobre proeminências ósseas salientes, o que pode acontecer rapidamente. Já imunocomprometidos pelo tratamento do câncer, os pacientes idosos com lacerações na pele demoram muito para cicatrizar. Os fisioterapeutas são treinados para posicionar os pacientes de modo a minimizar o excesso de pressão sobre as proeminências ósseas e reconhecer os sinais de pressão ao mobilizar os pacientes. Pacientes e familiares podem ser instruídos sobre o posicionamento adequado e esquemas de alívio de pressão. Os fisioterapeutas também podem atuar coordenadamente com a enfermagem para garantir que o posicionamento adequado seja reproduzido quando os pacientes forem mobilizados.

DIFERENCIAR CONSIDERAÇÕES DE GESTÃO "SIMPLES" E "COMPLEXA"

Antes de iniciar o exame de um paciente, o fisioterapeuta deve concluir a revisão dos sistemas, o processo que permite ao terapeuta obter o máximo de conhecimento possível sobre um paciente a partir do prontuário médico e coletando informações com a enfermeira, o paciente e outros cuidadores. Os pacientes apresentarão graus variados de complexidade, mesmo em unidades dedicadas à complexidade, como a unidade de UTI e a de cuidado intermediário. A leitura do prontuário médico, incluindo o histórico e exame físico, sinais vitais e notas de progresso recentes, dará uma ideia da estabilidade do paciente nas últimas horas. O Capítulo 14 descreve a arte da revisão do prontuário e da obtenção do histórico. O fisioterapeuta deve ser capaz de obter as informações disponíveis no prontuário, nas reuniões de equipe e nos *rounds* e determinar os cursos de ação apropriados, incluindo a necessidade de mais esclarecimentos.

O terapeuta de cuidados intensivos precisa obter e sintetizar rapidamente informações pertinentes de múltiplas fontes. A seguir, o fisioterapeuta seleciona e executa os testes e medidas apropriados para determinar o prognóstico para a recuperação e recomendações de alta precisas, de modo a facilitar o faturamento do hospital. A habilidade abrangente necessária para ser um fisioterapeuta de cuidados intensivos eficaz é o raciocínio clínico. Um fisioterapeuta que demonstra raciocínio clínico pode concluir de modo eficaz e eficiente uma revisão de sistemas oriunda de várias fontes de uma maneira sistemática, com foco final voltado a conduzir o fisioterapeuta na direção planejada para o exame. Para um paciente com histórico médico de saúde que foi internado para um procedimento comum, como desbridamento do joelho devido à osteoartrite, o fisioterapeuta pode realmente precisar apenas cuidar da marcha, incluindo escadas, equilíbrio e coordenação para usar um dispositivo auxiliar e um programa de exercícios domiciliar voltado para restaurar a função do joelho e controlar o edema. Esse caso é bastante simples, com pouca necessidade de raciocínio clínico integrativo. Vamos considerar esse mesmo procedimento hospitalar, mas agora o indivíduo é portador de comorbidades significativas, incluindo diabetes com neuropatia periférica grave e retinopatia com visão limitada e percepção de profundidade deficiente, além de uma história de AVE com hemiparesia residual. Para esse paciente, o fisioterapeuta enfrenta uma situação complexa que exigirá mais raciocínio clínico para produzir um resultado bem-sucedido. Nesse caso, o terapeuta precisa gerar uma estrutura de trabalho prioritária sobre o que pode ser antecipado como barreiras à recuperação e descarga funcional, gerar perguntas para retornar à coleta de informações adicionais e desenvolver novamente um plano para o exame ou revisão de sistemas. O fisioterapeuta pode antecipar que esse paciente terá dificuldade em usar um dispositivo auxiliar, além de preocupações de segurança significativas em relação ao funcionamento em ambientes desconhecidos. Esse paciente pode ter uma história de quedas que justificaria um exame mais aprofundado das causas prováveis e uma maior compreensão do ambiente doméstico e do suporte social. O fisioterapeuta também precisará considerar que esse paciente pode estar sujeito a mais respostas anormais dos sinais vitais, cicatrização e percepção de dor deficientes, o que pode levar a um alto risco de readmissões. Durante o exame e intervenções futuras, o terapeuta precisará estar constantemente reavaliando e determinando o impacto da situação aguda e do histórico médico anterior sobre o progresso e o planejamento de alta. Essa intervenção cirúrgica simples torna-se um cenário complexo para o terapeuta gerenciar e garantir o rendimento adequado.

Os manejos simples e complexo também podem estar relacionados ao tempo de internação do paciente. Um caso simples pode ser um paciente do qual se espera um curto período de internação, com pouca ou nenhuma complicação. Nessa situação, ao avaliar um caso simples de paciente no ambiente de tratamento intensivo, o curso do hospital para o procedimento, manejo e alta é previsível. O objetivo do terapeuta geralmente é a liberação para uma alta hospitalar segura. O fisioterapeuta se concentrará em restaurar a independência funcional segura com mobilidade básica, como mobilidade na cama, transferências, marcha e negociação de escadas. Ele precisará completar uma avaliação subjetiva profunda para dizer com autoridade que o paciente pode receber alta para casa com segurança e que ele ou ela possui assistência física necessária e supervisão disponíveis. Por outro lado, um tratamento complexo pode envolver um paciente que não está seguindo o curso hospitalar esperado devido a complicações que levarão a fraqueza progressiva e limitações funcionais. O terapeuta de cuidados intensivos precisará implementar um plano de cuidados detalhado e complexo que pode incluir intervenções que são comumente usadas em centros de reabilitação e clínicas, como habilidades manuais, facilitação neuromuscular, imobilização e desobstrução das vias respiratórias. O cuidado do paciente complexo vai além de fazer recomendações e, em muitos casos, requer o fornecimento de serviços de reabilitação frequentes para auxiliar no desmame do ventilador mecânico e abordar a progressão das tarefas básicas de mobilidade e tolerância à atividade para garantir que o paciente esteja estável o suficiente para receber alta para outro ambiente institucional. Nesses casos complexos, o raciocínio clínico torna-se crítico porque o estado médico do paciente pode mudar com frequência, e o terapeuta precisará continuar a avaliar e reavaliar as questões mais urgentes durante cada sessão com o objetivo de alcançar mobilidade funcional e tolerância à atividade suficiente para alta.

Considerações sobre medicamentos

Além da interação direta com o paciente, o fisioterapeuta deve estar familiarizado com os medicamentos comuns e seus efeitos sobre o exercício e a tolerância à atividade. O fisioterapeuta também precisa estar confortável com os medicamentos comuns administrados para uma população específica. Ao rastrear a lista de medicamentos, bem como as dosagens, o fisioterapeuta pode obter um melhor entendimento da complexidade da condição de saúde do paciente que deve nortear a decisão clínica de intervir junto ao paciente e, em caso afirmativo, como proceder. Isso é extremamente importante no ambiente da UTI porque os tipos de medicamentos que o paciente está recebendo ajudarão o terapeuta a determinar o nível de doença crítica e a estabilidade clínica, a observá-lo e avaliá-lo corretamente e planejar a sessão de tratamento. Por exemplo, considere que você tem dois pacientes que estão tomando Levoped para hipotensão. O paciente A está em uma dosagem baixa, mas a dosagem do paciente B está nos parâmetros máximos de administração. O raciocínio clínico do fisioterapeuta pode levar à conclusão de que para o paciente A pode ser mais apropriado avaliar e progredir lentamente nas atividades funcionais, enquanto a intervenção mais apropriada para o paciente B seria abordar as necessidades de cuidados com a pele e posicionamento e adiar a avaliação da mobilidade até que o paciente esteja mais estável. O fisioterapeuta também está em uma posição perfeita para examinar os efeitos da medicação na mobilidade funcional e na tolerância à atividade. Um paciente pode estar progredindo mal com a terapia e constantemente relatando fadiga excessiva, por exemplo. Se o terapeuta reconhecer que o paciente está tomando um betabloqueador não seletivo como o propranolol e determinar que o paciente tem redução da frequência cardíaca e da pressão arterial durante o esforço, além de relatar dispneia, o fisioterapeuta precisa compartilhar suas descobertas com o médico assistente, que pode alterar o tipo de medicamento, a dosagem ou o tempo de administração, o que provavelmente aumentará a tolerância à atividade, o que pode impactar positivamente a alta.

GESTÃO PÓS-CIRÚRGICA AGUDA DE CIRURGIAS ORTOPÉDICAS COMUNS

Devido ao aumento estimado no número de idosos nas próximas décadas, provavelmente haverá um aumento no número de cirurgias realizadas, tanto eletivas quanto não seletivas. Com o aumento da idade, múltiplas comorbidades e fragilidade potencial, devem ser feitas considerações antes, durante e após a intervenção cirúrgica. As complicações nessa população podem levar a hospitalizações prolongadas, ou mesmo à morte em níveis superiores aos observados em pessoas mais jovens.

Independentemente do tipo de cirurgia, o principal objetivo no pós-operatório é a mobilidade precoce e a prevenção de complicações, evitando maior tempo de internação. Isso não pode ser feito sem o manejo apropriado e adequado da dor. Existem várias considerações que um médico deve ter ao prescrever o controle da dor após a cirurgia; quando possível, uma avaliação inicial da dor, incluindo histórico de dor e qualquer uso de narcóticos, será benéfica no manejo pós-operatório. O risco de *delirium* e interações medicamentosas pode ocorrer rapidamente como resultado de dosagem inadequada. Os resultados dos efeitos adversos da medicação podem afetar adversamente a capacidade do paciente e o desejo de participar dos esforços de mobilização e podem predispor o paciente a quedas. Além disso, a medicação excessiva pode afetar os sistemas respiratório e/ou cardíaco, exigindo um nível mais alto de cuidados e hospitalização prolongada.

Por esses e outros motivos, as pesquisas mostram que os pacientes mais velhos, especialmente aqueles submetidos à cirurgia para fratura de quadril, tendem a ser submedicados.[109] O controle insuficiente da dor limita o progresso do paciente e os resultados funcionais. Dor não controlada após cirurgia ortopédica dos membros inferiores tem sido associada ao aumento dos tempos de internação, de complicações, início tardio da deambulação, recuperação funcional prejudicada e aumento do sofrimento do paciente idoso.[110] Além disso, os pacientes sem controle suficiente da dor tinham menos probabilidade de ter deambulado 3 dias após a cirurgia e apresentavam menos mobilidade durante o acompanhamento após 6 meses.[109] A dor pode ser um fator limitante importante da mobilidade e da deambulação, ainda mais quando o paciente não consegue verbalizar sua dor. Um estudo descobriu que, entre residentes de lares de idosos, foram prescritos e administrados, significativamente menos analgésicos para aqueles com cognição diminuída do que para seus pares cognitivamente intactos.[109] É importante procurar indicadores não verbais de dor, como inquietação, agitação, defesa, imobilização, piscadas rápidas ou expressão facial, ou para procurar alterações fisiológicas, como taquicardia, hipertensão ou taquipneia, para avaliar como o paciente está lidando com sua dor. No cenário agudo, o controle da dor deve ser uma prioridade do terapeuta antes da mobilização.

Dependendo da instalação, pode haver uma equipe de serviço dedicada ao tratamento da dor que pode ser consultada para ajudar no manejo adequado do paciente cirúrgico. O manejo multimodal da dor demonstrou ser útil em pacientes após uma artroplastia total.[111] O objetivo do manejo multimodal é reduzir a dependência de opioides e encontrar uma combinação de opções disponíveis para tratar adequadamente a dor aguda associada à cirurgia. O uso de crioterapia, bloqueios nervosos, analgésicos epidurais, anti-inflamatórios não esteroidais (AINEs) como paracetamol ou narcóticos não opioides como tramadol, administrados de maneira adequada, podem controlar suficientemente a dor para permitir que o paciente participe da terapia. O controle apropriado da dor foi associado à diminuição do tempo de hospitalização, diminuição das reinternações por dor e redução geral no custo do atendimento.

A idade avançada pode ser um fator de risco independente para o desenvolvimento de pneumonia pós-operatória.[112] Pneumonia e outras complicações pulmonares, como pneumotórax, podem aumentar o risco de mortalidade após uma cirurgia. Além da mobilização precoce e frequente, existem outras estratégias disponíveis para prevenir complicações pulmonares. O incentivo à respiração profunda, à tosse e ao uso de instrumentos respiratórios, como o espirômetro de incentivo, pode manter os pulmões abertos e livres de secreções que pressionam os alvéolos. Rastreie os pacientes para uma deglutição segura e mantenha a cabeceira da cama elevada durante as refeições e ingestão de líquidos para evitar aspiração. O reconhecimento de sinais e sintomas de disfagia, tosse durante as refeições, voz rouca, dessaturação e envolvimento de um fonoaudiólogo em tempo hábil podem prevenir uma aspiração adicional que pode levar à pneumonia.

A mobilidade precoce e frequente é importante e necessária no pós-operatório dessa população mais velha, e, apesar de ser encorajado a levantar frequentemente da cadeira, é igualmente importante que os pacientes estejam realizando alívio da pressão. A maioria das úlceras de pressão ocorre no hospital e, geralmente, nas primeiras 2 semanas. Devido aos fatores de risco associados à idade avançada e ao tempo associado à cirurgia, geralmente várias horas, potencialmente um paciente pode já ter o início de uma úlcera por pressão antes da avaliação inicial. Existem várias escalas validadas que podem e devem ser usadas para avaliar o risco de ruptura e ulceração da pele dos pacientes. O uso de almofadas projetadas para permitir a descarga com pequenos movimentos ao sentar-se na cadeira e colchões especiais que permitem maior fluxo de ar enquanto o paciente está deitado na cama são intervenções eficazes. Educar os pacientes e a equipe de enfermagem sobre a importância de tirar o peso ao sentar-se ereto por um período prolongado pode auxiliar na prevenção, mesmo após o término da avaliação.

O conhecimento das diretrizes de prática para prevenir as complicações potenciais descritas anteriormente, como *delirium*, quedas, lesões de pele e pneumonia, é essencial ao lidar com um adulto idoso no ambiente de cuidados intensivos, independentemente do diagnóstico. O fisioterapeuta tem um papel importante no que deveria ser uma equipe multiprofissional com o objetivo de tratar de modo seguro e adequado o idoso pós-operatório. Coordenar com a equipe; encorajar a mobilidade precoce para ajudar na prevenção de *delirium*, complicações pulmonares e declínio funcional; e ajudar a abordar as limitações da dor aguda para auxiliar na alta segura e oportuna do ambiente de tratamento intensivo são considerados o tratamento ideal.

PAPEL DO FISIOTERAPEUTA NO DEPARTAMENTO DE EMERGÊNCIA

Está aumentando a utilização dos departamentos de emergência (DE) por adultos. Em 2013, 12 a 14% das consultas no pronto-socorro eram de indivíduos com mais de 65 anos, e esse percentual cresce à medida que a idade aumenta.[113] No ritmo acelerado do pronto-socorro, em que a missão é triar e direcionar os cuidados médicos necessários, muitos DEs não estão equipados para atender às demandas complexas do idoso.[114] Frequentemente, na presença de uma emergência médica, o impacto da limitação funcional e da cognição alterada não é reconhecido ou abordado no DE. Por exemplo, déficits cognitivos estão presentes em 15 a 40% dos idosos que se apresentam ao DE, mas apenas são reconhecidos em 50% do tempo pela equipe do DE.[113] Os idosos que procuram o DE, mas que não são internados, apresentam um alto risco de necessitar de cuidados médicos futuros. Esses indivíduos apresentam uma taxa de 20% de nova visita ao DE no primeiro mês,

19 a 24% em 3 meses e 40% em 6 meses.[113] Aqueles que retornam ao DE tendem a apresentar taxas mais altas de comorbidades e precisarão de mais serviços de saúde domiciliares para voltar para a comunidade.

Reconhecendo as necessidades exclusivas dos adultos idosos e a carga médica futura conhecida e esperada para cuidar da crescente população de adultos idosos, os departamentos de emergência estão desenvolvendo diferentes planos de gestão para tentar atender às necessidades dos pacientes, minimizar custos e ainda manter o rendimento. Alguns hospitais estão adotando programas como o *Geriatric ED Innovation in Care Through Workforce, Informatics, and Structural Enhancement* (GEDI WISE), que é uma abordagem abrangente de uma equipe com foco em geriatria que avalia e trata o idoso. Esse programa gerencia como as informações médicas são integradas em vários ambientes médicos, alterando o ambiente de DE para promover a mobilidade, reduzir o ruído e melhorar a iluminação.[115] As instalações de cuidados agudos estão começando a explorar o benefício de contratar fisioterapeutas em emergências ou incluir fisioterapeutas como consultores serviço no pronto-socorro para facilitar a avaliação e intervenção de lesões musculoesqueléticas, agilizar o planejamento da alta, reduzir o tempo de permanência no pronto-socorro e atender às necessidades do idoso. Alguns DEs têm enfermeiras realizando um teste de mobilidade ou o teste levantar e andar cronometrado para determinar quais pacientes se beneficiariam com a avaliação de um fisioterapeuta.[116] Apesar de Mesa et al. relatarem resultados que incluíram todos os adultos, seu trabalho piloto é apropriado para a consideração dos leitores. Eles designaram um fisioterapeuta para ficar 4 horas por dia durante a semana em um pronto-socorro urbano movimentado. Eles conseguiram reduzir o tempo de permanência no pronto-socorro em quase 20 horas, aumentar o número de pacientes que receberam alta em 15% e agilizar a alta de pacientes classificados em estado de observação em 72 horas.[117]

Outros DEs estão implementando protocolos AGA, que inclui avaliação médica, psicossocial e funcional para determinar o nível de fragilidade e as necessidades da comunidade para fornecer suporte ao idoso em sua comunidade. O fisioterapeuta pode contribuir para a AGA completando uma avaliação funcional e implementando medidas de resultados para determinar a eficácia do atendimento. Os DEs que implementaram a AGA relataram a identificação de novos problemas que precisavam ser resolvidos. Esse processo levou a uma redução nas reinternações pelo DE e mitigação de novos declínios funcionais.[113,118]

A literatura atual está mostrando claramente as necessidades especiais dos idosos e a futura crise de saúde para lidar com essas necessidades. Essas descobertas estão pressionando os hospitais a desenvolverem novas abordagens para melhorar a prestação de cuidados de saúde e garantir o rendimento para atender às necessidades no DE. Primeiramente, trabalhos demonstram que deve haver um processo de triagem concluído pela enfermeira ou equipe do DE para identificar a fragilidade que leva ao aumento do risco de descompensação física e readmissões.[116,119] Além disso, parece promissor considerar os fisioterapeutas como membros-chave da equipe de saúde do departamento de emergência para abordar as limitações funcionais e déficits musculoesqueléticos de idosos com o objetivo de promover cuidados de saúde abrangentes e de baixo custo.

RESUMO

O papel do fisioterapeuta é gratificante e está sempre mudando no ambiente de cuidados intensivos. Os terapeutas são membros essenciais da equipe de saúde no diagnóstico e tratamento da deficiência motora, melhorando o ambiente hospitalar para mitigar os efeitos adversos da doença e da hospitalização. Os terapeutas também são essenciais para contribuir com o fluxo de pacientes em todo o sistema, o que impacta a disponibilidade de leitos hospitalares para novas internações, direciona os pacientes aos serviços ideais após a alta e aumenta a contenção de custos para a instituição.

O fisioterapeuta de cuidados intensivos deve ter uma ampla gama de conhecimentos e habilidades exclusivas no ambiente de cuidados intensivos para gerenciar com eficácia o paciente hospitalizado e se comunicar com a equipe de saúde. O conhecimento de tubos, linhas, ventilação e sistemas de hemodiálise, bem como medicamentos e implicações de dosagem e interações, é usado todos os dias com uma variedade de pacientes. Além disso, os fisioterapeutas precisam estar cientes dos efeitos da imobilização e desenvolver estratégias inovadoras para mitigar esses efeitos em situações complexas.

O idoso hospitalizado está vulnerável a muitas situações adversas e declínio funcional; portanto, o terapeuta de cuidados agudos deve processar vários fatores, como declínio na reserva fisiológica multissistêmica, impacto de várias comorbidades, apresentação de disfunção aguda e prognóstico de recuperação ao avaliar os pacientes, desenvolver um plano de tratamento e fazer recomendações de alta. O fisioterapeuta que é progressivo e agressivo, que promove a recuperação funcional segura dentro dos desafios do ambiente de cuidados intensivos, terá um impacto profundo na recuperação e na qualidade de vida do idoso.

REFERÊNCIAS BIBLIOGRÁFICAS

1. DeNardi M, French E, Jones J, et al. Medical Spending of the US Elderly.National Bureau of EconomicResearchWorking Paper. 2015. http://journalistresource.org/studies/government/healthcare/elderly-medical-spneding-medicare. Updated February 22, 2015. Accessed April 30, 2018.
2. Ortman J, Velkoff V. An Aging Nation: The Older Population in the United States Population Estimates and Projections Current Population Reports. https://www.census.gov/prod/2014pubs/p25-1140.pdf; May 2014.
3. Nelson JE, Cox CE, Hope AA, Carson SS. Chronic critical illness. *Am J Respir Crit Care Med*. 2010;182:446–454.
4. American Hospital Association. Fast facts on U.S. hospitals, 2019. http://www.aha.org/statistics/fact-facts-us-hospitals. Updated January 2019. Accessed August 2, 2019.

5. Levant S, Chiar K, DeFrances CJ. https://www.cdc.gov/nchs/data/databriefs/db182.htm; January 2015. Accessed 15 April 2018.
6. Weiss AJ, Elixhauser A. H-CUP Statistical Brief # 180.Overview of hospital stays in the US, 2012, published in October 2012. https://www.hcup-us.ahrq.gov/reports/statbriefs/sb180-Hospitalizations-United-States-2012.pdf. Accessed August 7, 2019.
7. Mattison M. Hospital management of older adults. http://uptodate.com/contents/hospital-management-of-older-adults; March 2018. Accessed 30 April 2018.
8. Cutugno C. The "graying" of trauma care: addressing traumatic injury in older adults. *Am J Nurs*. 2011;111(11):40–48.
9. Joyce M,Gupta A, Azocar R. Acute traumaandmultiple injuries in the elderly population. *Curr Opin Anaesthesiol*. 2015;28(2):145–150. https://doi.org/10.1097/aco.0000000000000173.
10. Bianchi L, Abete P, Bellelli G, et al. Prevalence and clinical correlates of sarcopenia, identified according to the EWGSOP definition and diagnostic algorithm, in hospitalized older people: the GLISTEN Study. *J Gerontol A*. 2017;72(11):1575–1581. https://doi.org/10.1093/gerona/glw343.
11. Guyton AC, Hall JE. *Guyton and Hall Textbook of Medical Physiology*. 13th ed. St Louis: Elsevier; 2016:1095.
12. Foltz-Gray D. Most common causes of hospital admissions for older adults. AARP. https://www.aarp.org/health/doctorshospitals/info-03-2012/hospital-admissions-older-adults.html. Accessed August 3, 2019.
13. Weiss AJ, Elixhause A. Overview ofHospital Stays in the United States, 2012. Healthcare Cost and Utilization Project, AHRQ. https://www.hcup-us.ahrq.gov/reports/statbriefs/sb180-Hospitalizations-United-States-2012.pdf. Accessed April 15, 2018.
14. Admi H, Shadmi E, Baruch H, Zisberg A. From research to reality: minimizing the effects of hospitalization on older adults. *Rambam Maimonides Med J*. 2016;6(2):e0017.
15. Bodilsen AC, Klasen HH, Petersen J, et al. Prediction of mobility limitations after hospitalization in older medical patients by simple measures of physical performance obtained at admission to the emergency department. *PLoS One*. 2016;11(5):e0154350.
16. Mikkelson ME, Christie JD, Lanken PN, et al. The adult respiratory distress syndrome cognitive outcomes study. *Am J Crit Care Med*. 2012;185(12):1307–1315.
17. Pisani MA, Kong SY, Kasl SV, et al. Days of delirium are associated with 1-year mortality in an older intensive care unit population. *Am J Respir Crit Care Med*. 2009;180(11):1092–1097.
18. Ely EW, Margolin R, Francis J, et al. Evaluation of delirium in critically ill patients: validation of the Confusion Assessment Method for the Intensive Care Unit (CAM-ICU). *Crit Care Med*. 2001;29(7):1370–1379.
19. Ely EW, Shintani A, Truman B, et al. Delirium as a predictor of mortality in mechanically ventilated patients in the intensive care unit. *JAMA*. 2004;291(14):1753–1762.
20. Tzeng HM. Understanding the prevalence of inpatient falls associated with toileting in adult acute care settings. *J Nurs Care Qual*. 2010;25(1):22–30.
21. Resnick B, Wells CL, Brotemarkle BA, Payne AK. Exposure to therapy of older people with trauma and factors that influence provision of therapy. *Phys Ther*. 2014;94:40–51.
22. Fisher SR, Galloway RV, Kuo YF, et al. Pilot study examining the association between ambulatory activity and falls among hospitalized older adults. *Arch Phys Med Rehabil*. 2011;92(12):2090–2092. https://doi.org/10.1016/j.apmr.2011.06.022.
23. Boltz M, Resnick B, Capezuti E, et al. Functional decline in hospitalized older adults: can nursing make a difference? *Geriatr Nurs*. 2012;33:272–279.
24. Halpern NA, Pastores SM. Critical care medicine in the United States 2000-2005: an analysis of bed numbers, occupancy rates, payer mix, and costs. *Crit Care Med*. 2010;38(1):65–71. https://doi.org/10.1097/CCM.0b013e3181b090d0.
25. Teale E, Young J. Multicomponent delirium prevention: not as effective as NICE suggest? *Age Ageing*. 2015;44:915–917.
26. Tabet N, Howard R. Pharmacological treatment for the prevention of delirium: review of current evidence. *Int J Geriatr Psychiatry*. 2009;24:1037–1044.
27. Pandharipande PP, Girard TD, Jackson JC, et al. Long-term cognitive impairment after critical illness. *N Engl J Med*. 2013;369:1306–1316.
28. Society of Critical Care Medicine. ICU Liberation. https://www.sccm.org/ICULiberation/About. Accessed August 3, 2019.
29. Critical econnections. June 19, 2014. http://www.enews.SCCM.me/benfits-ofothe-ABCDE-bundle-in-icu-patients Accessed February 2017.
30. HungWW,Ross JS, Farber J, Siu AL. Evaluation of the Mobile Acute Care of the Elderly (MACE) service. *JAMA Intern Med*. 2013; 173(11): 990–996.
31. Flood KL, MacLennan PA, McGrew D, Green D, Dodd C, Brown CJ. Effects of an acute care for elders unit on costs and 30-day readmissions. *JAMA Intern Med*. 2013;173(11):981–987.
32. Abdalla A, Adhaduk M, Haddad RA, Alnimer Y, Ríos-Bedoya CF, Bachuwa G. Does acute care for the elderly (ACE) unit decrease the incidence of falls? *Geriatr Nurs*. 2018;39(3):292–295.
33. Hospital-Acquired Condition Reduction Program (HACRP). https://www.cms.gov/Medicare/Medicare-Fee-for-Service-Payment/AcuteInpatientPPS/HAC-Reduction-Program.html. Accessed 14 May 2018.
34. Rubin FH, Bellon J, Bilderback A, et al. Effects of the hospitalized elder life program on risk of 30-day admission. *J Am Geriatr Soc*. 2017;66(1):45–149.
35. Centers for Medicare & Medicaid Services. Hospital Readmissions Reduction Program (HRRP). https://www.cms.gov/medicare/medicare-fee-for-service-payment/acuteinpatientpps/readmissions-reduction-program.html. Accessed August 3, 2019.
36. Leppin AL, Giofriddo MR, Kessler M, et al. Preventing 30-day hospital readmissions: a systematic review and meta-analysis of randomized trials. *JAMA Intern Med*. 2014;174(7):1095–1107.
37. Leppin AL, Gionfriddo MR, Kessler M, Brito JP. MBBS preventing 30-day hospital readmissions: a systematic review and meta-analysis of randomized trials. *JAMA Intern Med*.2014;174(7):1095–1107.
38. Naylor M, Keating S. Transitional care: moving patients from one care setting to another. *Am J Nurs*. 2008;108(9):58–63. https://doi.org/10.1097/01.NAJ.0000336420.34946.3a.
39. Boltz M, Resnick B, Capezuti E, et al. Functional decline in hospitalized older adults: can nursing make a difference? *Geriatr Nurs*. 2012;33(4):272–279.
40. Booth K, Rivet J, Flici R, et al. Progressive mobility protocol reduced venous thromboembolim rate in trauma intensive care patients: a quality improvement project. *J Trauma Nurs*. 2016;23(5):284–289.
41. Balas M, Buckingham R, Braley T. Extending the ABCDE Bundle to the post-intensive care unit setting. *J Gerontol Nurs*. 2013;39(8):39–51. https://doi.org/10.3928/00989134-20130530-06.
42. Garzon-Serrano J, Ryan C, Waak K, et al. Early mobility in critically ill patients: patients' mobilization level depends on health care provider's profession. *J Phys Med Rehabil*. 2011;3:307–313.
43. Jolley SE, Regan-Baggs J, Dickson R, et al. Medical intensive care unit clinician attitudes and perceived barriers towards early mobility of critically ill patients: a cross-sectional survey study. *Biomed Anesthesiol*. 2014;14:84–93.
44. Needham DM, Korupolu R, Zanni JM, et al. Early physical medicine and rehabilitation for patients with acute respiratory failure: a quality improvement project. *Arch Phys Med Rehabil*. 2010;91: 536–542.
45. Morris PE, Goad A, Thompson C, et al. Early intensive care unit mobility therapy in the treatment of acute respiratory failure. *Crit Care Med*. 2008;36(8):2238–2243.
46. Damluji A, Zanni JM, Mantheiy E, et al. Safety and feasibility of femoral catheters during physical rehabilitation in the intensive care unit. *J Crit Care*. 2013;28(4):535. e9–e15.
47. Brown CJ, Redden DT, Flood KL, Allman RM. The underrecognized epidemic of low mobility during hospitalization of older adults. *J Am Geriatr Soc*. 2009;57(9):1660–1665.
48. Mehlhorn J, Freytag A, Schmidt K, et al. Rehabilitation interventions for postintensive care syndrome: a systematic review. *Crit Care Med*. 2014; 42(5):1263–1271. https://doi.org/10.1097/ccm.0000000000000148.
49. Wieske L, Dettling-Ihnenfeldt DS, Verhamme C, et al. Impact of ICU acquired weakness on post ICU physical functioning: a follow up study. *Crit Care*. 2015;19:196–204.
50. Falvey JR, Manione KK, Stevens-Lapsly JE. Rethinking hospital-associated deconditioning: proposed paradigm shift. *Phys Ther*. 2015; 95(9):1307–1315.
50a. Ali NA,O'Brien JM, Hoffmann SP, et al. Acquired weakness, handgrip strength and mortality in critically ill patients. *Am J Respire Crit Care Med* 2008;178:261–268.
51. Bouldin ED, Andresen EM, Dunton NE, et al. Fall among adult patients hospitalized in the United States: prevalence and trends. *J Patient Saf*. 2013;9(1):13–17.
52. Resnick B, Galik E, Enders H, et al. Functional and physical activity of older adults in acute care settings: where we are and where we need to go. *J Nurs Care Qual*. 2011;26(2):169–177.
53. Resnick B, Wells C, Galik E, et al. Feasibility and efficacy of function focused care for orthopedic trauma patients. *J Trauma Nurs*. 2016;23(3):144–155.

54. Boltz MRB, Capezuti E, Shuluk J, et al. Functional decline in hospitalized older adults: can nursing make a difference? *Geriatr Nurs.* 2012;33(4):272–279.

55. So C, Pierluissi E. Attitudes and expectations regarding exercise in the hospital of hospitalized older adults: a qualitative study. *J Am Geriatr Soc.* 2012;60:713–718.

56. Robinson T, Wu D, Pointer L, et al. Simple frailty score predicts postoperative complications across surgical specialties. *Am J Surg.* 2013;206:544–550.

57. Kim D, Kim C, Placide S, Lipsitz L, Marcantonio E. Preoperative frailty assessment and outcomes at 6 months or later in older adults undergoing cardiac surgical procedures: a systematic review. *Ann Intern Med.* 2016;165(9):650–660.\ https://doi.org/10.7326/m16-0652.

58. Govers A, Buurman B, Jue P, De Mol BAJM, Dongelmans D, Rooij S. Functional decline of older patients 1 year after cardiothoracic surgery followed by intensive care admission: a prospective longitudinal cohort study. *Age Ageing.* 2014;43(4):575–580. https://doi.org/10.1093/ageing/afu058.

59. Langanay T, Rouze S, Tomasi J, et al. Conventional aortic valve replacement in 2005 elderly patients: a 32-year experience. *Eur J Cardio-Thorac Surg.* 2018;54:446–452. https://doi.org/10.1093/ejcts/ezy072.

60. Song X, Mitnitski A, Rockwood K. Prevalence and 10-year outcomes of frailty in older adults in relation to deficit accumulation. *J Am Geriatr Soc.* 2010;58(4):681–687. https://doi.org/10.1111/j.1532-5415.2010.02764.x.

61. Kovacs J,Moraru L, Antal K, Cioc A, Voidazan S, Szabo A. Are frailty scales better thananesthesia or surgical scales to determine risk in cardiac surgery? *Korean J Anesthesiol.* 2017;70(2):157–162. https://doi.org/10.4097/kjae.2017.70.2.157.

62. Afilalo J, Lauck S, Kim D, et al. Frailty in older adults undergoing aortic valve replacement. *J Am Coll Cardiol.* 2017;70(6):689–700.

63. Ogawa M, Izawa KP, Satomi-Kobayashi S, et al. Impact of delirium on postoperative frailty and long term cardiovascular events after cardiac surgery. *Plos One.* 2017;12(12):e0190359. https://doi.org/10.1371/journal.pone.0190359.

64. Kebapci A, Kanan N. Effects of nurse-led clinical pathway in coronary artery bypass graft surgery: a quasi-experimental study. *J Clin Nurs.* 2018;27:980–988. https://doi.org/10.1111/jocn.14069.

65. Katijjahbe MA, Denehy L, Granger CL, et al. The Sternal Management Accelerated Recovery Trial (S.M.A.R.T) – standard restrictive versus an intervention of modified sternal precautions following cardiac surgery via median sternotomy: study protocol for a randomised controlled trial. *Trials.* 2017;18(1):290. https://doi.org/10.1186/s13063-017-1974-8.

66. Adams J, Lotshaw A, Exum E, et al. An alternative approach to prescribing sternal precautions after median sternotomy, "keep your move in the tube". *Baylor Univ Med Center Proc.* 2016;29(1):97–100. https://doi.org/10.1080/08998280.2016.11929379.

67. Browndyke J, Berger M, Harshbarger TB, et al. Resting-state functional connectivity and cognition after major cardiac surgery in older adults without preoperative cognitive impairment: preliminary findings. *J Am Geriatr Soc.* 2017;65:E6–E12.

68. Naveed A, Azam H, Murtaza HG, et al. Incidence and risk factors of pulmonary complications after cardiopulmonary bypass. *Pakistan J Med Sci.* 2017;33(4):1–4.

69. Rushton M, Howarth M, Grant M, Astin F. Person-centred discharge education following coronary artery bypass graft: a critical review. *J Clin Nurs.* 2017;26(23–24): 5206–5215. https://doi.org/10.1111/jocn.14071.

70. Perelló-Díez M, Paz-Lourido B. Prevention of postoperative pulmonary complications through preoperative physiotherapy interventions in patients undergoing coronary artery bypass graft: literature review. *J Phys Ther Sci.* 2018;30(8):1034–1038. https://doi.org/10.1589/jpts.30.1034.

71. Falvey JR, Mangionne KK, Stevens-Lapsley JE. Rethinking hospital associated deconditioning: proposed paradigm shift. *Phys Ther J.* 2015;95(9):1307–1315.

72. Feng TR, White RS, Gaber-Baylis LK, et al. Coronary artery bypass graft readmission rates and risk factors – a retrospective cohort study. *Int J Surg.* 2018;54:7–17.

73. Min L, Mazzurco L, Gure TR, et al. Longitudinal functional recovery geriatric cardiac surgery. *J Surg Res.* 2015;194:25–33.

74. Lee C, Ahn J, Cavalcante R, et al. Coronary artery bypass surgery versus drug-eluting stent implantation for left main or multivessel coronary artery disease. *JACC Cardiovasc Interv.* 2016;9:2481–2489.

75. Patel A, Yates M, Soppa G. What is the optimal revascularization technique for isolated disease of the left anterior descending artery:

76. minimally invasive direct coronary artery bypass or percutaneous coronary intervention? *Interact Cardiovasc Thorac Surg.* 2014;19(1):144–148. https://doi.org/10.1093/icvts/ivu076.

76. Kowalewski M, Pawliszak W, Malvindi PG, et al. Off-pump coronary artery bypass grafting improves short-term outcomes in high-risk patients compared with on-pump coronary artery bypass grafting: meta-analysis. *J Thorac Cardiovasc Surg.* 2016;151(1):60–77. e58.

77. Mamane S, Mullie L, Piazza N, et al. Psoasmuscle area and allcause mortality after transcatheter aortic valve replacement: the Montreal-Munich Study. *Can J Cardiol.* 2016;32:177–182. https://doi.org/10.1016/j.cjca.2015.12.002.

78. Sandoval Y, Sirahha P, Harris K. Contemporary management of ischemic mitral regurgitation: a review. *Am J Med.* 2018;131(8):456–465.

79. Algarni K, Suri R, Schaff H. Minimally invasive mitral valve surgery: does it make a difference? *Trends Cardiovasc Med.* 2015;25(5):456–465. https://doi.org/10.1016/j.tcm. 2014.12.007.

80. Casaubon LK, Boulanger J-M, Blacquiere D, et al. Canadian stroke best practice recommendations: hyperacute stroke care guidelines, update 2015. *Int J Stroke.* 2015;10(6):924–940. https://doi.org/10.1111/ijs.12551.

81. Frontera J, Fernandez A, Schmidt JM, et al. Defining vasospasm after subarachnoid hemorrhage: what is the most clinically relevant definition? *Stroke.* 2009;40(6):1963–1968.

82. Charles E. Outcomes after falls continue to worsen despite trauma and geriatric care advancements. *Am Surgeon.* 2018;84(3):392–397.

83. Calvo RY. *The Association of Chronic Conditions with Clinical Outcomes Following Traumatic Injury in Older Adults (Unpublished doctoral dissertation).* San Diego: University of California; 2015.

84. Hanna JS. Sarcopenia and critical illness: a deadly combination in the elderly. *J Parenteral Enteral Nutr.* 2015;39(3):273–281. https://doi.org/10.1177/0148607114567710.

85. Fairchild B, Webb TP, Xiang Q, Tarima S, Brasel KJ. Sarcopenia and frailty in elderly trauma patients. *World J Surg.* 2015;39(2):373–379. https://doi.org/10.1007/s00268-014-2785-7.

86. Apostolakis E, Papakonstantinou NA, Baikoussis NG, Papadopoulos G. Intensive care unit-related generalized neuromuscular weakness due to critical illness polyneuropathy/myopathy in critical ill patients. *J Anesth.* 2015;29:112–121.

87. Wollersheim T, Woehlecke J, Krebs M, et al. Dynamics of myosin degradation in intensive care unit-acquired weakness during severe critical illness. *Intensive Care Med.* 2014;40(4):528–538.

88. Schorl M, Valerisu-Kukula SJ, Kemmer TP. Critical illness polyneuropathy as sequelae of sever neurological illness: incidence and impact on ventilator therapy and rehabilitation. *Neurorehabilitation.* 2013;32:149–156.

89. Kress JP, Hall JB. ICU acquired weakness and recovery from critical illness. *N Engl J Med.* 2014;370:1626–1635.

90. Gronewold J, Dahlmann C, Jäger M, Hermann DM. Identification of hospitalized elderly patients at risk for adverse in-hospital outcomes in a university orthopedics and trauma surgery environment. *Plos One.* 2017;12(11):e0187801. https://doi.org/10.1371/journal.pone.0187801.

91. Min L, Ubhayakar N, Saliba D, et al. The Vulnerable Elders Survey-13 predicts hospital complications and mortality in older adults with traumatic injury: a pilot study. *J Am Geriatr Soc.* 2011;59(8):1471–1476. https://doi.org/10.1111/j.1532-5415.2011.03493.x.

92. Resnick B, Wells CL, Brotemarkle BA, Payne AK. Exposure to therapy of older patients with trauma and factors that influence provision of therapy. *Phys Ther.* 2014;94(1):40–51. https://doi.org/ 10.2522/ptj.20130087.

93. Axmon A, Sandberg M, Ahlström G, Midlöv P. Fall-riskincreasing drugs and falls requiring health care among older people with intellectual disability in comparison with the general population: a register study. *Plos One.* 2018;13(6):e0199218. https://doi.org/10.1371/journal.pone.0199218.

94. Fu W, Fu T, Jing R, Mcfaull S, Cusimano M. Predictors of falls and mortality among elderly adults with traumatic brain injury: a nationwide, population-based study. *Plos One.* 2017;12(4):e0175868. https://doi.org/10.1371/journal. pone.0175868.

95. Grimm D, Mion L. Falls resulting in traumatic injury among older adults. *AACN Adv Crit Care.* 2011;22(2):161–168. https://doi.org/10.1097/nci.0b013e3182157cb3.

96. Devries RD, Reininga IH, Pieske O, Lefering R, Moumni ME, Wendt K. Injury mechanisms, patterns and outcomes of older polytrauma patients—an analysis of the Dutch Trauma Registry. *Plos One.* 2018;13(1): e0190587. https://doi.org/10.1371/journal.pone.0190587.

97. KaribeH,Hayashi T,NarisawaA, KameyamaM,Nakagawa A, Tominaga T. Clinical characteristics and outcome in elderly patients with traumatic brain injury: for establishment of management strategy. *Neurol Med Chir.* 2017;57(8):418–425. https://doi.org/10.2176/nmc.st.2017-0058.

98. Krishnamoorthy V, Distelhorst J, Vavilala M, Thompson H. Traumatic brain injury in the elderly. *J TraumaNurs.* 2015;22(4):204–E4. https://doi.org/10.1097/jtn.0000000000000145.

99. Mosk C, Mus M, Vroemen J, et al. Dementia and delirium, the outcomes in elderly hip fracture patients. *Clin Interv Aging.* 2017; 12:421–430.

100. Wang Y, Haines TP, Ritchie P, et al. Early mobilization on continuous renal replacement therapy is safe and may improve filter life. *Criti Care.* 2014;18:1–10.

101. Srisawat N, Lawsin L, Uchino S, Bellomo R, Kellum JA. Cost of acute renal replacement therapy in the intensive care unit: results from the Beginning and Ending Supportive Therapy for the Kidney (BEST Kidney) Study. *Crit Care.* 2010;14(2):R46. https://doi.org/10.1186/cc8933.

102. Fields C, Trotsky A, Fernandez N, Smith BA. Mobility and ambulation for patients with pulmonary artery catheters: a retrospective description study. *J Acute Care Phys Ther.* 2015;6(2):64–70.

103. McGarrigle L, Caunt J. Physical therapist–led ambulatory rehabilitation for patients receiving CentriMag short term ventricular assist device support: respective case series. *Phys Ther J.* 2016;96(10):1–11.

104. Perme C, Lettivin C, Throckmorton T, Mitchell K, Masud F. Early mobility and walking for patients with femoral arterial catheters in intensive care unit: a case series. *J Acute Care Phys Ther.* 2011; 2(1):32–36.

105. Lima NP, Silva GM, Park M, Pires-Neto RC. Mobility therapy and central or peripheral catheter related adverse events in an ICU in Brazil. *J Bras Pneumol.* 2015;41(3):225–230.

106. Wells CL, Forrester J, Vogel J, et al. Safety and feasibility of early physical therapy for patients on extracorporeal membrane oxygenation: University of Maryland Medical Center Experience. *Crit Care Med.* 2018;46(1):53–59.

107. Ching W, Luhmann M. Neuro-oncologic physical therapy for the older person. *Top Geriatr Rehabil.* 2011;27(3):184–192. https://doi.org/10.1097/tgr.0b013e3182198f25.

108. Eyigor S, Eyigor C, Uslu R. Assessment of pain, fatigue, sleep and quality of life (QoL) in elderly hospitalized cancer patients. *Arch Gerontol Geriatr.* 2010;51(3):e57–e61. https://doi.org/10.1016/j.archger.2009.11.018.

109. Egol KA, Strauss EJ. Perioperative considerations in geriatric patients with hip fracture: what is the evidence? *J Orthop Trauma.* 2009;23(6):386–394.

110. Morrison RS, Flanagan S, Fischberg D. A novel interdisciplinary analgesic program reduces pain and improves function in older adults after orthopedic surgery. *J Am Geriatr Soc.* 2009;57(1):1–10. https://doi.org/10.1111/j.1532-5415.2008.02063.x.

111. Parvizi J, Miller AG, Gandhi K. Multimodal pain management after total joint arthroplasty. *J Bone Joint Surg.* 2011;93-A(11): 1075–1084.

112. Mohanty S, Rosenthal RA, Russell MM, et al. Optimal perioperative management of the geriatric patient: a best practices guideline from the American College of Surgeons NSQIP and the American Geriatrics Society. *J Am Coll Surg.* 2016;222(5):930–947.

113. Deschodt M, Devriendt E, Sabbe M, et al. Characteristics of older adults admitted to the emergency department (ED) and their risk factors for ED readmission based on comprehensive geriatric assessment: a prospective cohort study. *BMC Geriatr.* 2015;15(1):54. https://doi.org/10.1186/s12877-015-0055-7.

114. Latham L, Ackroyd-Stolarz S. Emergency department utilization by older adults: a descriptive study. *Can Geriatr J.* 2014;17(4):118–125. https://doi.org/10.5770/cgj.17.108.

115. Hwang U, Dresden S, Rosenberg M, et al. Geriatric emergency department innovations: transitional care nurses and hospital use. *J Am Geriatr Soc.* 2018;66(3):459–466.

116. Tousignant-Laflamme Y, Beaudoin A, Renaud A, et al. Adding physical therapy services in the emergency department to prevent immobilization syndrome – a feasibility study in a university hospital. *BMC Emerg Med.* 2015;15(1):35.doi:10.1186/s12873- 015-0062-1

117. Mesa G, Swoboda M, Wilson F, Ayres A, Johnson D. *Outpatient Physical Therapy in the Emergency Department: A Descriptive and Prospective Analysis.* New Orleans, Louisiana: Poster presented at American Physical Therapy Combined Section Meeting; 2018.

118. Southerland LT, Vargas AJ, Nagaraj L, Gure TR, Caterino JM. An emergency department observation unit is a feasible setting for multidisciplinary geriatric assessments in compliance with the geriatric emergency department guidelines. *Acad Emerg Med.* 2017; 25(1):76–82. https://doi.org/10.1111/acem.13328.

119. Huded J,Dresden S,Gravenor S,RoweT, Lindquist L. Screening for fall risks in theemergency department: anovel nursing-driven program. *West J Emerg Med.* 2015;16(7):1043–1046. https://doi.org/10.5811/westjem.2015.10.26097.

Gestão de Cuidados Pós-Agudos do Idoso

Greg W. Hartley e Rosanna Gelaz

VISÃO GERAL DO CAPÍTULO

Introdução, 574
Unidades de reabilitação de pacientes internados, 574
  Perfil de uma unidade de reabilitação de pacientes internados e seus pacientes, 574
Unidades de enfermagem especializada e unidades de cuidado de longo prazo, 576
  Perfis de uma unidade de enfermagem especializada, de uma unidade de cuidado de longo prazo e de seus pacientes (residentes), 576

Tratamento fisioterápico do paciente em unidade de enfermagem especializada e em ambiente de cuidados de longo prazo, 577
Exame e avaliação, 577
  História, 577
  Revisão dos sistemas, 578
  Testes e medidas, 579
  Triagem em cuidados de longo prazo, 580
Intervenções, 581
  Exercício, 581
  Treino da marcha, 584
  Treinamento do equilíbrio, 585

Treinamento da transferência, 585
Desafios únicos no ambiente de cuidados de longo prazo, 586
  Redução do risco de quedas, 586
  Redução de restrição, 587
  Gerenciamento e redução de risco das lesões por pressão, 587
Programas de restauração, 588
Manejo da demência e da depressão, 589
Tendências futuras nos cuidados pós-agudos, 589
Referências bibliográficas, 590

INTRODUÇÃO

O cuidado pós-agudo de pacientes geriátricos passou por grandes mudanças nos últimos 20 anos. De acordo com o Department of Health and Human Services, Agency for Healthcare Research and Qualitys, dos EUA, aproximadamente 7,96 milhões de internações receberam alta para unidades de cuidados pós-intensivos, representando 22,3% de todas as altas hospitalares em 2013.[1] Novas metodologias de pagamento, como sistemas de pagamento prospectivos (SSPP) alteraram significativamente os padrões de internação do paciente após a alta de ambientes de cuidados intensivos.[1] Essas mudanças forçaram os fisioterapeutas que trabalham em ambientes pós-agudos a ampliar os serviços de reabilitação oferecidos e expandir as funções tradicionais, especialmente nas unidades de enfermagem especializada (UEEs). Este capítulo enfoca vários, mas não todos, os ambientes de cuidados pós-agudos para pacientes internados. Hospitais de reabilitação são discutidos brevemente porque as mudanças regulatórias nesse ambiente subsequentemente afetaram a população de pacientes de outros espaços de cuidados pós-agudos.[2] A maior parte do capítulo enfoca o ambiente do lar de idosos, tanto o cuidado qualificado de curto prazo (subagudo) quanto o cuidado de longo prazo (CLP). Especificamente, discute-se como a prática da fisioterapia evoluiu para acompanhar a mudança da população nesses ambientes. Nos EUA, o Medicare (sistema de seguros de saúde gerenciado pelo governo dos EUA para indivíduos de idade igual ou maior que 65 anos) é o pagador predominante em todos esses ambientes e, como pagador predominante para pacientes geriátricos, quando aplicável, será fornecida uma discussão sobre os regulamentos dos Centers for Medicare & Medicaid Services (CMS) que afetam a prestação de serviços de fisioterapia nesses ambientes.

UNIDADES DE REABILITAÇÃO DE PACIENTES INTERNADOS

Perfil de uma unidade de reabilitação de pacientes internados e seus pacientes

Os hospitais de reabilitação, ou unidades de reabilitação para pacientes internados (URIs), são hospitais autônomos ou unidades dentro de um hospital de cuidados intensivos, cujo objetivo é fornecer serviços multidisciplinares e orientados por equipes para pacientes com necessidades intensas de reabilitação. Para efeitos do Medicare (e da maioria de outras operadoras), para um paciente ser admitido em uma URI, ele deve atender a critérios específicos, incluindo cuidados razoáveis e necessários e um potencial significativo de reabilitação. Os pacientes também devem exigir o atendimento coordenado de pelo menos duas disciplinas de terapia, incluindo fisioterapia, terapia ocupacional e fonoaudiologia. Uma das duas disciplinas deve ser fisioterapia ou terapia ocupacional. Os pacientes também devem participar de um mínimo de 3 horas de terapia por dia, pelo menos 5 dias por semana, no momento da internação. Portanto, as URIs devem estar razoavelmente seguras de que os pacientes necessitam desses serviços e podem participar plenamente dos mesmos no momento da admissão. Não são permitidas admissões para testes. O atendimento deve ser coordenado e orientado pela equipe, com ênfase na alta do paciente para a comunidade.

Para pacientes geriátricos em um hospital de reabilitação, o Medicare costuma ser o pagador (nos EUA). Desde 2002, o CMS tem reembolsado as URIs prospectivamente, um sistema conhecido como SPP.[3] Devido ao nível de cuidado exigido nas URIs, os pagamentos do CMS normalmente são mais elevados do que em outros ambientes. Como o pagamento está em um nível mais alto, o CMS exige que as URIs atendam a critérios específicos a serem pagos de acordo com o SPP. O principal desses critérios é a exigência de que pelo menos 60% de todos os pacientes tenham um diagnóstico que se qualifique para o ambiente.[3] Atualmente, existem 13 diagnósticos, ou categorias de diagnóstico, que se qualificam. Essas categorias de diagnóstico são chamadas coletivamente "CMS-13". Os diagnósticos de qualificação no CMS-13 estão listados no Boxe 25.1. Os 40% restantes dos pacientes admitidos em URIs podem ter algum outro diagnóstico; entretanto, ainda devem atender a todos os requisitos, incluindo necessidade de admissão, necessidade de reabilitação multidisciplinar e intensidade do serviço (3 horas/dia).[3]

Os regulamentos do CMS para URIs sofreram mudanças significativas desde que o SPP se tornou o meio de reembolso para URIs em 2002. Uma das mudanças mais significativas ocorreu em 2004 com a retirada das artroplastias totais unilaterais da lista CMS-13 de diagnósticos qualificados. Após a análise pelo CMS, determinou-se que esses pacientes poderiam alcançar resultados semelhantes em um ambiente menos dispendioso (enfermaria especializada [UEE], saúde domiciliar, paciente ambulatorial). Alguns pacientes podem continuar a se qualificar para o ambiente de hospital de reabilitação (nos outros 40%) se atenderem aos requisitos para admissão na URI, incluindo a necessidade de mais de uma disciplina (p. ex., fisioterapia e terapia ocupacional, bem como uma abordagem de equipe coordenada que não pode ser fornecida em um ambiente menos "intenso"). Contudo, em geral, os pacientes com artroplastias totais unilaterais não complicadas não se qualificam mais para um nível de tratamento de internação em um hospital de reabilitação. Quando possível, esses pacientes são encaminhados diretamente para casa após o tratamento intensivo, em que normalmente recebem

---

BOXE 25.1 | CMS-13: qualificação de diagnósticos para reembolso de instalações de reabilitação de pacientes internos dos EUA.

A lista a seguir inclui as condições médicas que necessitam de serviços intensivos de reabilitação (i. e., qualificam-se para internação em hospital de reabilitação) sob o Título 42 CFR 412.23 (b) (2) (iii) revisado

- Acidente vascular encefálico
- Lesão da medula espinal
- Deformidade congênita
- Amputação
- Trauma múltiplo grave
- Fratura de fêmur (fratura de quadril)
- Lesão cerebral
- Distúrbios neurológicos, incluindo esclerose múltipla, doenças do neurônio motor, polineuropatia, distrofia muscular e doença de Parkinson
- Queimaduras
- Artrite reumatoide poliarticular ativa, artrite psoriática e artropatias soronegativas, resultando em comprometimento funcional significativo da deambulação e outras atividades da vida diária que não melhoraram após um curso adequado, agressivo e sustentado de serviços de terapia ambulatorial ou serviços em outros ambientes de reabilitação menos intensivos imediatamente antes da internação para reabilitação do paciente hospitalizado ou que resultem de uma ativação de doença sistêmica imediatamente antes da admissão, mas com potencial para melhorar após uma reabilitação mais intensiva
- Vascularidades sistêmicas com inflamação das articulações, resultando em comprometimento funcional significativo da deambulação e outras atividades da vida diária que não melhoraram após um curso adequado, agressivo e sustentado de serviços de terapia ambulatorial ou serviços em outros ambientes de reabilitação menos intensivos imediatamente antes da admissão em um hospital de reabilitação ou que resultem de uma ativação de doença sistêmica imediatamente antes da admissão, mas com o potencial de melhorar após uma reabilitação mais intensiva
- Osteoartrite grave ou avançada (osteoartrose ou doença articular degenerativa) envolvendo duas ou mais articulações de sustentação de peso (cotovelo, ombros, quadris ou joelhos, mas sem contar uma articulação com prótese) com deformidade articular e perda substancial de amplitude de movimento, atrofia dos músculos ao redor da articulação, comprometimento funcional significativo da deambulação e outras atividades da vida diária que não melhoraram após o paciente ter participado de um curso adequado, agressivo e sustentado de serviços de terapia ambulatorial ou serviços em outros ambientes de reabilitação menos intensivos imediatamente antes da internação para reabilitação, mas com potencial para melhorar após uma reabilitação mais intensiva. (Uma artroplastia não é mais considerada como um caso de osteoartrite ou outra artrite, apesar dessa condição ter sido a razão para a artroplastia.)
- Artroplastia total do joelho ou quadril, ou ambos, durante uma hospitalização aguda imediatamente anterior à internação em hospital de reabilitação do paciente e também atender a um ou mais dos seguintes critérios específicos:
  - O paciente foi submetido a cirurgia de artroplastia bilateral do joelho ou da articulação do quadril durante a internação hospitalar aguda imediatamente anterior à admissão na URI
  - O paciente é extremamente obeso, com índice de massa corporal de pelo menos 50 no momento da internação na URI
  - O paciente tem 85 anos ou mais no momento da admissão no URI

CMS, Centers for Medicare & Medicaid Services; *URI*, unidade de reabilitação com o paciente internado.
Dados de Centers for Medicare & Medicaid Services. *Inpatient Rehabilitation Facility PPS*. 2018. https://www.cms.gov/Medicare/Medicare-Fee-for-Service-Payment/InpatientRehabFacPPS/index.html.

atendimento domiciliar ou terapia ambulatorial. Entretanto, em muitos casos, os pacientes não podem ir diretamente para casa após o tratamento agudo.[4] Apesar dos pacientes nessa categoria frequentemente tenham alta do tratamento agudo para UEEs, eles podem ter sido enviados para um hospital de reabilitação há vários anos. Os efeitos das mudanças na política de CMS contribuíram para uma mudança nas populações de pacientes UEE nos últimos anos, particularmente em áreas urbanas, em que URIs são mais abundantes.[5] Como resultado, a população total de pacientes com artroplastia importante em URIs diminuiu enquanto o número desses pacientes em UEEs aumentou.[4] Posteriormente, muitas UEEs se reconfiguraram para cuidar melhor desse tipo de paciente (i. e., reabilitação subaguda).

Apesar dos hospitais de reabilitação desempenharem um grande papel na reabilitação pós-aguda, a maioria dos americanos que precisa de reabilitação pós-aguda recebe esse atendimento em uma UEE. Apesar de isso estar parcialmente relacionado aos critérios da URI descritos anteriormente, é mais provável que esteja relacionado a questões de acessibilidade.[6,7] Muitas comunidades simplesmente não têm acesso a uma URI. Consequentemente, o restante deste capítulo se concentrará em pacientes e residentes em instalações de curto prazo (qualificados e subagudos) e de CLP.

UNIDADES DE ENFERMAGEM ESPECIALIZADA E UNIDADES DE CUIDADO DE LONGO PRAZO

Perfis de uma unidade de enfermagem especializada, de uma unidade de cuidado de longo prazo e de seus pacientes (residentes)

Uma UEE é uma casa de repouso que foi certificada pelo CMS para fornecer enfermagem especializada de curto prazo ou serviços de terapia (ou ambos) reembolsável. Entre os residentes do UEE, os diagnósticos mais comuns são artroplastias, insuficiência cardíaca, pneumonia, septicemia, fratura de quadril e infecções renais ou do trato urinário.[1] Como as regras de participação e pagamento para UEEs foram criadas como um "subconjunto" das regras do lar de idosos e regulamentos, o CMS se refere aos clientes em uma UEE como "residentes" (um produto da linguagem CLP).[8] Historicamente, os pacientes tratados em UEEs eram aqueles com níveis funcionais mais baixos que necessitavam de cursos de tratamento mais longos (enfermagem ou reabilitação) para retornar à comunidade. Se o retorno à comunidade não fosse possível, os pacientes poderiam permanecer como residentes CLP. No passado, as UEEs também atendiam a uma variedade maior de diagnósticos que as instalações de reabilitação (não há "regra de 60%" nas UEEs), com mais indivíduos apresentando níveis funcionais mais baixos.[7] Apesar das UEEs terem continuado a cuidar de pacientes complexos de níveis funcionais mais baixos que podem (pelo menos inicialmente) exigir serviços de reabilitação menos intensos e períodos de permanência mais longos, UEEs também cuidam de uma miríade de pacientes com necessidades de reabilitação avançada que

necessitam de estadias relativamente curtas, que têm o potencial de voltar para casa ou para a comunidade rapidamente, e que toleram níveis intensos de serviços de reabilitação. Na realidade, no ano de 2015, o tempo médio de permanência para pacientes com Medicare em UEEs em todo o país foi de 26,78 dias.[9] As mudanças regulatórias em outras configurações significaram que mais pacientes em UEEs têm artroplastias eletivas, necessidades de reabilitação "agudas" e o potencial para fazer um progresso rápido e substancial com uma alta esperada para a comunidade.[4] O crescimento nesse grupo de pacientes levou a um maior uso do termo *subagudo* para descrever essa coorte de modo mais eficaz. Além disso, o crescimento dos programas *Medicare Advantage* (MA) também afetou a utilização de reabilitação em UEEs. Cada vez mais, os pacientes inscritos em programas de MA são encaminhados para UEEs em vez de outros ambientes de custo mais elevado, como URIs.[10]

Após o atendimento especializado ter sido concluído, em alguns casos, os residentes permanecem em uma casa de repouso como um paciente CLP depois que o benefício UEE se esgota ou quando eles não precisam mais de serviços especializados contínuos. As principais razões para a admissão nos CLPs são diminuição da cognição, incontinência e quedas que levam a uma diminuição do estado funcional.[11] Cerca de 1,4 milhão de residentes de todas as idades viviam em 15.600 centros de enfermagem em 2014. Destes, 85% tinham 65 anos ou mais.[12] Em 2010, apenas 3,1% das pessoas com mais de 65 anos viviam em unidades de enfermagem, um declínio de 7,5% em 1982.[13,14] Não se sabe exatamente por que o percentual diminuiu tanto durante esse período. Pode ser por razões econômicas, porque o custo dos cuidados aumentou drasticamente. Alternativamente, pode estar relacionado a melhores sistemas de suporte social, acessibilidade ou um foco maior na promoção da saúde e bem-estar nos últimos anos. Entretanto, é provável que a porcentagem aumente novamente nos próximos anos porque o número de indivíduos que sobrevivem até a 8ª, 9ª e 10ª décadas de vida representará o segmento de crescimento mais rápido da população.[14] As taxas de deficiência estão fortemente relacionadas à idade; cerca de 50% da população de 85 anos ou mais tem alguma deficiência, em comparação com apenas 10% da população de 65 a 74 anos.

Por definição, o cuidado *institucional* de longo prazo tem a custódia. É claro que o CLP pode ser interpretado como incluindo muito mais que cuidados institucionais. A definição mais ampla de CLP inclui vida assistida (em que menos supervisão é fornecida, mas normalmente alguns serviços supervisionados são oferecidos), creche para adultos (por dia ou cuidado supervisionado durante o dia), assistência domiciliar ou serviços de cuidados (assistência domiciliar não especializada coberto pelo benefício Parte A do Medicare), e muitos outros serviços locais ou comunitários, pagos ou não. Conforme a população de adultos idosos que precisa desses serviços aumenta, a disponibilidade e a variedade dessas configurações e serviços alternativos de CLP também se expande. Entretanto, para os fins deste capítulo, o foco permanecerá no CLP institucional.

No cenário CLP, nenhuma intervenção *regular* e *qualificada* é fornecida sob o benefício CLP. A equipe administra medicamentos e oferece atividades restaurativas, recreativas e sociais contínuas para os residentes. Como o CLP, de fato, não é qualificado, o Medicare não cobre esse custo. O CLP é pago pelo próprio paciente, por um seguro privado ou pelo Medicaid para residentes que se qualificam com base em sua renda.[15] O Medicaid é o principal pagador para a maioria dos residentes de instalações de enfermagem. Quase dois terços (62,9%) dos residentes CLP tinham o Medicaid como o pagador principal em 2013. Os residentes de instalações de enfermagem restantes tinham outras fontes de pagamento, como seguro CLP privado ou pago pelo próprio paciente.[12] *Institucionalização* é um termo que infelizmente evoca imagens de uma pessoa idosa sendo abandonada para sempre na porta de algum prédio escuro. Entretanto, em muitos casos, a admissão em instituições CLP não é permanente. Na verdade, foi relatado que entre 22 e 25% de todos os residentes CLP têm alta para a comunidade porque se estabilizaram ou se recuperaram.[16] Os fatores de risco para residência permanente em CLP incluem hospitalização, idade avançada, demência, sexo feminino e alta hospitalar para uma UEE. Além disso, constatou-se que a fragilidade e a pré-fragilidade são preditores significativos para a colocação em lar de idosos entre os idosos residentes na comunidade que não tiveram uma estadia anterior em uma UEE.[17,18]

Se a residência permanente for necessária, uma variedade de serviços é disponibilizada aos residentes para garantir uma alta qualidade de vida. Em ambientes de longo prazo, a equipe realiza exames periódicos para verificar a necessidade de serviços qualificados de reabilitação. Quando a necessidade de terapia especializada é identificada, os residentes são tratados com o benefício Parte B do Medicare (paciente ambulatorial), presumindo que o Medicare seja o pagador, ou um benefício semelhante se o indivíduo tiver um produto MA ou seguro privado. As mesmas regras que se aplicam a pacientes ambulatoriais regulares (Parte B) também se aplicam ao ambiente de CLP. Um estudo encomendado pelo CMS indica que, em 2008, 32,3% de todas as solicitações de terapia da Parte B foram cobradas em um ambiente de UEE ou de CLP, mais que em ambientes de prática privada (28,8%) ou hospitais (16,7%).[19] A partir desses dados, pode-se levantar a hipótese de que muitos dos residentes de CLP têm potencial para se beneficiar da fisioterapia.

TRATAMENTO FISIOTERÁPICO DO PACIENTE EM UNIDADE DE ENFERMAGEM ESPECIALIZADA E EM AMBIENTE DE CUIDADOS DE LONGO PRAZO

O restante do capítulo enfoca o gerenciamento clínico de pacientes em UEE, bem como os residentes em CLP que não estão recebendo o benefício "qualificado" (i. e., não na UEE). Os residentes de longa duração são diferentes dos pacientes que ficam em uma casa de repouso para estadias curtas e recebem serviços especializados. Conforme discutido anteriormente, no ambiente de saúde de hoje, os residentes da UEE apresentam-se clinicamente como pacientes "subagudos". Por outro lado, os residentes de longa duração são aqueles pacientes que, por qualquer motivo, residem na casa de saúde por longos períodos de tempo, muitas vezes para o resto de suas vidas. Há uma grande variedade de habilidades funcionais entre esses pacientes. Embora muitos indivíduos em CLP sejam frágeis, nem todos se enquadram nessa descrição. Dos ambientes discutidos neste capítulo, os residentes de longa duração apresentam a maior variabilidade nas habilidades funcionais, que vão desde deambuladores independentes até totalmente restritos ao leito.

O paciente UEE normalmente chega do ambiente de cuidados intensivos após a hospitalização com o objetivo de dar alta ao paciente em sua residência anterior ou para uma possível transição para o CLP, se indicado. No cenário do CLP, o objetivo muitas vezes é retornar o residente a um nível de função anterior ou superior. O nível de função anterior, entretanto, pode ser inferior ao de um paciente em um hospital de reabilitação ou mesmo uma UEE. Por exemplo, o nível de função anterior pode ser a deambulação de distâncias curtas com um andador, ou talvez seja simplesmente a capacidade de sentar-se independentemente. Entretanto, os terapeutas não devem subestimar a capacidade dos residentes de fazer melhorias significativas, às vezes, além do nível anterior de função (sendo necessárias constantes reavaliações). Os residentes cujo *status* comumente declinou em virtude do desuso podem, com a atividade física em conjunto com a fisioterapia, ter uma expectativa razoável de atingir um nível funcional mais elevado. Essa variabilidade da função do paciente, em conjunto com o estado mental alterado (em alguns casos) e regulamentações complexas, podem representar desafios, bem como oportunidades no ambiente de CLP. Essas oportunidades criam um ambiente perfeito para autonomia na tomada de decisões e colaboração interprofissional, especialmente enfermeiros e médicos. No cenário do CLP, o terapeuta deve funcionar como um membro da equipe que delegará tarefas e fará o acompanhamento com os outros membros da equipe. A colaboração entre os membros da equipe é vital para o sucesso de qualquer programa terapêutico de CLP e pode ser um dos maiores desafios desse ambiente. A seguir, iremos destacar as diferenças e nuances importantes na avaliação da fisioterapia e na gestão dos residentes nas configurações UEE e CLP.

EXAME E AVALIAÇÃO

História

Ao realizar uma revisão de prontuário para um paciente UEE, o fisioterapeuta qualificado precisa fazer mais que simplesmente buscar por um diagnóstico de saúde. Ver o Boxe 25.2 para uma lista dos componentes de uma revisão completa de prontuários. É responsabilidade do fisioterapeuta confirmar com o paciente e/ou família

---

BOXE 25.2 **Componentes da revisão do prontuário.**

- Motivo da internação e diagnóstico de internação
- Pedidos médicos recentes e relevantes
- Estado de sustentação de peso e outras precauções (se aplicável)
- Medicamentos e alergias atuais
- Relatórios e descobertas de imagem
- Valores laboratoriais (tendências)
- Relatórios cirúrgicos e de procedimentos (se aplicável)
- Dieta, restrições alimentares e precauções para deglutir
- História médica e cirúrgica pregressa
- Estado cognitivo
- História social, situação de vida, nível educacional e idioma principal
- Fonte de financiamento
- Notas clínicas recentes de enfermagem e médicos
- Notas de reabilitação de cuidados intensivos, se disponíveis

---

ou cuidador que as informações obtidas na revisão do prontuário são de fato precisas e completas, observar se há discrepâncias e comunicar essas informações à equipe médica ou de reabilitação, conforme necessário (é fundamental que exista um treinamento para o preenchimento correto e padronizado dos prontuários, assim como para a assinatura e o carimbo do responsável por seu preenchimento). Quando o paciente tem baixa capacidade de contar sua história, o examinador deve tentar entrar em contato com os parentes mais próximos do paciente ou representante autorizado para obter mais detalhes, incluindo o nível anterior de função e tipo de residência, bem como configuração do banheiro, assistência disponível no ambiente doméstico e quais equipamentos de saúde o paciente possui.

Embora as informações fornecidas no prontuário de um residente de CLP, como histórico da doença, pontuações do conjunto mínimo de dados (CMD) nas atividades da vida diária (AVDs), estado nutricional e valores laboratoriais, sejam importantes na determinação do plano de cuidados e metas; a obtenção da história não deve se limitar ao prontuário. Entrevistar o residente e a equipe mais envolvida com o residente é fundamental. Assistentes de enfermagem certificados, equipe de enfermagem restauradora, nutricionistas e qualquer outra equipe que tenha interação regular com o residente podem fornecer informações, como quanta assistência o residente precisa e se sua capacidade de realizar AVDs mudou recentemente. Os indivíduos em contato regular com o residente podem ser os primeiros a reconhecer a mudança no *status* funcional e no comportamento de um residente.

Qualquer histórico de quedas e circunstâncias atenuantes para as quedas devem ser anotadas, tanto para residentes de UEE quanto de CLP. Algumas instalações podem ter equipes de avaliação de quedas, muitas vezes dirigidas por um fisioterapeuta, nas quais a equipe analisa os motivos de uma queda específica ou procura padrões que podem estar contribuindo para as quedas e, em seguida, discute e planeja formas de intervir.

Aproximadamente metade dos residentes de lares de idosos nos EUA cai anualmente, e cerca de 30% daqueles que caem cairão duas ou mais vezes por ano.[20] Essa alta incidência de quedas é causada tanto pela natureza das pessoas que vivem em instituições quanto por relatórios mais precisos sobre quedas nessas instituições. As quedas são um dos principais determinantes do declínio funcional, aumento do risco de morte e restrição de atividades.[20] Comportamentos inseguros, estado cognitivo, doença crônica, descondicionamento por inatividade, efeitos adversos de medicamentos e equipamentos inseguros foram identificados como fatores de risco que contribuem para quedas entre os residentes em unidades de enfermagem.[20] Todos esses fatores estão ligados à queda, e determinar a causa por meio da coleta de uma história extensa pode ser fundamental para estabelecer a intervenção e prevenção adequadas. O Boxe 25.3 lista as causas comuns de quedas em residentes de asilos.[21]

Frequentemente, os fisioterapeutas são aqueles que identificam os residentes em risco de quedas decorrentes de medicamentos, incluindo seus efeitos adversos e preocupações com a polimedicação, e essas informações devem ser compartilhadas com a equipe médica e de enfermagem (podendo utilizar testes e escalas para determinar o risco de queda de modo mais preciso). Às vezes, as quedas podem ser reduzidas apenas reorganizando um medicamento. Estudos realizados com residentes de lares de idosos descobriram que o uso de vários medicamentos, a interação em um grupo de medicamento, como visto em relação à polifarmácia, e a prescrição de psicotrópicos têm sido associados a um maior risco de queda, além de que os antipsicóticos e antidepressivos estão relacionados a um aumento de quase três vezes na incidência de queda.[22,23] Esse aumento no risco de queda foi observado para ambos os medicamentos prescritos com dosagem programada, bem como aqueles utilizados conforme

---

BOXE 25.3 **Fatores de risco para quedas em casas geriátricas.**

- Distúrbio de marcha, mobilidade ou equilíbrio
- Comportamento sedentário e fraqueza
- Estado psicológico (p. ex., medo de cair)
- Riscos ambientais (p. ex., iluminação insuficiente, piso molhado, altura incorreta da cama, tamanho e manutenção inadequados da cadeira de rodas)
- Certos tipos de medicamentos (p. ex., benzodiazepínicos, psicotrópicos, antiarrítmicos classe 1a, digoxina, diuréticos e outros sedativos)
- Mudanças de medicação (tipos e doses)
- Deficiência cognitiva
- Deficiências visuais
- Deficiências nutricionais, incluindo baixo índice de massa corporal e deficiência de vitamina D
- Tonturas ou vertigem
- Cuidado impróprio com os pés ou calçado mal ajustado
- Uso impróprio ou manutenção inadequada de auxiliares de locomoção ou outro equipamento médico durável

Dados de Todd C, Skelton D. *What Are the Main Risk Factors for Falls Among Older People and What Are the Most Effective Interventions to Prevent These Falls?* Copenhagen: WHO Regional Office for Europe; 2004. http://www.euro.who.int/document/E82552.pdf.

a necessidade.[22] Outros estudos visando ao uso reduzido de drogas psicotrópicas, cardiovasculares e analgésicas também relataram sucesso na redução da taxa ou risco de quedas em pessoas idosas.[24-26] Não pode ser subestimado o papel do fisioterapeuta na identificação desses fatores de risco por meio de uma história completa. Por exemplo, reações adversas a medicamentos, como hipotensão ortostática e tontura, são comuns, e, por isso, eles devem ser revisados cuidadosamente quanto à sua contribuição para a causa das quedas. Essas características podem ajudar o terapeuta a considerar a contribuição da ortostase para quedas e risco de queda.

Revisão dos sistemas

É esperado que os sentidos da audição e da visão diminuam como uma parte normal do envelhecimento, e as perdas são achados comuns na maioria dos residentes de asilos. A perda auditiva é a mais prevalente de todas as perdas sensoriais, afetando cerca de 75% dos indivíduos com mais de 70 anos, com menos de 30% dos indivíduos que poderiam se beneficiar do uso de um aparelho auditivo realmente tendo utilizado no passado.[27] Perdas de visão por catarata, glaucoma, retinopatia diabética e degeneração macular demonstraram diminuir a qualidade de vida.[28] Estudos de base populacional relataram que a prevalência de deficiência visual moderada a grave ou cegueira é de 81% entre indivíduos com 50 anos e mais velhos.[29] Deficiências auditivas e visuais têm sido associadas à dependência em AVDs, sintomas depressivos e morte precoce em idosos residentes na comunidade.[30]

Os residentes costumam usar lentes corretivas. Entretanto, em um estudo que avaliou a necessidade de um exame oftalmológico em 371 residentes de asilos, apesar de 32% dos participantes já estivessem usando lentes corretivas, 15% recomendaram os óculos, mas 36% exigiram um exame mais aprofundado por um oftalmologista.[31] Informações sobre a audição e a visão dos residentes são importantes quando o terapeuta está determinando a melhor maneira de ensinar e orientar um paciente e devem ser observadas na avaliação inicial e no plano de cuidados. Patologias visuais específicas, como catarata, degeneração macular e glaucoma, têm diferentes apresentações e efeitos visuais que podem impedir as intervenções da fisioterapia. O conhecimento das apresentações das patologias visuais ajudará o terapeuta a fornecer a educação e as dicas mais eficazes. Os fisioterapeutas precisam ser cautelosos para diferenciar cognição deficiente da audição deficiente e a falta de interesse da visão deficiente.

O controle do funcionamento do intestino e da bexiga também deve ser observado, já que aproximadamente 31,8% dos residentes em CLP apresentam incontinência urinária.[32] Relata-se que a incontinência está altamente associada a comprometimento nas AVDs, comprometimentos cognitivos, depressão, doença pulmonar obstrutiva crônica e desnutrição.[32] Para muitos residentes, incontinência ou acidentes intestinais ou de bexiga provavelmente podem ser causadas por deficiências nas AVDs.

Os residentes podem ser portadores de doenças crônicas que afetam o coração e os pulmões, e muitos apresentam restrições de mobilidade, que podem gerar doenças da pele. Portanto, os sistemas cardíaco, pulmonar e tegumentar requerem atenção especial. Os testes de capacidade aeróbica e resistência incluem sinais vitais em repouso e após a atividade, respostas autônomas à mudança de posição e testes funcionais de resistência.

Testes e medidas

Força. A força muscular é um preditor de função no adulto idoso e, como a maioria dos residentes de CLP tem dificuldade com AVDs, pode-se presumir com segurança que a maior parte dos residentes de CLP apresenta déficits graves na força.[33] Por exemplo, levantar de uma cadeira normalmente sem o uso dos braços requer força nas pernas para sustentar quase a metade do peso corporal.[34] Se um residente não consegue andar sem sustentar o peso nos braços devido a fraqueza nas pernas, pode-se presumir que o residente perdeu 75% de sua força de reserva.[35] Portanto, a avaliação da força é vital para o exame fisioterápico. Entretanto, o teste muscular manual tradicional (TMM) tem limitações inerentes, especialmente no cenário CLP. O TMM não é um método de avaliação quantitativa para força e demonstrou falta de precisão quando usado como um teste de triagem.[36] Bohannon e Corrigan demonstraram que o TMM tem efeitos de teto graves para graus superiores a 5 de 5 na extremidade inferior com uma faixa de 85,4 a 650 Newtons.[37] O TMM pode não ser facilmente realizado em alguns pacientes com deficiências cognitivas ou amplitude de movimento (ADM) ou limitações de mobilidade. Portanto, o TMM não se correlacionará com tarefas funcionais em certos pacientes. Os fisioterapeutas podem superestimar ou subestimar a força observando a função. Por exemplo, Bohannon descobriu que se um paciente é capaz de se levantar de uma cadeira sem o uso dos braços, é seguro assumir que a força no quadríceps é de pelo menos 4+ de 5.[34] Assim, o fisioterapeuta pode determinar que o residente tem força "normal" e não incorporar treinamento de força apropriado. Além do déficit de força, o residente também pode apresentar desequilíbrio ou medo de cair, afetando o desempenho da tarefa. O residente pode ter dificuldade em entender as instruções, ou simplesmente não querer realizar a tarefa, questões insensíveis ao TMM. Por essas razões, defendemos uma perspectiva de teste funcional.

Avaliação funcional. A avaliação funcional desempenha um papel vital na demonstração e documentação dos resultados da reabilitação e deve ser um padrão de prática assumido para todos os profissionais de geriatria.[38,39] Muitas ferramentas de avaliação que medem e analisam a marcha e o equilíbrio necessitam de algum nível de compreensão do residente e vontade de participar. Considerando o número de residentes com demência e depressão em ambientes de CLP, o uso de alguns desses testes-padrão pode ser um desafio para o paciente concluir e o fisioterapeuta administrar.[40,41] Entretanto, muitos testes e medidas padronizados são apropriados e clinicamente significativos no ambiente CLP. Listamos algumas ferramentas funcionais que consideramos mais valiosas para residentes em ambientes CLP na Tabela 25.1.[42]

Os dados obtidos com os testes e medidas são usados para fazer um julgamento clínico (avaliação), para estabelecer um diagnóstico e prognóstico e para determinar um plano de cuidados adequado. Essas medidas de resultados funcionais podem ser usadas não apenas para determinar uma linha de base de desempenho, mas também para ajudar a orientar as intervenções de tratamento e ao estabelecer metas objetivas e significativas para pacientes com UEE e CLP, comparando os resultados com as propriedades clinométricas estabelecidas, quando disponíveis. Um fisioterapeuta é capaz de refletir o cuidado especializado por meio da seleção cuidadosa de testes que medem com precisão o nível de comprometimento de um paciente, sem desafiá-lo ou subestimá-lo; de fornecer o mínimo de sofrimento possível ao paciente; e

de administrar fielmente de acordo com as instruções e condições de teste, por meio de observação e avaliação do desempenho físico e das respostas fisiológicas do paciente. No cenário do CLP, o fisioterapeuta tem grande autonomia e irá determinar a dosagem das intervenções e quando dar alta da terapia especializada. É imperativo reavaliar constantemente o indivíduo para determinar quando iniciar um programa de manutenção ou encaminhar para enfermagem restauradora.

Triagem em cuidados de longo prazo

A natureza de cuidados contínuos do CLP exige uma triagem contínua e regular do estado funcional de cada residente. Embora não haja uma regulamentação que designe uma disciplina específica para a realização de exames, os fisioterapeutas estão devidamente qualificados para realizá-los. As triagens não têm como objetivo substituir uma avaliação e devem ser usadas para determinar uma mudança no *status*, para melhor ou para pior. Informações

TABELA 25.1	**Avaliações qualificadas úteis para pacientes em cuidados de longo prazo.[a]**
Teste funcional	**Justificativa**
Levantar e andar cronometrado	Teste geral de mobilidade e risco de queda; também pode ser feito como tarefa dupla; corte de pontuação para risco de queda; validado em vários grupos, incluindo adultos mais velhos com demência
Velocidade de marcha	Usado para determinar o potencial de reabilitação, prognóstico e pré e pós-medida; considerada o "sexto sinal vital"; validado em cuidados subagudos
Teste de caminhada de 6 min	Teste padrão-ouro de resistência funcional; medida da função aeróbica e mobilidade geral; pré e pós-medida (versão de 2 min também disponível); validado em várias populações. Incluindo pacientes com doença de Alzheimer
Teste de quatro passos quadrados	Quantifica o equilíbrio dinâmico em quatro direções; inclui uma habilidade cognitiva; válido e confiável na população de interesse
Teste clínico para interação sensorial de equilíbrio modificado (TCISE-m)	Mede a forma como a tríade do equilíbrio (visão, vestibular, somatossensorial) interage para manter o equilíbrio; útil para diagnosticar deficiências e direcionar intervenções de maneira adequada; a versão modificada é apropriada para a população de interesse
Escala de Equilíbrio de Berg	Mede o equilíbrio estático e dinâmico e o risco de quedas; a avaliação do desempenho do paciente em cada um de seus componentes ajuda a identificar deficiências e orienta a intervenção; a clinimetria é adequada para a população de interesse; uma versão abreviada está disponível
Sentar para ficar em pé durante 30 s	Avalia a força da extremidade inferior e a capacidade de se levantar de uma cadeira; marcador funcional
Sentar para ficar em pé 5 vezes	Avalia a força da extremidade inferior e a capacidade de se levantar da cadeira; marcador funcional (use sentar 30 s para ficar de pé se o paciente não conseguir completar pelo menos cinco repetições)
Escala de equilíbrio com o paciente sentado	Quantifica o equilíbrio na posição sentada para idosos frágeis que primariamente não deambulam; clinimetricamente adequado na população de interesse
Índice de postura do pé	Quantificação fácil da posição do pé com o paciente em pé (contribui para o risco de queda); clinimetria sólida na população de interesse
Teste de sentar e alcance na cadeira[b]	Avalia objetivamente a flexibilidade geral dos isquiotibiais; altamente relevante na população de interesse; normas específicas de gênero disponíveis até a idade de 94 anos (não apropriado para todos os pacientes, por exemplo, aqueles com osteoporose grave, fraturas vertebrais confirmadas ou suspeitas)
Teste do alcance ao dorso[b]	Avalia objetivamente a flexibilidade geral do ombro; altamente funcional e relevante na população de interesse; normas específicas de gênero disponíveis até a idade de 94 anos
Postura pé ante pé	Medidas do equilíbrio, risco de queda; testes para envolvimento cerebelar ou vestibular
Apoio em uma perna, teste do apoio em uma perna	Mede o controle postural estático e risco de queda; clinimetricamente sólido em idosos frágeis

[a]Não é uma lista exaustiva.
[b]As normas de flexibilidade diferem para mulheres e homens, as mulheres apresentam normas de flexibilidade superiores às dos homens.

importantes sobre o *status* dos residentes podem ser obtidas no CMD, mas o terapeuta deve obter informações além do CMD. Uma imagem mais abrangente de qualquer mudança é geralmente obtida da equipe de enfermagem, nutricionistas e dos próprios residentes. O terapeuta que realiza a triagem deve então inspecionar visualmente ou observar o residente. Mudanças na capacidade de transferência ou deambulação; qualquer dor de início recente; agravamento ou desenvolvimento de contraturas; dificuldade recente para comer, deglutir ou falar; e a dificuldade de impulsionar uma cadeira de rodas deve ser observada. A inspeção de próteses, aparelho ortodôntico, cadeira de rodas ou imobilizadores pode identificar problemas que podem prejudicar a mobilidade ou o conforto e a segurança. A avaliação periódica do ajuste da prótese ou órtese é necessária porque o residente pode apresentar atrofia muscular e perda de peso ao longo do tempo. Quando a função é medida ao longo do tempo, um instantâneo da capacidade do residente de manter as atividades básicas de autocuidado é obtido e indica se houve um declínio, melhora ou estabilização de uma condição. Depois de reconhecer a mudança no estado funcional do residente, os fisioterapeutas que trabalham em um ambiente de CLP podem determinar que uma intervenção especializada é necessária ou podem encaminhar o residente para um programa de enfermagem restauradora. Os fisioterapeutas devem tentar tornar esse processo de decisão o mais objetivo possível. Portanto, é de suma importância para o fisioterapeuta compreender as definições de pagamento da fisioterapia especializada.

O Medicare estabelece sua definição de serviços de fisioterapia qualificados nos itens §220 e §230 do Capítulo 15 do Manual de Política de Benefícios do Medicare.[43] A definição do CMS para terapia especializada é apresentada no Boxe 25.4. Cabe ao fisioterapeuta entender as necessidades de cada pagador específico; entretanto, muitos pagadores seguem o exemplo do CMS.

A ADM ativa ou passiva fornecida para manter o intervalo não requer as habilidades de um fisioterapeuta e pode ser realizada em um programa de enfermagem restauradora. Entretanto, exercícios para melhorar a ADM ou para manter a amplitude em uma circunstância complexa, como em uma articulação próxima a uma fratura instável, devem ser realizados por um fisioterapeuta ou assistente de fisioterapeuta. É importante compreender que o estabelecimento de metas e os planos de cuidados em um ambiente de CLP serão diferentes em comparação com os objetivos e planos de cuidados fornecidos em um hospital de reabilitação, onde os pacientes tendem a melhorar rapidamente suas funções. Os residentes de CLP podem não precisar de tratamento para os déficits de mobilidade. O potencial para úlceras da pele por si só pode justificar a admissão para serviços especializados para posicionamento, educação, dispositivos, gerenciamento e prevenção de contraturas. Como acontece com todos os pacientes, um histórico completo e uma revisão do prontuário são as duas primeiras etapas para determinar a necessidade de terapia qualificada.

> ### BOXE 25.4 Coberturas do Medicare (EUA) para terapia qualificada nos cuidados de longa permanência (Parte B).
>
> - O serviço deve ter um nível de complexidade e sofisticação, ou a condição do paciente deve ser de uma natureza que necessite de julgamento, conhecimento e habilidade de um terapeuta qualificado, sendo que os serviços só podem ser realizados por um terapeuta qualificado. Se um CNA, familiar ou outro cuidador puder realizar o tratamento, provavelmente não atenderá a esse critério. Testes e medidas documentadas, avaliações funcionais, técnicas especiais e ensino especializado que só você pode fornecer como parte do seu escopo de prática
> - Expectativa positiva de melhora: Espera-se que a condição do paciente melhore materialmente em um período de tempo razoável e geralmente previsível, ou os serviços devem ser necessários para o estabelecimento de um programa de manutenção seguro e eficaz. Pergunte a si mesmo o que você vê no ambiente e no comportamento do paciente que sugere que a intervenção seria benéfica (i. e., suporte social, nível anterior de função, motivação e atenção, capacidade de seguir instruções)
> - Os serviços devem ser considerados de acordo com os padrões aceitos de prática de saúde como um tratamento específico e eficaz para a condição do paciente. Isso requer conhecimento da pesquisa. Conheça os testes e técnicas que se mostraram eficazes dentro do nosso escopo de prática
> - O serviço deve ser satisfatório e necessário para o tratamento da condição do paciente, incluindo quantidade, frequência e duração dos serviços. A documentação de uma mudança de condição, problemas contínuos e fatores de risco podem adicionar suporte à necessidade de seu tratamento. A documentação das complicações e questões de segurança do paciente relacionadas às suas deficiências e déficits funcionais é importante para atender a esse critério

De *Medicare Benefit Policy Manual*. Chapter 15: Covered medical and other health services. https://www.cms.gov/Regulations-and-Guidance/Guidance/Manuals/Downloads/bp102c15.pdf.

INTERVENÇÕES

Exercício

Como na maioria dos ambientes de fisioterapia, o exercício é um dos pilares na reabilitação de um paciente em um UEE ou CLP. Conforme determinado por suas deficiências e limitações de atividade, esses pacientes se beneficiam de treinamento de força qualificado, condicionamento aeróbico, treinamento de resistência, atividades de ADM e flexibilidade e treinamento de força, com o potencial de melhorias significativas no momento da alta para a comunidade. É responsabilidade do médico levar em consideração o nível anterior de função, comorbidades, precauções e contraindicações para exercício, estado funcional atual, tolerância à atividade, estado cognitivo, objetivos do paciente e fatores motivadores para prescrever e dosar exercícios de maneira eficaz e levar a uma recuperação eficiente. É dever ético e legal do fisioterapeuta demonstrar julgamento clínico, raciocínio e tomada de decisão ao prescrever e documentar intervenções hábeis para todos os pacientes, como um reflexo de nossa base de conhecimento especializado, educação formal e treinamento clínico. Isso inclui monitorar e interpretar os sinais vitais no início e em resposta ao exercício com o uso da taxa de esforço percebido (TEP) de Borg quando apropriado, consideração cuidadosa do estado cardiopulmonar para condicionamento eficaz, consciência dos impactos sobre a cognição, uso de medicamentos e seus efeitos adversos em consideração e seleção de exercícios individualizados para cada paciente. Provavelmente, o tipo mais importante de treinamento no CLP é a participação ativa em atividades significativas. Os residentes podem não entender por que devem realizar certos exercícios e podem não ver o benefício potencial do desempenho dessas atividades.[44] Os pacientes devem perceber a conexão entre suas melhorias no treinamento de resistência e o desempenho nas AVDs. A conexão pode ser melhorada relacionando a atividade ao objetivo declarado pelo paciente.

Um dos motivadores mais fortes que afetam a adesão ao exercício no adulto idoso é a autoeficácia: a confiança na capacidade de realizar determinado comportamento.[45] Quando um exercício melhora diretamente as AVDs pode gerar sua adesão, assim como um maior engajamento terapêutico. Um segundo motivador é a expectativa de resultado, que é a crença de que resultados desejáveis resultarão de ações pessoais específicas.[45] A autoeficácia demonstrou ser um preditor da capacidade de subir escadas, da manutenção do equilíbrio e do declínio funcional geral no adulto idoso.[46] As crenças sobre autoeficácia também desempenham um papel significativo como preditores de comportamentos de exercício no adulto idoso da comunidade, e intervenções de exercícios que servem para melhorar a autopercepção da autoeficácia para exercícios podem inspirar confiança e ajudar a iniciar e a manter a atividade física.[47,48]

A idade não é uma característica apropriada para determinar a aplicação de intervenções específicas. Muitas vezes, na opinião dos autores, a prática da fisioterapia em UEEs e especialmente CLP reflete baixas expectativas do fisioterapeuta e, muitas vezes, do residente. Frequentemente, os fisioterapeutas consideram residentes de CLP muito frágeis ou portadores de deficiência cognitiva para se beneficiarem das melhores práticas, como fortalecimento de alta intensidade, princípios de aprendizagem motora, correntes elétricas excitatórias e treinamento específico para tarefas. Infelizmente, há uma tendência para ser muito conservador ao prescrever exercícios para pacientes idosos, embora estudos tenham demonstrado que adultos idosos podem se beneficiar com o treinamento de força intenso tanto quanto indivíduos mais jovens.[51] Os princípios de intensidade e especificidade precisam ser usados de modo consciente para que ocorram ganhos de força, com monitoramento constante de sobrecarga suficiente e forma adequada para garantir que o paciente está sendo desafiado e progredindo de modo seguro para evitar lesões e dores, além de monitorar os sinais vitais e a taxa de esforço percebido e proporcionar períodos adequados de aquecimento e relaxamento. A prescrição de exercícios que sejam intensos o suficiente para provocar um efeito de treinamento de força de pelo menos 60% de 1 repetição máxima (RM; ou 15 RMs) para 1 série

ou 75% de 1 RM (ou 10 RMs) alcançará ganhos funcionais e pode ser motivador também.[52] Para obter uma melhoria de força mais elevada, 10 repetições, ou 80% de 1 RM, com deterioração da forma durante as últimas uma ou duas repetições é mais eficaz, mesmo em populações frágeis.[52] Exercícios que são significativos para o idoso não apenas melhoram a adesão ao exercício, mas também proporcionam ganhos nas capacidades funcionais. Foi documentado que os adultos idosos podem se adaptar fisiologicamente ao treinamento físico de modo semelhante à adaptação dos adultos mais jovens, se for incorporada especificidade.[49] Kato et al. estudaram os efeitos de um programa de exercícios de 12 semanas para aumento do desempenho nas AVDs e na mobilidade funcional em idosos frágeis.[50] Participantes (idade $79,6 \pm 7,7$ anos) completaram o treinamento de intensidade baixa a moderada que consiste em andar no lugar e levantar da cadeira, com aumento gradual na velocidade dos movimentos para abordar o treinamento de força conforme o progresso do treinamento. As sessões de 20 minutos foram concluídas 7 dias por semana. Melhorias significativas foram observadas naqueles que receberam a intervenção para o Índice de Barthel, potência média durante a elevação da cadeira e teste de caminhada de 10 metros. Esses dados sugerem um papel importante da especificidade da tarefa ao projetar programas de exercícios para melhorar a função física em idosos com baixo funcionamento.

É fato que idosos frágeis podem obter melhorias na força, mobilidade, prevenção contra quedas, composição corporal, equilíbrio, capacidade funcional e resistência com treinamento em qualquer idade, bem como experimentar um efeito positivo na cognição e na saúde psicológica.[53,54] Alguns estudos sugerem que os exercícios podem ajudar a prevenir ou retardar o início da fragilidade em idosos, o que pode melhorar a qualidade de vida.[53] Ferreira et al. estudaram um grupo de 37 participantes idosos institucionalizados e frágeis (idade média de 76 anos) divididos aleatoriamente em um grupo controle ou a um grupo de exercícios.[55] O programa de treinamento físico teve como foco a melhora da mobilidade, flexibilidade, força e resistência aeróbica, com exercícios prescritos individualmente aos participantes após uma avaliação inicial. Os exercícios foram realizados em intensidades moderadas de acordo com a percepção de esforço de cada indivíduo (entre 5 e 7 de acordo com uma Escala OMNI de Percepção de Esforço adaptada), três vezes por semana durante 40 minutos em um período de 12 semanas. As medidas de desfecho incluíram dados antropométricos, história clínica, índices bioquímicos, marcadores inflamatórios e desempenho funcional. Os participantes que completaram o treinamento físico demonstraram melhora no desempenho funcional, incluindo força, velocidade e agilidade, bem como marcadores bioquímicos como glicose, insulina, triglicerídeos, colesterol total e proteína C reativa. A pesquisa também indicou uma diminuição ou reversão da fragilidade medida pelo número de critérios para a síndrome da fragilidade. Com base nas evidências, defendemos e encorajamos fortemente a prescrição de exercícios moderados a vigorosos centrados em um programa estabelecido de acordo com o critério de 1 RM do paciente para pacientes e residentes em instituições de CLP. Entretanto, se o exercício de alta intensidade não for apropriado, os adultos idosos com fragilidade ainda podem obter ganhos que podem estar mais relacionados à melhoria do aprendizado motor e da eficiência do movimento que os ganhos reais de força com um programa de intensidade baixa a moderada.

Na população frágil, intensidades mais baixas de 30 a 70% de 1 RM produzem alguns efeitos significativos no fortalecimento. Uma revisão sistemática recente do treinamento de resistência em idosos fisicamente frágeis concluiu que um volume de treinamento de 1 a 3 séries de 6 a 15 repetições e intensidade de 30 a 70% de 1 RM promoveu aumento significativo na força muscular e na potência muscular e resultados funcionais (que incluiu pontuação levantar e andar e velocidade de marcha, entre outros).[56] Outro estudo comparou o treinamento de resistência de alta intensidade (70% de 1 RM), treinamento de resistência de baixa intensidade (40% de 1 RM) e nenhum treinamento em um grupo de 48 adultos idosos em CLP. O treinamento de alta intensidade produziu melhores resultados no *Short Physical Performance Test*, mas ambos os grupos de alta e baixa intensidade melhoraram em outras medidas de AVDs (Índice de Barthel), depressão (*Geriatric Depression Scale*) e qualidade de vida (*World Health Organization Quality of Life Instrument–Older Adults Module*). Um fato de destaque importante foi que o grupo de controle (sem exercício) piorou em todas as medidas.[57]

O princípio da intensidade também deve ser aplicado ao condicionamento aeróbico, usando um porcentual de reserva de frequência cardíaca e testes de exercícios aeróbicos, como o teste de caminhada de 2 minutos, o teste de caminhada de 6 minutos ou o teste de subida de degrau de 2 minutos para determinar a resistência cardiovascular e medir de modo eficaz a progressão da terapia. A capacidade cardiorrespiratória está associada positivamente à potência e força muscular, portanto as intervenções sobre a resistência aeróbica em adultos frágeis devem ser incluídas em um programa de exercícios com componentes múltiplos. O treinamento para a resistência com intensidade suficiente induz melhorias no $VO_{2máx}$ e na capacidade de resistência submáxima em idosos frágeis. As evidências sugerem que o treinamento para a resistência deve ser realizado em intensidade moderada a alta (ou seja, 60 a 85% do $VO_{2máx}$) e volume moderado (ou seja, 25 a 40 minutos).[58] Formas de treinamento qualificado para a resistência são eficazes na melhoria cardiovascular e o desempenho funcional em idosos com fragilidade e devem incluir caminhada na esteira, caminhada com mudanças de ritmo e direção, subida de escadas, subida de degraus e treino na bicicleta ergométrica; esses exercícios podem começar com 5 a 10 minutos durante o treinamento inicial, progredindo para 15 a 30 minutos no restante do programa, com uma intensidade de 12 a 14 na escala de Borg como uma alternativa adequada para o treinamento para a resistência.[59] É importante

lembrar o que constitui um tratamento especializado no contexto da capacidade aeróbica. Apesar do treinamento aeróbico poder (e indiscutivelmente dever) ser administrado simultaneamente com o treinamento de força ou potência, frequentemente é documentado como uma intervenção autônoma ("treinamento para a resistência") e se presta ao escrutínio por revisores terceirizados. Por que é examinado tão intensivamente? Na opinião do autor, é porque muitas vezes observa-se uma falta de julgamento ou raciocínio clínico evidente na documentação. Os terapeutas devem documentar a frequência cardíaca, pressão arterial e oximetria de pulso antes, durante e após o exercício. Além de avaliar a resposta cardiovascular pré e pós-exercício, os ajustes de dosagem devem ser feitos com base na resposta individual do paciente. É necessário conhecimento da frequência cardíaca-alvo do paciente, manutenção da frequência cardíaca dentro da zona-alvo ou uso de uma escala de esforço (p. ex., Borg RPE, Omni RPE) para determinar a intensidade do exercício. A falha em demonstrar esse nível básico de julgamento clínico ao prescrever e instituir exercícios destinados a lidar com a capacidade aeróbica não atende à definição de cuidado especializado. Assim, fazer com que um paciente realize um "treinamento para a resistência" em uma bicicleta reclinada, ergômetro para a parte superior do corpo ou restaurador sem evidências de medir e monitorar a frequência cardíaca, oximetria, pressão arterial ou níveis de esforço e, subsequentemente, usar essas informações para ajustar a intensidade do exercício não é considerado cuidados qualificados.

Outra forma de treinamento que muitas vezes é negligenciada no adulto idoso no cenário pós-agudo é o treinamento de força. A funcionalidade muscular diminui mais cedo que a força muscular com o avançar da idade, e as evidências sugerem que está mais fortemente associada à função que à força.[60] Pesquisas indicam que a potência muscular é mais importante que a força muscular na manutenção da função física do adulto idoso e no treinamento de resistência de alta velocidade foi aceito como uma intervenção prática, bem-sucedida e segura para melhorar a força muscular dos membros inferiores em idosos com fragilidade.[61] No cenário pós-agudo, o treinamento de força pode ser voltado para tarefas funcionais significativas, como levantar de uma cama ou cadeira, treinamento em degraus ou treinamento em escada. Um ensaio controlado realizado em 24 nonagenários frágeis e institucionalizados (idade média, 91,9 anos) investigou o efeito de uma intervenção multicomponente, incluindo potência, equilíbrio e treino de marcha sobre a potência muscular, massa muscular e resultados funcionais.[60] O treinamento de força para as partes superior e inferior do corpo foi realizado com 40 a 60% de 1 RM por 8 a 10 repetições duas vezes por semana durante 12 semanas. As sessões de treinamento duraram cerca de 40 minutos, sendo 10 minutos de treino de equilíbrio e marcha e 20 minutos de treino para a resistência. Os resultados mostraram melhorias no TLA com tarefas simples e duplas, desempenho do equilíbrio, capacidade de levantar de uma cadeira, potência e força muscular, massa muscular e redução da incidência de quedas. Izquierdo e Cadore afirmam que "Intervenções multicomponentes de rotina que incluem treinamento da força muscular devem ser prescritas para idosos institucionalizados porque tais intervenções melhoram o estado físico geral de idosos frágeis e previnem incapacidades e outros resultados adversos. Esse resultado é especialmente importante em indivíduos frágeis, que precisam urgentemente melhorar suas capacidades funcionais para prevenir contra resultados adversos, como quedas, hospitalizações, incapacidade ou mesmo morte".[62] Portanto, é benéfico não apenas prescrever intervenções de exercícios multicomponentes para nonagenários, mas também incluir intervenções desafiadoras que não são tradicionalmente associadas ao adulto idoso, como treinamento de força, para maximizar os resultados funcionais nessa população.

É importante lembrar que os próprios idosos podem ter ideias erradas e não ter conhecimento sobre o treinamento de força e, portanto, ser céticos ou mesmo resistentes a um regime de exercícios intensos. Em um estudo realizado por Manini et al., 129 idosos (77,5 ± 8,6 anos) responderam a perguntas sobre suas opiniões, experiências e conhecimento das recomendações para treinamento de força.[63] Quarenta e oito por cento dos adultos idosos acreditavam que o treinamento de força não aumentaria a massa muscular, 45% afirmaram que aumentar o peso não é mais importante que o número de repetições para o ganho de força e 37% responderam que caminhar é mais eficaz que levantar pesos para adquirir força. Claramente, os fisioterapeutas têm um papel importante na educação de idosos sobre os benefícios e a adequação do treinamento de força, bem como fornecer a garantia e a motivação frequentemente necessárias para superar o medo ou apreensão.

Treino da marcha

Os adultos idosos costumam reconhecer mudanças em seus padrões de marcha e velocidade e acreditam que não podem andar "da maneira que costumavam". A velocidade de marcha demonstrou ser um preditor de declínio funcional, colocação em casa de repouso e mortalidade.[64-67] A velocidade de marcha, referida como o "sexto sinal vital", diminui com a idade e com reduções nos níveis de atividade.[68] Potter et al. relataram que adultos idosos que apresentavam uma velocidade de marcha inferior a 0,25 m/s em uma unidade geriátrica eram mais propensos a ser dependentes em AVDs.[69] Velocidades de marcha de 0,5 m/s ou inferiores são comuns em configurações de CLP e indicam a perda grave de força que está associada à fragilidade e comportamento sedentário.[70] Programas de exercícios multicomponentes que incluem resistência, força de membros inferiores e treinamento de equilíbrio têm se mostrado a estratégia mais eficaz para melhorar a marcha, a força e o equilíbrio, bem como diminuir a taxa de quedas em adultos idosos; quando é realizado um treinamento de resistência sistemático, isolado ou

como parte de programas de exercícios multicomponentes, maiores melhorias na força foram observadas em adultos frágeis ou naqueles com declínios funcionais graves.[59] Defendemos a medição da velocidade de marcha em uma passarela de 4 metros para cada residente. A velocidade de marcha usual e rápida deve ser medida com a expectativa de uma diferença entre as duas, para indicar a reserva disponível. Embora uma diferença de 0,33 m/s seja comum para idosos que vivem na comunidade com bom funcionamento, a diferença de 0,22 m/s é vista em mulheres com dificuldade em duas ou mais AVDs.[71] Teoriza-se que quanto menor a reserva, menor o potencial de ser capaz de tolerar e ganhar com sessões de fisioterapia especializada.

O treinamento de marcha no idoso institucionalizado não deve ser diferente de outros ambientes nos quais o terapeuta analisa as fases de postura e balanço, observa o comprimento e a simetria do passo, observa as compensações e gera hipóteses quanto às causas das limitações (deficiências). Os terapeutas devem perceber que as causas da disfunção da marcha em idosos institucionalizados podem ser de natureza crônica e que algumas das deficiências podem não ser reversíveis. Entretanto, qualquer deficiência observada não deve ser considerada atribuível à "marcha geriátrica", mas sim uma indicação de uma deficiência subjacente da marcha que pode ser corrigida ou modificada. O terapeuta deve usar diferentes estratégias de *feedback* para melhorar a consciência do paciente sobre problemas de marcha e tentar a autocorreção, bem como a transição. Embora o comprometimento possa não ser reversível, as limitações funcionais podem melhorar se o tratamento for direcionado ao equilíbrio, velocidade e estratégias compensatórias. Melhorar a marcha para diminuir o risco de quedas é de extrema importância na maioria dos ambientes de CLP. A lentidão da velocidade da marcha na população idosa tem sido relacionada a um maior risco de quedas, o que, por sua vez, costuma levar à perda de uma vida independente e à institucionalização.[72,73]

O treino de marcha e a deambulação são diferenciadores claros de um serviço qualificado e um serviço não especializado. O treinamento de marcha fornecido por um fisioterapeuta ou assistente de fisioterapeuta é considerado atendimento especializado de acordo com os critérios do CMS sob três condições: (1) quando um terapeuta precisa dar instruções específicas, verbal ou manualmente, a um residente para melhorar o padrão de marcha; (2) uma avaliação da marcha precisa ser feita para determinar as deficiências que causam quaisquer anormalidades; ou (3) recomendações precisam ser feitas para uso de dispositivos auxiliares. Quando um terapeuta determina que nenhuma melhora pode ser feita no padrão de marcha, mas um residente deve continuar caminhando para manter o estado funcional, ou simplesmente melhorar a deambulação à distância para resistência, isso pode ser realizado em um programa de enfermagem restaurador e não requer a habilidade de um fisioterapeuta. Também é importante diferenciar entre dicas manuais e assistência física. Um residente pode estar em um programa de enfermagem restauradora, mesmo quando a assistência física é necessária para deambular, desde que o fisioterapeuta de referência acredite que é seguro e a pessoa que está ajudando esteja fornecendo suporte ao residente quando nenhuma melhora funcional significativa é esperada.

O treinamento qualificado da marcha deve se concentrar em desafiar adequadamente o paciente, levando em consideração o princípio da sobrecarga para melhorar o desempenho. Isso pode incluir atividades de revisão multidirecionais; exercícios começa-para; uso de superfícies complacentes; sobre obstáculos; meio-fio, escada ou treinamento de rampa; uso de um dispositivo de assistência menos restritivo; em áreas de estacionamento ao ar livre; usando calçados diferentes; e uso de uma faixa elástica para resistir contra o movimento lateral ou para a frente. Foi descoberto que o treinamento de dupla tarefa com atividades de marcha, incluindo o uso de uma tarefa cognitiva, como reagir aos sinais para mudar de direção, gerenciamento de tarefas e simulação de situações diárias durante a negociação de um ambiente cheio, reagindo aos sinais, melhora o desempenho da caminhada em condições de tarefa única e de dupla tarefa em adultos idosos com e sem preocupação com quedas.[74] O treinamento de dupla tarefa, incluindo estratégias de gerenciamento de tarefas, como priorização de tarefas ou troca de tarefas, quando combinado com tarefas de coordenação e equilíbrio, mostrou gerar maiores benefícios no desempenho da marcha e menor medo de cair que o treinamento de força e resistência.[75] Registrar e monitorar os sinais vitais e a resposta fisiológica do paciente fornecerá informações sobre o nível de intensidade e desafio que está sendo fornecido em uma sessão de treinamento de marcha.

Treinamento do equilíbrio

O treinamento de equilíbrio tem se mostrado eficaz na melhoria do equilíbrio estático e dinâmico, equilíbrio proativo e reativo, bem como desempenho em baterias de teste de equilíbrio em adultos idosos, com recomendações feitas para três sessões de treinamento por semana com duração total de 91 a 120 minutos de treinamento de equilíbrio por semana para melhorar o equilíbrio geral.[76] O treinamento de equilíbrio para idosos frágeis deve incluir estímulos de exercícios variados, como levantamento de peso multidirecional, postura pé ante pé, caminhada sobre uma linha, caminhada calcanhar-dedo do pé, apoio unilateral, prática de step e deslocamento de peso entre as extremidades inferiores.[59] O treinamento resistido com peso livre, na forma de agachamentos, avanços e exercícios de ponte, realizado em superfícies instáveis, como pranchas oscilantes, discos infláveis e bolas BOSU foi considerado tão eficaz quanto a resistência estável baseada em máquina treinamento e treinamento em superfície instável baseado em máquina para aumentar a potência, a força e o equilíbrio das extremidades inferiores no adulto idoso com carga de treinamento notavelmente inferior.[77] O treinamento do equilíbrio deve incluir estratégias específicas para abordar as deficiências de equilíbrio identificadas e deve ser direcionado ao(s) sistema(s) que contribuem para a condição de equilíbrio (somatossensorial, vestibular e visual), e ao mesmo tempo deve facilitar a compensação ou desafio ao sistema apropriado. Os terapeutas também devem ter conhecimento dos fatores neuromusculares (força, potência) e biomecânicos (artrocinemática, ADM) que contribuem para a postura ereta. O treinamento de equilíbrio qualificado inclui a consciência de que a caminhada normal é composta por uma série de recuperações de equilíbrio e prevenir a perda de equilíbrio, ao contrário de prevenir uma queda, na verdade é prejudicial porque o paciente deve aprender como recuperar o equilíbrio. O treinamento do equilíbrio é de natureza progressiva, o que significa que as atividades incluídas são progressivamente desafiadoras para os três sistemas de controle de equilíbrio. As atividades estáticas podem progredir desde ficar em uma superfície nivelada com os olhos abertos passando para ficar em pé com os olhos fechados, para ficar em uma superfície complacente com os olhos abertos e, em seguida, fechados. A base de apoio pode ser reduzida para tornar as atividades estáticas mais desafiadoras. As atividades dinâmicas podem ser desafiadas incorporando movimentos da cabeça ou dos olhos e progredindo para superfícies complacentes, com e sem estímulo visual. As atividades dinâmicas podem incluir alteração da velocidade ou direção da marcha, desviando de obstáculos, tarefas de step, caminhada pé ante pé, caminhada reversa, marcha em superfícies variadas, negociação de pista de obstáculos e uso de vários níveis de suporte. A variedade é importante e as atividades não devem ser repetitivas por natureza, porque o equilíbrio normal requer que os indivíduos mantenham uma posição ereta (não caiam) em novas situações.

Ao descrever o equilíbrio em pacientes, termos como "ruim", "regular" ou "bom" não são úteis. Esses termos são vagos, não padronizados e, em última análise, sem sentido. Por exemplo, o equilíbrio "bom" em pé ou sentado não está definido e pode significar coisas diferentes dependendo do contexto. Como outro fisioterapeuta saberia quando o equilíbrio "regular" melhorou para equilíbrio "bom", por exemplo? Uma descrição do equilíbrio (sentado ou em pé) deve ser baseada em medições quantificáveis padronizadas que demonstrem propriedades clinimétricas adequadas (p. ex., validade, confiabilidade, capacidade de resposta). Existem várias ferramentas de equilíbrio apropriadas para pacientes nas configurações UEE e CLP (consulte a Tabela 25.1). Essas ferramentas podem ser usadas para descrever o equilíbrio em qualquer ponto do episódio de atendimento e geralmente servem como um componente de uma avaliação abrangente do risco de queda.

Treinamento da transferência

O treinamento da transferência é uma intervenção frequente fornecida aos pacientes em ambientes pós-agudos porque reaprender como se mover de uma superfície para outra é uma atividade fundamental necessária para uma maior independência e participação. A oferta de treinamento de transferência como uma atividade terapêutica é qualificada quando o terapeuta ou seu assistente usa evidências, pensamento crítico e raciocínio clínico para projetar, implementar e progredir a atividade. O treinamento qualificado da transferência deve incorporar os conceitos e teorias que cercam a aprendizagem motora e a aprendizagem de adultos. Por exemplo, um paciente pode realizar uma atividade de transferência repetidamente até que o desempenho se deteriore, indicando fadiga motora. Variar a superfície ou o lado da cama, ou colchonete, bem como eliminar o uso de corrimão ou grade da cama, também introduz novidade e promove o aprendizado motor. O treinamento qualificado da transferência também deve incluir os conceitos de sobrecarga e especificidade. Remover a ajuda da extremidade superior ou adicionar resistência (segurar um peso ou uma bola, por exemplo) causa sobrecarga durante o treinamento. As intervenções devem abordar as deficiências identificadas. Portanto, se o desempenho for prejudicado por uma fraqueza de força nos membros inferiores, por exemplo, a altura da superfície pode ser alterada até que os ganhos de força ou potência sejam alcançados e, da mesma forma, pode ser reduzida ou tornada complacente para desafiar adequadamente o paciente conforme o progresso é feito.

Embora as pistas sejam importantes, o treinamento da transferência que enfatiza demais as pistas para segurança ou colocação da mão sem um conhecimento documentado ou déficit de desempenho na conscientização de segurança não constitui uma terapia qualificada. A intervenção deve ser direcionada a uma deficiência identificada. A repetição é importante; portanto, múltiplas repetições são necessárias para que a intervenção seja terapêutica e o aprendizado ocorra. Simplesmente realizar uma transferência com o objetivo de passar de uma superfície para outra não constitui um treinamento de transferência qualificado. Além disso, o fato de um paciente necessitar de assistência para transferências não torna a prestação de assistência durante uma transferência uma atividade especializada. A consciência das deficiências, ligada ao desempenho da atividade, em conjunto com as teorias aceitas de aprendizagem motora e de adultos, são elementos necessários do treinamento qualificado da transferência.

DESAFIOS ÚNICOS NO AMBIENTE DE CUIDADOS DE LONGO PRAZO

Redução do risco de quedas

A prevenção de quedas é um componente importante do cuidado de adultos idosos. Apesar de não estar determinado o que constitui uma intervenção de queda bem-sucedida em lares de idosos, algumas características do programa são promissoras. Por exemplo, Vlaeyen et al. estudaram as características e eficácia dos programas de prevenção de quedas em lares de idosos.[78] Essa revisão sistemática incluiu 22.915 residentes de lares de idosos e examinou o número de quedas, quedas e quedas recorrentes. As intervenções de prevenção de quedas, sejam componentes de intervenção única, múltipla ou multifatorial, reduziram significativamente o número de quedas recorrentes em 21%. As intervenções multifatoriais também diminuíram significativamente as quedas e o número de "caidores" recorrentes em oposição a intervenções únicas ou múltiplas. De acordo com *Clinical Guidance Statement* (Declaração de Orientação Clínica) da Academy of Geriatric Physical Therapy sobre o risco de queda em idosos residentes na comunidade, as intervenções de tratamento que apresentam o maior efeito na prevenção de quedas são aquelas em que o treinamento de equilíbrio se concentra no equilíbrio em pé, o apoio dos membros superiores é minimizado, as intervenções progridem apropriadamente e a duração mínima de treinamento é de 50 horas.[79] Apesar de essa declaração de orientação ser direcionada a adulto idoso que vive na comunidade, os terapeutas que trabalham com residentes em ambientes de CLP devem estar cientes do tempo prolongado que pode ser necessário para obter uma redução de queda eficaz. Intervenções de baixa dosagem e de curto prazo podem não ser eficazes. Além disso, alguns desses residentes podem ir para casa, onde o tratamento deve continuar. Para pacientes em lares de idosos, as intervenções multidisciplinares realizadas por uma equipe multiprofissional têm se mostrado as intervenções mais bem-sucedidas. Quando se trata de pacientes mais complexos do ponto de vista médico, examinar e gerenciar os fatores de risco médicos com a fisioterapia pode ser uma forma eficaz de diminuir o risco de queda. Esses resultados sugerem que as altas taxas de quedas podem ser reduzidas por meio de abordagens interdisciplinares em ambientes de CLP. Os fisioterapeutas devem ser membros ativos das equipes de redução de quedas presentes na maioria das instalações.

O raciocínio clínico e a tomada de decisão devem ser claramente evidentes (i. e., documentados) para que uma avaliação de risco de quedas seja uma atividade qualificada. O terapeuta deve escolher ferramentas de avaliação de risco de queda baseadas em evidências apropriadas para o paciente e para o ambiente. O terapeuta deve interpretar os resultados desses testes com precisão, tendo uma compreensão clara do protocolo de administração do teste, bem como da clinimetria do teste (p. ex., validade, confiabilidade, capacidade de resposta). As medidas pré e pós-intervenção devem ser comparadas para garantir que uma mudança clinicamente significativa ocorreu que excedeu qualquer erro de medição ("ruído") no próprio teste. A avaliação de risco qualificado também inclui um processo de priorização de fatores de risco, abordando aqueles que podem ser tratados por um fisioterapeuta com encaminhamento para outros provedores quando o tratamento está fora do escopo da fisioterapia. Quando um plano de cuidados é criado para abordar deficiências físicas e limitações de atividades que contribuem para os riscos de queda, a habilidade reside em demonstrar julgamento e raciocínio clínico para as intervenções escolhidas. Para obter mais informações sobre intervenções qualificadas usadas para diminuir o risco de queda, consulte o capítulo deste livro relacionado ao equilíbrio.

Redução de restrição

A lei *Omnibus Reconciliation Act*, de 1987, especificou que os residentes têm o direito de estar livres de restrições; portanto, as restrições são usadas apenas quando todas as outras alternativas para prevenir lesões falharam.[80] A maioria das instituições possui programas para reduzir o uso de restrições. No cenário do CLP, os fisioterapeutas costumam ser consultores e assumem papéis de liderança na busca de alternativas para o uso de restrições. Algumas das alternativas para o uso de dispositivos de retenção incluem envolver os residentes em atividades físicas, aumentar a participação em atividades de lazer e a supervisão da equipe, o que pode ser difícil e, às vezes, opressor. Alternativas comumente usadas para restrições são camas baixas, colchões no chão para evitar ferimentos em caso de queda da cama, cadeiras de rodas ou alarmes de cama e camas sem grades. Algumas instalações adotaram o uso de protetores de quadril para reduzir a probabilidade de fratura em caso de queda; entretanto, as evidências sobre os protetores de quadril são ambíguas.[81]

Existem muitas razões pelas quais os residentes preferem ter uma grade na cama, incluindo a sensação de segurança que parece oferecer e a capacidade da grade da cama para facilitar rolamentos. Camas com grades são comuns nos ambientes de CLP, mas são consideradas uma restrição se o residente não for capaz de abaixar a grade independentemente. Embora a grade pareça evitar ferimentos e quedas, na realidade ocorre o oposto. As evidências indicam que o uso de restrições físicas não está associado a uma redução nas quedas nem a lesões relacionadas com as quedas.[82] Além disso, o uso de restrições levou à redução da mobilidade, diminuição do bem-estar psicossocial, aprisionamento e estrangulamento.[82] Os fisioterapeutas devem considerá-los fatos ao avaliar a independência funcional no ambiente CLP.

O manejo da contratura e a redução do risco de contraturas são consequências comuns da imobilidade física prolongada entre residentes de casas geriátricas e reduzem ainda mais a mobilidade, a participação social e o desempenho nas AVDs, além de aumentar o risco de outros efeitos nocivos da mobilidade reduzida, como úlceras de pressão.[83] Quase dois terços dos residentes em ambiente de CLP, em um estudo realizado por Wagner et al., apresentavam pelo menos uma contratura, com os locais mais comuns sendo o ombro e o joelho.[84] Nesse estudo, os maiores preditores de contraturas foram dor, restrições físicas e incontinência urinária. Revisões sistemáticas recentes, considerando intervenções passivas e ativas (treino de flexibilidade e posicionamento) para o tratamento de incapacidades causadas por contraturas articulares adquiridas, são conflitantes. Alguns estudos demonstram melhora com intervenção mais ativa, mas os resultados ainda são baseados em evidências de baixa qualidade metodológica.[85,86] Os pesquisadores sugerem que, além das questões funcionais, as atividades e a participação social também devem ser estudadas como resultados.

Quando a contratura já está presente, o terapeuta não deve apenas fazer a medição precisa da ADM, mas também avaliar a natureza da contratura, diferenciando contraturas fixas (sem ceder na ADM pelo alongamento passivo) de uma restrição não fixa (com um ganho na ADM com o alongamento), e rigidez de espasticidade (neurológica) para estabelecer a melhor intervenção. O terapeuta também deve ter certeza de que qualquer intervenção é um serviço de fisioterapia qualificado. Quando julgamento clínico e raciocínio são necessários e quando ajustes e mudanças são feitos com base em características clínicas demonstráveis, pode-se considerar o manejo qualificado da contratura. Entretanto, a colocação e a retirada rotineira de talas ou dispositivos de posicionamento não seria necessariamente uma terapia qualificada e, em algumas instalações, pode ser delegada à equipe de cuidados restauradores.

Gerenciamento e redução de risco das lesões por pressão

Os fisioterapeutas costumam ser os primeiros a observar vermelhidão ou pontos doloridos em residentes de casas geriátricas, frequentemente em pacientes não verbais acamados. A inspeção cuidadosa da pele deve fazer parte da avaliação do fisioterapeuta, incluindo todos os aspectos dos pés e das unhas. A triagem de rotina também deve incluir um exame sensorial para observar se a sensação está ausente ou diminuída, com atenção especial às áreas propensas a lesões cutâneas, especialmente para pacientes com histórico de diabetes, neuropatia ou outra condição neurológica, como acidente vascular encefálico. Nesse cenário, compartilhar os achados com a equipe de enfermagem e fornecer alternativas de posicionamento é uma das principais tarefas do fisioterapeuta, reafirmando a importância da intervenção multidisciplinar.

A prevalência de lesões por pressão varia de 2 a 28% entre residentes de lares de idosos, sendo as úlceras de pressão estágio 2 as mais comuns, responsáveis por cerca de 50% de todas as lesões por pressão em 2004.[87] Entretanto, de acordo com o CMS, a porcentagem de residentes em lares de idosos nos EUA com lesões por pressão diminuiu de 5,9% para 5,1% entre 2011 a 2014.[88] Os fatores de risco incluem imobilidade ou mobilidade restrita, perda do controle intestinal e vesical, polimedicação e perda de peso recente.[87] Intervenções preventivas, como o reposicionamento frequente, o gerenciamento da carga sobre os tecidos e a garantia de nutrição adequada ajudam na prevenção contra a formação de úlceras de pressão entre pacientes em risco.[89]

O método mais prático para reduzir a pressão é girar e posicionar o paciente com frequência. Embora o reposicionamento seja um componente amplamente utilizado e integral da prevenção e tratamento de úlceras por pressão, há uma falta de evidências de alta qualidade sobre o efeito da frequência e posição do reposicionamento para prevenção de úlcera por pressão e taxas de cura.[90,91] Devido às limitações e aos custos relacionados a virar os pacientes com frequência, vários dispositivos foram desenvolvidos para prevenir lesões por pressão. Uma revisão sistemática recente indica que aqueles com alto risco de desenvolver úlceras de pressão devem usar colchões de espuma de especificações mais altas, em vez de colchões de espuma hospitalar padrão.[92] Embora a vantagem relativa de dispositivos de baixa pressão alternada e constante não seja clara, colchões de pressão alternados possivelmente apresentam maior custo-efetividade que a alternância das posições de pressão.[92] A desnutrição tem sido associada a um aumento no risco de úlceras de pele e ao retardo na cicatrização.[93] Durante as triagens periódicas, os terapeutas devem conversar com nutricionistas e auxiliares de enfermagem certificados envolvidos na alimentação para identificar residentes que estão desnutridos ou com alto risco de desnutrição, tentando, assim, reduzir indiretamente o risco de úlceras de pressão. Algumas perguntas úteis que podem ser feitas são:

- Houve alguma perda de peso?
- Se o residente usa dentaduras, elas se encaixam adequadamente, estão sendo usadas?
- O residente come sozinho ou com ajuda?
- Se o residente precisar de ajuda para comer, houve uma mudança recente no nível de ajuda necessária?

Em resumo, a lista abaixo destaca o papel do fisioterapeuta no tratamento e prevenção de úlceras de pressão em idosos institucionalizados:

- Orientar a equipe de enfermagem sempre que necessário sobre as técnicas de transferências e de levantamento adequadas para evitar lesões na pele por atrito ou cisalhamento
- Recomendar um cronograma de giros e reposicionamento para residentes em risco
- Deixar os residentes com travesseiros ou outros dispositivos para evitar que as proeminências ósseas entrem em contato direto umas com as outras
- Ensinar os residentes a realizarem mudanças de peso pequenas e regulares
- Recomendar dispositivos redutores de pressão adequados para a cadeira de rodas e a cama, e estar familiarizado com os produtos atuais disponíveis
- Manter os residentes o mais ativos possível; promover a mobilização encaminhando para programas restaurativos e incentivando a participação em eventos sociais.

Os leitores devem consultar o capítulo sobre a pele para obter mais informações sobre a avaliação e o tratamento das úlceras de pressão.

PROGRAMAS DE RESTAURAÇÃO

Quando é determinado pela avaliação do fisioterapeuta que um residente não é adequado para serviços especializados, os fisioterapeutas também têm um papel ativo na orientação da equipe de enfermagem sobre as técnicas de transferência mais adequadas, ajuda para o posicionamento adequado, colocação e retirada de aparelhos e imobilizadores, técnicas de proteção durante deambulação e desenvolvimento de um programa de enfermagem

restaurador para manter o estado atual e prevenir contra o risco de declínio funcional. Os fisioterapeutas muitas vezes encaminham os pacientes para esses programas de enfermagem restauradora após a alta da fisioterapia qualificada como um tipo de programa de "redução" para os residentes, ou se o terapeuta determinou que o residente não tem as habilidades de um fisioterapeuta. Os programas restauradores podem incluir programas de rotação e posicionamento, programas de mobilidade e resistência em cadeira de rodas, deambulação, programas de ADM ativa e programas de refeições restaurativas, entre outros. Foi relatado que programas que incentivam caminhadas como parte da rotina diária do residente (p. ex., caminhar até a sala de jantar) aumentam a resistência de deambulação geral, diminuem as taxas de queda, diminuem a incidência de incontinência e inibem o declínio funcional.[94,95] Um programa de caminhada de 6 meses também melhora o desempenho nas AVDs, aumenta a resistência e retarda o declínio cognitivo em residentes de lares de idosos com doença de Alzheimer.[96]

Auxiliares restauradores treinados geralmente executam programas de enfermagem restauradora. Esses programas podem ser bastante eficazes se tanto a equipe de enfermagem quanto a de reabilitação estiverem comprometidas com seu sucesso. A comunicação entre o fisioterapeuta que encaminha o residente para um programa restaurador e o profissional que o executa é fundamental. Algumas instalações mantêm um registro com descritores da participação de seus residentes e objetivos restaurativos que foram ou não alcançados. Essa pode ser uma maneira rápida e eficaz de supervisionar o desempenho de um residente. Um bom momento para entrevistar o membro da equipe responsável pelo programa restaurador é durante uma triagem periódica. O fisioterapeuta deve perguntar sobre a participação dos residentes no programa e se eles estão alcançando os resultados desejados. É comum que os residentes melhorem lentamente, ao longo do tempo, durante um programa restaurador. Não confunda isso com terapia especializada, na qual ganhos funcionais significativos são esperados em um período de tempo razoável.[43] Quaisquer mudanças importantes no desempenho, para melhor ou pior, devem levar a uma avaliação fisioterapêutica completa.

É importante considerar a diferença entre cuidado conservador e manutenção especializada. A manutenção qualificada é um serviço coberto pelo Medicare.[97] Entretanto, para que a manutenção especializada seja considerada elegível, os serviços devem exigir as habilidades de um fisioterapeuta ou assistente de fisioterapeuta. Isso significa que os serviços são tão complexos que não podem ser realizados por um auxiliar de restauração, auxiliar de enfermagem, enfermeiro ou membro da família. A documentação da qualificação é fundamental para os pacientes atendidos em um plano de manutenção de cuidados. Para obter uma explicação completa sobre manutenção especializada, consulte o *Medicare Benefit Policy Manual* (MBPM), Capítulo 15, Seção 220 (Parte B) e MBPM Capítulo 8, Seção 30.2.2.1 (Parte A).

MANEJO DA DEMÊNCIA E DA DEPRESSÃO

A demência é um dos motivos mais comuns para a colocação de adulto idoso em instalações de enfermagem.[98] A depressão afeta uma média de 10% dos pacientes em ambientes de CLP com uma mediana de 29% demonstrando sintomas depressivos e está associada a morbidade, mortalidade, incapacidade significativa e sofrimento para o paciente e sua família.[37,99,100] A presença de demência ou depressão pode representar desafios para os fisioterapeutas que exigem criatividade no engajamento do residente. Um residente que está deprimido pode estar mais inclinado a participar de atividades que eram apreciadas antes do início da depressão. Por exemplo, se o residente gostava de dançar, isso pode ser incorporado ao tratamento fazendo com que o residente se mova de acordo com a música para melhorar o equilíbrio ou se mova de acordo com a batida durante o treinamento de marcha. O arremesso de bola ou chute, bem como tarefas competitivas ou percursos de obstáculos, podem ser incorporados às sessões de tratamento para residentes que gostam de esportes. Pode ser incluída uma consideração de como construir a autoeficácia conforme descrito anteriormente. Os residentes com deficiência cognitiva podem não compreender o motivo do exercício e, nos casos graves, nem mesmo compreender as instruções fornecidas. Os terapeutas geralmente lutam contra esse desafio e, infelizmente, podem excluir esses residentes da terapia especializada, alegando que eles não podem participar. Entretanto, os terapeutas devem tentar incluir residentes confusos em atividades que sejam significativas, práticas ou funcionais. Por exemplo, uma residente que foi dona de casa durante toda a vida pode conseguir dobrar toalhas e lençóis. O terapeuta pode usar essa atividade para trabalhar o equilíbrio, a tolerância em pé ou o movimento da extremidade superior. Um residente que se recusa a se levantar de uma cadeira quando solicitado pode levantar-se automaticamente para atender o telefone ou a porta e pode concordar em "dar um passeio" para procurar algo ou alguém. Na experiência dos autores, embora possam demonstrar dificuldade em completar exercícios terapêuticos rotineiros, esses pacientes, muitas vezes, beneficiam-se de um treinamento funcional massivo para ajudar a acessar a memória motora e melhorar a segurança e o transporte de tarefas funcionais.

As evidências sugerem que adulto idoso com deficiência cognitiva que participa de programas de reabilitação de exercícios obtém resultados com o treinamento da força e resistência semelhantes aos de participantes mais velhos intactos cognitivamente pareados por idade e gênero.[37] A pesquisa também indica que as intervenções de exercícios podem melhorar não apenas a aptidão física e o desempenho funcional, mas também a função cognitiva em pessoas com demência.[101] Esses achados são consistentes com os de Littbrand et al.[102] Os resultados desse estudo sugerem que um programa de exercícios funcionais de alta intensidade com levantamento de peso é aplicável para uso, independentemente da função cognitiva, entre idosos dependentes de AVDs, que vivem em instituições de cuidados e apresentam uma pontuação de Miniexame do Estado Mental (*Mini-Mental State Examination* [MMSE]) de 10 ou mais. Cadore et al. estudaram os efeitos de um programa de exercícios envolvendo treino de marcha, treinamento de equilíbrio e resistência e exercícios cognitivos em pacientes adultos frágeis com demência após contenção física a longo prazo.[103] Eles descobriram que o programa de 8 semanas melhorou a força muscular, equilíbrio e capacidade de marcha e reduziu a incidência de quedas. Claramente, indivíduos com deficiência cognitiva não devem ser excluídos dos programas de reabilitação. Para obter mais informações e recursos, consulte o capítulo sobre cognição neste livro.

Blumenthal et al. avaliaram se os pacientes que receberam treinamento aeróbico alcançaram redução nos níveis de depressão em comparação com pacientes que receberam medicação antidepressiva padrão (sertralina HCl) e uma redução maior na depressão em comparação com participantes de controle com placebo.[100] Seus resultados indicam que a eficácia do exercício em pacientes geralmente parece comparável à eficácia de pacientes que recebem medicação antidepressiva e ambos tendem a ser melhores que o placebo. Claramente, de acordo com esses resultados, os fisioterapeutas precisam se engajar na discussão e no tratamento de pacientes com depressão em ambientes CLP e em outros espaços de cuidados.

TENDÊNCIAS FUTURAS NOS CUIDADOS PÓS-AGUDOS

A prestação de cuidados de saúde e os sistemas nos EUA estão mudando rapidamente. Quaisquer iniciativas dos estados e do governo federal para garantir a solvência dos programas Medicare e Medicaid, provavelmente, afetarão em grande medida as configurações de cuidados pós-agudos. Nos próximos anos, pode haver mudanças massivas na metodologia de pagamento de cuidados de saúde, sistemas de autorização e continuidade de cuidados. As configurações de cuidados pós-agudos, incluindo URI, UEE e CLP, sem dúvida terão mudanças generalizadas. É claro que nosso sistema atual precisará mudar para acompanhar o grande número de adultos idosos que criaram e irão criar a maior demanda no sistema de atendimento médico que o programa experimentou desde o seu início. Os fisioterapeutas continuarão a ter um papel importante na prestação de cuidados em ambientes de cuidados pós-agudos. O conhecimento das intervenções baseadas em evidências, que são tanto clinicamente eficazes quanto fiscalmente eficientes, será especialmente importante. Os esforços de promoção da saúde e bem-estar devem se tornar uma prática-padrão para fisioterapeutas geriátricos, à medida que nossa sociedade muda para um modelo mais preventivo de prestação de cuidados de saúde. Os ambientes de cuidados pós-agudos, especialmente o CLP, oferecem muitas oportunidades para os fisioterapeutas fazerem contribuições substantivas para as mudanças em como os adultos idosos recuperam as funções e são capazes de ter uma qualidade de vida significativa e produtiva.

REFERÊNCIAS BIBLIOGRÁFICAS

1. Tian W. (AHQR). *An All-Payer View of Hospital Discharge to Post-acute Care*, 2013. HCUP Statistical Brief #205; May 2016. Rockville, MD; 2016.

2. Kaplan SJ. Growth and payment adequacy of medicare postacute care rehabilitation. *Arch Phys Med Rehabil.* 2007;88(11):1494–1499.

3. Centers for Medicare & Medicaid Services. *Inpatient Rehabilitation Facility PPS*. https://www.cms.gov/Medicare/Medicare-Fee-for-Service-Payment/InpatientRehabFacPPS/index.html; *2018*.

4. Haghverdian BA, Wright DJ, Schwarzkopf R. Length of stay in skilled nursing facilities following total joint arthroplasty. *J Arthroplasty.* 2017;32(2):367–374.

5. Buntin MB, Garten AD, Paddock S, Saliba D, Totten M, Escarce JJ. How much is postacute care use affected by its availability? *Health Serv Res.* 2005;40(2):413–434.

6. Buntin MB. Access to postacute rehabilitation. *Arch Phys Med Rehabil.* 2007;88(11):1488–1493.

7. Buntin MB, Colla CH, Escarce JJ. Effects of payment changes on trends in post-acute care. *Health Serv Res.* 2009;44(4):1188–1210.

8. Centers for Medicare & Medicaid Services. *Skilled Nursing Facility PPS*. https://www.cms.gov/Medicare/Medicare-Feefor-Service-Payment/SNFPPS/index.html; 2018.

9. Centers for Medicare & Medicaid Services. *Skilled Nursing Facilities Data*. 2018. https://www.cms.gov/Research-Statistics- Data-and-Systems/Statistics-Trends-and-Reports/Medicare-Provider- Charge-Data/SNF2015.html; *2015*.

10. Picariello G, Hanson C, Futterman R, Hill J, Anselm E. Impact of a geriatric case management program on health plan costs. *Popul Health Manag.* 2008;11(4):209–215.

11. Johnson RW, Toohey D, Wiener JM. *Meeting the Long-Term Care Needs of the Baby Boomers*. Washington, DC: *How Changing Families Will Affect Paid Helpersand Institutions*; 2007.

12. Centers for Disease Control and Prevention. *FastStats — Nursing Home Care*. https://www.cdc.gov/nchs/fastats/nursing-home-care.htm; 2017.

13. Manton KG, Gu X, Lamb VL. Change in chronic disability from 1982 to 2004/2005 as measured by long-term changes in function and health in the U.S. elderly population. *Proc Natl Acad Sci U S A.* 2006;103(48):18374–18379.

14. West LA, Cole S, Goodkind D, HeW. *65+ in the United States: 2010 Special Studies Current Population Reports*. Washington, DC: U.S. Census Bureau; 2014:23–212.

15. Medicaid.gov. https://www.medicaid.gov/index.html.

16. Holup AA, Gassoumis ZD, Wilber KH, Hyer K. Community discharge of nursing home residents: the role of facility characteristics. *Health Serv Res.* 2016;51(2):645–666.

17. Goodwin JS, Howrey B, Zhang DD, Kuo Y-F. Risk of continued institutionalization after hospitalization in older adults. *J GerontolABiol SciMedSci.* 2011;66(12):1321–1327.

18. Kojima G. Frailty as a predictor of nursing home placement among community-dwelling older adults: a systematic review and meta-analysis. *J Geriatr Phys Ther.* 2018;41(1):42–48.

19. Ciolek DE, Hwang W. *Short Term Alternatives for Therapy Services (STATS) Task Order: Final report on short term alternatives. Report prepared for the* Centers for Medicare & Medicaid Services (CMS). Baltimore, MD: Computer Sciences Corporation; 2010.

20. Agency for Healthcare Research and Quality. *Chapter 1.Introduction and program overview. Falls Manag Progr A Qual Improv Initiat Nurs Facil.* https://www.ahrq. gov/professionals/systems/long-term-care/resources/injuries/fallspx/fallspxman1.html; 2017.

21. Todd C, Skelton D. *What Are the Main Risk Factors for Falls amongst Older People and What Are the Most Effective Interventions to Prevent These Falls?* Copenhagen: World Health Organization Regional Office for Europe; 2004.

22. Cox CA, van Jaarsveld HJ, Houterman S, et al. Psychotropic drug prescription and the risk of falls in nursing home residents. *J Am Med Dir Assoc.* 2016;17(12):1089–1093.

23. Sterke CS, Verhagen AP, van Beeck EF, van der Cammen TJM. The influence of drug use on fall incidents among nursing home residents: a systematic review. *Int Psychogeriatrics.* 2008;20(05):890–910.

24. Gillespie LD, Robertson MC, Gillespie WJ, et al. Interventions for preventing falls in older people living in the community. *Cochrane Database Syst Rev.* 2012;9:CD007146.

25. Okada K, Okada M, Kamada N, et al. Reduction of diuretics and analysis of water and muscle volumes to prevent falls and fall-related fractures in older adults. *Geriatr Gerontol Int.* 2017;17(2):262–269.

26. Rolita L, Spegman A, Tang X, Cronstein BN. Greater number of narcotic analgesic prescriptions for osteoarthritis is associated with falls and fractures in elderly adults. *J Am Geriatr Soc.* 2013;61(3):335–340.

27. Rooth MA. The prevalence and impact of vision and hearing loss in the elderly. *N C Med J.* 2017;78(2):118–120.

28. Thapa R, Bajimaya S, Paudyal G, et al. Prevalence and causes of low vision and blindness in an elderly population in Nepal: the Bhaktapur retina study.*BMCOphthalmol.* 2018;18(1):42.

29. Bourne RRA, Flaxman SR, Braithwaite T, et al. Magnitude, temporal trends, and projections of the global prevalence of blindness and distance and near vision impairment: a systematic review and meta-analysis. *Lancet Glob Heal.* 2017;5(9):e888–e897.

30. Michikawa T. Prevalence, adverse health, and risk factors in association with sensory impairments: data from a prospective cohort study of older Japanese. *Environ Health Prev Med.* 2016;21(6):403–409.

31. Jensen H, Tubæk G. Elderly people need an eye examination before entering nursing homes. *Dan Med J.* 2017;64(2):A5325.

32. Saga S, Vinsnes AG, Mørkved S, Norton C, Seim A. What characteristics predispose to continence in nursing home residents? A population-based cross-sectional study. *Neurourol Urodyn.* 2015; 34(4):362–367.

33. Cadore EL, Izquierdo M. How to simultaneously optimize muscle strength, power, functional capacity, and cardiovascular gains in the elderly: an update. *Age (Dordr).* 2013;35(6):2329–2344.

34. Bohannon RW. Body weight-normalized knee extension strength explains sit-to-stand independence: a validation study. *J Strength Cond Res.* 2009;23(1):309–311.

35. Bassey EJ, Fiatarone MA, O'Neill EF, Kelly M, Evans WJ, Lipsitz LA. Leg extensor power and functional performance in very old men and women. *Clin Sci.* 1992;82(3):321–327.

36. Bohannon RW. Manual muscle testing: does it meet the standards of an adequate screening test? *Clin Rehabil.* 2005;19(6):662–667.

37. Bohannon RW, Corrigan D. A broad range of forces is encompassed by the maximum manual muscle test grade of five. *Percept Mot Ski.* 2000;90:747–750.

38. Pardasaney PK, Latham NK, Jette AM, et al. Sensitivity to change and responsiveness of four balance measures for community-dwelling older adults. *Phys Ther.* 2012;92(3):388–397.

39. Wrisley DM, Kumar NA. Functional gait assessment: concurrent, discriminative, and predictive validity in community-dwelling older adults. *Phys Ther.* 2010;90(5):761–773.

40. Harris Y. Depression as a risk factor for nursing home admission among older individuals. *J Am Med Dir Assoc.* 2007;8(1):14–20.

41. Heyn P, Johnson K, Kramer A. Endurance and strength training outcomes on cognitively impaired and cognitively intact older adults: a meta-analysis. *J Nutr Health Aging.* 2008;12(6): 401–409.

42. Avers D, VanBeveren P. *Course Notes, SUNY Upstate Medical University;* 2009.

43. US Center for Medicare and Medicaid Services. *Medicare Benefit Policy Manual, Chapter 15: Covered Medical and Other Health Services*. Washington DC: Government Printing Office; 2018.

44. Martin Ginis KA, Latimer AE, Brawley LR, et al. Weight training to activities of daily living: helping older adults make a connection. *Med Sci Sport Exerc.* 2006;38(1):116–121.

45. Neupert SD, Lachman ME, Whitbourne SB. Exercise selfefficacy and control beliefs: effects on exercise behavior after an exercise intervention for older adults. *J Aging Phys Act.* 2009;17(1):1–16.

46. Paterson D, Jones G, Rice C. Ageing and physical activity: evidence to develop exercise recommendations for older adults. *Can J Public Heal.* 2007;98(suppl 2):S69–S108.

47. Kroll T, Kratz A, Kehn M, et al. Perceived exercise self-efficacy as a predictor of exercise behavior in individuals aging with spinal cord injury. *Am J Phys Med Rehabil.* 2012;91(8):640–651.

48. Lee L-L, Arthur A, Avis M. Using self-efficacy theory to develop interventions that help older people overcome psychological barriers to physical activity: a discussion paper. *Int J Nurs Stud.* 2008; 45(11):1690–1699.

49. Manini T, Marko M, VanArnam T, et al. Efficacy of resistance and task-specific exercise in older adults who modify tasks of everyday life. *J Gerontol A Biol Sci Med Sci.* 2007;62(6):616–623.

50. Kato Y, Islam MM, Koizumi D, Rogers ME, Takeshima N. Effects of a 12-week marching in place and chair rise daily exercise

intervention on ADL and functional mobility in frail older adults. *J Phys Ther Sci.* 2018;30(4):549–554.

51. Frontera W, Meredith C, O'Reilly K, Knuttgen H, Evans W. Strength conditioning in older men: skeletal muscle hypertrophy and improved function. *J Appl Physiol.* 1988;64(3):1038–1044.

52. Avers D, Brown M. White paper: strength training for the older adult. *J Geriatr Phys Ther.* 2009;32(4):148–152.

53. Silva RB, Aldoradin-Cabeza H, Eslick GD, Phu S, Duque G. The effect of physical exercise on frail older persons: a systematic review. *J Frailty Aging.* 2017;6(2):91–96.

54. de Labra C, Guimaraes-Pinheiro C, Maseda A, Lorenzo T, Millán-Calenti JC. Effects of physical exercise interventions in frail older adults: a systematic review of randomized controlled trials. *BMC Geriatr.* 2015;15(1):154.

55. Ferreira CB, Teixeira P dos S, Alves dos Santos G, et al. Effects of a 12-week exercise training program on physical function in institutionalized frail elderly. *J Aging Res.* 2018;2018:1–8.

56. Lopez P, Pinto RS, Radaelli R, et al. Benefits of resistance training in physically frail elderly: a systematic review. *Aging Clin Exp Res.* 2018;30(8):889–899.

57. Sahin UK, Kirdi N, Bozoglu E, et al. Effect of low-intensity versus high-intensity resistance training on the functioning of the institutionalized frail elderly. *Int J Rehabil Res.* 2018;41(3): 211–217.

58. Cadore EL, Pinto RS, Bottaro M, Izquierdo M. Strength and endurance training prescription in healthy and frail elderly. *Aging Dis.* 2014;5(3):183–195.

59. Cadore EL, Rodríguez-Mañas L, Sinclair A, Izquierdo M. Effects of different exercise interventions on risk of falls, gait ability, and balance in physically frail older adults: a systematic review. *Rejuvenation Res.* 2013;16(2):105–114.

60. Cadore EL, Casas-Herrero A, Zambom-Ferraresi F, et al. Multicomponent exercises including muscle power training enhance muscle mass, power output, and functional outcomes in institutionalized frail nonagenarians. *Age (Omaha).* 2014;36(2):773–785.

61. Reid KF, Martin KI, Doros G, et al. Comparative effects of light or heavy resistance power training for improving lower extremity power and physical performance in mobility-limited older adults. *J Gerontol Ser A Biol Sci Med Sci.* 2015;70(3):374–380.

62. Izquierdo M, Cadore EL. Muscle power training in the institutionalized frail: a new approach to counteracting functional declines and very late-life disability. *Curr Med Res Opin.* 2014;30(7):1385–1390.

63. Manini TM, Druger M, Ploutz-Snyder L. Misconceptions about strength exercise among older adults. *J Aging Phys Act.* 2005; 13(4): 422–433.

64. Spirduso WW, Cronin DL. Exercise dose-response effects on quality of life and independent living in older adults. *Med Sci Sports Exerc.* 2001;33(6):S598–S608.

65. Guralnik JM, Ferrucci L, Simonsick EM, Salive ME, Wallace RB. Lower-extremity function in persons over the age of 70 years as a predictor of subsequent disability. *N Engl J Med.* 1995;332(9): 556–562.

66. Gill TM, Williams CS, Tinetti ME. Assessing risk for the onset of functional dependence among older adults: the role of physical performance. *J Am Geriatr Soc.* 1995;43(6):603–609.

67. Brach JS, VanSwearingen JM, Newman AB, Kriska AM. Identifying early decline of physical function in communitydwelling older women: performance-based and self-report measures. *Phys Ther.* 2002; 82(4):320–328.

68. Fritz S, Lusardi M. White paper: "walking speed: the sixth vital sign". *J Geriatr Phys Ther.* 2009;32(2):2–5.

69. Potter JM, Evans AL, Duncan G. Gait speed and activities of daily living function in geriatric patients. *Arch Phys Med Rehabil.* 1995; 76(11):997–999.

70. Kuys SS, Peel NM, Klein K, Slater A, Hubbard RE. Gait speed in ambulant older people in long term care: a systematic review and meta-analysis. *J Am Med Dir Assoc.* 2014;15:194–200.

71. Onder G, Penninx BWJH, Lapuerta P, et al. Change in physical performance over time in older women: the Women's Health and Aging Study. *J Gerontol A Biol Sci Med Sci.* 2002;57(5):M289–M293.

72. Rubenstein LZ, Powers CM, MacLean CH. Quality indicators for the management and prevention of falls and mobility problems in vulnerable elders. *Ann Intern Med.* 2001;135(8 part 2):686.

73. Rogers ME, Rogers NL, Takeshima N, IslamMM.Methods to assess and improve the physical parameters associated with fall risk in older adults. *Prev Med.* 2003;36(3):255–264.

74. Wollesen B, Schulz S, Seydell L, Delbaere K. Does dual task training improve walking performance of older adults with concern of falling? *BMC Geriatr.* 2017;17(1):213.

75. Wollesen B, Mattes K, Schulz S, et al. Effects of dual-task management and resistance training on gait performance in older individuals: a randomized controlled trial. *Front Aging Neurosci.* 2017; 9:415.

76. Lesinski M, Hortobágyi T, Muehlbauer T, Gollhofer A Granacher U. Effects of balance training on balance performance in healthy older adults: a systematic review and meta-analysis. *Sport Med.* 2015; 45(12):1721–1738.

77. Eckardt N. Lower-extremity resistance training on unstable surfaces improves proxies of muscle strength, power and balance in healthy older adults: a randomised control trial. *BMC Geriatr.* 2016; 16(1):191.

78. Vlaeyen E, Coussement J, Leysens G, et al. Characteristics and effectiveness of fall prevention programs in nursing homes: a systematic review and meta-analysis of randomized controlled trials. *J Am Geriatr Soc.* 2015;63(2):211–221.

79. Avin KG, Hanke TA, Kirk-Sanchez N, et al. Management of falls in community-dwelling older adults: clinical guidance statement from the academy of geriatric physical therapy of the American Physical Therapy Association. *Phys Ther.* 2015;95(6):815–834.

80. Center for Medicaid and State Operations/Survey and Certification Group. *Freedom from Unnecessary Physical Restraints: Two Decades of National Progress in Nursing Home Care.* Vol S&C-09-11. Baltimore, MD: US Government Printing Office; 2008.

81. Hartley Greg, Kirk-Sanchez N. Fall risk in communitydwelling elders. *PT Now;* 2017. https://www.ptnow.org/clinical-summaries-detail/fall-risk-in-communitydwelling-elders#Examination.

82. Möhler R, Meyer G. Development methods of guidelines and documents with recommendations on physical restraint reduction in nursing homes: a systematic review. *BMC Geriatr.* 2015;15(1):152.

83. Bartoszek G, Fischer U, Grill E, Müller M, Nadolny S, Meyer G. Impact of joint contracture on older persons in a geriatric setting. *Z Gerontol Geriatr.* 2015;48(7):625–632.

84. Wagner LM, Capezuti E, Brush BL, Clevenger C, Boltz M, Renz S. Contractures in frail nursing home residents. *Geriatr Nurs.* 2008; 29(4):259–266.

85. Saal S, Beutner K, Bogunski J, et al. Interventions for the prevention and treatment of disability due to acquired joint contractures in older people: a systematic review. *Age Ageing.* 2017;46(3): 373–382.

86. Prabhu RK, Swaminathan N, Harvey LA. Passive movements for the treatment and prevention of contractures. *Cochrane Database Syst Rev.* 2013;12:CD009331.

87. Park-Lee Eunice,Caffrey C. *Pressure ulcersamong nursinghome residents: United States, 2004. NCHS Data Br No 14.* https://www.cdc.gov/nchs/products/databriefs/db14.htm; 2009.

88. Centers for Medicare and Medicaid Services. *Nursing Home Data Compendium.* 2015 Edition. Washington, DC: Department of Health & Human Services; 2015. https://www.cms.gov/Medicare/Provider.../nursinghomedatacompendium_508-2015.pdf.

89. Jaul E. Assessment and management of pressure ulcers in the elderly: current strategies. *Drugs Aging.* 2010;27(4):311–325.

90. Gillespie BM, Chaboyer WP, McInnes E, Kent B, Whitty JA, Thalib L. Repositioning for pressure ulcer prevention in adults. *Cochrane Database Syst Rev.* 2014;4:CD009958.

91. Moore ZE, Cowman S. Repositioning for treating pressure ulcers. *Cochrane Database Syst Rev.* 2015;(1):CD006898.

92. McInnes E, Jammali-Blasi A, Bell-Syer SE, Dumville JC, Middleton V, Cullum N. Support surfaces for pressure ulcer prevention. *Cochrane Database Syst Rev.* 2015;9:CD001735.

93. Posthauer ME, Banks M, Dorner B, Schols JMGA. The role of nutrition for pressure ulcer management. *Adv Skin Wound Care.* 2015; 28(4):175–188.

94. MacRae PG, Asplund LA, Schnelle JF, et al. A walking program for nursing home residents: effects on walk endurance, physical activity, mobility, and quality of life. *J Am Geriatr Soc.* 1996;44(2): 175–180.

95. Koroknay VJ, Werner P, Cohen-Mansfield J, Braun JV. Maintaining ambulation in the frail nursing home resident: a nursing administered walking program. *J Gerontol Nurs.* 1995;21(11):18–24.

96. Venturelli M, Scarsini R, Schena F. Six-month walking program changes cognitive and ADL performance in patients with Alzheimer. *Am J Alzheimer's Dis Other Dementias.* 2011; 26(5):381–388.

97. Centers for Medicare & Medicaid Services. *MLN Matters®. Number: MM8458 Related Change Request Number: 8458*; U.S. Government Printing Office; 2014.

98. Buhr GT, Kuchibhatla M, Clipp EC. Caregivers' reasons for nursing home placement: clues for improving discussions with families prior to the transition. *Gerontologist.* 2006;46(1):52–61.

99. Seitz D, Purandare N, Conn D. Prevalence of psychiatric disorders among older adults in long-term care homes: a systematic review. *IntPsychogeriatrics.* 2010;22(07):1025–1039.

100. Blumenthal JA, Babyak MA, Doraiswamy PM, et al. Exercise and pharmacotherapy in the treatment of major depressive disorder. *Psychosom Med.* 2007;69(7):587–596.

101. Heyn P, Abreu BC, Ottenbacher KJ. The effects of exercise training on elderly persons with cognitive impairment and dementia: a meta-analysis. *Arch Phys Med Rehabil.* 2004;85(10):1694–1704.

102. Littbrand H, Rosendahl E, Lindelöf N, Lundin-Olsson L, Gustafson Y, Nyberg L. A high-intensity functional weightbearing exercise program for older people dependent in activities of daily living and living in residential care facilities: evaluation of the applicability with focus on cognitive function. *Phys Ther.* 2006;86(4):489–498.

103. Cadore EL, Moneo ABB, Mensat MM, et al. Positive effects of resistance training in frail elderly patients with dementia after long-term physical restraint. *Age (Omaha).* 2014;36(2):801–811.

Gestão de Saúde Domiciliar do Adulto Idoso

Christine E. Fordyce

VISÃO GERAL DO CAPÍTULO

Introdução, 593
Definição de paciente limitado ao domicílio, 593
Papel do fisioterapeuta na saúde domiciliar, 594
Reospitalização, 595
Variabilidade do ambiente doméstico, 597
Documentação, 598
Requisitos documentais para a saúde domiciliar, 598
Visita inicial, 600
Início do cuidado abrangente OASIS e consentimento (divulgação completa), 600
Reconciliação de Medicação, 600

Triagem do risco de queda, 601
Avaliação de segurança domiciliar, 602
Teste de avaliação funcional, 603
Situações de emergência, 603
Segurança pessoal, 605
Definição de objetivos, 606
Episódio de cuidado, 607
Projetar o número de visitas de fisioterapia e a duração da sessão, 607
Intervenções iniciais de orientação do paciente, 607
Início da conferência de casos de cuidados e comunicação do médico, 607

Visitas subsequentes, 608
Coordenação de assistência ao paciente, 608
Intervenção de fisioterapia domiciliar, 611
Programas de exercícios domiciliares, 611
Utilização do assistente de fisioterapeuta, 611
Transições de cuidados e automanejo do paciente: uma visão para a saúde domiciliar, 612
Resumo, 612
Referências bibliográficas, 612

INTRODUÇÃO

Fornecer cuidados domiciliares é um modo único de administrar a reabilitação geriátrica para idosos limitados ao domicílio. Em determinado dia, o fisioterapeuta pode ser o único profissional de saúde a ver o paciente. Apesar do atendimento domiciliar oferecer uma grande autonomia, o fisioterapeuta domiciliar deve ser capaz de coordenar o atendimento do paciente com outros membros da equipe, trabalhar em colaboração com outros prestadores de cuidados de saúde e orientar os cuidadores disponíveis, auxiliando no gerenciamento em equipe. O atendimento domiciliar tem várias vantagens. O fisioterapeuta passa um tempo individual com o paciente em duração média de 45 a 60 minutos, com uma carga de casos relativamente baixa em tempo integral de cerca de cinco ou seis pacientes por dia. A maioria das operadoras de saúde ou empresas especializadas no modelo de serviço *home care*, assim como grande parte dos pacientes, permitem que o fisioterapeuta defina o horário da visita, muitas vezes acomodando sua programação. O fisioterapeuta pode trabalhar com o cuidador familiar, ou ambos, dentro do ambiente real do paciente para fornecer cuidados que sejam relevantes para o ambiente e às necessidades do paciente. O atendimento domiciliar também apresenta desafios únicos para o fisioterapeuta. Apesar

do ambiente de atendimento domiciliar inerentemente dar mais autonomia, ele também apresenta isolamento situacional de outros profissionais de saúde, requisitos de documentação, variabilidade e circunstâncias imprevistas, e requer gerenciamento eficiente do tempo.

Quase todos os idosos preferem envelhecer em suas casas e comunidades, em vez de em instalações institucionais. Um ambiente inseguro, com elevados risco de quedas, por exemplo, e um domicílio inacessível podem representar obstáculos desafiadores ao envelhecimento no local. Portanto, os fisioterapeutas que cuidam de idosos precisam estar preparados para tomar decisões de melhores práticas em relação à realidade de honrar o objetivo do paciente de envelhecer no local. Este capítulo discute os recursos exclusivos, bem como as características exigidas pelo governo federal, do benefício de prestação de assistência domiciliar sob a Parte A do Medicare (serviço dos EUA), a sequência e o escopo de um episódio de assistência.

DEFINIÇÃO DE PACIENTE LIMITADO AO DOMICÍLIO

Para receber cobertura sob o benefício do Medicare, os pacientes devem estar "confinados no domicílio" ou "limitados ao domicílio".[1] Um indivíduo é considerado confinado ao domicílio quando os seguintes critérios forem atendidos:

Critério um

- "o paciente deve, devido a uma lesão ou doença, necessitar de auxílio de dispositivos de suporte (como muletas, bengalas, cadeiras de rodas e andadores; o uso de transporte especial; ou a ajuda de outra pessoa para sair de casa)"
- "OU ter uma condição na qual sair de casa seja clinicamente contraindicado".

Se o paciente atender a uma das condições acima, ele também deverá atender a dois requisitos adicionais, referidos como critério dois:

Critério dois

- "deve haver uma incapacidade normal para sair de casa"
- "e sair de casa deve exigir um esforço considerável e cansativo".[1]

Entretanto, não existe definição para "esforço considerável e desgastante"; portanto, essa definição fica para a interpretação do fisioterapeuta, agência e intermediários.[a] Ver Boxe 26.1 para exemplos de como documentar um esforço considerável e árduo.

Assim, como parte da visita inicial da prestação de cuidados de saúde domiciliares e em todas as visitas subsequentes, o fisioterapeuta deve identificar os critérios funcionais que dão suporte ao estado de restrição do paciente no domicílio. O Medicare prevê que o paciente saia de casa sob certas condições e ainda fique confinado no domicílio se as saídas de casa não forem frequentes ou se ocorrerem por períodos de duração relativamente curta, ou forem atribuíveis à necessidade de receber tratamento de saúde. Exemplos de critérios de limite doméstico definidos pelos Centers for Medicare & Medicaid Services (CMS) estão listados no Boxe 26.2. Os serviços de terapia também podem ser fornecidos aos pacientes no domicílio sob o benefício da Parte B do Medicare Ambulatorial. Para receber esse benefício, os pacientes não precisam ser considerados internados, mas o tempo de viagem até o domicílio do paciente não é reembolsável.

PAPEL DO FISIOTERAPEUTA NA SAÚDE DOMICILIAR

O papel fundamental do fisioterapeuta de cuidados domiciliares orientado para idosos é promover a independência nas atividades essenciais da vida diária (AVDs), promover a reintegração do paciente à comunidade e minimizar o risco de hospitalizações recorrentes para cuidados intensivos e/ ou internações em lares de idosos. De acordo com um estudo de 2015, com 1.248 participantes, conduzido pela National Alliance for Caregiving (NAC) e o AARP Public Policy Institute, os cuidadores gastam em média 24,4 horas

---

BOXE 26.1 | **Exemplos de declarações que podem justificar os cuidados domiciliares.**

- Ao voltar para casa após um passeio, o paciente precisa de 2 h de descanso devido ao cansaço da viagem
- A pontuação do paciente foi > 15 s no teste dos quatro passos quadrados, indicando a necessidade da ajuda de uma pessoa para sair de casa com segurança devido ao risco de queda
- O paciente atinge uma pontuação de Borg de > 12 enquanto deambula dentro de casa e, portanto, está restrito ao domicílio devido ao esforço extenuante que a deambulação exige
- A cognição diminuída, conforme evidenciado pela pontuação do miniestado Mental, indica que o paciente precisa da ajuda de uma pessoa para sair de casa com segurança
- O paciente mora em um prédio de apartamentos e não consegue subir escadas com segurança devido ao estado de carga parcial após artroplastia total de quadril
- O paciente relata uma TEP de Borg de > 12 após descer e subir 14 degraus necessários para entrar em sua casa e, portanto, está restrito ao domicílio como resultado do esforço árduo necessário para sair de casa
- O paciente é incapaz de deambular > 300 metros e tem uma velocidade de marcha de < 0,8 m/s e uma TEP de Borg relatada de ≥ 11 e, portanto, está confinado em casa porque o paciente é incapaz de deambular com segurança distâncias da comunidade a uma velocidade de marcha necessária para deambuladores comunitários

TEP, taxa de esforço percebido.

BOXE 26.2 | **Definição de *status* de limitação ao domicílio do Centers for Medicare & Medicaid Services.**

Se o paciente, de fato, sair de casa, ele pode, entretanto, ser restrito ao domicílio se as ausências atribuíveis à necessidade de receber tratamento médico incluírem, mas não se limitarem a:
- Comparecimento a clínicas para adultos para atendimento médico
- Estar em curso de diálise renal ambulatorial; ou
- Receber quimioterapia ou radioterapia ambulatorial
Exemplos de visitas permitidas, desde que não sejam frequentes e de curta duração:
- tratamento de saúde,
- uma ida ocasional ao barbeiro,
- uma caminhada ao redor do quarteirão ou um passeio de carro,
- comparecimento a uma reunião de família, funeral, formatura ou
- outro evento infrequente ou único
Alguns exemplos de pacientes restritos ao domicílio que ilustram os fatores usados para determinar se existe uma condição de ficar em casa estão listados abaixo
- Um paciente paralisado por um acidente vascular encefálico que está confinado a uma cadeira de rodas ou precisa do auxílio de muletas para andar
- Um paciente que é cego ou senil e necessita da ajuda de outra pessoa para deixar seu local de residência
- Um paciente que perdeu o uso das extremidades superiores e, portanto, não consegue abrir portas, usar corrimão de escadas etc., e necessita da ajuda de outra pessoa para deixar seu local de residência
- Um paciente nos estágios finais de ELA ou deficiências neurodegenerativas. Para determinar se o paciente tem a incapacidade geral de sair de casa ou sai de casa apenas raramente, ou por períodos de curta duração, é necessário (como é o caso para determinar se os serviços de enfermagem qualificados são intermitentes) examinar a condição do paciente ao longo de um período de tempo em vez de curtos períodos dentro da permanência domiciliar de saúde. Por exemplo, um paciente pode sair de casa (atendendo a ambos os critérios listados acima) com mais frequência durante um curto período, quando o paciente precisa comparecer a várias consultas com profissionais de saúde e exames médicos em 1 semana. Contanto que a condição geral e a experiência do

---

[a]N.R.T.: Para a população brasileira, é preciso analisar a Portaria nº 825, de 25 de abril de 2016, que redefine a atenção domiciliar no âmbito do Sistema Único de Saúde (SUS) e atualiza as equipes habilitadas. Disponível em: https://bvsms.saude.gov.br/bvs/saudelegis/gm/2016/prt0825_25_04_2016. html#:cerca de:text=5%C2%BA%20A%20AD%20%C3%A9%20indicada, para%20tratamento%2C%20palia%C3%A7%C3%A3o%2C%20reabilita %C3%A7%C3%A3o%20e . Acesso em: 31/maio/2021.

(continua)

BOXE 26.2	Definição de *status* de limitação ao domicílio do Centers for Medicare & Medicaid Services. (*Continuação*)

paciente sejam tais que ele ou ela atenda a essas qualificações, ele ou ela deve ser considerado confinado ao lar

- Um paciente que acabou de retornar de uma internação hospitalar envolvendo cirurgia, que pode estar sofrendo de fraqueza e dor resultantes da cirurgia e, portanto, suas ações podem ser restringidas pelo médico a certas atividades específicas e limitadas (como sair da cama apenas por um período de tempo especificado, subir escadas apenas 1 vez/dia etc.)
- Um paciente com doença cardíaca arteriosclerótica de tal gravidade que deve evitar todo estresse e atividade física
- Um paciente com doença psiquiátrica que se manifesta em parte pela recusa em sair de casa ou é de tal natureza que não seria considerado seguro para o paciente sair de casa sem supervisão, mesmo que não tenha limitações físicas.

O idoso que não sai frequentemente de casa devido à fraqueza e insegurança decorrentes da idade avançada não será considerado confinado ao domicílio para receber serviços de saúde domiciliar, a menos que preencha uma das condições mencionadas anteriormente. Apesar de um paciente necessitar de algum grau de confinamento no domicílio para ser elegível para serviços de saúde domiciliares cobertos, alguns serviços não podem ser fornecidos na residência do paciente porque é necessário equipamento que não pode ser disponibilizado lá. Se os serviços exigidos por um indivíduo envolverem o uso de tais equipamentos, a Home Health Agency (HHA) pode fazer acordos com um hospital ou um centro de reabilitação para fornecer esses serviços em regime ambulatorial. (Consultar §50.6.) Entretanto, mesmo nessas situações, para que os serviços sejam cobertos como serviços de saúde domiciliar, o paciente deve ser considerado restrito ao domicílio e atender aos dois critérios listados acima.

Se for levantada uma questão sobre se um paciente está confinado em casa, a HHA será solicitada a fornecer ao contratante do Medicare as informações necessárias para estabelecer que o paciente está confinado no domicílio, conforme definido anteriormente.

De Medicare benefit policy manual, Chapter 7, Home health services; 2017. http://www.cms.hhs.gov/manuals/Downloads/bp102 c07.pdf. Acessado em 4 de abril de 2018.

por semana cuidando de seus entes queridos.[2] Dos cuidadores, 60% relatam ajudar seus entes queridos com pelo menos uma AVD, e mais comumente relatam ajuda com transferências de cama e cadeira.[2] Dessa forma, os fisioterapeutas de cuidados domiciliares desempenham um papel fundamental ao ensinar aos cuidadores uma variedade de técnicas de segurança, incluindo o posicionamento adequado do paciente para transferências e prevenção de quedas.[b] O ambiente doméstico do paciente fornece um contexto rico para o fisioterapeuta obter informações sobre as habilidades funcionais do paciente, particularmente o desempenho de AVDs essenciais, como tomar banho, vestir-se e andar dentro de casa. Frequentemente, a hospitalização ou inatividade leva ao desenvolvimento de restrições para AVDs essenciais. Além disso, os indivíduos que perdem a capacidade de executar atividades funcionais e sociais valorizadas têm maior probabilidade de ficar insatisfeitos com sua qualidade de vida e tendem a sofrer de depressão,

aumentando a probabilidade de ficarem confinados em casa.[3] O efeito da diminuição da atividade física e da funcionalidade promove um declínio ainda maior na ladeira escorregadia do envelhecimento[4] e aumenta o risco de fragilidade física, invalidez recorrente, múltiplas hospitalizações e eventual admissão em lar de idosos.[5] O fisioterapeuta de cuidados domiciliares tem um papel crítico a desempenhar nesse cenário de transição entre um nível superior de função e institucionalização.

Reospitalização

O processo pelo qual os pacientes são transferidos de hospitais para outros locais de atendimento é cada vez mais problemático, conforme os hospitais encurtam o tempo de internação e o atendimento se torna mais fragmentado. Em 2015, foi observada uma taxa de 17,5% de readmissões hospitalares dentro dos primeiros 30 dias após a alta para condições específicas de infarto do miocárdio, insuficiência cardíaca e pneumonia.[6] Pacientes com idades entre 75 e 84 anos foram responsáveis pelo maior número de readmissões hospitalares em 30 dias e 35,6% das readmissões hospitalares em 2015.[7] Das reinternações hospitalares, 11% estão diretamente relacionadas à não adesão às recomendações de medicamentos.[7] Estima-se que o custo do Medicare para essas reinternações não planejadas seja em torno de US$ 40 bilhões.[8] Os motivos mais frequentes para reinternações não planejadas foram infarto agudo do miocárdio, insuficiência cardíaca, pneumonia, sepse, desidratação, infecção pós-operatória e sangramento gastrintestinal.[8] As reinternações não planejadas quase sempre são emergências médicas e frequentemente sinalizam falha na transição do hospital para outra fonte de atendimento.

Internações e reinternações evitáveis podem estar relacionadas à falta de coordenação de cuidados e planejamento de alta insuficiente. Entretanto, fatores ambientais, comunitários e nível do paciente, incluindo fatores sociodemográficos, também podem afetar o risco de reinternação. A complexidade da causa das internações e reinternações evitáveis significa que os prestadores de cuidados de saúde, incluindo hospitais, instalações de enfermagem qualificadas e médicos na comunidade, devem trabalhar juntos para garantir transições de cuidados de alta qualidade, melhorando a coordenação de cuidados entre os prestadores e envolvendo os pacientes e suas famílias. A saúde do paciente merece atenção integral, em todo o seu aspecto biopsicossocial.[8]

Os três principais motivadores de reinternações não planejadas são: (1) o paciente e sua família não estão envolvidos no processo de assistência à saúde, (2) lacunas nos processos dentro de um provedor ou grupo de provedores (p. ex., não ter um plano focado de cuidados para pacientes com insuficiência cardíaca congestiva ou não ter uma ferramenta uniforme de transferência de alta), e (3) inexistência de um processo para comunicar informações entre os prestadores de cuidados na alta, como o próximo prestador de cuidados e o médico de cuidados primários (MCP). A evidência do sucesso da agência nacional e individual de saúde domiciliar é demonstrada pelas medidas comparativas relatadas publicamente (Boxe 26.3).

[b]N.R.T.: É fundamental a avaliação dos riscos do ambiente, assim como a readequação constante junto aos cuidadores e familiares. Dentre os métodos de orientação, além das explicações constantes, é importante a utilização de mídias impressas ou digitais, para facilitar a realização dos procedimentos solicitados, uma vez que os espaços para adequação são diversos, incluindo banheiro, cozinha, quarto etc.

BOXE 26.3 Medidas comparativas publicamente registradas para agências de saúde domiciliar (Home Health Agencies [HHA], dos EUA) (Classificações STAR).

Lista de medidas de qualidade
Processo das medidas de cuidados

O processo das medidas de cuidados demonstra com qual frequência as agências de saúde domiciliar forneceram cuidados ou tratamentos recomendados que a pesquisa demonstra obtenção de melhores resultados para a maioria dos pacientes. A lista de processos de medidas inclui:

Processos de medidas	Conforme listado no Home Health Compare	Fonte de dados
Início dos cuidados no momento ideal	Com qual frequência a equipe de cuidados domiciliares iniciou o cuidado de seus pacientes no momento ideal	OASIS
Imunização para influenza para o surto atual de gripe	Com qual frequência a equipe de saúde domiciliar assegurou que seus pacientes recebessem uma vacina para gripe para o surto atual de gripe	OASIS
Aplicação de vacina pneumocócica	Com qual frequência a equipe de saúde domiciliar assegurou que seus pacientes recebessem a vacina pneumocócica (vacina da pneumonia)	OASIS
Implementação de cuidados do pé diabético e orientação do paciente	Para pacientes com diabetes, com qual frequência a equipe de saúde domiciliar recebeu orientações do médico, forneceu cuidados para os pés e orientou pacientes para cuidados dos pés	OASIS
Condução da avaliação para depressão	Com qual frequência a equipe de saúde domiciliar avaliou o paciente para depressão	OASIS
Orientações medicamentosas para todos os medicamentos dadas para o paciente/cuidador	Com qual frequência a equipe de saúde domiciliar orienta os pacientes (ou seus cuidadores familiares) sobre seus medicamentos	OASIS
Avaliação multifatorial para o risco de quedas conduzido para todos os pacientes que podem deambular	Com qual frequência a equipe de saúde domiciliar checou o risco de queda do paciente	OASIS

Processo de medidas de cuidados
Medidas do resultado dos cuidados

As medidas do resultado dos cuidados demonstram os resultados dos cuidados administrados pela agência de saúde domiciliar. Existem dois tipos de medidas de resultados no Home Health Compare:

- Medidas de melhora
- Medidas de utilização dos cuidados de saúde

Medidas de melhora tem 3 categorias: aquelas que descrevem a capacidade do paciente se movimentar, aquelas que descrevem a capacidade do paciente realizar as atividades da vida diária e aquelas que descrevem o estado geral do paciente

As medidas de utilização dos cuidados de saúde descrevem com qual frequência o paciente acessa outras fontes de cuidados de saúde ainda que os cuidados de saúde domiciliares estejam em progresso ou após o término dos cuidados de saúde domiciliares
A lista de medidas de resultados inclui:

Medidas de resultados	Conforme listado no Home Health Compare	Fonte de dados
Melhora na deambulação	Com qual frequência os pacientes melhoraram na deambulação e movimentação	OASIS
Melhora na transferência do leito	Com qual frequência os pacientes melhoraram para entrar e sair da cama	OASIS
Melhora na dor que interfere na atividade	Com qual frequência os pacientes referiram menos dor ao se movimentar	OASIS
Melhora no banho	Com qual frequência os pacientes apresentaram melhora na capacidade de higiene pessoal no banho	OASIS
Melhora no manejo das medicações orais	Com qual frequência os pacientes apresentaram melhora no uso correto de seus medicamentos orais	OASIS
Melhora na dispneia	Com qual frequência a respiração do paciente melhorou	OASIS
Melhora no *status* de feridas cirúrgicas	Com qual frequência as feridas dos pacientes melhoraram ou cicatrizaram após uma cirurgia	OASIS
Hospitalizações para cuidados agudos	Com qual frequência os pacientes em cuidados domiciliares precisaram ser internados em um hospital	Pedidos no Medicare
Uso do departamento de emergência sem hospitalização	Com qual frequência os pacientes em saúde domiciliar necessitaram de cuidados urgentes e não planejados na sala de emergência do hospital – sem ser internados no hospital	Pedidos no Medicare
Reinternação durante os 30 primeiros dias de saúde domiciliar	Com qual frequência os pacientes em saúde domiciliar que tiveram uma estadia hospitalar recente tiveram que ser readmitidos no hospital	Pedidos no Medicare
Uso do departamento de emergência sem reinternação hospitalar durante os 30 primeiros dias de saúde domiciliar	Com qual frequência os pacientes em saúde domiciliar, que tiveram uma estadia hospitalar recente, receberam tratamento em um departamento de emergência sem serem reinternados no hospital	Pedidos no Medicare

De Medicare–the official U.S. Government site for people with Medicare. Home health compare. https://www.medicare.gov/HomeHealthCompare/Data/ List-Quality-Measures. html. http://www.medicare.gov/HHCompare/Home.asp?dest=NAVjHomejDataDe tails#TabTop. Acessado em 29 de abril de 2010.

Rosati et al.[9] identificaram vários fatores de risco para eventos adversos (listados no Boxe 26.4) entre os destinatários de cuidados de saúde domiciliares e descobriram que as agências de saúde domiciliar que se concentraram nesses fatores de risco eram mais propensas a melhorar a eficácia e a eficiência de seus esforços para prevenir a reinternação de seus pacientes.[9] Os fisioterapeutas domiciliares que tratam do risco de queda do paciente e do declínio do funcionamento físico podem desempenhar um papel fundamental na prevenção de reinternações hospitalares não planejadas. Um foco contínuo na redução dos fatores que contribuem para a reinternação para promover a contenção de custos continuará no futuro, com os fisioterapeutas continuando a desempenhar um papel significativo.

Em 2012, os CMS introduziram o *Hospital Readmissions Reduction Program*. Os CMS medem o excesso de reinternações hospitalares por uma proporção determinada aumentando a previsão das reinternações em um hospital de 30 dias para o diagnóstico de penalidade (ataque cardíaco, insuficiência cardíaca, pneumonia, doença pulmonar obstrutiva crônica, artroplastia do quadril e joelho e cirurgia de revascularização do miocárdio) dividido pelo número que seria esperado com base nos índices de reinternação hospitalar média com pacientes semelhantes.[10] Desde a introdução desse programa, muitas agências de saúde domiciliar introduziram planos de melhoria de desempenho voltados para a redução das reinternações hospitalares de pacientes, visando especificamente àqueles casos com diagnósticos de penalidade. As porcentagens de reinternação são relatadas publicamente para os consumidores no Home Health Compare (ver Boxe 26.3).

Variabilidade do ambiente doméstico

Além do tratamento médico do paciente, o fornecimento de cuidados de fisioterapia no domicílio representa desafios pessoais únicos. Seja em uma residência pequena ou em uma residência bem cuidada e com muito espaço, o fisioterapeuta literalmente é um hóspede na casa de alguém e deve ser capaz de projetar uma atitude sincera de carinho, ao mesmo tempo em que transmite respeito pelo desejo dos mais adultos idosos para permanecer em casa. O fisioterapeuta deve ser sensível e respeitar quaisquer limites que o paciente estabeleça em relação ao ambiente doméstico e aos aspectos do atendimento prestado. O fisioterapeuta domiciliar pode encontrar uma ampla variedade de situações socioeconômicas, étnicas e culturais. É necessária sensibilidade para as crenças e os antecedentes do paciente para ajudar a ganhar confiança e estabelecer um relacionamento com o paciente domiciliar, criando uma aliança terapêutica firme e duradoura. Os fisioterapeutas domiciliares provavelmente encontrarão uma variedade de dinâmicas culturais. Dependendo da cultura do paciente, o autocuidado pode não ser uma meta pessoal importante e, portanto, pode ser inapropriado insistir que um paciente idoso forneça autocuidado, especialmente quando familiares ou cuidadores pagos estão disponíveis e dispostos a prestar cuidados.

Em algumas culturas, considera-se que os idosos têm "direito" a descansar e serem cuidados em casa. Na verdade, a maioria das culturas não considera o autocuidado uma meta importante do envelhecimento, incluindo a asiática, a hispânica, a africana e quase todas as outras culturas além da anglo-americana. Essas culturas valorizam a interdependência familiar em detrimento da independência e, portanto, podem acreditar que é impróprio para um adulto idoso insistir no autocuidado quando os familiares estão disponíveis para cuidar. Além disso, os cuidadores mais jovens podem estar bastante dispostos a cuidar dos entes queridos mais velhos como uma dinâmica familiar natural e normal. Entretanto, embora haja grande diversidade na cultura americana, os provedores de saúde americanos geralmente promovem a autossuficiência contínua e a manutenção da independência com a idade. Enquanto a independência na cultura americana tradicional não é apenas uma expectativa, mas também uma fonte de autoestima, a dependência pode ser uma fonte de sofrimento emocional e psicológico significativo.

Alguns pacientes podem preferir que seus familiares estejam presentes durante as sessões de fisioterapia e, dependendo do grau de envolvimento da família, pode haver a necessidade de ensino e explicações adicionais, sendo fundamental abordar essa temática no momento do primeiro contato. Por outro lado, o fisioterapeuta pode ser capaz de trabalhar de modo mais eficaz com o paciente quando não há "observadores" familiares, porque o paciente pode relutar em demonstrar independência funcional na frente dos cuidadores familiares. Sensibilidade às diferenças culturais, como aceitabilidade de ser tocado, em particular por alguém do sexo oposto; expressões verbais e não verbais de dor; e o estabelecimento das metas específicas do paciente permitem que os fisioterapeutas adaptem o atendimento de uma maneira que seja congruente com as expectativas culturais de seus pacientes.

Por último, prestar cuidados domiciliares envolve ter que se adaptar a uma variedade de barreiras estruturais, sensibilidade do proprietário que pode não ser o paciente e preferências de estilo de vida do paciente e cuidadores. Os pacientes normalmente têm rotinas diárias, rotinas que, quando interrompidas, podem ser fontes de estresse

---

BOXE 26.4 Fatores de risco para eventos médicos adversos.

- Padrão de uma ou mais hospitalizações ou visitas ao pronto-socorro nos últimos 12 meses
- História de quedas
- Condições crônicas, como insuficiência cardíaca congestiva, úlceras de pele, ou doença pulmonar obstrutiva congestiva
- Fatores sociais e cognitivos, como rede de apoio inadequada, baixo nível de alfabetização, demência, necessidade de ajuda com o gerenciamento de medicamentos ou baixo nível socioeconômico

Modificado de Rosati RJ, Huang L, Navaie-Waliser M, Feldman PH. Risk factors for repeated hospitalizations among home healthcare recipients. *J Healthc Qual.* 2003;25(2):4–10.

e conflito. Os fisioterapeutas de saúde domiciliar devem levar essas preocupações em consideração ao agendar os horários de tratamento. Além disso, as casas podem variar de muito arrumadas a desordenadas, apresentando riscos de queda. Todas essas variáveis podem dificultar a prescrição de um programa de exercícios eficaz, e é necessário um grau substancial de criatividade para tirar o melhor proveito de uma situação particular. O Boxe 26.5 lista recomendações universais e recursos para melhorar o conhecimento sobre diferentes culturas e etnias.

DOCUMENTAÇÃO

A Medicare Payment Advisory Commission (MedPAC) classifica Saúde Domiciliar como uma configuração pós-aguda,[11] e o pagamento é administrado de acordo com a Parte A do programa Medicare. MedPAC aconselha os CMS sobre como definir taxas de pagamento para todos os provedores de Medicare. Semelhante a outras configurações, o Medicare define taxas de pagamento com base na complexidade médica do paciente e no uso esperado de recursos. Em 2015, o Medicare gastou US$ 18,1 bilhões em serviços de saúde domiciliar para cerca de 3,5 milhões de beneficiários do Medicare.[11] De 2002 a

---

| BOXE 26.5 | Recomendações universais para melhora dos conhecimentos cultural e étnico. |

1. Aprenda com os pacientes
   - Respeitosamente, pergunte aos pacientes sobre suas crenças e costumes de saúde
     Por exemplo: "Há algo que eu deva saber sobre sua cultura, crenças, práticas religiosas ou preferências que me ajude a cuidar melhor de você"
   - Evite estereótipos com base em antecedentes religiosos ou culturais. Reconhecer cada pessoa como um indivíduo que pode ou não aderir a certas crenças culturais ou práticas comuns à sua cultura
2. Aprenda com outras fontes
   - O Think Cultural Health oferece várias opções de crédito gratuito para educação continuada. https://www.thinkculturalhealth.hhs.gov/education
   - EthnoMED contém informações sobre crenças culturais, questões médicas e tópicos relacionados pertinentes aos cuidados de saúde dos imigrantes e refugiados. Este *site* também contém informações do paciente em vários idiomas: http://ethnomed.org/
   - Recursos de cultura, idioma e educação em saúde/raça/etnia fornecem recursos sobre várias raças e etnias, incluindo afro-americanos, asiático-americanos, nativos havaianos e outros habitantes do Pacífico, nativos americanos, hispânicos e latinos e populações especiais, como trabalhadores agrícolas e migrantes; populações de rua; e populações LGBT. https://www.hrsa.gov/cultural-competence/race.html
   - Organizações comunitárias, como instituições religiosas e organizações culturais (p. ex., convide um membro de um grupo cultural relevante para discursar em uma reunião de equipe)
   - Uso de intérpretes como intermediários culturais que podem educar sobre significados específicos e diferenças culturais

Adaptado de: "Tool 10. Consider Culture, Customs, and Beliefs." Health Literacy Universal Precautions Toolkit (2e). Agency for Healthcare Research and Quality; Rockville, MD. Fevereiro de 2015. http://www.ahrq.gov/professionals/quality-patient-safety/quality-resources/tools/literacy-toolkit/healthlittoolkit2-tool10.html.

2015, a utilização da saúde domiciliar aumentou significativamente, com um aumento notável de 60% no número de episódios de atendimento.[11]

O instrumento *Outcome and Assessment Information Set* (OASIS), em uso desde julho de 1999, é usado por um enfermeiro ou fisioterapeuta da Home Health Agency (HHA) para avaliar a condição do paciente. O instrumento OASIS foi revisado várias vezes desde então, com a versão mais recente no momento em que este livro foi escrito, chamada "OASIS-C2". A fisioterapia é uma das três disciplinas de qualificação autorizadas a coletar os dados OASIS como parte da avaliação abrangente do paciente no início do atendimento. Enfermagem especializada e fonoaudiologia são as outras duas disciplinas de qualificação autorizadas a coletar dados OASIS no início do atendimento. Essa visita inicial serve para avaliar se o paciente atende aos critérios de cobertura de saúde domiciliar; a condição do paciente; e as prováveis necessidades do paciente para cuidados de enfermagem qualificados, fisioterapia, serviços sociais médicos e serviços de assistência de saúde domiciliar.

Requisitos documentais para a saúde domiciliar

As *Medicare Conditions of Participation for Home Health* (Condições de Participação do Medicare para Saúde Domiciliar) exigem uma avaliação inicial abrangente, individual e específica de cada paciente. Esteja o fisioterapeuta documentando em formulários impressos ou eletronicamente, a visita inicial de saúde domiciliar pode levar em média 90 minutos para completar a avaliação inicial abrangente. Além do instrumento OASIS, os fisioterapeutas também podem ter que documentar o perfil medicamentoso do paciente, que inclui todos os medicamentos prescritos e de venda livre, incluindo fitoterápicos e suplementos. Quando um atendimento de saúde domiciliar é classificado como "apenas terapia", o fisioterapeuta pode gastar muito tempo na visita inicial para resolver discrepâncias de medicamentos entre a lista de medicamentos da alta hospitalar e os medicamentos reais que o paciente utiliza em casa. Frequentemente, é necessário acompanhamento com médicos e especialistas da atenção primária para resolver discrepâncias ou para obter o encaminhamento de um enfermeiro. Até que o fisioterapeuta se familiarize com o instrumento OASIS e tenha mais prática no preenchimento de perfis de medicação, a visita inicial de saúde domiciliar com uma avaliação OASIS pode levar até 2 horas. Mais importante ainda, o foco principal de um fisioterapeuta que conduz uma avaliação de saúde domiciliar é garantir que o paciente esteja seguro em casa e encaminhá-lo para outras disciplinas ou serviços quando apropriado. Uma explicação dos serviços cobertos pelo Medicare for Home Health é apresentada no Boxe 26.6.

As regras e convenções do OASIS são descritas em detalhes no *OASIS Guidance Manual* e são atualizadas periodicamente com informações disponíveis no *site* dos CMS.[12] Em 2017, os CMS emitiram uma regra final sobre

BOXE 26.6	Serviços especializados para saúde domiciliar cobertos pela Parte A do Medicare (EUA).

Enfermagem especializada (EE)
- Observação e avaliação da condição do paciente
- Gestão, avaliação e ensino para o uso de medicamentos
- Alimentação por sonda
- Aspiração nasofaríngea e traqueotomia
- Cateteres, tratamento de feridas, tratamentos térmicos, gases medicinais, enfermagem de reabilitação, punção venosa, avaliação psiquiátrica, terapia e ensino

Fonoaudiologia (FO)
- Uma mudança no discurso funcional ou motivação
- Esclarecimento de um quadro de confusão
- A remissão de alguma outra condição médica que anteriormente contraindicava os serviços de fonoaudiologia

Terapia ocupacional (TO)
- Seleção e ensino de atividades terapêuticas orientadas para tarefas destinadas a restaurar a função física
- Planejar, implementar e supervisionar tarefas terapêuticas e atividades destinadas a restaurar a função sensorial integrativa (visão e cognição)
- Planejar, implementar e supervisionar programas de atividades terapêuticas individualizadas como parte de um programa geral de "tratamento ativo" com um paciente com diagnóstico de doença psiquiátrica
- Ensino de técnicas compensatórias para melhorar o nível de independência nas atividades da vida diária
- Projetar, fabricar e ajustar dispositivos ortopédicos e de autocuidados
- Avaliação vocacional, pré-vocacional e treinamento
- O paciente deve ter uma necessidade contínua de TO quando: os serviços atendem definição de TO e a elegibilidade do paciente foram estabelecidas em virtude de uma necessidade prévia de cuidados de enfermagem qualificados, FO ou FT no período de certificação atual ou anterior

Serviços sociais médicos (SSM)
- Avaliação dos fatores sociais e emocionais relacionados à doença do paciente, necessidade de cuidado, resposta ao tratamento e ajuste ao cuidado
- Avaliação da relação dos requisitos médicos e de enfermagem do paciente com a situação domiciliar do paciente, recursos financeiros e disponibilidade de recursos da comunidade

- Ação apropriada para obter recursos comunitários disponíveis para auxiliar na resolução do problema do paciente
- O Medicare não cobre os serviços de SSMs para preencher a inscrição para o Medicaid
- Serviços de aconselhamento exigidos pelo paciente
- Os serviços de SSMs são cobertos se forem necessários para resolver problemas sociais ou emocionais que podem ser um impedimento para o tratamento eficaz da condição médica do paciente e o plano de cuidados indica como os serviços necessitam das habilidades de um SSM qualificado para ser realizada com segurança e eficácia
- Coberto em uma base a curto prazo e a agência deve demonstrar que uma breve intervenção de SSM é necessária para remover um impedimento claro e direto ao tratamento eficaz da condição médica do paciente ou à taxa de recuperação do paciente

Auxiliar de saúde domiciliar (ASD)
- Assistência ao paciente
- Trocas de curativos simples que não requerem as habilidades de uma enfermeira licenciada
- Assistência com medicamentos que normalmente são autoadministrados e não requerem as habilidades de uma enfermeira licenciada para serem fornecidos com segurança e eficácia
- Assistência com atividades que apoiam diretamente serviços de terapia qualificados, mas não exigem as habilidades de uma enfermeira licenciada para serem fornecidas com segurança e eficácia
- Assistência com atividades que apoiam diretamente os serviços de terapia qualificados, mas não requerem as habilidades de um terapeuta para serem realizadas com segurança e eficácia, como exercícios de manutenção e prática repetitiva das habilidades de comunicação funcional para apoiar os serviços de FO
- Prestação de serviços relacionados com serviços de cuidados pessoais; no entanto, o objetivo de uma visita de ASD pode não ser apenas para fornecer serviços incidentais (limpeza leve, preparação de uma refeição, levar o lixo para fora, compras e assim por diante)
- Deve ser intermitente e o paciente deve ser gerenciado por enfermeiro especializado, terapeuta ocupacional, fonoaudiólogo, entre outros

De Centers for Medicare & Medicaid Services: Medicare benefit policy manual. http://www.cms.hhs.gov/manuals/Downloads/bp102 c07.pdf. Acessado em 24 de agosto de 2018.

as condições de participação para agências de saúde domiciliar que entraram em vigor em janeiro de 2018, representando uma atualização abrangente para as agências de saúde domiciliar adotarem.[13] A competência na avaliação de todas as áreas do OASIS pode exigir conhecimento adicional e habilidades práticas em diagnóstico diferencial, farmacologia, avaliação da pele, rastreamento de depressão e avaliação de segurança domiciliar. Dada a singularidade dos cuidados de saúde domiciliares, o fisioterapeuta novo no ambiente de atendimento domiciliar pode se beneficiar muito de uma orientação prática guiada com um mentor de pares. O mentor pode ser um modelo de conduta eficiente na sequência de perguntas da entrevista que correspondem aos itens de dados do OASIS.

Observações específicas das habilidades funcionais do paciente, como transferências, curativos e deambulação, também são necessárias para respostas acuradas aos itens do OASIS e servem como base para o planejamento do ensino que um fisioterapeuta forneceria ao paciente. O período de tempo que um paciente, familiar ou cuidador

pode exigir para intervenções educacionais deve ser determinado avaliando a condição individual de cada paciente e outros fatores pertinentes, como a habilidade necessária para ensinar a atividade e as habilidades únicas do paciente. É importante saber que as atividades de ensino devem estar relacionadas à perda funcional, doença ou lesão do paciente. Quando um paciente ou cuidador é incapaz de aprender, uma quantidade maior de visitas para fornecer orientação ao paciente e cuidador estão sujeitas a recusas de pagamento do Medicare. O benefício de saúde domiciliar do Medicare não se destina a fornecer treinamento e orientação para pacientes, famílias ou cuidadores por um período infinito de tempo.[c]

---

[c]N.R.T.: No Brasil, o atendimento domiciliar do fisioterapeuta tem a sua legislação, garantida e organizada pelo COFFITO, órgão regulador. Atualmente, três dinâmicas de trabalho podem ocorrer: 1) Relação paciente-fisioterapeuta; 2) Relação operadora de saúde ou empresas especializadas em serviços *home care*-fisioterapeuta; 3) Relação serviço público-fisioterapeuta. Dentre essas três relações, é preciso reconhecer a Resolução nº 474 do COFFITO, disponível para livre consulta em: https://www.coffito.gov.br/nsite/?p=6661.

VISITA INICIAL

Esta seção descreve as características das melhores práticas para a primeira visita de um paciente de atendimento domiciliar sob a Parte A do Medicare. O autor sugere entrar em contato com o paciente antes da visita inicial para marcar um horário que seja conveniente e solicitar que esteja com o cartão do Medicare e todos os medicamentos (incluindo medicamentos de venda livre) disponíveis e prontos para revisão. Além disso, o paciente pode preferir a presença de um familiar ou amigo. Ligar com antecedência é útil porque o Medicare não exige que o paciente esteja em casa 24 horas por dia, 7 dias por semana, para ser considerado confinado ao domicílio. Pedir ao paciente ou membro da família para ter o cartão do Medicare e medicamentos prontos ajudará a tornar o tempo gasto no domicílio mais eficiente. Os itens cuja disponibilidade é recomendada na primeira visita e nas subsequentes estão listados no Boxe 26.7. É importante carregar tudo em uma mala. Além disso, os fisioterapeutas domiciliares devem sempre carregar um telefone celular e manter as chaves do carro consigo o tempo todo em caso de emergência.

BOXE 26.7	Itens para a maleta clínica do fisioterapeuta.

Maleta clínica – itens essenciais para levar na viagem
Esfigmomanômetro
Ambu
Lenços desinfetantes para limpeza
Cinta para deambulação
Fita métrica de circunferência
Goniômetro
Sabonete líquido
Lenços de papel
Equipamento de proteção individual (luvas, óculos, máscara)
Martelete para testar reflexos
Material estéril para curativos
Estetoscópio
Cronômetro
Termômetro

Itens adicionais úteis
Trena de medição com roda de 300 metros
Balança
Fita adesiva
Ergômetro de pedal
Oxímetro de pulso
Colete com pesos

Dica: avaliação das incontinências urinária e intestinal

A avaliação OASIS requer que o fisioterapeuta avalie um paciente para incontinência urinária e intestinal. Ao entrevistar o paciente, ele pode negar essa condição, especialmente na presença de familiares ou amigos. O fisioterapeuta pode precisar fazer algum "trabalho de detetive" para responder à pergunta corretamente. Durante a avaliação das atividades de vida diária e atividades instrumentais da seção de vida diária do OASIS quando o paciente estiver de pé e circulando pela casa, procure fraldas de adulto no banheiro ou ao lado da cama do paciente.

Início do cuidado abrangente OASIS e consentimento (divulgação completa)

Abrindo um caso. Indiscutivelmente, o foco principal da abertura de um caso é preencher o OASIS, garantir que o paciente esteja seguro em sua casa e encaminhá-lo a outros serviços especializados, quando apropriado. Conforme mencionado anteriormente, abrir um caso para um fisioterapeuta experiente normalmente leva de 1 a 2 horas, dependendo da complexidade do paciente e da situação doméstica. O documento OASIS serve como uma diretriz para o fisioterapeuta garantir uma avaliação abrangente.

Os resultados do OASIS ajudarão o clínico a determinar se há problemas em uma área além do escopo da fisioterapia. O clínico está eticamente obrigado a encaminhar o paciente a um serviço apropriado para avaliação e intervenção adicionais. Por exemplo, se o paciente está tendo dificuldade na área Living Arrangements, Supportive Assistance, and Emotional/Behavioral (Arranjos de Vida, Assistência de Apoio e *Status* Emocional/Comportamental) do OASIS, o fisioterapeuta pode considerar um encaminhamento para serviços de assistência social. Se o paciente está tendo dificuldades nas áreas de sensação, cognição, visão, AVDs ou atividades instrumentais de vida diária (AIVDs), o fisioterapeuta pode considerar o encaminhamento para a fonoaudiologia ou terapia ocupacional. Um terapeuta ocupacional também pode ajudar o paciente com as necessidades e gerenciamento de equipamentos. Se o paciente estiver tendo dificuldades nas áreas de manejo tegumentar, respiratório, cardiovascular, urinário, gastrintestinal ou de medicação, o médico pode considerar o encaminhamento a um enfermeiro qualificado. A necessidade de um auxiliar de saúde em casa também deve ser avaliada no início do atendimento. Um paciente que está recebendo serviços de saúde domiciliar sob o benefício da Parte A do Medicare tem o direito de receber todos os serviços de saúde qualificados necessários sob o benefício Medicare. Consulte o Boxe 26.6 para obter uma explicação detalhada dos serviços especializados cobertos pela Parte A do Medicare em Saúde Domiciliar. Após a revisão dos sistemas ter sido concluída usando o OASIS como um guia, uma reconciliação de medicação é necessária.

Reconciliação de Medicação

A farmacologia na fisioterapia foi definida pela American Physical Therapy Association (APTA).[14] Essas competências afirmam que o fisioterapeuta deve, no mínimo, integrar a compreensão da prescrição de um paciente e do regime de medicamentos sem prescrição com consideração de seu impacto na saúde, função e incapacidade para o paciente. É importante notar que não está dentro do escopo da prática do fisioterapeuta fornecer instruções sobre como tomar medicamentos ou avaliar possíveis interações medicamentosas, mas, sim, encaminhar o paciente para um profissional de saúde capacitado. Entretanto, o fisioterapeuta deve estar ciente das reações adversas dos medicamentos para a segurança do paciente e reconhecer quando é necessário entrar em contato com o médico do paciente para obter um pedido de avaliação pela enfermagem qualificada.

A seguir, os fisioterapeutas devem fazer uma reconciliação da lista de medicamentos. Essa reconciliação inclui a avaliação de se os medicamentos se correlacionam com o histórico médico anterior ou com o diagnóstico atual. Para essa habilidade, o fisioterapeuta precisa ter conhecimento dos medicamentos, indicações e efeitos adversos. O fisioterapeuta deve reconciliar os sintomas do paciente com possíveis reações adversas ao medicamento. Por exemplo, se um paciente reclamar de tontura e estiver tomando vários medicamentos para reduzir a pressão arterial, o paciente pode estar experimentando um evento adverso com o medicamento. Finalmente, o fisioterapeuta deve avaliar se há implicações da medicação para o plano da terapia. No exemplo anterior, se o paciente está apresentando tontura por hipotensão, uma hipótese clínica sobre uma redução à tolerância ao exercício deve ser explorada.

Ao revisar os medicamentos com o paciente, o fisioterapeuta domiciliar deve considerar se uma avaliação de enfermagem qualificada é necessária. Deve-se observar que existem diferentes regulamentações estaduais para fisioterapeutas sobre revisões de medicamentos e fornecer orientação ao paciente sobre medicamentos de alto risco por fisioterapeutas.[14] Por exemplo, como resultado da implementação do OASIS-C, em janeiro de 2010, o New York State Department of Health determinou que um fisioterapeuta pode concluir a avaliação abrangente apenas se a agência de saúde domiciliar tiver implementado uma política e procedimento que exija colaboração entre o fisioterapeuta e a equipe de outra agência.[15] É importante que os fisioterapeutas de saúde domiciliar estejam cientes de seus regulamentos estaduais em relação à revisão de medicamentos.

Os adultos idosos correm um risco maior de reações adversas a medicamentos do que os mais jovens. O risco aumentado ocorre por várias razões, discutidas em outra parte deste livro. Os fisioterapeutas precisam estar cientes de que os eventos adversos ocorrem com mais frequência durante os primeiros 30 dias após a alta hospitalar, ou quando o paciente não segue o conselho médico sobre o uso de medicamentos.[16] Se o paciente ou familiar não for capaz de dizer ao médico quais medicamentos o paciente está utilizando ou quanto ao uso e propósito do medicamento, é provável que o paciente esteja em risco de um evento adverso com o medicamento.

Vários sinais de alerta pertinentes ao fisioterapeuta podem se tornar aparentes durante a reconciliação da medicação. Por exemplo, polimedicação (três ou mais medicamentos) e certos tipos de medicamentos podem aumentar o risco de queda.[17] Os critérios de Beers para medicamentos potencialmente inadequados (atualizados quase anualmente) podem ser usados para rastrear o perfil de medicamentos inadequados ou problemáticos e prever a probabilidade do paciente experimentar uma reação adversa a medicamentos.[18,19] A ferramenta de Triagem de Prescrições Potencialmente Inadequadas para Idosos (*Screening Tool of Older Persons' Potentially*

Inappropriate Prescriptions [STOPP]), publicada em 2008, é outra referência valiosa para fisioterapeutas domiciliares.[20] Os critérios STOPP focam em evitar o uso de medicamentos potencialmente inadequados em adultos idosos, semelhante à lista de Beers. O autor recomenda que o fisioterapeuta de saúde domiciliar tenha cópias atuais da lista de Beers e da STOPP quando estiver no domicílio para usar como uma ferramenta de referência rápida durante a reconciliação de medicamentos.

Além de uma revisão dos medicamentos, o fisioterapeuta deve determinar se o paciente ou cuidador tem dificuldade em gerenciar o regime de medicação, como ser capaz de reconhecer visualmente cada medicamento, descrever o propósito, verbalizar quando tomar cada medicamento e determinar se o paciente usa algum tipo de sistema de organização de medicamentos. O fisioterapeuta deve estar ciente da pressão sobre os cuidadores quando a responsabilidade de gerenciar e administrar o regime de medicação do paciente recai sobre o cuidador. Essa tensão é mais pronunciada em cuidadores de pacientes com comprometimento cognitivo moderado, em oposição àqueles pacientes com funcionamento cognitivo normal ou muito baixo.[21] Quando um fisioterapeuta de saúde domiciliar reconhece a tensão sobre o cuidador, pode ser apropriado consultar um enfermeiro qualificado ou um assistente social para ajudar o paciente e os cuidadores a lidar com esses tipos de problemas. Assim, os fisioterapeutas, como profissionais de linha de frente, têm um papel importante a desempenhar no ambiente doméstico de saúde, avaliando até que ponto o paciente, ou cuidador, é competente no manejo do regime de medicação. Alguns elementos de avaliação interdisciplinar de medicamentos estão listados no Boxe 26.8.

Triagem do risco de queda

Uma área importante a ser avaliada na primeira visita é o risco de queda. A redução do risco de queda e das lesões relacionadas a ela pode evitar declínios significativos na função e independência, permitindo que os idosos sejam ativos na comunidade e envelheçam em casa. Os fatores de risco para quedas são diversos e muitos deles, como comprometimento do equilíbrio, fraqueza muscular, polimedicação e riscos ambientais, são comuns, mas potencialmente modificáveis em pacientes que vivem em seus lares. Idosos frágeis são mais propensos a cair

---

BOXE 26.8 Elementos de uma abordagem multidisciplinar efetiva para o manejo de medicamentos no domicílio.

- Avaliação do regime medicamentoso, que inclui a compreensão do paciente sobre o grau de adesão ao regime prescrito
- Avaliação da complexidade do regime para o paciente e cuidadores, que inclui a consistência da administração correta
- Monitoramento das respostas às ações, interações e efeitos adversos dos medicamentos
- Fornecer educação

em ambientes fechados e mais comumente em superfícies planas durante uma caminhada.[22,23] As quedas são a principal causa de lesões que resultam em hospitalização de idosos.[24] Após a alta hospitalar, as taxas de queda são maiores em comparação com os idosos residentes na comunidade.[25] Avaliações multifatoriais do risco de quedas e intervenções de acompanhamento individualizadas que incluem intensidade e especificidade do exercício são recomendadas na literatura baseada em evidências e são discutidas em outra parte deste livro. Os fisioterapeutas de saúde domiciliar estão em uma posição ideal para lidar com muitos fatores relacionados a quedas dentro de casa, um ambiente funcional e relevante.

A avaliação de saúde doméstica para o risco potencial de queda começa com uma história prévia de queda ou medo de cair. Uma queda prévia prediz um declínio na função, hospitalização e eventos adversos entre adultos idosos e permanece independentemente preditiva de uma probabilidade de hospitalização futura, bem como de uma queda futura.[26] Aqueles que sofrem quedas da própria altura e são internados em um hospital são, subsequentemente, readmitidos dentro de 1 ano em 44% dos casos e 33% têm uma taxa de mortalidade de 1 ano.[27] Além disso, as quedas ocorridas em ambientes fechados e a incapacidade de levantar após uma queda são previsores positivos de quedas em idosos.[28] Portanto, o fisioterapeuta deve avaliar rotineiramente a capacidade do idoso limitado ao seu domicílio de se levantar do chão, tanto como um indicador potencial de risco de queda quanto como uma questão de segurança se ele cair. Se o paciente não puder se levantar com segurança sem ajuda, um Lifeline ou dispositivo semelhante pode ser recomendado e estratégias para como se levantar do chão podem ser implementadas. A capacidade de se levantar do chão também é uma meta importante para os pacientes que recebem alta para casa, devendo fazer parte do plano terapêutico.

O medo de cair também é um indicador do risco de queda. Muitos indivíduos mais velhos limitam sua mobilidade e se tornam cada vez mais sedentários e confinados em casa devido à sua consciência do declínio de seu equilíbrio, episódio de "quase quedas" ou medo de cair. Entrevistar um paciente sobre seu medo de cair, incluindo o preenchimento de um indicador para o de medo de cair, como a escala de eficácia de quedas ou a Escala de Confiança de Equilíbrio de Atividades (*Activities Balance Confidence Scale* [ABC]), pode fornecer informações úteis que informarão os objetivos e as estratégias de intervenção.

Os fisioterapeutas de saúde domiciliar precisam estar cientes da possível subnotificação de quedas e quase quedas. Os adultos idosos podem acreditar que relatar uma queda pode resultar na sua transferência para uma casa de repouso ou na notificação do incidente de queda para outros membros da família que podem providenciar a realocação. Portanto, é provável que um adulto idoso possa negar ou minimizar um histórico de quedas ou uma lesão por queda. Como apenas 20% dos adultos idosos que caem procuram atendimento médico, o profissional de saúde pode não saber sobre uma queda.[28] Nossa recomendação

é assumir o risco de queda e criar um ambiente seguro para o paciente ficar em casa para relatar o medo de cair e de "quase quedas" reais, implementando estratégias adequadas para melhorar o equilíbrio do paciente.

Avaliação de segurança domiciliar

A avaliação domiciliar deve ser realizada na primeira visita. Barreiras à segurança e mobilidade são o foco principal da avaliação do domicílio. Como nos idosos a maioria das quedas e lesões relacionadas a elas ocorre dentro de casa,[29] é imperativo que o fisioterapeuta aborde de modo recorrente quaisquer perigos potenciais e riscos domiciliares de queda, tais como tapetes, corredores escuros durante a noite, dentre outros.

Dentro de casa, a maioria das quedas, com lesões ou não, ocorre em superfícies planas. Independentemente de a queda ter resultado em lesão ou não, a maioria das quedas em ambientes fechados ocorre na sala de estar (25%) e no quarto (23%).[23] Outros cinco por cento ocorrem em escadas ou de uma altura, com 14% resultando em lesão.[23,30] Mais quedas com ferimentos (17%) ocorreram no banheiro em comparação com 8% das quedas sem ferimentos.[23] A maioria das quedas que resultaram em ferimentos foi decorrente de escorregões ou tropeços.[30]

Os objetivos fundamentais das avaliações e intervenções de segurança domiciliar são melhorar e manter a capacidade do idoso de funcionar com segurança em casa em todas as estações. Por exemplo, um dispositivo antiderrapante reduziu a taxa de quedas em condições escorregadias.[31] Uma avaliação de segurança doméstica é especialmente eficaz em pessoas com deficiência visual grave e naquelas com maior risco de queda. As modificações mais comuns no domicílio são corrimãos ou barras de apoio extras, portas e corredores largos, recursos de acessibilidade no banheiro e colocação de rampas.[30] Apesar das evidências não serem claras sobre a eficácia das modificações domiciliares para reduzir quedas e melhorar a segurança em casa,[32] parece prudente aconselhar o paciente que recebe cuidados domiciliares e seu cuidador sobre riscos potenciais significativos, sendo uma das recomendações das Diretrizes de Prática Clínica para Prevenção de Quedas em Idosos (*Clinical Practice Guidelines for the Prevention of Falls in Older Persons*) de American Geriatrics Society/British Geriatrics Society.[33]

Curiosamente, apesar dos idosos poderem realizar as modificações que poderiam reduzir as quedas, a maioria não o faz.[30] O fisioterapeuta de saúde domiciliar pode estar familiarizado com a resistência de muitos idosos em mudar seus ambientes domésticos por recomendação de um fisioterapeuta. A resistência às recomendações pode ser porque o paciente não acredita que o perigo causará uma queda, o paciente pode ser resistente à mudança e aos custos associados da mudança, ou o paciente pode resistir à percepção da falta de controle em incorporar uma mudança em seu ambiente. As estratégias que podem ser eficazes para superar a resistência incluem uma comunicação sensível com o paciente e um membro da família ou amigo sobre o porquê das mudanças, as implicações associadas a quedas sobre o estado de saúde em idosos, além de fornecer ao paciente uma lista de recursos da comunidade. Esses tipos de recursos podem ser encontrados em centros de idosos, centros de reabilitação, consultórios médicos e na *web*. Alguns estados podem fornecer assistência financeira para modificações nos domicílios. Além disso, todas as recomendações devem ser apresentadas de modo a permitir que o idoso permaneça no controle de seu ambiente doméstico. Apresentar recomendações em termos de escolhas, como alças ou uma proteção antiderrapante nas escadas, pode permitir que o adulto idoso se sinta mais no controle.

As listas de verificação de segurança doméstica devem abordar três áreas básicas: a presença de riscos ambientais, áreas problemáticas e falta de recursos de suporte ou de segurança. Listas de verificação comumente estão disponíveis para ajudar a organizar a avaliação de segurança doméstica. Por exemplo, o Centers for Disease Control and Injury Prevention publica uma "Lista de verificação de prevenção de quedas para adultos idosos" (*Home Fall Prevention Checklist for Older Adults*), a qual está disponível em inglês e em vários outros idiomas.[34]

Além da avaliação de segurança domiciliar, o fisioterapeuta de saúde domiciliar também tem o papel de recomendar modificações para melhorar a mobilidade. Essas recomendações podem ser a remoção ou modificação de riscos potenciais à mobilidade, como adaptar escadas com uma rampa, ou recomendar um dispositivo auxiliar. Exemplos de mudanças adaptativas ou estruturais estão listados na Tabela 26.1.

Teste de avaliação funcional

O teste de avaliação funcional pode fornecer informações valiosas em qualquer ambiente, mas é particularmente relevante no ambiente de saúde domiciliar devido à sua especificidade para atividades de assistência domiciliar. A avaliação funcional é uma maneira eficaz de documentar

TABELA 26.1	Intervenções comuns de segurança domiciliar.
Mantas antiderrapantes sob tapetes soltos	
Luzes noturnas e outras luzes indiretas no banheiro, corredores e escadas	
Mover ou prender cabos elétricos ou cobrir com um tapete que não deslize	
Instalar corrimãos em ambos os lados da escada	
Utilizar equipamentos adaptáveis, como banco de transferência ou cadeira de banho para o chuveiro, assento sanitário elevado	
Uso de bengala ou andador no topo das escadas	
Uso de uma cômoda ao lado do leito	
Instalar barras de apoio no banheiro e nas transições da altura do piso ou da escada	
Cama de hospital	
Cadeira de rodas	

objetivamente o estado funcional de um paciente, progredir durante o episódio de atendimento e justificar o estado de confinamento domiciliar. Os testes de avaliação funcional também podem justificar a alta dos serviços de fisioterapia. Os testes funcionais de velocidade de marcha, levantar da cadeira cronometrado, teste de caminhada de 6 minutos, elevação do piso, subida cronometrada de escadas e testes de equilíbrio descritos em outras partes deste livro são particularmente relevantes para pacientes domiciliares em transição para a comunidade. A velocidade da marcha é o melhor preditor de declínio funcional e incapacidade e, portanto, deve ser sempre avaliado no ambiente doméstico. O fisioterapeuta domiciliar deve estar familiarizado com pontuações normativas e tomar decisões clínicas apropriadas com base em dados publicados descritos em outra parte deste livro.

Situações de emergência

Estar preparado para emergências no domicílio é uma boa prática em saúde domiciliar. Devido à natureza autônoma da prática de atendimento domiciliar, o fisioterapeuta muitas vezes fica sozinho com o paciente e precisa ser adaptável para criar um espaço seguro e claro para o tratamento, bem como permanecer ciente da sua segurança pessoal e do paciente. O autor recomenda que o fisioterapeuta de saúde domiciliar sempre use uma cinta de marcha ao trabalhar com os pacientes em casa e mantenha um telefone celular consigo o tempo todo em caso de emergência, quando o paciente não puder ser deixado sozinho.

Presume-se que os fisioterapeutas domiciliares estejam cientes de suas limitações e saibam quando pedir ajuda. Nos EUA, as opções incluem 911, o médico do paciente ou um gerente clínico da operadora de saúde.[d] Habilidades de avaliação clínica básica, como tomar sinais vitais e avaliar a taxa de esforço percebida do paciente durante o exercício, são requisitos padrão para a maioria das agências de saúde domiciliar. Além disso, a certificação atual em Suporte Básico de Vida (*Basic Life Support*) dos EUA para profissionais de saúde é o requisito mínimo para a segurança do paciente. Uma máscara de reanimação cardiopulmonar (ambu) deve ser incluída na bolsa de ferramentas do fisioterapeuta.

Sempre existe a possibilidade de uma situação que necessite da ativação de serviços médicos de emergência (SME). Uma diretriz antecipada é um documento oficial. Quando preenchida corretamente, esse formulário permite que um paciente com uma doença ou lesão com risco de vida renuncie a medidas de reanimação específicas que podem manter o indivíduo vivo. Os provedores de saúde domiciliar são treinados para perguntar, no início do atendimento, se o paciente possui um formulário de diretiva antecipada e para identificar onde o documento é guardado. O documento serve para expressar os

---

[d]N.R.T.: No Brasil, os contatos telefônicos de emergência são: 100, Disque Direitos Humanos; 180, Central de Atendimento para a Mulher – Ministério da Justiça; 181, Disque Denúncia; 190, Polícia Militar; 192, Ambulância Pública (SAMU); 193, Corpo de Bombeiros.

desejos do paciente quando ele não pode falar por si mesmo. Deve-se, ainda, instruí-lo a manter o formulário da diretiva antecipada facilmente visível – prender com um ímã na porta da geladeira é a recomendação das associações médicas estaduais. A localização do formulário de diretriz antecipada deve ser verificada na primeira visita e tornada mais visível, se necessário. Se houver qualquer dúvida sobre os desejos do paciente e da família, os prestadores de serviços de saúde domiciliar são geralmente aconselhados por seus gerentes clínicos a iniciar medidas de salvamento até que o pessoal do SME chegue ao local.

A atualização mais recente das Condições de Participação dos CMS exige que as agências cumpram todos os requisitos aplicáveis de preparação para emergências federais, estaduais e locais.[13] O plano de preparação para emergências deve ser abrangente e colaborar com as autoridades locais, estaduais, regionais e federais para manter uma resposta integrada durante um desastre ou situação de emergência (Boxe 26.9).

Dica: armazenar informações médicas

As informações médicas podem ser armazenadas na geladeira, em um frasco vazio ou em um frasco de comprimidos, designado com um adesivo que alertaria os socorristas, como paramédicos ou bombeiros, sobre o conteúdo.

BOXE 26.9 | **Requerimentos dos Centers for Medicare & Medicaid Services de prontidão para casos de emergência.**

A Home Health Agency (HHA) deve cumprir todos os requisitos de preparação para emergências federais, estaduais e locais aplicáveis. A HHA deve estabelecer e manter um programa de preparação para emergências que atenda aos requisitos desta seção. O programa de preparação para emergências deve incluir (mas não se limitar a) os seguintes elementos:
(a) *Plano de emergência.* A HHA deve desenvolver e manter um plano de preparação para emergências que deve ser revisado e atualizado pelo menos uma vez por ano.
   O plano deve incluir:
   (1) Ser baseado e incluir uma avaliação de risco documentada, de acordo com as instalações e a comunidade, utilizando uma abordagem de todos os perigos.
   (2) Incluir estratégias para lidar com eventos de emergência identificados pela avaliação de risco.
   (3) Abordar as populações de pacientes, incluindo, mas não se limitando: ao tipo de serviços que a HHA pode fornecer em uma emergência; e continuidade das operações, incluindo delegações de autoridade e planos de sucessão.
   (4) Incluir um processo de cooperação e colaboração com os esforços dos oficiais de preparação para emergências locais, tribais, regionais, estaduais e federais para manter uma resposta integrada durante um desastre ou uma emergência, incluindo a documentação dos esforços da HHA para entrar em contato com esses oficiais e, quando aplicável, de sua participação em esforços de planejamento colaborativo e cooperativo.
(b) *Políticas e procedimentos.* A HHA deve desenvolver e implementar políticas e procedimentos de preparação para emergências, com base no plano de emergência estabelecido no parágrafo (a) desta seção, avaliação de risco no parágrafo (a) (1) desta seção, e o plano de comunicação no parágrafo (c) desta seção. As políticas e procedimentos devem ser revisados e atualizados pelo menos uma vez por ano. No mínimo, as políticas e procedimentos devem abordar o seguinte:
   (1) Os planos para os pacientes da HHA durante um desastre natural ou causado pelo homem. Planos individuais para cada paciente devem ser incluídos como parte da avaliação abrangente do paciente, que deve ser conduzida de acordo com as provisões em §484.55.
   (2) Os procedimentos para informar os funcionários estaduais e locais de preparação para emergências sobre os pacientes da HHA que precisam ser evacuados de suas residências a qualquer momento devido a uma emergência com base na condição médica e psiquiátrica do paciente e no ambiente doméstico.
   (3) Os procedimentos de acompanhamento da equipe de plantão e dos pacientes para determinar os serviços necessários, em caso de interrupção dos serviços durante ou devido a uma emergência. A HHA deve informar os funcionários estaduais e locais sobre qualquer equipe de plantão ou pacientes com os quais eles não possam entrar em contato.
   (4) Um sistema de documentação médica que preserva as informações do paciente, protege a confidencialidade das informações do paciente, além de proteger e manter a disponibilidade dos registros.
   (5) O uso de voluntários em uma emergência ou outras estratégias de pessoal de emergência, incluindo o processo e a função de integração de profissionais de saúde designados pelo estado ou pelo governo federal para atender às necessidades durante uma emergência.
(c) *Plano de comunicação.* A HHA deve desenvolver e manter um plano de comunicação sobre sua preparação para emergências que esteja em conformidade com as leis federais, estaduais e locais e deve ser revisado e atualizado pelo menos uma vez por ano. O plano de comunicação deve incluir:
   (1) Nomes e informações de contato para:
       (i) Equipe.
       (ii) Entidades que prestam serviços à HHA.
       (iii) Médicos dos pacientes.
       (iv) Voluntários.
   (2) Informações de contato para:
       (i) Equipe federal, estadual, tribal, regional ou local de preparação para emergências.
       (ii) Outras fontes de assistência.
   (3) Meios primários e alternativos para se comunicar com a equipe da HHA, agências federais, estaduais, tribais, regionais e locais de gestão de emergência.
   (4) Um método para compartilhar informações e documentação médica para pacientes sob os cuidados da HHA, conforme necessário, com outros prestadores de cuidados de saúde para manter a continuidade dos cuidados.
   (5) Um meio de fornecer informações sobre a condição geral e a localização dos pacientes sob os cuidados da instituição, conforme permitido em 45 CFR 164.510(b)(4).
   (6) Um meio de fornecer informações sobre as necessidades da HHA e sua capacidade de fornecer assistência à autoridade com jurisdição, ao Incident Command Center, ou pessoa designada.

(continua)

BOXE 26.9	Requerimentos dos Centers for Medicare & Medicaid Services de prontidão para casos de emergência. *(Continuação)*

(d) *Treinamento e teste.* A HHA deve desenvolver e manter um treinamento de preparação para emergências e um programa de teste baseado no plano de emergência estabelecido no parágrafo (a) desta seção, avaliação de risco no parágrafo (a) (1) desta seção, políticas e procedimentos no parágrafo (b) desta seção, e o plano de comunicação no parágrafo (c) desta seção. O programa de treinamento e teste deve ser revisado e atualizado pelo menos uma vez por ano.

(1) *Programa de treinamento.* A HHA deve fornecer:

   (i) Treinamento inicial em políticas e procedimentos de preparação para emergências para todos os funcionários novos e existentes, indivíduos que prestam serviços sob acordo e voluntários, de acordo com suas funções esperadas.

   (ii) Treinamento de preparação para emergências pelo menos uma vez por ano.

   (iii) Manter a documentação do treinamento.

   (iv) Demonstrar conhecimento da equipe sobre os procedimentos de emergência.

(2) *Teste.* A HHA deve realizar exercícios para testar o plano de emergência pelo menos uma vez por ano. A HHA deve:

   (i) Participar de uma simulação de emergência em grande escala que seja baseada na comunidade ou quando a simulação baseada na comunidade não estiver acessível, um indivíduo, simulação baseada na instalação. Se a HHA experimentar uma emergência real natural ou artificial que exija a ativação do plano de emergência, a HHA está isenta de se envolver em um exercício de escala real baseado na comunidade ou individual, baseado em instalações por 1 ano após o início do evento real.

   (ii) Realizar um exercício adicional que pode incluir, mas não está limitado a:

     (A) Uma segunda simulação completa que é baseada na comunidade ou individual, baseada nas instalações.

     (B) Uma simulação teórica que inclui uma discussão em grupo liderada por um facilitador, usando um cenário de emergência clinicamente relevante narrado e um conjunto de declarações de problemas, mensagens direcionadas ou perguntas preparadas destinadas a desafiar um plano de emergência.

   (iii) Analisar a resposta da HHA e manter a documentação de todas as simulações e simulações teóricas e eventos de emergência e revisar os planos de emergência das HHAs conforme necessário.

(e) *Sistemas integrados de saúde.* Se uma HHA faz parte de um sistema de saúde que consiste em várias instalações de saúde certificadas separadamente que optam por ter um programa de preparação para emergências unificado e integrado, a HHA pode optar por participar do programa de preparação para emergências coordenado do sistema de saúde. Se escolhido, o programa unificado e integrado de preparação para emergências deve:

(1) Demonstrar que cada instalação certificada separadamente dentro do sistema participou ativamente no desenvolvimento do programa de preparação para emergências do sistema unificado e integrado.

(2) Ser desenvolvido e mantido de uma maneira que leve em consideração as circunstâncias únicas de cada instalação certificada separadamente, populações de pacientes, e serviços oferecidos.

(3) Demonstrar que cada instalação certificada separadamente é capaz de usar ativamente o programa de preparação para emergências unificado e integrado e está em conformidade com o programa.

(4) Incluir um plano de emergência unificado e integrado que atenda aos requisitos dos parágrafos (a) (2), (3) e (4) desta seção. O plano de emergência unificado e integrado também deve ser baseado e incluir:

   (i) Uma avaliação de risco baseada na comunidade documentada, utilizando uma abordagem de todos os perigos.

   (ii) Uma avaliação de risco baseada nas instalações individuais documentadas para cada instalação certificada separadamente dentro do sistema de saúde, utilizando uma abordagem de todos os perigos.

(5) Incluir políticas e procedimentos integrados que atendam aos requisitos estabelecidos no parágrafo (b) desta seção, um plano de comunicação coordenado e programas de treinamento e teste que atendam aos requisitos dos parágrafos (c) e (d) desta seção, respectivamente.

De Centers for Medicare & Medicaid Services. Medicare and Medicaid Programs; Emergency Preparedness Requirements for Medicare and Medicaid Participating Providers and Suppliers. https://www.federalregister.gov/documents/2016/09/16/2016-21404/ medicare-and-medicaid-programs-emergencypreparedness-requirements-for-medicare-and-medicaid#p-amd-27. Acessado em 25 de agosto de 2018.

Segurança pessoal

Conforme o ambiente de atendimento domiciliar cresce, também aumenta o potencial para enfrentar riscos ocupacionais em casa. Por exemplo, em 2007, 27.400 ferimentos registrados ocorreram entre mais de 896.800 trabalhadores de saúde domiciliar.[35] Os trabalhadores de saúde domiciliar frequentemente estão expostos a uma variedade de perigos potencialmente graves ou mesmo fatais. Esses perigos incluem esforço excessivo, estresse, armas de fogo e outras armas, drogas ilegais, abuso verbal e outras formas de violência no lar ou na comunidade, patógenos transmitidos pelo sangue, picadas de agulha, sensibilidade ao látex, temperaturas extremas e condições anti-higiênicas (incluindo falta de água, sujeira ou animais hostis e dejetos de animais).[35] Por esses motivos, telefones celulares e outros dispositivos de comunicação móvel são considerados essenciais para profissionais de saúde em atendimento domiciliar. O autor acredita firmemente que a segurança do funcionário é fundamental para poder fornecer atendimento ao paciente, e políticas que promovam uma cultura de segurança para os funcionários como uma prioridade organizacional são essenciais. Apesar dos incidentes de violência no ambiente doméstico de saúde serem raros, existem situações. Quando há suspeita de fatores de risco de violência, pode ser necessária uma pré-triagem da casa do paciente usando uma escolta de segurança ou visitas de supervisão por um gerente clínico da agência de saúde domiciliar. Os pacientes podem receber alta dos serviços de saúde domiciliares quando o profissional de saúde é exposto a situações de perigo iminente no ambiente doméstico do paciente.

DEFINIÇÃO DE OBJETIVOS

Existem evidências de que, quando o fisioterapeuta e o paciente trabalham juntos para estabelecer metas significativas para o paciente, este melhora em entusiasmo, adesão e, consequentemente, atinge melhores resultados.[36] Muitos pacientes de saúde domiciliar têm o potencial e o desejo de se tornarem deambuladores na comunidade, retornando ao seu nível de função anterior ou superior a ele. Outros podem ser mais limitados ou não desejam ser integrados à comunidade. Portanto, pode ser aconselhável e necessário envolver o representante escolhido pelo paciente no processo de definição de metas. Representantes de pacientes e cuidadores podem ajudar com informações sobre o nível anterior de função, o que é útil para definir metas realistas. Por exemplo, o paciente pode indicar o desejo de retornar à integração total com a comunidade, incluindo dirigir. Entretanto, ao discutir esse objetivo com a família, o fisioterapeuta pode descobrir que o paciente teve vários quase acidentes e muitas vezes fica confuso sobre sua localização real quando está na comunidade. Essas informações podem exigir uma reorientação do paciente para objetivos a curto prazo, com a expectativa de que o indivíduo possa chegar a uma compreensão de suas limitações.

Ao estabelecer metas para reintegrar um paciente à comunidade, pode ser útil consultar a listas tarefas exigidas para idosos residentes na comunidade de Shumway-Cook et al.[37] Esses autores observaram adultos idosos por um período de 1 semana para identificar as tarefas necessárias em idosos residentes na comunidade com o propósito de ajudar os fisioterapeutas de saúde domiciliar a estabelecer metas. Eles descobriram que os adultos idosos rotineiramente:

- Caminharam um mínimo de 300 metros por tarefa (muitas vezes fazendo duas ou três viagens separadas por vez)
- Transportaram pacotes pesando em média 3 kg durante a caminhada
- Frequentemente encontram escadas, meios-fios e declives
- Estão envolvidos em transições posturais frequentes (mudanças de direção, alcançar, olhar para cima, mover-se para trás, e assim por diante).

Uma revisão sistêmica sobre os requisitos de velocidade e distância para deambulação comunitária investigou a literatura de três países, EUA, Austrália e Cingapura. Três locais com as maiores distâncias médias foram mercados atacadistas (677 m), hipermercados (183 a 607 m) e lojas de ferragens (566 m). A velocidade média para atravessar a rua no momento após um sinal verde variou de 0,44 a 1,32 m/s.[38]

Idealmente, as metas estabelecidas para os pacientes que desejam retornar à comunidade devem refletir esses padrões da comunidade. O Boxe 26.10 lista alguns exemplos de metas baseadas em evidências úteis para um fisioterapeuta de saúde domiciliar.

Pode haver casos em que um paciente pode ter a intenção de ser um deambulador comunitário e os cuidados de

---

| BOXE 26.10 | Exemplos de objetivos baseados em evidências para pacientes de saúde domiciliar que têm o potencial de se tornarem deambuladores comunitários após a alta. |

- O paciente terá uma pontuação < 12 s no levantar e andar cronometrado sem uso de um dispositivo de assistência e sem perda de equilíbrio
- O paciente terá uma pontuação ≥ 50/56 no Teste de Equilíbrio de Berg para fazer a transição do chão para a posição em pé e se transferir com segurança a partir de uma variedade de superfícies
- O paciente terá uma pontuação < 12 s no teste de quatro passos quadrados sem perda de equilíbrio para demonstrar estabilidade dinâmica ao mudar de direção
- O paciente terá uma pontuação > 85% na Escala de Confiança de Equilíbrio específica da atividade, demonstrando confiança em tarefas comuns de mobilidade
- O paciente deambulará > 1.000 pés (300 m) sem um dispositivo de assistência com uma velocidade de marcha > 0,8 m/s com uma TEP de Borg de 10 ou menos para atender aos padrões da comunidade para mobilidade
- O paciente terá uma pontuação < 10 s em 5 repetições do teste sentar para levantar para demonstrar reserva adequada ao realizar várias transições da posição sentada para a posição em pé

TEP, taxa de esforço percebido.

---

saúde domiciliares são usados como parte do contínuo de cuidados para fazer a transição do paciente para os cuidados ambulatoriais. Um exemplo é um paciente que recebe alta do hospital dias após uma artroplastia total do quadril (ATQ). O paciente pode ter como meta chegar à terapia ambulatorial o mais rápido possível, portanto, o estabelecimento de metas incluiria o aumento da distância de deambulação, uso de escadas e transferências de carro para fazer a transição para o ambiente ambulatorial.

Na opinião do autor, muitas vezes os pacientes recebem alta muito cedo dos serviços de saúde domiciliares. Os critérios para a mobilidade na comunidade foram claramente estabelecidos e devem ser usados como metas para o paciente que deseja se reintegrar à comunidade.[37,38] Além disso, o risco objetivo de queda deve ser considerado ao preparar o paciente para a alta. Quando um paciente demonstra risco de queda substancial avaliado por uma ferramenta objetiva projetada para identificar o risco de queda, ele pode se beneficiar de terapia adicional para diminuir o risco de queda e melhorar o equilíbrio.

Infelizmente, o autor viu padrões arbitrários para justificativa de alta que não têm base nas diretrizes do Medicare. Por exemplo, um fisioterapeuta pode dar alta dos serviços de saúde domiciliares a um paciente simplesmente porque o paciente saiu para cortar o cabelo. Outro fisioterapeuta pode dar alta a um paciente porque ele pode deambular 60 metros ou dirigir. Entretanto, de acordo com as diretrizes do Medicare, um paciente que fica em casa tem permissão para, ocasionalmente e com pouca frequência, sair de casa para cortar o cabelo, comparecer a consultas médicas e participar de serviços religiosos. Eles também estão autorizados a deixar suas casas em ocasiões especiais, como feriados ou visitas a parentes, desde que a viagem seja fisicamente cansativa (ver Boxe 26.1). É importante observar que nenhuma diretriz do Medicare estabelece uma distância de deambulação prescrita para determinar o *status* de confinamento no domicílio. O Boxe 26.2 lista alguns exemplos de afirmações que podem justificar a continuidade dos cuidados domiciliares.

Os fisioterapeutas domiciliares têm a obrigação profissional de fornecer os serviços necessários ao paciente, cumprindo as diretrizes e regulamentos dos CMS, do caso dos EUA. A documentação objetiva e o exame completo do paciente ajudarão a conduzir um plano de tratamento adequado. Cada nota de visita subsequente deve ser autônoma para justificar a necessidade médica. O objetivo desta seção era ajudar o fisioterapeuta de saúde domiciliar a pensar criticamente sobre os objetivos centrados no paciente e justificar a prestação de serviços de terapia domiciliar de acordo com as diretrizes do Medicare.

EPISÓDIO DE CUIDADO

Projetar o número de visitas de fisioterapia e a duração da sessão

Atualmente, um período de certificação de 60 dias se aplica a pacientes de saúde domiciliar admitidos para serviços de saúde domiciliar sob o benefício da Parte A do Medicare. Uma descrição detalhada do que o Medicare considera serviços de fisioterapia qualificados está disponível no *site* dos CMS.[1] Resumidamente, os serviços qualificados devem ser apropriados, razoáveis, necessários e seguros para o paciente. A fisioterapia especializada será coberta durante todo o período de certificação de 60 dias, desde que a documentação de suporte justifique a necessidade de serviços qualificados. A documentação deve incluir o *status* confinamento domiciliar no momento do início do atendimento e em todas as notas de visitas subsequentes.

O indivíduo com fragilidade representa um desafio no que diz respeito à previsão da frequência e duração dos serviços, pois a fragilidade está associada a um mau prognóstico.[39] Fragilidade é uma condição biológica caracterizada por três ou mais das seguintes características: perda de peso inexplicada de 4,5 kg ou mais no último ano, relato de exaustão por parte do paciente, fraqueza (medida pela força de preensão), velocidade de caminhada lenta e baixa atividade física.[40] Um paciente que é frágil requer em média mais visitas, distribuídas durante todo o período de certificação para movê-lo a um nível funcional superior. Entretanto, se a pessoa é tão frágil que o indivíduo está quase restrito ao leito e não pode participar do tipo de programa de exercícios que permitirá ao paciente obter ganhos funcionais significativos, menos consultas terapêuticas serão necessárias para educar o paciente e sua família sobre a mobilidade segura e um programa de exercícios em casa.

A aplicação da tomada de decisão clínica é imperativa ao determinar a frequência e a duração dos serviços de fisioterapia. Exercícios adequados para adultos idosos – incluindo intensidade, sobrecarga e especificidade – são necessários para efetuar a mudança. O uso desses princípios ajudará o fisioterapeuta domiciliar a determinar a frequência e a duração do episódio de atendimento e evitar uma alta prematura. Em todos os casos, o fisioterapeuta de saúde domiciliar é responsável por solicitar o número de consultas de terapia clinicamente necessárias. As necessidades do paciente devem permanecer a principal preocupação do fisioterapeuta ao determinar o número de consultas de terapia, independentemente dos modelos de reembolso ou pressões. Considerando que todas as visitas de terapia devem ser clinicamente necessárias, cada nota de visita deve justificar a visita.

Intervenções iniciais de orientação do paciente

A fisioterapia especializada na saúde domiciliar inclui orientações sobre as intervenções que serão feitas no paciente *e* a resposta do paciente, bem como dos cuidadores, às orientações. A orientação do paciente no início do atendimento pode ser a intervenção primária e incluir informações sobre a declaração de direitos do paciente, o processo de pedido junto à agência, o plano de emergência da agência para desastres, intervenções de segurança domiciliar, intervenções de gerenciamento da dor, programa de exercícios domiciliares, precauções ortopédicas, estratégias para prevenção de quedas e o plano de cuidados. Qualquer orientação fornecida ao paciente deve ser documentada nas visitas iniciais e subsequentes. Sugestões para documentação de orientação do paciente são explicadas mais adiante na seção "Visitas subsequentes" deste capítulo.

O volume de informações a serem compartilhadas e ensinadas pode exigir várias sessões educacionais. A orientação eficaz do paciente é considerada uma intervenção qualificada, pois o ensino deve ser adaptado para atender ao nível de funcionamento físico, cognitivo e psicossocial do idoso. Os fisioterapeutas que dedicam um tempo para avaliar as habilidades individuais de seus pacientes, preferências de aprendizado e diferenças motivacionais descobrirão que o ensino é mais gratificante e significativo para o paciente.

Início da conferência de casos de cuidados e comunicação do médico

Planejamento de alta no início do atendimento. Como em todos os ambientes, o planejamento de alta em saúde domiciliar começa no início do atendimento. O paciente deve assinar um termo de consentimento adaptado a cada profissional e operadora de saúde na primeira visita, o que inclui a frequência e a duração combinadas da fisioterapia domiciliar. Raramente, um adulto idoso pode se dar ao luxo de ser sedentário; portanto, algum plano de atividade física contínua e exercícios deve ser discutido com o paciente nas primeiras visitas. O paciente pode receber alta para serviços ambulatoriais, autocuidados ou um programa domiciliar com a ajuda de um familiar ou amigo.

O fisioterapeuta domiciliar deve coordenar o plano de alta com a equipe multiprofissional, o paciente e qualquer outra pessoa que possa estar envolvida no cuidado do paciente. Em muitos casos, um paciente que deverá se reintegrar à comunidade pode se beneficiar de serviços adicionais de fisioterapia ambulatorial para ajudar a mover a pessoa para um nível de função o mais alto possível. Isso ajudará a prevenir contra um declínio funcional futuro, acumulando reserva funcional e protegendo a pessoa contra futuras hospitalizações.

Visitas subsequentes

Documentação. A documentação de cada visita de saúde domiciliar pode ser diferente de outras configurações clínicas. Os problemas precisam ser documentados a cada visita do modo apropriado, como avaliação completa dos sinais vitais, avaliação objetiva da dor, documentação da avaliação subjetiva e objetiva e a reavaliação do plano de fisioterapia. O fisioterapeuta também pode documentar a observância das precauções universais ou o uso da técnica de "bolsa limpa" para reduzir o risco de uso de equipamento contaminado entre pacientes. A documentação do planejamento de alta e da situação de permanência domiciliar deve ser verificada durante todo o episódio de atendimento.

A documentação do ensino especializado e do progresso em direção às metas também deve ser incluída em cada visita. Por exemplo, o fisioterapeuta de saúde domiciliar pode documentar o fornecimento de orientação ao paciente sobre as precauções pós ATQ sabendo que o paciente precisará de mais orientações. A intervenção de orientação pode ser documentada da seguinte forma: "O paciente recebeu orientação sobre os cuidados com a ATQ; orientação adicional é necessária porque o paciente só foi capaz de verbalizar duas das três precauções voltadas para o quadril". Esse exemplo inclui o que o paciente aprendeu e a resposta do paciente ao que foi ensinado. Esse exemplo requer documentação de acompanhamento nas notas de visitas subsequentes porque foi documentada a "necessidade de mais orientação". Quando a compreensão total das precauções para a ATQ é demonstrada pelo paciente, o fisioterapeuta domiciliar pode documentar o seguinte: "O paciente verbalizou a compreensão das precauções para a ATQ". Se compreender as precauções para a ATQ fosse uma meta para o paciente, o fisioterapeuta também documentaria na nota que a meta foi cumprida naquela data na seção de progresso em direção a metas.

Coordenação de assistência ao paciente

Embora a visita domiciliar possa ocorrer isoladamente dos outros membros da equipe de saúde, a comunicação sobre o caso frequentemente ocorre entre os profissionais de saúde domiciliar e os gerentes clínicos. Essa comunicação é tão importante que é denominada "coordenação de cuidados"; é necessária para cada paciente nas Condições de Participação dos CMS. A coordenação do cuidado é caracterizada pela comunicação entre todos os membros da equipe interdisciplinar. É necessária a documentação específica da notificação do paciente sobre o atendimento prestado, as disciplinas envolvidas, a frequência das visitas propostas, a notificação 48 horas antes da alta planejada e quaisquer alterações no plano de atendimento. As Condições de Participação também exigem que a agência notifique o médico sobre mudanças na condição do paciente que possam exigir uma mudança no plano de tratamento que foi estabelecido na primeira visita. Por exemplo, se o fisioterapeuta determinar 2 semanas após o início do atendimento que o paciente está exibindo uma mudança na cognição ou apresenta sinais de lesão de pele, é necessário um encaminhamento para uma avaliação de enfermagem especializada devido à mudança na condição médica do paciente. É necessária uma ordem provisória do médico para a avaliação de enfermagem qualificada recém-exigida. Além disso, se um paciente não estiver progredindo conforme o esperado ou não estiver participando da terapia, o médico deve ser notificado de que os serviços especializados podem não ser mais necessários e, portanto, precisam ser encerrados antes do que foi originalmente planejado. Nesse exemplo, o fisioterapeuta de saúde domiciliar pode trabalhar com o médico e, possivelmente, o assistente social da agência para coordenar opções para um nível diferente de cuidados para aqueles indivíduos que não estão seguros em casa e ainda não progredindo o suficiente com esforços de reabilitação.

A coordenação do atendimento também requer comunicação entre as disciplinas e, normalmente, com o gerente médico da agência; entretanto, esses requisitos são específicos da agência. A coordenação do cuidado deve ocorrer no início do atendimento, na retomada do atendimento, na recertificação do atendimento e na alta. Existem outros casos em que a documentação da comunicação entre a equipe interdisciplinar e o gerente médico é necessária, para relatar queixas de pacientes ou infecções e incidentes, falta de progresso em relação às metas e ao fornecer supervisão de outros associados (auxiliar de saúde em casa, assistente de fisioterapeuta [AFT] e auxiliar de enfermagem).

No ambiente de saúde domiciliar, o gerente de caso é responsável por supervisionar o plano de cuidados e sua coordenação com todas as disciplinas. O fisioterapeuta, o enfermeiro, o fonoaudiólogo ou o terapeuta ocupacional podem, de acordo com as diretrizes do Medicare, ser o gerente de caso do paciente. Se a enfermagem estiver envolvida no cuidado de um paciente, por padrão o enfermeiro é considerado o gerente de caso do paciente. Quando a fisioterapia, mas não a enfermagem, está envolvida, o fisioterapeuta é o gerente de caso, independentemente das outras disciplinas envolvidas no caso.

Espera-se que a equipe interdisciplinar trabalhe em conjunto para definir metas com o paciente de modo a garantir um plano de cuidados coeso. Os fisioterapeutas e os terapeutas ocupacionais trabalham particularmente próximos um do outro quando estão envolvidos no mesmo episódio de cuidado devido à semelhança de objetivos e foco. Ambos os profissionais colaboram na duração e frequência do plano de cuidados e enfoques específicos da intervenção. A coordenação dos cuidados também é importante ao agendar visitas com os pacientes para garantir que os serviços não se sobreponham. Se dois indivíduos são necessários para fornecer um serviço, duas visitas podem ser cobertas pelos CMS.[1] Um exemplo dado pelos CMS é quando um terapeuta ocupacional está na casa de um paciente supervisionando o assistente de terapia ocupacional certificado. Nesse caso, apenas uma visita é cobrada ao Medicare. Apenas em circunstâncias especiais, os CMS reembolsam visitas conjuntas (p. ex., fisioterapia e terapia ocupacional).[1]

É necessária a coordenação do atendimento com todas as disciplinas no momento da alta. Serviços qualificados de várias disciplinas da equipe interdisciplinar podem ter alta em momentos distintos durante todo o atendimento. A última disciplina do caso será responsável pela conclusão da avaliação de alta do OASIS, com exceção dos auxiliares de saúde domiciliar. As disciplinas dispensadas antes da dispensa do OASIS são responsáveis por preencher a documentação menos trabalhosa, de acordo com as diretrizes dos CMS, do estado e da agência.

Um fisioterapeuta domiciliar pode ajudar a facilitar a alta do paciente dos atendimentos de saúde domiciliar e qualquer transição para a fisioterapia ambulatorial por meio da comunicação com o médico e o ambulatório de escolha do paciente. Caso ele não compareça à fisioterapia ambulatorial no momento da alta, é recomendável que o fisioterapeuta se assegure de que o paciente e sua família ou cuidadores entendam as instruções do programa de exercícios domiciliares. A Seção de Saúde Domiciliar (*Home Health Section*) da APTA fornece informações adicionais sobre o planejamento de alta e os requisitos de documentação para saúde domiciliar (Boxe 26.11).

BOXE 26.11 **Documentos necessários para os cuidados de saúde domiciliar.**

Diretriz

O fisioterapeuta e o assistente do fisioterapeuta preenchem a documentação oportuna para cada visita realizada, fornecendo uma justificativa clara para os serviços prestados, consistente com os requisitos essenciais especificados pela APTA, regulamentos estaduais e federais, política de agência de saúde domiciliar e fontes pagadoras.

Critério

1. Os fisioterapeutas e assistentes do fisioterapeuta seguem os princípios gerais de documentação, que incluem, mas não estão limitados a:
   a. Abreviações – uso mínimo, "não use", de acordo com a política da agência de saúde domiciliar
   b. Adendos/erros – erros de documentação devem ser corrigidos riscando uma única linha pelo erro, rubricando e datando o erro ou por meio do mecanismo apropriado para documentação eletrônica
   c. Progresso funcional – documentar o *status* regularmente
   d. Atendimento especializado – inclui resolução de problemas, tomada de decisão clínica, medição objetiva da resposta do paciente e testes padronizados
   e. Oportunidade – a documentação deve ser concluída no mesmo dia do encontro/visita
   f. Termos/frases a evitar – Evite declarações generalizadas, como "tratamento bem tolerado", "continue POC" e "como acima"
2. Documentação necessária para todas as visitas
   a. Nome do paciente
   b. Data da visita e horários de início/término
   c. Testes e medidas objetivas
   d. Sinais vitais
   e. *Status* de residência, se aplicável
   f. Revisão de medicamentos (p. ex., alterações, efeitos adversos, novos medicamentos)
   g. Intervenção(ões) do fisioterapeuta, incluindo:
      i. Justificativa/explicação para intervenção(ões)
      ii. Educação/dicas (p. ex., treinamento de mobilidade, mecânica corporal, segurança, programa de exercícios em casa, efeitos da medicação sobre o exercício e atividade física)
      iii. Descrição detalhada do(s) tratamento(s)
      iv. Medida objetiva da resposta do paciente (p. ex., Escala de Borg, sinais vitais)
      v. Assistência necessária
   h. Declaração(ões) comparativa(s) para identificar o progresso do paciente ou a falta dele
      i. Visita atual × visita anterior
      ii. Visita atual *vs.* objetivos
      iii. Deficiências/limitações funcionais existentes *vs.* nível anterior de função
   i. Identificação de barreiras ao progresso, se aplicável
   j. Planejar a próxima visita, de modo a incluir modificações/progressões específicas de intervenções para metas não atendidas
   k. Modificação/atualização do plano de alta conforme necessário
   l. Comunicação com médico/equipe interdisciplinar aplicável
   m. Assinaturas apropriadas que incluem:
      i. Assinatura legível do fisioterapeuta/fisioterapeuta assistente, com nome completo e designação
      ii. Se exigido pela política da agência de saúde ao domicílio, assinatura do paciente ou cuidador/procuração

(continua)

BOXE 26.11 Documentos necessários para os cuidados de saúde domiciliar. (*Continuação*)

3. Documentação adicional relativa às visitas de avaliação
    a. As consultas de início/admissão incluem:
        i. Formulários de consentimento assinados
        ii. Explicação dos serviços
        iii. Conjunto de informações de avaliação de resultados (OASIS)
        iv. *Status* de acuidade/prioridade
        v. Educação sobre diretivas antecipadas e direitos de privacidade (HIPAA)
    b. As visitas de avaliação/exame iniciais incluem:
        i. Histórico médico
        ii. *Status* médico atual e diagnósticos (p. ex., médico, reabilitação)
        iii. Revisão de medicamentos/alergias
        iv. Nível de função anterior *vs.* atual
        v. Deficiências e limitações funcionais
        vi. Limitações de atividades/restrições de participação
        vii. Ambiente/equipamento e fatores pessoais
        viii. Intervenções fornecidas
        ix. Metas centradas no paciente com prazo esperado para realização
        x. Potencial de reabilitação para atingir as metas do plano de cuidados
        xi. Intervenções planejadas e frequência/duração das visitas
        xii. Plano de alta
    c. Reavaliação
        i. Reavaliações realizadas por FTs em associação com as seguintes visitas:
            1. Retomada do atendimento (RA)
            2. Acompanhamento devido à mudança da condição do paciente
            3. Recertificação
            4. Reavaliação funcional exigida pelos regulamentos estaduais/federais
        ii. A documentação da reavaliação deve incluir:
            1. Teste padronizado com explicação de relevância para os objetivos
            2. Resumo do progresso em direção às metas, ou a falta delas
            3. Resumo das barreiras para o progresso em direção às metas
            4. Justificativa do motivo do paciente necessitar de tratamento contínuo
            5. Justificativa para qualquer modificação no plano de atendimento, incluindo metas atualizadas e mudanças na frequência de visitas
    d. As visitas de alta devem incluir os seguintes componentes:
        i. Avaliação OASIS quando necessário
        ii. Nível atual de função com medidas objetivas
        iii. Intervenções recebidas
        iv. Disposição para alta
        v. Instruções de alta/aviso de alta fornecidos por exigência regulatória
        vi. Reconciliação de medicação
        vii. Metas cumpridas
        viii. Explicação para quaisquer objetivos não cumpridos
        ix. Comunicação com o médico sobre recomendações para qualquer tratamento contínuo

4. Documentação de uma não visita
    a. Supervisão
        i. A supervisão do AFT pode ser feita com ou sem uma visita de acordo com os requisitos do estado
        ii. Documentação de observação no local da visita de AFT, ou revisão e acompanhamento do plano de cuidados de FT pelas notas do AFT
        iii. Comunicação contínua entre o FT e o AFT sobre atendimento ao paciente e quaisquer problemas médicos que surjam durante as visitas feitas pelo AFT
    b. Coordenação de cuidados
        i. Conferência para incluir comunicação com médicos, equipe interdisciplinar e empresas de equipamentos
        ii. Visita não ocorrida/recusada, incluindo data, hora, motivo e notificação ao médico
        iii. Agendamento de visita ao paciente
    c. OASIS de uma não visita
        i. Transferência para unidade de internação
        ii. Dispensa sem visita

APTA, American Physical Therapy Association.
De American Physical Therapy Association. Home Health Section–Guidelines for the provision of physical therapy in the home. https://www.homehealthsection.org/global_engine/download.aspx?fileid¼9BAAE903-74A0-560- BF9F- AA801056CEAA & ext= pdf. Acessado em 25 de agosto de 2018.

Os CMS usam as pontuações *Start of Care OASIS* e *Discharge OASIS* como uma forma de determinar a eficácia dos serviços prestados pela agência de saúde domiciliar. Os resultados de todas as agências estão disponíveis para análise pública em "Home Health Compare" no *site* do Medicare.[41] O Boxe 26.3 lista as medidas de qualidade para agências de saúde domiciliar. A notificação por escrito e a assinatura do paciente são necessárias 48 horas antes da alta dos serviços de saúde domiciliar. O objetivo é garantir que o paciente esteja ciente de que a alta planejada pela agência de saúde domiciliar pode ser contestada entrando em contato com o Medicare. Uma cópia das informações é deixada com o paciente e mantida no prontuário médico. O paciente tem o direito de apelar da dispensa da agência entrando em contato com o Medicare.

INTERVENÇÃO DE FISIOTERAPIA DOMICILIAR

O exercício é uma das intervenções mais frequentemente usadas no ambiente doméstico de saúde porque se mostrou eficaz na melhoria das habilidades funcionais, dada a intensidade e especificidade adequadas. A falta de equipamentos formais de exercício pode tornar o fornecimento de exercícios baseados em evidências um desafio, exigindo criatividade para atingir os parâmetros necessários de um programa de exercícios eficaz. O Boxe 26.12 fornece algumas sugestões para exercícios e atividades facilmente realizados em casa. O Boxe 26.7 lista alguns itens que são úteis e viáveis para serem levados pelo fisioterapeuta ao prescrever exercícios em casa. O ímpeto dos pacientes muitas vezes pode ser usado para desenvolver exercícios criativos que sejam funcionais e de interesse do paciente.

Programas de exercícios domiciliares

Pacientes domiciliares tipicamente são acompanhados duas a três vezes por semana, inicialmente durante o episódio de atendimento; portanto, o desempenho dos exercícios entre as sessões pode ser necessário dependendo dos objetivos do tratamento. Se o fortalecimento for uma meta e o paciente for atendido três vezes por semana, prescrever exercícios seria uma prática recomendada para a resistência ou flexibilidade entre as sessões (considerando que a intensidade adequada seja atingida para exigir a recuperação). Um programa doméstico pode consistir em uma prescrição de atividade física, como em um programa de caminhada diária com dias alternados trabalhando na velocidade ou força. O fisioterapeuta domiciliar também pode optar por fazer com que o paciente trabalhe em atividades específicas de tarefas nos dias sem terapia (ver Boxe 26.12). O programa de exercícios domiciliares deve ser atualizado à medida que o tratamento avança. A literatura mostra que a melhor prática é dar a um paciente apenas dois ou três exercícios para o programa domiciliar, a fim de garantir a maneira correta e, talvez, a conformidade.[42] Prescrições de exercícios por escrito e com fotos podem ser úteis para os pacientes. Os exercícios devem ser revisados regularmente com o paciente para garantir que a técnica seja segura e correta. Em alguns casos, a maneira mais eficaz de prescrever um programa de exercícios em casa é envolver os membros da família, especialmente nos casos em que o paciente já possui um déficit cognitivo ou visual.

BOXE 26.12	**Exemplos de exercícios para saúde domiciliar.**

Exemplos de exercícios práticos realizados dentro e fora de casa
Transferências do carro
Atividades de equilíbrio dinâmico
Treinamento de transferência no chão
Elevações do calcanhar, progredindo para elevações unilaterais do calcanhar
Toque rápido dos dedos dos pés
Sentar repetidamente para ficar de pé, progredindo para sentar apoiado em uma só perna para levantar
Subir escada
Passadas
Andar em superfícies irregulares fora de casa

Exemplos de atividades específicas de tarefas
Entrar e sair da cama repetidamente
Executar tarefas relacionadas ao ato de se vestir repetidamente
Alcançar armários para levantar latas de comida, pratos ou pesos
Carregar itens (p. ex., pratos) da cozinha para a área de jantar
Colocar e remover itens da geladeira ou fogão
Abrir e fechar repetidamente a geladeira ou a porta externa de casa
Transferência repetida para a cadeira higiênica
Curvar-se para pegar a comida do animal de estimação ou pratos de água do chão
Ficar ao lado da cama e colocar as camisas no cabide e, em seguida, pendurar as camisas no armário
Aspirar ou varrer
Transferir roupas da lavadora para a secadora

Utilização do assistente de fisioterapeuta

De acordo com as diretrizes dos CMS, o AFT pode fornecer terapia sem supervisão local do fisioterapeuta, outro aspecto exclusivo do ambiente de atendimento domiciliar. Entretanto, a supervisão e utilização do fisioterapeuta devem estar de acordo com os CMS e os regulamentos estaduais. A Seção de Saúde Domiciliar da APTA fornece informações sobre o papel do AFT no domicílio, bem como as qualificações necessárias.

Os estados individuais também podem regular como o AFT é usado no ambiente de atendimento domiciliar. Por exemplo, no estado de Nova York, o fisioterapeuta e o AFT devem fazer a consulta conjunta inicial, com o fisioterapeuta realizando uma consulta de acompanhamento a cada seis sessões ou 30 dias (o que ocorrer primeiro). Esse exemplo demonstra como cada fisioterapeuta deve estar ciente dos requisitos de seu estado em relação à supervisão de AFTs no ambiente de atendimento domiciliar.

TRANSIÇÕES DE CUIDADOS E AUTOMANEJO DO PACIENTE: UMA VISÃO PARA A SAÚDE DOMICILIAR

De acordo com a declaração de posição da American Geriatrics Society (AGS), "Melhorando a Qualidade do Cuidado Transicional para Pessoas com Necessidades Complexas de Cuidado" (*Improving the Quality of Transitional Care for Persons with Complex Care Needs*), os profissionais de saúde em todos os ambientes de cuidados de saúde muitas vezes operam de modo independente, o que interfere na capacidade de obter transições contínuas do paciente entre os ambientes de cuidados.[43] Durante as transições, os pacientes correm o risco de erros médicos, falhas de serviço e, por fim, resultados clínicos ruins. As estratégias de intervenção para melhorar as transições de cuidados envolvem uma transferência oportuna de informações sobre cuidados de saúde do ambiente de cuidados agudos para os prestadores de cuidados de saúde pós-agudos e vice-versa. Ferramentas organizacionais, como treinadores de transição de cuidados que apoiam os pacientes e ensinam habilidades de autogestão, irão aprimorar a troca de informações de saúde entre os ambientes de cuidados. Quando os pacientes e seus cuidadores são capazes de rastrear facilmente as principais informações médicas, questões de saúde, medicamentos de todos os prescritores e seu histórico de contatos com o provedor, a competência dos pacientes em autogerenciamento e a probabilidade de permanecerem independentes em casa aumentam. Assim, o autor acredita que, se as ferramentas se tornarem amplamente utilizadas para promover transições contínuas, a saúde domiciliar se tornará a única infraestrutura verdadeiramente escalonável para fornecer gerenciamento de cuidados de transição, pós-agudos e primários e de cuidados crônicos para idosos.

RESUMO

Apesar do Medicare ter a possibilidade de limitar a definição de saúde domiciliar a cuidados médicos a curto prazo, intermitentes e com foco no tratamento para pacientes que se tornam restritos ao domicílio, historicamente essas restrições surgiram quando o atendimento domiciliar foi projetado para *incidir* sobre cuidados agudos. Além disso, os programas de reabilitação para idosos foram considerados possíveis apenas se realizados em instalações com academias de fisioterapia e uma variedade de equipamentos terapêuticos. A saúde domiciliar é agora reconhecida como uma transição no contínuo de cuidados que oferece uma janela de oportunidade para afetar as habilidades funcionais dos idosos. Existem muitos testes de avaliação funcional e intervenções que são extraordinariamente adaptáveis para serem realizados na casa do paciente. A provisão de exercícios baseados em evidências no domicílio permite comparações de resultados em todos os ambientes e decisões clínicas gerais sólidas sobre a prontidão do paciente para progredir para o autocuidado. Todos os fisioterapeutas devem defender que seus pacientes se reintegrem à comunidade e progridam para o atendimento ambulatorial ou programas de exercícios comunitários. Os desafios no ambiente de saúde domiciliar apresentam oportunidades para os fisioterapeutas demonstrarem suas decisões especializadas durante suas práticas no ambiente mais funcional para seus pacientes.

REFERÊNCIAS BIBLIOGRÁFICAS

1. Centers for Medicare & Medicaid Services. Medicare benefit policy manual, Chapter 7, Home health services. http://www.cms.hhs.gov/manuals/Downloads/bp102c07.pdf. Accessed April 14, 2018.
2. Caregiving in the US. AARP Public Policy Institute; 1995. https://www.caregiving.org/wp-content/uploads/2015/05/2015_CaregivingintheUS_Executive-Summary-June-4_WEB.pdf. Accessed August 23, 2018.
3. Katula JA, Rejeski WJ, Wickley KL, Berry MJ. Perceived difficulty, importance, and satisfaction with physical function in COPD patients. *Health Qual Life Outcomes*. 2004;2:18.
4. Schwartz RS. Sarcopenia and physical performance in old age: introduction. *Muscle Nerve Suppl*. 1997;5:S10–S12.
5. Gill TM, Allore HG, Holford TR, Guo Z. Hospitalization, restricted activity, and the development of disability among older persons. *JAMA*. 2004;292(17):2115–2124.
6. Zuckerman R, Sheingold S, Orav E, et al. Readmissions, observation, and the hospital readmissions reduction program. *N Engl J Med*. 2016;374(16):1543–1551.
7. Walker B. Insights on patient engagement and behavior change. In: *Hospital Readmission Statistics You Need to Know*; 2017. http://insights.patientbond.com/blog/hospital-readmissionstatistics-you-need-to-know. Accessed August 23, 2018.
8. All-cause Admissions and Readmission 2015–2017 Technical Report. National Quality Forum. All-cause Admissions and Readmission 2015–2017; 2017. Washington, DC: National Quality Forum. http://www.qualityforum.org/Publications/2017/04/All-Cause_Admissions_and_Readmissions_2015-2017_Technical_Report.aspx. Accessed August 23, 2018.
9. Rosati RJ, Huang L, Navaie-Waliser M, Feldman PH. Risk factors for repeated hospitalizations among home healthcare recipients. *J Healthc Qual*. 2003;25(2):4–10. quiz 10–11.
10. Centers for Medicare & Medicaid Services. Readmissions Reduction Program (HRRP) 2018. https://www.cms.gov/medicare/medicare-fee-for-service-payment/acuteinpatientpps/readmissions-reduction-program.html. Accessed August 23, 2018.
11. MedPAC. Home health care services payment system; 2017. http://www.medpac.gov/docs/default-source/payment-basics/medpac_payment_basics_17_hha_final37a311adfa9c665e80adff00009edf9c.pdf?sfvrsn=0. Accessed July 27, 2018.
12. Centers for Medicare & Medicaid Services. OASIS User Manuals. https://www.cms.gov/Medicare/Quality-Initiatives-Patient-Assessment-Instruments/HomeHealth QualityInits/HHQIOASISUserManual.html; 2018. Accessed August 24, 2018.
13. Medicare and Medicaid Programs. Conditions of Participation for Home Health Agencies; 2017. https://www.federalregister.gov/documents/2017/01/13/2017-00283/medicare-andmedicaid-program-conditions-of-participation-for-home-healthagencies. Accessed August 24, 2018.
14. American Physical Therapy Association. *Medication management and physical therapists*; 2013. http://www.homehealthquality.org/getattachment/UP/UP-Event-Archives/PTs_and_Medication_State_Law_and_Regs_4-13_(2).pdf.aspx. Accessed August 24, 2018.
15. New York State Department of Health; 2010. http://www.op.nysed.gov/prof/pt/HCBS10-01MedicationReviewsByPTs.pdf. Accessed August 24, 2018.
16. Field TS, Mazor KM, Briesacher B, et al. Adverse drug events resulting from patient errors in older adults. *J Am Geriatr Soc*. 2007;55(2):271–276.
17. de Jong M, Van der Elst M, Hartholt K. Drug-related falls in older patients: implicated drugs, consequences, and possible prevention strategies. *Ther Adv Drug Saf*. 2013;4(4):147–154.
18. American Geriatrics Society. American Geriatrics Society 2015 updated Beers criteria for potentially inappropriate medication use in older adults; 2015. https://www.guidelinecentral.com/summaries/american-geriatrics-society-2015-updated-beerscriteria-for-poten-

tially-inappropriate-medication-use-in-olderadults/#section-420. Accessed August 24, 2018.

19. Chang CM, Liu PY, Yang YH, et al. Use of the Beers criteria to predict adverse drug reactions among first-visit elderly outpatients. *Pharmacotherapy*. 2005;25(6):831–838.

20. Gallagher P, O'Mahony D. STOPP (Screening Tool of Older Persons' Potentially Inappropriate Prescriptions): application to acutely ill elderly patients and comparison with Beers' criteria. *Age Ageing*. 2008;37(6):673–679.

21. Travis SS, McAuley WJ, Dmochowski J, et al. Factors associated with medication hassles experienced by family caregivers of older adults. *Patient Educ Couns*. 2007;66(1):51–57.

22. Timsina LR,Willetts JL, BrennanMJ, et al. Circumstances of fall related injuries by age and gender among communitydwelling adults in the United States. *PLoS One*. 2017;12(5):e0176561. http://journals.plos.org/plosone/article?id=10.1371/journal.pone.0176561. Accessed August 24, 2018

23. Stevens JA, Mahoney JE, Ehrenreich H. Circumstances and outcomes of falls among high risk community-dwelling older adults. *Inj Epidemiol*. 2014;1:5. https://www.ncbi.nlm.nih.gov/pmc/articles/PMC4700929/pdf/40621_2013_Article_5.pdf. Accessed August 24, 2018.

24. Centers for Disease Control and Prevention. Falls are the leading cause of injury and death in older Americans. https://www.cdc.gov/media/releases/2016/p0922-older-adult-falls.html; 2016. Accessed August 24, 2018.

25. Hill AM, Hoffmann, T, McPhail, S et al. Evaluation of the sustained effect of inpatient falls prevention education and predictors of falls after hospital discharge—follow up to a randomized controlled trial. *J Gerontol A Bio Sci Med Sci*.20111;66(9):1001–112.

26. Laird RD, Studenski S, Perera S, Wallace D. Fall history is an independent predictor of adverse health outcomes and utilization in the elderly. *Am J Manag Care*. 2001;7(12):1133–1138.

27. Ayoung-Chee P, McIntyre L, Ebel BE, Mack CD, McCormick W, Maier RV. Long-term outcomes of groundlevel falls in the elderly. *J Trauma Acute Care Surg*. 2014;76(2):498–503.

28. Close JC, Hooper R, Glucksman E, et al. Predictors of falls in a high risk population: results from the prevention of falls in the elderly trial (PROFET). *Emerg Med J*. 2003;20(5):421–425.

29. Runyan CW, Perkis D, Marshall SW, et al. Unintentional injuries in the home in the United States, part II: morbidity. *Am J Prev Med*. 2005;28(1):80–87.

30. Kochera A. Falls among older persons and the role of the home: an analysis of cost, incidence, and potential savings from home modification. https://assets.aarp.org/rgcenter/il/ib56_falls.pdf. Accessed August 24, 2018.

31. Gillespie LD, Robertson M, Gillespie WJ, et al. Interventions for preventing falls in older people living in the community. *Cochrane Database Syst Rev*. 2012;12(9):CD007146.

32. Tse T. The environment and falls prevention: do environmental modifications make a difference? *Aust Occup Ther J*. 2005;52:271–281.

33. Panel on Prevention of Falls in Older Persons, American Geriatrics Society and British Geriatrics Society. Summary of the Updated American Geriatrics Society/British Geriatrics Society clinical practice guideline for prevention of falls in older persons. *J Am Geriatr Soc*. 2011;59(1):148–157.

34. Centers for Disease Control and Prevention. Check for safety: a home fall prevention checklist for older adults. http://www.cdc.gov/ncipc/pubres/toolkit/Falls_ToolKit/DesktopPDF/English/booklet_Eng_desktop.pdf. Accessed August 24, 2018.

35. Centers for Disease Control and Prevention. NIOSH Hazard Review. Occupational Hazards in Home Healthcare; 2010. https://www.cdc.gov/niosh/docs/2010-125/default.html. Accessed August 24, 2018.

36. Tripicchio B, Bykerk K, Wegner C, Wegner J. Increasing patient participation: the effects of training physical and occupational therapists to involve geriatric patients in the concernsclarification and goal-setting processes. *J Phys Ther Educ*. 2009;23(1):53–63.

37. Shumway-Cook A, Patla AE, Stewart A, et al. Environmental demands associated with community mobility in older adults with and without mobility disabilities. *Phys Ther*. 2002;82(7):670–681.

38. Salbach NM, O'Brien K, Brooks D, et al. Speed and distance requirements for community ambulation: a systematic review. *Arch Phys Med Rehabil*. 2014;95(1):117–128.

39. Hatheway OL, Mitnitski A, Rockwood K. Frailty affects the initial treatment response and time to recovery of mobility in acutely ill older adults admitted to hospital. *Age Ageing*. 2017;46(6):920–925.

40. Fried LP, Tangen CM, Walston J, et al. Frailty in older adults: evidence for a phenotype. *J Gerontol A Biol Sci Med Sci*. 2001;56A(3):M146–M156.

41. Medicare—The official U.S. government site for people with Medicare. Home health compare. http://www.medicare.gov/ HHCompare/Home.asp?destNAVjHomejDataDetails#TabTop. Accessed August 24, 2018.

42. Henry KD, Rosemond C, Eckert LB. Effect of number of home exercises on compliance and performance in adults over 65 years of age. *Phys Ther*. 1998;79(3):270–277.

43. Coleman EA, Boult C. American Geriatrics Society Health Care Systems Committee. Improving the quality of transitional care for persons with complex care needs. *J Am Geriatr Soc*. 2003;51(4):556–557.

Karen Mueller, Christopher Wilson e Richard Briggs

VISÃO GERAL DO CAPÍTULO

Introdução, 614
  O conceito de uma "boa morte", 614
Visão geral do hospice e cuidados paliativos, 615
  Hospice *versus* cuidados paliativos, 615
  Evolução de cuidados paliativos e hospice no século 21, 616
  Papel do fisioterapeuta em hospice e cuidados paliativos, 617
  Determinar e documentar a necessidade de serviços de fisioterapia em HCP, 618
  Cuidados paliativos agudos, 619
Planejando a morte com dignidade: diretivas avançadas, 621
  Planejamento de cuidados avançados, 621
  Elementos da diretiva avançada, 622
  5 Desejos: uma diretiva avançada amigável, 624
  Morte com dignidade: morte assistida por médico, 624
Cuidados do hospice: apoiando a morte com dignidade e conforto, 624

Benefício Medicare Hospice, 624
História dos cuidados em hospice, 625
Crescimento dos programas e serviços, 625
Perfil dos pacientes do hospice, 625
Diagnósticos, 626
Tempo de estadia, 626
Resultados do hospice, 626
Modelo interdisciplinar de cuidados paliativos, 627
Reuniões da equipe interdisciplinar, 627
Modelos de prática de fisioterapia em hospice e cuidados paliativos, 628
  Reabilitação leve, 628
  Reabilitação reversa, 629
  Gerenciamento de caso, 630
  Manutenção qualificada, 630
  Cuidados de suporte, 631
Questões clínicas – considerações para o cuidado, 631
  Papel do exercício, 631
  Equipamentos e ambiente, 632
  Medidas de cuidados com o conforto, 632

Perspectivas sobre quedas no fim da vida, 633
Gestão de dor e sintomas, 634
  Definir dor no fim da vida, 634
  Prevalência da dor no fim da vida, 634
  Tipos de dor física, 636
  Medidas farmacológicas para controle da dor, 637
Sedação paliativa, 638
  Estrutura ética para sedação paliativa, 638
  Iniciar a sedação paliativa, 639
Processo fisiológico de morrer, 639
  Processo de morrer, 640
Questões culturais com a aceitação da morte, 643
Confrontando a realidade da morte, 644
  Reformular a perda física e a morte, 644
  Consciência espiritual, 644
  Lidar com a morte e o morrer, 644
  Assuntos inacabados, 645
Resumo, 645
Referências bibliográficas, 645

INTRODUÇÃO

O conceito de uma "boa morte"

Os resultados dos cuidados de saúde, independentemente da disciplina, geralmente são focados na melhoria da qualidade de vida do paciente. Para cada pessoa, qualidade de vida é um conceito subjetivo, amplo e multifacetado, que inclui todos os elementos que proporcionam satisfação com a vida. O fisioterapeuta tem um papel fundamental na otimização da qualidade de vida por meio da aplicação de habilidades relacionadas à avaliação e tratamento de condições que afetam o movimento e a função desde o momento do nascimento até o momento da morte.

Entretanto, como a expectativa típica da intervenção fisioterápica está relacionada à obtenção de uma função melhorada, os benefícios de nossos serviços para aqueles que enfrentam o fim da vida, muitas vezes, não são considerados. Para esse fim, os pacientes em um ambiente de cuidados paliativos podem ser informados de que "nada mais pode ser feito" por profissionais de saúde que desconhecem o valor da fisioterapia para manter uma função segura e confortável na presença de declínio físico. Infelizmente, essa falta de consciência pode impedir a otimização da qualidade de vida em pessoas para as quais a morte pode ser iminente, mas cuja vida ainda é potente com oportunidades de ricas interações.

Não precisa ser assim. As indignidades de uma morte solitária, dolorosa e indefesa estão entre os maiores medos dos estadunidenses.[1] Felizmente, nas últimas décadas, esses medos forçaram um reexame dos cuidados no fim da vida, resultando no desenvolvimento de uma abordagem compassiva, centrada no paciente que define os cuidados paliativos e hospice.

Central para a abordagem do hospice é a construção de uma "boa morte", o resultado inevitável para o qual todos os cuidados eficazes de fim da vida são direcionados. Essa construção é a antítese óbvia de nossos piores medos. Simplificando, uma boa morte é aquela em que o paciente terminal está livre de desconforto, na presença de quem ama e no ambiente de sua escolha. Tal fato demanda preparo ao longo do tempo, tanto da equipe quanto do paciente e familiares/acompanhantes.

Essa abordagem centrada no paciente certamente não é um conceito estranho em outras áreas da saúde. Por exemplo, assim como as gestantes podem orquestrar a maneira pela qual o trabalho de parto e o parto ocorrem, pacientes terminais podem receber opções semelhantes para as maneiras como afetam o fim de sua vida. Uma das contribuições mais importantes do hospice e dos cuidados paliativos é ajudar os pacientes a fazer e realizar essas escolhas.

Os fisioterapeutas têm um papel importante no apoio a uma boa morte por meio de uma série de intervenções para o manejo da dor, otimizar a função remanescente do paciente e melhorar a qualidade de vida pelo tempo que resta. No atendimento ao fim da vida, os resultados da fisioterapia podem não ser apenas funcionais, mas podem incluir melhora na qualidade do sono, diminuição do estresse fisiológico e psicológico, melhora da função respiratória e menor necessidade de medicação analgésica. Mais importante, a intervenção de fisioterapia especializada pode ajudar o paciente e sua família a manter uma mobilidade segura e com baixo consumo de energia na presença de função sistêmica em declínio, um processo que pode ser melhor descrito como "reabilitação reversa".

Um dos principais objetivos deste capítulo é examinar a estrutura e o processo atuais do hospice e dos cuidados paliativos, um cenário de saúde em crescimento para todos os estadunidenses, especialmente aqueles em idade avançada. Além disso, serão explorados os papéis, benefícios e resultados da intervenção fisioterápica nos domínios do hospice e dos cuidados no fim da vida. Mais importante ainda, as informações apresentadas aqui devem permitir ao leitor defender o envolvimento contínuo de fisioterapeutas nessa importante área de cuidados. Consequentemente, como o hospice e os cuidados paliativos são uma área mais recente da prática do fisioterapeuta, existem ricas oportunidades de envolvimento em estudos de resultados para apoiar o valor desses serviços. Finalmente, devemos lembrar que a participação em hospices e cuidados paliativos é um elegante reflexo da Declaração de Visão (*Vision Statement*) da American Physical Therapy Association, que nos direciona a "Transformar a sociedade otimizando o movimento para *melhorar a experiência humana* para todas as pessoas de todas as idades".[2] Como o resultado geral das intervenções em hospice e cuidados paliativos está relacionado a uma morte com dignidade, é importante compreender os elementos fisiológicos do processo de morrer. Esse conhecimento é fundamental para fornecer apoio compassivo aos pacientes e familiares enquanto eles navegam pela experiência comovente desse processo natural.

VISÃO GERAL DO HOSPICE E CUIDADOS PALIATIVOS

Hospice *versus* cuidados paliativos

No reino dos cuidados no fim da vida, dois termos relacionados, *hospice* e *cuidados paliativos*, são frequentemente usados. Ambos os termos se relacionam à otimização do conforto e da qualidade de vida de pacientes com condições de risco de morte. Apesar dos programas de hospice fornecerem cuidados paliativos há mais de 30 anos, os cuidados paliativos também são usados em muitos outros ambientes que se concentram no tratamento de doentes crônicos, mas não terminais. Conforme discutido posteriormente neste capítulo, hospice é um conjunto específico de serviços que é coberto pelo benefício de Hospice do Medicare. Os pacientes internados no hospice devem atender a certos requisitos, incluindo um prognóstico determinado pelo médico de menos de 6 meses de vida e o reconhecimento de que não estão mais buscando medidas curativas. Em contraste, o pagamento por serviços de cuidados paliativos não está vinculado a uma iniciativa de saúde específica, como o Medicare; em vez disso, os serviços são reembolsados por meio do seguro saúde regular do paciente. Assim, o pagamento pelos serviços deve estar alinhado com a gama de benefícios cobertos dentro do plano de cada seguradora. Independentemente do sistema de pagamento ou estágio da doença do paciente, um tema central na gestão de doenças graves são as intervenções baseadas em paliação. Para alguns pacientes, a progressão da doença pode resultar em internação em hospice. Para outros, os cuidados paliativos eficazes podem resultar em melhorias significativas, incluindo a cura. Consequentemente, apesar de todos os pacientes em hospice receberem cuidados paliativos, nem todos que recebem cuidados paliativos o farão em um ambiente de hospice.

A Organização Mundial da Saúde define cuidados paliativos como "uma abordagem que melhora a qualidade de vida dos pacientes e seus familiares frente ao problema associado a doenças potencialmente fatais, por meio da prevenção e alívio do sofrimento por identificação precoce, avaliação e tratamento impecáveis para a dor e outros problemas, físicos, psicossociais e espirituais".[3] Os programas de cuidados paliativos também ajudam os pacientes a coordenar seus cuidados, a compreender sua condição e a lidar com problemas físicos, emocionais e psicológicos relacionados. O pagamento pelos serviços prestados é igual ao de qualquer outro tratamento de saúde.

Na realidade, a filosofia dos cuidados paliativos não é nenhuma novidade para os fisioterapeutas no que se refere à preservação da dignidade humana e à manutenção de uma qualidade de vida ideal em quaisquer circunstâncias. A longa história da profissão de melhorar compassivamente a qualidade de vida de todos os pacientes é apenas uma das maneiras pelas quais estamos bem posicionados para contribuições importantes em cuidados paliativos.

Em muitas comunidades, os serviços de hospice e de cuidados paliativos são oferecidos nas mesmas instalações.

O reembolso dos serviços de cuidados paliativos é administrado por meio do seguro médico primário do paciente, permitindo que os pacientes em cuidados paliativos recebam cobertura para visitas mensais da equipe de enfermagem do hospice/cuidados paliativos. Os pacientes podem permanecer em serviços paliativos por meses ou anos enquanto procuram medidas curativas ou de suporte para sua condição.

Evolução de cuidados paliativos e hospice no século 21

Nos últimos anos, o sistema de saúde passou por uma mudança dramática na direção de uma melhor gestão da atenção à saúde para indivíduos com doenças crônicas, potencialmente fatais ou terminais, especificamente com o crescimento e a proliferação dos programas de cuidados paliativos. A Figura 27.1 ilustra o rápido crescimento desses programas desde 2000.

Os cuidados paliativos frequentemente são percebidos como uma transição dos cuidados "curativos" ativos para cuidados paliativos, mas os cuidados paliativos também incluem pacientes com doenças potencialmente fatais que não estão em morte iminente, mas em declínio físico, que precisam de serviços de suporte holístico multidisciplinar e centrado no paciente.[4] O Center to Advance Palliative Care descreve os cuidados paliativos como "cuidados médicos especializados para pessoas com doenças graves. Ele se concentra em fornecer aos pacientes alívio dos sintomas, dor e estresse de uma doença grave – qualquer que seja o diagnóstico".[5] De acordo com o Institute of Medicine, 60% de todos os custos de saúde nos EUA foram atribuídos a apenas 5% dos pacientes – aqueles com doença grave.[6] Desse grupo pequeno, mas caro, de pacientes, 11% estavam no último ano de vida e 89%

permaneceram vivos por mais de 1 ano.[6] Isso destaca a necessidade de cuidados abrangentes e focados para aqueles com doenças graves com o objetivo de ajudar a conter os custos dos cuidados de saúde e otimizar a qualidade de vida (QV) restante. Dentro desse paradigma de saúde, os fisioterapeutas podem demonstrar seu valor ao manter esses indivíduos seguros em casa e na comunidade, otimizando a saúde, prevenindo quedas, proporcionando alta segura e reduzindo reinternações hospitalares injustificadas. A Figura 27.2 ilustra a mudança nos modelos de cuidados paliativos para hospice na direção de um modelo de trajetória.

Fornecer cuidados de fisioterapia a pacientes que não devem demonstrar recuperação funcional é um fenômeno recente nos EUA, talvez devido aos regulamentos de seguro que vinculam os pagamentos em documentados que comumente denominam "padrão de melhoria". Em 2013, vários indivíduos severamente enfermos iniciaram uma ação coletiva para desafiar os padrões de acesso a serviços médicos, incluindo fisioterapia, nos EUA. O acordo *Jimmo v. Sebelius* no tribunal federal dos EUA estabelece que os Centers for Medicare and Medicaid Services (CMS) devem reembolsar por serviços especializados (incluindo fisioterapia) se os serviços forem clinicamente necessários para manter ou retardar o declínio da função durante uma doença grave com risco de vida, mesmo que não haja expectativa de melhora física ou funcional.[7] Esse acordo não diferencia entre as diferentes metodologias de pagamento para o Medicare e inclui os serviços de pagamento das

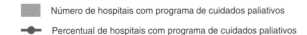

- ▬ Número de hospitais com programa de cuidados paliativos
- ●— Percentual de hospitais com programa de cuidados paliativos

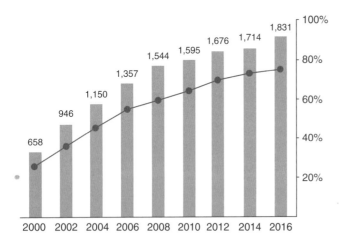

Figura 27.1 A proliferação dos programas de cuidados paliativos nos hospitais norte-americanos (com 50 ou mais camas), de 2000 a 2016. (*De Center to Advance Palliative Care. Growth of Palliative Care in U.S. Hospitals 2016 Snapshot. Reimpressa com permissão.*)

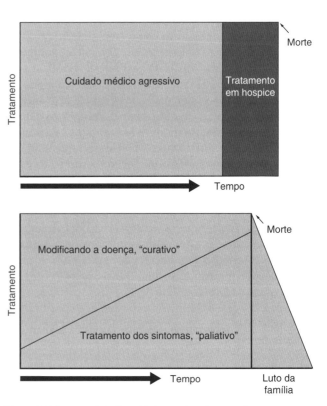

Figura 27.2 O modelo de cuidados antigo da "transição" *versus* um modelo de "trajetória" com cuidados paliativos e hospice. (*De Lynn J, Adamson DM. Living Well at the End of Life. White Paper. Santa Monica, CA: Rand Corporation; 2003. Reimpressa com permissão.*)

Partes A e B do Medicare para fisioterapia. Depois que um paciente com uma doença potencialmente letal se inscreve no benefício de hospice do Medicare, a estrutura de pagamento muda para um modelo de diária, no qual uma organização de hospice recebe determinada quantia em dólar por dia para todos os serviços. Nesse modelo de pagamento de hospice, a disponibilidade de fisioterapia pode ser mais restrita devido às limitações financeiras e ao processo avançado de doença do paciente. Embora o acordo *Jimmo v. Sebelius* esteja relacionado aos CMS dos EUA, é um fator importante para outras seguradoras privadas ou agências considerarem ao determinar quais serviços cobrir ou fornecer durante o cuidado do indivíduo com uma doença potencialmente fatal.

Cenário clínico. Elaine era uma mulher de 54 anos com história de câncer da cérvice há 2 anos. Durante esse tempo, Elaine recebeu três cursos de quimioterapia com bons resultados. Ela também buscou serviços de cuidados paliativos por meio de seu sistema hospitalar local com a finalidade de gerenciamento especializado da dor. Ela recebeu visitas mensais da enfermeira de cuidados paliativos, que a ajudou a determinar as medidas farmacológicas adequadas para o controle da dor. Os medicamentos de Elaine eram cobertos por seu seguro primário. Nesse ínterim, ela passou por um curso adicional de quimioterapia, e esse episódio a deixou consideravelmente mais fraca que os cursos anteriores. Como resultado, Elaine não conseguiu participar das aulas de aeróbica na academia local. Uma consulta de fisioterapia foi solicitada para ajudá-la a desenvolver uma prescrição de exercícios e bem-estar. Durante a consulta, a fisioterapeuta trabalhou para desenvolver com ela um programa de caminhada lentamente progressiva, usando um pedômetro para medir seu progresso. Elaine permaneceu em serviços paliativos por mais 8 meses, quando seu médico determinou que medidas curativas adicionais provavelmente não teriam sucesso. Elaine foi transferida para o hospice e recebeu serviços por mais 2 meses antes de sua morte.

Papel do fisioterapeuta em hospice e cuidados paliativos

Nos EUA e em todo o mundo, o acesso a serviços de hospice e cuidados paliativos (HCP) permanece inconsistente com regiões ou áreas mal atendidas mais tradicionais, como áreas rurais ou de baixa renda, tendo acesso reduzido a serviços consistentes de HCP. Nessas áreas, os serviços limitados de HCP podem ser agravados com acesso inconsistente aos serviços de fisioterapia (FT) dentro do HCP.[8] Outros profissionais de saúde podem não estar cientes do valor da fisioterapia para manter uma função segura e confortável na presença de declínio físico. Essa falta de acesso à fisioterapia pode impedir a otimização do restante da vida e suas ricas interações. A House of Delegates da American Physical Therapy Association (APTA) endossou e esclareceu o papel do fisioterapeuta no HCP por meio de uma moção aprovada em 2011 (RC 17-11)[9] que incluía conceitos relacionados à continuidade

dos cuidados, acesso apropriado e adequado aos serviços de FT, a importância de uma abordagem interdisciplinar e a formação de FTs, fisioterapeutas assistentes (FTAs) e alunos em HCP, bem como a prossecução de coberturas e pagamentos adequados e comparáveis.

A Figura 27.3 mostra uma estrutura conceitual que representa os papéis da fisioterapia em vários aspectos do hospice e dos cuidados paliativos. A estrutura conceitual foi desenvolvida após entrevistas qualitativas com fisioterapeutas experientes em HCP nos EUA e no Canadá.[10] Dentro da grande oval está o papel do fisioterapeuta no que se refere a hospices e cuidados paliativos. No topo da oval estão as funções do FT dentro do hospice e cuidados paliativos que estão presentes o tempo todo no gerenciamento de um paciente com uma doença crônica em estágio avançado ou doença limitante de vida (gerenciamento do paciente e da família, o papel do FT como um membro da equipe interdisciplinar e suas responsabilidades profissionais).

A grande seta bidirecional representa os conceitos de cuidados relacionados à mudança das prioridades de atendimento ao paciente em todo o contínuo, conforme o paciente avança na trajetória da doença, desde o diagnóstico inicial até a morte. Essas mudanças de prioridades podem incluir a filosofia de gestão do FT para o paciente, a mudança na ênfase no tratamento e nos resultados esperados, e antecipando a mudança do *status* do paciente de mais estável para mais complexo e variável. Por exemplo, um paciente com uma condição degenerativa, como esclerose múltipla, pode ter flutuações frequentes e dramáticas na função entre os períodos de estabilidade com necessidades de fisioterapia variáveis. As setas duplas tracejadas pequenas representam prioridades em mudança – duplas porque os indivíduos/terapeutas podem ir e voltar entre os dois extremos, e tracejadas porque pode haver alguns casos em que a terapia é interrompida devido a questões médicas, preferência do paciente e família, problemas financeiros ou outros fatores externos.

Abaixo da oval que delineou o papel do FT no HCP, há um grande retângulo que descreve os fatores que influenciam o gerenciamento em HCP do fisioterapeuta além do atendimento direto ao paciente. Os fatores incluem influências inerentes ao fisioterapeuta, incluindo seu nível de conforto com os cuidados de fim da vida, acesso do paciente e conhecimento da filosofia de cuidados em HCP. Fatores adicionais são comunidade, governo, pagamento e finanças, associação profissional de fisioterapeutas e percepções e infraestrutura das instituições de saúde individuais. Por fim, o paciente e as circunstâncias familiares são fatores influentes na fisioterapia fora do atendimento direto ao paciente, incluindo vontade e capacidade de participar da reabilitação, aceitação do estado atual da doença e da trajetória do paciente e os recursos emocionais do paciente e da família para participar de reabilitação durante esse momento difícil. Por exemplo, vários fisioterapeutas observaram que as barreiras financeiras, regulamentações governamentais ou estrutura institucional nem sempre conduziam ao desempenho de

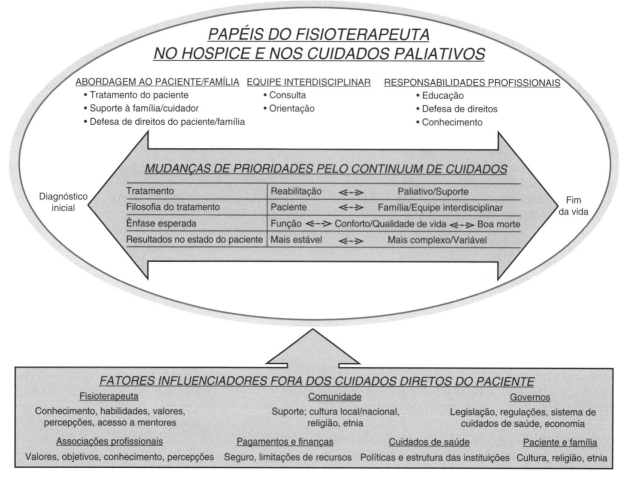

Figura 27.3 Estrutura conceitual para o envolvimento do fisioterapeuta no hospice e cuidados paliativos. (*De Wilson CM, Stiller CH, Doherty DJ, Thompson KA. The role of physical therapists within hospice and palliative care in the United States and Canada. Am J Hospice Palliative Med. 2017 Feb;34[1]:34–41. Reimpressa com permissão.*)

seu papel no hospice ou cuidados paliativos, e os fisioterapeutas precisam defender seus serviços ou estabelecer alianças estratégicas para integrar os serviços de fisioterapia aos programas de cuidados paliativos existentes ou em desenvolvimento.

Determinar e documentar a necessidade de serviços de fisioterapia em HCP

Conforme observado anteriormente, o acordo *Jimmo v. Sebelius* esclareceu ainda que um paciente ou cliente ainda é elegível para receber serviços especializados, mesmo que não haja potencial claro para melhoria física ou funcional. O paciente/cliente também seria elegível quando serviços de fisioterapia qualificados são necessários para manter o estado atual do paciente ou retardar o declínio da sua condição. É previsto que os pagadores de seguros adicionais podem considerar a adoção dessa metodologia de pagamento. Um conceito-chave dessa metodologia é que esses serviços devem exigir as habilidades de um FT ou FTA licenciado e a documentação clínica do fornecedor deve refletir a necessidade dos serviços e a razão pela qual eles não podem ser realizados com segurança ou de maneira adequada por um fornecedor diferente

(como enfermagem, massoterapeuta etc.) ou por voluntários ou cuidadores familiares. A Figura 27.4 descreve os principais pontos de tomada de decisão clínica para ajudar os fisioterapeutas a determinar se a situação individual do paciente seria apropriada para serviços qualificados de fisioterapia.

Se a documentação clínica não estabelecer claramente esses princípios-chave em uma base regular, os serviços de fisioterapia correm um risco maior de rejeição para pagamento ou auditorias adicionais por companhias de seguro. Como a maioria dos profissionais de reabilitação concentra sua documentação clínica na demonstração do progresso com deficiências ou melhorias nas limitações funcionais, essa população de pacientes pode gerar alguns fatores de confusão em relação à documentação clínica convencional. Se um fisioterapeuta relatar apenas medidas objetivas, como amplitude de movimento, força ou estado de mobilidade funcional e essas medidas não demonstrarem melhora, isso pode aumentar a probabilidade de não pagamento do seguro ou da auditoria. Portanto, é imperativo que os FTs e FTAs que trabalham em HCP também quantifiquem fatores contextuais, bem como a QV relatada pelo paciente. Mesmo se a amplitude de movimento, força ou distância da marcha de um paciente

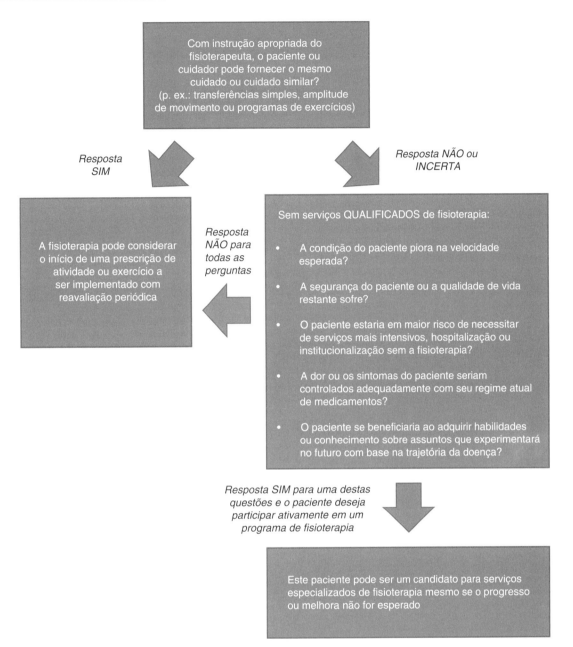

Figura 27.4   Considerações para determinar a necessidade médica para fisioterapia. (*De Wilson CM, Boright L. Documenting medical necessity for palliative care and degenerative or chronic conditions. Rehabil Oncol. 2017 Jul 1;35[3]:153–156. Reimpressa com permissão.*)

piorar, se o terapeuta for capaz de demonstrar que os serviços especializados melhoraram ou mantiveram a QV, na presença de um processo patológico progressivo, as negativas de pagamento são menos prováveis. Existem várias medidas de resultados de QV relatadas pelo paciente amplamente utilizadas, válidas e confiáveis que podem ser acessadas em www.facit.org, incluindo a Avaliação Funcional da Terapia do Câncer – Geral (*Functional Assessment of Cancer Therapy–General* [FACT-G]) e a Avaliação Funcional da Terapia de Doença Crônica – Fadiga (*Functional Assessment of Chronic Illness Therapy–Fatigue* [FACIT-F]). A Tabela 27.1 fornece alguns exemplos de documentação clínica para justificar os serviços de fisioterapia para uma variedade de cenários paliativos ou de hospice.

Cuidados paliativos agudos

Dentro dos cuidados paliativos, existem dois locais principais onde os programas geralmente estão sendo desenvolvidos: cuidados intensivos hospitalares e cuidados pós-agudos. Os cuidados pós-agudos podem incluir locais como serviços de cuidados domiciliares, instalações de enfermagem qualificadas, unidades de cuidados transitórios, hospitais de cuidados intensivos de longo prazo, unidades de reabilitação de pacientes internados e algumas instalações ambulatoriais.[11] Além de medidas de resultado centradas no paciente, incluindo melhoria na QV, manutenção de alto nível de funcionamento (conforme sua capacidade) e gerenciamento ideal dos sintomas, os principais resultados para essas organizações incluem a redução de reinternações

TABELA 27.1	Exemplos de documentação que justifica a necessidade de serviços de fisioterapia no hospice e cuidados paliativos.		
Cenário clínico/ descrição do paciente	**Intervenções realizadas ou achados objetivos**	**Avaliação**	**Resultados esperados ou estabelecimento de objetivos**
Manutenção de um *status* que deverá declinar sem FT qualificada *Mulher de 47 anos com esclerose múltipla progressiva*	A paciente foi capaz de realizar seus exercícios para os membros inferiores com a mesma resistência e dosagem, apesar da progressão da doença documentada	Sem os serviços de fisioterapia, espera-se que o estado de força das extremidades inferiores do paciente piore nas próximas 2 a 3 semanas	A força do quadríceps bilateral do paciente permanecerá 4/5, em oposição ao declínio para 3 +/5, como seria de se esperar sem intervenção de FT qualificada
Garantindo a segurança por meio de serviços qualificados de FT *Homem de 74 anos com CA de pulmão em estágio 4 com metástase óssea para fêmures*	O paciente requer monitoramento contínuo e orientação manual ou verbal de FTA durante o treinamento de marcha com andador-padrão para manter a restrição total de carga devido às metástases no osso femoral	O paciente requer a continuação dos serviços qualificados de fisioterapia no hospice para manter a segurança com transferências/mobilidade funcional na preparação para alta domiciliar	O paciente será capaz de deambular com um andador-padrão com assistência de um cuidador ou terapeuta para proteger o *status* restrito de suporte de peso
Antecipando declínio futuro *Homem de 63 anos com esclerose lateral amiotrófica*	O paciente foi capaz de tolerar o treinamento da marcha com assistência em "modo de espera" com bengala-padrão por 30 metros. O paciente foi instruído a usar um andador de duas rodas na expectativa de declínio do estado funcional como resultado da trajetória da doença	Além das intervenções para tratar dos déficits atuais, o paciente se beneficiaria do treinamento preparatório no uso de andador e cadeira de rodas, para promover a mobilidade doméstica segura e contínua durante o declínio progressivo previsto na força dos membros inferiores (resistência funcional) esperado como resultado do processo da doença crônica	O paciente demonstrará a capacidade de transferência e deambulação com segurança com o andador de duas rodas para realizar atividades funcionais com segurança conforme o processo da doença progride
Prognóstico de progresso mais lento ou tolerância diminuída *Mulher de 79 anos com DPOC*	As intervenções X, Y e Z planejadas para serem implementadas, mas foram modificadas (ou suspensas) nessa data devido à diminuição da resistência e tolerância	A paciente requer serviços de fisioterapia especializados e continuados, mas provavelmente precisará de pausas frequentes para descanso e diminuição da intensidade de intervenções para otimizar o conforto e os resultados físicos	O tempo do teste levantar e andar cronometrado da paciente aumentará apenas em 5 s, ao contrário de uma melhora em 10 ou mais segundos, como seria de esperar em um paciente sem DPOC
Enfatizando a qualidade de vida *Mulher de 89 anos com doença de Alzheimer e doença de Parkinson*	Embora a reabilitação subaguda tenha sido recomendada após a alta pela equipe de atendimento, o paciente e sua família preferem ir para casa. O treinamento do cuidador foi concluído para a mobilidade domiciliar segura na espera para a alta domiciliar	À medida que o estado funcional e a força do paciente diminuem, o FPT se concentrará na otimização da qualidade de vida remanescente e na participação segura, confortável e ativa em eventos de vida, conforme quantificado pelo questionário FACT-G	A pontuação FACT-G QoL do paciente aumentará para 65, apesar de ser esperado que as medidas físicas objetivas diminuam
Tratamento da dor sem uso de opiáceos *Homem de 64 anos com CA de pulmão em estágio IV com metástase para coluna*	Os relatos de dor do paciente permaneceram abaixo de 4/10 na escala visual analógica ao longo da sessão de exercícios com necessidade reduzida de medicamentos prescritos para a dor antes da terapia	O paciente demonstra capacidade de controlar eficazmente a dor por meio de técnicas de posicionamento e exercícios	O paciente será independente nas técnicas de manejo da dor em casa, conforme evidenciado pela diminuição da necessidade de uso de opiáceos orais

CA, câncer; *DPOC*, doença pulmonar obstrutiva crônica; *FACT-G, Functional Assessment of Cancer Treatment: General* (www.facit.org); *FT*, fisioterapeuta; *FTA*, fisioterapeuta asssitente; *QoL, quality of life* (qualidade de vida).
(De Wilson CM, Boright L. Documenting medical necessity for palliative care and degenerative or chronic conditions. *Rehabil Oncol*. 2017 Jul 1;35[3]:153–156. Reimpressa com permissão.)

injustificadas no hospital, redução de quedas (especialmente quedas com lesões) e evitar testes diagnósticos injustificados ou procedimentos cirúrgicos que não melhoram a qualidade de vida restante do paciente ou trajetória da doença. Um componente-chave dessa transição do tratamento agudo para o pós-agudo é a comunicação de transferência clara e serviços integrados entre o tratamento agudo e o ambiente pós-agudo – todos os serviços para os quais os fisioterapeutas estão equipados para auxiliar. Um estudo realizado por Wilson e Roy[12] examinou a sobreposição entre consultas de cuidados paliativos de cuidados agudos e consultas de fisioterapia e demonstrou que para 963 consultas de cuidados paliativos, fisioterapeutas foram consultados 83% do tempo durante a internação hospitalar, indicando que há um papel significativo para a fisioterapia na população paliativa aguda. Além disso, observou-se que a fisioterapia foi solicitada antes dos cuidados paliativos em 70% das vezes, o que pode indicar que os médicos assistentes podem estar utilizando a fisioterapia como parte do processo de tomada de decisão quanto a iniciar ou não os serviços de cuidados paliativos. Por exemplo, se um paciente está participando de FT durante uma hospitalização e não está demonstrando melhora, isso fornece mais evidências de que os cuidados paliativos podem ser necessários.

No ambiente hospitalar, muitos sistemas de saúde começaram a contratar prestadores de cuidados paliativos de nível médio, como enfermeiros especializados ou assistentes médicos. Os papéis principais para esses provedores de nível médio, trabalhando sob a supervisão de um líder médico treinado em cuidados paliativos, são discutir os objetivos dos cuidados do paciente, as diretrizes antecipadas e a transição para o próximo nível de cuidado. Os hospitais começaram a convocar rodadas interdisciplinares formais ou informais de cuidados paliativos dentro do hospital. Frequentemente, são frequentadas por médicos, prestadores de cuidados paliativos de nível médio, assistentes sociais, religiosos, profissionais de reabilitação (como fisioterapeutas) e representantes de ambientes de cuidados pós-agudos. Nessas reuniões da equipe interdisciplinar, os fisioterapeutas devem relatar as capacidades e déficits funcionais atuais ou previstos do paciente, fornecer informações sobre o planejamento de alta com segurança e prevenção de quedas e auxiliar na aquisição de equipamentos médicos duráveis que o paciente possa precisar conforme seu estado de mudança funcional.[13] Pode não ser viável para todos os fisioterapeutas dentro do ambiente hospitalar que trabalham com um paciente em cuidados paliativos comparecer a esses rounds. Talvez, a melhor prática seja um fisioterapeuta-representante que comparece e serve como canal para a comunicação de informações para o resto da equipe de cuidados e entre os colegas fisioterapeutas. Um exemplo de comunicação interdisciplinar de melhor prática seria se um fisioterapeuta responsável pelo tratamento notasse que o estado funcional do paciente estava diminuindo, apesar da participação contínua na fisioterapia. Essa informação seria importante para comunicar à equipe de cuidados paliativos. O fisioterapeuta responsável comunicaria ao FT que frequenta os rounds de cuidados paliativos para transmitir ao resto da equipe interdisciplinar. Após o término da reunião, o FT que compareceu aos rounds atualiza o fisioterapeuta assistente quanto ao estado do paciente, o resultado e as recomendações da equipe interdisciplinar. Como o objetivo da equipe interdisciplinar e dos rounds de cuidados paliativos do hospice é melhorar a comunicação e a continuidade do atendimento, pode haver oportunidades para os fisioterapeutas pós-agudos enviarem por via telefônica ou transmitirem informações ao seu representante que participa dos rounds as etapas que podem ser tomadas para evitar readmissões injustificadas de modo a manter o paciente seguro e ativo em sua casa.[14]

PLANEJANDO A MORTE COM DIGNIDADE: DIRETIVAS AVANÇADAS

Planejamento de cuidados avançados

Como seres humanos autônomos, desejamos ter a capacidade de identificar, planejar e executar elementos importantes de nossas vidas. O planejamento é um processo central pelo qual dirigimos nossas vidas de acordo com nossos valores e preferências. A maioria das atividades humanas, particularmente aquelas que envolvem interações de cuidados de saúde, requer a cooperação de outras pessoas. Assim, a capacidade de comunicar valores e preferências em torno das escolhas de cuidados de saúde é fundamental para a satisfação do paciente e a qualidade de vida. O fim da vida não é exceção. O planejamento do tipo de atendimento que desejamos nesse momento pode ajudar a garantir uma morte com dignidade e conforto no ambiente de nossa escolha. Mais importante, em situações em que não somos mais capazes de transmitir nossas preferências, um plano claro para o tipo de cuidado de saúde que desejamos garante à nossa família e entes queridos que eles estão nos apoiando de acordo com nossos desejos. O planejamento de cuidados avançados (PCA) envolve a tomada de decisões, a identificação de estratégias e a obtenção do apoio de familiares e profissionais de saúde para garantir cuidados médicos congruentes com os valores e preferências pessoais.[15]

As preferências de cuidados de saúde no fim da vida normalmente são transmitidas por meio de um documento conhecido como *diretiva avançada*. Uma diretiva avançada permite que uma pessoa identifique um indivíduo de confiança para transmitir as preferências do paciente por cuidados médicos no caso de o paciente não ser mais capaz de fazê-lo. Esse documento também permite que uma pessoa selecione opções de cuidados de manutenção da vida. Idealmente, uma diretiva avançada é concluída antes que as circunstâncias o exijam.

A ausência de uma diretiva antecipada pode ter um impacto devastador para os membros da família, especialmente se eles discordarem sobre o melhor curso de ação. Essa discordância foi ilustrada no caso de 2005, de Terri Schiavo, uma jovem que vivia em um estado vegetativo persistente por 15 anos após uma parada cardíaca.[16] Schiavo era incapaz de uma interação intencional e precisava de um tubo de alimentação para manter sua nutrição; entretanto, ela conseguia respirar de modo independente. Ela estava em um estado vegetativo persistente por 8 anos quando seu marido entrou com uma petição no Sexto Tribunal do Circuito (*Sixth Circuit Court*) da Flórida para remover seu tubo de alimentação, declarando que Schiavo nunca teria desejado viver em sua condição atual. Entretanto, seus pais, ambos católicos devotos, discordaram, afirmando que a remoção do tubo de alimentação era equivalente a um assassinato. Infelizmente, Schiavo não havia concluído uma diretiva avançada e os membros de sua família não conseguiram chegar a um acordo sobre um curso de ação. Uma batalha judicial que ganhou destaque nacional ocorreu durante os próximos 7 anos antes que o tubo de alimentação fosse removido. Schiavo morreu em 31 de março de 2005.[16]

Apesar da publicidade em torno do caso Schiavo, o uso de diretivas avançadas permanece limitado. Em um estudo, apenas metade das pessoas com 60 anos ou mais relatou o preenchimento desses documentos.[17] Mesmo no caso de doença grave, a emissão de diretrizes antecipadas pode ser ignorada. Outro estudo descobriu que apenas 27% dos pacientes com câncer avançado discutiram diretrizes avançadas com seu oncologista, e apenas 13% discutiram cuidados paliativos com qualquer médico.[18] Mesmo quando as diretrizes avançadas estão em vigor, os profissionais de saúde podem não ter acesso a elas, resultando no uso de intervenções indesejadas.

Como resultado desses erros, o PCA ganhou maior reconhecimento como uma intervenção de saúde destinada a reduzir os cuidados indesejados no fim da vida. A partir de 1º de janeiro de 2016, os CMS passaram a reembolsar médicos e outros profissionais de saúde por conversas PCA com pacientes como parte da visita de bem-estar anual.[19] Os resultados dessas discussões serão documentados no prontuário do paciente, para que todos os provedores sejam informados sobre suas preferências de fim da vida. As evidências suportam o valor do PCA na promoção de melhores resultados para o fim da vida dos pacientes, incluindo diminuição do uso de cuidados inadequados, menores custos de cuidados de saúde e melhor adesão do médico aos desejos do paciente.[20]

Os fisioterapeutas devem estar preparados para se envolver em discussões sobre PCA, muitas das quais podem surgir no contexto do planejamento de alta, identificando necessidades de equipamentos em face ao declínio ou encaminhando um paciente para uma consulta de cuidados paliativos.[21] Ao abordar o PCA durante um encontro clínico, uma pergunta ampla e aberta convidará o paciente a explorar uma ampla gama de possibilidades que podem ser exploradas posteriormente. Por exemplo, ao trabalhar com um paciente que apresenta declínio rápido devido a uma esclerose lateral amiotrófica (ELA), o fisioterapeuta pode perguntar: "Qual suporte futuro você precisa para ter a melhor qualidade de vida com sua doença?". Uma pergunta de acompanhamento, como "Como você transmitiu esses desejos?" pode levar a uma discussão sobre o valor do PCA em garantir que tais necessidades sejam satisfeitas. Quaisquer elementos de uma discussão relacionada ao PCA devem ser documentados para facilitar a comunicação entre outros provedores.

Elementos da diretiva avançada

Os documentos do plano de cuidados avançados (PCA) permitem que os indivíduos identifiquem suas preferências de cuidados caso não sejam mais capazes de falar por si próprios. Existem dois tipos de documentos do PCA, cada um com uma finalidade e um público-alvo distintos, explicados em detalhes a seguir. Indivíduos saudáveis com mais de 18 anos são incentivados a preencher uma DPAHC (*Durable Power of Attorney for Health Care*, que significa, em português, Procuração Durável para Cuidados de Saúde) e um testamento em vida com uma indicação geral de suas preferências para cuidados futuros. Em contraste, uma declaração para não reanimar (DNR) ou MOLST (*Medical Orders for Life-Sustaining Treatment*; Determinação Médica para Tratamento de Manutenção da Vida) tipicamente é concluído quando um indivíduo com doença terminal enfrenta a possibilidade de morte iminente. Consequentemente, a MOLST permite que uma pessoa com doença terminal identifique explicitamente a extensão e a natureza das intervenções de suporte à vida, que vão desde cuidados de conforto apenas até hospitalizações e reanimação completa. Embora DNR e/ou MOLST não sejam exigidos como condição para admissão em hospices e programas de cuidados paliativos, os pacientes são encorajados a concluí-los para evitar tratamento agressivo indesejado, como reanimação cardíaca.

A procuração durável é a nomeação de um indivíduo de confiança com 18 anos ou mais (geralmente um membro da família ou amigo próximo) para tomar decisões em seu nome (agir como um substituto) quando a pessoa não for mais capaz de fazê-lo por si. Uma DPAHC pode ser concedida para decisões relacionadas a questões financeiras, cuidados de saúde mental e cuidados de saúde em geral. A DPAHC é um documento escrito, que, dependendo do estado de residência da pessoa, torna-se um documento legal quando assinado pelo paciente (também conhecido como "concedente") na presença de uma testemunha. O registro em cartório é necessário em alguns estados estadunidenses.

A extensão das responsabilidades da DPAHC normalmente envolve a coordenação de cuidados com os prestadores de cuidados de saúde e membros da família para garantir que as preferências do concedente sejam honradas. Muitos dos desafios ao redor do cuidado no fim da vida envolvem a execução dos desejos do paciente envolvendo a recusa, início ou retirada de tratamentos de suporte de vida, como ventiladores, alimentação enteral ("tubos de alimentação") e reanimação cardíaca. A recusa ou retirada de tais medidas leva inevitavelmente à morte, e alguns profissionais de saúde podem relutar em executar essas medidas. Assim, os pacientes devem envolver familiares e membros da equipe de saúde no processo de PCA. Essas discussões dão suporte ao paciente, bem como aos fornecedores que atendem às solicitações dele.

Um testamento em vida identifica as solicitações específicas do paciente para o tipo de cuidado de saúde desejado no caso de uma doença grave. O testamento em vida pode até mesmo ser ampliado para incluir disposições especiais para gestantes, a fim de determinar a extensão das medidas de salvamento para seus filhos durante a gestação. Alguns testamentos em vida são integrados ao documento DPAHC e outros são documentos autônomos. Em ambos os casos, os familiares e profissionais de saúde devem receber cópias desses documentos e seu conteúdo deve ser discutido minuciosamente com a família e os profissionais de saúde. A documentação da diretriz avançada do paciente também deve ser anotada no prontuário médico.

Uma DNR (*Do Not Resuscitate*; Não Reanimar) é um documento que especifica claramente a recusa do paciente para reanimação cardíaca no caso de um evento de risco de vida. A maioria das pessoas não preenche uma DNR como parte de sua diretriz avançada até que uma doença terminal grave leve a problemas de qualidade de vida. Embora uma DNR não seja exigida como uma condição de admissão em hospice, o tópico normalmente surge em discussões de pacientes sobre opções de cuidados. Para pacientes que recebem cuidados paliativos em casa, a DNR normalmente é impressa em papel laranja e colocada de modo proeminente e à vista (geralmente na porta da geladeira da cozinha). Decretar uma DNR pode ser uma decisão difícil para familiares ou profissionais de saúde que estão presentes quando uma pessoa demonstra sinais claros de morte iminente; entretanto, a equipe do hospice é altamente qualificada para fornecer apoio e outras intervenções para permitir uma morte tranquila e confortável. Além disso, os pacientes que não podem fornecer evidências de sua DNR promulgada podem receber reanimação indesejada com consequências potencialmente devastadoras, como anoxia cerebral ou trauma torácico/costal. Os pedidos de DNR normalmente não são assinados pelo médico do paciente, o que pode contribuir para um acompanhamento inconsistente se o paciente for internado em um hospital. As razões para essa não assinatura são variadas e incluem a falta de documentação DNR visível e divergências entre os membros da família que resultam em uma ligação para a emergência. Nesses casos, a equipe de resposta médica deve instituir medidas agressivas de suporte à vida, que incluem RCP ou eletrocardioversão.

Para pessoas com condições médicas graves e limitantes ou fragilidade avançada, existem dois documentos de cuidados avançados que se enquadram na categoria de *prescrições médicas*. A primeira é a determinação de Não Ressuscitar (NR), que trata do uso da reanimação cardíaca. O outro documento é o POLST (*physician orders for life sustaining treatment*, ordens de profissional de saúde para tratamento de suporte de vida) ou MOLST (ordens médicas para tratamento de suporte de vida). O objetivo desses documentos é direcionar o pessoal de emergência para fornecer intervenções específicas (como reanimação cardíaca, bem como nutrição, hidratação ou ventilação medicamente assistida) em uma emergência médica. Esses documentos são ordens que são assinadas pelo profissional de saúde apropriado após uma conversa com o paciente na qual as opções de tratamento são acordadas. Embora os requisitos de assinatura para um formulário POLST válido variem por estado, esses profissionais de saúde geralmente incluem médicos, enfermeiras registradas de prática avançada e assistente médico. O preenchimento do formulário POLST é estritamente voluntário. A National Hospice and Palliative Care Organization fornece informações sobre o PCA em seu *site* e também fornece acesso a formulários específicos de cada estado.[24]

As diretivas avançadas e os documentos POLST são semelhantes no sentido de que ambos se destinam a permitir que os indivíduos identifiquem suas preferências individuais para cuidados em caso de incapacitação devido a doença ou lesão grave. Entretanto, eles têm diferenças distintas, conforme mostrado na Tabela 27.2.

TABELA 27.2	**Comparação das diretivas avançadas e Prescrições Médicas para Tratamento de Manutenção da Vida (Physician Orders for Life-Sustaining Treatment [POLST]).**	
	Formulário do paradigma POLST	**Diretiva avançada**
Tipo de documento	Prescrição médica	Documento legal
Quem preenche o documento	Profissional da área de saúde (que profissional de saúde pode assinar varia de estado para estado)	Todos os adultos competentes
O que o documento comunica	Prescrições médicas específicas	Desejos sobre o tratamento geral
Esse documento pode apontar um tomador de decisão substituto?	Não	Sim
Papel do tomador de decisão substituto	Pode se envolver na discussão e atualização de um formulário incompleto ou em branco se o paciente não tiver capacidade	Não pode completar
A equipe de emergência pode seguir a esse documento?	Sim	Não
Facilidade de localização/portabilidade	Paciente possui o original e uma cópia está no prontuário médico do paciente; uma cópia pode estar no registro estadual (se o estado possuir um)	Não existe localização determinada; os indivíduos devem se assegurar que seus substitutos possuam a versão mais recente
Revisão periódica	Profissional de saúde é o responsável pela revisão com o paciente ou substituto	Paciente é o responsável pela revisão periódica

(Comparação entre os documentos da diretiva avançada e do POLST. Utilizada com a permissão do National POLST Paradigm. Disponível em http://www.POLST.org.)

5 Desejos: uma diretiva avançada amigável

Em 1996, o advogado Jim Towey fundou a *Aging with Dignity* depois que suas experiências nas casas de Madre Teresa para moribundos o inspiraram a promover um melhor atendimento às pessoas que enfrentam o fim da vida. Ele desenvolveu uma diretiva avançada amigável conhecida como "5 Desejos", que usa uma linguagem simples e um formato interativo por escrito para facilitar a nomeação de um DPAHC, o tipo de cuidado desejado e o tipo de suporte emocional, físico e espiritual desejado.[25] O programa 5 Desejos é usado em todos os 50 estados e atende aos requisitos de uma diretiva legal avançada em 42 estados (nos outros estados, 5 Desejos podem ser legalizados por meio do processo de reconhecimento de firma). Até agora, 5 Desejos se tornaram uma das formas mais populares de diretiva avançada, com 25 milhões de pessoas usando esse documento.[25]

Morte com dignidade: morte assistida por médico

A morte assistida por médicos permite que pacientes mentalmente competentes com uma condição terminal solicitem e recebam um medicamento prescrito para apressar sua morte iminente e inevitável. Em 2018, sete estados (Califórnia, Colorado, Distrito de Colúmbia, Havaí, Oregon, Vermont e Washington) promulgaram leis de morte com dignidade, que permitem a morte assistida por médico.[26] Embora a intenção da morte assistida por médico seja garantir a completa autonomia do paciente na decisão de morrer com paz e conforto no momento e local de sua escolha, a prática tem levantado preocupações éticas de que os pacientes podem escolher essa opção em vez de buscar cuidados paliativos adequados. Consequentemente, um documento de posição recente da International Association for Hospice and Palliative Care afirmou que nenhum país ou estado deve considerar a legalização da morte assistida por médico até que garanta o acesso universal aos serviços de cuidados paliativos e aos medicamentos apropriados, incluindo opioides para dor e dispneia. O documento de posicionamento afirma ainda que as unidades de cuidados paliativos não devem ser responsáveis pelo envolvimento nessas práticas.[27]

CUIDADOS DO HOSPICE: APOIANDO A MORTE COM DIGNIDADE E CONFORTO

Benefício Medicare Hospice

O benefício Medicare Hospice foi promulgado pelo Congresso em 1982 e, desde então, tem sido a principal fonte de pagamento para os serviços de hospice dos EUA. Em 2016, o Medicare prestou serviços para 48% de todos os pacientes atendidos.[28] Para se qualificar para o hospice, tanto o médico do hospice quanto o prestador de cuidados primários do paciente devem certificar a presença de uma condição terminal com um prognóstico de < 6 meses. Além disso, os pacientes devem certificar-se de que

estão dispostos a aceitar cuidados baseados no conforto e que não estão mais buscando medidas curativas para sua condição. Finalmente, os pacientes devem ter direito aos serviços da Parte A do Medicare (internação). Os pacientes que solicitam o benefício Medicare Hospice começam com dois períodos iniciais de 90 dias, que podem ser seguidos por períodos ilimitados de 60 dias, desde que a documentação demonstre a necessidade contínua e adequação dos serviços. Os pacientes podem revogar o benefício do hospice se decidirem buscar medidas curativas.[29] O Medicare exige que todos os serviços essenciais (enfermagem, médico, apoio psicológico e espiritual) estejam disponíveis 24 horas por dia para garantir apoio e conforto sempre que necessário. Os níveis de serviço e tipos de cuidados cobertos pelo benefício Medicare Hospice são ilustrados nos Boxes 27.1 e 27.2.

BOXE 27.1 Serviços específicos cobertos pelo benefício Medicare Hospice.

- Serviços médicos*
- Cuidados de enfermagem*
- Equipamento médico (como cadeiras de rodas ou andadores)
- Suprimentos médicos (como curativos e cateteres)
- Medicamentos prescritos
- Serviços de auxiliar de cuidados paliativos e cuidados do lar
- Fisioterapia e terapia ocupacional
- Serviços de fonoaudiologia
- Serviços de assistente social*
- Aconselhamento dietético*
- Aconselhamento de luto e perda para paciente e família*
- Cuidados de internação a curto prazo (para gestão da dor e dos sintomas)
- Cuidados temporários de curta duração
- Quaisquer outros serviços cobertos pelo Medicare necessários para gerenciar a doença terminal e condições relacionadas, conforme recomendado pela equipe do hospice

*Denota o serviço principal necessário para a cobertura pelo Medicare.

BOXE 27.2 Níveis de cuidados fornecidos pelo benefício Medicare Hospice.

Cuidados domiciliares
1. Cuidados domiciliares de rotina: o paciente recebe cuidados paliativos no local em que reside
2. Cuidados domiciliares contínuos: o paciente recebe cuidados paliativos que consistem predominantemente em cuidados de enfermagem contínuos no domicílio. O cuidado domiciliar contínuo é fornecido apenas durante breves períodos de crise e apenas quando necessário para manter o paciente em estado terminal em casa

Cuidados com o paciente internado
1. Cuidados gerais de internação: o paciente recebe cuidados gerais de internação em uma unidade de internação para controle da dor ou gerenciamento de sintomas agudos ou crônicos que não podem ser gerenciados em outros ambientes
2. Assistência temporária ao paciente internado: o paciente recebe assistência temporária em um estabelecimento aprovado para fornecer alívio ao cuidador

História dos cuidados em hospice

O termo *hospice* deriva do termo latino *hospitum*, que originalmente descreveu um local de abrigo para viajantes enfermos e cansados. Nirmal Hriday (Coração Puro), uma das primeiras casas conhecidas para moribundos, foi fundada em 1952 por Madre Teresa em Calcutá, Índia.[29,30] Trabalhando nas favelas mais pobres de Calcutá, ela e suas freiras levaram indigentes que estavam morrendo nas ruas para cuidar deles nessa casa, permitindo que "pessoas que viviam como animais morram como anjos, amadas e desejadas".[30] Esse nobre trabalho continua hoje em mais de 500 centros em todo o mundo.

Dame Cicely Saunders, MD (1918–2005), é reconhecida como a fundadora do moderno movimento hospice. Como enfermeira que trabalhava em um hospital de câncer inglês após a Segunda Guerra Mundial, ela ficou perturbada com a dor e o isolamento que testemunhou entre os pacientes moribundos. Essas observações a obrigaram a entrar na St. Thomas's Medical School, em 1951, aos 33 anos, qualificando-se como médica em 1957. Após a conclusão de seus estudos médicos, Saunders buscou treinamento adicional em farmacologia, quando explorou o uso eficaz de medicamentos analgésicos para o tratamento da dor no fim da vida. Em um ambiente em que a subutilização de medicamentos era comum devido ao medo do vício, ela desafiou os raciocínios baseados principalmente em conjecturas. Consequentemente, em vez de exigir que os pacientes esperassem até que o efeito de seus analgésicos passasse antes de solicitar outra dose, Saunders defendeu a medicação em um nível para produzir analgesia contínua e escreveu vários artigos que descreviam e forneciam suporte para sua abordagem. Além disso, em vez dos quartos estéreis e solitários de hospitais onde ela havia trabalhado como uma jovem enfermeira, Saunders propôs tratar os pacientes moribundos em um ambiente aconchegante e confortável, como um ambiente caseiro. Em 1967, Saunders abriu o St. Christopher's Hospice, em Londres, onde colocou sua visão em ação.[31] Saunders serviu como diretora médica do St. Christopher's até 1985 e recebeu a Ordem do Mérito da Inglaterra em 1989. Quando morreu, em 2005, no mesmo hospice que ela fundou, havia mais de 8 mil hospices em todo o mundo.

O movimento de hospice dos EUA começou em 1974 com a abertura do Hospice de Connecticut em Branford. Muitos dos ideais originais de Cicely Saunders foram integrados com sucesso à prática atual do hospice, contribuindo para o crescimento significativo do movimento do hospice e tornando-o a abordagem preferida para cuidados de fim da vida.

Crescimento dos programas e serviços

Desde o hospice inicial em 1974, o número de hospices estadunidenses certificados pelo Medicare tem crescido continuamente, chegando a 4.382 em 2017.[27] Os serviços de hospice são prestados por meio de uma variedade de instalações que incluem a residência do paciente, instalações independentes, programas de hospice em agências de saúde domiciliar, unidades anexas a hospitais e lares de idosos. Em 2016, 1,43 milhão de americanos receberam pelo menos 1 dia de serviços de hospice.[28] A National Hospice and Palliative Care Organization relatou que das 2,7 milhões de mortes nos EUA ocorridas em 2016, 1,04 milhão (38,8%) ocorreram enquanto estavam inscritos em cuidados paliativos. Quase 45% ocorreram na residência do paciente.[28] Curiosamente, 235.200 pacientes (16,8%) receberam alta do hospice, seja devido a um prognóstico prolongado ou pelo desejo de buscar medidas curativas.[28] Essa é uma estatística digna de nota, que afasta o equívoco que o hospice é uma escolha irrevogável ou previsivelmente ameaçadora para pacientes com doença terminal.

Perfil dos pacientes do hospice

De acordo com os dados de resultados de 2017 do National Hospice and Palliative Care Organization, 58,6% de todos os pacientes do hospice eram mulheres. A maioria (84%) tinha 65 anos ou mais.[28] Assim, o hospice é e continuará a ser, principalmente, um ambiente de tratamento geriátrico, com os números aumentando significativamente com o envelhecimento da geração *baby boomer*.

Atualmente, os pacientes do hospice são predominantemente caucasianos (48,9%). A existência de disparidades raciais e étnicas no atendimento ao fim da vida foi confirmada em vários estudos.[32,33] Uma revisão sistemática de 13 estudos retrospectivos de coorte encontrou taxas de utilização de hospice estatisticamente significativamente mais baixas entre afro-americanos em comparação com caucasianos.[32] Outro estudo retrospectivo examinou os registros do banco de dados de hospices do Medicare de 40.960 beneficiários caucasianos, hispânicos, afro-americanos e asiáticos que receberam serviços para câncer em estágio terminal entre 1992 e 2001.[33] Os resultados do estudo mostraram que os caucasianos tinham a maior taxa de utilização de hospices (49%), seguidos pelos afro-americanos (36%), hispânicos (37%) e asiáticos (32%) (Tabela 27.3).

O estudo também descobriu que os grupos de não brancos tiveram maior número de hospitalizações por longos períodos de tempo, bem como uma maior probabilidade de internação em unidade de terapia intensiva no último

TABELA 27.3	Mortes em hospices por raça em 2017.
Raça	**Porcentagem**
Caucasiana	48,9%
Afro-americana	35,6%
Hispânica	37,4%
Asiática	31,7%
Outra	36,2%
Nativos americanos	32,9%
Desconhecida	34,3%

(Fonte: National Hospice and Palliative Care Organization. Facts and Figures, 2017 Edition. https://www.nhpco.org/sites/default/files/public/Statistics_Research/2017_Facts_Figures.pdf.)

mês de vida. Finalmente, os membros desses grupos raciais não brancos também tinham maior probabilidade de morrer no hospital.[33] As razões para essas disparidades étnicas e raciais ainda não são claras, e mais pesquisas são necessárias para explorar o impacto das diferenças culturais, sistemas de crenças e preferência dos pacientes nas escolhas relacionadas aos cuidados em fim de vida. À medida que a população americana se torna cada vez mais diversificada, os profissionais de saúde podem precisar explorar abordagens culturalmente sensíveis para orientar pacientes de diferentes origens raciais e étnicas sobre o valor dos cuidados paliativos.

Diagnósticos

As principais categorias de diagnóstico dos pacientes atendidos em hospices dos EUA em 2016 são mostradas na Tabela 27.4.

Uma tendência notável com relação a essas categorias de diagnóstico é o número crescente de pacientes com demência e doença de Alzheimer. Atualmente, estima-se que 5,7 milhões de norte-americanos vivam com a doença de Alzheimer, e as projeções chegaram a 16 milhões em 2050.[34] Os pacientes com essa doença podem sobreviver e se deteriorar por um período de anos enquanto seus familiares lutam para cuidar.

À medida que os pacientes com doença de Alzheimer se tornam mais debilitados, eles podem desenvolver uma série de condições que são consideradas indicações do estágio final da doença. Para serem considerados para cobertura de hospice, as diretrizes do Medicare exigem que os pacientes com doença de Alzheimer exibam pelo menos um dos seguintes sinais nos últimos 12 meses: perda de massa muscular e desnutrição (inanição) com redução de 10% no peso corporal, septicemia, úlcera de decúbito, pneumonia por aspiração, febre recorrente ou infecção do trato urinário.[35] Infelizmente, no momento em que os pacientes se qualificam para cuidados paliativos de acordo com as diretrizes atuais, muitos pacientes com doença de Alzheimer em estágio terminal são completamente dependentes e apresentam deficiências cognitivas significativas. A extensão dessas deficiências pode desafiar os cuidadores, especialmente no domínio da determinação das necessidades do paciente de medicamentos para a dor e outras medidas de conforto.

TABELA 27.4	**Categorias diagnósticas das mortes em hospices.**
Principais diagnósticos que causam prognóstico terminal	
Câncer	27,2%
Cardíacos e circulatórios	18,7%
Demência	18,0%
Respiratórios	11,0%
Acidente vascular encefálico	9,5%
Outros	15,6%

(Fonte: National Hospice and Palliative Care Organization. Facts and Figures, 2017 Edition. https://www.nhpco.org/sites/default/files/public/Statistics_Research/2017_Facts_Figures.pdf.)

À medida que os pacientes com demência em estágio terminal cada vez mais entram no sistema de hospice, orientações adicionais são necessárias para determinar as indicações apropriadas para o controle da dor e conforto conforme os pacientes se aproximam do fim da vida. Como a carga do cuidar pode ser considerável em tais casos, a equipe do hospice também pode fornecer assistência aos familiares para que os pacientes possam permanecer em suas casas durante o processo.

Tempo de estadia

O tempo médio de permanência dos pacientes no hospice, em 2016, foi de 71 dias, com 74,9% de todos os pacientes recebendo cuidados por < 90 dias.[28] Entretanto, 16,8% dos beneficiários receberam alta do hospice durante aquele ano, com 6,4% sendo dispensas solicitadas pelo paciente (revogação de benefícios), presumivelmente para buscar medidas curativas. Outros 6,6% foram de alta hospitalar para pacientes que não eram mais considerados doentes terminais. Essas estatísticas indicam que a sobrevivência do paciente é possível mesmo quando se qualifica inicialmente com a exigência do Medicare de um prognóstico esperado de vida de 6 meses ou menos. Além disso, esses dados indicam que a maioria dos pacientes e famílias recebe serviços por tempo suficiente para se beneficiar da abordagem compassiva e especializada do hospice para medidas de conforto.

Pode ser emocionalmente difícil para os membros da família quando a admissão no hospice é adiada, apesar de uma necessidade urgente. Isso pode ocorrer quando a falta de conscientização do profissional de saúde impede um encaminhamento oportuno ou quando o processo da doença se torna tão agudo que o paciente morre no hospital. Em um caso ilustrativo, Cheryl, uma mulher de 83 anos com câncer de ovário, foi internada no hospital com fortes dores. Seu médico assistente, talvez temendo a possibilidade de uma superdosagem, recusou-se a prescrever medicamentos opioides no nível necessário para analgesia. Quando o filho de Cheryl chegou de outro estado, 2 dias depois, ele providenciou a transferência imediata de Cheryl para um hospice, onde ela morreu poucas horas depois, ainda sem o controle adequado da dor. O caso de Cheryl levanta questões preocupantes. Como os profissionais de saúde podem ser mais bem informados sobre o valor dos serviços de hospice? Como os candidatos a serviços de hospice podem ser identificados de maneira mais oportuna? Quais são as fontes de barreiras para o controle eficaz da dor no fim da vida e como podem ser atenuadas? À medida que as discussões relacionadas à reforma da saúde nos EUA continuam, será importante identificar quaisquer barreiras adicionais para a admissão em hospice em tempo hábil.

Resultados do hospice

Os dados sobre os resultados do hospice estão surgindo lentamente e vêm se mostrando promissores. Um dos resultados mais encorajadores, de um estudo de 4.493 pacientes, indica que a internação em hospice prolonga a vida em média 29 dias.[36] Os autores desse estudo sugeriram que a razão para esse achado foi a administração de controle adequado da dor e seu impacto favorável na melhoria do conforto e qualidade de vida.

Outra tendência promissora é que os cuidados paliativos são uma abordagem econômica para reduzir os gastos com Medicare, 25% dos quais foram relatados como ocorrendo no último ano de vida.[37] Um estudo da Duke University relatou que o uso de serviços de cuidados paliativos reduziu os gastos com Medicare em US$ 2.309 durante o mesmo período.[38]

Um resultado importante da qualidade do cuidado paliativo envolve a discussão das diretivas avançadas e da DNR, a implantação das quais está associada a uma maior satisfação do paciente.[39] Um estudo de 2011, de 591 instalações de cuidados paliativos nos EUA, indica que essas discussões ocorrem a uma taxa média de 82% (variação = 77 a 89%). Esse estudo também descobriu que 87% dessas instalações de cuidados paliativos avaliam a dor do paciente em intervalos regulares.

As áreas de intervenção da fisioterapia em hospices foram descritas em um número crescente de estudos, e um consenso considerável entre elas sugere que o controle da dor, relaxamento, cuidados respiratórios e mobilidade são as principais áreas de enfoque.[41-48] Essas intervenções serão discutidas a seguir.

Modelo interdisciplinar de cuidados paliativos

Hoje, o cuidado paliativo envolve uma abordagem médica, psicológica e espiritual interdisciplinar para a promoção de conforto e qualidade de vida em pacientes com doença terminal e expectativa de vida de 6 meses ou menos. As instalações de hospice certificadas pelo Medicare exigem o envolvimento de diversos profissionais de saúde distintos que compõem a equipe interdisciplinar (EIT). Esses profissionais representam quatro domínios de cuidado: (1) *físico* (médico e enfermeiro), (2) *funcional* (terapeutas, enfermeiros e auxiliares de enfermagem), (3) *interpessoal* (assistentes sociais, psicólogos e conselheiros) e (4) *espiritual* (capelão, psicólogos e assistentes sociais).[49] A cobertura para serviços essenciais, medicamentos e equipamentos é fornecida aos hospices certificados pelo Medicare por meio de uma taxa diária específica ou diária. Uma disposição de 2014 na *Affordable Care Act* vincula a extensão do pagamento ao cumprimento dos requisitos de relatórios de dados de qualidade do Medicare. Para o ano fiscal de 2018, o Medicare reembolsou hospices que enviaram os dados de qualidade exigidos a um valor diário de US$ 193,03 para cada paciente recebendo atendimento domiciliar de rotina, US$ 976,80 para tratamento contínuo em atendimento domiciliar e US$ 743,55 para atendimento em hospice com internação.[50] Os voluntários, que concluem um curso de treinamento abrangente sobre a filosofia do hospice, são elemento importante de cada domínio do atendimento hospitalar. Consequentemente,

os voluntários ajudam com tarefas domésticas leves ou preparação de refeições. Eles também podem fornecer companhia de apoio para pacientes e familiares.

Os fisioterapeutas não são um "serviço básico" obrigatório na equipe interdisciplinar (EID) do hospice, o que significa que o Medicare não exige que seus serviços sejam fornecidos a todos os pacientes. Em vez disso, os fisioterapeutas fazem parte de um grupo de profissionais (incluindo terapeutas ocupacionais e fonoaudiólogos) que devem ser disponibilizados a qualquer paciente "conforme a necessidade" ou "consulta". Portanto, o benefício do Medicare Hospice inclui cobertura para fisioterapia fornecida em um ambiente de hospice de modo título consultivo. Essa política é apoiada pelas condições do *Medicare Conditions of Participation* de 2008 (seção 418.72), que foram revisadas para incluir a seguinte linguagem: "Fisioterapia, terapia ocupacional e patologia da fala e linguagem devem estar –

1. Disponível e, quando fornecido, oferecido de maneira consistente com os padrões de prática aceitos; e
2. Fornecida por pessoal que atenda às qualificações especificadas na parte 484 deste capítulo (indivíduos licenciados nas disciplinas relevantes)."[51]

Apesar de essas condições sugerirem que a fisioterapia é um componente importante da EID, os programas de hospice individuais devem desenvolver suas próprias diretrizes para nossa inclusão. Pesquisas estão em andamento para ajudar a determinar essas diretrizes, bem como para apoiar a relação custo-benefício da inclusão do fisioterapeuta como um serviço central na EID. A Figura 27.5 ilustra as disciplinas que compõem a EID.

Reuniões da equipe interdisciplinar

As *Condições de Participação do Medicare*[51] determinam que cada paciente em um hospice certificado pelo

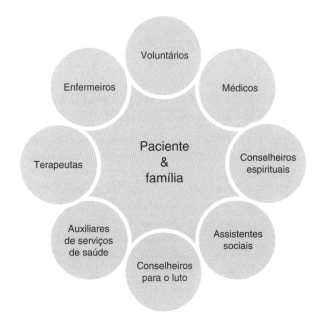

Figura 27.5 Equipe interdisciplinar do hospice.

Medicare receba um plano interdisciplinar de cuidados no momento da admissão, que deve ser atualizado pela equipe pelo menos a cada 2 semanas. Assim, a maioria dos hospices realiza reuniões semanais da EID, o que facilita a coordenação do atendimento para pacientes novos e existentes. Os relatórios de cada disciplina básica fornecem uma imagem abrangente da situação de cada paciente e seu sistema de apoio. O paciente e seus familiares também podem solicitar a opção de comparecer às reuniões da EID.

O modelo EID de cuidados paliativos evita muitas das armadilhas de comunicação que podem impedir a qualidade do atendimento e criar insatisfação do paciente. Pela coordenação cuidadosa de todos os aspectos do atendimento, os pacientes e suas famílias podem ter todos os elementos de sua qualidade de vida atendidos no momento em que são mais necessários. Como os fisioterapeutas não são considerados membros essenciais da EID, eles podem achar que sua presença nas reuniões semanais não é apropriada ou necessária. Entretanto, a experiência desses autores demonstra que uma presença consistente nas reuniões semanais da EID é inestimável para educar os membros da equipe sobre o valor de nossos serviços. Além disso, podemos identificar pacientes que poderiam se beneficiar do exame e da intervenção de um fisioterapeuta.

Cenário de caso. Alicia era uma mulher de 86 anos que foi internada em um hospice após uma série de acidentes vasculares encefálicos que resultaram em falha na recuperação. Alicia apresentava uma longa história anterior de dor lombar que havia piorado recentemente. Na reunião da EID, houve uma longa discussão sobre as opções adequadas para o controle da dor, já que ela queria evitar a sedação o máximo possível. Nesse momento, o fisioterapeuta sugeriu uma tentativa de correntes analgésicas a partir da estimulação elétrica nervosa transcutânea (EENT), descrevendo o uso e os benefícios dessa modalidade no tratamento da dor lombar. A equipe concordou que um teste de EENT pode fornecer a Alicia uma abordagem não sedativa para o controle da dor. Uma consulta de fisioterapia foi iniciada e a EENT revelou-se uma opção de controle da dor de sucesso para Alicia.

MODELOS DE PRÁTICA DE FISIOTERAPIA EM HOSPICE E CUIDADOS PALIATIVOS

A doença avançada e progressiva requer uma orientação diferente para estabelecimento de metas e tratamento do que a orientação de cuidados para recuperar um nível pré-mórbido de função. Dietz identificou estratégias de cuidados paliativos em pacientes com câncer, reconhecendo a necessidade de resolver problemas contínuos e minimizar complicações.[52,53,53a] Briggs[52] definiu ainda mais os modelos de cuidados no espectro paliativo, integrando a estrutura do *Guia da Prática do Fisioterapeuta*[54] em resposta a uma variedade de estruturas de reembolso. Os modelos de Briggs incluem reabilitação leve, reabilitação reversa, gerenciamento de caso, manutenção qualificada e cuidados de suporte. Conforme os modelos são descritos,

tenha em mente que eles não são necessariamente exclusivos um do outro e podem ser usados conjuntamente ou em sucessão como uma estrutura para apoiar intervenções importantes da prática de fisioterapia no fim da vida.[53]

Reabilitação leve

Alguns pacientes são internados em hospices ou cuidados paliativos após um longo curso de doença e sintomas descontrolados, ou quando experimentam os efeitos adversos de intervenções de tratamento, como quimioterapia, cirurgia ou radioterapia. É provável que o controle da dor tenha sido ruim. O cuidado inicial de enfermagem pode melhorar o controle dos sintomas de modo que, pela primeira vez em muitas semanas ou meses, a pessoa possa sentir que pode fazer algum progresso em direção a um estado de maior força e funcionalidade. A fisioterapia com uma frequência tradicional de duas a três vezes por semana pode ser mais do que a pessoa pode tolerar e costuma ser considerada um custo proibitivo no modelo de pagamento por diária de um programa de benefícios de hospice. Um modelo alternativo é um programa de "reabilitação leve" modificado lentamente progressivo que fornece exercícios e treinamento funcional durante visitas semanais ou quinzenais. As atividades podem incluir exercícios de fortalecimento direcionados que minimizam o número de exercícios e atividades funcionais, como um programa cronometrado de sentar, ou outra atividade de deambulação que proporcione maior força e resistência, bem como melhor qualidade de vida. O acompanhamento do programa de exercícios domiciliares é uma parte essencial dessa abordagem. O progresso em direção às metas pode ser extremamente lento, apesar de ser mensurável, ao longo de algumas semanas ou mesmo vários meses. A abordagem de reabilitação leve usa o cuidado especializado do terapeuta para fornecer instrução de exercícios e treinamento funcional em tempo hábil e apropriado, e funciona dentro da estrutura do hospice enfatizando a qualidade de vida, apesar do diagnóstico terminal. O contato próximo e a comunicação com a equipe interdisciplinar são vitais para garantir que todos os membros da equipe reconheçam e concordem com essa abordagem de cuidados, uma vez que pode inicialmente parecer conflitar com o objetivo do hospice de aceitação de uma morte natural. O seguinte cenário de caso ilustra o uso da abordagem de reabilitação leve.

Cenário do caso. Thelma, de 78 anos, recebeu alta do hospital com doença renal em estágio terminal e, a contragosto, escolheu o hospice porque a única alternativa oferecida era começar a diálise três vezes por semana. Ela enfrentou várias outras condições, incluindo doença pulmonar obstrutiva crônica, diabetes, obesidade, um cateter permanente, osteoporose e uma fratura no metatarso, mas manteve uma perspectiva de que superaria essas condições. Ela aceitou cuidados paliativos, mas não planejava morrer. Inicialmente, restrita ao leito e em um colchão de alívio de pressão devido à sua incapacidade de se reposicionar, ela tolerou o mínimo de exercícios, mas queria saber o que ela poderia fazer para trabalhar em direção ao objetivo de sair da cama e ir para a cadeira higiênica. Começando com um programa de recostar na cama semielétrica, em 1 mês ela conseguiu sentar-se ao lado da cama. A cada dia, ela trabalhava sozinha em alguns exercícios básicos, com o apoio das netas. A cada visita semanal do fisioterapeuta, ela era capaz de fazer mais, como ficar de pé e depois transferir com menos assistência, à medida que a dor no pé diminuía para permitir mais carga. No fim do segundo mês, as transferências para a cadeira higiênica ou cadeira de rodas com ajuda da família aconteciam quase diariamente, embora a tolerância real para sentar fosse inferior a uma hora. Depois de continuar a trabalhar em pé para obter força, equilíbrio e autossuficiência com deslocamento de peso, Thelma deu vários passos com um andador com rodas no terceiro mês e declarou: "Eu quero ser capaz de ir até a cozinha para poder desfrutar um cigarro". Lentamente, o treinamento de marcha progressiva prosseguiu, seguido pela instrução dos cuidadores para auxiliar na deambulação limitada, com acompanhamento de uma cadeira de rodas. Aos 6 meses, ela atingiu seu objetivo, bem como as transferências com um banco de transferência para a banheira e negociação de uma rampa para o pátio usando a cadeira de rodas. Os objetivos da fisioterapia de Thelma foram alcançados, ela atingiu seu potencial máximo e logo recebeu alta do hospice para viver mais 2 anos. Esse caso demonstra como a intervenção da fisioterapia pode ajudar a alcançar o resultado desejado de uma pessoa usando os princípios da terapia restauradora dentro do modelo de cuidados paliativos em um ambiente de cuidados adequados.

Reabilitação reversa

A reabilitação tradicional faz a pessoa progredir de um nível inferior para um nível superior de capacidade funcional. A reabilitação reversa é a utilização de treinamento qualificado do paciente e instrução para cuidadores conforme a pessoa passa pelas transições de um nível de mobilidade independente para um mais dependente conforme a doença progride e a força e o equilíbrio diminuem. As transferências também podem se tornar cada vez mais difíceis, necessitando do uso de equipamentos (cadeira de rodas, cadeira higiênica, banco de chuveiro) e a ajuda de outra pessoa. Eventualmente, a mobilidade da cama pode exigir assistência para posicionamento e conforto e determinação da superfície adequada da cama para o controle da pressão sobre a pele. Ao longo desse curso, o fisioterapeuta pode usar sua habilidade e conhecimento das melhores maneiras de se mover e ajudar, permitindo que o paciente e sua família negociem essa transição em direção ao fim da vida. Por ser capaz de resolver dilemas funcionais e antecipar a perda de atividades, o fisioterapeuta pode aumentar a capacidade da família de se ajustar ao longo de um curso imprevisível de declínio e prevenir condições inseguras que resultem em quedas ou lesões do cuidador. Em cada novo nível funcional, o terapeuta pode considerar quais são os objetivos a curto prazo para a

visita à luz do objetivo a longo prazo do hospice de uma morte segura e confortável dirigida ao paciente em casa. A frequência de tais cuidados pode ser bastante variável, e o uso de visitas PRN (Pro-Re-Nata ou seja, conforme a necessidade) pode ser apropriado. A comunicação regular com o paciente, família e outros funcionários da EID do hospice pode ajudar a identificar quando as visitas são necessárias. O seguinte cenário de caso ilustra a reabilitação ao contrário.

Cenário de caso. Frank, de 84 anos, desenvolveu dores lombares e abdominais enquanto viajava em um veículo recreacional durante um verão e, eventualmente, foi diagnosticado como um adenocarcinoma avançado. Frank e sua família decidiram não buscar tratamento, mas sim tentar aproveitar o tempo que restava juntos, em casa. Quando Frank foi internado em um hospice domiciliar, a enfermagem foi capaz de controlar sua dor, enquanto o trabalho da assistência social promoveu o apoio da família, com as filhas viajando para descanso e ajuda quando necessário. Frank vinha perdendo peso, mas era ativo nas tarefas domésticas e na jardinagem. Certo dia, certa instabilidade no quintal fez com que a EID e a família ficassem preocupados com a possibilidade dele cair e foi feito encaminhamento para a fisioterapia. A força dos membros inferiores de Frank diminuiu, com atrofia muscular significativa visível, embora sua marcha parecesse simétrica. Entretanto, qualquer desafio ou atividade avançada de equilíbrio revelou instabilidade. Ele aceitou o uso de uma bengala-padrão após um teste e instrução em vários dispositivos auxiliares alternativos. Uma frequência de consultas terapêuticas de duas a quatro vezes por mês foi estabelecida para acompanhar suas adaptações. Em 1 semana, ele solicitou uma bengala quádrupla, que foi devidamente fornecida. Ele foi instruído a usar a bengala quádrupla dentro de sua casa, nos degraus de acesso à garagem e sobre sua loja. Frank recusou qualquer exercício, afirmando que preferia gastar seu tempo e energia fazendo o que mais amava. Ao fim de 1 mês, era evidente que o apoio bilateral era necessário enquanto ele andava com a bengala em uma das mãos enquanto buscava apoio constante na parede ou nos móveis mais próximos. Foi oferecido um teste com um andador de rodas dianteiras, proporcionando nova liberdade, apesar de alguma dificuldade em navegar pelos seus locais favoritos.

Sua esposa e filhas o observavam com preocupação, pois podiam ver sua perda de peso contínua e o declínio do nível de energia. No segundo mês, ocorreu uma segunda quase queda, tornando aparente que as opções de um membro da família fornecer assistência por contato ou o uso de uma cadeira de rodas se tornariam necessárias. Essa transição exigiu mais instrução e discussão significativa de seu curso físico. Logo Frank estava passando quase todo o tempo sentado, e a cadeira de rodas se tornou sua companheira mais fiel. Passar da posição sentada para a em pé estava se tornando mais difícil, então Frank e sua família receberam instruções sobre a configuração da cadeira de rodas e o posicionamento do corpo para a transferência, bem como técnicas de assistência. Sua relutância em usar uma cadeira higiênica ao lado da cama exigia um número crescente de transferências ao longo do dia e da noite – uma pressão para todos os envolvidos. Frank estava se preparando para se entregar, conforme seu senso de participação significativa na vida estava diminuindo. Uma mudança repentina no nível de consciência e estado físico exigiu o treinamento da família sobre o posicionamento e giros na cama para o alívio da pressão. Após 3 dias de flutuação da consciência, Frank morreu em sua própria cama, com sua esposa e duas filhas por perto.

Esse caso ilustra o tipo de cuidado eficaz que um fisioterapeuta pode fornecer frente a um diagnóstico terminal e mobilidade em declínio, em vez do cuidado tradicional de esperar a participação em exercícios progressivos contra a resistência para atingir metas de aprimoramento da mobilidade. Curiosamente, a aceitação do paciente e da família da morte iminente de Frank tornou essa abordagem viável e apropriada.

Gerenciamento de caso

O gerenciamento de casos é um modelo de cuidado frequentemente usado para enfermagem e fisioterapia em muitas clínicas especializadas no fornecimento de cuidados de longo prazo e contínuos para condições desafiadoras e mutantes, como esclerose lateral amiotrófica, lesão da medula espinal, amputação e diabetes. Na saúde domiciliar, o gerenciamento de casos é usado para fornecer acompanhamento, cuidado e instrução semelhantes para pessoas com cuidados complicados, múltiplas comorbidades e cuidadores não qualificados ou múltiplos.[55] Esse modelo é útil também nos cuidados paliativos e hospice. Em uma pessoa que está relativamente estável, embora a estabilidade diminua gradualmente ao longo de semanas ou meses, a reavaliação periódica pode identificar mudanças físicas e funcionais que precisam ser tratadas para prevenir complicações. As intervenções podem instruir os cuidadores sobre como fornecer a assistência ideal, atualizar o programa de exercícios domiciliares e delinear problemas que podem ser antecipados. Visitas mensais ou bimestrais com instrução apropriada e intervenção de acompanhamento podem atingir esse objetivo. O caso de Evelyn ilustra o gerenciamento de casos.

Cenário de caso. Aos 94 anos, Evelyn manteve um comportamento régio, sentando-se em sua cadeira presidindo a corte com quatro gerações de filhos cuidando dela, embora não permitisse que muito fosse feito por ela. Com a doença cardíaca em estágio terminal diagnosticada na internação, com osteoartrite, catarata e perda auditiva, a vida se tornou um desafio. Ela insistia em fazer quase tudo sozinha, apesar de gastar altos níveis de energia. Uma visita inicial de fisioterapia ofereceu recomendações para tornar o ambiente mais seguro e fácil de se movimentar, além de ajustar seu equipamento para maior conforto e eficiência. Visitas mensais foram agendadas para reavaliar sua segurança e mobilidade e para instruir os vários cuidadores sobre maneiras diferentes para ajudar conforme a condição de Evelyn se tornava

mais frágil. A contragosto, ela permitiu mais ajuda com o banho, vestir e outras tarefas.

Como sentar-se era sua posição de conforto principal dia e noite, as preocupações com a integridade da pele e o alívio da pressão foram abordadas. Adaptar sua cadeira a uma altura ideal com a fabricação de uma plataforma embaixo de toda a cadeira elevou a altura do assento, mantendo os outros recursos de conforto, eliminando a instabilidade de várias almofadas. Ela gostava de fazer alguns exercícios enquanto estava sentada, se alguém os fizesse com ela e se a família estivesse mais do que disposta a obedecer. As preocupações de sua família sobre quedas potenciais foram discutidas repetida e longamente no contexto de limitações físicas, a vontade variável de Evelyn de ter assistência ou usar dispositivos e seu direito à autodeterminação. Evelyn ficou sob cuidados paliativos por 8 meses, tempo suficiente para comemorar seu 95º aniversário. Apenas 1 semana depois, sua filha a encontrou em sua cadeira uma manhã, tendo falecido pacificamente durante a noite.

A fisioterapia tradicional pode ter sido oferecida em uma base de prazo muito curto para atingir uma meta específica a curto prazo, e então, a paciente teria recebido alta, pois ela não tinha potencial de reabilitação. Entretanto, em paliação, cuidados paliativos de suporte podem ser fornecidos, facilitando a transição para a dependência e facilitando uma morte segura e confortável dirigida para a paciente.

Manutenção qualificada

Quando um paciente deve realizar uma atividade que é clinicamente necessária, a manutenção qualificada pode ser utilizada de acordo com as diretrizes de saúde domiciliar do Medicare.[55] Em situações de saúde domiciliar tradicionais, o cuidado que pode, em circunstâncias normais, ser ensinado a um cuidador pode exigir a intervenção de um fisioterapeuta qualificado devido à complexidade específica. Um exemplo pode ser o desempenho da amplitude de movimento de uma articulação próxima a uma fratura instável. No hospice, a manutenção especializada é utilizada para realizar uma atividade funcional importante, que o paciente não consegue mais realizar sozinho ou com o auxílio de um cuidador familiar, mas pode realizar com a ajuda do fisioterapeuta. Por exemplo, devido à grande fraqueza, déficits de tônus ou equilíbrio ou limitações do cuidador, um fisioterapeuta pode ser necessário para fornecer ajuda com a deambulação ou transferências para a cama. Pelas regras do hospice, quando essas atividades proporcionam qualidade de vida significativa, são consideradas cuidados qualificados. A consulta com a EID é importante para estabelecer um plano de cuidados que preveja a periodicidade necessária, bem como o apoio ao paciente e família no processo de desistência das atividades no decorrer do atendimento.

Cenário de caso. Roger, de 74 anos, era fazendeiro aposentado e empresário. Sua vida mudou com o diagnóstico de um astrocitoma e o trauma físico resultante de uma cirurgia no cérebro para ressecar o tumor, tratamentos de radioterapia e uma série de medicamentos para controlar convulsões, edemas e outros efeitos adversos. Ele acabou sendo internado em um hospice e uma consulta de fisioterapia foi iniciada porque sua esposa estava tendo dificuldade em ajudá-lo nas transferências devido à densa paresia do lado esquerdo e espasticidade que ele experimentou. O foco principal da fisioterapia era a resolução de problemas ambientais e técnicas de transferência para permitir que sua esposa ajudasse com as transferências do paciente para todas as superfícies.

Na conversa, ficou claro que o senso de identidade de Roger foi dramaticamente afetado pelo confinamento a uma cadeira. O que ele sentia mais falta era ser capaz de andar pela sua casa e olhar pelas janelas para "sua divagação". Uma tentativa de marcha com uma meia-bengala, uma órtese de tornozelo-pé de plástico e uma cinta de marcha na próxima visita revelou a capacidade de Roger de andar até 15 metros com ajuda para manter o equilíbrio, mudança de peso e controlar o avanço de sua perna esquerda durante a fase de balanço. Ele ficou exultante com essa habilidade recuperada, e seu fisioterapeuta decidiu com o paciente que isso poderia se tornar parte de uma consulta semanal de fisioterapia. Outras questões surgiram, incluindo planos de viagem para um rodeio nacional e treinamento de outros cuidadores familiares.

À medida que a doença progredia, Roger perdia a capacidade de andar, mesmo com auxílio, mas conseguia ficar no apoiado do balcão com apoio para olhar a terra que amava. A oportunidade de continuar com mobilidade até não ser mais possível, mesmo com auxílio, deu sentido à sua existência.

Cuidados de suporte

O cuidado de suporte frequentemente é fornecido ao longo do curso do cuidado e é composto pelo suporte psicossocial associado ao processo de fim da vida, bem como medidas físicas. A frequência das medidas de cuidados de suporte é variável. As medidas físicas podem incluir amplitude de movimento e massagem. As técnicas fisioterápicas para o tratamento da dor devem coincidir com o uso frequente de um regime de medicação pela enfermagem. Algumas dores mecânicas que não são tratáveis mesmo com altos níveis de opiáceos podem ser diminuídas com uso do conhecimento da biomecânica e posicionamento de um fisioterapeuta.

O alívio da pressão torna-se um problema com o desenvolvimento de uma fraqueza progressiva, diminuição da mobilidade, nutrição insuficiente e pele frágil. As superfícies de assento e da cama devem ser consideradas para gerenciar o sistema tegumentar de um corpo com deficiência. Uma discussão mais completa dessas medidas de cuidados para suporte clínico será feita na próxima seção.

QUESTÕES CLÍNICAS – CONSIDERAÇÕES PARA O CUIDADO

Assim como acontece com os modelos para a prática em hospice e cuidados paliativos, as circunstâncias de declínio da função e, muitas vezes, o estado muito limitado de desempenho exigem a atenção do fisioterapeuta para reexaminar os elementos da prática clínica sob essa luz. Mudanças sutis na maneira como o conhecimento é usado e as habilidades clínicas são aplicadas podem resultar em resultados a curto prazo substancialmente melhores para os indivíduos no último estágio da vida.

Papel do exercício

O exercício físico desempenha um papel fundamental na manutenção da força para permitir uma mobilidade funcional adequada para a qualidade de vida, possibilitando a manutenção das atividades de vida diárias. Ao determinar a adequação do exercício para um corpo que está falhando no fim da vida, a causa da fraqueza deve ser considerada para determinar se o aumento da força é possível e/ou realista. A fraqueza que pode ser revertida pode ser causada por quimioterapia ou radioterapia,[56] hospitalização prolongada[57] ou um período de imobilidade ou repouso forçado no leito.[58]

O histórico anterior de exercícios e condicionamento físico do paciente também é significativo.[59] Uma pessoa com participação anterior substancial em algumas atividades de força e resistência responderá de uma maneira diferente de alguém que nunca participou de exercícios. A capacidade de diferenciar esforço, fadiga e carga de trabalho de incômodo ou dor também terá um papel importante no desempenho e no sucesso. Alguns pacientes recusarão um programa de exercícios como parte de seus cuidados de fim da vida, optando por participar apenas de atividades que proporcionem qualidade de vida – uma decisão que deve ser respeitada pelo terapeuta.

A capacidade física limitada que pode estar presente em uma pessoa cronicamente debilitada pode nos orientar para o uso da "reabilitação leve", conforme discutido anteriormente. Concentrar o programa de exercícios em resultados de força máxima com um número limitado de exercícios pode aumentar o sucesso. Evidências recentes indicam que um programa de exercícios domiciliares para pessoas com mais de 65 anos com dois exercícios resulta em um melhor desempenho que com oito.[59]

Todos os exercícios devem abordar objetivos funcionais[59] e, portanto, devem ser vistos diretamente pelos pacientes como um meio para um fim, em vez de algo para mantê-los ocupados. Experiências de reforço positivo fornecem *feedback* que proporcionará o melhor resultado. Se o paciente se sentir oprimido ou sentir dor significativa de início tardio após a atividade, é provável que a diminuição da satisfação com a qualidade de vida iniba a participação futura.[60]

Foi descoberto que mesmo pacientes com doença pulmonar obstrutiva crônica grave se beneficiam de um programa de exercícios domiciliares supervisionado quinzenalmente por um período de 4 meses, com um ganho de 3% em oposição a uma deterioração de 28% no grupo controle sem exercícios. Esses resultados não são uma evidência contundente da eficácia do treinamento físico, mas os pacientes nesse estudo pertencem a uma população severamente incapacitada com uma doença progressiva e uma perspectiva sombria.[61]

Medir a frequência cardíaca em repouso (FCR) e a frequência cardíaca relacionada à atividade é útil para determinar o *status* de desempenho físico, quando relacionado à frequência cardíaca máxima prevista (frequência cardíaca máxima ajustada para idade) (usando 220 – idade ou menos, ou 220 – FCR × nível do exercício). Com um corpo debilitado, a frequência cardíaca em repouso pode ser muito superior a 100 bpm. Um homem de 75 anos com frequência cardíaca máxima prevista (FCMP) de 145 e FCR de 120 já apresenta desempenho superior a 80% do máximo (82%). Depois de caminhar 9 metros até o banheiro usando um andador de rodas, ele quase desmaiou com uma frequência cardíaca de 144, mais de 99% do FCMP. Esse evento adverso representa não apenas um risco significativo de queda por colapso, mas também um esforço comparável ao de um *sprint* em uma pista de corrida. Uma explicação para esse esforço aeróbico máximo relativo frequentemente é afirmativa para o paciente e tranquilizadora para a família. Da mesma forma, pacientes com fraqueza progressiva e atrofia muscular terão dificuldade de se mover da posição sentada para a de pé, especialmente de sua cadeira favorita. Os fisioterapeutas têm uma oportunidade crítica de educar os pacientes, suas famílias e seus cuidadores quanto à capacidade física máxima para a contração muscular anaeróbica e o trabalho que é feito apenas para passar de uma posição para outra. Compartilhar esses exemplos com o paciente e a família pode levar a uma afirmação de que o esforço percebido é extremamente alto durante o processo de declínio e também levar a algum reconhecimento do esforço necessário para realizar até as menores tarefas.

Concluindo, é importante que o fisioterapeuta ofereça a opção de exercícios e atividades específicas que sejam realizáveis e significativas para a condição de vida do paciente, com uma educação que coloque o exercício e o desempenho físico na perspectiva das mudanças físicas no fim da vida. Se esse programa estiver bem integrado à rotina diária, serão alcançados o entendimento e os resultados ideais.

Equipamentos e ambiente

A capacidade de se mover da posição sentada para a de pé pode exigir maior esforço ou assistência com o aumento da fraqueza. A adaptação de uma cadeira reclinável favorita com uma altura ideal pode ser obtida por meio de instruções para a família na fabricação de uma plataforma sob toda a cadeira, geralmente de 10 a 15 cm. Essa manobra eleva a altura do assento, mantém os outros recursos de conforto e elimina a instabilidade de várias almofadas. Algumas famílias podem optar por comprar uma poltrona reclinável para elevador elétrico como outra opção. Outros equipamentos da casa, como uma cadeira higiênica ao lado da cama ou banco de chuveiro, também podem precisar ser elevados conforme a necessidade.

A conservação de energia pode ser de grande importância, uma vez que os pacientes frequentemente apresentam níveis de produção de energia quase máximos e fadigam rapidamente, conforme observado anteriormente. A altura padrão do andador gera uma flexão significativa do cotovelo. Em populações mais jovens e pessoas com força adequada, os custos de energia desse uso da extremidade superior podem estar facilmente dentro de sua capacidade. Em testes de forças dos membros superiores com alturas variáveis do andador, mantendo um *status* estressante com membros inferiores sem carga, as evidências demonstram que uma extensão mais completa do cotovelo pode reduzir os momentos de força sobre o cotovelo.[58] Com o adulto idoso em declínio terminal, ajustar a altura do andador para permitir extensão quase completa do cotovelo pode proporcionar economia de energia que permitirá uma deambulação mais segura e mais fácil por um período prolongado durante a doença.

Medidas de cuidados com o conforto

O cuidado com o conforto para os doentes terminais ganhou destaque com o aumento da consciência das variáveis físicas e psicossociais que afetam e acompanham o processo.[62] Um dos principais objetivos do cuidado no fim da vida por meio de hospices é o alívio da dor e o conforto. A fisioterapia tem muito a oferecer por meio de intervenções diretas apropriadas e da educação e treinamento dos cuidadores familiares.

O edema é um sintoma frequente de que o corpo falha, seja por efeitos adversos do tratamento (cirurgia e radioterapia), diminuição da mobilidade e estase pela posição,[63] ou falha dos sistemas corporais conforme a doença progride. Membros edemaciados podem se tornar extremamente desconfortáveis com a pressão interna sobre os receptores sensoriais. A drenagem linfática manual e outras técnicas de massagem podem fornecer alívio temporário e a longo prazo em muitas dessas situações. O posicionamento e o envolvimento com bandagens curtas também podem ser úteis para reduzir o tamanho dos membros e permitir uma mobilidade funcional mais fácil com membros sem carga.[64] Com a demonstração dessas técnicas de modo eficaz e o ensino dos cuidadores para seguir um programa modificado que não sobrecarregue excessivamente a família, os cuidadores podem ser ensinados por um fisioterapeuta a fornecer uma atividade satisfatória com sucesso para seu ente querido. É compreendido e deve ser explicado que, em alguns casos, os esforços para controlar o edema podem falhar devido às falhas dos sistemas corporais, e isso não é uma falha dos cuidadores. Apesar desse resultado final, o conforto do toque da massagem ainda pode ser apreciado.

As experiências de fim da vida podem incluir uma sensação de "necessidade de ir", à medida que a pessoa passa por mudanças transitórias e separação. Pacientes mais jovens e saudáveis podem ficar muito inquietos e caminhar ou andar de um lado para o outro sem parar. Esse fenômeno se torna um problema de gerenciamento mais desafiador se a inquietação terminal ocorre em alguém que não consegue se levantar da cama com segurança.[65] Técnicas terapêuticas como segurar e balançar (na cama ou ao lado do leito) podem ser usadas e também ensinadas aos cuidadores como uma forma de proporcionar a sensação física e vestibular de movimento e de "ir" tão almejado.[66] É um excelente complemento aos medicamentos frequentemente oferecidos pela equipe do hospice para o controle desse sintoma.

A amplitude de movimento é outra intervenção que deve ser considerada de uma perspectiva diferente. Ela pode ser fornecida para manter a amplitude suficiente para permitir cuidados pessoais ou limitar a flexão dos dedos para evitar lesões na palma da mão. Se o movimento for doloroso, a amplitude de movimento deve ser limitada a esse padrão prático. Algumas pessoas podem gostar muito do estímulo de ter seus membros, de outra forma imóveis e pouco estimulados, movidos para obter conforto. Com a instrução adequada, os cuidadores ou outros voluntários podem ser capazes de executar uma amplitude de movimento passiva ou assistida regularmente. Outra aplicação da amplitude de movimento nos cuidados de fim da vida é fornecer o estímulo suave de movimentos passivos, assistidos ou ativos das extremidades inferiores, com as imagens de visualização guiadas verbalmente de uma caminhada favorita que a pessoa possa ter apreciado (p. ex., até um parque, praia ou locais da comunidade). Esse "caminhar junto" pode fornecer ao paciente e aos cuidadores a sensação de estar fazendo algo intencional e prazeroso ao refletir sobre suas memórias e questões de encerramento de vida juntos.

Perspectivas sobre quedas no fim da vida

As quedas sempre são uma consideração para os fisioterapeutas e necessitam de considerações especiais durante o curso de fim da vida.[67] As perguntas que se devem fazer são: "É possível para uma pessoa fazer a transição de um estado ativo e funcional para um estado pré-mórbido sem maiores riscos de queda?" e "O que devemos fazer sobre isso?". Muitas pesquisas foram feitas para avaliar e limitar as quedas com intervenção apropriada. A ampla gama de habilidades do paciente em cuidados paliativos e prática de hospice necessita direcionar ferramentas de avaliação para as habilidades da pessoa, como o teste levantar e andar cronometrado ou mesmo apenas observação. As intervenções também devem ser cuidadosamente consideradas, com a natureza variável e frequentemente progressiva da doença ou condição. Risco zero e quedas zero não podem ser a meta de nenhum tipo de qualidade de vida. O gerenciamento de risco em um nível aceitável com considerações de qualidade de vida, conforme determinado pelos desejos do paciente por independência e preocupações familiares, deve ser o resultado. As quedas acontecerão no decurso do declínio e, para alguns, uma queda pode até ser a saída natural deste mundo.

A Joint Commission apoia a implementação de um programa consistente com a organização prestadora, os clientes atendidos e o ambiente de atendimento.[68] Uma abordagem racional no ambiente do hospice é usar um conceito como o Triângulo de Segurança, identificado por Briggs na Figura 27.6.

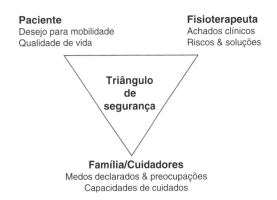

Paciente
Desejo para mobilidade
Qualidade de vida

Fisioterapeuta
Achados clínicos
Riscos & soluções

Triângulo de segurança

Família/Cuidadores
Medos declarados & preocupações
Capacidades de cuidados

Figura 27.6 Triângulo de Segurança de Briggs quando se considera abordar quedas e riscos à segurança. (*De Briggs, 2018.*)

O Triângulo de Segurança (*Triangle of Safety*) envolve as três principais partes envolvidas nas decisões de cuidado: o paciente, a família/cuidadores e o médico. A comunicação e o compartilhamento de preocupações e experiências são essenciais. Essa aliança[69] capacita o paciente a decidir o que é agradável, os cuidadores familiares a expressar suas preocupações e o terapeuta a identificar achados clínicos e opções de solução a serem consideradas.[69] Com todos juntos, pode ser encontrado um nível aceitável de apoio e intervenção, o que pode incluir mudanças ambientais, uso de equipamento, assistência ou outras alterações. Pessoas que percebem que estão sendo "chamadas" ou "indo para a luz" podem até tentar se levantar, embora não sejam mais fisicamente capazes, o que está além do controle de qualquer pessoa.[70]

O papel do terapeuta evolui no ambiente do hospice de ser um provedor de cuidados quando o treinamento e as intervenções de queda não são mais benéficos ou aceitos como um identificador de risco e solução. Nosso papel é apoiar o declínio e o processo de morte e confiar que aqueles sob nossos cuidados tomarão suas decisões informadas de acordo com sua compreensão dos resultados. Seguem dois exemplos de casos.

Cenário de caso. Tony estava na casa dos 40 anos e vivia com HIV/AIDS há quase 18 anos. Agora no hospice e morando sozinho, ele caiu recentemente ao atender o telefone, o que o levou a concordar relutantemente com um encaminhamento para fisioterapia. Seu pai encontrou o fisioterapeuta do lado de fora do quarto e exigiu que seu filho se sentisse seguro. Atrofia muscular, letargia e edema maciço foram as principais condições que afetaram a marcha e o equilíbrio de Tony. Vários dispositivos foram oferecidos e experimentados: uma bengala reta, bengalas de quatro apoios, andadores simples e com rodas dianteiras. Considerações foram discutidas incluindo peso, estabilidade e até mesmo aparência. Tony ia e voltava, mas acabou escolhendo o andador com rodas as dianteiras, o que o deixou mais estável e tranquilizou sua família. Essa escolha permitiu que ele vivesse seus últimos dias sem mais quedas.

Martha tinha 93 anos e já havia se internado duas vezes por insuficiência cardíaca e agora era encaminhada pela neurologia para cuidados paliativos de saúde domiciliar para treinamento de marcha e equilíbrio. Ela era bastante determinada e capaz de obter alguns ganhos de força e equilíbrio usando um andador ou bengala com auxílio constante. À medida que a alta se aproximava, um momento de desatenção por parte de seu acompanhante permitiu uma queda, o que resultou em fraturas por compressão da coluna vertebral. Com muita dor, agora repentinamente restrita ao leito e tendo dificuldade com a troca de ar, Martha foi novamente admitida no hospice. Enquanto suas filhas se reuniam e aceitavam a preparação de Martha para sua passagem dessa vez, ela viveu apenas mais 2 semanas. Durante uma queda, Martha encontrou seu caminho para "casa".

GESTÃO DE DOR E SINTOMAS

Definir dor no fim da vida

Uma morte dolorosa está entre os maiores temores que cercam o processo do fim da vida; consequentemente, um dos objetivos mais importantes no manejo de pessoas em estado terminal é o manejo oportuno e eficaz da dor.[48] A abordagem do hospice para a dor apoia esse objetivo, especificamente em termos de reduzir o nível de sofrimento relacionado a um nível tolerável dentro de 48 horas após admissão.

Apesar da dor poder ser definida academicamente como "uma experiência sensorial desagradável associada a dano real ou potencial do tecido",[70] a definição usada no hospice é "o que quer que o paciente diga que é".[71] Assim, qualquer relato de dor pelo paciente é reconhecido e abordado em uma maneira compassiva e eficaz.

No ambiente de hospice, a avaliação da dor é considerada o "quinto sinal vital",[1] uma indicação importante da homeostase fisiológica e do bem-estar do paciente. Além disso, a dor é vista como um impedimento para os processos espirituais, psicológicos e emocionais de revisão de vida e fechamento significativo com seus entes queridos. Os enfermeiros do hospice são especialistas na área de abordagens farmacológicas para o manejo da dor. Trabalhando com o paciente e a família, eles podem identificar rapidamente estratégias para reduzir e, em muitos casos, eliminar o desconforto. Os fisioterapeutas também podem fornecer as intervenções não farmacológicas descritas na seção anterior sobre medidas de conforto, que podem aumentar a eficácia dos medicamentos. Em muitos casos, as intervenções de fisioterapia, como massagem, respiração guiada para relaxamento, EENT e movimentos suaves, podem até reduzir a necessidade de agentes farmacológicos, à medida que os métodos não farmacológicos para o manejo da dor são realizados.

Nos casos em que o paciente não responde, está delirando ou afásico, as causas potenciais de dor são identificadas e tratadas. Por exemplo, um paciente sem resposta com uma infecção grave do trato urinário, provavelmente seria tratado para a dor. Além disso, se um paciente relatou anteriormente um padrão consistente de dor durante períodos de consciência, provavelmente será considerado que esse desconforto permanece mesmo quando o paciente não é mais capaz de verificar isso.

Prevalência da dor no fim da vida

Apesar da prevalência da dor no fim da vida variar dependendo da natureza do processo da doença terminal, pesquisas indicam que dois terços dos pacientes com câncer avançado sentem dor.[72] Dor e desconforto são construtos multidimensionais. Uma avaliação conhecida como *Memorial Symptom Assessment Scale-Short Form* (MSAS-SF)[73] é um autorrelato do paciente do espectro de fontes de sofrimento físico e psicológico relacionadas ao câncer (Figura 27.7).

O MSAS-SF também permite que os pacientes avaliem até que ponto os sintomas específicos os afetam, usando um *continuum* de 5 pontos entre *nada* (0) e *muito* (4).

As duas formas mais comuns de desconforto em 299 pacientes com câncer avançado que completaram o MSAS-SF incluíram dor (72%) e falta de energia (70%).[73] Além disso, mais de 50% desses pacientes classificaram esses sintomas como os afetando "bastante" ou "muito". Por fim, entre 35 e 39% desses pacientes relataram sofrimento psicológico ocasional, como preocupação, irritação e tristeza. Claramente, os efeitos físicos e psicológicos do câncer avançado frequentemente afetam a maioria dos pacientes.

O elemento multidimensional da dor, particularmente no fim da vida, foi reconhecido pela primeira vez por Cicely Saunders, que definiu a dor como "não apenas um evento, ou uma série de eventos, mas sim uma situação em que o paciente é mantido cativo".[74] Saunders definiu o impacto coletivo desses "eventos" desconfortáveis como "Dor Total", ilustrado na Figura 27.8.

Ao desenvolver o modelo interdisciplinar de cuidados paliativos, Saunders considerou que cada membro profissional tinha um papel em ajudar a aliviar as várias contribuições para a dor total do paciente. Por exemplo, um capelão de hospice pode lidar com a dor espiritual, enquanto um assistente social pode mitigar os problemas de dor burocrática (i. e., a frustração de preencher os formulários intermináveis e tediosos necessários para reivindicações de seguro). Ao abordar as muitas contribuições para o sofrimento, os recursos de energia dos pacientes podem então ser direcionados para atividades significativas e reconfortantes, melhorando assim sua qualidade de vida. No contexto da dor total, a abordagem de Saunders para o manejo era empregar medidas farmacológicas e não farmacológicas de maneira proativa, em vez de reativa.

Sem dúvida, o gerenciamento eficaz da dor é uma das mais importantes das muitas contribuições de Saunders para o desenvolvimento de uma abordagem padronizada para o cuidado compassivo no fim da vida. Ela foi uma das primeiras a demonstrar que o manejo inadequado da dor no fim da vida acelera a morte, aumentando o estresse fisiológico, a demanda de oxigênio do miocárdio e o trabalho respiratório.[74] Além disso, o alívio inadequado da dor aumenta o fardo da dor total, causando angústia significativa tanto para o paciente quanto para a família. Assim, dada a prevalência e intensidade da dor física entre pacientes terminais, Saunders defendeu o uso de medicamentos opioides em doses suficientes para manter um

Nome do paciente _____ Data ___/___/___ ID # _____

MEMORIAL SYMPTOM ASSESSMENT SCALE – SHORT FORM (MSAS-SF)

I. INSTRUÇÕES: Abaixo temos uma lista de sintomas. Se você teve o sintoma **DURANTE A ÚLTIMA SEMANA**, por favor marque SIM. Se você teve o sintoma, por favor marque a opção que nos diz o quanto o sintoma AFETOU ou INCOMODOU você.

Marque todos os sintomas que você teve durante a ÚLTIMA SEMANA	**MARCANDO SIM**: Quanto o sintoma AFETOU ou INCOMODOU você?					
	Sim (√)	Nem um pouco (0)	Um pouco (1)	Inco-modou (2)	Razoa-velmente (3)	Muito (4)
Dificuldade de concentração						
Dor						
Falta de energia						
Tosses						
Alterações na pele						
Boca seca						
Náuseas						
Sensação de sonolência						
Dormência/formigamento nas mãos e pés						
Dificuldade para dormir						
Sensação de gases						
Problemas para urinar						
Vômitos						
Falta de ar						
Diarreia						
Sudorese						
Feridas na boca						
Problemas com o interesse ou atividade sexual						
Coceiras						
Falta de apetite						
Tonturas						
Dificuldade para engolir						
Mudança no paladar dos alimentos						
Perda de peso						
Perda de cabelo						
Constipação intestinal						
Inchaço dos braços ou pernas						
"Não pareço comigo mesmo"						
Se você teve qualquer sintoma durante a ÚLTIMA SEMANA, favor escreva abaixo e indique o quanto AFETOU ou INCOMODOU você						
1						
2						

II. Abaixo, temos outros sintomas comumente informados. Por favor, indique se você teve esse sintoma **DURANTE A ÚLTIMA SEMANA**, caso positivo, com qual **FREQUÊNCIA** o sintoma ocorreu.

Marque todos os sintomas que você teve durante a ÚLTIMA SEMANA	**SE O SINTOMA OCORREU**: com qual **FREQUÊNCIA** ocorreu?				
	Sim (√)	Raramente (1)	Ocasionalmente (2)	Frequentemente (3)	Quase constante (4)
Sentiu-se triste					
Sentiu-se preocupado					
Sentiu-se irritado					
Sentiu-se nervoso					

Figura 27.7 Formulário curto da escala de avaliação de sintomas memoráveis (MSAS-SF).

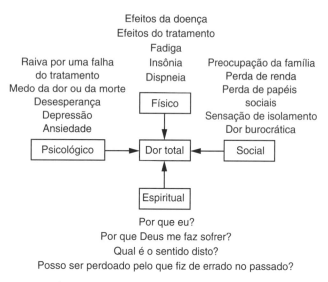

Efeitos da doença
Efeitos do tratamento
Fadiga
Insônia
Dispneia

Raiva por uma falha do tratamento
Medo da dor ou da morte
Desesperança
Depressão
Ansiedade

Preocupação da família
Perda de renda
Perda de papéis sociais
Sensação de isolamento
Dor burocrática

Físico

Psicológico → Dor total ← Social

Espiritual

Por que eu?
Por que Deus me faz sofrer?
Qual é o sentido disto?
Posso ser perdoado pelo que fiz de errado no passado?

Figura 27.8 Modelo de Saunders da dor total.

BOXE 27.3	Definições dos termos relacionados ao vício.

Vício: um fator primário, neurobiológico, social e ambientalmente baseado na doença caracterizado por comportamentos que incluem um ou mais dos seguintes: descontrole sobre o uso de drogas, uso continuado apesar dos danos, desejo

Dependência física: um estado normal de adaptação manifestado por uma síndrome de abstinência específica da classe de drogas que pode ser provocada por interrupção abrupta, redução rápida da dose, diminuição dos níveis sanguíneos da droga ou administração de um antagonista

Tolerância: um estado de adaptação no qual a exposição a uma droga induz mudanças que resultam na diminuição de um ou mais dos efeitos da droga ao longo do tempo

Pseudoadição: a falsa suposição de vício em uma pessoa buscando alívio da dor

Pseudotolerância: a falsa suposição de que a necessidade de aumentar as doses de um medicamento é o resultado da tolerância e não da progressão da doença ou de outros fatores[77]

nível consistente de alívio. Sua máxima conhecida a esse respeito era "a dor constante precisa de controle constante".[74] Entretanto, apesar das evidências consideráveis de seu uso, existem barreiras na sociedade e no sistema médico que podem impedir a dosagem adequada de medicamentos opioides altamente eficazes. Devido ao seu potencial para abuso e dependência, bem como à popularidade dos opioides como drogas de rua, muitos estados têm leis restritivas que podem limitar sua disponibilidade em áreas rurais e urbanas.[1] Consequentemente, é fundamental para os profissionais de saúde que trabalham no tratamento da dor compreender a verdadeira natureza do vício, bem como a dependência física, tolerância, pseudotolerância e pseudovício para evitar a perpetuação das barreiras existentes para o tratamento adequado da dor no fim da vida. Na realidade, estudos anteriores e recentes encontraram taxas de dependência entre 0 e 7% em pacientes que receberam opioides para dor de câncer em estágio terminal.[75,76] Nos cuidados de fim da vida, a preocupação com o conforto do paciente é o aspecto mais importante. Além disso, os enfermeiros e outros profissionais de saúde que trabalham em um ambiente de hospice podem precisar orientar e defender seus pacientes para garantir seu acesso aos medicamentos apropriados e a necessidade de conforto ideal.

Para educar os profissionais de saúde, a American Academy of Pain Medicine gerou um documento de consenso em 2001 definindo os termos *vício*, *dependência física* e *tolerância*.[77] Essas definições estão ilustradas no Boxe 27.3.

Tipos de dor física

Para alcançar o resultado de analgesia consistente, é importante compreender as fontes fisiológicas que contribuem para a dor. Por exemplo, a dor física pode derivar de órgãos, tecido neural ou componentes musculoesqueléticos, cada um dos quais produz um tipo distinto de desconforto e requer uma classe específica de agentes farmacológicos. Dor *nociceptiva* (por doença ou dano à pele, músculos, ossos ou tecido conjuntivo) e dor *neuropática* (por doença ou dano aos neurônios envolvidos na sinalização da dor) são as duas síndromes de dor mais comuns no fim da vida. Outra forma de desconforto é conhecida como dor do tipo *lancinante*, que é um aumento repentino na intensidade da dor que dura até uma hora ou mais, apesar do uso de medicação opioide contínua. A compreensão das fontes e do comportamento da dor promove a defesa eficaz do fisioterapeuta e o gerenciamento da dor. Na presença de doença avançada (particularmente câncer), não é incomum que os pacientes experimentem breves episódios intermitentes de dor intensa com duração de vários segundos a vários minutos. Na maioria dos casos, essa "dor irruptiva" ocorre na presença de analgesia basal eficaz geral. Apesar desses episódios poderem ocorrer sem provocação aparente, eles também podem se correlacionar com mudanças na atividade. A dor irruptiva pode ser controlada de modo eficaz, geralmente com o fornecimento de um medicamento de ação rápida em uma porcentagem específica da dose diária geral do paciente. Pode ser útil para os pacientes manter um diário da dor, o que lhes permite registrar o impacto das atividades e de outros fatores nos níveis de dor. A American Cancer Society desenvolveu um diário da dor que pode ser encontrado em seu *site*.[78] O diário da dor inclui perguntas úteis que podem ajudar os fisioterapeutas na avaliação da dor, como localização, natureza (p. ex., facadas, latejantes, pontadas), classificação da dor e fatores provocadores.

As decisões relacionadas aos medicamentos apropriados para o controle da dor são baseadas nos relatórios do paciente ou do cuidador. É importante que os profissionais de saúde reconheçam que os pacientes, especialmente os mais velhos, podem relutar em relatar a verdadeira natureza, extensão e gravidade de sua dor. As barreiras para relatos acurados são inúmeras, incluindo diferenças culturais, medo de ser visto como queixoso, falta de conhecimento sobre o controle da dor e medo dos efeitos adversos da medicação, tolerância ou vício.[1]

Medidas farmacológicas para controle da dor

Existem vários medicamentos eficazes que podem ser usados para o controle da dor em pacientes que enfrentam o fim da vida. Esta seção fornecerá uma breve visão geral dos aspectos exclusivos dos medicamentos para a dor em situações crônicas, paliativas e de cuidados paliativos. Para uma descrição mais detalhada desses medicamentos, o leitor deve consultar o Capítulo 6 sobre farmacologia.

A seleção da classe apropriada de medicamentos é determinada pela fonte da dor e também pela gravidade. A Organização Mundial da Saúde (OMS) desenvolveu uma escala de dor que também pode ser usada para determinar os medicamentos apropriados no estágio terminal do câncer (Figura 27.9).

Analgésicos não opioides. Essa classe de medicamentos inclui paracetamol e anti-inflamatórios não esteroides (AINEs). A escala de dor da OMS recomenda analgésicos não opioides para dor leve, < 3 em uma escala numérica de 1 a 10, em que 0 representa *ausência de dor* e 10 é a *pior dor imaginável*.[48] Medicamentos, indicações, efeitos adversos e mecanismos de ação específicos são descritos no Capítulo 6.

Analgésicos opioides. Os analgésicos opioides são considerados os medicamentos mais eficazes para o tratamento da dor moderada a intensa e a morfina é um "grampo" em situações de fim de vida. Consequentemente, a escala da dor da OMS os recomenda como os medicamentos preferidos em tais casos.[79]

Dor moderada é definida como entre 4 e 6 em uma escala numérica de 0 a 10, em que 0 representa *ausência de dor* e 10 é a *pior dor imaginável* e experienciada. A dor intensa é definida como entre 7 e 10 na mesma escala numérica.[48] Esses medicamentos se ligam a receptores opioides no cérebro, bloqueando a liberação de neurotransmissores envolvidos no processamento da percepção da dor. Além de seu efeito analgésico, os opioides também são úteis no tratamento da dispneia no fim da vida.

No tratamento de fim de vida, o controle ideal da dor é o objetivo final do tratamento farmacológico; assim, a dosagem é determinada pelo nível necessário para atingir esse resultado. Felizmente, muitos dos medicamentos opioides podem ser fornecidos em formulações de liberação estendida ou imediata, permitindo um nível de controle mais consistente. Frequentemente, os dois tipos de medicamentos são usados.

Efeitos adversos dos opioides. Felizmente, as reações alérgicas a medicamentos opioides são extremamente raras, e a única contraindicação para seu uso no fim da vida é uma história de reação de hipersensibilidade, como erupção na pele ou respiração ofegante. Um dos efeitos adversos opioides mais comuns é a constipação intestinal e, portanto, é recomendado que um regime intestinal profilático seja iniciado imediatamente após o início desses medicamentos. Além de laxantes estimulantes e do incentivo à ingestão adequada de líquidos quando possível, intervenções como massagem abdominal, amplitude de movimento e treinamento de mobilidade na posição vertical também podem ajudar na evacuação intestinal.

A sedação é outro efeito adverso comum do uso de opioides, particularmente com as doses iniciais, e é importante reconhecer que, apesar de muitos pacientes poderem ver a sedação como uma barreira para momentos de qualidade com a família e entes queridos, outros podem considerá-la uma oportunidade bem-vinda para repouso, principalmente se a insônia for um problema.

Uma das complicações mais temidas (embora relativamente raras) do uso de opioides é a supressão respiratória. Felizmente, esse evento adverso geralmente é precedido por sedação, que oferece uma oportunidade para a reversão dos sintomas por meio do uso de um antagonista opioide, como a naloxona. As indicações para reversão geralmente incluem falta de capacidade de despertar e uma queda na saturação de oxigênio. O maior risco de depressão respiratória ocorre com as primeiras doses de opioides em pacientes sem história prévia de seu uso (inocente para opioides). Pacientes tolerantes a opioides que obtiveram bom controle da dor geralmente não desenvolvem essa complicação.

Crise dos opioides e a fisioterapia. Nos últimos anos, os EUA experimentaram um uso e abuso crescentes de medicamentos opioides. Em 2016, a Casa Branca e os Centers for Disease Control and Prevention declararam uma epidemia de uso de opioides e anunciaram iniciativas para abordar essas questões. Essas iniciativas incluíram a modernização das regulamentações, práticas de prescrição e produção de opioides. Embora essas iniciativas sejam justificadas e importantes à luz do número de mortes devido ao uso indevido de opioides, persistem preocupações sobre as potenciais consequências inadvertidas sobre o manejo daqueles no fim da vida. Como essa população

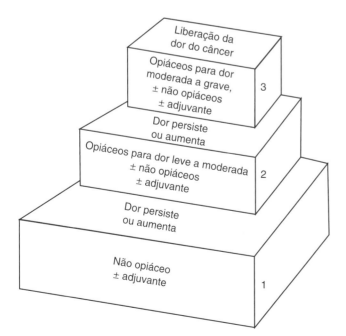

Figura 27.9 A escada da dor da Organização Mundial da Saúde. (*Acessível em http://www.who.int/cancer/palliative/painladder/en/. Reimpressa com permissão.*)

de pacientes frequentemente necessita de opioides para o manejo dos sintomas, uma redução na disponibilidade ou aumento do estigma social do uso de opioides pode reduzir seu conforto e qualidade de vida.

Os fisioterapeutas são especialistas no tratamento não opioide da dor. À medida que o papel do FT no HCP está aumentando, os terapeutas devem procurar oportunidades para auxiliar no controle dos sintomas sem o uso excessivo de opioides. O terapeuta deve estar ciente de que apesar do objetivo ser reduzir a superutilização de opioides, na população de HCP os opioides constituem uma opção necessária e benéfica para o controle dos sintomas e para garantir a morte com dignidade e conforto.[80]

Analgésicos adjuvantes. Essa classe de medicamentos inclui uma série de agentes que produzem efeitos analgésicos. Eles incluem antidepressivos, anticonvulsivantes, corticosteroides, anestésicos locais e bloqueadores dos canais de cálcio. Embora esses medicamentos possam ser eficazes para dores mais leves quando usados isoladamente, eles comumente são usados em conjunto com opioides. Eles podem ser particularmente eficazes na presença de dor neuropática ou óssea intensa.

Vias de administração. Os medicamentos analgésicos podem ser administrados por vários métodos. Apesar de muitos pacientes com doença avançada serem capazes de tomar medicamentos por via oral (na forma de comprimido ou líquida), outros podem exigir formas alternativas de entrega. Assim, os medicamentos podem ser administrados por uma variedade de vias, incluindo abordagens mucosas, transdérmicas, retais ou tópicas. Uma das vias mais comuns para pacientes sem função oral é por meio de supositórios retais ou vaginais. Os medicamentos também podem ser administrados por métodos intravenosos ou intratecais; entretanto, sempre que possível, é usada a abordagem menos invasiva.

As injeções intramusculares geralmente não são usadas no tratamento de fim da vida porque são dolorosas por si mesmas e porque as taxas de absorção vascular do medicamento são altamente variáveis quando se usa essa abordagem. Ao selecionar a via preferencial de administração de medicamentos para a dor, a enfermeira do hospice trabalhará em conjunto com o paciente e sua família para determinar a abordagem mais eficaz, consistente e eficiente.

Canabis medicinal. Na última década, aumentou a aceitação do uso medicinal da canabis para uma série de condições, incluindo câncer avançado, doenças crônicas e situações de fim da vida.[81] Com as recentes mudanças legislativas e cobertura da mídia associada, os indivíduos com uma condição de vida limitante podem fazer de canabis ou seus produtos derivados para ajudar no controle dos sintomas. Existem dois compostos canabinoides ativos mais comumente usados: delta-9-tetra-hidrocanabinol (THC) e canabidiol (CBD). O composto THC comumente está associado a efeitos psicoativos, enquanto o CBD está associado a efeitos não psicoativos, como controle da dor e espasticidade. A canabis medicinal e os canabinoides têm sido usados para o tratamento da dor, incluindo dor relacionada ao câncer, dor neuropática e espasticidade. A canabis medicinal também tem sido usada para tratar náuseas e vômitos induzidos pela quimioterapia, como estimulante do apetite e para condições psicológicas ou neurológicas, como ansiedade ou espasticidade. Dronabinol (Marinol®, Syndros) é uma cápsula ou solução à base de THC utilizada por via oral e é aprovado pela Food and Drug Administration para o tratamento de náuseas e vômitos quando os sintomas não são controlados por outros métodos convencionais.[82] Como esse medicamento contém THC, efeitos psicotrópicos podem ser encontrados em indivíduos que usam dronabinol.

Como ainda existe um estigma social potencial para essa canabis medicinal ou seus derivados, alguns pacientes podem não ser francos em divulgar seu uso; portanto, os médicos podem precisar perguntar especificamente sobre esse uso em pacientes com uma condição limitante de vida.[81] Finalmente, os fisioterapeutas que encontram pacientes terminais com sintomas não controlados com regimes de medicação tradicionais podem considerar uma discussão com colegas médicos para avaliar se os produtos de canabis podem ser benéficos.

SEDAÇÃO PALIATIVA

Para alguns indivíduos, o processo de fim da vida pode envolver níveis de dor intratáveis mesmo com esforços agressivos de controle da dor. Nesses casos, a única abordagem restante é induzir sedação para aliviar a percepção consciente da dor. A sedação paliativa (SP) é definida como "o uso monitorado de medicamentos (sedativos, barbitúricos, neurolépticos, hipnóticos, benzodiazepínicos ou medicamentos anestésicos) para aliviar o sofrimento físico, espiritual e/ou psicossocial refratário e insuportável para pacientes com diagnóstico terminal, por induzir vários graus de inconsciência".[83]

A American Academy of Hospice and Palliative Medicine descreve níveis leves e profundos de SP, que variam em termos do nível de consciência preservado.[84] Com sedação leve, doses menores de medicamentos de curta ação, como midazolam, a uma taxa de infusão de 0,5 mg/horas são usadas, promovendo um estado de alerta suficiente para permitir ao paciente iniciar uma conversa. Se a sedação leve não for suficiente, um nível mais profundo pode ser necessário e, nesse caso, doses mais altas de midazolam podem ser usadas além de medicamentos de ação mais longa, como benzodiazepínicos e sulfato de morfina.[84] Por ter dois níveis progressivos de SP disponíveis, os pacientes e suas famílias podem manter um nível de escolha, que lhes permite direcionar totalmente seus cuidados com a ajuda da equipe do hospice.

Estrutura ética para sedação paliativa

A intenção da sedação paliativa é proporcionar conforto quando todos os métodos apropriados de controle da dor são inadequados. Os pacientes e familiares devem compreender claramente que a intenção geral da SP é fornecer alívio para o sofrimento insuportável, mas não acelerar a morte. Entretanto, o resultado final para muitos pacientes submetidos à SP será a eventual cessação da respiração seguida pela morte. Embora a morte seja um resultado esperado do próprio processo da doença, a adição de SP não pode ser excluída definitivamente como um fator contribuinte. Assim, o arcabouço ético em que a SP está alicerçada é o de "duplo efeito", o que sugere que a intenção benéfica de reduzir o sofrimento pode produzir os efeitos não intencionais da morte. Além disso, o princípio da proporcionalidade sugere que a seleção da SP deve ser proporcional à extensão do sofrimento do paciente, alternativas de tratamento, benefícios esperados e possíveis danos.[84] Uma decisão de 1997 da Suprema Corte dos EUA declarou que não há direito constitucional de suicídio assistido por médico.[85] A sedação terminal tem como objetivo o alívio dos sintomas e é apropriada na prática agressiva de cuidados paliativos.[85]

Iniciar a sedação paliativa

A decisão de iniciar SP é baseada na avaliação dos sintomas do paciente e, muitas vezes, em seu desejo declarado de se livrar de seu desconforto. Uma vez que esteja claro que a SP é a única opção de tratamento restante, o paciente ou representante de saúde (o indivíduo nomeado para tomar decisões médicas em nome do paciente) deve ser claramente instruído sobre os objetivos e resultados esperados do tratamento. O consentimento informado é normalmente necessário. Os membros da equipe do hospice também estão disponíveis para fornecer qualquer suporte que possa ser necessário para o paciente ou família.

Na maioria dos casos, a SP é implementada no início da inquietação terminal, uma indicação de que a morte é iminente em dias ou horas. Embora a indicação mais comum para SP seja o *delirium* com agitação, outras incluem dor, convulsões, dispneia e ansiedade intensa. Muitos pacientes apresentam mais de um sintoma, o que agrava enormemente seu sofrimento. Um paciente dos autores descreveu os sentimentos de inquietação terminal como "uma sensação horrível de condenação e medo, como um peso caindo sobre mim".

Existem muitos medicamentos diferentes que podem ser usados para a SP. Eles incluem depressores do sistema nervoso central, como midazolam, benzodiazepínicos, lorazepam e pentobarbital. A maioria desses medicamentos é administrada por via intravenosa. Outra formulação comum conhecida como "supositório hospice" contém metoclopramida para prevenir desconforto gastrintestinal, difenidramina para secar as secreções, sulfato de morfina para dor, lorazepam para ansiedade e haloperidol para *delirium*. Esses supositórios são inseridos por via retal a cada 3 a 8 horas, conforme necessário, e costumam ser o método preferido para uso doméstico.

Um estudo recente explorando as tendências no uso de sedação paliativa em um país europeu indicou que a frequência com que a SP é usada no fim da vida diminuiu de 14,5%, em 2007, para 12,0% em 2013.[86] Um estudo retrospectivo de 374 pacientes em tratamento terciário para casos de câncer terminal indicou que 203 (54,2%) receberam SP. Curiosamente, os pacientes que receberam SP tiveram um período de sobrevida significativamente mais longo que aqueles que não foram sedados (33 dias *vs.* 16 dias, respectivamente).[87] Entretanto, outros estudos comparando a duração da sobrevida entre pacientes que receberam e não receberam SP, não apresentaram diferenças significativas nos resultados.[88,89]

Quando um paciente está em SP, os familiares devem ser incentivados a conversar com ele e tocá-lo. A massagem suave pode ser útil para auxiliar o processo de liberação, e os pacientes podem responder com uma mudança na respiração que sugere relaxamento. Às vezes, os pacientes podem responder de outras maneiras pungentes e transformadoras.

PROCESSO FISIOLÓGICO DE MORRER

Foi afirmado que "morremos de velhice porque fomos desgastados, dilacerados e programados para desabar. Os muito velhos não sucumbem à doença, eles implodem seu caminho para a eternidade".[90] Como essa citação sugere, avanços na medicina prolongam nossas vidas de modo que a morte típica estadunidense provavelmente ocorre nos muito idosos devido a uma condição crônica envolvendo um período de declínio fisiológico. Assim, os Centers for Disease Control and Prevention relataram que das 2.744.248 mortes nos EUA ocorridas em 2016, as cinco principais causas foram doenças cardíacas (24,1%), câncer (22,7%), doenças crônicas do trato respiratório inferior (5,9%), lesões não intencionais (5,6%) e acidente vascular encefálico (5,3%).[91] Na verdade, 75% de todas as mortes americanas ocorrem devido a essas ou outras condições crônicas. Apesar de uma deterioração lenta e progressiva poder ser desanimadora para o paciente experimentar e desafiadora para a família observar, uma presença centrada frente à morte iminente otimiza as oportunidades para um encerramento significativo. Consequentemente, os pacientes podem se recuperar quando menos se espera, muitas vezes, para cumprir uma última meta importante. Por exemplo, nos dias anteriores à sua morte, Bill, um homem de 70 anos com câncer cerebral em estágio terminal, decidiu que deixaria sua cama para fazer uma última refeição à mesa com sua família. Serviços de fisioterapia foram solicitados e fornecidos para ajudar Bill a cumprir esse objetivo. Em outros casos, os pacientes também podem permanecer em um estado sem resposta por um período de tempo, morrendo logo após a chegada de um ente querido há muito esperado. Joseph, um homem de 72 anos com câncer de fígado, morreu 1 dia depois que seus seis filhos adultos finalmente chegaram de suas localidades ao redor do país.

O processo de fim da vida é único para cada indivíduo. A jornada até o fim da vida começa de muitas maneiras diferentes, de modo que cada pessoa morre de sua própria maneira e em seu próprio tempo.[5] Apoiar esse processo individual é o propósito e o foco do cuidado paliativo. Nesse contexto, a aproximação da morte é vista como um evento físico, psicológico e espiritual. Os pacientes e suas famílias precisam de informações e apoio compassivo para garantir que suas necessidades coletivas sejam honradas durante esse período crítico. A abordagem interdisciplinar do hospice envolve um envolvimento considerável da enfermeira do paciente, que administrará medicamentos para seu conforto. O capelão do hospice pode ser envolvido para apoio espiritual a pedido do indivíduo ou da família, especialmente quando a morte iminente provoca questionamentos do paciente ou de familiares relacionados à presença ou perspectiva de vida após a morte. Voluntários treinados em hospices podem proporcionar descanso ao cuidador ou uma presença tranquilizadora ao lado do leito. O assistente social do hospice pode ajudar a família de várias maneiras práticas, como abordando questões financeiras. Intervenções de fisioterapia, como redução de edema, exercícios respiratórios para relaxamento, posicionamento e massagem suave ou alongamento, podem ser realizados dias ou até horas antes da morte. Em um estudo que explorou a viabilidade de intervenções de fisioterapia entre 528 pacientes terminais, 90% desses pacientes receberam uma variedade de intervenções eficazes que incluíam atividade física (50%), treinamento de relaxamento (22%), treinamento de respiração (10%), e manejo do linfedema (6%).[48] Um estudo recente examinou o impacto da intervenção fisioterápica entre pacientes em um hospice comunitário. Os sintomas mais prevalentes incluíram fraqueza, dor, edema e dispneia.[45] Os resultados desse estudo indicaram que a intervenção fisioterápica melhorou vários elementos da função e dos sintomas desses pacientes. O benefício mais comumente relatado foi uma redução significativa na dor musculoesquelética, seguida por melhorias no desempenho das atividades de vida diária e mobilidade. Outros benefícios relatados incluíram melhorias na resistência, humor e energia. A ferramenta de avaliação mais comum foi a escala visual analógica para dor, seguida por medidas variáveis de mobilidade funcional, equilíbrio e qualidade de vida relatada pelo paciente. As formas comuns de intervenção incluem treinamento de habilidades funcionais, exercícios respiratórios e terapia manual, como massagem para linfedema.

A seção a seguir inclui uma descrição das mudanças fisiológicas comuns que acompanham o processo de morte, mas é importante observar que elas variam entre as pessoas.

Processo de morrer

Alterações fisiológicas associadas à morte. O processo de morte envolve o declínio e a falência final de todos os principais sistemas orgânicos. Dependendo da natureza da doença contributiva, esse processo pode levar de vários meses a várias horas. O Boxe 27.4 descreve as mudanças progressivas mais amplas que ocorrem nos meses finais de vida.

BOXE 27.4	Mudanças progressivas na fase terminal.
Mês 6	Geralmente, o paciente deambula, é coerente, alguns efeitos adversos de medidas/medicamentos curativos, estágios iniciais de luto, raiva, negação
Mês 5	Alguma perda de peso, fraqueza, manifestação de sintomas (i. e., dor, dispneia, disfunção orgânica), demonstra sinais de estresse, aceitação crescente do estado terminal, medo, depressão
Mês 4	Perda de peso contínua, diminuição do apetite, manifestações físicas, sintomas mais pronunciados; trabalho do luto, planejamento, resolução
Mês 3	Deterioração física aparente, sintomatologia e aumento da dor, início do afastamento, aceitação da doença terminal
Mês 2	Deterioração física progressiva, aumento dos sintomas, tratamento primário da dor, pode estar acamado, aumentando a retirada, resolução e fechamento
Último mês	Estágio final: afastamento pronunciado, requer cuidado total, gerenciamento intensivo de sintomas e dor, falta de apetite

(Adaptado de National Hospice and Palliative Care Organization [NHPCO]. Time line phases of terminal care. 1996. Reimpresso com permissão.)

À medida que o paciente declina em função, a intervenção da fisioterapia pode ser útil para fornecer educação, dispositivos adaptativos ou estratégias alternativas de movimento para otimizar a função segura. Essas intervenções são totalmente descritas na seção sobre modelos de prática de fisioterapia em hospices e cuidados paliativos, anteriormente neste capítulo.

De igual importância para fornecer intervenções apropriadas é trabalhar em estreita colaboração com a equipe do hospice para garantir que todas as formas de dor e desconforto sejam minimizadas. Isso é importante não só para o paciente, mas também para os familiares que, sempre que possível, devem ser libertados do fardo inerente ao ver sofrer um ente querido. Nas semanas ou dias antes da morte, o declínio multissistêmico resulta em uma série de sinais, que são ilustrados na Tabela 27.5 e descritos posteriormente neste capítulo.

É muito comum que os pacientes durmam a maior parte do tempo nos dias anteriores à morte. Eles podem não estar mais interessados em comida ou líquidos, e os membros da família devem ter certeza de que, para a pessoa que está morrendo, o processo de digestão pode ser desconfortável ou até doloroso. Além disso, à medida que a morte se aproxima, os pacientes podem ter maior dificuldade para deglutir. Mesmo na ausência de desconforto, esses pacientes não precisam, nem seus corpos podem assimilar, a energia fornecida pelos alimentos. Quando os pacientes recusam alimentos e líquidos, ou nos casos em que são retirados de acordo com uma diretriz antecipada, os membros da família precisam ter certeza de que o paciente não sentirá fome ou nenhuma sensação de privação. Nesses casos, a enfermeira do hospice trabalhará com o paciente e sua família para fornecer medicamentos e outras intervenções para garantir o

TABELA 27.5	Sinais fisiológicos multissistêmicos da aproximação da morte.	
Sistema	**Sinais ou sintomas**	**Fatores contribuintes**
Sistema nervoso central	Confusão, *delirium* Desorientação Aumento do tempo gasto dormindo (de algumas horas por dia para a maior parte do dia) Níveis reduzidos de capacidade de resposta, coma eventual Ansiedade e inquietação, alucinações ou relatos de ver coisas, ouvir vozes	Hipoxemia do processo patológico ou redução da função, desequilíbrios metabólicos, como acidose, toxicidade renal ou insuficiência hepática, dor, efeitos adversos da medicação opioide (isso pode ser reversível)
Musculoesquelético	Fraqueza, perda de função, fadiga	Progressão do processo patológico, inatividade prolongada
Cardiopulmonar	Queda na pressão arterial Variabilidade e irregularidade da frequência cardíaca Frequência respiratória pode estar muito rápida, alternando com períodos de apneia ou um borbulhar muito lento no tórax	Processo da patologia, falência de órgão, efeito adverso da quimioterapia (não reversível) A insuficiência respiratória pode resultar em acúmulo de líquido nos pulmões
Tegumentar	Pele fria e pegajosa, extremidades podem estar azuladas Edema	Perda da perfusão cardiopulmonar Falência da bomba Perda do tônus muscular
Gastrintestinal	Perda de interesse em alimentos e líquidos Constipação intestinal ou diarreia Incontinência, redução do débito urinário conforme a morte se aproxima	Efeitos adversos de medicamentos (medicações opioides são constipantes)

conforto ideal. Os aspectos éticos e legais da retirada intencional de alimentos e líquidos serão discutidos posteriormente neste capítulo.

"Inquietação terminal" é uma forma específica de *delirium* e agitação que ocorre nas últimas semanas, dias ou horas de vida. É muito comum, embora o grau possa variar muito, afetando até 85% dos pacientes terminais, e inclui sinais como inquietação, agitação, confusão, alucinações ou pesadelos.[92] A experiência de inquietação terminal pode ser altamente perturbadora para as famílias e pacientes semelhantes. Um paciente dos autores descreveu sua inquietação terminal como uma sensação de "apenas querer rastejar para fora da minha pele". Considera-se que a inquietação terminal é o resultado de processos metabólicos em falha que ocorrem à medida que a morte se aproxima. Além disso, a inquietação terminal pode ser exacerbada pelo sofrimento físico causado por constipação intestinal grave, diminuição da troca de oxigênio ou mudanças na temperatura corporal. Assim, a inquietação terminal pode ser descrita como uma condição que envolve considerável dor fisiológica e psicológica, ocorrendo em todos os níveis de consciência. Pacientes que não respondem podem demonstrar inquietação terminal puxando suas roupas de cama, fazendo movimentos aleatórios ou tentando remover seus aparelhos médicos. Os pacientes que estão mais conscientes podem pedir repetidamente para se levantar ou tentar fazê-lo sem ajuda. Eles podem falar sobre ver e falar com amigos ou familiares falecidos (p. ex., um paciente pode se sentar na cama e dizer aos membros da família: "Eles estão vindo!"). Compreensivelmente, os comportamentos de inquietação terminal podem ser desconcertantes para pacientes e familiares. Tranquilidade, apoio e intervenção

farmacológica qualificada, muitas vezes envolvendo o uso de medicamentos sedativos, são medidas importantes que podem reduzir a duração e a gravidade desses sintomas.

A "morte ativa" normalmente ocorre nos dias ou horas finais e envolve sinais observáveis de falha sistêmica.[93] A inquietação terminal pode aumentar. A respiração pode se tornar extremamente irregular e incluir períodos de respiração muito rápida, seguidos por vários segundos de apneia (respiração de Cheyne-Stokes). Outros tipos de padrões respiratórios irregulares também podem ocorrer, com "estertores mortais" de pulmões congestionados e com líquido. A produção de urina diminui significativamente e pode ficar escura. A pressão arterial muitas vezes cairá 20 a 30 pontos abaixo da faixa normal de pressão arterial do paciente, com pressão sistólica de até 70 mmHg e diastólica chegando a 50 mmHg. Essa falta de perfusão pode resultar em extremidades muito frias, azuis ou roxas. Os pacientes também podem se queixar de parestesias nas extremidades distais.

O paciente pode estar sem resposta ou mesmo em coma. Os familiares precisam ter certeza de que o paciente os ouve, pois a audição é um dos últimos sentidos a falhar[94] e, portanto, devem ser encorajados a falar com o ente querido, mesmo que não recebam uma resposta. Em contraste, outros pacientes podem estar relativamente acordados e capazes de conversar com os membros da família quase até o momento da morte.

Conforme afirmado anteriormente, morrer não é apenas um evento físico, muitos pacientes também apresentam sinais psicológicos e sociais significativos. A Tabela 27.6 ilustra o espectro desses sinais, com suas possíveis causas e intervenções úteis.

TABELA 27.6	Sinais e sintomas psicossociais e espirituais e intervenções do morrer ativamente.	
Sinais e sintomas	**Causa/Etiologia**	**Intervenções**
Medo do processo de morrer O medo do processo de morrer pode ser maior que o medo da morte	A causa do medo será específica para o indivíduo Medo do desconhecido: como a pessoa vai morrer, o que vai acontecer durante o processo de morrer Medo de morte dolorosa e sofrimento, como falta de consciência, dor física, perda de competência mental e capacidade de tomar decisões, perda de controle, perda da capacidade de manter sistemas de crenças espirituais e fé Medo de julgamento, punição relacionada à culpa e dor e sofrimento subsequentes durante o processo de morte	Explore os medos e a causa/etiologia dos medos, incluindo físicos, psicossociais e espirituais Oriente o paciente e a família sobre os sinais e sintomas físicos, psicossociais e espirituais do processo de morte Pergunte ao paciente/família como eles gostariam que o processo de morte acontecesse Normalize sentimentos Garanta que o paciente ficará o mais confortável possível Forneça presença e aumente conforme necessário
Medo de abandono A maioria dos pacientes não quer morrer sozinha Pode se manifestar como ansiedade do paciente, pressionando o botão de chamada com frequência ou pedindo ajuda em casa Os familiares podem permanecer continuamente ao lado do leito para honrar o desejo do paciente de não ser deixado sozinho	Medo de ficar sozinho Medo de quem cuidará do paciente quando o cuidador não consegue cuidar	Garanta que tudo será feito para ter alguém com o paciente Forneça presença Explore opções para aumentar a presença ao lado do paciente 24 h por dia, incluindo profissionais de saúde (enfermeira, assistente social, auxiliar de enfermagem) e família, amigos, voluntários, membros da igreja etc. Para membros da família que fazem vigília à beira do leito, incentive pausas frequentes; ofereça descanso. Os membros da família também podem estar ansiosos e precisam da permissão da enfermeira para cuidar de si mesmos
Medo do desconhecido	Medo do que acontecerá depois que a pessoa morrer: vida após a morte ou crenças do sistema cultural/religioso em relação à morte Medo de que os sistemas de crenças relativos à vida após a morte sejam diferentes dos percebidos e/ou vividos	Auxilie na exploração do medo Forneça companheirismo, presença Ofereça cuidado pastoral ou clero do paciente para a exploração da vida, vida após a morte, crenças do sistema de fé Apoie as crenças culturais e do sistema de fé
Consciência da aproximação da morte Os pacientes afirmam que falaram com aqueles que já morreram ou viram lugares atualmente inacessíveis ou visíveis para a família e/ou enfermeira. Podem descrever seres espirituais, luzes brilhantes, "outro mundo" As declarações podem parecer fora do personagem, gesto ou pedido Os pacientes podem contar aos familiares e outras pessoas importantes quando morrerão	A tentativa dos pacientes que estão morrendo de descrever o que estão vivenciando, o processo de morrer e a morte Fazendo a transição dessa vida Tentativa de descrever algo que eles precisam fazer/realizar antes de morrer, como permissão da família para morrer, reconciliação, ver alguém, garantia de que o sobrevivente ficará bem sem eles	Não contradiga, explique, menospreze, faça piadas ou discuta com o paciente sobre essas experiências Ouça o paciente com atenção e sensibilidade, afirme a experiência e tente determinar se há algum assunto inacabado, algo que o paciente necessite Incentive a família/outras pessoas importantes a se despedir, dar permissão para o paciente morrer, conforme apropriado Apoie a família e outros cuidadores Eduque sobre como diferenciar entre a consciência da morte que se aproxima e a confusão, oriente a família e outros cuidadores
Afastamento da família, amigos, enfermeira e outros profissionais de saúde: diminuição do interesse pelo ambiente e pelos relacionamentos; a família pode sentir que aborreceu ou ofendeu o paciente	Transição desta vida, "desapego" do paciente para esta vida	Normalize o afastamento educando a família sobre a transição Forneça presença, toque suave Os membros da família podem precisar ser educados, encorajados a dar permissão para o paciente morrer A família pode precisar ser encorajada a se despedir

(De The Hospice of the Florida Suncoast, 1999. Reimpressa com permissão.)

Um dos muitos benefícios do envolvimento em hospice é o preparo do paciente e de sua família para os sinais e sintomas relacionados ao processo de morte. Tal preparação elimina imprecisões (i. e., a morte é dolorosa), reduzindo o medo, o arrependimento e a culpa por não fazer o suficiente pelo seu ente querido. Acima de tudo, o manejo habilidoso do desconforto relacionado à morte permite que o paciente e a família estejam presentes um para o outro de maneira confortável e amorosa durante todo o processo. Finalmente, quando um ente querido morre pacificamente na forma de uma "boa morte", os membros da família podem concentrar sua dor no luto pela perda e encontrar conforto em suas memórias.

Consciência da aproximação da morte. O paciente pode experimentar uma variedade de alterações dos estados mentais alterados conforme o fim da vida se aproxima. A experiência "fora do corpo" tem sido relatada após experiências de quase morte, como em um acidente.[93] Outros relatam incidentes de conhecimento de coisas que atribuem à consciência de outra dimensão.[94] Todo esse trabalho reconhece o mistério que cerca os processos dos pacientes à beira da morte, que ultrapassa os indicadores físicos que os profissionais médicos podem usar para quantificar a cessação da vida no corpo.

Callahan e Kelley[70] recomendam, a partir de seus anos de trabalho com indivíduos durante as experiências de fim da vida, que os profissionais da área de saúde que cuidam desses pacientes, bem como os membros da família, aprendam ouvindo atentamente e observando a pessoa sob seus cuidados. Aqueles que não entendem essa comunicação podem sentir mais ansiedade.

O paciente à beira da morte pode falar em linguagem metafórica. Por exemplo, imagine esse diálogo entre mãe e filha. "Preciso ir para casa", afirma o paciente mais velho. "Mãe, você está em casa. Esta é sua casa. Veja as fotos de família acima da lareira, e aí está sua cadeira favorita", responde sua filha frustrada após várias repetições. Poderia haver outro sentido de *lar* ao qual ela está se referindo, talvez até mesmo um lugar de descanso espiritual consistente com suas crenças ao longo da vida?

Outro exemplo de má interpretação do discurso metafórico seria essa conversa hipotética entre pai e filho. "A porta está trancada", declara o Sr. Thompson enfaticamente ao sair de um estado letárgico. Sua família fica feliz em ouvi-lo se comunicar. Seu filho Robert vai da cabeceira da cama até a porta de vidro deslizante do outro lado do quarto. "Não, pai. Olha, a porta está aberta", ele responde enquanto demonstra a porta deslizante para o pátio movendo-se livremente. Talvez haja algum negócio inacabado que o Sr. Thompson precisa resolver, ou é sua maneira de indicar que não acredita que está pronto para morrer.

Os pacientes geralmente relatam ter visto coisas que não são visíveis para outras pessoas. Insetos, répteis ou outros animais podem ser relatados como alucinações relacionadas à introdução ou mudanças de dosagem de medicamentos opioides, mas vale a pena explorar a percepção dessas pessoas. Frequentemente, essas alucinações podem ser reconhecidas por esses indivíduos como amigos ou parentes previamente falecidos, que estão chamando e se comunicando de alguma forma com eles. Entender isso como uma experiência relativamente comum, mas muitas vezes não reconhecida, talvez devido a uma relutância da sociedade em lidar com questões metafísicas complexas, pode fornecer o reconhecimento de que esse é um processo normal de fim da vida que está ocorrendo, e proporcionar a alguns indivíduos o conforto de que o ente querido que está morrendo não ficará sozinho após

o falecimento, o que pode ser consistente com suas crenças pessoais.

Outros pacientes podem expressar suas crenças sobre o momento de suas mortes de maneiras que podem não coincidir com os parâmetros físicos aparentes. As percepções oferecidas por aqueles que estão sob nossos cuidados nos oferecem uma oportunidade de apoiar seus cuidadores e entes queridos ajudando a atender o desejo de uma morte pacífica. Ao ouvir atentamente e, em seguida, reconhecer tal comunicação, os fisioterapeutas podem orientar os membros da família, permitindo que eles se envolvam mais intimamente nessa experiência de acompanhar o ente querido que está morrendo, se preparando para o seu próprio tempo de luto.

QUESTÕES CULTURAIS COM A ACEITAÇÃO DA MORTE

Uma consideração na aceitação do processo de morrer é a diversidade de origens culturais dos pacientes e familiares. É obrigatório que o terapeuta seja sensível e ciente das normas e desejos culturais dos pacientes atendidos.[95] As expressões de dor variam significativamente entre raças e grupos étnicos.[96] Ao mesmo tempo, os papéis sociais durante a doença podem ter um impacto significativo no estabelecimento de metas, intervenções e o desejo ou expressão de sucesso ou independência.[97] Atitudes sobre a linguagem que os profissionais de saúde usam ao discutir a condição e os resultados possíveis, o uso de metáforas e considerações sobre a morte são outros tópicos que devem ser compreendidos.[98] Historicamente, a filosofia do hospice evoluiu em nações como Inglaterra e França; subsequentemente, o HCP proliferou para regiões que tinham laços históricos ou coloniais com essas nações.[99] Os pacientes e famílias que estão mais familiarizados com a filosofia de cuidado do HCP podem estar mais dispostos a considerar e aceitar os princípios do cuidado do HCP; entretanto, as preferências individuais ou familiares ainda têm uma forte influência.

Tornar a morte um assunto clínico, médico, muitas vezes não se ajusta a muitas tradições culturais ou religiosas.[100] Parentes podem solicitar curandeiros tradicionais para tentar obter uma cura ou podem explorar a facilitação da morte em casa ou em um local sagrado, bem como a visitação de familiares e de amigos. Exemplos de boas práticas antes da morte incluem o fornecimento de privacidade para oração, respeito e cuidado por textos sagrados ou ícones, e prestadores de cuidados com pacientes sensíveis ao gênero para procedimentos selecionados.[99] Até mesmo o conceito de uma "boa morte", embora geralmente aceito nas nações ocidentais, varia significativamente em outros continentes ou nações, incluindo a crença nas causas de morte e doença.[49] Comportamentos e expectativas podem ser influenciados por costumes e curandeiros tradicionais, em oposição aos cuidados médicos ocidentais. Essas diferenças nas práticas representam barreiras, mas também oportunidades para alianças entre profissionais de HCP, fisioterapeutas e curandeiros tradicionais.

Como a história e a evolução dos conceitos de HCP seguiram a proliferação de um padrão de crescimento cristão no hemisfério ocidental, é importante explorar como todas as religiões e culturas abordam esse conceito.[101] Gatrad e Sheikh[100] destacaram os desafios ao discutir qualquer grande grupo heterogêneo, como aqueles que seguem o Islã. Eles observaram que quanto mais um indivíduo estava enraizado na cultura ou religião local, maior era o sentimento de que a família deveria cuidar dos doentes, mas aqueles indivíduos que tiveram exposição, tiveram escolaridade ou viveram em uma cultura ocidental estavam mais abertos a receber assistência externa para cuidar de doentes terminais. Muitas famílias não desejam que seu parente que está morrendo seja informado sobre o prognóstico, pois a família pode estar com uma "perda de esperança". Isso pode criar conflitos éticos desafiadores entre um profissional de saúde bem-intencionado que pode sentir que isso foi uma violação do direito de um indivíduo à autonomia e os direitos dos parentes de cuidar de seu ente querido de uma forma cultural e tradicionalmente apropriada. Cultura, religião e espiritualidade tendem a exercer uma influência crescente na prestação de cuidados em HCP (incluindo fisioterapia) em situações de fim da vida e os fisioterapeutas devem antecipar essas questões e trabalhar em estreita colaboração com o paciente, família e equipe interdisciplinar para melhor fornecer cuidados centrados no paciente e culturalmente sensíveis para otimizar a qualidade de vida restante e uma boa morte.[9]

CONFRONTANDO A REALIDADE DA MORTE

Sentir-se confortável com a morte é um desafio para muitos terapeutas e indivíduos devido à exposição limitada durante nosso treinamento e prática clínica, e à natureza da cultura moderna. O processo de compreender o significado e a natureza da morte, e então ser capaz de falar sobre viver e morrer com conforto e facilidade, leva tempo e prática por meio de repetidas exposições e experiências. Esse desenvolvimento pode ocorrer por meio de leituras, conversas com colegas profissionais e, eventualmente, durante o trabalho com pessoas que se aproximam do fim da vida. Esta seção apresentará tópicos de conversação que surgem em ambientes clínicos e promoverá o ajuste ao processo de morrer.

O declínio, se não for reversível, levará à morte. A compreensão plena da universalidade da morte como algo mais que um conceito abstrato pode nos abrir para a possibilidade de melhora, manutenção de um nível funcional, ou maior declínio e morte no decorrer do atendimento clínico. A morte não é um fracasso do paciente ou do fisioterapeuta, mas o curso natural da vida. A capacidade de dar voz a esse evento natural à medida que ocorre durante o processo de cuidado pode proporcionar um senso de compreensão que apoiará o enfrentamento dos pacientes e familiares.

A morte é uma experiência repleta de emoções. Os pacientes frequentemente têm experiências limitadas com a morte durante suas vidas e podem se encontrar lutando com circunstâncias e sentimentos desconhecidos à medida que suas condições progridem. A forma como os profissionais de saúde lidam com os eventos que ocorrem no fim da vida pode oferecer suporte e compreensão para permitir a realização desse processo com menos angústia e melhor compreensão. Pacientes e familiares identificaram cuidados médicos geriátricos e oncológicos que incluem presença física e intencional, desenvolvendo uma compreensão de sua experiência individualizada e mantendo a humanidade e dignidade do paciente, como essenciais para seu bem-estar espiritual.[102]

Reformular a perda física e a morte

A perda e o sofrimento são uma parte natural, embora desagradável, do processo de morte. Frequentemente, há um componente de perda física significativa, como a incapacidade de andar, ficar de pé ou até mesmo sair da cama durante essa experiência. O fisioterapeuta pode usar observações clínicas feitas durante o exame inicial ou avaliações contínuas para afirmar os esforços máximos da pessoa relacionados à mobilidade e função à luz de uma condição progressiva ou em deterioração. Compreender essas perdas pode mudar os aspectos do sofrimento vivido e pode-se descobrir um sentido para a vida pela atitude tomada em relação a esse sofrimento inevitável.[103]

Consciência espiritual

No século passado, talvez devido aos avanços da medicina, a ênfase tem sido colocada nas mudanças físicas que ocorrem à medida que o corpo se deteriora no processo de morrer, e não nas mudanças espirituais com a morte, como nos séculos anteriores. Anteriormente, as sociedades examinaram a morte como um evento espiritual e criaram tratados como o cristão *Ars Moriendi*, ou *Arte de Morrer*,[104] e o budista *Livro dos Mortos Tibetanos*.[105] Evidências de bem-estar espiritual são encontradas para melhorar o enfrentamento de doenças terminais.[106,107] É importante que os membros da EID atendam às necessidades espirituais dos pacientes e famílias que recebem cuidados paliativos, mesmo que suas tradições ou crenças espirituais/religiosas sejam diferentes das nossas.[108]

Lidar com a morte e o morrer

Na prática da fisioterapia de adultos idosos, é comum prestar assistência a indivíduos que enfrentam a morte iminente ou em um futuro não tão distante. A primeira experiência de morte de muitos fisioterapeutas na relação terapêutica é com um paciente mais velho com quem cresceram. Quando confrontado com a inevitabilidade da morte do paciente, um fisioterapeuta pode sentir ansiedade ou se sentir incapaz de lidar com tal situação.[108] Uma reação emocional comum e natural é o medo que pode ser percebido pelo paciente a partir da linguagem corporal e expressão facial do terapeuta como piedade.[109] O reconhecimento do fisioterapeuta de que a morte é inevitável e que ocorre naturalmente pode trazer uma libertação do medo e um reconhecimento de que todos podem escolher como viver seus dias. Ouvir o paciente com empatia (escuta qualificada) e consideração positiva incondicional é uma forma de comunicar compaixão[109] sem usar declarações sem sentido, como "Eu sei como você se sente" (você não sabe) ou "Vai ficar tudo bem" (pode não ficar) ou pior, "Você não deveria se sentir assim" (por que não?). Para prestar cuidado compassivo se fazendo presentes ao indivíduo que está morrendo, os profissionais de saúde devem enfrentar seus próprios medos de perda, sofrimento e morte. Para serem eficazes, os fisioterapeutas precisam reconhecer seus próprios sentimentos, assim como os do adulto idoso, ter uma noção de seus pontos fortes e fracos e estarem cientes de seus pensamentos e sentimentos sobre a morte e morrer, pois podem ter um impacto sobre como cuidados são prestados. A consciência de que qualquer desconforto que o fisioterapeuta sente é uma reação pessoal e pode não ser compartilhada pelo adulto idoso que está no fim da vida pode ajudar o fisioterapeuta a valorizar a continuidade da vida.

Assuntos inacabados

Frequentemente, o paciente mais velho pode se sentir confortável com a morte, até mesmo esperando-a como um meio de encontrar um cônjuge ou outro ente querido que já faleceu antes dele. Entretanto, a família do paciente ainda pode estar resistindo à finalidade da morte e pode expressar desconforto querendo mais terapia, forçando o paciente a fazer mais, a não desistir, e assim por diante. Essa falta de aceitação da morte do ente querido pode ser resultado de assuntos inacabados. Clinicamente, isso pode ser resolvido por meio do uso de vários padrões de prática identificados anteriormente neste capítulo para sustentar um sentimento de esperança, em vez do abandono que pode ser sentido pela carga por ter "falhado" com a terapia. As questões pessoais dos assuntos inacabados também podem ser tratadas.

Assuntos inacabados foram definidos por Elizabeth Kubler Ross[110] et al.[111] como tarefas e relacionamentos que precisam ser concluídos ou resolvidos antes do fim da vida, ou para superar qualquer situação difícil. Byock[112] delineou quatro tarefas de comunicação para os pacientes no fim da vida e suas famílias: "Por favor, me perdoe", "Eu te perdoo", "Obrigado" e "Eu te amo". Oferecer essas palavras de adeus pode ajudar as famílias a encontrar o encerramento. Estar na presença de pessoas próximas no fim da vida e lutar com seus próprios problemas pendentes, em muitos casos, trará, ao nível de consciência da família e/ou do profissional, sentimentos e emoções relacionados ao seu próprio passado ou perdas de vidas futuras.

Ser capaz de processar e resolver seus próprios problemas pessoais em assuntos inacabados é um processo saudável e de afirmação da vida, que é reconhecido como luto antecipado para pacientes e familiares. Os pacientes também podem ser professores de fisioterapeutas. Aqueles no fim da vida podem relatar um maior conforto e paz à medida em que isso ocorre. Eles podem relatar uma clareza e significado na vida que não eram evidentes anteriormente. Para a saúde e o bem-estar dos fisioterapeutas como cuidadores no fim da vida, a reflexão sobre essas questões pode promover uma capacidade de escuta mais eficaz e satisfação no trabalho a longo prazo. A maioria dos trabalhadores dos hospices tem um sistema de crença espiritual, que pode não estar conectado a uma religião organizada ou ser bem definida, mas consiste em alguma crença em algo além de si mesmo, alguma forma de dar sentido ao mundo e à vida.[113] Pacientes e famílias podem ser orientados a buscar seu próprio sistema de apoio religioso ou espiritual, ou do programa hospice, para enfrentar a realidade e o desconhecido da morte.

RESUMO

O cuidado no fim da vida é um desafio tanto para o fisioterapeuta novo quanto para o experiente. A experiência clínica se desenvolve por meio de uma prática contínua de reflexão e atenção.[114] É essencial o conhecimento do envelhecimento e dos processos patológicos, do manejo da dor e dos sintomas, além dos diferentes padrões de cuidados usados para apoiar uma abordagem de cuidados paliativos. Compreender o papel da fisioterapia dentro da abordagem da equipe interdisciplinar do hospice é importante para uma integração prática bem-sucedida. É necessária uma exploração pessoal de seus próprios sentimentos e problemas com perdas, luto e morte para manter a saúde pessoal, proporcionando a melhor intervenção e apoio aos indivíduos enquanto morrem.

REFERÊNCIAS BIBLIOGRÁFICAS

1. American Association of Colleges of Nursing and City of Hope National Medical Center. *End-of-Life Nursing Education Consortium (ELNEC) Module 1: Nursing care at the end of life*. Duarte, CA.
2. American Physical Therapy Association. *Vision Statement for the Physical Therapy Profession*. http://www.apta.org/Vision/. Accessed February 14, 2018.
3. World Health Organization. WHO definition of palliative care. http://www.who.int/cancer/palliative/definition/en/. Accessed March 6, 2018.
4. Lynn J, Adamson DM. *Living Well at the End of Life. White Paper*. Santa Monica, CA: Rand Corporation; 2003.
5. Center to Advance Palliative Care. Improving Care for People with Serious Illness Through Innovative Payer-Provider Partnerships, 2014. A Palliative Care Toolkit and Reference Guide. National Business Group on Health. https://www.capc.org/payers/palliative-care-payer-provider-toolkit/. Accessed April 10, 2018.
6. Institute of Medicine of the National Academies. Policies and payment systems to support high-quality end-of-life care. In: *Dying in America: Improving Quality and Honoring Individual Preferences Near the End of Life*. Washington, DC: National Academies Press; 2015.
7. Center for Medicare and Medicaid Services. *Jimmo v. Sebelius Settlement Agreement Fact Sheet*. http://www.cms.gov/Medicare/Medicare-Fee-for-Service-Payment/SNFPPS/Downloads/Jimmo-FactSheet.pdf. Published January 23, 2013. Accessed August 27, 2015.
8. Drouin JS, Martin K, Onowu N, Berg A, Zuellig L. Physical therapy utilization in hospice and palliative care settings in Michigan: a descriptive study. *Rehabil Oncol*. 2009;27:3–8.
9. American Physical Therapy Association. The Role of Physical Therapy in Hospice and Palliative Care HOD P06-11-14-11. [Position]. http://www.apta.org/uploadedFiles/APTAorg/About_Us/Policies/

Health_Social_Environment/RoleHospicePalliativeCare.pdf. Published August 1, 2012. AccessedMay 6, 2018.

10. Wilson CM, Stiller CH, Doherty DJ, Thompson KA. The role of physical therapists within hospice and palliative care in the United States and Canada. *Am J Hospice Palliative Med.* 2017;34(1):34–41.

11. Hanson LC, Ersek M. Meeting palliative care needs in post– acute care settings: "to help them live until they die" *JAMA.* 2006;295(6):681–686.

12. Wilson C, Roy D. Relationship between physical therapy, occupational therapy, palliative care consultations, and hospital length of stay. *J AcuteCare Phys Ther.* 2017;8(3):106–112.

13. Kumar SP, Jim A. Physical therapy in palliative care: from symptom control to quality of life: a critical review. *Ind J Palliative Care.* 2010;16(3):138.

14. Mitchell G, Del Mar C, O'Rourke P, Clavarino A. Do case conferences between general practitioners and specialist palliative care services improve quality of life? A randomised controlled trial (ISRCTN 52269003). *Palliative Med.* 2008;22:904–912.

15. Centers for Disease Control and Prevention. Give peace of mind: advanced care planning. http://www.cdc.gov/aging/advancecareplanning/index.htm. Published March 3, 2014. Accessed April 6, 2018.

16. Neporent L. Terri Schiavo: 10 years after her death, "end of life" debate rages on. ABC News. http://abcnews.go.com/Health/terri-schiavo-10-years-death-end-life-debate/story?id=30013571. Published March 31, 2015.

17. Downey L, Au DH, Curtis JR, et al. Life-sustaining treatment preferences: matches and mismatches between patients' preferences and clinicians' perceptions. *J Pain Symptom Manage.* 2013;46(1):9–19.

18. Mack JW, Cronin A, Taback N, et al. End-of-life discussions among patients with advanced cancer: a cohort study. *Ann Intern Med.* 2012;156(3):204–210.

19. Department of Health and Human Services Medical Learning Network. Advanced Care Planning. Center for Medicare and Medicaid Services. https://www.cms.gov/Outreach-and-Education/Medicare-Learning-Network-MLN/MLNProducts/Downloads/AdvanceCarePlanning.pdf. AccessedApril 10,2018.

20. Nguyen KH, Sellars M, Agar M, Kurrle S, Kelly A, Comans T. An economic model of advanced care planning is Australia: a cost-effective way to respect patient choice. *BMC Health Serv Res.* 2017;17(1):797.

21. Wilson C. Advanced directives, advanced care planning and the physical therapists' role in these challenging conversations. *Rehab Oncol.* 2016;34(2):72–74.

22. Deleted in Proof.

23. Deleted in Proof.

24. National Hospice and Palliative Care Organization. *Advance Care Planning.* https://www.nhpco.org/advance-care-planning. Accessed April 10, 2018.

25. Aging with Dignity. *5 Wishes.* https://agingwithdignity.org/ five-wishes. Accessed April 10, 2018.

26. Death with Dignity National Center. *About us.* https://www. deathwithdignity.org/about/. Accessed April 10, 2018.

27. De Lima L, Woodruff R, Pettus K, et al. International Association for Hospice and Palliative Care position statement: euthanasia and physician-assisted suicide. *J Palliative Med.* 2017;20(1):8–14.

28. National Hospice and Palliative Care Organization. *NHPCO Facts and Figures: Hospice Care in America.* 2017 Edition, https://www.nhpco.org/sites/default/files/public/Statistics_Research/2017_Facts_Figures.pdf. Accessed April 10, 2018.

29. Centers for Medicare and Medicaid Services. *Medicare Hospice Benefits.* https://www.medicare.gov/Pubs/pdf/02154-Medicare-Hospice-Benefits.PDF. Accessed April 10, 2018.

30. Mother Teresa Center. *Mother Teresa of Calcutta Important Dates.* http://www.motherteresa.org/importantdates.html. Accessed April 10, 2018.

31. Obituary. Dame Cicely Saunders, founder of the modern hospice movement. *BMJ.* 2005;331. https://doi.org/10.1136/ bmj.331.7510.238. Accessed April 10, 2018.

32. Johnson KS. Racial disparities in palliative care. *J Palliat Med.* 2013;16(1):1329–1334.

33. Smith AK, Craig EC, McCarthy EP. Racial and ethnic differences in end of life care in fee for service Medicare beneficiaries with advanced cancer. *J Am Geriatr Soc.* 2009;57(1):153–158.

34. Alzheimer's Association. 2018 Alzheimer's Disease Facts and Figures. *Alzheimers Dement.* 2018;14(3):367–429. https://www.alz.org/documents_custom/2018-facts-and-figures.pdf. Accessed 10 April 2018.

35. National Hospice and Palliative Care Organization. Medicare Hospice Criteria. http://www.nhhpco.org/scontent/uploads/files/HospiceCriteriaCard.pdf. Accessed April 6, 2018.

36. Conner SR, Pyenson B, Fitch K, et al. Comparing hospice and nonhospice patient survival among patients who die within a three year window. *J Pain Symptom Manage.* 2007;33(3):238–246.

37. Shugarman LR, Decker SL, Bercovitz A. Demographic and social characteristics and spending at the end of life. *J Pain Symptom Manage.* 2009;38(1):15–26.

38. Taylor DH, Ostermann J, VanHoutven CH, et al. What length of hospice use maximizes reduction in medical expenditures near death in the US Medicare Program? *Soc Sci Med.* 2007;65(7):1466–1478.

39. Carlson MD, Barry C, Schlesinger M, et al. Quality of palliative care at US hospices: results of a national survey. *Med Care.* 2011;49(9):803–809. https://doi.org/10.1097/MLR.0b013e31822395b2.

40. Deleted in Proof.

41. Wilson C, Mueller K, Briggs R. Physical therapists' contribution to the hospice and palliative care interdisciplinary team: a clinical summary. *J Hospice Palliative Nurs.* 2017;19(60):588–596.

42. Mueller K, Hamilton G, Rodden B, et al. Functional assessment and intervention by nursing assistants in hospice and palliative care inpatient care settings: a quality improvement pilot study. *Am J Hosp Palliat Care.* 2016;33(2):136–143.

43. Jensen W, Bialy L, Ketels G, Baumann FT, Bokemeyer C, Oechsle K. Physical exercise and therapy in terminally ill cancer patients: a retrospective feasibility analysis. *Support Care Cancer.* 2014;22(5):1261–1268.

44. Dal Bello-Haas V. A framework for rehabilitation of neurodegenerative diseases: planning care and maximizing quality of life. *Neurol Rep.* 2002;26(3):115–129.

45. Mueller K, Decker I. Impact of physical therapy intervention on function and quality of life in a community hospice. *Top Geriatr Rehabil.* 2011;27(1):2–9.

46. Frost M. The role of physical, occupational, and speech therapy in hospice: patient empowerment. *Am J Hosp Palliat Care.* 2001;18(6):397–402.

47. Mackey KM, Sparling JW. Experiences of older women with cancer receiving hospice care: significance for physical therapy. *Phys Ther.* 2000;80:459–468.

48. Putt K, Faville KA, Lewis D, McAllister K, Pietro M, Radwan A. Role of physical therapy intervention in patients with life-threatening illnesses: a systematic review. *Am J Hospice Palliative Med.* 2017;34(2):186–196.

49. Ferrell BR, Coyle N, Paice J, eds. *Oxford Textbook of Palliative Nursing.* 4th ed. New York: Oxford University Press; 2014:1311–1314.

50. Center for Medicare and Medicaid Services. *Annual Change in Hospice Rates.* https://www.medicaid.gov/medicaid/benefits/downloads/medicaid-hospice-rates-ffy-2018.pdf. Accessed April 10, 2018.

51. National Hospice and Palliative Care Organization. *Medical Hospice Conditions of Participation, Allied Therapists.* www.nhpco.org/sites/default/files/public/regulatory/Allied_therapist_tip_sheet.pdf. Accessed April 8, 2018.

52. Briggs R. Physical therapy in hospice care. *Rehabil Oncol.* 1997;15(3):16–17.

53. Briggs R. Models for physical therapy practice in palliative medicine. *Rehabil Oncol.* 2000;18(2):18–19.

53a. Dietz Jr. JH. Rehabilitation of the cancer patient: its role in the scheme of comprehensive care. *Clin Bull.* 1974;4:104–107.

54. American Physical Therapy Association. *Guide to Physical Therapist Practice 3.0.* http://www.apta.org/Guide/. Accessed April 10, 2018.

55. Center for Medicare and Medicaid Services. *Medicare Benefit Policy Manual Chapter 7 – Home Health Services.* https:// www.cms.gov/Regulations-and-Guidance/Guidance/Manuals/downloads/bp102c07.pdf. Published February 24, 2017. Accessed April 10, 2018.

56. Squires RW, Shultz AM, Herrmann J. Exercise training and cardiovascular health in cancer patients. *Curr Oncol Rep.* 2018;20(3):27.

57. Barreiro E. Models of disuse muscle atrophy: therapeutic implications in critically ill patients. *Ann Transl Med.* 2018;6(2):29. https://doi.org/10.21037/atm.2017.12.12.

58. Gianoudis J, Bailey CA, Daly RM. Associations between sedentary behaviour and body composition, muscle function and sarcopenia in community-dwelling older adults. *Osteoporos Int.* 2015;26(2):571–579.

59. Pizzi MA, Briggs R. Occupational and physical therapy in hospice: the facilitation of meaning, quality of life, and well-being. *Top Geriatr Rehabil.* 2004;20(2):120–130.

60. Burton E, Farrier K, Lewin G, et al. Motivators and barriers for older people participating in resistance training: a systematic review. *J Aging Phys Act.* 2017;25(2):311–324.

61. Busch AJ, McClements JD. Effects of a supervised home exercise program on patients with severe chronic obstructive pulmonary disease. *Phys Ther.* 1988;68:469–474.

62. Gudas SA. Terminal illness. In: *Psychology in the Physical and Manual Therapies.* New York, NY: Churchill Livingstone; 2004: 333–350.

63. Borasio GD, Rogers A, Voltz R. Palliative medicine in nonmalignant neurological disorders. In: Doyle D, Hanks G, Cherny N, Calman K, eds. *Oxford Textbook of Palliative Medicine.* 3rd ed. New York, NY: Oxford University Press; 2005.

64. Sterns RH, Emmett M, Forman JP. *Patient education: edema (swelling) (beyond the basics).* UpToDate, https://www.uptodate.com/contents/edema-swelling-beyond-the-basics. Published December 16, 2017.

65. Head B, Faul A. Terminal restlessness as perceived by hospice professionals. *Am J Hosp Palliat Med.* 2005;22(4):277–282.

66. Korner AF, Thoman EB. The relative efficacy of contact and vestibular-proprioceptive stimulation in soothing neonates. *Child Dev.* 1972;43:443–453.

67. Gray J. Protecting hospice patients: a new look at falls prevention. *Am J Hospice Palliative Med.* 2007;24(3):242–247.

68. The Joint Commission. *National Patient Safety Goals Home Care Accreditation Program.* https://www.jointcommission.org/assets/1/6/2015_NPSG_OME.pdf. Published January 1, 2015. Accessed April 11, 2018.

69. Hall AM, Ferreira PH, Maher CG, et al. The influence of the therapist-patient relationship on treatment outcome in physical rehabilitation: a systematic review. *Phys Ther.* 2010;90:1099–1110.

70. Callahan M, Kelley P. *Final Gifts: Understanding the Special Awareness, Needs, and Communications of the Dying.* New York, NY: Poseidon Press; 2012.

71. International Association for the Study of Pain. IASP Taxonomy. https://www.iasp-pain.org/Taxonomy. Accessed April 8, 2018.

72. McCaffery M, Pasero C. *Pain: Clinical Manual.* 2nd ed. St. Louis, MO: Mosby; 1999.

73. Chang VT, Hwang SS, Feuerman M, et al. The Memorial symptom assessment scale short form. *Cancer.* 2000;89:1162–1171.

74. Saunders C. Nature and management of terminal pain. In: Shotter EF, ed. *Matters of Life and Death.* London: Dartman, Longman and Todd; 1970.

75. Pinkerton R, Hardy JR. Opioid addiction and misuse in adult and adolescent patients with cancer. *Intern Med J.* 2017;47(6):632–636.

76. Højsted J, Sjøgren P. Addiction to opioids in chronic pain patients: a literature review. *Eur J Pain.* 2007;11(5):490–518.

77. American Academy of Pain Medicine. *Definitions related to the use of opioids for the treatment of pain.* https://www.asam.org/docs/default-source/public-policy-statements/1opioiddefinitions-consensus-2-011.pdf. Published 2001. Accessed April 8, 2018.

78. American Cancer Society. *Daily Pain Diary.* https://www.cancer.org/content/dam/cancer-org/cancer-control/en/worksheets/pain-diary.pdf. Accessed April 8, 2018.

79. World Health Organization. *WHO's cancer pain ladder for adults.* http://www.who.int/cancer/palliative/painladder/en/. Accessed April 8, 2018.

80. Wilson CM, Briggs R. Physical therapy's role in opioid use and management during palliative and hospice care. *Phys Ther.* 2018; 98:83–85.

81. Ciccone CD. Medical marijuana: just the beginning of a long, strange trip? *Phys Ther.* 2017;97:239–248.

82. Medline Plus. Dronabinol. U.S. National Library of Medicine. https://medlineplus.gov/druginfo/meds/a607054.html. Updated September 15, 2017. Accessed April 10, 2018.

83. Cherny NI. ESMO clinical practice guidelines for the management of refractory symptoms at the end of life and the use of palliative sedation. *Ann Oncol.* 2014;25(Suppl 3).iii143–152.

84. American Academy of Hospice and Palliative Medicine. *Statement on Palliative Sedation.* http://aahpm.org/positions/palliative-sedation. Published December 5, 2014. Accessed April 8, 2018.

85. Burt RA. The Supreme Court speaks—not assisted suicide but a constitutional right to palliative care. *N Engl J Med.* 1997;337: 1234–1236.

86. Robijn L, Cohen J, Deliens L, Chambaere K. Trends in continuous deep sedation until death between 2007 and 2013: a repeated nationwide survey. *PLoS One.* 2016;11(6):e0158188.

87. Prado BL, Bugano DDG, Usón Jr. P, et al. Continuous palliative sedation for patients with advanced cancer at a tertiary care cancer center. *BMC Palliat Care.* 2018;17(1):13.

88. Beller EM, van Driel ML, McGregor L, et al. Palliative pharmacological sedation for terminally ill adults. *Cochrane Database Syst Rev.* 2015;(1):CD010206:

89. Fainsinger RL, Waller A, Bercovici M, et al. A multicentre international study of sedation for uncontrolled symptoms in terminally ill patients. *Palliat Med.* 2000;14(4):257–265.

90. Nuland SB. *How We Die: Reflections on Life's Final Chapter.* New York, NY: Vintage Books; 1995.

91. Centers for Disease Control National Center for Health Statistics (NCHS). *Data Brief: Mortality in the United States, NCHS Data Brief no. 293, December 2017.* https://www.cdc.gov/nchs/data/databriefs/db293.pdf. Accessed April 10, 2018.

92. Hospice Patients Alliance. *Terminal Agitation.* http://www.hospicepatients.org/terminal-agitation.html. Accessed April 10, 2018.

93. Moody R. *Life After Life.* San Francisco, CA: Harper; 2001.

94. Kubler-Ross E. *Death Is of Vital Importance.* Barrytown, NY: Station Hill Press; 2005.

95. Rothstein JM. Stereotyping or liberating: data on ethnicity and culture. *Phys Ther.* 2004;84(5):406.

96. Murtaugh CM, Beissner KL, Barrón Y, et al. Pain and function in home care: a need for treatment tailoring to reduce disparities? *Clin J Pain.* 2017;33(4):300.

97. Norris M, Allotey P. Culture and physiotherapy. *Diversity Health Social Care.* 2008;5(2):151–159.

98. Altilio T. The power and potential of language. In: Altilio T, Otis-Green S, eds. *Oxford Textbook of Palliative Social Work.* New York, NY: Oxford University Press; 2011.

99. Payne S, Seymour J, Ingleton C. *Palliative Care Nursing: Principles and Evidence for Practice.* Maidenhead: McGraw-Hill/Open University Press; 200839–54.

100. Gatrad AR, Sheikh A. Palliative care for Muslims and issues before death. *Int J Palliative Nurs.* 2002;8(11):526–531.

101. Bingley A, Clark D. A comparative review of palliative care development in six countries represented by the Middle East Cancer Consortium (MECC). *J Pain Symptom Manage.* 2009;37(3): 287–296.

102. Daaelman TP, Usher BM, Williams SW, et al. An exploratory study of spiritual care at the end of life. *Ann Fam Med.* 2008;6(5):406–411.

103. Gawande A. *BeingMortal: Illness,Medicine and WhatMatters in the End.* New York, NY: Metropolitan Books; 2014.

104. Atkinson DW. *The English Ars Moriendi.* New York, NY: Peter Lang; 1992.

105. Rinpoche G. Translated by Fremantle F & Trungpa C. *The Tibetan Book of the Dead: The Great Liberation Through Hearing the Bardo.* Boston: Shambhala; 2010.

106. Babler JE. A comparison of spiritual care provided by hospice social workers, nurses, and spiritual care professionals. *Hosp J.* 1997; 12(4):15–27.

107. McClain C, Rosenfeld B, Breitbart W. Effect of spiritual wellbeing on end-of-life despair in terminally-ill cancer patients. *Lancet.* 2003;361(9369):1603–1607.

108. Ogiwara S, Matsubara H. Attitudes of Japanese physiotherapists towards death and terminal illness. *J Phys Ther Sci.* 2007;19(4): 227–234.

109. Tulsky JA. Beyond advance directives: importance of communication skills at the end of life. *JAMA.* 2005;294(3):359–365.

110. Kubler-Ross E. *On Death and Dying.* New York, NY: Macmillan; 1969.

111. Longaker C. *Facing Death and Finding Hope.* New York, NY: Doubleday; 1997.

112. Byock I. *The Four Things That Matter Most.* New York, NY: Simon and Schuster; 2004.

113. Jones SH. A self care plan for hospice workers. *Am J Hospice Palliat Med.* 2005;22(2):125–128.

114. Wainwright SF, Shepard KF, Harman LB, Stephens J. Novice and experienced physical therapy clinicians: a comparison of how reflection is used to inform the clinical decision-making process. *Phys Ther.* 2010;90:75–88.

Atleta Sênior

Jared M. Gollie

VISÃO GERAL DO CAPÍTULO

Introdução, 648
Definir a população: quem é o atleta sênior?, 649
Efeitos do envelhecimento no desempenho e mudanças fisiológicas em atletas seniores, 651
  Neuromuscular, 652
  Esquelético, 654
  Cardiorrespiratório, 654
  Prevalência e localização da lesão, 656
  Lesões do golfe, 656
  Lesões da natação, 656
  Osteoartrite, 658

Desempenho de movimento em atletas seniores, 659
Restrições mecânicas em atletas seniores, 659
  Corrida de velocidade (*sprint*), 659
  Golfe, 660
  Natação, 660
Considerações específicas de treinamento e programação para atletas seniores, 660
  Estágios de desenvolvimento do programa: planejamento *versus* programação, 661

Componentes de um programa de treinamento, 662
Treinamento para melhorar as deficiências neuromusculares, 662
Treinamento para melhorar as limitações cardiorrespiratórias, 663
Respostas ao treinamento, 664
Suplementação nutricional, 664
Resumo, 665
Referências bibliográficas, 665

INTRODUÇÃO

A expectativa média de vida está aumentando globalmente. De acordo com o *World Report on Ageing and Health* da Organização Mundial da Saúde (OMS), pela primeira vez na história, espera-se que a maioria das pessoas chegue aos 60 anos.[1] Tendo em vista o crescimento da população idosa, o conceito de envelhecimento saudável (senescência) tornou-se foco principal na tentativa de garantir bem-estar e qualidade de vida na terceira idade. A OMS define *envelhecimento saudável* como o processo de desenvolver e manter a capacidade funcional que permita o bem-estar na velhice.[1] A Figura 28.1 mostra um modelo adaptado do Relatório Mundial sobre Envelhecimento e Saúde da OMS descrevendo as trajetórias hipotéticas da capacidade física no envelhecimento em (1) idosos atletas, (2) após lesão e (3) na presença de inatividade física ou doença. Como atletas seniores demonstram capacidades funcionais superiores em comparação com seus colegas sedentários, esse subgrupo atlético de adultos idosos representa um exemplo verdadeiramente único daqueles que estão envelhecendo excepcionalmente bem.[2,3] Argumentou-se que os atletas idosos altamente treinados fornecem o melhor modelo para compreender os processos fisiológicos do envelhecimento humano.[4] Essa premissa é baseada na ausência de inatividade física como fator de confusão em tais indivíduos; assim, os decréscimos longitudinais observados no desempenho são apenas o reflexo do processo de envelhecimento.[4] Entretanto, compreender as

razões por trás dos declínios inevitáveis no desempenho atlético é essencial no projeto de uma intervenção eficaz para garantir a participação esportiva segura e competitiva em atletas seniores.

Os recordes *masters* e de grupos etários nas modalidades de corrida, ciclismo e natação são quebrados em uma taxa impressionante. O recorde da maratona *master* para o grupo masculino de 35 anos pertence a Haile Gebrselassie, da Etiópia, com um tempo de 2:03:59, estabelecido em 2008 aos 35 anos.[5] Ed Whitlock, do Canadá, possui três recordes mundiais surpreendentes na maratona *master*, com tempos de 2:54:48, 3:04:54 e 3:15:54, definidos para as idades de 73, 76 e 80 anos para os grupos de homens de 70, 75 e 80 anos, respectivamente.[5] O recorde mundial *master* masculino da maratona na faixa etária de 90 anos é quebrado por Ernest Van Leeuwen, dos EUA, aos 92 anos,[5] com um tempo de 6:46:34. O atual recorde *master* mundial feminino da maratona, de 2:19:19,[5] é mantido por Irina Mikitenko, da Alemanha, com a idade de 36 anos, realizado em 2008. A detentora do recorde mundial *master* feminino da maratona do grupo de 90 anos é Mavis Lindgren, dos EUA, com o tempo de 8:53:08, ocorrido em 1997.[5]

Ainda mais impressionante foi o surgimento de atuações centenárias. Tom Lane tem recordes de natação para a faixa etária masculina de 100 a 104 anos para os 50 e 100 metros livres e para os 50, 100 e 200 metros costas, com tempos de 1:40.46, 4:05.98, 1:50.73, 4:13.84 e 9:04.31, respectivamente.[6] Na faixa etária feminina de 100 a 104 anos,

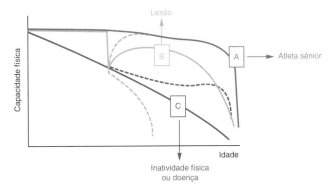

Figura 28.1 Modelo teórico descrevendo as trajetórias da capacidade física em atletas seniores (**A**), após lesões (**B**) e na presença de inatividade física ou doença com o envelhecimento (**C**). (*Adaptada de World Health Organization. World Report on Ageing and Health. Geneva: World Health Organization; 2015:31.*)

Anne A. Dunivin tem recordes de eventos de estilo livre de 50, 100 e 200 metros, com tempos de 2:43.80, 5:42.81 e 12:06.09, respectivamente.[6] Em 2011, aos 100 anos, Fauji Singh se tornou o primeiro centenário a completar uma maratona, terminando em 8 horas e 11 minutos.[7] Robert Marchand definiu o recorde de ciclismo de 1 hora para centenários aos 101 anos, com desempenho de 24,25 km; 2 anos depois quebrou seu próprio recorde, aos 103 anos, com desempenho de 26,92 km.[8] Apesar de haver declínios no desempenho com a idade, os limites físicos do corpo humano são constantemente desafiados por atletas seniores de todos os esportes e estilos de vida. Essas observações têm implicações significativas para o potencial de melhora das capacidades fisiológicas e habilidades funcionais por meio de reabilitação e treinamento.

Os profissionais de reabilitação que pretendem tratar o atleta idoso devem ter experiência e um bom conhecimento prático do envelhecimento e dos mecanismos potenciais de declínio atlético e risco de lesões. O profissional ideal deve ter experiência prévia para trabalhar com atletas idosos antes, durante e depois da participação atlética, e conhecer as demandas físicas e psicológicas do esporte. O fisioterapeuta deve ser versado em uma diversidade de áreas do desempenho humano, incluindo anatomia, fisiologia cardiorrespiratória e neuromuscular, nutrição, biomecânica e cinesiologia, psicologia, reabilitação, ciências do exercício e prescrição de exercícios. Além disso, compreender as mudanças fisiológicas relacionadas à idade e suas ramificações relativas ao exercício físico

e à reabilitação é vital para o retorno funcional seguro e bem-sucedido do paciente à participação e, em alguns casos, à competição. O conhecimento das alterações patológicas, comorbidades e seus efeitos na capacidade de participar de atividades atléticas é fundamental para o desenho e implementação de um programa de reabilitação para atletas idosos.

Este capítulo enfoca os indivíduos que se desafiam fisicamente, participando em esportes competitivos ou recreativos de altos níveis durante a vida adulta. Descrições de desempenho e alterações fisiológicas em atletas seniores são feitas para que os profissionais de reabilitação tenham uma boa compreensão das mudanças únicas vivenciadas por essa população. As informações relativas à prevalência e localização da lesão são discutidas para destacar os casos comuns que podem ser encontrados por fisioterapeutas. Para auxiliar na compreensão do desempenho do movimento do atleta sênior, uma perspectiva conceitual baseada nas interações entre atleta, tarefa e ambiente é retomada. Por último, o treinamento específico do esporte e as considerações de programação são detalhadas com ênfase nos sistemas neuromuscular e cardiorrespiratório. As informações apresentadas neste capítulo ajudarão no processo de tomada de decisão dos profissionais de reabilitação para a elaboração de planos de tratamento seguros e eficazes para atletas seniores. Além disso, os princípios fornecidos neste capítulo são aplicáveis ao idoso comum que deseja se tornar fisicamente ativo.

DEFINIR A POPULAÇÃO: QUEM É O ATLETA SÊNIOR?

Frequentemente, há confusão sobre a definição de atleta sênior. Os termos "atleta *master*", "atleta geriátrico", "atleta idoso" e "atleta sênior" não são sinônimos. Os atletas *masters* podem não ser atletas seniores, uma vez que esses são competidores em determinado esporte que excedem um critério de idade mínima, que, geralmente, está na faixa dos 20, 30 e 40 anos. Por exemplo, na natação competitiva nos EUA e Canadá, a idade mínima para *master* é 18 anos (Tabela 28.1).[6] Para os fins deste capítulo, existem três grupos que constituem a população descrita como o atleta sênior. Embora possa haver uma sobreposição, esses grupos têm algumas diferenças aparentes que influenciam sua necessidade de considerações de reabilitação e treinamento. Cada grupo é tratado separadamente.

TABELA 28.1	Organizações desportivas de *masters* e seniores e competições.		
Organização desportiva	**Idades (anos)**	**Divisões etárias**	**Eventos**
World and National Masters Athletics	35 a 100+	Incrementos de 5 anos	Eventos de atletismo *all stadia* (no estádio) e fora do estádio
Masters Running	35+	Incrementos de 5 anos	Corridas de rua
Senior Golf (USGA)	50+	Sem divisões por idade	Determinados torneios de golfe para seniores
Masters Swimming (USMS)	18 a 100+	Incrementos de 5 anos	Determinados eventos de natação para seniores
Worldwide Senior Tennis Circuit (USTA)	30+	Incrementos de 5 anos	Determinados eventos de tênis para seniores

Dados de www.world-masters-athletics.org, www.seniorjournal.com, www.usga.com, www.usms.org, and www.itftennis.com.

TABELA 28.2	Descrições dos tipos de atletas seniores utilizando as diretrizes dos Centers for Disease Control and Prevention (CDC).			
Descritores	**Sedentários**	**Recreacionais**	**Competitivos**	**Elite**
Nível e intensidade do exercício	Recomendação do CDC para benefícios de saúde substanciais	Recomendação do CDC para benefícios de saúde substanciais: 150 min/sem de atividade aeróbica de intensidade moderada[a] ou 75 min/sem atividade aeróbica de intensidade vigoros.[a] MAIS fortalecimento muscular 2 ou mais dias/semana	Recomendação do CDC para maiores benefícios à saúde: 300 min/sem de atividade aeróbica de intensidade moderada[a] ou 150 min/sem de atividade aeróbica de intensidade vigorosa.[a] MAIS fortalecimento muscular 2 ou mais dias/sem	Recomendação do CDC para maiores benefícios à saúde MAIS intensidades específicas e variadas de treinamento para competições de alto nível em esportes selecionados
Atividades típicas	AVDs e tarefas funcionais de baixo nível apenas	No domicílio ou academias de ginástica, exercícios individuais ou em grupo, sem participação competitiva	Corredores, ciclistas, jogadores de tênis e jogadores de golfe que competem em pequenos eventos locais	Atletas registrados "seniores" ou "masters" que treinam e competem nacional e internacionalmente

AVDs, atividades de vida diária.
[a] Intensidade moderada é equivalente a uma caminhada rápida; intensidade vigorosa é equivalente ao trotar ou correr (http://www.cdc.org).

A Tabela 28.2 fornece uma descrição do nível de atividade para a ampla variedade de atletas que podem ser considerados atletas seniores em relação ao Relatório Científico do Comitê Consultivo das Diretrizes de Atividade Física de 2018 dos Centers for Disease Control and Prevention (CDC)[9] e recomendações de exercícios propostas pela American College of Sports Medicine (ACSM).[10]

O primeiro grupo é formado por ex-atletas competitivos que continuaram a se exercitar de maneira recreativa; por exemplo, um jogador de futebol ou de uma equipe de hóquei que agora está se condicionando de forma mais individual usando uma atividade como corrida, natação ou ciclismo. Muitos desses indivíduos podem ter sofrido uma lesão significativa durante seu jogo competitivo anterior e, portanto, não podem participar de competições ou torneios; em vez disso, eles adotaram o treinamento independente ou em grupo como parte de seu modo de vida. Atletas recreativos mais velhos abrangem atletas ao longo da vida que treinaram intensamente por um período de suas vidas e, atualmente, podem ou não estar treinando em uma intensidade relativa comparável aos seus níveis anteriores de treinamento. É difícil de descrever e quantificar o desempenho físico desses atletas não competitivos. Esse grupo pratica uma grande variedade de esportes e intensidades de treinamento; entretanto, esses atletas compartilham a dedicação a preparo físico, vida saudável e atividades regulares que suportam o uso dessa categorização. Praticamente todos os atletas que praticaram esportes coletivos como atletas competitivos e que ainda estão se exercitando, treinam em algum outro esporte ou atividade, geralmente em nível recreativo.

O segundo grupo é composto por atletas vitalícios. Novamente, esses atletas estão envolvidos em um espectro de atividades e intensidades de treinamento, tornando suas taxas de participação e desempenhos físicos difíceis de descrever e quantificar. A maioria é "esportista vitalício", dos quais alguns são recreativos e outros competitivos. Eles jogam tênis ou golfe; correm, pedalam ou competem em triatlos. Eles podem até participar de várias atividades diferentes, mas seu envolvimento tem sido principalmente em um esporte ou grupo de esportes, alguns em nível local e outros em nível nacional ou de elite. Define-se atleta sênior competitivo como "aquele que participa de uma equipe organizada ou esporte individual que exige competição regular contra outros, valoriza muito a excelência e a realização e requer treinamento sistemático". Um subgrupo de atletas nesse grupo recreativo é o dos atletas idosos, considerados de elite sob o aspecto físico. Eles treinam e competem em níveis elevados, regionalmente, nacionalmente e internacionalmente em eventos, como os Jogos Nacionais Sênior (*National Senior Games*) ou o Circuito Mundial de Tênis Sênior (*Worldwide Senior Tennis Circuit*). Para esses indivíduos, a atividade atlética faz parte de sua rotina tanto quanto vestir-se ou fazer suas refeições. Eles relutam em parar de participar da atividade escolhida, mesmo em face de dor ou disfunção significativa.

O último grupo é formado por não atletas que começaram a se exercitar mais tarde (arbitrariamente, após os 40 anos). Esse é um grupo pequeno, mas significativo, que pode participar de atividades recreativas ou competitivas. Tais indivíduos apresentam um conjunto único de problemas relacionados diretamente ao início da atividade física em idade avançada e indiretamente aos motivos para o início do exercício. Em muitos casos, o exercício foi iniciado por uma crise de saúde. Exemplos comuns desse tipo de indivíduo podem incluir um paciente que apresentou sintomas coronários (ou pode ser um candidato a eles) que é o resultado direto de uma série de fatores de risco controláveis, incluindo dieta inadequada (obesidade) e ausência de exercícios. Em muitos casos, atividades de baixa intensidade, como caminhadas, são recomendadas como um início ou introdução aos exercícios e a comportamentos positivos para a saúde. Diferenças potenciais nas capacidades físicas de um indivíduo e nas demandas exigidas no esporte ressaltam a importância da prescrição de exercícios adequada. Deve-se ter cuidado ao trabalhar com indivíduos que passaram recentemente por uma crise de saúde para garantir a participação segura em atividades esportivas.

EFEITOS DO ENVELHECIMENTO NO DESEMPENHO E MUDANÇAS FISIOLÓGICAS EM ATLETAS SENIORES

Todos os atletas seniores experimentarão declínios no desempenho esportivo em comparação com o desempenho anterior na vida devido ao processo de envelhecimento. A taxa e a magnitude do declínio do desempenho são influenciadas por vários fatores, incluindo genética, histórico de treinamento e lesões, sexo, estado de saúde, idade e evento esportivo de interesse. Declínios no desempenho relacionados à idade são observados em esportes de resistência, como corrida, orientação, remo e natação.[11] Da mesma forma, os desempenhos e recordes em eventos esportivos para *masters* como natação, ciclismo, triatlo, remo e levantamento de peso diminuem com o aumento da idade.[12] Enquanto o remo mostra a menor deterioração, o levantamento de peso mostra as maiores e mais rápidas reduções de desempenho com a idade. Os tempos de corrida em atletas *masters* tornam-se significativamente maiores à medida que os atletas envelhecem com um declínio gradual do desempenho dos 50 aos

75 anos (Figura 28.2).[2-4,13,14] Após os 75 anos, os decréscimos tornam-se muito mais dramáticos.[2,4,14] Na maioria dos eventos de atletismo, um declínio linear no desempenho é observado até os 70 anos, ponto em que a taxa dessa perda é acelerada.[15] Quando os recordes mundiais específicos por idade foram comparados com os recordes mundiais atuais, percebeu-se uma redução no desempenho a uma taxa que se aproximou ou ultrapassou 100% na faixa etária de 80 anos para a maioria das provas de corrida.[16] As evidências fornecidas pela população atlética centenária suportam a queda contínua no desempenho com o envelhecimento; entretanto, conforme discutido em seções posteriores deste capítulo, a taxa e a magnitude do declínio podem ser reduzidas com o treinamento e a participação contínua no esporte.

Apesar das reduções no desempenho com o envelhecimento, as populações atléticas mais velhas experimentam maior saúde e função em comparação com suas contrapartes não ativas, o que dá ao especialista em reabilitação algum suporte para incluir o treinamento de atividade física para todos os adultos idosos, não apenas para os atletas seniores. É reconhecido que exercícios vigorosos em todas as idades intermediárias e mais velhas estão associados à redução da incapacidade e ao aumento da longevidade.[17] Por exemplo, corredores que corriam 60 minutos por semana com idade média de 78 anos apresentavam taxas de incapacidade notavelmente menores, especialmente mulheres, e demonstraram uma sobrevida prolongada em um estudo longitudinal de 21 anos.[17] Claramente, o atletismo vitalício tem o potencial de retardar as consequências funcionais do envelhecimento (Figura 28.3).[2,3,17,18] Atletas *masters* são capazes

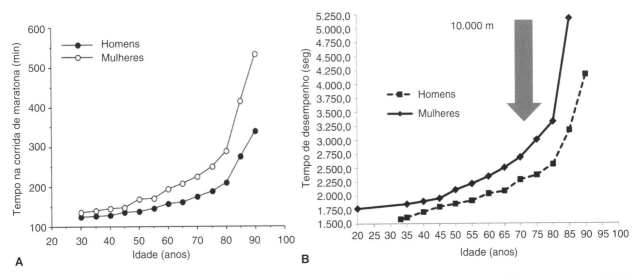

Figura 28.2 Mudanças nos tempos de término da maratona com a idade (**A**) e desempenhos de recordes mundiais para a prova de 10.000 m de junho de 2016 para atletas *masters* masculinos e femininos (**B**). Os dados em **B** são para cada categoria etária (em incrementos de 5 anos) a partir dos 35 anos e incluem desempenhos do recorde mundial atual por atletas não *masters* (dados de www.world-*masters*-athletics. org). A *seta* indica o aumento acelerado nos tempos de desempenho ao redor da oitava década de vida. (*De Tanaka H, Seals DR. Endurance exercise performance in Masters athletes: age-associated changes and underlying physiological mechanisms: endurance performance and Masters athletes. J Physiol. 2008;586(1):56; and Lazarus NR, Harridge SDR. Declining performance of master athletes: silhouettes of the trajectory of healthy human ageing? Ageing and master athletes. Th J Physiol. 2017;595(9):2943.*)

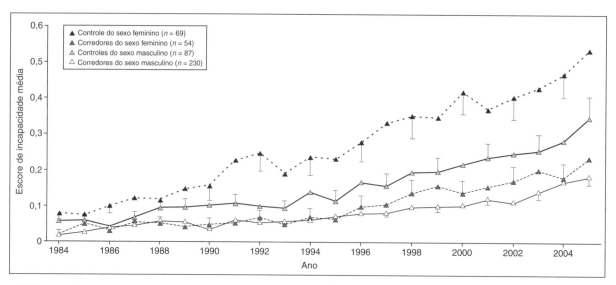

Figura 28.3 Níveis de incapacidade média por ano separados por sexo. As *linhas sólidas* representam dados de corredores, e as *linhas tracejadas* representam dados para participantes controle que continuaram a participação durante o ano de 2005. Somente participantes que completaram 21 anos foram inclusos. Erros indicam desvio-padrão. (*De Chakravarty EF. Reduced disability and mortality among aging runners: a 21-year longitudinal study. Arch Intern Med. 2008;168(15):1642.*)

de manter a massa muscular e a força, o que pode sugerir que além do envelhecimento, as reduções desses fatores com o envelhecimento estão associadas à inatividade física.[19] Indicadores de desempenho funcional, como a velocidade de sentar para levantar cinco vezes, são mais rápidos em atletas seniores em comparação com as normas derivadas de adultos idosos que vivem na comunidade.[20] A taxa de quedas tem se mostrado consideravelmente mais baixa em atletas seniores que em seus colegas da comunidade.[21] Os atletas *masters* treinados exibem maior força máxima no *leg press* que os recreacionalmente ativos, sedentários e adultos jovens.[22] Além disso, a taxa de desenvolvimento de força de atletas *masters* não era diferente de jovens e mais alta que populações idosas sedentárias e recreacionalmente ativas.[22] Os octogenários de alto desempenho apresentam uma melhor estabilidade neuromuscular da unidade motora e mitigam bem a perda de unidades motoras associadas ao envelhecimento em suas últimas décadas.[23]

O padrão de decréscimos de desempenho específico do esporte difere entre atletas seniores femininos e masculinos. Nos homens, diferenças menores na taxa de declínio de desempenho são vistas entre eventos de corrida de velocidade e resistência em comparação com as mulheres.[3,16] Em um estudo de recordes mundiais de atletas *masters*, o recorde mundial masculino para a faixa etária de 85 anos foi 64,4% mais lento em comparação com o recorde mundial atualmente mantido para o evento de corrida de 100 metros no momento do estudo, enquanto o evento de 10.000 metros foi 100,4% mais lento.[16] Por outro lado, o recorde feminino para o grupo de 85 anos para a corrida de 100 metros foi 100,0% mais lento, com o recorde mundial de 10.000 metros sendo 194,7% mais lento. Poucos dados estão disponíveis sobre as diferenças de gênero do desempenho no ciclismo com o envelhecimento; entretanto, dos dados relatados, o desempenho no recorde mundial

dos homens diminuiu 9,9% para a corrida de velocidade de 200 metros e 6,3% para os 40 km para a faixa etária de 50 anos. Para as mulheres, observam-se quedas de 17,1% e 14,4% para as provas de 200 metros e 40 km, respectivamente. Esses resultados levaram a diferenças de gênero de 22,2% e 64,3% para as provas de corrida de 100 e 10.000 metros e 17% e 16,6% para as provas de ciclismo de 200 metros e 40 km, respectivamente. Em provas de natação, o desempenho diminuiu 76,8% nos homens e 107% nas mulheres na prova de 100 metros e 99,3% nos homens e 103,8% nas mulheres na prova de 1.500 metros para a faixa etária de 85 anos.[16] Isso resultou em diferenças de gênero de 34,4% e 12,4% para as provas de 100 e 1.500 metros para natação, respectivamente.[16] Juntos, esses dados demonstram que as mulheres experimentam maiores taxas de declínio em eventos de corrida, ciclismo e natação, relatados com as maiores diferenças entre os sexos ocorrendo em eventos de corrida de resistência.

Neuromuscular

O sistema neuromuscular é responsável pela ativação muscular que irá gerar força necessária para o desempenho motor. O processo de envelhecimento induz inúmeras alterações estruturais e funcionais no sistema neuromuscular, limitando a geração de força e a produção de energia, por redução neural basal.[24,25] Na presença de doença e enfermidade crônica, a perda das características de produção de força do sistema neuromuscular é acelerada. As mudanças estruturais relacionadas à idade incluem reduções no número de unidades motoras, fibras musculares, área de secção transversal muscular, concentração de células satélite e fibras musculares do tipo IIa (Figura 28.4).[24] As consequências funcionais dessas alterações são vistas em diminuições na ativação muscular voluntária, taxa de descarga da unidade motora e faixa de recrutamento,

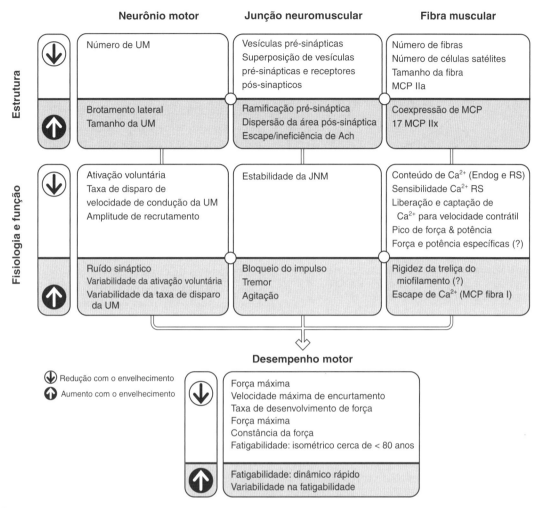

Figura 28.4 Alterações estruturais e fisiológicas na unidade motora em envelhecimento e os resultados de desempenho motor. *Setas (esquerda)* indicam a direção da mudança que ocorre com o avançar da idade. *MCP*, miosina de cadeia pesada; *UM*, unidade motora; *JNL*, junção neuromuscular. (*De Hunter SK, Pereira HM, Keenan KG. The aging neuromuscular system and motor performance. J Appl Physiol. 2016;121(4):984.*)

velocidade contrátil e pico de força e potência.[24] O resultado final das alterações estruturais e funcionais combinadas e associadas à idade é a diminuição do desempenho neuromotor.[24]

Numerosos fatores contribuem para o complexo do processo de perda muscular associada à idade, incluindo reduções nos hormônios anabólicos, inflamação crônica, inflamação lenta persistente, degradação de proteínas contráteis musculares, perda de capacidade regenerativa, alteração da ativação neural e disfunção mitocondrial.[25] Valores medianos da perda de massa muscular esquelética foram relatados em uma taxa de 0,47% ao ano em homens e 0,37% ao ano em mulheres quando comparados aos mais jovens (18 a 45 anos) e mais velhos (> 65 anos) adultos.[26] Após os 75 anos, a perda de massa muscular esquelética é acelerada tanto em homens (0,80 a 0,98% ao ano) quanto em mulheres (0,64 a 0,70%).[26] Além disso, os idosos experimentam uma perda preferencial e atrofia acentuada nas fibras musculares do tipo II com número e tamanho de fibras do tipo I relativamente preservados.[24-26] As mulheres são mais vulneráveis à perda de função secundária à atrofia muscular do tipo IIa,[27] e

as mulheres parecem experimentar maiores declínios na força e potência muscular (particularmente nas extremidades superiores) que os homens.[3] A força é perdida em uma taxa desproporcional em comparação com a massa muscular esquelética, com perdas na força experimentadas em taxas de duas a cinco vezes mais rápidas que a perda de massa, especialmente nas pernas.[26,28] Portanto, outros mecanismos além da atrofia muscular contribuem para o declínio da força neuromuscular: alterações no controle neural, aumento do acúmulo de gordura e tecido conjuntivo e alterações nas unidades contráteis, além da atrofia muscular, foram identificadas como possíveis mecanismos que levam a reduções em tal força.[24-26]

A combinação de atrofia muscular e reduções na geração de força voluntária pode explicar os maiores déficits na potência neuromuscular observada com o envelhecimento (Figura 28.5).[28,29] Por exemplo, a taxa de desenvolvimento de torque, um índice de potência neuromuscular, mostra-se significativamente menor em homens mais velhos que em homens mais jovens.[30] Os decréscimos relacionados à idade na produção de potência tendem a contribuir para a observação de maiores

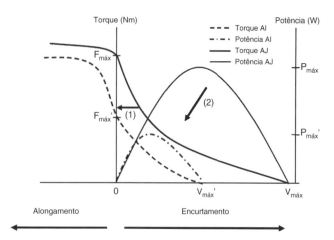

Figura 28.5 Sumário das alterações para a relação força-velocidade e potência-velocidade com o envelhecimento durante contrações de encurtamento e alongamento com base de estudos referenciados por Raj et al.[76] (*Modificada de Raj IS, Bird SR, Shield AJ. Aging and the force–velocity relationship of muscles. Exp Gerontol. 2010; 45(2):85.*)

taxas de declínio de desempenho ocorrendo em eventos dependentes de força e potência.[31] Em atletas *masters*, a taxa anual de perda de potência é de 1,25%, com maiores declínios observados nos membros superiores (1,4% ao ano) em comparação com os membros inferiores (entre 1,1 e 0,6% ao ano, dependendo do evento esportivo).[15] Entretanto, atletas *masters* treinados para a força (com idade média, 71 anos) mostraram exibir maior força máxima e taxa de desenvolvimento de força que adultos idosos ativos (idade média, 73 anos) e adultos mais jovens moderadamente ativos (idade média, 22 anos).[22] Esses achados foram corroborados em uma revisão sistemática e metanálise, demonstrando maior força em atletas *masters* com treinamento para força e potência em comparação com atletas *masters* treinados para a resistência de mesma idade e indivíduos não treinados e valores comparáveis a adultos jovens não treinados.[32] Assim, atletas seniores que treinaram especificamente para força e potência são capazes de manter características geradoras de força semelhantes às de adultos jovens não treinados.

Esquelético

As alterações comuns ao envelhecimento das articulações incluem deterioração das superfícies articulares, ruptura das fibras de colágeno e diminuição da viscosidade do líquido sinovial, o que pode resultar em perda de flexibilidade e aumento da rigidez articular. A osteoartrite (OA) é uma manifestação comum dessas alterações e é discutida em uma seção posterior deste capítulo. Embora uma diminuição na densidade mineral óssea (DMO) seja comum com o avanço da idade, os atletas seniores que realizam níveis mais elevados de exercícios vigorosos com *levantamento de peso* e treinamento resistido podem apresentar menor perda de densidade óssea. Na verdade, os resultados de um estudo longitudinal de 5 anos com corredores

masters do sexo masculino, com idades entre 40 e 80 anos, demonstraram manutenção da DMO, apesar das diminuições moderadas nos volumes de treinamento conforme os corredores envelheciam.[33] Esses corredores demonstraram um declínio mais lento do pico de massa óssea, indicativo de manutenção óssea, não perda.[33] A influência dos esportes na saúde esquelética é determinada pelo evento e pela magnitude da carga óssea. Os ciclistas e nadadores *masters* que realizaram pouca atividade de levantamento de peso mostraram menor densidade óssea que os controles da mesma idade.[34] Os corredores mostraram uma maior DMO no quadril, intertrocanteriano e 1/3 do rádio distal em comparação com os nadadores.[35] Ao comparar a DMO no corredor de velocidade *master* (idade média, 71 anos; 28 homens, 10 mulheres) e atletas de resistência (idade média, 70 anos; 111 homens, 38 mulheres) com participantes de controle, os atletas de corrida de velocidade mostraram a maior DMO do quadril e da coluna.[36] Esse resultado foi observado apesar do maior número de impactos baixos e médios experimentados pelos atletas de resistência, sem diferenças no número de impactos altos ou horas semanais de treinamento entre atletas de corrida e resistência. Portanto, apesar da natação e o ciclismo oferecerem muitos outros benefícios à saúde, tais atividades não parecem suficientes para manter ou prevenir a perda de densidade óssea. As forças absorvidas pelo sistema esquelético durante as atividades de corrida, por outro lado, fornecem um estímulo valioso para a manutenção da integridade óssea. Medidas preventivas, como exercícios resistidos, devem ser consideradas ao trabalhar com atletas de natação e ciclismo ao longo da vida para promover a saúde esquelética.

Cardiorrespiratório

O desempenho de resistência depende da capacidade do sistema cardiorrespiratório de fornecer e usar oxigênio a uma taxa que atenda às demandas energéticas da atividade muscular. Em adultos que vivem na comunidade, as diminuições associadas à idade na capacidade aeróbica máxima ($VO_{2máx}$) aumentam progressivamente de 3 a 6% na terceira e quarta décadas de vida para mais de 20% por década após os 70 anos.[37] Em atletas experientes, as reduções no $VO_{2máx}$ variam de –1 a –4,6% ao ano para homens e –0,5 a 2,4% ao ano para mulheres a partir da quarta década.[38] A taxa relativa de declínio no $VO_{2máx}$ é semelhante entre atletas de resistência e adultos sedentários (Figura 28.6). Entretanto, em termos absolutos, os atletas experimentam maiores decréscimos no $VO_{2máx}$ em comparação com os sedentários.[3] O declínio no $VO_{2máx}$ em atletas é altamente dependente da magnitude contínua do estímulo de treinamento (i. e., volume e intensidade, periodização e constância).[2,7,8,39] A maioria dos atletas reduziu seus níveis de treinamento ao longo do tempo, resultando em reduções longitudinais no $VO_{2máx}$ duas a três vezes maiores que aquelas previstas por análises transversais ou respostas longitudinais vistas em seus pares sedentários.[3,39] Apesar das reduções relativas similares e

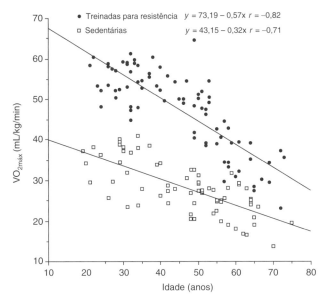

Figura 28.6 Efeitos da idade sobre a capacidade aeróbica máxima ($VO_{2máx}$) em mulheres treinadas para resistência e sedentárias. Observe que mesmo que tanto participantes treinadas e sedentárias demonstram declínios previsíveis relacionados à idade, as participantes treinadas geralmente demonstram melhor desempenho que as participantes sedentárias de todas as idades. (*De Tanaka H, Seals DR. Invited review: dynamic exercise performance in Masters athletes: insight into the effects of primary human aging on physiological functional capacity. J Appl Physiol. 2003;95(5):2157.*)

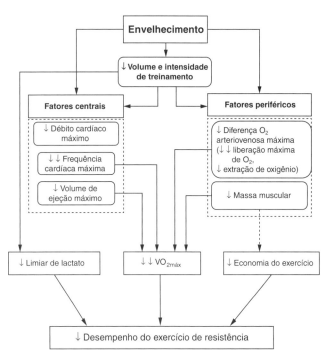

Figura 28.7 Mecanismos fisiológicos implicados no declínio relacionado à idade no desempenho de exercícios de resistência. A *seta dupla* expressa uma influência principal. $VO_{2máx}$, capacidade aeróbica máxima. (*De Lepers R, Stapley PJ. masters athletes are extending the limits of human endurance. Front Physiol. 2016;7:5.*)

reduções absolutas maiores no $VO_{2máx}$, os atletas *masters* ainda possuem níveis superiores de aptidão cardiorrespiratória em comparação com não atletas da mesma idade.

A capacidade do sistema cardiorrespiratório de transportar e usar oxigênio depende de fatores centrais e periféricos (Figura 28.7).[2,7] Entre os fatores centrais que contribuem para o desempenho de resistência, os maiores declínios com a idade são observados no débito cardíaco (volume sistólico [VS] × frequência cardíaca [FC]) (Tabela 28.3).[2] VS e FC experimentam respostas semelhantes com um declínio de cerca de 10% com a idade quando foram comparados atletas jovens (28 anos) e *masters* (60 anos) treinados para resistência.[2] Declínios na FC máxima ($FC_{máx}$) ocorrem a uma taxa estimada de 0,7 bpm por ano, começando durante o início da idade adulta.[2] Apesar da $FC_{máx}$ ser um dos principais contribuintes para o débito cardíaco, decréscimos na $FC_{máx}$ em corredores de resistência masculinos e femininos não foram correlacionados com a mudança no $VO_{2máx}$.[38] Além do débito cardíaco, a ventilação também parece desempenhar um papel fundamental no declínio do $VO_{2máx}$ em corredores de elite que estão envelhecendo.[40] Por exemplo, Everman et al.[40] demonstraram que diminuições na ventilação minuto máxima ($VE_{máx}$) foram previsores significativos da diminuição do $VO_{2máx}$ ao longo de um período de 45 anos.[40]

Os fatores periféricos relatados que contribuem para a redução do $VO_{2máx}$ em atletas seniores consistem em menor diferença arteriovenosa de oxigênio (dif. a-VO_2) e perda de massa muscular.[7] As mudanças relacionadas à idade associadas a fatores periféricos são ligeiramente menores que aquelas observadas para fatores centrais.[2] Os fatores periféricos determinam a capacidade dos músculos de extrair oxigênio do sangue para ser usado na síntese de energia pelas mitocôndrias. Os mecanismos de perda muscular relacionada à idade foram discutidos anteriormente nesta

TABELA 28.3	Consumo de oxigênio e seus determinantes em exercício máximo em homens treinados para resistência.[a]		
	Homem jovem (28 anos)	**Homem idoso (60 anos)**	**Alteração relacionada à idade (%)**
Consumo de oxigênio ($m\ell$ kg^{-1} min^{-1})	68,2	49,4	28
Débito cardíaco (ℓ min^{-1})	27,0	21,7	20
Volume de ejeção ($m\ell$ $batimentos^{-1}$)	147	132	10
Frequência cardíaca ($batimentos$ min^{-1})	184	165	10
Diferença O_2 a-v ($m\ell$ $[100\ m\ell]^{-1}$)	16,7	15,2	8

[a] Os dados foram compilados a partir de quatro estudos, nos quais os valores de todas as variáveis foram relatados em grupos mais jovens e mais velhos.[2]

seção (consulte a seção "Neuromuscular"). As mudanças na diferença a-VO_2 com a idade são influenciadas pela disponibilidade de oxigênio (i. e., entrega de oxigênio), concentrações de enzimas oxidativas, além da densidade mitocondrial e capilar. Por exemplo, em ciclistas de resistência masculinos altamente ativos (com idades entre 55 e 79 anos), a densidade da capilaridade e a relação capilar/fibra do vasto lateral foram significativamente correlacionadas com o $VO_{2máx}$.[41] Assim, as intervenções que promovem adaptações periféricas para manter ou melhorar a entrega e utilização de oxigênio pelo músculo podem ser vantajosas para retardar declínios na capacidade aeróbica ou desempenho de resistência, fatores que envolvem a integração entre os sistemas cardiorrespiratório e vascular.

Prevalência e localização da lesão

O potencial para lesões sempre está presente nos esportes devido às demandas da competição, que exigem que o corpo funcione nos limites fisiológicos ou próximo deles, além dos muitos esportes com contato constante. Atletas seniores são uma população pouco estudada; portanto, atualmente faltam informações sobre a prevalência e os tipos de lesões. Em um estudo de coorte com seguimento de 16 anos, Kettunen et al.[42] descobriram que atletas *masters* finlandeses (com idade média de 55 anos) tinham um risco maior de tendinopatia na região do ombro e ruptura do tendão de Aquiles após os 45 anos que o controle pareado por idade e gênero participantes. Entretanto, o risco ajustado por idade para OA com diagnóstico médico, dor no quadril, deficiência no quadril e deficiência no joelho foi menor no grupo de atletas *masters*. Em outro estudo, que investigou as taxas de lesões entre corredores *masters* ($\geq$ 40 anos) e corredores mais jovens, os corredores *masters* apresentaram um risco significativamente maior de lesão que os corredores mais jovens.[43]

Os locais mais comuns de lesão são o joelho e o pé. Um fator potencial que leva a um maior risco de lesões em atletas seniores é a carga de treinamento inadequada que leva a lesões por uso excessivo. Por exemplo, ao comparar corredores *master* que sofreram uma lesão com corredores *masters* não lesionados, um número significativamente maior de corredores lesionados correu seis ou mais vezes por semana, mas os corredores saudáveis treinaram apenas uma a três vezes por semana.[43] Uma análise do Campeonato Europeu de Atletismo para Veteranos de 2012 (*2012 European Veteran Athletics Championships*) (com idade média de 53 anos) revelou que 2,8% das atletas femininas e 2,2% dos atletas masculinos registraram uma lesão.[44] Destas, nenhuma fratura foi experimentada, e apenas um tratamento cirúrgico foi necessário para reparar uma ruptura do tendão de Aquiles. Os eventos de força e potência dos membros inferiores (corridas de velocidade ou meia distância e saltos) tiveram uma taxa de lesões significativamente maior em comparação com arremessos, corrida de longa distância e eventos de decatlo e heptatlo. Isso se refletiu nas localizações anatômicas da lesão, sendo a coxa a área mais lesada (22,5%), seguida do tendão de Aquiles, calcanhar ou perna (18,8%) e joelho (11,3%). Assim, as lesões dos tecidos moles dos membros inferiores parecem ser a maior preocupação em atletas seniores, especialmente em eventos esportivos que requerem um alto grau de geração de força neuromuscular. Gerenciar adequadamente a carga de treinamento (i. e., volume e intensidade) torna-se crítico para reduzir o risco de lesões, ao mesmo tempo em que aumenta a adesão ao tratamento e promove benefícios de saúde e condicionamento físico.

Lesões do golfe

Nos EUA, o jogador de golfe ocasional tem, em média, 45 anos, com um terço de todos os jogadores de golfe americanos com mais de 50 anos.[45] Os jogadores de golfe com idade entre 50 e 65 anos apresentam maior prevalência de lesões. O golfe é um esporte extremamente complexo e, portanto, requer muitas horas de prática, postulando o volume de treinamento como um possível fator de risco para lesões.[45] O balanço (*swing*) do golfe é composto por três componentes principais: o balanço para trás (*backswing*), o balanço para baixo (*downswing*) e o acompanhamento (*follow-through*).[45] A maioria das lesões ocorre durante a fase de acompanhamento do *swing*, porque essa parte do movimento é responsável pela rápida desaceleração do taco. Os locais para lesões em atletas de golfe amadores ocorrem na extremidade superior e no tronco, com a parte inferior das costas, cotovelo, punho e mão, e ombro como locais principais (Figura 28.8).[45] A biomecânica do *swing* de um jogador de golfe parece contribuir para a dor lombar. Má postura, rotação excessiva e diminuição da atividade abdominal durante o *swing* do golfe foram identificados como fatores de risco para dor lombar.[46] Frequentemente, lesões no ombro são o resultado do uso excessivo e ocorrem de maneira predominante no ombro posicionado à frente (i. e., o ombro esquerdo por um jogador de golfe destro) como resultado da alta carga excêntrica colocada sobre os músculos do ombro durante a transição entre o *backswing* e o *downswing*.[46] A síndrome do impacto na articulação acromioclavicular, tendinite ou ruptura do manguito rotador, subluxação glenoumeral posterior e artrite são adicionais fatores que também podem contribuir para a dor no ombro.[45] Pelas descobertas sobre lesões relacionadas ao golfe, muitos planos de tratamento de reabilitação enfocam o tratamento dos déficits de flexibilidade e força.

Lesões da natação

A natação é outra atividade esportiva popular entre os adultos idosos. A braçada de estilo livre é uma das braçadas mais comuns realizadas. Essa braçada requer a produção de força propulsiva por adução e rotação interna com o peitoral maior e grande dorsal sendo os maiores músculos envolvidos.[47] A braçada de estilo livre pode ser dividida em seis partes: (1) entrada da mão, (2) alcance para a frente, (3) puxada, (4) meio da puxada, (5) saída da mão e (6) recuperação intermediária (Figura 28.9).[47] Nadar competitivamente requer a realização de um alto grau de movimentos repetitivos, aumentando o risco de lesões por uso excessivo, especialmente no ombro. A dor no ombro frequentemente é correlacionada com um aumento no volume de treinamento e técnica inadequada causada por força insuficiente ou desequilibrada.[47] Atletas seniores que participam de atividades de natação podem ser mais vulneráveis a lesões, porque mostraram taxas semelhantes de lesão no ombro em comparação com nadadores universitários (nadadores *masters*, 48% *versus* nadadores universitários, 47%) apesar de estarem expostos a cargas de treinamento mais baixas.[48] "Ombro do nadador" descreve uma miríade de patologias no ombro, nas quais a dor é sentida dentro e ao redor do ombro temporalmente relacionada ao ato de nadar.[49] As causas potenciais de dor no ombro incluem impacto subacromial, hiperfrouxidão, discinesia escapular, déficit de rotação interna glenoumeral, dano labral, acromiale e neuropatia supraescapular.[47] Devido ao número de causas possíveis, a triagem e o exame físico apropriados são essenciais para um diagnóstico acurado. A Figura 28.10 mostra um algoritmo proposto por Matzkin et al.[47] para diagnosticar e tratar pacientes que apresentam ombro de nadador. Os exercícios de alongamento e fortalecimento frequentemente são prescritos para manter ou restaurar a amplitude completa de movimento (ADM) e o equilíbrio muscular.[47] Os exercícios de alongamento que agravam a lesão preexistente devem ser evitados e os exercícios de fortalecimento devem ser progredidos gradativamente.

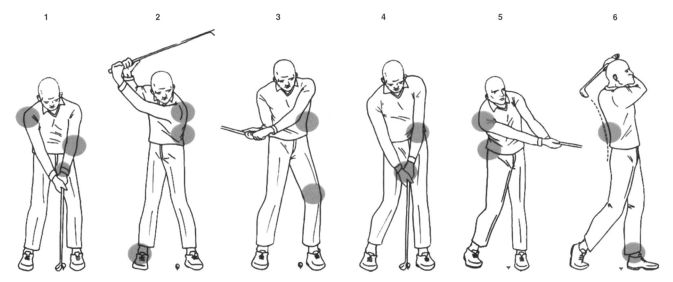

Figura 28.8 Possíveis localizações de lesões relacionadas ao golfe (*áreas sombreadas*) durante a preparação da tacada (*1*), balanço posterior (*2*), balanço anterior (*3*), impacto na bola (*4*), acompanhamento inicial (*5*) e acompanhamento final (*6*). (*De Cabri J, Sousa JP, Kots M, Barreiros J. Golf-related injuries: a systematic review. Eur J Sport Sci. 2009;9(6):362.*)

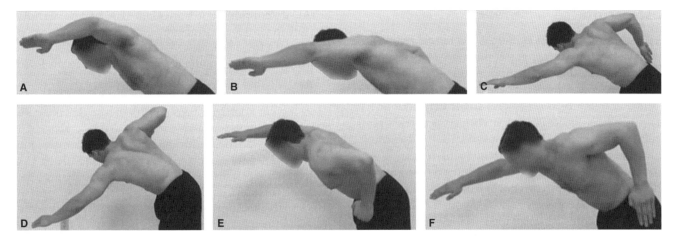

Figura 28.9 Fotografias clínicas demonstrando as seis partes do nado livre: entrada da cabeça (**A**), alcance frontal (**B**), puxada (**C**), meio da puxada (**D**), saída da mão (**E**) e meio da recuperação (**F**). (*De Matzkin E, Suslavich K, Wes D. Swimmer's shoulder: painful shoulder in the competitive swimmer. J Am Acad Orthop Surg. 2016;24(8):528.*)

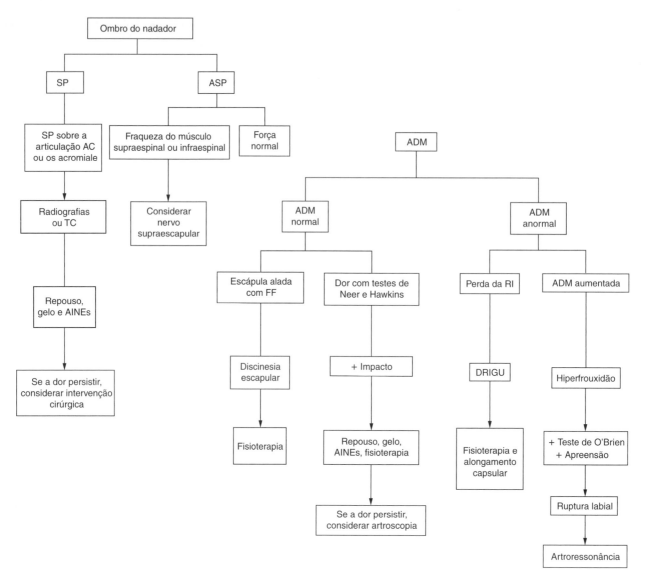

Figura 28.10 Algoritmo demonstrando diagnóstico e tratamento para pacientes com ombro do nadador. *AC*, articulação acromioclavicular; *TC*, tomografia computadorizada; *FF*, flexão frontal; *DRIGU*, déficit de rotação interna glenoumeral; *RI*, rotação interna; *RM*, ressonância magnética; *AINE*, anti-inflamatório não esteroide; *ASP*, ausência de sensibilidade à palpação; *ADM*, amplitude de movimento; *SP*, sensibilidade à palpação. (*De Matzkin E, Suslavich K, Wes D. Swimmer's shoulder: painful shoulder in the competitive swimmer. J Am Acad Orthop Surg. 2016;24 (8):531.*)

Osteoartrite

A degeneração articular, comumente conhecida como OA, é a patologia articular mais comum do envelhecimento que ocorre ao longo do tempo. A atividade de correr é frequentemente considerada como causadora de OA do joelho; entretanto, as evidências atuais sugerem que não há risco de OA de joelho nas atividades de corrida praticadas em exercícios físicos ou recreação.[50] Por exemplo, Chakravarty et al.[51] examinaram as diferenças na progressão da OA de joelho em corredores de meia-idade e idade avançada e não corredores saudáveis (com idade de 50 a 72 anos) ao longo de quase 2 décadas, e descobriram que os corredores de longa distância não apresentavam uma prevalência aumentada de OA em comparação com os não corredores. As evidências de uma revisão que investigou o papel da atividade física, esportes recreativos e de elite descobriram que a atividade física, como corrida, ciclismo, natação, esportes com raquete e musculação não aumentou a frequência de OA de quadril-joelho autorrelatada diagnosticada por médicos na ausência de uma lesão articular significativa.[52] Magnusson et al.[53] examinaram um modelo de previsão para determinar o risco de OA de joelho em homens jovens aos 40 anos, e descobriram que ter um índice de massa corporal (IMC) de 30 aos 18 anos e lesões de joelho foram os principais fatores que contribuíram para o aumento da probabilidade de ter OA do joelho. Esses achados sugerem que o tipo de esporte, carga de treinamento, IMC e lesão prévia são os principais fatores que contribuem para a OA mais tardiamente na vida e que a corrida não aumenta o risco de OA do joelho. Em populações de meia e mais idade, os exercícios aeróbicos e de resistência mostraram-se benéficos para o manejo da OA.[54] Evidências de alta qualidade mostram que o exercício reduz moderadamente a dor e melhora a função física em pessoas com OA[55] de joelho e reduz ligeiramente a dor, além de melhorar a função em pessoas com OA de quadril.[56]

DESEMPENHO DE MOVIMENTO EM ATLETAS SENIORES

Habilidades de movimento fundamentais e comprometidas, como chutar, correr e agachar, persistindo com a idade, provavelmente têm um impacto negativo no desempenho esportivo, potencialmente aumentando o risco de lesões.[57] "Habilidades de movimento fundamentais" refletem uma ampla variedade de habilidades e são definidas como objetivo – padrões de movimento direcionados que afetam direta e indiretamente a capacidade de um indivíduo ser fisicamente ativo ao longo da vida.[57] Os indivíduos que não desenvolvem competência suficiente em habilidades básicas de movimento terão maior dificuldade em desenvolver e manter hábitos de atividade física que melhorem a saúde na velhice.[57] Assim, abordagens abrangentes para o desempenho do movimento, que incluem uma combinação de desenvolvimento de habilidades básicas e especializadas, podem ser vantajosas para atletas seniores com o intuito de manter a participação no esporte, melhorar o desempenho esportivo e reduzir o risco de lesões relacionadas ao esporte. Abordagens semelhantes também podem ser incorporadas ao planejamento do tratamento para todos os idosos que desejam aumentar sua atividade física, mesmo que seu objetivo final não seja a participação competitiva.

Fatores fisiológicos e psicológicos contribuem para a habilidade de engajar e realizar com sucesso as aptidões de movimento. Considerando que os fatores fisiológicos se referem ao *status* de sustentação de carga, aptidão cardiorrespiratória, flexibilidade, força e resistência muscular, os fatores psicológicos incluem competência percebida e autoeficácia.[57] A estrutura conduzida por restrições para o controle motor pode ser usada para entender como os inúmeros fatores fisiológicos e psicológicos interagem para influenciar o desempenho motor.[58,59] As restrições são categorizadas por "organismo" (i. e., a pessoa), tarefa e ambiente, e são vistas como limites ou características que limitam o movimento.[59] As restrições do organismo são restrições que residem no nível do indivíduo. Em atletas seniores, essas restrições podem incluir as alterações neuromusculares ou cardiorrespiratórias descritas anteriormente. As restrições ambientais são restrições externas ao organismo, mas não são específicas da tarefa (p. ex., gravidade, luz natural). As restrições de tarefas estão relacionadas ao objetivo da tarefa, regras e implementos ou máquinas que especificam ou restringem a dinâmica de resposta. Exemplos de restrições de tarefas específicas do tênis incluem o tamanho da raquete, as dimensões da quadra e a altura da rede. Assim, o desempenho do movimento é visto como o resultado do acoplamento percepção-ação influenciado pelas interações de restrições para realizar atividades direcionadas a um objetivo (Figura 28.11).[58,59]

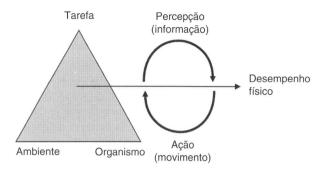

Figura 28.11 Modelo de Newell das constrições adaptadas que interagem para ilustrar os efeitos resultantes do desempenho físico. (*De Davids K, Glazier P, Araújo D, Bartlett R. Movement systems as dynamical systems: the functional role of variability and its implications for sports medicine. Sports Med. 2003;33(4):247.*)

Em consonância com a abordagem conduzida por restrições, um estudo de caso explorando o conhecimento prático de um atleta de tênis sênior experiente determinou que ele percebia o ambiente do tênis em termos das oportunidades oferecidas pelo ambiente.[60] O conhecimento prático do atleta centrado nas capacidades de desempenho e planejamento estratégico revelou as limitações do oponente. O conhecimento parecia ser desenvolvido e expresso dentro da relação entre as capacidades individuais, a tarefa e o contexto situado do jogo.[60] Com o treinamento, a relação atleta-ambiente pode ser alterada devido a aumentos nas capacidades físicas, criando diferentes recursos e, portanto, alterando acoplamento percepção-ação. Entender que as demandas do tênis exigem que o atleta possua níveis suficientes de aptidão cardiorrespiratória, velocidade, agilidade, tempo de reação e rapidez permite ao profissional de reabilitação determinar quais restrições orgânicas devem ser abordadas para otimizar o desempenho no tênis. Além disso, ao considerar o ambiente e as restrições da tarefa, o profissional de reabilitação é capaz de antecipar como essas mudanças nas restrições do organismo podem alterar o acoplamento percepção-ação. O tratamento ou treinamento pode, então, ser estruturado pela manipulação de várias tarefas e demandas ambientais, permitindo que o atleta tenha oportunidades de explorar diferentes soluções motoras para otimizar o desempenho em determinadas situações.

RESTRIÇÕES MECÂNICAS EM ATLETAS SENIORES

Corrida de velocidade (*sprint*)

A velocidade de corrida das diferentes fases de um *sprint* de 100 metros diminui, em média, de 5 a 6% por década em homens e de 5 a 7% por década em mulheres.[61] Apesar de a eficácia máxima da aplicação de força horizontal também diminuir com a idade, é sugerido que as diminuições experimentadas com o aumento da velocidade dentro da aceleração de um *sprint* de 30 metros sejam independentes da idade.[62] Restrições mecânicas que contribuem para os declínios na velocidade do *sprint* com o envelhecimento incluem comprimento da passada, força de reação do solo (FRS) e rigidez dos membros inferiores. Por exemplo, foi demonstrado que declínios progressivos na velocidade de corrida relacionados à idade estão associados, principalmente, a uma redução no comprimento da passada e um aumento no tempo de contato com o solo com pouca ou nenhuma mudança na frequência da passada.[61,63] Isso resulta em reduções na magnitude das médias de frenagem e impulso resultantes da FRS e declínios na taxa de desenvolvimento de FRS.[63] Foi relatado que a rigidez dos membros inferiores de corredores mais velhos é 10 a 20% menor que a de jovens corredores em todas as faixas de velocidades e diminui com aumento da velocidade de corrida.[64] Diminuições relacionadas à idade na espessura do músculo, tamanho da fibra muscular do tipo II e capacidade máxima e rápida de geração de força dos músculos dos membros inferiores, além da espessura do músculo (extensor do joelho e flexor plantar) foram identificados como previsores significativos da força de frenagem desenvolvido durante a corrida.[63]

Golfe

Os adultos idosos representam uma grande porcentagem dos participantes das partidas de golfe jogadas anualmente. O benefício cardiorrespiratório combinado com a natureza de baixo impacto do esporte tornam o golfe uma opção atraente para se manter fisicamente ativo como um adulto idoso. As demandas físicas do golfe requerem rajadas intermitentes de atividades de intensidade moderada realizadas durante um período de várias horas.[46] A capacidade de produzir altas velocidades da cabeça do taco permite ao jogador avançar a bola de golfe em distâncias maiores, desde que a bola se desloque na direção pretendida. São observados declínios na velocidade máxima da cabeça do taco entre as idades de 40 e 59 anos.[45] A combinação da perda de força rotacional e potência, flexibilidade e equilíbrio com o envelhecimento desempenha um papel importante na alteração da biomecânica do *swing* e na redução da velocidade da cabeça do taco, resultando na diminuição da distância das rebatidas.[45] Para minimizar o risco de lesões e declínio no desempenho, é proposto que seja aplicada uma abordagem multidisciplinar.[46] Programas de força e flexibilidade têm se mostrado benéficos para aumentar a velocidade da cabeça do taco e um de aquecimento apropriadamente executado é essencial para a prevenção de lesões.[46]

Natação

Os efeitos da idade no desempenho de natação são sentidos em todos os eventos.[65] O impacto da idade nos perfis biomecânicos de nadadores *masters* revela mudanças específicas.[65] Por exemplo, em nadadores do sexo masculino com idade entre 25 e 75 anos, os mais velhos tiveram menor frequência e comprimento das braçadas ao competir na prova de 50 metros. Ao comparar o grupo de idade mais jovem (25 a 29 anos) com o grupo de idade mais velho

(+75 anos), a frequência e o comprimento da braçada diminuíram em 21 e 26,7%. Na prova de 200 metros de estilo livre, a frequência da braçada foi mais afetada que o comprimento.[65] Nos nadadores do sexo masculino, enquanto a frequência da braçada aumentou 1,8%, o comprimento da braçada diminuiu 33,5% do grupo de idade mais jovem (25 a 29 anos) para o grupo de idade mais velha (+75 anos). Além disso, a eficiência de propulsão diminuiu 37,5% com o envelhecimento quando comparamos os mais jovens com os mais velhos. Em nadadoras, a frequência da braçada, o comprimento da braçada e a eficiência de propulsão diminuíram com a idade (15,6%, 31,2% e 28,6%, respectivamente).[65] As alterações neuromusculares e cardiorrespiratórias associadas ao envelhecimento contribuem para os declínios no desempenho de natação. Especificamente, enquanto as reduções na capacidade aeróbica (i. e., $VO_{2máx}$) demonstram implicações importantes nos eventos de resistência, a atrofia das fibras musculares do tipo II, que leva a decréscimos na potência neuromuscular, afeta os eventos de velocidade.[65] Na ausência de dor ou lesão preexistente, exercícios de alongamento e fortalecimento para abordar os déficits da ADM e desequilíbrios de força ajudam a manter a biomecânica de natação apropriada e, portanto, reduzem o potencial de lesões futuras.

CONSIDERAÇÕES ESPECÍFICAS DE TREINAMENTO E PROGRAMAÇÃO PARA ATLETAS SENIORES

A teoria da resposta ao estresse descreve os processos associados aos ajustes do corpo a um estressor ou estímulo.[66] De acordo com a teoria da resposta ao estresse, a presença de um estressor (i. e., exercício) causa interrupções no estado homeostático do corpo. Por meio de exposições repetidas a determinado estressor, o corpo se adapta para ser capaz de superar tais distúrbios de forma mais eficiente, aumentando a capacidade funcional.[66] Por exemplo, o estado metabólico do músculo esquelético é perturbado no início da corrida por causa da energia necessária para iniciar e sustentar a contração muscular. Os sistemas bioenergéticos cardiorrespiratórios e musculares esqueléticos respondem rapidamente para repor o déficit de energia experimentado. Do ponto de vista do tratamento e do treinamento, o objetivo final é aumentar a capacidade do corpo de responder e se ajustar a tais distúrbios, resultando na melhoria das capacidades funcionais.

O grau em que um programa de treinamento irá beneficiar o desempenho de um atleta sênior é determinado pela incorporação correta dos princípios de especificidade, sobrecarga progressiva e variação ao plano de treinamento, bem compreendido pelo educador físico (Tabela 28.4). A resposta desencadeada por meio do treinamento deve ser específica às demandas do desempenho de interesse. Usando o exemplo metabólico e da corrida, o estresse imposto aos sistemas bioenergéticos deve ser específico às demandas energéticas do evento. Em eventos de corrida, isso significa treinar o sistema de energia glicolítica, mas os eventos de resistência requerem capacidades energéticas oxidativas suficientes. A *sobrecarga progressiva* está relacionada à capacidade do estímulo de promover a resposta desejada, expondo o sistema ou sistemas de interesse a um estressor de intensidade suficiente (i. e., acima de certo limite).[10] Se o estímulo estiver abaixo do limite necessário para promover determinada resposta, a homeostase não será perturbada e, portanto, nenhuma adaptação será experimentada. Por último, é importante a variação apropriada de estímulos de treinamento ao longo do período de treinamento para gerenciar a relação aptidão-fadiga.[67] Isso se reflete pela manipulação estratégica da frequência, intensidade, tempo, tipo, volume, padrão e progressão do treinamento (i. e., princípio FITT; ver Tabela 28.4) em momentos específicos dentro dos planos de treinamento a longo prazo e devem coincidir com atividades específicas do esporte. Por exemplo, com a aproximação das competições primárias, a ênfase do treinamento deve ser colocada nas atividades técnicas e táticas específicas do esporte, reduzindo o volume de treinamento da aptidão geral.[67] Teoricamente, a incorporação da variação diminuirá a probabilidade da presença de fadiga e, portanto, garantirá a otimização do

desempenho esportivo em momentos críticos. Além disso, a variação pode ser necessária para garantir a adaptação contínua e evitar a estagnação por períodos mais longos de treinamento.

Dois princípios adicionais precisam ser considerados ao planejar e prescrever programas de treinamento para o desempenho atlético, os princípios da reversibilidade e da individualidade. Enquanto a teoria do estresse-resposta explica conceitualmente os processos fisiológicos que levam à adaptação física, o princípio da reversibilidade sugere que quando o estresse ou estímulo específico é removido por períodos suficientes, a adaptação se dissipará, levando à reversão dos ganhos na capacidade funcional na direção dos níveis de pré-treinamento. Curiosamente, o conceito de reversibilidade pode explicar os decréscimos no desempenho esportivo experimentado por atletas seniores, dadas as reduções na carga de trabalho de treinamento com a idade. O princípio da individualidade diz respeito às respostas e adaptações individuais únicas experimentadas pelos atletas quando expostos aos mesmos estímulos de treinamento. Em um nível superficial, muitas respostas e adaptações parecem previsíveis. Entretanto, para determinado programa de treinamento, a magnitude e o curso do tempo das adaptações variam de um atleta para outro devido a uma variedade de fatores, como idade, histórico de treinamento, genética, sexo, motivação e assim por diante. Portanto, não se deve presumir que, para determinado programa de treinamento, todos os atletas se beneficiarão igualmente, o que destaca a importância da individualização no planejamento e programação para atletas seniores.

Estágios de desenvolvimento do programa: planejamento *versus* programação

O desenvolvimento de programas de treinamento específicos para esportes requer etapas de planejamento e programação. O estágio de planejamento considera os objetivos do programa de treinamento, os cronogramas para os quais melhorias de desempenho são necessárias e os resultados da aptidão de interesse.[67] O estágio de programação é, então, estruturado na tentativa de cumprir as metas do plano de treinamento, identificando estratégias para promoção de melhorias de desempenho e as variáveis de treinamento a serem prescritas.[67] O modelo da Classificação Internacional de Funcionalidade, Incapacidade e Saúde (CIF) fornece uma estrutura para compreender saúde e estados, resultados e determinantes relacionados à saúde, além de ser útil para ajudar a orientar no processo de decisão durante o estágio de planejamento (Figura 28.12).[68] É proposto que a estrutura da CIF seja aplicada ao atleta sênior para auxiliar na compreensão dos déficits de desempenho que o plano de treinamento deve ser elaborado para tratar. Essas informações são, então, usadas para determinar qual estrutura e elementos de treinamento são mais apropriados para melhorar as metas de desempenho. Entretanto, é importante não presumir que o desempenho da atividade esportiva irá

TABELA 28.4	Princípios do desenho do programa de exercícios para otimizar o desempenho humano e elementos do FITT-VP.
Princípio	**Descrição**
Especificidade	Adaptações fisiológicas aos exercícios são específicos aos estressores impostos pelo tipo de exercício realizado
Sobrecarga progressiva	Estressores associados com um tipo de exercício devem ter um nível suficiente para desencadear distúrbios homeostáticos para promover adaptação fisiológica e deve aumentar progressivamente com o tempo
Variação	Alteração sistemática de um ou mais variáveis do programa com o passar do tempo para permitir que o estímulo de exercícios para permanecer desafiando enquanto previne contra a fadiga e estagnação
Reversibilidade	Remoção do estímulo de exercício e inatividade física resultarão em decrementos do desempenho
Individualidade	Respostas individuais a determinado estímulo de exercício
FITT-VP	Descrição
Frequência	Qual a frequência?
Intensidade	Qual a dificuldade?
Tempo	Quanto tempo ou qual a duração?
Tipo	Que tipo de exercício ou modo de exercício?
Volume	Quantidade?
Progressão	Avanço?

FITT-VP, frequência, intensidade, tempo, tipo, volume e progressão. Princípios e descrições – Dados de *ACSM's Exercise Testing and Perscription*, Philadelphia: Wolters-Kluwer; 2018 and Brooks GA. *Exercise Physiology: Human Bioenergetics and Its Applications*. New York: McGraw-Hill; 2005.

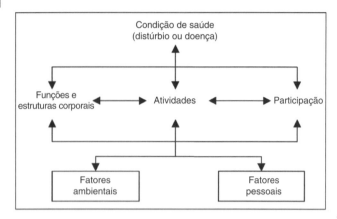

Figura 28.12 Interações entre os componentes da Classificação Internacional de Funcionalidade, Incapacidade e Saúde (CIF). (*From World Health Organization. International Classification of Functioning, Disability and Health: ICF. Geneva: World Health Organization; 2001.*)

melhorar simplesmente corrigindo as deficiências identificadas. Em vez disso, ao aumentar a capacidade fisiológica por meio da correção do comprometimento, o atleta precisará se acostumar com as novas capacidades e com a maneira de usá-las de modo mais eficaz no contexto de determinado esporte. Portanto, a combinação do modelo da CIF com a abordagem orientada pelas restrições fornece uma base para a compreensão das relações entre deficiências e limitações de atividade e os efeitos resultantes no desempenho do movimento.

Componentes de um programa de treinamento

Os componentes de uma única sessão de treinamento de exercício devem ser compostos de aquecimento, condicionamento ou exercícios relacionados a esportes, relaxamento e treino de flexibilidade.[10] Recomenda-se que o aquecimento dure, pelo menos, de 5 a 10 minutos, usando atividade de intensidade leve a moderada. Os aquecimentos específicos para esportes estimulam a incorporação de atividades dinâmicas para estimular os processos neuromusculares e bioenergéticos enfatizados durante o condicionamento ou a parte esportiva da sessão. O aquecimento também pode servir como uma oportunidade para avaliar e instruir os padrões motores fundamentais antes que o paciente-atleta se envolva em atividades mais vigorosas. É importante não induzir fadiga durante o aquecimento, pois isso pode comprometer a qualidade e a quantidade do trabalho realizado durante o segmento em curso. Atividades relacionadas ao condicionamento e esportes incluem exercícios bioenergéticos, de resistência, técnicos (i. e., técnica de movimento) e táticos (i. e., estratégias específicas do esporte durante a competição) específicos para melhorar o desempenho. O objetivo do período de desaquecimento é permitir o restabelecimento da homeostase de repouso por meio de reduções graduais no esforço e na intensidade dos movimentos dinâmicos. O período de resfriamento é especialmente crítico ao trabalhar com adultos idosos com doenças cardiovasculares.[10]

O alongamento estático após o exercício é recomendado para melhorar a ADM devido ao aumento da temperatura dos músculos anteriormente ativos.[10]

Treinamento para melhorar as deficiências neuromusculares

Deficiências neuromusculares específicas relacionadas ao processo de envelhecimento devem ser consideradas ao determinar as abordagens mais eficazes para melhorar o desempenho atlético (consulte os capítulos neste livro sobre a função muscular com a idade e o capítulo sobre exercícios para uma descrição detalhada). O treinamento de resistência é um impulso poderoso para aumentar os déficits neuromusculares. Os fatores que contribuem para o aumento da capacidade de geração de força do sistema neuromuscular são compostos por mecanismos neurológicos e morfológicos.[66] Os resultados neuromusculares primários de interesse para aumentar as capacidades de geração de força tipicamente discutidos são hipertrofia, força e potência. Para promover hipertrofia e força em idosos treinados, é recomendado que três ou quatro séries por exercício sejam realizadas usando velocidades de levantamento lentas a moderadas com cargas correspondente a 60 a 80% de 1 repetição máxima (1 RM), com períodos de descanso de 1 a 3 minutos entre as séries (Tabela 28.5).[69] Foram identificadas relações dose-resposta para o período de treinamento, intensidade, tempo sob tensão (i. e., a duração de cada repetição) e descanso entre as séries, destacando a importância dessas variáveis para promover a força muscular e adaptações morfológicas (i. e., área transversal, volume, espessura) em adultos idosos treinados.[70,71] Para aumentar a massa corporal magra, enquanto os programas que consistem em maior volume foram associados com os maiores aumentos, ganhos máximos de força favorecem o treinamento em intensidades mais altas (ou seja, 60 a 80% de 1 RM).[70,71] Para melhorar a força muscular, recomenda-se que o treinamento inclua uma a três séries por exercício com uso de altas velocidades e cargas correspondentes entre 30 e 60% de 1 RM para 6 a 10 repetições com períodos de descanso de 1 a 3 minutos.[69] Entretanto, atualmente não existe nenhum consenso sobre a carga ideal para maximizar a potência muscular em idosos.

Atletas seniores experimentam os maiores decréscimos no desempenho esportivo com a idade em eventos que requerem um alto grau de envolvimento de força e potência.[12] A incapacidade de manter o desempenho em eventos de força e potência pode ser causada por alterações neuromusculares específicas associadas ao envelhecimento (consulte a seção anterior "Efeitos do envelhecimento no desempenho e mudanças fisiológicas em atletas seniores"). Os adultos idosos experimentam reduções no desenvolvimento de força causadas por decréscimos nos componentes de força e velocidade da relação força-velocidade (ver Figura 28.5).[28] Perfis de força-velocidade podem ser usados para determinar em qual local um atleta apresenta redução no contínuo força-velocidade. Essa

TABELA 28.5	Recomendações de exercícios resistidos para adultos idosos.[a]		
Alvo neuromuscular	Hipertrofia	Força	Potência
Modalidade	Pesos livres; máquinas	Pesos livres; máquinas	Pesos livres; máquinas
Frequência	2 a 3 dias/semana em dias não consecutivos	2 a 3 dias/semana em dias não consecutivos	2 a 3 dias/semana em dias não consecutivos
Intensidade	60 a 80% 1 RM	60 a 80% 1 RM	30 a 60% 1 RM
Volume de treinamento	1 a 3 séries/exercícios; 8 a 12 repetições/série	1 a 3 séries/exercícios; 8 a 12 repetições/série	1 a 3 séries/exercícios; 6 a 10 repetições/série
Velocidade de contração	Leve a moderada	Leve a moderada	Alta
Intervalos de repouso	1 a 3 min entre as séries	1 a 3 min entre as séries	1 a 3 min entre as séries
Comentários adicionais	Exercícios em uma e várias articulações	Exercícios em uma e várias articulações	Deve ser conduzido em combinação com treinamento para melhorar a força; exercícios em uma e várias articulações

1 RM, 1 repetição máxima.
[a] Recomendações para exercícios resistidos para aumentar a hipertrofia, força e potência muscular para adultos idosos conforme proposto pela American College of Sports Medicine.[69]

informação pode ajudar na prescrição de treinamento para determinar se devem ser enfatizadas as capacidades de geração de força (i. e., força neuromuscular) ou velocidade de movimento (i. e., potência neuromuscular).[69] Portanto, programas de exercícios de resistência que se concentram em aumentar as capacidades de geração de força e a velocidade de contração muscular independentemente ou ao mesmo tempo, podem ser vantajosos para o desempenho esportivo em populações mais velhas. Atualmente, não se sabe qual é o sequenciamento mais adequado das variáveis do treinamento contra a resistência para atletas seniores.

Treinamento para melhorar as limitações cardiorrespiratórias

Os mecanismos centrais e periféricos que contribuem para o limiar de lactato, $VO_{2máx}$ e economia de exercício foram identificados como fatores primários que influenciam o desempenho de resistência (ver Figura 28.7).[7] O treinamento de resistência pode ser estruturado para melhorar mecanismos centrais e periféricos específicos. As adaptações cardiorrespiratórias comumente observadas com treinamento de resistência em adultos saudáveis incluem aumentos no VS, dif a-VO_2 e $VO_{2máx}$.[66] Entretanto, a magnitude das adaptações centrais e periféricas depende da intensidade e duração do exercício. As adaptações centrais podem ser enfatizadas por meio de cargas de trabalho compostas por maiores intensidades realizadas em durações mais curtas, resultando em um aumento maior do débito cardíaco. Por outro lado, adaptações periféricas podem ser promovidas com cargas de trabalho de maior duração realizadas em intensidades mais baixas, levando a maiores mudanças na diferença a-VO_2.[66] Além disso, o treinamento de resistência pode resultar em ajustes mais rápidos dos processos responsáveis pelo fornecimento e utilização de oxigênio (VO_2 na cinética) em resposta ao início da atividade.[72]

As recomendações atuais para manter ou melhorar a aptidão cardiorrespiratória sugerem praticar 5 dias ou mais de exercícios de intensidade moderada por semana, 3 dias ou mais de exercícios vigorosos por semana, ou 3 a 5 dias ou mais de qualquer combinação de exercícios moderados e vigorosos por semana (Tabela 28.6).[10] Para sessões de exercício de intensidade moderada, 30 a 60 minutos de exercícios são encorajados, e para exercícios vigorosos, 20 a 30 minutos são usados para alcançar os maiores benefícios cardiorrespiratórios.[10] De acordo com as diretrizes fornecidas por Franklin et al.,[73] atletas seniores de elite devem se exercitar de 3 a 5 dias por semana

TABELA 28.6	Recomendações para exercícios cardiorrespiratórios para adultos idosos.[a]	
Frequência (qual frequência?)	Intensidade (qual dificuldade?)	Tempo
≥ 5 dias sem^{-1} para intensidade moderada ≥ 3 dias sem^{-1} para intensidade vigorosa 3 a 5 dias sem^{-1} para uma combinação de intensidade moderada e vigorosa	Em uma escala de 0 a 10 para nível de esforço físico, 5 a 6 para intensidade moderada e 7 a 8 para intensidade vigorosa	30 a 60 min/dia de exercício de intensidade moderada 20 a 30 min/dia de exercício de intensidade vigorosa Ou uma combinação equivalente de exercícios de intensidade moderada e vigorosa; pode ser acumulado em lutas de pelo menos 10 min cada

[a] Recomendações de exercícios cardiorrespiratórios para manter e melhorar a aptidão cardiorrespiratória em idosos, conforme propostas pelo American College of Sports Medicine.
Dados da ACSM's exercise testing and prescription. (Wolters Kluwer, 2018).

em intensidades de 55 a 90% da FC$_{máx}$ ou FC de reserva máxima por 20 a 60 minutos de atividade aeróbica contínua ou intermitente para desenvolver ou manter a aptidão cardiorrespiratória.[73] Apesar de essas recomendações fornecerem informações valiosas para promoção ou manutenção da saúde cardiorrespiratória geral, a fim de maximizarem o desempenho, os atletas seniores podem exigir treinamento específico para o esporte. Usando os princípios descritos, os programas de treinamento de resistência podem ser estruturados para promover adaptações centrais ou periféricas específicas e necessárias para determinado esporte.

Respostas ao treinamento

Nos ciclistas do sexo masculino, com idades entre 55 e 79 anos, as fibras do tipo I e a capilaridade foram significativamente associadas ao volume de treinamento, VO$_{2máx}$, cinética do consumo de oxigênio e limiar ventilatório.[41] Da mesma forma, atletas *masters* do sexo masculino com idades entre 40 e 80 anos experimentaram declínios na quilometragem de treinamento semanal e na aptidão cardiorrespiratória em um período de 5 a 7 anos.[33] Ciclistas do sexo feminino da mesma idade, apenas capilaridade e volume de treinamento foram associados. Nos homens, a proporção e o tamanho da fibra do tipo II foram associados ao pico de potência durante o ciclismo de velocidade e à taxa máxima de desenvolvimento de torque durante a contração isométrica voluntária máxima. Nessa coorte de ciclistas do sexo masculino e feminino, havia pouca evidência de mudanças relacionadas à idade nas propriedades do vasto lateral; entretanto, algumas características musculares foram correlacionadas com índices fisiológicos *in vivo*.[41] Katzel et al.[39] não encontraram mudanças significativas no VO$_{2 máx}$ em atletas idosos com o envelhecimento quando o estímulo de treinamento foi mantido nos níveis experimentados no início do estudo. Os resultados de um estudo longitudinal ao longo de 45 anos revelaram a capacidade de atenuar os efeitos do envelhecimento sobre a aptidão cardiorrespiratória, visto que esses atletas relataram níveis de aptidão próximos ao percentil 95 para as normas populacionais.[40] Os indivíduos mais ativos se exercitavam entre 300 e 600 minutos por semana, e todos apresentavam VO$_{2máx}$ de 45 a 50 mℓ/kg/min e tinham mais de 66 anos. Em contraste, um outro indivíduo que se exercitava apenas 60 minutos por semana e tinha um VO$_{2máx}$ de 32 mℓ/kg/min.[40]

Em um estudo de caso de um ciclista centenário que estabeleceu o recorde de ciclismo de 1 hora para indivíduos de 100 anos ou mais, foi relatado que seu peso corporal e massa magra não mudaram, mas o consumo máximo de oxigênio aumentou de 31 para 35 mℓ/kg/min (+13%) em um período de treinamento de 2 anos.[8] A potência de pico aumentou de 90 para 125 W (+39%), principalmente devido ao aumento da frequência de pedalada. Não ocorreram alterações na FC máxima (134 a 137 bpm), mas a ventilação máxima aumentou (57 a 70 ℓ/min; +23%). O treinamento incluiu andar de bicicleta 5.000 km/ano a uma taxa de esforço percebido (TEP) "leve" (≤ 12) para 80 e 20% a uma TEP "forte" (≥ 15) a uma cadência entre 50 e 70 rpm. Os resultados desse estudo de caso são bastante intrigantes e destacam a plasticidade do corpo humano mesmo nessa fase avançada da vida. Ele também fornece uma visão sobre os benefícios de alterar entre o treinamento de intensidade leve e vigorosa para melhorar o desempenho, além de aumentar a probabilidade de adesão ao exercício em atletas seniores.

O treinamento intervalado de alta intensidade (TIAI) ganhou popularidade como um paradigma de treinamento eficaz em atletas mais jovens; entretanto, pesquisas limitadas foram conduzidas em populações envelhecidas. Em um estudo com 17 atletas *masters* do sexo masculino (60 ± 5 anos), nove sessões de TIAI – consistindo em *sprints* de 30 segundos a 40% da potência de pico com 3 minutos de recuperação ativa – aumentaram a potência de pico absoluta e relativa (799 ± 205 W a 865 ± 211 W e 10,2 ± 2,0 W/kg a 11,0 ± 2,2 W/kg, respectivamente).[74] Assim, provavelmente são necessárias modificações do TIAI para levar em conta a tolerância reduzida às cargas de trabalho de maior intensidade e tempos de recuperação prolongados para atletas seniores. Apesar desses dados fornecerem informações iniciais sobre os benefícios potenciais do TIAI em atletas *masters*, extrema cautela deve ser tomada ao considerar a aplicação de tal treinamento para atletas seniores.

Suplementação nutricional

O tempo e a dosagem apropriados da suplementação de nutrientes podem ter um impacto profundo no desempenho esportivo, auxiliando na recuperação pós-exercício e, por fim, nas adaptações induzidas experimentadas pelo exercício. O principal interesse dos atletas que estão envelhecendo é a capacidade de atender ou aumentar os níveis diários recomendados de ingestão de proteínas. O exercício realizado em intensidades suficientes para promover o dano muscular estimula a regulação positiva da síntese proteica. A taxa de síntese de proteína muscular está embotada em atletas que estão envelhecendo (conhecida como "resistência anabólica"), em comparação com atletas mais jovens com históricos de treinamento semelhantes.[75] Essa é uma explicação potencial do porquê do curso de recuperação em atletas *masters* ser mais longo que em seus colegas mais jovens. A incapacidade de manter um equilíbrio proteico positivo durante o treinamento é necessária para prevenir a perda de músculo esquelético. Recomenda-se que os atletas mais jovens consumam cerca de 20 g de proteína imediatamente após a atividade intensa para maximizar a recuperação da proteína muscular.[75] Por causa da resistência anabólica experimentada por atletas experientes, maiores quantidades de proteína dietética podem ser necessárias para maximizar a síntese de proteína muscular. Portanto, é recomendado que atletas *masters* consumam de 35 a 40 g de proteína de soro de leite rica em leucina ou, aproximadamente, 0,4 g/kg de massa corporal após lesão muscular induzida pelo exercício.[75] Além disso, para maximizar a remodelação de proteína muscular, é encorajado que os atletas *masters* façam quatro refeições ricas em proteínas em quantidades semelhantes, uniformemente espaçadas ao longo do dia.[75]

RESUMO

Os dados obtidos com o desempenho do atleta sênior fornecem informações valiosas sobre a compreensão do desempenho humano e as mudanças fisiológicas que ocorrem com o envelhecimento bem-sucedido. Alterações neuromusculares e cardiorrespiratórias específicas associadas ao envelhecimento têm grandes implicações na reabilitação e no desempenho esportivo em atletas seniores. A evidência atual sugere que os atletas seniores possuem maior saúde e função física que seus colegas sedentários. A capacidade de melhorar o desempenho do atleta sênior com treinamento demonstra que a plasticidade do corpo humano está preservada com o envelhecimento. Como profissionais de reabilitação, estamos em posição de promover a saúde e o bem-estar ao longo da vida, ao mesmo tempo que ajudamos os atletas seniores a atingirem seus objetivos esportivos. Para conseguir isso, os planos de tratamento devem ser prescritos considerando as características exclusivas associadas ao envelhecimento dos atletas.

A abordagem orientada pelas restrições fornece uma estrutura para compreender as mudanças no desempenho do movimento em atletas seniores. O planejamento e a programação de planos de tratamento individualizados podem ser desenvolvidos de acordo com as restrições identificadas que limitam o desempenho. Princípios de especificidade, sobrecarga progressiva, variação, reversibilidade e individualidade podem ser usados na orientação do projeto de intervenção para garantir que as adaptações buscadas atendam às demandas físicas requeridas durante a atividade. O treinamento de resistência é uma abordagem eficaz para combater os declínios neuromusculares experimentados com o envelhecimento. Da mesma forma, o treinamento de resistência fornece um estímulo potente para promover a melhoria da aptidão cardiorrespiratória. As evidências atuais sobre os benefícios funcionais e na saúde relacionados à participação desportiva na população em envelhecimento são promissoras. Como o envelhecimento da população continua a crescer, são necessárias pesquisas futuras para entender melhor as implicações do envelhecimento no desempenho humano e determinar as abordagens mais eficazes para tratar e treinar o atleta sênior.

REFERÊNCIAS BIBLIOGRÁFICAS

1. World Health Organization. *World Report on Ageing and Health.* Geneva: World Health Organization; 2015.
2. Tanaka H, Seals DR. Endurance exercise performance in masters athletes: age-associated changes and underlying physiological mechanisms: endurance performance and masters athletes. *J Physiol.* 2008;586:55–63.
3. Tanaka H, Seals DR. Invited review: dynamic exercise performance in masters athletes: insight into the effects of primary human aging on physiological functional capacity. *J Appl Physiol.* 2003;95:2152–2162.
4. Lazarus NR, Harridge SDR. Declining performance of master athletes: silhouettes of the trajectory of healthy human ageing? Ageing and master athletes. *J Physiol.* 2017;595:2941–2948.
5. World Masters Athletics. https://world-masters-athletics.com. Accessed August 2, 2018.
6. United States Master Swimming. http://www.usms.org. Accessed May 1, 2018.
7. Lepers R, Stapley PJ. Master athletes are extending the limits of human endurance. *Front Physiol.* 2016;7:613.
8. Billat V, Dhonneur G, Mille-Hamard L, et al. Case studies in physiology: maximal oxygen consumption and performance in a centenarian cyclist. *J Appl Physiol.* 2017;122:430–434.
9. Centers for Disease Control and Prevention. http://www.cdc.gov. Accessed July 17, 2018.
10. Riebe D, Ehrman JK, Liguori I, Magai M. American College of Sports Medicine. In: *ACSM's Exercise Testing and Prescription.* 10th ed. Philadelphia: Wolters Kluwer; 2018.
11. Trappe S. Marathon runners: how do they age? *Sports Med.* 2007;37:302–305.
12. Baker AB, Tang YQ. Aging performance for masters records in athletics, swimming, rowing, cycling, triathlon, and weightlifting. *Exp Aging Res.* 2010;36:453–477.
13. Akkari A, Machin D, Tanaka H. Greater progression of athletic performance in older masters athletes. *Age Ageing.* 2015;44:683–686.
14. Wright VJ, Perricelli BC. Age-related rates of decline in performance among elite senior athletes. *Am J Sports Med.* 2008;36:443–450.
15. Gava P, Kern H, Carraro U. Age-associated power decline from running, jumping, and throwing male masters world records. *Exp Aging Res.* 2015;41:115–135.
16. Ransdell LB, Vener J, Huberty J. Masters athletes: an analysis of running, swimming and cycling performance by age and gender. *J Exerc Sci Fitness.* 2009;7(suppl):S61–S73.
17. Chakravarty EF. Reduced disability and mortality among aging runners: a 21-year longitudinal study. *Arch Intern Med.* 2008;168:1638.
18. Foster C, Wright G, Battista RA, Porcari JP. Training in the aging athlete. *Curr Sports Med Rep.* 2007;6:200–206.
19. Wroblewski AP, Amati F, Smiley MA, Goodpaster B, Wright V. Chronic exercise preserves lean muscle mass in masters athletes. *Phys Sportsmed.* 2011;39:172–178.
20. Jordre B, Schweinle W, Beacom K, Graphenteen V, Ladwig A. The five times sit to stand test in senior athletes. *J Geriatr Phys Ther.* 2013;36:47–50.
21. Jordre B, Schweinle W, Oetjen S, Dybsetter N, Braun M. Fall history and associated physical performance measures in competitive senior athletes. *Top Geriatr Rehabil.* 2016;32:1–16.
22. Unhjem R, van den Hoven LT, Nygård M, Hoff J, Wang E. Functional performance with age: the role of long-term strength training. *J Geriatr Phys Ther.* 2017;42(3):115–122. https://doi.org/10.1519/JPT.0000000000000141.
23. Power GA, Allen MD, Gilmore KJ, et al. Motor unit number and transmission stability in octogenarian world class athletes: can age-related deficits be outrun? *J Appl Physiol.* 2016;121:1013–1020.
24. Hunter SK, Pereira HM, Keenan KG. The aging neuromuscular system and motor performance. *J Appl Physiol.* 2016;121:982–995.
25. Venturelli M, Reggiani C, Richardson RS, Schena F. Skeletal muscle function in the oldest-old: the role of intrinsic and extrinsic factors. *Exerc Spor Sci Rev.* 2018;46(3):188–194.
26. Mitchell WK, Williams J, Atherton P, Larvin M, Lund J, Narici M. Sarcopenia, dynapenia, and the impact of advancing age on human skeletal muscle size and strength; a quantitative review. *Front Physiol.* 2012;3:260.
27. Raue U, Slivka D, Minchev K, Trappe S. Improvements in whole muscle and myocellular function are limited with highintensity resistance training in octogenarian women. *J Appl Physiol.* 2009;106:1611–1617.
28. Raj IS, Bird SR, Shield AJ. Aging and the force–velocity relationship of muscles. *Exp Gerontol.* 2010;45:81–90.
29. Reid KF, Fielding RA. Skeletal muscle power: a critical determinant of physical functioning in older adults. *Exerc Spor Sci Rev.* 2012;40:4–12.
30. Gerstner GR, Thompson BJ, Rosenberg JG, et al. Neural and muscular contributions to the age-related reductions in rapid strength. *Med Sci Sports Exerc.* 2017;49(7):1331–1339.

31. Baker AB, Tang YQ, Turner MJ. Percentage decline in masters superathlete track and field performance with aging. *Exp Aging Res.* 2003;29:47–65.

32. Mckendry J, Breen L, Shad BJ, Greig CA. Muscle morphology and performance in master athletes: a systematic review and meta-analyses. *Ageing Res Rev.* 2018;45:62–82.

33. Wiswell RA, Hawkins SA, Dreyer HC, Jaque SV. Maintenance of BMD in older male runners is independent of changes in training volume or VO(2)peak. *J Gerontol A Biol Sci Med Sci.* 2002;57:M203–M208.

34. Nichols JF, Palmer JE, Levy SS. Low bone mineral density in highly trained male master cyclists. *Osteoporos Int.* 2003;14:644–649.

35. Velez NF, Zhang A, Stone B, Perera S, Miller M, Greenspan SL. The effect of moderate impact exercise on skeletal integrity in master athletes. *Osteoporos Int.* 2008;19:1457–1464.

36. Piasecki J, McPhee JS, Hannam K, et al. Hip and spine bone mineral density are greater in master sprinters, but not endurance runners compared with non-athletic controls. *Arch Osteoporos.* 2018;13(1):72.

37. Fleg JL, Morrell CH, Bos AG, et al. Accelerated longitudinal decline of aerobic capacity in healthy older adults. *Circulation.* 2005;112:674–682.

38. Hawkins SA, Marcell TJ, Victoria Jaque S, Wiswell RA. A longitudinal assessment of change in Vo_2max and maximal heart rate in master athletes. *Med Sci Sports Exerc.* 2001;33:1744–1750.

39. Katzel LI, Sorkin JD, Fleg JL. A comparison of longitudinal changes in aerobic fitness in older endurance athletes and sedentary men. *J Am Geriatr Soc.* 2001;49:1657–1664.

40. Everman S, Farris JW, Bay RC, Daniels JT. Elite distance runners: a 45-year follow-up. *Med Sci Sports Exerc.* 2018;50:73–78.

41. Pollock RD, O'Brien KA, Daniels LJ, et al. Properties of the vastus lateralis muscle in relation to age and physiological function in master cyclists aged 55-79 years. *Aging Cell.* 2018;17(2):e12735. https://doi.org/10.1111/acel.12735. Epub 2018 Mar 8.

42. Kettunen JA, Kujala UM, Kaprio J, Sarna S. Health of master track and field athletes: a 16-year follow-up study. *Clin J Sport Med.* 2006;16:142–148.

43. McKean KA, Manson NA, Stanish WD. Musculoskeletal injury in the masters runners. *Clin J Sport Med.* 206;16:149–154.

44. Ganse B, Degens H, Drey M, et al. Impact of age, performance and athletic event on injury rates in master athletics—first results from an ongoing prospective study. *J Musculoskelet Neuronal Interact.* 2014;14(2):148–154.

45. Cabri J, Sousa JP, Kots M, Barreiros J. Golf-related injuries: a systematic review. *Eur J Sport Sci.* 2009;9:353–366.

46. Cann AP, Vandervoort AA, Lindsay DM. Optimizing the benefits versus risks of golf participation by older people. *J Geriatr Phys Ther.* 2005;28:85–92.

47. Matzkin E, Suslavich K, Wes D. Swimmer's shoulder: painful shoulder in the competitive swimmer. *J Am Acad Orthop Surg.* 2016;24(8):527–536.

48. Stocker D, Pink M, Jobe FW. Comparison of shoulder injury in collegiate- and master's-level swimmers. *Clin J Sport Med.* 1995;5:4–8.

49. Weldon EJ, Richardson AB. Upper extremity overuse injuries in swimming. A discussion of swimmer's shoulder. *Clin Sports Med.* 2001;20:423–438.

50. Roberts WO. Running causes knee osteoarthritis: myth or misunderstanding. *Br J Sports Med.* 2018;52(3):142. https://doi.org/10.1136/bjsports-2017-098227.

51. Chakravarty EF, Hubert HB, Lingala VB, Zatarain E, Fries JF. Long distance running and knee osteoarthritis. *Am J Prev Med.* 2008;35(2):133–138.

52. Lefèvre-Colau MM, Nguyen C, Haddad R, et al. Is physical activity, practiced as recommended for health benefit, a risk factor for osteoarthritis? *Ann Phys Rehabil Med.* 2016;59(3):196–206.

53. Magnusson K, Turkiewicz A, Timpka S, Englund M. A prediction model for the 40-year risk of knee osteoarthritis in adolescent men. *Arthritis Care Res.* 2019;71(4):558–562.

54. Hart LE, Haaland DA, Baribeau DA, Mukovozov IM, Sabljic TF. The relationship between exercise and osteoarthritis in the elderly. *Clin J Sport Med.* 2008;18(6):508–521.

55. Fransen M, McConnell S, Harmer AR, et al. Exercise for osteoarthritis of the knee. *Cochrane Database Syst Rev.* 2015;(1):CD004376.

56. Fransen M, McConnell S, Hernandez-Molina G, Reichenbach S. Exercise for osteoarthritis of the hip. *Cochrane Database Syst Rev.* 2014;2(4):CD007912.

57. Hulteen RM, Morgan PJ, Barnett LM, Stodden DF, Lubans DR. Development of foundational movement skills: a conceptual model for physical activity across the lifespan. *Sports Med.* 2018;48(7):1533–1540.

58. Davids K, Glazier P, Araújo D, Bartlett R. Movement systems as dynamical systems: the functional role of variability and its implications for sports medicine. *Sports Med.* 2003;33:245–260.

59. Newell KM. Constraints on the development of coordination. In: Wade MG, Whiting HT, eds. *Motor Development in Children: Aspects of Coordination and Control.* Amsterdam, The Netherlands: Martinus Nijhoff, Dordrecht; 1986:341–360.

60. Langley DJ, Knight SM. Exploring practical knowledge: a case study of an experienced senior tennis performer. *Res Q Exerc Sport.* 1996;67:433–447.

61. Korhonen MT, Mero A, Suominen H. Age-related differences in 100-m sprint performance in male and female master runners. *Med Sci Sports Exerc.* 2003;35:1419–1428.

62. Pantoja PD, Saez DE Villarreal E, Brisswalter J, Peyré-Tartaruga LA, Morin JB. Sprint acceleration mechanics in masters athletes. *Med Sci Sports Exerc.* 2016;48:2469–2476.

63. Korhonen MT, Mero AA, Alén M, et al. Biomechanical and skeletal muscle determinants of maximum running speed with aging. *Med Sci Sports Exerc.* 2009;41(4):844–856.

64. Beck ON, Kipp S, Roby JM, Grabowski AM, Kram R, Ortega JD. Older runners retain youthful running economy despite biomechanical differences. *Med Sci Sports Exerc.* 2016;48(4):697–704.

65. Ferreira MI, Barbosa TM, Costa MJ, Neiva HP, Marinho DA. Energetics, biomechanics, and performance in masters' swimmers: a systematic review. *J Strength Cond Res.* 2016;30(7):2069–2081.

66. Brooks GA. *Exercise Physiology: Human Bioenergetics and Its Applications.* New York: McGraw-Hill; 2005.

67. Cunanan AJ, DeWeese BH, Wagle JP, et al. The general adaptation syndrome: a foundation for the concept of periodization. *Sports Med.* 2018;48(4):787–797.

68. World Health Organization. *International Classification of Functioning, Disability and Health: ICF.* Geneva: World Health Organization; 2001.

69. American College of Sports Medicine. American College of Sports Medicine Position Stand. Progression Models in resistance training for healthy adults. *Med Sci Sports Exerc.* 2009;41(3):687–708.

70. Borde R, Hortobágyi T, Granacher U. Dose–response relationships of resistance training in healthy old adults: a systematic review and meta-analysis. *Sports Med.* 2015;45:1693–1720.

71. Steib S, Schoene D, Pfeifer K. Dose-response relationship of resistance training in older adults: a meta-analysis. *Med Sci Sports Exerc.* 2010;42:902–914.

72. Murias JM, Kowalchuk JM, Paterson DH. Speeding of Vo_2 kinetics in response to endurance-training in older and young women. *Eur J Appl Physiol.* 2011;111:235–243.

73. Franklin BA, Fern A, Voytas J. Training principles for elite senior athletes. *Curr Sports Med Rep.* 2004;3:173–179.

74. Herbert P, Hayes L, Sculthorpe N, Grace F. HIIT produces increases in muscle power and free testosterone in male masters athletes. *Endocr Connect.* 2017;6:430–436.

75. Doering TM, Reaburn PR, Phillips SM, Jenkins DG. Postexercise dietary protein strategies to maximize skeletal muscle repair and remodeling in masters endurance athletes: a review. *Int J Sport Nutr Exerc Metab.* 2016;26(2):168–178.

76. Raj IS, Bird SR, Shield AJ. Aging and the force–velocity relationship of muscles. *Exp Gerontol.* 2010;45(2):85.

Políticas de Saúde para Fisioterapeutas e Idosos

Ellen Strunk

VISÃO GERAL DO CAPÍTULO

Introdução, 667
Política pública, política de saúde e
   defesa de direitos, 667
   Domínios de serviços de saúde, 668
   Exemplos de esforços das políticas
     de saúde, 669
   Defesa de direitos, 671
   Resumo, 673
Sistemas de pagamento federal e
   estadual para adultos idosos, 674
   História e implicações do Programa
     Medicare, 674

Programa Medicare, 675
Cobertura do Medicare em
   diferentes configurações, 678
Medicaid, 683
Veterans'Affairs e TRICARE, 685
Gerenciamento e revisão da
   utilização, 686
Documentação, 686
Fraude, desperdício e
   abuso, 687
   Programas de conformidade
     (*compliance*), 689

Mudança para resultados, qualidade
   e valor, 689
   Seis dimensões da qualidade, 689
   Medição da qualidade, 690
   Programas de registros de
     qualidade, 691
   Programas de compra baseados
     em valor, 694
Resumo, 699
Referências bibliográficas, 699

INTRODUÇÃO

Fisioterapeutas e assistentes de fisioterapeutas fornecem atendimento clínico excepcional a adultos idosos em uma variedade de ambientes. O corpo de conhecimento clínico relacionado a essa população continua a crescer e, como resultado, as técnicas são refinadas e novas abordagens adaptadas. Entretanto, a compreensão do fisioterapeuta de como essas técnicas e abordagens são pagas frequentemente é vista como menos importante para a obtenção de conhecimento em áreas específicas do atendimento clínico. Porém, na última década, houve um maior escrutínio dos serviços de saúde, e a fisioterapia não ficou imune a ele. O conhecimento inadequado do escopo e das regras de cobertura pode resultar em pagamentos insuficientes e excessivos, que podem ser percebidos como comportamentos fraudulentos ou abusivos. A falta de conhecimento de como os procedimentos de reembolso são desenvolvidos tira a oportunidade de advogar em nome dos pacientes e da profissão de fisioterapeuta. A falta de uma compreensão básica de como os serviços de fisioterapia são pagos aumenta o risco de outras consequências indesejadas: que o paciente beneficiário não receba os serviços de que necessita.

Este capítulo ajudará os leitores a compreenderem os programas de seguro saúde nos EUA, para idosos, bem como as reformas recentes para controlar os custos e melhorar a qualidade. Não é uma introdução às nuances dos regulamentos de reembolso. A aplicação desse conhecimento permitirá que os leitores defendam com eficácia os pacientes, os idosos, como uma população e as mudanças nas políticas que beneficiam a sociedade como um todo. Os cuidados de saúde são uma indústria em rápida mudança, e os leitores são incentivados a consultar os *sites* dos Centers for Medicare and Medicaid Services (CMS) e da American Physical Therapy Association (APTA) para ler informações atualizadas sobre legislação, interpretação regulatória e oportunidades para defesa de direitos legislativos no âmbito profissional.

POLÍTICA PÚBLICA, POLÍTICA DE SAÚDE E DEFESA DE DIREITOS

O resultado desejado da política e do processo de defesa de direitos é influenciar as decisões destinadas a melhorar a saúde dos indivíduos atendidos pelos fisioterapeutas. A política de saúde e a defesa estão entrelaçadas com as decisões políticas que determinam como os profissionais de saúde praticam suas atividades. Os fisioterapeutas que prestam serviços a adultos idosos estão sujeitos a uma série de políticas que vão desde a determinação do escopo da prática por meio de leis de licenciamento estaduais até o pagamento por serviços prestados por meio de programas de direitos, como Medicare e Medicaid, dos EUA. Apesar de poder ser desafiador entender as nuances das diferentes aplicações das políticas, é importante que os profissionais de saúde se envolvam ativamente no processo de defesa de direitos para melhorar as políticas atuais ou para aprovar novas políticas que permitam que os fisioterapeutas atendam melhor essa população crescente de americanos.

Política pública é o meio que um governo utiliza, mediante ações definidas em sua constituição, para atender às necessidades de seus cidadãos. A política pública é um sistema de leis, medidas regulatórias, cursos de ação e prioridades funcionais promulgadas por entidades governamentais. Essa definição é um amálgama de várias definições contemporâneas e fornece uma abordagem pragmática para uma disciplina ampla e diversa que não tem uma definição consensual. O Congresso dos EUA aprova leis nacionais, aplicáveis a todos os cidadãos dos EUA, às vezes chamadas "Atos" (*Acts*), para tratar de necessidades ou problemas sociais, de saúde ou econômicos. Eles se tornam lei quando o presidente os assina. Os exemplos incluem o *Social Security Act* (SSA) ou o *Affordable Care Act*, mencionados posteriormente neste capítulo. As agências reguladoras têm poderes para fazer cumprir as leis e estão autorizadas a adotar os regulamentos que as implementam. Por exemplo, o *Affordable Care Act* deu a Secretary of Health and Human Services (HHS) ampla autoridade para desenvolver, implementar e monitorar os requisitos exigidos pela lei.

As legislaturas estaduais são responsáveis por promulgar leis em nível estadual e, se aprovadas, aplicam-se a todo o estado. Muitos estados concedem aos conselhos locais autoridade para aprovar regras e regulamentos de saúde pública. Os conselhos estaduais de fisioterapia promovem e protegem ativamente os cidadãos de seus respectivos estados, regulamentando a profissão da fisioterapia. Além de estatutos ou leis estaduais, um conselho estadual de fisioterapia pode ter códigos administrativos que têm força e efeito de lei e consistem em regras e regulamentos que interpretam os requisitos do conselho de fisioterapia.

A política de saúde compreende as escolhas e decisões que uma sociedade faz em relação aos objetivos e prioridades da saúde e, consequentemente, a forma como aloca recursos ou políticas para atingir esses objetivos. As políticas de saúde podem ser tão básicas como lavar as mãos em um restaurante, que é uma política de saúde voluntária baseada em evidências científicas e amparada pelo interesse público, ou tão complexas quanto o pagamento com base na adesão às diretrizes clínicas. O programa Medicare tem os chamados "documentos de cobertura". Políticas e documentos de cobertura também são usados na revisão retrospectiva de reclamações de fornecedores ou outras auditorias para comparar o que foi fornecido com o que foi ou deveria ter sido pago. Os pagadores também podem emitir diretrizes ou documentos de orientação para ajudar a definir os termos e/ou expectativas que fazem parte do regulamento. Por exemplo, os CMS publicam uma série de documentos de orientação, incluindo manuais e normas.

As políticas de saúde se concentram, principalmente, em como conter os custos ou despesas. As preocupações com os custos crescentes dos programas de saúde federais e estaduais impulsionam as políticas. Entretanto, essas políticas podem ter impactos prejudiciais na qualidade do atendimento ou no acesso aos serviços. O principal ponto de pressão na saúde hoje são as políticas de contenção de custos e seu impacto em todos os domínios das políticas de saúde. Os fisioterapeutas experimentam estratégias de contenção de custos de duas formas: regulamentações e mecanismos de pagamento. Regulamentações que estabelecem critérios para o que é pago pelo governo ou seguro privado ajudam a controlar os custos. Essas regulamentações podem definir critérios para o uso de pessoal de apoio, definir requisitos de tempo mínimo para certas intervenções e limitar quais intervenções podem ser utilizadas para determinados diagnósticos. Mecanismos de pagamento são projetados para ajudar a controlar custos e gerenciar a alocação de recursos em fisioterapia. Os mecanismos de pagamento vão desde taxa por serviço, na qual é cobrada uma taxa por cada intervenção utilizada, até pagamentos por caso, em que uma única taxa predefinida é paga por determinada condição clínica para cobrir todos os serviços prestados, sejam eles correspondentes aos custos reais do atendimento ou não.

Domínios de serviços de saúde

Acesso, qualidade e custo são os três domínios principais comumente usados para avaliar os serviços de saúde nos EUA (Figura 29.1). O primeiro domínio – acesso – abrange políticas de saúde que garantem aos indivíduos acessibilidade e disponibilidade de serviços de saúde para atender às suas próprias necessidades, bem como da comunidade mais ampla em que vivem. É o primeiro domínio definido porque é o ponto de entrada para o sistema de prestação de cuidados de saúde nos EUA. A capacidade dos indivíduos de acessar os cuidados de saúde de um profissional de saúde disponível e qualificado é essencial

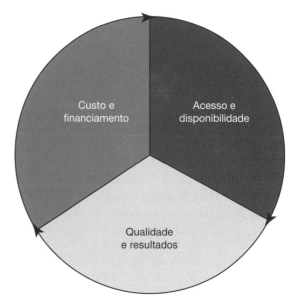

Figura 29.1 Domínios da política de saúde.

para o objetivo abrangente da maioria das políticas de saúde, ou seja, melhorar o estado de saúde da população que a política visa atender. O segundo domínio da política de saúde é a qualidade e os resultados. Uma vez que um indivíduo pode acessar os serviços de profissionais de saúde disponíveis e qualificados, são necessárias políticas para garantir que os serviços atendam aos padrões básicos de atendimento e não prejudiquem a saúde, a segurança e o bem-estar do indivíduo. O clássico Juramento de Hipócrates, "Não farei mal ou injustiça a eles", é o fundamento ético da cobrança das políticas de saúde para o avanço da qualidade. O domínio da qualidade é um contínuo que começa sem causar danos e faz a transição para o avanço do estado de saúde de uma população por meio de evidências e julgamento clínico. A medição da qualidade e dos resultados representam uma área crescente no desenvolvimento de políticas de saúde, na avaliação de profissionais, instalações de saúde e na alocação de recursos, questões que serão discutidas posteriormente neste capítulo. O terceiro domínio cobre o custo e o financiamento das políticas de saúde, ou a economia da decisão. Esse domínio é a arena na qual as prioridades ou valores nos quais a política se baseia são altamente debatidos. Nos EUA, o custo e o financiamento dos cuidados de saúde têm sido um debate público antigo e frequentemente controverso. Distribuir um conjunto finito de recursos de uma forma que seja aceitável para o público, provedores de saúde, pagadores e formuladores de políticas é o principal desafio na política de saúde atual. Equilibrar a quantidade de recursos com a crescente demanda por serviços é fundamental para nossa economia e saúde pública. Este capítulo explorará os sistemas primários que financiam os cuidados de saúde.

Uma investigação mais aprofundada dos três domínios da política de saúde revela muitos exemplos no ambiente atual de políticas que afetam fisioterapeutas e prestadores de cuidados de saúde em cada domínio. Cada um deles tem ramificações de políticas específicas para o fisioterapeuta, cuja prática está voltada para a população idosa. Os três domínios da política de saúde também estão inter-relacionados; por exemplo, as políticas que afetam a acessibilidade e a disponibilidade de serviços têm impacto na qualidade e no custo. Uma política de saúde bem-sucedida equilibra sistematicamente os três domínios para alcançar o melhor resultado possível para a população desejada.

Exemplos de esforços das políticas de saúde

Cobertura terapêutica. A política de saúde para eliminar limites arbitrários de benefícios é de particular interesse para profissionais de saúde na área de reabilitação que atendem uma população geriátrica. Entre 1997 e 2017, foi imposta uma limitação financeira por beneficiário por ano em serviços de terapia de idosos e indivíduos com deficiência sob o programa Medicare. Esse "limite de terapia", em 2017, limitava um paciente a US$ 1.980 em

serviços de fisioterapia e fonoaudiologia e a US$ 1.980 de serviços de terapia ocupacional por ano civil. Embora o Congresso tenha intercedido várias vezes ao longo dos 20 anos para estabelecer uma moratória nos limites de terapia ou para fornecer um processo de exceções com base clínica, a política teve ramificações significativas para os beneficiários do Medicare e suas possibilidades para acessar serviços de reabilitação clinicamente adequados fornecidos por fisioterapeutas e outros profissionais de saúde na área da reabilitação. Fisioterapeutas e assistentes de fisioterapeutas, grupos de defesa das partes interessadas e até mesmo beneficiários do Medicare em todo o país se reuniram a cada ano em um esforço para convencer os legisladores a revogar uma política de saúde que era prejudicial à saúde e à qualidade de vida dos idosos. Em dezembro de 2018, eles foram bem-sucedidos e uma revogação permanente do limite da terapia foi incluída na Lei do Orçamento Equilibrado (*Balanced Budget Act*) de 2018.

Prevenção de quedas. Expandir os cuidados de saúde para incluir programas de prevenção e gerenciamento de cuidados crônicos teria um impacto significativo no objetivo da política de saúde de melhorar o estado de saúde dos americanos a um custo *per capita* ou de sistema mais baixo. As políticas de prevenção de quedas são outro exemplo de aumento da acessibilidade aos serviços de prevenção que os fisioterapeutas geriátricos podem oferecer. Os Centers for Disease Control and Prevention relatam que mais de um em cada quatro adultos com 65 anos ou mais cai a cada ano nos EUA, mas menos da metade informa ao médico, e que uma em cada cinco quedas causa ferimentos graves, como um osso fraturado ou um ferimento na cabeça. Eles estimam que se as taxas continuarem a aumentar no ritmo atual, em 2030 haverá sete mortes a cada hora causadas por quedas.[1] Um estudo de 2018 descobriu que a implementação de uma única intervenção de prevenção de quedas baseada em evidências poderia prevenir até 45.164 quedas por ano, resultando em uma economia anual de US$ 94 a US$ 442 milhões em custos médicos.[2]

Para reduzir custos e melhorar a qualidade da saúde, os programas e iniciativas para diminuir as quedas em idosos americanos são iniciativas críticas de prevenção e políticas de saúde para fisioterapeutas que atendem a essa população de risco. A última parte da legislação federal assinada como lei que trata da prevenção de quedas foi a *Safe Seniors Act* (agora *Public Law 110-202*) que alterou a *Public Service Act* e autorizou o Departamento de HHS a conduzir pesquisas, implementar uma campanha nacional de conscientização, melhoria do diagnóstico, tratamento e reabilitação de indivíduos em risco de quedas ou quedas repetidas.[3] Os estados também promulgaram legislações para lidar com as quedas entre adultos idosos.[4] A Califórnia promulgou sua *Osteoporosis Prevention and Education Act*, que exige que o Department of Health Services desenvolva ações eficazes, protocolos para a prevenção de quedas e fraturas e estabeleça esses protocolos na prática comunitária para melhorar a prevenção e o manejo da osteoporose. A Flórida aprovou uma lei que exige que o Department of Corrections estabeleça e opere uma instalação geriátrica, na qual idosos geralmente saudáveis podem realizar trabalhos gerais apropriados para sua condição física e mental, com o intuito de diminuir a probabilidade de quedas, ferimentos acidentários e outras condições conhecidas como particularmente perigosas para adultos idosos. Massachusetts tem uma lei que estabelece uma comissão sobre prevenção de quedas dentro do Department of Health. O estado de Washington exige que o Department of Social and Health Services estabeleça um programa de prevenção de quedas em todo o estado, incluindo rede com serviços comunitários, que tornem mais acessíveis programas de exercícios avaliados para idosos, fornecendo educação para eles e para a comunidade em geral, além de realizar educação profissional sobre identificação e redução do risco de queda. Seja no nível federal ou estadual, os fisioterapeutas têm a oportunidade de influenciar as legislaturas a implementar políticas para melhorar o estado de saúde dos idosos.

Opções de benefícios complementares.

O *Balanced Budget Act* de 2018 e uma nova carta de orientação dos CMS pavimentaram o caminho para que os planos Medicare Advantage oferecessem novas opções de benefícios complementares aos seus inscritos. Eles terão maior flexibilidade para oferecer cobertura para serviços e suportes não médicos, mas relacionados à saúde. Os terapeutas podem ser fundamentais para trabalhar com os planos Medicare Advantage, a fim de encorajar e recomendar cobertura para assuntos, como modificações domiciliares, para reduzir o risco de quedas em casa. A *Senior Home Modification Assistance Initiative Act* é uma parte da legislação bipartidária apresentada no Senado em 2018 que coordenaria, revisaria e promoveria os vários programas e recursos federais de modificação de casas que estão disponíveis atualmente, o que ajudaria os idosos a terem um melhor acesso a esses recursos.[5] Em abril de 2018, o Department of Housing and Urban Development e o Department of Veterans Affairs (VA) lançaram em conjunto um programa piloto para fornecer US$ 13,7 milhões em concessões competitivas para organizações sem fins lucrativos que ofereçam programas em âmbito nacional ou estadual que atendam, principalmente, aos veteranos e/ou indivíduos de baixa renda. Os subsídios podem ser usados para modificar ou reabilitar as residências de veteranos elegíveis, reconhecendo a necessidade crescente de financiar adaptações e modificações que possam ajudar os veteranos a recuperar ou manter sua independência.[5]

Determinantes sociais da saúde.

O acesso aos serviços de saúde é ainda mais complicado pelas disparidades entre grupos raciais e étnicos e por fatores geográficos e socioeconômicos. Em 2017, um em cada quatro americanos se identificou como afro-americano, índio americano/nativo do Alasca, asiático, nativo do Havaí/das ilhas do Pacífico, hispânico/latino ou multirracial.[6] Os determinantes sociais da saúde são outra área de crescente interesse na saúde devido à sua relação com o estado de saúde e o

acesso aos cuidados. Os determinantes sociais incluem a disponibilidade de recursos para atender às necessidades diárias (pobreza); acesso a oportunidades educacionais, econômicas e de trabalho; acesso a serviços de saúde; opções de transporte; suporte social; segurança pública; e normas sociais, como discriminação e racismo.[7] Ao aplicar o que se sabe sobre os determinantes sociais da saúde, os fisioterapeutas podem buscar melhorar a saúde individual e populacional nas comunidades as quais atendem.

Sistema de saúde universal.

Alcançar a cobertura universal nos EUA não garante que os serviços serão acessíveis se um número suficiente de provedores de saúde não estiver disponível para fornecer os serviços que agora são acessíveis. Agravando as lacunas no acesso das minorias temos a falta de representação dessas minorias como profissionais de saúde. A fisioterapia é semelhante a outras profissões da saúde no sentido de que os brancos continuam a representar a maioria dos profissionais em atividade. Essa disparidade pode ser um fator que contribui para a indisponibilidade de serviços para subgrupos populacionais sub-representados. O direcionamento de recursos para o recrutamento e retenção de populações sub-representadas para atender aos crescentes problemas de acessibilidade e disponibilidade de cuidados de saúde para grupos raciais e étnicos como parte de um compromisso com a justiça social dentro das profissões está se tornando uma política de saúde.

Acesso equitativo aos cuidados de saúde.

O local em que uma pessoa mora também tem um efeito significativo na capacidade de acessar os serviços de saúde. Atualmente, um em cada cinco americanos vive em áreas rurais.[8] Foi demonstrado que as áreas rurais apresentam taxas mais altas de pobreza, uma porcentagem maior de americanos mais velhos e um estado de saúde reduzido. O acesso aos serviços de saúde não é apenas limitado nas áreas rurais, essas comunidades têm menos médicos, profissionais de saúde, hospitais e recursos de saúde que as áreas urbanas e suburbanas dos EUA.[9] Acesso limitado e escassez de recursos e profissionais para atender ao aumento das necessidades de saúde nas áreas rurais são um grande problema de saúde pública para os EUA. Para lidar com essa questão, a política de saúde deve continuar a melhorar a acessibilidade aos serviços. Aumentar a disponibilidade de recursos e provedores de cuidados para as populações rurais é uma questão crítica da política de saúde devido ao estado de saúde deficiente e aos recursos limitados disponíveis para essa população.

Recrutar e reter profissionais de saúde qualificados, como fisioterapeutas, em áreas rurais é um desafio político. Várias propostas são exemplos de política de saúde, cujo objetivo é garantir a acessibilidade e disponibilidade de cuidados de saúde em áreas carentes. Em 2019, existiam mais de 6 mil áreas com escassez de profissionais de saúde.[10] Se a *Physical Therapist Student Loan Repayment Eligibility Act* for adotada, os fisioterapeutas serão elegíveis para o *National Health Services Corps*, um programa federal que coloca profissionais de saúde qualificados e médicos em áreas carentes. O incentivo para recrutar e reter profissionais de saúde para esse programa e para servir em áreas carentes é o reembolso do empréstimo estudantil. Um profissional de saúde que seja selecionado e conclua o serviço exigido no *National Health Service Corps* é elegível para até US$ 60 mil em reembolsos de empréstimos estudantis em troca de um compromisso de 2 anos.

O acesso e a disponibilidade de serviços de saúde são básicos para a política de saúde. As políticas para alcançar um melhor acesso ou para aumentar a disponibilidade devem ser equilibradas para garantir a segurança do paciente, melhorar a qualidade e utilizar os recursos escassos de maneira eficiente e eficaz.

Defesa de direitos

A defesa de direitos desempenha um papel fundamental na construção de sistemas de saúde fortes. Ela dá voz às pessoas nas decisões que afetam suas vidas e bem-estar e ajuda a responsabilizar os governos por atender às necessidades de saúde de todas as pessoas, incluindo grupos marginalizados. As políticas de saúde desenvolvidas com ampla participação ajudam governos e instituições a fornecerem melhores cuidados de saúde.[11] Nos EUA, o processo de defesa de direitos está claramente articulado na Constituição dos EUA e em sua Primeira Emenda, a qual foi ratificada em 15 de dezembro de 1791, que descreve as liberdades de religião, imprensa e expressão e declara:

> "O Congresso não fará nenhuma lei em relação ao estabelecimento da religião, ou proibindo o seu livre exercício; ou restringir a liberdade de expressão ou de imprensa; ou o direito do povo de se reunir pacificamente e de fazer uma petição ao governo para a reparação de queixas."[12]

O direito dos indivíduos de apresentarem questões às entidades governamentais define a estrutura para a maioria das iniciativas e decisões de políticas de saúde. Por meio do processo de defesa de direitos, indivíduos ou grupos abordam outros indivíduos, organizações ou governos reconhecidos que estão autorizados a emitir tais políticas e têm o poder de promulgar diretrizes, regras, regulamentações ou leis específicas. A defesa de direitos existe ao nível individual e de grupo. A autorrepresentação é um atributo pessoal importante, uma característica reconhecida de um adulto competente. Além da autorrepresentação em que se age em nome de si mesmo, também é uma característica essencial dos profissionais de saúde advogar como pessoas no melhor interesse do paciente ou cliente. A autodefesa e a defesa com foco no paciente são princípios fundamentais nos cuidados de saúde e na fisioterapia. O Código de Ética da APTA, Princípio 8, afirma: "Os fisioterapeutas devem participar dos esforços para atender às necessidades de saúde das pessoas local, nacional ou globalmente." Esse princípio estabelece claramente que há uma obrigação ética de advogar por mudanças nas leis e regulamentos que beneficiam os pacientes.[13] A APTA, suas seções e seus capítulos são o grupo que advoga em

nome de seus membros e – por extensão – para todos os aspectos físicos profissionais de terapia.

A defesa legal, legislativa e regulatória é o processo de educar, implementar, influenciar e decretar mudanças nas políticas para afetar o resultado desejado, seja para melhorar a saúde por meio de iniciativas de políticas de saúde ou para permitir o avanço profissional. Como um profissional de saúde, a defesa de direitos é um papel fundamental fornecido pelos fisioterapeutas e é essencial para a promulgação de políticas que permitam aos fisioterapeutas praticarem sua profissão em toda a extensão da educação, experiência e especialização. Defesa de direitos em políticas públicas ou de saúde inclui o processo de definição de um plano para influenciar um órgão autorizado a emitir uma decisão.

Processo de defesa de direitos. Defesa de direitos é o processo para se chegar a uma decisão política. O processo de defesa de direitos é cíclico e contínuo, pois depende da busca da decisão política específica e de sua congruência com a mudança de prioridades tanto para o promotor quanto para o tomador de decisão. Para advogar com eficácia por mudanças que correspondam a um resultado desejado, é necessário um plano de ação sistemático. Embora existam muitos livros e artigos diferentes para auxiliar na formulação de um plano de defesa de direitos, uma abordagem formula a estrutura dessa defesa em seis etapas (Figura 29.2). Elas são brevemente descritas a seguir.

Etapa 1: identificação do problema ou desenvolvimento da ideia. Essa etapa é crítica, pois define o déficit que os esforços de defesa de direitos buscarão corrigir por meio de mudanças nas políticas. A articulação clara do problema torna-se a declaração do caso e representa a primeira etapa na estrutura.

Etapa 2: compilar a pesquisa, os dados e o histórico necessários sobre o assunto. A identificação do problema apenas aponta a questão que um indivíduo ou grupo busca

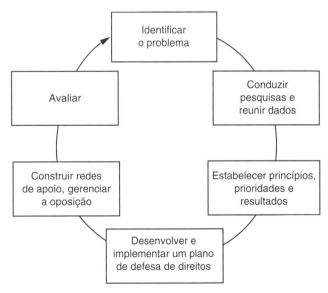

Figura 29.2 Estrutura de seis etapas da defesa de direitos.

mudar. Em seguida, é necessário coletar dados e conduzir a pesquisa para começar a construir o caso para a mudança. Dados de saúde pública, opiniões de consumidores, pesquisas e outros dados são necessários para construir a base das razões para alcançar tal objetivo. Definir o problema e apoiá-lo com evidências sólidas aumenta o potencial de sucesso. Um dos elementos essenciais dessa segunda etapa é a identificação da política que precisará ser mudada para atingir o resultado desejado e também o local em que a mudança pode ocorrer. O corpo legislativo frequentemente é o local de último recurso. Muitas vezes, as políticas podem ser alteradas no nível regulatório, e essa é uma avaliação importante da segunda etapa da estrutura de defesa de direitos. O processo regulatório, embora tão complexo e difícil de navegar quanto o processo legislativo, pode fazer muitas determinações de políticas e fornecer alguma flexibilidade nas abordagens e resultados.

Etapa 3: estabelecer princípios, prioridades e resultados. Esta terceira etapa pode ser usada para estabelecer metas de curto, médio e longo prazo. A terceira etapa é crítica para identificar os principais defensores e constituintes.

Etapa 4: desenvolver e implementar um plano de defesa de direitos. Esta quarta etapa articula o que precisa ser feito para apresentar o caso de mudança ao órgão que tem autoridade para fazer uma determinação consistente com o resultado desejado. Esse processo pode envolver um plano estratégico aprofundado ou ser um processo informal. O plano de ação deve considerar a maneira de apresentação do caso aos indivíduos, ou partes envolvidas na tomada de decisão: um cronograma para a determinação desejada e o processo ao qual a política estará sujeita antes de ser emitida. O plano deve ser construído com base na pesquisa e nos dados coletados na segunda etapa e ser consistente com as prioridades delineadas na terceira. A quarta etapa define o curso para a implementação dos esforços de defesa de direitos.

Etapa 5: construir suporte, gerenciar oposição. Embora a quinta etapa possa ser uma parte significativa da quarta, ela é destacada devido à sua importância. Ampliar a comunidade de defensores do plano de ação é essencial. No mundo das comunicações eletrônicas de hoje, os planos de defesa de direitos podem ser colocados em ação rapidamente. Elevar-se acima das iniciativas comuns de defesa de direitos exige um esforço conjunto para construir uma comunidade de apoio e diminuir a oposição. Coalizões, alianças e parcerias são tanto a estrutura do desenvolvimento de políticas e do mundo da defesa quanto lobistas, autoridades eleitas e grupos de reflexão. A implementação bem-sucedida dos esforços da coalizão pode gerar ímpeto, estabelecer consistência no plano e mostrar amplo apoio público. Coalizões, alianças e parceiros formam o multiplicador de forças nos planos de defesa de direitos com e sem oposição, sendo um elemento-chave para um plano de defesa de direitos bem-sucedido.

Etapa 6: avaliar. A etapa final é o processo de avaliação e é essencial em um processo cíclico. O percurso da defesa de direitos nunca termina no destino. Apesar de ter que haver medidas de avaliação em cada etapa desse processo, é necessário dedicar o tempo necessário para avaliar o que funcionou e o que poderia ter sido feito de maneira mais eficaz ou eficiente. Essa avaliação contribuirá para os esforços de coleta de dados descritos na segunda etapa, com o intuito de informar a próxima rodada de esforços de defesa de direitos ou, possivelmente, identificar novos pontos em que a mudança será defendida.

Um bom exemplo das etapas em ação pode ser encontrado analisando o processo usado pelo National Council on Aging (NCOA) com o Home Safety Council para a prevenção de quedas. O reconhecimento de que os programas de prevenção de quedas poderiam melhorar os resultados de saúde para idosos e outras populações serviu como um catalisador para o desenvolvimento de um plano de defesa de direitos. O NCOA e o Home Safety Council desenvolveram suas políticas e prioridades ao redor de dados do governo sobre o impacto das quedas nos custos e na qualidade dos cuidados de saúde, com o desejo de melhorar o acesso a programas para prevenir esses eventos adversos nos cuidados de saúde. O NCOA e o Home Safety Council reuniram as partes interessadas para desenvolver um plano de ação nacional e um projeto correspondente para políticas de saúde, a fim de reduzir e aumentar a prevenção de quedas no sistema de saúde e na comunidade. Essas partes interessadas desenvolveram o plano e formaram uma coalizão para implementar seus objetivos, a Falls Free Coalition. Essa coalizão e seu comitê consultivo continuam a explorar estratégias e avaliar seu progresso. Ela também desenvolveu recursos para expandir seu alcance de defesa de direitos com manuais e guias para ações estaduais na prevenção de quedas. A estrutura da defesa, desde a identificação do problema até o estabelecimento de um plano de ação para avaliar o progresso pelo NCOA e seus parceiros, fornece um modelo eficaz para o sucesso.[14] Outro exemplo de defesa de direitos em ação é o caso *Jimmo versus Sebelius*,[15] descrito na Tabela 29.1, que mudou para sempre o mito em torno do "padrão de melhoria" dos serviços de fisioterapia.

Um exemplo de defesa de direitos frequentemente executado por fisioterapeutas é encontrado no campo do pagamento por serviços. O programa Medicare tem dois níveis de determinações de cobertura: determinações de cobertura nacional (National Coverage Determinations [NCDs]) e determinações de cobertura local (Local Coverage Determinations [LCDs]). A cobertura do Medicare é limitada a itens e serviços que os CMS determinam como razoáveis e necessários para uma doença ou lesão. Existem alguns serviços para os quais eles fizeram uma NCD, o que significa que todos os contratantes do Medicare devem pagar por esses serviços. Um exemplo é a estimulação elétrica para o tratamento de lesões por pressão crônicas em estágio III e IV, úlceras arteriais, úlceras diabéticas e úlceras de estase venosa.[16] Se uma NCD não excluir ou limitar especificamente um item ou serviço, ou se o item ou serviço não for mencionado em uma NCD, um contratante regional do Medicare pode optar por solicitar uma LCD, porque ela contém informações "razoáveis e necessárias"

TABELA 29.1	Exemplo de defesa de direitos: *Jimmo versus Sibelius.*
Identificar o problema	Entre 1986 e 2009, os prestadores de cuidados de saúde identificaram uma prática de CMS de longa data chamada "padrão de melhoria", na qual um número crescente de processadores normalmente negava pedidos de cuidados de enfermagem e serviços de terapia quando não havia "progresso significativo" e/ou quando a condição dos beneficiários não estava "melhorando"
Conduzir pesquisa e reunir dados	As partes interessadas, incluindo o CMA, apelaram repetidamente dessas negações por meio do Office of Medicare Hearing and Appeals, ganhando alguns e perdendo alguns recursos. Sobre essas apelações no nível do tribunal federal, o governo nunca apelou e, portanto, não havia precedente vinculante no nível do tribunal de circuito. Entre 2008 e 2010, o CMA manteve conversas sérias com os CMS para tentar chegar a uma resolução. Após exaustivas discussões, o CMA determinou que o problema era sistemático e poderia ser resolvido individualmente
Estabelecer princípios, prioridades e resultados	O CMA decidiu prosseguir com o litígio e se comprometeu a reunir várias histórias da vida real em que nas quais foi negado aos pacientes o acesso a serviços especializados e necessários do ponto de vista médico. A Sra. Glenda Jimmo foi escolhida como reclamante principal. A Sra. Jimmo morava em Vermont, era cega e teve sua perna direita amputada devido a complicações do diabetes. Ela precisa de uma cadeira de rodas e recebe várias visitas domiciliares de saúde por semana para vários tratamentos para sua condição complexa. Entretanto, o Medicare negou cobertura para esses serviços, dizendo que era improvável que ela melhorasse
Desenvolver e implementar a defesa de direitos	O CMA fez parceria com a assistência jurídica de Vermont e entrou com uma ação federal contra Kathleen Sebelius, Secretária de Saúde e Serviços Humanos na época, em nome de seis demandantes beneficiários e sete demandantes de organizações nacionais prejudicados pelo padrão de melhoria. O objetivo era a remoção permanente da linguagem de "melhoria" dos documentos do Medicare
Construir rede de apoio, gerenciar a oposição	Em maio de 2011, os dois lados apresentaram relatórios ao tribunal. Em junho de 2011, o governo federal tentou encerrar o caso argumentando que o curso não tinha jurisdição sobre as reivindicações do reclamante e eles não haviam apresentado uma ação para a qual a reparação pudesse ser concedida. Numerosos grupos de defesa, incluindo a American Physical Therapy Association, American Occupational Therapy Association, American Speech-Language Pathology Association e American Association of Retired People, incentivaram membros, pacientes e cuidadores a entrar em contato com os representantes no Congresso para pressionar os CMS para resolver o caso. Em 25 de outubro de 2011, o tribunal rejeitou o pedido e o caso prosseguiu. Enquanto se preparava para o julgamento na primavera de 2012, o CMA continuou a negociar com os CMS um acordo que seria justo para os beneficiários do Medicare. Em 12 de julho de 2012, as partes anunciaram que chegaram a um acordo. Em 16 de outubro de 2012, o acordo foi arquivado no tribunal distrital federal de Vermont, marcando um passo importante para acabar com a barreira aos serviços qualificados necessários do ponto de vista médico, e em 24 de janeiro de 2013, o acordo foi oficialmente aprovado e considerado "justo"
Avaliar	O Department of Health and Human Services concordou em esclarecer a política do Medicare para garantir que os sinistros dos provedores sejam pagos de forma consistente e adequada e não negados exclusivamente com base em uma determinação de "regra de ouro" de que, porque a condição de um beneficiário não está melhorando, eles não precisam mais de serviços qualificados medicamente necessários. Os CMS afirmam que, embora os serviços de manutenção sempre tenham sido um benefício sob a responsabilidade do Medicare, eles irão alterar a linguagem em seus manuais de políticas e diretrizes para garantir que esses serviços estejam disponíveis e pagos pelos processadores de sinistros. Tanto os CMS quanto o CMA emitem materiais educacionais e fichas técnicas. O CMA e os prestadores de cuidados de saúde continuam a responsabilizar os CMS pelo seu acordo de garantir uma cobertura justa aos beneficiários do Medicare

CMA, Center for Medicare Advocacy; *CMS*, Centers for Medicare and Medicaid Services.
Dados de Centers for Medicatre & Medicaid Services. Jimmo Settlement. https://www.cms.gov/Center/Special-Topic/Jimmo-Center.html. Acessado em 3 de agosto de 2019.

sobre a cobertura.[17] Cada contratante do Medicare tem um local em seu *site* que inclui informações sobre suas LCDs, o processo de revisão delas e como os provedores podem criticá-las. O processo oferece uma oportunidade para os fisioterapeutas defenderem uma cobertura aprimorada das técnicas de tratamento existentes ou novas em nome de seus pacientes.

Resumo

Política e defesa de direitos andam de mãos dadas. Para promulgar ou mudar uma política, é necessário um esforço conjunto para influenciar os órgãos que possuem o poder de fazer essas mudanças. A política de saúde é um ato de equilíbrio complexo de decisões que os formuladores de políticas devem tomar para melhorar o acesso, melhorar a qualidade e reduzir custos. Compreender a política de saúde ajudará a compreender as limitações e possibilidades do sistema de prestação de cuidados de saúde. Tais políticas também devem delinear a necessidade de mudanças nas outras políticas para permitir que todos os profissionais de saúde atuem em suas melhores capacidades e para que os pacientes tenham segurança e acesso garantidos. O equilíbrio desses objetivos de política de saúde continua desafiador para nossos formuladores de políticas e organizações de defesa.

É essencial, independentemente do ambiente de prática, ter perspectiva política ou experiência em política. É importante que os fisioterapeutas se envolvam na política de saúde e no processo de defesa de direitos. Como profissionais de saúde, os fisioterapeutas são obrigados a cumprir as leis, regulamentos e políticas existentes. A defesa de direitos faz parte da sua responsabilidade profissional. A competência em política de saúde e defesa de direitos só aumentará a capacidade dos profissionais de servir os pacientes e ajudá-los a atingir seu pleno potencial.

SISTEMAS DE PAGAMENTO FEDERAL E ESTADUAL PARA ADULTOS IDOSOS

Apesar de o programa Medicare estar disponível para pessoas com 65 anos ou mais, o acesso a todos os serviços de saúde desejáveis ainda é um problema para adultos idosos, porque o programa Medicare carece de cobertura para muitos aspectos de cuidados preventivos; além disso, ele impõe limites para hospitais e instalações de enfermagem qualificadas (*skilled nursing facility* [SNF]) e carece de cobertura para cuidados de longa duração prestados no domicílio ou em lares de idosos. Os inscritos no Medicare podem optar por obter cobertura suplementar ou secundária que ajudará a compensar suas obrigações financeiras por serviços prestados pelo programa da própria Medicare ou por serviços não cobertos.

História e implicações do Programa Medicare

Franklin Roosevelt aprovou a Lei da Previdência Social (*Social Security Act* [SSA]) após extenso estudo por grupos privados e em reação ao efeito da Grande Depressão, que gerou um desemprego generalizado e perda de confiança nas redes de segurança do empregador. O que não era popular na época era o seguro-saúde governamental obrigatório, popular na Europa. Na opinião do comitê, os EUA ainda eram vistos como a terra da livre iniciativa e da prosperidade, e usar o mercado privado para reembolso de saúde foi a escolha natural. Além disso, a American Medical Association e os médicos se opuseram veementemente a uma solução governamental para os cuidados de saúde e foi apoiada por uma falta de interesse geral do público. Essas forças influenciaram o presidente a adiar a decisão de incluir a legislação de seguro saúde como parte do SSA, que foi aprovada em 14 de agosto de 1935. O SSA, entretanto, foi o primeiro passo na direção de um maior papel governamental nas questões de bem-estar social.

Durante a década de 1940, outras tentativas foram feitas para aprovar a legislação de seguro de saúde, mas não ganharam força em grande parte devido ao crescimento dos planos de seguro privados. Entretanto, em 1964, os idosos gastavam em média US$ 540 a US$ 600 em atendimentos hospitalares, o que era considerado alto na época. O presidente Lyndon Johnson fez do Medicare sua prioridade número um e, em julho de 1965, ambas as casas do Congresso aprovaram um plano final que criava o Medicare e o Medicaid como emendas ao SSA.[18]

Título 18 (Medicare Partes A e B) e Título 19 (Medicaid) formam a legislação de referência que estabeleceu um programa de seguro de saúde federal para adultos idosos, o qual fornecia atendimento hospitalar, atendimento pós-hospitalar estendido e cobertura de saúde domiciliar para quase todos os americanos com idade de 65 anos ou mais, além de dar aos estados a opção de receber financiamento federal para fornecer serviços de saúde a crianças de baixa renda, seus parentes cuidadores, cegos e pessoas com deficiência.[18] O sucesso do programa foi sentido quase imediatamente. Apenas 1 ano depois, mais de 19 milhões de pessoas estavam inscritas no Medicare.[18] Desde 1965, esse programa foi expandido duas vezes para aumentar o acesso aos benefícios de saúde. Em 1972, foi assinada a legislação para adicionar à lista de beneficiários elegíveis as pessoas com menos de 65 anos com deficiência permanente e que recebiam pagamentos do Seguro de Invalidez da Segurança Social (*Social Security Disability Insurance*) e pessoas com doença renal em fase terminal. Além disso, em 2001, a elegibilidade do Medicare foi novamente estendida a pessoas com esclerose lateral amiotrófica (ou doença de Lou Gehrig).

Os programas Medicare e Medicaid são administrados pelos CMS, filiais do Department of HHS, e o seu secretário se reporta diretamente ao presidente dos EUA. Entretanto, esses programas são apenas dois tipos que fornecem seguro saúde aos americanos. Outros incluem a Veteran's Administration, planos de seguro de saúde de grupo baseados no empregador, planos do tipo concierge e centenas de outros planos disponíveis no setor privado. A combinação de cobertura de saúde com financiamento público e privado torna o sistema de saúde nos EUA complexo e caro.

As preocupações com os gastos do Medicare não são novidade. Desde 1970, houve repetidos pedidos de reformas no programa devido a preocupações relativas à falta de dinheiro da Parte A do programa. O Medicare possui dois fundos fiduciários: o Fundo Fiduciário de Seguro Hospitalar (*Hospital Insurance Trust Fund* [HI]) e o Fundo Fiduciário de Seguro Médico Suplementar (*Supplementary Medical Insurance Trust Fund* [SMI]). A Parte A do Medicare é financiada, principalmente, por impostos cobrados sobre a folha de pagamento dos trabalhadores atuais e é contabilizado por meio do HI. As Partes B e D do Medicare são financiadas, principalmente, por meio de receitas gerais e prêmios de beneficiários e são contabilizadas por meio do SMI. Os pagamentos às seguradoras para beneficiários inscritos nos programas da Parte C são feitos pelos fundos fiduciários HI e SMI.[19] Ambos os fundos são mantidos pelo Departamento do Tesouro (Department of the Treasury) e são supervisionados pelo Conselho de Curadores do Medicare (Medicare Board of Trustees), que se reporta anualmente ao Congresso sobre a situação financeira dos fundos. As projeções financeiras são feitas com base em premissas econômicas baseadas na legislação atual, incluindo estimativas de índice de preços ao consumidor, tamanho da força de trabalho, aumentos salariais e expectativa de vida. Desde o momento em que foi criado, o fundo fiduciário HI enfrentou projeções de eventual insolvência. Como o fundo fiduciário SMI é financiado de forma diferente, é improvável que se torne insolvente. As despesas com o Medicare são significativamente afetadas por uma série de fatores, como nível de matrícula, complexidade e volume dos serviços médicos prestados, inflação do sistema de saúde e expectativa de vida. Por exemplo, em 1965, quando o programa Medicare foi sancionado, a expectativa de vida era de 66,8 anos para um homem e 73,7 anos para uma mulher.[20] Em 2019, esses números eram 84,3 anos para um homem e 86,7 anos para uma mulher.[21] Em outras palavras, o Medicare está pagando pelos cuidados de saúde de um beneficiário por potencialmente 20 anos, em vez de 2 a 8 anos.

O SSA estabeleceu um Conselho de Curadores do Medicare para supervisionar as operações financeiras do fundo fiduciário do Medicare. A cada ano, eles emitem um relatório sobre a solvência do programa. Em alguns anos, eles projetaram sua insolvência em apenas 2 anos, enquanto outros estimaram que seria muito mais longa. Dependendo do relatório dos curadores, a legislação foi elaborada para modificar o benefício do Medicare. A aprovação depende da economia do país, do governo e do Congresso, e da disposição do país em aceitar mudanças em um programa do qual a maioria dos americanos depende. A Tabela 29.2 descreve as mudanças legislativas no programa Medicare desde 1965.[22] Em 2018, os curadores projetaram que o fundo fiduciário HI se esgotaria em 2026.[19]

Programa Medicare

O sistema de saúde nos EUA frequentemente é segmentado pela fonte de financiamento, bem como pelas categorias

TABELA 29.2	**Alterações legislativas do programa Medicare desde 1965.**
Ano **Lei**	**Descrição**
1972 Emendas do *Social Security Act*	Permitiu que pacientes menores de 65 anos com deficiências a longo prazo e doença renal em estágio terminal se qualificassem para a cobertura do Medicare. Aqueles com deficiência a longo prazo devem esperar 2 anos antes de se qualificar
1986 *The Emergency Medical Treatment and Active Labor Act*	Exige que os hospitais participantes do Medicare examinem e estabilizem todas as pessoas que usam suas salas de emergência, independentemente de sua capacidade de pagamento
1997 *Balanced Budget Act*	Incluiu muitas mudanças na forma como os provedores são pagos em um esforço para desacelerar o crescimento dos gastos, incluindo mandatos para implementação futura de sistemas de pagamento prospectivos para provedores pós-agudos. Estabeleceu o programa Medicare + Choice, posteriormente renomeado "Medicare Advantage" em 2003
2001	A elegibilidade do Medicare foi estendida a pessoas com esclerose lateral amiotrófica sem ter que esperar por 2 anos
2003 *Medicare Drug, Improvement, and Modernization Act*	Criou um benefício de medicamentos prescritos voluntário e subsidiado pelo Medicare
2010 *The Patient Protection and Affordable Care Act*	Incluiu várias disposições que impactaram o Medicare, incluindo: • Os serviços preventivos são cobertos sem divisão de custos (vacinas contra a gripe; aconselhamento para parar de fumar; rastreamento de câncer, diabetes e outras doenças crônicas; uma visita anual de bem-estar) • Criou o Center for Medicare and Medicaid Innovation que tem a tarefa de desenvolver, testar, avaliar e disseminar inovações que contribuem para melhores resultados, melhores experiências de atendimento ao paciente e custos mais baixos. Os exemplos incluem iniciativas de cuidados primários, pacotes de pagamentos para melhoria do atendimento e variações sobre o atendimento responsável Modelo de organização • Criou programas de relatórios de qualidade e programas de compra baseados em valor, projetados para implementar sistemas de multas e recompensas pelos resultados do atendimento • Preços reduzidos de medicamentos controlados para aqueles que caem no "buraco da rosquinha" • Aumento dos pagamentos a médicos de atenção primária e cirurgiões gerais por 10 e 5 anos, respectivamente, em um esforço para aumentar o número de provedores nessas áreas • Adicionou financiamento adicional para bolsas de estudo e reembolso de empréstimos para algumas profissões da área de saúde que concordaram em servir em áreas carentes • O Programa de Transições de Cuidados de Base Comunitária (*Community-Based Care Transitions Program*) financia organizações comunitárias para fornecer serviços de transição para reduzir as taxas de reinternação em hospitais durante 30 dias • Criou CMS Medicare-Medicaid Coordination Office para integrar benefícios duplos de população elegível • Prorrogou por 5 anos o *Money Follows the Person Program*, que visa ampliar o acesso a serviços de longa duração e apoiar o atendimento domiciliar para reduzir a institucionalização • Concedeu à Secretary of Health and Human Services maior autoridade para estabelecer programas para detectar e identificar pagamentos indevidos, bem como processar aqueles que cometem fraude e abuso • Aumentou a carga sobre os provedores de autorrelatar todo e qualquer pagamento acima da média.

CMS, Centers for Medicare and Medicaid Services.
Dados de https://www.cms.gov/About-CMS/Agency- Information/History/Downloads/Medicare-and-Medicaid-Milestones-1937-2015.pdf. Acessado em 30 de janeiro de 2019.

de serviços cobertos pelo financiamento (Figura 29.3). Embora o financiamento do governo (i. e., Medicare ou Medicaid) seja o principal meio de pagamento para adultos idosos de todos os níveis de renda, esses adultos que continuam a trabalhar em tempo integral após os 65 anos geralmente possui um seguro baseado no emprego ou no sistema privado, que terá cobertura e limitações específicas. O programa Medicare é financiado principalmente por meio de receitas gerais, receitas de impostos sobre a folha de pagamento e prêmios pagos por alguns beneficiários. A Figura 29.4 ilustra as fontes de pagamento para cada parte do programa Medicare.[23] A Tabela 29.3 relaciona a cobertura nas Partes A, B, C e D.[24]

Aos 65 anos, todas as pessoas têm a oportunidade de se inscrever na Parte A do Medicare. Nesse momento, eles podem escolher em quais partes se inscrever. Desde que tenham se inscrito na Parte A aos 65 anos, eles podem optar por outras partes em datas posteriores. Eles podem permanecer com o Medicare original, o que significa que mantêm os benefícios das Partes A e B do programa e podem optar por aderir a uma Parte D separada, ou podem escolher um plano Medicare Advantage, também conhecido como Parte C (Figura 29.5).[24] As pessoas também podem adquirir seguro privado complementar, conhecido

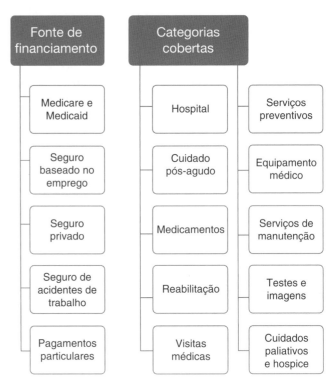

Figura 29.3 Fontes e categorias de financiamento do Medicare.

FONTES DE RECEITA DO MEDICARE, 2013

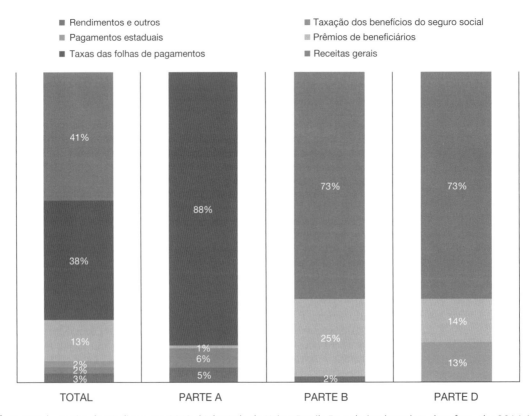

Figura 29.4 Fontes de receita do Medicare em 2013. (*Adaptada de Kaiser Family Foundation based on data from the 2014 Annual Report of the Boards of Trustees of the Federal Hospital Insurance and Federal Supplementary Medical Insurance Trust Funds. A Primer on Medicare, página 32.*)

TABELA 29.3	Partes A, B, C e D do Medicare.		
Programa	**Quem é elegível**	**Cobertura básica**	**Custos dos pagamentos pelos beneficiários**
A	• Cidadãos norte-americanos ou residentes permanentes legais com pelo menos 5 anos de residência com idade ≥ 65 anos • Adultos com menos de 65 anos com deficiências permanentes podem ser elegíveis após receber pagamentos do Social Security Disability Income por 24 meses • Pessoas com doença renal em estágio terminal ou esclerose lateral amiotrófica são elegíveis assim que começam a receber o *Social Security Disability Income*	• Cuidados hospitalares • Estadias de curta duração em instituições de enfermagem especializada • Cuidados paliativos • Assistência médica domiciliar • Amostras de sangue recebidos em um hospital ou enfermaria especializada	• Pessoas com 65 anos ou mais não pagam, a menos que nem elas nem seus cônjuges tenham feito contribuições na folha de pagamento por 40 ou mais trimestres; se for o caso, os pagamentos mensais variam de US$ 232 a US$ 422 em 2018 • Pessoas com menos de 65 anos não pagam • Paciente hospitalar: em 2018, US$ 1.340 dedutíveis para cada período de benefício com US$ 0 de cosseguro para os primeiros 60 dias; entre o dia 61 e o dia 150 as taxas de cosseguro aumentam; todos os custos são de responsabilidade do beneficiário após a utilização dos dias de reserva vitalícios • Instalação de enfermagem qualificada: os primeiros 20 dias de estadia são pagos integralmente; dias 21 a 100, os beneficiários pagam até US$ 167,50/dia • Assistência médica domiciliar: sem custos adicionais • Cuidados paliativos: sem custos adicionais
B *Supplementary Medical Insurance program*	• Pessoas elegíveis para a Parte A também são elegíveis para a Parte B • A inscrição é voluntária	• Assistência hospitalar ambulatorial • Visitas médicas • Serviços preventivos, como mamografia e triagem colorretal • Serviços de ambulância • Serviços de análises clínicas • Equipamento médico durável • Suprimentos e serviços renais • Cuidados ambulatoriais de saúde mental • Testes de diagnóstico ambulatoriais • Consultas de bem-estar abrangente anual gratuita e plano de prevenção personalizado	• O pagamento de 2018 é de US$ 134/mês • Os pagamentos aumentam para adultos de alta renda em até US$ 428,60/mês • Os pagamentos são um pouco menores para as pessoas que recebem benefícios da Previdência Social • A franquia de 2018 é de US$ 183/ano • Depois de cumprida a franquia, os beneficiários são responsáveis por 20% do valor aprovado pelo Medicare para serviços médicos, terapia ambulatorial e equipamentos médicos duráveis
C	• Pessoas elegíveis para a Parte A e inscritas na Parte B podem optar em se inscrever no plano Medicare Advantage	• O período de inscrição é de 15 de outubro a 7 de dezembro de cada ano, com benefícios entrando em vigor em 1º de janeiro do ano seguinte • Todos os benefícios da Parte A, Parte B e, na maioria dos casos, Parte D do Medicare (exceto hospice) • Os programas são obrigados a fornecer todos os benefícios cobertos pelo Medicare, mas podem variar o desenho do benefício, desde que o pacote de benefícios básicos seja equivalente ao Medicare tradicional • Parte A do Medicare ainda cobrirá cuidados paliativos • Alguns programas também incluem benefícios extras, como serviços odontológicos, óculos ou aparelhos auditivos	• Os planos da Parte C são administrados por planos de seguro saúde privado, mas são obrigados a colocar um limite nas despesas do próprio beneficiário para os serviços cobertos pelas Partes A e B • O beneficiário pode optar por aderir a um plano Medicare Advantage em vez da cobertura de taxa por serviço tradicional do Medicare • Os prêmios mensais da Parte C variam de acordo com o plano • O gasto direto máximo para os inscritos foi de US$ 6.700 em 2018, a menos que os inscritos usem provedores fora da rede

(continua)

TABELA 29.3	Partes A, B, C e D do Medicare. (*Continuação*)		
Programa	Quem é elegível	Cobertura básica	Custos dos pagamentos pelos beneficiários
D	• Pessoas inscritas nas Partes A, B ou ambas	• O período de inscrição é de 15 de outubro a 7 de dezembro de cada ano, com benefícios a partir de 1º de janeiro do ano seguinte • Benefício ambulatorial de medicamentos prescritos oferecido por meio de planos privados • Os planos devem oferecer um benefício-padrão, mas podem oferecer benefícios mais generosos • Os limites são aplicados anualmente	• Se a inscrição ocorrer depois do período de inscrição inicial de uma pessoa, ela pode estar sujeita a uma penalidade de prêmio permanente se optar por se inscrever em um plano da Parte D, posteriormente • Os inscritos pagam um prêmio mensal, em conjunto com os valores de divisão de custos para cada marca e prescrição de medicamentos genéricos, mas os prêmios e a divisão de custos variam de acordo com o plano • Inscritos com rendas mais altas também pagam uma mensalidade ajustada à renda, além do prêmio mensal cobrado por seu plano da Parte D • A maioria dos planos de medicamentos do Medicare tem uma lacuna de cobertura, geralmente chamada "buraco de rosquinha"; por exemplo, o plano pagará a maior parte dos custos dos medicamentos prescritos até que determinado limite seja atingido. Em 2019, o valor foi de US$ 3.820 por ano • Ao exceder esse valor, o beneficiário pagará mais por seus medicamentos controlados, mas continuam a receber alguns descontos em medicamentos genéricos • Em 2019, quando um beneficiário atingia US$ 5.100 em custos diretos para medicamentos cobertos, ele ou ela terá alcançado a outra extremidade do "buraco de rosquinha" e será elegível para cobertura catastrófica, e o plano pagou aproximadamente 95% do custo de todos os custos de medicamentos restantes para esse ano civil

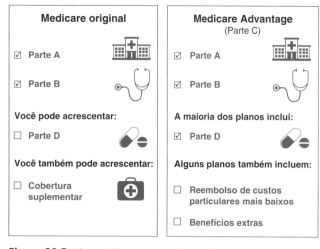

Figura 29.5 Planos de vantagens do Medicare. (*De https://www. medicare.gov/sites/default/files/2018-09/10050-medicare-and-you. pdf. Acessado em 3 de agosto de 2019.*)

como "Medigap", para ajudar a pagar por "lacunas" na cobertura, ou seja, os serviços não cobertos pelas Partes A ou B do Medicare e/ou os serviços não totalmente pagos pelas Partes A ou B.

Cobertura do Medicare em diferentes configurações

O programa Medicare oferece coberturas variáveis em diferentes contextos de prática de serviços e equipamentos médicos duradouros. O Medicare paga pelo atendimento hospitalar por meio de um sistema de pagamento prospectivo para pacientes internados (*prospective payment system* [PPS]). Os serviços de cuidados pós-agudos (*postacute care* [PAC]) são pagos atualmente por meio de PPSs específicos do local. PAC diz respeito à constelação de serviços que os beneficiários recebem após (ou, às vezes, no lugar de) uma estadia em um hospital de cuidados agudos (*acute care hospital* [ACH]) e inclui serviços prestados em um hospital de cuidados de longa duração (*long-term care hospital* [LTCH]), uma unidade de reabilitação para pacientes internados (*inpatient rehabilitation facility* [IRF]), uma SNF, ou por uma Agência de Saúde Domiciliar (*home health agency* [HHA]). Os serviços ambulatoriais são geralmente pagos com base em uma tabela de preços que varia de acordo com o serviço prestado e o local em que é prestado. Os critérios de cobertura e as taxas de pagamento são atualizados anualmente por meio de um processo formal de elaboração de regras.

Sistemas de pagamentos prospectivos. Um sistema de pagamento prospectivo (PPS) (do inglês *prospective payment systems*) é um método de reembolso no qual o Medicare faz pagamentos com base em um valor fixo predeterminado. O valor do pagamento é baseado em um sistema de classificação projetado para cada configuração. As categorias ou grupos são estabelecidos em torno do custo relativo esperado do tratamento para pacientes ou grupo de pacientes nessa categoria e têm como objetivo cobrir os custos que provedores razoavelmente eficientes incorreriam no fornecimento de cuidados de alta qualidade. As taxas são então ajustadas para cada mercado local. Os PPSs fornecem um incentivo para que os provedores controlem os custos, seja gerenciando o número e o tipo de serviços fornecidos ou minimizando o tempo de permanência. Entretanto, o resultado do atendimento poderia ser potencialmente afetado negativamente, se um prestador fornecesse atendimento insuficiente ou inadequado devido à redução da prestação de serviços necessários com o objetivo de aumentar o lucro do pagamento futuro. Posteriormente neste capítulo serão discutidos programas para monitorar a qualidade e o resultado dos serviços prestados em todos os ambientes.

Hospital de cuidados agudos. A Parte A do Medicare cobre internações de pacientes em hospitais de cuidados agudos, e um episódio começa quando um paciente é admitido e termina após ter saído do hospital (ou SNF) por 60 dias consecutivos.[25] O Medicare agrupa os pacientes com problemas clínicos semelhantes em grupos relacionados ao diagnóstico de gravidade do Medicare (*Medicare severity diagnosis related groups* [MS-DRGs]). Os MS-DRGs são projetados em torno do custo relativo esperado de tratamento hospitalar para pacientes nesse grupo e são ajustados para cima em hospitais que operam um programa de treinamento de residentes aprovados, que tratam uma parcela desproporcional de pacientes de baixa renda, que operam em áreas rurais, ou que se qualificam como instalações de baixo volume. Geralmente, o hospital recebe o mesmo pagamento se o paciente permanece no hospital por 3 dias ou 3 semanas (embora pagamentos discrepantes sejam adicionados para pacientes excessivamente complexos). Um modelo de pagamento MS-DRG incentiva os provedores a controlar a quantidade e o tipo de serviço prestado durante uma hospitalização. O MS-DRG se destina a pagar por quaisquer serviços que o paciente necessite e receba. Por exemplo, os serviços de fisioterapia fornecidos a pacientes que foram internados em um hospital não são 'cobrados' separadamente e, portanto, o valor em fornecer serviços de fisioterapia em um ambiente de cuidados intensivos é prevenir complicações e garantir que o paciente faça a transição para o próximo nível de atendimento tão rapidamente quanto indicado.

Reabilitação hospitalar. As IRFs fornecem serviços intensivos, como fisioterapia, terapia ocupacional ou fonoaudiológica, ou treinamento em órteses/próteses para pacientes após uma cirurgia, lesão ou doença. Para se qualificar para a cobertura do Medicare, os pacientes devem ser capazes de se beneficiar e tolerar 3 horas de terapia entre 5 e 7 dias por semana, ou participar de 15 horas de terapia em 7 dias. Entretanto, eles também devem exigir mais de uma disciplina de terapia; por exemplo, pacientes que precisam apenas de uma disciplina de terapia não se qualificam para o atendimento de IRF.[26]

O reembolso às IRFs está sujeito a um PPS desde 2002. As IRFs recebem uma taxa predeterminada por alta com base nas informações inseridas no Instrumento de Avaliação do Paciente (*Patient Assessment Instrument*) e inclui o diagnóstico do paciente, estado cognitivo, estado funcional, salários de mercado da área e um sistema de categorias mistas de casos que refletem os recursos esperados necessários para fornecer cuidados. A taxa cobre todos os custos salariais e operacionais associados ao fornecimento de reabilitação intensiva.[27]

O benefício da IRF é baseado na presença de certos diagnósticos que devem exigir uma quantidade intensiva de serviços de reabilitação. A regra dos 60% (anteriormente conhecida como regra dos 75%) exige que 60% das internações de uma IRF devem ter uma ou mais das 13 condições médicas qualificáveis. O Boxe 29.1 lista essas condições a partir de 2019.[27] A regra dos 60% pretendem promover a internação adequada de pacientes com PAC no ambiente mais econômico.

BOXE 29.1   Instituições de reabilitação para pacientes internados qualificando condições clínicas.

- Acidente vascular encefálico
- Lesão da medula espinal
- Deformidade congênita
- Amputação
- Trauma múltiplo grave
- Fratura de quadril
- Lesão cerebral
- Certas condições neurológicas (p. ex., esclerose múltipla, doença de Parkinson)
- Queimaduras
- Três condições de artrite (ativa, artrite reumatoide poliarticular, artrite psoriática) e artropatias soronegativas resultando em comprometimento funcional significativo da deambulação e outras atividades da vida diária para as quais a terapia ambulatorial adequada, agressiva e sustentada tenha falhado
- Artroplastia do quadril ou joelho, quando bilateral, quando o índice de massa corporal do paciente for ≥ 50 ou quando o paciente apresentar idade ≥ 85 anos

Instalações de enfermagem/instalações de enfermagem qualificadas. As instalações de enfermagem evoluíram para fornecer uma variedade de serviços, e a maioria é duplamente certificada, o que significa que devem cumprir os regulamentos do Medicare e do Medicaid e, em troca, podem admitir pacientes do Medicare e do Medicaid em suas instalações. O Medicare paga por cuidados especializados de 24 horas, seja para enfermagem especializada de curto prazo e/ou cuidados de reabilitação. O Medicaid paga por cuidados de custódia ou de longo prazo. Entretanto, os residentes de uma instalação de enfermagem de cuidados de longo prazo podem receber serviços de terapia por meio do Medicaid e/ou Parte B do Medicare, dependendo da cobertura de seu seguro.

Para que o Medicare (e a maioria dos seguros privados) cubra os cuidados especializados fornecidos em uma SNF, o paciente deve ter tido uma internação hospitalar qualificada de 4 dias e 3 noites ou entrar na SNF dentro de 30 dias corridos. Além disso, 4 dias e 3 noites após uma internação qualificada, deve requerer necessitar de cuidados qualificados diários de enfermagem e/ou reabilitação para a condição para a qual foi hospitalizado, ou uma condição que surgiu durante a estadia em SNF para tratamento de uma condição para a qual o paciente foi internado anteriormente.

O reembolso às SNFs foi pago sob um PPS entre 1999 e outubro de 2019, que foi impulsionado pelo volume de serviços prestados ao paciente. Ao longo dos 20 anos, houve um aumento dramático na quantidade de serviços de fisioterapia, terapia ocupacional e fonoaudiologia prestados a todos os pacientes, independentemente de seus diagnósticos de admissão, nível anterior de função e/ou nível de função na admissão. Devido às tendências observadas, o Escritório do Inspetor-Geral (Office of Inspector General) divulgou mais de um relatório expressando suas preocupações de que "apesar das características dos beneficiários permanecerem praticamente inalteradas", a quantidade de terapia administrada foi impulsionada pelo nível de reembolso. Entre suas recomendações estavam a mudança de como os CMS pagaram pela terapia nesse cenário. Como resultado, o modelo de pagamento mudou drasticamente em 1º de outubro de 2019, de um modelo impulsionado principalmente pelo número de minutos de terapia administrados em 1 semana, para um modelo mais complexo que os CMS chamaram de Modelo de Pagamento Orientado ao Paciente (*Patient-Driven Payment Model* [PDPM]).[28] Sob esse sistema, as SNFs recebem um pagamento diário que é determinado por vários componentes inseridos no Conjunto de Dados Mínimo 3.0. A Figura 29.6 fornece um diagrama de como os pagamentos da SNF são calculados no PDPM.[28]

Serviços de saúde domiciliares. Os beneficiários do Medicare que geralmente estão confinados em suas casas e necessitam de cuidados especializados em tempo parcial ou intermitente são elegíveis para receber certos serviços domiciliares. Para receber tais serviços, o paciente deve estar confinado em sua casa (Boxe 29.2). Isso é conhecido como requisito de "limite doméstico". Determinar se um paciente está confinado em casa requer o julgamento

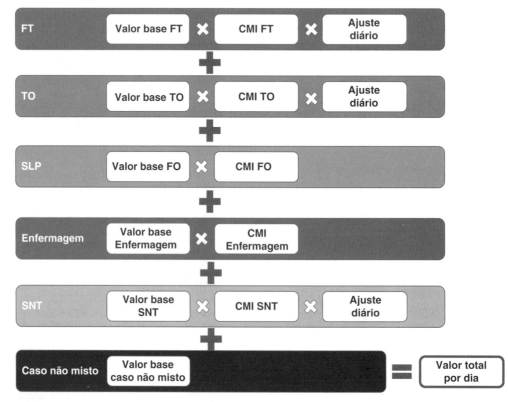

Figura 29.6 Ilustração de uma instituição de cuidados especializados de enfermagem sob o modelo de pagamento direcionado pelo paciente. *CMI*, índice misto de caso; *SNT*, serviços auxiliares não terapêuticos; *FT*, fisioterapia; *TO*, terapia ocupacional; *FO*, fonoterapia.

BOXE 29.2	Critérios de serviços domiciliares do Medicare e Medicaid.

Etapa 1: O paciente deve atender a um OU ambos os critérios abaixo:
- Devido à doença ou lesão, necessita do auxílio de dispositivos de suporte como muletas, bengalas, cadeira de rodas, andadores; ou o uso de transporte especial; ou a ajuda de outra pessoa para deixar seu local de residência
OU
- Ter uma condição tal que sair de casa seja clinicamente contraindicado

Etapa 2: Depois que o paciente atender a um ou ambos os critérios da Etapa 1, ele deve atender a estes DOIS critérios:
- Existir uma incapacidade normal de sair de casa
E
- Sair de casa requer um esforço considerável e excessivo

clínico, documentação clara e certificação do médico para apoiá-la. Por 20 anos, os CMS utilizaram um PPS para serviços de saúde domiciliar. Em 1º de janeiro de 2020, o modelo PPS para HHSs mudou drasticamente, pelas mesmas razões que o modelo SNF mudou, por exemplo, a utilização de serviços de fisioterapia, terapia ocupacional e de fonoaudiologia aumentou sem mudanças correspondentes nas características dos pacientes beneficiários, levando os elaboradores de políticas a concluir que a terapia adicional somente é fornecida para receber um pagamento mais alto. Os CMS batizaram o modelo mais complexo como Modelo Agrupador Orientado ao Paciente (*Patient-Driven Grouper Model* [PDGM]), um sistema que paga aos HHSs um valor fixo a cada 30 dias que é determinado por vários componentes do sinistro e da ferramenta de avaliação de saúde doméstica, o Conjunto de Informações e Avaliações de Resultados (*Outcome and Assessment Information Set* [OASIS]). A Figura 29.7 fornece um diagrama do novo modelo de pagamento. Tal como acontece com o PDPM, o modelo agrupador orientado para paciente foi concebido para remover quaisquer incentivos no fornecimento de uma quantidade desnecessária de serviços de fisioterapia, terapia ocupacional e/ou fonoaudiologia e, em vez disso, pagar HHSs com base nas necessidades funcionais e clínicas do paciente.

Serviços de terapia ambulatorial. Os serviços de terapia ambulatorial (*outpatient therapy services*) incluem fisioterapia, terapia ocupacional e fonoaudiologia, e podem ser fornecidos em diferentes ambientes, incluindo o ambulatório de um hospital, uma SNF, uma clínica de reabilitação ambulatorial, uma instalação de reabilitação ambulatorial certificada, no domicílio do paciente, um consultório médico ou o consultório particular de um terapeuta. A Figura 29.8 ilustra como a terapia tende a ser distribuída por ambiente.[29] Tecnicamente, o encaminhamento de um médico para terapia não é exigido no programa Medicare; entretanto, um médico deve certificar (p. ex., assinar) o plano de tratamento de terapia dentro de 30 dias após a avaliação inicial da terapia.

Para que o Medicare cubra esses serviços, eles devem ser fornecidos por um provedor qualificado (i. e., um fisioterapeuta ou assistente de fisioterapia, mas não um auxiliar), serem adequados e eficazes para a condição do paciente e razoáveis em termos de frequência, intensidade e duração. O Medicare pagará por serviços de fisioterapia ambulatorial qualificados para melhorar a condição

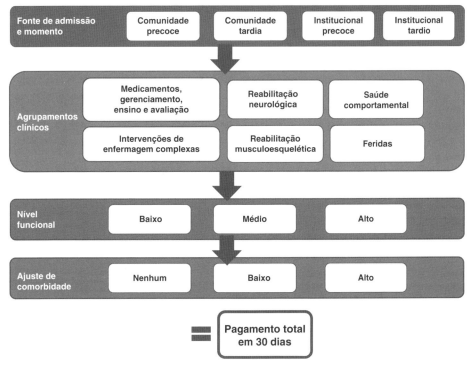

Figura 29.7 Ilustração do pagamento da *home health agency* sob o modelo agrupador direcionado para o paciente.

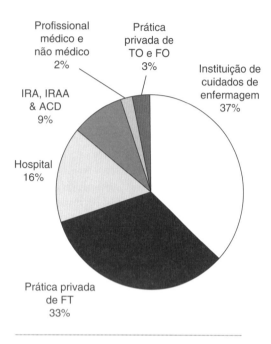

Figura 1 Distribuição dos gastos de terapia ambulatorial por cenário, 2016

Fonte: MedPAC analysis of 100 percent Medicare Part B outpatient therapy claims, 2016.

Figura 29.8 Distribuição do gasto ambulatorial por cenário. *FT*, fisioterapia; *IRA*, *instituição de reabilitação ambulatorial*; *IRAA*, instituição de reabilitação ambulatorial abrangente; *ACD*, agência de cuidados domiciliares; *TO*, terapia ocupacional; *FO*, fonoaudiologia. (*De http://www.medpac.gov/docs/default-source/payment-basics/ medpac_payment_basics_18_opt_final_sec.pdf?sfvrsn=0. Acessado em 3 de agosto de 2019.*)

de um paciente, manter a condição atual dele, prevenir ou retardar sua deterioração adicional.[30]

O Medicare paga por serviços de fisioterapia ambulatorial usando uma tabela de taxas e a unidade de pagamento em cada serviço de terapia individual. Eles são classificados usando o *Healthcare Common Procedure Coding System*. De acordo com a tabela de taxas, cada código tem um valor de pagamento separado com base em um peso relativo ou unidade de valor relativo. As unidades de valor relativo são responsáveis pelo custo relativo da prestação do serviço, incluindo o trabalho dos profissionais, despesas de prática e seguro de responsabilidade profissional.[29] A maioria dos códigos utilizada por fisioterapeutas é baseada no tempo e, portanto, o sistema é altamente revisado porque, como afirmado anteriormente, parece que o fisioterapeuta busca pelo volume de serviços prestados, e não pela qualidade e resultados dos cuidados.

Cuidados paliativos. Os cuidados paliativos dão aos pacientes a opção de manter a qualidade de vida, permanecer alertas e sem dor, receber apoios emocional e espiritual e receber cuidados ao fim da vida em casa, em um hospital ou em uma instituição de cuidados de enfermagem. Os cuidados no fim da vida podem ser caros. Estudos demonstraram que, aproximadamente, 8,5 a 11,2% dos dólares

do Medicare são gastos no último ano de vida dos pacientes, o valor mais baixo entre os países desenvolvidos.[31]

Os cuidados paliativos rotineiramente são considerados uma abordagem de baixo custo para cuidados da fim da vida, apesar de esses cuidados serem considerados caros, em parte devido à utilização crescente.[31] Os dados dos CMS mostram um crescimento significativo na utilização do benefício desde 2000, dobrando entre 2000 e 2016 para quase 50%. Organizações de cuidados paliativos públicas ou privadas oferecem serviços de apoio e alívio da dor para pacientes terminais com expectativa de vida de 6 meses ou menos, conforme determinado por seu médico. Os cuidados são prestados na casa do paciente, em hospices, em um hospital ou instituição de cuidados de enfermagem. O Boxe 29.3 detalha os serviços que os cuidados paliativos podem fornecer. A fisioterapia, terapia ocupacional e fonoaudiologia são cobertas pelo Medicare, bem como todos os outros serviços, quando o tratamento é para o alívio da dor e gerenciamento de sintomas.[32]

Equipamentos médicos duráveis, próteses, órteses e suprimentos. O Medicare cobre o equipamento que um paciente precisa ter em casa para tratar seu ferimento ou doença de acordo com o benefício *Durable Medical Equipment, Prosthetics, Orthotics, and Supplies* [DMEPOS]). O DMEPOS é definido como equipamento que pode resistir ao uso repetido, geralmente serve a uma finalidade médica, não é útil para uma pessoa sem doença ou lesão e é apropriado para uso domiciliar.[33] Por exemplo, o Medicare não paga por barras paralelas que são mais adequadas para serem usadas no hospital ou SNF, muito menos por itens considerados de conveniência ou conforto, como barras de apoio para o banheiro. A Tabela 29.4 mostra as categorias de cobertura sob a Parte B do Medicare.[33]

Em resposta às preocupações de abuso generalizado, os CMS começaram a implementar reformas para os fornecedores de DMEPOS e alterou regulamentos para a cobertura de equipamentos. Devido ao sucesso de um programa de demonstração que conduzia um processo de licitação competitivo, o Congresso aprovou uma legislação para tornar o programa obrigatório. Em um programa de licitação, os CMS determinam quais suprimentos ou equipamentos serão licitados. Os fornecedores que atuam

---

BOXE 29.3 Serviços de hospice cobertos pelo Medicare.

- Serviços de enfermagem especializados
- Medicamentos e produtos biológicos para controle da dor e gerenciamento de sintomas
- Fisioterapia, terapia ocupacional e fonoaudiologia
- Aconselhamento (dietético, espiritual, luto familiar e outros serviços de aconselhamento)
- Serviços de auxiliares de saúde em domicílio e serviços de manutenção do domicílio
- Cuidados a curto prazo em ambiente de internação
- Cuidados temporários em ambiente de internação
- Outros serviços necessários para a paliação e gestão da doença terminal

TABELA 29.4	Equipamento médico durável, próteses, órteses e categorias de suprimentos.	
Categoria	**Definição**	**Exemplos**
IN: Itens baratos e outros itens rotineiramente comprados	Esses itens têm um preço de compra de US$ 150 ou menos; geralmente são comprados (e não alugados) em 75% do tempo ou mais; ou são acessórios usados em conjunto com certos nebulizadores, aspiradores e ventiladores. Se cobertos, esses itens podem ser comprados novos ou usados. Eles também podem ser alugados, mas os valores totais de pagamento não podem exceder o valor da compra do item novo	Baterias para monitores de glicose, tubos de aspiração traqueal, almofadas de muletas, nebulizadores descartáveis, bengalas ajustáveis, andadores
FS: itens frequentemente fornecidos	Se coberto, o Medicare paga pela compra desses suprimentos	Ventilador domiciliar, máquina de movimento passivo contínuo
CR: itens cobertos e alugados	Esses itens não estão incluídos em nenhuma outra categoria de equipamento médico durável e, geralmente, são itens caros que historicamente foram alugados. Se cobertos, o Medicare geralmente paga pelo aluguel desses itens por um período de uso contínuo não superior a 13 meses. O valor da tabela é baseado no preço de compra do ano base e varia de acordo com o mês de aluguel	Andador com rodas, cadeira higiênica com braço destacável, cama hospitalar, elevador hidráulico para o paciente
OX: oxigênio e equipamentos relacionados	Um pacote de valor de pagamento mensal é feito para todos os equipamentos, oxigênio e acessórios. Pagamento de Medicare para o equipamento de oxigênio não pode continuar além de 36 meses de uso contínuo. Após o limite de aluguel de 36 meses, o Medicare continuará a pagar pelo oxigênio e pela manutenção, mas não pelo equipamento em si	Concentradores de oxigênio, concentradores de oxigênio portáteis
OS: itens de ostomia, traqueostomia e urológicos	Se coberto, o Medicare paga pela compra desses suprimentos	Sacos de ostomia, cremes, barreiras para a pele
SD: curativos cirúrgicos	Se coberto, o Medicare paga pela compra desses suprimentos	Curativos para feridas e incisões cirúrgicas
PD: próteses e órteses	Se coberto, o Medicare paga pela compra desses suprimentos	Colares, imobilizadores, coletes, próteses, órteses
SU: suprimentos	Se coberto, o Medicare paga pela compra desses suprimentos	Materiais para a imobilização gessada
TE: estimuladores nervosos elétricos transcutâneos	Se coberto, o Medicare paga pela compra desses suprimentos	Estimuladores elétricos transcutâneos, calçados para o diabetes, palmilhas ou moldes de calçados para diabéticos

Dados de http://www.medpac.gov/docs/default-source/payment-basics/medpac_payment_basics_16_dme_final.pdf. Acessado em 12 janeiro de 2019.

nessa área apresentam propostas para os produtos selecionados. Os CMS avaliam as propostas considerando vários fatores, incluindo a elegibilidade do fornecedor, sua estabilidade financeira, a qualidade de seus produtos e, é claro, o preço da oferta. Se escolhido, o fornecedor deve concordar em aceitar o pagamento atribuído em todas as reclamações para esses itens de licitação. O resultado foi uma redução significativa no custo de equipamentos médicos duráveis para o Medicare e os beneficiários,[33] mas reduziu o acesso a redes adequadas de prestadores em algumas áreas. O Boxe 29.4 mostra as categorias de produtos incluídas no programa de licitação competitiva de CMS.[34]

Medicaid

O governo federal se envolveu na assistência à saúde para indivíduos de baixa renda por meio da promulgação pelo Congresso em 1965 do Título 19 do SSA. O Medicaid oferece seguro saúde em todos os estados para algumas pessoas de baixa renda, famílias e crianças, gestantes, adultos idosos e pessoas com deficiência. Em 2018, mais de 66 milhões de indivíduos estavam inscritos no

BOXE 29.4	Categorias de produtos inclusos em licitações competitivas para equipamento médico durável, próteses, órteses e suprimentos.

- Cadeiras de rodas elétricas de reabilitação complexas e acessórios relacionados
- Dispositivos de pressão positiva contínua para as vias respiratórias/dispositivos e suprimentos para assistência respiratória e acessórios relacionados
- Nutrientes, equipamentos e suprimentos entéricos
- Equipamento doméstico geral e suprimentos e acessórios relacionados
- Camas hospitalares e acessórios relacionados
- Compra de suprimentos para teste de diabetes solicitados por correspondência
- Nebulizadores e suprimentos relacionados
- Bombas de terapia de pressão negativa para feridas e suprimentos e acessórios relacionados
- Suprimentos e equipamentos de oxigênio
- Equipamento de mobilidade padrão e acessórios relacionados
- Cadeiras de rodas elétricas padrão, *scooters* e acessórios relacionados
- Superfícies de suporte
- Dispositivos e suprimentos de estimulação elétrica nervosa transcutânea
- Andadores e acessórios relacionados

Medicaid nos EUA,[35] e o Medicaid representa US$ 1 de cada US$ 6 gastos em cuidados de saúde nos EUA.[36] Em alguns estados, o programa pode abranger todos os adultos de baixa renda abaixo de determinado nível de renda. A Tabela 29.5 descreve as mudanças legislativas no programa Medicaid desde 1965.[22]

O Medicaid é um programa de parceria entre o governo federal e os estados. Cada estado é responsável por elaborar e implementar seu próprio programa, enquanto o governo federal fornece suporte financeiro e supervisão. Isso dá aos estados muita flexibilidade na administração de seus programas. O governo federal paga aos estados uma parte de seus custos ao igualar os níveis de gastos do estado.

O Medicaid é financiado por meio da *Federal Medical Assistance Percentage* (FMAP), na qual o governo federal garante pelo menos US$ 1 em fundos para cada US$ 1 em gastos estaduais para despesas qualificadas do Medicaid. A FMAP é calculada anualmente usando uma fórmula no SSA e é baseada na renda pessoal média de um estado em relação à média nacional. Portanto, os estados com renda pessoal mais baixa recebem uma compatibilidade federal mais alta. Em 2019, a FMAP variou de um mínimo de 50% a um máximo de 76,39%.[37] Por exemplo, o Mississippi, com o nível de renda *per capita* mais baixo naquele ano, recebeu US$ 3,24 de dinheiro federal para cada US$ 1 que o estado gastou no Medicaid; conforme o resultado, um investimento estatal de US$ 100 em benefícios do Medicaid efetivamente se tornou US$ 424 que eles poderiam gastar.[37]

O desafio para os fisioterapeutas que trabalham com pacientes que recebem benefícios do Medicaid é que, embora cada estado deva seguir as diretrizes federais, eles podem definir suas próprias diretrizes sobre quem se qualifica para a assistência, quais serviços serão pagos e o valor pago. Para receber o apoio financeiro federal, denominado "FMAP", os estados devem fornecer certos benefícios "obrigatórios". Isso inclui internação hospitalar e ambulatorial, serviços de raios X e serviços de saúde

TABELA 29.5	Mudanças na legislação do programa Medicaid desde 1965.
1972	O programa de Renda da Previdência Social (*Social Security Income*) começa a fornecer assistência em dinheiro para idosos e deficientes físicos. Os estados são obrigados a cobrir os beneficiários de Renda da Previdência Social ou aplicar seus padrões de elegibilidade do Medicaid de 1972 para os dois grupos para cobertura sob o Medicaid
1981	A reconciliação do orçamento federal (OBRA 81) fez várias alterações: • Exige que os estados façam pagamentos adicionais do Medicaid a hospitais que atendem a uma parcela desproporcional do Medicaid e de pacientes de baixa renda • Revoga a exigência de que os programas estaduais Medicaid paguem taxas hospitalares equivalentes às pagas pelo programa Medicare • Exige que os estados paguem por lares de idosos a taxas que sejam "razoáveis e adequadas" de acordo com a Emenda Boren • Estabelece dois tipos de isenções de Medicaid, permitindo que os estados exijam a inscrição de cuidados gerenciados de certos grupos do Medicaid e cubram cuidados domiciliares e na comunidade a longo prazo para aqueles em risco de serem institucionalizados
1982	Emenda Boren aplicada a pagamentos hospitalares. Os estados têm permissão para expandir o Medicaid para crianças com deficiência que requerem cuidados institucionais, mas podem ser atendidos em casa e não se qualificariam para o Medicaid se não fossem institucionalizados
1986	A reconciliação do orçamento federal (OBRA 86) permitiu que os programas estaduais do Medicaid pagassem prêmios do Medicare e divisão de custos para beneficiários qualificados do Medicare com menos de 100% de pobreza
1988	A Lei de Cobertura Catastrófica do Medicare (*Medicare Catastrophic Coverage Act*) exigia que os programas estaduais do Medicaid pagassem os prêmios do Medicare e compartilhassem os custos para beneficiários qualificados do Medicare com menos de 100% de pobreza
1990	A reconciliação do orçamento federal (OBRA 90) reduziu a exigência dos programas estaduais do Medicaid de pagar prêmios do Medicare e compartilhamento de custos para beneficiários qualificados do Medicare para aqueles com menos de 120% de pobreza
1993	A administração Clinton começa a aprovar dispensas do Medicaid, permitindo mais manifestações de expansão em todo os estados. Muitos estados recorreram ao atendimento gerenciado para a prestação de serviços e usaram as economias para expandir para grupos anteriormente sem seguro
1997	O *Balanced Budget Act* de 1997 permite a inscrição obrigatória do Medicaid no *managed care* e revoga a Emenda Boren
2006	A Lei de Redução do Déficit (*Deficit Reduction Act*) de 2005 faz mudanças significativas no Medicaid relacionadas a prêmios e compartilhamento de custos, benefícios e transferências de ativos
2010	A Lei de Proteção ao Paciente e Cuidados Acessíveis (*Patient Protection and Affordable Care Act*) incluiu várias disposições que impactaram o Medicaid, incluindo: • Elegibilidade ampliada para adultos com renda de até 138% do nível de pobreza federal • Exigiu que todos os estados implementassem programas de contratação de auditoria de recuperação • Processos simplificados de elegibilidade, inscrição e renovação

Dados de https://www.cms.gov/About-CMS/Agency-Information/History/Downloads/Medicare-and-Medicaid-Milestones – 1937-2015.pdf. Acessado em 30 de janeiro de 2019.

domiciliar. Entretanto, outros serviços são considerados "opcionais" e, infelizmente, a fisioterapia, a terapia ocupacional e a fonoaudiologia estão incluídas na lista de serviços "opcionais". Como resultado, os serviços de terapia fora do hospital costumam ser os primeiros a serem cortados (ou eliminados) quando os estados estão buscando redução de custos em seus programas.

Os beneficiários que estão inscritos no Medicare e no Medicaid são referidos como "beneficiários duplamente elegíveis" e incluem beneficiários que recebem benefícios completos do Medicaid e/ou assistência com prêmios do Medicare ou divisão de custos por meio de uma das categorias do *Medicare Saving Program* listadas no Boxe 29.5.[38] Esse programa considera a renda, os ativos e outros recursos de um indivíduo ao determinar a elegibilidade; para se qualificar, os adultos idosos precisam comprovar que sua renda está abaixo de determinado nível – geralmente chamado "teste de renda". Entretanto, os estados podem aumentar os níveis de recursos e receitas federais qualificados em algumas circunstâncias para dificultar a qualificação.

O Medicare paga primeiro os serviços médicos cobertos para beneficiários duplamente elegíveis, porque ele, geralmente, é o pagador de último recurso. O programa pode, ainda, cobrir custos médicos que o Medicare pode não cobrir ou cobrir parcialmente (como cuidados em lares de idosos, cuidados pessoais e serviços domiciliares e comunitários). Os beneficiários duplamente elegíveis do Medicare e do Medicaid variam de acordo com o estado. Os fisioterapeutas e outros provedores devem estar cientes de certas proibições de faturamento que se aplicam a beneficiários duplamente elegíveis, especialmente beneficiários qualificados do Medicare.[39] Alguns estados oferecem o Medicaid por meio de planos de assistência gerenciados por ele, enquanto outros estados oferecem cobertura de taxa pelo serviço Medicaid. Já outros estados oferecem certos planos de beneficiários duplamente elegíveis que incluem todos os benefícios do Medicare e Medicaid.[38]

BOXE 29.5	Categorias do programa de economias do Medicare.
Programa de Beneficiário Qualificado do Medicare (*Qualified Medicare Beneficiary Program*)	Auxilia com prêmios, franquias, cosseguro e copagamentos para a Parte A, Parte B ou ambas
Programa de Beneficiário do Medicare de Baixa Renda Especificado (*Specified Low-Income Medicare Beneficiary Program*)	Auxilia com pagamentos de prêmios da Parte B
Programa Individual de Qualificação (*Qualifying Individual Program*)	Auxilia com pagamentos de prêmios da Parte B
Programa de Trabalho Individual para Deficientes Qualificados (*Qualified Disabled Working Individual Program*)	Auxilia no pagamento do prêmio da Parte A para determinados beneficiários com deficiência e trabalhadores

Dados de https://www.cms.gov/Outreach-and-Education/Medicare-Learning-Network-MLN/MLNProducts/downloads/Medicare_Beneficiaries_Dual_Eligibles_At_a_Glance.pdf Published May 2018 by US Health and Human Services. Acessado em 2 de agosto de 2019.

Apesar de os adultos e crianças representarem, aproximadamente, 77% dos inscritos, eles utilizam apenas 39% do financiamento do Medicaid. Adultos idosos e pessoas com deficiência representam 23% dos inscritos, mas consomem 61% dos gastos do Medicaid. Desde 1997, quando o *Balanced Budget Act* permitia a inscrição obrigatória do Medicaid em cuidados gerenciados (*managed care*), a porcentagem do dinheiro do Medicaid gasto em *managed care* aumentou para 49%, enquanto os pagamentos de taxas por serviço para cuidados de longo prazo aumentaram apenas 21%. Pelo tamanho e o valor dos gastos federais e estaduais, o programa Medicaid tornou-se um alvo para formuladores de políticas e legisladores focados em controlar os custos de saúde. A Seção 6411 (a) do *Affordable Care Act* expandiu o programa *Recovery Audit Contractor* (RAC) para o Medicaid e exigiu que cada programa estadual do Medicaid estabelecesse outro programa, o RAC, até 1º de janeiro de 2012, a menos que buscassem uma exceção.[40] O escopo de trabalho dos RACs inclui a identificação de pagamentos indevidos e insuficientes pelo programa Medicaid do estado, mas também são responsáveis por educar os provedores e divulgar as áreas em que suas auditorias se concentrarão. Exemplos de ações de fiscalização tomadas pelos estados incluem o pagamento em dinheiro aos médicos em troca de encaminhamentos, cobrança por serviços de terapia não fornecidos e cobrança por serviços de terapia mais intensivos que os realmente fornecidos. Apesar de 73% de todas as condenações de Medicaid terem sido por fraude em 2017, os 27% restantes foram devido a abuso ou negligência de paciente.[41]

O *21 st Century Cares Act* também incluiu disposições para limitar a fraude e o abuso nos programas de pagamento por serviço (*fee-for-service*) e *managed care* do Medicaid, exigindo que os provedores de Medicaid se inscrevam em seu estado.[42] Esse requisito de inscrição é separado do requisito de inscrição do Medicare, acrescentando uma camada na carga administrativa para os fisioterapeutas que fornecem serviços para essa população de pacientes. Os profissionais devem estar cientes de seu programa estadual de RAC para o Medicaid, monitorar o que estão auditando e compreender os requisitos para participação em cada estado.

Veterans' Affairs e TRICARE

Os benefícios de saúde para veteranos e militares ativos são administrados por diferentes agências. O Departamento de VA supervisiona o programa para veteranos, por exemplo, aqueles que já serviram nas forças armadas, mas agora saíram do serviço ativo, ou veteranos aposentados que atendem a certos critérios de elegibilidade e saúde. Esse programa é administrado pela Veterans Health Administration. Os membros do serviço Active Duty (Serviço Ativo), integrantes da Guarda Nacional/Reserva e suas famílias, recebem benefícios de saúde por meio da TRICARE, uma rede civil, subordinada ao Departamento de Defesa, quando os serviços não podem ser fornecidos em uma instalação de tratamento militar. Aposentados militares e suas famílias (cônjuges e filhos registrados no *Defense Enrollment Eligibility Reporting System*) também são elegíveis para o TRICARE.

A VA é obrigada por lei a fornecer atendimento hospitalar e serviços ambulatoriais que são definidos como "necessários". A VA define "necessário" como cuidado ou serviço que irá promover, preservar e restaurar a saúde.[43] Isso inclui tratamento, procedimentos, suprimentos ou serviços. A decisão da necessidade é baseada no julgamento do provedor de cuidados de saúde. Em 2014, o *Veterans Access, Choice and Accountability Act* (*Choice Act*) forneceu ferramentas e fundos adicionais para ajudar a apoiar e reformar o sistema VA.[44] A lei foi criada em resposta às revelações de que tinham sido negados cuidados aos veteranos ou eles estavam esperando períodos de tempo excessivamente longos para conseguir uma consulta em algumas instalações de VA em todo o país. Em alguns casos, o resultado foi uma piora de sua condição, com alguns casos chegando à morte.[45] O projeto de lei autorizava o atendimento médico fora do VA quando as instalações médicas dele não estivessem disponíveis de forma viável. Os provedores não VA elegíveis podem se tornar provedores no *Veterans Choice Program* preenchendo um formulário. O tratamento fornecido por um fisioterapeuta de acordo com esses programas requer autorização prévia da Veteran's Administration.

Em 2018, a VA anunciou uma nova regra, intitulada "Autoridade de Provedores de Saúde para a Prática da Telemedicina" (*Authority of Health Care Providers to Practice Telehealth*), que permite que médicos, enfermeiros e outros provedores de saúde vinculados à VA administrem cuidados a veteranos que usam a telemedicina, independentemente do local nos EUA em que o provedor ou veterano está localizado. A regra exerce a preempção federal para substituir as restrições estaduais de licenciamento e leis de telemedicina específicas do estado, e também dispensa todas as coparticipações para serviços de telessaúde.[46] Espera-se que a regra ajude especialmente os veteranos que vivem em áreas rurais, pois estes teriam que viajar longas distâncias ou dentro do estado para receber o atendimento que recebem no teleatendimento. O acesso virtual aos cuidados também pode promover cuidados de saúde mental críticos e oportunos. Os fisioterapeutas empregados pelo VA podem utilizar telemedicina em sua prática, mas devem continuar a cumprir as leis federais e seguir as leis do estado de licenciamento do terapeuta.[47] Infelizmente, a regra não se aplica a provedores contratados, como os fisioterapeutas que prestam cuidados por meio do *Veterans Choice Program*.

Gerenciamento e revisão da utilização

Muitos pagadores comerciais e empresas Medicare Advantage estão aumentando seu uso no gerenciamento e revisão da utilização. É um método que eles usam para cortar custos de saúde e reduzir a utilização. O gerenciamento de utilização é definido pela URAC, um credenciador de organizações de saúde, como "a avaliação da necessidade médica, adequação e eficiência do uso de serviços, procedimentos e instalações de saúde de acordo com as disposições do plano de benefícios de saúde aplicável, às vezes chamada 'revisão de utilização'".[48] Existem três tipos de gerenciamento de utilização usados em fisioterapia, descritos na Tabela 29.6.

Documentação

O registro médico serve a muitos propósitos, incluindo ser um registro formal do estado do paciente e dos serviços que foram prestados a ele. Ainda mais crítico e desafiador para fisioterapeutas é que o registro médico deve refletir a tomada de decisão do provedor e fundamentar a necessidade de atendimento especializado, independentemente do ambiente em que o atendimento é fornecido. Muitos pagadores, incluindo o Medicare, solicitam documentação detalhada, e o pagamento por serviços, muitas vezes, depende das informações contidas no prontuário médico. A documentação deve comprovar os serviços relatados nos formulários de reivindicação e pelos quais o provedor foi

TABELA 29.6	Tipos de revisões de utilização de tratamentos.		
Revisão	**Definição**	**Propósito**	**Risco**
Revisão prospectiva	A revisão é conduzida antes do início dos serviços ou após a avaliação inicial; também pode ser chamada "pré-certificação" ou "pré-autorização"	Eliminar ou reduzir serviços desnecessários	O tratamento recomendado por um fisioterapeuta pode ser reduzido ou não autorizado
Revisão concorrente	Revisão realizada durante o curso de um tratamento ou episódio de cuidados	A fisioterapia é necessária para atualizar o pagador em intervalos variados e pode incluir atividades, como coordenação de cuidados, plano de alta e transição de cuidados	Pode ter um impacto de encurtar um episódio de tratamento existente
Revisão retrospectiva	Conduzida após o término do serviço de terapia ou episódio de cuidados	Avalia a adequação dos procedimentos, a intensidade do tratamento e a duração do tratamento	Pode resultar na negação parcial ou total de um pedido

pago. Caso contrário, os serviços correm o risco de não pagamento caso a documentação seja auditada.

O Medicare oferece orientação sobre a documentação para fisioterapeutas em todas as configurações localizadas em seu conjunto de manuais encontrados somente na *web*.[49] Para provedores de fisioterapia, o *Medicare Benefit Policy Manual 100-2* contém a maioria das informações para todas as configurações da prática dos profissionais de fisioterapia. Entretanto, é importante notar que o *Medicare Claims Processing Manual* contém informações sobre o processamento de reivindicações e, portanto, deve ser familiar aos profissionais de fisioterapia que enviam seus faturamentos para a Parte B do Medicare. *Medicare State Operations Manual 100-7* contém informações sobre as condições de participação para hospitais, HHSs, hospices e agências de reabilitação, bem como os requisitos de participação para SNF. Portanto, pode haver requisitos suplementares para a documentação encontrada nesses manuais.

Além disso, esses manuais representam outro exemplo de defesa pela profissão de fisioterapia. Em 2014, ocorreu uma revisão significativa dos requisitos de documentação, e a APTA estava fortemente envolvida com os CMS para criar uma linguagem que fornecesse clareza sobre o que era adequado e quais eram as expectativas de documentação suficientes para os serviços de fisioterapia. O resultado foi que a linguagem do manual atual melhorou a capacidade dos terapeutas de estar em conformidade com os requisitos de documentação.

FRAUDE, DESPERDÍCIO E ABUSO

A escalada de custos dos gastos com saúde está obrigando o governo federal a reconsiderar como financiar os programas públicos de saúde. Entretanto, também está obrigando o governo federal, os formuladores de políticas e as seguradoras privadas a examinar mais de perto no que o dinheiro está sendo gasto. Nas últimas décadas, a quantidade de tempo e recursos investidos nos esforços para a integridade do programa aumentou consistentemente. Já em 1993, o presidente Clinton falou ao Congresso sobre seus esforços de reforma do sistema de saúde, que incluíam reprimir fraudes e abusos que ele acreditava que gerariam "grandes economias" e que poderiam, então, ser destinados a fornecer cobertura de saúde para os desempregados.[50] A Tabela 29.7 define os termos fraude, abuso e desperdício.[51]

Medicare, Medicaid e seguradoras privadas têm, cada uma, programas para monitorar a integridade de seus programas de seguro saúde. Os CMS estabeleceram um programa para "abordar pagamentos indevidos" e promover "conformidade com a cobertura do Medicare e regras de codificação".[52] O *Patient Protection and Affordable Care Act* (PPACA), de 2010, concedeu ao Secretário de HHS maior autoridade para estabelecer programas para detectar e identificar pagamentos indevidos, bem como processar aqueles que cometem fraude e abuso. A quantia de dinheiro recuperada com esses tipos de investigações de saúde aumentou ano a ano desde 2010 e, em 2017, totalizou US$ 3,7 bilhões.[53]

Infelizmente, a fisioterapia não ficou imune. As consequências de ações impróprias podem variar desde a devolução de dinheiro e acordos de integridade corporativa a acusações civis e criminais e proibição permanente de participação em qualquer programa de seguro de saúde federal. O efeito negativo desse tipo de publicidade é que gera desconfiança pública em relação aos prestadores de serviços de saúde, incluindo fisioterapeutas e seus

TABELA 29.7	Definições de fraude, abuso e desperdício.	
Fraude	Submeter conscientemente, ou causar submissão, pedidos falsos ou gerar interpretações errôneas de fatos para obter um pagamento federal na área de saúde para o qual não existiria cobertura. Solicitar, receber, oferecer e/ou pagar remuneração conscientemente para induzir reembolsos de itens ou serviços reembolsáveis por programas federais de cuidados de saúde. Fazer encaminhamentos proibidos para certos serviços de saúde designados	Submeter pedidos para mais unidades de serviço do que o realmente fornecido Pagar um médico por cada encaminhamento que ele faz para o consultório do fisioterapeuta
Abuso	Práticas que são inconsistentes com práticas de negócios ou médicas que direta ou indiretamente resultem em custos desnecessários para o programa Medicare. Inclui qualquer prática inconsistente com o fornecimento de serviços medicamente necessários oferecidos nos padrões profissionalmente reconhecidos	Um paciente em cuidados domiciliares vive sozinho e gosta de receber visitas regulares de um fisioterapeuta para se exercitar. Apesar do paciente poder realizar o tratamento ambulatorialmente, o fisioterapeuta continua a visitá-lo por mais algumas sessões para que ele não se sinta solitário
Desperdício	Multidimensional; inclui pagamentos imprecisos por serviços, como pagamentos duplicados não intencionais; custos administrativos excessivos e mesmo fraude e abuso	Submeter pedidos por serviços que não descrevem precisamente o que foi fornecido porque o fisioterapeuta não conhece o modelo apropriado de faturamento; por exemplo, cobrar atividades terapêuticas (97530) quando fornece manipulação passiva para a amplitude de movimentos

Dados de https://www.cms.gov/Outreach-and-Education/Medicare-Learning-Network-MLN/MLNProducts/Downloads/Fraud-Abuse-MLN4649244-Print-Friendly.pdf. Acessado em 3 de agosto de 2019.

assistentes. Também pode causar uma diminuição no número de profissionais atuais e/ou futuros que permanecem e/ou ingressam na profissão de fisioterapia. Isso pode resultar na relutância dos formuladores de políticas em promover os serviços de fisioterapia como um método econômico de atender às necessidades de saúde da população. Cada um desses efeitos adiciona outra camada de barreira entre a população que pode se beneficiar dos serviços de fisioterapia e os provedores que se esforçam para fazer a coisa certa todos os dias.

Uma das formas mais básicas da defesa de direitos é entender os benefícios do paciente/cliente. Existem vários resultados que levam à não compreensão dos benefícios de um paciente, e todos eles são negativos. Os exemplos incluem fornecer cuidados que não são cobertos pelo benefício do seguro saúde, que são duplicados e/ou fornecer cuidados que esgotam o benefício do paciente/cliente. Em 2012, a quantidade de desperdício no sistema de saúde dos EUA foi estimada em até 34%, por exemplo, US$ 1 em cada US$ 3 foi desperdiçado.[51] A Tabela 29.8 ilustra outras formas de desperdício.[54]

Integridade do programa é o nome dado à iniciativa de CMS para proteger os programas federais de saúde contra fraudes e abusos. Seu princípio básico é pagar corretamente os sinistros. Os contratados com os CMS devem ter programas em vigor para garantir que estão pagando a *"quantia certa a um provedor legítimo por serviços cobertos, corretamente codificados e corretamente cobrados que foram fornecidos a um beneficiário elegível"*.[55] Portanto, os CMS contratam várias empresas para atingir essa meta. Os tipos de entidades de revisão incluem empresas administrativas do Medicare, empresas que testam as taxas abrangentes de erro, auditores de recuperação, empresas responsáveis pelas salvaguardas dos programas, empresas que avaliam a integridade dos programas por zona e empresas de avaliação médica suplementar. Cada entidade tem suas próprias responsabilidades na proteção de todas as partes do fundo fiduciário do Medicare e as atividades podem incluir itens, como prevenção de fraudes por meio da inscrição efetiva de beneficiários, detecção precoce de imprecisões de faturamento por meio de revisão médica, coordenação com outros contratados e autoridades policiais e políticas consistentes. Mais informações podem ser encontradas *online* no *Medicare Program Integrity Manual*.[55]

Os CMS também dedicam recursos ao combate à fraude no Medicaid. Como resultado do PPACA, os estados continuam a expandir a elegibilidade ao Medicaid. Com o crescimento do programa, os estados também devem dimensionar seus esforços para a integridade do programa, de modo a garantir que as determinações de elegibilidade sejam precisas, a supervisão dos contratados para *managed care* seja intensiva, os sistemas de dados sejam robustos e que os beneficiários recebam atendimento de qualidade. Os Unified Program Integrity Contractors são entidades contratadas que conduzem investigações e auditorias relacionadas às atividades nos programas Medicare e Medicaid. Eles trabalham em estreita colaboração com os CMS em projetos conjuntos, além de parceria com unidades estaduais de integridade do programa Medicaid. Mais informações podem ser encontradas no *Medicaid Integrity Manual*.[56]

Problemas potenciais de qualidade de atendimento nos programas Medicare e Medicaid também são motivo de preocupação para os CMS. Apesar de não serem de responsabilidade desses serviços de revisão, eles são encaminhados à agência estadual de licenciamento/pesquisa e certificação ou à organização estadual de melhoria da qualidade. Como o número de pessoas seguradas pelo

TABELA 29.8	Exemplos de desperdício nos cuidados de saúde.		
	Fisioterapia abrangente	**Em fisioterapia**	**Fisioterapia terceirizada**
Clínico	• Procedimentos desnecessários • Testes excessivos • Erros médicos • Demora em encaminhar para a fisioterapia	• Avaliações superficiais ou incompletas • Planos de cuidados generalizados não focados na função • Intervenções de tratamento não funcionais • Falta de coordenação e comunicação entre o fisioterapeuta e os fisioterapeutas assistentes • Falta de coordenação e comunicação entre a fisioterapia e outros fornecedores de cuidados de saúde	• Prestação desajeitada de serviços • Quando um cuidado não padronizado é fornecido, os resultados da terapia são de curta duração • Procedimentos duplicados de fisioterapia

Administrativos	• Erros evitáveis de faturamento
	• Regulações
	• Processos manuais *versus* automatizados
		• Procedimentos de admissão incompletos resultam em informações incompletas e/ou imprecisas
		• Regulamentos que restringem o cuidado apropriado
		• Credenciamento redundante de provedores
		• Requisições variáveis pelo pagador para:
		  – Verificação de Elegibilidade
		  – Processamento de reclamações
		  – Documentação
		• Potencial má gestão do benefício do paciente por provedores abrangentes requer recursos e autorizações adicionais
		• Processos manuais *versus* automatizados
			• Potencial má gestão do benefício do paciente por provedores terceirizados com necessidade de recursos e autorizações adicionais
			• Erros de faturamento evitáveis
			• Regulamentos
			• Processos manuais *versus* automatizados

Dados de *The Healthcare Imperative: Lowering Costs and Improving Outcomes: Workshop Series Summary*. Institute of Medicine (US) Roundtable on Evidence-Based Medicine; Yong PL, Saunders RS, Olsen LA, editors. Washington (DC):National Academies Press (US) 2010. Chapter 3, Inefficiently Delivered Services, Tabela 3-8.75.[75]

Medicare e Medicaid continua a aumentar, os americanos vivem mais com doenças crônicas e os métodos de pagamento mudam de volume para valor, e essa é uma área que receberá cada vez mais atenção dos analistas médicos.

É importante que todos os provedores entendam o *Anti-Kickback Statute* e o *Physician Self-Referral*. A justificativa por trás desses dois estatutos é que o governo não quer encorajar incentivos que aumentem a utilização inadequada dos serviços e distorçam a tomada de decisões médicas. O Estatuto Anti-Kickback do SSA considera um crime "oferecer, pagar, solicitar ou receber qualquer remuneração para induzir ou recompensar serviços cobertos por um programa federal de saúde" de forma deliberada e intencional.[52] Remuneração representa qualquer coisa de valor, incluindo dinheiro em espécie ou serviços. As penalidades criminais por violação do Estatuto Anti-Kickback são significativas. Além de penalidades monetárias, um provedor pode ser proibido de participar do programa Medicare e pode ser mandado para a prisão. Exemplos de violações incluem aluguel de espaço para uma fonte de referência abaixo do valor de mercado, desconto ou isenção de coparticipações ou franquias de pacientes e dar aos médicos presentes elaborados, como ingressos para eventos esportivos. Existem exceções, mas os provedores precisam estar cientes desses regulamentos. Por exemplo, se um provedor deixar de coletar coparticipações e franquias após várias tentativas, uma exceção pode ser feita. Entretanto, o provedor não deve ter um padrão de isenção de taxas ou descontos que possam ser interpretados como incentivos. Os provedores devem ter políticas e procedimentos escritos para essas exceções e não deve haver um padrão identificável de desconto ou isenção de taxas.

O estatuto *Physician Self-Referral Prohibition*, às vezes chamado "Lei Stark", proíbe os médicos de fazerem encaminhamentos a serviços de saúde designados ou entidades nas quais o médico ou um membro da família tenha interesse financeiro, a menos que seja permitida uma exceção. A fisioterapia é considerada um serviço de saúde designado. Entretanto, exceções foram identificadas. Por exemplo, se o serviço for prestado por alguém supervisionado por esse médico, a exceção é permitida com o abrigo da cláusula de "serviços auxiliares em consultório". Essa lei se aplica apenas a médicos e a intenção não precisa ser aparente. Penalidades civis são aplicadas para violações da Lei Stark e são menos onerosas que as penalidades criminais de acordo com o Estatuto Anti-Kickback.[52]

Programas de conformidade (*compliance*)

Os CMS incentivam os provedores a conduzirem auditorias internas regulares para identificar erros de cobertura e codificação. O Office of Inspector General publica diretrizes[57] que os provedores podem usar para ajudar no desenvolvimento de políticas e processos de garantia de qualidade e conformidade. A maioria dos erros não representa fraude, não são atos cometidos intencionalmente. Entretanto, erros são erros e enviar faturas repetidamente erradas pode ser considerado fraude ou abuso.

MUDANÇA PARA RESULTADOS, QUALIDADE E VALOR

Em 2017, os EUA gastaram 17,9% de seu produto interno bruto em saúde, mais que qualquer outra nação industrializada do mundo.[58] O valor médio gasto por indivíduo pelos EUA é de US$ 10.224, o dobro da média de outros países.[59] Esses custos geram muitos debates públicos e privados. Os custos do Medicare devem crescer de 3,7% do produto interno bruto em 2017 para 5,8% até 2038, e aumentando gradualmente a partir daí para cerca de 6,2% até 2052.[58] Claramente, o sistema de saúde dos EUA luta com a qualidade e o valor de seu sistema de saúde.

"Qualidade é o grau em que os serviços de saúde para indivíduos e populações aumentam a probabilidade de resultados de saúde desejados e são consistentes com o conhecimento profissional atual."[60] O sistema de prestação de cuidados de saúde dos EUA tem sido atormentado por questões de qualidade e seu impacto no estado de saúde dos americanos. Em 2001, o Institute of Medicine publicou um estudo marcante, *Crossing the Quality Chasm*, e declarou "O sistema de saúde dos EUA não oferece atendimento médico consistente e de alta qualidade para todas as pessoas."[60] Esse relatório, com outros estudos de política de saúde, indicou um alto grau de variação na prestação de cuidados de saúde nos EUA. Por exemplo, antes de 2010, apenas metade dos adultos dos EUA recebia serviços de saúde preventivos essenciais.[61] Outros estudos descobriram que mulheres, adultos idosos, membros de minorias raciais e étnicas, mais pobres, menos educados ou sem seguro de saúde têm menos probabilidade de receber os cuidados necessários, em grande parte como resultado da falta de acesso aos cuidados, além da variação na qualidade.

O Institute of Medicine, em outro relatório, *To Err Is Human*, descobriu que quase 100 mil mortes ocorrem a cada ano no sistema de saúde dos EUA como resultado de erros médicos.[62] Os dados são claros em mostrar que são necessárias políticas de saúde para reduzir os erros e melhorar a má qualidade dos serviços. Melhorar a qualidade da atenção à saúde é uma questão multidimensional e um desafio para os formuladores de políticas de saúde. Com um dos sistemas de saúde mais caros do mundo, obter um retorno adequado desse investimento e mudar o estado de saúde da população são os elementos-chave da qualidade na política de saúde.

Seis dimensões da qualidade

As seis dimensões da qualidade ou melhoria da qualidade na assistência à saúde definidas pelo Institute of Medicine são segurança, eficácia, foco no paciente, oportunidade, eficiência e equidade (Figura 29.9).[60] Cada uma dessas dimensões é descrita a seguir.

Segurança é a prática que garante que os pacientes não sejam prejudicados pelos cuidados de saúde que recebem ou onde os recebem. Eficácia é o uso de evidências e padrões

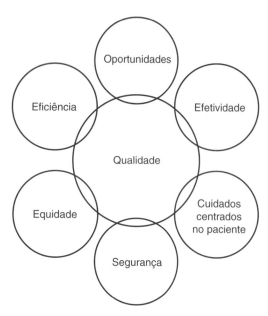

Figura 29.9 Dimensões da qualidade.

de prática para combinar o atendimento prestado com os melhores dados científicos disponíveis com a alocação e utilização de recursos. Foco no paciente é o respeito pelos indivíduos e seus desejos na experiência de cuidados de saúde. Oportunidade é garantir que o estado de saúde não seja prejudicado por tempos de espera e atrasos no acesso. Eficiência é a redução de fraudes, desperdícios e abusos no sistema de saúde. Equidade é garantir que as disparidades no sistema de saúde sejam reduzidas.[60]

Uma dimensão que merece ser especialmente explorada devido à sua relevância para a fisioterapia é a dimensão da eficácia. A eficácia pode ser dividida em elementos de uso excessivo e subutilização. O uso de intervenções em fisioterapia que não forneçam valor comprovadamente terapêutico é um problema clássico do uso excessivo. Por exemplo, o exercício terapêutico que usa menos resistência que o necessário para a tarefa funcional e, portanto, não é desafiador para o músculo, não é eficaz. Pedir consistentemente a um paciente para utilizar uma bicicleta reclinada viola a teoria da especificidade, porque pedalar não é uma atividade funcional. A falta de uso de intervenções para as quais haja melhor suporte leva à subutilização. Por exemplo, a falta de incorporação da teoria do estresse físico na prescrição de exercícios é um exemplo de subutilização de exercícios terapêuticos eficazes. A terapia manual e a manipulação para indivíduos com algumas apresentações de dor lombar podem ser consideradas exemplos de subutilização quando não são implementadas precocemente.

Olhar para a qualidade nas seis dimensões é fundamental na política de saúde, pois ilustra a complexidade de medir a "qualidade". Essas seis dimensões também têm impactos variáveis nos outros domínios de acesso e custo e devem ser equilibradas com esses domínios. A qualidade mais alta pode ser a mais cara e de difícil acesso. Os fisioterapeutas devem manter essas seis dimensões em foco enquanto se esforçam para fornecer cuidados de alta qualidade.

Medição da qualidade

A medição da qualidade pode prosseguir em várias linhas, como estrutura, processo e resultado. A estrutura analisa o sistema em que ocorre a experiência de assistência à saúde e as características que melhoram a qualidade da assistência. Um exemplo de medida estrutural de qualidade é o uso de tecnologia da informação em saúde. As medidas do processo investigam o método de entrega e garantem que as etapas críticas sejam executadas. Um exemplo de medida de qualidade pode ser encontrado ao garantir que uma pergunta crítica faça parte do histórico do paciente, como "O paciente caiu no mês anterior?". Medidas de resultado, o nível crítico para a medição de qualidade dos serviços prestados ao paciente, documentam o impacto da intervenção no estado de saúde dele. Na fisioterapia, a melhora funcional do paciente é o foco principal de muitas medidas de resultados. Um exemplo de medida de resultado de tratamento para subgrupos populacionais seria a redução de quedas em pacientes que se submeteram a um programa de equilíbrio padronizado. O desafio de interpretar medidas de resultados é que comparar pacientes com perfis de risco diferentes pode, muitas vezes, complicar a interpretação dos resultados entre os grupos.

Existem muitas formas de ferramentas de avaliação e medidas de resultados em fisioterapia e são importantes no gerenciamento direto do atendimento do paciente individual, bem como no fornecimento de informações sobre a eficácia do atendimento. O uso de testes e medidas padronizados é um método para estabelecer o estado inicial do paciente/cliente e ser capaz de quantificar a mudança em seu funcionamento. Medidas de resultados padrão fornecem uma linguagem comum para a avaliação do sucesso das intervenções de fisioterapia não apenas dentro de um episódio de atendimento, mas também durante o episódio de doença de um paciente ou ano após ano. Exemplos de ferramentas de resultados usadas em fisioterapia incluem o *Outpatient Physical Therapy Improvement in Movement Assessment Log* da APTA,[63] o *Uniform Data System of Medical Rehabilitation* e sua ferramenta de mensuração de resultados, a *Functional Independence Measure*,[64] o *Patient Reported Outcomes Measurement Information System*,[65] e as *Functional Outcome Measures* exigidas pela Lei *Improving Medicare Post-Acute Care Transformation* (*IMPACT*), usando o conjunto de itens de mobilidade e autocuidado da Seção GG. Esses instrumentos fornecem modos para os fisioterapeutas medirem a melhora nos resultados dos pacientes após a intervenção.

Nos últimos anos, os CMS colocaram os testes e medidas padronizados em primeiro plano. Os CMS e outros pagadores estão mudando as regras básicas para o que é pago. Os serviços de fisioterapia são pagos por volume há muitos anos: por exemplo, o número de visitas feitas, o número de minutos fornecidos, o número de códigos registrados. Entretanto, isso contribuiu para um melhor resultado funcional para nosso paciente? A parte infeliz é que *não sabemos*. Em cada ambiente em que fisioterapeutas trabalham, existe um programa para coletar dados: ACH, LTCH, IRF, SNF e HHA, todos possuem programas de relatórios de qualidade (*quality reporting programs* [QRPs]) e programas de compra com base em valor (*value-based purchasing* [VBP]) exigidos pelos CMS. Os prestadores ambulatoriais costumavam ter relatórios de limitação funcional, mas, em 2019, os CMS removeram esse requisito devido ao fato de não ser padronizado; portanto, não fornecia informações úteis sobre as quais agir. Obviamente, o objetivo de todos esses programas é coletar informações sobre as características do paciente, processos de atendimento, variações de atendimento e os efeitos de curto e longo prazos desse atendimento. Coletivamente, eles permitirão que pagadores, formuladores de políticas, consumidores e prestadores de cuidados de saúde compreendam o que é um atendimento eficaz e quem deve recebê-lo, em última instância, melhorando a saúde da população. Em um nível micro, eles também devem informar os fisioterapeutas sobre a qualidade dos serviços que prestam e promover melhorias no atendimento. Entretanto, também pode se traduzir em um momento em que a eficácia de nossas habilidades clínicas nesses ambientes se tornará mais importante que quantos pacientes podemos atender em 8 horas em um dia.

Programas de registros de qualidade

Apesar de os pagadores privados terem coletado várias medidas por muitos anos, apenas recentemente o maior provedor de saúde do país, o Medicare, começou a aumentar seus requisitos de implementação que mudariam o foco dos pagamentos: de puramente voltados à quantidade para o de pagamentos de incentivos para relatórios de qualidade e desempenho, eficiência e, eventualmente, valor. O *Deficit Reduction Act* de 2005, o *Tax Relief and Health Care Act* de 2006, o *Medicare Improvements for Patient and Providers Act* de 2008 e a PPACA incluíam disposições essenciais que exigiam que os CMS estabelecessem mecanismos de relatórios de qualidade para todos os tipos e configurações de provedores.

Há quase 20 anos, o Departamento de HHS e os CMS lançaram suas iniciativas de qualidade para garantir cuidados de saúde de qualidade para todos os americanos. O objetivo era promover a responsabilização entre os fornecedores e a transparência para o público e os consumidores. Os CMS têm uma série de iniciativas de qualidade abrangendo todos os aspectos do sistema de saúde. Alguns incluem relatórios públicos de medidas de qualidade, como hospitais, lares de idosos, HHSs e instalações de terapia renal. Outros incluem dados de utilização e custo, como o que é relatado para médicos e fisioterapeutas que atuam sob a Parte B do Medicare. Esta seção abordará alguns pontos-chave dos programas de registros de qualidade (*quality reporting programs* [QRPs]) nos quais os profissionais de fisioterapia praticam.

O QRP para internados em hospitais foi originalmente determinado pela Seção 501(b) da *Medicare Prescription Drug, Improvement, and Modernization Act* de 2003. A Seção 501(b) autorizou os hospitais do CME que relataram com sucesso determinadas medidas de qualidade um reajuste anual mais alto de suas taxas de pagamento.[66] O valor dessa atualização foi posteriormente atualizado e, atualmente, os hospitais que não relatam com sucesso podem ter uma redução de 0,25% do que receberiam se os requisitos do QRP fossem atendidos. Os CMS coletam dados de qualidade de hospitais pagos sob o modelo de internação PPS, com o objetivo de impulsionar a melhoria da qualidade por meio de medição e transparência. Os dados são exibidos publicamente no *site* do Hospital Compare[67] para ajudar os consumidores a tomarem decisões mais informadas sobre seus cuidados de saúde.

Em 2007, o SSA foi modificado para obrigar os HHSs a relatar dados de qualidade. Esse estatuto exige que "*cada agência de saúde domiciliar deve submeter à Secretaria os dados que a Secretaria determinar como apropriados para a medição da qualidade dos cuidados de saúde. Esses dados devem ser apresentados de uma forma e modo, e em um momento, especificado pela Secretaria para os fins desta cláusula*".[68] O QRP do LTCH[69] e o QRP da IRF[70] não eram obrigatórios até a aprovação do PPACA e, em 2014, o QRP da SNF[71] foi adicionado pela Lei IMPACT. Todos os anos, os CMS publicam as medidas de qualidade que cada tipo de contratação deve relatar para receber o reajuste completo do pagamento. A Tabela 29.9 fornece uma amostra das medidas necessárias em cada configuração em 2019. A penalidade por não relatar todas as medidas para os provedores nessas configurações em 2019 é uma redução de 2 pontos percentuais em todos os sinistros faturados. A informação é exibida publicamente nos *sites* LTCH Compare,[72] IRF Compare,[73] SNF Compare[74] e HHA Compare.[75]

Uma parte da legislação de referência para os terapeutas que trabalham em ambientes de PAC foi a Lei IMPACT de 2014.[76] PAC é um termo que inclui os cuidados prestados no LTCH, IRF, SNF e pelos HHSs. Os pacientes que são atendidos em ambientes de PAC costumam fazer a transição entre vários locais de atendimento, movendo-se entre suas casas, hospitais e ambientes de PAC quando seu estado de saúde e funcional muda. Com quase um em cada cinco beneficiários do Medicare internados em hospital a cada ano, aproximadamente, 40% recebem alta para uma das quatro configurações de PAC de serviços adicionais de enfermagem ou terapia.[77] Em geral, a maioria das pessoas assume que as quatro configurações de PAC diferem no tipo e intensidade de serviços prestados, efetivamente fornecendo um "contínuo de cuidados." Afinal, é assim que o Medicare pretende que seja ao definir as condições de participação para cada ambiente. Entretanto, a pesquisa mostrou que os tipos de pacientes admitidos nesses locais e tratados por profissionais de fisioterapia se sobrepõem.[78,79] Ao mesmo tempo, houve um intenso escrutínio sobre o nível dos serviços de reabilitação prestados em todos os locais de PAC. Os CMS começaram a questionar o valor da reabilitação intensa, e a indústria da reabilitação lutou para justificar os serviços para entidades que estão principalmente interessadas

TABELA 29.9	Exemplos de medidas inclusas nos programas de registros de qualidade.[a]				
Medida	**Hospital**	**LTCH**	**IRF**	**SNF (para pacientes da Parte A)**	**HH**
Pesquisa das experiências do paciente					
Pacientes que relatam que as enfermeiras "sempre" se comunicam bem	X				X
Pacientes que relatam que médicos "sempre" se comunicam bem	X				
Pacientes que relatam que a equipe se comunica com os pacientes					X
Pacientes que relatam que receberam informações sobre o que fazer na sua recuperação em casa	X				
Pacientes que "concordam fortemente" que entenderam seus tratamentos quando deixaram o hospital ou instituição	X				
Pacientes que responderam SIM, sobre a recomendação de um hospital ou agência	X				X
Cuidados efetivos e no momento certo					
Medidas de processos de cuidados específicos relacionados a sepse, cirurgia de catarata, colonoscopia, dor torácica, cuidados na sala de emergência, cuidados preventivos, cuidados para o câncer, prevenção de coágulos sanguíneos, gestação e parto	X				
Quantas vezes o tratamento começou no momento correto?					X
Porcentagem de pacientes cujas atividades do dia a dia e capacidade mental foram avaliadas e objetivos relacionados inclusos em seus tratamentos		X			
Porcentagem de pacientes cujas capacidades funcionais foram avaliadas e objetivos funcionais inclusos no plano de tratamento		X	X	X	
Com qual frequência os pacientes melhoram na deambulação, mobilidade, subir e descer da cama e no banho					X
Com qual frequência os pacientes apresentaram menos dor quando se moviam, melhoraram suas capacidades para tomar banho e suas feridas melhoraram					X
Com qual frequência os pacientes foram orientados sobre seus medicamentos					X
Com qual frequência os pacientes foram avaliados para risco de quedas, depressão e foram orientados sobre cuidados para os pés					X
Complicações e mortes					
Complicações cirúrgicas	X				
Infecções	X	X	X		
Taxas de mortes para 30 dias	X				
Porcentagem de pacientes que utilizam antipsicóticos pela primeira vez				X	
Porcentagem de pacientes que relatam dor moderada a grave				X	
Índice de úlceras por pressão novas ou que pioram		X	X	X	
Porcentagem de pacientes que experimentaram uma ou mais quedas com lesão importante durante a estadia		X	X	X	
Visitas hospitalares não planejadas (retorno ao hospital dentro de 30 dias de tratamento para...)					
Qualquer condição e/ou condições evitáveis	X	X	X	X	X
Doença pulmonar obstrutiva crônica	X				
Ataque cardíaco	X				
Insuficiência cardíaca	X				
Pneumonia	X				
Acidente vascular encefálico	X				
Revascularização do miocárdio	X				
Artroplastia de quadril/joelho	X				
Colonoscopia	X				
Com qual frequência o paciente foi a um pronto-socorro sem hospitalização			X		X

(continua)

TABELA 29.9	Exemplos de medidas inclusas nos programas de registros de qualidade.[a] (*Continuação*)				
Medida	**Hospital**	**LTCH**	**IRF**	**SNF (para pacientes da Parte A)**	**HH**
Uso de imagens médicas					
Paciente ambulatorial com dor lombar submetido a exame de ressonância magnética antes de tentar fisioterapia ou outro tratamento	X				
Pacientes ambulatoriais submetidos a dois exames por imagens	X				
Pacientes ambulatoriais que receberam testes de imagens cardíacas antes de cirurgia ambulatorial de baixo risco	X				
Pagamento e valor dos cuidados					
Gasto do Medicare por beneficiário	X	X	X		
Pagamento para pacientes com ataque cardíaco	X				
Pagamento para pacientes com insuficiência cardíaca	X				
Pagamento para pacientes com artroplastia de quadril/joelho	X				
Pagamento para pacientes com pneumonia	X				
Taxa de sucesso para casa e comunidade		X	X	X	

[a] Esta lista não é uma lista exaustiva e se destina a fornecer contexto e compreensão do contexto maior da qualidade dos cuidados.
HH, cuidados domiciliares (*home health*); *IRF*, instituição de reabilitação com o paciente internado; *LTCG*, hospital de cuidados de longa duração; *SNF*, instituição de enfermagem especializada.

no ônus dos custos que ela impôs ao sistema de saúde. O desafio enfrentado pelos profissionais de reabilitação era a utilização, por cada disciplina, de ferramentas padronizadas de desempenho clínico específicas para sua própria literatura profissional, e algumas empresas de reabilitação têm suas próprias ferramentas, mas não havia uma ferramenta ou medida que todos os provedores tivessem aceitado como "a" medida de cuidados de reabilitação de qualidade nesses ambientes. Os pacientes tratados em ambientes de PAC são particularmente vulneráveis e caros para o sistema, dada sua complexidade clínica e a frequência com que fazem a transição entre os ambientes. Os CMS reconheceram que a medição de desempenho em todas as configurações de PAC tinha sido tradicionalmente fragmentada por causa da heterogeneidade das populações de pacientes, bem como as obrigações de medição de desempenho e mecanismos de relatório variáveis entre as configurações.

A Lei IMPACT exige que o Secretário implemente domínios de avaliação clínica especificados usando elementos de dados padronizados (uniformes) a serem aninhados dentro dos instrumentos de avaliação atualmente exigidos para submissão pelos provedores LTCH, IRF, SNF e HHA. A lei exige, ainda, que os CMS desenvolvam e implementem medidas de qualidade de cinco domínios de medida de qualidade usando dados de avaliação padronizados. Além disso, a lei exige o desenvolvimento e a divulgação de medidas relativas ao uso de recursos, hospitalização e alta para a comunidade. Por meio do uso de medidas de qualidade padronizadas e dados padronizados, a intenção da lei, entre outras obrigações, é permitir a interoperabilidade e o acesso a informações longitudinais para esses provedores para facilitar o atendimento coordenado, melhores resultados e comparações de qualidade geral.

Um dos domínios em que o IMPACT requer padronização é a função. Usando pesquisas coletadas por meio da Demonstração de Reforma de Pagamento de Cuidados Pós-Agudos (*Post-Acute Care Payment Reform Demonstration*),[80] os CMS escolheram 8 itens para medir os aspectos funcionais do autocuidado, 17 itens para medir os aspectos funcionais da mobilidade e uma escala de classificação de 6 níveis listada na Tabela 29.10. Esses itens foram adicionados a cada uma das ferramentas de avaliação de configuração do PAC entre abril de 2016 e janeiro de 2019. Embora cada configuração não reúna todos os itens, cada configuração coletará um conjunto básico de, aproximadamente, 14 dos mesmos itens. Os dados coletados serão calculados e informados ao provedor como uma medida de resultado funcional. Eventualmente, os CMS relatarão publicamente essas medidas, o que significa que um consumidor de serviços de PAC ou um membro da família procurando o ambiente de cuidado mais adequado para seu ente querido pode acessar as pontuações para o LTCH, IRF, SNF ou HHS específico que está considerando. Isso também significa que, pela primeira vez na história da profissão, haverá *um* instrumento funcional obrigatório para todos os provedores de PAC e ele será usado nas medidas de processo e de resultados.[81]

Isso significa que outras ferramentas de resultados funcionais serão desnecessárias nessas configurações? Absolutamente não. O objetivo principal de muitos pacientes em LTCH, IRF, SNF e HHA é a melhora da função, e os fisioterapeutas estão acostumados a avaliar e documentar o estado funcional do paciente na admissão e na alta. Os fisioterapeutas também usam muitas ferramentas

TABELA 29.10	Itens da Seção GG de cuidados pessoais e mobilidade (inclusos em janeiro de 2019).				
Cuidados pessoais	**LTCH**	**SNF**	**IRF**	**HH**	**Escala de classificação**
Alimentação	X	X	X	X	5 = Assistência para preparação/limpeza
Higiene oral	X	X	X	X	
Higiene no banheiro	X	X	X	X	4 = Supervisão ou assistência com toque
Lavar a parte superior do tronco	X				3 = Assistência parcial/moderada
Banho		X	X		
Vestir a parte superior do tronco		X	X		2 = Assistência substancial/máxima
Vestir a parte inferior do tronco		X	X		
Colocar calçados		X	X		1 = Dependente
Mobilidade					
Rolar para direita e esquerda		X	X		
Sentar para deitar	X	X	X	X	
Deitar para sentar na borda da cama	X	X	X	X	
Sentar para levantar	X	X	X	X	
Transferência da cadeira/leito para cadeira	X	X	X	X	
Transferência para o vaso sanitário	X	X	X	X	
Transferência para o carro		X	X		
Caminhar 3 metros	X	X	X		
Caminhar 45 metros	X	X	X	X	
Caminhar 18 metros com duas voltas	X	X	X	X	
Cadeira de rodas 18 metros com duas voltas	X	X	X	X	
Cadeira de rodas 45 metros	X	X	X	X	
Caminhar 3 metros em superfícies desniveladas		X	X		
1 passo		X	X		
4 passos		X	X		
12 passos		X	X		
Pegar um objeto		X	X		

HH, saúde domiciliar (*home health*); *IRF*, instituição de reabilitação de pacientes internados; *LTCH*, hospital de cuidados de longa duração; *SNF*, instituição de enfermagem especializada.

de avaliação para identificar as deficiências subjacentes que estão contribuindo para o declínio da função. A medida de resultado dos CMS, Seção GG, não substituirá a necessidade de usar testes padronizados baseados em evidências e medidas que são críticas para orientar os planos de cuidados. Contudo, a medida será usada para avaliar não apenas a eficácia dos cuidados de reabilitação prestados às pessoas individualmente, mas também a eficácia da ILPI, IRF, SNF e/ou HHS.

Programas de compra baseados em valor

"Se você acha que a produtividade está ameaçando, como em 'Quanto você faz?', então pense em responsabilidade, como em 'Você é bom?'"[82]

Tradicionalmente, o sistema de saúde dos EUA se baseia no pagamento por serviço (*fee-for-service*), no qual os pagamentos aos fornecedores são feitos para cada serviço prestado, independentemente dos resultados ou custos resultantes do paciente. Hoje, o sistema de saúde dos EUA está recompensando cada vez mais os fornecedores por valor. Esse interesse vem do reconhecimento de que os modelos tradicionais de prestação de cuidados de saúde, incluindo *managed care*, tiveram impacto limitado sobre os custos crescentes e a utilização de serviços nos EUA. O PPACA e o *Medicare Access and CHIP Reauthorization Act* (MACRA) são dois atos legislativos que solidificaram o papel do pagamento baseado em valor (*value-based payment* [VBP]) no Medicare. Muitas seguradoras privadas também estão seguindo o exemplo do Medicare. Os programas de VBP visam vincular os pagamentos do provedor ao seu desempenho em áreas como o custo do atendimento e a qualidade do atendimento que prestam. O objetivo é incentivar os provedores a reduzir o cuidado inadequado, além de identificar e recompensar os provedores de melhor desempenho.[83] Atualmente, existem muitas formas de programas construídos exclusivamente sobre o risco compartilhado, mas também existem modelos chamados "pagamento por desempenho", nos quais os provedores recebem pelo modelo de pagamento por serviço, mas com ajustes de pagamento para cima ou para baixo com base em métricas de valor. Chee et al.[84] discutem três influenciadores principais para programas VBP (Tabela 29.11). A seguir, tratamos uma visão geral de alguns modelos de VBP que os fisioterapeutas podem encontrar.

Conforme discutido ao longo deste capítulo, o custo da saúde dos EUA consome uma quantidade cada vez maior da economia do país, ameaçando os recursos a serem usados em áreas importantes, como educação, infraestrutura e seguridade social. O PPACA lançou reformas sem precedentes para colocar o valor da saúde no caminho mais rápido. Desde então, um amplo espectro de modelos de pagamento foi introduzido com foco em medidas específicas, qualidade clínica, experiência do paciente e custo (Figura 29.10).[84] Em janeiro de 2015, o Departamento do HHS dos EUA anunciou sua intenção de mudar pelo menos 90% de todos os pagamentos tradicionais do Medicare para qualidade ou valor até o ano 2018. Em abril de 2015, a MACRA revogou a fórmula de taxa de crescimento sustentável para os pagamentos da Parte B do Medicare, uma fonte constante de angústia para todos os provedores de fisioterapia porque a fórmula sempre previa cortes significativos nos pagamentos e necessidade de intervenção do congresso para substituí-los. Entretanto, a MACRA também determinou que um método baseado na qualidade fosse desenvolvido para determinar as atualizações de pagamento, que, por sua vez, deixaram os fisioterapeutas em um território desconhecido.[85]

O programa VBP hospitalar foi implantado em 2012 e inclui várias peças. Uma delas é o programa *Hospital Adquired Conditions* (HAC). Um HAC é uma condição médica ou complicação que não estava presente quando um paciente foi internado no hospital, mas que se desenvolveu durante a internação hospitalar. Na maioria dos casos, os CMS acreditam que os hospitais podem prevenir HACs quando usam princípios de cuidados baseados em evidências. HACs incluem problemas como lesões por pressão, quedas no hospital com uma fratura de quadril, insuficiência respiratória pós-operatória, embolia pulmonar pós-operatória ou trombose venosa profunda, deiscência de feridas pós-operatórias, infecções do trato urinário associadas a cateter e infecções por *Clostridium difficile*.[86] Outra parte do programa VBP hospitalar é o Programa de Redução de Reinternações Hospitalares (*Hospital Readmissions Reduction Program*), que reduz os pagamentos a hospitais com muitas reinternações. As reinternações são analisadas no nível de "todas as causas", o que significa que os pacientes que são reinternados no mesmo hospital ou outro ACH aplicável por qualquer motivo dentro de 30 dias após uma alta hospitalar são considerados uma reinternação. Os CMS também analisam as taxas de reinternação para certas condições de alto volume, como infarto agudo do miocárdio, doença pulmonar obstrutiva crônica, insuficiência cardíaca, pneumonia, cirurgia de revascularização miocárdica e artroplastia total de quadril e/ou artroplastia total de joelho.[87] Finalmente, os hospitais são medidos para resultados como mortalidade e complicações, infecções associadas a cuidados de saúde, segurança do paciente, experiência do paciente, processos e eficiência e redução de custos.[88]

O *Skilled Nursing Facility VBP Program* foi determinado por *Protecting Access to Medicare Act* de 2014, e as SNFs começaram a receber recompensas ou penalidades

TABELA 29.11	Influências da compra baseada em valor.
Ambiente externo	Alterações regulatórias, políticas de pagamento, preferências do paciente e outras iniciativas de melhoria da qualidade que podem promover ou impedir o sucesso potencial dos programas de compra baseados em valor
Características do fornecedor	Estrutura do sistema de saúde, cultura organizacional, recursos e capacidades disponíveis (especialmente em tecnologia da informação) e população de pacientes atendida
Características do programa	Definir a população-alvo de pacientes, os objetivos do programa, medidas, incentivos financeiros e estrutura de risco. As considerações específicas da estrutura do programa incluem o nível no qual os dados são analisados e os incentivos são fornecidos; por exemplo, os dados são analisados e os incentivos são aplicados no nível do terapeuta individual, no nível da terapia de grupo ou em toda a organização?

Chee TT, Ryan AM, Wasfy JH, Borden WB. Current state of value-based purchasing programs. *Circulation*. 2016;133(22):2197–2205.

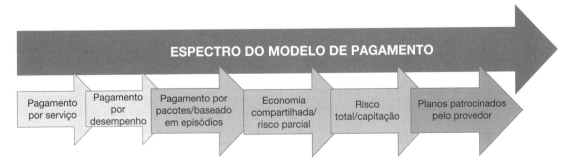

Figura 29.10 Espectro do modelo de pagamento. (*De Chee TT, Ryan AM, Wasfy JH, Borden WB. Current state of value-based purchasing programs. Circulation. 2016;133(22):2197–2205.*)

de pagamento em 1º de outubro de 2018, de acordo com o SNF VBP. Ele mede o número de pacientes que são internados em uma SNF dentro de 24 horas após a alta hospitalar de um paciente internado, e que são posteriormente reinternados no hospital dentro de 30 dias corridos após a transferência para a SNF. A cada ano, os CMS definem dois níveis de desempenho a serem alcançados pelas SNFs. Qualquer SNF com desempenho abaixo do primeiro nível de realização provavelmente obterá uma redução de pagamento em cada internação no ano de pagamento aplicável, enquanto as SNFs com desempenho acima do primeiro nível, ou mesmo acima do segundo nível de realização, receberão um reajuste de pagamento positivo. A medida atual analisa as reinternações por qualquer motivo, mas no futuro os CMS planejam substituí-la por uma medida que se concentra em reinternações potencialmente evitáveis.[89]

Modelo de compras baseado em valores para atendimentos de saúde domiciliares. O *Affordable Care Act* autorizou um modelo VBP para atendimentos de saúde domiciliares que foi projetado e implementado em 1º de janeiro de 2016. Ele foi projetado para aproveitar os sucessos e as lições aprendidas com outros modelos de VBP em um esforço para melhorar a qualidade e a prestação de serviços de saúde domiciliar aos beneficiários do Medicare. O programa começou sua demonstração em 1º de janeiro de 2016, em nove estados (AZ, FL, IA, MA, MD, NC, NE, TN e WA) e terá duração de 5 anos. Todos os HHSs participantes do Medicare nesses estados devem participar. O desempenho do HHS é medido em uma série de itens, incluindo melhora na dispneia, melhora na dor que interfere na atividade, melhora no manejo de medicamentos orais e mudança total no autocuidado e na função de mobilidade. Os resultados serão analisados e, se forem bem-sucedidos, serão divulgados para os HHSAs de todo o país.[90]

O Programa de Pagamento por Qualidade (*Quality Payment Program* [QPP]) é o primeiro modelo em grande escala de pagamento baseado em valor que impactará os provedores de fisioterapia ambulatorial. O QPP foi criado para ser uma alternativa ao método histórico de fornecer reajustes anuais para pagamentos de fornecedores, mudando efetivamente a forma como o Medicare recompensava os profissionais. Existem duas modalidades de participação no QPP: por meio do Sistema de Pagamento por Incentivos Baseado no Mérito (*Merit-Based Incentive Payment System* [MIPS]) e por meio da participação em Modelos de Pagamentos Alternativos (*Alternative Payment Models* [APMs]) avançados. Nos primeiros anos, a participação de fisioterapeutas pode ser exigida, enquanto outros fisioterapeutas serão elegíveis para participar se quiserem, e outros ainda não serão elegíveis, mas podem participar voluntariamente para ganhar experiência e exposição ao sistema. Ambos os sistemas têm vários componentes, cada um exigindo uma participação bem-sucedida, de modo que os terapeutas precisarão fazer suas pesquisas para entender seus negócios antes de decidirem

participar. Em 2019, o programa não oferecia um meio de participação para mais de 50% dos terapeutas que trabalham com pacientes da Parte B do Medicare. O resultado prático é que os provedores não autorizados a participar não receberão um reajuste de seus pagamentos pelo menos nos próximos 2 anos civis. A APTA, em conjunto com outros grupos de partes interessadas, planeja defender e colaborar com os CMS para encontrar um modo de permitir que esses provedores participem do programa. A Figura 29.11 ilustra os dois métodos de participação no QPP. A Figura 29.12 ilustra como a participação em cada um dos programas afeta o pagamento em um ano futuro.

Um APM é uma abordagem de pagamento que oferece incentivos para grupos de provedores que prestam cuidados eficientes e de alta qualidade. Um APM pode ser modelado para uma condição clínica específica, uma categoria de episódios de cuidados ou uma população de beneficiários. Um APM avançado permite que as práticas ganhem mais recompensas em troca de assumir o risco de entregar os resultados do paciente. Para que um *Alternative Payment Model* seja considerado "avançado", ele deve atender a três critérios: (1) exigência de que os participantes usem tecnologia de registro eletrônico de saúde certificada; (2) previsão de pagamento de serviços profissionais cobertos com base em medidas de qualidade, e essas medidas devem ser comparáveis às utilizadas no MIPS; e (3) o APM é um modelo de assistência médica

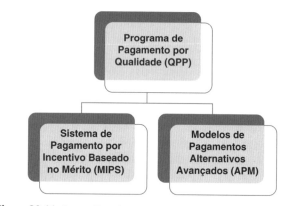

Figura 29.11 Duas trilhas de participação no programa de pagamento por qualidade.

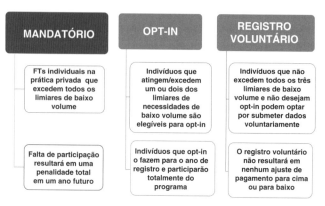

Figura 29.12 Como a participação em programas de pagamento por qualidade afeta o pagamento. *FTs*, fisioterapeutas.

domiciliar expandido no centro de inovação CMS ou exige que os participantes assumam um risco financeiro significativo.[91] Em 2019, os fisioterapeutas não eram elegíveis para estabelecer um APM. Entretanto, aqueles que trabalham em prática privada e/ou fisioterapeutas que trabalham em consultórios médicos podem se envolver com seus parceiros da comunidade para participar desses programas. A participação em um APM avançado requer um contrato com o hospital participante ou convocador do APM. Para receber a recompensa financeira do QPP por participar de um APM avançado, a prática de fisioterapia teria que mostrar que está recebendo uma certa porcentagem de seus pagamentos da Parte B do Medicare por meio desse APM avançado (em 2019, o número era de 25%) ou eles estão prestando atendimento a uma porcentagem mínima de sua população de beneficiários do Medicare por meio do APM avançado (em 2019, o número era de 20%).[92] A Tabela 29.12 fornece alguns exemplos de APMs do Medicare em 2018.

O MIPS fornece um método mais direto de participação no QPP para a maioria dos fisioterapeutas. O programa dá aos provedores uma oportunidade de incentivos financeiros significativos, mas também de penalidades financeiras significativas pelo descumprimento do programa. Existem quatro categorias de participação para o MIPS e, ao longo de um ano civil, um fisioterapeuta ou praticante de fisioterapia ganha uma pontuação MIPS que varia de 0 a 100 pontos. O número de pontos ganhos determinará se ele receberá um reajuste de pagamento para cima, nenhum ajuste de pagamento ou um reajuste de pagamento para baixo no ano de pagamento subsequente. As quatro categorias do MIPS são Qualidade, Promoção da interoperabilidade, Atividades de melhoria e Custo (Tabela 29.13).[93]

O programa MIPS se concentra em medir o valor do atendimento e dos processos de atendimento demonstrados pelos fisioterapeutas. Exemplos de medidas de qualidade que recebem crédito para fisioterapeutas são medir o índice de massa corporal, os níveis de dor, completar uma revisão de medicação e avaliar o pé e o tornozelo em um paciente com diagnóstico de diabetes. Essas medidas foram escolhidas para o programa com base no fato de que cada uma delas contribui para um manejo mais bem-sucedido das doenças crônicas. Por exemplo, medir e aconselhar pacientes com alto índice de massa corporal pode reduzir a obesidade. Perguntar aos pacientes sobre mudanças em seus medicamentos é importante para compreender o impacto nos programas de fisioterapia, mas também fornece uma oportunidade para identificar possíveis contraindicações prejudiciais ou identificar a falta de adesão do paciente a um regime de medicação. Avaliar o pé e o tornozelo em um paciente com diabetes pode ajudar a prevenir úlceras de tratamento caro e, em última instância, amputações. Exemplos de atividades de melhoria que capturam pontos para fisioterapeutas são atividades como a utilização de ferramentas de resultados relatados pelo paciente, coleta e acompanhamento de dados de satisfação e experiência do paciente, fornecimento de materiais de autogestão em um nível de alfabetização apropriado e em uma linguagem apropriada,

avaliação regular da experiência de atendimento do seu paciente por meio da implementação de pesquisas ou conselhos consultivos, implementação de treinamento regular de coordenação de cuidados e implementação de programas de avaliação e triagem de quedas para identificar aqueles em risco, mas também para abordar os fatores de risco modificáveis. Os CMS atualizam essas atividades anualmente e os terapeutas podem encontrar mais informações no *site* da APTA.[94]

Em resumo, o programa Medicare fornece acesso a cuidados de saúde para todos os adultos idosos. Embora existam restrições nos benefícios e seja necessária a divisão de custos com os beneficiários para alguns serviços, o sistema de saúde dos EUA ainda é o mais caro do mundo, e só está aumentando. Como resultado do aumento na utilização de serviços de fisioterapia em todos os ambientes, os provedores enfrentaram maior escrutínio do Medicare, do Office of Inspector General e do Department of Justice. Em 2017, o Department of Justice abriu mais de 900 novas investigações de fraude no sistema de saúde criminal, apresentou acusações criminais em quase metade delas, recuperando US$ 4 para cada US$ 1 gasto na investigação de cobranças falsas.[95] Entretanto, o outro lado dessa questão é humano.[1] Quando o benefício do Medicare de um paciente é usado para serviços desnecessários ou ineficazes, os pacientes são privados dos serviços de que precisam, e para os benefícios do Medicare que têm limitações, isso significa que o paciente não tem acesso ao seu benefício quando pode precisar de serviços mais adiante durante o ano.

Embora o foco histórico do programa Medicare tenha sido a cobertura para doenças e lesões, o programa está começando a concentrar a atenção e os recursos em serviços de prevenção, coordenação de cuidados, navegação pelos cuidados e modelos inovadores como meio de melhorar a saúde dos beneficiários. O Medicare não é o primeiro a usar essas estratégias e adotou muitas delas copiando o mercado de seguros comerciais, que as vem empregando há mais de 15 anos. Isso porque essas mesmas estratégias também podem contribuir para reduzir os custos dos cuidados. A defesa da fisioterapia e os esforços de pesquisa estão cada vez mais voltados para o foco na demonstração do valor que a fisioterapia pode ter na redução de custos. Os exemplos incluem a mobilização precoce na unidade de terapia intensiva,[96] o efeito do acesso direto a serviços de fisioterapia na redução do custo de um episódio de dor lombar,[97] o efeito da fisioterapia como alternativa ou adjuvante ao uso de opioide a curto prazo para os pacientes com dor musculoesquelética,[98] como os pacientes que recebem dosagens ideais de fisioterapia domiciliar estão associados a melhores resultados a longo prazo.[99] No momento em que este capítulo foi escrito, esses programas não foram totalmente implementados, portanto, não se sabe se atingirão o objetivo desejado. Entretanto, com foco nos resultados e na qualidade, os fisioterapeutas podem ser atores importantes na entrega de serviços de alta qualidade que demonstram valor ao longo da vida.

TABELA 29.12	Modelos avançados de pagamento alternativo.
Modelo *Bundled Payments for Care Improvement Advanced* (BPCI Advanced)	A iniciativa *Bundled Payments for Care Improvement Advanced* (Pagamentos em Pacotes para Melhora dos Cuidados Avançados) é uma nova interação de pagamentos empacotados para 32 episódios clínicos. Os prestadores de cuidados de saúde participantes são responsabilizados pela redução dos gastos e pela melhoria da qualidade do atendimento aos beneficiários do Medicare. Essa metodologia de pagamento empacotada combina o pagamento para médicos, hospitais e outros serviços de prestadores de cuidados de saúde, como a fisioterapia, em um único valor de pagamento empacotado. O valor é calculado com custos esperados de todos os itens, intervenções e serviços que devem ser fornecidos a um beneficiário durante um episódio de atendimento. O modelo, então, fornece um único pagamento empacotado, e cabe aos prestadores de cuidados de saúde coordenar o atendimento, melhorar a qualidade do atendimento e, claro, compartilhar o pagamento. Os prestadores de cuidados de saúde podem obter um ganho ou uma perda com base no sucesso da gestão dos recursos e custos totais ao longo do episódio
Modelo *Comprehensive Care for Joint Replacement* (CJR) (*track 1 – certified electronic health record [EHR] technology*)	O modelo *Comprehensive Care for Joint Replacement* (Cuidados Abrangentes para Artroplastia) visa dar suporte a um cuidado melhor e mais eficiente para os beneficiários do Medicare submetidos às cirurgias eletivas mais comuns: artroplastias de quadril e joelho (também chamadas "artroplastias da extremidade inferior"). Ele testa um pagamento empacotado a hospitais e prestadores de serviços a jusante para incentivar hospitais, médicos, prestadores de cuidados pós-agudos e prestadores de serviços ambulatoriais a trabalhar em conjunto para coordenar o atendimento e melhorar a qualidade. Esses pacotes geralmente fornecem um valor fixo para um período de 90 dias, que começa com a internação inicial e continua durante toda a recuperação. Atualmente, existem 67 áreas metropolitanas nos EUA, em que 465 hospitais estão participando. Exige que os participantes usem a tecnologia EHR certificada
Modelo *Comprehensive End-Stage Renal Disease Care* (CEC): *two-sided risk*	O modelo *Comprehensive End-Stage Renal Disease Care* (Cuidados Abrangentes em Pacientes com Doenças Renais em Estágio Terminal) foi projetado para identificar, testar e avaliar novas maneiras de melhorar o atendimento aos beneficiários do Medicare com doença renal em estágio terminal. Nesse modelo, clínicas de diálise, nefrologistas e outros prestadores trabalham em conjunto para coordenar o atendimento aos beneficiários com os quais são correspondidos. Incentiva os provedores a pensar além de seus papéis tradicionais (apenas fornecer diálise); em vez disso, recompensa-os por fornecer cuidados centrados no paciente que atendam às necessidades de saúde dos pacientes fora da clínica de diálise e, assim, visa melhorar os resultados de saúde a longo prazo. Risco compartilhado significa que os provedores devem concordar em compartilhar quaisquer perdas no programa, bem como se beneficiar de qualquer economia obtida
Comprehensive Primary Care Plus (CPC+)	O *Comprehensive Primary Care Plus* (Atenção Primária Integral *Plus*) é um modelo nacional de atenção primária avançada que visa fortalecer a atenção primária. É único na iniciativa de envolver uma parceria entre pagadores públicos e privados. O programa fornece recursos financeiros e flexibilidades para permitir que as práticas inovem e façam investimentos que reduzam o número de serviços desnecessários que seus pacientes recebem. O programa tem como foco o acesso e a continuidade de cuidado, gestão do cuidado, integralidade e coordenação, engajamento de pacientes e cuidadores e cuidados planejados e saúde da população
Modelo *Next Generation Accountable Care Organization* (ACO)	O modelo *Next Generation Accountable Care Organization* (Organização de Atenção Responsável da Próxima Geração) oferece uma oportunidade para grupos de médicos, hospitais e outros prestadores de cuidados de saúde, como fisioterapeutas, participarem de um modelo de atendimento responsável para pacientes com benefícios originais do Medicare. É geralmente escolhido por aqueles experientes na coordenação do cuidado para populações de pacientes e permite que esses provedores assumam níveis mais elevados de risco e recompensa financeira
Modelo *Oncology Care* (OCM): *two-sided risk*	De acordo com o modelo *Oncology Care* (Atenção Oncológica), os profissionais médicos entraram em acordos de pagamento que incluem a responsabilização financeira e de desempenho por episódios de cuidados em torno da administração da quimioterapia a pacientes com câncer. Os participantes desse modelo concordaram em utilizar a coordenação assistencial, a navegação assistencial e as diretrizes nacionais de tratamento, em um esforço para melhorar a qualidade e reduzir custos. Risco compartilhado significa que os provedores devem concordar em compartilhar quaisquer perdas no programa, bem como se beneficiar de qualquer economia
Medicare Shared Savings Program (MSSP)	O *Medicare Shared Savings Program* (Programa de Economia Compartilhada do Medicare) oferece uma faixa de participação básica e uma faixa de participação estendida para que as Organizações de Cuidados Responsáveis possam assumir vários níveis de risco. Cada faixa e nível têm cada vez mais oportunidades de inovar o cuidado prestado. Por exemplo, em algumas faixas, a Organização de Cuidados Responsáveis tem autoridade para dispensar a estadia hospitalar qualificada de três noites para internação qualificada de enfermagem. O resultado é reduzir os custos de uma internação hospitalar quando o paciente se beneficiaria de uma internação qualificada, mas não requer três noites em um hospital. Outra opção é utilizar serviços de telessaúde na prestação de serviços

TABELA 29.13	Sistema de pagamento de incentivo baseado em mérito, 2019 – Categorias do sistema de incentivo baseado em mérito.

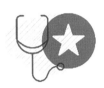 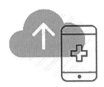 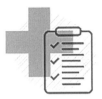 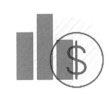

Qualidade	Promovendo a interoperabilidade	Atividades de melhoria	Custo
Mede a qualidade do cuidado que você presta com base em medidas de desempenho criadas e aprovadas pelos CMS. Um provedor escolhe o número mínimo necessário de medidas que melhor se encaixam em sua prática. (O número pode variar de acordo com o ano de desempenho, método de submissão e disponibilidade de medidas)	Esta categoria tem como foco o nível de engajamento do paciente e o intercâmbio eletrônico de informações em saúde utilizando tecnologia de registro eletrônico de saúde certificada. Os pontos são conquistados para o compartilhamento proativo e abrangente de informações, como planos de cuidado, resumos de visitas, programas de exercícios, com outros médicos ou pacientes	Esta categoria inclui um inventário de atividades que avaliam como um prestador melhora seus processos assistenciais, aumenta o engajamento do paciente no cuidado e/ou aumenta o acesso ao cuidado. O provedor escolhe as atividades adequadas à prática a partir de categorias, como aprimoramento da coordenação assistencial, tomada de decisões compartilhadas e ampliação do acesso à prática	O custo do atendimento por cada provedor será calculado pelos CMS com base nas informações do Medicare. O MIPS utilizará medidas de custo para medir o custo total do cuidado durante o ano. Isso vai contar para a sua pontuação final do MIPS

CMS, Centers for Medicare and Medicaid Services; *MIPS,* Merit-Based Incentive Payment System.

RESUMO

Política e defesa de direitos andam de mãos dadas. Para decretar ou mudar a política, é necessário um esforço conjunto para influenciar os órgãos que possuem o poder de fazer essas mudanças. A política de saúde é um ato de equilíbrio complexo de decisões que os formuladores de políticas devem tomar para melhorar o acesso, melhorar a qualidade e reduzir custos. Compreender a política de saúde ajudará a compreender as limitações e possibilidades do sistema de prestação de cuidados de saúde. As políticas de saúde também devem delinear a necessidade de mudanças nas políticas para permitir que todos os profissionais de saúde atuem em todas as suas capacidades e para que os pacientes tenham segurança e acesso garantidos. O equilíbrio desses objetivos de política em saúde continua a desafiar nossos formuladores de políticas e organizações de defesa.

É essencial, independentemente do ambiente de prática, perspectiva política ou experiência política, que os fisioterapeutas se envolvam na política de saúde e no processo de defesa de direitos. Como profissionais de saúde, os fisioterapeutas são obrigados a cumprir as leis, regulamentos e políticas existentes. A defesa de direitos faz parte da sua responsabilidade profissional. A competência em política de saúde e defesa de direitos só aumentará a capacidade das profissões da área de saúde de servir aos pacientes e ajudá-los a alcançar todo o seu potencial.

REFERÊNCIAS BIBLIOGRÁFICAS

1. Centers for Disease Control and Prevention. Older Adults Fall. In: *Home and Recreation Safety*. United States Department of Health and Human Services; February 10, 2017. Atlanta, GA, https://www. cdc.gov/HomeandRecreationalSafety/Falls/adultfalls.html. Accessed January 31, 2019.
2. Stevens JA, Lee R. The potential to reduce falls and avert costs by clinically managing fall risk. *AJPM.* 2018; 55(3):290–298. https://www. ajpmonline.org/article/S0749-3797(18)31759-8/fulltext. Accessed January 31, 2019.
3. Public Law – Safe Seniors Act. https://www.congress.gov/110/plaws/ publ202/PLAW-110publ202.pdf. Accessed January 30, 2019.
4. National Conference of State Legislatures. Elderly Falls Prevention Legislation and Statutes. http://www.ncsl.org/research/health/elderly--falls-prevention-legislation-andstatutes.aspx; January 2, 2018. Accessed January 30, 2019.
5. Congress.gov. Senior Home Modification Assistance Initiative Act. https://www.congress.gov/bill/115th-congress/senate-bill/913. Accessed January 30, 2019.
6. United States Census Bureau. Quick Facts United States. https:// www.census.gov/quickfacts/fact/table/US/PST045217. Accessed January 30, 2019.
7. Centers for Disease Control and Prevention. Social Determinants of Health: Know What Affects Health. https://www.cdc.gov/socialde-terminants/; January 29, 2018. Accessed January 30, 2019.
8. United States Census Bureau. New census data show differences between urban and rural populations. https://www.census.gov/ newsroom/press-releases/2016/cb16-210.html; December 8, 2016. Accessed January 30, 2019.
9. Agency for Healthcare Research and Quality. Challenges facing rural health care. https://innovations.ahrq.gov/perspectives/challenges-facing-rural-health-care; March 26, 2014. Accessed January 30, 2019.
10. National Conference of State Legislatures. Health professional shortage areas 2017 postcard. http://www.ncsl.org/research/health/health-professional-shortage-areas-2017-postcard.aspx August 30, 2017. Accessed January 30, 2019.
11. Health Policy Project. Advocacy. http://www.healthpolicyproject. com/index.cfm?ID=topics-Advocacy; 2011. Accessed January 31, 2019.
12. National Constitution Center. Amendment I US Constitution.https:// constitutioncenter.org/interactive-constitution/amendments/amendment-i Accessed January 31, 2019
13. American Physical Therapy Association. *Code of Ethics.* Alexandria, VA, https://www.apta.org/uploadedFiles/APTAorg/About_Us/.../ Ethics/CodeofEthics.pdf; June 2011. Accessed January 30, 2019.
14. National Council onAging.AdvocacyToolkit. https://www.ncoa.org/ public-policy-action/advocacy-toolkit/toolkits-by-topic/advocacy--toolkit-cdsme-falls-prevention/. Accessed January 30, 2019.

15. Center for Medicare Advocacy. https://www.medicareadvocacy. org/?s=Jimmo&op.x=0&op.y=0. Accessed January 30. 2019.

16. CMS.gov. *Decision Memoir for Electrostimulation for Wounds;* December 13, 2003. Accessed January 30, 2019.

17. CMS.gov. *LocalCoverageDeterminations*.UpdatedJune26,2018, https://www.cms.gov/Medicare/Coverage/DeterminationProcess/LCDs. html. Accessed January 30, 2019.

18. Centers for Medicare and Medicaid Services. Key Milestones in Medicare and Medicaid History, Selected Years 1995–2003. *Health Care Financing Review.* 2005; 27(2):1–3.

19. Davis PA. *Medicare Insolvency Projections. Congressional Research Service. Summary.* https://fas.org/sgp/crs/misc/RS20946.pdf; June 2018. Accessed January 30, 2019.

20. Centers for Disease Control and Prevention. *NationalCenter for Health Statistics. Life Expectancy.* https://www.cdc.gov/nchs/fastats/ life-expectancy.htm. Updated May 3, 2017. Accessed January 30, 2019.

21. Social Security Benefits Planner Life Expectancy. https://www.ssa. gov/planners/lifeexpectancy.html. Accessed January 30, 2019.

22. Centers for Medicare & Medicaid Services. Medicare and Medicaid Milestones: 1937–2015. https://www.cms.gov/ About-CMS/Agency-Information/History/Downloads/Medicareand-Medicaid-Milestones-1937-2015.pdf; July 2015. Accessed January 30, 2019.

23. Kaiser Henry J. *Family Foundation. A Primer on Medicare: Key Facts About the Medicare Program and the People it Covers.* https://www. kff.org/medicare/report/a-primer-on-medicare-keyfacts-about-the--medicare-program-and-the-people-it-covers/; March 20, 2015. Accessed January 30, 2019.

24. Medicare.gov. *Medicare and You.* https://www.medicare.gov/sites/ default/files/2018-09/10050-medicare-and-you.pdf; 2019. Accessed January 31, 2019.

25. MedPAC. Hospital Acute Inpatient Services Payment System. http:// www.medpac.gov/docs/default-source/payment-basics/medpac_payment_basics_17_hospital_final65a311adfa9c665e80adff00009edf9c. pdf?sfvrsn=0; October 2017. Accessed January 9, 2019.

26. Medicare Benefit Policy Manual (MBPM). *Chapter 5, Lifetime Reserve Days.* https://www.cms.gov/Regulations-and-Guidance/Guidance/ Manuals/Downloads/bp102c05.pdf; October 2003. Accessed January 12, 2019.

27. MedPAC Inpatient Rehabilitation Facilities Payment System. http:// www.medpac.gov/docs/default-source/payment-basics/medpac_payment_basics_18_irf_final_sec.pdf?sfvrsn=0; October, 2018. Accessed January 12, 2019.

28. Federal Register. *Medicare Program; Prospective Payment System and Consolidated Billing for Skilled Nursing Facilities (SNF).* https:// www.federalregister.gov/documents/2018/08/08/2018-16570/medicare-program-prospective-payment-systemand-consolidated-billing--for-skilled-nursing-facilities; August 8, 2018. Accessed January 30, 2019.

29. MedPAC Outpatient Therapy Services Payment System. http://www. medpac.gov/docs/default-source/payment-basics/medpac_payment_ basics_18_opt_final_sec.pdf?sfvrsn=0; Oct 2018. Accessed January 12, 2019.

30. MBPM. *Chapter 15, 220.2 CoveredMedical and Other Services.* https://www.cms.gov/Regulations-and-Guidance/Guidance/Manuals/ downloads/bp102c15.pdf; November 30, 2018. Accessed January 12, 2019.

31. French EB, McCauley J, Aragon M, et al. End of life medical spending in last twelve months of life is lower than previously reported. *Health Affairs.* 2017; 36(7):1211–1217. https://www.healthaffairs. org/doi/10.1377/hlthaff.2017.0174. Accessed January 30, 2019.

32. MedPAC Hospice Services Payment System. http://www.medpac. gov/docs/default-source/payment-basics/medpac_payment_basics_17_ hospice_final4ea311adfa9c665e80adff00009edf9c.pdf?sfvrsn=0; October 2017. Accessed January 12, 2019.

33. MedPAC Durable Medical Equipment Payment System. http://www. medpac.gov/docs/default-source/payment-basics/medpac_payment_ basics_16_dme_final.pdf; October 2016. Accessed January 12, 2019.

34. U.S. Centers for Medicare & Medicaid Services. January 2019 DME list. https://www.cms.gov/Medicare/Medicare-Fee-for-Service-Payment/ DMEPOSFeeSched/DMEPOS-Fee-Schedule-Items/DME19-A.html. Accessed January 30, 2019.

35. Medicaid.gov. *October 2018 Medicaid & CHIP Enrollment Data Highlights.* https://www.medicaid.gov/medicaid/programinformation/medicaid-and-chip-enrollment-data/reporthighlights/index.html; October 2018. Accessed January 12, 2019.

36. Henry Kaiser Family Foundation. *Medicaid fact sheet.* http://files. kff.org/attachment/fact-sheet-medicaid-state-US; November 2018. Accessed January 12, 2019.

37. Kaiser Henry J. Family Foundation. Federal Medical Assistance Percentage (FMAP) for Medicaid and Multiplier. https://www.kff. org/medicaid/state-indicator/federal-matching-rate-andmultiplier/? currentTimeframe=0&selectedDistributions=fmappercentage–multiplier&sortModel=%7B%22colId%22:%22Location%22,%22sort%22:%22asc%22%7D; 2019. Accessed January 12, 2019.

38. CMS.gov. *Dual Eligible Beneficiaries under Medicare and Medicaid.* https://www.cms.gov/.../Medicare.../Medicare_Beneficiaries_Dual_ Eligibles_At_a_Gla; May 2018. Accessed January 30, 2019.

39. CMS.gov. *Billing of QMBs is Prohibited by Federal Law.* https://www. cms.gov/Outreach-and-Education/Medicare-Learning.../SE1128.pdf; June 26, 2018. Accessed January 30, 2019.

40. Centers for Medicare and Medicaid. Medicaid RAC FAQ. https:// www.cms.gov/Medicare-Medicaid-Coordination/Fraud-Prevention/ MedicaidIntegrityProgram/Downloads/Medicaid_RAC_FAQ.pdf; December 2011. Accessed January 12, 2019.

41. U.S. Department of Health and Human Services. Office of Inspector General. Medicaid Fraud Control Units Fiscal Year 2017 Annual Report. Suzanne Murrin. Deputy Inspector General. https://oig.hhs.gov/oei/reports/oei-09-18-00180.pdf. March 2018. OEI-09-18-00180.

42. Medicaid. *Medicaid Provider Enrollment Compendium.* Updated July 24, https://www.medicaid.gov/affordable-careact/downloads/ program-integrity/mpec-7242018.pdf; 2018.

43. Military Advantage. *Veteran's healthcare overview.* https://www. military.com/benefits/veterans-health-care/veteranshealth-care-overview.html; 2019. Accessed January 12, 2019.

44. American Physical Therapy Association. *Veteran's Affairs and Tricare.* Updated 12/28/2018, http://www.apta.org/Payment/TRICAREVA/. Accessed January 12, 2019.

45. Department of Veteran's Affairs. Office of Inspector General. Veterans Health Administration. Review of Alleged patient Deaths, Patient Wait Times, and Scheduling Practices at the Phoenix VA Health Care System. https://www.va.gov/oig/pubs/vaoig-14-02603-267.pdf. Published August 26, 2014. Accessed January 30, 2019.

46. US Department of Veterans Affairs. *VA expands telehealth*.https:// www.va.gov/opa/pressrel/pressrelease.cfm?id=4054; May 11, 2018. Accessed January 13, 2019.

47. American Physical Therapy Association. PT in Motion. *APTA supported VA change will expand use of telehealth for PT services.* http://www.apta.org/PTinMotion/News/2018/05/11/VATelehealthRule/; May 11, 2018. Accessed January 12, 2019.

48. URAC. *Health Utilization Management Accreditation.* https://www. urac.org/programs/health-utilization-managementaccreditation. Accessed January 12, 2019.

49. CMS. *Internet Only Manuals.* 4/04/2012, https://www.cms.gov/ Regulations-and-Guidance/Guidance/Manuals/Internet-Only-Manuals-IOMs.html. Accessed January 30, 2019.

50. New York Times. *Clinton's Health Plan._.* https://www.nytimes. com/1993/09/23/us/clinton-s-health-plan-transcriptpresident-s-address-congress-health-care.html; Sept 23, 1993. Accessed January 13, 2019.

51. CMS. *Medicare Fraud and Abuse.* https://www.cms.gov/Outreach-and-Education/Medicare-Learning-Network-MLN/MLNProducts/ downloads/fraud_and_abuse.pdf; September 2017. Accessed January 13, 2019.

52. Medicare Program Integrity Manual. Updated March 7, 2014. 100-08, chapter 1, section 1.3 https://www.cms.gov/Regulations-and-Guidance/Guidance/Manuals/Downloads/pim83c01.pdf. Accessed January 13, 2019.

53. US Department of Justice. *Justice News.* https://www.justice.gov/opa/ pr/justice-department-recovers-over-37-billion-falseclaims-act-cases--fiscal-year-2017; December 21, 2017. Accessed January 13, 2019.

54. Institute of Medicine (US) Roundtable on Evidence-Based Medicine. In: Yong PL, Saunders RS, Olsen LA, eds. *The Healthcare Imperative: Lowering Costs and Improving Outcomes: Workshop Series Summary. Unnecessary Services.* Washington DC: National Academies Press (US); 2010. https://www.ncbi.nlm.nih.gov/books/NBK53937/. Accessed January 30, 2019.

55. CMS.gov. *Medicare Program Integrity Manual. Chapter 1.* https:// www.cms.gov/Regulations-and-Guidance/Guidance/Manuals/.../pim83c04.pdf; April 11, 2003. Accessed January 30, 2019.

56. Centers for Medicare&Medicaid Services. 100-15, https://www.cms. gov/Regulations-and-Guidance/Guidance/Manuals/Internet-Only-Manuals-IOMs-Items/CMS1238527.html?DLPage=2&DLEntries=10 &DLSort=0&DLSortDir=ascending. Accessed January 13, 2019.

57. Office of Inspector General. Compliance Guidance. https://oig.hhs. gov/compliance/compliance-guidance/index.asp. Accessed January 30, 2019.

58. US Department of the Treasury. *Medicare Trustees Report*. https:// home.treasury.gov/news/press-releases/sm0405; June 2018. Accessed January 9, 2019.

59. Sawyer B, Cox C. *Howdoeshealthspendingin theUScompare to other countries? December 7*. https://www.healthsystemtracker.org/chart- -collection/health-spending-u-s-compare-countries/#item-relative- -size-wealth-u-s-spends-disproportionate-amounthealth; 2018 Assessed January 30, 2019.

60. Institute of Medicine (U.S.). *Crossing the quality chasm: a new health system for the 21st century*. Washington, D.C: National Academy Press; 2001. http://www.nationalacademies.org/hmd////media/Files/ Report%20Files/2001/Crossing-the-Quality-Chasm/Quality%20 Chasm%202001%20%20report%20brief.pdf. Accessed January 30, 2019.

61. Centers for Disease Control and Prevention. Nearly half of U.S. adults were not receiving key preventive health services before 2010 June 14, 2012. https://www.cdc.gov/media/releases/2012/p0614_pre- ventive_health.html Accessed January 30, 2019.

62. Kohn LT, Corrigan JM, Donaldson MS. *To err is human: building a safer health system. Institute of Medicine*. Washington DC: National Academies Press; 1999.

63. American Physical Therapy Association. *Optimal 1.1*. http://www. apta.org/OPTIMAL/. Updated Oct 10, 2013. Accessed January 30, 2019.

64. Uniform Data System for Medical Rehabilitation. Functional Indepence Measure. https://www.udsmr.org/. Accessed January 30, 2019.

65. Health Measures. *PROMIS*. http://www.healthmeasures.net/explore- -measurement-systems/promis. Accessed January 30, 2019.

66. Centers for Medicare & Medicaid Services. *Hospital Inpatient Quality Reporting Program*. Updated September 19, 2017 https://www.cms. gov/medicare/quality-initiatives-patientassessment-instruments/hos- pitalqualityinits/hospitalrhqdapu.html. Accessed January 13, 2019.

67. Medicare.gov. *Hospital compare*. https://www.medicare.gov/hospi- talcompare/search.html. Accessed January 13, 2019.

68. Centers forMedicare&MedicaidServices. *Home Health Quality Reporting Requirements*. Updated September 13, 2018, https://www. cms.gov/medicare/quality-initiatives-patient-assessmentinstruments/ homehealthqualityinits/home-health-qualityreporting-requirements. html. Accessed January 13, 2019.

69. U.S. Centers for Medicare & Medicaid Services. *Long-term Care Hospital (LTCH) Quality Reporting (QRP)*. Updated September 28, 2018, https://www.cms.gov/Medicare/Quality-Initiatives-Pa- tient-Assessment-Instruments/LTCH-Quality-Reporting/index.html. Accessed January 13, 2019.

70. Centers for Medicare & Medicaid Services. *Inpatient Rehabilitation Facilities (IRF) Quality Reporting Program (QRP)*. Updated October 29, 2018 https://www.cms.gov/Medicare/Quality-Initiatives-Patient- Assessment-Instruments/IRF-Quality-Reporting/index.html. Accessed January 13, 2019.

71. Centers for Medicare & Medicaid Services. *SNF Quality Reporting Program*. Updated August 24, 2018, https://www.cms.gov/Medicare/ Quality-Initiatives-Patient-Assessment-Instruments/NursingHome QualityInits/Skilled-Nursing-Facility-Quality-Reporting- Program/ SNF-Quality-Reporting-Program-Overview.html. Accessed January 13, 2019.

72. Medicare.gov. *Long-term care hospital (LTCH) compare*.https:// www.medicare.gov/longtermcarehospitalcompare/. Accessed January 13, 2019.

73. Medicare.gov. *Inpatient Rehabilitation Facility (IRF) compare*.ht- tps://www.medicare.gov/inpatientrehabilitationfacilitycompare/. Accessed January 13, 2019.

74. Medicare.gov. *Nursing Home Compare*. https://www.medicare.gov/ nursinghomecompare/search.html. Accessed January 13, 2019.

75. Medicare.gov. *Home Health compare*. https://www.medicare.gov/ homehealthcompare/search.html. Accessed January 13, 2019.

76. ImprovingMedicare Post-AcuteCareTransformationActof 2014.ht- tps://www.gpo.gov/fdsys/pkg/PLAW-113publ185/pdf/PLAW-113 publ185.pdf; Oct 6 2014. Accessed January 13, 2019.

77. Post Acute Care Payment Reform Demonstration Report to Congress Supplement – Interim Report. *RTI International*. CMS contract No. HHSM-500-2005-00029I.

78. Gage B, Morley M, Spain PC, et al. *Examining post-acute care relationships in an integrated hospital system*. Prepared for ASPE.

79. Gage B. Impact of the BBA on post-acute utilization. *Health Care Financing Review*. 1999; 20(4):103–126.

80. Research Triangle Institute. *Post-Acute Care Payment Reform Demonstration Report to Congress Supplement – Interim Report. Prepared for CMS*. https://www.cms.gov/Research-Statistics-Data- and-Systems/Statistics-Trends-and-Reports/Reports/downloads/GAGE_ PACPRD_RTC_Supp_Materials_ May_2011.pdf; May 2011. Accessed January 13, 2019.

81. Strunk ER. Policy talk: have you heard? Functional outcome measures are here. *GeriNotes.*. 2018; 25(4):9–13.

82. Kovacek P. Productivity. *What We Know and What We Thought We Knew*. Washington DC: APTA Next 2016; 2016. http://www.apta. org/PTinMotion/News/2016/6/14/NEXTProductivity/. Accessed January 30, 2019.

83. healthcare.gov. *Value-based purchasing*. https://www.healthcare.gov/ glossary/value-based-purchasing-vbp/. Accessed January 13, 2019.

84. Chee TT, Ryan AM, Wasfy JH, Borden WB. Current state of value-ba- sed purchasing programs. *Circulation*. 2016; 133(22):2197–2205.

85. Congress.gov. *Medicare Access and CHIP Reauthorization Act of 2015. MACRA*. https://www.congress.gov/bill/114thcongress/house- -bill/2. Accessed January 30, 2019.

86. Centers for Medicare & Medicaid Services. *Hospital-acquired condition (HAC) reduction program*. Updated July 30, 2018,https:// www.cms.gov/Medicare/Quality-Initiatives-Patient-Assessment- Instruments/Value-Based-Programs/HAC/Hospital-Acquired-Con- ditions.html. Accessed January 13, 2019.

87. Centers for Medicare & Medicaid Services. *Hospital Readmissions Program (HRRP)*. Updated December 04, 2018,https://www.cms. gov/Medicare/Quality-Initiatives-Patient-Assessment-Instruments/ Value-Based-Programs/HRRP/Hospital-Readmission-Reduction- Program.html. Accessed January 13, 2019.

88. Centers for Medicare&Medicaid Services. *The Hospital valuebased purchasing (VBP) program*. Updated August 2, 2018,https://www. cms.gov/Medicare/Quality-Initiatives-Patient-Assessment-Instru- ments/Value-Based-Programs/HVBP/Hospital-Value-Based-Purcha- sing.html. Accessed January 13, 2019.

89. Centers for Medicare & Medicaid Services. *The Skilled nursing facility value-based purchasing program (SNF VBP)*. Updated October 25, 2018, https://www.cms.gov/Medicare/Quality-Initiatives-Patient- Assessment-Instruments/Value-Based-Programs/Other-VBPs/SNF- VBP.html. Accessed January 13, 2019.

90. Centers for Medicare&Medicaid Services. *Home health valuebased purchasing model*. Updated November 29, 2018 https://innovation. cms.gov/initiatives/home-health-value-basedpurchasing-model. Accessed January 13, 2019.

91. Centers for Medicare & Medicaid Services. Advanced Alternative Payment Models (APMS). https://qpp.cms.gov/apms/advanced-apms. Accessed January 13, 2019.

92. American Physical Therapy Association. *FAQ: MACRA and Alternative Payment Models*. Updated November, 2016,http://www.apta. org/Payment/Medicare/MACRA/FAQAPMs/. Accessed January 13, 2019.

93. Quality Payment Program. *MIPS Overview*. https://qpp.cms.gov/ mips/overview. Accessed January 31, 2019.

94. American Physical Therapy Association. *Participating in MIPS*. Updated January 10, 2019, http://www.apta.org/MIPS/Participa- tionOverview/. Accessed January 13, 2019.

95. HHS.gov. *Health and Human Services and the Department of Justice Return $2.6 Billion in Taxpayer Savings from Efforts to Fight Healthcare Fraud*. https://www.hhs.gov/about/news/2018/04/06/hhs-and-depart- ment-justice-return-26-billiontaxpayer-savings-efforts-fight-healthcare- -fraud.html; April 6, 2018. Accessed January 31, 2019.

96. Adler J, Malone D. Early mobilization in the intensive care unit: a systematic review. *Cardiopulmonary Physical Therapy Journal*. 2012; 23(1):5–13.

97. The Moran Company. *Initial Treatment Intervention and Average Total Medicare A/B Costs for FFS Beneficiaries with an Incident Low Back Pain (Lumbago) Diagnosis in CY*. http://www.aptqi.com/ Resources/documents/APTQIComplete-Study-Initial-Treatment- Intervention-Lumbago-May-2017.pdf; 2014 May 2017. Accessed January 31, 2019.

98. Sun E, Moshfegh J, Rishel CA. Association of early physical therapy with long-term opioid use among opioid-naïve patients with musculoskeletal pain. *JAMA Network Open*. 2018;1(8):e185909. https:// jamanetwork.com/journals/jamanetworkopen/fullarticle/2718095. Accessed January 31, 2019.

99. University of Colorado. *Home care for knee replacement patients aids in recovery*. https://www.cuanschutztoday.org/study-home-care- -for-knee-replacement-patients-aids-inrecovery/; October 23, 2018. Accessed January 31, 2019.

ÍNDICE ALFABÉTICO

A

Absorção de medicamentos, 104
Abuso, 687
- de idosos, 278
- emocional/psicológico, 278
- financeiro, 279
- físico, 278, 279
- psicológico, 279
- sexual, 278, 279
Aceitação do processo de
   morrer, 643
Acesso equitativo aos cuidados
   de saúde, 670
Acetilcolina, 109
Acidose
- metabólica, 319
- respiratória, 319
Acomodadores, 250
Acuidade visual, 87, 88, 229
Adaptação(ões)
- ao escuro, 87, 90
- de ambientes de convivência
   para acomodar alterações
   sensoriais, 95
- na força muscular com exercício
   resistido, 373
- no tamanho e na composição
   muscular com exercícios
   resistidos, 373
- nos níveis de força muscular
   e mobilidade com exercícios
   resistidos, 372
Adiposidade, 369
Adulto "idoso", 18
Agendamento das sessões de
   fisioterapia de acordo com o
   cronograma de ingestão de
   medicamentos, 131
Agentes
- hormonais, 124
- modificadores de doenças, 118
- neurológicos, 114
Agilidade, 180
Aging-in-place, 86
Alcalose
- metabólica, 319
- respiratória, 319

Alcance acima da cabeça, 187
Alimentação saudável e controle
   de peso, 530
Alteração(ões)
- articulares completas, 347
- da função endócrina, 368
- do tecido conjuntivo, 345
- estruturais no cérebro, 428
- farmacocinéticas, 104
- farmacodinâmicas, 105
- fisiológicas
- - associadas à morte, 640
- - relacionadas à idade, 38
- na estrutura e na função
      muscular associadas ao
      envelhecimento, 366
- na função metabólica associadas
      ao envelhecimento, 368
- na marcha e na mobilidade, 201
- nas estruturas articulares, 346
- patológicas de movimentação, 205
- relacionadas ao envelhecimento
      na pele, 487
- sensoriais, 86, 229
Ambiente vital, 352
Ambulação funcional, 206
Amplitude de movimento, 348
Analgésicos
- adjuvantes, 638
- não opioides, 117, 637
- opioides, 116, 637
Análise observacional da tarefa, 352
Anemia, 456
Angina
- de peito, 121
- de Printzmetal, atípica ou
      variante, 406
- estável, 406
- instável, 406
Ansiedade, 76
Ansiolíticos, 109
Anticoagulantes, 119
Antidepressivos, 111
Antipsicóticos, 112
Aparência física, 329
Apatia, 76, 435
Apoio
- a cuidadores, 279
- emocional e social, 268

Apoptose, 370
Aposentadoria, 66
Aprendiz mais velho, 248
Aprendizagem e memória, 426
Aquisição de papel, 270
Arranjos e ambientes de vida, 23
Arritmias cardíacas, 121
Artrocinemática, 349
Artroplastia(s), 470
- de quadril e joelho, 462
- total do joelho, 463
- total do quadril, 467, 468
- total e reversa do ombro, 472
Asma, 420
Aspectos psicossociais, 55
Assimiladores, 250
Assistente de fisioterapeuta, 611
Assoalho pélvico, 502, 504
Assuntos inacabados, 645
Ataxia, 383
Atenção complexa, 426, 427
Atividade(s), 4
- básicas de vida diária, 32
- de lazer, 29
- de vida diária, 32
- - instrumentais, 32
- do dia a dia, 445
- e limitação de atividade, 5
- e participação, 350
- física, 6, 29, 166, 167, 530
- - e exercícios, 297
- - e programas de bem-estar
         focados no exercício, 536
Atleta sênior, 648, 649
Atrofia muscular, 366
Audição, 87, 91
Ausculta, 328
Autoavaliação da saúde, 33
Autoeficácia, 251
Autonomia, 62
- do paciente, 10
Autorrelato, 140
Auxiliar de saúde domiciliar, 599
Avaliação, 14
- ambiental, 232
- da ADM, 232
- da aprendizagem, 262
- da dor, 446
- da fragilidade, 293

- da mobilidade, 445
- - Orientada pela Performance de Tinetti, 155
- de cognição pelo clínico geral (ACCG), 436
- de segurança domiciliar, 602
- de velocidade e potência, 184
- do espaço de vida, 294
- e diagnóstico, 354
- física da pele, 488
- funcional, 579
- - da marcha, 158
- Geriátrica Ampla (AGA), 293, 294
- médica para demência, 435
- psicossocial, 232

B

Baby boomers, 19
Baixa atividade física, 286
Bateria(s)
- de Desempenho Funcional Curto, 152
- de teste de desempenho, 155
Bem-estar, 527
- econômico, 273
- físico, 529
- psicológico, 534
- social, 273, 535
Beneficência, 62
Benefícios complementares, 670
Betabloqueadores, 119
Biofeedback, 517
Bloqueadores
- α, 119
- do canal de
- - cálcio, 119
- - sódio, 119
- do receptor de angiotensina II, 119
Brilho, 87

C

Cálcio, 316
Caminhada e subida de escadas, 187
Campo visual, 87
Canabis medicinal, 638
Câncer, 127
- de pele, 490
Cândida, 491
Capacidade, 548
- aeróbica em adultos idosos, 401
Caquexia, 332

Catarata, 88
Celulite, 491
Cessação do tabagismo, 533
Ciclo de aprendizagem experiencial, 245
Circunferência da cintura, 332
Cirurgia(s)
- cardíaca e UTI, 560
- da coluna, 473, 479
- - cervical, 477
- de ombro, 473, 470
Citocinas, 369
Classes de medicamentos comumente usados em adultos idosos, 109
Classificação Internacional de Funcionalidade, Incapacidade e Saúde (CIF), 2, 4
Clínicas de fisioterapia, 96
Cloro, 316
Cobertura terapêutica, 669
Cognição social, 426, 427
Coluna
- cervical, 474, 479
- lombar, 474, 477, 478
Comorbidade, 310
Competências, 85
- cultural, 276
- do terapeuta para a educação do paciente, 257
- geriátricas, 10
Comportamentos repetitivos, estereotipados ou perseverativos, 435
Composição corporal, 43, 332
Compra baseada em valor, 695
Comprometimento
- cognitivo leve, 432
- da estrutura ou da função corporal, 4
Comunicação, 548
Condição de saúde, 3, 351
Condicionamento físico, 167
Condição(ões)
- comuns da pele, 491
- crônicas, 25
- ortopédicas pós-cirúrgicas, 453
- visuais patológicas, 88
Confiabilidade, 142
- intraexaminadores, 143
- relativa, 143
- teste-reteste, 143
Conformidade, 62
Confusão, 108
Consciência

- da aproximação da morte, 643
- espiritual, 644
Conteúdo de oxigênio
- arterial, 402
- venoso, 403
Continuum de evidências, 9
Contraste, 87, 91
Controle
- da dor, 457
- motor, 378
- neural do trato urinário inferior, 504
- postural e envelhecimento, 223
- vesical, 506, 510
Convergentes, 250
Convulsões, 115
Coordenação, 548
- de assistência ao paciente, 608
Cor, 87, 90
Corrida de velocidade (*sprint*), 659
Crenças sobre saúde, 251
Crescimento de populações por raça e etnia, 20
Crise dos opioides, 637
Cuidado(s)
- abrangente, 271
- agudos, 544
- de suporte, 631
- do hospice, 624
- informados para trauma, 70, 71
- institucional de longo prazo, 576
- paliativos, 302, 615, 616, 682
- - agudos, 619
- pessoais, 268
- pós-agudos, 457, 574
Cuidadores, 29, 270
- cônjuge/parceiro, 274
- parentais, 274
- principal, 267
- secundário, 267
- sustentados, 271
Cuidar
- de pacientes com demência, 275
- de parentes/avós como cuidadores, 275
- de um filho adulto com deficiência intelectual/de desenvolvimento, 275
- do adulto idoso, 266
Cultura, 253
Cursos com obstáculos, 215
Custo(s)
- e recompensas para o receptor de cuidados, 273
- social da demência, 432

D

Dados normativos baseados na idade, 139
Dança, 192
Danos comuns do controle motor, 378
Deambulação
- com dispositivos de assistência, 208
- na comunidade, 208
- precoce, 459
Débito cardíaco, 402
Dedo-nariz, 386
Defesa
- de direitos, 667, 671, 673
- e coordenação de cuidados, 268
Deficiência(s), 2, 4, 5
- de mobilidade, 208
- de vitamina D, 369
- nutricional, 331
Déficit(s)
- da ativação muscular, 367
- da percepção, 384
- de coordenação do padrão de movimento, 391
- de detecção sensorial, 391
- de movimento fracionados, 382, 391
- de produção de força, 391, 394
- na geração de forças absoluta e específica, 367
- postural vertical, 391
Definição de metas, 139
Degeneração macular, 88
Delirium, 325, 429, 456, 545
- definição, epidemiologia e apresentação clínica de, 429
- fisiopatologia e fatores de risco de, 430
- hiperativo, 429
- hipoativo, 429
- misto, 429
- prevenção e tratamento de, 430
- tipos de, 429
Demandas de tarefa e ambiente, 208
Demência, 98, 113, 431, 438, 589
- com corpos de Lewy, 432, 434
- de Alzheimer, 432
- definição da, 431
- do lobo frontemporal, 435
- epidemiologia, 431
- ferramentas
- - de avaliação, 437
- - de triagem, 436

- frontaltemporal, 432
- tratamento, 438
- vascular, 432, 434
Demografia, 17, 18
Denervação/reinervação progressiva, 367
Dependência física, 636
Depletores adrenérgicos pré-sinápticos, 119
Depressão, 72, 73, 108, 589
- e ansiedade, 458
- fisioterapia, 75
- psicoterapia, 74
- trabalhando com o paciente idoso deprimido, 75
Descondicionamento adquirido em hospital, 558
Desempenho
- de movimento em atletas seniores, 659
- dos papéis, 271
- muscular prejudicado, 365
Desidratação, 339, 489
Design
- centrado no ser humano, 86
- de ambientes, 85
- empático, 86
- universal, 86
Desinibição, 435
Desligamento dos papéis, 271
Desnutrição, 488
Desperdício, 687
Desvantagem (*handicap*), 5
Deterioração da qualidade muscular e do metabolismo, 368
Determinantes sociais da saúde, 670
Dever, 62
Diabetes melito, 125
Diagnóstico, 14
- da depressão, 73
Diferença mínima clinicamente importante, 143
Diretivas avançadas, 621
Diretrizes de atividade física, 168
Disfunção mitocondrial, 370
Dispositivos
- de assistência e acomodação, 236
- e equipamentos assistivos/adaptativos, 358
Distribuição
- dos medicamentos, 105
- por sexo e estado civil, 22
Distúrbios
- da tireoide, 125
- de coagulação, 122
- do assoalho pélvico, 502

- respiratórios, 123
Diuréticos, 119
Divergentes, 250
DNR (Do Not Resuscitate; Não Reanimar), 623
Documentação, 686
Documentos
- do plano de cuidados avançados, 622
- necessários para os cuidados de saúde domiciliar, 609
Doença(s)
- arterial
- - coronária, 333, 404
- - periférica, 413
- de Alzheimer, 98, 433
- de Parkinson, 114
- e condições associadas ao declínio do músculo esquelético, 370
- gastrintestinais, 123
- inflamatórias, 118
- - medicamentos usados em, 118
- pulmonar, 414
- - obstrutiva crônica, 414
- - restritiva, 421
- tegumentares, 486
Domínios
- da fragilidade, 285
- das atividades do cuidador, 268
- de bem-estar, 528
- de serviços de saúde, 668
Dor, 116, 170, 446
- física, 636
- no fim da vida, 634
- prevalência no fim da vida, 634
- residual persistente, 458
Dosagem para exercícios resistidos, 371
Dupla tarefa, 216

E

Educação
- de *carepartner*, 447
- do paciente, 261
- - /cliente/sociedade, 355
- - em fisioterapia, 241
Efeitos
- anticolinérgicos, 109
- de piso e teto, 142, 143
- sinérgicos entre procedimentos de fisioterapia e terapia medicamentosa, 131
Eixo hormonal, 49
Elementos da diretiva avançada, 622

Eletrocardiograma, 319
Eletrólitos, 315
Empoderamento, 62
Encontrando evidências, 9
Enfermagem especializada, 599
Enfrentamento focado na
  emoção, 272
Engajamento, 62
Entrevista, 320
- com paciente e tomada de
  história, 510
Envelhecimento, 1, 7
- aspectos psicossociais do, 55
- ativo, 2
- bem-sucedido, 2
- cognitivo normal, 425
- de sucesso, 57
- declínio na homeostase, 39
- do sistema geniturinário, 507
- ideal, 2
- mobilidade articular com o, 344
- no desempenho e mudanças
  fisiológicas em atletas
  seniores, 651
- saudável, 2
- tendências do, 17
Enzimas e marcadores séricos, 315
Equilíbrio, 180, 220, 444
Equipamentos, 181
- e ambiente, 632
- médicos duráveis, próteses,
  órteses e suprimentos, 682
Equipe de cuidados geriátricos, 10
Equivalentes anginosos, 406
Escabiose, 493
Escadas, 96
Escala(s)
- clínica de fragilidade, 294, 295
- de Ashworth modificada, 386
- de Avaliação Postural para
  Pacientes após AVE, 159
- de Confiança no Equilíbrio
  específica para a
  atividade, 145, 232
- de depressão, 73
- de Eficácia de Quedas –
  Internacional, 145
- de Equilíbrio
- - Avançada de Fullerton, 157
- - de Berg, 155
- - e Mobilidade na
  Comunidade, 158
- de fragilidade de Edmonton, 294
Espaço pessoal/de convivência, 97
Espasticidade, 381
Especificidade, 143, 171, 181

Espiritualidade, 70
Estabilidade do núcleo, 181
Estadiamento da progressão da
  demência, 437
Estado
- mental, 324
- nutricional, 329
- psicológico, 251
Estatinas, 119, 170
Estenose
- aórtica, 408
- da valva aórtica, 562
Estilo de aprendizado, 249
Estimativas da população dos
  EUA, 19
Estimulação
- elétrica, 517
- somatossensorial, 223
- visual, 223
Estratégia(s)
- básica da quimioterapia do
  câncer, 127
- de alcance, 225
- de aprendizagem e educação, 439
- de comunicação, 438
- de ensino/consultoria, 99
- de gestão de líquidos, 519
- de respostas às perturbações
  posturais, 224
- de suspensão, 225
- do passo, 225
- do quadril, 224
- do tornozelo, 224
- eficazes para ajudar a motivar o
  idoso, 65
Estressores
- primários, 272
- secundários, 272
Estrutura(s)
- condroides, 346
- corporais, 4
- ética para sedação paliativa, 638
- fibrosas, 347
Estudos laboratoriais clínicos, 313
Esvaziamento da bexiga, 521
Evitando mortes e lesões por
  acidentes em idosos
  (EMLAI), 160
Exame(s)
- articular, 350
- de pacientes com deficiências do
  controle motor, 384
- dos déficits no controle
  postural, 228
- e avaliação, 577
- e avaliação da marcha, 209

- e avaliação de saldo e risco de
  quedas, 225
- físico, 511
Excreção de medicamentos, 105
Exercício(s), 6, 166, 167, 581
- aeróbico, 175
- aquático, 177
- comuns para os glúteos, 469
- de alongamento, 356
- de equilíbrio e progressões, 193
- de fortalecimento, 356
- - para o manguito rotador, 472
- de prevenção contra a
  deficiência cognitiva, 442
- domiciliares, 611
- e gerenciamento da mobilidade, 442
- em grupo, 168
- físico, 631
- para idosos frágeis, 540
- para melhorar a qualidade/
  quantidade óssea, 540
- para pessoas
- - com deficiência cognitiva leve, 443
- - com demência, 443
- para reversão de declínio/
  prevenção de doença e estilo
  de vida sedentário, 50
- relacionadas à mobilidade
  articular, 357
- resistido, 371, 442
- terapêutico, 355
Expectativa(s)
- de resultados, 251
- de vida, 20
Exploração financeira, 279
Expressões faciais da dor, 446

F

Facilitação neuromuscular
  proprioceptiva, 191
Fadiga, 108, 286
Falta
- de empatia, 435
- de regulamentação e
  testes adequados para
  medicamentos, 106
Farmacêuticos, 300
Farmacocinética, 104
Farmacologia geriátrica, 102
Fatores
- ambientais, 4
- contextuais, 4
- de risco para queda, 221
- pessoais, 4

- que aumentam o risco
  de reações adversas a
  medicamentos em idosos, 106
- que contribuem para a
  depressão, 72
Feedback, 517
Fenótipo da
  fragilidade, 284, 286, 294, 295
Feridas, 493
- inflamatórias atípicas, 498
Ferramentas
- de resultados, 8
- de triagem e avaliação cognitiva, 435
Fibrilação atrial, 413
Fim da vida, 614
Fisioterapeuta
- em hospice e cuidados
  paliativos, 617
- na geriatria, 10
- na saúde domiciliar, 594
- na UTI, 559
- no ambiente de cuidados
  agudos, 549
- no departamento de
  emergência, 569
Fisioterapia, 75
- crise dos opioides e, 637
- domiciliar, 611
- geriátrica, 1, 268
- - princípios-chave na, 6
- tratamento com medicamentos
  em idosos e, 129
Flexibilidade, 190, 232
Fonoaudiologia, 599
Fontes
- de evidência, 8
- de tradução de evidências, 10
Força, 231, 579
Fornecimento de informação e
  comunicação, 259
Fortalecimento alta intensidade, 180
Fósforo, 316
Fragilidade
- avaliação da, 293
- cognitiva, 285
- e sarcopenia, 292
- fisiopatologia da, 291
- implicações cirúrgicas, 291
- prevenção, 304
- psicológica, 287
- social, 288
FRAIL, 294
Fraqueza, 108, 286
- muscular, 366
Fraturas, 454
- do punho, 459

- do quadril, 455
- do tornozelo, 460
- do úmero, 459
- por fragilidade, 454
- resumo, 462
- vertebrais, 461
Fraude, 687
Frequência cardíaca, 325, 401
Função(ões), 2, 31
- corporais, 4
- executiva, 426
- física e deficiência, 31
- normal da bexiga, 503
- perceptivo-motora, 426, 428
- pulmonar, 328
- sensorial, 48
- vestibular, 229
Funcionamento, 4
- executivo, 427

G

Gasometria arterial, 318
Gênero, 68
Genética, 370
Gerenciamento
- de caso, 630
- de risco positivo, 440
- do trauma, 564
- e redução de risco das lesões por
  pressão, 587
- e revisão da utilização, 686
Gerotranscendência, 56
Gestão
- da fragilidade, 296
- de dor e sintomas, 634
- pós-cirúrgica aguda de cirurgias
  ortopédicas comuns, 568
- "simples" e "complexa", 567
Glândulas endócrinas, 49
Glaucoma, 88
Glicemia, 170
Glicocorticoides, 118
Glicosídeos digitálicos, 119
Golfe, 660
Grau(s)
- de fragilidade, 290
- de instrução em saúde, 253

H

Hemodiálise na UTI, 564
Hemograma completo, 312
Herpes-zóster, 492

Higiene do sono, 532
Hiperglicemia, 318
Hiperlipidemia, 122
Hipermetria, 391
Hipertensão, 403
- geriátrica, 118
Hipertonia, 381
Hipertonicidade, 381
Hipocinesia, 383, 391
Hipotensão ortostática, 108, 327
Hipotonicidade, 381
História, 350
- dos cuidados em hospice, 625
- e rastreamento, 227
- familiar, 352
Hormônio do crescimento, 368
Hospice, 614-616
Hospital de cuidados agudos, 679
Hospitalização de adulto idoso, 544
Humildade cultural, 276

I

Identidade sexual, 68
Idoso frágil, 283
Iluminação, 87, 89
Impacto das alterações sensoriais
  na condução, 93
Implicações da fragilidade, 290
Inatividade física, 167
Incapacidade, 4
Inclinação do tronco para pegar
  um objeto no chão, 187
Incontinência
- fecal, 129
- urinária, 129, 130
- - de esforço, 508
- - de urgência, 509
Índice
- de fragilidade, 295
- de motricidade, 386
- dinâmico da marcha, 158
Infarto do miocárdio, 404
Infecções, 126
- do trato urinário, 336, 509
Inflamação, 116
Influências
- culturais, 58
- do ambiente, 261
Ingestão nutricional como
  contramedida para a
  sarcopenia, 373
Inibidores da enzima de
  conversão da angiotensina, 119
Inquietação terminal, 641

Instalações de enfermagem/ instalações de enfermagem qualificadas, 680
Institucionalização, 577
Instrumentos de resultado
- baseados no desempenho, 359
- por autorrelato, 358
Insuficiência cardíaca, 333, 410
- congestiva, 120
Insulina, 368
Interações potencialmente prejudiciais entre procedimentos de fisioterapia e efeitos de medicamentos, 131
Interrompendo acidentes, mortes e lesões de idosos, 228
Interseccionalidade, 278
Intervenção(ões)
- de exercícios combinados, 356
- primária, 355
Intimidade, 69
Ioga, 191
Isquemia miocárdica assintomática (silenciosa), 406

J

Justiça, 62

L

Lares para idosos, 95
Lentidão, 286
Lesão(ões), 351
- da natação, 656
- do golfe, 656
- por pressão/úlcera, 493
Levantar
- do chão, 148
- e andar cronometrado e velocidade da marcha, 296
Lidar com a morte e o morrer, 644
Limitação de atividades, 4, 5
Língua, 427
Linguagem, 426
Lipídios sanguíneos, 317
Luto, 61

M

Magnésio, 316
Manejo hormonal, 301

Manutenção qualificada, 630
Marcha, 444
- alterações típicas com o envelhecimento, 202
Marcha e cognição, 206
Medicaid, 683
Medicamentos
- antibacterianos, 126
- anticâncer, 128
- antipsicóticos, 112
- antivirais, 127
- cardiovasculares, 118, 119
- psicotrópicos, 109
- que prolongam a repolarização, 119
- respiratórios e gastrintestinais, 123
- usados em distúrbios respiratórios, 123
- usados em doenças gastrintestinais, 123
- usados na hipertensão geriátrica, 118
- usados na insuficiência cardíaca congestiva, 120
- usados nos distúrbios de coagulação, 122
- usados para a doença de Parkinson, 114
- usados para controlar convulsões, 115
- usados para tratar as incontinências urinária e fecal, 129
- uso inadequado de, 107
Medição
- da qualidade, 690
- de força, 179
Medida(s)
- avaliadas pelo observador, 142
- de atividades baseadas no desempenho, 353
- de autoavaliação da atividade e participação, 353
- de autorrelato, 145
- de cuidados com o conforto, 632
- de desempenho funcional, 139, 144
- - e avaliação para adultos mais velhos, 138
- de equilíbrio, 153
- de mobilidade multiatividade, 152
- de resultado do paciente, 141
- de testes isolados da mobilidade, 145
- farmacológicas para controle da dor, 637
- fisiológicas, 142
- funcionais de capacidade aeróbica, 177

- musculares para indivíduos idosos, 370
Medo de cair, 232
Memória, 426
- de curto prazo, 426, 440
- de longo prazo, 426, 440
- de procedimento, 440
- episódica, 440
- semântica, 440
- sensorial, 426, 440
- temporária de trabalho, 440
Mesulam não estruturado, 386
Metabolismo dos medicamentos, 105
Metas centradas no paciente, 64
Mini-Cog, 436
Miniexame do Estado Mental, 437
Mobilidade, 33
- articular, 190, 344
- comunitária, 214
- no estágio agudo, 458
- no leito, 187
Mobilização, 476
Modalidade de exercício aeróbico, 177
Modelo(s)
- avançados de pagamento alternativo, 698
- de compras baseado em valores para atendimentos de saúde domiciliares, 696
- de fragilidade, 284
- interdisciplinar de cuidados paliativos, 627
- transteórico da mudança comportamental, 260
Modificações
- ambientais, 237
- de tarefa ou ambiente, 215
Montreal Cognitive Assessment, 437
Morbidade, 25
Mortalidade, 25
Morte
- assistida por médico, 624
- ativa, 641
- causas de, 25
- com dignidade e conforto, 624
- - planejando a, 621
- conceito de uma "boa morte", 614
- confrontando a realidade da, 644
- questões culturais com a aceitação da, 643
- reformular a perda física e a, 644
Motivação, 62
Motivo da internação ou da visita, 311
Movimentação normal, 201

Movimentos rápidos alternados, 386
Mudanças
- de comportamento, 259
- - de saúde, 453
- fisiológicas, 257
- mínima detectável, 143
- nas preferências alimentares e
   hábitos alimentares, 435
Músculos do assoalho pélvico, 505

N

Não
- aderência à terapia
   medicamentosa, 107
- ilegalidade, 62
- ressuscitar (NR), 623
Narcóticos, 116
Natação, 660
Negligência, 279
Negociação de escadas, 209
Neuroplasticidade, 392
Nitratos orgânicos, 119
Nível(is)
- celular, 345
- de prevenção primário,
   secundário e terciário, 340
- molecular, 346
Noctúria, 520, 521
Nutrição, 299

O

Observação
- da postura, 387
- de manipulação manual, 387
- de marcha, 387
- de sentar para levantar, 387
Ocupação/Atividade, 351
Olfato, 87, 92
Oncologia, 566
Opioides efeitos adversos
   dos, 637
Oposição dedo-polegar, 386
Orientação do paciente, 458
Osso, 347
Osteoartrite, 658
Osteoporose, 537

P

Paciente limitado ao domicílio, 593
Pacote ABCDEF, 547

Padrão de uso de medicamentos
   em adultos idosos, 103
Paladar, 87
Palpação e teste dos músculos do
   assoalho pélvico, 512
Paracetamol, 117
Paresia, 379, 380
Participação, 4, 5
- social, 27
Pele frágil, 490
Percepção de profundidade, 87,
   91, 229
Perda, 60
- de emprego, 66
- de peso, 286
- óssea, 41
- somatossensorial, 383
Perfil
- de coagulação, 315
- dos pacientes do hospice, 625
Personalidade, 59, 65
Personalização, 63
Peso corporal, 332
Pirâmides populacionais, 18
Planejamento de cuidados
   avançados, 621
Plano de atendimento, 15
Pliometria, 183
Pneumonia, 335
- adquirida na comunidade, 335
Polimedicação, 103, 300, 506
Política
- de saúde, 667
- pública, 667
Potássio, 316
Potência, 183
Prática
- baseada em evidências, 8
- especializada, 11
- informada em evidências, 8
Prazer e valor, 174
Precisão diagnóstica, 142
Prejuízo do controle motor, 378
Preparação, 258
Prescrições médicas, 623
Presença de vários estados
   patológicos, 106
Pressão
- arterial, 326
- de pulso, 326
- do ambiente, 85
Prevalência e fatores de risco para
   abuso de idosos, 279
Prevenção
- de doenças, 527
- de quedas, 192, 559, 669

Princípios gerais de design, 85
PRISMA-7, 293, 294
Probabilidade
- pós-teste, 143
- pré-teste, 143
Problemas
- cognitivos, 425
- com educação do paciente, 107
- pós-operatórios após cirurgias
   da coluna, 475
Procedimentos cirúrgicos
   cardíacos, 562
Processamento central, 224
Processo
- de defesa de direitos, 671
- de estresse, 272
- de morrer, 640
- de morrer fisiológico, 639
Produto da taxa de pressão, 327
Prognóstico, 15, 139
Programas
- comunitários pré ou
   pós-reabilitação para
   prevenção de quedas, 237
- de autogestão
- - direcionados para indivíduos
   com fragilidade, 303
- - voltados à prevenção ou
   ao gerenciamento da
   fragilidade, 301
- de caminhada, 540
- de compra baseados em valor, 694
- de conformidade (*compliance*), 689
- de equilíbrio e prevenção de
   quedas, 539
- de exercícios
- - domiciliares, 611
- - multimodais, 442, 444
- - Otago, 193
- de mobilidade em enfermagem, 558
- de registros de qualidade, 691
- de restauração, 588
- de treinamento funcional e
   multicomponentes, 186
- Medicare, 675
Progressão de tarefas, 215
Promoção
- da saúde, 527
- de adesão, 259
Prontidão para aprendizado e
   expectativas, 257
Propriedades clinimétricas de medidas
   de desempenho funcional, 143
Prostaglandinas, 117
Pseudoadição, 636
Pseudotolerância, 636

Psicoterapia, 74
Psicotrópicos, 109

Q

Qualidade, 689
- de vida, 273, 499
Quedas, 109, 220, 444, 507
- definição e classificação das, 220
- no fim da vida, 633
- no hospital, 546
Queimaduras, 498
Questões
- de expressão comportamental, 440
- multiculturais relacionadas ao cuidado, 276
Quimioterapia do câncer, 127
- efeitos adversos e preocupações para a reabilitação, 128

R

Razão de probabilidade, 143
- negativa, 143
Reabilitação
- ambulatorial, 459
- hospitalar, 679
- leve, 628
- neurológica, 378
- reversa, 629
Reações adversas comuns a medicamentos, 108
Reciprocidade, 267
Recompensas do cuidar, 273
Reconciliação de medicação, 600
Recuperação de função, 457
Redução
- da mobilidade articular, 344
- de restrição, 587
- do risco de quedas, 586
- na velocidade de marcha escolhida, 204
Reflexão, 247
Regeneração prejudicada do músculo, 367
Registro objetivo e preciso, 139
Relação entre função e deficiências, 140
Relacionamentos de cuidado, 274
Relatórios cirúrgicos e de procedimentos médicos, 320
Relevância, 143
Relocação, 67
Reospitalização, 595
Reparo

- da valva mitral, 562
- do manguito rotador, 470
Repertório cultural, 253
Repetições, 179
Reposição
- de andrógenos, 125
- de estrogênio, 124
Requisitos documentais para a saúde domiciliar, 598
Resiliência, 60
Resistência, 172
- aeróbica, 232
Responder ao abuso de idosos, 279
Responsabilidade da criação dos netos, 67
Responsividade, 143
Resposta(s)
- alterada aos medicamentos, 104
- ao esforço, 327
- ao treinamento, 664
Restrições
- de participação, 4, 5
- do campo visual, 229
- mecânicas em atletas seniores, 659
- potenciais à capacidade de locomoção, 206
Resultados, 689
- do cuidador, 272
- do hospice, 626
- negativos da depressão, 72
Retenção urinária, 509
Retinopatia diabética, 88
Reuniões da equipe interdisciplinar, 627
Reversibilidade, 172
Revisão
- concorrente, 686
- de sistemas, 310, 311, 324, 352
- do prontuário, 578
- retrospectiva, 686
Risco para quedas, 578

S

Sabedoria, 60
Saltos e pliométricos, 186
Sarcopenia, 292, 365
Saúde, 2, 33
- do sono, 531
- domiciliar, 593
- e dos cuidados médicos, 268
- física, 273
- mental, 70
- psicológica, 273
Sedação, 108
- paliativa, 638, 639

Sedativos-hipnóticos, 109
Segurança, 142, 194
- domiciliar, 602
- pessoal, 605
Seis dimensões da qualidade, 689
Seleção
- de conteúdo, 259
- de medidas de desempenho funcionais, 142
- sensorial e déficit de ponderação, 391
Senior Fitness Test (SFT), 538
Sensação de toque leve, 386
Sensibilidade, 143
- ao contraste, 229
- tátil, 87
- térmica, 87, 93
Sepse, 337
Sequência de testes, 144
Séries, 179
Serviços
- de saúde domiciliares, 680
- de terapia ambulatorial, 681
- sociais médicos, 599
Sexo, 69
Simpatolíticos de ação central, 119
Sinais
- de abuso do idoso, 279
- vitais, 325
Síndrome
- após cuidados intensivos, 558
- da resistência à insulina, 339
- metabólica, 339
Sintomas, 351
- do trato urinário inferior e problemas de controle vesical, 508
- extrapiramidais, 109
- gastrintestinais, 108
Sistema(s)
- cardiorrespiratório, 654
- cardiovascular, 45
- de avaliação de equilíbrio (STAE), Mini-STAE e STAE-curto, 156
- de pagamentos prospectivos, 679
- de saúde universal, 670
- esquelético, 654
- imunológico, 48
- musculoesquelético, 41
- nervoso, 47
- neuromuscular, 225, 652
- sensorial, 223
- vestibular, 223
Situações de emergência, 603

Sobrecarga, 548
- progressiva, 171
Sobrevivência, 457
Sódio, 316
Solidão, 61
Sons pulmonares, 330
Status econômico, 25
Substituição, 268
Suicídio, 78
Superando o medo, 65
Supervisão e mobilidade, 268
Suplementação
- de proteínas, 182
- nutricional, 664
Suporte social, 63

T

Tai chi, 194, 234
Tarefas
- de integridade do ego, 56
- domésticas, 268
- funcionais, 187
Tato, 92
Taxa de transferência, 549
Tecido
- conjuntivo e colágeno, 44
- esquelético, 41
- muscular, 42
Técnicas de intervenção
    manual, 357
Tecnologia para equilíbrio e
    marcha, 236
Tempo, 258
- de estadia, 626
Tendências
- do envelhecimento, 17
- futuras nos cuidados
    pós-agudos, 589
Teoria(s)
- da aprendizagem de adultos, 244
- da atividade, 55
- da gestão do terror, 56
- da seletividade socioemocional, 56
- do aprendizado, 244
- do estresse físico, 169
- dominante, 56
- gerais do design de ambiente, 86
- psicossociais, 55
- social cognitiva, 246
Terapeuta como professor, 257
Terapia
- de reposição, 124
- ocupacional, 599

Teste(s)
- das Trilhas, 437
- de apoio em um único
    membro, 153
- de avaliação funcional, 603
- de caminhada de distância, 150
- de desempenho, 294
- - físico, 152, 294
- - - modificado, 152
- de equilíbrio estático em estado
    estacionário, 153
- de força, 231
- de integração sensorial, 231
- de mobilidade específica para
    articulações, 353
- de propulsão lateral de Burke, 386
- de Romberg, 153
- de subida da escada, 148
- dinâmicos de equilíbrio em
    estado estacionário, 154
- dos quatro quadrados, 154
- e medidas, 352
- levantar e andar
- - com dupla tarefa, 150
- - cronometrado, 149
- Muscular Manual (TMM), 140, 181
- neuromuscular, 231
- pé ante pé (Romberg
    aguçado), 154
- sentar-levantar (da cadeira para
    a posição em pé), 147
Tipos de medidas de resultado
    funcionais, 140
Tolerância, 636
Tomada de decisão clínica, 11
Tonturas, 109, 338
Tônus anormal, 381
Toque, 87
Trabalho, 27
Transferências
- e agachamentos, 187
- no solo, 187
Transições
- da fragilidade, 289
- de vida, 57, 66
Transmissão de força, 349
Transporte de peso, 187
Transtorno
- bipolar, 77, 112
- de ansiedade geral, 76
Tratamento(s)
- da angina de peito, 121
- da demência, 113
- - centrado na pessoa, 438
- da depressão, 73
- da hiperlipidemia, 122

- das arritmias cardíacas, 121
- de dor e inflamação, 116
- de infecções, 126
- do transtorno bipolar, 112
Trauma relacionado a quedas, 565
Treinamento
- aeróbico, 540
- cardiovascular, 214
- da flexibilidade, 213
- da transferência, 585
- de força, 183, 539
- - potência e agilidade, 214
- de marcha *versus* deambulação
    com assistência, 214
- de resistência, 178
- direcional, 216
- do equilíbrio, 192, 234, 585
- dos músculos do assoalho
    pélvico, 515
- e programação para atletas
    seniores, 660
- em circuito, 189
- em escadas, 215
- funcional, 186
- - para a marcha, 180
- - para tarefas específicas, 180
- intervalado, 175
- - de alta intensidade, 175
- multimodal, 214
- neuromuscular, 173
- para melhorar
- - as deficiências neuromusculares, 662
- - as limitações
    cardiorrespiratórias, 663
- para o equilíbrio, 193
- pliométrico, 184
- vesical, 520
- vestibular, 234
Treino
- da marcha, 584
- de mobilidade, 187
Triagem
- de deficiência da memória
    (TDM), 436
- do risco de queda, 601
- em cuidados de longo
    prazo, 580
- para atividades físicas e
    programas de bem-estar, 537
Triângulo de segurança, 633
Troca, 267

U

Úlceras

- de pressão, 456
- neuropáticas diabéticas, 494
- por insuficiências arterial e
    venosa, 496
Unidades
- de cuidado de longo prazo, 576
- de enfermagem especializada, 576
- - e em ambiente de cuidados de
    longo prazo, 577
- de reabilitação de pacientes
    internados, 574
Urgência urinária, 520
UTI
- clínica, 563
- hemodiálise na, 564

- neurológica, 563
- ventilação na, 563
Utilização
- de cuidados de saúde, 33
- de serviços de saúde e despesas, 33

V

Validade, 142, 143
Valor(es), 689
- laboratoriais, 312
Variabilidade do ambiente
    doméstico, 597
Vasodilatadores, 119

Velocidade, 183
- da caminhada, 146
- da marcha, 210, 294
- de treinamento, 215
- e distância para deambulação
    funcional, 207
Ventilação na UTI, 563
Vertigem, 338
Veterans' Affairs e TRICARE, 685
Vias de administração, 638
Vício, 636
Visão, 87, 229
Visita inicial, 600
Volume de ejeção, 401
Voluntariado, 28